HANDBUCH DER SPEZIELLEN PATHOLOGISCHEN ANATOMIE UND HISTOLOGIE

BEARBEITET VON

G. ABELSDORFF-BERLIN · A. v. ALBERTINI-ZÜRICH · M. ASKANAZY-GENF · TH. BAUER-WIEN
C. BENDA-BERLIN · W. BERBLINGER-JENA · H. BORCHARDT-BERLIN · R. BORRMANN-BREMEN
W. CEELEN-BONN · E. CHRISTELLER†-BERLIN · F. DANISCH-JENA · A. DIETRICH-KÖLN
A. ECKERT-MÖBIUS-HALLE · A. ELSCHNIG-PRAG · TH. FAHR-HAMBURG · WALTHER FISCHER-
ROSTOCK · E. FRAENKEL†-HAMBURG · O. FRANKL-WIEN · W. GERLACH-HALLE A. S.
E. v. GIERKE-KARLSRUHE · S. GINSBERG-BERLIN · R. GREEFF-BERLIN · GEORG B. GRUBER-
GÖTTINGEN · R. HANSER-LUDWIGSHAFEN · C. HART†-BERLIN · G. HAUSER-ERLANGEN
K. HELLY-ST. GALLEN · F. HENKE-BRESLAU · E. HERTEL-LEIPZIG · G. HERXHEIMER-WIES-
BADEN · G. HERZOG-GIESSEN · E. v. HIPPEL-GÖTTINGEN · P. HUEBSCHMANN-DÜSSELDORF
L. JORES-KIEL · C. KAISERLING-KÖNIGSBERG · MAX KOCH†-BERLIN · WALTER KOCH-BERLIN
G. E. KONJETZNY-KIEL · E. J. KRAUS-PRAG · E. KROMPECHER†-BUDAPEST · R. KÜMMELL-
HAMBURG · F. J. LANG-INNSBRUCK · W. LANGE-LEIPZIG · A. LAUCHE-BONN · W. LÖHLEIN-
JENA · H. LOESCHCKE-MANNHEIM · O. LUBARSCH-BERLIN · R. MARESCH-WIEN · H. MARX-
MÜNSTER · E. MAYER-BERLIN · H. MERKEL-MÜNCHEN · H. v. MEYENBURG-ZÜRICH
ROBERT MEYER-BERLIN · F. v. MIKULICZ-RADECKI-BERLIN · J. MILLER-BARMEN · J. G. MÖNCKE-
BERG†-BONN · H. MÜLLER-MAINZ · S. OBERNDORFER-MÜNCHEN · W. PAGEL-SOMMER-
FELD · A. PETERS-ROSTOCK · ELSE PETRI-BERLIN · L. PICK-BERLIN · K. PLENGE-BERLIN
A. PRIESEL-WIEN · H. RIBBERT†-BONN · O. RÖMER-LEIPZIG · R. RÖSSLE-BERLIN · E. ROESNER-
BRESLAU · W. ROTH-WIESBADEN · H. G. RUNGE-HAMBURG · F. SCHIECK-WÜRZBURG
M. B. SCHMIDT-WÜRZBURG · MARTHA SCHMIDTMANN-LEIPZIG · A. SCHMINCKE-TÜBINGEN
A. SCHULTZ-KIEL · O. SCHULZ-BRAUNS-BONN · E. SEIDEL-HEIDELBERG · C. SEYFARTH-
LEIPZIG · H. SIEGMUND-KÖLN · W. SPIELMEYER-MÜNCHEN · C. STERNBERG-WIEN
O. STEURER-TÜBINGEN · O. STOERK†-WIEN · A. v. SZILY-MÜNSTER · M. THÖLLDTE-WIES-
BADEN · M. VERSÉ-MARBURG · C. WEGELIN-BERN · A. WEICHSELBAUM†-WIEN
K. WESSELY-MÜNCHEN · K. WINKLER-BRESLAU · K. WITTMAACK-HAMBURG

HERAUSGEGEBEN VON

F. HENKE
BRESLAU

UND

O. LUBARSCH
BERLIN

FÜNFTER BAND
VERDAUUNGSDRÜSEN

ZWEITER TEIL
KOPFSPEICHELDRÜSEN · BAUCHSPEICHELDRÜSE
GALLENBLASE UND GALLENWEGE

SPRINGER-VERLAG

BERLIN HEIDELBERG GMBH

1929

VERDAUUNGSDRÜSEN

BEARBEITET VON

W. FISCHER · W. GERLACH · G. B. GRUBER
R. HANSER · G. HERXHEIMER · E. J. KRAUS
F. J. LANG · E. ROESNER · R. RÖSSLE
M. THÖLLDTE · A. WEICHSELBAUM †

ZWEITER TEIL
KOPFSPEICHELDRÜSEN
BAUCHSPEICHELDRÜSE
GALLENBLASE UND GALLENWEGE

MIT 416 ZUM GROSSEN TEIL
FARBIGEN ABBILDUNGEN

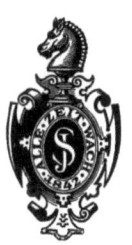

SPRINGER-VERLAG
BERLIN HEIDELBERG GMBH
1929

ISBN 978-3-642-47996-0   ISBN 978-3-642-47995-3 (eBook)
DOI 10.1007/978-3-642-47995-3

Inhaltsverzeichnis.

3. Die pathologisch-anatomischen Veränderungen des Pankreas beim Diabetes mellitus.
Von Prof. Dr. ERIK JOHANNES KRAUS-Prag. Mit Benützung eines Manuskriptes aus
dem Jahre 1914 von weiland Prof. A. WEICHSELBAUM †-Wien. (Mit 26 Abbildungen) 622

1. Pathologische Anatomie der großen Kopfspeicheldrüsen.

Von

F. J. Lang-Innsbruck.

Mit 106 Abbildungen.

In dem folgenden Beitrag ist versucht die pathologische Anatomie und Histologie der großen Kopfspeicheldrüsen darzustellen. Seit den umfassenden, mehr klinische Gesichtspunkte berücksichtigenden Untersuchungen H. HEINEKEs im Jahre 1913 fanden die Erkrankungen der Speicheldrüsen keine eingehendere Bearbeitung. In den üblichen Lehrbüchern der pathologischen Anatomie sind die Veränderungen der Speicheldrüsen nur in großen Umrissen besprochen. Um so größer ist allerdings die Zahl der Einzelbeiträge, die in ihrem Umfang kaum mehr zu übersehen sind. Um eigene Erfahrungen zu sammeln und eine einigermaßen vollkommene Darstellung zu geben, habe ich seit mehreren Jahren zahlreiches und einwandfreies Material gesammelt und bearbeitet. Unterstützt wurde ich dabei vor allem durch die reichhaltige Sammlung des hiesigen Museums — das durch Prof. G. POMMER in mustergültiger Weise ausgestattet wurde — sowie durch Prof. GG. B. GRUBER, der mir wertvolle Präparate für die vorliegenden Untersuchungen zur Verfügung stellte.

I. Zur Entwicklungsgeschichte, normalen Anatomie, Histologie und Physiologie der großen Kopfspeicheldrüsen.

A. Entwicklungsgeschichte der großen Kopfspeicheldrüsen.

Die großen Kopfspeicheldrüsen [Ohrspeicheldrüse (Glandula parotis), Unterkieferdrüse (Gl. submaxillaris s. mandibularis) und Unterzungendrüse (Gl. sublingualis)] gehören entwicklungsgeschichtlich der Mundschleimhaut an, da ihre Ausführungsgänge in die Mundhöhle einmünden und sich daher vom Mundhöhlenepithel aus gebildet haben müssen. (v. SCHUMACHER.)

Als erste Speicheldrüse erscheint in der embryonalen Entwicklung nach PLAYFAIR MC MURRICH bzw. HAMMAR die Ohrspeicheldrüse (Gl. parotis), die bei einem Embryo von 8 mm als Rinne am Boden der Alveolobukkalfurche in der Nähe des Mundwinkels auftritt, um sich dann im Laufe der Entwicklung allmählich zu verlängern. Bei einem Embryo von 17 mm trennt sich die Rinne von dem Epithel und liegt als eine röhrige Bildung unter dem Epithel der Alveolobukkalfurche. (PLAYFAIR MC MURRICH.) An einer Stelle, die dem vorderen Ende der ursprünglichen Rinne entspricht, öffnet sie sich in die Mundhöhle. Diese Röhre (der spätere Ductus parotideus) verlängert sich, indem sich zwischen sie und die Alveolobukkalfurche mesenchymales Gewebe vorschiebt; sie wandert dabei über den Musculus masseter in die Gegend des äußeren Ohres.

In dieser Lage nun beginnt das Rohr an seinem hinteren Ende ursprünglich solide Aussprossungen zu treiben, die, umgeben von einer Mesenchymhülle, rasch an Zahl und Größe zunehmen. Schließlich erhält die Drüse die Lage und Form des ausgebildeten Organs. (PLAYFAIR MC MURRICH.)

Zu erwähnen ist noch, daß an der Stelle, an der ein Drüsengang den Musculus masseter kreuzt, als eine Aussprossung des Ganges, die Glandula parotis accessoria, entsteht. Ihre weitere Entwicklung ähnelt der der Hauptdrüse. (PLAYFAIR MC MURRICH.)

Zu etwas abweichenden Auffassungen von der Entwicklungsgeschichte der Ohrspeichel-drüse kamen HIS und CHIEVITZ, die die Parotis erst in einer etwas späteren embryonalen Ent-wicklungszeit (gegen die achte Woche hin) auftreten sahen und sie als solide Aussprossung des Alveolobukkalepithels darstellten (im ähnlichem Sinne äußert sich auch BONNET). CHIEVITZ, der auf Grund vergleichender Untersuchungen einen sorgfältigen Beitrag zur Entwick-lungsgeschichte der Speicheldrüsen lieferte, beschreibt bei einem 12 Wochen alten mensch-lichen Embryo einen Seitenast des Hauptganges, der hier Erwähnung zu finden hat, da er den Ausgangspunkt krankhafter (zystischer) Bildungen abgeben kann. Dieser Seitenast zweigt kurz vor dem vorderen Ende des Masseter, von der medialen Seite des Ductus paro-tideus ab, um nach hinten bis zum Musculus pterygoideus internus zu ziehen und nach einem Verlauf von 1 mm blind zu enden.

Die Unterkieferdrüse (Gl. submaxillaris s. mandibularis) tritt „als eine leistenähnliche Verdickung der Alveololingualfurche" bei sechs Wochen alten Embryonen auf. (PLAYFAIR MC MURRICH.) „Die Leiste trennt sich später in der Richtung nach hinten nach vorwärts vom Epithel, und der so gebildete solide Strang wuchert abwärts gegen die Regio submaxillaris; sein Ende sprießt aus und bildet die eigentliche Drüse, während der Rest der Leiste zum Aus-führungsgang wird und sein vorderes, mit dem Epithel in Verbindung stehendes Ende allmählich vorschiebt, bis er seine definitive Lage erreicht". (PLAYFAIR MC MURRICH, S. 337.) Im Laufe der Entwicklung erhält der Gang ein Lumen (Ductus submaxillaris); die Knospen, die die Läppchen darstellen, bleiben bis zu einem viel späteren Zeitpunkt solid. (PLAYFAIR MC MURRICH.)

Auch die Unterzungendrüse (Gl. sublingualis) die zuletzt erscheint (BONNET), stellt solide Auswüchse des Epithels der Alveololingualfurche dar. Sie bildet sich unmittelbar lateral von dem vorderen Ende des Ductus submaxil-laris (PLAYFAIR MC MURRICH). Häufig unterbleibt überhaupt die Entwicklung der Glandula sublingualis (CHIEVITZ) und „die sogenannten Sublingualdrüse des Erwachsenen wird dann ganz von den Alveololingualdrüsen gebildet". (PLAYFAIR MC MURRICH, S. 337.)

„Die Kanalisation der soliden Anlagen der Drüsen schreitet nach der Peri-pherie vor, und solange die Endzweige solid bleiben, haben sie die Fähigkeit, neue Knospen zu bilden. Wenn jedoch in einer Knospe ein Lumen gebildet und sie so zu einem Alveolus geworden ist, hat sie die Fähigkeit der Knospung ver-loren, und das weitere Wachstum der Drüse kommt durch die Entwicklung des umhüllenden Bindegewebes und durch die Größenzunahme der schon ge-bildeten Alveole zustande. Auch der spezifische Charakter der Zellen wird erst nach der Kanalisation deutlich; Schleimzellen kann man in den Alveolelingual-drüsen von Feten der sechzehnten Woche unterscheiden und seröse Zellen in der Parotis von solchen des fünften Monats. Die Zellen der GIANUZZIschen Halbmonde entwickeln sich aus Zellen, welche die Alveolenlichtung begrenzen, und werden erst sekundär durch Schleimzellen überwachsen". (PLAYFAIR MC MURRICH, S. 338.)

Nach M. HEIDENHAIN erfolgt das Wachstum der großen Kopfspeicheldrüsen — die einen besonderen embryodynamischen Typus darstellen — durch Sprossung im Gegensatz zu den schlauchförmigen Drüsen des Darmkanals, deren Entwicklung nach einem Spaltungs-typus erfolgt. Die Halbmonde und Endbeeren sind die wachsenden und der Vermehrung unterliegenden Scheitelpunkte des Drüsenbäumchens, sie stellen die „Adenomeren", d. i. die teilbaren Drüseneinheiten dar.

B. Normale Anatomie der großen Kopfspeicheldrüsen.

Bekanntlich sind an jeder Kopfhälfte rechts und links je drei große Speicheldrüsen vorhanden: a) Die Ohrspeicheldrüse (Glandula parotis), b) die Unterkieferdrüse (Glandula submaxillaris s. mandibularis) und c) die Unterzungendrüse (Glandula sublingualis).

a) Normale Anatomie der Ohrspeicheldrüse (Glandula parotis).

Die Ohrspeicheldrüse (Glandula parotis) ist die größte und mächtigste der großen Kopfspeicheldrüsen. Ihr Gewicht beträgt ungefähr 25 g, nach

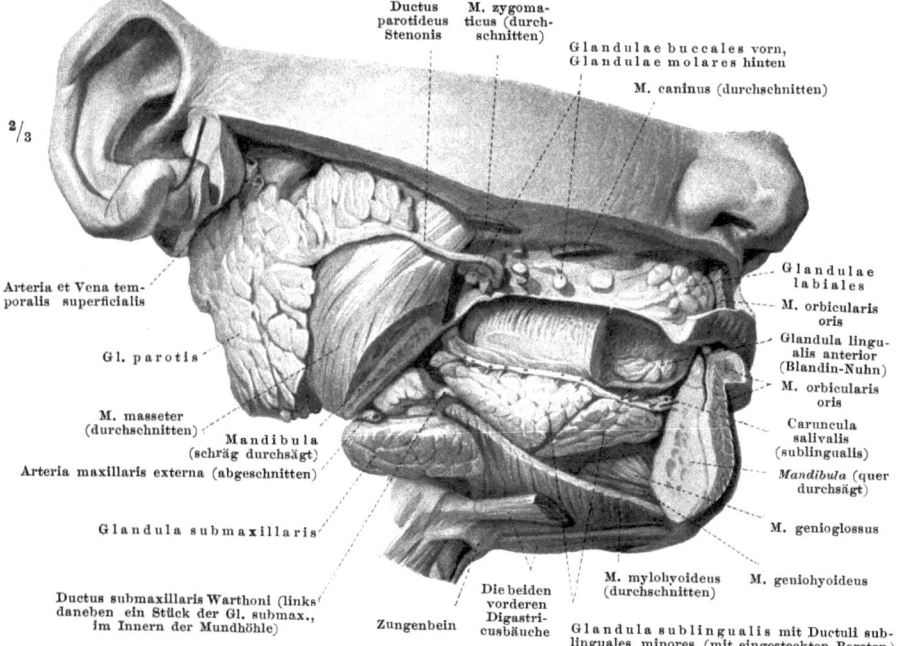

Abb. 1. Große und kleine Speicheldrusen. Ein Stück der rechten Unterkieferhälfte ist herausgesagt, die Wangenhaut, zum Teil auch die Schleimhaut und der Mundhöhlenboden sind entfernt. Man sieht in die Mundhohle hinein, auf den rechten Rand der Zunge und auf die rechte Glandula sublingualis. Ein Stuck aus der Zungenspitze ist herausgeschnitten, um die BLANDIN-NUHNsche Druse freizulegen. Ohrläppchen mit Haken in die Hohe gezogen.
(Nach H. BRAUS, Bd. 2, S. 68, Abb. 41.)

DURSY (VIERORDT) 30 g, das spezifische Gewicht 1,0551, bzw. 1,0455 (Substanz) (VIERORDT). Die Höhe der Drüse wird von VIERORDT mit 65 (vorne 47, hinten 34), die Breite mit 35, die Dicke mit 25 mm und das Volumen mit 20,8 bis 27,8 ccm angegeben. Der Ausführungsgang besitzt nach VIERORDT eine Länge von 68, eine Dicke von 2 und ein Lumen von 0,9 mm.

Der graugelbe, an seiner Oberfläche gelappte Drüsenkörper ist zum großen Teil in der Fossa retromandibularis verborgen (Abb. 1), der kleinere Teil der Drüse liegt oberflächlich dem hinteren Anteil des M. masseter auf. Die Drüse ist in die derbe Fascia parotideo-masseterica (in die sog. Parotisfascie) eingehüllt; diese besteht aus einem oberflächlichen und einem tiefen Blatt. (CORNING.) Nach hinten reicht die Drüse bis an die Pars tymp. ossis temp. und den knorpeligen, äußeren Gehörgang; in der Tiefe erreicht sie den Proc.

styloideus; der unterste Teil des Processus retromandibularis der Ohrspeicheldrüse zieht nach abwärts bis nahe an die Unterkieferdrüse.

Die kleinen Ausführungsgänge der Drüse sammeln sich zu größeren und
bilden schließlich einen Hauptausführungsgang, den Ductus parotideus
(Stenonis) oder den Ductus Stenonianus. Er tritt aus den vorderen,
oberen Anteilen des Drüsenkörpers hervor, verläuft annähernd horizontal auf
der lateralen Fläche des M. masseter nach vorne und biegt fast rechtwinklig
um den Rand des BICHATschen Fettpfropfes herum, um schließlich den M. bucci-
nator zu durchbohren und gegenüber dem zweiten oberen Molaren in die Mundhöhle zu münden. (BRAUS.)

An dem Ductus Stenonis findet sich nicht selten eine Anhäufung von
kleinen, überzähligen Drüsenläppchenbildungen, der sog. Glandula parotis
accessoria. Ist die Parotis accessoria von der Hauptdrüse vollkommen getrennt, so führt ein eigener zarter Ausführungsgang in den Hauptgang. (Vgl.
Ausführungen über die Entwicklungsgeschichte.)

Der retromandibuläre Teil der Drüse wird von der Arteria carotis externa
durchsetzt, die sich in der Drüsensubstanz in ihre beiden Endäste (A. temporalis
superficialis und A. maxillaris interna) teilt. Von den genannten Gefäßen wird
die Drüse mit arteriellem Blut versorgt. Das venöse Blut fließt größtenteils
durch die oberflächlich in der Drüse gelegene Vena facialis posterior ab.

Die sekretorischen (parasympathischen) Nerven der Drüse stammen
aus dem Nervus glossopharyngeus und erreichen sie auf dem Weg der JACOB-
SOHNschen Anastomose, deren Fasern sich vor dem Eintritt in die Drüse dem
Nervus auriculo-temporalis anlegen. Die sympathischen Fasern, zu denen
kleine Ganglienzellanhäufungen in der Drüse selbst gehören, kommen aus dem
Nervengeflecht der A. temporalis superficialis. (Vgl. auch BABKIN.)

Teils auf der Drüsenkapsel, teils in der Drüse selbst gelegen, finden sich
einzelne Lymphknoten (Nodi lymphatici parotidei) — NEISSE wies 8 bis
14 Lymphknoten bei Neugeborenen und Feten nach — in die die Lymphe aus
der Drüse selbst, aber auch aus der Gegend des äußeren Ohres, der Nasenwurzel
und der Lippe abfließt.

b) Normale Anatomie der Unterkieferdrüse (Glandula submaxillaris s. mandibularis).

Die Unterkieferdrüse (Glandula submaxillaris s. mandibularis)
(Abb. 1) liegt als platter rundlicher Körper im Trigonum submaxillare, das von
dem unteren Rande des Unterkiefers, der Mandibula, und den beiden Bäuchen
des M. digastricus gebildet wird. Das Gewicht der Drüse beträgt etwa 12 g,
nach KRAUSE (VIERORDT) 7,3 bis 11 g. Das spezifische Gewicht beläuft sich
auf 1,0487, bzw. 1,0408 (VIERORDT). Die Höhe der Drüse wird von VIERORDT
mit 20, die Breite mit 16, die Dicke mit 41 mm (Länge von vorn nach hinten)
und das Volumen mit 6,6 bis 9,9 ccm angegeben. Der Ausführungsgang besitzt
nach VIERORDT eine Länge von 54 mm und ein Lumen von 1,4 mm. Die Drüse
steckt in einer Kapsel, die durch eine Teilung der oberflächlichen Halsfaszie
gebildet wird.

Der Hauptausführungsgang der Unterkieferdrüse, der Ductus Warthonianus, biegt um den hinteren Rand des M. mylohyoideus nach oben, ist hier
zwischen dessen oberem Ende und der Unterzungendrüse gelegen und mündet
an der etwas abgerundeten Spitze einer Papille, der Caruncula salivalis, seitlich
vom Zungenbändchen in die Mundhöhle.

Über die Oberfläche der Unterkieferdrüse zieht die Vena facialis anterior
hinweg, während die A. maxillaris externa tief in der Drüse vergraben liegt.

Drei Ästchen dieser Arterie versorgen zusammen mit der A. lingualis die Unterkieferdrüse.

An der Innenseite des Drüsenkörpers liegt das Ganglion submaxillare, von dem Nervenfasern in die Drüse einstrahlen. Die sekretorischen (parasympathischen) Nerven der Unterkieferdrüse stammen aus der Chorda tympani (VII), erreichen die Drüse über den N. lingualis und das Ganglion submaxillare (BRAUS). Die sympathischen Fasern gelangen auf dem Weg des Plexus sympathicus der A. maxillaris externa zur Drüse. (S. auch BABKIN.)

Auf der Drüsenkapsel sind mehrere bis hanfkorngroße Lymphknötchen (Nodi submaxillares) gelegen, in die die Gewebslymphe der Nase, Lippe und Mundhöhle abfließt. Vereinzelte andere Lymphknötchen (Nodi paramandibulares) liegen in der Kapsel und auch im Drüsenkörper selbst. In diese ergießt sich die Lymphe aus der Drüse und teilweise auch aus der Lippe und Zunge. (BRAUS.)

c) Normale Anatomie der Unterzungendrüse (Gl. sublingualis).

Die Unterzungendrüse ist die kleinste der Kopfspeicheldrüsen (Abb. 1). Ihr Gewicht beträgt etwa 5 g, nach DURSY (VIERORDT) 4 g, das spezifische Gewicht 1,0481 (VIERORDT). Die Höhe der Unterzungendrüse wird von VIERORDT mit 7, die Breite mit 18, die Dicke mit 41 mm und das Volumen mit 2,2 bis 3,3 ccm angegeben. Die Länge des Ductus Bartholinianus beträgt nach VIERORDT 25 und das Lumen 1 mm; die 5—12 Ductus Riviniani besitzen eine Länge von 4—5 und ein Lumen von 0,5 mm.

Die Drüse liegt innerhalb der Mundhöhle selbst (vgl. Abb. 1) der Innenseite des Corpus mandibulae angeschmiegt in einer Eindellung desselben, der Fossa sublingualis mandibulae; die Oberfläche der Drüse wird von der Mundschleimhaut bedeckt. Medial von der Unterzungendrüse liegt der M. genioglossus. Nach hinten grenzt die Gl. sublingualis an die Unterkieferdrüse.

Eine geschlossene Kapsel besitzt diese Drüse nicht. Neben einer Hauptdrüse (Gl. sublingualis major) lassen sich noch gelegentlich mehrere (5 bis 12) kleinere Nebendrüschen (Gl. sublinguales minores) auffinden, die mit ihren feinen Gängen (Ductuli sublinguales Rivini) auf dem freien Rand der Plica sublingualis ausmünden. Der Ausführungsgang (Ductus sublingualis Bartholini) der Gl. sublingualis major kann gemeinsam mit oder auch neben dem Ductus submaxillaris Warthoni auf der Caruncula salivalis münden.

Die Blutzufuhr zur Unterzungendrüse erfolgt durch die Arteria sublingualis aus der A. lingualis; die Blutabfuhr durch die Vena sublingualis.

Der Nervus sublingualis, ein Ast des N. lingualis, führt die sekretorischen (parasympathischen) Nerven, die aus der Chorda tympani stammen (VII). Die sympathischen Nervenfasern liefert ebenso wie bei den Unterkieferdrüsen der Plexus sympathicus der A. maxillaris externa.

C. Normale Histologie der großen Kopfspeicheldrüsen.

Es kann natürlich nicht Aufgabe dieses Abschnittes sein, eine ausführlichere Darstellung der normalen Histologie der großen Kopfspeicheldrüsen zu geben; das würde zu weit führen und erübrigt sich um so mehr, als die normale Histologie der Speicheldrüsen erst vor kurzem (1927) durch K. W. ZIMMERMANN eine umfassende und auch das ganze Schrifttum über die Kopfspeicheldrüsen berücksichtigende Bearbeitung im Handbuch der mikroskopischen Anatomie des Menschen (Bd. V, Teil 1) erfahren hat. Hier soll die normale mikroskopische Anatomie nur in ihren Hauptzügen und soweit für das Verständnis unseres Beitrages notwendig besprochen werden, wobei wir uns im

besonderen an die Untersuchungen v. EBNERs, SCHAFFERs und S. v. SCHU-
MACHERs halten. (Dieser Abschnitt war schon vor dem Erscheinen des ZIMMER-
MANNschen Beitrages fertiggestellt.)

a) Von den großen Kopfspeicheldrüsen im allgemeinen.

Die großen Kopfspeicheldrüsen gehören dem tubulo-alveolären
Typus an. Ihre sezernierenden Endstücke
bestehen aus Schläuchen, die baumartig sich
verästeln, keine Netze bilden und blind endigen. Sie sind mit vielfachen, oft dicht aneinander gedrängten Biegungen und Win-
dungen und zahlreichen rundlichen Ausbuchtungen versehen. (S. v. SCHUMACHER u. a.)
„An den kleinsten Einzeldrüsen kann man
einen Ausführungsgang mit wenigen Verzweigungen und das von spezifischen Zellen ausgekleidete terminale Gangsystem" unterscheiden. (v. EBNER, S. 32.)

Während in der Unterzungendrüse gewöhnlich die Endstücke unmittelbar in die Ausführungsgänge übergehen [hie und da finden
sich kurze Schaltstücke sowie statt der Speichelröhren Zellinseln an einer Seite der Lich-
tung], tritt bei der Ohrspeicheldrüse und der
Unterkieferdrüse eine Gliederung des Aus-
führungssystems in drei morphologisch verschiedene Abschnitte ein, nämlich in Schaltstücke, Sekret- oder Speichelröhren
(Streifenstücke ZIMMERMANNs) und Ausführungsgänge. (S. v. SCHUMACHER, S. 358.)
(Vgl. Abb. 2.)

Vielfach verzweigte Gänge der Schaltstücke, die sich unmittelbar an die Endstücke
anschließen, sind mit einem kubischen oder
abgeplatteten Epithel ausgekleidet. (v. EBNER,
S. v. SCHUMACHER u. a.) Die Speichelröhren-
die überwiegend intralobulär verlaufen, führen
ein fast kubisches, bzw. zylindrisches Epithel.
(v. EBNER.) Ihr Protoplasma ist eosinophil und
besitzt Körnchenreihen, die ihm den Eindruck
einer Streifung verleihen. Das von diesen
Zellen gelieferte Sekret, das hohen Kalkgehalt
aufweist, ist wahrscheinlich verschieden von
dem der Endstücke der betreffenden Drüsen.
(S. v. SCHUMACHER.) Die großen Ausführungsgänge, die interlobulär liegen, sind von einem
einfachen Zylinderepithel bekleidet, das nach
den neuesten Untersuchungen von J. MATHIS
(im Institut S. v. SCHUMACHERs) in apokriner
Sekretionsart ein eiweißhaltiges Sekret liefert.

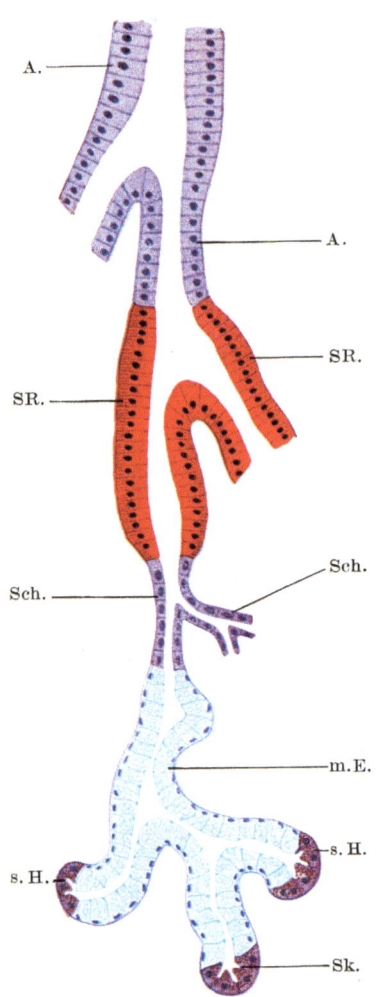

Abb. 2. Schema des Endstückes und
Ausführungssystemes einer (gemischten)
Speicheldrüse. m.E. Muköses Endstück,
dem seröse Halbmonde (s.H.) mit inter-
zellularen Sekretkapillaren (Sk) aufsitzen. Sch. Schaltstücke. SR. Sekret-
oder Speichelröhren. A. Ausführungsgang. (Nach S. v. SCHUMACHER.)

Die spezifischen Zellen der Endstücke sind entweder seröse (albuminöse) oder
muköse Schleimzellen; ihre Verteilung innerhalb der einzelnen Speicheldrüsen

soll später im Abschnitt über die Kopfspeicheldrüsen im besonderen erörtert werden.

Die großen Kopfspeicheldrüsen lassen sich aus einer großen Anzahl von Einzeldrüschen (Primärläppchen) zusammengesetzt erkennen; sie sind durch Bindegewebe von einander getrennt. Mehrere Primärläppchen, deren Ausführungsgänge zu einem größeren Ästchen zusammenfließen, bilden die Sekundärläppchen. „Die Vereinigung der Ausführungsgänge dieser zu einem größeren Aste bedingt das Entstehen von Tertiärläppchen usw., so daß durch Wiederholung dieses Vorganges der schon makroskopisch sichtbare lappige Bau der Drüsen entsteht". (S. v. SCHUHMACHER, S. 359.)

Lockeres Bindegewebe — das nur spärlich als Endadenium intralobulär in den Primärläppchen vorkommt — trennt die Sekundär- und Tertiärläppchen voneinander (Periadenium). Die bindegewebige Drüsenkapsel wird als Epadenium bezeichnet. (S. v. SCHUMACHER.) In der Umgebung der interlobulären Ausführungsgänge konnte ZIMMERMANN typische Plasmazellen in reichlicher Menge auffinden.

Die Blutgefäße verlaufen überwiegend im interlobulären Bindegewebe; von ihnen ziehen Kapillaren in das Innere der Läppchen, um die Sekretröhren und Endstücke zu umspinnen. (S. v. SCHUMACHER.) Echte Lymphgefäße sind nur zwischen den größeren Läppchen nachgewiesen worden.

KOWALEWSKY berichtet über ein doppeltes Blutgefäßsystem der Speicheldrüsen mit ungleichem Stromwiderstand: ein „System von geringem Widerstand mit Kapillaren in den Wänden der Speichelgänge" und ein „System von größerem Widerstand mit Kapillaren in den Lymphräumen zwischen den Alveolen" (S. 387). Dieses doppelte System soll eine mechanische Anpassung des Blutstromes an die Bedürfnisse des Organes während der Ruhe und Tätigkeit darstellen (S. 391).

Die Drüsennerven, teils parasympathischer, teils sympathischer Herkunft, sind in Form eines interlobulären Netzes zwischen den Läppchen gelegen. (S. v. SCHUMACHER.) Aus diesem Netz gelangen die Fasern einerseits zu den Blutgefäßen, andererseits dringen sie in die Läppchen selbst vor, um entweder als „epilemmale" Endigungen in der Membrana propria oder als „hypolemmale" Endigungen (ARNSTEIN) an den Drüsenzellen zu endigen. (S. v. SCHUMACHER.)

b) Von den großen Kopfspeicheldrüsen im besonderen.

Die Ohrspeicheldrüse des erwachsenen Menschen (die Parotis des Neugeborenen ist nach ZIMMERMANN in ihrem histophysiologischen Verhalten derjenigen des erwachsenen Menschen ganz unähnlich) ist eine rein seröse, reich verzweigte Drüse von läppchenförmigem Bau (v. EBNER, SCHAFFER, S. v. SCHUMACHER u. a.) mit einfachen oder verzweigten albuminösen Hauptstücken. (ZIMMERMANN.) Ihr Hauptausführungsgang (Ductus parotideus Stenonis) löst sich nach der interlobulären Verästelung in Speichelröhren, bzw. in lange Schaltstücke auf, die mit den Alveolen (Hauptstücken) in Verbindung stehen. (Vgl. Abb. 3). Die Höhe der Epithelzellen der Ohrspeicheldrüse beträgt in den Speichelröhren 14 μ, in den Schaltstücken 8—12 μ und in den Alveolen (Hauptstücken) 16 μ. (v. EBNER.) Die Zellen der Endstücke (Hauptstücke) enthalten stark lichtbrechende Granula, zwischen denen Sekretkapillaren liegen und die die Zellen im Zustand der Sekretanhäufung völlig erfüllen. Bei der Absonderung werden sie verbraucht, wobei zuerst in den äußeren Teilen der Zelle die Körnchen verschwinden; schließlich finden sich nur noch in einer schmalen Innenzone (lumenwärts gelegen) einzelne Granula in saumförmiger Anordnung.

(LANDOIS, LANGLEY u. a.) Auch im Hunger schwinden die Granula durch Rück-

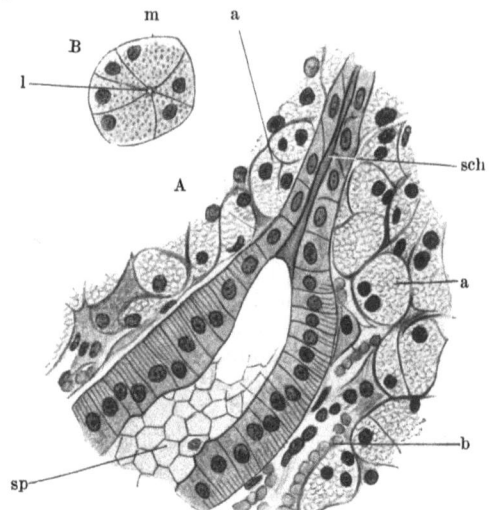

resorption der Sekretstoffe. (LAN-
DOIS.) Nach HEIDENHAIN und
WERNER bilden die Granula die
Unterlage der Stoffwechselfunk-
tionen, dagegen die fibrillären
Bestandteile der Drüsenzellen
(Basalfilamente, Stäbchenstruk-
turen der Speichelröhren) die
Hydromotoren, die wie durch ein
Druckgefälle einen flüssigen Stoff
in bestimmter Richtung vorwärts
bewegen.

Die Ausführungsgänge, bzw.
der Hauptausführungsgang der
Ohrspeicheldrüse (Ductus parotideus Stenonis) sind von einem
apokrin sezernierenden (MATHIS),
geschichteten (zweistufigen) Zylinderepithel bekleidet (vgl. Abb. 4),
das auf einer gut ausgebildeten
Basalmembran ruht und in das
hie und da, besonders im Mün-
dungsstück, Becherzellen eingefügt sind. (v. EBNER, SCHAFFER,

Abb. 3. A Parotis bei einer Operation am Lebenden
exstirpiert. Pikrinsublimat. Vergr. 500. a Alveolen;
b Blutgefäß mit Blutkörperchen; sch Schaltstück;
sp Speichelrohr. B Querschnitt einer Alveole der
Parotis fünf Stunden nach dem Tode ebenso fixiert.
l Lichtung; m Membrana propria. (Nach v. EBNER
[KÖLLIKERS Handbuch der Gewebelehre des Menschen.
Bd. 3, S. 40, Abb. 875.])

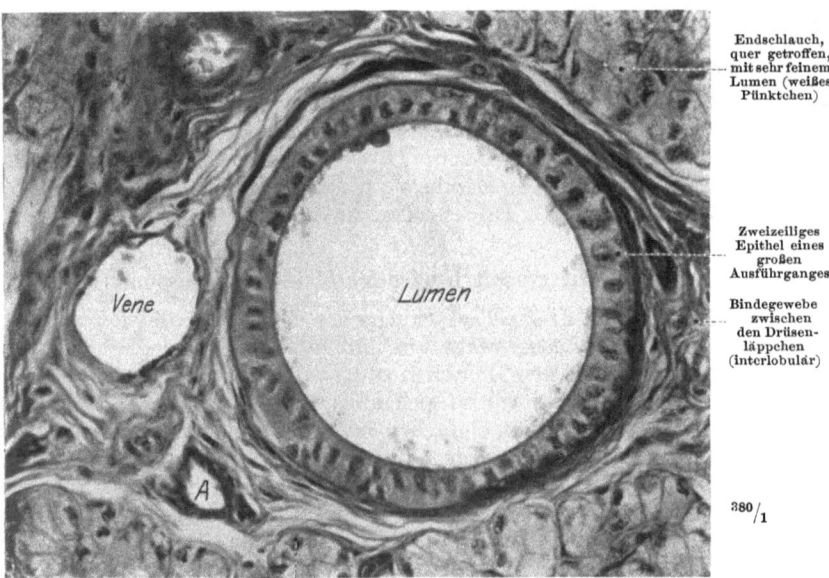

Endschlauch,
quer getroffen,
mit sehr feinem
Lumen (weißes
Pünktchen)

Zweizeiliges
Epithel eines
großen
Ausführganges

Bindegewebe
zwischen
den Drüsen-
läppchen
(interlobulär)

Vene

Lumen

A

380/1

Kern einer serösen Zelle, rundlich mit runzeligem Kontur

Abb. 4. Ausführungsgang der Ohrspeicheldrüse. (Nach H. BRAUS Bd. 2, S. 71, Abb. 43.)

ZIMMERMANN u. a.) Am hinteren Rand der Basis der Mündungspapille des
Hauptausführungsganges fand ZIMMERMANN drei wenig verzweigte, kleine
Talgdrüsen.

Innerhalb der Läppchen sowie interlobulär, namentlich in der Umgebung der größeren Ausführungsgänge, sind des öfteren Fettzellen einzeln oder in kleinen Gruppen anzutreffen. Außerdem sind, wie erwähnt, in der Kapsel, und zwar sowohl auf der Oberfläche wie auch innerhalb des Drüsengewebes Lymphknoten (Nodi parotidei) eingefügt, die gelegentlich bei Erkrankungen eine Drüsenschwellung vortäuschen können. (BRAUS, S. 72.)

Die Unterkieferdrüse stellt eine gemischte, schleimig-seröse Drüse dar. (v. EBNER, SCHAFFER u. a.) Die Alveolen mit Eiweißsekretzellen überwiegen

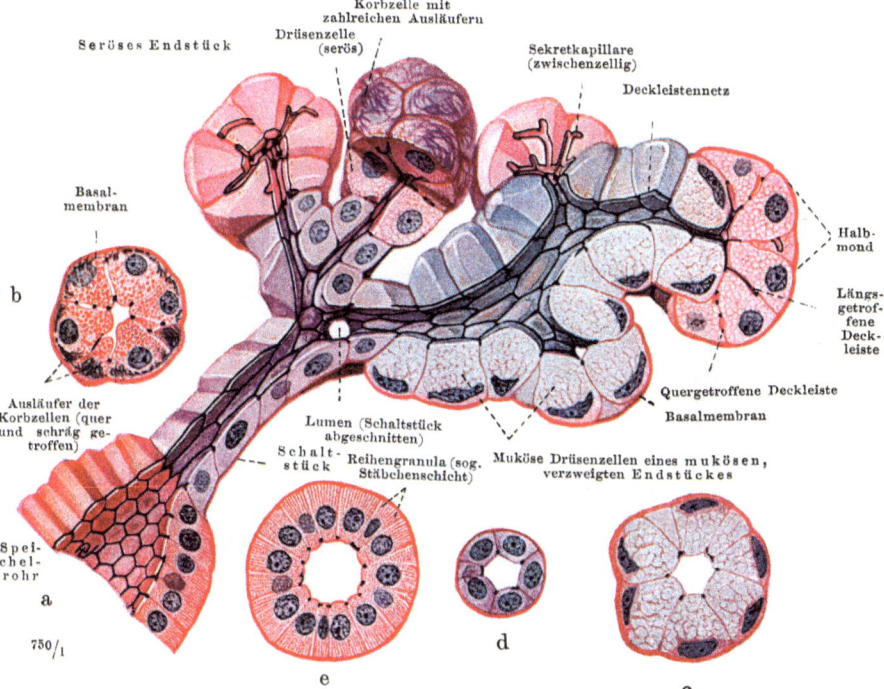

Abb. 5. Unterkieferdrüse des Menschen. Plastisches Modell der Endverästelung eines Drüsenschlauches von A. VIERLING, Heidelberg. Schleimzellen blau, serose Zellen rot, Schaltstuckzellen violett, Kittleisten zwischen den Zellen schwarz. a Flachschnitt durch das ganze Modell, einzelne Teile vor die Papierebene plastisch vorspringend, so daß die Zellen körperlich zu sehen sind; b Querschnitt durch einen rein serösen Endschlauch; c durch einen rein schleimigen Endschlauch; d durch ein Schaltstück; e durch ein Speichelrohr.
(Nach H. BRAUS Bd. 2, S. 62, Abb. 39.)

die mit schleimbildenden Drüsenzellen, bzw. „die Hauptstücke sind teils rein albuminös, teils gemischt, d. h. aus Schleimstücken mit endständigen albuminösen Zellen" zusammengesetzt. (ZIMMERMANN, S. 182.) (Vgl. Abb. 5.) Nach SOLGER, KRAUSE setzen sich Alveolen mit Schleimzellen in solche mit Eiweißzellen fort; diese, die serösen (albuminösen) Drüsenzellen, enthalten in frischem Zustande Granula von der Art der Zellen der serösen Drüsen; man kann dabei eine innere körnige und eine äußere körnchenfreie Zone des Zellprotoplasmas unterscheiden. In der peripheren körnchenarmen Zone kommen (nach SOLGER) fädige Bildungen (Basalfilamente) vor, die dabei in großer Zahl parallel nebeneinander liegen. An Golgipräparaten lassen sich zierliche Sekretkapillaren nachweisen. (v. EBNER.) Außerdem liegen noch zumeist Zellen mit körnigem Protoplasma in Form von halbmondförmigen Komplexen (GIANUZZIsche Halbmonde,

Heidenhains „Randzellenkomplexe") der Wand des Azinus an. (Landois) (Vgl. Abb. 5.)

Die Schleimzellen zeigen in frischem Zustande ebenfalls Granula, die von geringer Lichtbrechung sind und bei der Absonderung verbraucht werden. In fixiertem Zustande finden sie sich mit Schleim oder dessen Vorstufen erfüllt. Vom Kern aus, der der Wand des Azinus anliegt, zieht dabei ein fadenförmiges Netzwerk durch den Zelleib. Die Schleimzellen lassen sich durch Muzikarmin gut darstellen. Auch in den Schleimalveolen finden sich typische Halbmondzellen vom Charakter der albuminösen Zellen.

Der Hauptausführungsgang der Unterkieferdrüse (Ductus Warthonianus) ist ebenso wie der Ductus Stenonis von einem zumeist zweistufigen, auch apokrin sezernierenden (Mathis) Zylinderepithel ausgekleidet; zwischen

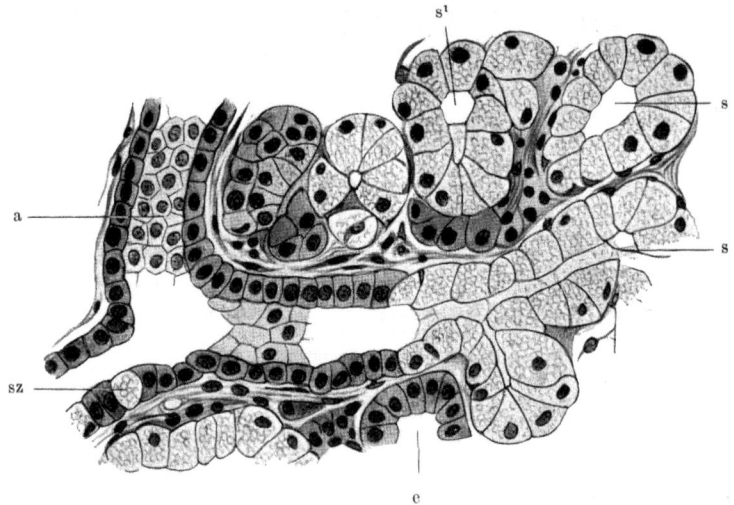

Abb. 6. Unterzungendrüse vom Erwachsenen. Pikrinsublimat. Vergr. 500. a Terminaler Ausführungsgang nach unten sich teilend, der rechte in einen Alveolengang sich fortsetzend; e Alveole mit entleerten Schleimzellen; s Alveolen mit Schleimzellen; s¹ eine solche mit Randzellen nach unten: sz Schleimzelle zwischen den Epithelzellen des Ausführungsganges.
(Nach v. Ebner [Köllikers Handbuch der Gewebelehre des Menschen Bd. 3, S. 53, Abb. 887.])

den Epithelien finden sich ebenfalls vereinzelt Becherzellen eingeschoben. Unter dem Epithel liegt eine an elastischen Fasern reiche, locker gebaute Bindegewebsschicht, der nach außen spärliche Längszüge von glatten Muskelzellen folgen (von Sieglbauer und Zimmermann nicht nachgewiesen). Der Ausführungsgang geht in der Unterkieferdrüse, wie erwähnt, nach der interlobulären Verästelung, und zwar ohne scharfe Grenze, in die Speichelröhren über, die ein charakteristisches Pigment enthaltendes Stäbchenepithel führen. Die Speichelröhren, die Einbuchtungen aufweisen können, setzen sich in die kurzen Schaltstücke fort, die ihrerseits entweder zu Alveolen (Hauptstücken) mit Eiweißzellen oder zu solchen mit Schleimzellen ziehen. (Klein, v. Ebner u. a.)

Die Unterzungendrüse stellt nach S. v. Schumacher ebenfalls eine gemischte Drüse mit vorwiegend schleimigem Charakter, also eine eiweißschleimhaltige Drüse dar. (Vgl. Abb. 6.) Sie besteht, wie im anatomischen Kapitel erwähnt wurde, aus zwei Anteilen, der Gl. sublingualis major mit dem Ductus sublingualis (Bartholini) und den Glandulae sublinguales minores mit den Ductuli sublinguales (Rivini).

Die mit absonderndem Zylinderepithel ausgekleideten, interlobulären Verästelungen der Hauptgänge „zerfallen noch zwischen den Läppchen in Zweige, welche mit 16—12 μ hohen Zylinderzellen ausgekleidet sind. Innerhalb der primären Läppchen gehen aus ihnen weite Gänge hervor, welche mit kubischen Epithelzellen von 9—6 μ Höhe ausgekleidet sind und einen Durchmesser von 30—50 μ besitzen. In diesen Gängen sieht man erst vereinzelt oder gruppenweise Schleimzellen auftreten, bis endlich das ganze Rohr von solchen ausgekleidet und nun der Übergang zum eigentlichen Drüsenepithel erreicht ist. Diese Röhren zeigen anfänglich noch auf größere oder geringere Strecken einen geraden Verlauf und können in diesem Abschnitt als Schleimröhren von den eigentlichen Alveolen, welche vielfache Knickungen und Biegungen sowie seitliche Ausbiegungen zeigen, unterschieden werden". (v. EBNER, S. 62, 63.)

Die Alveolen einzelner primärer Läppchen bestehen oft ausschließlich aus Schleimzellen, deren feinere Merkmale bereits in den Ausführungen über die Unterkieferdrüse angegeben wurden; oft grenzen absondernde an sekretleere Abschnitte, die dann eine Unterscheidung von serösen Anteilen schwer gestatten. Immerhin kommen aber an schleimigen Endstücken auch echte seröse Halbmonde vor, auf die schon bei der Unterkieferdrüse hingewiesen wurde. Rein seröse Endstücke sind nur in spärlichen Mengen anzutreffen.

Endlich ist noch eines besonderen Befundes zu gedenken: SCHAFFER beobachtete in einer Unterzungendrüse des Menschen einen größeren Ausführungsgang, der sich mit geschichtetem Pflasterepithel bekleidet zeigte; in ihm waren die Anhäufungen von Schleimzellen nach Art der endoepithelialen Drüsen (RANVIER) nachweisbar.

D. Physiologie der großen Kopfspeicheldrüsen.

Die Speicheldrüsen sezernieren [nicht immer, sondern nur aus besonderen Anlässen (R. HEIDENHAIN) und stets in ganz bestimmter Weise auf diese oder jene Reize hin (BABKIN)] den Speichel, der nach LANDOIS eine opaleszierende geschmack- und geruchlose, bald dünnflüssige, bald zähflüssige, durchsichtige oder trübe — im Fall der Ohrspeicheldrüse (BABKIN) — Flüssigkeit von 1,002 bis 1,008 spezifisches Gewicht darstellt. Seine Reaktion gegen Lackmus ist schwach alkalisch. (Vgl. BLOOMFIELD und HUCK.) Unter krankhaften Verhältnissen (z. B. bei Fieber, Diabetes, Gicht, Typhus) kann er auch sauer reagieren. (LANDOIS.) Nach BABKIN ist die Reaktion des Speichels eine amphotere, d. h. der Speichel hat die Fähigkeit Säuren, sowie auch Basen zu neutralisieren.

Der Speichel der Ohrspeicheldrüse (Eiweißdrüse) ist infolge Mangels an Schleim mehr dünnflüssig, während das Sekret der Unterkieferdrüse und besonders der Unterzungendrüse (Schleimdrüsen) durch den Gehalt an Muzin eine mehr fadenziehende, ja klebrige Beschaffenheit besitzt. (CL. BERNARD, KOELLIKER u. a.)

Die Menge des Speichels beträgt in 24 Stunden ungefähr 1 bis 2 kg. (MEYER und GOTTLIEB.) TUCZEK (LANDOIS) gibt an, daß die Speicheldrüsen eines Menschen beim Kauen während der verschiedenen Mahlzeiten eines Tages in 30—58 Minuten 500—700 g Speichel liefern. Die Speichelabsonderung ist in ihrer Menge wie in ihrer Zusammensetzung abhängig von der Beschaffenheit der eingebrachten Nahrung, von ihrem Feuchtigkeitsgehalt sowie auch von ihrem Gehalt an Säuren und Laugen. (BABKIN.) Dieser Umstand mag wohl auch die oft auseinandergehenden Angaben über die Menge des in einer gewissen Zeiteinheit gelieferten Speichels erklären.

Bei der Prüfung des Speichels unter dem Mikroskop werden 8—11 μ große, kernhaltige, protoplasmatische, kugelige Zellgebilde, die sogenannten Speichelkörperchen gefunden. Nach GÖTT sind die Speichelkörperchen etwa 8—10 μ große runde, hüllenlose kernhaltige Zellen, die sehr den farblosen Blutkörperchen ähneln. Ihr Protoplasma schließt zahlreiche dunkle, d. h. stark lichtbrechende Körperchen ein, die in ausgesprochener Weise die sogenannte Brownsche Molekularbewegung ausführen. Diese Molekularbewegung, die durch Narkose nicht beeinflußbar ist, bedeutet nach Hagen keine Lebenserscheinung, sondern ist durch Quellung im hypisotonischen Speichel bedingt.

Entgegen der Auffassung Weidenreichs, der in den Speichelkörperchen Leukozyten sieht, die aus Lymphozyten entstehen, gehen heute die Ansichten im Schrifttum dahin, daß die Speichelkörperchen ihrer Natur nach überwiegend echte, neutrophile Leukozyten oder Trümmer von solchen darstellen (Laquer, B. Fischer, Weinberg, Hammerschlag, Zimmermann u. a.), die von den Gefäßen aus die Schleimhaut der Mundhöhle gleichmäßig und unaufhörlich durchwandern und in den Speichel gelangen. (Jassinowsky.) Im hypisotonischen Speichel gehen sie Quellungserscheinungen und mannigfaltige Abänderungen ein, was wohl ihre Formverschiedenheit zu erklären vermag. Diese Erscheinungen konnte Laquer in experimentellen Untersuchungen an Leukozyten zeigen, die der Speicheleinwirkung ausgesetzt wurden.

Die Ansicht Stöhrs und Weidenreichs, daß die Tonsillen die Quelle der Speichelkörperchen sind, sieht Laquer in der Tatsache widerlegt, daß die Körperchen nach Entfernung der Mandeln sogar vermehrt auftreten können, nie aber vollkommen verschwinden.

Außer den Speichelkörperchen können noch im Speichel bei mikroskopischer Betrachtung andere ausgewanderte Blutzellen sowie abgestoßene und verschiedentlich abgeänderte Plattenepithelzellen der Mundhöhle und apathogene und pathogene Arten von Mikroorganismen angetroffen werden. (Miller, Rodriguez.) Besonders häufig werden nach Landois die Fäden des Spaltpilzes Leptothrix buccalis [in zwei Abarten (Rodriguez)] beobachtet, die sich rasch vermehren. Über protozoenähnliche Gebilde in der Ohrspeicheldrüse von Kindern berichtet Löwenstein.

Einschaltend sei hier erwähnt, daß von den Speicheldrüsen das Virus der Lyssa, der Poliomyelitis epidemica sowie der Encephalitis lethargica [mit isolierter, kurzdauernder Schwellung der Speicheldrüsen (Netter)] ausgeschieden wird.

Was die chemische Zusammensetzung des Speichels anlangt, so enthält er organische und anorganische Bestandteile. (Landois, Babkin.) Zu den organischen Bestandteilen gehören koagulierbare Proteine, Muzin, Ptyalin, Rhodan-Kalium oder -Natrium. Unter krankhaften Verhältnissen, z. B. bei Nierenentzündungen kann auch Harnstoff im Speichel nachgewiesen werden, bei Urämie Harnsäure. Nach Babkin u. a. wäre alllerdings schon unter physiologischen Verhältnissen Harnstoff und Harnsäure im Speichel vorhanden. Zucker geht selbst bei hohem Zuckergehalt des Blutes nicht in den Speichel über, was darauf hinweist, „daß die Drüsenelemente der Speicheldrüsen in bezug auf die Bestandteile des Blutes eine selektive Funktion ausüben". (Babkin, S. 57.)

Als anorganische Bestandteile sind Chlornatrium, Chlorkalium, doppelkohlensaure Alkalien, doppelkohlensaurer Kalk, phosphorsaure Alkalien und Erden, sowie Spuren salpetersauren Salzes und von Ammoniak nachgewiesen. (Landois.) Beim Stehen scheidet der Speichel kohlensauren Kalk ab, was für die Bildung von Speichelsteinen sowie für die Entstehung des Zahnsteines von Bedeutung ist. (Landois.) Über den Gasgehalt des Speichels gibt E. Pflüger an, daß er z. B. im Submaxillarspeichel des Hundes folgende Volumprozente fand: Sauerstoff 0,4, bzw. 0,6, gesamte Kohlensäure 49,2, bzw. 64,7 und Stickstoff 0,7, bzw. 0,8.

Die physiologische Wirkungsweise des Speichels als eine Mischung der Sekrete aller Speicheldrüsenarten besteht zunächst in der Formung des „Bissens". Durch den Gehalt an Schleim werden die Teilchen der aufgenommenen Nahrung miteinander verklebt. Gleichzeitig wird durch diese Einspeichelung der Bissen für seinen Weg in den Magen schlüpfrig gemacht. (v. BUNGE, LANDOIS, BABKIN u. a.) Der Speichel der Ohrspeicheldrüse im besonderen erweicht die Speisesubstanzen. (BABKIN.) Neben dieser mechanischen Arbeitsleistung „nimmt der Speichel auch noch in Wasser lösliche Bestandteile der Nahrung auf und bringt sie in Lösung mit Zellen in Berührung, die den Geschmackreiz vermitteln". (ABDERHALDEN, S. 66.)

Als physiologisch wichtigsten Bestandteil enthält der Speichel Fermente (im besonderen die Amylase oder Ptyalin), die vor allem der Verdauung bestimmter zusammengesetzter Kohlehydrate dienen. Sie zerlegen unter Wasseraufnahme Stärke, Glykogen, Dextrine und auch Maltose. (ABDERHALDEN.) Ein anderes diastatisches Ferment des Speichels ist die Maltase, die die Maltose in Glukose überführt. (BABKIN.) Am kräftigsten ist die zerlegende und verdauende Wirkung des Speichels, im besonderen des Ptyalins, bei neutraler oder ganz schwach saurer Reaktion, sie findet jedoch auch bei alkalischer Reaktion statt. (LANDOIS.)

Der Speichel übt außerdem noch zur Aufrechterhaltung der Hygiene der Mundhöhle (WALLACE) Schutzwirkungen aus, indem er Produkte der Mundhöhle abschwemmt sowie „Säuren und Laugen oder auch andere reizende, in gewissen Konzentrationen schädlich wirkende Substanzen durch Verdünnung und gleichzeitige chemische Einwirkung unschädlich macht". (ABDERHALDEN, S. 66, 67.)

Schließlich sei noch die bakterizide und antiseptische Wirkung des Speichels erwähnt, die wohl die zumeist störungslose Heilung von Wunden in der Mundhöhle zu erklären vermag. (CLAIRMONT.) Dabei scheinen insbesondere zellige Elemente (Speichelkörperchen!) eine Rolle zu spielen, da nach CLAIRMONT der reine filtrierte Speichel (ohne zellige Formbestandteile) keine bakterientötende Wirkung ausübt. (Vgl. auch HUGENSCHMIDT.)

Über die bis heute noch nicht geklärten Beziehungen des Speichels zur Zahnkaries vgl. BABKIN (S. 60).

Nach den Mitteilungen in dem Schrifttum muß für die Speicheldrüsen neben einer äußeren Sekretion — trotz gegenteiliger, bzw. vorsichtiger Äußerungen. (BUDGES, BERNSTEIN, HÄMMERLI, RÖMER u. a.) — auch noch eine innersekretorische Funktion angenommen werden. Nach ULLMANN handelt es sich z. B. bei der Ohrspeicheldrüse um eine echte endokrine Drüse, ähnlich den LANGERHANSschen Zellinseln der Bauchspeicheldrüse.

MORANO und BACCARANI (1901—1902) haben zuerst experimentell diese Frage untersucht. Versuchstiere, bei denen sie beide Ohr- und Unterkieferspeicheldrüsen entfernten und nur die Unterzungendrüsen zurückließen, gingen unter Abmagerung und Krampferscheinungen zugrunde. Wurden die Speicheldrüsen gleichzeitig oder nach der Entfernung in die Bauchhöhle eingepflanzt, so blieben $50^0/_0$ der Tiere am Leben. Ähnliche Ergebnisse erhielt PAGLIANI. Auch HEMETER (1907) beobachtete in Bestätigung der angegebenen Versuche und Deutungen nach vollständiger Herausnahme sämtlicher Speicheldrüsen allgemeine Abmagerung sowie Verminderung der Magensaftabsonderung, die er durch Überpflanzung von Speicheldrüsengewebe in die Bauchhöhle oder durch intravenöse oder intraperitoneale Zufuhr von Speicheldrüsenpreßsaft beheben konnte. (LÖWENHARDT und HOOKER konnten die Verminderung der Magensaftsekretion dagegen nicht bestätigen.)

Besondere Beziehungen scheinen die Speicheldrüsen zum Zuckerstoffwechsel zu haben, in dem z. B. bei Erkrankungen der Ohrspeicheldrüsen eine alimentäre Glykosurie (ULLMANN) auftritt und auch bei Tieren sich nach ihrer Entfernung die gleiche Erscheinung einstellt [FARRONI, (1911) u. a.], was allerdings nach MINKOWSKI als eine Folge des operativen Traumas aufzufassen wäre.

TSUCHIYA (1923) beobachtete nach beiderseitiger Totalstirpation der Ohrspeicheldrüse (nicht aber der Unterkieferspeicheldrüsen) — neben allgemeinem schwerem Marasmus — Atrophie der LANGERHANSSchen Zellinseln der Bauchspeicheldrüse (UTIMURA dagegen unter denselben Versuchsbedingungen eine Vergrößerung und Vermehrung dieser Zellhaufen!) sowie in späteren Stadien auch eine Verkleinerung der Keimdrüsen und der Nebennierenrinde.

BEST und SCOTT (1913) stellten nach der Extraktionsmethode aus den Unterkieferdrüsen eine insulinähnliche Substanz dar, was aber nach ZUELZER nicht unbedingt für eine innere Sekretion sprechen muß, da die Autoren auch aus anderen Organen einen Insulinkörper darstellen konnten.

In systematischer Weise hat die innere Sekretion der Speicheldrüsen GOLJANITZKI (1924) untersucht, wobei nach seiner Ansicht diese Leistung den zahlreichen, innerhalb und möglicherweise auch außerhalb der Drüsenröhrchen liegenden und vielleicht zu den Halbmonden GIANUZZIs oder zum interstitiellen Bindegewebe gehörenden Zellen zukäme (vgl. dagegen SABUSSOW u. a.). Charakteristisch für die innere Sekretion der Speicheldrüsen wäre nach GOLJANITZKI ihr Einfluß auf den Ernährungszustand, vor allem auf die Erhaltung des subkutanen Fettgewebes, sowie zum Teil auch auf den Zuckerhaushalt.

GALEBSKY (1927) konnte nach Durchschwemmung der Ohrspeicheldrüse mit RINGER-LOCKEScher Lösung eine Flüssigkeit gewinnen, die am „isolierten Kaninchenohr" eine Erweiterung der Gefäße, wenn sie in starken Lösungen und insbesondere per se angewandt wird, und eine Gefäßverengung in verdünnten Lösungen bewirkt". „Auf das isolierte Herz des Kaninchens und der Katze übt die aus der Gl. parotis gewonnene Flüssigkeit in der Mehrzahl der Fälle eine hemmende Wirkung aus; in einigen Fällen jedoch wirkt sie erregend, was sich hauptsächlich an der Amplitude und zum Teil am Rhythmus äußert". (S. 336.) Nach Einführung dieser Flüssigkeit in das Blut tritt eine Abnahme der Blutzuckermenge auf. Nach GALEBSKY sind daher auch Entzündungen dieser Drüse nicht belanglos. Auch nach ZUELZER (Handbuch der inneren Sekretion) besteht insoweit eine Analogie zwischen Speicheldrüsen und Pankreas als „das Hormon der Speicheldrüsen bezüglich seiner Wirkung auf den Sympathikus ein Antagonist des Adrenalins ist". (S. 919.) (Vgl. auch ULLMANN.)

Schließlich sind noch die klinischen Beobachtungen über die eigenartigen Zusammenhänge zwischen Ohrspeicheldrüsen und den Geschlechtsdrüsen (so namentlich beim Mumps) und auch anderen endokrinen Drüsen (z. B. Schilddrüse) für die Annahme einer innersekretorischen Leistung der Speicheldrüsen herangezogen und im Sinne einer hormonalen Korrelation gedeutet worden. Nach ZUELZER ist allerdings eine gewisse Vorsicht in dieser Deutung noch am Platze.

II. Die Leichenveränderungen.

Wie in anderen Organen treten auch in den Speicheldrüsen früher oder später Leichenveränderungen auf, die in ihrer Stärke und Ausdehnung vor allem von der Todesart, Temperatur und dem Blutgehalt abhängig sind. Das Gewebe erscheint anfänglich trüb mit verwaschener Zeichnung und durch Imbibition mit Blutfarbstoff schmutzig rötlich gefärbt; in fortgeschrittenen Fällen wird es weich, zerfließlich und nimmt durch Fäulniswirkung einen dunkelrötlichen bis schmutzig grünlichen Ton an. Die histologischen Leichenveränderungen sind vor allem an den Drüsenzellen anzutreffen, die ihre feinere Struktur verlieren und deren Kerne eine mangelhafte und später eine vollkommen aufgehobene Färbbarkeit aufweisen. Im interstitiellen Bindegewebe, das viel später Leichen- und Fäulnisveränderungen eingeht, fallen weite Blutgefäße mit ihren Blutschatten- und Bakterienanhäufungen auf. In späteren Stadien kann eine vollkommene Auflösung des Gewebes erfolgen, von dem dann nur mehr Trümmerreste da und dort sichtbar sind.

III. Entwicklungsstörungen der Speicheldrüsen.

Entwicklungsstörungen an den großen Kopfspeicheldrüsen sind in der Literatur nur selten mitgeteilt. Am häufigsten scheinen noch Verlagerungen, und zwar besonders Ektopien der Ohrspeicheldrüse, seltener der Unterkieferdrüse vorzukommen. CRUVEILHIER und auch ROBINEAU erwähnen, daß die Ohrspeicheldrüse bisweilen ganz außerhalb der Excavatio parotidea gelegen gefunden wird, wodurch leicht eine krankhafte Geschwulst vorgetäuscht werden könnte. Einen angeborenen Mangel der Parotis der rechten Seite (in der Excavatio parotidea) und ihre Vertretung durch eine in der Regio masseterica buccinatoria gelagerte, große Ohrspeicheldrüse beschreibt W. GRUBER. In dieser Beobachtung war die Excavatio parotidea dextra leer; auch nicht in ihrer Tiefe konnte irgend ein Drüsenrest entdeckt werden. Die Ohrspeicheldrüse fand sich in der oberen Hälfte der Regio masseterica — wo sie einen starken queren Längswulst bildete — und in der Regio buccinatoria, wo gewöhnlich die Parotis accessoria liegt. Die Drüse war von platter dreieckiger Form in der Fascia masseterica eingehüllt, in der Fascia buccinatoria von Fett umgeben und vom M. zygomaticus major bedeckt. Die linke Ohrspeicheldrüse hatte in diesem Falle W. GRUBERs ihre gewöhnliche Lage, Größe und Form.

Über eine ähnliche Ektopie der rechten Ohrspeicheldrüse berichtet LANG. Nach PLAYFAIR MC MURRICH soll eine Wachstumshemmung der Ohrspeicheldrüse beschrieben sein, bei der „die Drüse ganz auf die Wangenregion beschränkt" war. (S. 338.) Hinter dem M. masseter fand sich keine Spur eines Drüsengewebes.

Eine Verlagerung der Unterkieferdrüsen in die Gegend der Unterzungendrüsen sah TURNER.

Sehr selten wurde ein vollkommenes Fehlen der Ohrspeicheldrüse, ihre Agenesie auf einer (LEJARS) oder auf beiden Seiten (POIRIER, RAISON, SINGER) festgestellt.

Einen angeborenen Mangel beider Unterkieferdrüsen hat W. GRUBER beobachtet.

Bei einem 30jahrigen, sonst normal gebildeten Mann war das Trigonum hypomaxillare (submaxillare) beiderseitig leer. An Stelle der Drüsen fand er „die bekannten Gefäße und Nerven, mehrere Glandulae lymphaticae, Bindegewebe und etwas Fett". (S. 10.) Nirgends konnte er Reste der Unterkieferdrüsen, „die auf deren Atrophie hatten schließen lassen können, oder von Zeichen einer etwa früher bestandenen und abgelaufenen Entzündung, welche Vereiterung und völlige Zerstörung der Gl. submaxillares zur Folge gehabt hätten", nachweisen. (S. 10.) Auch die beiden Ausführungsgänge fehlten. Die Ohrspeicheldrüsen und die Unterzungendrüsen waren beiderseits etwas größer, sonst aber in gewöhnlicher Weise entwickelt.

Vollständiges Fehlen aller Speicheldrusen bei einem 5jährigen Kind, bzw. auch bei dessen Vater beschreibt RAMSAY.

Angeborene Hypertrophie wurde bis jetzt anscheinend nur an der Unterzungendrüse bei Kindern beschrieben. HEINEKE behandelte einen Säugling mit einer angeborenen, doppelseitigen Vergrößerung des Sublingualwulstes, den er auf der einen Seite, wo die Vergrößerung deutlicher war, entfernte. Die

histologische Untersuchung ergab gewöhnlich gebautes Drüsengewebe. NEU-
HAUSEN beschrieb einen ähnlichen Fall. Zumeist waren an diesen Kindern
auch noch andere Mißbildungen nachweisbar.

Die Tatsache, daß bei schweren Mißbildungen, namentlich des Kopfes
und Halses, auch Entwicklungsstörungen der Speicheldrüsen vorkommen, kann durch eine Beobachtung belegt werden, die mir Professor
GG. B. GRUBER (Göttingen) zur Verfügung stellte. Bei einem sogenannten
uranoskopischen Anenzephalus mit fast totaler Craniorhachischisis (das
Monstrum entsprach nach den Angaben Prof. GRUBERs einem Kinde im
9. Schwangerschaftsmonat), war es „infolge enormer Entwicklung und bei der in
der oberen Hälfte des Brustabschnittes erfolgten ventralen Abknickung der
Wirbelsäule" zu schweren Stauungen in den Halsorganen gekommen. „Die
beiden Speicheldrüsen am Kieferwinkel waren blaurot, jede erbsengroß und
ziemlich derb." Die histologische Untersuchung ergab ein beträchtliches
Zurückbleiben der Ausdifferenzierung des eigentlichen sezernierenden Speicheldrüsengewebes, das in seiner Entwicklung — gegenüber
den reichlich vorhandenen Gangbildungen — nur in einzelnen Inseln angedeutet war.

Angeborene zystische Erweiterung einer Submaxillardrüse bei einem
neugeborenen Kinde erwähnt KISSINGER.

Im Bereiche der linken Unterkieferseite, entsprechend der Glandula submaxillaris,
fand sich eine fluktuierende Geschwulst, aus der sich beim Betasten neben dem Frenulum
linguae (wie bei der Entbindung), „eine kaum getrübte, zähe, etwas fade riechende Flüssigkeit" entleerte. Bei längerer Ruhe füllte sich die Drüse wieder bis fast zu Hühnereigröße.
„In dem Munde selbst, am Mundboden, im Verlaufe des WARTHONschen Ganges" waren
„Vorwölbungen oder sonstige Veränderungen weder zu sehen, noch zu tasten". (S. 1325.)

Nach KISSINGER liegt eine „infolge intrauteriner Entzündungsprozesse
entstandene Retentionszyste" vor, die bei der Zangenanlegung in den WARTHON-
schen Gang durchgebrochen ist.

Eine (entwicklungsgeschichtlich bedingte) „zystische Degeneration der Glandula submaxillaris" (vergesellschaftet mit Zystenpankreas und Zystennieren) bei einem Affen
beschrieb jüngst H. HARTOCH. Bei der mikroskopischen Untersuchung der unter dem
Kinn als haselnußgroße, derbe Knoten gelegenen Speicheldrüsen lagen in einem bindegewebigen Stroma inselförmig angeordnete Drüsenausführungsgänge, die, etwas erweitert,
mit hohem Zylinderepithel ausgekleidet waren. Neben den wenig erweiterten Ausführungsgängen waren noch von kubischen Epithel begrenzte Hohlräume anzutreffen, die schwieliges
Bindegewebe umgab. Das Drüsengewebe war „weniger geschwunden".

Auch JOEST erwähnt in dem Handbuch der speziellen pathologischen Anatomie der
Haustiere „zystische Entartungen" der Ohrspeicheldrüse, entstanden durch angeborene
Atresie des Ductus parotideus.

Abnorme Lage- und Bildungsbefunde an den Hauptausführungsgängen sind an der Ohrspeicheldrüse und der Unterkieferdrüse beschrieben
worden. (HEINEKE.) BOCHDALEK beobachtete einen Fall, bei dem der WARTHON-
sche Gang einige Zentimeter hinter der Caruncula sublingualis am Boden der
Mundhöhle einmündete. Der Ausführungsgang der Unterzungendrüse lag an
gewöhnlicher Stelle. Angeborene Speichelfisteln des WARTHONschen Ganges sind
von GHERINI (zitiert nach KÜTTNER) und JALAGUIER, des STENONschen
Ganges von ROSER (zitiert nach KÖNIG) beobachtet worden. Einen angeborenen
seitlichen Halsfistelgang, der mit dem äußeren Gehörgang in Verbindung stand
und die Ohrspeicheldrüse durchzog, vermerkt KÜTTNER.

Angeborener Verschluß (Atresie) der Speichelgangsmündung wurde
bisher nur am Ductus Warthoni der Gl. submaxillaris gesehen. (HEINEKE.)
Der angeborene Verschluß kann einseitig (GUYON, RICHER u. a.) und doppelseitig sein. (SULTAN.) Der dabei zur Ausbildung gelangte distale Teil des Ganges
bildet durch seine Erweiterung eine zystische, längliche Geschwulst, die dem
Verlauf des Ganges entspricht und den Mundboden ausfüllt.

Gelegentlich kann es dabei auch zu blasigen Vorwölbungen der Submaxillargegend kommen. Die „Geschwülste" sind dünnwandig und durchscheinend. Als Inhalt findet sich zumeist eine klare, gelbe, fadenziehende, auch milchig trübe Flüssigkeit. Das ausgedehnte vordere Ende des Ganges ragt als „konischer, papillenförmiger, etwas gekrümmter Fortsatz hinter den Schneidezähnen über die Schleimhaut des Mundbodens" vor. (HEINEKE, S. 322.) In der Beobachtung von SULTAN „von doppelseitiger Dilatation des Ductus Warthonianus infolge kongenitalen Verschlusses" fand sich bei einem $3^1/_2$ Monate alten Knaben zu beiden Seiten des Zungenbändchens je eine pflaumenkerngroße mit trüber Flüssigkeit gefüllte Zyste. Jede dieser Zysten „hatte einen zylindrischen, spitz endigenden, hornförmig gekrümmten Fortsatz". (S. 133.) Beide Fortsätze kreuzten sich vor dem Zungenbändchen, waren „mit ihren jederseits etwa 1 cm weit frei beweglichen Enden gegeneinander verschiebbar" und ließen sich vom Mundboden abheben. (S. 133.) Eine Karunkel oder ein isoliert mündender Ausführungsgang fand sich nicht. Die Wandung der entfernten Zysten war mit hochzylindrischen Epithelzellen ausgekleidet, die keine Flimmerhaare besaßen. Auf Querschnitten durch die Fortsätze zeigte sich, daß dieselben außen von Mundschleimhaut begrenzt waren und im Innern einen mit zweischichtigem Zylinderepithel ausgekleideten Kanal enthielten. Nach SULTANs Darlegungen hat die Sekretstauung in den Ausführungsgängen zu der Aufrichtung und Abhebung der beiden Enden der zystischen Geschwülstchen geführt. Die Mundschleimhaut hatte sich dieser Formveränderung angepaßt.

Die Ursachen des angeborenen Verschlusses sind noch unbekannt: wahrscheinlich ist er auf eine unvollkommene Kanalisierung des ursprünglich solid angelegten Ganges zurückzuführen. (HEINEKE.)

Eine angeborene Ektasie des Ductus Warthonianus beschrieb SONNENBURG. Der Fall betraf einen wenige Tage alten Knaben, dessen Mutter die Geschwulst sofort nach der Geburt bemerkte. Die der Geschwulst entsprechende zystische Erweiterung stand mit dem Ausführungsgang des Ductus Warthonianus in Zusammenhang und hatte ungefähr Bohnengröße. Bei Sondierung des Ausführungsganges fand sich auffallenderweise nirgends ein Hindernis. Nach HEINEKE beruhen zystische Erweiterungen dieser Art wohl „auf vorübergehendem Verschluß der Duktusöffnung während der letzten Periode des intrauterinen Lebens". (S. 324.)

Neben selten vorkommenden abnormen Lappungen und Verschmelzungen der Speicheldrüsen müssen hier noch die Verlagerungen und Versprengungen von Speicheldrüsengewebe erwähnt werden, die gelegentlich die Grundlage von Geschwulstbildungen im Sinne der ALBRECHTschen Lehre von den Hamartomen und Choristomen abgeben können. (HUDALLA, MATHIAS, C. STERNBERG u. a.) Im besonderen sind hier die Ausführungen LUBARSCHs (16. Internationaler Kongreß f. Medizin in Budapest, 1909) wiederzugeben, nach denen „relativ oft" in Hals- und speziell in Kieferlymphknoten „Einschlüsse von Parotis- und Submaxillarspeicheldrüsenläppchen" zu finden sind. Auch ASKANAZY hat (nach einer schriftlichen Mitteilung an Prof. C. STERNBERG — dieses Handbuch Bd. 1, Teil 1, S. 336) mehrfach Parotiseinschlüsse in Halslymphknoten gesehen. Ähnliche Einschlüsse in Lymphknoten des Halses wurden auch von anderen Autoren, so z. B. von KAUFMANN beobachtet, um allerdings vielfach eine andere Deutung zu erfahren. (Vgl. C. STERNBERG.) Wir selbst haben sie ebenfalls mehrfach gefunden. Verständlich dürften die Verlagerungen durch das Studium der Entwicklung der Speicheldrüsen werden, das nach CHIEVITZ, NEISSE u. a. zu zeigen vermag, daß die Aussprossung der Drüsenanlage in lymphatisches Gewebe hinein erfolgt. Man findet daher auch während der Entwicklung der Speicheldrüse stets Drüsengänge und auch

ausgebildete Drüsenläppchen in Lymphozytenhaufen und auch in echte Lymphknoten eingeschlossen. (Vgl. auch Abschnitt über die MIKULICZsche Krankheit
und das papilläre Zystadenolymphom.)

Nicht unerwähnt sollen schließlich angeborene Speichelfisteln (POMM-
RICH) bleiben.

IV. Atrophie, Nekrosen, Ablagerungs- und Speicherungs-
vorgänge in den Speicheldrüsen.

A. Atrophie und Nekrosen.

Atrophie der Speicheldrüsen kommt unter den verschiedensten Verhältnissen und aus verschiedenen Ursachen zur Beobachtung. Die Drüsen

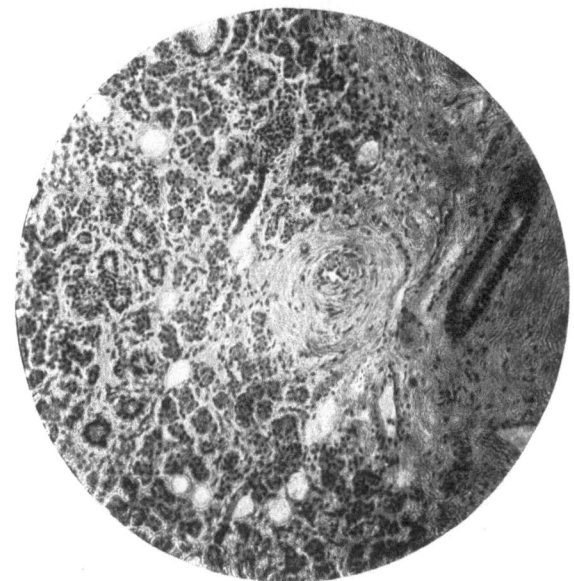

Abb. 7. Aus der Ohrspeicheldrüse eines 52 Jahre alten, an Leberkrebs verstorbenen Mannes.
Sklerotische Veränderungen an einer kleinen Arterie mit Atrophie des Drüsengewebes.
(„Arteriosklerotische Atrophie"). (90fache Vergrößerung).

erscheinen dabei vielfach kleiner, härter und zeigen dabei, anatomisch untersucht, oft eine dunklere Färbung. Auch stärkere Fettgewebsentwicklung ist
um und innerhalb atrophischer Drüsen gelegentlich nachzuweisen. Bei der
histologischen Untersuchung fällt eine Verkleinerung der einzelnen Läppchen auf und auch die sezernierenden Drüsenteile selbst erscheinen schmäler.
Das interlobuläre und intralobuläre Bindegewebe ist dabei oft vermehrt. (Vgl.
Abb. 7 u. 8.) Die Bindegewebsentwicklung kann so stark zur Ausbildung
gelangen, daß schließlich der größte Teil des Drüsenparenchyms geschwunden
ist. Nur da und dort sind noch Reste von Ausführungsgängen erhalten (Zirrhose der Speicheldrüsen). Häufiger dürften allerdings die zirrhotischen Veränderungen der Speicheldrüsen Folgewirkungen von akuten (spezifischen und unspezifischen) Entzündungsprozessen darstellen, die zur Atrophie und Schrumpfung des Organs führen. (Vgl. die Ausführungen über Entzündungen der Speicheldrüsen.) Auch durch Übergreifen von Entzündungen aus der Nachbarschaft

auf die Speicheldrüsen, z. B. auf die Unterkieferdrüse bei Osteomyelitis des Unterkiefers, oder auch einem Übergreifen bei krebsigen Geschwulstbildungen der Umgebung können gelegentlich verdichtende, atrophierende Veränderungen an den Speicheldrüsen gefunden werden.

Ursächlich kommen für die Atrophie der Speicheldrüsen am häufigsten allgemein marantische Verhältnisse, arteriosklerotische Gefäßveränderungen, in Frage, wie sie z. B. in hohem Alter (Altersatrophie) oder bei abzehrenden Erkrankungen gegeben sind, sowie Geschwulstbildungen, die außer- oder innerhalb der Drüsen zur Entwicklung kommen. Besondere Zysten, die Ranula, sowie die verschiedenen Mischgeschwülste können zu einer Druckatrophie des Drüsengewebes führen. (ORTH.) Ebenso vermögen Stauungen des Sekretes, wie sie durch Entzündungen, Steinbildungen im Ausführungsgangssystem gegeben sein können, eine Verkleinerung der Drüse herbeizuführen.

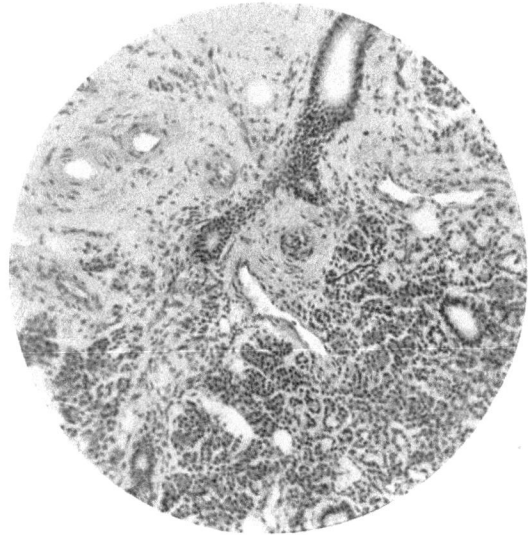

Abb. 8. Sklerose arterieller Gefäßchen in der Unterkieferdrüse eines 74 Jahre alten Mannes mit Bindegewebsvermehrung auf Kosten der Drusensubstanz. („Arteriosklerotische Atrophie".). (85fache Vergrößerung.)

Letztere Tatsache wird insbesondere durch zahlreiche experimentelle Untersuchungen, aber auch durch Beobachtungen am kranken Menschen nahegelegt, ja bewiesen.

In erster Hinsicht ist besonders auf die Wirkung der Unterbindung der Ausführungsgänge der Speicheldrüsen hinzuweisen, wie sie an Tieren, besonders an Pferden vorgenommen wurde (VIBORG, GERLACH), die über ein Aufhören der Drüsentätigkeit allmählich zur Atrophie der Speicheldrüsen, im besonderen der Ohrspeicheldrüse führte. CLAUDE BERNARD u. a. haben beim Hund derartige Unterbindungen des Hauptausführungsganges z. B. der Ohrspeicheldrüse vorgenommen und Verkleinerung der Drüse als Folge beobachtet. Auch die Versuche von MARZOCCHI et BIZZOZERO, LANGEMAK, KROISS u. a. haben gezeigt, daß nach Unterbindung der Ausführungsgänge gesunder Drüsen allmählich ohne jede entzündliche Reaktion eine Verödung der Drüsen stattfindet. Histologisch zeigte sich dabei neben einer früher oder später auftretenden Verkleinerung namentlich der peripherischen Abschnitte der Drüsenläppchen (YAMAGUCHI) und auch neben degenerativem Schwund des Drüsengewebes eine allmählich immer stärker und stärker in Erscheinung tretende Vermehrung des bindegewebigen Teils der Drüsen. Im Gegensatz dazu behauptet allerdings Rolando, daß dem Verschluß des Ganges nach 3 Monaten keine Veränderung folgt. Später sah er „fettige Degeneration" des Drüsengewebes. Auch beim Menschen wurden Unterbindungen der Speichelgänge zwecks Behandlung von Speichelfisteln empfohlen und ausgeführt. (Callisen, Zang, Pelschinsky, Weber, Billroth, Hirschfeld u. a.) Im Anschluß daran wurde jedoch zumeist (vgl. Heineke) eitrige und abszedierende Entzündung beobachtet. Eine Verödung der Drüsen wurde nur in seltenen Fällen erzielt. Dieses eigenartige Mißverhältnis zwischen dem Versuchsergebnissen an Tieren und Befunden am Menschen erklärt sich nach Heineke dadurch, daß es sich bei den Speichelfisteln offenbar um ein infiziertes Gangsystem handelt. Heineke weist auch auf entsprechende Verhältnisse an den Harn- und Gallenwegen hin.

Auch durch Einspritzungen reizender Flüssigkeiten zur Behandlung von Speichelfisteln bei Tieren und Menschen (Delarue, Mollière u. a.) wurde versucht, eine Verkleinerung, bzw. Verödung der Speicheldrüsen herbeizuführen.

Zu erwähnen bleibt weiterhin noch die sogenannte neurotische Atrophie der Speicheldrüsen, deren Vorkommen ebenfalls hauptsächlich aus experimentellen Untersuchungen an Tieren bekannt ist. (Orth.) Nach Durchschneidung der zur Unterkieferdrüse von Hunden und Katzen führenden Nerven (gleichgültig, ob die sympathischen oder parasympathischen Nervenstränge durchschnitten sind) erfolgt nach anfänglich erhöhter Speichelabsonderung mit der Zeit eine Verkleinerung (Atrophie) der Drüsen. Die Drüsen werden dabei kleiner, aber zugleich auch weicher und nehmen oft eine wachsgelbe Farbe an. (Orth, Samuel, Cornil et Ranvier, Arnozan et Vaillard, Cl. Bernard (1864), Heidenhain, Langley, Bradford u. a.)

Nekrotische Abänderungen in den Speicheldrüsen treten am häufigsten als Begleiterscheinungen entzündlicher Erkrankungen der Drüsen auf. Bereits mit freiem Auge lassen sich gelegentlich bei akuten, namentlich eitrigen Entzündungen schmutzig graue Herde erkennen, die bei der histologischen Untersuchung kleinen Gerinnungsnekrosen entsprechen, die allerdings früher oder später einer Verflüssigung verfallen. Nekroseveränderungen bei akuten Infektionskrankheiten (z. B. bei Endokarditis, Typhus, Diphtherie usw.) konnte ich trotz darauf gerichteter Untersuchungen niemals finden: ebensowenig gelang es mir „indirekte Nekrosen" (Infarkte) der Speicheldrüsen aufzudecken. Auch im Schrifttum scheint nichts über Infarktbildungen niedergelegt zu sein.

B. Ablagerung fettiger und fettartiger Stoffe. Fettgewebsdurchwachsung.

Kleine morphologisch sichtbare Fetttröpfchen in den Zellen der Speicheldrüsen kommen nach Traina und v. Gierke schon unter gesunden Verhältnissen vor. Sie sollen Funktionsphasen der Drüsen darstellen und von den allgemeinen Ernährungsverhältnissen abhängig sein; im Alter nehmen sie zu. (Vgl. auch Yamaguchi.)

Krankhafte Fett- und Lipoidspeicherung unter Auftreten von staubförmigen Fettablagerungen in den muközen, serösen und Halbmondzellen namentlich der Unterkiefer- und Unterzungenspeicheldrüsen sowie auch in den Epithelien des Gangsystems findet sich selten selbständig, sondern zumeist als Teil- und Begleiterscheinung chronischer Herzerkrankungen (mit mangelhafter Herztätigkeit) oder akuter und chronischer infektiöser, erschöpfender Erkrankungen. (Kurosawa, Yamaguchi.) Nach Yamaguchi scheint dabei die Fettinfiltration der Drüsenzellen „auf die Sekretiontätigkeit der Zellen

keinen bedrohlichen Einfluß auszuüben". (S. 116.) Im besonderen sind bei entzündlichen Vorgängen in den Drüsen sowie auch bei den verschiedentlich

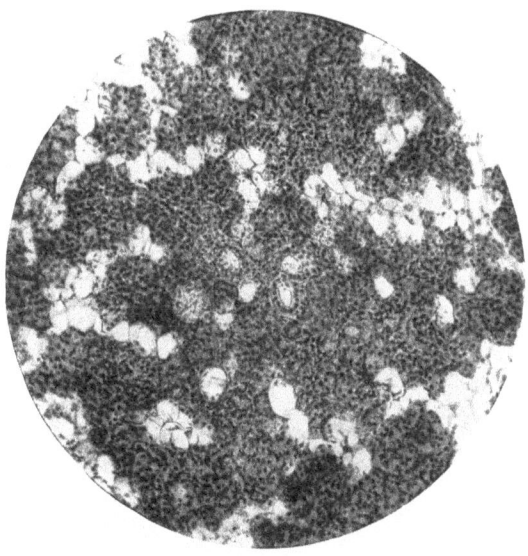

Abb. 9. Geringgradige Fettgewebsdurchwucherung (Lipomatosis) der Ohrspeicheldruse eines
41 Jahre alten Mannes, der an Lungentuberkulose starb. (90fache Vergroßerung.)

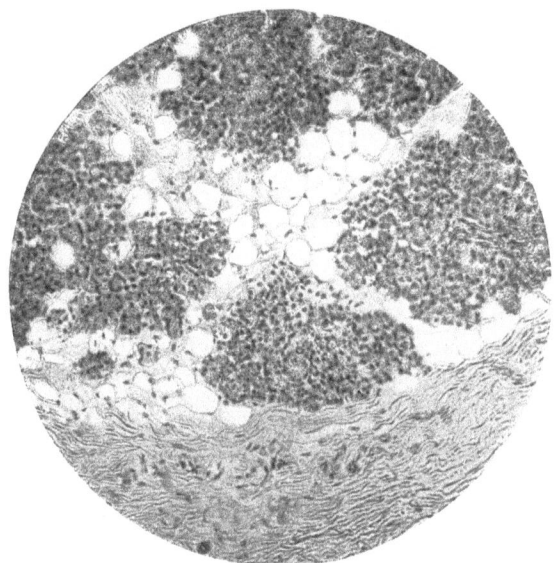

Abb. 10. Fettgewebsdurchwachsung der Ohrspeicheldruse einer 67 Jahre alten Frau. (Gestorben
an Diabetes mellitus.) (95fache Vergroßerung.)

bedingten Verödungs- und Schrumpfungsveränderungen feintropfige und körnige
Fett- und Lipoidablagerungen in den Drüsenzellen, namentlich der Ausführungsgänge, aber auch in einzelnen Zellen des bindegewebigen Zwischengewebes

und in der Umgebung von Gefäßen sowie in der Gefäßwandung selbst nachzuweisen. Gleichzeitig sind dabei oft auch Fett- und Lipoidspeicherungen in den intraglandulären Lymphknötchen, besonders im Retikulum der Keimzentren, aber auch in der Pulpa anzutreffen. Verfettung der Speicheldrüsen bei Pilzvergiftungen (Knollenblätterschwamm) beschrieb M. B. Schmidt. Herdförmige Lipoidablagerung in den Epithelien des Speicheldrüsengewebes und der Ausführungsgänge bei allgemeiner Hämochromatose (im Falle 7) erwähnt Bork (Lubarsch). Nicht unangeführt sollen schließlich die Lipoideinlagerungen bleiben, die nach L. Pick (Berlin) bei der lipoidzelligen Splenohepatomegalie (Typus Niemann-Pick) in den Epithelien der Schläuche und des Ausführungsganges der Unterkieferspeicheldrüse gefunden werden können.

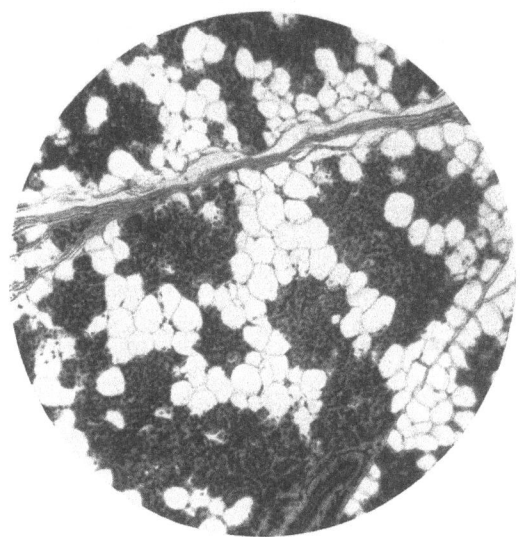

Abb. 11. Hochgradige Fettgewebsdurchwachsung der Ohrspeicheldruse eines 51 Jahre alten Mannes. (Gestorben an Sepsis.) (80fache Vergrößerung.)

Häufiger gelangt nach unseren Untersuchungen die Fettgewebsdurchwachsung, die Lipomatosis der Speicheldrüsen zur Beobachtung. Sie besteht darin, daß unter Zunahme des interstitiellen Fettgewebes das spezifische Drüsenparenchym allmählich spärlicher wird, um schließlich beinahe vollständig zu schwinden. (Vgl. Abb. 9—11.) In geringgradigen Fällen ist dabei noch der größte Teil des Drüsengewebes vorhanden. Nur da und dort treten zwischen den Läppchen oder auch innerhalb der Drüsenläppchen selbst Fettgewebszellen auf. In hohen Graden dieser Veränderung bleiben aber schließlich nur mehr inselförmige Reste von Drüsengewebe und Ausführungsgängen erhalten. Die Bilder stehen in Übereinstimmung mit den Befunden in anderen Organen, so besonders in der Bauchspeicheldrüse, in der derartige Lipomatosis ja häufig zur Beschreibung und Darstellung kam.

Die Fettgewebsdurchwachsung findet sich zumeist bei allgemeiner Fettleibigkeit, im Alter, andererseits aber auch bei Individuen, die an einer chronischen, abzehrenden Erkrankung (Tuberkulose, Karzinom u. a.) gestorben sind. Auch als Begleit- bzw. Folgeerscheinung von chronischen Entzündungen und Geschwulstbildungen kann die Fettgewebsdurchwachsung der Speicheldrüsen in Erscheinung treten.

C. Hyaline und amyloide Ablagerungen und Glykogeninfiltration.

Hyaline Ablagerungen in den Speicheldrüsen sind bei allen möglichen krankhaften Veränderungen zu beobachten. Am häufigsten begegnet man diesen Ablagerungen bei chronischen Infektionen und auch bei Krebserkrankungen. Während man intrazellulär gebildetes epitheliales Hyalin — in Form von Kugeln oder Schollen — nur selten zu sehen bekommt (und wenn, hauptsächlich in den Epithelien der Ausführungsgänge), findet man extrazelluläre Hyalinablagerungen in Gestalt von hyalinen Balken und Strängen bedeutend häufiger. Im besonderen bei chronischen verdichtenden Prozessen können ausgedehnte Abschnitte des vermehrten Drusenzwischengewebes hyalinisiert angetroffen werden. Einzelne verzweigte, hyaline Strangbildungen dürften dabei wohl größtenteils kapillaren Gefäßen sowie kleinen Arterien entsprechen, deren Wandung eine hyaline Umwandlung eingegangen ist. An den größeren Gefäßen können derartige Hyalinisierungen als Teilerscheinungen allgemeiner Arteriosklerose gefunden werden.

Die innerhalb der Speicheldrüsen gelegenen Lymphknötchen zeigen sich dabei sehr häufig in gleichartigem Sinne abgeändert, wobei sie oft ganz in hyaline Knötchen umgewandelt sein können.

Amyloide Ablagerungen in den Speicheldrusen kommen bisweilen, jedoch (auf Grund eigener Erfahrung) nicht immer als Teilerscheinungen einer allgemeinen Amyloidose zur Beobachtung. Der Sitz der Ablagerungen sind die Basalmembranen sowie der Gefäßbindegewebsapparat (SIEGMUND und WEBER). Zumeist sind es die kleinen Gefäße sowie die kleinen Ausführungsgänge, deren Wand die ersten Anzeichen amyloider Ablagerungen erkennen läßt. Als Grundlage für das Speicheldrüsenamyloid kommen natürlich dieselben Krankheiten in Betracht, die zur allgemeinen Amyloidose führen.

Glykogeninfiltration der Speicheldrüsen (die nach SZÜLE schon unter normalen Verhältnissen regen Anteil an der Bildung des Glykogens nehmen) beschrieben KUROSAWA, YAMAGUCHI und SZÜLE in Fällen von Diabetes mellitus. Nach YAMAGUCHI war das Glykogen in den serösen Drüsenepithelien und auch in den Halbmondzellen der Unterkieferdrüse und namentlich der Unterzungendrüse in Form kleiner karminroter Körnchen nachzuweisen. Die Ausführungsgänge und Speichelrohre enthielten die roten Körnchen nur im Lumen. Die Epithelien selbst waren frei.

D. Pigmentablagerungen.

Endogene Pigmentablagerungen in den Speicheldrüsen sind im Schrifttum kaum erwähnt. Dies mag wohl darin seinen Grund haben, daß diese Drüsen nur selten einer genauen und sorgfältigen mikroskopischen Untersuchung unterzogen werden.

Hämosiderinablagerungen zumeist in Form von feinen oder auch gröberen, gelben bis dunkelbraunen Körnchen sind im besonderen nach Zusammenhangstrennungen sowie bei entzündlichen Veränderungen und Gewächsbildungen verschiedener Art zu beobachten. Die Ablagerungen finden sich sowohl in den Epithelien der Speicheldrüsen und ihrer Ausführungsgänge als auch in den Bindegewebszellen des Zwischengewebes, besonders in der Umgebung von Gefäßen. Viel seltener trifft man die Ablagerungen außerhalb der Zellen an. Größere herdförmige Eisenpigmentablagerungen, wie wir sie in einem Falle beobachten konnten, weisen wohl auf eine ausgedehntere, stattgehabte Blutung hin.

Eisenpigmentablagerungen, besonders in den Epithelien konnten auch bei allgemeiner Hämosiderosis nachgewiesen werden. So gibt es nach LUBARSCH Fälle von allgemeiner Hämosiderose (sowohl bei Säuglingen und Kindern wie bei Erwachsenen), in denen starke körnige Eisenspeicherungen u. a. auch in den Epithelien der Mundspeicheldrüsen zu beobachten sind.

Ablagerungen eisenhaltigen, aber auch eisenfreien Pigmentes in den Speicheldrüsen sind weiterhin bei allgemeiner Hämochromatose festgestellt worden. Bereits QUINCKE (1877) vermerkt eine kaffeebraune Pigmentierung der Speicheldrüsen bei dieser, ihrem Wesen nach nicht geklärten Stoffwechselstörung. v. RECKLINGHAUSEN, der 12 derartige Fälle untersuchte, fand in den „Randzellen (Halbmonden) und Korbzellen" der Speicheldrüsen ein feinkörniges, gallenbraunes Pigment, das keine Eisenreaktion gab und das er Hämofuszin nannte. HINTZE, ein Schüler von LUBARSCH, gibt in seiner Arbeit über Hämochromatose auch eine genaue Schilderung der Veränderungen in den Speicheldrüsen (Ohrspeicheldrüse und Unterkieferdrüse) bei dieser Erkrankung, wobei er im besonderen auch das Verhältnis des eisenhaltigen und eisenfreien Pigmentes berücksichtigte. HINTZE fand das eisenhaltige Pigment „vorwiegend, und zwar meist in größeren Klumpen, seltener feinkörnig in den Drüsenepithelien". In der Parotis überwog das feinkörnige Pigment. Weiterhin kam das eisenhaltige Pigment, „wenn auch spärlich, in Form kleiner Körner im interstitiellen Bindegewebe vor, dort wo dasselbe in normaler Breite vorhanden ist". An Stellen, wo das Bindegewebe verbreitert ist, waren nach HINTZE auch große, zum Teil mehrkernige, mit eisenhaltigen Pigmentschollen erfüllte Zellen anzutreffen. Daneben fanden sich aber auch Bindegewebszellen, „die mittelgroße, eisenhaltige und kleine eisenfreie Körner nebeneinander" beherbergten. Das eisenfreie Pigment war vorwiegend in der Media der Blutgefäße und in den Muskelzellen zu finden. Eisenfreies Pigment fand sich ferner, allerdings spärlich, in den Epithelzellen selbst, und zwar in den Rand- und Korbzellen, „nicht selten aber auch in den mehr zylindrischen Drüsenepithelien", wobei man auch hier wieder Zellen zu sehen bekam, die nebeneinander eisenhaltiges und eisenfreies Pigment in sich schlossen. „In den Epithelien der Ausführungsgänge war nur ganz ausnahmsweise und zwar eisenhaltiges Pigment" aufzufinden. (S. 465—466.)

Da HINTZE noch nicht die Turnbullblaureaktion benutzen konnte (die Arbeit stammt aus dem Jahre 1895), so ist es zweifelhaft, ob das spärliche, in den Epithelien gefundene, angeblich eisenfreie Pigment wirklich eisenfrei war. LUBARSCH (mündliche Mitteilung, Herbst 1927) gibt an, daß in den später von ihm untersuchten Fällen von Hämochromatose, wo stets die Turnbullreaktion angewendet wurde, und auch in Fällen von allgemeiner Hämosiderose bei Säuglingen niemals ein anderes als eisenhaltiges Pigment in den Epithelien gefunden wurde. In einer unlängst aus dem Institut LUBARSCH erschienenen Arbeit: „Zur Lehre von der allgemeinen Hämochromatose" dagegen vermerkt BORK, daß er (im Falle 1) (neben reichlichen feinkörnigen Hämosiderinablagerungen in den Drüsenepithelien und intertubulären Epithelzellen und neben reichlich braunem Pigment in den glatten Muskelfasern von Gefäßen) auch „ziemlich reichlich braunes Pigment in den Epithelien der Sekretröhrchen" finden konnte. (S. 180.)

Über fetthaltige Pigmentablagerungen in den Speicheldrüsen sind nur wenige Untersuchungen angestellt und mitgeteilt. KUROSAWA erwähnt, (bei den verschiedensten Erkrankungen) in den Stäbchenepithelien und auch in den Epithelien der Ausführungsgänge aller drei großen Speicheldrüsen (besonders aber der Unterkieferdrüsen) ein (schon von SOLGER und STÖHR gesehenes) grobkörniges oder scholliges Pigment von goldgelber Farbe gesehen zu haben. Das Pigment zeigte innige Beziehungen zum Zellkern und gab Lipoidreaktion, was KUROSAWA veranlaßte, dieses Pigment im Gegensatz

zu Solger (der das Vorkommen dieses Pigmentes als Ausdruck lebhaften Stoff-
umsatzes auffasste und das Pigment auf die sekretorische Tätigkeit des Stäb-
chenepithels zurückführte) als sogenanntes Lipofuszin aufzufassen. Nach
Yamaguchi (1924) gehört das gelbe Pigment der Stäbchenepithelien, das
schon physiologischerweise in den Epithelien vorhanden ist, zur Gruppe der
braunen Abnutzungspigmente, die allerdings nach den neuesten Untersuchungen
Lubarschs u. a. proteinogener Natur sind.

Auch in den Korbzellen konnte Kurosawa gelblich braune Pigmentkörner
nachweisen, die den Zelleib und auch die Protoplasmafortsätze erfüllten.

Von exogenen Pigmenten sind nur die Ablagerungen von Kohlenstaub (Anthrakose) und Silber (Argyrose) zu nennen. Kohlenstaubablage-
rungen sind nach meinen eigenen Erfahrungen nur in den intraglandulären
Lymphknoten, nicht aber im Gewebe der Speicheldrüsen selbst zu finden.
Feinkörnige Imprägnation der Basalmembranen mit schwärzlichen Silber-
körnchen bei allgemeiner Argyrosis erwähnen Siegmund und Weber. Nach
diesen Autoren lassen sich gleichartige Veränderungen auch experimentell nach
intravenöser Einspritzung von Kollargol erzeugen.

E. Verkalkungen und Verknöcherungen.

Verkalkungen und Verknöcherungen kommt nur geringe Bedeutung
zu. Sie finden sich im Schrifttum kaum vermerkt. Am häufigsten sind sie im
Verlauf von chronisch entzündlichen Veränderungen anzutreffen. Auch nach
ausgedehnteren Blutungen sowie in Geschwulstbildungen (vgl. Abb. 94, 95 u. 91)
kann man sie gelegentlich zu sehen bekommen.

Die Konkrement- bzw. Steinbildungen sollen im folgenden Abschnitt
behandelt werden.

V. Konkrement- bzw. Steinbildungen (Speichelstein-krankheit – Sialolithiasis) der Speicheldrüsen.

Eine praktisch wichtige und auch häufige Erkrankung der Speicheldrüsen
und ihrer Ausführungsgänge ist die Speichelsteinkrankheit, die Sialolithiasis. Im Schrifttum sind zahlreiche Beobachtungen über Konkrement-
bzw. Steinbildungen in den Speicheldrüsen niedergelegt. (Erdmann stellte
bis zum Jahre 1920 etwa 300 Fälle aus der ihm zugänglichen Literatur unter
Mitteilung von 7 Eigenbeobachtungen zusammen).

Nach Heineke reicht die Geschichte des Speichelsteines auf Hippokrates
zurück. Die ersten ausführlichen Arbeiten stammen von Scherer (1737) und
Closmadeuc (1856). Neuerdings hat Söderlund in den Acta chir. scand. (1927)
dieser Erkrankung eine umfassende Besprechung und Darstellung gewidmet.

Die klinischen Erscheinungen der Speichelsteinerkrankung sind von
Heineke in übersichtlicher und ausführlicher Weise in der Deutschen Chirurgie (1913)
dargestellt. Speichelsteine können recht wechselnde klinische Erscheinungen hervorrufen
(Söderlund); sie können lange symptomlos bleiben (Krönlein, Rayer u. Jarvajag,
Freudenthal u. a.) und auch spontan abgehen. Zumeist jedoch verursachen sie Schmerzen
von intermittierendem Charakter (Speichelkoliken, Tumor salivalis), Schwellungen sowie
entzündliche Erscheinungen verschiedener Art (Eiter-, Abszeß-, Fistelbildungen). Sklerose
mit Veröduung der Drüsen kann schließlich den Endausgang der Erkrankung darstellen.
(Vgl. die spateren Ausführungen.)

A. Bildungsstätte und Lage der Speichelsteine.

Die Speichelsteine sind am häufigsten in den Ausführungsgängen der großen Speicheldrüsen anzutreffen; nur ausnahmsweise

begegnet man ihnen im Gewebe der Speicheldrüsen selbst. Allerdings ist oft nicht mit Sicherheit zu entscheiden, ob nicht in letzter Linie Gangsteine Drüsensteine darstellen, die erst später in die tieferen Abschnitte des Gangsystems eingetreten sind. (Heineke.) Nach klinischen Erfahrungen liegen die Steine zumeist nahe der Mündung der Ausführungsgänge. Söderlund, der die Speichelsteinkrankheit durch eine duktogene Strahlenpilzinfektion hervorgerufen sieht und nach dem die erste Entwicklung der Speichelsteine stets im Gangsystem erfolgt, fand allerdings nicht selten ein entgegengesetztes Verhalten, indem später von den Gängen aus eine Wanderung in die Drüsen vor sich ging und so zum Schluß ein oder mehrere „Drüsensteine" vorlagen.

Die Speichelsteinkrankheit trifft man in der Mehrzahl der Fälle in der Unterkieferdrüse (Glandula submaxillaris s. mandibularis) (Erdmann, Rodelius, Söderlund u. a.), und zwar in der großen Mehrzahl der Fälle im

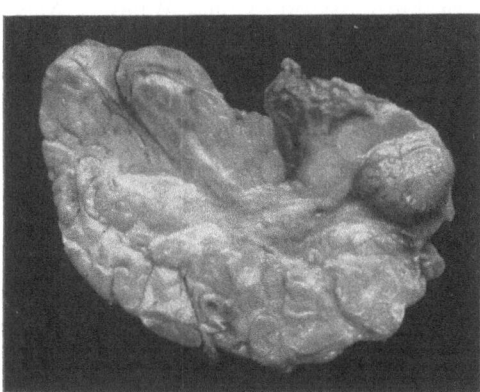

Ductus Warthonianus. (Vgl. Abb. 12.) Nach Heineke entfallen auf die Unterkieferdrüse und ihre Ausführungsgänge 82,22 %, auf die Ohrspeicheldrüse 12,78 % und auf die Unterzungendrüse 5,00 %. Allerdings gibt es auch statistische Zusammenstellungen (Küttner u. a.), nach denen Sublingualissteine viel häufiger vorkommen sollen. Heineke und auch Söderlund führen diese letzteren Angaben darauf zurück, daß es bei den engen räumlichen Beziehungen zwischen Unterkieferdrüse und Unterzungendrüse bei der Operation oft nicht leicht zu entscheiden ist, welchem Ausführungsgang der Stein angehört.

Abb. 12. Oberflachlich kornig beschaffener Speichelstein im Hauptausfuhrungsgang der linken Unterkieferdruse. (Nach Prof. Gg. B. Gruber, Göttingen, dem ich die Beobachtung verdanke, wurden in diesem Falle schon mehrfach Steine aus dem Gang geboren bzw. entfernt.) (Naturl. Große.)

Nach Heineke sind die Steine im Bereiche der Unterzungendrüse äußerst selten, immerhin sind solche beobachtet. (Scherer, Michel, Buchwald, Söderlund, eigene Beobachtungen.) Einen Sublingualstein bei einem 48jährigen Mann, der sich im Laufe von 10 Jahren entwickelte und den der Patient auf eine in den Ausführungsgang eingedrungene Gräte zurückführte, beschrieb Küttner. Bei der Zerlegung der vom Chirurgen entfernten Drüse fand sich nur ein kleiner Speichelstein ohne Fremdkörper als Kern. Die mitgenommene Unterkieferdrüse war derb, verhärtet, aber frei von Konkrementen.

Speichelsteine in der Unterkieferdrüse wurden von Kroiss, Krohn, Lafarelle, Spencer, Schaefer, Hanczel, Perrone, Söderlund, Priore, eigene Beobachtung u. a. beschrieben. Steine in der Ohrspeicheldrüse wurden von Hagfelder, Wendt, Söderlund, Palazzi, Priore, eigene Fälle u. a. beobachtet.

Die Speichelsteinbildung ist zumeist auf eine Drüse beschränkt. (Heineke.) Speichelsteine in beiden Unterkieferdrüsen (zeitlich verschieden voneinander entstanden) sind von Boncour et Delval gefunden worden. Handley erwähnt einen Fall von gleichzeitiger Steinbildung in der Unterkiefer- und Unterzungendrüse.

Hinsichtlich der Verteilung der Speichelsteinkrankheit auf die einzelnen Lebensalter gibt Heineke folgende Zusammenstellung:

0—10 Jahre . . . . . 3 Fälle,		41—50 Jahre . . . . . 25 Falle,	
11—20 ,, ... 14 Fälle,		51—60 ,, ... 13 Fälle,	
21—30 ,, ... 23 Fälle,		61—70 ,, ... 4 Fälle,	
31—40 ,, ... 21 Fälle,		71—80 . . . . 2 Falle.	

Die Steinkrankheit kommt demnach in allen Alterstufen vor, scheint sich aber seltener in der Jugend und im Greisenalter als im mittleren Lebensalter zu finden. Eine ungefähr gerstenkorngroße Steinbildung von gelber Farbe und knolliger Oberfläche in der Sublingualdrüse bei einem 3 Wochen alten Kind beobachtete BURDEL (mitgeteilt von CLOQUET). Während CLOQUET glaubte, daß das Konkrement sich schon während des intrauterinen Lebens gebildet hat, hält dies SÖDERLUND für nicht erwiesen und verlegt den Beginn der Krankheit in die Zeit nach der Geburt. Nach SÖDERLUND scheint es nicht unmöglich, „daß sich durch Kalkausfüllung von wachsenden Aktinomyzes im Laufe von 3 Wochen ein gerstenkorngroßer Speichelstein bilden kann". (S. 116).

Hinsichtlich der Beteiligung der Geschlechter, scheint das männliche Geschlecht bevorzugt zu sein. Nach HEINEKE ist das Verhältnis 100 Männer zu 38 Frauen.

B. Gestalt, Größe, Farbe und Zahl der Speichelsteine.

Kleinere Steine besitzen im allgemeinen eine mannigfaltige Gestalt, um bei fortschreitendem Wachstum mehr typische, zumeist spindelige, kugelige Formen anzunehmen. (Vgl. Abb. 13 und 14, auch 12.) Die Gestalt wird in

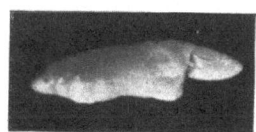

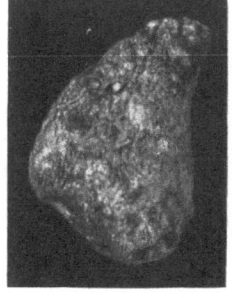

Abb. 13. Oberflachlich glatter, blattrig gebauter Speichelstein (¹/₁ g schwer) der rechten Unterkieferdruse. Der abgebrochene Spitzenanteil im Anschluß an eine phlegmonose Entzundung der Druse und ihrer Umgebung spontan ausgestoßen. Der Rest operativ entfernt. (Beobachtung des Herrn Dr. GUGLER, Innsbruck.) (1¹/₂fache Vergroßerung.)

Abb. 14. Oberflachlich kornig beschaffener, 7 g schwerer Speichelstein der rechten Unterzungendruse. Operativ entfernt im Anschluß an eine akute Mundbodenphlegmone. 69 Jahre alter Mann. (Beobachtung des Herrn Primarius Dr. ANGERER, Hall, Stadtspital.) (Naturl. Große.)

erster Linie durch den Sitz, bzw. durch die Form des Hohlraumes bestimmt, in dem sie entstehen oder in den sie hineinwachsen und -wandern. Auch der chemischen Beschaffenheit dürfte formgebende Bedeutung zukommen. Größere Steine haben zumeist eine längliche Gestalt. Das eine auswärts gerichtete Ende ist nach HEINEKE häufig etwas spitz, das andere, der Drüse zugekehrte, mehr abgerundet. VIRCHOW beschreibt einen Stein der an beiden Enden zugespitzt war. Doch gibt es noch anders geformte Steine, die besonders unregelmäßige Gestalt annehmen können, wenn sie schließlich in einer Eiterhöhle liegen. Des öfteren sind an der Oberfläche der Steine, namentlich bei mehreren Steinen in einem Gang, durch das Aneinanderreiben der Konkremente Längsrinnen und Rillen gesehen und beschrieben worden. (CLOSMADEUC, HEINEKE u. a.) Auch feinere und weitere Kanalbildungen durch die Steine hindurch

konnten in seltenen Fällen festgestellt werden. (Choronshitzky u. a.) Die viel
fach angenommene große Bedeutung der Rinnen und Kanäle für die Möglichkeit eines freien Durchtrittes des Speichels ist nach Söderlund nur gering.

Die Oberfläche der Konkremente (vgl. Abb. 12 u. 14) ist zumeist
uneben, fein- oder grobhöckerig mit warzen- und hutpilzähnlichen Auswüchsen
(Söderlund), selten glatt. (Vgl. Abb. 13). Die Steine, die aus dem Ausführungsgang oder im Verlaufe einer Perforation in die Mundhöhle vorragen, sind
gelegentlich glatt, ja manchmal auch abgeschliffen. (Heineke.)

Die Drüsensteine sind bisweilen von runder Form, hie und da jedoch von
unregelmäßiger Gestalt, ja auch verzweigt entsprechend den einzelnen Röhren
der Ausführungsgänge.

Hagfelder, Barbrau, C. Spencer, Schaefer, Söderlund u. a. sahen
auch diffuse Inkrustation des ganzen intraglandulären Gangsystems. Selbst
in den zartesten Verzweigungen konnten weiche, bröckelige Inhaltsmassen
gefunden werden, die die Röhrchen erfüllten.

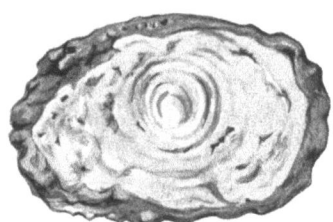

Abb. 15. Schlifffläche eines großen
Speichelsteines, die Schichtenbildung
zeigend. (Etwas vergrößert.)
(Nach Heineke, Deutsche Chirurgie,
Abb. 74, S. 383.)

Die Größe der Steine ist verschieden.
Neben kleinen, sandkorngroßen Körnchen
(Grieß) und reiskorn- und mandelgroßen Bildungen kommen auch Konkremente zur Beobachtung, die Tauben- und Hühnereigröße
erreichen. (Bassow, Steiger, Orth, Aschoff
u. a.) Entsprechend der Größe schwankt
auch das Gewicht. Die Mehrzahl hat ein Gewicht von 1—2 g, doch sind auch Gewichte
bis 60 und 70 g bestimmt worden. (Orth,
Küttner, Heineke, Gigon u. a.) Das spezifische Gewicht ist nach Söderlund gering.
Die Mehrzahl der größeren Steine stammt
aus dem Ductus Warthonianus.

Die Farbe der Konkremente ist zumeist hell, grauweiß; durch Beimischung von Blut, bzw. verändertem Blut können die Steine auch einen mehr
dunkleren, braunen Farbton annehmen. Schwefelgelbe Steine sind von Strassmann, solche von roter Farbe von Maisonneuve beschrieben worden.

Die Konsistenz der Speichelsteine ist verschieden, zumeist sind sie ziemlich
hart, hie und da auch leicht bröckelig, bzw. weich.

Am Durchschnitt sind die Steine selten homogen, zumeist geschichtet und
in den einzelnen Schichten verschieden gefärbt. (Orth, Heineke.) (Vgl. Abb. 15.)
Virchow (1861) äußert sich über den feineren Bau eines von ihm untersuchten
Speichelsteines in einem Aufsatz „Seltenere Steine beim Menschen" folgendermaßen: „Mikroskopische Durchschnitte zeigen eine sehr regelmäßige Über-
einanderschichtung meist dünner und ganz homogener Lamellen, nur hie und
da einzelne mehr körnige Schichten von grünlichgelblicher Färbung. Zwischen
ihnen liegen manchmal vereinzelt, manchmal in ganzen Lagen rundliche Körner
von sehr verschiedener Größe, bald gleichmäßig und glänzend, bald aus konzentrischen Lamellen zwiebelförmig zusammengesetzt". (Mehr darüber später).
Den zentralen Anteil des Konkrementes bildet hie und da ein weißer Kern,
manchmal auch eine Höhle. (Czygan.) Gelegentlich findet sich, und zwar nach
Söderlund, nicht so selten als Kern der Speichelsteine ein Fremdkörper
(Gräte, Holzstückchen, Getreidekörner, Schrotkörner, Granne). (Rouxeau,
Hulke, Rochs, Hosemann u. a.)

Hinsichtlich der Zahl der Speichelsteine ist anzugeben, daß die Mehrzahl
aller Speichelsteine, die zur Beobachtung kommen, wohl Einzelsteine sind.
Seltener sind sie von vornherein in Mehrzahl angelegt und angebildet. (Perrone,

LALLEMANT u. a.). HEINEKE fand z. B. bei einem jungen Mädchen im Ausführungs-
gang der Unterkieferdrüse 7 kleine Konkremente. SÖDERLUND erwähnt einen
Fall, bei dem im Ductus Warthonianus zahlreiche gleichgroße, perlenband-
ähnlich aneinandergereihte Konkremente lagen. Im weiteren Verlauf der
Krankheit konnten bis zu 30 Steine gefunden werden. (Vgl. Beschreibung der
Abb. 12.) Unter solchen Umständen kommt es, wie erwähnt, an ihnen zumeist
zu gegenseitigen Abschleifungen und zur Bildung deutlicher Facetten. (KRÖN-
LEIN, SHEILD, SÖDERLUND u. a.)

C. Chemisches Verhalten der Speichelsteine.

Die meisten Steine sind von verschiedenartiger chemischer Zusammensetzung. Der Hauptsache nach setzen sie sich nach ORTH, HEINEKE u. a. aus
phosphorsaurem und kohlensaurem Kalk zusammen. Nach SÖDERLUND enthält
die Mehrzahl der Steine $60-70\%$ Ca-Phosphat und $5-10\%$ Ca-Karbonat. Auch
Spuren von Kalium, Natrium, Chlor, Magnesia und Eisen, in seltenen Fällen
auch von Harnsäure, Cholesterin und Ptyalin sind gefunden worden.

Stets sind in den Steinen organische Bestandteile (10% nach SÖDER-
LUND) (verschiedene Bakterien, Epithelien, Exsudatreste, Muzin) nachweisbar.

D. Ursachen und Entstehungsweise der Speichelsteine.

Die eigentlichen Ursachen für die Entstehung der Speichelsteine sind
uns noch immer verborgen. Im allgemeinen dürften wohl Speichelstauung sowie Entzündungen der Drüsen und Drüsenwege ursächlich die Hauptrolle spielen; als wichtigste Steinbildner kommen dabei Kalksalze in Betracht.

In Übereinstimmung mit den Untersuchungen über Steinbildungen in anderen
Organen wird wohl daran gedacht werden müssen, daß unter dem Einfluß von
Speichelstauung (GRAILLE) untergehende Epithelien der Drüsen, bzw. ihrer
Ausführungsgänge sich zusammenballen und so den Kern für Konkremente
formen. Durch weitere Anlagerungen können sich diese Klümpchen vergrößern
und zu kleineren oder größeren Steinen werden. Gleichzeitig kann auch die
Möglichkeit erwogen werden, daß dabei unter Resorption wässeriger Bestandteile eine Eindickung des Sekretes erfolgt und Kalk in fester Form zur Ausscheidung gelangt. Diese Möglichkeit wird dadurch nahegelegt, daß beim Stehen
der Speichel unter Trübung kohlensauren Kalk abscheidet, der im frisch entleerten Speichel als Bikarbonat gelöst ist. (LANDOIS.) Allerdings dürften dabei
auch primäre Sekretveränderungen oder abnorme Beimengungen den Kern
für diese Kalkabscheidungen bilden können.

Wohl können auch durch Infektionskrankheiten erworbene Zustände zur
Bildung von Steinen führen. Wir selbst haben Fälle beobachtet, in denen sich
bei Typhus, Erysipel, Sepsis mikroskopische Konkrementbildungen in den
kleinen Ausführungsgängen z. B. der Ohrspeicheldrüse fanden. Es ist denkbar,
daß vorübergehende Schädigungen der Drüsen und bestimmter Gangepithelien,
die sie unfähig machen, die Steinbildner durch eine entsprechende Kolloidab-
sonderung vor dem Ausfall zu schützen, die Grundlage für die Bildung primärer
Steine abgeben. Vielleicht finden darin die Befunde, wie sie in der beigegebenen
Abbildung 16 dargestellt sind, ihre Erklärung.

Innerhalb eines kleinen Ausführungsganges liegen neben feinen körnigen
Anhäufungen zahlreiche kleine und größere radiär gezeichnete, zum Teil homogene, eosinophile, zum Teil körnig und auch (bei stärkerer Vergrößerung) kristallinische Ballen. Einzelne der Ballen färben sich auch hie und da rötlichbläulich,

was vielleicht auf eine Beimischung von Kalksalzen schließen läßt. Das Epithel ist dabei durchgehends erhalten, die Umgebung des Ausführungsganges erscheint von kleinen lymphozytären Zellen durchsctzt.

In Parallele mit diesen zuletzt genannten Befunden sind vielleicht die Befunde von Podwyssozki, Pischinger im Pankreas und Merkel in den Speichelröhren zu bringen, die bei ihren Untersuchungen in kleinen Gängen homogene, glänzende, eosinophile Ballen fanden, deren Rand gezackt und aufgefranst erschien.

**Als häufigste Ursache der Steinkrankheit dürften wohl entzünd-
liche Veränderungen in der Drüse und ihren Ausführungsgängen
in Betracht kommen, die sich im Anschluß an Speichelstauung, an
bakterielle Infektionen oder auch unabhängig davon entwickeln.**

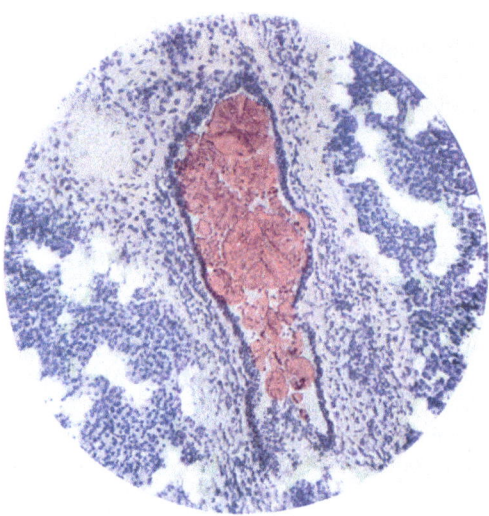

Wissen wir doch, daß abgestorbene Zellen, Blut, Schleim, Fibrin, Eiter und Bakterien vielfach die erste Grundlage für Konkrementbildung abgeben, indem sich Eiweißmassen und Steinbildner an diese Körper als Kerne anlagern.

Im besonderen war es Immisch, der die Entstehungsursache der Sialolithiasis in erster Linie auf örtliche Entzündungen der Ausführungsgänge zurückführte, die Rauhigkeiten der Wand erzeugen, Verlangsamung des Sekretstromes verursachen und so Anlaß zu Ablagerung von Kalksalzen geben. Eine ähnliche Auffassung vertritt auch Mareau, der neben Fremdkörpern, entzündlichen Strikturen des Ganges, die zu einer Eindikkung und Veränderung des Speichels führen, besondere Bedeutung für die Speichelsteinkrankheit zuschreibt.

Abb. 16. „Konkremente" innerhalb eines kleinen Ausführungsganges der Ohrspeicheldrüse eines an Sepsis gestorbenen 66jähr. Mannes. (85fache Vergr.) Nähere Beschreibung im Text.

Eine starke Stütze erhält die Auffassung von der entzündlichen, im besonderen bakteriellen Natur der Speichelsteine durch die Arbeiten und Untersuchungen von Maas, Klebs, Galippe und neuerdings von Näslund und Söderlund (vgl. auch Schaefer, Hartmann, Majocchi u. a.), die zeigten, **daß der organische Stein ein Gerüst aus Bakterien führt, die zum Teil noch lebensfähig sind und auch erfolgreich weitergezüchtet werden können.** Im besonderen sah Klebs bei der mikroskopischen Untersuchung von Speichelsteinen — die bei der Behandlung mit Jod deutliche Stärkereaktion gaben — die zu Haufen angeordneten körnigen Massen überwiegend aus einem Geflecht von Pilzfäden und Sporen bestehen. Nach Klebs handelt es sich bei diesen Fäden um Leptothrix buccalis, ein Pilz, der gleich den längst bekannten höheren Spaltalgen, die Fähigkeit besitzt, kohlensauren Kalk auszufällen. Klebs schreibt, daß demnach wohl anzunehmen ist, „daß das Eindringen der kalkabscheidenden Algen der primäre Vorgang, die schichtweise Ablagerung der Kalksalze aber, welche wir in den Speichelsteinen regelmäßig auftreten sehen, von der Bildung neuer Vegetationsperioden der Leptothrix buccalis abhängt". (S. 367.) Auch Galippe glaubt — im Anschlusse an seine Untersuchungen über den Zahnstein — daß Bakterien unter bestimmten

Umständen den im Speichel gelösten Kalk ausfällen können. GALIPPE denkt dabei an eine besondere, aber im Gegensatz zu KLEBS nicht spezifische Funktion der Mikroorganismen, wie sie z. B. bei Fäulnisvorgängen gegeben sind. Er versuchte auch Steinbildung künstlich durch mehrjähriges Stehenlassen von Speichel zu erzeugen. Dabei beobachtete er nach $4^{1}/_{2}$ Jahren kleine kugelige, verschieden resistente Ballen, die Pilzfäden und Kokken enthielten. SÖDERLUND (1927), der eine große Anzahl von Speichelsteinen (36 Fälle) (nach Einbettung und folgender Entkalkung) an Schnitten untersuchte, fand, daß das organische Stroma der Steine stets aus abgestorbenen und verkalkten Strahlenpilzkolonien gebildet ist.

SÖDERLUND teilt sein Material (36 Falle) nach dem mikroskopisch (an Gram-Weigert gefärbten Schnitten) hervortretenden Bau der Speichelsteine in zwei verschiedene Gruppen ein. Zu der ersten und größeren Gruppe, die 25 Fälle umfaßt, rechnet er die Steine, ,,die so aufgebaut waren, daß um einen im allgemeinen kleinen Kern mit mehr oder weniger undeutlicher Struktur konzentrische Schichten lagen, deren Form zum großen Teil durch die eigenartigen, für abgestorbene Aktinomyzesvegetationen so charakterischen Kolbenbildungen bestimmt war''. (S. 125.) Der Kern, gewöhnlich ein scharf für sich begrenztes Gebilde, besteht in seinen zentralen Anteilen zumeist aus einer schwach rot gefärbten, körnigen, bzw. amorphen Substanz, in der gelegentlich schichtenweise übereinander geordnete Kolben bemerkbar sind, die sonst nur die peripheren Zonen kennzeichnen. Die intermediären Schichten der Konkremente sind ,,außer durch die Kolbenbildung auch durch die in der Mehrzahl der Fälle sehr gut markierten, guirlanden- oder festonähnlichen äußeren Begrenzungslinien ausgezeichnet'' (S. 126), die Strahlenpilzverbänden entsprechen. In dem Kern und in den intermediären Schichten sind nach SÖDERLUND in der Regel keine lebenden Aktinomyzeselemente zu entdecken. Wohl aber findet man solche in den mehr oder minder dicken Außenschichten der Konkremente, die eine diffuse Blaufarbung aufweisen und aus zusammenhängenden Verbänden von Pilzelementen bestehen. Diese Schichte kann allerdings in manchen Fällen auch vollkommen fehlen.

Die Konkremente der zweiten Gruppe (mit 11 Fallen) unterscheiden sich von der ersten Gruppe durch folgende Merkmale:

1. ,,Sie waren vollständig, vom Zentrum bis zur Peripherie mehr oder weniger dicht von lebenden Aktinomyzeselementen durchsetzt, die meist in dichten Verbänden oder Kolonien auftraten, mit dem für den Strahlenpilz charakteristischen Wachstum.

2. Es fehlten ihnen die für die Fälle der vorigen Gruppe so charakteristischen Kolbenschichten; Kolbenbildung hat zwar hie und da peripher in den Kolonien nachgewiesen werden können, aber die Kolben waren klein, kaum sichtbar; vollständig zu Kolben verwandelte Kolonien sind in diesen Fällen nicht vorgekommen; überhaupt sind die in der vorhergehenden Gruppe erwähnten 3 Zonen, der Kern, die intermediäre Schicht und die Außenschicht mit teilweise verschiedener Struktur und verschiedenem Vorkommen des Strahlenpilzes in dieser zweiten Gruppe kaum hervorgetreten.

3. Hatten sich die Konkremente um oder im Anschlusse an einen vegetabilischen Fremdkörper entwickelt, der zum mindesten in der Mehrzahl der Fälle mit so gut wie absoluter Sicherheit den Aktinomyzespilz in den betreffenden Speichelgang eingeführt haben dürfte''. (SÖDERLUND, S. 129.)

,,Im großen und ganzen'' schreibt SÖDERLUND S. 131 weiter, ,,sind die Steine in allen Fällen auf übereinstimmende Weise gebaut. Vergleicht man indes die verschiedenen Steine untereinander, so findet man in der mikroskopischen Struktur eine deutliche Verschiedenheit. Ein Teil der Steine zeigt im Querschnitt eine ausgeprägte konzentrische Schichtung, zuweilen mit kräftig ausgebildeten Kolbenzonen als Grenzen zwischen den verschiedenen Schichten. Andere Steine dagegen sind von einem zusammenhängenden Gewebe von Fäden oder Fragmenten von Fäden durchzogen, das nur hie und da kräftiger gefärbte Gebiete oder Schichten ohne Ausbildung von markierten Kolbenzonen zeigt. Diese Verschiedenheit im Bau, die bei einer flüchtigen Untersuchung recht frappierend erscheinen kann, hat jedoch keine prinzipielle Bedeutung, sondern dürfte bloß andeuten, daß in den verschiedenen Fällen bei der Entwicklung der Steine verschiedene Verhältniise vorgelegen haben, so daß sich die Aktinomyzesvegetationen in einer Reihe von Fällen periodisch entwickelt haben, und zwar mit Ausbildung einer Kolbenzone bei jeder neuen Entwicklungsphase, in anderen Fällen wieder das Wachstum ohne eigentliche Ausbildung von Kolben ruhig und ununterbrochen fortgeschritten ist.''

Die kulturelle Reinzüchtung und Darstellung der Aktinomyzespilze mißlang jedoch SÖDERLUND. Dies blieb NÄSLUND vorbehalten, der 10, bzw. 12 (1929) Speichelsteine untersuchte und in 9, bzw. 11 Fällen (auf speichelhaltigen Nährböden[1]) aerobe und anaerobe Aktinomyzesstämme rein züchten konnte. Auf Grund dieser Befunde liegt daher nach NÄSLUND die Annahme nahe, „daß dieselben Aktinomyzesformen, die man für das Virus der Aktinomykose hält, unter gewissen Umständen auch die Veranlassung zur Konkrementbildung in den Speicheldrüsen und Speichelgängen bilden können, ohne andere offenbare Zeichen einer Aktinomykose entzündung hervorzurufen." NÄSLUND versuchte auch in vitro Speichelsteine herzustellen, und zwar unter Bedingungen, die denen der Speichelsteinbildung im lebenden Organismus weitgehend ähnlich waren. Die Versuchsanordnung NÄSLUNDs war nach SÖDERLUND folgende: „Es wurden 10 Liter Speichellösung bereitet und diese durch ihren eigenen Druck gezwungen, in einer Rohrleitung zwischen abwechselnd gehobenen und gesenkten Glasflaschen hin- und zurückzufließen. Im mittleren, in einen Thermostat eingeschlossenen Teil der Schlauchleitung war eine U-förmige Glasröhre eingesetzt. In diese Glasröhre wurden von Speichelsteinen rein gezüchtete, stark wachsende Aktinomyzeskulturen und kleine Stücke von Aktinomyzes durchwachsenen Getreidegrannen eingeführt. Danach montierte man die Röhre in die Schlauchleitung, das ganze unter streng aseptischen Vorsichtsmaßregeln. Die Strömungsgeschwindigkeit wurde durch Änderung der Druckfdifferenz und durch Klemmschrauben an der Schlauchleitung reguliert. In 24 Stunden ließ man etwa 5 Liter Speichellösung die Glasröhre passieren. Mit Hilfe der so beschriebenen Anordnung wurde der Versuch ausgeführt, mittels Aktinomyzesvegetationen Konkrementbildung im Speichel hervorzurufen. Es wurden drei Versuche mit drei verschiedenen Aktinomyzesformen gemacht; der erste Versuch dauerte 32, die beiden anderen 40 Tage. Nachdem der Versuch abgeschlossen war, nahm man die Strahlenpilzvegetationen aus der Röhre. Ein Teil von ihnen wurde direkt unter dem Mikroskop untersucht und chemisch auf das Vorhandensein von Kalk geprüft, der Rest wurde in Alkohol fixiert, in Zelloidin eingebettet, geschnitten und gefärbt. Bei Züchtung aus den in der Röhre befindlichen Vegetationen erhielt man Reinkulturen von Aktinomyzes.

In allen drei Versuchen hatte ein deutliches Wachstum der eingeführten Aktinomyzesvegetationen stattgefunden. Bei Untersuchung konnten in allen Kulturen Kalkkörner nachgewiesen werden, von der Größe einiger μ bis zu Körnern, die für das bloße Auge als kleine Punkte sichtbar waren."

In Versuchen mit toten Aktinomyzeskolonien konnte NÄSLUND keine Kalkbildung erzeugen, wohl aber gelang ihm eine Konkrementbildung in Aktinomyzeskulturen nachzuweisen, die auf kalkhaltigen Nährboden (filtrierter Speichel mit Zusatz von 0,7 $CaCl_2$) und 3% Aszites gezüchtet wurden. Ähnliche Versuche mit toten Strahlenpilzvegetationen zeigten keine Verkalkung, woraus NÄSLUND den Schluß zieht, daß die Kalkausfallung bei den Versuchen in vitro an die Anwesenheit lebender Aktinomyzesvegetationen gebunden ist. Andere Mikroorganismen übten keinen merklichen Einfluß auf die Kalkablagerung in den wachsenden Aktinomyzeskulturen aus.

Der histologische Bau und die chemische Zusammensetzung der in vitro erzeugten Konkremente zeigten Übereinstimmung mit den unter natürlichen Verhaltnissen entstandenen und gewonnenen Steinen.

Auf Grund eigener und NÄSLUNDs Untersuchungen äußert SÖDERLUND die Anschauung: „daß die Speichelsteinkrankheit stets durch eine duktogene Aktinomyzesinfektion hervorgerufen ist". (S. 168.) In

---

[1] Die Nährböden hatten folgende Zusammensetzung:

1. 4% Agar	40	Teile
Sterilisierter Speichel	60	Teile
Dextrose	0,5	Teile
2. 3% Agar	50	Teile
Sterilisierter Speichel	50	Teile
Dextrose	0,5	Teile
Aszites	3	Teile
3. 3% Agar	60	Teile
Sterilisierter Speichel	40	Teile
Dextrose	1	Teile
Aszites	6	Teile

Die Untersuchung eines Speichelsteines wurde in der Weise durchgeführt, daß die eine Hälfte zur histologischen, die andere zur bakteriologischen Untersuchung verwendet wurde. Von den (3 erwähnten) Schichten der letzteren Hälfte wurde zerriebenes Material auf zahlreiche Nährböden obiger Zusammenstellung ausgesät. Die Schichten wurden selbstverständlich getrennt untersucht.

dieser Auffassung sieht sich SÖDERLUND — abgesehen von den bestätigenden Untersuchungen KAPSENBERGs — noch dadurch bestärkt, daß die Ergebnisse der histologischen Untersuchung bei Sialolithiasis vollständig mit den Befunden bei der primären Speicheldrüsenaktinomykose übereinstimmten.

Hinsichtlich der Entstehungsweise der Speichelsteine glaubt NÄSLUND — und SÖDERLUND schließt sich dieser Auffassung im großen und ganzen an —: „daß im Zusammenhang mit der Konkrementbildung in Aktinomyzesvegetationen eine Dekomposition der Eiweißkörper im Speichel stattfindet". „Da normalerweise die Eiweißkörper im Speichel die Kalksalze in übersättigter Lösung erhalten, dürfte sicherlich die Dekomposition von Eiweißkörpern ein Ausfallen von Kalk aus dem Speichel hervorrufen und somit, neben der Veränderung der Wasserstoffionenkonzentration, Ursache der Entstehung von Konkrementen in wachsenden Aktinomyzesvegetationen im Speicheldrüsensystem sein".

In anderen Untersuchungen über Ursache und Entstehungsweise der Speichelsteine wurde dann nicht so sehr das Hauptaugenmerk auf die Untersuchung des Steines gelegt, sondern vielmehr auf die Befunde der entzündeten Speicheldrüsen selbst, die bis jetzt eine sekundäre Stellung in der Reihe der Erscheinungen innehatten. (CZYGAN.) Im besonderen waren es DAL FABBRO und KROISS, die im Anschluß an die Arbeiten von KÜTTNER, HANCZEL u. a. darauf hinwiesen, daß die entzündlichen Vorgänge in der Drüse selbst das ursächliche Moment zur Steinbildung abgeben, indem durch sie Sekretstauung und Eindickung, bzw. überhaupt Abänderungen des Sekrets bewirkt werden. Nach DAL FABBRO geht der Prozeß der Rückbildung der Entzündung — wenn es zu einer exsudativen Sialoadenitis durch bestimmte Umstände kommt, die zum größten Teil von etwaigen diathetischen Zuständen der betreffenden Individuen abhängen — langsam vor sich, das Exsudat wird nur in seinen flüssigen Anteilen resorbiert. Es bleibt so eine organische Substanz zurück, dicklich, reich an Fetten und Albuminen, die dann die Grundlage für den künftigen Stein abgeben. DAL FABBRO bemerkt dann weiterhin unter Bezugnahme auf die Tierversuche von LITTEN und KIRBER (angeführt nach DAL FABBRO), daß die Steinbildung durch eine starke Affinität der veränderten Albumie zu erdigen Salzen ihre Erklärung findet. Zu ähnlichen Ergebnissen kam auch KROISS auf Grund seiner klinischen und histologischen Befunde, nach denen „die (bakterielle) Entzündung der Drüse immer das ursächliche Moment für die Steinbildung abgibt". (S. 497.)

Traumatischen Einwirkungen (HANCZEL u. a.), Fremdkörpern, wie Grashalmen, Gräten, Holzsplittern, Zahnsteinstückchen usw. (vgl. RICHET, GIGON) messen die eben genannten Autoren nur insoweit Bedeutung zu, als sie wohl meistens Träger von Bakterien darstellen und damit zu Entzündungen der Speicheldrüsen führen.

Nach HEINEKE, der ebenfalls entzündliche Prozesse als Ursache der Steinbildung anerkennt, kommen für die Steinbildung vor allem vier Möglichkeiten in Frage, die wohl auch heute noch Allgemeingültigkeit haben:

1. „Die Entzündung erzeugt Schwellung der Duktuswand und Speichelstauung, die die Ausbreitung und Entwicklung der Bakterien begünstigt.

2. Entzündung und Stauung führen zur Eindickung des Speichels und zu Veränderungen in seiner chemischen Zusammensetzung.

3. Die Entzündung liefert das organische Substrat, das für die Anlagerung der ausgefallenen Salze unerläßlich ist, Bakterien, abgestoßene Epithelien, Leukozyten, Eiweißstoffe, Muzin.

4. Die Abscheidung der Salze ist unmittelbar eine Lebensäußerung der Bakterien im Sinne von Klebs, Galippe und Majocchi". (S. 391.)

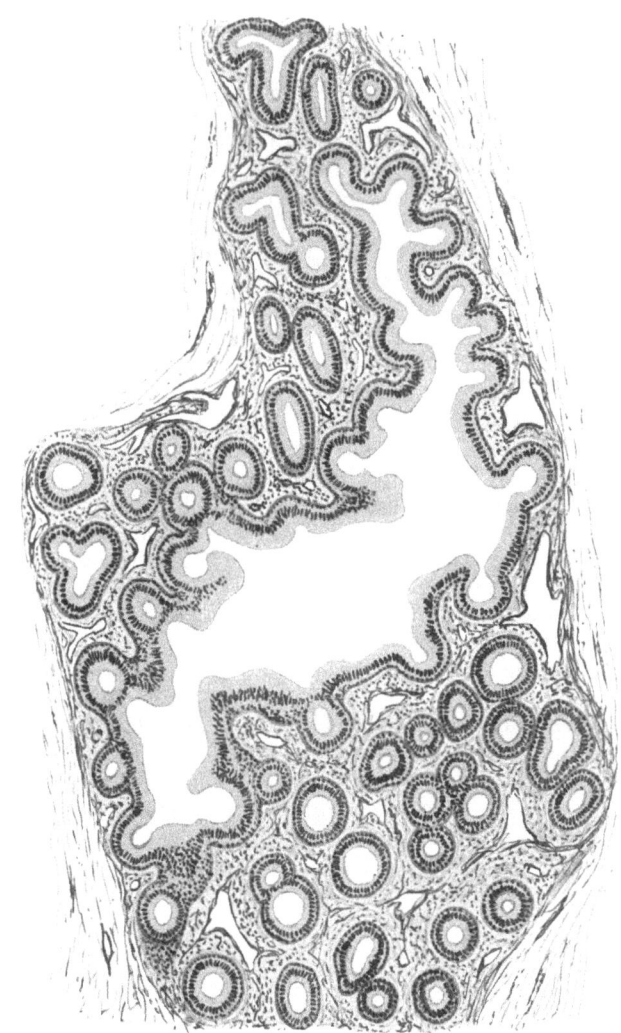

Abb. 17. Ductus mandibularis einer menschlichen Unterkieferdrüse mit zahlreichen kurzen Merkelschen Divertikeln, die mit zweistufigem Epithel bekleidet sind und nicht in Drüsen übergehen. [Nach Zimmermann, Handbuch der mikrosk. Anatomie des Menschen Bd. V/1 (1927), Abb. 150.]

In diese Auffassung Heinekes reiht sich auch ganz gut die Annahme Näslunds und Söderlunds ein, nach der die Speichelsteinkrankheit durch eine duktogene Aktinomyzesinfektion hervorgerufen wird. Ob dabei stets eine Strahlenpilzerkrankung ursächlich in Frage kommt, bedarf allerdings noch weiterer Untersuchungen und sorgfältiger Nachprüfungen. Auch muß natürlich der Nachweis von Aktinomyzes in Speichelkonkrementen an und für sich noch nicht die Lösung der Frage nach der Ursache der Speichelsteinkrankheit bedeuten. (Vgl. auch BROFELDT.) Wir selbst konnten in einem Fall von Sialolithiasis der Unterzungendrüse aus der Untersuchung des Steines und auch des Drüsenkörpers selbst keine Anhaltspunkte für eine aktinomykotische Grundlage und damit für die SÖDERLUNDsche Anschauung gewinnen. (Vgl. auch RISAK.)

Ganz allgemein geht aus diesen Ausführungen hervor, daß wohl am häufigsten entzündliche Erkrankungen der Speicheldrüsen und Speichelgänge als Ursachen der Steinkrankheit in Betracht zu ziehen sind.

Schließlich soll nicht unerwähnt bleiben, daß man auch versucht hat, in den Verhältnissen der Umwelt (in Klima, Rasse, Ernährungsart) veranlagende Bedingungen für die Steinentstehung zu erkennen. Dabei gelangt man aber wohl ebensowenig zu eindeutigen ursächlichen Vorstellungen als durch die Annahme, daß konstitutionell bedingte Krankheiten bei der Speichelsteinbildung eine besondere Rolle spielen. Immerhin wird aber in dieser Beziehung mit Recht an das häufige Zusammentreffen von Steinbildungen mit Stoffwechselerkrankungen (Gicht, Fettsucht, Diabetes, arthritische Diathese usw.) erinnert. (GOUAS u. a.)

Was die Bevorzugung der Unterkieferdrüse bei der Speichelsteinkrankheit anlangt, so sei erwähnt, daß vielfach daran gedacht wurde, daß äußere Einwirkungen, bakterielle Entzündungen, Verletzung des WARTHONschen Ganges leichter möglich seien als z. B. des Hauptausführungsganges der Ohrspeicheldrüse.

Nach HEINEKE findet diese Bevorzugung der Unterkieferdrüse in dem Schleimgehalt dieser Drüse ihre Erklärung. Der Speichel der Ohrspeicheldrüse enthält kein Muzin. Nach diesem Autor läßt sich denken, daß der Schleimgehalt die Anlagerung von Salzen an Bakterien und Epithelien in besonderem Maße begünstigt. Als begünstigendes Moment wären aber wohl auch noch gewisse anatomische Besonderheiten in Betracht zu ziehen, die darin bestehen, daß der Ausführungsgang der Unterkieferdrüse zahlreiche Ausbuchtungen, Divertikelbildungen (F. MERKEL) besitzt (vgl. Abb. 17), in denen Sekretstauungen und nachträgliche Ansiedlungen von Mikroorganismen mit den Folgewirkungen der Konkrementbildungen erfolgen können. Nach ZIMMERMANN findet man die ersten derartigen Divertikel 0,17 mm unter der Karunkeloberfläche; sie sind dicht gedrängt (vgl. Abb. 17), ziemlich reichlich und fangen erst bei 12 mm von der Mündung an spärlich zu werden.

E. Folge- und Begleiterscheinungen der Speichelsteinkrankheit.

Die Veränderungen, die die Speicheldrüsen durch einen Stein erleiden, sind zunächst mechanischer Natur. Neben einer Schädigung der Drüse, im besonderen des Epithels der Ausführungsgänge, kommt es zu Behinderung des Speichelabflusses mit Stauung im Gangsystem. Die Schleimhaut erscheint dabei zumeist verdickt, gerötet und von kleinen Blutaustritten eingenommen. Bei entsprechender Größe des Steines können durch Druck und Reibungen flache Erosionen oder tiefe Druckgeschwüre entstehen. Bisweilen kommt es auch in der Umgebung der Steine zu Granulationsgewebsbildungen, Epithelwucherungen, auch zu Plattenepithelbildung und im weiteren Verlauf zu Narben und Schwielenbildungen. Dabei wird früher oder später auch das Drüsengewebe selbst mit in die Veränderung einbezogen. (BERGER, SCHAEFER, KROISS, KÜTTNER, HEINEKE, SÖDERLUND, eigene Beobachtungen u. a.)

Im besonderen finden sich die Drüsen zumeist etwas vergrößert, von derber Beschaffenheit und mehr oder minder fest mit der Umgebung verwachsen.

(CORNIL et RANVIER). Am Durchschnitt ist das Drüsengewebe undeutlich gezeichnet, oft dunkelgefleckt und örtlich durch weißes Bindegewebe ersetzt. Das Zwischengewebe erscheint deutlich verbreitert. Da und dort können sich auch kleine abgekapselte eiter- oder flüssigkeitserfüllte Hohlräume entwickelt zeigen.

Die histologische Untersuchung deckt vor allem eine starke Bindegewebsvermehrung auf, die vielfach auf Kosten des Drüsengewebes erfolgt. (SCHMITT.) Daneben macht sich eine starke Durchsetzung des Gewebes mit Zellen verschiedenster Art bemerkbar. Neben den typischen Eiterkörperchen sind, wie uns eigene Untersuchungen lehrten, vor allem Plasmazellen und Lymphozyten angesammelt (vgl. auch PERRONE), die sich oft herdförmig, follikelartig anordnen. Das innerhalb der Drüse gelegene Gangsystem erscheint zumeist etwas ausgeweitet und oft mit eitrigem Exsudat erfüllt. Am Epithel treten die verschiedensten Befunde regressiver und progressiver, regenerativer Veränderungen auf. Was die Regenerationsvorgänge im besonderen anlangt, so sind diese nach SCHMITT vor allem „durch zahlreiche Wucherungen der kleinen Drüsengänge angedeutet, zu einer Neubildung von Drüsenendbläschen" kommt es dabei nicht. (S. 48.)

Die folgenschwerste Wirkung eines Steines (natürlich abhängig von Größe und Lage) ist wohl die Erschwerung des Sekretabflusses, die durch Stauung zur Erweiterung der Gänge führt. Ist der Abfluß des Speichels vollständig unmöglich geworden, so kann es unter Ausweitung der Gänge und Anschwellung der Drüse, zur Bildung einer sogenannten „Speichelgeschwulst" (Sialozele) kommen, der bei längerem Bestande zumeist die vollständige Verödung des Drüsenparenchyms folgt, besonders wenn gleichzeitig, wie das ja häufig der Fall ist, stärkere entzündliche Veränderungen mit im Spiele sind. Gewöhnlich verursacht der Verschluß der Ausführungsgänge, besonders des Hauptganges, ein Aufhören der Sekretion mit anschließender Atrophie der Drüse. (KAUFMANN, MARZOCCHI et BIZZOZERO, KROISS, HEINEKE u. a.)

Die Stauung des Speichelsekretes führt ihrerseits zu reaktiven Vorgängen und begünstigt andererseits die Entstehung neuer bakterieller Infektionen, die die oben beschriebenen Veränderungen noch steigern. Besonders ausgedehnte, auch tumorbildende Granulationsgewebswucherungen im Bereiche der Ausführungsgänge als auch in der Drüse selbst können unter diesen Umständen zur Entwicklung und zur Beobachtung kommen.

Induration und Sklerose mit Schrumpfung der Drüse kann schließlich das Endergebnis der Speichelsteinkrankheit darstellen. In diesen Fällen gelangen gelegentlich auch besonders starke atypische Zylinder- und Plattenepithelwucherungen, von Seite des Epithels der Ausführungsgänge zur Ausbildung, die zum Teil in mechanisch entzündlichen Reizeinwirkungen, zum Teil in überschüssigen Regenerationsversuchen ihre Erklärung finden.

Bisweilen können die Konkremente auch wandern und auf normalen Wegen von selbst nach außen geschafft werden. Dies ist besonders der Fall, wenn die Steine klein sind, kann sich aber gelegentlich auch bei größeren Steinen ereignen. In solchen Fällen ist die Wanderung der Steine von Schwellungen der Drüsen und von heftigen intermittierenden Schmerzen (Speichelkoliken) — unter der Wirkung der anfallsweise auftretenden, durch den Stein verursachten Speichelstauung — begleitet. (HEINEKE.) Manchmal können sich im Anschluß daran auch akute phlegmonöse Entzündungen in der Drüse und in ihrer Umgebung ausbilden.

Größere Steine können aber auch nach dekubitaler Geschwürsbildung unter Durchbruch in die Umgebung schließlich auf dem Wege einer Fistel nach außen oder innen (über eine äußere oder innere Speichelfistel) zur Ausstoßung gelangen.

VI. Hypertrophie, Hyperplasie und Regeneration der Speicheldrüsen.

Über Vergrößerungen der Speicheldrüsen liegen im Schrifttum nur spärliche Mitteilungen vor. Nach ORTH begegnet man allerdings im früheren Schrifttum häufigen Angaben über Hypertrophie der Speicheldrüsen. Doch dürfte es sich dabei aller Wahrscheinlichkeit nach nicht um echte, reine Hypertrophien, sondern um Vergrößerungen gehandelt haben, die durch verschiedenartige Zustände, so z. B. durch Entzündungen, durch aleukämische oder leukämische Einlagerungen oder durch Geschwulstbildungen verursacht waren. (Vgl. spätere Ausführungen.)

Auf Grund klinischer und zum Teil auch anatomischer Erfahrungen gibt es jedoch zweifellos (auch unter dem Bilde des MIKULICZschen Symptomenkomplexes in Erscheinung tretende) Vergrößerungen der Speicheldrüsen, die durch keine der angegebenen Ursachen veranlaßt sind und echte Hypertrophien, bzw. Hyperplasien vorstellen. Nach GIGON betrifft die Vergrößerung meist die Ohrspeicheldrüse und zwar beiderseits. Schmerzen sind dabei gewöhnlich nicht vorhanden und die Vergrößerung wird nur durch ein Dickerwerden des Gesichtes auffällig. So erwähnt GIGON, daß manchmal bei kachektischen Zuständen und schweren Unterernährungen eine Schwellung der Ohrspeicheldrüse zu beobachten ist. Die Vergrößerung kann dabei allerdings hie und da auch mit Schmerzen einhergehen und eine relative Kiefersperre veranlassen. GIGON beschreibt einen Fall bei einer 58jährigen Frau mit Schrumpfnieren, die jedesmal nach einem Zuckertag eine stark schmerzhafte Schwellung beider Ohrspeicheldrüsen bekam, die nach Nephritisdiät wieder völlig verschwand.

Chronische Schwellungen der Speicheldrüsen, insbesondere der Ohrspeicheldrüsen bei Nierenentzündung, Asthma und Rheumatismus beobachtete LAFFOLEY. Er denkt dabei in erster Linie an Beziehungen zu arteriosklerotischen Gefäßveränderungen.

Wir selbst konnten eine beiderseitige Parotisschwellung bei einem 56 Jahre alten Mann untersuchen, der an einer atrophischen Leberzirrhose starb. Die Schwellung bestand nach Angaben des Kranken bereits mehrere Jahre. Die histologische Untersuchung deckte nur eine Hypertrophie des Drüsengewebes, aber keine Befunde lymphozytärer Einlagerungen, einer Fettgewebsdurchwachsung oder einer Entzündung auf. Bei dem Kranken wurde gleichzeitig eine allgemeine Fettsucht festgestellt.

Vergrößerungen im besonderen der Ohrspeicheldrüsen wurden weiterhin bei Fettsucht gesehen. (Vgl. auch eigene Beobachtung.) SPRINZELS beschreibt 33 einschlägige Fälle, die hauptsächlich ältere Männer betrafen. Nach ihm liegt dabei eine parenchymatöse Hypertrophie vor und nicht etwa eine Vergrößerung durch interstitielle oder periglanduläre Fettbildung. SPRINZELS stellt sich zur Erklärung der Hypertrophie vor, daß die Funktion der Speicheldrüsen mit der Stoffwechselstörung bei Fettsucht in Zusammenhang steht.

Auch bei Alkoholikern fand GIGON nicht selten eine beiderseitige Parotisvergrößerung.

Über Vergrößerungen der Speicheldrüsen bei manchen Geisteskranken berichtet CRAFFE. Bei Syphilis sind ebenfalls gelegentlich doppelseitige Speicheldrüsenschwellungen zu beobachten, ohne daß in den Drüsen selbst syphilitische Veränderungen aufzufinden waren. (GIGON.)

Speicheldrüsenvergrößerungen wurden weiterhin namentlich bei Erkrankungen der Geschlechtsorgane und anderer innersekretorischer Drüsen gefunden. (Berthon, Mohr, Nagel, Haemmerli, Ullmann u. a.) Abgesehen vom Auftreten periodischer Parotisschwellungen bei der Menstruation (La Grange), in der Schwangerschaft (Harkin), in der Menopause (Dalche), bei Dysmenorrhöe, haben Mohr bei Genitalatrophie und Kehl bei Hypogenitalismus und Hypospadie Speicheldrüsenhypertrophie nachgewiesen. Mohr berichtet auch über einschlägige Beobachtungen bei thyreogener, hypophysärer und endogener Fettsucht, bei Status lymphaticus, bzw. thymicolymphaticus, bei Infantilismus, sowie bei Morbus Basedowii. Einen Fall von Speicheldrüsenhyperplasie bei Riesenkropf und Hyperplasie der Nebennieren beschreibt Haemmerli. Diese letztere Beobachtung hat deswegen eine besondere Bedeutung, weil Haemmerli eine histologische Untersuchung der Unterkieferdrüsen gibt, die beweist, daß in Übereinstimmung mit den Fällen von Mohr und Sprinzels, die etwa dreifache Vergrößerung ,,auf eine reine Vermehrung des Drüsenparenchyms" und nicht auf lymphatische Zelleinlagerungen oder Fettgewebsentwicklung (Nagel) zurückzuführen ist. Haemmerli stellt anläßlich der Mitteilung dieses Falles auch vergleichende Wägungen von Schilddrüsen und Unterkieferspeicheldrüsen an, die ergaben, ,,daß im allgemeinen mit zunehmender Größe der Struma auch die mandibulären Speicheldrüsen an Größe zunehmen". (S. 120.) Vergrößerung der Ohrspeicheldrüsen bei (seit der Jugend bestehender) Hodengeschwulst und Struma vermerkt unter anderem auch Bauer. Schoenborn und Beck fanden eine (histologisch festgestellte) Hyperplasie der Ohr- und Unterkieferdrüsen gleichzeitig mit hyperplastischer Myopathie; die Ursache erblickten sie in toxischen Schädigungen, die möglicherweise von den erkrankten Speicheldrüsen selbst ausgingen. Eine ähnliche Beobachtung wurde (nach Schoenborn und Beck) auch von Clarke gemacht.

Hypertrophien der Ohrspeicheldrüse bei Schilddrüseninsuffizienz, bei Myxödem sind von Apert (bzw. Jong und Joseph), Levy und Rotschild, Wegelin und Wieland mitgeteilt worden. Baumstark sah Vergrößerungen der Ohr- und Unterkieferspeicheldrüsen nach Schilddrüsenimplantation, die wegen Myxödem ausgeführt wurde.

Hammett fand experimentell nach Entfernung der Epithelkörperchen Hypertrophie der Unterkieferspeicheldrüsen (vgl. auch Appleton), die bei gleichzeitiger Entfernung der Schilddrüse jedoch ausblieb.

Schließlich sind noch die Beobachtungen Martha Ehrlichs zu erwähnen, die in Polen unter 1676 Kindern in 9% Vergrößerung der Ohrspeicheldrüsen fand. Die Ursache sieht Ehrlich in einer endokrinen Störung, verbunden mit Unterernährung.

All diese Feststellungen und Befunde legen offenbar nahe, daß — wie schon erwähnt und trotz gegenteiliger Anschauungen — enge Beziehungen zwischen Speicheldrüsen und endokrinen Drüsen bestehen, bzw. daß die Speicheldrüsen neben der äußeren auch noch eine innere Sekretion besitzen. (Zagari, Haemmerli. Goljanitzki u. a.) (Vgl. auch Abschnitt über Physiologie der Speicheldrüsen.) Diese Auffassung wird auch durch die Befunde bei der epidemischen Parotitis unterstützt, die nicht so selten mit einer Erkrankung des Hodens, bzw. der Eierstöcke und anderer endokriner Drüsen einhergeht.

Über gutartige chronische familiäre und erbliche, symmetrische Schwellung der Ohrspeicheldrüsen im kindlichen Alter berichtet Hochschild. Hochschild, der nur über klinische Erfahrungen verfügt, äußert sich über die Natur des Leidens nicht. Hochschild fand in allen seinen Fällen nebenbei hypoplastische Erscheinungen an den Zähnen. Kien sah Schwellungen der Ohrspeicheldrüsen schon bei einem neugeborenen Kinde und Frenkel (ausgeführt nach HANNEMA) beschrieb sogar 23 Fälle angeborener, symmetrischer Schwellung und Vergrößerung der Speichel- und zum Teil auch Tränendrüsen, wobei die mikroskopische Untersuchung eine reine Hypertrophie des Drüsengewebes („syndrome physiologique de MIKULICZ") aufzeigte.

Erwähnt sei hier noch die in den Tropen, besonders in Madagaskar vorkommende chronische Schwellung der Parotis (der Mangy), die in Parallele mit dem europäischen Kropf gebracht wird. (KLOTZ.) (Nach BATTAGLIA, bzw. FONTOYNON würde es sich dabei aber um eine chronische Speicheldrüsenentzündung handeln).

Anzuführen bleibt noch die Möglichkeit, daß gelegentlich wohl auch Befunde ausgleichender (vikariierender) Hypertrophie, bzw. Hyperplasie nach Ausfall oder Entfernung von Speicheldrüsengewebe vorkommen können. Darüber liegen aber nur spärliche und überwiegend experimentelle Mitteilungen und Untersuchungen vor. (BIZZOZERO, UTIMURA, TSUCHIYA u. a.)

Was nun die Frage der Regenerationsfähigkeit der Speicheldrüsen betrifft, so wurde ja schon in früheren Ausführungen angeführt, daß Vermehrung von Drüsengewebe vorkommt. HAEMMERLI beschrieb, wie erwähnt, eine Vergrößerung der Unterkieferdrüsen bei Kropfbildung und Nebennierenhyperplasie, mit der Angabe, daß die Hypertrophie der Unterkieferdrüsen durch eine reine Vermehrung des Drüsenparenchyms veranlaßt sei. Die beiden Organe bestanden aus großen Lappen, von denen die einzelnen etwa Kirschengröße erreichten. Die Lappen selbst waren wieder aus Läppchen von wechselnder Größe aufgebaut. Bei der histologischen Untersuchung fand HAEMMERLI besonders „die serösen Zellen in lebhafter Aktivität". Die muzinösen Drüsen waren klein. Die Gefäße in den Septen waren injiziert, dabei aber frei von Wandveränderungen. Lymphozyteneinstreuungen waren nur spärlich zu bemerken. Eine Bindegewebsvermehrung oder entzündliche Veränderungen waren nicht nachweisbar. Nach der Beschreibung der Befunde läßt sich nicht so sehr an eine Vermehrung, bzw. Mengenzunahme (Hyperplasie) des Drüsengewebes, sondern vielmehr an eine echte Hypertrophie mit Größenzunahme der einzelnen Drüsenzellelemente denken.

Über regenerative Vorgänge in den Speicheldrüsen beim Menschen, z. B. nach entzündlichem Verlust als Folge eines Steinverschlusses (vgl. vorhergegangenen Abschnitt) oder durch Geschwulstzerstörung des Drüsengewebes sind im Schrifttum nur spärliche einschlägige Erfahrungen niedergelegt. ASCHOFF bemerkt, daß der Ersatz des ausgefallenen Gewebes zumeist durch ausgleichende Vergrößerung der übrig gebliebenen Gewebsanteile stattfindet. Auch bei meinen eigenen Untersuchungen ließen sich nur in geringem Maße regenerative Veränderungen bei Steinverschluß bzw. chronisch entzündlichen Veränderungen innerhalb des Speicheldrüsenparenchyms beobachten. Wenn Andeutungen einer solchen vorhanden waren, so waren die Wucherungsvorgänge in der Hauptsache am Epithel der kleinen Ausführungsgänge nachzuweisen.

Experimentell wurde die Regenerationsfähigkeit der Speicheldrüsen — im Anschluß an die Arbeiten von LAVDOWSKY, C. SCHMIDT, HEIDENHAIN, PH. STÖHR, SMIRNOW u. a. über physiologische Regeneration des Speicheldrüsenepithels (vgl. auch ZIMMERMANN) — von PODWYSSOZKI, FUCKEL, CARRARO, MARZOCCHI u. a. untersucht. Diese Forscher entfernten Teile von Speicheldrüsen, um daraufhin die Reste der Drüsen auf etwa vorhandene Regeneration zu untersuchen. Dabei fanden sie, daß das verloren gegangene Drüsengewebe teils durch eine Wucherung der Sekretionszellen, teils durch Umwandlung der neugebildeten Drüsengänge in Drüsenalveolen ersetzt wird. CARRARO stellt allerdings fest, daß der im Körper zurückgebliebene Rest seine Funktions-

fähigkeit wegen der nachfolgenden Rückbildung verloren hat. Nach MAR-
ZOCCHI werden (nach Unterbindung der Hauptgefäße) die sezernierenden Zellen
von den sogenannten Korbzellen regeneriert. Die neugebildeten Tubuli verbinden sich mit den alten Ausführungsgängen und zeigen die Merkmale der

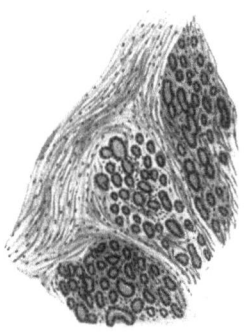

Abb. 18. Überpflanzte Speicheldrüse nach 15
Tagen. Neugebildetes Parenchymgewebe an der
Peripherie von Bindegewebe in Gruppen geteilt,
die kleine Schläuche aufweisen, deren Lumina
Kolloidmassen enthalten. (Auf ²/₃ verkleinert.)
(Nach MITSUDA, Virch. Arch. 242, Abb. 2, S.314.)

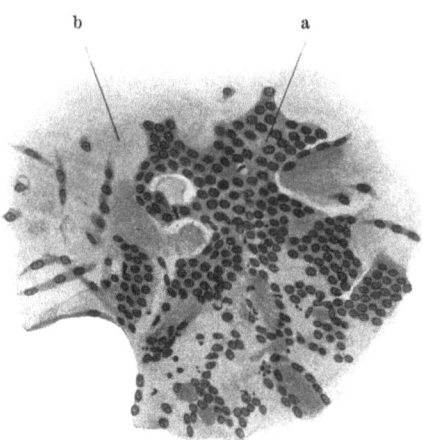

Abb. 19. Ausgepflanzte Speicheldrüse nach 5
Tagen. Zellsprossungen a in das Blutplasma,
von Epithelanhäufungen ausgehend; b Bindegewebszellen. Leitz Obj. 6, Okul. 1. (Auf ²/₃ verkleinert.) (Nach MITSUDA, Virch. Arch. 242,
Abb. 5, S. 322.)

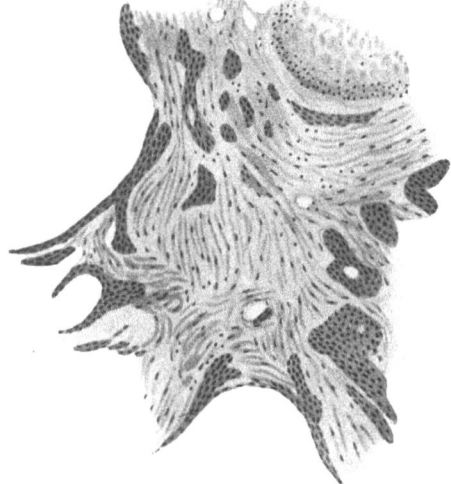

Abb. 20. Ausgepflanzte Speicheldrüse nach 10 Tagen.
Reichliches neugebildetes Bindegewebe mit zerstreut liegenden Zellsträngen im Blutplasma. Der
äußere Rand des neugebildeten Bindegewebes ist
von einer mehrzelligen Epithelschicht umgeben, die
kammartig angeordnet ist. Leitz Obj. 4, Okul. 4.
(Auf ²/₃ verkleinert.) (Nach MITSUDA, Virch. Arch.
242, Abb. 6, S. 325.)

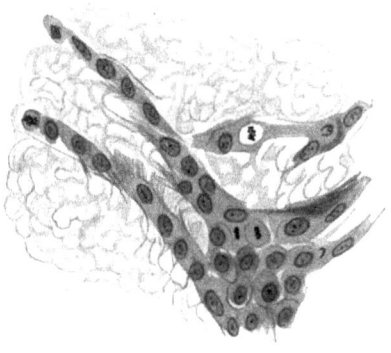

Abb. 21. Neugebildete Epithelstränge mit
Mitosen. (Teilbild der Abb. 6.) Leitz Obj. 6,
Okul. 1. (Nach MITSUDA, Virch. Arch. 242,
Abb. 10, S. 330.)

normalen Drüsen.   Entsprechende Ergebnisse teilten auch OTTOLENGHI und
LUBARSCH mit.
     In neuester Zeit wurde die Frage der Regenerationsfähigkeit der Speichel-
drüsen, im besonderen der Unterkieferdrüse, durch die Methode der Transplantation und Explantation näher studiert. Im besonderen führten

MITSUDA, CHLOPIN und CHUMA, nachdem bereits RIBBERT, CARRARO und LU-
BARSCH über einschlägige Untersuchungen berichtet hatten, derartige Versuche aus.

Die Ergebnisse der Untersuchungen stellen fest, daß das Drüsenepithel
der Unterkieferdrüse eine bedeutende Lebensfähigkeit und ein besonderes
Vermehrungsvermögen besitzt und daß ein weitgehendes Wachstum
der Epithelzellen außerhalb ihrer Verbände möglich ist (vgl. Abb. 18—21);
ja vielfach konnten sie beobachten, daß die neugebildeten Zellen des Trans-
plantates und Explantates sich „organhaft" einordnen. (MITSUDA.) In älteren
Transplantaten und Explantaten konnte MITSUDA feststellen, daß sich in den
neugebildeten, an der Peripherie liegenden Zellsträngen neben soliden Zell-
sprossen durch zentrale Zellentartungen Lichtungen entwickeln, die von kubischem zum Teil auch geschichtetem Epithel ausgekleidet sind und im Innern
Kolloidmassen enthalten. Nach 15 Tagen lagen die Lumina wie in Adenomen
dicht nebeneinander. Die Struktur wich allerdings nach MITSUDA beträchtlich
von der Bauart normaler Speicheldrüsen ab. Die Regenerationsvorgänge nahmen
meistens ihren Ausgang von den Ausführungsgängen, hie und da jedoch auch
von den Drüsenläppchen selbst.

Auch die Versuche NASUs, der die Überlebensfähigkeit der Unterkieferdrüse
vom Kaninchen prüfte, sprechen für eine Regenerationsfähigkeit des Drüsenepithels. NASU fand in Übereinstimmung mit den Befunden von LUBARSCH,
daß die Drüsenzellen bei einer Temperatur von ein Grad Celsius bis zu zwei-
unddreißig Tage lang ihre „vita propria" behalten.

VII. Kreislaufstörungen.

Die Kreislaufstörungen der Speicheldrüsen sind entweder Teilerscheinungen einer allgemeinen Zirkulationsveränderung oder örtlich bedingter
Natur.

Arterielle Hyperämie als Folge einer allgemeinen Kreislaufstörung
entzieht sich wohl der Beobachtung des pathologischen Anatomen; wenn eine
solche, z. B. bei Plethora vera vorkommt, hat sie geringen praktischen Wert.
Ähnliche Erwägungen gelten wohl auch für die venöse Blutüberfüllung,
wie sie sich unter anderem bei allgemeinen Stauungsveränderungen finden
kann. In Übereinstimmung mit den Befunden in anderen Organen hängen
die durch die Stauung bedingten Veränderungen wohl in erster Linie von der
Dauer ab. Kurz dauernde allgemeine Stauungszustände können, z. B. bei
Erstickung zu venöser Blutüberfüllung (zumeist mit Blutungen) führen; im allgemeinen aber verlaufen sie ohne besondere Rückwirkungen auf das Drüsengewebe. Länger bestehende Stauung kann dagegen Folgewirkungen für das
Drüsengewebe veranlassen. Die schlechtere Ernährung führt allmählich zu degenerativen Veränderungen an den Drüsenzellen, denen Vermehrung des Stützgewebes folgt.

Von praktisch geringer Bedeutung dürfte auch die Anämie der Speicheldrüsen als Folge allgemeiner Blutarmut sein, wie sie etwa bei schweren Blutverlusten oder bei anämischen Zuständen überhaupt gegeben ist.

Größere Wichtigkeit kommt dagegen wohl der örtlichen arteriellen
Blutüberfüllung zu, die ja schon unter physiologischen Verhältnissen bei
erhöhter Arbeitsleistung der Drüsen zu beobachten ist. Im besonderen dürfte
sie sich jedoch bemerkbar machen, wenn ein Teil des Drüsengewebes aus irgendeiner Ursache ausfällt und die zurückgebliebenen Anteile sich vergrößern. Örtlich bedingte arterielle Hyperämiezustände sind weiterhin bei den verschiedenen

nicht spezifischen und spezifischen Entzündungen der Speicheldrüsen, namentlich in den Anfangsstadien, gegeben.

Über örtliche passive Hyperämie der Speicheldrüsen liegen keine
Mitteilungen vor. In Übereinstimmung mit den Befunden in anderen Organen,
kann man sich wohl vorstellen, daß eine Hemmung des venösen Blutabflusses
bei längerer Dauer zu Veränderungen in den Speicheldrüsen (Vermehrung
des Bindegewebes auf Kosten der Drüsensubstanz) führen kann. Als Umstände,
die eine Beeinträchtigung des venösen Abflusses verursachen, können die verschiedenartigsten Einwirkungen (Entzündungen, Geschwülste usw.) in Frage
kommen. Wir selbst untersuchten die Ohrspeicheldrüsen bei einem Fall von
Neurofibromatosis der rechten Gesichtsseite, bei der gleichzeitig eine ausgedehnte, elephantiastische Veränderung dieser Gegend bestand. Die an der

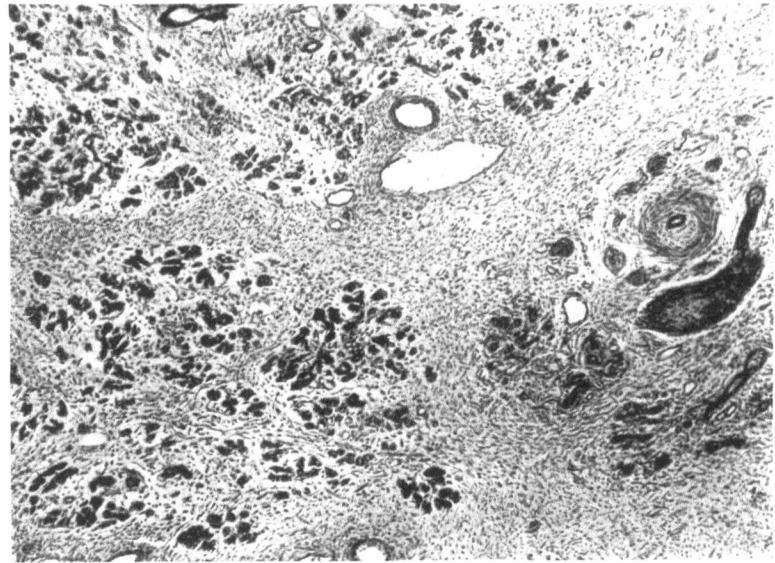

Abb. 22. Schnittbild aus der rechten Ohrspeicheldrüse bei Neurofibromatosis (v. Recklinghausen)
der rechten Gesichtsseite. 29 Jahre alter Mann, der an einer chronischen Tuberkulose der Lungen
starb. (Näheres im Text.) (45fach. Vergr.)

Ohrspeicheldrüse gefundenen Veränderungen kennzeichnen sich in einer ausgedehnten, ödematösen, schleimgewebeähnlichen Umbildung des Zwischengewebes, die zu einer sekundären Atrophie des Drüsenparenchyms führte. (Vgl.
Abb. 22.) Die fast durchgehends stark erweiterten venösen Gefäße legen nahe,
daß eine passive Hyperämie zusammen mit den dadurch reaktiv bedingten
Reizungszuständen die Ursache dieser Vermehrung des interstitiellen Bindegewebes darstellt. Wir können wohl mit Recht die Veränderungen mit den
v. Recklinghausen als Phlegmasie bezeichneten Zuständen in Parallele
bringen und sie als die Wirkung chronischer, mit gestörter Rücktranssudation im Bereiche der Venen kombinierter Stauungsblutüberfüllung auffassen.
Über die Befunde an den Ästen des N. facialis soll an anderer Stelle berichtet
werden.

Blutungen verschiedener Ausdehnung können bereits bei allgemeinen
Kreislaufstörungen auftreten. Besonders aber begegnen wir ihnen — sowohl
im Drüsengewebe selbst als auch im Zwischen- und im Kapselgewebe —

bei entzündlichen Erkrankungen der Speicheldrüsen, wobei oft schon bei makroskopischer Betrachtung die gesprenkelte Schnittfläche auf stattgehabte Blutaustritte hinweist. Blutaustritte entstehen weiterhin hauptsächlich bei

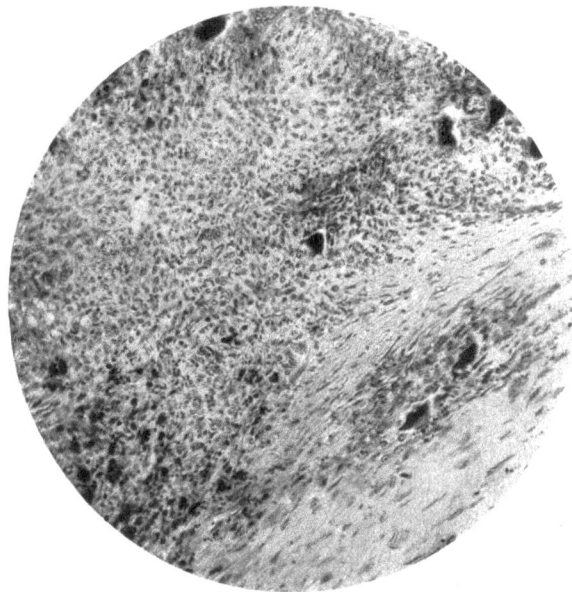

Abb. 23. Riesenzellenhaltige Granulationsgewebsbildung in der Ohrspeicheldrüse eines 26jährigen Mannes. (Nähere Beschreibung im Text.) (95fach. Vergr.)

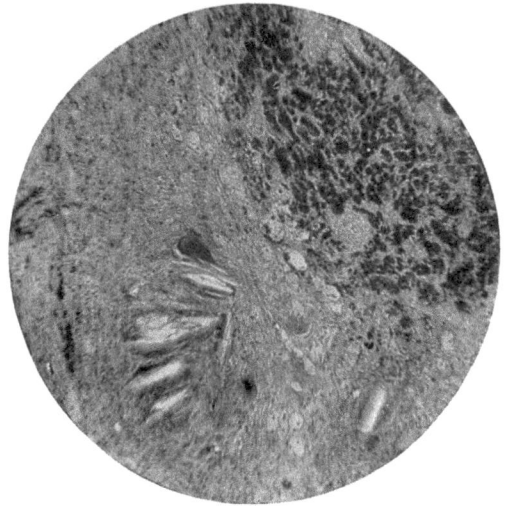

Abb. 24. Riesenzellenhaltige Gewebsbildung mit Pigmentanhaufungen, Cholesterinkristallen und „Schaumzellen". (90fach. Vergr.)

Verletzungen, Quetschungen der Drüsen und ihrer Nachbargewebe sowie auch bei Geschwulstbildungen verschiedenster Art. Während kleinere Blutungen in der Regel zur Resorption gelangen, dürften größere Blutaustritte gelegentlich auch zu reaktiven und resorptiven Granulationsgewebsbildungen führen, wie wir sie bisweilen im Skelettsystem und auch an anderen Örtlichkeiten (Sehnenscheiden, usw.) beobachten. Derartige Granulationsgewebsbildungen können unter Umständen Geschwulstbildungen verdecken oder selbst zu Verwechslungen mit echten Geschwülsten Anlaß geben. So beobachteten wir einen Fall, bei dem die „stark geschwollene" Ohrspeicheldrüse eines 26 Jahre alten Mannes unter der Annahme eines „riesenzelligen Melanosarkoms" entfernt wurde[1]. Die spätere genaue histologische Untersuchung deckte — neben einem kleinen, überwiegend adenomatös gebauten „Mischtumor" — jedoch der Hauptsache nach eine reaktive resorptive Granulations-Gewebsbildung auf. Die beigegebenen Abbildungen 23, 24 und 25 vermögen eine Vorstellung von den betreffenden Befunden zu geben. Der „Tumor"

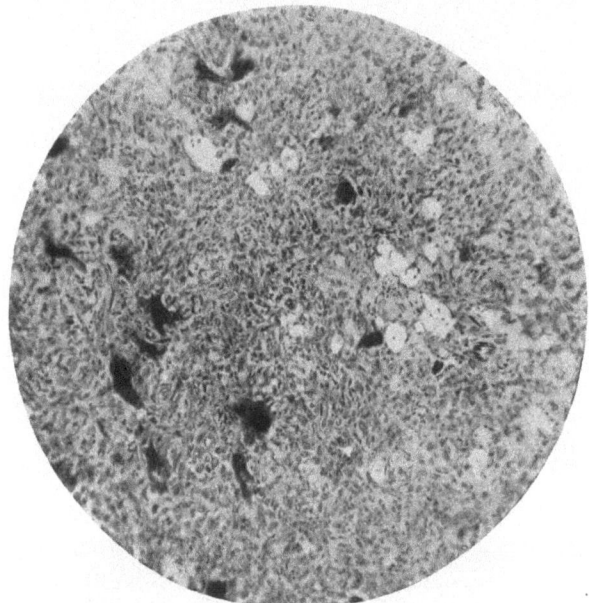

Abb. 25. „Schaum-" und Riesenzellen innerhalb einer zellreichen, spindelzelligen Gewebsbildung. (Nähere Beschreibung im Text.) (95fach. Vergr.)

besteht überwiegend aus einem m. o. w. dicht gebauten Gewebe, dessen Zellen durchwegs eine gleichmäßig spindelige Form besitzen und dessen Gefäße, gleichmäßig angeordnet, eine selbständige Wandausbildung zeigen. In diesem spindeligen Zellgewebe eingelagert und eingestreut sind zahlreiche mehrkernige Riesenzellen, die in unverkennbaren Beziehungen zu den Gefäßwandzellen stehen. Besonders reichlich und dicht liegen diese Riesenzellen um Anhäufungen körnigen Hämosiderinpigmentes sowie um Colesterinkristalle herum. (Vgl. Abb. 24.)

Doch gibt es auch ausgedehnte Gebiete, die nur aus einem spindelzellreichen Gewebe bestehen und nur spärliche Riesenzellen enthalten. Auch sehr zellarme, mehr dichtgefügte Gewebsabschnitte sind da und dort anzutreffen.

Gelegentlich sind zwischen den spindeligen Zellen und den Riesenzellen auch große helle Zellgebilde eingefügt, deren Zelleib einen wabigen Bau aufweist und Lipoide enthält (Pseudoxanthomzellen). (Vgl. Abb. 25.)

[1] Die Beobachtung soll an anderer Stelle ausführlicher von Doz. Dr. K. Häupl (Oslo) mitgeteilt werden.

Für die Deutung der Befunde ist die gleichmäßige Anordnung der Zellen und Gefäße, die Gleichmäßigkeit in Größe und Form der in der Zwischensubstanz eingelagerten Spindelzellen, der örtlich wahrnehmbare Übergang von zellreichen Gewebsabschnitten in zellarme sowie die typische Beziehung der Riesenzellen zu Pigmentanhäufungen und Cholesterinkristallen von Belang. Auch die Entwicklung von Pseudoxanthomzellen unterstützt die Auffassung, daß es sich bei dieser Gewebsbildung um eine resorptive und regenerative, luxurierende Granulationsgewebsbildung und nicht um eine mit einem melanotischen Riesenzellensarkom kombinierte „Mischgeschwulst" der Ohrspeicheldrüse handelt.

Als Ursache dieser Veränderung dürften in dem mitgeteilten Falle wohl mechanische, bzw. traumatische Einwirkungen in Frage kommen, durch die es zu m. o. w. ausgedehnten Blutungen gekommen war. Das Bestehen einer „Mischgeschwulst" könnte und dürfte die Entstehung der Blutungen wohl begünstigt haben.

Außerdem könnte man sich wohl noch vorstellen, daß die eigenartige anatomische Lage der Ohrspeicheldrüse sowie die äußeren Einflüsse, denen sie im besonderen Maße namentlich bei Geschwulstbildungen ausgesetzt ist, sowie die funktionellen Einwirkungen der vollkommenen Resorption einer stattgehabten Blutung ungünstig entgegenstehen und so den Anlaß zu reaktiven Gewebswucherungen geben. Außerdem dürfte vielleicht noch von Bedeutung sein, daß das Organ doch immerhin von einer m. o. w. straffen Kapsel umgeben und daß daher bei einer Blutung mit ihrer Druckerhöhung eine Beeinträchtigung des venösen Blutabflusses und der Rücktranssudation im Venenbereiche verursacht werden kann. Das mit der venösen Blutung gegebene und die Spannung erhöhende Transsudat stellt dabei ein neues Moment dar, das reaktive Bindegewebsbildung zur Folge haben kann. Damit wäre eine Parallele zu den Phlegmasiezuständen von v. RECKLINGHAUSEN gegeben, die — wie erwähnt — das Erzeugnis örtlich bedingter Kombinationen von Stauungs- und von reaktiv bedingten Reizungs- und Entzündungseinflüssen darstellen.

Über thrombotische und embolische Vorgänge in den Speicheldrüsen ist nichts bekannt geworden. Wir selbst haben bei Thrombose der Karotiden und der großen Halsvenen die Speicheldrüsen mehrmals untersucht, aber keine Veränderungen finden können. In einem Falle von verjauchendem Krebs des Unterkiefers waren einzelne größere intraglanduläre Venenäste der Ohrspeicheldrüse thrombosiert, aber ohne Auswirkungen auf das Drüsengewebe: nur das Zwischengewebe erwies sich etwas wässerig durchtränkt und örtlich durchblutet.

Ödemveränderungen, wie sie in anderen Organen bei Kreislaufsstörungen so regelmäßig angetroffen werden, sind in den Speicheldrüsen nur selten zu beobachten. In dem schon erwähnten Falle von Neurofibromatosis der rechten Gesichtsgegend konnten wir die Befunde eines chronischen Ödems, namentlich im Zwischengewebe mit den schon angegebenen Folgewirkungen auf das Drüsengewebe, aufdecken. VAN DER GHINST berichtet über einen seltenen Fall eines Ödems der Unterkieferdrüsen, wahrscheinlich verursacht durch Skrofulose. Als eine regelmäßige Erscheinung dagegen treten Störungen des Flüssigkeitswechsels bei entzündlichen Erkrankungen der Speicheldrüsen auf. Besonders bei akuten Entzündungen macht sich regelmäßig eine stark wässerige Durchtränkung des Zwischengewebes und im weiteren Verlaufe auch des Drüsengewebes selbst bemerkbar.

VIII. Entzündliche Erkrankungen der Speicheldrüsen.

Die entzündlichen Veränderungen können entweder in den Ausführungsgängen der Speicheldrüsen oder im Drüsengewebe selbst zur Entwicklung kommen. Entzündungen der Ausführungsgänge werden als Sialodochitis, solche der Drüsen als Sialoadenitis (der Ohrspeicheldrüse [auch Parotitis], der Unterkiefer- und Unterzungendrüse) bezeichnet. Dem zeitlichen Verlauf nach kann man akute und chronische Entzündungen der Speicheldrüsen unterscheiden.

A. Akute Entzündungen der Speicheldrüsen.

Unter den großen Speicheldrüsen finden wir am häufigsten die Ohrspeicheldrüse, seltener die Unterkiefer- und Unterzungendrüse im Zustand der akuten Entzündung. Die akuten entzündlichen Prozesse treten entweder als selbständige Erkrankungen auf oder sie entwickeln sich im Anschluß an andere örtliche oder Allgemeinerkrankungen.

Die bei den akuten Entzündungen zu beobachtenden Veränderungen am Drüsengewebe und am Gefäßapparat sind in den ersten Stadien noch wenig bekannt, doch ist im allgemeinen der hauptsächliche Charakter der Speicheldrüsenentzündungen ein exsudativer. (Orth.) In den meisten Fällen beginnen die Veränderungen in den Ausführungsgängen, um von hier aus sowohl auf das Drüsengewebe wie auch auf das interstitielle Gewebe überzugreifen.

In den folgenden Ausführungen über die akuten Entzündungen der Speicheldrüsen soll hauptsächlich der Charakter der Entzündung als Einteilung für die Beschreibung der einzelnen Formen der Entzündungen als Grundlage gewählt werden und dabei zunächst a) die alterativ-parenchymatöse, b) die serös-exsudative und c) die eitrig-exsudative Entzündungsform zur Darstellung kommen.

a) Die alterativ-parenchymatöse Entzündung.

Diese Entzündungsform — bei der alterativ-degenerative Abänderungen des Drüsengewebes im Vordergrund stehen — ist nur äußerst selten in den Speicheldrüsen beobachtet worden. Nach den Berichten in der Literatur (Orth) tritt sie anscheinend hauptsächlich bei Lyssa auf.

Nach Nepveu und Pokotiloff finden sich dabei zumeist alle drei großen Kopfspeicheldrüsenpaare verändert. Elsenberg sah hauptsächlich die Unterzungendrüse erkrankt.

Die anatomischen Veränderungen bestehen in der Hauptsache in Hyperämie und Vergrößerung der Speicheldrüsen. (Virchow, Bollinger, Elsenberg u. a.) Elsenberg fand bei wutkranken Hunden die Drüsenkapsel der Unterkieferdrüsen stark ausgedehnt und prall gespannt; die Drüsenmasse wölbte sich, eingeschnitten, stark hervor, was eine Vergrößerung der Drüse nahelegte. Die Schnittfläche war ziemlich glatt und eben, die Farbe der Speicheldrüse graurötlich mit kleinen graugelben und auch dunkelroten Flecken; ihr Gewebe zeigte teigige Beschaffenheit.

Eingehende histologische Untersuchungen über die Abänderung der Speicheldrüsen bei Menschen, die an Wutkrankheit gestorben waren, sind kaum bekannt. Während Nepveu an dem Drüsenparenchym nur geringgradige Störungen nachweisen konnte, fand Pokotiloff ausgedehnte degenerative Veränderungen an den Epithelien der Bläschen, die körnig waren und vielfach keine Kerne mehr erkennen ließen. Innerhalb der Bläschen, die zum

Teil auch ausgedehnt waren, lag eine feinkörnige Substanz. ELSENBERG erwähnt ebenfalls degenerative Veränderungen an den Epithelien, die zwar keinen bedeutenden Grad erreichten, doch nach den Befunden in den Speicheldrüsen des wutkranken Hundes wohl „den Ausgangspunkt sämtlicher Veränderungen‟ bilden dürften. (S. 106.) Die Hauptveränderung bestand nach ihm in einer kleinzelligen Infiltration des Zwischengewebes.

Bei wutkranken Hunden war nach ELSENBERG überwiegend und allererst das Parenchym der Speicheldrüsen erkrankt. Die Epithelien waren gekörnt, geschwollen und vielfach abgeschuppt. Die verschieden starke, zellige Infiltration des Zwischengewebes ist als eine sekundäre Veränderung anzusehen. Die größeren Ausführungsgänge wurden zumeist unverändert angetroffen. ASCHOFF erwähnt bei der Hundswut herdförmig auftretende Epithelnekrosen mit leukozytären Einwanderungen, sowie Bildung kleinster, vorwiegend aus Plasmazellen aufgebauter Granulome um solche Nekrosen herum. ZARDO führte histologische Untersuchungen der Speicheldrüsen von Kaninchen durch, die an experimenteller Lyssa zugrundegingen. Nach Steigerung der Sekretion in den ersten Tagen fand er in späteren Stadien schwere Schädigungen der Zellkerne. AMATO sah in der Ohrspeicheldrüse und Unterkieferdrüse von Kaninchen, die subdural mit dem fixen Virus geimpft wurden, Hyperämie und Ödem im Interstitium und degenerative Veränderungen an den Drüsenepithelien. In den Epithelien lagen den NEGRIschen Körperchen ähnliche Gebilde. PODWYSSOZKY und GANSLMAYER vermißten NEGRIsche Körperchen. Bisweilen finden sich anscheinend auch degenerative Veränderungen an den Ganglienzellen der Drüsen. (JOEST.) Den Befund von NEGRIschen Körperchen in den intraglandulären Ganglien erwähnt MANOUELIAN.

b) Die serös-exsudative Entzündung.
(Parotitis epidemica.)

Diese Entzündungsform ist vor allem durch Hyperämie und ödematöse Schwellung der Drüse und ihrer Umgebung gekennzeichnet. Am Durchschnitt ist die normale Körnelung zumeist verschwunden und das Gewebe hat ein mehr gleichartiges, fleischähnliches Aussehen. (ORTH.) An den Drüsenepithelien sind gewöhnlich nur ganz geringgradige Veränderungen in Form von Schwellung und körniger Trübung, selten nekrotische Veränderungen nachweisbar. (ORTH.) Nach ORTH ist es wahrscheinlich, daß die Entzündung rasch vorübergehen und in völliger Ausheilung enden kann und nur selten in Eiterung oder in Induration ausgeht.

In selbständiger Art ist diese Entzündungsform hauptsächlich als Parotitis simplex bei der epidemischen Parotitis bekannt, die auch unter den Namen Mumps, Ziegenpeter, Wochentölpel, Angina parotidea, Les oreillons usw. bekannt ist und die hauptsächlich Kinder zwischen dem 6. und 15. Lebensjahre, seltener Säuglinge (HOLLMANN, HOMANS, JELSKI u. a.) oder ältere Leute (KLOTZ) befällt. (Vgl. auch die Statistik von BARDACHZI und BARABAS).

Die epidemische Parotitis stellt eine akute kontagiöse Entzündung der Ohrspeicheldrüsen dar, die mit Schwellung der Drüsen, Fieber, zumeist auch entzündlichen Erscheinungen von seiten der Mundschleimhaut, hie und da auch mit gleichzeitiger Anschwellung der Unterkiefer- und Unterzungendrüsen, des Hodens, des Eierstockes, der Bauchspeicheldrüse, der Milchdrüse, mit Milztumor usw. einhergeht. (SCHOTTMÜLLER, KLOTZ, HEINEKE, CLAIRMONT, BEITZKE u. a.) Die linke Ohrspeicheldrüse scheint dabei häufiger zu erkranken als die rechte. (ORTH.) SCHWARZKOPF beobachtete eine auf die Unterkieferdrüse beschränkte mumpsartige Entzündung. (Vgl. auch BERCHER et PUIG und JOCHMANN). Nach FRIEDJUNG nehmen alle großen Speicheldrüsen (auch das Pankreas) an der Erkrankung teil und der Name Salivalitis epidemica wird daher den Tatsachen mehr entsprechen.

Die Inkubationszeit kann mit 2—3 Wochen angenommen werden. Die Dauer der Krankheit beträgt zumeist 8—14 Tage. Sie ist zumeist eine gutartig verlaufende Erkrankung

und nur in seltenen Fällen treten im Verlaufe der Erkrankung Verwicklungen: Vereiterung und Gangrän der Drüsen, Orchitis parotidea (die in Atrophie ausgehen kann), Oopho-
ritis (Cribb), Thyreoiditis, Pankreatitis parotitica, Nephritis (Borrmann), Mastitis, Erscheinungen von seiten des Zentralnervensystems, Hör- und Gleichgewichtsstörungen
(Schottmüller, Klotz, Voss, Linck u. a.) auf.

Ein spezifischer Erreger der epidemischen Parotitis ist bis heute noch nicht
festgestellt und entdeckt. Pasteur und Ollivier fanden Stäbchen, bzw. Stäbchen und Kokken im Blut, Speichel und Harn. Diplokokken aus dem Blut wurden
von Anthony, Welsh u. a. gezüchtet. Streptokokken stellten Bein und
Michaelis fest. Kermogant will in Spirochäten (in Verbindung mit speziellen
gramnegativen Bakterien) die Erreger dieser Erkrankung gefunden haben. Auch
nach B. di Leonardo — der 2 Fälle sicherer epidemischer Ohrspeicheldrüsen-
entzündung erfolgreich mit Neosalvarsan behandelte — stellt die Parotitis
epidemica möglicherweise eine Spirillenerkrankung dar. Schottmüller fand
dagegen das Parotissekret keimfrei.

Die Übertragung des Mumps geschieht von Mensch zu Mensch. (Klotz.)
Übertragungen auf Tiere sind anscheinend nur selten geglückt. Nicolle und
Conseil sahen geringgradige Parotisschwellungen und Fieber bei Affen nach
Übertragung des Parotissekretes Mumpskranker. Auch Wollstein gelang es
durch Injektion von filtriertem Speichel bei Tieren eine Parotitis hervorzurufen.
Nach Kaufmann glauben einige Autoren, daß der Mumps einen septikämischen
Prozeß mit der Lokalisation in den Speicheldrüsen darstelle.

Die Erreger sollen von der entzündeten Mundschleimhaut aus
und auf dem Wege des Ductus Stenonis (über einen aszendierenden Katarrh)
in die Ohrspeicheldrüsen vordringen. (Virchow.) Schottmüller sah jedoch
niemals der Parotisschwellung eine Stomatitis vorausgehen. Auch Klotz
hält die Vorstellung eines stomatogenen Ursprungs für primitiv, nachprüfungs-
bedürftig und sagt, daß wir über die Eintrittspforte des Virus der Parotitis
epidemica nichts wissen.

Untersuchungen über die histologischen Veränderungen bei der
epidemischen Parotitis liegen nur in spärlicher Anzahl vor. Virchow war der
Ansicht, daß es sich um eine echte Entzündung der Drüsenschläuche handle.
Gerhardt dagegen verlegt in Übereinstimmung mit Dopter und Repaci die
Entzündung in das Zwischengewebe der Drüse. Cornil et Ranvier (Manuel
d'Histologie Pathologique, 3 Éd.,Tome quatrième, Première Partie, Paris 1912)
geben über die Histologie der epidemischen Parotitis folgende Ausführungen:

„Les lésions histologiques en sont fort peu connues. Niemeyer, Bamberger avaient
constaté, l'un une exudation séreuse, l'autre une exsudation fibrineuse dans les tissus inter-
acineux et interglandulaires. Sur une coupe qu'il nous fut donné d'examiner, nous avons
retrouvé, dans le voisinage des canaux excréteurs, cet exsudat oedémateux infiltré entre
les acini; ceux-ci sont, en ces points, très diminués de volume par compression cellulaire;
les lésions nous ont paru prédominer sur les canaux excréteurs dont les éléments desquamés
sont tombés dans la lumière centrale pêle-mêle avec des leucocytes et quelques polynucléaires.
Les cellules de la paroi sont gonflées, fusiformes; dissociées en partie par l'oedème inter-
stitiel, elles se détachent et contribuent à former l'exsudat intracanaliculaire. A peu de
distance, par contre, de ces lésions canaliculaires, les acini sont sains et les éléments ont
conservé leur aspect granuleux normal. Par places, une congestion vasculaire intense se
traduit par de véritables lacis de globules rouges situés entre les acini. L'examen du
liquide salivaire au cours de la parotidite ourlienne a montré a Sicard et Dopter, à Monteil,
des faits intéressants. Ces auteurs ont constaté qu'au début de l'affection le contenu est
formé avec la salive d'éléments lymphocytaires, de polynucléaires, de gros mononucléaires
et de rares cellules glandulaires. Cette réaction leucocytaire permettrait un diagnostic
d'oreillons d'une façon très précoce, par sa constatation. Dans une deuxième période,
les éléments glandulaires prédominent: cellules fusiformes isolées ou accolées, et cellules
glandulaires pleines ou à vacuoles, ou en cupules. A la période de déclin, les éléments
cellulaires se raréfient; les lymphocytes et les gros monuclé: aires disparaîtraient les derniers.
On trouve toujours dans ces diverses préparations de grandes cellules pavimenteuses,
débris de l'épithélium buccal, détachées par le cathétérisme" (S. 419—420).

LÖSCHNER schließt sich der alten Auffassung VIRCHOWs an. KAUFMANN sieht das Wesentliche in einer katarrhalischen Entzündung des Gangsystems. Nach C. STERNBERG äußert sich diese Parotitis epidemica „durch Hyperämie und Bildung eines das Bindegewebe durchtränkenden, aber auch in die Drüsenräume übertretenden, bald mehr serösen, bald mehr zelligen, allenfalls eitrigen Exsudates". (S. 416.) (Vgl. auch H. BEITZKE.)

Hinsichtlich der Folgeerscheinungen scheint das eine festzustehen, daß die exsudative Entzündung der Ohrspeicheldrüsen und ihrer Umgebung bei Mumps unter nicht komplizierten Verhältnissen einer vollkommenen Rückbildung fähig ist. (KAUFMANN u. a.) Nur selten scheint eine Abszedierung durch sekundäre Mischinfektion (KLOTZ u. a.) vorzukommen. Über den seltenen Ausgang der Parotitis epidemica in eine dauernde Sklerose (mit nachfolgender „Pancreatitis parotica") berichtet MASSA-CATANIA.

Veränderungen im Sinne einer Parotitis simplex werden von WERZBLOWSKY auch bei Fleckfieber als charakteristisch angegeben. In 60% der Fälle geht die Entzündung dabei in eine eitrige Parotitis über.

c) Die eitrig-exsudative Entzündung.

Diese Form der akuten Speicheldrüsenentzündungen zeichnet sich vor den früher beschriebenen Arten vor allem durch ihren schweren Verlauf und den häufigen Ausgang in ausgedehnte Zerstörung der Drüse aus.

Den pathologisch-anatomischen, histologischen und entstehungsgeschichtlichen Erörterungen sei daher in dieser Hinsicht und für sonstige klinische Beobachtungen vorausgeschickt, daß die akuten eitrigen Entzündungen der Speicheldrüsen zumeist unter Störung des Allgemeinbefindens mit Fieber, Schmerzen und Schwellung der betreffenden Drüse und nur ausnahmsweise mehr schleichend beginnen. Die Speichelabsonderung ist dabei fast immer vermindert. (GIGON.) Über das zuweilen bei akuten Entzündungen der Parotis beobachtete klinische Symptom der sogenannten Speicheldurchschwitzung (Hyperhidrosis der Parotisgegend v. BRUNS) vergleiche HEINEKE, S. 457.

In klinischer Beziehung wird in Fällen akuter eitriger Entzündungen der Speicheldrüsen, insbesondere der Ohrspeicheldrüse, unter Zunahme der Schwellung und des kollateralen Ödems der Umgebung vor allem eine Behinderung der Kieferbewegungen und das Auftreten von Schluckbeschwerden beobachtet. Bei der akuten eitrigen Parotitis ist außerdem als eine charakteristische, diagnostisch wichtige Erscheinung das Ohrläppchen in die Höhe gehoben und schräg gestellt. Der äußere Gehörgang versinkt oft in der Schwellung. Zumeist ist auch die Wand des Gehörganges an den Veränderungen beteiligt und seine Lichtung ganz verlegt. (HEINEKE.) Bisweilen führt die eitrige Entzündung der Ohrspeicheldrüse zu Lähmung des Nervus facialis, die sich aber wieder zurückbilden kann. Auch eine Entzündung der Mundschleimhaut und des Rachens kann sich dabei gelegentlich vorfinden. Aus der Mündung des Ductus Stenonianus läßt sich eitriges Exsudat ausdrücken. (Über die Häufigkeit dieser Symptome vgl. HEINEKE, S. 428).

In schweren Fällen von eitrigen Drüsenentzündungen kann es zur Bildung von Abszessen, bzw. zum Brand der Drüse kommen. Falls keine operative Eröffnung des Abszesses vorgenommen wird, kann sich der Eiter spontan entweder durch den Gehörgang (HEINEKE), nach dem Rachen (FISCHEL), nach der Mundhöhle, nach außen oder in seltenen Fällen auch durch den Hauptgang nach dem Mund (PICHLER) entleeren. In vereinzelten Fällen breitet sich die eitrige Entzündung nach anderen Gegenden (Hals, Mediastinum, Schädelhöhle) aus und führt zu einer Phlegmone der umgebenden Gewebe mit all ihren Folgeerscheinungen (HEINEKE), die tödlich werden kann, besonders wenn die Entzündung eine brandige war. Die abszedierende Entzündung der Speicheldrüsen führt nach HEINEKE viel häufiger zum Tod als die nicht abszedierenden Fälle. Allerdings ist dies zumeist wohl auf die durch das Grundleiden herabgesetzte Widerstandskraft des Kranken zurückzuführen.

Am häufigsten erkrankt die Ohrspeicheldrüse einseitig oder auch doppelseitig. Die einseitigen Erkrankungen überwiegen. Oft folgt der Erkrankung der einen Seite die der anderen. (Heineke.) Die Entzündung kann sich im Gebiete der ganzen Drüse entwickeln oder auf die Gänge beschränkt bleiben, eine Tatsache, die auch für den Ausgang der Entzündung von Bedeutung ist.

Es liegen auch Mitteilungen über die Bevorzugung einer Seite vor. So soll sich die akute Parotitis überwiegend auf der Seite entwickeln, auf der die Kranken liegen. Bei gelähmten Kranken soll zumeist die gelähmte Seite erkranken. (Heineke.)

Akute Entzündungen der Unterkieferdrüsen und Unterzungendrüsen als unabhängige oder Begleiterkrankungen einer Parotitis sind bei weitem seltener.

Die Bevorzugung der Ohrspeicheldrüse für akute eitrige Entzündung gegenüber der Unterkiefer- und Unterzungendrüse — die dafür um so häufiger Steinbildungen aufweisen (vgl. die Ausführungen über die Sialolitiasis) — wird auf die Verschiedenartigkeit des Drüsensekretes zurückgeführt. Der Schleimgehalt des Speichels der Unterkieferdrüse soll die Drüse gegenüber infektiösen Einwirkungen mehr schützen. (Hanau, Triolo, Kroiss, Seifert u. a.) Hanau glaubte, daß der Ductus Stenonianus leichter äußeren Einwirkungen zugänglich sei als die Mündungen der anderen zwei großen Kopfspeicheldrüsen. Die Tatsache jedoch, daß man chronischen Entzündungen häufiger in der Unterkieferdrüse begegnet (Kroiss), macht diese Annahme wohl unwahrscheinlich. (Heineke).

Bei der pathologisch-anatomischen Untersuchung im besonderen eitrig entzündeter Ohrspeicheldrüsen fällt vor allem die Vergrößerung des Drüsenkörpers auf, die das Drei- bis Vierfache betragen kann. (Cornil et Ranvier.) Die Drüsenläppchen sind stark geschwollen und gerötet und heben sich nur unscharf von dem zumeist gelblich gefärbten Zwischengewebe ab. (Orth.) Aus den Gängen entleert sich anfangs ein mehr seröses katarrhalisches, später eitriges Exsudat. Am Durchschnitt entsprechen diesen so veränderten Gängen gelbe Herdchen von verschiedener Größe, aus denen sich das Exsudat herausdrücken läßt. Nach Wegspülen zeigt sich eine kleine glattwandige, runde Öffnung, die einem Ausführungsgang angehört. Diese Verhältnisse sind besonders deutlich am Hauptausführungsgang, dessen Wandung bisweilen auch gerötet erscheint. (Heineke.)

In späteren Stadien können sich auch größere und zahlreichere Eiterherdbildungen innerhalb der Drüsenkörper finden. Diese Eiterherde erscheinen dann vielfach durch rötlich graue bis graugelbe Bindegewebsbalken voneinander getrennt; letztere nehmen bei ausgedehnter Eiterung ebenfalls eine gelbe Farbe an. „Das Abwechseln und Ineinandergreifen der dunkelrot, gelbgrauen Farbtöne gibt ein höchst eigentümlich wechselvolles Bild". (Orth, S. 621).

Mit der Ausbreitung der Eiterung kann es zu einer weitgehenden eitrigen Erweichung (Parotitis phlegmonosa) der Drüsen kommen. (Cornil et Ranvier, Beitzke, C. Sternberg u. a.) Es bilden sich größere Abszeßhöhlen, in denen im Eiter fetzige Reste untergegangenen Drüsengewebes schwimmen. (Orth, Beitzke.)

Derartig ausgedehnte Sequestrierungen begegnet man besonders in der Ohrspeicheldrüse, weniger häufig in der Unterkiefer- und Unterzungendrüse. In seltenen Fällen entwickelt sich — unter Infektion mit Fäulniserregern von der Mundhöhle aus — eine brandige Entzündung (Cornil et Ranvier), die durch ein stinkendes und mißfarbiges Exsudat und durch besonders starke Nekrotisierungsvorgänge am Drüsenparenchym, ja gelegentlich auch durch Gasbildung gekennzeichnet ist.

Zumeist wird unter solchen Verhältnissen auch die Umgebung mit in die Veränderung einbezogen [Periadenitis (Klebs)], von wo aus sich die Eiterung weithin in die Nachbarschaft verbreiten kann. (Orth.)

Bei Parotitis purulenta kann die Eiterung — wie schon oben angedeutet wurde — auf das Halsgewebe übergreifen, sie kann längs des Nervus facialis in das innere Ohr vordringen, über den Trigeminus die Schädelhöhle erreichen oder auch auf dem Lymph- und dem Blutweg zu einer allgemeinen Infektion führen. Dabei findet man bisweilen eine Thrombophlebitis der Vena facialis posterior. (ORTH.) Größere Abszesse können auch nach der Haut, nach dem Rachen, nach dem Gehörgang durchbrechen. Für das Weitergreifen der eitrigen Veränderungen ist besonders die Anwesenheit von Faszien an der vorderen und hinteren Begrenzung von Bedeutung (ORTH, KÖNIG): sie üben durch ihre Anspannung einen erheblichen Druck auf den Eiter aus und pressen ihn so in die Gewebsspalten weiter. (ORTH.) Nach ORTH mag diese Druckerhöhung auch den so häufig nekrotisierenden oder brandigen Charakter der Entzündung erklären. (Vgl. auch HONIGMANN u. a.). Auch kleinere und größere Blutungen können dabei zur Ausbildung gelangen.

Ähnliche Befunde wie an der Ohrspeicheldrüse sind auch bei eitriger Entzündung an der Unterkiefer- und Unterzungendrüse zu erheben. Auch hier kommt es gelegentlich zu ausgedehnter Abszeßbildung und auch zu jauchigen, brandigen Veränderungen. Die Abszesse der Unterzungendrüse und der Unterkieferdrüse pflegen nach kurzer Zeit nach der Mundhöhle oder nach der Haut durchzubrechen. Letzteres ist besonders bei eitriger Entzündung der Unterkieferdrüse der Fall, die im Gegensatz zur Ohrspeicheldrüse von keiner festen Faszie umgeben ist. (HEINEKE.) Ein Weitergreifen der Entzündung entlang der großen Halsgefäße nach der Tiefe kommt vor, ist im allgemeinen aber sehr selten. (HEINEKE.)

Die Lymphknoten in der Umgebung finden sich hierbei immer gerötet, geschwollen, und zum Teil auch eitrig entzündet.

Manchmal kommt es im Anschluß an eitrige Entzündung der Unterkiefer- und Unterzungendrüse zu einer ausgedehnten und auch brandigen Infiltration des lockeren Bindegewebes unter dem Unterkiefer im Bereich des Mundbodens (Angina Ludovici). Dieses Krankheitsbild ist durch den besonders schweren Verlauf und durch den zumeist tödlichen Ausgang gekennzeichnet und belegt, daß der Ausgang der eitrigen Speicheldrüsenentzündung überwiegend von den ursächlichen Entstehungsbedingungen und örtlichen und allgemeinen Krankheitsfolgezuständen abhängig ist. Nach ORTHs Angaben kann der örtliche Prozeß in den ersten Stadien, wahrscheinlich ohne Zurücklassung von Veränderungen, zur Heilung gelangen.

Häufiger jedoch ist der Ausgang in Verdichtung und Vernarbung beobachtet worden; gelegentlich geht die Entzündung in ein subakutes und chronisches Stadium über. (Vgl. Abschnitt über subakute und chronische Speicheldrüsenentzündungen).

Die histologischen Veränderungen bei den akuten eitrigen Entzündungen der Speicheldrüsen, insbesondere der Ohrspeicheldrüse fanden ihre erste Darstellung durch VIRCHOW (1858), der achtzehn Fälle von akuter Parotitis untersuchte. Nach VIRCHOW werden die Drüsenläppchen „durch eine Erweichung, eine Art von Schmelzung, welche ihre Produkte mit dem Eiter der Kanäle mischt und leicht den Eindruck macht, als seien die Drüsenkörnchen direkt in kleine Abszesse umgewandelt" zerstört. (S. 6.) Die Zellen der Drüsen weisen fettige Entartungen auf, um in späteren Stadien der Nekrose anheimzufallen. Ein ähnliches Schicksal erleidet auch die Tunica propria, die in den ersten Stadien der Entzündung zumeist noch unversehrt angetroffen wird. In der Wand des Ductus Stenonianus, von wo nach VIRCHOW (mit CRUVEILHIER) die Entzündung ihren Ausgang nimmt, fand er kleine Abszesse. In dem Sekret der Speichelgänge sah VIRCHOW neben Speichelkörperchen hauptsächlich Leukozyten. VIRCHOW zieht auch eine Parallele mit der viel selteneren eitrigen Entzündung der Unterkieferdrüse und der Bauchspeicheldrüse.

RINDFLEISCH (1878) fand bei der mikroskopischen Untersuchung der entzündeten Ohrspeicheldrüse nach Infektionskrankheiten die Endtubuli und die zugehörigen Azini zum Teil mit vergrößerten Drüsenzellen, zum Teil mit Leukozyten (mit oder ohne Nekrose des auskleidenden Epithels) erfüllt. Das Zwischengewebe war wässrig durchtränkt und eitrig durchsetzt. In den Speichelgängen lag Eiter; später trat auch eine Vereiterung der Azini mit Untergang und Zerfall der Drüsenzellen ein; schließlich war die ganze Ohrspeicheldrüse „in einen mit nekrotischen Drüsenmassen durchsetzten Abszeß" umgewandelt. (S. 603.)

Nach WENDT (1880) beginnt die Entzündung mit starker Hyperämie, Ödem und Infiltration von weißen und roten Blutkörperchen in und um die Drüsen. Während die Speichelröhren sich bereits frühzeitig mit Exsudat und abgestoßenen Epithelien erfüllen, bleiben nach WENDT die Drüsenepithelien anfangs unversehrt, um erst später zusammen mit dem Zwischengewebe der Nekrose zu verfallen.

Auch ORTH (1887) sah bei der histologischen Untersuchung in Übereinstimmung mit VIRCHOW die ersten Veränderungen im Bereich der Ausführungsgänge, die mit Eiterkörperchen und abgestoßenen Epithelien vollgestopft waren. Die Drüsenepithelien, die erst in zweiter Linie Veränderungen aufwiesen, waren geschwollen, körnig getrübt und verfielen endlich der Nekrose. Das Zwischengewebe war stark geschwollen, zellig und fibrinös infiltriert. Die Speichelröhren blieben lange erkennbar, um schließlich auch in den Eiterherden, die die späteren Stadien kennzeichnen, unterzugehen.

Diesen Arbeiten folgten die Untersuchungen HANAUS (1889), die alle drei großen Speicheldrüsen berücksichtigten. Nach HANAU waren vor allem die in den groben Bindegewebssepten verlaufenden größeren Speichelgänge dicht von Leukozyten durchsetzt, denen Kokkenhaufen beigemischt waren. Ihre Epithelien waren dabei zumeist vollkommen verschwunden und die Wand der Gänge von Eiterzellen durchwandert, so daß vielfach ihr gewöhnlicher Bau nicht mehr zu erkennen war. Die Kokken waren in kleinen und größeren, auch länglichen Haufen angeordnet. Die kleinen interlobulär verlaufenden Speichelgänge waren erweitert und ebenfalls mit Eiter erfüllt. Gänge, die weniger eitriges Exsudat enthielten, zeigten ihr abgeplattetes Epithel zum Teil noch erhalten. Eine Wucherung des Epithels konnte er in diesem Stadium nicht nachweisen. Die intralobulären Gänge erkrankten später. Sie enthielten dann auch geringe Mengen von eitrigem Exsudat und kleine Anhäufungen von Bakterien. In diesem Stadium erst beginnt (nach HANAU) auch die Beteiligung des Drüsengewebes selbst, das von einzelnen Eiterkörperchen durchwandert erscheint. Diesen anfangs noch leichteren Veränderungen folgen dann auch nekrobiotische Vorgänge am Epithel, das allmählich dem Untergang verfällt und zur Einschmelzung gelangt. Statt der Drüsensubstanz findet man dann in der Mitte des Läppchens, entsprechend den intralobulären Gängen, kleinste Eiterherde. Schließlich können die einzelnen Läppchen vollkommen in Abszesse umgewandelt werden, die von dem interlobulären Bindegewebe begrenzt sind. Unter Ausbreitung der Eiterung und durch Zusammenfließen einzelner Abszesse können schließlich große Hohlräume entstehen, die mit Eiter und fetzigen Gewebsresten erfüllt sind.

Auch NICOL (1912), der fünf Fälle sogenannter genuiner eitriger Parotitis untersuchte, fand in erster Linie eitriges Exsudat innerhalb der Gänge, und zwar in den Beginnstadien vorwiegend in den Sekretröhren. Von hier aus kam es dann später auch zum Übergreifen der Eiterung auf das umliegende Drüsengewebe. In solchen Fällen waren dann auch die Läppchen von Leukozyten dicht durchsetzt; das Epithel ging allmählich unter. Schließlich fand er mitten in einem Drüsenläppchen größere oder kleinere Abszesse entwickelt. Innerhalb dieser Abszeßherde konnte er in seinen Präparaten, ähnlich wie HANAU, dunkelblau gefärbte Kokkenanhäufungen nachweisen. Die Mikroorganismen lagen in den ersten Stadien immer innerhalb der größeren Gänge, niemals sah er sie in den Schaltstücken oder innerhalb des Drüsengewebes selbst. Erst später kam es dann auch zur Einwanderung von Bakterien in das Parenchym. Die Gefäße waren stets frei von Kokken. Entsprechend den Veränderungen in den Gängen, bzw. in der Drüse beteiligte sich auch das Zwischengewebe, das mehr oder weniger reichlich von Eiterkörperchen durchsetzt war, bzw. Abszesse aufzeigte. In hochgradigen Fällen kam es schließlich zur vollkommenen Einschmelzung

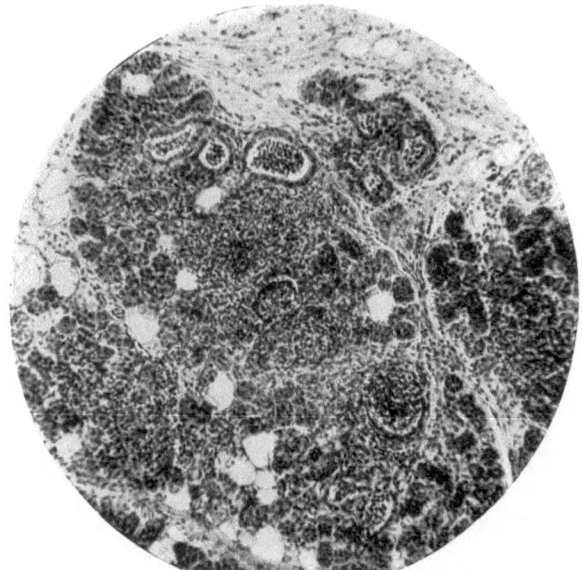

Abb. 26. Eitrige Entzundung der Ohrspeicheldruse mit besonderer Beteiligung des Gangsystems. 51 Jahre alte Frau, die an einem Krebs der Schilddruse starb. (85fach. Vergr.)

der Drüse, und mikroskopisch waren nur mehr ganz geringe Reste davon erkennbar. Der Ductus Stenonianus zeigte seine Wand ebenfalls von Leukozyten durchsetzt und das Epithel mehr oder weniger schwer geschädigt. Im Lumen lagen Eiterkörperchen.

Übereinstimmende Befunde konnte auch BONNET-ROY (1921) in der Unterzungendrüse erheben. BONNET-ROY sah ebenfalls neben alterativ degenerativen Schädigungen des Drüsengewebes besonders starke Leukozyteneinlagerungen in den Gängen und ihrer Umgebung.

In Übereinstimmung mit den Untersuchungsergebnissen von VIRCHOW, RINDFLEISCH, WENDT, ORTH, HANAU, NICOL, BONNET-ROY u. a. stehen auch unsere eigenen Befunde, die wir an drei Fällen von eitriger Entzündung der Speicheldrüsen, insbesondere der Ohrspeicheldrüse, erheben konnten. Auch in unseren Beobachtungen fanden sich in erster Linie die größeren Ausführungsgänge verändert. Zumeist waren die Gänge erweitert und mit polymorphkernigen Leukozyten vollgepfropft, denen sich auch andere rundkernige Exsudatzellen beigemischt zeigten. (Vgl. Abb. 26.) Das Epithel der Ausführungsgänge war teilweise noch in plattgedrücktem Zustande erhalten, teilweise aber auch untergegangen. (Vgl. Abb. 27.) Die Wand und das angrenzende

Bindegewebe waren gelockert und durchsetzt von Exsudatzellen. Das Drüsengewebe selbst zeigte nur in einzelnen Läppchen den Beginn der Eiterung auf, indem von den kleinen Ausführungsgängen aus die Entzündung auf das Parenchym übergriff. Die Drüsenepithelien erschienen dabei zum Teil geschwollen, körnig getrübt und an örtlichen Stellen bereits der Nekrose verfallen.

In vorgerückteren Stadien zeigten sich auch bereits kleine Abszeßbildungen in den einzelnen Drüsenläppchen selbst, die das Gewebe der Drüsen zerstörten. (Vgl. Abb. 27.) Innerhalb dieser Abszesse, die auch von Ödem, eitriger Exsudation, Abszedierung und Blutungen im Zwischengewebe begleitet waren, ließen sich bei Metylenblaufärbung Staphylo- und Diplokokkenhaufen, umgeben von Eiterkörperchen, nachweisen. (Vgl. Abb. 28.)

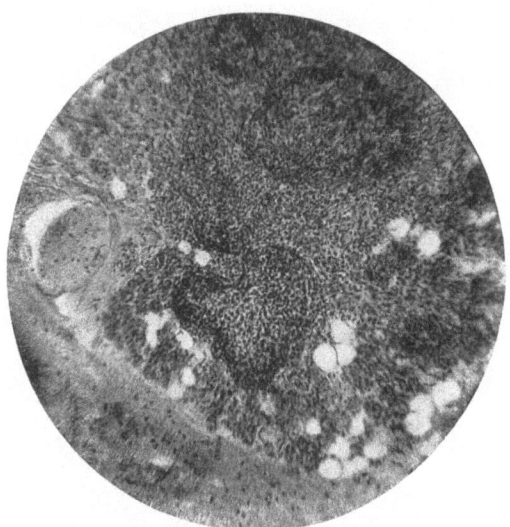

Abb. 27. Eitrige Entzündung der Ohrspeicheldrüse mit ausgedehnten Eiterkörperchenablagerungen in den Ausführungsgängen (von denen nur mehr die schattenhaften Umrisse zu erkennen sind) und im Drüsengewebe. (Nähere Beschreibung im Text.) 22jahr., gravide Frau die an eitriger Nierenbeckenentzundung starb. (85fach. Vergr.)

Ein Teil der Läppchen der untersuchten Drüsen war dabei noch gut erhalten und nur das Zwischengewebe um seine blutüberfüllten Gefäße herum wässerig durchtränkt, wobei kleine Zelleinstreuungen den Befund der kollateralen Entzündung vervollständigen.

Die bakteriologische Untersuchung des Eiters deckte in den erwähnten einschlägigen Fällen zumeist verschiedene Formen von Kokken auf (Staphylo-, Strepto-, Mikro-, Pneumokokken); gelegentlich wurden aber auch andere Bakterien wie Typhusbazillen, Influenzabazillen usw. und auch Soorpilze, allein für sich oder in Verbindung mit anderen, bzw. mit Kokken gefunden. Dabei ließen sich nur in seltenen, ausgesprochen metastatischen Fällen in dem Exsudat der Speicheldrüsen die betreffenden Infektionserreger wie z. B. bei Typhus, (JANOWSKI), Gonorrhöe (COLOMBINI, POWER, WITTWER) u. a. wieder nachweisen; bei den meisten vermeintlichen, metastatischen Eiterungen der Speicheldrüsen stimmte der bakteriologische Befund nicht mit dem des primären Infektionsherdes überein (DUNIN, HEINEKE u. a.), womit eine Tatsache erwähnt ist, auf deren Bedeutung für die Frage der Entstehung der Speicheldrüsenentzündungen noch in den folgenden Ausführungen zurückzukommen ist.

Für die Entstehungsweise der beschriebenen akuten eitrigen Speicheldrüsenentzündungen sind vor allem jene Ergebnisse der anatomischen und histologischen Untersuchungen für bedeutungsvoll gehalten worden (VIRCHOW, ORTH, HANAU, NICOL, BONNET-ROY u. a.), die zeigten, daß die Erkrankungen in leichten und beginnenden Fällen in erster Linie mit einer Entzündung der Speichelgänge beginnt, um sekundär von diesen aus auf das Drüsengewebe überzugreifen. Dem Untergang des letzteren folgt dann die Entzündung des interstitiellen Bindegewebes, die gelegentlich auch einen phlegmonösen Charakter annehmen kann. Im besonderen hat HANAU in Fällen von septischen Allgemeinerkrankungen versucht nachzuweisen, daß die akuten eitrigen Speicheldrüsenentzündungen durch das Eindringen von Kokken in die Ausführungsgänge der Drüsen von der Mundhöhle her entstehen.

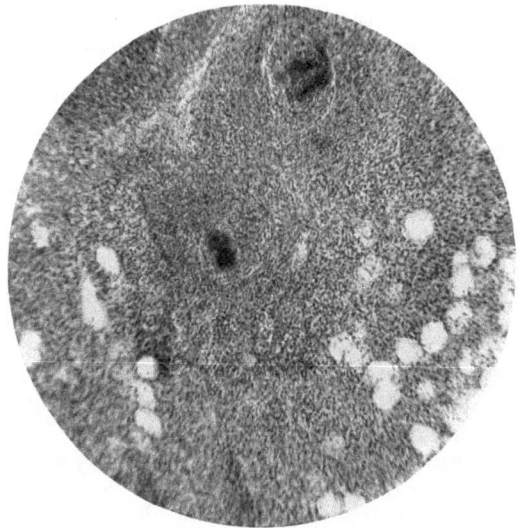

Abb. 28. Eitrige Entzündung der Ohrspeicheldrüse desselben Falles, dem die Abb. 26 entnommen ist. (Näheres im Text.) (85fach. Vergr.)

Mit Rücksicht auf die angeführten Untersuchungen konnte daher wohl mit Recht behauptet werden, daß „die akuten Speicheldrüsenentzündungen durch aufsteigende Infektion des Gangsystems vom Munde aus zustande kommen" (HEINEKE, S. 420), und waren daher für HANAU (S. 497) die eitrigen Speicheldrüsenentzündungen mit eitrigen Entzündungen anderer Drüsen [der Pyelonephritis (KLEBS), dem Talgdrüsenfurunkel, der puerperalen Mastitis (BUMM)] zu vergleichen, Entzündungen, die ja ebenfalls durch eine aufsteigende Entzündung der Ausführungsgänge verursacht werden. In ähnlichem Sinne spricht sich auch NICOL aus, der die Speicheldrüsenentzündungen ebenfalls mit der aufsteigenden Entzündung der Nieren in Vergleich bringt.

Alle Verhältnisse, die eine Beeinträchtigung des Speichelstromes und eine Zunahme der in der Mundhöhle schon normalerweise vorhandenen, pathogenen Bakterien begünstigen, können zu Speicheldrüsenentzündungen führen. Dies um so mehr, als bereits unter physiologischen Verhältnissen auch in den Hauptausführungsgängen nahe ihrer Mündung z. B. der Ohrspeicheldrüse Bakterien gefunden werden können. (GALIPPE, GINNER, CORNIL et RANVIER.) In vertretener Richtung ist auch von Belang, daß die mittleren und kleineren Gänge der Speicheldrüsen sowie das Drüsenparenchym fast ausnahmslos keimfrei gefunden wurden, was in der mechanischen, bakterienhemmenden und bakteriziden Wirkung des Speichels seine Erklärung finden soll. (HEINEKE.)

Im besonderen sind es vier Umstände, die nach HEINEKE die Entstehung einer Speicheldrüsenentzündung verursachen können:

1. „Eine mechanische Hemmung des Abflusses oder ein Versiegen der Sekretion, das den Verlust der mechanischen Schutzwirkung des Speichelstromes zur Folge hat". (S. 421.) Diese Verhältnisse sind besonders gegeben bei einer Verlegung des Ausführungsganges durch Steine, Fremdkörper oder Entzündungen der Gangöffnung. Ein Versiegen der Speichelsekretion wird auch bei Fieber und bei großen Wasser- und Blutverlusten beobachtet.

2. „Qualitative Veränderungen des Sekretes, die seine antiparasitäre Wirkung herabsetzen". (S. 421.) Diese Abänderungen sind nach HEINEKE z. B. bei Infektionskrankheiten gegeben.

3. „Mechanische oder toxische Schädigungen der Drüsensubstanz, die ihre Widerstandsfähigkeit vermindern". (S. 421.) Verletzungen, Blutungen usw. können z. B. eine derartige Schädigung veranlassen.

4. „Steigerung der Virulenz der Mundbakterien, die ihnen erhöhte Agressivität verleiht". (S. 421.) Dies kann z. B. bei Erkrankungen der Mundschleimhaut oder der Zähne der Fall sein.

Nach HEINEKE dürften wohl stets mehrere dieser Bedingungen für die Entstehung von eitrigen Speicheldrüsenentzündungen von Bedeutung sein; allerdings dürfte sich wohl nicht immer mit Sicherheit entscheiden lassen, welchem Moment dabei die Hauptrolle zukommt.

Wie aus diesen Ausführungen hervorgeht, wird auf Grund anatomischer und bakteriologischer Befunde für die eitrigen Entzündungen der Speicheldrüsen, im besonderen der Ohrspeicheldrüse, überwiegend und wohl mit Recht die stomatogene Entstehungsweise angenommen und vertreten. Nur in seltenen Fällen z. B. bei Typhus abdominalis denkt man an eine Infektion der Speicheldrüsen auf dem Blutwege.

Letztere Auffassung, die Annahme einer hämatogenen Entstehung, scheint jedoch in neuerer Zeit sehr an Boden zu gewinnen. (KÜTTNER). Im besonderen sind es die Untersuchungen ROSTS, dessen Befunde die früher fast ausschließlich angenommene stomatogene Infektion in Frage stellen. ROST macht (1914) darauf aufmerksam, daß der stomatogene Entstehungsweg nicht zu erklären vermag, warum gerade die Ohrspeicheldrüse so häufig und seltener die anderen Speicheldrüsen von Entzündungen befallen seien. Gegenüber der Behauptung (HANAU), daß der Ductus Stenonianus das Eindringen von Infektionserregern etwa begünstige, führt ROST an, daß Fremdkörper zumeist im Ductus Warthonianus und nicht im Hauptausführungsgang der Ohrspeicheldrüse gefunden werden. Auch der Muzingehalt der Unterkiefer- und Unterzungendrüse kann nach ROST nicht zur Erklärung des Verschontbleibens dieser Drüsen von akuten Infektionen dienen, da durch CLAIRMONT gezeigt wurde, daß die bakterizide Kraft des Parotisspeichels größer ist als die des Speichels der Unterkiefer- und Unterzungendrüse. ROST stellte auch eigene experimentelle Untersuchungen bei Hunden an, um diese für die Klinik wichtige Frage der Entstehungsweise, im besonderen der Parotitis zu klären. ROST infizierte die Ohrspeicheldrüse einerseits vom Blutwege aus durch die Arteria maxillaris interna, andererseits vom Ductus Stenonis aus. Bei der histologischen Untersuchung der dadurch in Entzündung versetzten Drüsen fand ROST, daß sowohl in den Fällen der aszendierenden als auch der hämatogenen Infektion stets die Speichelröhren und Ausführungsgänge in erster Linie Befunde eitriger Entzündung aufwiesen. In späteren Stadien erfolgte unter Vermehrung der leukozytären Infiltration im Zwischengewebe auch eine Durchsetzung des Drüsenparenchyms mit Eiter-körperchen. In den Gefäßen konnte er dabei niemals irgendwelche Embolien oder Bakterien nachweisen, wohl aber fand er Kokkenanhäufungen in den mit Eiter gefüllten Speichelgängen. Zur Erklärung dieser Befunde bei der hämatogenen Infektion zieht ROST die Beziehungen der Gefäße zum Gangsystem heran. Zu diesem Zwecke injizierte er die Gefäße der Ohrspeicheldrüse (eines Hundes) von der Arteria carotis aus. An derartigen Präparaten konnte er wahrnehmen, „wie überall in unmittelbarer Nachbarschaft eines Ganges ein Blutgefäß läuft, wie die Blutgefäße die Ausführungsgänge, besonders die Speichelröhren, aber auch die Schaltstücke korbgeflechtartig umgeben, wie sie sich bei Bildung von Kapillaren um die Gänge herum lakunenartig erweitern, so daß eine solche Speichelröhre stellenweise in einen See von Blut taucht". (S. 318, 319.) Die dünnwandigen Gefäße reichen bis unmittelbar unter das Epithel der Sekretröhren und der Schaltstücke heran.

Auf Grund dieser Untersuchungen kommt ROST zur Ansicht, daß „auch bei hämatogener Infektion der Parotis stets primär eine eitrige Entzündung in den Ausführungsgängen" auftritt und daß „ein Unter-schied gegenüber dem anatomischen Bild einer aszendierenden Parotitis" nicht besteht. (S. 320.) Nach ROST ist es daher nicht möglich, ana-tomisch zu entscheiden, „ob eine Parotitis hämatogen oder aszendierend ent-standen ist". (S. 320.)

Auch die häufigen Befunde von Staphylokokken im Exsudat der Parotis lassen sich nach OEHLER in manchen Fällen für eine hämatogene Entstehung verwerten, da man ja bei Mundinfektionen auch noch andere Mikroorganismen (Saprophyten) erwarten müßte.

Auf Grund dieser Untersuchungen vertreten einige Forscher der neueren Zeit — in Übereinstimmung mit spärlichen Angaben in der früheren Literatur (HELLENDALL u. a.) und unter Berücksichtigung von Befunden in anderen Organen z. B. bei der Nephritis papillaris mycotica (vgl. LEVY), der Osteo-myelitis usw. — den hämatogenen, metastatischen Entstehungs-weg der eitrigen Speicheldrüsenentzündungen, im besonderen der Parotitis. (WEHMEYER u. a.) Wieder andere sprechen sich für beide Möglich-keiten aus. (WAGNER u. a.)

Der Vollständigkeit halber ist schließlich noch zu erwähnen, daß z. B. für die Parotitis exanthematica auch an eine lymphogene Infektion gedacht wird, die vom Nasenrachen-raum ihren Ursprung nehmen soll, aus dem den in der Ohrspeicheldrüse liegenden Lymph-knoten Lymphe zufließt. Auch Funktionsstörungen werden (funktionelle Theorie der Parotitis) in Betracht gezogen. (Vgl. die Ausführungen DAWYDOWSKIES, S. 785—788.)

Wie aus diesen Ausführungen hervorgeht, ist die Frage der Pathogenese noch nicht in eindeutiger Weise geklärt und wir halten daher Einteilungen der Speicheldrüsenentzündungen in stomatogene (primäre), bzw. hämatogene (sekundäre) für nicht vorteilhaft, da ja im Einzelfalle doch nicht mit über-zeugender Sicherheit zu entscheiden ist, auf welche Weise die Infektion der Speicheldrüsen zustande gekommen ist. Soll schon eine Entscheidung in dieser Hinsicht angedeutet werden, so könnten als primäre Entzündungen die selbständig auftretenden Erkrankungen (z. B. die Parotitis epidemica), als sekundäre Entzündungen solche bezeichnet werden, die nach örtlichen oder Allgemeinerkrankungen zur Ausbildung gelangen.

In den folgenden Ausführungen sollen nun in Kürze die verschiedenen ursächlichen Einflüsse Erwähnung finden, die für die Entstehung eitriger Speicheldrüsenentzündungen als bedeutungsvoll erkannt und beschrieben wurden.

Traumatische Einwirkungen, wie sie durch Schußverletzungen, Hieb- und Stichwunden oder auch durch operative Eingriffe gegeben sind, können

Entzündungen der Speicheldrüsen zur Folge haben. Im besonderen scheint dabei die Ohrspeicheldrüse diesen Einwirkungen am häufigsten infolge ihrer wenig geschützten Lage ausgesetzt zu sein.

Entzündungen der Unterkiefer- (HEINEKE) und Unterzungendrüse (BONNET-ROY) sind namentlich bei Erkrankungen der Mundhöhle beobachtet worden, wobei man sich vorstellte, daß auf dem Wege der Speichelgänge infolge der damit gegebenen Sekretstauung eine Infektion der Drüse erfolgt. Auch Entzündungen, die von der Nachbarschaft her [Ohr, Lymphknoten (ASCHOFF) Kiefer usw.] ihren Ausgangspunkt nehmen, oder bei Geschwulstbildungen der Mundschleimhaut sich entwickeln, können gelegentlich auf die Speicheldrüsen übergreifen. Auch Fremdkörper (Grashalme, Borsten, Getreidekörner, Obstkerne usw.) sowie in den Ausführungsgängen entstandene Speichelkonkremente führen bisweilen zu denselben entzündlichen Folgeerscheinungen.

Am häufigsten werden akute und subakute Infektionskrankheiten, die mit hohem Fieber und schweren Allgemeinstörungen einhergehen, als Ursache für akute entzündliche Erkrankungen der Speicheldrüsen angegeben. Im Vordergrunde steht der Typhus abdominalis. (CURSCHMANN, HOELSCHER, CHRISTELLER). Zumeist ist dabei die Ohrspeicheldrüse, und zwar einseitig, aber auch doppelseitig erkrankt (HENKE, CĂHĂNESCU), sehr selten die Unterkieferdrüse. (MILLER.) Die Entzündung ist dabei sehr oft eine eitrige und Abszedierung eine häufige Erscheinung (ROKITANSKY, HOFFMANN), hier und da kann auch eine harte, diffuse interstitielle Entzündung ohne Eiterung bestehen bleiben. (HENKE.)

Bei der bakteriologischen Untersuchung des Eiters wurden, wie erwähnt, überwiegend Staphylokokken und Streptokokken gefunden. (DUNIN, FRAENKEL und SIMMONDS, FRAENKEL, BONARDI, FLORA E SILVESTRINI, ANTON und FÜTTERER, CURSCHMANN, SCHOTTMÜLLER u. a.). Nur sehr selten wurden aber Typhusbazillen allein bakteriologisch und kulturell in dem Exsudat der Speicheldrüsen nachgewiesen. (JANOWSKI.) In der Beobachtung ANTONS und FÜTTERERS fanden sich neben Staphylo- und Streptokokken auch Typhusbazillen.

Der Fall JANOWSKIs legt jedoch nahe, daß bisweilen tatsächlich metastatische Entzündungen und Eiterungen der Speicheldrüsen insbesondere der Ohrspeicheldrüse auf embolischem Wege entstehen können. Eine stomatogene Infektion ist aber auch hier nicht ganz auszuschließen, da bei Typhus ja Typhusbazillen auch vom Mund aus in die Drüse vorwandern können.

HOFFMANN, der ebenfalls über Speicheldrüsenentzündungen nach Typhus abdominalis berichtet, betrachtet „die Parotitis nur als eine bedeutende Steigerung der sich bei Typhus gewöhnlich in dieser Drüse findenden Veränderungen" und setzt „sie in das gleiche Verhältnis wie etwa die Geschwürsbildung und Perforation im Darm gegenüber der Infiltration der Follikel und Plaques".

Über eitrige Parotitis bei Flecktyphus berichten DAWYDOWSKIE, WERZBLOWSKY, HERZEN, ZLOCISTI. Auch für die Entstehung dieser Parotitis wird die Infektion vom Mund aus für wahrscheinlicher gehalten als die hämatogene Entstehungsweise. (CLAIRMONT.) Wie bereits erwähnt, wird dabei nach DAWYDOWSKIE auch eine lymphogene Infektion, die vom Nasenrachenraum ausgeht, in Betracht gezogen. Dieser Forscher selbst denkt in erster Linie an eine Störung der Speichelsekretion — wie sie in quantitativer Beziehung bei allen akuten Infektionskrankheiten, besonders aber bei Fleckfieber anzutreffen ist —, die eine sekundäre, stomatogene Infektion vorbereitet. DAWYDOWSKIE spricht von einer funktionellen Theorie der Parotitis. Die Entzündung bleibt zumeist auf die Ohrspeicheldrüse beschränkt. (CEELEN.) WERZBLOWSKY beobachtete als seltene Erscheinung bei Fleckfieber eine isolierte Entzündung der Unterkieferdrüse. (Vgl. auch DAWYDOWSKIE).

Die eitrige Entzündung der Ohrspeicheldrüse bei kruppöser Pneumonie, die in der Literatur des öfteren Erwähnung findet (HEINEKE) und die einseitig oder doppelseitig auftreten kann, ist insoweit lehrreich, als bei der bakteriologischen Untersuchung des eitrigen Exsudates gewöhnlich neben Staphylokokken auch Pneumokokken gefunden wurden. Allerdings muß dabei berücksichtigt werden, daß bereits bei gesunden Menschen (SEIFERT), besonders aber unter den Verhältnissen der Lungenentzündung, in der Mundhöhle Pneumokokken vorhanden sein können, die durch die Ausführungsgänge in die Drüse gelangen und dort eine Eiterung verursachen.

Auch bei anderen Infektionskrankungen und pyogenen Erkrankungen [Scharlach, Diphtherie, Pocken (BEITZKE), Cholera, Ruhr (BEITZKE), Rotz, Malaria (Mc WALTER, C. SEYFARTH), Pest, Influenza, Erysipel, Puerperalfieber, Gelenkrheumatismus, Appendizitis (FISKE), Tuberkulose, Tularämie (E. FRANCIS), Dengue (KONDOLEON und JOANNIDES) usw.] sind Entzündungen der Speicheldrüsen, hauptsächlich der Ohrspeicheldrüse, ein- und doppelseitig beobachtet und beschrieben worden.

Akute (und auch chronische) Speicheldrüsenentzündungen (interstieller Natur), die beim Menschen in den Ländern und Gegenden beobachtet werden, wo die epidemischen Trypanosomiasen der Arbeits- und Haustiere heimisch sind, erwähnt BATTAGLIA. BATTAGLIA konnte ganz entsprechende entzündliche Veränderungen der Speicheldrüsen auch bei experimentellen Trypanosomiasen nachweisen.

Besondere Beachtung fand dann die Parotitis, die nach Operationen (postoperative Parotitis), und zwar hauptsächlich nach Bauchoperationen und Bauch- und Hodenverletzungen auftritt. (WAGNER, ORTHNER, OEHLER, VALENTIN u. a.) Sie wurde im besonderen nach Ovariotomien (MÖRICKE u. a.), nach Operationen wegen Geschwürs- und Geschwulstbildung am Magen- und Darmschlauch, wegen Ileus, nach Gallenblasen- und Hernienoperationen sowie auch nach Eingriffen am Wurmfortsatz und am Urogenitalapparat beobachtet. Über Parotitis im Wochenbett berichtete in letzter Zeit unter Angabe einschlägiger Fälle in der Literatur SINNECKER. Die Entzündung kann einseitig, aber auch doppelseitig sein. Gewöhnlich beginnt die Erkrankung 5—6 Tage nach der Operation mit Fieber, Schmerzen und Schwellung in der Gegend der Ohrspeicheldrüse. 2—4 Tage später erkrankt auch die andere Seite. (CLAIRMONT.) Die Erscheinungen können zurückgehen, können aber auch gelegentlich zur Vereiterung der Drüse führen.

Auch für diese Form der Parotitis wurde überwiegend die stomatogene Infektion angenommen. Dies um so mehr, als in histologisch untersuchten Fällen von HANAU die ersten Veränderungen ebenfalls in den Ausführungsgängen gefunden wurden und auch die bakteriologischen Befunde des Parotisexsudates nicht mit dem des primären Herdes übereinstimmten. (HEINEKE.) Doch wurde auch die hämatogene Entstehungsweise in Betracht gezogen. (TEBBS, WITTWER, SILBERMANN und KAGAN u. a.). (Vgl. im übrigen die Ausführungen über die Pathogenese.) WAGNER glaubt, wie gesagt, dafür beide Möglichkeiten in Erwägung ziehen zu sollen.

Im besonderen wurde außerdem noch dem Versiegen der Speichelsekretion und der dadurch gegebenen Trockenlegung des Mundes und der Ausführungsgänge bei Laparotomierten Bedeutung für die Entstehung der postoperativen Parotitis beigemessen. Die Versuche von PAWLOW zeigten ja, daß beim Hund durch Reizung des Bauchfelles oder durch Vorziehen von Darmschlingen reflektorisch die Speichelabsonderung herabgesetzt wird. In Übereinstimmung damit würden die Beobachtungen von COPE stehen, der in Bagdad in einem heißen Sommer zahlreiche brandige Entzündungen der Ohrspeicheldrüse sah. Die Ursache glaubt er in einer Trockenlegung des Mundes durch die Einwirkung der großen Hitze suchen zu können.

Mechanische Schädigungen, die die Drüse bei der Narkose durch Vorhalten des Kiefers treffen, wurden ebenfalls für das Entstehen der Parotitis postoperativa verantwortlich gemacht. (KAISER.)

Ob Narkotika (Morphium, Chloroform) durch die Verminderung der Speichelsekretion die Entwicklung einer Parotitis begünstigen können, ist fraglich. (HEINEKE.) Allerdings steht fest, daß verschiedene Stoffe, wie Jod, Brom, Quecksilber, Blei, Chinin u. a. durch die Speicheldrüsen ausgeschieden werden. Es könnte also gelegentlich dadurch eine Parotitis erzeugt werden (Ausscheidungsparotitis). In dieser Hinsicht sind einschlägige Untersuchungen im Schrifttum kaum mitgeteilt.

EICHHORST berichtet über entzündliche Veränderung der Ohrspeicheldrüse bei einer akuten Quecksilbervergiftung bei einem 24jährigen Mädchen. Die vergrößerte Ohrspeicheldrüse zeigte bei der mikroskopischen Untersuchung vor allem Rundzelleneinstreuungen um die Speichelgänge herum (Perisialodochitis). Die Drüsenazini selbst erschienen unversehrt. In den Speichelröhren lag eine geronnene grobkörnige Masse, der ebenfalls Rundzellen beigemischt waren. Die Epithelzellen der Speichelröhren ließen keine Veränderungen erkennen. Quecksilberwirkung, bzw. eine stomatogen bedingte Entzündung der Speicheldrüsenausführungsgänge sollen die Ursache dieser Veränderungen sein. Interstitiell entzündliche Veränderungen der Speicheldrüse bei Sublimatvergiftungen vermerkt ASCHOFF mit der Angabe, daß die Infektion wahrscheinlich von der Mundhöhle aus erfolgte.

Zur Erklärung der Parotitis nach Ovariotomien, Hodenquetschung und dgl. dachte man schließlich auch noch an vasomotorische Störungen und Schädigungen der Speicheldrüsen, die die Entstehung einer Entzündung begünstigen. (BUMM u. a.)

Akute eitrige Entzündungen der Speicheldrüsen wurden weiterhin noch bei schweren, erschöpfenden Erkrankungen [z. B. bei Schrumpfniere, Leberzirrhose, Herzerkrankungen, Anämien (FUHR), Krebskachexie Diabetes, progressiver Paralyse, Leukämien (BICKHARDT beschrieb eine eitrige nekrotisierende Parotitis bei lymphatischer Leukämie, wobei die Exsudatzellen fast ausschließlich durch Lymphozyten dargestellt waren) usw. (HEINEKE, GIGON u. a.)] sowie bei Greisen (ETIENNE u. a.) beobachtet und beschrieben. In den letzteren Fällen waren hauptsächlich die Unterkiefer- und Unterzungendrüse betroffen. (ETIENNE.)

Schließlich sollen noch die eitrigen Entzündungen der Speicheldrüsen angeführt werden, die bei Neugeborenen, aber auch bei Säuglingen (DECKER) und im Kindesalter angetroffen wurden. PLEWKA, der selbst einen Fall von eitriger Parotitis bei einem Neugeborenen histologisch untersuchte, stellte 51 Fälle aus dem Schrifttum zusammen; 42 davon betrafen die Ohrspeicheldrüse. Dagegen geben MIKULICZ und KÜMMEL an, daß wenigstens bei Säuglingen am häufigsten die Unterkiefer- und Unterzungendrüse erkrankt gefunden werden. Eine Vereiterung der Unterkieferdrüse bei einem Neugeborenen mit Senkungsphlegmone ins vordere Mediastinum und eitriger Brustfellentzündung verzeichnet E. SCHLESINGER.

Als Erreger finden sich dabei Staphylo-, Strepto- und Diplokokken, Bacterium coli und Soorpilz angegeben.

Auch für diese Fälle wird zumeist angenommen, daß im Sinne der ductogenen Entstehungsart die Entzündung von der Mundhöhle aus über das Gangsystem auf die Speicheldrüse übergreift. (PLEWKA.) Doch auch die hämatogene Entstehungsweise findet sich vertreten. LEQUEUX beobachtete eine Staphylokokkeninfektion der Speicheldrüsen bei Staphylokokkenmastitis der Mutter und BRANDT sah eine akute Parotitis bei einem 7 Tage alten Säugling nach Nabelblenorrhoe.

Als die Infektion begünstigend wird die noch ungenügende Funktion der nicht vollentwickelten Speicheldrüsen (BRETSCHNEIDER), sowie die eigenartige chemische Zusammensetzung des Säuglingsspeichels, der sauer oder neutral reagiert, betrachtet. (MIKULICZ und KÜMMEL.)

Über eine selbständige Form der akuten eitrigen Speicheldrüsenentzündung, „die Erwachsene in jedem Lebensalter und bei voller Gesundheit befallen kann" (S. 268), berichtet HONIGMANN. Diese Entzündung zeichnet sich besonders durch den schweren Verlauf aus. Die Frage der Entstehungsweise, ob vom Munde her oder vom Blutwege oder von einer unbekannten Eingangspforte aus, ist noch nicht geklärt.

Über akute eitrige Entzündungen, namentlich der Unterkiefer- und Unterzungendrüsen (mit Erweiterung der Ausführungsgänge und Metaplasie ihres Epithels) bei „Vitamin A Deficiency" in Ratten berichten neuestens TYSON und SMITH. (Vgl. auch MORI.)

In äußerst seltenen Fällen können sich akute entzündliche Veränderungen mehr auf das Ausführungsgangsystem selbst beschränkt finden. Diese akute Gangentzündung ist als akute Sialodochitis („Parotidite canaliculaire") des Hauptausführungsganges der Parotis beobachtet worden. (HEINEKE.) In ihrem Verlauf kommt es gelegentlich durch Schwellung der Schleimhaut zu Sekretstauung mit geringer Vergrößerung der Drüse. Diese Zustände scheinen — wenn sich nicht eine akute Entzündung des Drüsenparenchyms selbst anschließt — einer vollkommenen Rückbildung nach Entleerung des eitrigen Exsudates fähig.

Die Infektion dürfte wohl in den meisten Fällen von der Mundhöhle aus erfolgen.

B. Chronische Entzündungen der Speicheldrüsen.

Die chronischen Entzündungen der Speicheldrüsen gehen entweder (über ein subakutes Stadium) aus einer akuten Entzündung hervor oder stellen (ohne akutes Anfangsstadium) selbständige, schleichend verlaufende Erkrankungen dar. Sie sind gekennzeichnet durch andauernde Exsudationen und besonders starke Bindegewebswucherungen, die entweder zu einer Vergrößerung der Drüse oder auch in ihrem weiteren Verlauf zu einer Verkleinerung (Schrumpfung und Verdichtung) führen.

Im Gegensatz zum Verhalten bei den akuten Entzündungen ist häufiger die Unterkieferdrüse und seltener die Ohrspeicheldrüse und die Unterzungendrüse der Sitz chronischer Entzündungen. Nach den häufigsten und vorherrschenden Entzündungserscheinungen können wir zwei Formen chronischer Entzündung unterscheiden: a) die chronisch-exsudative und b) die chronisch-produktive Entzündungsform.

a) Die chronisch-exsudative Entzündung.

Dieser Entzündungsform kommt unter den chronischen Entzündungen der Speicheldrüsen nur geringe Bedeutung zu. Sie ist nach akuten, eitrigen Entzündungen beobachtet, die bei ausbleibender Entfernung der Schädlichkeiten und mangelhafter Resorption des Exsudates über ein subakutes in ein chronisches Stadium übergehen. Zumeist findet sie sich mit der chronischproduktiven Form vergesellschaftet.

Makroskopisch ist diese Form durch Schwellung und Vergrößerung der betreffenden Drüse charakterisiert. Im histologischen Bild bestehen die Zellansammlungen nicht mehr aus Leukozyten, sondern überwiegend aus Zellen vom Charakter der Lymphozyten und Plasmazellen. Hie und da sind die Lymphozyten auch herdförmig zu follikelähnlichen Bildungen angeordnet. Um größere oder kleinere Eiterherde herum kommt es durch Wucherung des interstitiellen Bindegewebes zur Entwicklung einer abkapselnden, granulierenden Abszeßmembran.

Am häufigsten nimmt diese Form der Entzündung wohl den Weg in die Drüse über die Ausführungsgänge. Doch läßt sich begreiflicherweise nach den Ausführungen über die Entstehung der akuten Entzündungen auch eine Entstehung auf dem Blutwege nicht ganz leugnen.

Chronisch exsudative Entzündungen sind bisweilen als Folgeerscheinungen von verschiedenen chronischen Vergiftungen oder chronischen infektiösen Erkrankungen beschrieben worden. Über chronisch eitrige Parotitis bei einer Trichinoseepidemie berichtet u. a. Pavlica.

b) Die chronisch-produktive Entzündung.

Die Befunde dieser Entzündungsform kennzeichnen sich vor allem durch die m. o. w. mächtige interstitielle Bindegewebsentwicklung. Am häufigsten — wie erwähnt — gelangt diese Entzündung in der Unterkieferdrüse (Küttner, Steinhaus, Kroiss, Haugk u. a.), seltener in der Ohrspeicheldrüse (Jayle, Küttner, Lendorf, Tietze u. a.) und in der Unterzungendrüse (Steinhaus u. a.) zur Beobachtung. Sie hat gelegentlich zu Verwechslungen mit Geschwülsten geführt. Erst Küttner (1896) klärte die entzündliche Natur solcher gewächsähnlicher Speicheldrüsenschwellungen, bzw. -entzündungen auf.

Die chronisch produktive Entzündung der Speicheldrüsen kommt in allen Lebensaltern vor, zumeist jedoch bei Erwachsenen. (Heineke.) Sie beginnt in den meisten Fallen ohne Schmerzen und führt zu einer allmählich zunehmenden, harten Schwellung der Drüsen. (Küttner, Steinhaus, Cornil et Ranvier u. a.) Im späteren Verlauf verursacht sie unangenehme Druckbeschwerden beim Schlucken und Kieferklemme. Gelegentlich wurde auch Speichelfluß beobachtet. Nur in seltenen Fällen beginnt das Leiden unter dem Bild der akuten Entzündung mit Schmerzen und Fieber. (Thaysen.) Diese Entzündungen können sich über Monate und Jahre erstrecken. So findet sich in den 3 Fällen von Steinhaus die Angabe, daß der Patient seit mehreren Jahren das langsame und schmerzlose Wachstum einer „Geschwulst" unter dem rechten Unterkiefer bemerkte.

Bei der grobanatomischen Untersuchung fällt neben einer oft beträchtlichen Vergrößerung und Verhärtung des Organs vor allem die starke Bindegewebsentwicklung an der Kapsel und in der Umgebung der Drüse auf. Besonders häufig bestehen nach Küttners Angaben bei derartigen Entzündungen Verwachsungen mit der Umgebung, so namentlich bei Entzündungen der Unterkieferdrüse mit der Mundschleimhaut. Dieser Autor beobachtete auch eine bindegewebige Fixation an den Knochen des Unterkiefers, so daß bei der Operation die Entfernung des Periostes notwendig war. Das Gewebe fühlt sich derb und hart an und am Durchschnitt sind nur da und dort noch kleine läppchenartige Reste des Drüsenparenchyms erhalten. Überwiegend bestehen die Drüsen auch am Durchschnitt aus einem derben, rötlichweißen Gewebe. Bisweilen schließt dieses dabei kleinere oder größere Eiterhöhlen sowie Konkremente in sich. (Krönlein, Küttner, Kroiss, Steinhaus.)

Histologische Untersuchungen bei chronisch entzündlichen Erkrankungen sind im besonderen von Küttner, Kroiss, Steinhaus, Thaysen u. a. ausgeführt worden.

KÜTTNER fiel bei seinen Untersuchungen (1896) vor allem die hochgradige kleinzellige Infiltration sowie die Vermehrung des Bindegewebes innerhalb der Drüsen (der Unterkiefer- und Unterzungendrüse und auch der Ohrspeicheldrüse) auf; dabei waren die Veränderungen an verschiedenen Stellen verschieden stark ausgeprägt. Einzelne der Läppchen fand er noch gut erhalten; das dazugehörige Gangsystem war unverändert. Im interstitiellen Gewebe war überall, namentlich um kleinere Gefäße und Speichelröhren herum, eine kleinzellige Infiltration nachzuweisen. In den stark veränderten Gebieten waren die Drüsenläppchen fast vollkommen zugrunde gegangen und an ihre Stelle kleinzellig durchsetztes Bindegewebe getreten. Im Gebiet der kleineren Ausführungsgänge bemerkte KÜTTNER auch starke Leukozyteneinstreuungen. Auch das Kapselgewebe und die Umgebung wiesen ausgedehnte Bindegewebsentwicklungen auf. Der färberische Nachweis von Bakterien gelang ihm nicht.

KROISS, dem wir besonders sorgfältige histologische Untersuchungen über diese chronische Entzündungsform verdanken, stellt ebenfalls eine starke Bindegewebsbildung innerhalb des Drüsenparenchyms der Unterkieferdrüse fest. Er fand die einzelnen Drüsenläppchen weit voneinander getrennt; örtlich waren da und dort die Läppchen bis auf ringsum infiltrierte Speichelröhrenreste durch die Bindegewebsentwicklung erdrückt. In den peripheren Anteilen war die Atrophie meist geringer. Doch auch hier machte sich eine starke Bindegewebsentwicklung bemerkbar, die von Rundzellen durchsetzt war. Den Hauptausführungsgang der Unterkieferdrüse der nach CORNIL et RANVIER oft in einen dicken Strang umgewandelt ist, fand KROISS erweitert, sein Epithel zum Teil zweischichtig und teilweise abgeschuppt. Polymorphkernige Leukozyten und abgestoßene Epithelien bildeten den Inhalt. In der Umgebung des Ganges zeigte sich eine mächtige Bindegewebslage, die sich in das verdichtete und verbreiterte Zwischengewebe der Drüse fortsetzte.

Das Drüsenepithel der erhaltenen Azini zeigte degenerative Veränderungen, am wenigsten waren die Schleimdrüsentubuli verändert. Die Gefäße ließen Wandverdickungen erkennen. Bisweilen waren Konkrementbildungen festzustellen. In einigen seiner Fälle, die auch Abszeßbildungen aufzeigten, sah er in den Schnitten kokkenartige Mikroorganismen; die bakteriologische Untersuchung ergab in 2 Fällen pleomorphe Streptokokken.

Im Gegensatze hierzu konnte STEINHAUS in seinen Fällen von chronisch produktiver Entzündung der Unterkiefer- und Unterzungendrüse Bakterien mikroskopisch nicht nachweisen. Die Infiltratzellen bestanden aber auch in diesen Fällen aus polynukleären Leukozyten, eosinophilen Zellen, Plasmazellen und Lymphozyten, die manchmal zu lymphknötchenartigen Gebilden mit Keimzentren angeordnet waren.

THAYSEN, dessen Befunde sich im allgemeinen mit denen der früheren Untersucher, so auch mit den Schilderungen von CORNIL et RANVIER decken, beschrieb in der Ohrspeicheldrüse besonders ausgedehnte Lymphozyteninfiltrationen, die sich in den weniger veränderten Teilen in der Hauptsache um kleine Ausführungsgänge ansammelten, um sich dann unter fast vollständiger Zerstörung der Drüsenbläschen mehr und mehr auszubreiten. In größeren Lymphozytenanhäufungen bemerkte er (wie STEINHAUS) Keimzentren. Die Hauptausführungsgänge waren ebenfalls von lymphadenoidem Gewebe umgeben. Gegenüber den Lymphozyten treten die Plasmazellen und eosinophilen Zellen zurück. Den Befund von Plasmazellen hält THAYSEN gegenüber dem MIKULICZschen Symptomenkomplex, über den später in einem eigenen Abschnitt berichtet werden soll, differentialdiagnostisch für wichtig.

Eigene Untersuchungen bestätigen im wesentlichen die Untersuchungen der genannten und auch neueren Forscher (HAUGK); sie bieten jedoch eine Gelegenheit, an der Hand von Abbildungen eine Vorstellung von den Veränderungen unter den Bedingungen der chronischen Entzündung zu geben. Eine Erweiterung

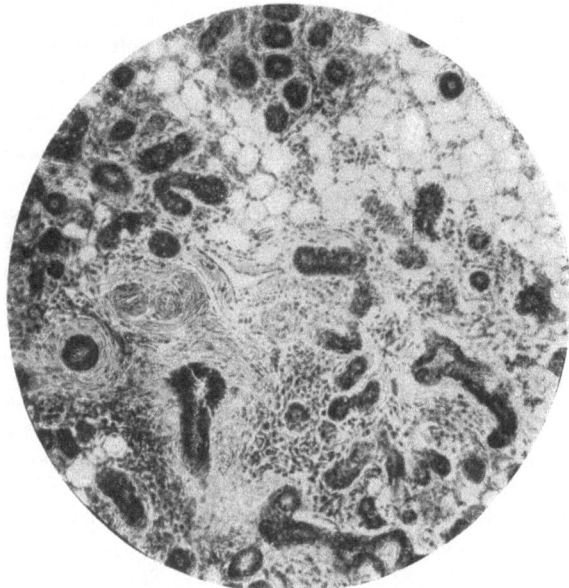

Abb. 29. Chronisch verdichtende Entzündung der Ohrspeicheldrüse eines 74 Jahre alten Mannes. (90fach. Vergr.)

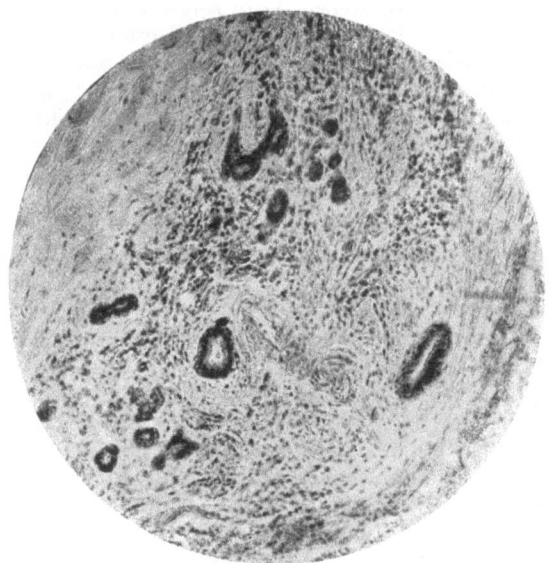

Abb. 30. Besonders starke Bindegewebsbildung in der chronisch produktiv entzundeten Unterkieferdrüse einer 60 Jahre alten Frau. (90fach. Vergr.)

vermögen sie vielleicht in der Richtung zu bieten, als sie auch das Verhalten der kleineren und größeren Ausführungsgänge etwas mehr berücksichtigen.

Es handelt sich dabei um 3 Fälle chronisch-produktiver Entzündung der Speicheldrüsen. Zweimal war die Unterkieferdrüse und einmal die Ohrspeicheldrüse erkrankt.

In allen 3 Fällen steht im Vordergrund der Veränderung die starke Bindegewebsbildung zwischen den Läppchen, aber auch zwischen den Tubuli. (Abb. 29 u. 30.) Das zum Teil sehr zell- und gefäßreiche Bindegewebe ist von verschiedenen gelappt- aber auch rundkernigen Exsudatzellen durchsetzt. (Vgl. Abb. 30.) Plasmazellen sind in besonders reicher Menge um die Gefäße herum (vgl. Abb. 30) und um die kleineren und größeren Ausführungsgänge, aber auch im noch erhaltenen Drüsengewebe selbst eingelagert. (Abb. 31.) Die Bindegewebsbildung erstreckt sich auch auf die Kapsel und auf die angrenzenden Weichgewebe.

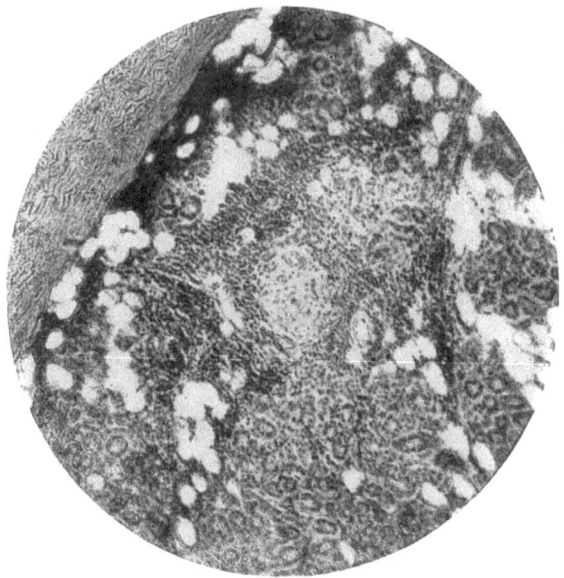

Abb. 31. Parotitis chronica indurativa. Starke Zelleinstreuungen im Drüsengewebe, um kleine Ausführungsgänge und periarteriitisch veränderte Gefäßchen. Bild demselben Schnitt entnommen wie die Abb. 28. (90fach. Vergr.)

Die größeren Ausführungsgänge besitzen eine breite Bindegewebswand und führen vielfach ein mehrschichtiges, zylindrisches, aber auch polygonales Epithel. In manchen Gängen (Abb. 32 u. 33) wuchert das Epithel in Form von papillären Bildungen, wie das z. B. in ähnlicher Weise nach Unterbindung der Ausführungsgänge an Kaninchenspeicheldrüsen von BRUSIS u. a. beobachtet wurde. Die Lichtungen der Gänge, die zum Teil leer, zum Teil mit abgestoßenen Epithelien und Exsudatzellen erfüllt sind (vgl. auch CORNIL et RANVIER), erhalten dadurch eine unregelmäßige Gestalt. Zwischen den Epithelien eingeschoben liegen Leukozyten. Diese Veränderungen finden sich jedoch nur an einzelnen Gangverzweigungen. Es sind auch solche zu sehen, die ein einschichtiges plattes Epithel tragen. Ihr Lumen ist dabei durch die starke Bindegewebsbildung in der Umgebung des öfteren nur mehr spaltförmig und länglich ausgezogen erhalten. An einzelnen Stellen sind schließlich von den Ausführungsgängen nur mehr kleine Epithelanhäufungen übrig geblieben; von dem Drüsengewebe selbst ist nichts mehr vorhanden.

Ähnliche Veränderungen zeigen sich auch an den Schaltstücken, die ebenso wie die Sekretröhrchen, in einzelnen noch etwas besser erhaltenen Läppchen

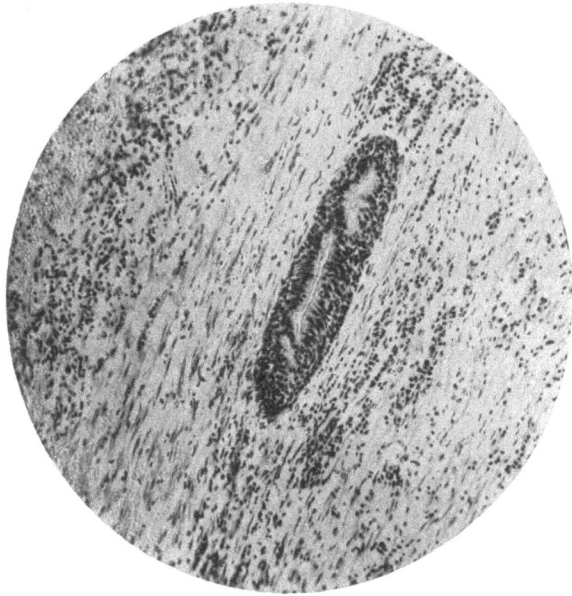

Abb. 32. Chronische produktive Entzündung der Unterkieferdruse mit entzundlichen Epithel-wucherungen in einem größeren Ausführungsgange. (60 Jahre alter Mann.) (90fach. Vergr.)

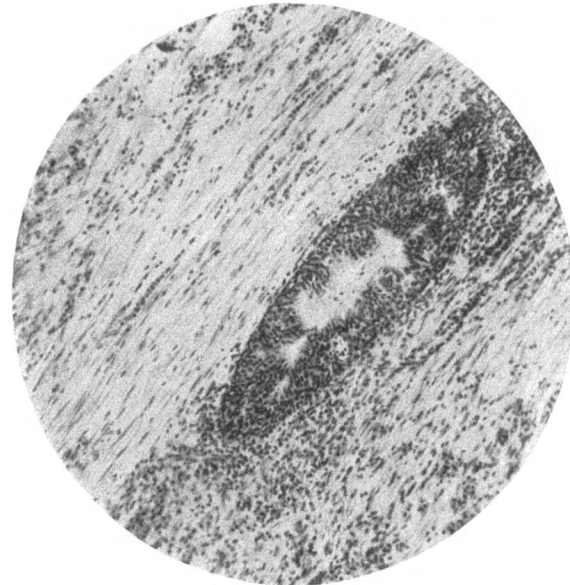

Abb. 33. Papillare Epithelwucherungen innerhalb eines Ausführungsganges bei chronisch verdichtender Entzündung der Ohrspeicheldrüse. (74 Jahre alter Mann.) (90fach. Vergr.)

erweitert sind. Als Inhalt lassen sich neben abgestoßenem Epithel Leuko-zyten sowie körnige Eiweißanhäufungen bemerken.

Eine normale Anordnung von „Alveolen" und Drüsenläppchen ist fast nirgends mehr erkennbar. Nur vereinzelt beobachtet man kleine Alveolengruppen mit erhaltenen Zellen, die um einen kleinen Ausführungsgang herum angeordnet liegen. Die Schleimzellen und die alveolotubulären Endabschnitte mit schleimigen Teilen sind beinahe vollkommen zugrunde gegangen. Nur ihre Schaltstücke und Sekretröhrchen sind hie und da noch, aber von dichtem Bindegewebe umsäumt, erhalten. An diesen Stellen ist auch eine starke Leukozyteneinstreuung zu bemerken.

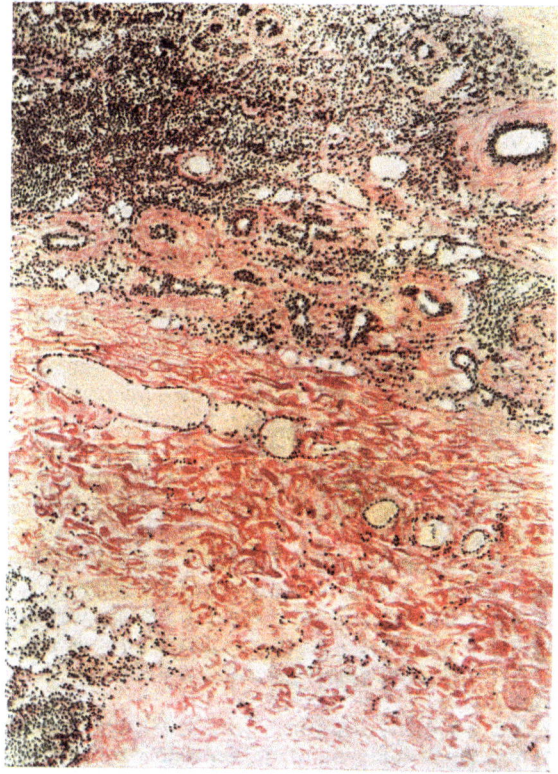

Abb. 34. Chronisch-sklerosierende Entzündung der Ohrspeicheldrüse eines 47 Jahre alten Mannes. Die Drüse wurde unter der Diagnose „Tumor" entfernt. (85fach. Vergr.)

Der Untergang des Drüsengewebes zeigt sich dadurch eingeleitet, daß die Drüsenzellen teils geschwollen, körnig erscheinen, teils unter Pyknose des Kernes verdämmern. Da und dort anzutreffende atypische Epithelentwicklungen sind wohl als Versuch einer Regeneration von seiten kleiner Ausführungsgangsäste aufzufassen.

In einem Falle war die Bindegewebsentwicklung besonders stark ausgeprägt, das Gewebe dabei zellarm und reich an Zwischensubstanz; auch entzündliche Zelleinstreuungen ließen sich in solchen Abschnitten nur mehr spärlich oder herdförmig nachweisen. Sklerosiertes Bindegewebe überwiegt. Ausgeweitete Ausführungsgänge oder auch eingeengte Reste solcher unterbrechen die Eintönigkeit des Bildes. Diese Verhältnisse treten besonders klar an nach VAN GIESON gefärbten Präparaten zutage. (Vgl. Abb. 34.) Zu erwähnen ist noch, daß auch die Nerven und größere arterielle Gefäße breite Bindegewebsmäntel um sich zeigen.

Das aus den eigenen Befunden mitgeteilte zeigt eine weitgehende Übereinstimmung mit den früheren Untersuchungsergebnissen.

Die Bindegewebsbildung ist je nach der Zeitdauer der Entzündung geringer oder stärker entwickelt. In älteren Stadien kann es zu einer Sklerosierung und zirrhoseähnlichen Befunden (CLAISSE et DUPRÈ sprechen von einer „cirrhose hypertrophique glandulaire") mit nachfolgender Schrumpfung des neugebildeten Bindegewebes kommen.

Lymphozyteneinlagerungen waren in meinen Fällen mehr gleichmäßig, hie und da aber auch herdförmig zwischen dem erhaltenen Drüsengewebe, bzw. über das Bindegewebe, das allmählich an Stelle der Drüse trat, verteilt. Lymphknötchenartige Anhäufungen mit Keimzentren konnte ich im Gegensatz zu den vorhin angeführten Befunden anderer Untersucher (STEINHAUS, THAYSEN) nicht beobachten. Derartige Unterschiede können vielleicht in der Verschiedenheit der Ursachen, die zur chronischen Entzündung geführt haben, begründet sein oder in der anders gearteten Reaktionsweise der betreffenden Individuen oder in den verschiedenen Stadien, in denen die entzündeten Drüsen zur Untersuchung kamen, ihre Erklärung finden.

Die sondernde Aufstellung einer chronischen Entzündung und entzündlicher „Tumoren" der Unterkieferdrüse, wie dies KROISS vorgeschlagen hat, dürfte sich wohl nicht empfehlen, da ja offenbar fließende Übergänge zwischen diesen beiden Krankheitsbildern bestehen. Der Unterschied mag vielleicht darin begründet sein, daß in dem einen Fall sich das Leiden an eine akute Entzündung anschließt, im anderen die Entzündung bereits als eine chronisch schleichende Erkrankung beginnt. Inwieweit etwa vorhandene Konkremente das Bild der Entzündung zu beeinflussen vermögen, läßt sich wohl nicht in jedem Falle mit Sicherheit entscheiden.

Abgesehen von den ursächlichen Momenten, die zur Entzündung führen, dürften wohl auch die äußeren und funktionellen Einwirkungen für den Charakter der Entzündung von gewisser Bedeutung sein. Können ja doch in geschädigtem Gewebe bereits die normalen Lebensreize, die normalen Stoffwechselvorgänge und die damit stets verbundenen Abbauvorgänge als Schädlichkeiten wirken.

Über die Ausgänge chronischer Entzündungen der Speicheldrüsen liegen im Schrifttum keine eingehenden Beobachtungen vor. Häufig findet man Sklerose und Schrumpfung der Drüsen oder seltener Rückbildungserscheinungen erwähnt. (KÜTTNER, KROISS, CORNIL et RANVIER, HAUGK.) Über chronische interstitielle Entzündung der Unterkieferdrüse mit nachträglicher Tuberkulose berichtet KIRCH.

Es erübrigt noch im folgenden näher auf die Entstehungswege und auf die Ursachen der chronisch produktiven Entzündungen der Speicheldrüsen einzugehen.

Bezüglich der Entstehung glaubt die Mehrzahl der Autoren, daß auch die chronischen Entzündungen der Speicheldrüsen stomatogener Natur sind, d. h. daß auch bei ihnen die Infektion von der Mundhöhle aus über die Ausführungsgänge der Drüsen ihren Ursprung nimmt. (KÜTTNER, STEINHAUS, KROISS, SÖDERLUND u. a.)

Der gelegentliche Fund von kleinen Konkrementen (KÜTTNER, KROISS, STEINHAUS) ließ dann auch an eine Beziehung der chronischen Entzündungen der Speicheldrüsen zu den Steinbildungen denken. Die Tatsache jedoch, daß nur in wenigen Fällen Konkremente gefunden wurden, legte nahe, daß der Steinbildung nicht eine primäre, sondern eine sekundäre Bedeutung zukommt. (KÜTTNER, KROISS, STEINHAUS.)

KROISS im besonderen glaubt, aus der Übereinstimmung zwischen den Bildern bei akuter Entzündung (VIRCHOW, HANAU u. a.) und bei chronisch entzündlichen Prozessen den aszendierenden Charakter der letzteren folgern zu müssen. Nach KROISS liegt bloß in dem Grad der Veränderung ein Unterschied. In beiden Fällen sind ja am meisten die Läppchen in der Nähe des Drüsenhilus, nahe dem Ausführungsgang, verändert, während die mehr peripher gelegenen Anteile weniger gelitten haben. Auch in den einzelnen Läppchen erscheinen die zentralen Gebiete stärker an der Entzündung beteiligt als die mehr außen gelegenen Anteile.

Die Möglichkeit einer Entstehung vom Blutwege aus wird wohl gelegentlich in einzelnen Arbeiten erörtert, doch erscheint sie dabei im allgemeinen nicht näher in Erwägung gezogen. Immerhin ist es nach den Ausführungen über die Entstehungsweise akuter Entzündungen und unter Berücksichtigung der Untersuchungen ROSTs denkbar, daß nicht nur für gewisse akute Fälle, sondern auch für manche Fälle chronischer Entzündungen der hämatogene Entstehungsweg ebenfalls möglicherweise in Betracht kommt.

Wie aus der Darlegung der histologischen Bilder bei chronischen Entzündungen der Speicheldrüsen hervorgeht, sind das Hauptmerkmal der Veränderungen die starke Vermehrung des inter- und intralobulären Bindegewebes und der sich daran anschließende Untergang des Drüsengewebes. Die Frage der Ursachen, die zur Bindegewebsvermehrung führen, ist aber noch nicht eindeutig geklärt.

Nach KROISS kommen dabei vorwiegend zwei Umstände in Betracht. „Erstens kann man annehmen, daß die auf Grund der vorhandenen bazillären Infektion eingetretenen Entzündungsvorgänge, die aktive Hyperämie und in ihrem Gefolge der Übertritt von Leukozyten aus den Gefäßen in die Umgebung der bindegewebsneubildende Faktor seien.

Die zweite Möglichkeit ist die, daß die Drüse mit dieser Sklerosierung und Verödung auf ein Hindernis antwortet, das sich dem regelrechten Abfluß ihres Sekretes entgegenstellt. Oder aber, es sind beide Faktoren in noch näher zu ermittelndem Maße nebeneinander beteiligt".

Die Bedeutung der Sekretstauung für die Entstehung der bindegewebigen Hyperplasie in den Speicheldrüsen wurde im besonderen experimentell zu lösen versucht. Im Anschluß an die Tierversuche von VIBORG, CLAISSE und DUPRÈ, MARZOCCHI und BIZZOZERO u. a. führte LANGEMAK Unterbindungen des Ausführungsganges der Unterkieferdrüse bei Hunden aus. Entzündliche Einflüsse (Infektionen oder Operationstraumen) suchte er durch entsprechende Vergleichsversuche auszuschalten. Er fand — in Übereinstimmung mit Befunden von Speichelgangverschluß durch Steine in zwei menschlichen Fällen — nach einer gewissen Dauer der Unterbindung Bindegewebsvermehrung in der Drüse mit Schwund des Drüsengewebes und spärlichen Rundzellen- und Leukozyteneinstreuungen; während CLAISSE und DUPRÉ in intrakanalikulären Drucksteigerungen den Anreiz zur gesteigerten Bindegewebsbildung sehen, ist es nach ihm die venöse Hyperämie, die die Hyperplasie des Bindegewebes mit sekundärem Untergang des Drüsengewebes verursacht, eine Annahme, die an die Auffassung RICKERs herankommt, der die chronische Entzündung auf Störungen der Gefäßnerventätigkeit und auf die damit verbundene Verlangsamung des Blutumlaufes und der Lymphströmung zurückführt, wodurch Gewebsschwund und Bindegewebsvermehrung bewirkt würden.

KROISS wiederholte diese Versuche an Kaninchen. Er fand am 25. Tage nach der Unterbindung des Hauptausführungsganges der linken Unterkieferdrüse „die linke Drüse zu einem im Vergleich zur normalen Drüse verschwindend kleinen Bindegewebslappen geschrumpft, in dem sich bei der mikroskopischen Untersuchung spärliche Reste von Drüsenparenchym vorfanden". (S. 489.) Kroiss stellt damit fest, daß die Sekretstauung wohl zu einer Vermehrung des Bindegewebes der Drüse führt, nicht aber gleichzeitig eine Vergrößerung, sondern im Gegenteil eine Verkleinerung, eine einfache Atrophie zur Folge hat. (Vgl. die Ausführungen über Atrophie der Speicheldrüsen). Nach Kroiss geht es daher nicht an, die Veränderungen nach Unterbindung eines Ausführungsganges mit den Befunden in klinischen Fällen in Parallele zu stellen, wie es Langemak getan hat. Gegen diese Gleichstellung sprechen nach Kroiss auch die histologischen Bilder, die zeigen, daß die Bindegewebsbildung in menschlichen Fällen, wie erwähnt, überwiegend auf die zentralen Anteile der Drüse beschränkt ist, während sie nach Unterbindung des Ausführungsganges mehr gleichmäßig über die ganze Drüse verteilt auftritt. Außerdem dürfte ein aseptischer Verschluß eines Speichelausführungsganges, wie er in experimentellen Versuchen erreicht wird, beim Menschen kaum vorkommen. Ein Verschluß durch einen Speichelstein setzt ja wohl selbst wieder, wenigstens in den meisten Fällen, Entzündungsvorgänge in den Gängen, bzw. Drüsen voraus.

Auf Grund eigener Erfahrungen und unter Berücksichtigung der einschlägigen Literatur kommt Kroiss zur Ansicht, daß zur Sekretstauung noch entzündliche Reizwirkungen hinzukommen müssen. Er sieht daher die Ursachen der Bindegewebsvermehrung in chronisch entzündeten Speicheldrüsen in Sekretstauung und Infektion.

Was nun die Ursachen der chronischen Speicheldrüsenentzündung anlangt, so dürfte sie nach den vorangegangenen Darlegungen wohl überwiegend in Wirkungen bakterieller Infektion zu suchen sein (Küttner, Kroiss u. a.), die sich selbständig oder nach abgelaufenen Infektionen entwickeln. Abgesehen von negativen Züchtungsversuchen (Abadie u. a.) wurden außer kokkenartigen Mikroorganismen (Kroiss, Mac Kenna u. Davis) in einem Falle chronischer Entzündung der Unterkieferdrüse Leptothrixpilze nachgewiesen. (König.) Eine aktinomykotische Infektion als Ursache nehmen Söderlund und Schwarz an. Söderlund im besonderen untersuchte 24 Fälle sogenannter entzündlicher Speicheldrüsentumoren Küttners; von diesen betreffen 21 die Unterkieferdrüse, 2 die Unterzungendrüse und 1 die Ohrspeicheldrüse. In 23 Fällen konnten Aktinomyzespilze im Gangsystem der Speicheldrüsen nachgewiesen werden, wobei allerdings Söderlund vermerkt, daß es in einigen Fällen erst nach „Serienschneidung und Untersuchung einer großen Anzahl von Schnitten" (S. 232) möglich war, einen kleinen Herd zu entdecken. In 16 der 23 Fälle führte die Strahlenpilzinfektion gleichzeitig zur Bildung von Konkrementen. Auf Grund dieser Untersuchungen und Erfahrungen glaubt Söderlund berechtigt zu sein, wenigstens für die entzündlichen Tumoren der Unterkieferdrüse (ohne die Möglichkeit einer anderen bakteriologischen Ätiologie, so namentlich für die Ohrspeicheldrüse ganz auszuschließen), eine duktogene Aktinomyzesinfektion als Ursache anzunehmen. Die Speichelsteinkrankheit, die Küttnerschen Tumoren und die primäre Speicheldrüsenaktinomykose, die als 3 verschiedene Krankheitszustände angesehen werden, sind nach Söderlund nach Ursache und Entstehung die gleiche Krankheit. Alle 3 Krankheitsbilder entstehen auf dieselbe Art, durch Eindringen von Strahlenpilzen aus der Mundhöhle in die Ausführungsgänge der Speicheldrüsen. (Söderlund, S. 230.) Auch Chiari drängte sich die Frage auf, „ob nicht auch einer oder der andere der entzündlichen Speicheldrüsentumoren durch Aktinomyzes hätte verursacht sein können, wobei eben die Pilze in so geringer Anzahl vorhanden waren, daß sie sich auch einer genauen

Untersuchung entziehen konnten." (S. 7.) Wir selbst untersuchten eine rechts-
seitige Unterkieferdrüse eines 63jährigen Mannes, die unter der Diagnose
„Tumor" entfernt wurde[1]. Die anatomische Untersuchung der vergrößerten,
harten, mit der Umgebung, namentlich mit der Mundschleimhaut verwachsenen
Drüse wies auf einen sogenannten KÜTTNERschen entzündlichen Tumor hin.
Eine rasch angestellte mikroskopische Prüfung an Gefrierschnitten schien diese
Annahme zu bestätigen. Die Untersuchung an etwa 1000 Serienschnitten
deckte jedoch zur Überraschung in einzelnen Präparaten typische Strahlenpilzkolonien und damit auch die eigentliche Ursache der Erkrankung auf.
Diese Erfahrung dürfte lehren, daß zweifellos einzelnen Fällen derartiger
tumorbildender Erkrankungen der Speicheldrüsen, namentlich der Unterkieferdrüse, eine Aktinomykose zugrunde liegt. Ob dies im Sinne SÖDERLUNDs allerdings
für die Mehrzahl der einschlägigen Beobachtungen, bzw. immer zutrifft, ist noch
eine offene Frage und bedarf bei der großen praktischen Bedeutung sorgfältiger
Nachuntersuchungen. (Vgl. auch CLAIRMONT.) TIETZE will in einem entzündlichen
Tumor der Ohrspeicheldrüse in den größeren Ausführungsgängen Protozoen gesehen
haben. Die chronischen Speicheldrüsenentzündungen des Menschen in Gegenden,
wo die epidemischen Trypanosomiasen der Haus- und Arbeitstiere heimisch
sind (BATTAGLIA), fanden bereits Erwähnung.

Als weitere Ursachen finden sich namentlich im französischen Schrifttum
[COMBY, PARISOT, ACHARD, LAUNOIS, APERT, MILLMANS (angeführt nach
CORNIL et RANVIER)] chronische Vergiftungen verzeichnet. Im besonderen
wurden chronische Entzündungen einer oder beider Ohrspeicheldrüsen („la
parotidite saturnine") bei Bleivergiftungen beobachtet. Auch bei Kupfer-
vergiftungen wurden solche beschrieben. THIELEMANS sah in 25% von Bleivergiftungen Veränderungen der Speicheldrüsen. Nach CLAISSE und DUPRÉ
handelt es sich dabei meist um hypertrophische Zirrhosen der Ohrspeicheldrüse.
Die Bleiparotitis tritt zumeist symptomlos als chronische Drüsenschwellung in
Auswirkung akut entzündlicher Schübe zutage. (HEINEKE.) Anatomische Unter-
suchungen liegen darüber nur in spärlicher Anzahl vor. (THIELEMANS u. a.).
Es wurden dabei in der Hauptsache Arterienveränderungen, perikanalikuläre
Bindegewebssklerose (CRONIL et RANVIER, KAUFMANN) sowie katarrhalische
Zustände an den Ausführungsgängen und entzündliche Zelleinstreuungen, also
Befunde unspezifischer Natur, beobachtet.

Was die Entstehung dieser toxischen Speicheldrüsenentzündungen anlangt, so glauben einige Forscher (THIELEMANS u. a.) an die schädigenden
Wirkungen des mit dem Speichel ausgeschiedenen Bleies. CLAISSE und DUPRÉ
denken dagegen an eine aufsteigende Infektion von der Mundhöhle aus, die
stets starken Bleisaum sowie Stomatitisveränderungen aufweist.

Über chronische Entzündungen sämtlicher Speicheldrüsen bei Queck-
silbervergiftungen berichtet CHAUFFARD. Und daß dabei der Anteil der
unmittelbaren Giftwirkung von dem der Stomatitis schwer zu trennen ist,
legt GIGON dar. Auch das Jod findet sich in Fällen von therapeutischer Jod-
anwendung als Ursache chronischer doppelseitiger Entzündungen der Ohrspeicheldrüse im Schrifttum verzeichnet. (RAMONET.)

Subakute und chronische Entzündungen der Ohrspeicheldrüse kamen anscheinend in seltenen Fällen auch bei Arthritis urica zur Beobachtung.
DEGLOS stellte 1912 zehn Fälle von Parotitis urica zusammen.

Erwähnung finden soll schließlich noch die urämische Parotitis (KÜTTNER,
GIGON) sowie chronisch entzündliche Veränderungen der Speicheldrüsen bei
Tabes. (HEINEKE.)

---

[1] Die Beobachtung wurde inzwischen von H. GANNER (Arch. klin. Chir. 155. 495 (1929))
ausführlich mitgeteilt.

Chronisch rezidivierende Entzündungen der Ohrspeicheldrüse bei Kindern beschrieb v. REUSS. Die Erkrankung fiel zeitlich mit Rhinitis, Angina und Darmstörungen zusammen. Wir selbst konnten in einer Beobachtung Prof. GG. B. GRUBERS (Göttingen), die ein kleines Kind mit akutem Wangenbrand betraf, die Befunde einer chronischen Entzündung erheben. Trotzdem über eine Vorkrankheit des kleinen Patienten nichts bekannt ist, muß doch eine schon länger bestehende Erkrankung und nicht ein Zusammenhang mit dem Wasserkrebs angenommen werden.

Anhangsweise haben auch noch die seltenen chronischen exsudativen Entzündungen angeführt zu werden, die sich nur auf die Ausführungsgänge der Speicheldrüsen beschränken und die nach den Berichten im Schrifttum eine mehr selbständige Stellung einnehmen. In erster Linie ist es die von KUSSMAUL beschriebene Sialodochitis fibrinosa, die anfallsweise mit heftigen Schmerzen und plötzlicher Schwellung der Drüse beginnt und durch Bildung von Fibrinpfröpfen (Speichelthrombus, CLAISSE und DUPRÉ) gekennzeichnet ist. Die Pfröpfe verlegen den Ausführungsgang und rufen eine Speichelstauung hervor (Tumor salivalis, v. BRUNS).

Durch den gesteigerten Druck im Innern der Drüse können die Fibrinpfröpfe schließlich herausgetrieben werden, ein Schwall von Speichel folgt nach und die Beschwerden gehen plötzlich zurück, um jedoch bei nächster Gelegenheit wieder zu kommen. (KROISS.)

Die Erkrankung kommt überwiegend bei Erwachsenen vor (HEINEKE) und betrifft in den meisten Fällen den Hauptausführungsgang der Ohrspeicheldrüse (KUSSMAUL u. a.), seltener den Ductus Warthonianus. (IPSCHER, EMBDEN u. a.) In der Hälfte der Fälle ist die Erkrankung doppelseitig. Die beiden Seiten erkranken dabei niemals gleichzeitig (HEINEKE).

Hie und da führt diese eigenartige Erkrankung unter Wiederholung der Anfälle zur Erweiterung der Gänge und eitriger Veränderung des Ganges. In solchen Fällen kann dann auch das Gewebe der Speicheldrüsen selbst sekundären Veränderungen verfallen. (HEINEKE.)

Die Natur des Leidens ist noch nicht geklärt. KUSSMAUL glaubt, daß es sich um eine streng auf den Gang beschränkte Entzündung fibrinöser Natur handle. Der in seinem Fall entleerte strangartige Pfropf bestand bei der mikroskopischen Untersuchung aus Fibrin und einem CHARCOTschen Kristall.

In ursächlicher Beziehung finden sich für diese Sialodochitis fibrinosa katarrhalische Zustände der Mund- und Rachenhöhle, bzw. Traumen (KUSSMAUL) angegeben. Der Prozeß wird mit der primären plastischen Bronchitis (fibrinomucosa) und mit der Enteritis membranacea verglichen, Erkrankungen, die als Sekretionsneurosen aufgefaßt werden. Eine Sialodochitis Warthoniana chronica traumatica mit Strikturbildung beschrieb VECKENSTEDT.

In Parallele mit der Sialodochitis fibrinosa (KUSSMAUL) steht die chronisch eitrige Sialodochitis, die ebenfalls mit rezidivierender Speichelstauung und mit Drüsenschwellung, Schmerzen, Fieber usw. einhergeht. (HEINEKE.) Das Hauptsymptom ist die starke Erweiterung des Ganges, die auf Verstopfung durch ein von der eitrig entzündeten Gangschleimhaut geliefertes Exsudat zurückzuführen ist. Die Entzündung betrifft fast ausschließlich den Hauptausführungsgang der Ohrspeicheldrüse, und zwar häufig auf beiden Seiten. (HEINEKE.) Nur äußerst selten schließt sich eine Vereiterung des Drüsengewebes der Ohrspeicheldrüse selbst an.

Nach HEINEKE handelt es sich dabei um einen ,,vermutlich nicht infektiösen Prozeß", um ,,eine rezidivierende Exsudatbildung", ,,die das Lumen des Duktus verlegt und im Laufe der Zeit zur Dilatation des ganzen Kanalsystems führt".

(S. 467). Anatomische Untersuchungen über diese eigenartige Erkrankung liegen, soweit ich die Literatur überblicken konnte, nicht vor.

IX. Spezifische Entzündungen der Speicheldrüsen.
A. Tuberkulose der Speicheldrüsen.

Die örtlich beschränkte, fortschreitende, chronische Tuberkulose der Speicheldrüsen ist eine außerordentlich seltene Erkrankung. Nach ASCHOFF hat sie wegen der möglichen Verwechslung mit Geschwulstbildungen ein besonderes klinisches Interesse. In früheren Zeiten galten (nach HEINEKE u. KÜTTNER) die Speicheldrüsen gegen Tuberkulose geradezu als immun. Erst aus neuerer Zeit liegen mehrere Beobachtungen über tuberkulöse Entzündungen der Speicheldrüsen vor.

Am häufigsten scheint die Ohrspeicheldrüse, seltener die Unterkieferdrüse, am seltensten die Unterzungendrüse tuberkulös zu erkranken. Der erste Fall von tuberkulöser Entzündung der Ohrspeicheldrüse (Phthise der Parotis — ASCHOFF) wurde von v. STUBENRAUCH (1894) beschrieben. Ihm folgten die Beobachtungen von BOCKHORN, PARENT, LEGUEU et MARIEN, SCHEIB, KÜTTNER, LECÈNE, MINTZ, SCUDDER, FRANK, BORCHARDT, WOOD, DE PAOLI, PUPPEL (BENEKE), DANIELSEN, KLOTZ, HOMUTH, FIOROVANTI, A. BRAUN, CLAIRMONT u. a.

Tuberkulose der Unterkieferdrüse beschrieb AIEVOLI, PINOY, ARCOLEO, DE PAOLI, KIRCH, CLAIRMONT, SIMSON und MASSEY u. a.

Den einzigen Fall von Tuberkulose der Unterzungendrüse beobachtete GILMER.

Eine tuberkulöse Abszeßbildung des Ductus Stenonis bei einem Phthisiker erwähnen (nach H. KÜTTNER) H. CLAUDE und P. BLOCH. H. KÜTTNER vermutet, daß auch dem eigenartigen Symptomenkomplex einer „Iridozyklitis und Parotisschwellung" bisweilen eine Tuberkulose zugrunde liege.

Die Tuberkulose der Speicheldrüsen ist zumeist eine örtlich beschränkte, einseitige Erkrankung. (HEINEKE, KÜTTNER.) In den beobachteten und mitgeteilten Fällen ist häufig vermerkt, daß es sich in der Mehrzahl der Erkrankungen um im übrigen nicht tuberkulöse Leute im 3. und 4. Lebensjahrzent handelt (HEINEKE, KÜTTNER), die nach der Entfernung der tuberkulösen kranken Speicheldrüsen vollkommen gesund blieben. Seltener ist die Erkrankung bei Kindern und alten Leuten. Über Tuberkulose der Ohrspeicheldrüse bei einem 9 Monate, einem 22 Monate, bzw. 3 Jahre alten Kind berichten BRAUN, FRANK, bzw. MINTZ. Bisweilen bestanden daneben allerdings auch anderweitige tuberkulöse Veränderungen. (DE PAOLI, BORCHARDT, PUPPEL, DANIELSEN u. a.) Chronische Lungentuberkulose mit gleichzeitiger Tuberkulose der Lymphknoten, der Leber, der Milz und des Perikards fanden sich nur in dem Fall von SCHEIB. Nicht so selten begegnet man Angaben über gleichzeitig bestehende chronische Entzündungen des Zahnfleisches und der Mundschleimhaut, so auch in der Mitteilung v. STUBENRAUCHs u. a.

Der Beginn der Erkrankung ist zumeist ein schleichender. (KÜTTNER.) Die klinischen Erscheinungen bestehen in einer entweder mehr örtlich beschränkten oder mehr gleichmäßigen Vergrößerung der erkrankten Speicheldrüsen. Die Haut darüber pflegt unverändert zu sein, ist aber hie und da auch gerötet und ödematös (BOCKHORN) und von Fistelgängen eingenommen. (FRANK.) Auf Druck verkleinert sich die im allgemeinen weiche Geschwulst gewöhnlich nicht. (KÜTTNER.) In der KÜTTNERschen Beobachtung bestand eine Verbindung zwischen dem tuberkulösen Herd in der Drüse (Ohrspeicheldrüse) mit dem Ausführungsgang, was auch BOCKHORN gesehen hat.

Angaben über Schmerzen fehlen im allgemeinen, doch sind hie und da in den betreffenden Krankengeschichten auch Druckempfindlichkeit, Kieferklemme, Neuralgien, Fazialislähmung u. a. vermerkt worden. (Küttner.)

In grob-anatomischer Beziehung zeigt die Speicheldrüsentuberkulose — in Übereinstimmung mit den Erscheinungen der Tuberkulose in anderen Organen — ein vielgestaltiges Verhalten. Die Drüsen erkranken entweder mehr diffus oder, allerdings seltener, in umschriebener, örtlich beschränkter Ausdehnung. (v. Stubenrauch, de Paoli, Klotz u. a.) Am häufigsten tritt die Speicheldrüsentuberkulose in tuberöser oder grobknotiger Form, seltener als tuberkulöse Zirrhose auf.

Im allgemeinen werden dabei die Drüsen als vergrößert, rundlich oder auch halbkugelig mit teils glatter, teils höckeriger Oberfläche beschrieben (Borchardt) und ihrer Konsistenz nach zum Teil als fest, hart, derb (Bockhorn), aber zum Teil auch als weich schwappend (Braun) geschildert.

Bei der tuberösen oder grobknotigen Form, die am häufigsten zur Beobachtung gelangt, kommt es zumeist zur Bildung zahlreicher, das Drüsengewebe durchsetzender Knoten von verschiedener Größe und derber Konsistenz, die oft nur Verkäsung und im allgemeinen keine Neigung zur Erweichung, Geschwürs- und Höhlenbildung zeigen. Die Knoten sind entweder rund oder auch länglich. Ihre Farbe ist graurötlich oder weißgelb-speckig. Sie durchsetzen das Drüsengewebe entweder in gleichmäßiger Weise oder sind nur innerhalb einzelner Drüsenläppchen entwickelt. In allen diesen Beziehungen kann der Durchschnitt ein wechselvolles Bild darbieten.

Die käsig-kavernöse Form, die des öfteren mit der knotigen Form verbunden ist (Bockhorn, Scheib u. a.), ist vor allem durch die Bildung von Höhlen gekennzeichnet. Das Innere der Hohlräume füllt eine dicke, rahmig und käsige, Bröckel führende Flüssigkeit. Die Abgrenzung gegenüber der Umgebung ist durch ein gelb-grau-rötliches Gewebe gegeben, in das oft, wie in der weiteren Umgebung, kleine miliare Knötchen sich eingesprengt zeigen. Die Oberfläche der Wand, die die Kavernen begrenzt, ist zumeist körnig, fetzig, und nur selten geglättet. Vom Drüsengewebe selbst ist häufig nichts mehr erkennbar. Im Falle Scheib war die ganze Drüse verkäst; innerhalb der Verkäsungsherde waren da und dort Erweichungsherde bemerkbar. (Vgl. auch Legueu et Marien).

Die zirrhotische, granulierende Form ist in besonderer Weise durch die starke Bindegewebsbildung gekennzeichnet, die zu einer Vergrößerung, bzw. später zu einer Schrumpfung und Verhärtung der Drüsen führt.

Der Nachweis der Tuberkelbazillen in dem eitrigen Inhalt der Höhlen oder innerhalb des erkrankten Gewebes an Schnitten ist fast in allen beschriebenen Fällen gelungen. (Heineke.) In einer eigenen Beobachtung[1] glückte dieser Nachweis jedoch nicht.

---

[1] Die Krankengeschichte (chirurg. Klinik, Innsbruck, Prot. Nr. 328, 1918) besagt, daß die 45 Jahre alte Frau vor 6 Jahren eine Anschwellung im Bereiche der linken Ohrspeicheldrüse bemerkte, die ihr „spannende Schmerzen" verursachte. Die Geschwulst verkleinerte sich oft spontan unter Nachlaß der Schmerzen. Dieser Vorgang wiederholte sich häufig; dabei war aber die Geschwulst im Laufe der Jahre doch beträchtlich angewachsen. „Auch gegenwärtig wechsle die Geschwulst immer wieder". Patientin suchte schließlich ärztlichen Rat, da sie eine bösartige Geschwulst vermutete.

Eine am vorderen Rand der Geschwulst befindliche Narbe rühre von einem Einschnitt her, der vor 23 Jahren wegen eines „Furunkels" ausgeführt wurde. Aus der langsamen Ausheilung der Inzisionswunde ($^3/_4$ Jahre) darf wohl angenommen werden, daß es sich bereits damals um einen entzündlichen Prozeß gehandelt haben dürfte, der mit der Ohrspeicheldrüse in Zusammenhang stand. Weiterhin ist wohl die Annahme wahrscheinlich, daß die gegenwärtige Erkrankung mit dem damaligen Zustand in engster Beziehung steht.

In den Kinderjahren hat Patientin eine Spondylitis durchgemacht. Vor 13 Jahren folgte einem Sturz auf die linke Hüftgegend eine Versteifung des Hüftgelenks.

Entsprechend den makroskopischen Befunden begegnen wir auch bei der histologischen Untersuchung verschiedenen Bildern. Besonders charakteristisch ist die Bildung von Knötchen in miliarer oder konglomerierender Form, was auch unserer eigenen Erfahrung (an 3 Fällen) entspricht. (Vgl. Abb. 35.) Die einzelnen Knötchen zeigen den Aufbau, den Tuberkel auch in anderen Organen besitzen. Epitheloidzellentuberkel wechseln mit Riesenzelltuberkeln ab. Während sich die ersteren fast durchgehends aus epitheloiden, rundlichen, länglichen, aber auch platten, protoplasmareichen, eng aneinander liegenden Zellen aufbauen, lassen die Riesenzelltuberkel vielfach unter Entstehung zentraler Verkäsung, Entwicklung von mehrkernigen großen Zellen (LANGHANSsche Riesenzellen) neben Epitheloidzellen und Lymphzellen

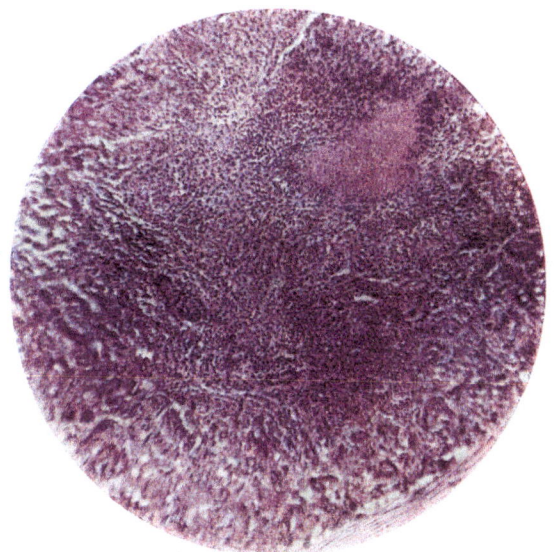

Abb. 35. Tuberkelbildung mit zentraler Verkäsung im Drüsengewebe der linken Ohrspeicheldrüse bei chronischer Tuberkulose dieser Drüse. (45 Jahre alte Frau.) (75fach. Vergr.)

erkennen. Sehr oft häufen sich die kleinen miliaren Tuberkel zu größeren Knoten zusammen, die im Zentrum eine mehr oder minder ausgedehnte Verkäsung eingehen. Die Vergrößerung dieser knotigen Herde erfolgt durch Aufschießen neuer Tuberkel in ihrer Umgebung, die durch ein zellreiches Granulationsgewebe dargestellt ist. Neben den Epitheloidzellen- und Riesenzelltuberkeln begegnet man auch da und dort noch kleinzelligen Knötchenbildungen, die aus Zellen vom Typus der Lymphozyten und Leukozyten bestehen. Sie sind allerdings spärlich gegenüber den früher genannten Bildungen.

In einzelnen Gebieten der Schnitte zeigen sich bisweilen auch fibröse Knötchen aus einem mehr oder minder locker gebauten, zellreichen Binde-

---

Die klinische Untersuchung ergab eine schwappende, kleinfaustgroße Geschwulst der linken Ohrspeicheldrüse. Sie war gut gegen die Umgebung abgegrenzt. Die übrigen Speicheldrüsen o. B.

Die Geschwulst wurde operativ entfernt und dem pathologischen Institut zur mikroskopischen Untersuchung eingesandt, die eine chronische Tuberkulose aufdeckte.

Die Beobachtung wurde von L. HASLHOFER in Virchows Arch. ausführlich mitgeteilt. In der Zwischenzeit konnte ich 2 neue Fälle von Tuberkulose der Ohrspeicheldrüsen untersuchen, ohne daß auch hierbei der Bazillennachweis gelungen wäre.

gewebe entwickelt. Sie entstehen offenbar in der Weise, daß die Verkäsungs-
zentren einzelner Knötchen nach Resorption des abgestorbenen verkästen Gewebes durch junges Bindegewebe ersetzt werden.

Der fibrösen Umwandlung der zentralen Anteile der Knötchen geht anscheinend eine Durchtränkung mit Flüssigkeit voraus; läßt sich doch bisweilen
bemerken, daß — neben Knötchen, die durchgehends von einem mehr dichten
und zellreichen Bindegewebe gebildet sind — die mittleren Anteile der Knötchen äußerst locker gebaut sind.

Eine besondere Erwähnung verdienen noch die Riesenzellen, die an
manchen Stellen auffallend zahlreich sind. Ihr zumeist eosinrot sich färbendes

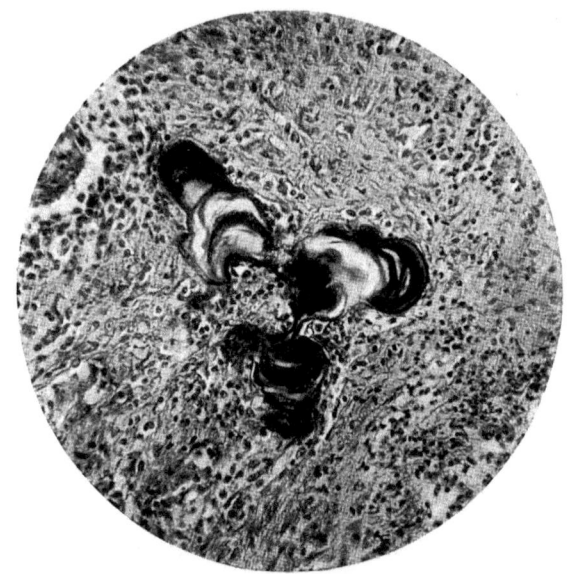

Abb. 36. Eigenartig geschichtete Gebilde (Lymphthromben), umgeben von zellig infiltriertem
Bindegewebe, das an Stelle des Drüsenparenchyms getreten ist, bei chronischer Tuberkulose der
Ohrspeicheldrüse. (45 Jahre alte Frau.) Nähere Beschreibung im Text. (175fach. Vergr.)

Protoplasma ist gekörnt. In ihm liegen in verschiedener, oft sehr großer Zahl,
zum Teil in peripherer Randstellung, zum Teil aber auch in zentraler Lage schmale
dunkel gefärbte oder auch bläschenförmige Kerne, die Kernkörperchen aufweisen. Ziemlich häufig bemerkt man, daß innerhalb des Bereiches solcher
Riesenzellen eigenartige, konzentrisch geschichtete, kugelige aber auch drusige
Gebilde liegen, die sich mit Hämatoxylin mehr oder minder gleichmäßig dunkelblau färben. (Vgl. Abb. 36.) Oft sind nur ihre äußeren Ringschichten gefärbt
und schließen diese eine mehr helle, auch mit Eosin rötlich angetönte, körnige
oder auch mehr streifige Substanz in sich. Derartige Gebilde zeigen sich bisweilen auch innerhalb eines zellreichen Granulationsgewebes, von Riesenzellen umklammert.

Diese Einschlüsse beschreibt bereits Klotz. Er gibt davon auch eine Vorstellung in seinen Abbildungen 1—6. Klotz stellt sich vor, daß sie aus einer
albuminösen Substanz bestehen und das Sekretionsprodukt von Drüsenzellen
darstellen, das nachträglich eindickt. Er verwertet diese Befunde auch für
seine Auffassung, die einen Teil der Riesenzellen von den Drüsenepithelien
ableitet.

Meiner Meinung nach stellen diese Einschlüsse (die ich auch in tuberkulös erkrankten Lymphknoten beobachtete) wohl überwiegend Lymphthromben

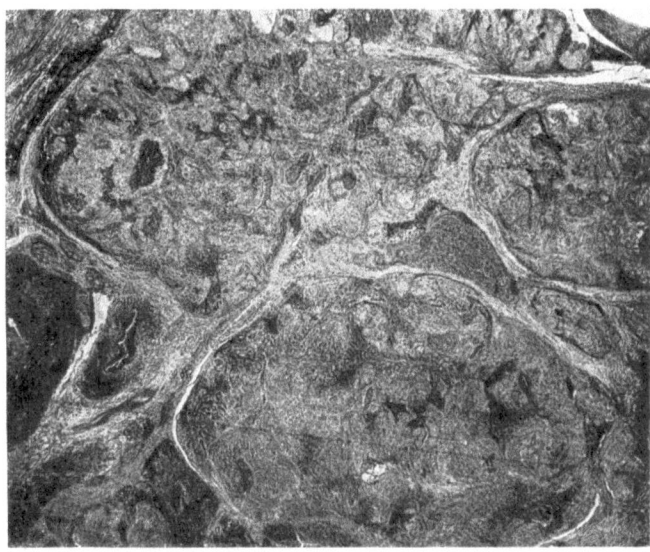

Abb. 37. Übersichtsbild (8fach. Vergr.) zeigt die vergrößerten Drüsenläppchen, die von ausgebreiteten Tuberkelbildungen eingenommen sind. Am linken Rand des Bildes (dunkel gezeichnet) der Anschnitt eines intraglandulären Lymphknötchens. (Chronische Tuberkulose der linken Ohrspeicheldrüse einer 45 Jahre alten Frau, operativ entfernt.)

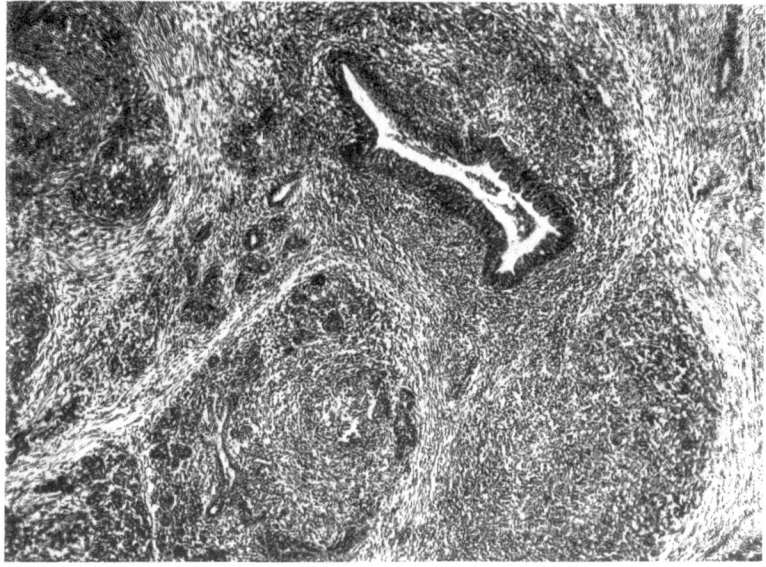

Abb. 38. Teilbild der Abb. 37. Tuberkelbildung im Drusengewebe und tuberkulöse Granulationsgewebsentwicklung um einen größeren Ausführungsgang herum. (45fach. Vergr.)

dar, die späterhin zum Teil eine Verkalkung erfahren haben. In reaktiver Auswirkung folgte eine Umklammerung durch Fremdkörperriesenzellen, die der

Hauptsache nach aus dem umgebenden, zum Teil zellreichen Bindegewebe stammen, ohne leugnen zu wollen, daß manche der die besagten Gebilde umgreifenden Riesenzellen vielleicht auch epithelialer Herkunft sind; sind doch genügende Belege dafür veröffentlicht, daß auch Riesenzellen epithelialer Natur, so namentlich in erkrankten drüsigen Organen (Schilddrüse, Vorsteherdrüse usw.) vorkommen können.

Als Sitz der tuberkulösen Veränderungen läßt sich entweder das Drüsenläppchengewebe selbst (vgl. Abb. 37, bzw. 38) oder die Umgebung der Ausführungsgänge, also das Ausführungsgangsystem (Abb. 38 u. 39) oder das Zwischengewebe erkennen. v. STUBENRAUCH, MINTZ u. a. fanden der Hauptsache nach die tuberkulösen Entwicklungen innerhalb der Läppchen und um

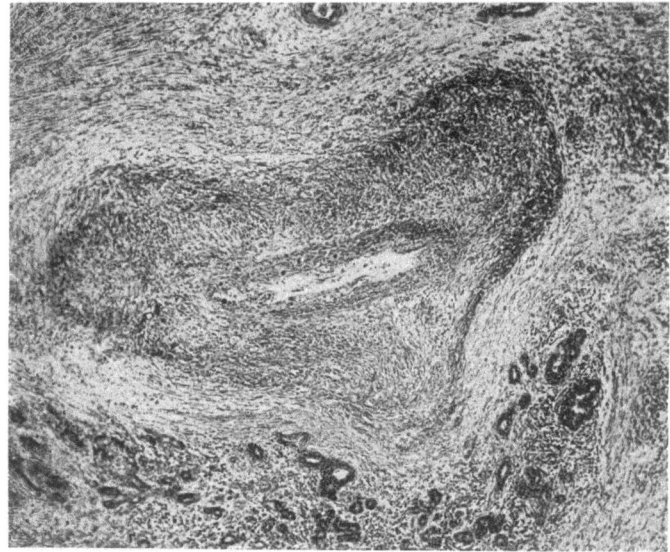

Abb. 39. Teilbild der Abb. 37. Tuberkulöse Granulationsgewebsbildung im Bereiche eines Ausführungsganges. Die epitheliale Auskleidung des Ganges nur mehr angedeutet. (45fach. Vergr.)

die Ausführungsgänge herum. Wir konnten ebenfalls in unseren Fällen vielfach dieselben Beobachtungen machen. Eine besondere Erwähnung verdient dabei die Tuberkulose der kleineren oder größeren Speichelgänge selbst. An zahlreichen Stellen waren die Gänge in ihrer ganzen Ausdehnung durch ein tuberkulöses Granulationsgewebe ersetzt und nur kleine gequollene Epithelreste in der Mitte deuteten das frühere Ganglumen an. (Abb. 39.) Es sind dabei alle Übergänge bis zur vollständigen Verkäsung nachweisbar.

Der Hauptsache nach dürften die Knötchen wohl im intralobulären Bindegewebe ihre Entwicklung nehmen und das Drüsengewebe selbst unter dem Wachstum und der Vermehrung der Knötchen allmählich eine Druckatrophe erleiden (Abb. 38), so daß nur mehr kleine Drüsenzellanhäufungen das Läppchenparenchym andeuten. So können schließlich ganze Läppchen durch ein tuberkulöses Granulationsgewebe ersetzt werden.

Regenerationsversuche von seiten des Drüsengewebes sind nur selten zu beobachten. Wohl aber sind fortschreitende Epithelwucherungen im Gebiete kleinerer und größerer Ausführungsgänge festzustellen. Das Epithel erscheint hier mehrschichtig, formt Papillen, die das Lumen unregelmäßig gestalten und einengen. In der nächsten Umgebung liegen innerhalb eines zellreichen und zellig infiltrierten Granulationsgewebes Tuberkelknötchen. Solche sind in besonders reicher Entwicklung um große Ausführungsgänge herum anzutreffen. Gelegentlich wird auch deren Wand in die Veränderung miteinbegriffen und erscheint so die Epithelbekleidung an dieser Stelle unterbrochen. Der Charakter solcher Knötchen ist zumeist fibrös. Bemerkenswerterweise liegen auch oft als inselförmige Epithelnester von unregelmäßiger Gestalt Reste eines einstigen Ausführungsganges mitten in dem Granulationsgewebsherd.

Daß Tuberkelbildungen sich auch im intralobulären Bindegewebe entwickelt finden, wurde besonders von BOCKHORN, ARCOLEO u. a. festgestellt. Sie liegen dabei nicht bloß, wie erwähnt, im Gebiete größerer Ausführungsgänge, sondern auch um Nerven und Gefäße herum angehäuft. Stets zeigen sich auch die in die Ohrspeicheldrüse eingefügten Lymphknoten spezifisch erkrankt.

Die verschiedene Lage der tuberkulösen Veränderungen wurde vielfach zur Erklärung des Infektionsweges herangezogen. Meine eigenen Beobachtungen lassen sich in diesem Sinne nicht verwerten, da es sich dabei um bereits weit fortgeschrittene Tuberkulosen der Ohrspeicheldrüse gehandelt hat; für die Klärung dieser Frage kommen wohl nur Fälle in Betracht, die die Veränderungen in den ersten Entstehungsstadien erkennen lassen. Solche zu untersuchen, dürfte sich im allgemeinen wohl schwer Gelegenheit ergeben, da derartige Fälle zumeist erst verspätet zur Beobachtung gelangen.

Schließlich müssen noch die verschiedenen Zelleinstreuungen Erwähnung finden, die sich bei der chronischen Tuberkulose der Speicheldrüsen sowohl im intra- als insbesondere im interlobulären Bindegewebe mit großer Regelmäßigkeit antreffen lassen. In der Mehrzahl der eingelagerten Zellen handelt es sich um Lymphozyten, die entweder in diffuser Weise im Zwischengewebe zerstreut liegen oder auch in knötchenartigen Anhäufungen nachzuweisen sind. Ab und zu sind auch Keimzentren innerhalb derartiger lymphknötchenartiger Gebilde festzustellen. Neben den Lymphozyten sind Leukozyten sowie Plasmazellen anzutreffen. Besonders dicht sind die Zelleinstreuungen um die Ausführungsgänge herum.

Was die Deutung der besonders starken Lymphozytenansammlungen und Lymphknötchenbildung anlangt, so sollen sie nach KIRCH entweder „eine Teilerscheinung einer allgemeinen Hyperplasie der lymphatischen Apparate sein" (S. 184) oder die Folgewirkung einer vorausgegangenen interstitiellen Entzündung darstellen. Für die Auffassung einer Begleiterscheinung des chronisch verlaufenden Prozesses spricht, daß ja auch in anderen Organen bei chronischer Tuberkulose sehr häufig und oft starke reaktive, lymphozytäre Einlagerungen zu beobachten sind. An örtlichen Stellen war in meinen Fällen auch eine starke Sklerosierung des Bindesgewebes bemerkbar, die schon von anderen Untersuchern (DE PAOLI u. a.) angegeben wird und besonders in der Beobachtung von ARCOLEO und KIRCH ausgeprägt war. Während nach ARCOLEO die starke Sklerosierung des Organs eine unmittelbare Folge der Tuberkulose darstellt, erklärt sie KIRCH durch eine chronische interstitielle Entzündung der Drüse, die der Tuberkulose vorausgegangen ist.

Hinsichtlich des Eintrittsweges der Tuberkulose in die Speicheldrüsen werden im allgemeinen 5 Möglichkeiten in Betracht gezogen:

1. die Infektion von den Ausführungsgängen aus,
2. vom Blutwege her,
3. vom Lymphwege aus,
4. auf dem Wege der Nervenstämme und
5. durch unmittelbares Übergreifen von der erkrankten Nachbarschaft aus.

Die Ansicht, daß die Infektion der Speicheldrüsen vom Mund aus durch die Ausführungsgänge erfolge, findet sich oft erwähnt. Sie fand vor allem eine Stütze in den histologischen Befunden, die zeigten, daß die ersten Veränderungen sehr häufig im Gebiete der Ausführungsgänge anzutreffen sind. (Legueu et Marien u. a.) Claude und Bloch wollen, wie erwähnt, bei einem Phthisiker im Ausführungsgang der Ohrspeicheldrüse selbst Tuberkelbildungen gefunden haben. Auch v. Stubenrauch, de Paoli, Arcoleo, Mintz, Kirch u. a. schließen aus ihren mikroskopischen Befunden — die fast durchgehends die Veränderungen innerhalb der Drüsenläppchen und nicht im interstitiellen Gewebe zeigten — auf eine von der Mundhöhle her aufsteigende Infektion. (Vgl. auch Cornil et Ranvier.) Trotz dieser Befunde und Angaben hält jedoch Heineke die Ganginfektion für nicht bewiesen, da die Tuberkel in der Wand des Gangsystems auch auf dem Wege der Lymphbahnen entstanden sein können. Außerdem fehlten in fast allen Fällen tuberkulöse Erkrankungen der Mundhöhle. Nach Heineke müßte man auch, wenn die Infektion von den Ausführungsgängen das Gewöhnliche wäre, in erster Linie Tuberkulose der Speicheldrüsen bei Phthisikern finden, deren Mundhöhle ja stets Tuberkelbazillen in reicher Menge führt.

Nach den schon erwähnten experimentellen Untersuchungen Rosts, die zeigten, daß auch nach hämatogener Infektion die Hauptveränderungen im Bereich der Ausführungsgänge sich entwickeln, könnte man zur Erklärung der Befunde ja auch eine Entstehung vom Blutwege her annehmen.

Im allgemeinen bestehen hinsichtlich der Frage der Entstehung der Speichelgangstuberkel wohl dieselben Schwierigkeiten wie für die Gallengangstuberkulose. Bekanntermaßen nimmt ein Teil der Untersucher an, daß die Gallengangstuberkel durch Übergreifen von der Umgebung auf die Gallengangswand entstehen. Dieser Auffassung gegenüber steht die Lehre von der hämatogenen Ausscheidungstuberkulose, nach der die Infektion an der Innenfläche der Gänge vom Blute aus erfolgt. Tatsächlich finden sich auch in unseren Fällen von Parotistuberkulose sehr häufig Tuberkel in derartiger unmittelbarer Nachbarschaft von Ausführungsgängen, daß sie Teile der Wand in sich einbezogen. Daneben konnte man aber auch des öfteren feststellen, daß der Inhalt einzelner Gänge durch eine, zum Teil verkäsende Gewebsbildung gebildet war. Diese Veränderungen sind wohl in der Weise zu erklären, daß an örtlichen Stellen ein Durchbruch in einen Gang hinein und dabei eine Infektion des abführenden Gangsystems erfolgte, dessen Wandungen dann sekundär infiziert wurden.

Frank und Bockhorn nehmen einen aufsteigenden Infektionsweg an (vgl. auch Cornil et Ranvier); sie glauben jedoch, gegenüber der früher erörterten Auffassung, daß die Tuberkelbazillen durch die Lymphbahnen von der Mundhöhle her in die Speicheldrüsen gelangen. Braun wendet gegen diese Annahme ein, daß es sich unter diesen Umständen teilweise um einen rückläufigen Weg handeln würde, der nicht physiologischen Verhältnissen entspricht.

Der Blutweg als Eintrittspforte der Tuberkulose in die Speicheldrüsen wird im Falle von Scheib insofern wahrscheinlich gemacht, als Scheib wie erwähnt, eine Parotistuberkulose bei Lungenphthise beobachtete. Scheib schließt aus dem intra- und interlobulären, bzw. perivaskulären Sitz der tuberkulösen Veränderungen und aus der anatomischen Übereinstimmung mit den Befunden in anderen Organen (Leber und Milz) auf die hämatogene Entstehungsweise der Tuberkulose in seinem Falle. Scheib glaubt, daß die Tuberkelbazillen etwa von der Tuberkulose der peribronchialen Lymphknoten aus auf dem Blutwege in die Ohrspeicheldrüse verschleppt wurden und dort die Tuberkulose der Drüse erzeugten. Die dabei vorgefundene Tuberkulose der Lymphknoten der rechten Halsseite entwickelte sich nach SCHEIB sekundär nach der Parotistuberkulose.

Die Entstehung auf dem Blutweg wird weiterhin auch durch die schon wiederholt angeführten Versuche ROSTS nahegelegt, die ja dartun, daß die auf dem Blutweg in die Ohrspeicheldrüse eingeschleppten Bazillen sehr rasch durch die Ausführungsgänge ausgeschieden werden (Ausscheidungsparotitis!). Über die in solcher Hinsicht sehr belangreichen Befunde in den Speicheldrüsen bei allgemeiner Miliartuberkulose liegen bisher leider keine systematischen Untersuchungen vor; nur KAUFMANN und STERNBERG erwähnen in ihren Lehrbüchern, daß gelegentlich bei Miliartuberkulose Tuberkelknötchen in den Speicheldrüsen gefunden werden können. Ich selbst untersuchte systematisch zahlreiche Fälle darauf hin und konnte nur vereinzelte positive Befunde erheben. Die miliaren Knötchen lagen dabei im Zwischengewebe in der Nähe von Ausführungsgängen und größeren Gefäßen.

Den lymphogenen Entstehungsweg vertreten hauptsächlich die Autoren, die die tuberkulösen Veränderungen in erster Linie im interstitiellen Bindegewebe beobachteten. (BORCHARDT u. a.) Nach diesen wären es im besonderen die intraglandulären und periglandulären Lymphknoten, die erkranken und von denen aus die spezifische Entzündung auf das Drüsenparenchym übergreift. (ASCHOFF u. a.) KAUFMANN erwähnt in seinem Lehrbuch einen Fall, in dem symmetrische tuberkulöse Lymphome in der Gegend der Ohrspeicheldrüsen zur Diagnose angeborener Parotisgewächse geführt hatten.

Nach HEINEKE hat die lymphogene Infektion — wenn sie auch nicht für alle Fälle zutrifft — deswegen viel Wahrscheinlichkeit, weil die Speicheldrüsen von einem äußerst reichen und vielverzweigten Netz von Lymphbahnen durchzogen sind. Allerdings sollte man nach HEINEKE erwarten dürfen, daß bei der großen Häufigkeit der Halslymphdrüsentuberkulose auch eine Speicheldrüsenphthise öfters zur Entwicklung und Beobachtung kommt. In einem eigenen Falle eines $8^{1}/_{2}$jährigen Kindes, in dem die intraglandulären Lymphknoten der Ohrspeicheldrüse vollständig verkäst waren, war keine Spur einer tuberkulösen Veränderung innerhalb des Drüsengewebes selbst festzustellen. Das umgebende Parenchym war nur im Zustande einer sekundären Druckatrophie.

Für eine Entstehung der Tuberkulose auf dem Wege der Nervenstämme äußert sich DE PAOLI, der Tuberkelbildungen unter anderem auch in den Nervenscheiden von Fazialisästen nachweisen konnte. Nach HEINEKE ist dieser Infektionsweg sehr hypothetisch und unwahrscheinlich, da in diesem Falle außerdem noch gleichzeitig Tuberkel auch um die kleinen Gefäße und Ausführungsgänge herum gefunden werden konnten.

Der fünfte Weg ist schließlich in einem direkten Übergreifen aus der Nachbarschaft gegeben (LOUMAIGNE), z. B. bei einer Knochen- oder Hauttuberkulose in der unmittelbaren Nachbarschaft der Speicheldrüsen. Nach BRAUN kommt jedoch diese Art der Infektion kaum in Frage, da die Kapsel der Speicheldrüsen immerhin beträchtlichen Widerstand zu leisten vermag.

Nach all diesen Darlegungen dürften wohl verschiedene Eintrittspforten für die Tuberkulose der Speicheldrüsen in Betracht zu ziehen sein. Jedenfalls gestatten die histologischen Untersuchungen nur sehr selten eine eindeutige Entscheidung, auf welchem Wege die Tuberkelbazillen in die Speicheldrüsen gelangt sind. Zumeist handelt es sich ja um weit fortgeschrittene Fälle, die erst spät zur Untersuchung kamen, und Tuberkelbildungen nicht bloß im Drüsengewebe selbst und um die Ausführungsgänge herum, sondern auch im interstitiellen Bindegewebe und um Gefäße nachweisen ließen.

Es wurde auch versucht, experimentell eine Tuberkulose der Speicheldrüsen, durch Infektion vom Blut-, Lymphwege, von den Ausführungsgängen aus und durch direkte Einverleibung zu erzeugen, und so die Frage des Infektionsweges zu entscheiden. (Arcoleo, de Paoli, Pinoy u. a.). Bei diesen Untersuchungen offenbarte sich immerhin, daß die Speicheldrüsen am schwersten von den Ausführungsgängen her zu infizieren waren. Infektionen gelangen nur dann, wenn gleichzeitig die Speichelabsonderung künstlich herabgesetzt wurde. Am häufigsten glückte die Infektion durch direkte Einverleibung in die Drüsen (nach vorausgegangener Schädigung) und vom Blut- und Lymphwege aus. Im histologischen Bild fand sich des öfteren starke Sklerosierung der betreffenden Drüse. (Arcoleo.)

Zum Schluß wäre nun auch noch der Gründe der eigentümlichen Resistenz zu gedenken, die den Speicheldrüsen gegenüber tuberkulösen Infektionen zukommt, eine Eigenschaft, die sie anscheinend mit der Bauchspeicheldrüse teilen. Die Ursachen dieses auffälligen Verhaltens sind jedoch noch nicht eindeutig geklärt. (Küttner.) Neben den antiparasitären Wirkungen des Speichels wurde im besonderen eine eigenartige Reaktion des Drüsengewebes in Form einer Neigung zu starker Sklerosierung für die Erklärung der relativen Immunität der Speicheldrüsen in Betracht gezogen. Die starke Neigung der Tuberkel zu fibröser Umwandlung (de Paoli), die ich auch in unseren eigenen Untersuchungen gelegentlich beobachten konnte, unterstützt jedenfalls diese Auffassung. Beneke sieht in den großen Mengen lymphoiden, bzw. lymphatischen Gewebes, das zum Teil vorhanden, zum Teil bei chronisch entzündlichen Prozessen in den Speicheldrüsen gebildet wird, die Ursache für die Resistenz der Speicheldrüsen gegenüber Tuberkulose und für deren verhältnismäßig gutartigen Verlauf.

Über isolierte Lymphogranulomatose der Ohrspeicheldrüse berichtet nur W. Fischer. Fischer konnte bei einer 58jährigen Frau, die an einem Plattenepithelkrebs der äußeren Geschlechtsteile gestorben war, in der rechten vergrößerten Ohrspeicheldrüse die Befunde von Lymphogranulomatose erheben. Gleichzeitig waren auch die rechtsseitigen Halslymphknoten verändert.

Nach Fischer ist das Wahrscheinlichste, daß die Lymphogranulomatose primär in den Halslymphknoten zur Entwicklung kam und erst von da aus auf die Ohrspeicheldrüse übergegriffen hat. Innerhalb des lymphogranulomatösen Gewebes (in der Nähe der Drüse) lagen Krebsmetastasen. (Über die symmetrischen Granulomatosen vgl. die Ausführungen über den Mikuliczschen Symptomenkomplex).

B. Syphilis der Speicheldrüsen.

Die Syphilis der Speicheldrüsen gilt als eine seltene Erkrankung, die aber nach Gigon immerhin häufiger zu sein scheint, als die Tuberkulose.

Die meisten Fälle betreffen die Ohrspeicheldrüse (nach Vuillet war unter 44 Fällen die Parotis 30mal erkrankt), seltener die Unterkiefer- und Unterzungendrüse; hier und da erkranken mehrere Speicheldrüsen gleichzeitig unter dem Bilde des Mikuliczschen Symptomenkomplexes (Jeanselme, Huet et Desbrousses).

Über syphilitische Entzündungen der Speicheldrüsen, insbesondere der Ohrspeicheldrüse, im Sekundärstadium der Lues, berichtet vor allem Neumann. Die von Neumann beobachteten Fälle standen „durchwegs im ersten Jahre ihrer Erkrankung, und zwar betrug die Krankheitsdauer zwischen 2 und 12 Monaten. Durchwegs waren es schwächliche, blutarme Individuen, bei denen die Affektionen zugleich mit makulösen und papulösen Exanthemen auftraten". (S. 10.) In sämtlichen Fällen „waren die Schling- und Kaubewegungen erschwert und bestand starker Speichelfluß. Die erkrankte Drüse war in Form einer derben, plattrunden, nicht verschieblichen Geschwulst mit scharfem Rand und drusiger unebener Oberfläche am Unterkieferwinkel" zu tasten (S. 10); die Präaurikulardrüsen waren vergrößert, „über der Parotis verschiebbar, oder an derselben fixiert, immer aber deutlich von derselben abgrenzbar". (S. 10.) Die Haut über der Ohrspeicheldrüse schien zum Teil geschwollen, gerötet und ödematös. In einzelnen Fällen beobachtete NEUMANN Abszedierung der präaurikulären Lymphknoten. Die Erkrankung der Ohrspeicheldrüse zeichnete sich durch ihren langsamen Verlauf aus. Einschlägige Beobachtungen stammen von GIRARD und TRIGHER, FERCHLAND u. a.

Eine akute syphilitische Entzündung beider Ohr- und Unterkieferspeicheldrüsen beschrieb auch VEHSE.

Anatomische und histologische Untersuchungen über diese (akuten) syphilitischen Entzündungen der Speicheldrüsen im Sekundärstadium liegen nicht vor und ihr Vorkommen ist daher auch durchaus noch unbewiesen. (HEINEKE, S. 505.) Es ist nicht ausgeschlossen, daß die beobachteten Veränderungen der Speicheldrüsen im Sekundärstadium der Syphilis zum Teil auf die Quecksilberbehandlung zurückzuführen sind. Diese scheint z. B. für die Beobachtung von E. LANG wahrscheinlich, die eine 39jährige syphilitische Frau betraf, bei der sich im Anschlusse an die Quecksilbertherapie eine akute abszedierende Parotitis entwickelte. Eine einschlägige Mitteilung findet sich auch seitens HELLER mitgeteilt.

Etwas besser bekannt und untersucht sind die Veränderungen der Speicheldrüsen im Spätstadium der Syphilis, bei der tertiären Lues. Es scheinen dabei an den Speicheldrüsen sowohl die gummösen als auch die interstitiellen Formen der Syphilis sowie Kombinationsformen vorzukommen. Sie sind bei Menschen beobachtet, die an tertiärer Syphilis gelitten oder vor Jahren eine luische Erkrankung durchgemacht haben. (HEINEKE.)

Der Beginn des Leidens ist ein langsamer und zumeist symptomloser. Die Patienten bemerken die Schwellung der Drüse erst, wenn bereits eine deutliche Vergrößerung sichtbar ist. (KÜTTNER.) Die „Geschwulst" kann Apfelgröße erreichen, ist über der Unterlage wenig verschieblich und vielfach mit der Haut verwachsen. Erweichungen, Fistelbildungen sind im allgemeinen selten. Hie und da kann es auch zur Behinderung der Kau- und Schluckbewegungen kommen. (KÜTTNER.) Über eine Ankylose des rechten Unterkiefergelenkes bei gummöser Parotitis berichtet MERKEL.

Die ersten Beobachtungen über gummöse Entzündungen der Ohrspeicheldrüse sind in der Literatur von E. LANG und DE SMET niedergelegt. Sie berichten über gummöse, teils zu Gewebsuntergang, teils zu narbigen Abänderungen des Drüsengewebes führende Infiltrationen der Ohrspeicheldrüse. Einschlägige Beobachtungen stammen von BOCK, bzw. LAPERSONNE, die eine sklerosierende Entzündung der Ohrspeicheldrüse erwähnen. In neuester Zeit beschrieb W. RICHTER ein geschwürig verändertes Gumma der Ohrspeicheldrüse und eine chronische rezidivierende Parotitis bei „Inkretionslues" des Eierstockes. Eine Probeexzision aus den Randgebieten des gummösen Geschwüres (der ersten Beobachtung) enthielt unveränderte Oberhaut und stark infiltrierte zum Teil schwielig abgeänderte Kutis und Subkutis, sowie narbig verdichtetes Speicheldrüsengewebe. Örtlich waren entzündliche epitheliale Tiefenwucherungen nachzuweisen. Neben diffusen (unspezifischen) Zelleinlagerungen fand RICHTER Herde, die aus Epitheliodzellen, Bindegewebszellen, Lymphozyten und reichlich Plasmazellen bestanden.

Über Syphilis der Unterkieferdrüse berichteten unter anderen GRAWITZ, LANCEREAUX, KAPOSI. GRAWITZ führte auch eine histologische Untersuchung der derben, elastischen, höckerigen und mit der Umgebung fest verwachsenen

Drüse durch. Er fand dabei käsige Herde, die von Granulationsgewebe umgeben waren. Im übrigen Drüsengewebe war das Zwischengewebe verbreitert und zellig durchsetzt. Der Fall Lancereaux betraf ein 45jähriges Individuum, das zahlreiche gummöse Geschwüre an der Haut und an der Rachenschleimhaut hatte und an einem Erysipel starb. Die Unterkieferdrüsen waren derb und zeigten zahlreiche Einziehungen zwischen den Drüsenläppchen, die durch Fett gelblich verfärbt waren. Das interstitielle Bindegewebe war stark verbreitert, die benachbarten Lymphknoten vergrößert und weich. Es fanden sich auch Gummiknoten in der Lunge und im Herzbeutel sowie Narben am Anus, im Rachen und in der Leber.

Einschlägige Beobachtungen an der Unterzungendrüse sind von Fournier, Verneuil und Neumann gemacht. Fournier sah bei einem 30jährigen

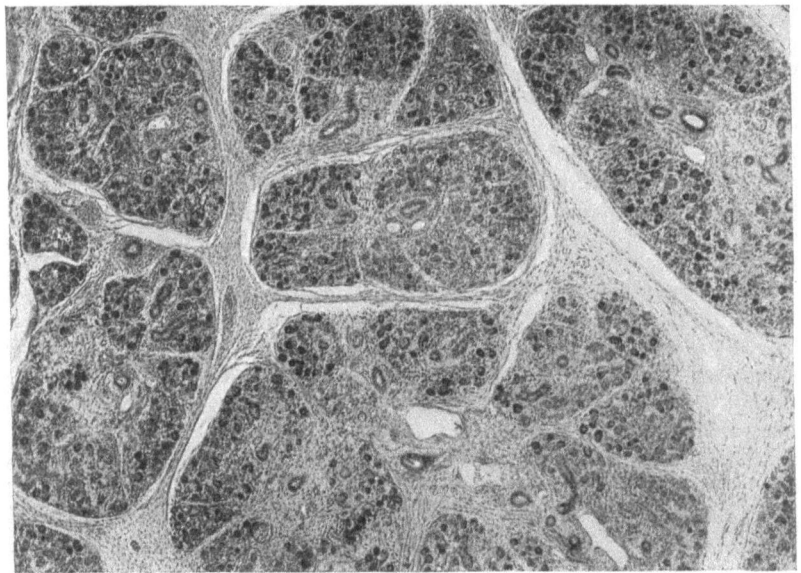

Abb. 40. Parotitis interstitialis syphilitica eines 28 Tage alten luischen Knaben.
(Nähere Beschreibung im Text.) (40fach. Vergr.)

Mann, den er mehrere Jahre an Syphilis behandelt hatte, eine dattelgroße, schmerzlose, derbe „Geschwulst" der rechten Unterzungendrüse, die unter Jodkaliumgebrauch nach kurzer Zeit verschwand. Eine ähnliche Erkrankung beobachtete auch Verneuil bei einem 40jährigen Mann an der linken Unterzungendrüse. Eine „gummöse und ulzeröse Affektion der Gl. sublingualis" beschrieb Neumann, die unter Quecksilberbehandlung und Jodkaliumgebrauch geheilt wurde.

Über Folgeerscheinungen nach gummösen Erkrankungen der Speicheldrüsen sind im Schrifttum nur Andeutungen vorhanden. Eine vollkommene Zerstörung der linken Ohrspeicheldrüse bei einer 44jährigen Frau erwähnt E. Lang. Zagari berichtet über eine luische Speicheldrüsenatrophie bei einer 50jährigen Frau, die an Marasmus gestorben war. Die Ursache des Marasmus sieht Zagari (nach Hämmerli) in dem Ausfall der Speicheldrüsenfunktion.

Über angeborene syphilitische Erkrankungen der Speicheldrüsen liegen nur wenige und unvollständige Untersuchungen vor. [Koschel, Erler, Cassel, Faroy (mit Spirochätenbefund), Haslund u. a.] Mitunter

scheinen mehrere Speicheldrüsen erkrankt zu sein (KÜTTNER), wodurch der
MIKULICZsche Symptomenkomplex hervorgerufen werden kann. (DE JONG et
JOSEPH, MERY, GIRARD et MERCIER.)

Ich selbst hatte Gelegenheit bei einem 28 Tage alten luischen Knaben
beide Ohrspeicheldrüsen zu untersuchen und die Befunde einer interstitiellen syphilitischen Parotitis aufzunehmen.

Die Ohrspeicheldrüsen waren vergrößert, verhärtet, die Schnittfläche ohne
deutliche Läppchenzeichnung. Bei der histologischen Untersuchung fand sich
vor allem das interstitielle Gewebe stark verbreitert und zellig infiltriert.
Die Bindegewebsentwicklung offenbarte sich in besonderem Maße innerhalb

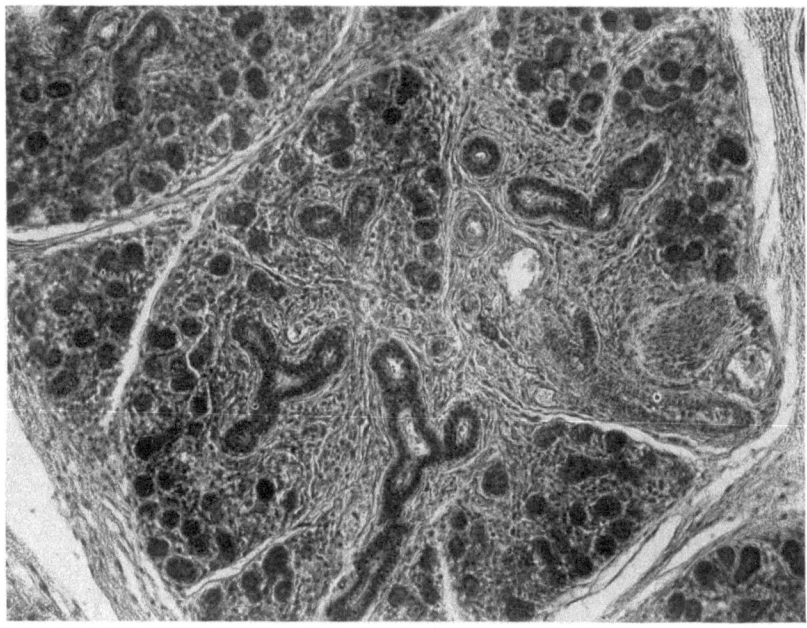

Abb. 41. Teilbild aus Abb. 40 mit den Befunden interstitieller Entzündung des Drüsengewebes
der Ohrspeicheldrüse. (85fach. Vergr.)

der Läppchen zwischen den Drüsenbläschen und führte dadurch zu einer weitgehenden Abänderung der gewöhnlichen Drüsenstruktur. (Vgl. Abb. 40.) Bei
starker Vergrößerung (Abb. 41) ließe sich erkennen, daß die intraazinöse Bindegewebsbildung hauptsächlich um Kapillaren herum entwickelt war. Das Drüsengewebe war vielfach nur mehr in kleinen haufenförmigen Resten erhalten.
In der oft sehr zellreichen, hyperplastischen Bindegewebswucherung fanden
sich kleine Rundzellen vom Charakter der Lymphozyten und Plasmazellen
eingestreut, Lymphknötchenbildungen waren nicht zu bemerken. Die größeren
Gefäße im interlobulären Bindegewebe waren zumeist im Sinne einer obliterierenden Endarteriitis und Endophlebitis verändert. Auch um die größeren
Speichelgänge herum war gelegentlich eine starke Bindegewebsbildung nach-
zuweisen. Gummabildungen konnten in keinem Schnitt nachgewiesen werden.
Die Färbung der Schnitte auf Spirochäten blieb negativ. Trotzdem war an der
Syphilisdiagnose nicht zu zweifeln, da ja in anderen Organen (Leber, Knochen,
Haut usw.) die ausgesprochenen Merkmale der angeborenen Syphilis festzustellen
waren. Bei meinen vergleichenden Untersuchungen der Ohrspeicheldrüsen

anderer neugeborener Kinder ließen sich nie den vorhin geschilderten Veränderungen entsprechende Befunde auffinden.

Es liegt nahe anzunehmen, daß bei der mikroskopischen Untersuchung der Speicheldrüsen bei angeborener Syphilis wohl öfters die beschriebenen Befunde zu erheben wären.

C. Aktinomykose der Speicheldrüsen.

Die primäre Aktinomykose der Speicheldrüsen (Sialoadenitis actinomycotica) ist eine anscheinend nicht so seltene, praktisch wichtige Erkrankung. Die ersten Beobachtungen stammen von W. MÜLLER (1903), der über drei Fälle von Aktinomykose der Parotisgegend berichtete. Ihnen folgten dann im Laufe der Jahre noch mehrere einschlägige Mitteilungen von HOSEMANN, BRÜNING, SÖDERLUND, CHIARI, EDBERG, SÖDERLUND, SCHWARZ, BECK u. a.

Die meisten dieser Fälle betreffen die Unterkieferdrüse (HOSEMANN, ROUX, KUBACHI, CHIARI, SÖDERLUND, SCHWARZ u. a.), wenigere die Ohrspeicheldrüse (MÜLLER, BRÜNING, EDBERG, SÖDERLUND, BECK u. a.) und nur vereinzelte Beobachtungen die Unterzungendrüse (SÖDERLUND). Durch die Bevorzugung der Unterkieferdrüse ist ein mit dem Vorkommen der Speichelsteine und chronisch entzündlichen Tumoren (KÜTTNER) übereinstimmendes Verhalten gegeben.

In den meisten der angeführten Mitteilungen handelt es sich nach SÖDERLUND (1913—1927) schon deshalb um eine primäre Aktinomykose der Speicheldrüsen, weil in den betreffenden Fällen den einzig nachweisbaren Herd der Erkrankung die Speicheldrüsen bildeten. Nur in seltenen Fällen war eine Infektion durch Übergreifen von der Nachbarschaft nachweisbar. Wie schon SÖDERLUND darlegte, ist das solchen Beobachtungen sekundärer Aktinomykose entsprechende histologische Bild ein ganz anderes als das einer primären aktinomykotischen Erkrankung. Während bei der primären Aktinomykose die Veränderungen über die ganze Drüse in gleichmäßiger Weise im Drüsengewebe und Gangsystem ausgebreitet sind, beschränkten sie sich bei ausgesprochen sekundärer Aktinomykose auf die Stelle, an der der Prozeß auf die Drüse übergegriffen hat. Vollkommen unveränderte Gewebsteile wechseln dabei mit erkrankten Bezirken ab. In Fällen fortgeschrittener Ausbildung sekundärer Aktinomykose dürfte jedoch eine sichere Abgrenzung schwierig werden.

Klinisch ist das Krankheitsbild vor allem durch den Speicheldrüsentumor gekennzeichnet (SÖDERLUND), der allmählich im Laufe von Monaten ohne Beschwerden oder unter Erscheinungen unbedeutender Art sich heranbilden kann. Der Tumor zeichnet sich besonders durch seine Härte aus. Erst in späteren Stadien kann es unter der Vergrößerung der Schwellung zu Schlingbeschwerden und Behinderung der Kaubewegung kommen. Auch Fistelbildungen sind gelegentlich beobachtet worden. Aus dem Hauptausführungsgang entleert sich ein eitriges Sekret, das bei näherer Untersuchung die kleinen weißgelben Drusen des Strahlenpilzes enthält. Derselbe Befund kann auch an den Fistelgängen erhoben werden. In solchen Fällen vorgeschrittener Ausbildung kann es auch zum Übergreifen auf die Nachbarschaft, zu Gesichts- und Halsaktinomykose kommen.

Das makroskopische Bild aktinomykotisch erkrankter, operativ entfernter Speicheldrüsen ist nach SÖDERLUND und auch eigenen Beobachtungen vor allem durch die harte, derbe Beschaffenheit des Drüsenkörpers gekennzeichnet. Sein Durchschnitt zeigt innerhalb eines grauweißlichen, schwieligen Gewebes gelbliche, eitrige Herdchen von Mohnkorn- bis Linsengröße, die sich hie und da zu größeren Herden zusammenfügen und in deren Umgebung sich gelegentlich eine Aussaat kleinerer Herde von gleicher Beschaffenheit findet. Vielfach machen sich schon dem unbewaffneten Auge in dem schleimigen Eiter der kleinen kaum stecknadelkopfgroßen Höhlen die gelbgrünlichen Körnchen der Aktinomyzesdrusen bemerkbar.

Durch die starke Neigung der Aktinomykose zur Granulationsgewebsbildung kommt es zu ausgedehnten schwieligen und schwartigen geschwulstähnlichen Gewebsbildungen, die das Drüsengewebe allmählich ersetzen und
zerstören. Auch die Umgebung wird in den meisten Fällen in die Veränderungen miteinbezogen, die auf diese Art zur Verpackung mit den benachbarten Organen führen.

Histologische Untersuchungen sind im besonderen von SÖDERLUND in
mehreren Fällen durchgeführt worden, wobei vor allem, entsprechend dem anatomischen Bild eine starke Bindegewebsbildung auffiel, die sich vom Gangsystem

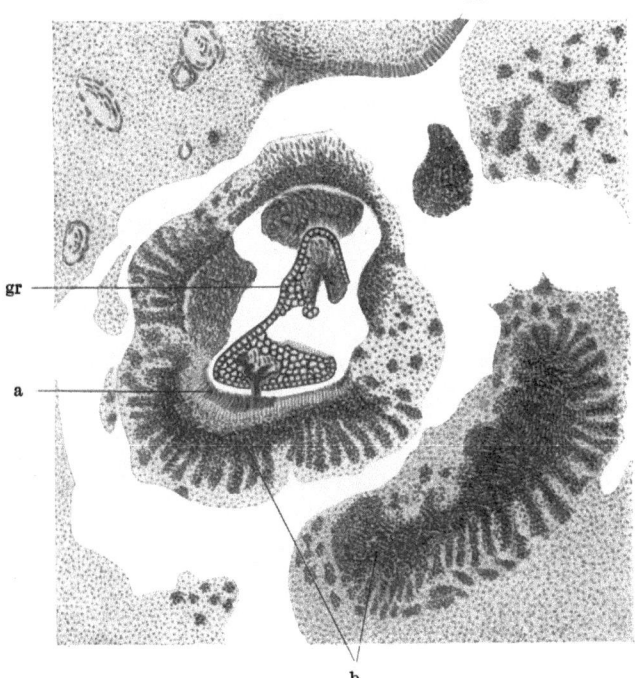

spg

gr

a

b

Abb. 42. Speichelgang mit Granne (gr). a Strahlenpilzvegetation an der Oberfläche derselben.
b Dichte Haufen verschiedenartiger Bakterien im Eiter nach außen von der Granne. spg Reste des
Speichelgangepithels. (Färbung nach GRAM-WEIGERT, Kernfärbung mit Alaun-Karmin, REICHERT
Objekt. 3, Okular 1.) (Nach G. SÖDERLUND 1914, Tafelabb. 14.)

aus auf das Drüsengewebe und die Umgebung ausbreitete. In den großen Speichelgängen fand SÖDERLUND des öfteren kleine Konkrementbildungen und Fremdkörper, die zumeist den Bau einer Getreidegranne aufwiesen. (Vgl. Abb. 42);
sie ließen Kutikularzellen und auch spiralig gewundene Gefäßbündel erkennen.
In manchen Fällen gelang sogar die genaue Bestimmung der Pflanzenart. Bei
starker Vergrößerung konnte er nachweisen, daß die nach dem Gram-
verfahren in den Konkrementen zu Tage tretende Blaufärbung durch Kokken-
und kokkenähnliche Gebilde, sowie auch durch Stäbchen und Fäden bedingt
war. Diese Kokken und Fäden waren überall im Konkrement nachzuweisen.
Die Fäden waren mitunter verzweigt und zeigten sehr häufig radiäre Anordnung. Oft lagen die radiär ausstrahlenden Fäden in so dichter Menge, daß
das deutliche Bild einer Strahlenpilzkolonie gegeben war.

Die mit solchen Massen gefüllten Speichelgänge waren vielfach erweitert.
Um die Konkremente lagen zumeist Leukozyten und Fibrin, hie und da auch

eine hyaline Sekretmasse. Das Epithel der Gänge war dabei zumeist nur mehr in Resten erhalten. Zwischen den Epithelzellen lagen da und dort auch Eiter-körperchen.

Als Umgebung der Gänge fand Söderlund (meine eigenen Untersuchungen stimmen damit überein) eine breite Schicht zellreichen Granulationsgewebes ent-wickelt, das Lymphozyten und Plasmazellen enthielt und weiterhin in ein mehr zellärmeres fibröses Bindegewebe auslief. In manchen Fällen zeigten sich die größeren Speichelgänge geradezu in Abszeßherde umgewandelt, in denen Fremd-körper[1] und m. o. w. voll entwickelte, zum Teil auch in Entartung begriffene Aktinomyzesdrusen lagen und die von einem zell- und gefäßreichen, entzündlich infiltrierten Granulationsgewebe umgeben waren. (Siehe Abb. 43.) Auch die

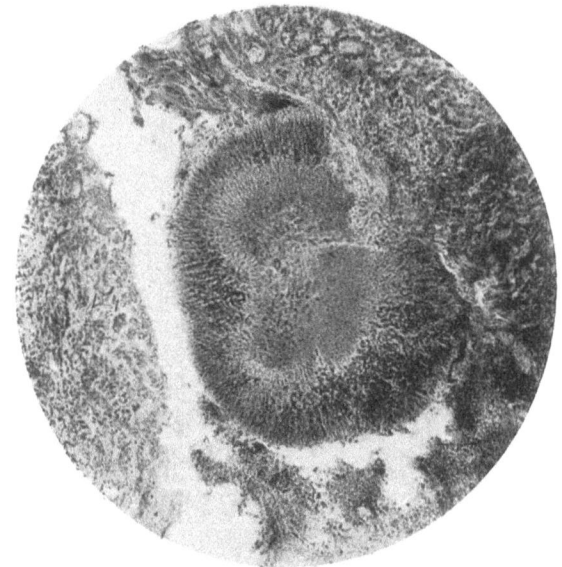

Abb. 43. Aktinomyzesdruse in einem Gang begrenzt von rundzellig durchsetztem und verdichtetem Drüsengewebe. (Eigene Beobachtung von Aktinomykose der rechten Unterkieferdrüse eines 63 Jahre alten Mannes.) (90fach. Vergr.)

kleinen inter- und intralobulären Gänge wiesen bereits ähnliche Befunde und als Inhalt dabei zumeist eitriges Exsudat auf.

Das Drüsenparenchym selbst bot überall das Bild der chronischen und subchronischen Entzündung mit bedeutender Vermehrung des inter- und intra-lobulären Bindegewebes sowie mit Rundzelleninfiltration dar. (S. Abb. 44 u. 45.) Die Drüsenläppchen fanden sich vielfach an Zahl vermindert, ihre Alveolen kleiner als gewöhnlich. In fortgeschrittenen Fällen waren nur mehr spärliche Reste des Drüsengewebes nachweisbar. An seine Stelle war zellreiches und entzündlich infiltriertes Granulationsgewebe getreten, das hie und da kleine Abszeßherdchen beherbergte. Die Umgebung der Drüse nahm an der chronisch produktiven, indurierenden interstitiellen Entzündung teil.

Übereinstimmende Befunde berichten auch andere Forscher (Schwarz u. a.), die histologische Untersuchungen von aktinomykotisch erkrankten Drüsen durchführen konnten.

---

[1] Bostroem (1890) glaubt ja, daß die Aktinomykose durch infizierte Fremdkörper, am häufigsten durch Getreidegrannen, auf den Menschen übertragen werde.

Diese durch anatomische und histologische Untersuchungen ermittelten Tatsachen sind besonders durch SÖDERLUND in ihrer großen Bedeutung für

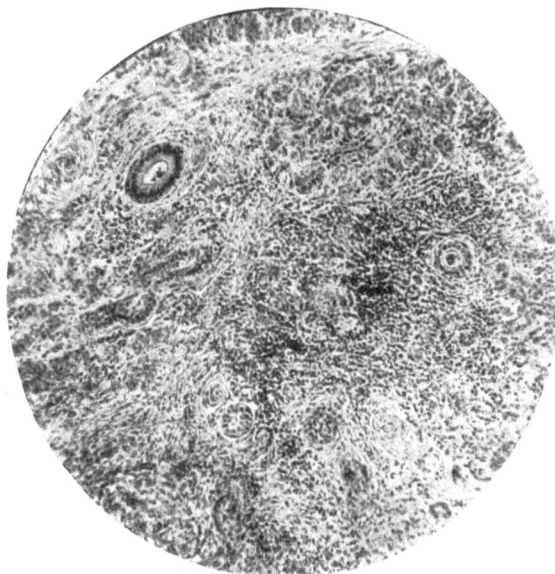

Abb. 44. Interstitielle Entzundung des Drusengewebes mit starker Vermehrung des inter- und intralobulären Bindegewebes, das dicht von rundkernigen Exsudatzellen durchsetzt ist. Weitgehender Schwund des Drusenparenchyms. [Fall von Aktinomykose der rechten Unterkieferdruse eines 63 Jahre alten Mannes. Erkrankte Druse operativ (chirurg. Klinik Innsbruck) entfernt.] (90fach. Vergr.)

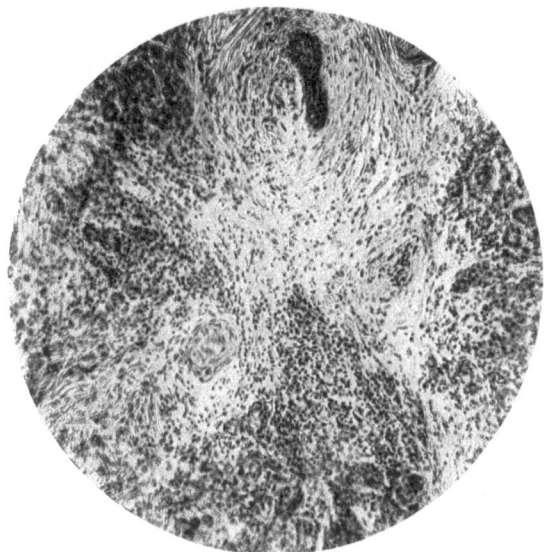

Abb. 45. Besonders auffallende Bindegewebsentwicklung um einen kleinen Ausfuhrungsgang herum (oben im Bilde). Im ubrigen die Befunde produktiver Entzundung mit starken Rundzelleneinstreuungen. (Derselben Beobachtung entnommen wie die Abb. 43 und 44). (90fach. Vergr.)

die Entstehungsweise der Aktinomykose gewürdigt worden. Sowohl das häufige Vorkommen von Strahlenpilzdrusen führenden Fremdkörpern (Getreidegrannen) in den Ausführungsgängen als auch der Nachweis von Aktinomyzeseiter und den ausgesprochenen entzündlichen Veränderungen in der nächsten Umgebnng der Speichelgänge und die oft am Hilus der Drüse gelegenen Eiterherde weisen darauf hin, **daß die Infektion wohl in der Mehrzahl der Fälle durch die Ausführungsgänge vom Mund her erfolgt.** (Vgl. auch Schlegel).

Auch die Funde von Getreidegrannen in den entzündlich veränderten Speichelgängen ohne Beteiligung der Drüsen und der Drüsenumgebung, ferner das Vorkommen der entzündlichen Veränderungen an der Mündung eines Hauptausführungsganges machen nach Söderlund (auch nach Heineke, Küttner, Schwarz u. a.) die Annahme einer aufsteigenden, duktogenen Infektion sehr wahrscheinlich. Ähnliche Überlegungen äußerte auch Schlange für die Wangenaktinomykose. Schlange schreibt: „die Erweichungsherde der Wange sind" .... „ausgezeichnet durch ihren Sitz mitten in der Wange fast immer genau gegenüber der Mündung des Ductus Stenonis". „Gelingt es" .... „nicht eine strangförmige Verbindung mit den Kiefern nachzuweisen, so scheint auch mir die Annahme berechtigt, daß die Infektion vor der Mündungsstelle des Ductus Stenonis ausgegangen ist". (S. 865.)

Nach den schon mehrfach angeführten Untersuchungen Rosts erscheint jedoch bei alledem die Möglichkeit einer Entstehung auf dem Blutwege auch für die Aktinomykose der Speicheldrüsen nicht ganz ausgeschlossen, soferne in solchen Fällen sekundärer Aktinomykose der Speicheldrüsen irgendwo anders im Körper primäre Herde nachweisbar sind.

Daß durch Übergreifen einer Weichteilaktinomykose des Gesichtes oder Halses gelegentlich eine sekundäre Infektion des Speicheldrüsen erfolgen kann, wurde schon in den einleitenden Bemerkungen angeführt. (Söderlund.) (Vgl. spätere Ausführungen.)

Söderlund unterscheidet auf Grund seiner Untersuchungen und Anschauungen über die Entstehung der Krankheit drei verschiedene Stadien in der Entwicklung der primären und duktogenen Speicheldrüsenaktinomykose:

1. „Ausbildung eines mit chronischer Schwellung der Drüse verbundenen, diffus entzündlichen Prozesses, der von einer in einem Speichelgange — gewöhnlich im Ausführungsgange am Hilus oder in der Nähe desselben — freiliegenden, strahlenpilzführenden Granne ausgeht;

2. die Bildung eines begrenzten Abszeßherdes gewöhnlich in der unmittelbaren Umgebung der Granne;

3. die weitere Ausbreitung der Eiterung im Innern der Drüse, eventuell die Bildung neuer Abszesse, und schließlich der Durchbruch nach außen mit Bildung von Fisteln in der Haut oder in der Mundhöhle". (1920, S. 219.)

Die Bevorzugung der Unterkieferdrüse für die Aktinomykoseinfektion hat nach Söderlund ihren Grund darin, daß der Ductus Warthonianus infolge seiner Lage am Mundhöhlenboden weit mehr dem Eindringen von Fremdkörpern ausgesetzt ist, als der mitten in der Wange mündende Ausführungsgang der Ohrspeicheldrüse. Inwieweit etwa die Verschiedenheit in der chemischen Zusammensetzung des Parotis- und Submaxillarspeichels eine Rolle spielt, müßte erst durch „Kulturversuche von Aktinomyzespilzen in speichelhaltigen Substraten verschiedener Zusammensetzung, eventuell in Zusammenhang mit Impfversuchen an Tieren" aufgeklärt werden. (Söderlund 1920, S. 224.) (Vgl. auch Ausführungen über die Speichelsteinkrankheit, S. 31, 32.)

Hier ist auch nochmals der Beziehungen zu gedenken, die einige andere, in ihren Ursachen noch nicht vollkommen geklärte Erkrankungen der Speicheldrüsen zur primären Aktinomykose besitzen sollen. Wie schon früher S. 32 bzw. 70 ausgeführt wurde, glaubt namentlich Söderlund (1927) auf Grund neuer

Untersuchungen, daß sowohl der Speichelsteinkrankheit als auch den sogenannten chronischen entzündlichen Tumoren der Speicheldrüse (KÜTTNER), Erkrankungen, die ja ebenfalls die Unterkieferdrüse bevorzugen und eine weitgehende Übereinstimmung in ihren histologischen Veränderungen aufweisen — eine duktogene Aktinomyzesinfektion ursächlich zugrunde liegt. Die Speichelsteinkrankheit, die KÜTTNERschen Tumoren und die primäre Speicheldrüsenaktinomykose sollen nach SÖDERLUND ätiologisch und pathogenetisch die gleiche Krankheit darstellen. Auch die Wangen-, Kiefer- und Halsaktinomykose kann gelegentlich von den Speicheldrüsen ihren Ausgang nehmen. (SÖDERLUND). So ist nach KÜTTNER eine von MIKULICZ und KÜMMEL beschriebene aktinomykotische Mundbodenphlegmone wohl sicher vom Ductus submaxillaris ausgegangen.

Eine durch Leptothrix buccalis verursachte abszedierende Parotitis beschreibt KÖNIG.

GANGITANO berichtet über einen Fall von entzündlicher Geschwulst der Unterkieferdrüse, in der er mikroskopisch Bildungen fand, die er als Blastomyzeten auffaßt und die nach ihm die Ursache der Veränderung darstellen. PENDL und MATERNA teilen einen Fall von chronisch-eitriger Parotitis mit, die durch Blastomyceten (zusammen mit Staphylokokken und Leptothrix) erzeugt war.

X. Die tierischen Parasiten der Speicheldrüsen.

Die Speicheldrüsen werden nur äußerst selten von tierischen Parasiten befallen. Unter ihnen spielt nur der Echinokokkus eine gewisse Rolle. Die Echinokokkenkrankheit ist vor allem in der Ohrspeicheldrüse, bzw. in ihrer Umgebung von SALZER, VIEUSSE, SCHUH, MORESTIN, RICHE et DEVÈZE, SUBBOTIC, POSADAS, GAROFALO u. a. beobachtet worden. Ob die im Bereiche der Unterkiefer- und Unterzungendrüse von ANDRÈ, VEGAS Y CRONWELL, GOSSELIN, LAUGIER u. a. beschriebenen Fälle, tatsächlich den Speicheldrüsen angehörten, ist mit Sicherheit nicht zu entscheiden. (HEINEKE.) Immerhin erwähnt BECKER in seiner Statistik über die Verbreitung der Echinokokkenkrankheit in Mecklenburg einen Fall eines Unterkieferdrüsenechinokokkus.

Der Speicheldrüsenechinokokkus entwickelt sich als zystische Bildung langsam im Verlauf von mehreren Jahren. Beschwerden, die vorwiegend in Behinderung der Kieferbewegung bestehen, treten erst auf, wenn der Echinokokkus einen größeren Umfang erreicht hat. Bisweilen kann es dabei auch zu einer beträchtlichen Vorwölbung nach dem Rachen zu und bei jüngeren Individuen zu Verunstaltungen des Kiefers kommen. (HEINEKE).

Gegenüber den gewöhnlichen zystischen Bildungen der Ohrspeicheldrüsen zeichnet sich der Echinokokkus vor allem dadurch aus, daß die dabei entstehenden Anschwellungen viel größer werden. (HEINEKE.)

In der Beobachtung von SUBBOTIC wurde die Diagnose durch eine Probepunktion gestellt.

Die Echinokokkusinfektion der Speicheldrüse erfolgt wohl in Übereinstimmung mit Echinokokkuserkrankungen anderer Organe, auf dem Blutwege. Der Anschauung von LAUGIER, daß der im Mund frei gewordene Embryo direkt die Mundschleimhaut infiziere, erkennt schon HEINEKE keine Wahrscheinlichkeit zu.

Tierische Parasiten, die in anderen Organen ziemlich häufig vorkommen, sind in den Speicheldrüsen nach den Mitteilungen des Schrifttums nicht gefunden worden.

XI. Verletzungen und Fremdkörper der Speicheldrüsen.

A. Verletzungen der Speicheldrüsen.

a) Verletzungen der Ohrspeicheldrüse und ihres Ausführungsganges.

Am häufigsten begegnet man nach den Angaben im Schrifttum Verletzungen der Ohrspeicheldrüse.

Die Zusammenhangstrennungen sind entweder auf stumpfe oder auf scharfe Gewalteinwirkungen zurückzuführen. Unter letzteren sind zunächst die Schädigungen durch Hieb-, Schnitt- und Stichverletzungen zu erwähnen. Die Verletzungen können nicht bloß von außen her die Drüse treffen, sondern auch vom Munde aus erfolgen. Unter solchen Verhältnissen sind Prolapse der Drüse nach der Mundhöhle hin beobachtet worden. (Matrossowitsch u. a.)

Zu Verletzungen der Ohrspeicheldrüse sind weiterhin auch die wegen der verschiedensten Erkrankungen der Drüse vorgenommenen operativen Schädigungen zu rechnen. Nach Heineke spielen dabei vor allem Entfernungen von Gewächsen, von tuberkulösen Lymphknoten sowie Operationen am Kiefergelenk, an der Wange usw. eine gewisse Rolle.

Im Weltkrieg sind im besonderen auch Verletzungen der Ohrspeicheldrüse durch Schrappnellschuß und Granatsplitter gesehen worden (Kraus, Rosenthal), die man nach Küttner als Parotisluxationen oder Parotisprolapse bezeichnet hat. Zertrümmerungen des Unterkiefers, bzw. im Kopfbereiche überhaupt durch Schuß oder Sturz (aus großer Höhe) können ebenfalls zu gleichzeitigen Verletzungen der Speicheldrüsen, im besonderen der Ohrspeicheldrüse führen.

Als traumatische Schädigungen der Drüse durch stumpfe Gewalteinwirkungen sind namentlich die durch Hufschlag verursachten Zusammenhangstrennungen anzuführen. (Heineke.) Pólya beschrieb bei zwei Soldaten nach stumpfer Verletzung einer größeren Arterie entstandene pulsierende Hämatome der Ohrspeicheldrüse, die zur Entstehung einer pulsierenden Schwellung dieser Drüse, sowie zu Fazialislähmung führten. Gleichzeitig waren bei diesen Beobachtungen auch noch an anderen Stellen des Körpers Granatsplitterverletzungen erfolgt.

Die Form der Drüsenwunde hängt natürlich in erster Linie von der Art der mechanischen Schädigung ab. Bei Verletzungen durch scharfe Instrumente erscheint die Drüse zumeist senkrecht oder schräg in Form eines glatten Schnittes durchtrennt. Bei Schußverletzungen sowie bei Einwirkungen durch stumpfe Gewalt ist hingegen die Drüse oft in großer Ausdehnung zerrissen und zerfetzt (Heineke), wobei es, wie gesagt, gelegentlich auch zur Verlagerung der Teile nach außen oder nach dem Munde zu kommen kann.

Histologische Untersuchungen bei (nicht experimentell erzeugten) Verletzungen der Ohrspeicheldrüse liegen nicht vor. Wie schon Heineke bemerkt, wäre dabei vor allem das Verhalten der Drüsenläppchen von Belang, deren Ausführungsgänge durchtrennt sind.

Hinsichtlich der Folgewirkungen der Verletzungen der Ohrspeicheldrüse ist zu erwähnen, daß bei vollkommen aseptischem Verlauf, besonders nach scharfen Gewalteinwirkungen, in den meisten Fällen die Wunde primär heilt. Gelegentlich kann es nachträglich — z. B. nach Mensurverletzungen der Studenten — unter der verklebten Wunde zu einer Ansammlung von Speichel kommen. (Heineke). Als eine weitere und wichtige Folgeerscheinung — besonders bei nicht primär genähten Wunden sowie bei Verletzungen nach stumpfen Traumen

— sind Fistelbildungen (Speicheldrüsenfisteln) zu erwähnen, die äußere, innere, Mund-, Wangenfisteln oder in seltenen Fällen auch sogenannte Nasen-speichelfisteln sein können. (KRAUS, KÜTTNER u. a.)

Besondere Erwähnung verdienen noch die Verletzungen des Haupt-ausführungsganges der Ohrspeicheldrüse, die zwar seltener als die der Drüse selbst, aber von weit größerer Bedeutung sind. (HEINEKE.) Ihre Ent-stehung verdanken sie hauptsächlich Schläger-, Säbel-, Stich oder Schußwunden, Operationen (C. KAUFMANN, HEINEKE, BIENER u. a.) oder stumpfen Gewaltein-wirkungen (Stockschlag, Sturz) mit subkutaner Ruptur des Ganges. (DESAULT, MALGAIGNE u. a.)

Der STIPANOVICHschen Beobachtung eines „Parotisemphysems" nach Kontusion liegt nach KÜTTNER nicht ein echtes Emphysem, sondern eine auf die Drüse fortgesetzte Erweiterung des Ausführungsganges zugrunde.

Der Gang kann bei Verletzungen vollständig oder nur teilweise durch-trennt werden. Bei Operationen sowie nach Schußverletzungen und stumpfen Traumen können gelegentlich größere Defekte des Ganges zustande kommen. (HEINEKE, KÜTTNER.) KAUFMANN beobachtete bei einer Schlägerverletzung eine dreifache Durchtrennung des Ganges.

Die Folgeerscheinungen sind auch hier in erster Linie von der Art und Ausdehnung der traumatischen Einwirkung abhängig. Auch bei den Ver-letzungen des STENONschen Ausführungsganges kommt es natürlich sehr häufig zu Störungen im Speichelabfluß, zu Speichelgeschwülsten sowie zu äußeren oder inneren Fistelbildungen (Speichelgangfisteln). Auch Verödungen der Drüse nach narbigem Verschluß des Ganges sind, wenn auch selten, beobachtet worden.

b) Verletzungen der Unterkiefer- und Unterzungendrüse und ihrer Ausführungsgänge.

Die Unterkiefer- und Unterzungendrüsen und ihre Ausführungsgänge sind infolge ihrer geschützten Lage traumatischen Einwirkungen nur selten ausge-setzt. (KÜTTNER.) Verletzungen kommen jedoch immerhin gelegentlich vor und werden ebenfalls durch Stich-, Riß-, Schußwunden, durch operative Eingriffe am Mundboden und Frakturen sowie durch Kontusionen (VECKENSTEDT) des Unterkiefers hervorgebracht. (HEINEKE, KÜTTNER.)

Im Gegensatz zu den Verletzungen der Ohrspeicheldrüse heilen die Wunden dieser Drüsen gewöhnlich glatt. Speichelfisteln sind fast niemals beobachtet. HEINEKE bringt dies mit dem Gehalt des Speichels an Muzin in Zusammenhang.

B. Fremdkörper der Speicheldrüsen.

Fremdkörper sind am häufigsten in dem Hauptausführungsgang der Unterkieferdrüse, seltener in den Ausführungsgängen der Ohrspeicheldrüse und der Unterzungendrüse gefunden worden.

Nach HEINEKE war der Sitz des Fremdkörpers 27 mal im WARTHONschen, 19 mal im STENONschen Gang und nur 2 mal in dem Ausführungsgang der Unterzungendrüse. Im Drüsenkörper selbst scheinen Fremdkörper nur äußerst selten vorzukommen. Sie stammen dabei offenbar aus den Ausführungsgängen, von denen aus sie durch die Bewegungen des Kiefers gegen die Speichelgänge vorgeschoben werden und aufwärts wandern.

Die Bevorzugung des Ausführungsganges der Unterkieferdrüse scheint in seiner Lage sowie in seiner verhältnismäßig weiten Mündung begründet zu sein. (HEINEKE, KÜTTNER u. a.)

Was die Art der Fremdkörper anlangt, so wird im Schrifttum besonders über den Fund von Grashalmen und Grannen (vgl. die vorausgegangenen Ausführungen über Aktinomykose der Speicheldrüsen), Gräten und Borsten, Getreidekörnern, Obstkernen, Haaren, Zahnstocherteilchen, Schrotkörnern usw. berichtet. KÜTTNER erwähnt ein Projektil, das in eine Speicheldrüse eingedrungen und eingeheilt war.

Daß sich auch bei Tieren, besonders bei Herbivoren, die verschiedensten Fremdkörper (Getreidekörner, Ähren, Stroh, Grannen, Holzsplitter usw.) in den Speicheldrüsen antreffen lassen, findet sich u. a. in der speziellen Anatomie der Haustiere von JOEST angegeben.

Die Wirkungen der Fremdkörper bestehen zunächst in Blutungen. Die gleichzeitig stattfindenden kleinen Verletzungen können weiterhin die Eintrittspforte für Bakterien bilden, die zu Entzündungen und auch zu spezifischen Prozessen (wie z. B. zu Aktinomykose) mit all ihren Folgeerscheinungen (Abszedierungen, Fistelbildungen usw.) führen können. Bisweilen können Fremdkörper wohl auch den Krystallisationspunkt für Speichelsteine abgeben. (Vgl. darüber den Abschnitt über die Speichelsteinkrankheit).

Über Schicksale und Wirkungen experimentell in die Speicheldrüsen eingeführter Fremdkörper (koaguliertes Eiweiß, gekochte Rindfleischstückchen oder Paraffinstäbchen usw.) berichtete YAMAGUCHI. Um die Fremdkörper herum waren stets entzündliche Veränderungen zu bemerken. Fremdkörper wie Stärke wurden allmählich verdaut und schließlich durch Bindegewebe ersetzt; das schwer verdauliche Eiweiß blieb bindegewebig abgekapselt. Das den Fremdkörper umschließende Drüsengewebe wurde teilweise zerstört, teilweise durch einschichtige Epithelschläuche ersetzt, „die durch die Rückbildung der gereizten Endabschnitte der Drüsenläppchen entstanden sind". (S. 111.) Die Schläuche wandelten sich allmählich wieder in parenchymatöse Drüsenelemente um. In den fremdkörperfernen Anteilen konnten kurzdauernde Kernwucherungen der Speichelrohr-, Schaltstück- und Drüsenepithelien beobachtet werden.

XII. Die symmetrische Schwellung der Speichel- und Tränendrüsen (die sogenannte MIKULICZsche Krankheit).

Nachdem bereits FUCHS 1891 über eine gleichzeitige Erkrankung der Tränendrüsen und Ohrspeicheldrüsen berichtet hatte, wurde durch MIKULICZ 1892 die eigenartige symmetrische Schwellung der Tränen- und Mundspeicheldrüsen zum Gegenstand einer grundlegenden Arbeit gemacht. Seitdem sind im Laufe der Jahre noch manch neue einschlägige Beobachtungen dieses als MIKULICZsche Krankheit bezeichneten Krankheitsbildes in der Literatur zur Mitteilung gelangt.

Mit der Zunahme der Beobachtungen wechselten aber auch die Anschauungen über das Wesen dieser Erkrankung, das bis heute noch nicht völlig geklärt ist, so daß jetzt verschiedene Prozesse dem Krankheitsbild zugrunde gelegt, bzw. mit ihm in Parallele gebracht werden.

Auf Grund histologischer Untersuchungen handelt es sich bei der klassischen MIKULICZschen Krankheit um eine symmetrische, auf die Speichel- und zumeist auch auf die Tränendrüsen beschränkte Lymphomatose. Da sich entsprechende Befunde in späteren Untersuchungen auch bei aleukämischer Lymphadenose und bei lymphatischer Leukämie [1] fanden, und da

---

[1] Bei Myelosen ist nach HEINEKE und H. HIRSCHFELD ein typischer MIKULICZscher Symptomenkomplex bisher noch nicht beobachtet worden. Nach HEINEKE liegt daher auch kein Grund vor, neben einer lymphatischen eine myeloide Form der MIKULICZschen Erkrankung

außerdem zwischen solch örtlich beschränkten Drüsenerkrankungen und den bei Allgemeinerkrankungen des lymphatischen Drüsensystems vorkommenden vielfach ununterbrochene Übergänge bestanden (v. Brunn, Heineke u. a.), so wurden — bei den engen Beziehungen dieser Krankheitsbilder untereinander — die dabei anzutreffenden Veränderungen ebenfalls zur sog. Mikuliczschen Krankheit gerechnet. (v. Brunn, Thaysen, Heineke u. a.).

Heineke, dem wir eine ausführliche Darlegung dieser Befunde verdanken, reiht nicht nur die symmetrischen Schwellungen der Speicheldrüsen bei „Lymphomatosen", sondern auch noch die bei „Granulomatosen" — gleichgültig, ob sie isoliert, beschränkt, oder als Teilerscheinung einer allgemeinen granulomatösen Systemerkrankung auftreten — der sog. Mikuliczschen Krankheit zu. Nach Heineke stellt daher die symmetrische Schwellung der Speichel- und Tränendrüsen (die sogenannte Mikuliczsche Krankheit) nicht „eine eigenartige, den Speicheldrüsen und den ihnen anatomisch verwandten Tränendrüsen eigentümliche Erkrankung" dar, sondern „einen Symptomenkomplex, dem verschiedene Krankheitsprozesse zugrunde liegen können". (S. 514.)

Nach Heineke haben wir auf Grund der histologischen Befunde bei der sog. Mikuliczschen Krankheit vor allem die „symmetrischen Lymphomatosen" und die „symmetrischen Granulomatosen" der Mundspeichel- und Tränendrüsen zu unterscheiden; eine Unterscheidung, die auch wir für unsere Darstellung beibehalten wollen.

Die symmetrische Schwellung der Speichel- und Tränendrüsen — gleichgültig, ob eine „symmetrische Lymphomatose" oder „Granulomatose" vorliegt — ist, wie

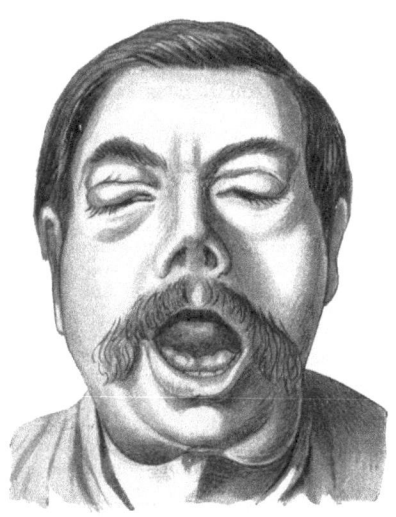

Abb. 46. „Lymphomatose der Speichel- und Tränendrüsen". (Fall von Mikulicz.) (Nach Heineke, Deutsche Chirurgie, Abb. 85, S. 516.)

erwähnt, in den klassischen Fällen ausschließlich auf die Mundspeichel- und Tränendrüsen beschränkt. (Mikulicz, Tietze, W. Kümmel, Minelli, Külbs, J. P. Smith and W. S. Bump u. a.). Die Vergrößerung kann sämtliche Speichel- und beide Tränendrüsen betreffen; häufiger kommen jedoch Fälle vor, bei denen nur die Speicheldrüsen, bzw. Speicheldrüsenpaare (W. Kümmel, Ranzi, Minelli u. a.) oder auch nur die Tränendrüsen befallen sind. Am häufigsten ist dabei die symmetrische Schwellung der Ohrspeicheldrüsen (eigene Beobachtungen); gelegentlich sind allerdings auch die anderen Speicheldrüsenpaare früher oder später miterkrankt.

Die als eine Teilerscheinung allgemeiner Lymphadenosen vorkommende symmetrische Schwellung ist gleichzeitig von Ver-

___

zu unterscheiden, wie dies Jacobaeus durchführen will, der bei einer myeloiden Chloroleukämie (Fall 2) myeloische Infiltrate am Mundboden, längs der Ausführungsgange und auch im Drüsengewebe nachweisen konnte. Wir selbst konnten in 4 Fallen leukämischer Myelose (abgesehen von leukämischen Ablagerungen in den innerhalb der Speicheldrüsen gelegenen Lymphknoten) nur ein einzigemal im Parenchym der Ohrspeicheldrüsen selbst herdförmige leukämische Infiltrate auffinden, die aber klinisch nicht in Erscheinung getreten waren. Allerdings ·berichten in letzter Zeit Hannema, A. J. Schaffer and A. W. Jacobsen über aleukämische Myelosen, bzw. H. Heine uber eine leukämische Myelose, die unter dem klinischen Bilde der Mikuliczschen Krankheit verliefen.

größerung der Lymphknoten und der Milz (Lüdin) mit oder ohne Blutveränderungen (Gallasch, Dunn, Senator, Thaysen, Wallenfang, v. Brunn, Haeckel, Jacobaeus, Munck, Schaffer and Jacobsen u. a.), bzw. von einer granulomatösen Systemerkrankung des ganzen lymphatischen Systems (La Roy, eigene Beobachtung u. a.) begleitet.

Bevor wir uns im weiteren der Aufgabe zuwenden, die anatomischen und mikroskopischen Befunde zu erörtern, empfiehlt es sich aber auch noch über die klinischen Befunde in Fällen sogenannter Mikuliczscher Krankheit kurz zu berichten.

Entsprechend den soeben gegebenen Ausführungen ist in den klassischen „unkomplizierten" Fällen (Küttner) dieser Erkrankung die symmetrische Schwellung auf die Mundspeichel- und Tränendrüsen, bzw. auf Speicheldrüsenpaare, ohne Beteiligung der Lymphknoten, der Milz und des Blutes, beschränkt.

In solchen Fällen ergreift das Leiden, nach H. Küttner, zumeist zuvor gesunde Menschen verschiedenen Alters. Im Verlaufe von Monaten und Jahren tritt eine gleichmäßige symmetrische Schwellung „entweder aller dem Typus der Speicheldrüsen entsprechenden Organe des Kopfes oder nur einzelner Drüsengruppen, sei es der Tränendrüsen, sei es der Mundspeicheldrüsen allein" auf. (Küttner, S. 837.) Neben den drei großen Kopfspeicheldrüsenpaaren werden übrigens, wie hier nachträglich einzuschalten ist, manchmal auch die Nuhnschen Drüsen, die Gaumen-, Lippen-, Wangen- und Speicheldrüsen des Kehlkopfeinganges vergrößert gefunden. (Mikulicz.) In seltenen Fällen erkranken zuerst die Drüsen der einen und dann der anderen Seite. (Haltenhoff, eigener Fall u. a.) Die Schwellung nimmt nach Küttner langsam an Größe zu, betrifft die ganze Drüse gleichmäßig und überschreitet nicht die Drüsenkapsel. Die Geschwulst bleibt verschieblich. Die Konsistenz ist zumeist derb, seltener weich. (Heineke.) Ihre Oberfläche erscheint glatt oder auch gelappt, ohne Spuren von entzündlichen Erscheinungen. (Küttner.) Die „Geschwülste" sind zumeist schmerzlos, seltener druckempfindlich (Minelli), führen zu Entstellung des Gesichtes (vgl. Abb. 46) und sind gelegentlich von Behinderung des Sprechens und Kauens (Külbs, Minelli), in seltenen Fällen auch von Atembeschwerden (Baas, Wallenfang, Jacobaeus u. a.) begleitet. In späteren Stadien wird durch die mangelhafte Tätigkeit der Drüsen eine unangenehme Trockenheit des Mundes (Kümmel, Ranzi, eigene Beobachtung u. a.), bzw. der Bindehaut verursacht. Manchmal kann sich die Sekretion des Speichels wieder vollkommen herstellen. (Hirsch, Heineke.) Gelegentlich wurde, wahrscheinlich infolge des Speichelmangels, eine schnell fortschreitende Zahnkaries beobachtet. (Plate und Lewandowsky u. a.)

Der Verlauf ist nach H. Küttner in den mehr lokalisierten Fällen ein recht verschiedener. Bei einem Teil der Beobachtungen bleiben die Drüsenschwellungen über eine m. o. m. lange Zeit stationär, um im Anschlusse an andere Erkrankungen [Erkältungen (Kümmel u. a.)] sich vollkommen zurückzubilden oder auch erneut anzuschwellen. (Kümmel u. a.)

In den Fällen, in denen die Krankheit nicht auf die Mundspeichel- und Tränendrüsen lokalisiert bleibt, sondern es im Anschluß daran oder gleichzeitig zu Vergrößerung der Lymphknoten und der Milz, bzw. zu Veränderungen des Blutes kommt, macht sich in den klinischen Befunden die gleichzeitige Beteiligung der genannten Organe, besonders in Fällen mit Blutveränderungen (Gallasch, v. Brunn, Senator, Dunn u. a.) bemerkbar.

Das klinische Bild der symmetrischen Granulomatosen der Speicheldrüsen unterscheidet sich nach Heineke im allgemeinen nur wenig von dem der Lymphomatosen. Jacobaeus betont die häufige Druckempfindlichkeit und hält sie für differentialdiagnostisch wichtig gegenüber den Lymphomatosen; die Konsistenz solcher Drüsen ist meistens etwas härter, ja manchmal sogar ausgesprochen derb, wie auch in einer eigenen Beobachtung nachgewiesen werden konnte. (Vgl. spätere Ausführungen). Ein Unterschied gegenüber den Lymphomatosen scheint auch darin zu bestehen, daß bei den Granulomatosen vielfach noch anderweitige tuberkulöse oder tuberkulös verdächtige, bzw. granulomatöse Veränderungen zu beobachten sind. (Heineke, S. 547.) So findet sich z. B. im Fall von Osler gleichzeitig eine Lungentuberkulose, im Fall von Plate und Lewandowsky tuberkuloide Veränderungen der Haut und Schleimhäute usw.

Spontanheilungen scheinen sowohl bei den örtlich beschränkten Erkrankungen, aber auch bei generalisierten, mit Schwellungen der Lymphknoten und der Milz einhergehenden Granulomatosen nicht so selten zu sein. Auch die therapeutische Beeinflussung gelingt leichter (Heineke).

Das anatomische Verhalten der Drüsen bei der sogenannten Mikuliczschen Erkrankung ist abhängig von dem Prozeß, der den Veränderungen zugrunde liegt. Im allgemeinen ist das makroskopische Bild bei den symmetrischen „Lymphomatosen" ein gleichartiges. Etwas verschieden verhalten sich dagegen die Speicheldrüsen bei den symmetrischen „Granulo-matosen‘.

Bei den „Lymphomatosen" ist nach Heineke die äußere Form der Drüsen bei bedeutender Größenzunahme im großen und ganzen normal. Ihre Kapsel erscheint gewöhnlich unversehrt und innigere Verbindungen mit der Umgebung fehlen. Der Durchschnitt zeigt in den ersten Stadien die gewöhn-liche lappige Bauart noch erhalten, nur sind die Läppchen etwas vergrößert. (Vgl. Abb. 47.) Sie können kleine rundliche Tumoren bilden, die durch Binde-gewebe voneinander getrennt sind (Thaysen). Heineke fand die Drüsen auch bei erheblicher Vergrößerung grob-anatomisch noch von völlig normalem Aussehen.

Unter solchen Umständen können auch stärkere Bindegewebszüge innerhalb der Speicheldrüsen hervortreten. Einen entsprechenden Befund konnten auch

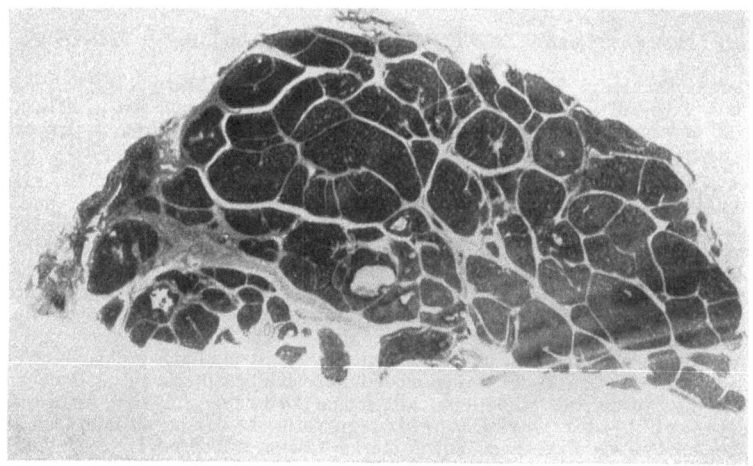

Abb. 47. Übersichtsschnitt der linken Ohrspeicheldrüse bei sog. „Mikuliczscher Krankheit".
(Eigene Beobachtung.) ($2^{1}/_{4}$fach. Vergr.)

wir in einer eigenen Beobachtung feststellen, die eine jetzt (1927) 55jährige Frau betrifft, bei der die linke Ohrspeicheldrüse 1924 entfernt wurde[1].

---

[1] Die Krankengeschichte (Dr. Jörg, Innsbruck) besagt, daß die Patientin im Jahre 1921 eine „nie schmerzhafte, langsam wachsende Schwellung" in der linken Parotis-gegend bemerkte. Bisweilen verspürte sie „Kribbelgefühl" in der linken Gesichts-seite und leicht ziehende Schmerzen im Ohr. 1924 wurde von Dr. Mitterstiller die linke stark vergrößerte Ohrspeicheldrüse entfernt und zur histologischen Untersuchung dem Institut eingesandt. Damals war eine Vergrößerung der rechten Seite nicht nachweisbar. Im Sommer 1926 begann nun auch die rechte Parotis anzuschwellen, die heute ungefähr Faustgröße erreicht hat. Die jetzigen Klagen der Patientin lauten: Schlechter Appetit. Trockenheit im Munde, Schmerzen in den Augen.

Aus der Anamnese wird weiterhin vermerkt, daß die Patientin 1901 einen Lungen-spitzenkatarrh hatte, und damals 17 Wochen lang mit hohem Fieber und Bluthusten krank lag. Anderweitige Erkrankungen werden nicht angegeben. Der jetzige Lungenbefund (aufgenommen von Dr. Luze, Med. Klinik Innsbruck) lautet: „Links die Infraklavikulär-gegend eingesunken, rechts über dem Krönigschen Schallfeld leichte Dämpfung die von einer Struma herrührt. Links infraklavikulär schärferes vesikuläres Atmen als rechts. Sonst überall heller Schall, bewegliche Grenzen, vesikuläres Atmen. Keine Krämersche Dämpfung, kein d'Espinesches Zeichen. Herz: Relative Dämpfung: Mitte Sternum-3. Rippe-Medioklavikularlinie. Ziemlich resistenter Spitzenstoß, lauter 1. und 2. Pulmonal-ton. Abdomen: Weich, keine pathologischen Resistenzen tastbar. Im Harn: Kein Ei-weiß, kein Zucker und kein Aldehyd".

Röntgenbefund (Dr. Hönlinger, Med. Klinik) lautet: „Zwerchfell gut beweglich, die Sinus frei, Hiluszeichnung nicht auffällig vermehrt. Im Hilusbereich und Mediastinum

In späteren Stadien geht die Läppchenzeichnung allmählich verloren. Nur da und dort sind dann noch Andeutungen von Lobuli vorhanden. Schließlich ist das ganze Drüsengewebe nur mehr durch „ein speckiges, fast homogenes, gelblichrötliches Gewebe" dargestellt. (Heineke S. 527.)

Bei den „Granulomatosen" wird, wie erwähnt, neben der Vergrößerung, besonders die Härte der erkrankten Drüsen als auffällig bezeichnet (Heineke), was uns auch die schon erwähnte eigene Beobachtung lehrte, die ein 21 Jahre altes, an einer generalisierten Lymphogranulomatose verstorbenes Mädchen betraf[1]. Der lappige Bau ist anfänglich auch in diesen Fällen noch erhalten,

---

keine Drüsenschatten sichtbar. Leicht wolkige Verschleierung beider Spitzen. Die linke Spitze etwas schmäler, in ihr einzelne dichte Schattenflecken. Das Herz aortenmäßig konfiguriert, etwa 2 cm verbreitert."

Tränendrüsen sowie Unterkiefer- und Unterzungendrüsen nicht verändert.

Blutbefund (Dr. Luze): „97% Hämoglobin, 4,750 000 Rote, Färbeindex 0,9, 5100 Weiße.

Differentialzählung: 71,5% Neutrophile (davon 3% Stabkernige), 0,5% Eosinophile, 0,5% Basophile, 6% Monozyten, 21,5% Lymphozyten. Keine pathologischen Zellen.

Der Blutbefund spricht gegen eine aleukämische Lymphadenose, da keinerlei pathologische Lymphozyten gesehen wurden."

[1] Die Krankengeschichte dieses Falles (Med. Klinik, Vorstand: Prof. Dr. med. et phil. A. Steyrer) besagt, daß die Patientin im Frühjahr 1926 Drüsenschwellungen beiderseits am Halse bemerkte, die auf Röntgenbestrahlung hin sich verkleinerten, um im Frühjahr 1927 wiederzukommen. Eine zu dieser Zeit vorgenommene histologische Untersuchung einer Halslymphdrüse deckte das Frühstadium einer Lymphogranulomatose auf. Im Sommer 1928 traten auch in der Leistengegend zu beiden Seiten Vergrößerungen der Lymphknoten auf, die sehr schmerzhaft waren. Auf Röntgenbestrahlung hin besserten sich die Schmerzen und die Drüsen wurden kleiner. Da aber die Drüsenschwellungen im November 1928 wiederkehrten, und gleichzeitig starke Ermüdungserscheinungen auftraten, entschloß sich die Patientin die hiesige medizinische Klinik aufzusuchen. Bei der klinischen Untersuchung wurde vor allem eine allgemeine Drüsenvergrößerung festgestellt, sowie Schwellungen beider Ohrspeicheldrüsen vermerkt. Daneben fand sich am Stamm ein großes makulöses Exanthem, sowie starke Ödeme an den Unterschenkeln und eine allgemeine Anämie. Leber und Milz waren nicht vergrößert. Dagegen war eine „Resistenz" in der Ileozoecalgegend nachzuweisen. Blutbefund am 27. Dez. 1928: Rote Blutkörperchen 1,260 000, Hämoglobin 31%; weiße Blutkörperchen 10 000. Bei der Differentialzählung ergaben sich Polynukleäre 77,5%, Basophile 4%, keine Stabkernigen und Eosinophilen, Lymphozyten 11,5% und Monozyten 7%. Die Temperatur bewegte sich andauernd zwischen 38 und 39°. Aus der Familienanamnese ist noch hervorzuheben, daß der Vater im Krieg gefallen, die Mutter an Tuberkulose gestorben ist. 2 Geschwister sind angeblich gesund.

Trotz durchgeführter intensiver Röntgenbestrahlung trat unter Zunahme der Anämie und nach Auftreten einer allgemeinen Wassersucht am 13. Jan. 1929 der Tod ein.

Die von mir vorgenommene Obduktion (Prot. Nr. 18454/19 v. 14. Jan. 1929) ergab folgenden Befund:

Äußeres: 162 cm lange, 48 kg schwere, weibliche Leiche mit grazilem Knochenbau und in mäßigem Ernährungszustand. Die Hautdecken auffallend blaß, Totenflecken an den abhängigen Körperteilen kaum angedeutet. Die Gegend der Ohrspeicheldrüsen beiderseits leicht angeschwollen. Tränendrüsen und Unterkieferdrüsen ohne krankhaften Befund. Die Lymphknoten am Unterkiefer sowie am Hals, in beiden Achselhöhlen und in den Inguinalfurchen vergrößert. Beide Beine besonders aber das rechte in der Malleolargegend und am Fußrücken geschwollen, das Unterhautzellgewebe wässerig durchtränkt.

Kopf: Weiche Schädeldecken blaß; das harte Schädeldach oval symmetrisch, kompakt gebaut.

Gehirn: 1240 g schwer, die Gefäße an der Basis zart, Hirnhäute ohne krankhaften Befund. Die Gehirnsubstanz blutarm.

Brusthöhle: Zwerchfellstand beiderseits unterer Rand der 5. Rippe. Im Mediastinum mächtig vergrößerte Lymphknoten, die zum Teil lappenförmig über das Herz herunterhängen, mit grauweißer, derber, streifiger, örtlich gelber Schnittfläche. Die Hals- sowie die paraösophagealen Lymphknoten ebenfalls groß, hart, am Schnitt mit den gleichen Befunden wie oben. Beide Ohrspeicheldrüsen vergrößert, derb, mit herdförmigen Einlagerungen. Läppchenzeichnung örtlich noch angedeutet. Die intraglandulären Lymphknötchen wie das übrige lymphatische System abgeändert. Tränendrüsen nicht vergrößert. Die Lymphknoten in der Umgebung der unveränderten Unterkiefer- und

um später allerdings ebenfalls vollkommen zu verschwinden; stärkere Bindegewebsbildungen helfen mit, diese Form zu kennzeichnen. (HEINEKE.)

Zum besseren Verständnis der histologischen Befunde bei der sog. MIKULICZschen
Erkrankung seien einige Bemerkungen über das lymphatische Gewebe der normalen
Speicheldrüsen vorausgeschickt.

Wie schon bei der Darlegung der Anatomie der Speicheldrüsen erwähnt wurde, bildet
lymphatisches Gewebe einen regelmäßigen Bestandteil der Speicheldrüsen. Nach NEISSE,
der die Ohrspeicheldrüsen von 14 Neugeborenen und 12 Feten in Serienschnitten untersuchte, sind in der normalen Ohrspeicheldrüse stets zwischen 8—14 Lymphknötchen zu
finden. Sie stellen zum Teil echte Lymphdrüsen mit Mark, Rinde, Lymphbahnen, Trabekeln
und mit einem peripheren Randsinus dar, teils sind es nur kleine Lymphfollikel. Innerhalb

Unterzungendrüsen vergrößert, granulomatös erkrankt. Tonsillen: Groß, derb. Speiseröhre: Ohne krankhaften Befund.

Kehlkopf: Seine Schleimhaut blaß, die aryepiglottischen Falten geschwollen, wässerig
durchtränkt.

Luftröhre und Luftröhrenäste: Auf der blassen geschwollenen Schleimhaut durchsichtiger, zäher Schleim.

Schilddrüse: Beide Lappen diffus vergrößert, mit blaßbrauner gekörnter Schnittfläche, im linken Lappen mehrere bis kastaniengroße, braune, glasige Knoteneinlagerungen.

Im Herzbeutel wenige Kubikzentimeter einer klaren, gelben Flüssigkeit. Herz größer
als die Faust der Leiche. Epikard glatt und glänzend. Die linke Kammerwand verdickt,
der Conus pulmonalis verstärkt. Das Myokard blaß, trüb. Die Herzhöhlen, besonders des
rechten Herzens weit. Klappen zart; Kranzgefäße ohne krankhaften Befund.

Aorta: Ihre Innenwand glatt, elfenbeinfarben, mit kleinen, gelben, weißen Flecken
um die Abgangsstellen der größeren Gefäße herum.

Lungen: In beiden Pleurahöhlen je etwa $1\frac{1}{2}$ Liter einer gelben, durchsichtigen Flüssig-
keit, in der die nirgends adhärenten Lungen liegen. Lungenoberfläche glatt und glanzend,
blaßrosa gefärbt. An den Lungenspitzen keine Narbenbildung. Die Randteile beider
Unterlappen von fester Konsistenz, blutleer. Am Schnitt ragen die durchschnittenen
Gefäß- und Bronchialstümpfe über das zurückgesunkene, lufthaltige Lungengewebe vor.
Von der Schnittfläche fließt reichlich schaumige, hellrote Flüssigkeit ab.

Bauchhöhle: Im freien Bauchraum etwa $1\frac{1}{2}$ Liter einer klaren, gelben Flüssigkeit.
Der seröse Überzug glatt und glänzend. Das große Netz über die Dünndarmschlingen
heruntergeschlagen. Die im Gekröse des Dünndarms, an der Porta hepatis, am Milzhilus,
in der Fettgewebskapsel der Bauchspeicheldrüse gelegenen, sowie die um die Aorta herum
und die hinter dem Bauchfell sitzenden Lymphdrüsen mächtig vergrößert, hart, am Schnitt
von einem grauweißen, derben, streifig und gelblich gefleckten Gewebe eingenommen.
Ein hühnereigroßer Lymphknoten am Pankreasschwanz zentral verkäst, weich.

Leber: 22:17:12:9:5 cm groß, 1580 g schwer. Oberfläche glatt, von gelbbrauner
Farbe. Im blassen Lebergewebe größere und kleinere grauweiße Herde, die von gerötetem
Lebergewebe umsäumt werden. Die Schnittfläche mit etwas undeutlicher, verschwommener
Zeichnung. Von der Gallenblase und Unterseite der Leber ziehen zarte Bindegewebsstränge
zum Magen und Duodenum.

Milz: 12:9:5 cm groß, 260 g schwer. Ihre Oberfläche örtlich mit Resten bindegewebiger
Verwachsungen, ihre Konsistenz derb. Von der glatten Schnittfläche keine Pulpa abstreifbar;
das graurote Milzgewebe bis unter die Kapsel heranreichend, gruppenweise von grau- und gelb-
lichweißen Herden durchsetzt. In der Umgebung dieser Herde das Milzgewebe braun gefärbt.

Bauchspeicheldrüse: Groblappig, blaß, ohne Einlagerungen.

Magen und Darm: Im Magen eine gallig-grünlich gefärbte Flüssigkeit. Die Schleimhaut des Magens sowie des Darms auffallend blaß, blutarm. In der Magenwand punktförmige und auch streifige, bräunlich gefärbte Blutungsherde. Der Wurmfortsatz hinter
dem Coecum nach oben geschlagen, seine Spitze obliteriert, derb.

Nieren: Beide Nieren gleich groß. In der rechten Niere unter der leicht abziehbaren
Kapsel rundliche, bis erbsengroße, grauweiße, derbe Einlagerungen. Mark-Rindengrenze
scharf. Nierengewebe blutarm.

Die Lichtung der Vena femoralis dextra durch einen grauroten, brüchigen, leicht an
der Wand haftenden körnigen Blutpfropf verschlossen, der sich über die Vena iliaca dextra,
bzw. communis bis in den Anfangsteil der Vena cava inferior fortsetzt. Die Vena iliaca
dextra im kleinen Becken durch die mächtig vergrößerten, inguinalen Lymphdrüsen eingeengt. Die großen Venen der linken Seite frei von Blutpfröpfen.

Skeletsystem: In den Wirbelkörpern der Brustwirbelsaule umschriebene, knotige,
grauweiße, bzw. graugelbe Einlagerungen.

Histologische Untersuchung:

1. Eines Lymphknotens: Das Lymphdrüsengewebe durch ein zellreiches entzündliches
Granulationsgewebe ersetzt, in dem, neben Plasmazellen, eosinophile Leukozyten,

des Lymphknotengewebes bemerkt man (auch nach meinen eigenen Untersuchungen) des öfteren Einschlüsse von Parotisgewebe, das vom Hilus aus in die Lymphdrüse vordringt und schließlich so reichlich entwickelt sein kann, daß fast alles lymphadenoide Gewebe durch Parotisgewebe ersetzt ist.

Ähnlich enge Beziehungen zwischen den Speicheldrüsen und dem lymphatischen Gewebe werden auch durch die entwicklungsgeschichtlichen Untersuchungen von CHIEVITZ u. a. aufgezeigt, die dartun, daß an Stelle des Fettgewebes der Drüsengegend lymphatisches Gewebe tritt, in das die Drüsenanlage einwächst. Man findet daher während der Entwicklung der Drüsen stets Drüsengänge und auch ausgebildete Drüsenläppchen in Lymphozytenhaufen und auch in echte Lymphknoten eingeschlossen.

THAYSEN, der 29 Drüsen (und zwar 6 Ohrspeicheldrüsen, 8 Unterkiefer- und Unterzungendrüsen, dazu noch Ohrspeichel- und Unterkieferspeicheldrüsen Neugeborener und 2 Tränendrüsen) untersuchte, fand in Übereinstimmung mit C. LÖWENSTEIN ebenfalls konstant

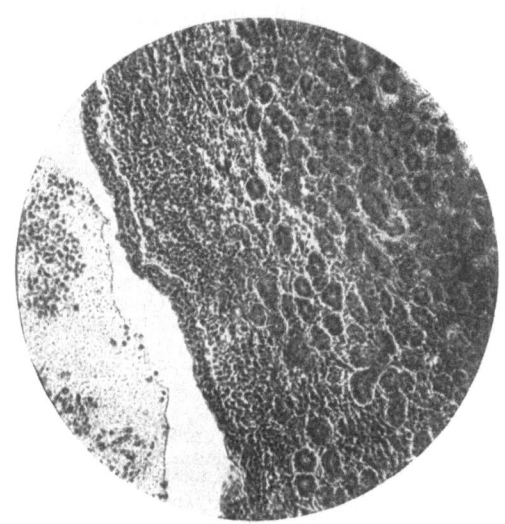

Abb. 48. Ausgedehnte Rundzellen- bzw. Lymphocyteneinlagerungen im Drusengewebe der Ohrspeicheldruse im Bereiche eines großen Ausfuhrungsganges bei sog. „MIKULICZscher Krankheit". Teilbild der Abb. 47. (80fach. Vergr.)

zahlreiche STERNBERGsche Riesenzellen nachzuweisen sind.   Örtlich Vernarbungsbilder (3. Stadium).

2. Der Milz: Analoger Befund wie in den Lymphdrüsen. Daneben ausgedehnte Hämosiderinablagerungen, namentlich in der Umgebung der großen Trabekelgefäße.

3. Der Leber: Kleinere und größere Herde mehr zellarmen Granulationsgewebes. Einzelne Rundzellen in Lipoidspeicherung. Großtropfige Fetteinschlüsse in den Leberzellen.

4. Der Ohrspeicheldrüsen: Weitgehende granulomatöse Wucherungen mit Untergang des Drüsengewebes, von dem nur mehr einzelne größere Ausführungsgänge erhalten geblieben sind. Unterkiefer- und Unterzungendrüsen frei von Veränderungen.

5. Des Wurmfortsatzes: Im Bereiche des verödeten Wurmfortsatzendes typisch granulomatöse Wucherungen.

Pathologisch-anatomische Diagnose: Generalisierte Lymphogranulomatose. Lymphogranulomatose der in den Speicheldrüsen gelegenen Lymphknoten, der Hals-, Axillar-, der mediastinalen, retroperitonealen, paraaortalen, portalen und inguinalen Lymphknoten und des teilweise veröderen Wurmfortsatzes. Lymphogranulomatose beider Ohrspeicheldrüsen. Lymphogranulomatose der Milz (Bauernwurstmilz), der Leber und der Nieren sowie der Brustwirbelsäule.

Parenchymatöse Schädigung des exzentrisch hypertrophischen Herzens bei allgemeiner hochgradiger Anämie mit akutem Ödem beider atrophischen Lungen. Tracheo-Bronchitis catarrhalis. Hydroperikard, Hydrothorax bilateralis, Hydrops-ascites und Hydrops-anasarka.

Gemischte Thrombose der durch vergrößerte Lymphknoten eingeengten Vena femoralis und iliaca dextra, bzw. Vena iliaca communis und cava inferior.

Struma nodosa parenchymatosa.

in allen untersuchten Drüsen kleine Lymphozytenhaufen. „Die Größe der Anhäufungen von Lymphozyten ist sehr variabel; im allgemeinen sind sie in den Submandibular-, Sublingual- und Tränendrüsen besser als in den Ohrspeicheldrüsen entwickelt. Bald findet man nur einige Zellen, vielleicht auch spärliche Lymphoblasten; an anderen Stellen erkennt man schon mit schwächeren Systemen kleine Zellhaufen, die die großen Speichelröhren und Blutgefäße des Läppchens umgeben. Nur selten erreichen sie eine so große Mächtigkeit, daß man den Eindruck eines wahren Lymphfollikels erhält, der aus einem blaß gefärbten Zentrum (Keimzentrum) und einer dunklen Peripherie besteht". (S. 489.)

Diesen Beziehungen entsprechen weiterhin auch die Befunde beim Status lymphaticus, bzw. thymicolymphaticus, bei dem sich, wie meine eigenen Beobachtungen lehrten, ausgedehnte Lymphozytenlagerungen im Drüsengewebe finden können. (Vgl. LÖWENSTEIN). Auch bei der chronischen Speicheldrüsenentzündung treten oft besonders zahlreiche lymphozytäre Einstreuungen, ja oft Bildungen von Lymphknötchen mit Keimzentren auf. (Vgl. Ausführungen S. 63.)

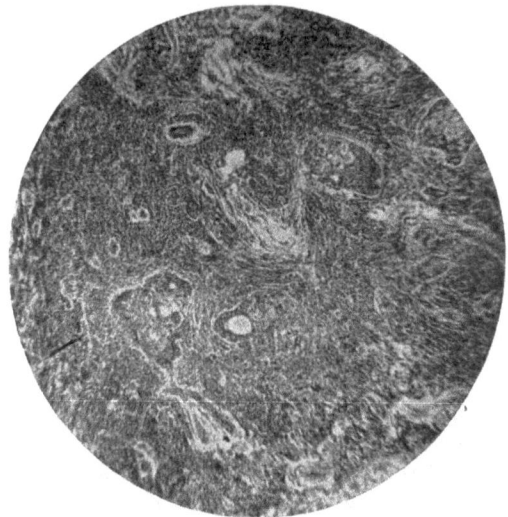

Abb. 49. Teilbild der Abb. 47 mit hochgradiger Lymphocyteneinstreuung im Drusengewebe der Ohrspeicheldruse, das zum größten Teil bis auf kleinere Ausfuhrungsgänge geschwunden ist. (85fach. Vergr.)

Über alle diese Befunde hinaus kennzeichnet sich das histologische Bild bei den beschränkten symmetrischen Lymphomatosen sowie bei den aleukämischen Lymphadenosen durch einen derartigen Reichtum an Lymphozyten, daß er zum Untergang des Parenchyms führt. (MIKULICZ, FUCHS, TIETZE, W. KÜMMEL, KÜLBS, CORNIL et RANVIER, HEINEKE, MUNCK, SMITH and BUMP u. a.). Wie im besonderen aus den Untersuchungen von v. BRUNN, MINELLI, THAYSEN, HEINEKE u. a. hervorgeht, finden sich dabei im Beginn der Erkrankung die Lymphozytenanhäufungen vorwiegend am Hilus der Läppchen, wo bereits physiologischerweise lymphatisches Gewebe liegt (THAYSEN), um die Ausführungsgänge und Gefäße herum. Von dem Hilus aus dringen die Lymphozyten allmählich zwischen die Drüsenschläuche vor, um schließlich die ganze Drüse gleichmäßig zu durchsetzen. (Vgl. Abb. 47). Die Abbildungen 48 u. 49, die der eigenen erwähnten Beobachtung entnommen sind und Teilbilder der Abbildung 47 darstellen, vermögen eine nähere Vorstellung von diesen Befunden zu geben.

Die in solchen Fällen anzutreffenden Lymphozyten gehören überwiegend dem kleinen Typus an. Es finden sich jedoch auch gelegentlich große Lymphozyten, bzw. Lymphoblasten, besonders in Fällen, in denen gleichzeitig eine Lymphknötchenbildung mit Keimzentren erfolgte. (MINELLI, v. BRUNN, CORNIL et Ranvier u. a.). Eosinophile Zellen beobachtete besonders Minelli, der sie oft so zahlreich fand, daß das Gewebe fast vollkommen aus eosinophilen Zellen zu bestehen schien. (Vgl. auch Gaisböck). Sie fanden sich zumeist an der Peripherie der Lymphozytenanhäufungen und um die Blutgefäße herum, niemals aber in den Keimzentren. Auch an Stellen, wo Fibroblasten sich entwickelten, konnte er diese Zellen auffinden. Auch das Vorkommen von Plasmazellen [Bass u. a. (Thaysen bezweifelt allerdings ihre Echtheit)] und von Riesenzellen (Tietze, Stower, W. Kümmel, Minelli u. a.) findet sich erwähnt.

Das intralobuläre Zwischengewebe der Drüsen, das anfangs frei bleibt, erscheint in den späteren Stadien ebenfalls dicht mit lymphatischen Zellen — zwischen denen hie und da auch ein feines Retikulum zu erkennen ist — durchsetzt. Auch die Drüsenkapsel und die weitere Umgebung findet sich dann an den Veränderungen beteiligt.

Das Drüsengewebe, das eine passive Rolle spielt, ist in den ersten Stadien der Erkrankung noch gut erhalten. Später werden die einzelnen Drüsenschläuche durch die Rundzellen bzw. Lymphozyteneinstreuungen mehr und mehr auseinandergeschoben, „auseinandergeworfen" (Mikulicz) (vgl. Abb. 49), um schließlich unter der zunehmenden Anhäufung dieser Zellen unter Druckatrophie zugrunde zu gehen. Unter solchen Verhältnissen sieht man nur mehr da und dort spärliche Reste von Drüsengewebe, bzw. Ausführungsgänge inselförmig innerhalb der Lymphozytenentwicklung liegen. (Abb. 49.) Gelegentlich sind dabei die schon erwähnten Riesenzellen (nach Minelli Fremdkörperriesenzellen) zu beobachten.

Was die Veränderungen der Ausführungsgänge im besonderen betrifft, so zeigen sich ihre Lichtungen häufig von gewucherten und abgestoßenen Epithelien erfüllt, denen runde, lymphoide Zellen beigemischt sind. (Vgl. Abb. 49.) Gleiche Befunde wurden z. B. auch von Smith and Bump beschrieben und abgebildet.

Das Endergebnis der Erkrankung scheint nach Heineke „die vollständige lymphatische Umwandlung des ganzen Organs zu sein". (S. 530). Wenigstens konnte unter solchen Umständen, im besonderen in den Tränendrüsen, nichts mehr von sezernierendem Gewebe nachgewiesen werden. (Fuchs, Tietze u. a.).

Für die Auffassung von Hirsch, daß der Erkrankung eine primäre Degeneration des Drüsenparenchyms mit einer sekundären Zirrhose zugrunde liegt, ergab mein Beobachtungsfall keine Anhaltspunkte. Auch Heineke, der den Fall von Hirsch klinisch nachuntersuchte, glaubt wohl mit Recht, daß es sich mehr um einen chronisch entzündlichen Prozeß gehandelt hat.

Erwähnung finden müssen noch die Bindegewebswucherungen, die besonders in weit fortgeschrittenen Stadien auffällig wurden. Sie sind namentlich von Minelli, Thaysen beschrieben worden. Nach Minelli erfolgt „der Ersatz des Parotisgewebes durch lymphatisches Gewebe, und ferner der allmähliche Ersatz dieses Gewebes durch Gebilde, welche mit sehr großer Wahrscheinlichkeit aus früheren Bindegewebszellen hervorgegangen sind, welche die starken Bindegewebstrabekel bilden oder in der Umgebung der Gefäße liegen. Wenn auch diese Substitution nicht sehr weit vorgeschritten ist, so sieht man immerhin, daß dieser Prozeß wirklich möglich ist. Ganz sicher ist es jedoch, daß der Lymphfollikel, welcher das Parotisläppchen ersetzt hat, seinerseits wieder durch junges Bindegewebe ersetzt werden kann". (S. 128.) Minelli vergleicht diese Bindegewebsbildung mit der fibrösen Umwandlung der Lymphome.

Thaysen, der ebenfalls mehr oder minder starke Bindegewebsentwicklung sah, macht auf die große Übereinstimmung zwischen den entzündlichen Geschwülsten

der Speicheldrüsen und gewissen Fällen von „Lymphomatose" der Speicheldrüsen aufmerksam. Sie scheint allerdings bei solchen Lymphomatosen der
Speicheldrüsen nur in der Minderzahl der Fälle vorzukommen, während sie
bei den chronischen Speicheldrüsenentzündungen eine ständige Erscheinung
darstellt.

Nach HEINEKE ist vielleicht die Bindegewebswucherung wenigstens in
manchen Fällen nur eine scheinbare und dadurch vorgetäuscht, „daß die Lymphozyten zugrunde gehen oder auswandern und daß nunmehr das Bindegewebsgerüst der des Parenchyms beraubten Drüse besonders deutlich hervortritt".
(S. 532.) HEINEKE macht auf die Ähnlichkeit der Befunde in normalen lymphatischen Organen nach Röntgenbestrahlung aufmerksam, in denen ebenfalls
auf den ersten Blick das Bindegewebe stark vermehrt zu sein scheint. Daß eine
Vermehrung aber nicht vorliegen kann, geht nach HEINEKE daraus hervor,
daß sich diese Bilder schon 24 Stunden nach einer einmaligen Bestrahlung
nachweisen lassen. Den Beweis dafür erbrachte wohl PFEIFFER, der in seiner
Beobachtung die Unterkieferdrüse vor und nach der Bestrahlung (120 Minuten)
untersuchen konnte. Es zeigten sich dabei nach der Bestrahlung die Lymphozyten fast durchgehends verschwunden; an ihrer Stelle lagen zwischen den
spärlichen Resten des Parenchyms rundliche, konzentrisch geschichtete Herde
junger Bindegewebszellen.

Andererseits könnte sich nach HEINEKE die bindegewebige Induration
wohl auch zum Teil durch die vorausgehende Degeneration des Drüsengewebes
erklären lassen, da parenchymatöse Organe ja vielfach auf Parenchymschwund
mit Bindegewebsvermehrung antworten.

Was die Veränderungen der Speicheldrüsen bei leukämischen Lymphadenosen anlangt, so sind darüber histologische Untersuchungen von GAL-
LASCH, im besonderen aber von THAYSEN durchgeführt worden.

In der Beobachtung GALLASCHs handelte es sich um ein $4^1/_2$jähriges Kind
mit Schwellung beider Ohrspeicheldrüsen, Unterkieferdrüsen und Tränendrüsen. Mikroskopisch untersucht wurden die Tränendrüsen, die „mit
ziemlich zahlreichen durchaus gleichgroßen Lymphkörperchen" infiltriert waren.
An örtlichen Stellen wurden durch diese Zelleinlagerungen „die Faserzüge
des Stützgewebes undeutlich, perlenartig aneinandergereihte, die einzelnen
Bindegewebsbündeln auseinanderdrängende Anhäufungen obiger Körperchen
(Lymphozyten)" durchkreuzten sich vielfach und gaben „dem Bild ein zierliches
Aussehen, allenthalben eine dichte Gruppierung und Aneinanderlagerung
desselben ohne jedwede Zwischensubstanz". Schließlich fand sich eine gleich-
mäßige Durchsetzung des Gewebes mit Lymphozyten, die das spezifische
Parenchym durch Druck zum Schwund brachte. (GALLASCH.)

Der Fall THAYSENs betraf einen 20jährigen Mann, der an einer lymphatischen Leukämie gestorben war. Die beiden Ohrspeichel- und Unterkieferdrüsen waren vergrößert. Zur histologischen Untersuchung kam die Unterkieferdrüse. Neben nicht erkrankten Läppchen fand er solche, die fast nicht mehr
als Teile einer Speicheldrüse zu erkennen waren. An Stelle des Parenchyms
war „ein zellreiches, stark dunkelgefärbtes Gewebe" mit einigen spärlichen
Drüsenbläschen getreten. (S. 508.) Die Entwicklung dieser Veränderung stellt
sich THAYSEN in der Weise vor, daß die Lymphozytenhaufen des Hilusbinde-
gewebes sich vergrößern und vom Hilus aus entlang den feineren intralobulären
Septen bis an das Ende des Lobulus wandern. Durch diese Zellanhäufungen
wird ein Lobulus in mehrere Pseudolobuli zerlegt. Durch Zunahme der Zell-
infiltrationen „zerfällt das Parenchym in mehrere, noch kleinere Abteilungen,
indem die Zellstreifen gleichwie Anastomosen aussenden, die miteinander in
Verbindung treten". (S. 508.) Schließlich kann die Zellinfiltration so diffus

werden, daß nur mehr Ausführungsgänge und einzelne Drüsenbläschen als Reste des ursprünglichen Parenchyms sichtbar bleiben. Auch die Kapsel der Drüse sowie das perikapsuläre Fettgewebe und die umgebende Muskulatur erscheint unter diesen Verhältnissen von Lymphozyten dicht durchsetzt. Die eingelagerten Zellen waren nach THAYSEN überwiegend typische Lymphozyten, daneben fanden sich auch Lymphoblasten sowie plasmazellähnliche Zellgebilde. Ähnliche Einlagerungen fanden sich in seinem Leukämiefalle auch in Leber, Nieren, Milz, Hoden, Lymphdrüsen und Knochenmark.

Wie aus diesen in der Literatur mitgeteilten und eigenen histologischen Befunden hervorgeht, besteht eine weitgehende Übereinstimmung

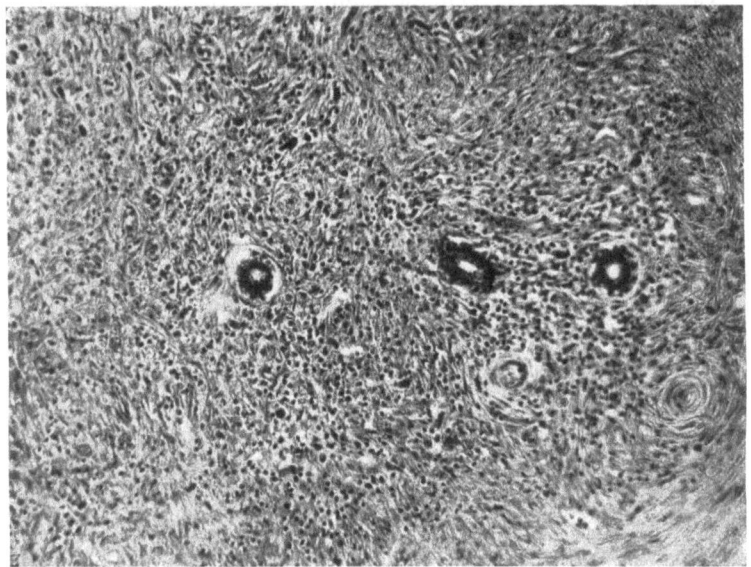

Abb. 50. Lymphogranulomatose der rechten Ohrspeicheldrüse bei allgemeiner Lymphogranulomatose. Drüsengewebe bis auf einzelne Ausführungsgänge zugrunde gegangen. (95fach. Vergr.)

zwischen den Veränderungen der Speicheldrüsen bei örtlich beschränkter Lymphomatosis, bzw. bei aleukämischer Lymphadenose und bei lymphatischer Leukämie, die wohl auch — besonders bei dem gleichzeitigen Befallensein mehrerer Speicheldrüsen — die Einreihung solcher Fälle in die sogenannte MIKULICZsche Krankheit rechtfertigen.

Auch die histologischen Bilder bei den symmetrischen Granulomatosen der Speicheldrüsen — gleichgültig, ob örtlich beschränkt oder als Teilerscheinung einer Systemerkrankung — machen es wahrscheinlich, daß „diese Krankheitsprozesse ebenso wie die Lymphomatosen als Erkrankungen des in den Drüsen normalerweise enthaltenen lymphatischen Gewebes, als Systemerkrankungen, aufzufassen sind. Das Drüsenparenchym scheint auch in dieser Gruppe lediglich eine passive Rolle zu spielen'' (HEINEKE, S. 545), und zwar unter der Ausbildung eines charakteristischen entzündlichen Granulationsgewebes (Abb. 50 u. 51, die der eigenen Beobachtung entnommen sind), das außer kleinen und großen Lymphozyten Epitheloidzellen, m. o. m. zahlreiche STERNBERGsche Riesenzellen, sowie eosinophile Leukozyten und Plasmazellen enthält und das auch von Knötchen durchsetzt oder m. o. m. diffus über die Läppchen ausgebreitet sein kann. Allerdings scheinen nach HEINEKE — und die eigenen Befunde bestätigen dies — auch bei den Granulomatosen überwiegend die zentralen Anteile davon eingenommen zu sein, so daß auch hier der Eindruck gegeben ist, daß die Erkrankung im Hilus der Läppchen beginnt. Erst in den späteren Stadien beteiligt sich das interlobuläre Bindegewebe ebenfalls an den Veränderungen.

In Analogie mit den Elementartuberkeln bestehen die Knötchen überwiegend aus epitheloiden Zellen. Um sie herum lagern sich Rundzellen. Manchmal gelingt es auch typische LANGHANSsche Riesenzellen anzutreffen. Verkäsungen innerhalb der Knötchen fehlen im allgemeinen; sind aber da und dort innerhalb des Granulationsgewebes in m. o. m. unregelmäßiger Ausbreitung anzutreffen.

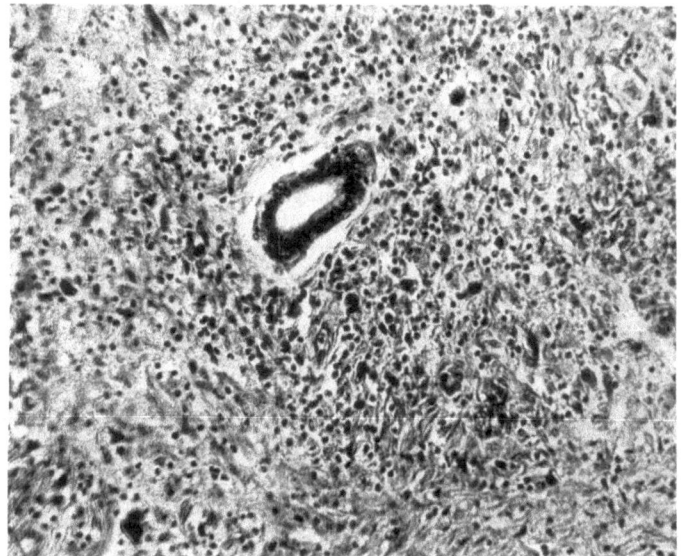

Abb. 51. Typische entzündliche Granulationsgewebsbildung in der rechten Ohrspeicheldrüse bei allgemeiner Lymphogranulomatose. Vom Drüsengewebe nur mehr ein Ausführungsgang erhalten. (150fach. Vergr.)

Fibröse Umwandlungen der Knötchen sowie Vernarbungsvorgänge überhaupt sind bisweilen nachzuweisen. Entzündliches Granulationsgewebe ohne Knötchen sah u. a. LA ROY in den Unterzungendrüsen in einem Fall von HODGKINscher Krankheit. Auch in unserem Falle war es überwiegend zur Bildung eines mehr einheitlichen Granulationsgewebes gekommen. (Abb. 50 u. 51.)

Unter allen Umständen wird aber doch durch den so häufigen Nachweis eines in Knötchen angeordneten Granulationsgewebes nahegelegt, daß der Tuberkulose dabei ursächlich wohl eine große Bedeutung zukommt. (HEINEKE.) Tuberkelbazillen innerhalb des Granulationsgewebes wurden allerdings nur selten gefunden. (PLITT, KRAILSHAIMER, NAPP u. a.). Zumeist erwies sich das Granulationsgewebe frei von Tuberkelbazillen. (ZIRM, IGERSHEIMER und PÖLLOT, FLEISCHER, eigene Beobachtung u. a.).

Das Drüsengewebe, das sich, wie gesagt, bei der Veränderung durchwegs passiv verhält, geht unter der Entwicklung des entzündlichen Granulationsgewebs allmählich bis auf inselförmige Reste, die zerstreut besonders an der Peripherie der Knötchen liegen, zugrunde. Gelegentlich kommt es auch hier zur Bildung von Konglutinationsriesenzellen. Die kleineren und größeren Ausführungsgänge (Abb. 50 u. 51) bleiben oft länger erhalten als das Drüsenparenchym. Da und dort fällt dabei besonders in den noch mehr erhaltenen Anteilen der Drüsensubstanz eine Durchsetzung mit Lymphozyten auf.

Der Endausgang der Erkrankung scheint auch hier wieder eine bindegewebige Umwandlung der Drüsen zu sein, der eine Schrumpfung und damit eine Verkleinerung der Drüsen folgen kann. (OSLER, FLEISCHER.) HEINEKE zufolge muß die fibröse Umwandlung des Granulationsgewebes als ein Heilungsvorgang betrachtet werden. Verkäsungen, Abszedierungen, Fistelbildungen — wie wir sie bei der gewöhnlichen Tuberkulose der Speicheldrüsen sehen — scheinen nicht vorzukommen.

Wie aus den vorstehenden Ausführungen hervorgeht, liegen der sogenannten MIKULICZschen Krankheit offenbar verschiedene Prozesse zugrunde. Die eigentlichen Ursachen der symmetrischen „Lymphomatosen" sind ebensowenig wie die Ätiologie der Lymphomatosen, bzw. der Lymphadenosen überhaupt bekannt.

MIKULICZ vermutete für seine Beobachtung, die, wie gesagt eine lokalisierte symmetrische Lymphomatose der Tränen- und Speicheldrüsen [ein sogenanntes symmetrisches regionäres Lymphom (KAUFMANN)] darstellte, einen infektiösen Prozeß als Ursache, der von den Ausführungsgängen der Drüsen seinen Ursprung genommen haben soll. Auch KÜMMEL schließt sich dieser Auffassung an. Nach ihm ist es „die Verschiedenheit der Eintrittspforte", die entweder zu einer allgemeinen Lymphomatose oder zu einer lokalisierten Erkrankung der Speicheldrüsen führt. Bilden den Eintrittsweg die Speichelgänge, so entsteht nach KÜMMEL die lokalisierte Form der symmetrischen Lymphomatose der Speicheldrüsen.

Auch ich glaube meiner Beobachtung die MIKULICZsche Auffassung zugrunde legen zu sollen und vermute, daß eine infektiöse Einwirkung zu dieser eigenartigen, örtlich beschränkten Reaktion des lymphatischen Gewebes der Ohrspeicheldrüse geführt hat, wobei allerdings auch die Eintrittspforte der Infektion fraglich bleibt. Die Veränderung in meinem Fall als Teilerscheinung einer aleukämischen Lymphadenose aufzufassen, erscheint derzeit durch den mitgeteilten Blutbefund unberechtigt.

TIETZE sieht (mit MIKULICZ) die Ursache der Veränderung ebenfalls in einem chronisch infektiösen Vorgang und vergleicht ihn, indem er ihn als eine Hyperplasie des lymphatischen Gewebes auffaßt, „mit den hyperplastischen Vorgängen, die wir an dem sogenannten lymphatischen Rachenring kennen". (S. 832.) Auch SMITH and BUMP schreiben: MIKULICZ' disease is essentially a disease of the lymphoid tissue of the lacrimal and salivary glands with secondary destruction of the parenchyma. It is probable that this lymphoid tissue, for the most part solitary nodes in and about the walls of the ducts, undergoes or is subject to diseases quite like those lymphoid tissue elsewhere in the body". (S. 96—97.)

C. STERNBERG (1928) beschränkt sich darauf festzustellen, daß der symmetrischen Anschwellung der Tränen- und Speicheldrüsen neben chronischen Entzündungen auch allgemeine Lymphomatosen und Lymphosarkomatosen zugrunde liegen.

Bei allen diesen Annahmen bleiben aber, wie schon gesagt, die eigentlichen Ursachen, die zu einer auf die Speichel- und Tränendrüsen beschränkten Lymphomatose führen, noch unbekannt und fraglich.

v. BRUNN nimmt an, daß „die symmetrische Schwellung der Tränen- und Mundspeicheldrüsen mit der Pseudoleukämie eine gemeinsame Ursache hat". (S. 277.) Dies wird durch die Tatsache nahegelegt, daß die symmetrische Schwellung, wie gesagt, in manchen Fällen sicherlich eine Teilerscheinung einer wirklichen aleukämischen Lymphadenose (HAECKEL, WALLENFANG, V. BRUNN, THAYSEN, MUNCK („aleukämische Leukose" vielleicht auf luetischer Grundlage) u. a.) darstellt; auch HOCHENEGG und REICHE neigen dazu, die Mikuliczsche Krankheit als Teilerscheinung einer aleukämischen Systemerkrankung aufzufassen. Außerdem läßt sich ja auch in ihr gelegentlich die Teilerscheinung einer lymphatischen Leukämie (OSTERWALD, GALLASCH, DUNN, SENATOR, THAYSEN u. a.) erblicken.

Nach NAGEL würde die größte Zahl der bisher als Mikuliczscher Symptomenkomplex beschriebenen Krankheitsbilder zum „Status lymphaticus, bzw. thymicolymphaticus und tymicus" gehören, „die meist mit Anomalien endokriner Organe kombiniert sind". (S. 378.) (Vgl. auch MOHR, GAISBÖCK). Einen Mikulicz schen Symptomenkomplex bei Morbus Basedow erwähnt WOOD.

Den symmetrischen Granulomatosen liegt nach HEINEKE und gemäß der obigen angeführten Sachlage in den meisten Fällen eine tuberkulöse Infektion zugrunde, wenn auch der Nachweis von Tuberkelbazillen nur selten geführt werden konnte. (PLITT, KRAILSHAIMER, NAPP.) Letzterem Umstand gegenüber glauben freilich IGERSHEIMER und PÖLLOT, daß nur gelegentlich und in seltenen Fällen die Tuberkulose das Bild der „Mikuliczschen Erkrankung erzeugen könne; sie sind im allgemeinen der Meinung, daß die meisten Fälle trotz der klinischen und anatomischen Befunde nichts mit Tuberkulose zu tun haben. Einen ähnlichen Standpunkt vertritt GJESSING.

Für die Fälle von symmetrischen Granulomatosen, die als Teilerscheinungen einer Systemerkrankung auftreten, bildet ihre Grundlage eine HODGKINsche Krankheit, bzw. Lymphogranulomatosis (LA ROY, ZIEGLER, eigene Beobachtung), deren Ursache auch noch nicht in eindeutiger Weise aufgeklärt ist, wenn auch ihr wahrscheinlich „eine Infektion des in der Parotis und Submaxillaris vorhandenen lymphatischen Gewebes" zugrunde liegt, welche schließlich den Untergang des Drüsengewebes zur Folge hat. (ASCHOFF, S. 681).

Nach NAGEL kommt für die einschlägigen Fälle auch der „konstitutionellen Syphilis" mit Bildung von syphilitischen Granulomen als Entstehungsursache große Bedeutung zu. Auch H. KÜTTNER hält in den Beobachtungen von GOLD-ZIEHER, GUTMANN und DE LAPERSONNE den Verdacht einer luetischen Natur für nicht unbegründet; JEANSELME, HUET et DESBROUSSES beschreiben den Mikuliczschen Symptomenkomplex bei tertiärer Lues mit Vergrößerung sämtlicher Speicheldrüsen, im besonderen der Parotiden.

In den Mikuliczschen Symptomenkomplex sind weiterhin der Fall von TACKE (angeführt nach KÜTTNER) von chronisch symmetrischer Erkrankung der Tränen- und Speicheldrüsen bei Gonnorhöe sowie die Schwellungen der Ohrspeicheldrüsen bei Erkrankungen der Bauchspeicheldrüsen (NAGEL), die Fälle von BERTHON bei Störungen im Bereich der Geschlechtsorgane, die symmetrischen Schwellungen der Ohrspeicheldrüsen bei Soldaten im Weltkrieg (KÜTTNER), sowie die symmetrischen Vergrößerungen der Speicheldrüsen bei Encephalitis epidemica (GUILLAN, KUDELSKI et LIEUTAUD, NETTER) einzureihen.

Schließlich soll noch Erwähnung finden, daß gelegentlich auch symmetrische, chronische, tuberkulöse Lymphdrüsenhyperplasien (KAUFMANN), symmetrische Lipome (HOFMEISTER, ALSBERG), sowie symmetrische Lymphangiome (HAGEN-BACH) unter dem Bilde des Mikuliczschen Symptomenkomplexes auftreten können.

In Betreff des Lymphosarkoms, das gleichfalls symmetrisch in den Speicheldrüsen vorkommen kann und deswegen zur sogenannten Mikuliczschen Krankheit gerechnet wird (THAYSEN, C. STERNBERG), ist auf den Abschnitt über Lymphosarkom der Speicheldrüsen zu verweisen.

XIII. Ranula und Zysten der Speicheldrüsen.

A. Die Ranula.

Es handelt sich hier zunächst und hauptsächlich um jene klassische Ranula (Batrachos, Fröschleingeschwulst, Grenouillette, Hypoglossis), die nach neueren Auffassungen eine erworbene Zystenbildung der Glandula sublingualis darstellt. (Broca, Suzanne, v. Hippel, Kroiss, Heineke, Kaufmann u. a.). Nur für die Ranulabildungen, die median und dicht an der Zahnreihe liegen, kommt nach Suzanne, v. Hippel, Merkel, als Ausgangspunkt die Glandula incisiva in Betracht. Außerdem gibt es aber auch eine sogenannte Ranula submaxillaris (submentalis), unter der Heineke ,,solche unter dem Unterkiefer hervortretende Ranulazysten versteht, die sich unterhalb der Mundbodenmuskulatur zwischen dieser und der Haut ausbreiten und mit einer sublingualen Ranula durch eine Lücke in der Mundbodenmuskulatur in Verbindung stehen". (S. 588.)

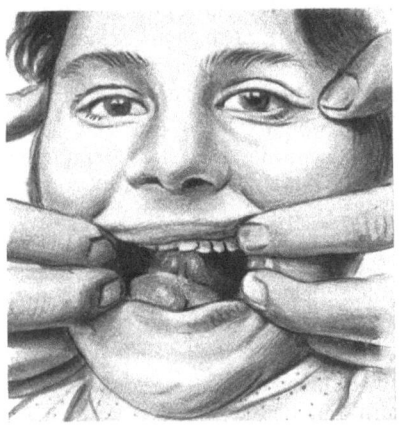

Abb. 52. Rechtsseitige Ranula.
(Nach Heineke, Deutsche Chirurgie, Abb. 97, S. 572.)

Auch die Ranula submaxillaris und sonstige, differentialdiagnostisch in Betracht kommende Bildungen werden hier zu besprechen sein. Zunächst sei aber in Betreff der sogenannten klassischen Ranula der Unterzungenspeicheldrüsen berichtet, daß diese ihren Sitz auf Grund klinischer Beobachtungen in der Gegend des Sublingualwulstes am Frenulum hat. (Vgl. Abb. 52.) Gelegentlich beobachtet man auch, unter Durchbruch des Mundbodens, einen submentalen Fortsatz der Ranula. Ihre Form ist anfangs länglich oval. Mit Zunahme ihrer Größe tritt sie nach vorne, um den Raum zwischen Zunge und Unterkiefer auszufüllen und dabei auch die Mittellinie zu überschreiten.

Die Oberfläche ist von der Mundschleimhaut bedeckt, die leicht verschieblich über die Geschwulst hinwegzieht. (v. Bergmann-Küttner). Hat die Geschwulst eine bestimmte Größe erreicht, so wird die Schleimhaut verdünnt und durch sie schimmert der flüssige Inhalt der Zyste bläulich durch, so daß der Eindruck einer wassergefüllten Blase gegeben ist. (v. Bergmann-Küttner). Ihrer Ähnlichkeit mit der Kehlblase von Fröschen verdanken diese zystischen Bildungen ihren Namen Ranula.

Der Inhalt der fast immer einkammerigen, selten mehrkammerigen, zumeist schwappenden Zysten ist durch eine zähe, fadenziehende Flüssigkeit dargestellt, ,,welche am meisten Ähnlichkeit mit dem Hühnereiweiß hat, gewöhnlich farblos, mitunter auch grünlichgelb, rötlich oder braun gefärbt ist und weder Ptyalin noch Rhodankalium enthält". (v. Bergmann-Küttner, S. 1095.)

Die Größe der Ranulabildungen kann die eines Hühnereies erreichen. Nach Heineke sah Cooke sogar eine orangengroße Ranula, die aus dem Mund herausragte. Bei Ranulabildungen im frühen Kindesalter können diese Zysten auch zu Wachstumsstörungen im Unterkiefer und zu Störungen in der Zahnstellung (Prognathie, Clairmont) führen.

SONNENBURG beobachtete einen einschlägigen Fall bei einem 6 Jahre alten Mädchen, in dem der Unterkiefer nach Entfernung der Zyste eine eigentümliche Form zeigte; ,,die Knochensubstanz war atrophisch und der ganze Unterkiefer überragte den Oberkiefer beinahe um $1^1/_2$ cm, so daß die Zahnreihen beim Schließen des Mundes sich nicht vollständig berührten; die Zähne schienen etwas kleiner als normal und standen weit voneinander entfernt". (S. 630).

Die Ranulabildungen sind zumeist einseitig, nur außerordentlich selten doppelseitig. (MORESTIN.)

Der Hauptausführungsgang der Unterkieferdrüse zieht zumeist über den Tumor hinweg und steht in keiner Verbindung mit der Zyste. In der Beobachtung von SONNENBURG war z. B. der Ductus Warthoniasus ,,beiderseits auf der Geschwulst frei sichtbar und zu sondieren". (S. 629.)

Die Ranula kommt in allen Lebensaltern vor, am häufigsten bei Erwachsenen zwischen dem 20. und 40. Lebensjahre. Der Beginn des Leidens ist zumeist symptomenlos. (HEINEKE.) Mit der Vergrößerung der Bildungen kann es zur Behinderung der Zungenbewegungen, zu Störungen der Sprache und auch der Respiration kommen. (HEINEKE, v. BERGMANN-KUTTNER). Perforationen sowie Vereiterungen scheinen im allgemeinen selten zu sein. Gelegentlich wird als Komplikation die sogenannte ,,akute Ranula" genannt. Nach v. BERGMANN-KUTTNER handelt es sich dabei ,,um bereits bestehende, wegen ihrer Kleinheit jedoch übersehene Zysten, in welche plötzlich infolge eines entzündlichen Reizes eine profuse Transsudation aus den zahlreichen und weiten Wandkapillaren stattfindet". (S. 1095). Ähnliche Angaben machten auch v. HIPPEL und v. RECKLINGHAUSEN.

Was das anatomische Verhalten der Ranulabildungen anlangt, so besteht ihre Wand zumeist aus einer dünnen, zarten und leicht zerreißlichen Membran. Der mundwärts gelegene Anteil scheint fester gebaut zu sein als die am Mundboden gelegenen Teile. (HEINEKE.) Eine stärkere Verbindung besteht nur — wenn nicht zuvor Entzündungen oder Eingriffe stattgefunden haben — mit der Glandula sublingualis. Eine Abtrennung von dieser Drüse ist gewöhnlich unmöglich und die Zyste kann nur in Zusammenhang mit der Drüse entfernt werden. (SULTAN, v. HIPPEL, MINTZ, KROISS, HEINEKE u. a.). In den Beobachtungen von KROISS und HEINEKE bildete die Drüse geradezu einen Teil der Wand.

Wie erwähnt ist die Ranula zumeist eine einkammerige Zyste, deren dünne Wand innen spiegelnd glatt ist und einer serösen Haut gleicht. (KROISS, HEINEKE). Über die selten vorkommenden, auch mehrkammerigen Ranulazystenbildungen berichten PAULI, DUPUYTREN, v. RECKLINGHAUSEN u. a.

Die mikroskopische Untersuchung wies in dem wässerigen, schleimigen Inhalt zumeist zahlreiche, große gequollene Zellen nach, die gut oder schlecht färbbare, exzentrisch gelegene Kerne und ein feingekörntes, aber auch homogenes Protoplasma führten. (v. HIPPEL, KROISS u. a.). Hie und da fanden sich auch noch zahlreiche frische Erythrozyten, die offenbar aus den Wandkapillaren stammten und auf kleine (zum Teil wohl operative) Verletzungen zurückzuführen waren. (HEINEKE.)

Histologische Untersuchungen der Wandung der Ranulabildungen sind vor allem von SUZANNE, v. HIPPEL, KROISS u. a. durchgeführt worden.

Dabei fand sich als innerste Auskleidung eine nicht scharf begrenzte Schicht gequollener, blasser Zellen, die teils gut, teils schlecht gefärbte Kerne und ein körniges oder homogenes Protoplasma besitzen. Solche Zellen finden sich gelegentlich auch in mehrschichtiger Ausbildung, ohne aber eine ununterbrochene Epithelbekleidung darzustellen, denn vielfach bildet nur junges, gefäßhaltiges, von Lymphzellen durchsetztes Bindegewebe die Innenseite der Begrenzung. An diese innere Schicht lockeren Bindegewebes schließt sich gewöhnlich ein parallelfaseriges, mehr zellarmes Bindegewebe an, das kleine Gefäße und elastische Fasern führt und sich in eine bindegewebige Lage fortsetzt, die der Kapsel angehört und auch zahlreiche Streifen in die erhalten gebliebenen Reste der Drüse hinein sendet. (v. Hippel, Kroiss).

Das die Zyste umgebende Drüsengewebe zeigt dabei die Befunde der Druck-atrophie, die bisweilen auch den vollständigen Untergang des Drüsengewebes zur Folge hat; das zwischen der Mundschleimhaut und der Zystenwand liegende lockere Bindegewebe ließ Schleimdrüsen und Züge quergestreifter Muskulatur nachweisen.

v. Hippel fand außerdem in der Nachbarschaft der untergehenden Drüsen-läppchen sowie auch in der Zystenwand selbst massenhaft Riesenzellen, die nach ihm „durch Verschmelzung von einander anliegenden, schleimig aufge-quollenen Drüsenzellen" entstanden sind. (S. 191).

Weitere Untersuchungen, im besonderen die von Kroiss, deckten die wichtige Tatsache auf, daß das Epithel des Ausführungsganges der Glandula sublingualis unmittelbar in die Innenschichte der Ra-nulawand übergeht und daß somit ein „direkter Zusammenhang zwischen Zyste und Glandula sublingualis" besteht. (Kroiss, S. 515).

Auf Grund histologischer Befunde kommt Kroiss zur Auffassung, daß für seinen Fall die Ranula eine Retentionszyste der Ductus sublinguales minores und des Ductus sublingualis major darstellt. Er hält sie durch chro-nische Entzündung im Mündungsbereich der Ausführungsgänge verursacht, die zu deren Verschluß führte.

Im Gegensatz zu Kroiss verlegte v. Hippel auf Grund zehn mikroskopisch untersuchter Fälle die Anfangsstadien der Zystenbildung nicht in die großen, sondern in die kleinen Ausführungsgänge, die durch eine partielle, chronisch interstitielle Entzündung der Unterzungendrüse komprimiert und verschlossen, zu Retentionszysten werden. Die Vergrößerung kommt nach v. Hippel durch Zusammenfließen mehrerer kleinerer Zystchen zustande.

Suzanne, der 4 Ranulabälge untersuchte, sieht zwar ebenfalls in der Ranula eine Zyste der Glandula sublingualis, erklärt jedoch ihre Entstehung durch Wucherung des interalveolären Bindegewebes, die eine Kompression der Drüsen-bläschen bedingt, und zu nachfolgender Atrophie und schleimiger Degeneration der Drüsenzellen führt. Die Ausführungsgänge sollen sich dabei nach den Untersuchungen Suzannes nur sekundär an den Veränderungen beteiligen.

Unter allen Umständen erscheint die Annahme nahegelegt, daß die klassische Ranula eine Retentionszyste der Glandula sublin-gualis darstellt, die sich wohl zumeist im Anschluß an Entzün-dungen der Drüse selbst, bzw. ihrer Ausführungsgänge entwickelt.

Gegenüber diesen Anschauungen über die Entstehung der Ranula ist auch noch der davon abweichenden Annahmen zu gedenken, die die Erklärung der Ranula in anderen Zuständen der Unterzungendrüse, bzw. in anderen drüsigen Gebilden des Mundbodens suchen.

So sehen Montade und Panas in der Ranula ein gutartiges Zystoepitheliom der Unterzungendrüse. Sie vergleichen die Bildung mit dem Ovarialkystom. Nach Montade (angeführt nach Heineke) verlieren die Drüsenschläuche ihr Lumen, werden zu soliden Zellmassen, die sich unter kolloider Degeneration zu Hohl-räumen umwandeln.

Imbert et Jeanbreau und Veau et Cunéo (angeführt nach Cornil et Ranvier) führen (im Sinne der „Théorie embryonnaire") die Ranulazysten auf Entwicklungsstörungen zurück und betrachten sie als den Kiemengangs-zysten ähnliche Bildungen. Nach Heineke kommt diese Ansicht für die typische Ranula nicht in Frage, wohl vermag sie aber einen Teil der angeborenen Sublingualzysten zu erklären.

Nach FLEISCHMANN soll ein Schleimbeutel, der sich hie und da am Mundboden vorfindet, der Ranula Ursprung geben.

Nach v. RECKLINGHAUSEN — der „eine unberührte Ranula mit klassischem Sitz an der Leiche einer 34jährigen Frau" untersuchte (S. 427) — stellt die Ranula eine Retentionszyste der BLANDIN-NUHNSchen Drüsen dar. Die engen nachbarlichen Beziehungen der mit Flimmerepithel ausgekleideten Zyste sowie die Einmündung kleiner Ausführungsgänge dieser Drüsen in die Zystenbildung gaben v. RECKLINGHAUSEN den Anlaß, ganz allgemein die Bildung der Ranula mit diesen Drüsen in Zusammenhang zu bringen. Eine ähnliche Auffassung vertrat auch SONNENBURG für seine Beobachtung.

Weiterhin ist die Annahme E. NEUMANNs zu erwähnen, die dahin geht, daß der Ranula eine Erweiterung der BOCHDALEKschen Schläuche (die aus dem Ductus thyreoglossus stammen) zugrunde liegt; eine Auffassung, die wohl für von Geburt aus angelegte, ranulaähnliche Flimmerzysten der Sublingualgegend, nicht aber für die klassische Ranula gelten mag; in diesem Sinne erörterte auch HEINEKE (S. 584) die Unterscheidungsmerkmale der angeborenen Zysten gegenüber der gewöhnlichen Ranula.

Was nun im weiteren die Angaben HEINEKEs über die schon eingangs erwähnte Ranula submaxillaris anlangt, so kommen nach ihm die submaxillaren Ranulazysten einmal „neben ganz kleinen Sublingualzysten zur Ausbildung", „sodann zeigen sie vor allem die Eigentümlichkeit, daß sie sich fast niemals neben einer unberührt gebliebenen Sublingualranula entwickeln,

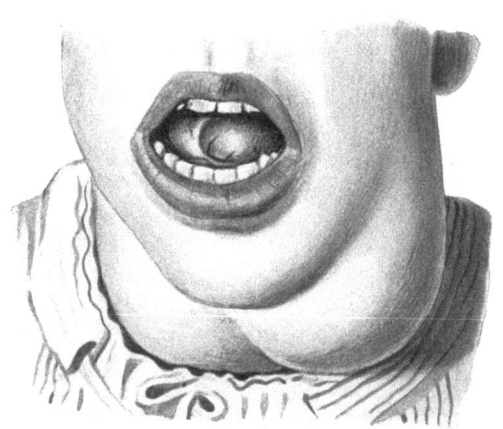

Abb. 53. Große Ranula submaxillaris. (Nach HEINEKE, Deutsche Chirurgie, bzw. PREINDLSBERGER, Abb. 101, S. 589.)

sondern meist erst dann entstehen, wenn spontane Perforationen der sublingualen Zyste oder Operationen an derselben stattgefunden haben". (S. 589.)

Diese Zysten, die eine recht beträchtliche Größe erreichen können, liegen unter der Halsfaszie und stehen mit der Umgebung gewöhnlich nur in lockerer Verbindung. (Vgl. Abb. 53.) Ihr wichtigstes Merkmal bildet die Verbindung mit einer kleinen sublingualen Zyste durch eine Muskellücke. Ihre Wand ist sehr dünn, leicht zerreißlich; den Inhalt bildet eine schleimige, eiweißartige Flüssigkeit. (HEINEKE.)

Nach v. HIPPELs Angabe stimmt ihr histologisches Verhalten mit dem der klassischen Ranula überein, was um so verständlicher wird, als ja bereits bisweilen unter physiologischen Verhältnissen die Unterzungendrüse Fortsätze durch kleine Lücken des Musculus mylohyoideus hindurchschickt. (MORESTIN.)

Zum Schluß soll noch angeführt werden, daß gelegentlich differentialdiagnostisch noch andere krankhafte Bildungen des Mundbodens in Frage kommen, wobei hauptsächlich die seltenen Lipome, Angiome, Flimmerzysten, Echinokokken des Mundbodens sowie Dermoidzysten und zystisch veränderte Mischgeschwülste zu nennen sind.

B. Zysten der Speicheldrüsen.

a) Zysten der Ohrspeicheldrüse.

Die Zysten der Ohrspeicheldrüsen stellen seltene Bildungen dar. Sie können sich in allen Teilen der Drüse entwickeln (Heineke). Zystenbildungen der akzessorischen Ohrspeicheldrüse sind unter anderem von Morestin, Pietri beschrieben.

Die Zysten bleiben im allgemeinen klein und erreichen nur selten Hühnereigröße. (Ciniselli, Küttner.) Zumeist sind sie solitär, einkammerig, seltener septiert, was eine Entstehung aus mehreren kleinen Hohlräumen nahelegt. (Burkart, Kroiss.) In der Beobachtung von Cassanello war die ganze Ohrspeicheldrüse in eine mehrkammerige Zyste umgewandelt.

Bei der klinischen Untersuchung treten die größeren Zysten zumeist als kugelige oder längliche, schwappende Geschwülste der Parotisgegend in Erscheinung. (Vgl. Abb. 54.) Die Haut darüber ist unverändert, auch wenn es durch sie bereits zu auffälliger Entstellung und zu beträchtlicher mechanischer Behinderung der Kieferbewegung gekommen ist. (Heineke, Küttner.) Beeinträchtigung der Horfähigkeit sowie starke Schmerzen erwähnt Gigon. Gelegentlich wird infolge erhöhter Transsudation aus den Wandgefäßen ein schnelleres Wachstum der Zysten beobachtet. (Küttner.)

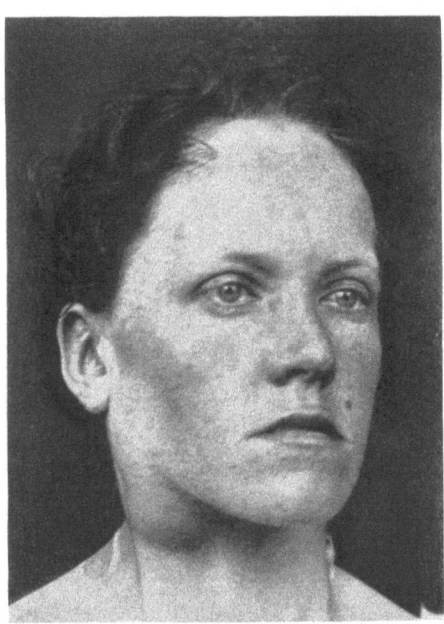

Abb. 54. Zyste der rechten Ohrspeicheldrüse. (Nach Kroiss [Chirurg. Klinik Innsbruck], Abb. 2, S. 522.)

Bei der anatomischen Untersuchung sind die Zysten entweder vollkommen von Drüsengewebe umgeben oder sie stehen nur an einem Pol mit der Ohrspeicheldrüse in Zusammenhang (Kroiss). Das Drüsengewebe in der Umgebung ist druckatrophisch. Die Wand der Zysten liegt meistens in festerer Verbindung mit dem Drüsengewebe, so daß eine Ausschälung vielfach sehr schwierig ist. (Kroiss.) Ihre Innenfläche ist fast durchgehends glatt und glänzend, in der Wand selbst und frei durch das Lumen gespannt ziehen bisweilen, als Reste von Septen, runde Stränge. Der Inhalt solcher Parotiszysten wird meist durch eine klare, seröse leicht fadenziehende, hie und da auch hämorrhagisch gefärbte Flüssigkeit gebildet. (Sultan, Kroiss, Heineke u. a.). Speichelbestandteile sind gewöhnlich bei der chemischen Untersuchung nicht nachweisbar (Kroiss), doch fanden Morestin, Pietri u. a. stärkeverdauende Stoffe.

Bei der histologischen Untersuchung ist die Wand der Parotiszysten vor allem aus einem parallelfaserigen, zellarmen Bindegewebe gebildet; eine epitheliale Bekleidung der Innenwand fehlt gewöhnlich. Manchmal findet sich die glatte Innenfläche durch Stränge unterbrochen, die im Querschnitt aus konzentrisch verlaufenden bindegewebigen Faserkreisen bestehen (Kroiss). Die äußere Umgebung solcher Zysten bildet lockeres Bindegewebe, das zahlreiche Gefäße und Reste von Drüsengewebe in sich schließt. Das benachbarte Parotisgewebe weist zumeist die Befunde der Verdichtung, der zelligen Infiltration sowie Erweiterungen der kleinen Ausführungsgänge auf. Während Kroiss eine direkte Einmündung eines Ausführungsganges in die Zystenhöhle nicht beobachten konnte, sah Burkart einen Zusammenhang der Zyste mit ausgeweiteten Ausführungsgängen. An derartigen Übergangsstellen war die Zysteninnenwand mit Zylinderepithel bekleidet.

Auf Grund dieser Befunde kommen Burkart und Kroiss zur Anschauung, daß die Zysten der Ohrspeicheldrüse — in Übereinstimmung mit der Entstehungsweise der Ranula — Retentionszysten darstellen. Die Ursache sehen sie in einer chronisch produktiven Entzündung der Drüse, die zum Untergang des Drüsengewebes und zur Einengung und zum Verschluß intraglandulärer kleiner Ausführungsgänge mit nachträglicher Ausweitung führt.

Neben den hier gemeinten Retentionszysten kommen in den Ohrspeicheldrüsen, bzw. in ihrer Umgebung auch noch Zystenbildungen vor, die mit einem geschichteten, flimmernden Zylinder- oder auch mit Plattenepithel bekleidet sind, und in deren bindegewebiger Wand manchmal lymphoides Gewebe nachgewiesen wurde. (Lecène, Sultan u. a.). Diese Zystenbildungen können wohl nur auf Entwicklungsstörungen bezogen und nicht als Retentionszysten angesprochen werden. Lecène sieht in ihnen angeborene branchiogene Zysten. Morestin, Kocher, Pietri u. a. führen sie auf verlagerte Keime der Ohrspeicheldrüsen zurück, wofür nach Pietri besonders der Gehalt an Ptyalin in den Zysten sprechen würde. (Vgl. dagegen Heineke, S. 567). Weishaupt bringt besonders die in der Nähe der Ohrspeicheldrüse gelegenen Zysten (v. Bergmann u. a.) mit dem Ramus mandibularis, einem embryonalen, rudimentären, unkanalisierten Seitengang des Ductus parotideus (vgl. Untersuchungen von Chievitz, R. Meyer u. a.) in ursächliche Beziehung.

In differentialdiagnostischer Beziehung kommen gegenüber den gemeinten Retentionszysten noch zystisch abgeänderte „Mischgewächse" und Dermoidzysten in Betracht. Auch die Tuberkulose der Ohrspeicheldrüse kann in seltenen Fällen unter Bildung einer Zyste in Erscheinung treten. (v. Stubenrauch.) Hierher gehört nach Heineke vielleicht auch die von Masson beschriebene Parotiszyste.

Zu erwähnen bleibt noch, daß gelegentlich auch zystische Ausweitungen (sog. Speichelgangszysten) des Stenonschen Ganges, hauptsächlich im Anschluß an entzündliche Veränderungen und traumatische Einwirkungen mit Strikturen der Speichelgänge, beobachtet und beschrieben wurden.

Eine derartige zystische Erweiterung der Speichelausführungsgänge der Ohrspeicheldrüse liegt auch der sogenannten Glasbläserkrankheit zugrunde. Sie wurde als Berufskrankheit hauptsächlich bei Glasbläsern (Hyrtl, Scheier, Narath u. a.), seltener bei Musikbläsern (Dorendorf, Kaufmann u. a.) beobachtet. Sie kommt nach Heineke dadurch zustande, „daß sich die Wangentasche und damit die Mündung des Stenonschen Ganges unter der beständigen Drucksteigerung in der Mundhöhle mehr und mehr ausweitet, bis sie schließlich insuffizient wird und die Luft eindringen läßt. Diese dehnt nun den Duktus immer mehr aus und führt im Laufe der Zeit zu einer spindel- oder sackförmigen Erweiterung des Hauptganges, ja endlich zu einer diffusen Erweiterung des ganzen Gangsystems bis in seine feinsten Äste hinein". (S. 485).

Das Leiden beginnt schleichend ohne größere Beschwerden. Nach Gigon ist dazu eine individuelle Disposition erforderlich. Diese Luftgeschwülste (Pneumatozelen) können bisweilen einen großen Umfang annehmen. Es können sich prall elastische oder auch weiche, knisternde Säcke entwickeln, die vom Kieferrand bis zum Jochbein reichen und die Größe eines Hühnereies überschreiten. (Heineke, S. 487).

Die Luftgeschwulst ist meist doppelseitig, kann aber auch einseitig auftreten. Rückbildungen scheinen nach Heineke nicht vorzukommen. Eine
häufige Begleit- und Folgeerscheinung stellen chronische Entzündungen der
Gangschleimhaut dar.

b) Zysten der Unterkieferdrüse.

Nachdem vorhin bereits die Ranula submaxillaris besprochen wurde, erübrigt
hier nur noch über die sonstigen Zystenbildungen der Unterkieferdrüse zu
berichten. Solche sind nur äußerst selten beobachtet worden. Küttner fand
eine chronisch entzündete Unterkieferdrüse in eine mehrkammerige Zyste umgewandelt. Nach Heineke hat auch noch Gros und Ashhurst Zysten dieser
Drüse gesehen.

Häufiger sind zystische Ausweitungen (Speichelgangszysten) des
Ductus Warthonianus bekannt geworden. Als Ursachen finden sich dabei
Entzündungen, kleine Verletzungen angegeben, die zu einengenden Narben
geführt haben. In einem von v. Recklinghausen untersuchten Falle war
allerdings keine derartige Veränderung nachzuweisen. Eine der Luftgeschwulst
der Ohrspeicheldrüse entsprechende Veränderung in den Ausführungsgängen der
Unterkieferdrüse ist von Dorendorf erwähnt. Über die angeborenen zystischen Erweiterungen dieser Gänge wurde bereits bei den Entwicklungsstörungen
der Speicheldrüsen berichtet.

XIV. Geschwülste der Speicheldrüsen.

Die Speicheldrüsen gehören zu jenen Organen, die verhältnismäßig häufig von Geschwulstbildungen befallen werden. Der allergrößte Teil (80 bis 90%) der Speicheldrüsengeschwülste ist durch die sogenannten Mischgeschwülste dargestellt. Über die Frage, ob diese ihrer
Natur nach mehr den bindegewebigen oder mehr den epithelialen Drüsen-
anteilen entstammen, sind im Schrifttum sehr auseinanderweichende Angaben
niedergelegt. Ihr Studium ist daher, abgesehen von dem praktischen Wert für
die Behandlung dieser Gewächse, vielfach auch von grundsätzlicher Bedeutung
für die Lösung allgemeiner Fragen in der Geschwulstlehre geworden.

Neben den sogenannten Mischgeschwülsten finden sich in den Speicheldrüsen Fibrome, Chondrome, Lipome, Hämangiome, Lymphangiome, Neurome
und auch die bösartigen, zellulären Geschwülste der Karzinome und Sarkome.
Betreffs der Häufigkeit der Speicheldrüsengeschwülste ist auf eine Angabe
von Billroth zu verweisen. Billroth fand seinerzeit unter 2058 beobachteten
Geschwülsten 40 Speicheldrüsengewächse. Die weitaus größte Anzahl solcher
Neubildungen betrifft die Ohrspeicheldrüse, während Gewächse in der Unter-
kiefer- und Unterzungendrüse mehr seltene Vorkommnisse sind. So beobachtete
Billroth in den Jahren 1860—1876 29 Parotistumoren, aber keine Geschwulstbildung der Unterkieferdrüse. Nach Böhmes Statistik stehen 372 Parotisgeschwülsten 34 der Unterkieferdrüse und 5 der Unterzungendrüse gegenüber.
Auch Kaufmann und Volkmann betrachten Gewächse der Unterkiefer- und
Unterzungendrüse als sehr selten. Petersen gibt das Verhältnis der Parotisgeschwülste zu denen der Glandula submandibularis und Glandula sublingualis
mit 11 zu 1 an. Zu ähnlichen Ergebnissen kommt Hille. Nach H. Küttner
hingegen kommt auf 8,6 Parotisgeschwülste eine Geschwulstbildung in der
Unterkiefer- bzw. Unterzungendrüse.

Nach E. Kaufmann hat man zwischen Geschwulstbildungen zu unterscheiden, die von den Speicheldrüsen selbst ausgehen, und solchen die
in ihrer Umgebung zur Entwicklung gelangen. Diese Unterscheidung ist

besonders in der Ohrspeicheldrüse zu berücksichtigen, in deren Umgebung sich ja besonders häufig Geschwülste finden. Dabei ist allerdings nach E. KAUF-MANN zu bedenken, daß manche von der Ohrspeicheldrüse ausgehende Gewächse allmählich ihren Zusammenhang mit der Drüse verlieren können. Die Geschwulstbildungen in der Umgebung der Drüse, im besonderen in der Parotisgegend, wurden auf versprengte Drüsenläppchen, bzw. Abkömmlinge der Speicheldrüsen und Mundhöhle zurückgeführt. (NASSE, HINSBERG, GULEKE, WEISHAUPT u. a.).

Betreffs der Einteilung der Speicheldrüsengeschwülste ist zu bemerken, daß eine Scheidung der Gewächse von klinischen Gesichtspunkten aus unter Rücksichtnahme auf ihre Gutartigkeit, bzw. Bösartigkeit (wie es z. B. HEINEKE tut) praktisch nicht durchführbar ist. Ich möchte — da auch eine ausschließliche histogenetische Einteilung derzeit noch nicht möglich ist — als Einteilungsprinzip histogenetisch-morphologische Grundlagen wählen und die Speicheldrüsengeschwülste scheiden a) in Gewächse, die von Bindesubstanzen und b) in Gewächse, die von Epithelgeweben ihren Ursprung nehmen. Diese lassen wieder reife und unreife Formen unterscheiden. Diesen beiden großen Gruppen reihen sich die schon in ihrer Fraglichkeit gekennzeichnete Klasse der Mischgeschwülste und das Zylindrom an.

Hinsichtlich der Forschungsgeschichte der Speicheldrüsengewächse ist zu erwähnen, daß bis zur Mitte des vorigen Jahrhunderts die Gewächse der Speicheldrüsen teils als Markschwämme, Adenome, Skirrhen, Knorpelgeschwülste u. a., teils als Hypertrophien aufgefaßt wurden, ohne daß man sich dabei näher mit dem histologischen Aufbau solcher Gewächse befaßt hätte. Dementsprechend hat sich die Lehre von der Hypertrophie der Speicheldrüsen verhältnismäßig lang erhalten. Besondere Verdienste um die Erforschung und Begründung der Lehre von den Speicheldrüsengeschwülsten haben sich BILLROTH, v. BRUNS, NELATON, ROBIN erworben.

A. Bindesubstanzgeschwülste der Speicheldrüsen.

a) Reife, homoiotypische (gutartige) Bindesubstanzgeschwülste.

1. Fibrom, Myxom und Chondrom.

Reine Fibrome der Speicheldrüsen sind selten, kommen jedoch vor, wie wir durch ORTH, BIRCH-HIRSCHFELD, E. KAUFMANN u. a. wissen. „Sie können bedeutenden Umfang erreichen und sind entweder scharf umschrieben oder gehen mehr diffus in das Zwischengewebe der Drüse über. (BIRCH-HIRSCHFELD, S. 604.)

Echte Myxome sind anscheinend nicht gesehen worden; wohl aber findet sich häufig Schleimgewebe neben anderen Gewebsarten, namentlich in Verbindung mit Knorpel- und Fettgewebe. (BIRCH-HIRSCHFELD.) Es ist, wie HEINEKE und KÜTTNER ausführen, wahrscheinlich, daß die meisten in der Literatur veröffentlichten Fibrome und Myxome zu den Mischgeschwülsten der Speicheldrüsen gehören, in denen das fibröse oder myxomatöse Stroma überwiegt und das aus Zellhaufen und Strängen bestehende Geschwulstparenchym nur mangelhaft oder kaum ausgebildet ist.

Eine sichere Diagnose solcher Geschwulstbildungen kann daher nur dann gestellt werden, wenn Stücke aus den verschiedensten Abschnitten der Geschwulst, bzw. das ganze Gewächs untersucht worden sind. Diese Forderung dürfte wohl bei den aus älterer Zeit stammenden Beobachtungen sogenannter reiner Fibrome und Myxome der Speicheldrüsen nicht immer erfüllt worden sein. Daher spricht sich RUD. VOLKMANN auch dahin aus, daß die ebengenannten Geschwulstbildungen in den Speicheldrüsen wohl überhaupt nicht vorkommen.

Chondrome sind nach E. Kaufmann häufiger, wobei man alle Formen des Knorpelgewebes antreffen kann. (Billroth, Birch-Hirschfeld u. a.). Die erste genauere Beschreibung der Chondrome der Ohrspeicheldrüse geht nach Wilms auf Paget zurück. Sie erreichen selten Hühnereigröße und stellen knollige, lappige Gewächse von harter, derb-elastischer Konsistenz und von weißlichem Aussehen dar, die sich entweder diffus über die ganze Drüse ausbreiten (bes. in der Unterkieferdrüse) oder nur lobulär auf einzelne Drüsenlappen oder Gruppen von Lappen beschränken. (Virchow.) Am Durchschnitt sind sie zum Teil hyalin, oft auch fibrös-myxomatös und enthalten nicht selten Hohlräume, die eine schleimige, klare oder braunrote Flüssigkeit führen. Auch Verkalkungen und Verknöcherungen sind bisweilen beobachtet worden. (Virchow, E. Kaufmann.)

Für die Ausbildung reiner Chondrome sind nach E. Kaufmann Reste der Kiemenbögen oder abgesprengte Teile des Ohrknorpels verantwortlich zu machen. Auch Cohnheim denkt an unverwendet gebliebene Teilchen der knorpeligen Abschnitte der Kiemenbögen.

Entschieden häufiger stellen die chondromatösen Gewächsbildungen Bestandteile von Mischgeschwülsten dar, in denen der chondromatöse Anteil so hervortreten kann, daß ein reines Chondrom vorgetäuscht wird (Kaufmann), wenn auch, wie gesagt, das Vorkommen reiner Chondrome namentlich in der Ohrspeicheldrüse nicht zu bezweifeln ist, wofür insbesondere auch Birch-Hirschfeld anzuführen ist.

2. Lipom.

Lipome der Speicheldrüsen sind äußerst seltene Geschwülste. Sie wurden bis jetzt ausschließlich in der Ohrspeicheldrüse beobachtet. Baudet, der selbst 2 solcher Geschwulstfälle untersuchte, unterscheidet unter Berücksichtigung des einschlägigen Schrifttums, 3 Formen:

1. das oberflächliche, subaponeurotische Lipom,
2. das tiefe, subaponeurotische Lipom und
3. das intraglanduläre Lipom.

Das oberflächliche, subaponeurotische Lipom, das nach Baudet 4 mal gesehen wurde, liegt zwischen der Faszie und der Drüse. In der Beobachtung Walzbergs war die Fettgewebsgeschwulst durch zahlreiche derbe, bindegewebige, kleine Gefäße führende Stränge an die Kapsel fixiert. Der feinlappige Bau des Lipoms machte bei der Operation die Unterscheidung von Parotisgewebe unmöglich, so daß ein Stück von der Drüse mit entfernt wurde. Bei der histologischen Untersuchung setzte sich an örtlichen Stellen das spärliche Zwischengewebe der Fettgewebsgeschwulst in das interstitielle Gewebe der Drüse fort.

Das tiefe, subaponeurotische Lipom, das bis jetzt nur einmal von Demarquay beschrieben wurde, hat seinen Sitz zwischen der Drüse und der Pharynxwand. Die Geschwulst war ziemlich scharf von der Ohrspeicheldrüse abgegrenzt. Die Drüse selbst erschien verdrängt und zum Teil platt gedrückt.

Als eigentliche Lipome der Speicheldrüsen sind nur die intraglandulären Fettgewebsgeschwülste zu betrachten. Baudet hat über ein derartiges, intraglanduläres Lipom berichtet. Die Drüse war dabei verdichtet und zeigte bei der histologischen Untersuchung starken Fettgewebsreichtum im Zwischengewebe. Die Geschwulst selbst war von lappiger Bauart. Zarte Bindegewebszüge trennten die einzelnen Läppchen voneinander.

Bei der klinischen Untersuchung bieten die Lipome nach Heineke eine gleichmäßige Vorwölbung der Parotisgegend dar, ohne daß immer eine scharf begrenzte Neubildung zu erkennen wäre. Nur bisweilen fällt das Lipom als eine mehr deutlich umschriebene Geschwulstbildung auf. Im allgemeinen ind natürlich Verwechslungen mit Mischgewächsen leicht möglich (BERGER).

Die Konsistenz der Fettgewebsgeschwulst ist, dem gewöhnlichen Verhalten der Lipome entsprechend, elastisch, teigig-weich oder nahezu schwappend; gelegentlich wird sie auch, als etwas härter geschildert. Die Verschieblichkeit gegen die Unterlage ist in Abhängigkeit vom Sitz der Geschwulst im allgemeinen gering. Die Haut darüber ist immer unverändert, Faszialis- und Funktionsstörungen fehlen.

Die Diagnose der subfaszialen Lipome kann gelegentlich schwierig sein, da die sonst fühlbare Lappung bei dem subfaszialen Sitz nicht nachweisbar ist.

HOFMEISTER, ALSBERG, HALLOPEAU et JEANSELME beschreiben symmetrische Lipome der Parotis- und Submaxillargegend. Diese symmetrischen Fettgewebsgeschwülste können gelegentlich, wie schon erwähnt wurde, unter dem Bilde des sog. MIKULICZschen Symptomenkomplexes auftreten.

3. Hämangiom.

Die Hämangiome der Speicheldrüsen treten nach E. KAUFMANN als sehr voluminöse und rasch wachsende Geschwülste auf und sind zumeist von der Bauart des Hämangioma capillare hyperplasticum. Sie sind im allgemeinen seltene Geschwulstbildungen und fast durchwegs in der Ohrspeicheldruse gesehen worden. Nur KIRMISSON beobachtete auch in der Gegend der Unterkieferdrüse eine derartige Neubildung.

Angiome in der Nachbarschaft der Speicheldrüsen, so z. B. subkutane Angiome können gelegentlich in die Drüsen vorwachsen und so wirk-

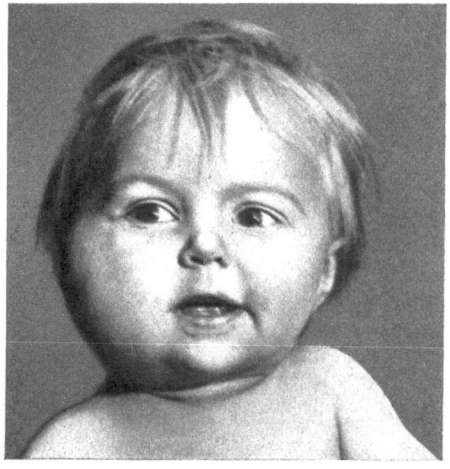

Abb. 55. Angiom der Parotis. Rezidiv im Alter von 12 Monaten. (Nach HEINEKE, Deutsche Chirurgie, Abb. 106, S. 614.)

liche Speicheldrüsenangiome vortäuschen; ja selbst für den Fall, daß die Drüse von dem angiomatösen Gewebe durchwachsen ist, kann nicht immer mit Sicherheit gesagt werden, ob das Angiom von der Drüse selbst oder vom paraglandulären Gewebe seinen Ursprung genommen hat.

Als eigentliche Drüsenangiome können nach HEINEKE nur solche aufgefaßt werden, in denen das Drüsengewebe ganz oder teilweise in das Geschwulstgewebe aufgegangen ist und die histologische Untersuchung „das bunte Durcheinanderliegen von Drüsen- und Geschwulstgewebe erkennen läßt". (S. 613.)

Hämangiome der Speicheldrüsen sind durch GASCOYE, PILCHER-JERVETT, HARTMANN, BIDONE, HARDOUIN, HAGENTORN, HERXHEIMER (b), LEWITT, ITTMANN, v. HABERER, ARZT, HARRASS und SUCHIER, USUI, MERKEL, HEINEKE, KAUFMANN, KITTLER, MAGNAC, u. a. bekannt geworden. Im ganzen sind nach KÜTTNER etwa 19, nach TANNER 33 Fälle wirklicher Hämangiome der Speicheldrüsen beobachtet worden.

Ich selbst kann 2 Angiome der Ohrspeicheldrüse eines 5, bzw. 14 Monat alten Mädchens hinzufügen.

Hämangiome der Speicheldrüsen kommen fast nur bei Kindern in den ersten Lebensmonaten, ja angeboren vor. (E. KAUFMANN.) Die Geschwülste wachsen dabei, wie schon eingangs erwähnt wurde, zumeist sehr schnell und können in kurzer Zeit die ganze Drüse und auch die nahe Umgebung einnehmen. Hie und da können Zeiten rascheren Wachstums mit solchen des Stillstandes abwechseln. (Heineke).

Das klinische Bild der Parotisangiome ist gekennzeichnet durch eine flache oder auch halbkugelige Geschwulstbildung in der Gegend der Ohrspeicheldrüse, die ein bläulich durchscheinendes Aussehen besitzt. (Heineke). Sie sind zumeist weich und bis zu einem gewissen Grade zusammendrückbar. Wie Heineke als Diagnostikum angibt, wölbt sich beim Schreien der Kinder die Gegend der Ohrspeicheldrüse vor und spannt sich auch allenfalls an. (Vgl. Abb. 55).

Nicht selten wachsen die Geschwülste weit über die Größe der Parotis hinaus. So wurde von Lewitt ein Angiom beobachtet, das sich bis zum Schlüsselbein erstreckte. Die Haut,

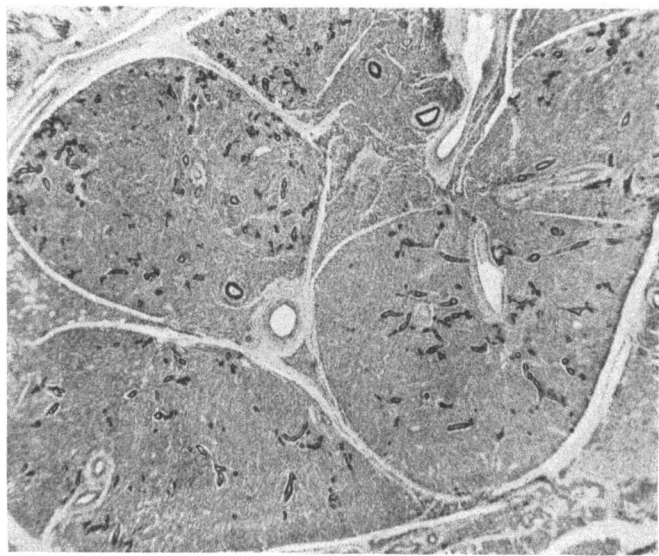

Abb. 56. Kapilläres Angiom der rechten Ohrspeicheldruse eines 5 Monate alten Mädchens. Vom Drüsengewebe nurmehr die Ausführungsgänge erhalten. (Dem Institut zur Untersuchung übersandt von Dr. Steiner, Matrei.) (17fach Vergr.)

die über der Geschwulst im allgemeinen gut verschieblich ist, zeigt hie und da Teleangiektasien (Lewitt, Heineke) oder ist gar von der Geschwulst durchwachsen. (E. Kaufmann). Gegen die Unterlage sind solche Geschwülste zumeist wenig verschieblich, eine Erscheinung, die damit zu erklären ist, daß die Hämangiome ja mit der Drüse in mehr oder minder festem Zusammenhang stehen. Störungen von seiten des Faszialis scheinen nicht beobachtet zu sein.

Anatomisch stellen die Hämangiome zumeist lappig gebaute Bildungen dar, die fast durchgehends einer bindegewebigen Kapsel entbehren. Nur an der äußeren Oberfläche findet sich — falls die Haut nicht durchwachsen ist — oft eine zarte bindegewebige Kapsel, die dem Bindegewebsblatt der Drüsenoberfläche angehört. Da die die Geschwulst bildenden Gefäße nicht immer makroskopisch sichtbar sind, so gleicht das Gewächs oft einer vergrößerten oder entzündlich veränderten Ohrspeicheldrüse; bisweilen geben sich aber die Angiome immerhin als schwammig, dunkelrot gefärbte und strotzend mit Blut gefüllte Gewächse (Herxheimer, Kaufmann u. a.) zu erkennen.

Mikroskopisch handelt es sich zumeist um kapillare, und nicht um kavernöse Angiome. Diesem Verhalten entsprechend sind diese Gewächse unter dem Mikroskop fast nur aus gut ausgebildeten, zum Teil zusammengefallenen, zum

Teil noch mit Blut gefüllten Kapillaren aufgebaut, deren Wandung zart oder auch mittelstark ausgebildet sein kann. (Vgl. Abb. 56, bzw. 57). Zwischen den Gefäßen breiten sich spärliche bindegewebige Septen aus. Bisweilen können

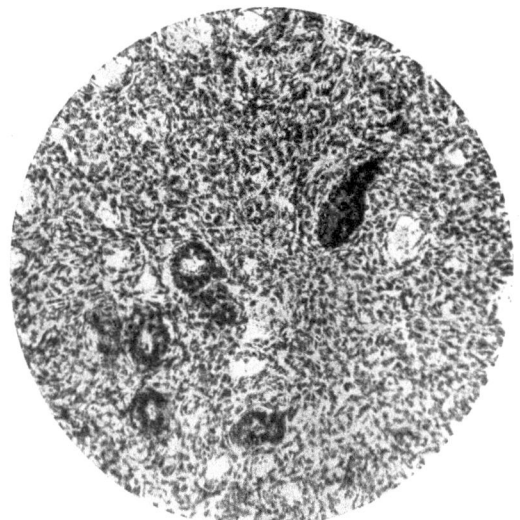

Abb. 57. Teilbild aus der Abb. 56 bei 130fach. Vergrößerung. (Nähere Beschreibung im Text.)

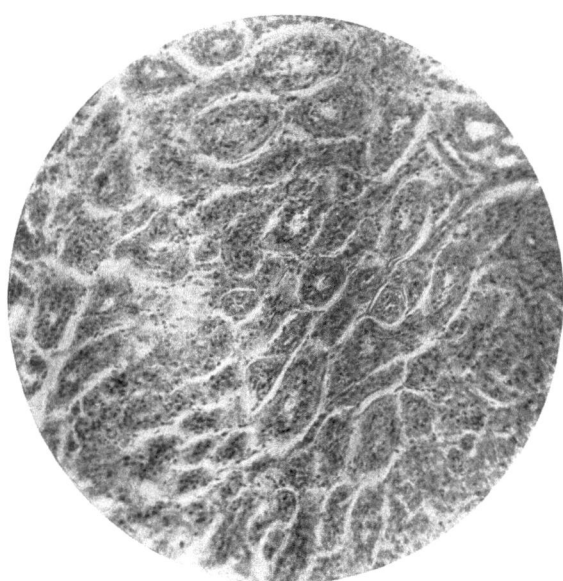

Abb. 58. Aus einem Angioma capillare hypertrophicum der Ohrspeicheldrüse eines 14 Monate alten Mädchens. (Nähere Beschreibung im Text.) (70fach. Vergr.)

(vgl. Abb. 58) die Endothelzellen auch ein epithelartiges Aussehen angenommen haben und mehrschichtig sein (Angioma hypertrophicum), so daß oft eine Unterscheidung gegenüber Drüsenschläuchen nicht leicht erscheint. (Vgl. BORST).

Infolge der Ähnlichkeit von Gefäßdurchschnitten und Drüsenschläuchen dürfte es wohl auch erklärlich sein, daß manchmal Angiome als hypertrophische Entwicklungen der Speicheldrüsen aufgefaßt wurden. (Heineke).

So möchte Heineke ein von Eröss beschriebenes „Adenom' der Ohrspeicheldrüse bei einem neunmonatigen Knaben, wie auch ein angeborenes, von Goller veröffentlichtes „Sarkom" der Ohrspeicheldrüse als ein hypertrophisches Angiom auffassen. Daß die Schwierigkeit, hypertrophische Endothelzellen der Gefäße von Epithelzellen der Drüsenbestandteile zu unterscheiden (besonders bei den Mischgeschwülsten) sehr groß ist, wird uns noch zu beschäftigen haben; sie hat ja gewiß dazu beigetragen, daß über die Natur dieser Gewächse so verschiedenartige Auffassungen in der Literatur geäußert wurden.

In den Angiomen finden sich häufig innerhalb des Geschwulstgewebes mehr oder minder zahlreiche inselförmige Reste des Drüsengewebes vor, wodurch ein buntes Durcheinanderliegen von Geschwulstgewebe und Drüsenbestandteilen zustande kommt. (Heineke). (Vgl. Abb. 56.) In den mittleren Anteilen der Geschwulst liegen gewöhnlich Reste von Schaltstücken, Speichelröhren und kleineren und größeren Ausführungsgängen; in den peripherischen Anteilen zwischen den neugebildeten Gefäßen dagegen zumeist stark zusammengedrückte und verkümmerte Reste von Drüsenschläuchen. Das Fehlen von Drüsenläppchen in den mittleren Anteilen der Geschwulst bei verhältnismäßig gutem Erhaltensein der Ausführungsgänge wird von Heineke darauf zurückgeführt, daß das Drüsengewebe durch den Druck der wachsenden Geschwulst allmählich zum Schwund gebracht wird, während die Ausführungsgänge mehr Widerstand leisten als die Drüsenschläuche und länger bestehen bleiben. Es muß aber jedenfalls auch bedacht werden, daß in solchen Fällen möglicherweise die Azini gar nicht zur Entwicklung gekommen waren (Kaufmann), da ja die meisten Angiome bereits embryonal angelegt sein dürften.

Auch bei den Hämangiomen, die von einer Kapsel umgeben sind (Arzt, Usui u. a.), fanden sich zwischen den Geschwulstzellen drüsige Anteile der Ohrspeicheldrüse. In der Beobachtung von Usui war das von drüsigen Anteilen durchsetzte Angiom durch eine bindegewebige Kapsel scharf vom unveränderten Gewebe der Ohrspeicheldrüse getrennt. Im allgemeinen ist aber das Verhältnis der Kapsel der Geschwulst und ihrer Grenzschichten zum unveränderten Drüsengewebe, wie schon Heineke angibt, noch nicht genauer untersucht.

Gelegentlich kann das Gewebe zwischen den Gefäßen besonders reich an Spindelzellen sein, „so daß ein dem Sarcoma angiomatosum ähnliches Bild hervorgerufen wird". (Herxheimer, S. 710).

Was die kavernösen Angiome der Ohrspeicheldrüse anlangt, so liegen im Schrifttum nur spärliche Beobachtungen vor. Krenn hat zwei Fälle von kavernösen Geschwülsten der Parotisgegend veröffentlicht, bei denen die ganze Ohrspeicheldrüse in der Geschwulst untergegangen war. Wie Heineke vermerkt, sah auch Gascoye ein angeborenes kavernöses Angiom der Ohrspeicheldrüse bei einem 44jährigen Mann, das Atem- und Schlingbeschwerden verursachte und schließlich zum Erstickungstode führte.

Das überwiegende Vorkommen der Angiome bei Kindern legt die Annahme nahe, daß diese Geschwülste wohl zumeist auf embryonale Störungen, d. i. auf angeborene Ausschaltung eines Gefäßkeimes (Ribbert, Borrmann), auf abnorme Ausbildung eines etwa falsch eingesetzten Gefäßstämmchens zurückzuführen sind. (Herxheimer).

4. Lymphangiom.

Lymphangiome der Speicheldrüsen stellen ein sehr seltenes Vorkommnis dar. Gelegentlich können Lymphangiome der Umgebung der Speicheldrüsen in die Drüsensubstanz vorwuchern und ein Lymphangiom der Speicheldrüsen selbst vortäuschen. (LANNELONGUE et ACHARD, PAETZOLD.)

Ein primäres (unter dem Bilde des sog. MIKULICZschen Symptomenkomplexes in Erscheinung tretendes) Lymphangiom aller Speicheldrüsen bei einem fünf Monate alten Kind beschrieb HAGENBACH. Das Lymphangiom war in den Drüsen selbst gelegen und hielt sich im allgemeinen innerhalb der Kapsel. Nur im Bereich der rechten Unterzungendrüse „ging die Zystenbildung über

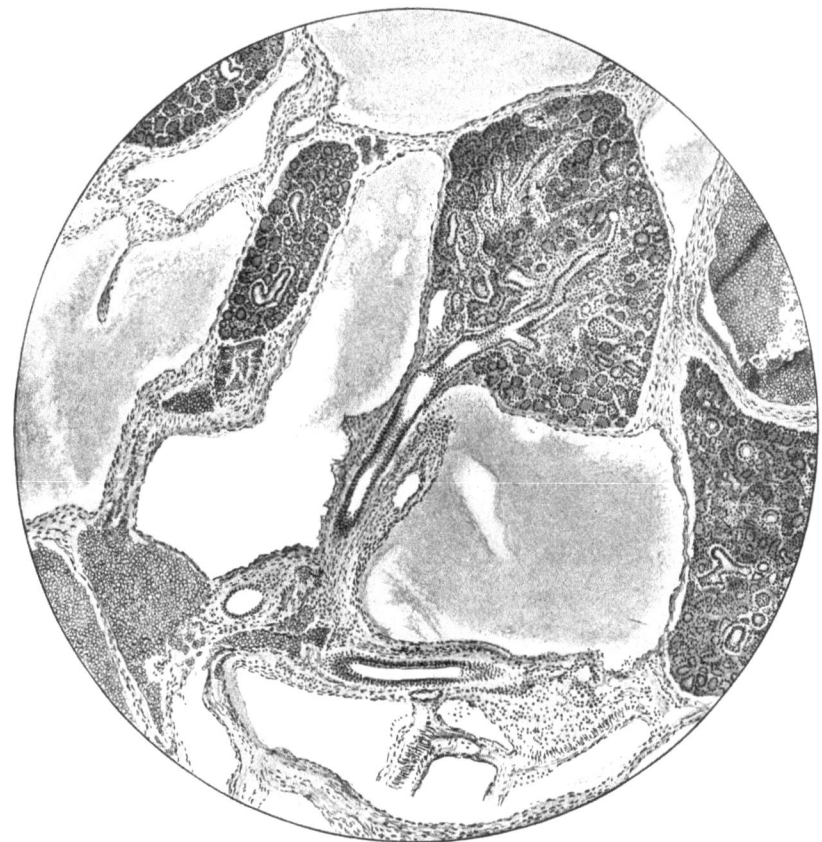

Abb. 59. Lymphangiom der Speicheldrüse. (Nach HAGENBACH.)

die Drüsengrenze hinaus in die Zunge und führte dort zu einem Bild, das der Makroglossie nicht unähnlich" war. (HAGENBACH, S. 488).

Die anatomische Untersuchung ergibt, daß die Speicheldrüsen durch größere oder kleinere zystische Hohlräume ersetzt sind. Ihre Wandung erscheint dabei dünn und durchsichtig, der Zysteninhalt klar, durchscheinend. Zwischen den Hohlräumen liegen Knoten in abwechselnder Menge, die Resten des ursprünglichen Drüsengewebes entsprechen.

Die mikroskopische Untersuchung bietet die Befunde eines Lymphangioma cavernosum. (Vgl. Abb. 59). Die Hohlräume sind innerhalb der Drüsen zur Entwicklung gekommen und „drängen nicht nur die einzelnen Azini auseinander", sondern „sprengen die Azini selbst", teilen sie in einzelne Partien

und bringen sie zum Schwinden. (Hagenbach, S. 487). Die Gestalt der Hohlräume ist sehr mannigfaltig, bald rund, bald oval, bald mit Ausläufern versehen.
Dort, wo viele Zysten beisammen liegen, ist der Eindruck eines feinen Maschen-
werkes gegeben. Die Hohlräume sind durch zarte, bindegewebige Scheidewände voneinander getrennt. Die Auskleidung bildet ein meist wohlerhaltenes,
einschichtiges Endothel. In der linken Ohrspeicheldrüse und rechten Unterkieferdrüse der Beobachtung Hagenbachs waren die Bilder durch eine (wahrscheinlich auf Punktionen zurückzuführende) eitrige Entzündung kompliziert. Es
fanden sich nicht bloß innerhalb der Hohlräume Leukozyten, sondern auch
in dem noch erhaltenen, zwischen den Zysten liegenden Drüsengewebe. Die
frischen Blutungen, die sich hie und da in örtlicher Ausdehnung fanden, führt
Hagenbach auf künstliche Einwirkungen zurück.

Weitere Lymphangiome der Ohrspeicheldrüse sind noch von Robinson,
Fuhr, Hansemann, Fedeli, ein Lymphangioma hypertrophicum von Opokin
beschrieben worden. Ein Lymphangiom in der Submaxillargegend der Unterkieferdrüse erwähnt Sultan.

Genetisch dürften die Lymphangiome der Speicheldrüsen wohl, in Übereinstimmung mit den Hämangiomen, auf Entwicklungsstörungen zurückzuführen sein. Auch das Lymphangiom wurde ja fast durchgehends nur bei kleinen
Kindern beobachtet.

Neurom der Speicheldrüsen.

Ein Neurom wurde nach den Angaben in der Literatur bisher nur einmal
in der Ohrspeicheldrüse von Hutchinson beschrieben. Die Bildung hatte die

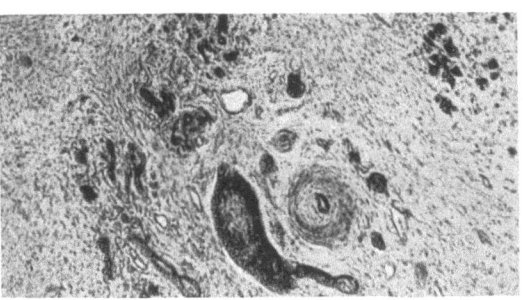

Abb. 60. Schnittbild aus der rechten Ohrspeicheldrüse bei Neurofibromatosis (v. Recklinghausen)
der rechten Gesichtsseite mit perineuralen Wucherungen intraglandulärer Nervenästchen.
(45fach. Vergr.)

Größe einer Haselnuß und war hinter dem Kieferwinkel innerhalb der Kapsel
der Ohrspeicheldrüse gelegen. Sie wurde operativ entfernt.

Bei der histologischen Untersuchung ergab sich, daß die Geschwulst
der Hauptsache nach aus konzentrisch geschichteten, zwiebelförmigen Gebilden
aufgebaut war, die in ihrer Struktur den Endkolben sensibler Nerven entsprachen.
Außerdem waren noch im Bindegewebe einzelne markhaltige Nervenfasern
anzutreffen. Nach Hutchinson nahm die Geschwulst von einem den Nervus
facialis begleitenden, sensiblen Nervenstamm ihren Ausgang.

In einer eigenen Beobachtung, die einen Fall von Recklinghausenscher
Neurofibromatosis betraf, fanden sich um die intraglandulären Nervenstämme
der rechten Ohrspeicheldrüse herum perineurale Wucherungen sowie auch
spindelige und knotige Verdickungen einzelner Nervenstämme selbst. (Vgl.
Abb. 60). Die Neurofibromatose dieses Falles entwickelte sich im Bereich der

rechten Gesichtsseite; daneben waren Pigmentanomalien sowie multiple Knoten in der Haut und auch im Nebennierenmark festgestellt worden.

Myom der Speicheldrüsen.

OHLENSCHLÄGER beobachtete als Zufallsbefund bei einer 80jährigen Frau ein Leiomyom der Ohrspeicheldrüse. Die Geschwulst hatte angeblich 4 Jahre bestanden und die Größe eines Apfels erreicht; sie saß aber eigentlich im Peripheriebereiche der Drüse, nicht in den tieferen Anteilen des Organs selbst.

Bei der mikroskopischen Untersuchung zeigte die Bildung glatte Muskelfasern, deren vielfach verflochtene Bündel zwischen Bindegewebe angeordnet waren. Daneben waren noch drüsenartige Hohlräume und Gänge innerhalb der Geschwulst nachweisbar.

PRUDDEN beschrieb bei einem 7jährigen Knaben ein Rhabdomyom, das im Laufe eines Jahres Taubeneigröße erreicht hatte. Die durch Operation entfernte Geschwulst erwies sich bei der mikroskopischen Untersuchung als aus Bündeln verschieden differenzierter quergestreifter Muskelfasern aufgebaut. Diese lagen in einem lockeren Bindegewebe. Auch PRUDDEN fand daneben drüsenartige Hohlräume, die mit einem zylindrischen und kubischen Epithel ausgekleidet waren und die er als Reste des Parotisgewebes ansprach.

b) Unreife, heterotypische (bösartige) Bindesubstanzgeschwülste.

Sarkom.

Sarkomatöse Gewächsbildungen kommen in verschiedenen Formen in den Speicheldrüsen zur Beobachtung; sie gehören nach HEINEKE allerdings zu den selteneren Geschwülsten der Speicheldrüsen. Die meisten Sarkomfälle hatten ihren Sitz in der Ohrspeicheldrüse (KÜSTER, WAITZ, C. KAUFMANN, WYETH, RODRIGUEZ, HELLERER, RUD. VOLKMANN, LINDSTRÖM, DEGEN, SCHRIDDE, EHRICH, KÜTTNER, EFREMOW, STÖHR und RISAK, P. MEYER, LENNEBERG u. a.), doch sind auch Sarkome in der Unterkieferdrüse (VOLKMANN, LOTHEISSEN, LACKMANN u. a.) und in der Unterzungendrüse (HEINEKE) gesehen worden.

Gelegentlich wurde ein doppelseitiges (unter dem MIKULICZschen Symptomenkomplex verlaufendes) Auftreten beobachtet. (WYETH, DEGEN, SNOW, KÜTTNER u. a.).

Sarkome kommen in allen Lebensaltern vor; selbst angeboren sind sie (WEINLECHNER, TSONEV) beobachtet worden. Nach HEINEKE, der in seiner Zusammenstellung 24 Sarkomfälle berücksichtigt, verteilen sie sich folgendermaßen:

Angeboren			3,
zwischen 10 und 20 Jahr			5,
„ 21. „ 30. „			5,
„ 31. „ 40. „			5,
„ 41. „ 50. „			1,
„ 51. „ 60. „			4,
„ 61. „ 70. „			0,
„ 71. „ 80. „			1.

Die Entwicklungsdauer beträgt von wenigen Monaten bis zu zwei Jahren, doch sind auch Sarkome beschrieben, die mehrere Jahre bestanden. (DEGEN, RODRIGUEZ). HEINEKE glaubt, daß es sich in den letzteren Fällen um Mischgeschwülste gehandelt hat, die bekanntermaßen durch lange Zeit hindurch ein gutartiges Verhalten und langsames Wachstum aufweisen können.

Wie die klinische Beobachtung lehrt, sind die typischen Sarkome im allgemeinen schnell wachsende Geschwülste, die dabei bedeutende Größe erreichen können. Nur das Fibrosarkom ist verhältnismäßig gutartig und bildet rundliche Formen von Nuß- bis Faustgröße, die zumeist gut abgekapselt sind. Sie verhalten sich also ähnlich wie die Fibrome.

(KÜTTNER). In späteren Stadien können die Geschwülste, besonders die Rundzellensarkome, rasch die Drüse zerstören und schrankenlos in die engere und weitere Nachbarschaft vorgreifen und so auch zu Geschwürsbildungen in der Haut führen. In solchen Fällen sind dann auch regionäre Metastasen, allerdings selten (KAUFMANN) nachweisbar. Ihre Konsistenz ist mit Ausnahme der Fibrosarkome, die gewöhnlich von mehr derber Beschaffenheit sind, im allgemeinen weich schwappend.

Sowie in letzterer Beziehung hängt auch betreffs des sonstigen anatomischen Verhaltens der Befund gegebenenfalls von der histologischen Bauart der Sarkome ab. Die Fibrosarkome und einzelne Spindelzellsarkome stellen, wie erwähnt, zumeist gut abgekapselte Geschwülste dar, die sich auch scharf von dem Drüsengewebe und der Umgebung abgrenzen. Am Durchschnitt zeigen sie einen deutlichen faserigen lappigen Bau, ihre Farbe ist gelblichweiß bis rötlich. Anders verhalten sich die unreiferen Rundzellensarkome,

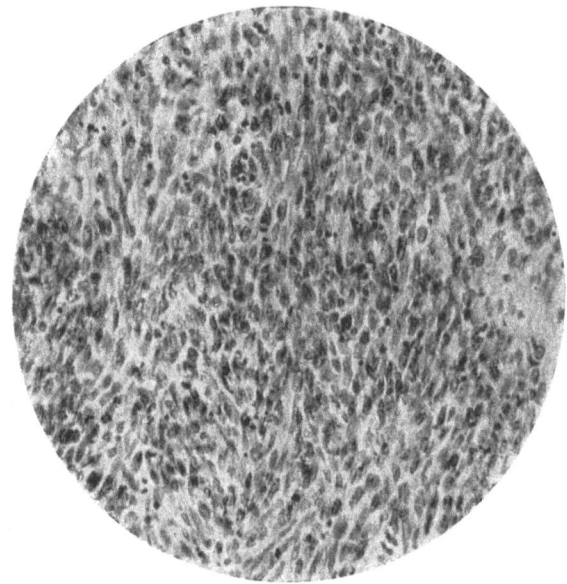

Abb. 61. Aus einem Spindelzellensarkom der Ohrspeicheldrüse eines 67jähr. Mannes. 110fach. Vergr.

die in mehr oder minder gleichmäßiger Weise die Drüse und die Umgebung durchwachsen und zerstören. Sie bestehen aus einem weichen Gewebe, das da und dort von Blutungen eingenommen und gelegentlich auch Zerfallshohlräume aufweisen kann.

In histologischer Beziehung ist besonders über Fibrosarkome, die auch Fasergeschwülste genannt sind (V. BRUNS), berichtet worden, so von DOLBEAU, LABOULBÈNE, C. KAUFMANN. Sie zeigen sich überwiegend aus spindeligen Zellen von gleichmäßiger Größe und Form aufgebaut, zwischen denen in mehr oder minder reicher Entwicklung eine fibrilläre Grundsubstanz liegt. Zellreichere Partien können dabei mit zellärmeren abwechseln.

In anderen Fällen handelte es sich um spindelzellige Sarkome, die durchgehends aus Spindelzellen zusammengesetzt sind, die vielfach zu Bündeln angeordnet erscheinen. (BOTTINI, C. KAUFMANN, CORNIL et RANVIER, P. MEYER u. a.). Ich selbst konnte eine einschlägige Beobachtung machen; die beigegebene Abbildung 61 veranschaulicht das histologische Bild eines derartigen Spindelzellensarkoms.

Auch polymorph- und großzellige (epitheloidzellige) Sarkome sind bekannt geworden. E. KAUFMANN sah einen einschlägigen Fall bei einem 5 Jahre alten Mädchen.

Am häufigsten scheinen in den Speicheldrüsen Rundzellensarkome vorzukommen. (KÜTTNER, HOLDEN, HELLERER, DEGEN, SNOW, SCHRIDDE, MARTINI, MERKEL, HEINEKE, CORNIL et RANVIER u. a.). Sie bestehen im histologischen Bild fast durchgehends aus kleinen oder auch größeren, äußerst protoplasmaarmen Zellen mit rudimentär entwickelter, oder auch völlig fehlender Grundsubstanzbildung. Das wenige Stützgewebe wird fast ausschließlich von zarten Gefäßen gebildet.

Ein Lymphosarkom der Ohrspeicheldrüse bei einem 27 Jahre alten Mann beschrieb EFREMOW, nachdem bereits früher symmetrische Lymphosarkome (unter dem Bild der sogenannten MIKULICZschen Krankheit verlaufend) von THAYSEN mitgeteilt worden waren. In der Beobachtung von THAYSEN waren beide Ohrspeicheldrüsen und beide Unterkieferdrüsen erkrankt. Die mikroskopische Untersuchung einer operativ entfernten Ohrspeicheldrüse zeigte, daß die Geschwulst aus an Gestalt und Größe den großen Lymphozyten nahestehenden Zellgebilden zusammengesetzt war, denen sich auch, allerdings in spärlicher Menge, typische kleine Lymphozyten beimischten. Für die Diagnose Lymphosarkom war besonders die Mitbeteiligung der Gefäße im Sinne einer Endophlebitis sarcomatosa von Bedeutung. Lymphosarkomatöse Veränderungen der Speicheldrüsen wurden auch als Teilerscheinung allgemeiner Lymphosarkomatosis beobachtet. (HEINEKE.)

Ein teleangiektatisches Sarkom, das aus Rund- und Spindelzellen bestand, lag nach HEINEKE in einer Beobachtung von VOLKMANN vor.

E. KAUFMANN erwähnt in seinem Lehrbuch auch das Vorkommen von perivaskulären Sarkomen, in denen die Sarkomzellen Beziehungen zu den Wandzellen der Blutgefäße aufweisen. Die Zellen sind dabei mantelartig um die Gefäße angeordnet; hie und da sind auch geflechtartige Entwicklungen anzutreffen. Nach KAUFMANN kommen dabei zumeist auch hyaline, zylindromähnliche Veränderungen der Gefäßwände mit Einengung des Gefäßlumens vor, das von zarten Endothelien ausgekleidet ist.

Was den Ausgangspunkt der Sarkome anbelangt, so kommen für die meisten Formen wohl die bindegewebigen Anteile der Drüsen, bzw. die Faszien in Frage. Für die Rundzellen- sowie Lymphosarkome sind dagegen wohl in erster Linie die lymphatischen Anteile der Drüsen sowie die intraglandulären Lymphknoten oder etwa in der Drüsensubstanz ruhende, noch undifferenzierte Gewebsarten in Betracht zu ziehen. Ihre Entstehung wird daher wohl ebenso wie für das Melanom (vgl. Ausführungen über das Melanom) in erster Linie auf Entwicklungsstörungen zurückzuführen sein. Immerhin glaubte STEINTHAL die Entwicklung eines Sarkoms auf Grund chronisch entzündlicher Veränderungen annehmen zu können. Der Übergang ließ sich angeblich durch mehrfache Probeausschnitte mikroskopisch verfolgen und feststellen.

Schließlich wäre noch zu erwähnen, daß sarkomatöse, bzw. sarkomähnliche Gewebsentwicklungen auch neben anderen geschwulstmäßig wuchernden Gewebsarten, so namentlich in Verbindung mit Knorpel-, Schleim- und Fettgewebe sowie im Stützgerüst von adenomatösen Drüsengeschwülsten vorkommen. Diese sind zu den Mischgeschwülsten zu rechnen und sollen dort berücksichtigt werden.

Melanoblastom.

Über primäre Melanome, bzw. Melanosarkome der Speicheldrüsen, und zwar insbesondere der Ohrspeicheldrüse, liegt nur eine kleine

Beobachtungsreihe vor. (Klebs, Remy, Billroth, Thiriar, Rodriguez, Schiller, Delaini, Cornil et Ranvier, Kaufmann u. a.). Der enge Zusammenhang der betreffenden Geschwulst mit der Ohrspeicheldrüse, ihre Lage und Ausdehnung innerhalb der Drüse sowie auch die für die Parotisgeschwülste charakteristische, frühzeitig eintretende Fazialislähmung stützen nach Heineke — beim Fehlen einer entsprechenden primären Geschwulst an einer anderen Stelle des Körpers — die Annahme, daß es sich in den oben genannten Fällen tatsächlich um primäre Melanome der Speicheldrüsen gehandelt hat und nicht sekundär die Speicheldrüse einnehmende pigmentbildende Geschwulstbildungen der Haut oder Metastasen anderweitiger Melanome vorlagen. Sicherlich waren manche der im Schrifttum mitgeteilten Melanome sekundäre Bildungen, wie dies z. B. durch den Fall von Heineke nahe gelegt wird. Heineke operierte eine alte Frau mit einem großen Melanosarkom der rechten Parotisgegend, „das man seiner Lage nach unbedingt als einen Parotistumor hätte ansehen müssen, wenn die Frau nicht angegeben hätte, daß ihr drei oder vier Jahre vorher eine kleine „Warze“ auf der Wange entfernt worden sei“ (S. 708). Nach Heineke hatte es sich in dieser Beobachtung sicherlich um ein Nävusmelanom mit Metastasen in den Lymphknoten der Ohrspeicheldrüse gehandelt, die die Drüse durchwachsen und zu einer Fazialislähmung geführt haben.

Wie diese Beobachtung lehrt, muß in allen einschlägigen Fällen der Nachweis gefordert werden, daß es sich bei den Melanoblastomen nicht um sekundäre, bzw. metastatische Geschwulstbildungen handelt.

Nach den Angaben der Kliniker bilden die Melanome der Ohrspeicheldrüse im allgemeinen rasch wachsende Geschwülste, die beträchtliche Größe erreichen können und frühzeitig die Umgebung infiltrieren und durchwachsen (Heineke). Die Haut weist eine blauschwarze Verfärbung auf und führt hie und da kleine schwarze Knoten, die in späteren Stadien geschwürig zerfallen. Die Lymphknoten erkranken frühzeitig metastatisch. Fazialislähmung scheint sehr häufig zu sein. (Heineke.) Am häufigsten erkranken Männer im mittleren Lebensalter. (Küttner.)

In anatomischer Beziehung stellen die Melanome lappig gebaute, braunschwarze Geschwülste dar, die zum Teil eine deutliche Abkapselung aufweisen (Schiller u. a.), zum Teil aber auch nach Art eines Melanosarkoms die Umgebung durchwachsen und auch in Gefäße einbrechen. In der Beobachtung von Remy waren dementsprechend Metastasen in den verschiedensten Organen anzutreffen.

Bei der histologischen Untersuchung setzen sich die Melanome aus spindeligen, aber auch großen eckigen Zellen (Kaufmann) zusammen, die braunschwarzes Pigment führen, aber auch pigmentfrei sein können, ein Verhalten, das pigmentbildenden Geschwülsten überhaupt zukommt. Vielfach ordnen sich die Zellen zu Nestern zusammen, die durch zarte gefäßführende Bindegewebszüge voneinander getrennt sind. Um hämatogenes Pigment auszuschließen, wäre auch in jedem Falle die Eisenreaktion zu machen. Zeigt sich doch in einer eigenen Beobachtung eines großen „Parotistumors“, der unter der Diagnose Melanosarkom entfernt wurde, daß sämtliches Pigment hämoglobinogener Natur war. Die Bildung mußte daher als ein chronisches Hämatom mit reaktiven Abänderungen und nicht als Geschwulst angesehen werden. (Vgl. bereits vorgelegte Ausführungen über Kreislaufstörungen. S. 43—45.)

Ihrem Wesen nach dürften die primären Melanoblastome der Speicheldrüsen, die bis jetzt nur anscheinend in der Ohrspeicheldrüse beobachtet wurden, wohl überwiegend auf örtliche Entwicklungsstörungen zurückzuführen sein, wenn man nicht annehmen wollte, daß das Melanom von den Nerven, im besonderen den sympathischen Nervengeflechten seinen Ursprung genommen hat.

B. Epitheliale Geschwülste der Speicheldrüsen.
a) Reife (gutartige) epitheliale Geschwülste.
1. Adenom und Zystadenom.

So häufig sich adenomatöse Bildungen zusammen mit anderen Gewebsarten in den Mischgeschwülsten finden, so selten sind reine Adenome der
Speicheldrüsen, die sich nur aus drüsenartigen Gewebsbildungen aufbauen
und ein einfach gebautes, bindegewebiges Stroma besitzen. Ja HEINEKE glaubt,

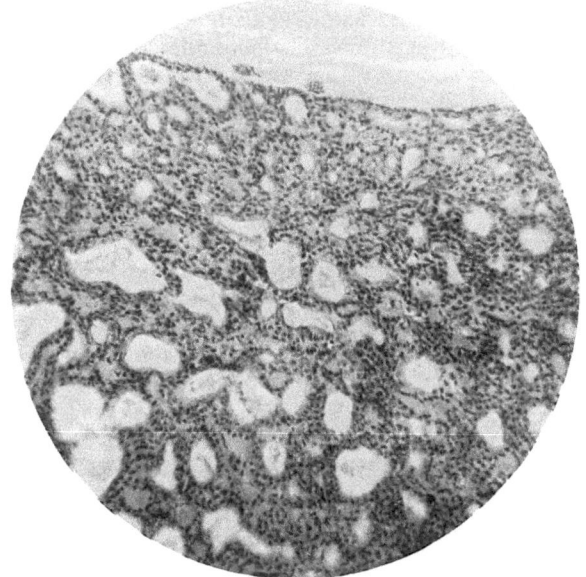

Abb. 62. Aus einem Adenom der Ohrspeicheldrüse. 53jähr. Mann. (95fach. Vergr.)

noch kein endgültiges Urteil darüber abgeben zu können, ob es überhaupt zulässig ist, Adenome der Speicheldrüsen als eigene Geschwulstform abzugrenzen
und anzuerkennen. (Vgl. auch CHEVASSU.) Doch scheint das Vorkommen von
reinen Adenomen nach den Mitteilungen, namentlich in der älteren Literatur
und auch nach eigenen Befunden sichergestellt. (ORTH, BIRCH-HIRSCHFELD,
E. KAUFMANN.)

Um echte Adenome der Ohrspeicheldrüse dürfte es sich in den Fällen von
LAMBRET et PELISSIER, NASSE, LECÈNE, RIBBERT, KAUFMANN, SCHUTZ, CZIERER
gehandelt haben; solche der Unterkieferdrüse wurden wohl von TALAZAC, DUPLAY
gesehen. Adenome der Unterzungendrüse sind vor allem durch WAGNER, NICO-
LADONI, ZEISSL bekannt geworden.

Klinisch verhalten sich die Adenome ähnlich wie die typischen Mischgeschwülste
der Speicheldrüsen. Sie weisen ein langsames Wachstum auf und vergrößern sich erst im
Verlaufe von mehreren Jahren bis zu hühnereigroßen Gewächsen. Ihre Abgrenzung
gegen die Umgebung ist immer scharf und nur selten verursachen sie Beschwerden. Sie
entwickeln sich zumeist im 2. und 3. Lebensjahrzehnt. (HEINEKE, KÜTTNER.)

Die Adenome stellen kugelige, knotige Geschwülste dar, deren Oberfläche
glatt oder lappig beschaffen ist; ihre Konsistenz ist vor allem von der Beteiligung des bindegewebigen Stromas abhängig; gelegentlich kommen Hohlraum-
Bildungen im Innern dieser Gewächse vor. (ORTH u. a.). Bei papillären Zyst-

adenomen beobachtet man bisweilen, wie noch später zu erwähnen ist, auch ein blätteriges Verhalten.

Histologisch handelt es sich um tubuläre oder alveoläre Adenome, die aus einfachen oder verzweigten Röhren, bzw. aus selbständigen Bläschen bestehen, die oft einen hyalinen Inhalt führen. Eine Vorstellung von diesen Bildern vermag die Abbildung 62 zu geben, die einer eigenen Beobachtung entnommen ist. Zwischen den Drüsenbildungen der Geschwulst breiten sich dünnere oder dickere Bindegewebszüge aus, die die Röhren, Bläschen voneinander scheiden.

In manchen Adenomen tritt eine starke Bindegewebsbildung zutage, so daß sie wohl als Fibroadenome zu bezeichnen sind. (ORTH u. a.). Um solche Gewächse scheint es sich nach HEINEKE auch in den Fällen von LECÈNE, LAMBRET et PELISSIER gehandelt zu haben. Dabei war es zu dicken Bindegewebsbildungen gekommen, die größere zystische Hohlräume umzogen, deren Epithel oft papillenförmig ins Innere der Hohlräume nach Art der papillären Zystadenome, bzw. der intrakanalikulären Fibroadenome vorgewuchert war.

Auch größere Hohlraumbildungen sind gelegentlich in Zystadenomen beschrieben worden, so von RIBBERT und LEXER. KAUFMANN sah Zystadenome mit den früher angegebenen papillären Wucherungen des auskleidenden zum Teil kubisch, zum Teil zylindrisch gestalteten Epithels, sowie Zystadenombildungen mit weiten Drüsenräumen in einer dickwandigen Zyste.

Ein „kongenitales Zystadenom der Parotis" beschrieb v. SAAR, und zwar mit quergestreifter Muskulatur, Knorpelgewebe sowie lymphadenoidem Gewebe, so daß daher die Geschwulst eigentlich unter die Mischgeschwülste einzureihen wäre. (KÜTTNER.)

Der Ausgangspunkt der Adenomwucherung ist in erster Linie im Drüsenepithel, bzw. im Epithel der Ausführungsgänge zu suchen. Demgemäß verlegen LAMBRET et PALISSIER — die zwei Formen des Adenoms: a) die azinöse Form und b) die kanalikuläre Form unterscheiden — den Ursprung der ersteren in das Drüsenepithel, den der zweiten in die Ausführungsgänge der Drüse.

In ursächlicher Hinsicht ist, in Übereinstimmung mit den Angaben in den früheren Abschnitten, ebenfalls wieder an angeborene Fehl- oder Mißbildungen zu denken, wenn man sich auch vorstellen kann, daß Adenome gelegentlich einmal im Anschluß an chronische Entzündungen der Speicheldrüsen zur Entwicklung gelangen können.

Als eine weitere reife (gutartige) Form einer epithelialen Geschwulst ist in dem folgenden Abschnitt noch im besonderen das papilläre Zystadenolymphom zu besprechen, über das in neuerer Zeit des öfteren berichtet wurde und das wohl auch eine gewisse Sonderstellung verdient.

2. Papilläres Zystadenolymphom und papilläres Adenozystom.

Im Anschluß an die Mitteilung von ALBRECHT und ARZT über papilläre Zystadenome in Lymphknoten (eine kleinapfelgroße Geschwulst an der linken Halsseite und ein pflaumengroßes Gewächs in der Gegend der Unterkieferdrüse) wurden in letzter Zeit gutartige papilläre Zystadenome namentlich der Ohrspeicheldrüse, bzw. der Regio parotidea bekannt, die in auffälliger Weise durch reichliche Einlagerungen lymphatischen Gewebes in das bindegewebige Gerüst der Geschwulst, besonders der Papillen gekennzeichnet sind. (GLASS, F. SCHILLING, MAZZA et CASINELLI, EHRLICHER, RIKL, STÖHR und RISAK, SIEGMUND.) Nach C. STERNBERG[1], würde hierher auch eine Geschwulst der Parotis-

---

[1] STERNBERG: Dieses Handbuch Bd. 1, S. 333, 1926.

gegend gehören, die ASKANAZY zu untersuchen Gelegenheit hatte. ASKANAZY hält (nach C. STERNBERG) die Abstammung des Epithels vom Kiemengangsepithel für das wahrscheinlichste und bezeichnet die Geschwulst als Adenoma branchiogenes cylindrocellulare cysticum. Über eine einschlägige Geschwulst der Submaxillargegend („branchiogenes Adenom der Submaxillaris") berichtet in allerletzter Zeit SPITZNAGEL.

Diese Geschwülste bilden nach GLASS, RIKL u. a. pflaumen- bis hühnereigroße, höckerige Knoten, die durch eine bindegewebige Kapsel allseits von dem umgebenden Gewebe getrennt sind. Ihr Durchschnitt zeigt das graue und körnige Gewebe von kleinen zystischen Hohlräumen eingenommen, die mit kolloidähnlichem oder schmierigem, atherombreiähnlichem Inhalt gefüllt sind. (GLASS.)

Bei ihrer histologischen Untersuchung findet sich ein System von spaltförmigen Hohlräumen, in die papilläre Bildungen vorragen (vgl. Abb. 63); die

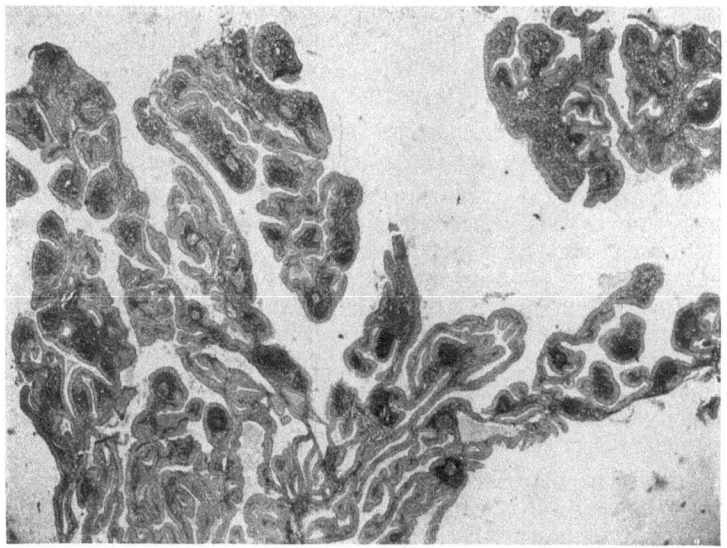

Abb. 63. „Branchiogenes Adenom" der Parotisgegend. (Fall ASKANAZY.) (Nach STERNBERG (a).

Papillen sind von einem meist hohen, einschichtigen Zylinderepithel (mit „kopfgestellten Kernen") bedeckt. Das bindegewebige Gerüst der papillären Vorragungen führt dichte „Zellanhäufungen lymphoiden Charakters", „die meist ein deutliches helles Keimzentrum erkennen lassen". (RIKL, S. 311.) Durch solche Einlagerungen lymphatischen Gewebes erscheinen die Papillen an ihren Enden vielfach kolbenartig verdickt. (Vgl. Abb. 63.) Die Hohlräume sind teilweise mit Zelltrümmern, Fibrin und Blut gefüllt. (GLASS, RIKL.)

Die auffallendste Eigentümlichkeit dieser Gewächse bildet — wie erwähnt — die Einlagerung lymphatischen Gewebes in das Stroma der Geschwulst. Zur Erklärung der Besonderheiten dieser Bildungen kommen nach RIKL drei Möglichkeiten in Betracht. Es könnte nach ihm zur Entwicklung derartiger Befunde: „1. Auf der Grundlage ähnlicher enger Beziehungen zwischen Epithel und Lymphozyten gekommen sein, wie wir sie normaliter in den „lymphoepithelialen Organen", besonders dem Thymus, antreffen, oder wie sie PUPPEL in einem Fall von Parotistuberkulose vorfand, bei der er in lymphoid umgewandelten Fettgewebsläppchen die Aussprossung plumpverästelter Drüsengänge feststellte". (S. 312.) 2. „Könnte die Wucherung von Epithelkeimen innerhalb einer regulären Lymphdrüse zu einem ähnlichen Geschwulstaufbau führen". (S. 312.) Für diese beiden Annahmen fanden sich jedoch in seinem Fall keine Anhaltspunkte. Die dritte und wahrscheinlichste Auffassung RICKLs geht dahin, „die Entwicklung reichlich lymphadenoiden Gewebes im Stroma aus der schon in der Norm bestehenden besonderen Neigung des Parotisbindegewebes zu solchen Bildungen zu erklären". (S. 312—313). Gestützt wird diese Annahme durch die schon erwähnten Untersuchungen von CHIEVITZ, NEISSE, LÖWENSTEIN, THAYSEN u. a., die dartun, daß die Drüsenanlage schon während der embryonalen Entwicklung enge Beziehungen zum lymphatischen Gewebe aufweist, indem Drüsenläppchen und Drüsengänge stets in Haufen von Lymphozyten und in echten Lymphknoten eingeschlossen sind. Nach SIEGMUND sind die lymphatischen Gewebsentwicklungen — die man ja auch unter den Verhältnissen der Entzündung sowie in anderen Speicheldrüsengeschwülsten antrifft (HEINEKE) — resorptiv bedingte Neubildungen „aus dem mesenchymalen Stroma als Ausdruck bestimmter Aufsaugungsleistungen, die durch die Epithelzellen vermittelt werden". (S. 282.)

Den epithelialen Anteil der Geschwulst bringt RIKL mit dem Epithel der normalen Ausführungsgänge der Ohrspeicheldrüse in Beziehung.

Im übrigen wird die Entstehung dieser Geschwülste mit ALBRECHT und ARTZ — die eine Gewebsverirrung von Epithelien des Entoderms und Mesenchymkeimen oder Einschluß von Entodermepithel der Mundbucht als Grundlage annehmen — auf entwicklungsgeschichtliche Ursachen zurückgeführt. (GLASS, STÖHR und RISAK, C. STERNBERG, SPITZNAGEL u. a.). Diese Ansicht findet auch eine Stütze in den schon früher angeführten Untersuchungen LUBARSCHs, nach dem es Lymphknoten gibt, „in denen embryonale Verlagerungen und Versprengungen verhältnismäßig häufig sind, ich meine die Hals-, speziell Kieferlymphknoten, in denen Einschlüsse von Parotis und Submaxillarisspeicheldrüsenläppchen relativ oft gefunden werden".

Neben diesen papillären Zystadenolymphomen finden sich noch in den Speicheldrüsen papilläre Adenozystome, wie sie von KROMPECHER, SCHILLING und SIEGMUND beschrieben wurden; sie sind dadurch gekennzeichnet, daß die Hohlräume mit Schleim sezernierenden Epithelien ausgekleidet sind, die ihr Sekret in die Zysten hinein ergießen. Der Inhalt der Zysten wird durch Schleimmassen gebildet, denen abgestoßene Epithelien sowie auch polynukleäre Leukozyten beigemengt sind. Die Wand solcher Zysten ist ebenfalls mit Papillen besetzt, die Becherzellen tragen; ihre bekleidende Zellen können gelegentlich auch wie plattgedrückt erscheinen.

Bisweilen fand SCHILLING, daß die Zysten nur noch etwa in Form eines Halbkreises eine epitheliale Bekleidung trugen, „während sie auf der anderen Seite an Bindegewebe grenzen, das einen zerfetzten Eindruck macht". (S. 145). SCHILLING führt diese Befunde auf das Platzen der Zysten zurück, wodurch das umliegende Bindegewebe zerrissen wird und eine Vermengung von Bindegewebe und Schleim zustande kommt. SCHILLING konnte „alle möglichen Stadien dieses Vorganges an verschiedenen Stellen der Schnitte auffinden: Zysten, prall gefüllt mit Schleim, deren Wand an einer Stelle zum Zerreißen dünn ist, während der gegenüberliegende Wandteil bisweilen durch mehrere Zellagen gleichsam gestützt ist; Zysten, deren Wandung im Auseinanderweichen ist, aus denen der Schleim hervorzuquellen scheint, und Schleimepithel, das kein

Lumen mehr umgreift, sondern einen mehr oder weniger gestreckten Verlauf zeigt, dem große Schleimmassen vorgelagert sind und demgegenüber sich mehr oder weniger verändertes Bindegewebe findet". (S. 145.) Das von Schleimmassen durchtränkte Bindegewebe erinnert an Schleimgewebe. Innerhalb dieses Bindegewebes sowie im Gerüst der Papillen fand SCHILLING Lymphozytenhaufen, die unter anderem auch deutliche Keimzentren bildeten. Außerdem lagen zerstreut im Stroma Plasmazellen, Mastzellen sowie auch Leukozyten.

Daneben finden sich nach SIEGMUND gewöhnlich noch „adenomatöse Bildungen, retikuliert gebaute Epithelkomplexe, Stachelzellen und Hornperlen". (S. 281.)

Den Ausgangspunkt der Neubildung verlegt SCHILLING für seine Beobachtung in das Epithel der größeren Ausführungsgänge der Ohrspeicheldrüse. Ist doch der Hauptausführungsgang mit Zylinderepithel ausgekleidet, in das Becherzellen eingefügt sind. Die weitgehende Übereinstimmung im Bau der Zellen der Zysten sowie der direkte Zusammenhang mit den Ausführungsgängen vermögen nach SCHILLING diese Annahme besonders wahrscheinlich zu machen.

b) Unreife (bösartige) epitheliale Geschwülste der Speicheldrüsen.
Krebs der Speicheldrüsen. `

Als Krebse (Karzinome) aufzufassende unreife, epitheliale Geschwulstbildungen kommen in den Speicheldrüsen in ihrer reinen Form nur selten zur Entwicklung.

Nach den Angaben in den klinischen Lehrbüchern sind die Krebse der Speicheldrüsen häufiger bei Männern als bei Frauen. HEINEKE fand in einer sorgfältigen Zusammenstellung der in der Literatur niedergelegten Fälle, daß unter 47 Krebsen 32 auf Männer und 15 auf Frauen verteilt waren. Damit ist eine gewisse Verschiedenheit gegenüber Karzinomen in anderen Organen angegeben. Zu ihrer Erklärung zieht HEINEKE den Einfluß des Rauchens heran. Wurde doch, allerdings ohne genügende Beweise, die Ansicht geäußert, daß der Tabak die Speicheldrüsen nicht nur funktionell mehr beansprucht, sondern auch anatomische Veränderungen zur Folge hat. (BRUNEAU.)

Die Speicheldrüsenkrebse sind zumeist Erkrankungen des hohen Alters. Die größte Anzahl entfällt auf das 7. Lebensjahrzehnt. Nach einer Zusammenstellung HEINEKEs verteilen sich die Krebse folgendermaßen:

zwischen 20. und 30. Jahr	5 Fälle
„ 31. „ 40. „	6 „
„ 41. „ 50. „	12 „
„ 51. „ 60. „	11 „
„ 61. „ 70. „	18 „
„ 71. „ 80. „	6 „

Am häufigsten kommen Krebse in der Ohrspeicheldrüse vor (MICHAUX, RUD. VOLKMANN, DOERR, KÜTTNER, HEINEKE, HERXHEIMER, STÖHR und RISAK u. a.), bzw. in der Parotis accessoria (BROCA, VILLAR), seltener sind sie in der Unterkieferdrüse (ZAHN, RUD. VOLKMANN, HEINEKE, C. PARTSCH u. a.) gesehen worden. Karzinome der Unterzungendrüse sind von BILLROTH, PAWLOW mitgeteilt worden, Beobachtungen, die HEINEKE jedoch nicht für einwandfrei hält. Nach einigen Äußerungen in der Literatur (VERNEUIL, MARGNAT) sollen aber dabei doch manche Mundbodenkrebse von der Unterzungendrüse ihren Ursprung nehmen, was ja auch glaubhaft erscheint, da sich Krebse der Glandula sublingualis von denen des Mundbodens wenigstens den klinischen Erscheinungen nach nicht unterscheiden. (HEINEKE, KÜTTNER.) Die Verteilung der Krebse auf die rechte und linke Körperseite ist eine gleichmäßige.

Einen doppelseitigen Krebs der Ohrspeicheldrüse beschrieb RUD. VOLKMANN. Auch TILTON soll nach KÜTTNER ein doppelseitiges Parotiskarzinom operiert haben.

Die Dauer des Leidens schwankt nach HEINEKE zwischen zehn Monaten und fünf Jahren. HEINEKE stellte als durchschnittliche Krankheitsdauer bei 24 Fällen zur Zeit des Beginnes der Behandlung 18$^1/_2$ Monate fest. Manche Krebse führten bereits nach 1$^1/_2$ bis 2 Jahren zum Tode.

1. Von den klinischen Erscheinungen der Krebse der Speicheldrüsen.

Die Speicheldrüsenkrebse treten entweder als mehr harte, derbe oder als weiche Geschwülste in knotiger oder auch in diffuser Form auf, die eine geringe Verschieblichkeit gegen

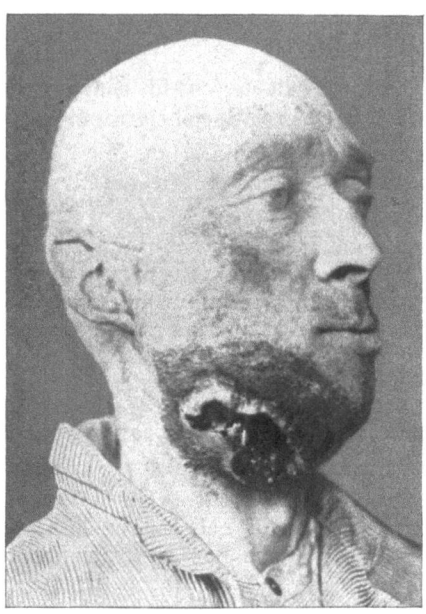

Abb. 64. Krebs der Unterkieferdrüse. (Nach HEINEKE, Deutsche Chirurgie, Abb. 144, S. 692.)

die Drüse und die Umgebung aufweisen und im allgemeinen unscharf gegen die Nachbarorgane abgegrenzt erscheinen. Frühzeitig kommt es zu Verwachsungen mit der Haut, die früher oder später eingezogen oder auch geschwürig durchbrochen werden kann. (Vgl. Abb. 64). Auch die Muskulatur sowie der naheliegende Knochen des Kiefers beteiligt sich manchmal frühzeitig an den Veränderungen.

Die im Schrifttum der Speicheldrüsenkrebse vielfach durchgeführte Unterscheidung in „Markschwammkarzinome“ und Skirrhen (MICHAUX) soll nach HEINEKE den Tatsachen nicht recht entsprechen. HEINEKE glaubt, daß die sogenannten Markschwämme der Ohrspeicheldrüse und Unterkieferdrüse größtenteils „bösartige Mischtumoren“ waren, für die die Bildung großknolliger Gewächse von weicher Konsistenz kennzeichnend ist. (S. 313). Wirkliche „Markschwämme“ der Speicheldrüsen sollen ebenso selten sein wie der typische Skirrhus (HEINEKE). „Die meisten Karzinome der Speicheldrüsen sind weder ausgesprochen medullär noch skirrhös“. (HEINEKE, S. 312).

Die Größe der dabei entstehenden Geschwülste ist in der Regel keine bedeutende; sie überschreiten selten die Größe einer Kinderfaust (HEINEKE). Doch kommen auch mächtige Wucherungen zur Beobachtung. (Vgl. Abb. 65). Die Lymphknoten in der Umgebung weisen bereits in frühen Stadien metastatische Einlagerungen auf; sie können schließlich zu großen knolligen, auch zerfallenden Geschwülsten heranwachsen. (HEINEKE).

Durch Einbeziehung sensibler Nervenstämme bedingte Schmerzen sollen die Speicheldrüsenkrebse gegenüber gutartigen Geschwülsten, bzw. den sog. Mischtumoren auszeichnen. (HEINEKE.) Auch Lähmungen im Gebiete des Nervus facialis (hie und da als erstes Symptom), bzw. des Nervus hypoglossus sind verzeichnet worden. (MICHAUX). KÜTTNER erwähnt auch noch Störungen von seiten des Gehörs, Behinderung der Sprache, der Kautätigkeit sowie der Atmung, namentlich dann, „wenn sich das Parotiskarzinom oder seine wuchernden Drüsenmetastasen nach dem Pharynx zu entwickeln, und wenn

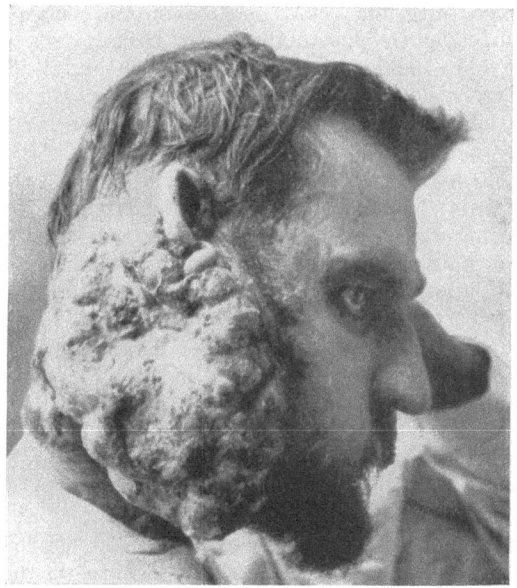

Abb. 65. Krebs (sog. Markschwamm) der Ohrspeicheldrüse. (Nach HEINEKE, Deutsche Chirurgie, Abb. 142, S. 689.)

ein Krebs der Submaxillaris sich hauptsächlich gegen die Mundhöhle hin verbreitet". (S. 862.)

Der Tod erfolgt im allgemeinen frühzeitig, zumeist unter kachektischen Erscheinungen. Auch Arrosionsblutungen aus großen Halsgefäßen finden sich als Todesursache bei HEINEKE erwähnt.

Differentialdiagnostisch kommen in erster Linie die „entzündlichen Tumoren" (vgl. den Abschnitt über chronische Entzündung), spezifische Entzündungsformen sowie im besonderen die bösartigen Mischgewächse in Frage. Bei den nicht eindeutigen klinischen Symptomen dieser Erkrankungen schafft in allen zweifelhaften Fällen ein Probeausschnitt Gewißheit. (KÜTTNER.)

Bei alledem erscheint oft noch die Entscheidung schwierig, ob die Krebse von der Drüse selbst ausgehen oder ob sie sekundärer Natur sind. (KÜTTNER.)

2. Vom anatomischen Verhalten der Krebse der Speicheldrüsen.

Über das grob-anatomische Verhalten, das in erster Linie von der histologischen Bauart des Krebses abhängig ist, ist zunächst zu sagen, daß die Karzinome zumeist unter dem Bild harter oder auch mehr weicher Knoten und Infiltrate auftreten; nur bisweilen ist noch (in den ersten Stadien der Erkrankung) eine Art Geschwulstkapsel nachweisbar, die eine bindegewebige Hülle der Geschwulst darstellt (HEINEKE); gegen die Drüse hin fehlt jedoch immer jede scharfe Abgrenzung. (Küttner u. a.). Mit der Vergrößerung der Geschwulst kann schließlich der größte Teil der Drüse zerstört werden. Unter diesen Verhältnissen sind dann auch die angrenzenden Gewebe von dem Krebs durchwachsen. Gelegentlich kann es zu Erweichungsherden und -höhlen im Inneren der Gewächse (Ehrich u. a.) oder nach Durchbruch nach außen oder innen zu ausgedehnten kraterförmigen Geschwüren kommen; auch die Bildung großer fungöser lappiger Geschwülste, die an ihrer Basis infiltrierend in die Tiefe gehen, ist beobachtet. (Vgl. Abb. 64 u. 65).

Äußerst selten treten die Krebse der Speicheldrüsen als brettharte Infiltrate auf (Michaux) (als sogenannte Schrumpfkrebse oder Skirrhen), die die Drüsen in schwielige, nirgends scharf begrenzte und schrumpfende Gewebsplatten umwandeln. Die Größenzunahme der Drüsen tritt dabei mehr oder minder zurück. Früher oder später kann es auch durch Schrumpfung des Krebsgewebes zu einer dellenförmigen Einziehung der Umgebung, im besonderen der Haut, kommen. Die Neigung zum Zerfall ist bei dieser Krebsform nur gering.

Endlich bleibt noch zu erwähnen, daß es zystische Krebse gibt (Cystocarcinoma papilliferum), deren Hohlräume mit warzigen, polypösen, dentritischen Gewebswucherungen erfüllt sind. Diese Geschwulstform wird anscheinend besonders häufig bei Frauen in jungen Jahren beobachtet (Weber, Mermet, Chevassu u. a.) und zeichnet sich durch besonders rasches Wachstums aus.

Bei dem infiltrierenden Wachstum der Krebse werden häufig auch die großen Gefäße sowie Nervenstämme der Umgebung frühzeitig in die Geschwulstwucherungen miteinbezogen und eingebettet. Die Lymphgefäße und Lymphknoten in der Nachbarschaft erweisen sich bald durchwachsen. Sie bilden oft eine ununterbrochene Kette von harten Knoten, die bis zum Schlüsselbein reichen können. (Heineke.) Auch die Lymphknoten des Mediastinums finden sich öfters metastatisch verändert.

Tochterknoten in den inneren Organen scheinen bei reinen Krebsen der Speicheldrüsen sehr selten zu sein. Heineke möchte die meisten Fälle, bei denen Metastasen in inneren Organen gefunden, zu den bösartigen Mischgewächsen rechnen. Am häufigsten scheinen noch bei echten Krebsen der Speicheldrüsen Metastasen in den Knochen aufzutreten. (Nasse, Zahn u. a.). In der Zahnschen Beobachtung lag ein Krebs der linken Unterkieferdrüse vor, der nicht nur die ganze Drüse einnahm, sondern auch „die umgebenden Weichteile und den nebenan liegenden Unterkiefer erfaßte und diesen sogar ziemlich rasch zerstörte" (S. 27). Außerdem waren noch Sekundärherde im rechten Stirnbein, im Brustbein, in einer Rippe und einem Wirbelkörper nachzuweisen. Über Metastasen in Lunge und Leber berichten u. a. Michaux, Planteau.

3. Histologie der Speicheldrüsenkrebse.

Die mikroskopischen Bilder der Speicheldrüsenkrebse sind je nach der Differenzierung des Epithels und der Entwicklung des Stromas sehr wechselnd. Im besonderen wird in der Literatur die große Polymorphie der Zellen hervorgehoben (Ehrich, Chevassu), die die Speicheldrüsenkrebse kennzeichnet und die wohl zu den so häufig gegensätzlichen Auffassungen dieser Geschwülste den Anlaß gegeben hat.

Je nach der Art des Epithels können wir verschiedene Formen von Speicheldrüsenkrebsen unterscheiden: α) den soliden Krebs (Carcinoma solidum) mit größtenteils undifferenzierten Zellen, β) den Zylinderzellkrebs (Adenokarzinom) und γ) den Plattenepithelkrebs.

a) Solider Krebs.

Das Carcinoma solidum, das am häufigsten in den Speicheldrüsen vorzukommen scheint, ist durch solide Zellstränge und Zellnester undifferenzierter
oder auch kubischer Epithelien gekennzeichnet, die zu größeren oder kleineren
alveolären Nestern angeordnet sind und m. o. w. gleichmäßig das Gewebe
und die Umgebung der Drüsen durchwachsen. Die Epithelien ähneln dabei am
meisten dem undifferenzierten, embryonalen Speicheldrüsenepithel. (CHEVASSU.)
Das Stroma besteht zumeist aus zarten Bindegewebssträngen, in denen Kapillaren verlaufen. Es verdichtet sich nur da und dort zu breiteren Bändern,
die die Epithelanhäufungen voneinander scheiden. Tritt das Gerüst gegenüber
den epithelialen Anteilen des Krebses völlig zurück, so entsteht der Medullar-

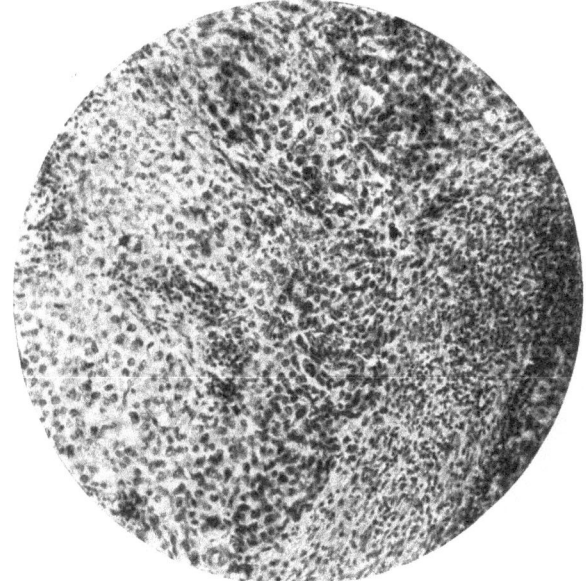

Abb. 66. Aus einem Carcinoma solidum der Ohrspeicheldrüse. (95fach. Vergr.)

krebs. Das Extrem auf der anderen Seite ist der Skirrhus, der nach MICHAUX
(in der Ohrspeicheldrüse) entweder als Squirre atrophique oder als Squirre en
plaques oder en cuirasse auftritt.

Solide Krebse sind von CHEVASSU, HEINEKE u. a. beschrieben worden.
Ich selbst untersuchte einen Fall von einem Carcinoma medullare solidum der
Ohrspeicheldrüse, von dem die Abbildung 66 stammt. Manchmal ist im Stroma
des Krebses eine entzündliche Infiltration zu finden, wobei namentlich Lymphozyten, seltener Leukozyten das zellreiche Bindegewebe durchsetzen.

In einigen Fällen erscheinen die epithelialen Zellen dieser soliden Krebse
länglich, spindelförmig, sarkomähnlich. RUD. VOLKMANN, der derartige Gewächse
untersuchte, rechnete sie trotz der großen Krebsähnlichkeit zu den Endotheliomen, bzw. zu den Mischgeschwülsten, HEINEKE jedoch hält diese VOLKMANN-
schen Fälle für echte Drüsenkrebse. Er selbst konnte ähnliche Befunde bei einem
Karzinom der Ohrspeicheldrüse und der Unterkieferdrüse erheben. Die Krebs-
stränge waren stellenweise kaum von einem Spindelzellsarkom zu unterscheiden.
An anderen Stellen ließ die eindeutige epitheliale Natur solcher Stränge an der
Diagnose Karzinom keinen Zweifel.

Einschaltend sei hier bemerkt, daß derartige „pseudosarkomähnliche" Bildungen, in denen der histologische Bau der Geschwulst auffallend dem eines Sarkoms ähnelt, auch in anderen Organen beschrieben wurden. Vor diagnostischen Irrtümern schützt man sich am besten dadurch, daß die Geschwulst an möglichst vielen Stellen untersucht und etwa der Übergang von echten Krebsnestern in die sarkomähnlichen Gebiete festgestellt wird.

Hinsichtlich der Frage der Histogenese ist zu bemerken, daß die soliden Krebse der Speicheldrüsen nach König von den Epithelien der Drüsenazini ausgehen, während die Zylinderzellkrebse, bzw. Adenokarzinome — die nun weiterhin zu beschreiben und zu beurteilen sind — ihren Ursprung von den Epithelien der Ausführungsgänge nehmen sollen.

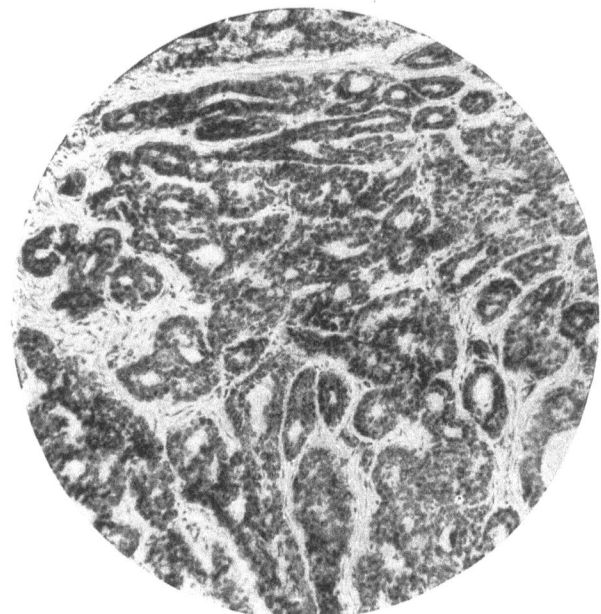

Abb. 67. Rezidivierendes bösartiges Adenom der Ohrspeicheldrüse. (120fach. Vergr.)

β) Zylinderzellkrebs.

Drüsenkrebse der Speicheldrüsen sind von Weber, Dörr, Ehrich u. a. beschrieben worden. Sie bestehen im histologischen Bild aus unregelmäßig angeordneten Schläuchen, die manchmal von soliden Teilen abgelöst werden. Zartes, gefäßarmes Bindegewebe breitet sich zwischen den epithelialen Wucherungen aus. Dieser Karzinomform reiht sich wohl auch ein sogenanntes bösartiges Adenom der Unterkieferdrüse an, das von Wölfler bei einem 50jährigen Manne beobachtet wurde und zweimal wiederkehrte. Ich selbst konnte ebenfalls eine derartige als bösartiges Adenom zu bezeichnende Geschwulst aus der Sammlung des Instituts untersuchen. Wie die Abb. 67 zeigt, besteht das Gewächs aus tubulären Entwicklungen, deren mehrschichtiges Epithel überwiegend kubische Gestalt aufweist. Ein zartes lockergebautes Stroma liegt zwischen den Schläuchen, die das umgebende Gewebe durchwachsen.

Dem hier abgehandelten Drüsenkrebs reiht sich das papilläre Zystokarzinom an, das nach der Meinung Heinekes nicht so selten vorzukommen scheint. Diese Geschwülste sind durch Bildung zystischer Hohlräume gekennzeichnet, die mit einem kubischen oder auch zylindrischen Epithel bekleidet sind und in die hinein vielfach verzweigte Zotten ragen, die ein einschichtiges oder auch mehrschichtiges, zumeist polymorphzelliges Epithel tragen. Das Stroma der zottigen papillären Vorragungen bildet ein zartes Bindegewebe, das Kapillaren führt; da oder dort durchziehen jedoch auch dünne und dickere Gewebszüge die Geschwulst. In den freien Spalträumen liegen zumeist abgestoßene, untergehende Epithelien sowie auch körnig geronnene oder auch hyaline Inhaltssubstanzen. Die beigegebene Abbildung 68 gibt eine Vorstellung von dem histologischen Aussehen derartiger Geschwülste. Das Bild ist der Arbeit HEINEKEs entnommen, der selbst drei einschlägige Fälle bearbeitete und beschrieb.

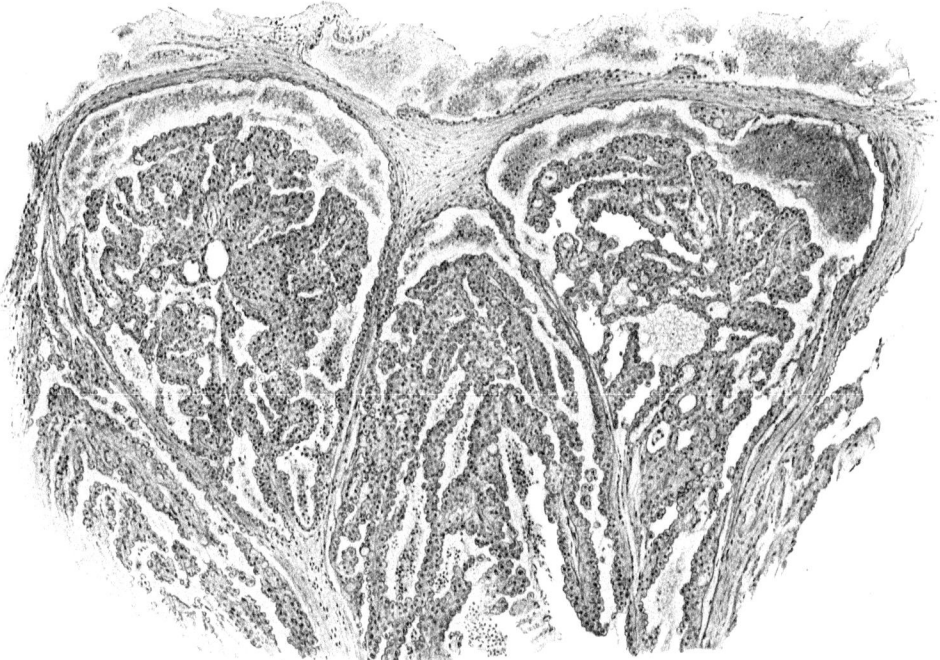

Abb. 68. Cystocarcinoma papilliferum der Ohrspeicheldrüse. (Nach HEINEKE, Deutsche Chirurgie, Abb. 147, S. 696.)

In der Beobachtung von SCHÄFER, die irrtümlicherweise im Schrifttum als Rundzellensarkom geht, und die HEINEKE bei der Nachuntersuchung als papilläres Zystokarzinom deuten mußte (vgl. auch SCHRIDDE, S. 137), war außerdem noch an den Epithelien auffallende Schleimbildung zu bemerken.

Vielfach begegnet man noch neben diesen papillären Bildungen soliden Epithelwucherungen, die sich da und dort auch in Schläuche anordnen. Auch E. KAUFMANN erwähnt ein papilläres Zystokarzinom bei einer 58jährigen Frau, das allerdings auch nebenbei zylindromatöse Strukturen sowie Plattenepithelentwicklungen und Adamantinombilder aufwies, was die Geschwulst in Parallele mit den Mischgeschwülsten bringt. Metastatische Knoten in den anderen Organen zeigten dabei zumeist denselben Bau wie die Primärgeschwulst.

Nach HEINEKE ist es noch fraglich, ob die papillären Zystokarzinome echte Krebse darstellen und nicht besser den bösartigen Mischgeschwülsten beizuzählen sind. Wenn auch in den meisten dieser Gewächse keine „typischen Misch-

geschwulststrukturen" gefunden wurden, so beweist dies nach HEINEKE nicht
viel, da sie ja bei ihrem weiteren Wachstum diesen Charakter verloren haben
können. Und es sind auch tatsächlich auf der anderen Seite Beobachtungen
bekannt geworden (H. CHIARI u. a.), die darzutun vermögen, daß aus Mischgeschwülsten schließlich papilläre Zystokarzinome werden können.

Wenn ich auch selbst in dieser Beziehung keine einschlägigen Erfahrungen
besitze, so glaube ich doch im Hinblick auf entsprechende Befunde in anderen
Organen (Eierstock, Brustdrüse), das Vorkommen solcher Umwandlungen von
Mischgeschwülsten in Karzinome nicht bezweifeln zu müssen. Im übrigen wird

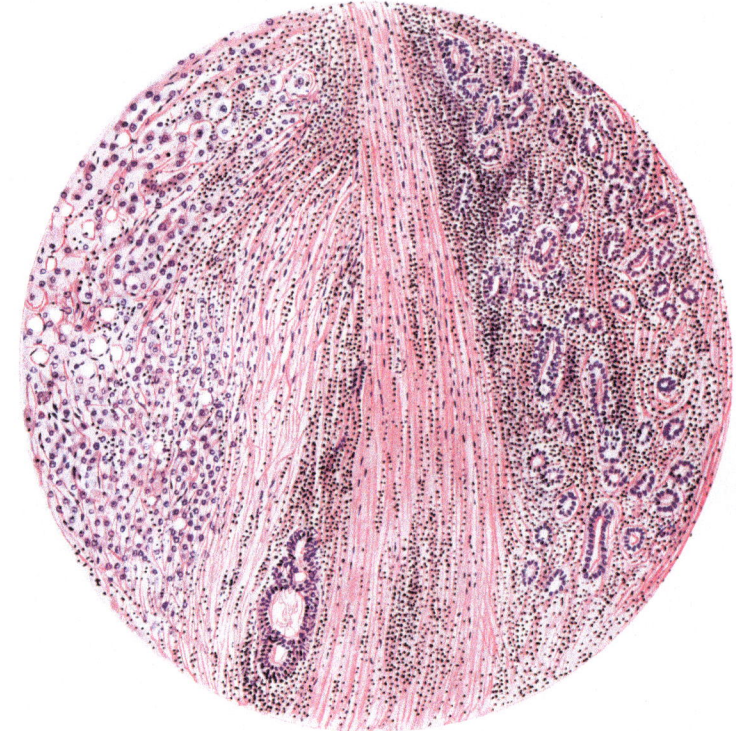

Abb. 69. Teilweise verhornender Plattenepithelkrebs der Ohrspeicheldrüse eines 59jähr. Mannes.
(Zeiß-Obj. AA, Okul. 3).

auch hier eine genaue histologische Untersuchung, die die ganze
Geschwulst in sich bezieht, Aufklärung bringen können.

Auch Gallertkrebse wurden in den Speicheldrüsen beobachtet. (RIBBERT,
HEINEKE.) In dem Falle HEINEKEs handelte es sich um eine alte Frau, bei der
seit einigen Monaten eine große diffus wachsende Geschwulst bestand. Ein
Probeausschnitt deckte bei der histologischen Untersuchung einen Gallertkrebs
auf, der sich aus Nestern schleimig geschwollener Krebszellen aufbaute.

γ) Plattenepithelkrebs.

Der reine Plattenepithelkrebs ist wohl die seltenste Form des Speichel-
drüsenkrebses, die sich auch dem normalen Speicheldrüsengewebe gegenüber
am fremdartigsten verhält. Für die Diagnose dieser Geschwulst ist selbstverständlich zu fordern, daß man gegebenenfalls Plattenepithelkrebse der

Umgebung oder auch branchiogene Krebse der seitlichen Halsgegend, die
sekundär auf die Speicheldrüsen übergegriffen haben, auszuschließen vermag.
Immerhin scheinen derartige Geschwülste in den Speicheldrüsen vorzukommen.
E. KAUFMANN erwähnt, daß er bei einem 71 jährigen Mann einen Plattenepithelkrebs
beobachtete. Den sehr polymorphen Plattenepithelzellen waren auch Riesenzellen beigemischt. Ich selbst konnte ein Präparat untersuchen, das die Befunde
eines zum Teil verhornenden Plattenepithelkrebses darbot. (Vgl. Abb. 69 u. 70).
In diesem Falle waren auch größere Ausführungsgänge von der Geschwulstbildung erfüllt. In diesen Anteilen herrschte mehr der Charakter eines Basal-
zellenkrebses vor. Da mir nur kleine Abschnitte der Geschwulst für die Untersuchung zur Verfügung standen, so kann ich nicht mit Sicherheit behaupten,

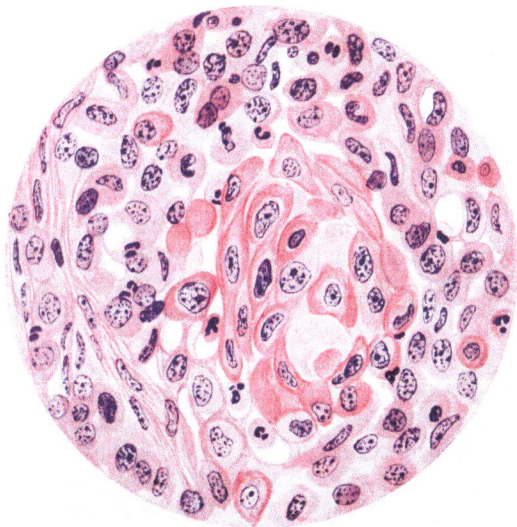

Abb. 70. **Beginnende Verhornung** in dem in Abb. 69 dargestellten Plattenepithelkrebs der
Ohrspeicheldrüse. (Zeiß-Obj. DD, Okul. 4).

ob ein reiner primärer Plattenepithelkrebs vorgelegen hat, oder ob es nur entsprechend gebaute Anteile einer destruierenden Mischgeschwulst waren, wie das
bisweilen angegeben wurde. (HINSBERG, WILMS, GRAWITZ, LANDSTEINER,
EHRICH u. a.).

Der Ausgangsort des Plattenepithelkrebses ist wohl am ehesten
in die großen Ausführungsgänge der Speicheldrüsen zu verlegen, wissen wir
doch, daß bei chronischen Entzündungen des öfteren „metaplastische Plattenepithelwucherungen" zur Ausbildung gelangen können, die in Übereinstimmung
mit Befunden in anderen Organen (Bronchien u. a.) den Ausgangspunkt derartiger Geschwülste abgeben können. Schließlich kann aber in dieser Hinsicht
wohl auch noch etwa an versprengte, ektodermale Keime der Mundschleimhaut,
bzw. der Haut gedacht werden.

4. Bemerkungen zur Ursache der Speicheldrüsenkrebse.

Außer dem schon erwähnten Einflusse des Rauchens sind hier auch noch
die ätiologischen Beziehungen der Krebse zu mechanisch-traumatischen
Einwirkungen anzuführen (JOULIARD), wenn sich auch ein direkter Zusammenhang oft nicht nachweisen läßt. (HEINEKE.) Entzündliche Verände-

rungen als Ursache werden von MICHAUX erwähnt. Diese Annahme würde in den Befunden bei chronischen Entzündungen der Speicheldrüsen eine Stütze finden, bei denen sich so häufig, besonders an den Ausführungsgängen, progressive, atypische Epithelwucherungen nachweisen lassen. Sie würde auch übereinstimmen mit den Angaben im Schrifttum (BORST), daß gelegentlich chronische entzündliche Prozesse (als Gelegenheitsursachen) zu atypischen Epithelswucherungen führen, die ihrerseits in eine Krebsbildung übergehen können.

c) Sogenannte Mischgeschwülste der Speicheldrüsen.

Der vorliegende Abschnitt soll sich mit den sogenannten Mischgeschwülsten der Speicheldrüsen beschäftigen. Wie bereits erwähnt, sind 80 bis 90 % sämtlicher Gewächsbildungen der Speicheldrüsen sogenannte Mischgeschwülste. Obwohl in der Literatur eine große Menge von Untersuchungen über diese Geschwülste angestellt wurden, so besteht doch noch keine einheitliche Auffassung über ihre Natur. Gegenüber den Anschauungen in früherer Zeit, daß sie Bindegewebsgeschwülste darstellen, nötigen die neueren Arbeiten dazu, in ihnen epitheliale Gewächse zu sehen, deren Stroma verschiedene Differenzierungen und Abänderungen eingegangen ist und dadurch den verwickelten Bau verursacht, der die Mischgeschwülste kennzeichnet.

Da die Befunde der sogenannten Mischgeschwülste in allen Speicheldrüsen mehr oder minder gleichartig sind, so kann wohl, soweit möglich und zweckmäßig, eine einheitliche Darstellung gegeben werden und es besteht keine Nötigung, diese Geschwülste nach den einzelnen Speicheldrüsen getrennt zu besprechen.

In erster Linie sollen die anatomischen Befunde der sogenannten Mischgeschwülste und ihre klinisch feststellbaren Auswirkungen und Erscheinungen erörtert werden. Dieser Darstellung folgt die Beschreibung der mikroskopischen Befunde in den abgekapselten und beschränkt wachsenden Mischgeschwülsten, bzw. in den infiltrierend wachsenden, bösartigen Mischgeschwülsten. Die verschiedenen Theorien, die über diese Gewächse im Schrifttum bestehen, sowie die Frage ihrer Herkunft sollen den Schluß dieses Abschnittes bilden.

1. Anatomische Befunde und klinische Erscheinungen der sogenannten Mischgeschwülste der Speicheldrüsen.

Die beschränkt wachsenden (gutartigen) Mischgeschwülste der Speicheldrüsen stellen knotige Bildungen dar, die in der Regel als deutlich abgegrenzte, harte, derbe oder auch markig weiche, elastische Gewächse zutage treten und die gut gegen die Umgebung verschieblich sind. (Vgl. Abb. 71 u. 72.) Wie hinsichtlich ihrer Verschieblichkeit so sind dabei auch in anderer Beziehung die Befunde von der Lage der Gewächse abhängig (HEINEKE); aber „ihr Sitz ist verschieden, je nach dem Teil der Drüse, welchem sie angehören". (KÜTTNER, S. 854). So liegen die sogenannten Mischgeschwülste der Ohrspeicheldrüse entweder vor dem Ohr, auf dem Masseter oder in den unteren Anteilen der Drüse, am Kieferwinkel oder unterhalb des Ohrläppchens. (HEINEKE.) Große Geschwülste können dabei bis an das Auge heran, gegen die Wange oder selbst in die Gegend des Mundwinkels reichen und am Unterkiefer förmlich reiten. Die Ohrmuschel ist dabei nach hinten gedrängt oder überlagert (HEINEKE). Charakteristisch besonders für kleinere, aber auch für größere Mischgeschwülste der Ohrspeicheldrüse ist unter allen Umständen eine auffällige Abhebung des Ohrläppchens, das gelegentlich sogar auch platt über die Geschwulst ausgebreitet sein kann. (Vgl. Abb. 72). Der Gehörgang wird manchmal eingeengt. Sehr große derartige Gewächse entwickeln sich vorwiegend entlang des Halses und können schließlich weit über die Brust herunter reichen. Geht die Geschwulst von den tiefen Anteilen der Drüse aus, so liegt sie in dem Raum zwischen Kiefer-

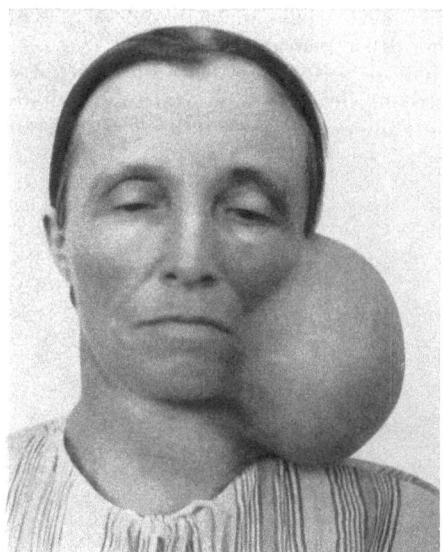 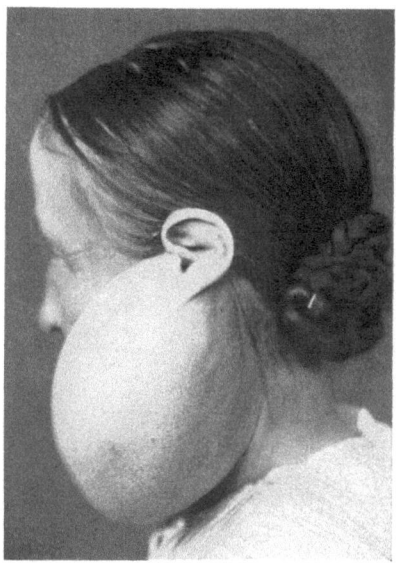

Abb. 71. Abb. 72.

Abb. 71 und 72. Sog. gutartige Mischgeschwulst der linken Ohrspeicheldrüse. (Beobachtung der chirurg. Klinik Innsbruck aus dem Jahre 1909).

winkel und Warzenfortsatz eingeklemmt. Selten haben die sog. Mischgeschwülste der Ohrspeicheldrüse im Spatium parapharyngeum ihren Sitz, wobei sie die seitliche Rachenwand vordrängen und vom Mund aus sichtbar werden. Dabei kann es zur Einengung des Racheneinganges kommen. Besonders große Gewächse dieser Art und dieses Sitzes können sogar den Unterkiefer nach der anderen Seite hin verdrängen.

Die Mischgeschwülste der Unterkieferdrüse entwickeln sich in der Regio submandibularis unterhalb des Kieferrandes. (Vgl. Abb. 73). Eine Vorwölbung nach dem Mundboden zu ist nach KÜTTNER selten. Gewöhnlich ragen sie nach außen. Sind die Geschwülste sehr groß, so nehmen sie die Halsseite ein, um sich manchmal auch über den Unterkieferrand hinüberzulegen. (HEINEKE.)

Mischgeschwülste der Unterzungendrüse sind äußerst selten. (HEULLY et BOECKKEL, HEINEKE.) In der Beobachtung von

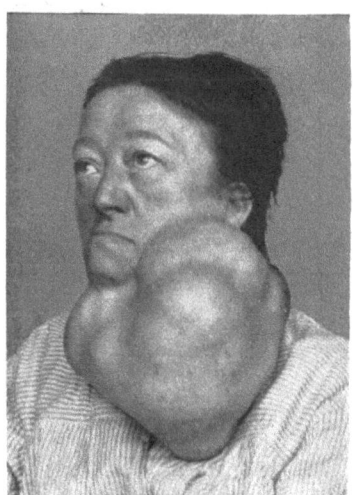

Abb. 73. Gutartige Mischgeschwulst der linken Unterkieferdrüse.
(Nach HEINEKE, Ergebnisse der Chirurgie und Orthopädie 1913, S. 269, Abb. 9.)

HEINEKE lag eine gänseeigroße Geschwulst oberhalb der Mundbodenmuskulatur unter der unveränderten Schleimhaut. Durch die Geschwulst, die den größten Teil der Mundhöhle ausfüllte, wurde dabei die Submaxillargegend weit nach unten vorgedrängt.

Die Form der gutartigen Mischgeschwülste ist meist unregelmäßig, oft lappig und knollig. Besonders für knorpelhaltige Mischgeschwülste ist eine höckerige Oberfläche kennzeichnend. Gewöhnlich sitzen die Gewächse breitbasig der Unterlage auf, doch können sie gelegentlich auch an einem ausgezogenem Stiele hängen und über Hals und Brust herabreichen.

Was ihre Anzahl anlangt, so wurden in seltenen Fällen auch mehrere nebeneinander und dabei voneinander getrennt liegende Geschwülste innerhalb einer Drüse beobachtet. Es werden solche Fälle von Nasse, Ehrich, Küttner

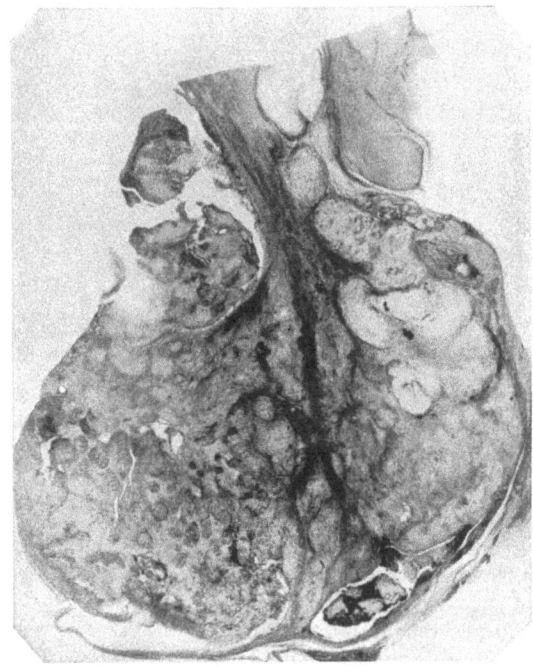

Abb. 74. Mikroskopischer Übersichtsschnitt einer sog. gutartigen Mischgeschwulst der Ohrspeicheldrüse eines 58jähr. Mannes. (2¹/₂fach. Vergr.)

erwähnt. Auch Beobachtungen, in welchen Mischgeschwülste in mehreren Speicheldrüsen zugleich entwickelt waren, sind mitgeteilt, so von Beale (in beiden Ohrspeicheldrüsen), während Wilson and Willis Mischgeschwülste beider Unterkieferdrüsen beschrieben.

Die Größe der sog. Mischgeschwülste schwankt nach Heineke zwischen der einer Haselnuß und der eines Apfels, doch können manchmal ganz ungeheure Größen erreicht werden. So erwähnt Brandt eine 2400 g schwere, knollige, prall derbe Mischgeschwulst der Ohrspeicheldrüse. Weinlechner sah u. a. einen 3000 g schweren, Rennie sogar einen 5450 g schweren derartigen sog. Mischtumor der Ohrspeicheldrüse. Die größte Geschwulst ist in der Unterkieferdrüse von Morestin (angeführt nach Heineke) operiert und beobachtet. Das Gewicht betrug angeblich 6570 g.

Die beschränkt wachsenden, gutartigen Mischgeschwülste der Speicheldrüsen zeigen sich durchwegs durch eine bindegewebige Kapsel gegen das Drüsengewebe und die Umgebung abgegrenzt. (Billroth u. a.). Die Kapsel ist in den einzelnen Fällen verschieden stark entwickelt. Zumeist ist sie zart und dünn, hängt aber sehr oft sehr innig mit dem Geschwulstgewebe zusammen. (Billroth.)

Dieser innige Zusammenhang soll nach EHRICH darin seine Erklärung finden, daß die Kapsel der Geschwülste aus dem interlobulären Bindegewebe der Speicheldrüsen hervorgegangen ist.

Auf dem Durchschnitt tritt zumeist eine lappige, gefelderte Bauart zutage, die dadurch zustande kommt, daß von der Kapsel aus Bindegewebszüge in das Innere dieser Geschwülste ziehen und sie in mehrere verschieden große und verschieden gestaltete Lappen teilen. (EHRICH u. a.). Eine Vorstellung davon gibt die Abbildung 74, die diese Teilung erkennen läßt. Sie stammt von einer sogenannten gutartigen Mischgeschwulst der Ohrspeicheldrüse.

Daneben begegnet man jedoch auch Bildungen, die mehr gleichmäßige Bauverhältnisse aufzeigen und auch häufig von kleinen Hohlraumbildungen und Blutungen unterbrochen sind. (Vgl. Abb. 75.) Ihre Oberfläche ist dabei überwiegend oder zum Teil glatt, zum Teil grobhöckerig, hügelig. (Vgl. Abb. 75.)

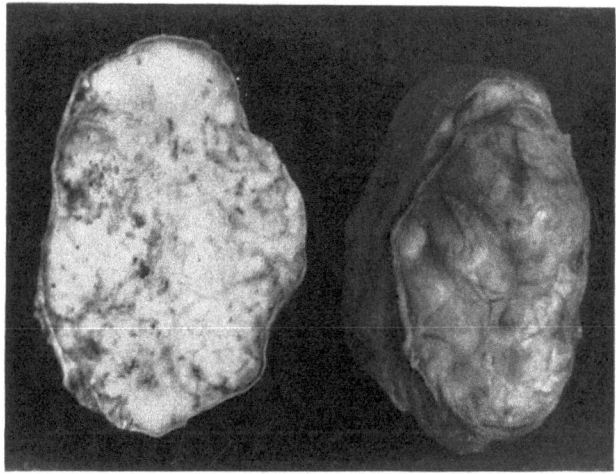

Abb. 75. Sog. gutartige Mischgeschwulst der linken Unterkieferdrüse eines 63 Jahre alten Mannes. (Die Geschwulst wurde an der chirurgischen Klinik in Innsbruck operativ entfernt.) (Natürl. Größe.)

Das Geschwulstgewebe besitzt häufig ein weißlichgelbes, oft glasig homogenes oder schleimiges Aussehen. Die schleimigen Felder, die oft sehr auffallen, haben entweder eine mehr gallertartige oder noch weichere, ja zerfließende Beschaffenheit. Häufig läßt sich eine fadenziehende Flüssigkeit von der Schnittfläche abstreifen. Der Übergang in anders gebaute Anteile erfolgt allmählich. Die glasigen homogenen Gebiete entsprechen Einsprengungen von knorpelähnlichem Gewebe. Sie können so reichlich sein, daß der Eindruck einer reinen Knorpelgeschwulst gegeben ist. Auch Einsprengungen von Fettgewebe sowie Verkalkungen und Verknöcherungen sind ausnahmsweise anzutreffen. So erwähnt HEINEKE eine kindskopfgroße Mischgeschwulst der Unterkieferdrüse, die eine große Menge abgegrenzter bis haselnußgroßer Kalkherde von elfenbeinartigem Aussehen enthielt. Die Randteile der Geschwülste bieten zumeist eine mehr weiche markige Beschaffenheit dar. (HEINEKE.)

Die Farbe dieser Geschwülste ist, wie erwähnt, zumeist grauweiß, gelblich. Bisweilen aber gewinnt die Schnittfläche ein geflecktes Aussehen, das durch kleine Blutungen und durch stärkeren Gefäßreichtum der im allgemeinen gefäßarmen Geschwülste verursacht ist. Bisweilen erfüllt auch ein blutiger Inhalt (WILHERMSDÖRFER) Erweichungshohlräume, die innerhalb der Geschwülste auftreten können. Zumeist führen sie jedoch eine schleimige, fadenziehende

Flüssigkeit. Die Gestalt und Größe dieser Erweichungszysten ist mannigfaltig.

Was die Frage der Lagebeziehungen der Mischgeschwülste zu den betreffenden Speicheldrüsen anlangt, so ist zu bemerken, daß sie entweder im Drüsengewebe selbst liegen und allseits vom Drüsengewebe umschlossen sind oder der Drüse nur kappenförmig aufsitzen. Dabei wird bisweilen die Drüse muldenförmig ausgehöhlt. Doch fand EHRICH auch unter solchen Umständen bei der mikroskopischen Untersuchung noch atrophisches Drüsengewebe in der Kapsel der Geschwulst. Hie und da ist die Geschwulst auch nur mehr, wie schon erwähnt wurde, durch einen dünnen Stiel mit der Drüse verbunden. (KÜTTNER.) Nach KÜTTNER kann der Zusammenhang schließlich auch ein so loser werden, daß man im Zweifel sein kann, „ob man es überhaupt mit einer Speicheldrüsengeschwulst zu tun hat; um eine solche annehmen zu dürfen, muß man an der Parotis den Tumor jedenfalls unter der Faszia parotidea masseterica finden". (S. 852.) Auch ganz entfernt von der Drüse, z. B. am vorderen Rande des M. masseter, des Sternokleidomastoideus oder in der seitlichen Halsgegend, neben dem Zungenbein oder Kehlkopf sowie neben der Mündung des STENONschen Ganges (WOOD) sind Mischgeschwülste beobachtet worden.

Für die Geschwulstbildungen am vorderen Masseterrande (BOUCHET, GAUBIN, VANVERTS, FLORENCE, KÜTTNER) wird an die Parotis accessoria gedacht (GULEKE), wie dies ja auch WEISHAUPT für einzelne Zystenbildungen in der Gegend der Ohrspeicheldrüsen annimmt. (Vgl. Ausführungen S. 113.)

Aus diesen anatomischen Lageverhältnissen ergibt sich für die Frage der Entstehung nach HEINEKE (b), „daß die Mischgeschwülste mit den Speicheldrüsen nicht in so engem Zusammenhange stehen, daß man auf eine Entstehung aus dem Drüsengewebe heraus schließen müßte. Vielmehr deuten die Beziehungen zwischen Drüse und Tumor, soweit sie makroskopisch festzustellen sind, mehr auf ein räumliches Aneinanderliegen als auf ein Herauswachsen aus dem Drüsengewebe hin. Die Tumoren erscheinen der Drüse gegenüber gleichsam als etwas Fremdartiges (KÖNIG)". (S. 273.)

Manchmal sind, wie schon angeführt wurde, auch mehrfache Mischgeschwülste in der Ohrspeicheldrüse und Unterkieferdrüse gesehen worden, indem neben einem Hauptknoten noch mehrere kleinere Nebengeschwülste entwickelt waren. So sah EHRICH in seinem Falle 24 neben einer walnußgroßen Geschwulst zwei kleine haselnußgroße Knoten. Ähnliche Befunde erhob auch NASSE; HEINEKE gibt eine Vorstellung davon in seiner Abbildung 12 (vgl. Abb. 76), die ein Konglomerat von größeren und kleineren Geschwulstknoten eng aneinander liegend darstellt. Die mehrfachen Geschwulstanlagen sind nach HEINEKE und KÜTTNER besonders für das Auftreten von Rückfällen nach Exstirpationen von Bedeutung.

Was nun das anatomische Verhalten der infiltrierend wachsenden (bösartigen) Mischgeschwülste anlangt, die häufig aus gutartigen Mischgeschwülsten hervorgehen, so kennzeichnen sie sich vor allem durch das Fehlen einer scharfen Abkapselung gegen die Umgebung. Nachdem die Geschwulst anfänglich noch längere Zeit eine scharfe Abgrenzung gezeigt hatte, durchbricht sie in der Regel frühzeitig die Kapsel, um in die Drüse oder deren Umgebung vorzuwachsen. Nach HEINEKE leitet der Kapseldurchbruch das infiltrierende Wachstum förmlich ein, was sich bisweilen schon makroskopisch feststellen läßt. Im Laufe ihres Wachstums vergrößern sie sich dann meist sehr rasch und unter Zugrundegehen der letzten, noch erhaltenen Kapselreste erfolgt die Durchdringung der ganzen Drüse. In weit fortgeschrittenen Stadien kann die Drüse schließlich vollständig in der Geschwulstbildung aufgehen und auch die

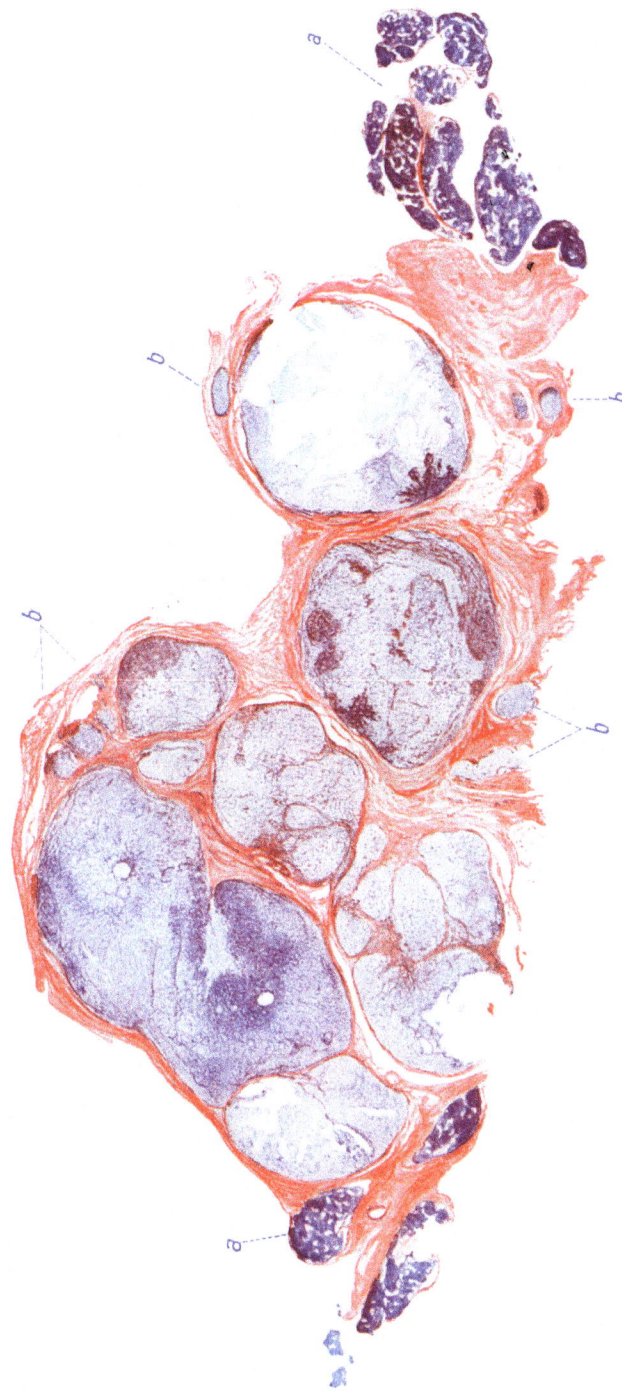

Abb. 76. Gutartige Mischgeschwulst der Ohrspeicheldrüse aus zahlreichen, ganz isolierten Knoten (b) bestehend. (a Normale Speicheldrüsenläppchen.) (Nach HEINEKE, Ergebnisse der Chirurgie und Orthopädie 1913, S. 272, Abb. 12).

Umgebung (Muskel, Gefäße, Knochen usw.) mit in die Veränderungen einbezogen werden. Solche Geschwülste zeigen hierin demnach eine weitgehende Übereinstimmung mit krebsigen Neubildungen.

Auch bei den infiltrierend wachsenden (bösartigen) Mischgeschwülsten zeigt die Durchschnittsfläche oft in den Beginstadien noch einen lappigen, felderigen Bau, wie beschränkt wachsende, gutartige Mischgeschwülste.

Auch schleimige Abschnitte sowie Knorpeleinsprengungen lassen sich gelegentlich da und dort noch in inselförmiger Entwicklung antreffen. Zumeist jedoch ist die Durchschnittsfläche durch ein gleichmäßig grauweißliches, markiges, weich zerfließendes Geschwulstgewebe dargestellt, das dabei manchmal auch kleinere und größere Erweichungsherde und Blutungshohlräume in sich schließt.

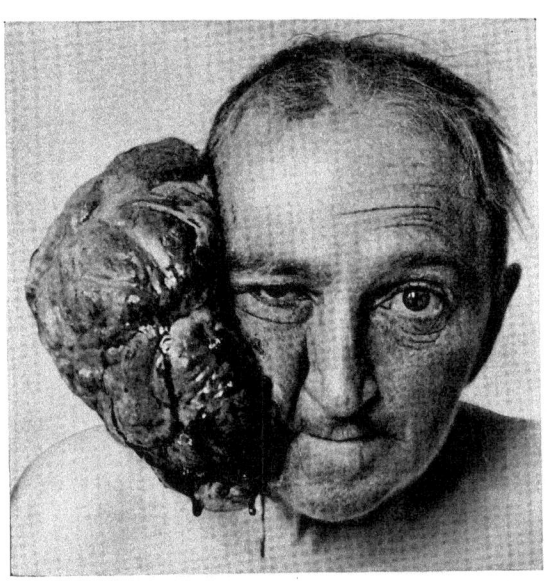

Abb. 77. Bösartige, in ausgedehnter Weise geschwurig abgeänderte Mischgeschwulst der Ohrspeicheldruse bei einer 51jahr. Frau, seit 10 Jahren bestehend, seit einigen Monaten rasch gewachsen. (Nach HEINEKE, Dtsch. Chirurgie 1913, S. 662, Abb. 130.)

Ähnliche Beschaffenheit weist dann auch die ungleichmäßig infiltrierte Umgebung solcher Geschwülste auf.

Charakteristisch für infiltrierend wachsende Mischgeschwülste ist weiterhin das Auftreten von Tochterknoten in den benachbarten Lymphknoten. (CHIARI, GRIFFINI und TROMBETTA u. a.). Metastasenbildungen in inneren Organen, z. B. in Lunge und Brustfell erwähnen FÖRSTER, GRIFFINI und TROMBETTA. In der Beobachtung von GRIFFINI und TROMBETTA (eines Submaxillartumors) hatte die Geschwulst außerdem auf den Unterkiefer übergegriffen. FÖRSTER beschrieb eine Rezidivgeschwulst der Parotis, die das Schläfenbein durchsetzte. Eine besonders bemerkenswerte Beobachtung erwähnt BUDDE, der eine Metastase einer Parotismischgeschwulst in dem linken Oberschenkel operierte, die zu einer Spontan-Fraktur geführt hatte. Die Patientin war (zur Zeit der Mitteilung) 3 Jahre nach der Entfernung der Metastase noch beschwerdefrei.

Anzuführen sind auch noch Metastasen in Lunge, Leber und Gehirnhäuten, die von einem noch vollkommen gut abgegrenzten Mischgewächs ausgegangen waren. (LE DENTU.)

Schließlich bleibt noch zu erwähnen, daß bei dieser Art von Geschwülsten nach ihrer operativen Entfernung Rückfälle in sie kennzeichnender Weise beobachtet wurden (EHRICH), die gelegentlich gar nicht mehr den Charakter von Mischgeschwülsten trugen. (STEINHAUS.)

Von den klinischen Erscheinungen ist zu berichten, daß bei kleinen „gutartigen" Mischgeschwülsten die Beschwerden im allgemeinen gering sind, indem bloß eine gewisse Druckempfindlichkeit sowie Behinderung der Kieferbewegungen verzeichnet sind. Nur bei Mischgeschwülsten, die hinter dem Kieferast eingeklemmt sind, werden ausstrahlende Schmerzen angegeben. Sehr große Geschwülste, die zu Entstellungen des Gesichtes (HEINEKE) führen, können natürlich auch beträchtliche mechanische Beschwerden verursachen. Bei Mischgeschwülsten der Unterkieferdrüse findet sich nach KÜTTNER gelegentlich eine Vermehrung der Speichelabsonderung; auch Behinderung des Kauens und des Sprechens kommen in solchen Fallen vor. Schlingbeschwerden sowie Respirationsstörungen werden nur dann beobachtet, wenn das Gewachs sich mundhöhlenwarts vorwölbt und den Zungenrand nach rückwärts drückt. Entsprechende Beschwerden können auch Geschwülste der Ohrspeicheldrüse verursachen, die rachenwarts wachsen. Dabei kann es auch zur Beeinträchtigung der Hörfähigkeit sowie zu Fazialislahmungen kommen.

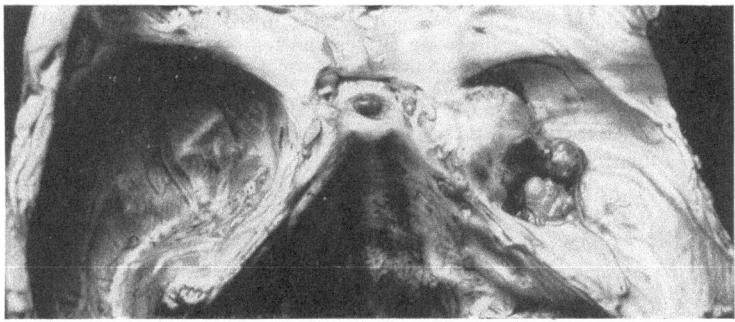

Abb. 78. Durchbruch eines bösartigen „Mischtumors" der rechten Ohrspeicheldrüse in die mittlere (rechte) Schädelgrube. (44jahrige Frau.)

Das Wachstum der gutartigen Mischgeschwülste der Speicheldrüsen erfolgt im allgemeinen langsam und kann sich über viele Jahre, ja Jahrzehnte erstrecken; in manchen Fällen aber „ändert sich der Wachstumstypus im hohen Alter plötzlich in der Weise, daß die Geschwülste mit einmal rapid anfangen, sich zu vergrößern und sich nun mehr in jeder Beziehung verhalten wie maligne Tumoren". (HEINEKE.) Als Beleg solcher Fälle sei hier die beifolgende Abbildung 77 und deren Beschreibung wiedergegeben.

Als Ursachen dieser bösartigen Umwandlung werden traumatische Einwirkungen, wie sie gelegentlich auch bei Operationen gegeben sein können, erwähnt. (KÜTTNER, HEINEKE u. a.). Auch abgebrochene Operationen sowie Probeausschnitte und Punktionen finden sich mehrfach als ursächliche Umstände vermerkt. Angegeben wird im übrigen, daß knorpelhaltige Mischgeschwülste wenigstens an der Unterkieferdrüse einen ungleich höheren Prozentsatz an Bösartigkeit aufzuweisen scheinen als nicht knorpelhaltige Neubildungen. (KÜTTNER.)

Wie die sekundär bösartig gewordenen Mischgeschwülste sind andere Mischgewächse von vornherein durch ihr rasches Wachstum sowie durch den Verlust der Abgrenzung und Verschieblichkeit und durch das infiltrierende und destruierende Vorgreifen in die Umgebung als bösartig gekennzeichnet. Frühzeitig kommt es dabei zu Reiz- und Lähmungserscheinungen von seiten motorischer und sensibler Nerven, wahrend solche bei „gutartigen" Mischgeschwülsten nur selten auftreten. Auch Schmerzen stellen sich in solchen Fällen fast regelmäßig, und zwar frühzeitig ein, sie strahlen bei Geschwülsten der Ohrspeicheldrüse nach dem Ohr und nach der Wange hin, bei Gewächsen der Unterkieferdrüse in den Mundboden, in die Zunge und in den Gaumen hinein aus. (HEINEKE.) Bei infiltrierend wachsenden Geschwülsten der Ohrspeicheldrüse sind auch Durchbrüche in den Gehörgang sowie Vordringen in das Mittelohr bekannt geworden. Wir selbst beobachteten den Durchbruch einer bösartigen Mischgeschwulst der rechten Ohrspeicheldrüse in die mittlere Schädelgrube und die Nasennebenhöhlen der rechten Seite. (Vgl. Abb. 78.) Auch Beteiligungen des Unterkiefers mit Behinderung der Bewegungen sowie Umwachsungen der Vena jugularis externa und A. carotis externa sind beschrieben.

Was die „bösartigen" Mischgeschwülste der Unterkieferdrüse anlangt, so wachsen sie vor allem in die Weichteile des Halses sowie mundbodenwärts vor.

Bösartige Mischgeschwülste in der Gegend der Unterzungendrüse sind von Barth als Lymphangiosarkom, von Ribbert als malignes Zylindrom beschrieben worden. Im Falle Barths zeigte sich bei der Operation ein Teil des Zungenrandes in die Geschwulst mit einbezogen, so daß er mit der Geschwulst entfernt werden mußte.

Das Allgemeinbefinden leidet nach Heineke verhältnismäßig spät und meist erst mit dem Auftreten von geschwürigen Abänderungen und bei Tochterknotenbildungen oder bei den häufig nach operativen Entfernungen solcher Geschwülste eintretenden Reziduen. Der tödliche Abschluß erfolgt gewöhnlich unter den Erscheinungen der Geschwulstkachexie oder durch Verblutung aus einem arrodiertem Gefäß. (Heineke, Küttner.)

Hinsichtlich des Vorkommens von Mischgeschwülsten ist zu erwähnen, daß am häufigsten die Ohrspeicheldrüse der Sitz der Geschwülste ist, doch begegnet man ihnen nicht so selten auch in der Unterkieferdrüse. Nur vereinzelt ergaben sich, wie ausgeführt, auch Beobachtungen in der Unterzungendrüse.

Heineke, der 360 Fälle von Mischgeschwülsten der Mundspeicheldrüsen aus der Literatur zusammenstellte, gibt an, daß davon die

Ohrspeicheldrüse . . . . 288 = 80,00%
Unterkieferdrüse . . . . 69 = 19,17%
Unterzungendrüse . . . . 3 = 0,83% betrafen.

Nach Heineke finden sich Mischgeschwülste bei Männern und Frauen gleich häufig. Er fand unter 329 Fällen 194 Geschwülste bei Frauen und 188 bei Männern. Eine Bevorzugung einer Seite, wie sie sich in der älteren Literatur vermerkt findet, besteht nach Heineke nicht. Er fand linkerseits Mischgeschwülste 181mal, rechterseits 193mal angeführt.

Nach ihrer Verteilung auf die verschiedenen Lebensalter finden sich (in der Statistik von Heineke) Mischgeschwülste der Speicheldrüsen angegeben im:

1. Jahrzehnt . . . . 24 = 5,60%
2.   „   . . . . 91 = 21,26%
3.   „   . . . . 132 = 30,84%
4.   „   . . . . 96 = 22,44%
5.   „   . . . . 57 = 13,32%
6.   „   . . . . 21 = 4,90%
7.   „   . . . . 7 = 1,64%.
$\overline{428}$

Die Beobachtungen angeborener Mischgeschwülste der Speicheldrüsen scheinen nicht ganz einwandfrei zu sein, insoferne dabei ihre Bauart von der typischer Mischgeschwülste zumeist etwas abweichend beschrieben wird. Nach Heineke wären vielleicht hierher zu rechnen die Beobachtungen von Wagner (Chondrom des Mundbodens bei einem 12 Wochen alten Mädchen), von Schuh (Parotisgeschwulst bei einem 5 Monate alten Kind) und von v. Saar (ein angeborenes Zystadenom der rechten Ohrspeicheldrüse). Eine typische Mischgeschwulst ist nach Heineke bei einem 11 Monate alten Mädchen von Pailler beschrieben worden.

2. Mikroskopische Befunde in den sogenannten Mischgeschwülsten der Speicheldrüsen.

a) Abgekapselte und beschränkt wachsende (gutartige) Mischgeschwülste.

Bei der mikroskopischen Untersuchung erweisen sich die sogenannten Mischgeschwülste der Speicheldrüsen im allgemeinen aus epithelialen Gewebsanteilen und aus Bindesubstanzen aufgebaut. Diese Bestandteile untermischen sich oft in einer Weise, daß unter Umständen ihre Sonderung und ein bestimmtes Urteil über ihre Beziehungen zueinander hinsichtlich ihrer Abstammung und ihres Zusammenhanges geradezu unmöglich erscheint. Andererseits zeigen sich bisweilen auch Bilder, die ausgesprochen an die Entwicklungsgeschichte der Speicheldrüsen erinnern.

Die Mannigfaltigkeit und der verwickelte Bau der Mischgeschwülste der Speicheldrüsen kommen vielfach schon in den für sie gewählten Bezeichnungen zum Ausdruck und belegen zugleich auch die Verschiedenheit der Auffassungen, die im Schrifttum über die Natur dieser Geschwülste geäußert wurden. Borst teilt sie z. B. der Gruppe der komplizierten Mischgeschwülste zu.

Unter allen Umständen kann in jedem einzelnen Fall nur von einer genauen histologischen Untersuchung, die die ganze Geschwulst in sich bezieht, eine zutreffende Auffassung ihrer Bedeutung und Natur erwartet werden. Von diesem Standpunkt aus habe ich selbst bisher beiläufig 30 Fälle von Misch-

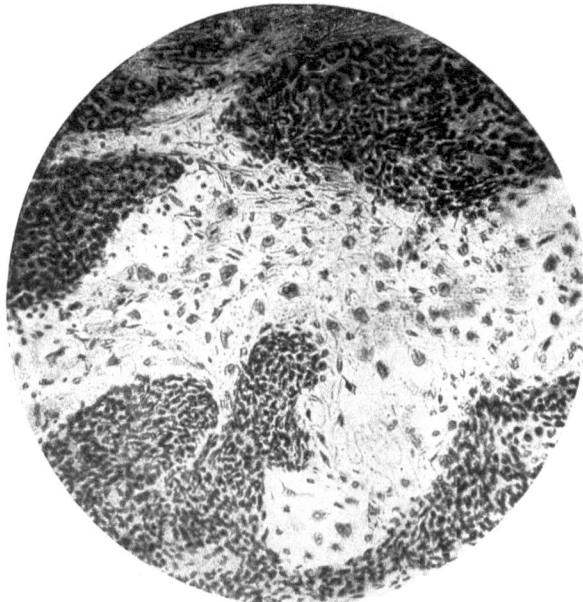

Abb. 79. Teilbild der Abb. 74. Sog. gutartige Mischgeschwulst der Ohrspeicheldrüse eines 58jähr. Mannes mit ausgedehnten alveolaren Zellwucherungen, die in chondroides Grundgewebe eingebettet sind. (95fach. Vergr.)

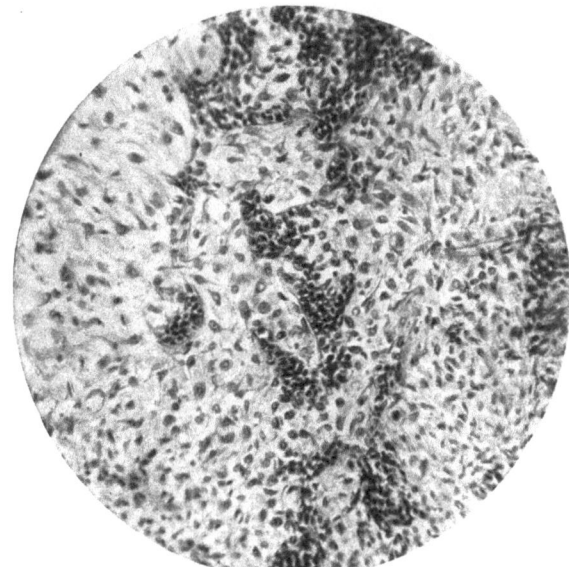

Abb. 80. Sog. gutartige Mischgeschwulst der Ohrspeicheldruse des 58jähr. Mannes mit spärlichen, inselförmigen Zellanhäufungen innerhalb eines chondroiden und auch myxomähnlichen Grundgewebes. (95fach. Vergr.)

geschwülsten der Speicheldrüsen, hauptsächlich der Ohrspeicheldrüse — die im Laufe der Jahre dem Institut eingesandt wurden — histologisch untersucht. Die hiebei gewonnenen Befunde lege ich der hier beabsichtigten, zusammenfassenden Darstellung der Histologie dieser Geschwülste zugrunde, um erst danach auf die Deutung der Befunde einzugehen.

Bei der histologischen Untersuchung von Mischgeschwülsten der Speicheldrüsen fallen vor allem m. o. w. ausgedehnte oder auch mehr spärliche Zellanhäufungen auf, die in ein verwickelt gestaltetes Grundgewebe eingebettet sind.

Die Zellen dieser Anhäufungen sind in rundlichen oder vielgestaltigen, zumeist soliden Inseln und Nestern angeordnet. (Vgl. Abb. 79 u. 80.) Oft senden sie schmale oder breitere kolbenförmige Fortsätze von ihrer Peripherie aus. Sehr häufig sind die Geschwulstzellen jedoch in Strängen oder netzförmigen Zügen

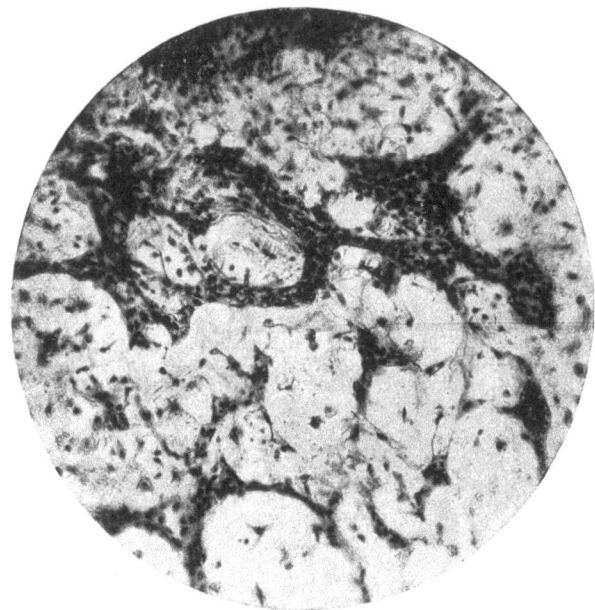

Abb. 81. Sog. gutartige Mischgeschwulst der Ohrspeicheldrüse. (Teilbild der Abb. 74). Netz- und strangförmige Zellwucherungen in einem zellarmen Zwischengewebe von myxomähnlichem Bau. (95fach. Vergr.)

entwickelt. (Vgl. Abb. 81.) Diese netzartigen Ausbreitungen können zum Teil stumpf, bürzelförmig enden, zumeist jedoch verlieren sie sich in Form von dünnen, anastomosierenden Zellfäden im Gerüst der Geschwulst, indem die Zellen auseinander weichen, Spindelform annehmen und mit langen protoplasmatischen Fortsätzen ohne scharfe Grenze im Grundgewebe aufgehen. Gerade diese Endbezirke der betreffenden Zellanordnungen wurden oft für die Deutung der Geschwulst von großer Bedeutung.

Die größeren Zellnetser sind häufig an den peripherischen Anteilen nahe der Kapsel angeordnet, während die kleineren Inseln sowie im besonderen die Kolben und netzförmigen Züge und plexiformen Zellstränge mehr im Innern auftreten.

Die Zellen dieser Anhäufungen stellen zumeist kleine rundliche oder auch längliche, spindelige Gebilde vor, die mehr oder minder dicht aneinander gelagert sind und größte Ähnlichkeit mit Basalzellen aufweisen. (Vgl. Abb. 79 bis 81.) Ihr Kern ist oft sehr homogen, chromatinreich, doch zeigen einzelne größere Kernformen auch oft deutliche Nukleolen. Auch riesenzellhaltige Gewebsteile finden sich von einzelnen Untersuchern (RUD. VOLKMANN, LÖWENBACH) erwähnt. Ich selbst begegnete in meinen Untersuchungen derartigen Gebilden nicht.

In manchen, mehr locker gebauten Inseln zeigen sich die Zellen bei stärkerer
Vergrößerung vielfach in kleineren und größeren Verbänden ohne Entwicklung
eines Zwischengewebes aneinander gelagert. Mitten in dichten Zellanhäufungen
lassen sich dabei vielfach Inseln typischer Plattenepithelien antreffen,
die eine deutliche fibrilläre Protoplasmastruktur, Interzellularbrücken sowie Keratohyalinkörnung (durch Färbung mit Kresylechtviolett Keratohyalin: rotviolett) erkennen lassen. (Vgl. Abb. 82.) An örtlichen
Stellen kann man sogar konzentrische Schichtungen dieser Zellen sowie
auch Verhornungen (durch die GRAMsche Färbung (ERNST)-Hornsubstanz:

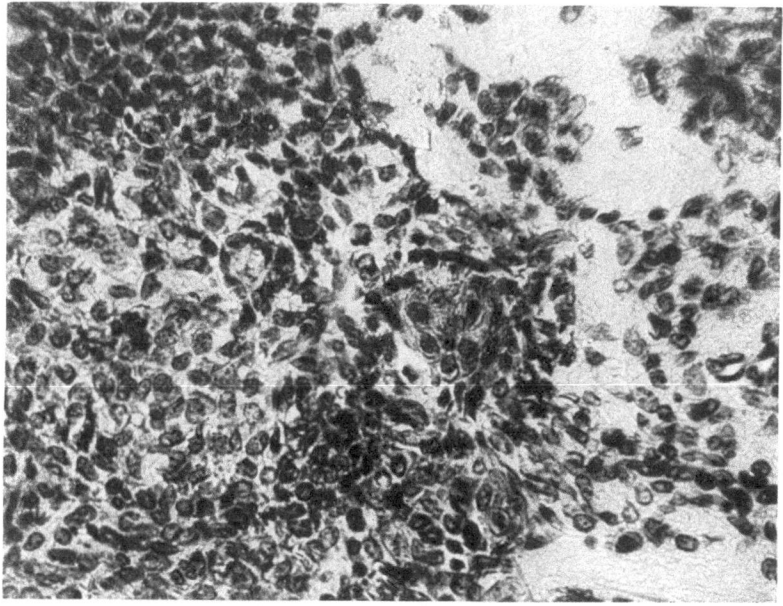

Abb. 82. Inselförmige Plattenepithelbildungen in einer retikulär gebauten Zellentwicklung einer sog.
gutartigen Mischgeschwulst der Ohrspeicheldrüse bei 250facher Vergrößerung.

blau oder nach der Färbemethode von MALLORY-Hornsubstanz: fuchsinrot)
in einwandfreier Weise feststellen. (Vgl. Abb. 83 u. 84.) BORST macht allerdings
darauf aufmerksam, daß bei der Beurteilung der epithelialen Natur dieser
Schichtungskugeln eine gewisse Vorsicht angezeigt sei, daß auch durch konzentrische Schichtung hyalin entarteter Endothelzellen Bilder entstehen können,
die sehr an Hornperlen in verhornenden Plattenepithelkrebsen erinnern. Da
jedoch an den Zellen in der Umgebung die kennzeichnenden Eigenschaften
der epidermalen Plattenepithelien (Protoplasmafaserung, Interzellularbrücken,
Keratohyalinkörnchen), die BORST zur Sicherstellung fordert, nachzuweisen
sind, so läßt sich an der epithelialen Natur der hier gemeinten und dargestellten
Zellgebilde nicht zweifeln. Am ehesten wäre noch für andere rundliche Gebilde,
denen man begegnen kann, die keine Schichtung aufweisen, von homogener,
hyaliner Beschaffenheit sind und die sich gegen die angrenzenden Zellen durch
eine konzentrische Ringschichte abgrenzen, an endotheliale Bildungen zu denken;
vielleicht könnte es sich dabei aber auch um Sekretionsprodukte von Zellen
handeln.

Befunde von einwandfrei durch ihre Eigentümlichkeiten als epidermal gekennzeichneten Zellbildungen wurden übrigens innerhalb von Mischgeschwülsten der Speicheldrüsen, besonders der Ohrspeicheldrüse, aber auch der

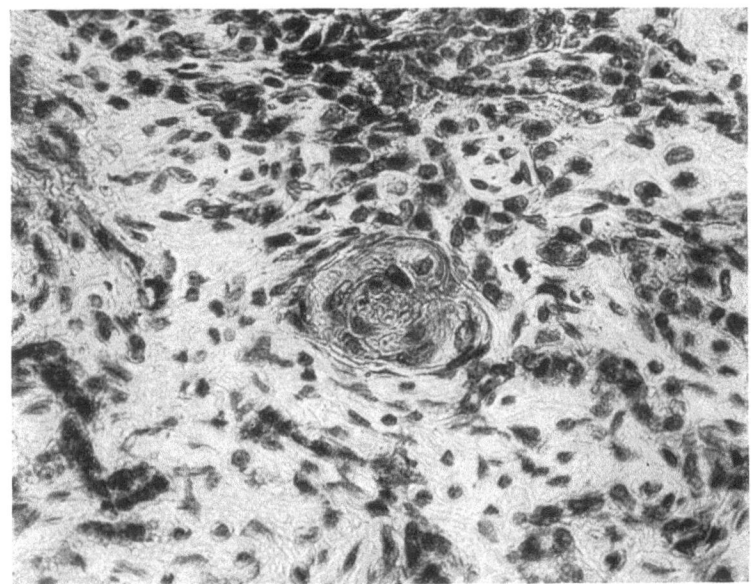

Abb. 83. Verhornende Plattenepithelinsel innerhalb einer indifferenten Zellenhäufung der Abb. 74 bei 250facher Vergrößerung.

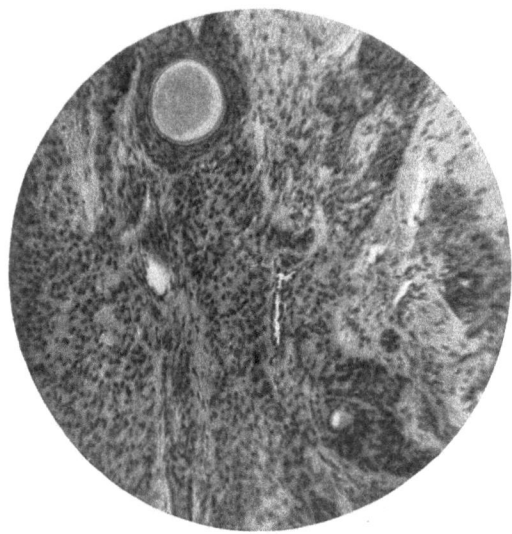

Abb. 84. Hyaline Horn-Kugelbildungen innerhalb solider kleinzelliger Wucherungen. (90fach. Vergr.)

Unterkieferdrüse, bereits häufig im Schrifttum erwähnt, so von Hinsberg, Wilms, Landsteiner, Wood, Ehrich, Ribbert, Herxheimer, Siegmund u. a. Über das Häufigkeitsverhältnis der Mischgeschwülste mit Plattenepithelentwicklungen führt LANDSTEINER an, daß er bei der Untersuchung von 17 Mischgewächsen der Ohrspeicheldrüse und einer Geschwulst der Unterkieferdrüse Plattenepithel in 5 Parotisgeschwülsten und auch in der Submaxillargeschwulst gefunden habe. EHRICH konnte einwandfreies Plattenepithel unter 20 Geschwülsten der Ohrspeicheldrüse in 10, unter 6 Geschwülsten der Unterkieferdrüse in 4 Gewächsen nachweisen.

Im Sinne dieser Auffassung lassen sich übrigens auch jene Stellen deuten und anführen, an denen sternartig gestaltete Zellen ein zartes Netzwerk bilden, wobei größere Lücken auftreten können, die mit einer schleimigen, fädigen Substanz erfüllt sind. (Vgl. Abb. 82.) Auch größere Hohlräume sind gelegentlich innerhalb solcher Zellnetzwerke zu beobachten. Die Bilder erinnern an die Befunde, die sich in Adamantinomen, bzw. in der Schmelzpulpa und gelegentlich auch in basalzelligen Krebsen der Haut darbieten. Unter diesen Umständen vermitteln dann den Übergang in das Grundgewebe zumeist kleinere, spindelförmige, basalzellartige Gebilde. Nur selten ist dabei eine scharf gezeichnete Abgrenzung zu bemerken und oft gehen auch ausgesprochene Plattenepithelzellverbände unvermittelt in solch retikulärgebaute Epithelnester über. (Abb. 82).

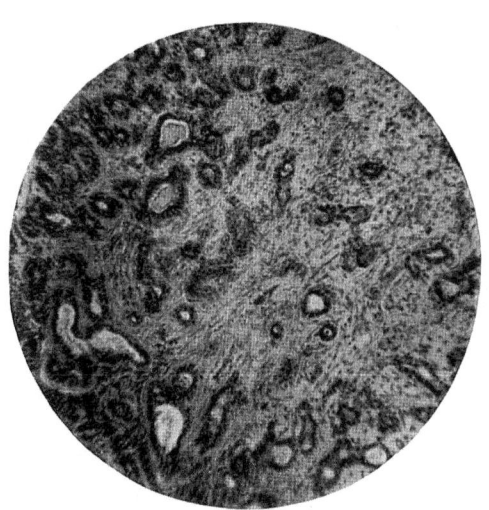

Neben den eben beschriebenen Zellentwicklungen bilden dann andererseits häufig auch Zellenverbände von drüsenartiger Anordnung einen m. o. m. ausgebreiteten Bestandteil der Mischgeschwülste, von denen sie ausgedehnte Gebiete einnehmen können. Die kleinen Drüsenhohlräume sind mit einem ein- oder mehrschichtigen, kubischen oder auch zylindrischen Epithel ausgekleidet, das auf einer deutlichen Basalmembran ruht; die Hohlräume besitzen große Ähnlichkeit mit den Drüsenschläuchen der Speicheldrüsen. (Vgl. Abb. 85.) In ihrer Lichtung liegt oft eine homogene, hyaline Substanz, die sich zumeist nach v. GIESON gelb färbt; auch finden sich körnige Inhaltsmassen. Der Inhalt ist oft von der Wand etwas abgerückt. Neben diesen kleinen Drüsenräumen kommen auch größere, zum Teil verzweigte Bildungen vor, die ebenfalls eine ein- oder mehrschichtige, epitheliale Zellbekleidung tragen und einen eosinophilen, körnigen Inhalt umschließen. Die Form der Epithelzellen ist auch hiebei meist kubisch oder zylindrisch. Gelegentlich können aber auch mehrschichtige, plattenförmige Zellen die Begrenzung solcher Hohlräume geben. Derartige Bilder erinnern in ihrem Bau sehr an Ausführungsvorgänge der Speicheldrüsen. Manchmal können auch innerhalb solider Zellnester, in örtlicher Begrenzung, solche an Drüsen erinnernde Anordnungen auftreten. (Vgl. Abb. 86.) Ja selbst in zartverzweigten plexiformen Zellsträngen, denen man wie erwähnt, so häufig in den Mischgeschwülsten begegnet, lassen sich unter anderem kleine Drüsenhohlräume, von einem hyalinen Inhalt erfüllt, erkennen. (Vgl. Abb. 87.) Die Umgebung derartiger Drüsenentwicklungen ist des öfteren durch die schon beschriebenen runden, auch spindeligen, basalzellenartigen Gebilde gegeben. Die

Abgrenzung derartiger Inseln gegen das Grundgewebe ist nur selten ganz scharf; zumeist verlieren sich die Zellen allmählich und unvermittelt im begrenzenden Stroma.

Anzuführen ist übrigens noch, daß oft Zellnetzer drüsiger Anordnung dicht neben Haufen von Plattenepithelien und Schichtungskugeln liegen.

Bisweilen sind ferner auch geradezu zystadenomatöse Entwicklungen zu beobachten. (Vgl. Abb. 88). Die großen, zum Teil unregelmäßig gestalteten Hohlräume bekleidet ein kubisches, oft auch abgeplattetes, ein- oder mehrschichtiges Epithel. Den Inhalt bildet eine blasse, homogene oder feinkörnige Substanz. Doch sind auch in den Schnitten dem Anscheine nach leere Hohlräume da und dort anzutreffen, die man sich wohl mit einer klaren wässerigen Flüssigkeit gefüllt denken muß. Endlich ist hier noch beizufügen, daß in der Wand größerer Zysten, die nach EHRICH mit Ausführungsgängen in Beziehung zu

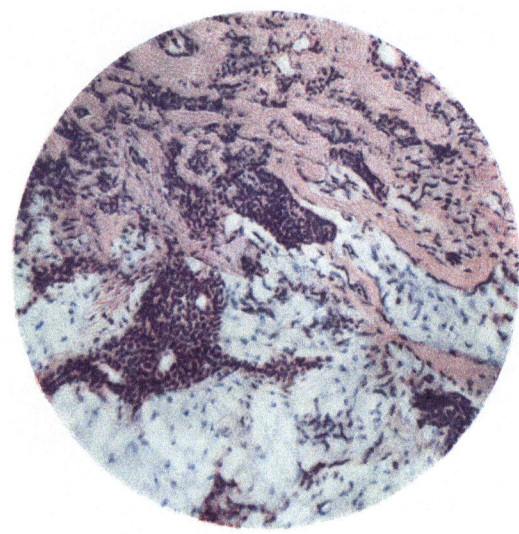

Abb. 86. Drüsenartige Hohlraumbildungen innerhalb solider Zellnester in einer sog. gutartigen Mischgeschwulst der Ohrspeicheldrüse einer 34jähr. Frau. (80fach. Vergr.)

bringen sind, auch epidermale Zellauskleidungen neben indifferenten, platten Zellen gesehen wurden. (EHRICH u. a.).

Wie bereits oben ausgeführt, ist der Übergang besonders der einheitlich gebauten Zellhaufen in das Grundgewebe vielfach unscharf. Außerdem liegen die kleinen spindeligen Zellen eng nebeneinander, wodurch diese Entwicklungen in ihrem Aussehen und in ihrer Anordnung sarkomähnlich werden. Dies gilt auch für die kolben- und netzförmigen Züge sowie plexiformen Zellstränge, die von größeren Zellanhäufungen abzweigen und allenthalben in beschriebener Weise im Grundgewebe aufgehen.

Die früher beschriebenen Differenzierungen der Zellen zu Plattenepithelien sowie zu drüsigen Entwicklungen, denen man, wie gesagt, immer wieder sowohl innerhalb der soliden Zellhaufen als auch der plexiformen Zellzüge begegnet, machen auch mir — in Übereinstimmung mit der Mehrzahl der Forscher, die sich mit dieser Frage beschäftigten — den epithelialen Charakter dieser Zellwucherungen wahrscheinlich, wobei die kleineren spindeligen Zellgebilde als indifferente Basalzellen anzusprechen wären.

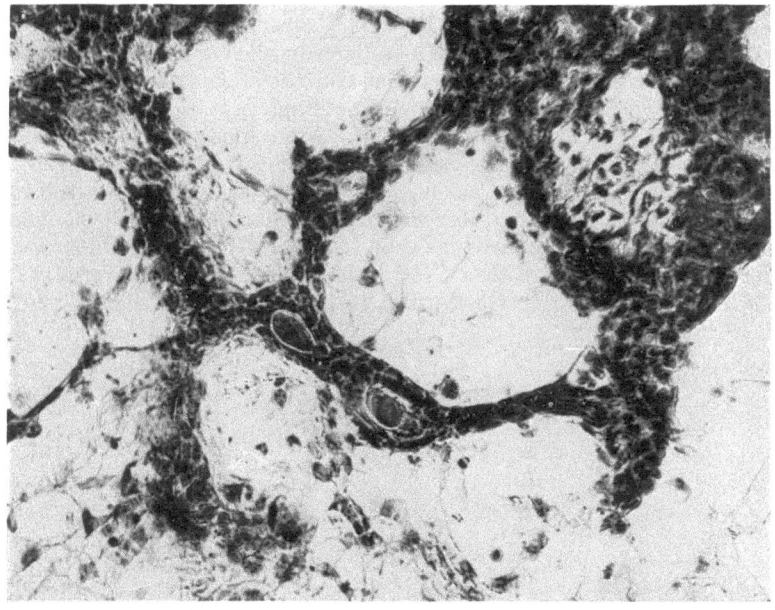

Abb. 87. Gutartige Mischgeschwulst der Ohrspeicheldrüse eines 47 Jahre alten Mannes.
Drüsenentwicklung innerhalb zarter, plexiformer Epithelstränge. (230fache Vergrößerung.)

Indem ich mich nun der Erörterung des Grundgewebes der Geschwülste zuwende, ist vor allem hervorzuheben, daß auch dieses Grundgewebe, in das die oben beschriebenen Zellanhäufungen eingebettet sind, verwickelt und außer-

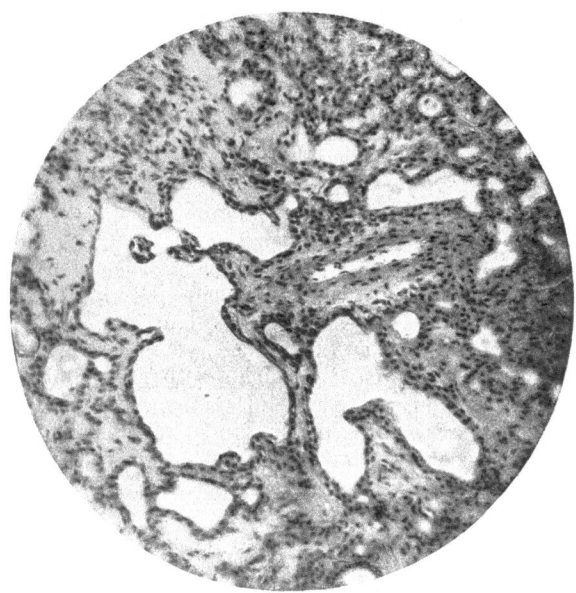

Abb. 88. Adenomatöse und zystadenomatöse Entwicklungen in einer gutartigen Mischgeschwulst
der Ohrspeicheldruse eines 64jähr. Mannes. (95fach. Vergr.)

ordentlich verschieden gebaut ist. Bezüglich Ausmaß und Verteilung und Aussehen des Zwischengewebes bestehen außerordentlich wechselnde Verhältnisse.

Es gibt Mischgeschwülste, in denen das Gerüstgewebe in seinen verschiedenen Formen derart vorherrscht, daß man reine Bindegewebsgeschwülste vor sich zu haben glaubt. (Vgl. Abb. 80, 81, 89 u. 90.) Nur schmale, zarte plexiforme Zellstränge sowie kleine inselförmige Zellanhäufungen mit Drüsenbildungen da und dort innerhalb der Geschwulst lassen dieselbe noch als sog. Mischgeschwulst erkennen. In anderen wiederum überwiegen die Zellanhäufungen gegenüber dem auch spärlich ausgebildeten Grundgewebe. Solcher Wechsel der Bilder kann sich auch innerhalb ein und derselben Geschwulst finden, wie eine sorgfältige durchgehende Untersuchung (der Geschwulst in ihrer Ganzheit) immer und immer wieder lehrt.

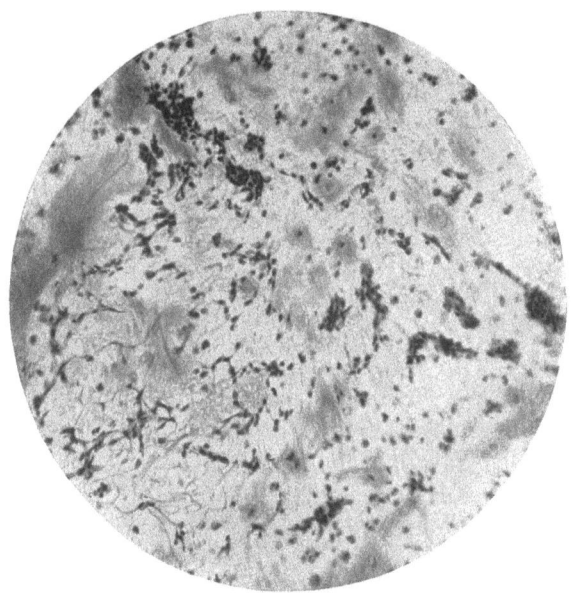

Abb. 89. Überwiegen des zellarmen Gerüst-Grundgewebes gegenuber den inselförmigen Zellentwicklungen. Gutartige Mischgeschwulst der Ohrspeicheldrüse einer 41jähr. Frau. (95fach. Vergröß.)

Im allgemeinen bestehen, wie erwähnt, besonders die zentralen Anteile der Geschwulstknoten in überwiegendem Ausmaße aus Grundgewebe, während die peripherischen ärmer an Stroma sind. Deutliches faseriges Bindegewebe findet sich zumeist nur in dünnen zarten Scheidewänden, die von der Kapsel aus in die Geschwulst einstrahlen. Diese Bindegewebsstreifen sind dabei im allgemeinen auffälligerweise zellarm und die spärlichen Zellen zumeist an den Grenzflächen angeordnet. Bemerkenswerterweise ist auch der Gefäßgehalt des Grundgewebes der Geschwülste ein auffällig geringer. Nur manchmal lassen sich auch Bindegewebsentwicklungen antreffen, die durch größeren Zellreichtum ausgezeichnet sind, so daß die Unterscheidung gegenüber den früher erwähnten einheitlich gebauten, basalzellartigen Zellanhäufungen unter solchen Umständen sehr schwer werden kann.

Zu erwähnen ist auch noch der Reichtum an elastischem Gewebe innerhalb der Bindegewebsanteile der Mischgeschwülste, den auch verschiedene Untersucher in ihren Untersuchungen hervorgehoben haben. (B. FISCHER (a), EHRICH, KROMPECHER, FICK, CHEVASSU, HERXHEIMER, SIEGMUND und WEBER u. a.).

Die elastischen Fasern, die grobe oder zierliche Netze bilden, finden sich
aber nicht nur im bindegewebigen Anteil und im Grundgewebe der Geschwülste,
sondern auch zwischen den Geschwulstzellen. Bisweilen kommt es nach
B. FISCHER auch zu Ablagerungen amorpher Elastinkörner und -Klumpen, die
besonders die Außenwand kleiner Gefäße in auffälliger Weise besetzen. Nach
B. FISCHER wäre vielleicht denkbar, daß das Elastin auf eine Umwandlung
des Muzins zurückzuführen ist, da ja an und für sich, wie aus der WEIGERT-
schen Färbung hervorgeht, diese Substanz eine gewisse Verwandtschaft zum
Elastin aufweist. Der reiche Gehalt an derartig beschaffenem Gewebe war
wohl auch die Ursache für die Bezeichnung Elastochondrosarkom dieser Geschwülste.

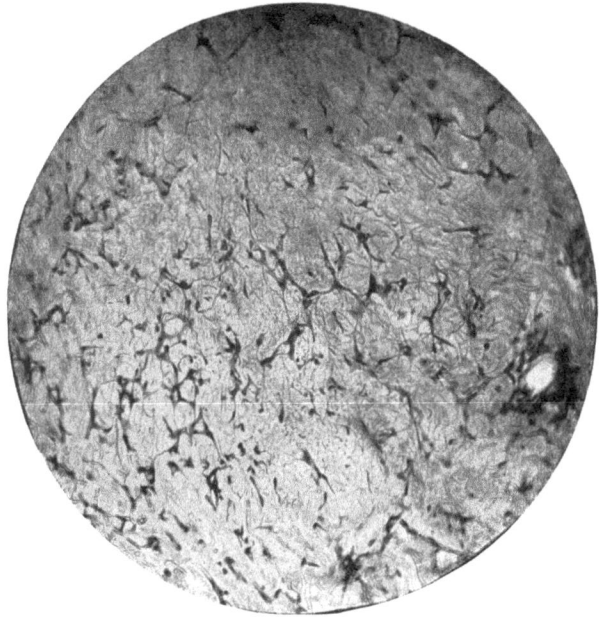

Abb. 90. Starkes Hervortreten des Grundgewebes, in dem schmale plexiforme Zellstränge und
-fäden eingebettet liegen. „Gutartiger Parotitismischtumor" einer 41jähr. Frau. (95fach. Vergr.)

In weit ausgedehnterem Ausmaße als wie Entwicklungen faserigen Bindegewebes lassen sich in den Mischgeschwülsten Gewebsbildungen von schleim-
gewebigem Aussehen antreffen. Die Zellen dieser Anteile besitzen zumeist
eine sternförmige Gestalt und sind vielfach durch feine protoplasmatische Fortsätze miteinander verbunden. (Vgl. Abb. 80 u. 81.) Die Zwischensubstanz tritt
vorwiegend als feine, fädig geronnene Masse zutage, die meist ungefärbt, sich
hie und da jedoch auch nach v. GIESON leicht rot anfärbt. Selten gibt sie bei
Anwendung entsprechender Färbemethoden Schleimreaktion. In ihr verlaufen
hie und da Kollagen- und Elastinfasern in wechselnder Menge.

Der Übergang solcher schleimgewebeähnlichen Gebiete zu den zellreicheren
Parenchyminseln ist selten scharf, zumeist fließend und allmählich. An örtlichen
Stellen kann die Grundsubstanz derart an Menge zunehmen, daß nur da und
dort noch in weiten Abständen einzelne sternförmige Zellen isoliert in der
Grundsubstanz anzutreffen sind.

Neben diesen schleimartigen Gewebsentwicklungen finden sich auch häufig
in fließenden Übergängen, zumeist im Zentrum von Läppchen, Bildungen

von knorpelähnlichem Aussehen. (Abb. 79 u. 80.) In einer homogenen, schwach rot gefärbten oder faserigen Grundsubstanz, die Kollagenfasern und Elastin in groben oder zierlichen Netzen oder auch in Körnchenform enthalten kann (B. Fischer), findet man oft dem Anscheine nach in kleinen rundlichen Hohlräumen liegende, rundlich oder auch zackig gestaltete Zellen, die Ähnlichkeit mit Knorpelzellen aufweisen. Auch sternförmig verzweigte und mit proto-plasmatischen Fortsätzen versehene Gebilde sind gelegentlich innerhalb solcher Teile wahrzunehmen. Gegenüber diesen chondroiden Bildungen, wie sie Borst nennt, kommt im allgemeinen nur selten m. o. m. typisch aussehendes Knorpel-gewebe zur Beobachtung.

Ebenfalls nur in seltenen Fällen läßt sich innerhalb der knorpeligen Ge-websentwicklungen unter Verkalkung der Grundsubstanz Knochen-

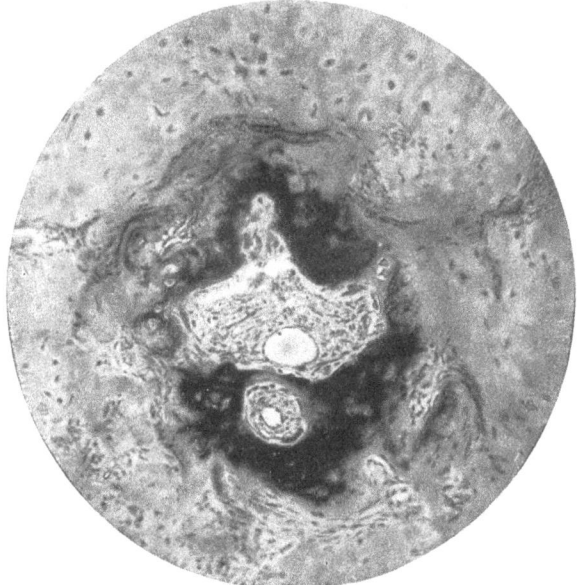

Abb. 91. Verknöcherungsherd in einer „gutartigen Mischgeschwulst" der Ohrspeicheldrüse. Unbekannter Fall. (90fach. Vergr.)

gewebe entwickelt finden. Diesen Befund veranschaulicht beigegebene Abb. 91. In einem knorpeligen Anteil einer Mischgeschwulst der Ohrspeicheldrüse liegen zwei Markräume, die faseriges Markgewebe enthalten und zum Teil von ver-kalkter Grundsubstanz, zum Teil von ungeordnet gebautem Knochengewebe umgrenzt sind. Die begrenzenden Oberflächen sind örtlich mit Osteoblasten bekleidet, doch auch ostoklastische Resorptionen sowie aplastische Verhält-nisse lassen sich daneben bemerken. Die verkalkte Knochengrundsubstanz fällt durch ihre dunkle (Hämatoxylin)-Färbung auf; sie schließt unregelmäßig ge-lagerte Knochenhöhlen mit Knochenkörperchen ein. Unter dem Osteoblasten-saum liegt eine schmale kalklose Zone, die im Präparat sich mit Eosin rot ge-färbt zeigt. Innerhalb des faserigen Markgewebes sind zwei weite dünnwandige. venöse Gefäße sichtbar.

Im übrigen sei angeführt, daß sich Knochengewebsbildungen in den Misch-geschwülsten der Speicheldrüsen im Schrifttum auch von Virchow, Sattler, Kolaczek, Rud. Volkmann, Hinsberg, Wilms erwähnt finden. Orth bildet in seiner Abb. 140, Seite 626 ein ungeordnet gebautes Knochenbälkchen ab, das innerhalb eines Bezirkes hyalinen Knorpels liegt; auf der einen Seite liegen Zellen, die Osteoblasten entsprechen, auf der anderen Seite ist der Übergang in den umgebenden hyalinen Knorpel ein allmählicher, so daß ORTH an eine metaplastische Entstehung des Knochens denkt. Ich möchte glauben, daß man sich auch diese Knochengewebsbildung auf Grund einer Verkalkung entstanden denken kann, die unter Entwicklung eines indifferenten Keimgewebes in der Umgebung des Verkalkungsherdes (wohl erst nach vorausgegangener Resorption) zur Anbildung von Knochengewebe Anlaß gab. Dies ist um so wahrscheinlicher, als sich ja in Mischgeschwülsten der Speicheldrüsen nicht so selten an den verschiedensten Stellen Verkalkungen nachweisen lassen. Solche Kalkeinlagerungen finden sich innerhalb fibromatöser Bildungen, jedoch besonders in den chondroiden Substanzen, deren Vorkommen ja oben erwähnt wurde. Bisweilen können auch körnige Kalkeinlagerungen innerhalb hyaliner Schichtungskugeln angetroffen werden.

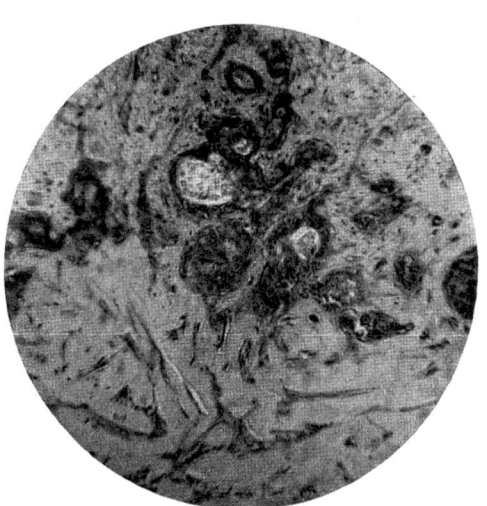

Sehr selten liegen innerhalb bindegewebiger Anteile der Geschwulst als Restbestandteile der Drüse kleine Anhäufungen von Fettgewebe (KOLACZEK, NASSE, HINSBERG, EHRICH, BORST, RIBBERT); ferner auch von Einsprengungen glatter und quergestreifter Muskelfasern ist gelegentlich die Rede. Doch liegen darüber keine genaueren Beobachtungen und Untersuchungen vor.

Außer den früher erwähnten hyalinen Schichtungskugeln treten sehr häufig streifenförmige Hyalinisierungen innerhalb des Grundgewebes zutage, die von indifferenten Zellanhäufungen umschlossen werden oder sie begleiten. (Vgl. Abb. 92 u. 93.) Die Bilder erinnern an die Zylindrome, die

Abb. 92. Gutartige Mischgeschwulst der Ohrspeicheldruse einer 34jahr. Frau mit Hyalinisierung des Grundgewebes, in das Drusenbildungen eingeschlossen sind. (95fach. Vergr.)

noch in einem eigenen Abschnitt näher beschrieben werden sollen, wenn sie auch nach RIBBERT alle Übergänge zu den Mischgeschwülsten aufweisen.

Was den Gefäßgehalt der Mischgeschwülste anlangt, so ist nochmals hervorzuheben, daß in den mukoiden und chondroiden Anteilen des Grundgewebes Gefäße zumeist vollkommen fehlen; aber auch im allgemeinen sind Gefäße spärlich. Zumeist finden sich kleine Blutgefäße nur im stützenden Bindegewebe. In großen Geschwülsten können aber immerhin unter Vermehrung des Bindegewebes auch die Gefäße etwas zahlreicher werden; auch kann Neubildung solcher erfolgen (BILLROTH u. a.). Andererseits lassen sich Befunde von Verödungen infolge hyaliner Entartung des fibrillären Bindegewebes antreffen. Hie und da finden sich auch blind endigende Gefäßschlingen (CLEMENTZ). CLEMENTZ, EHRICH führen die Armut an Kapillaren in den schleimhaltigen Anteilen auf die Spannung der serös schleimigen Flüssigkeit zurück.

Teleangiektatische und lymphangiektatische Veränderungen mit kavernöser Umbildung des Gewebes erwähnt RUD. VOLKMANN.

Mit diesen Angaben über die Gefäßbefunde sind jedoch die Bilder noch nicht erschöpft, die man bei der Untersuchung von Mischgeschwülsten beobachten kann. Es gibt Mischgeschwülste, in denen die mikroskopische Untersuchung neben epithelialen Entwicklungen auffallende Zellwucherungen um Kapillaren und kleine Venen herum nachwies. In solchen Fällen umgeben runde oder spindelige Zellen mantelförmig die Gefäßschlingen. Auch neugebildete kleine Kapillarsprossen weisen solche Befunde auf. Derartige Bilder können eine täuschende Ähnlichkeit mit drüsigen Entwicklungen besitzen, wobei jedoch durch das Verhalten der Zellen sowie durch ihre Neigung fibrilläre Zwischensubstanzen zu bilden, die sarkomatöse Natur derartiger Stellen nahegelegt erscheint. Im übrigen hat ja auch bereits Borst in seinen Untersuchungen über das Verhalten der Endothelien bei akuten und chronischen Entzündungen sowie beim Wachstum der Geschwülste auf die Epithelähnlichkeit solcher Gefäßmantelzellen hingewiesen. In den hier gemeinten Gewebswucherungen fehlen dabei die Befunde von Plattenepithelinseln, Hornkugeln usw., wie sich solche für die Mehrzahl der Mischgeschwülste angeben lassen. Der Übergang in das schleimgewebeähnliche oder chondroide Grundgewebe kann sich auch unter solchen Umständen ebenfalls als ein allmählicher darstellen.

Zu erwähnen bleibt noch, daß häufig besonders innerhalb der myxomähnlichen und chondroiden Anteile der Mischgeschwülste regressive Veränderungen in den Zellen mit Entartung der Kerne sowie Verflüssigung der

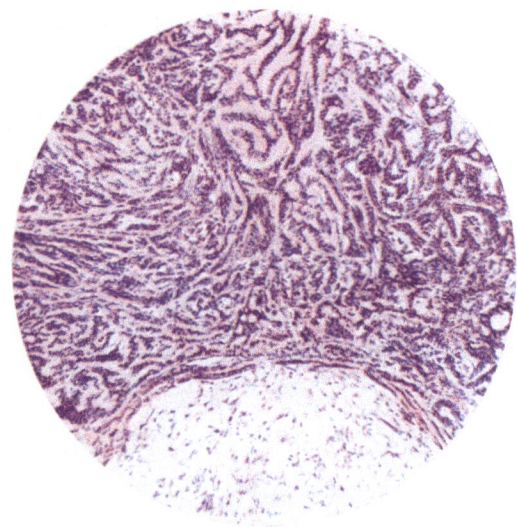

Abb. 93. Gutartiger Mischtumor der Ohrspeicheldrüse einer 34 Jahre alten Frau mit cylindromähnlicher Hyalinisierung des Grundgewebes. (80fach. Vergr.)

Interzellularsubstanz eintreten und damit zu Hohlraumbildungen Anlaß geben können. Gleichzeitig kann man auch nebenbei in solchen Abschnitten Verkalkungen in Form von Kalkkörnern, Kalksand, Kalkringen usw. (Abb. 94 u. 95) sowie auch größere oder kleinere Blutungen bemerken.

Was nun das Verhalten des Speicheldrüsengewebes im Bereiche der gemeinten Mischgeschwulstbildungen von örtlich beschränkter abgekapselter Ausbildung anlangt, so hängt dies in erster Linie von dem Sitz der Mischgeschwulst ab. Es kann demnach das Drüsenparenchym selbst entweder unverändert oder zusammengepreßt und auch druckatrophisch sein. Im letzteren Falle sind häufig kleinzellige Infiltrationen im Zwischengewebe sowie Untergangserscheinungen im Drüsengewebe zu beobachten. Die kleineren und größeren Ausführungsgänge zeigen sich dabei häufig erweitert. Den Inhalt bilden hyaline Massen, die des öfteren eine Abplattung des auskleidenden Epithels bewirken. Derartig erweiterte Drüsenausführungsgänge neben mehr oder minder reichlichen Alveolen können sich auch im Kapselbindegewebe der Geschwülste eingeschlossen finden. Vereinzelt aber begegnet man ihnen auch im Innern der Neubildung zwischen den Geschwulstläppchen.

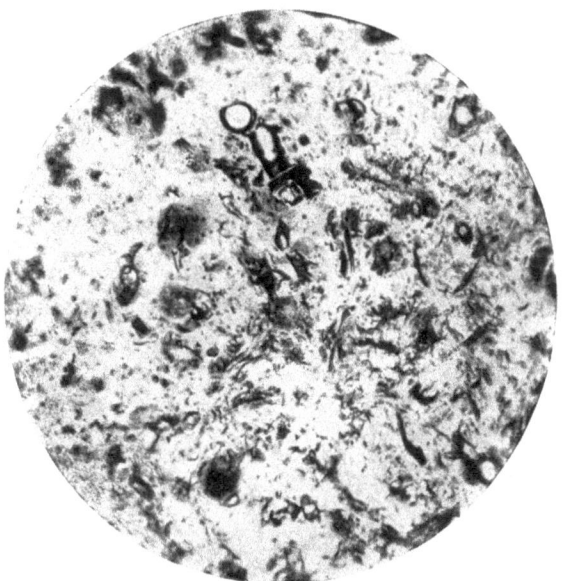

Abb. 94. Verkalkungen in verschiedener Anordnung in einer gutartigen Mischgeschwulst der Ohrspeicheldruse. (Unbekannter Fall.) (90fach. Vergr.)

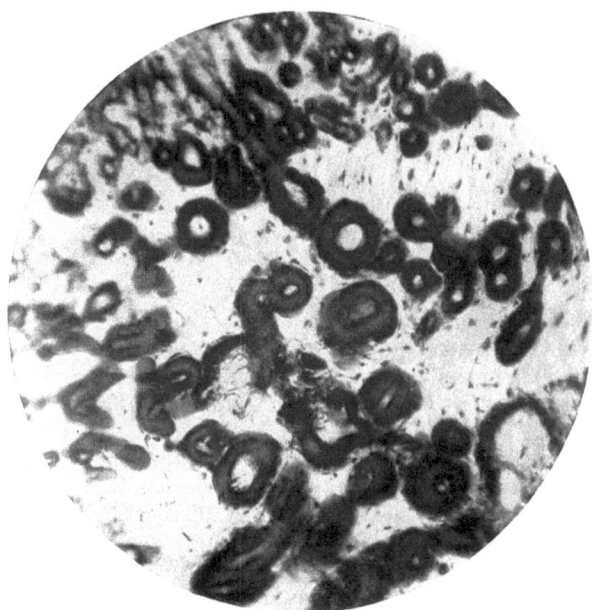

Abb. 95. Hyalinisierung und Verkalkung der Gefäße in einer „gutartigen Mischgeschwulst" der Ohrspeicheldrüse. Unbekannter Fall. (95fach. Vergr.)

Es erübrigt nun noch der einschlägigen Schrifttumangaben zu gedenken, die sich auf die Entstehung der beschriebenen Geschwulstbefunde

beziehen. Landsteiner, Ehrich, J. Fick u. a. erwähnen unmittelbare Übergänge von Alveolen in solide Zellkomplexe der Geschwulst. Für diesen Übergang
spricht nach Ehrich die Beobachtung, daß in einigen seiner Fälle die Geschwulst
unvermittelt, ohne Kapsel in das benachbarte Speicheldrüsengewebe überging.
Ehrich fand, „neben und mitten zwischen normalen Speicheldrüsenläppchen,
durch unverändertes Bindegewebe von diesen geschieden, Läppchen, die, in
Größe und Form mit Speicheldrüsenläppchen übereinstimmend, sich von diesen
in folgendem unterschieden. Entweder war das Parenchym der Läppchen noch
zu Alveolen und Ausführungsgängen angeordnet, aber die Zellen dieser Alveolen
boten das Aussehen der gewöhnlichen Geschwulstzellen, während gleichzeitig
eine reichliche Zwischensubstanz, wie wir sie als muzinös und chondrinös später

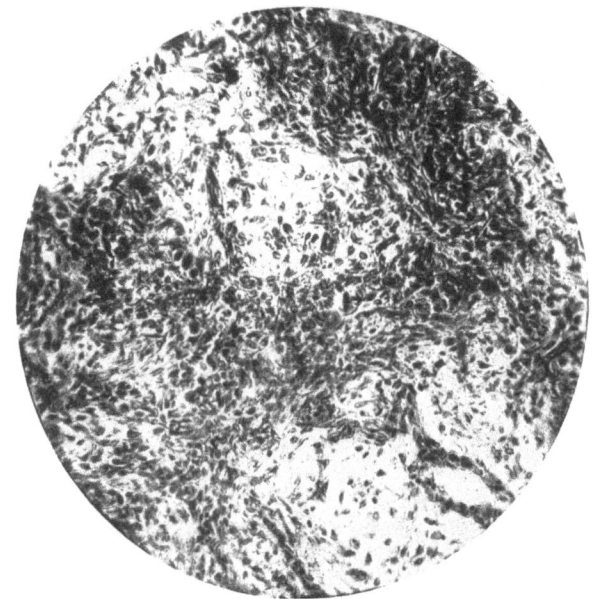

Abb. 96. Rezidivierende Mischgeschwulst der Ohrspeicheldrüse eines 45 Jahre alten Mannes.
(Beschreibung siehe Text.) (95fach. Vergr.)

beschreiben werden, vorhanden war; oder der alveoläre Bau war in derartigen
Läppchen — die auch dann noch einen normalen Drüsenausführungsgang
beherbergen können — ganz verloren gegangen und an seine Stelle ein zusammenhängendes Netzwerk von Tumorzellen getreten". (S. 390.) Von den meisten
Untersuchern wird jedoch allerdings das Vorkommen von Übergangsbefunden
zwischen Geschwulst- und Drüsengewebe in Abrede gestellt.
　　Anzuführen bleibt noch, daß auch in sogenannten gutartigen Mischgeschwülsten der Speicheldrüsen nach deren unvollständiger operativer Entfernung Entstehung von Rezidivgewächsen zur Beobachtung gelangte,
die ganz ähnliche histologische Bilder wie die primären Mischgeschwulste aufwiesen. (O. M. Chiari u. a.). Auch bei diesen finden sich ähnlich verwickelte
Bilder wie sie für die primären Mischgeschwülste verzeichnet wurden.
Zellhaufen von geschilderter Bauart liegen auch hier in einer schleimgewebeähnlichen oder knorpelartigen Grundsubstanz, die sich vielfach von schmalen
Zellbändern durchzogen zeigt. (Vgl. Abb. 96.) Die Abgrenzung der parenchymatösen Zellentwicklungen gegen das Grundgewebe ist dabei ebenso wie

sonst in den meisten Fällen unscharf, nur die schmäleren plexiformen Zellzüge heben sich hie und da scharf vom Zwischengewebe ab. Innerhalb der Zellhaufen treten auch hier entweder drüsige Bildungen oder auch Plattenepithelinseln in verschiedener Differenzierung zutage. Auch im übrigen entsprechen die
sich hierbei darbietenden Befunde so sehr den primären Mischgeschwülsten,
daß von einem näheren Eingehen auf die histologischen Bilder der besagten
Rezidivgewächse Abstand genommen werden kann.

Bevor ich noch im besonderen auf die Beurteilung dieser Mischgeschwülste,
die sie im Schrifttum erfahren haben, eingehe, seien zuvor noch in zusammen-
fassender Weise die mikroskopischen Befunde der infiltrierend
wachsenden (bösartigen) Mischgeschwülste erörtert.

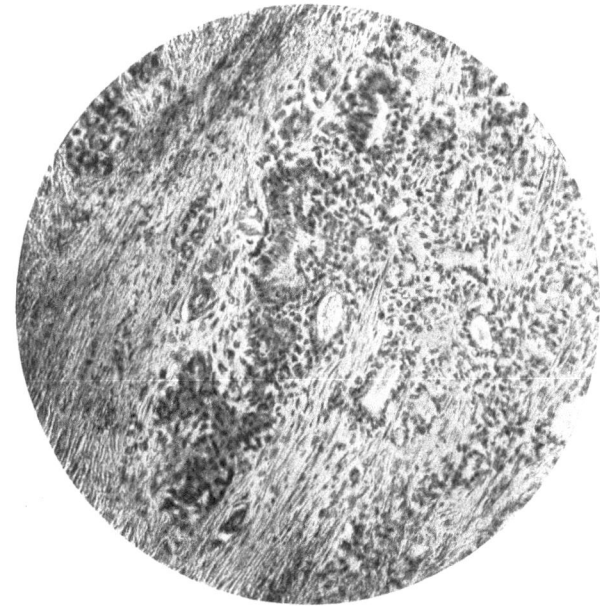

Abb. 97. Atypische Epithelwucherungen im Gebiete einer überwiegend adenomatösen
Mischgeschwulst der Ohrspeicheldrüse einer 25 Jahre alten Frau. (90fach. Vergr.)

β) Infiltrierend wachsende Mischgeschwülste.

In die Gruppe der infiltrierend wachsenden Mischgeschwülste sollen nicht
nur die primären „bösartigen‟ Mischgeschwülste, sondern auch die bösartig
gewordenen Gewächse dieser Art eingereiht werden. Sorgfältigere mikroskopische Untersuchungen infiltrierend wachsender Mischgeschwülste liegen in
der Literatur kaum vor. Soweit aus den spärlichen Befunden hervorgeht, sind
die histologischen Bilder ebenfalls durch ihren verwickelten Bau gekennzeichnet,
wenn auch früher oder später diese oder jene Zellwucherung überwiegt. Zumeist besteht der Eindruck, daß das infiltrierende Wachstum an einer örtlich
beschränkten Stelle unter Entwicklung atypischer Zellwucherungen seinen
Ausgang nimmt (vgl. Abb. 97), um von dort allmählich in die Umgebung vor-
zugreifen und diese ersetzend einzunehmen. Dabei lassen sich aber noch sehr
häufig typische Bauarten beschränkt wachsender Mischgeschwülste mit der
Eigenart ihrer Bilder da und dort antreffen. Ich selbst fand in der Instituts-
sammlung nur zwei Gewächse, die die Bezeichung bösartige Mischgeschwulst
trugen. Ihre Befunde sollen in der folgenden Darstellung Verwendung finden.

Die infiltrierend wachsenden Mischgeschwülste sind vor allem durch ausgedehnte Zellwucherungen ausgezeichnet, die überwiegend solider, selten drüsiger Anordnung sind. Ihnen gegenüber tritt das fibröse, mukoide und chondroide Grundgewebe, das ich in seinen Eigenheiten bereits früher beschrieben, wesentlich zurück. Die Anordnung der alveolären Zellwucherungen ist dabei verschiedengestaltig; zumeist bilden sie große Felder und Inseln, die durch zarte Bindegewebsstränge auseinander gehalten, die Geschwulstkapsel durchbrechen und in das angrenzende Drüsengewebe vorwachsen. Die Zellen, die diese Nester aufbauen, sind überwiegend rundlich spindelig oder auch vieleckig gestaltet und von indifferenter Bauart. Doch auch hier finden sich retikuläre Plattenepithelien sowie Zellhaufen und Felder, in denen es zur Ausbildung von Riff- und Stachelzellen sowie zu Verhornungen gekommen ist. Plattenepithelkrebse

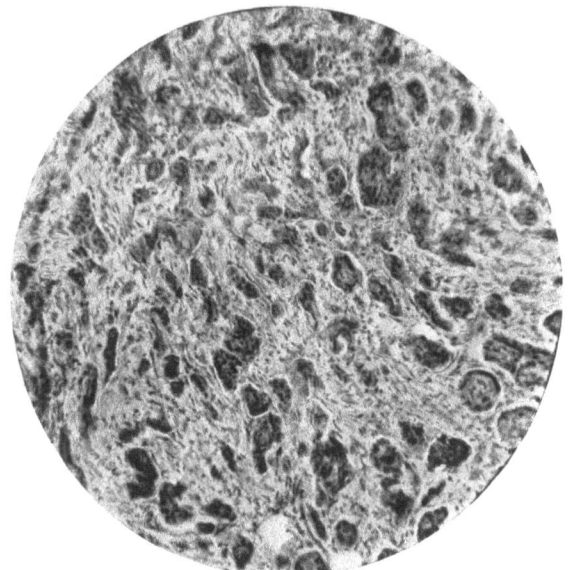

Abb. 98. Aus einer „bösartigen Mischgeschwulst" der Ohrspeicheldrüse. (Unbekannter Fall.) (85fach. Vergr.)

zum Teil verhornenden Charakters, die auf Grund einer Mischgeschwulst entstanden sind, wurden schon durch Landsteiner, Wood, Ehrich, Savariaud et Cruveilhier, O. M. Chiari u. a. beschrieben. Zumeist fanden sich daneben gleichzeitig Strukturen einer gewöhnlichen Mischgeschwulst (Landsteiner u. a.), sowie Bilder eines drüsigen Krebses. (Ehrich, Chiari u. a.). Gegenüber dem Grundgewebe sind auch hierbei die Zellwucherungen überwiegend unscharf abgegrenzt und der Übergang erfolgt allmählich, indem sich die Randzellen in dem mukoiden und chondroiden Gewebe verlieren. Häufiger als in den beschränkt wachsenden Mischgeschwülsten kommen jedoch hier scharf begrenzte alveoläre Zellwucherungen zur Beobachtung.

Die damit gegebenen Bilder erinnern einerseits an sarkomatöse andererseits an karzinomatöse Strukturen, die fließend ineinander übergehen können. (Ehrich.) Im allgemeinen scheinen Fälle, in denen die Zellwucherungen mehr epithelialen Charakter trugen, häufiger zu sein (Chiari, Rud. Volkmann, Hinsberg, Wood, Ehrich, Martini u. a.), als solche von ausgesprochen sarkomatöser Bauweise. (Fourmestraux u. a.). Eine eindeutige Beurteilung dieser letzteren Befunde ist

jedoch schwierig, da diese — entsprechend den Ausführungen über die „gutartigen" Mischgeschwülste — vielleicht auch indifferente epitheliale Zellwucherungen darstellen könnten, ohne leugnen zu wollen, daß nicht auch wirklich
sarkomatöse Entwicklungen vorkommen.

Mir kamen auch Bilder unter, in denen es zwischen den alveolären Zellwucherungen zu einer stärkeren Entwicklung zellarmen, faserreichen Bindegewebes gekommen ist, die diesen Teilen einen skirrhösen Charakter verleihen. Die alveolären Zellnester bestehen dabei aus großen vieleckigen, scharf
abgegrenzten Zellen, die in lockerer Anordnung liegen. Die Abgrenzung gegen
das Stroma ist durchgehends scharf. (Vgl. Abb. 98.)

Auch Zellwucherungen von drüsiger Bauart neben einheitlich gebauten
Entwicklungen kommen zur Beobachtung. Allerdings gewinnt man dabei

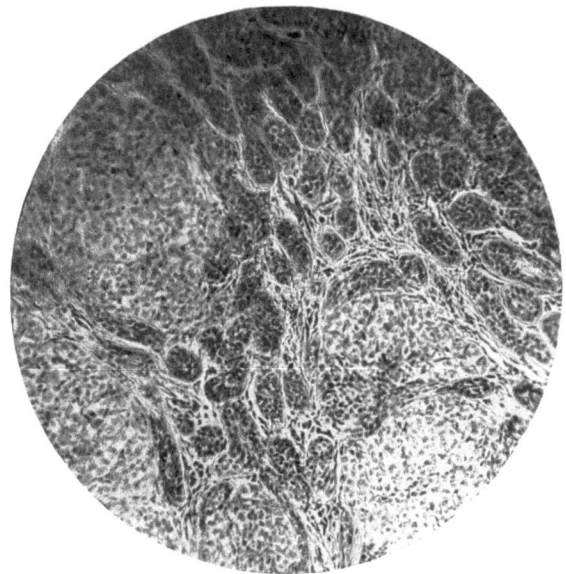

Abb. 99. Krebsige Entartung einer überwiegend adenomatösen Mischgeschwulst der
Ohrspeicheldruse. Alter unbekannt. (92fach. Vergr.)

den Eindruck, daß es sich mehr um Reste adenomatöser Bildungen einer früher
„gutartigen" Mischgeschwulst gehandelt hat, die durch rasch wachsende
solide Wucherungen ersetzt werden. (Vgl. Abb. 99.) Doch sind auch wirkliche
Adenosarkome, die sich aus Schläuchen zusammensetzen, die mit ein- oder
mehrschichtigem Zylinderepithel bekleidet sind, beschrieben worden. (HINS-
BERG, EHRICH u. a.).

Gelegentlich scheinen aus Mischgeschwülsten auch papilläre Krebse
hervorzugehen. So beschrieb H. CHIARI eine derartige Geschwulst in der linken
Ohrspeicheldrüse bei einem 45jährigen Manne, die gleichzeitig Tochterknoten
in den Lungen absetzte. Die histologische Untersuchung zeigte neben Bildern
des Zylindroms Drüsen- und Schlauchentwicklungen, in die papilläre myxomatöse Auswüchse hineinragten. Daneben sah er aber auch stark gewuchertes
und atypisch gewordenes Drüsengewebe. Um eine ähnliche Neubildung dürfte
es sich auch im Falle von WEBER gehandelt haben. Auch die schon erwähnte
Beobachtung eines papillären Zystokarzinoms von E. KAUFMANN enthielt nebenbei
noch zylindromatöse und adamantinomatöse Strukturen sowie verhornende
Plattenepithelinseln.

Zu erwähnen bleibt noch, daß auch in infiltrierend wachsenden Mischgeschwülsten nicht so selten durch regressive Vorgänge im Geschwulstgewebe
Hohlräume verschiedener Gestalt und verschiedener Ausdehnung entstehen.
Auch Blutungen beschränkter oder mehr ausgebreiteter Natur sind bisweilen
festzustellen.

Die Tochterknoten waren in ihrem geweblichen Aufbau von ähnlicher
Beschaffenheit wie die primären Gewächse. So erwähnt H. CHIARI, daß die
Tochterknoten in beiden Lungen analog der Hauptgeschwulst ebenfalls Drüsenräume mit zottigen Auswüchsen enthielten. Auch O. M. CHIARI erwähnt
bei Beschreibung einer bösartigen Geschwulst der Unterkieferdrüse, daß die
metastatischen Knoten in den Lymphknoten von demselben Bau wie das primäre Gewächs waren.

Das Verhalten des Speicheldrüsengewebes in der Umgebung infiltrierend wachsender (bösartiger) Mischgeschwülste ist ein verschiedenes. An
örtlichen Stellen weisen angrenzende Läppchen nur die Folgen einer offenbar durch
die wachsende Geschwulst ausgeübten Zusammenpressung auf. Die Sekretröhrchen besitzen ein spaltförmiges Lumen und auch die Endstücke sind vielfach
länglich gestaltet, ihre Zellen liegen dicht aneinander. In anderen begrenzenden
Abschnitten der Drüse tritt eine Vermehrung des Bindegewebes im Innern der
betreffenden Drüsenläppchen zutage, und zwar zugleich mit Lymphozyteneinlagerungen. Die Speichelgänge fallen durch ihr weites Lumen auf. Die serösen
Drüsenzellen erscheinen von feinen, mit Hämatoxylin blau sich färbenden
Körnchen durchsetzt. Die Kerne bleiben dabei gut erhalten. Größere Ausführungsgänge führen ein vielschichtiges Epithel, das oft durch seine üppigen
Wucherungen das Lumen stark einengt. In wieder anderen Stellen verschwindet
der Drüsenbau vollkommen, nur da und dort sieht man noch besser erhaltene
Drüsenläppchen zwischen atypisch gebauten Komplexen wuchernder epithelialer
Zellen, die bald solid angeordnet sind, bald Röhrchen darstellen. Auch erweiterten Ausführungsgängen begegnet man da und dort noch. Das strang-
und zapfenförmige Vorgreifen der Geschwulst legt bei alledem den Gedanken
nahe, daß das infiltrative Vorgreifen vielleicht wohl überwiegend auf dem Wege
vorgebildeter Räume erfolgt.

3. Von den Annahmen, die über Wesen und Entstehungsart der
    Mischgeschwülste der Speicheldrüsen aufgestellt wurden.

In diesem Abschnitt sollen in kurzem Überblick und ohne auf Einzelheiten näher einzugehen, die Auffassungen angeführt werden, die über das
Wesen des Parenchyms und Grundgewebes der sogenannten Mischgeschwülste und über ihre Histogenese im Schrifttum geäußert
und niedergelegt sind.

Im allgemeinen bestehen drei Auffassungen über die Natur der Zellen,
die die Mischgeschwülste aufbauen.

Eine Gruppe von Forschern hält die Geschwulst-Zellen für Abkömmlinge der Endothelien und tritt damit für die bindegewebige
Entstehung und Abkunft der Geschwülste ein.

Eine zweite Gruppe spricht sich für die epitheliale Natur der Geschwulstzellen aus, wobei das eigenartige Gerüst-Grundgewebe von
einzelnen Autoren z. T. als ein Produkt der wuchernden Epithelien
angesehen wird.

Eine dritte Gruppe schließlich nimmt an, daß die Geschwulstzellen sowohl bindegewebig-endothelialer wie epithelialer Abstammung sind.

a) Von der bindegewebig-endothelialen Auffassung der Mischgeschwülste der Speicheldrüsen.

Als erster Vertreter dieser Anschauung ist vor allem BILLROTH (1859) zu nennen, der in seinen „Beobachtungen über die Geschwülste der Speicheldrüsen" — obwohl er nur kurz auf die Histogenese der Geschwülste eingeht — zur Ansicht kommt, daß der Ursprung dieser Geschwulstbildung „in dem die Drüsenläppchen einhüllenden Bindegewebe zu suchen sei". (S. 371.) Zur Begründung dieser Anschauung bringt er vor, daß er weder Befunde erheben konnte, die den Übergang des Drüsenepithels in Geschwulstgewebe nahegelegt hätten, noch Bilder gefunden habe, die als ein „Auswachsen der Drüsenazini hätten gedeutet werden können". (S. 371.) Nach BILLROTH sind alle von ihm in den Speicheldrüsen beobachteten Geschwülste entweder zu den drüsenähnlichen Geschwülsten (Adenoiden) oder zu den zusammengesetzten, gallertartigen Bindegewebsgeschwülsten (Myxomen, Collonema) zu rechnen.

VIRCHOW (1863) leitet die Chondrom- und Myxochondromanteile der Speicheldrüsenmischgeschwülste ebenfalls von dem interstitiellen Bindegewebe der Drüsen, bzw. von der Drüsenkapsel ab, ohne für diese Auffassung besondere Beweise beizubringen. Für ihn war diese Annahme von vornherein gegeben, da ja nach ihm den Mutterboden aller Geschwülste das Bindegewebe, das Bindegewebskörperchen mit seinem unbegrenzten Metaplasievermögen bildet. Auf Grund dieser Anschauung erklärt sich VIRCHOW die epithelialen Formationen in den genannten Geschwülsten der Speicheldrüsen durch Wucherung der Myxom- und Chondromzellen im Sinne einer epithelialen Heteroplasie entstanden.

Für die bindegewebige, endotheliale Natur der Mischgeschwülste äußerten sich weiterhin WALDEYER, SATTLER, EWETZKY, KOLACZEK, WARTMANN. KOLACZEK (1880) hebt im besonderen die innigen Beziehungen der Zellwucherungen zu den Blutgefäßen hervor, deren Wandungen oft mantelförmig von Geschwulstzellen umgeben sind. Nach ihm sind es die Endothelzellen der perivaskulären Lymphräume, die diesen Geschwülsten Ursprung und Entstehung geben. Er reiht sie daher in die Gruppe der Angiosarkome ein.

Auch C. KAUFMANN (1881) vertritt in seiner Abhandlung über das Sarkom der Ohrspeicheldrüse die bindegewebige Natur der Zellen, und betrachtet die Geschwülste als Sarkome; er unterscheidet reine Sarkome, Fibro-, Myxo- und Chondrosarkome; für die drüsigen Bildungen äußert er auf Grund des unmittelbaren Überganges des Sarkomgewebes in drüsige Entwicklungen die Anschauung, „daß alle diese drüsenähnlichen Bildungen in den Parotisenchondromen mit Drüsenelementen absolut nichts zu tun haben, sondern daß sie eine Eigentümlichkeit der plexiformen und alveolären Sarkome ausmachen". (S. 717.) Die drüsenähnlichen Hohlgebilde entstehen nach ihm durch Verflüssigung und „vakuoläre Metamorphose" innerhalb der soliden Sarkomzellnester und -Stränge.

Die Endotheliomnatur der Mischgeschwülste wurde weiterhin durch NASSE (1892), v. OHLEN u. a. und im besonderen durch RUD. VOLKMANN (1895) (unter Leitung von MARCHAND) in einer groß angelegten Arbeit „Über endotheliale Geschwülste zugleich ein Beitrag zu den Speicheldrüsen- und Gaumentumoren" ausgebaut und zu stützen versucht.

RUD. VOLKMANN nimmt in Übereinstimmung mit den neueren Untersuchern der Gewächse der Ohrspeicheldrüse, besonders NASSE und MARCHAND und mit KAUFMANN an, „daß in Mischtumoren der Speicheldrüsen die zelligen Elemente immer bindegewebiger Natur sind". (S. 71.) „In weitaus der Mehrzahl der Fälle sind es die Endothelien der Saftspalten und der Lymphgefäße zugleich, welche durch ihre Proliferation die Tumoren bilden". (S. 71.) Hie und da kommt nach VOLKMANN noch eine adventitielle Zellwucherung der Kapillaren dazu. Außerdem bilden regelmäßig die Knorpel- und besonders die Myxomherde gleichfalls „Entstehungsorte der Zellstränge". „Sie liefern durch pathologische Proliferation ihrer Zellen" „die gleichen Produkte wie die Lymphgefäße und Saftspalten". (S. 71).

Rud. Volkmann sieht seine Auffassung von der endothelialen Natur der Mischgeschwülste vorwiegend dadurch gestützt, daß er niemals einen Zusammenhang zwischen den Geschwulstzellen und dem Drüsenepithel nachweisen konnte. An dem Drüsengewebe finden sich nach ihm keinerlei sichtbare Wucherungen, „sondern nur atrophische Vorgänge und kleinzellige Infiltrationen". Auch seien zumeist die Mischgeschwülste durch eine bindegewebige Kapsel vom Drüsengewebe getrennt.

Auch in den Fällen, in denen die Kapsel vom Geschwulstgewebe durchbrochen war, und die Geschwulst in die Drüse eindrang, ließ sich durch eine genaue Untersuchung erkennen, „daß die Drüse in ihren epithelialen Bestandteilen sich nicht an der Entstehung der Geschwulstzellen beteiligt".

In seinen weiteren Ausführungen weist Rud. Volkmann überdies im besonderen daraufhin, daß zwischen den Geschwulstzellen und den Zellen des Bindegewebes, des Schleim- und Knorpelgewebes fließende Übergänge bestehen. Die drüsenartigen Bildungen, die plattenepithelähnlichen Entwicklungen mit Schichtungskugeln sind nach Volkmann nur verschiedene Erscheinungsformen der endothelialen Geschwulstzellen, wie man ihnen in Endotheliomen anderer Körpergegenden so häufig begegnet.

Für die bindegewebig-endotheliale Theorie der Mischgeschwülste haben sich in den folgenden Jahren auch Barth (1896), Henkel (1896), Küttner (1896), Lotheisen (1897), Pupovac (1898), Ziegler (1898), Battistini (1899), Biondi (1889), Bosc et Jeanbrau (1899), Curtis et Phocas (1899), Steinhaus (1902) u. a. ausgesprochen.

Borst in seinem Geschwulstwerk (1902) möchte zunächst daran festhalten, „daß viele Parotisgeschwülste sicher endotheliales Parenchym aufweisen". (S. 891). Das Vorkommen epithelialer Zellen in Form von echtem Plattenepithel (Hinsberg, Wilms, Landsteiner, u. a.) stellt dabei Borst nicht in Abrede. Doch betont er, „daß auch in endothelialen Zellwucherungen durch hyaline Entartung der platten Endothelzellen und durch konzentrische Schichtung der hyalinisierten Platten Bilder entstehen, die sehr an Verhornung, insbesondere auch an die Bildung von Hornperlen in Kankroiden erinnern, und ferner, daß solide Stränge zusammengehäufter, platter Endothelien einerseits und echter Plattenepithelien andererseits unmöglich voneinander morphologisch zu unterscheiden sind, wenn nicht an letzteren die charakteristischen Eigenschaften der epidermoidalen Plattenepithelien, nämlich Protoplasmafaserung, Stachelpanzer, Keratohyalinkörnung usw. nachgewiesen werden". (S. 885). Wenn auch Befunde epidermoidaler Plattenepithelien vereinzelt gemacht worden sind, so besteht nach Borst vorläufig noch keine Berechtigung, die Zellwucherungen der Mischgeschwülste für Epithel anzusehen. Zur richtigen Beurteilung der Verhältnisse erinnert Borst daran, daß auch an Endothelien Interzellularbrücken gesehen worden sind (Kolossow), was jedoch bei der gewählten Methode — wie schon v. Ebner aussprach — auch auf Schrumpfung des Protaplasmas bezogen werden kann.

Die endotheliale Natur der Zellstränge scheint Borst auch dadurch besonders nahegelegt, daß sie außerordentlich an Sprossungsvorgänge von Blut- bzw. Lymphgefäßen erinnern und daß andererseits die epitheloiden Geschwulstzellen häufig in diffuser Weise wuchern, so daß sarkomartige Bildungen entstehen, in denen die Zellen als Spindelzellen erscheinen und daß weiterhin zwischen diesen Zellformen fließende Übergänge zu beobachten sind. Besonders deutlich ist nach BORST das Wachstum endothelialer Zellstränge im Schleimgewebe zu erkennen „wo die jüngsten Ausläufer dieser Stränge ein Netz von Sprossen bilden, das an Neubildungsvorgänge von Blut- und Lymphkapillaren erinnert". (S. 307). BORST will bei alledem nicht leugnen, daß in seltenen Fällen neben endothelialen Bildungen wahrscheinlich auch epidermoidale vorkommen.

Auch v. HANSEMANN schließt sich in seiner Anhandlung über die mikroskopische Diagnose der bösartigen Geschwülste (1902) in der histogenetischen Auffassung der Mischgeschwülste der Anschauung VOLKMANNs an und erklärt diese Geschwülste für Endotheliome, wobei er besonders den Endothelien der Lymphbahnen eine große Bedeutung zuschreibt. Für die drüsenähnlichen Bildungen derartiger Geschwülste erinnert er an die Erfahrung, daß die Endothelien schon bei gewöhnlichen Entzündungen, besonders aber in Geschwülsten drüsenschlauchähnliche Gebilde sowie endotheliale Zellverbände erzeugen können. (BORST, SUDSUKI.)

Aus neuerer Zeit sind dann noch als Vertreter der bindegewebig-endothelialen Natur der Mischgeschwülste der Speicheldrüsen TONARELLI (1902), JOHNSON and LAWRENCE (1902/3), TSUNODA (1905), FIORAVANTI (1905), HINGLAIS (1905), MARTINI (1907), PALAZZO (1909), BOLOGNESI (1910) zu nennen.

Die knorpeligen Bildungen führen die Anhänger dieser Theorie auf das Bindegewebe der Drüse (mit oder ohne vorhergegangener Umwandlung in Schleimgewebe) oder auf die endothelialen Zellwucherungen (WARTMANN, VOLKMANN u. a.) zurück. NASSE bringt sowohl das Schleim- als auch das Knorpelgewebe in ihrer Entstehung mit den Endothelien in Beziehung. BORST im besonderen nimmt für das Schleim- und Knorpelgewebe eine zweifache Entstehungsweise an. In einem Fall ist die Beimengung von Schleim- und Knorpelgewebe als Wucherung primär verschiedenartiger „Keime" anzusehen, im zweiten Falle nimmt er eine metaplastische Entwicklung des Schleim- und Knorpelgewebes aus dem bindegewebigen Anteil der Drüsen an.

Die drüsenähnlichen Gebilde, denen man ja so häufig in den Mischgeschwülsten begegnet, werden entweder als Reste des ursprünglichen Drüsenparenchyms betrachtet oder ebenfalls als Wucherungen der Endothelien der Blut- und Lymphgefäße angesehen.

β) Von der epithelialen Auffassung der Mischgeschwülste der Speicheldrüsen.

v. BRUNS (1859) führt die Mischgeschwülste auf Wucherung ihrer epithelialen und bindegewebigen Anteile zurück. Bemerkenswert ist, daß v. BRUNS dabei eine epitheliale Herkunft des Knorpels der Mischgeschwülste als wahrscheinlich hinstellt. Er glaubte einen allmählichen Übergang von drüsigen Bestandteilen in Knorpelgewebe gesehen zu haben. Man könne sich außerdem die Häufigkeit des Vorkommens von Knorpel innerhalb der Mischgeschwülste nur schwer vorstellen, wenn man nicht die erwähnte Entstehungsweise annehme.

Dieser Anschauung von v. BRUNS folgten in ihren Abhandlungen auch KRIEG (1874), PLANTEAU (1876), CLEMENTZ (1882), MALASSEZ (1883), PEROCHAUD (1885), ALSDORFF (1887), EVERSHEIM (1889), LÖWENBACH (1897) u. a., die die Mischgeschwülste der Speicheldrüsen im allgemeinen ebenfalls als epitheliale Bildungen betrachteten.

1899 erschien dann die Abhandlung von HINSBERG („Beiträge zur Entwicklungsgeschichte und Natur der Mundspeicheldrüsengeschwülste"), nach der die Mischgeschwülste der Speicheldrüsen aus epithelialen Zellen und einem der Knorpelknochenreihe angehörigen Stroma bestehen: die beiden Geschwulstanteile stehen nach ihm „in der Regel in organischer Wechselbeziehung, wie z. B. Epithel und Bindegewebe einer normalen Drüse". (S. 353.) Sowohl das Epithel wie das Stroma entwickeln sich „aus embryonal verlagerten Gewebskeimen im Sinne von COHNHEIM. Beim Embryo sind die Bedingungen für eine gemeinsame Verlagerung vorhanden, da Parotis sowohl, wie Submaxillaris, ehe sie abgekapselt sind, mit einzelnen Azinis dicht an und fast im Periost des Unterkiefers, resp. Perichondrium des REICHERTschen Knorpels liegen. Das Zylinderepithel stammt wohl sicher von den Drüsenanlagen selbst, das Plattenepithel vielleicht auch, vielleicht aber auch von der Trommelfellanlage". (HINSBERG, S. 353). Die Anschauung, daß es sich um epitheliale Geschwulstbildungen in Verbindung mit abgesprengtem, osteochondrogenem Gewebe handelt, sieht HINSBERG vor allem durch den Nachweis von Stachel- und Riffzellen, auf deren Vorkommen er zum ersten Male aufmerksam machte, durch interzellulare Sekretionsvorgänge sowie durch die epitheliale Anordnung der Zellen und Zellkomplexe gestützt. Der Umstand, daß zwischen Geschwulst und Drüse kein Zusammenhang nachzuweisen ist, spricht nach HINSBERG nicht gegen die epitheliale Natur, da ein derartiger Zusammenhang bei einer Geschwulst, die sich von versprengten Epithelkeimen aus entwickelt, überhaupt nicht zu erwarten ist.

Auf Grund der Untersuchungen HINSBERGs stellen demnach die „Mischgeschwülste" der Speicheldrüsen zweikeimblättrige, fibroepitheliale Neubildungen dar, eine Auffassung, die auch WILMS in seiner Abhandlung „Die Mischgeschwülste" (1899) vertritt. Nach WILMS sind die Mischgeschwülste der Ohrspeicheldrüse, die echte Drüsenschläuche, Epidermis sowie Stroma enthalten, Gewächse, die „aus unverbraucht liegengebliebenen Keimen des Ektoderms und Mesenchyms der früheren Entwicklungsperioden abzuleiten sind". (S. 216). „Die Keime wachsen unregelmäßig und unbegrenzt, da sie bei ihrer verspäteten Wucherung den Anschluß an normale, ihrer Entwicklungsperiode entsprechende Gewebe nicht mehr finden und dadurch nicht zur normalen Differenzierung gelangen können. Im Verlaufe des Wachstums gelingt es einem Teil der sich vermehrenden embryonalen Zellen sich unter günstigen Bedingungen normal zu differenzieren. Es entstehen dann Epidermis, Azini der Parotis, Knorpel, Knochen usw.; ein anderer Teil der Zellen wuchert in seiner Embryonalform weiter". (S. 216.) Diese Vorstellung würde auch am ehesten die verschiedenen Bilder, denen man in Mischgeschwülsten begegnet, in ihrer einfachen und verwickelten Form befriedigend erklären können. Nach WILMS müßte man die Mischgeschwülste als Ektoderm-Mesenchymgeschwülste bezeichnen, eine Benennung, die er jedoch gegenüber dem eingebürgerten Ausdruck Mischgeschwulst für nicht praktisch hält.

Die Untersuchungen von CASSANELLO (1901), LANDSTEINER (1901), MAGNI (1902), PAILLER (1903), BERGER (1903), WOOD (1904), brachten weitere Angaben zugunsten der epithelialen Natur der Mischgeschwülste der Speicheldrüsen hinzu. Im besonderen wird dabei wieder das Vorkommen von echten Epidermisgewebe als Beweis für diese Anschauung angeführt. (LANDSTEINER, WOOD u. a.).

„Die Geschwulstlehre" von RIBBERT (1904, bzw. 1914) bezeichnet die Mischgeschwülste der Speicheldrüsen ebenfalls als fibroepitheliale Gewächse, an deren Aufbau sich Epithel und Bindegewebe in verschiedener Differenzierung (Schleim-Knorpelgewebe) beteiligen und für deren Entstehung Entwicklungsstörungen in Frage kommen. Entgegen WILMS, nach dem bereits aus dem primären Mundbuchtepithel Zellen ausgeschaltet und verlagert worden seien, verlegt RIBBERT die Entstehung in eine spätere Zeit.

Als Anhänger der epithelialen Theorie sind weiterhin VERHOEFF (1904/5), MORESTIN (1905/11), GULEKE (1906) und im besonderen EHRICH (1906) u. a. zu nennen.

Nach EHRICHs Angaben — auf Grund von 26 untersuchten Geschwülsten — entstehen die Mischgeschwülste der Speicheldrüsen aus der fertigen Drüse, indem sich „Speicheldrüsenläppchen in Geschwulstläppchen umwandeln". (S. 379). Auch der lappige Bau läßt sich mit dieser Auffassung am besten in Einklang bringen. Die bindegewebigen Septen würden nach diesem Verfasser nichts anderes sein als die erhalten gebliebenen Septen der Speicheldrüsen, die bei der Vergrößerung der Geschwulst mitgewachsen sind. Diese Auffassung werde auch aus den gelegentlich erhobenen Befunden in den Ausführungsgängen innerhalb der Geschwulstsepten nahegelegt.

Nach EHRICH finden sich bisweilen in der Umgebung der Mischgeschwülste Alveolen, die in beginnender Geschwulstumwandlung anzutreffen sind, was auf eine plurizentrische Entstehung hinweist.

Die Geschwulstzellen gehen nach EHRICH aus den Drüsenepithelien der Speicheldrüsen hervor. Dabei führt EHRICH im besonderen das Vorkommen echter epidermoidaler Plattenepithelien in diesen Geschwülsten an, von denen aus ein allmählicher Übergang zu Drüsenepithelien nachweisbar ist. An den Plattenepithelien, die zumeist inselförmig angeordnet sind, konnte EHRICH echte Verhornungen und Keratohyalin nachweisen. Die häufig anzutreffenden drüsigen Gebilde waren zum Teil mit Zylinder-, zum Teil mit Plattenepithel bekleidet und zum Teil zu Zysten erweitert. Als besonders bedeutungsvoll erwähnt EHRICH „das Vorkommen von Plattenepithel in der Begrenzung von Gängen, die im übrigen von einer mehrfachen Schicht indifferenter, platter Zellen ausgekleidet sind". (S. 388.) Die große Ähnlichkeit der Gänge mit den Ausführungsgängen der Speicheldrüsen soll den Schluß gestatten, „daß alle die Gänge in den Speicheldrüsentumoren als in die Länge gewachsene und zum Teil verengerte Speicheldrüsenausführungsgänge zu betrachten sind". (S. 388.) Einschaltend bemerkt EHRICH, daß eine Umwandlung von Zylinderepithel innerhalb der Ausführungsgänge nach den Untersuchungen von RIBBERT und besonders von BRUSIS (nach Unterbindung des Ausführungsganges) keine Seltenheit ist.

Die Zwischensubstanz der Mischgeschwülste, die aus schleimigem und knorpeligem Gewebe besteht, wird nach ihm von den Geschwulstzellen abgesondert, die dabei ein mehr sternförmiges (myxomatöses) oder abgekapseltes (knorpelähnliches) Aussehen annehmen. Das chondroide Gewebe geht nach EHRICH erst aus dem Schleimgewebe durch Umwandlung des Kollagens und Elastins hervor. Nur ganz ausnahmsweise findet sich echtes Knorpel- oder Schleimgewebe. Das Auftreten schleimiger und knorpeliger Zwischensubstanz vorwiegend im Zentrum führt EHRICH auf mangelnde Gefäßversorgung und auf die dadurch behinderte Wegschaffung der Zellausschwitzungen zurück.

Abweichend von den Anschauungen HINSBERGs, WILMS', LANDSTEINERs, RIBBERTs u. a. sieht EHRICH in den Mischgeschwülsten der Speicheldrüsen rein epitheliale Geschwulstbildungen, deren Zwischen- und Grundsubstanzen umgewandelte und chemisch modifizierte Sekretionsprodukte der Epithelien darstellen. Eine Anschauung, der sich 1921 BÖTTNER anschloß und die auch G. RICKER in seiner Relationspathologie wiedergibt, wobei RICKER im besondern betont, daß der Stoffwechsel über den Bau der Geschwulst entscheidet und nicht die Herkunft der Geschwulstzellen. (S. 287.)

Auch KROMPECHER ist hier anzuführen, der (1903, 1908, bzw. 1922) auf Grund der „Methode der vergleichenden Morphologie der Geschwülste" in den Mischgeschwülsten der Speicheldrüsen Basalzellenkrebse sieht, deren Stroma hyalin oder schleimig entartet ist und die in Parallele mit entsprechenden Geschwülsten der Haut, des Gaumens, der Orbita zu bringen sind. Die zumeist scharfe Trennung von Geschwulstparenchym und Stroma erklärt sich nach KROMPECHER dadurch, daß sich in den Geschwülsten Epithel in Bindegewebe umwandle. Im besonderen stellt sich Krompecher vor, daß die Vorbedingungen für das Eindringen der wuchernden Epithelien der Geschwulst in das Bindegewebe eine „erhöhte Plastizität" des Stromas ist, wie das besonders bei schleimiger Degeneration der Fall ist. Daneben sollen chemotaktische Beeinflussungen des Epithels durch das Stützgerüst in Frage kommen. Nach dem Eindringen würde das Epithel mithelfen, das Stroma zu bilden. Auch J. Fick (1909) tritt dieser Auffassung Krompechers in den wesentlichsten Punkten bei, wenn er auch zunächst noch eine Umwandlung epithelialer Gebilde in Bindegewebe ablehnt.

Marchand (c) — der sich früher durch Rud. Volkmann für die endotheliale Natur der Mischgeschwülste ausgesprochen hatte und 1899 bemerkte, daß wir dann, wenn für einen Teil dieser Geschwülste die ektodermale Herkunft der Zellschläuche wirklich nachgewiesen werden sollte, veranlaßt sein würden, „unsere bisherigen Vorstellungen von Beziehungen der ektodermalen Zellen zu dem bindegewebigen Stroma ganz erheblich zu ändern" (S. 83) — äußert 1901 die Anschauung, daß die Mischgeschwülste der Speicheldrüsen Epitheliome ektodermaler Herkunft darstellen. Marchand sagt: „Auf Grund wiederholter Untersuchungen der sogenannten Mischgeschwülste der Speicheldrüsen, besonders mit Hilfe zahlreicher, durch Herrn Dr. Robertson mit Benutzung der Malloryschen Färbung hergestellter Präparate sieht sich der Vortragende veranlaßt, seine frühere, auch in der bekannten Arbeit von Rudolf Volkmann zum Ausdruck gekommene Ansicht von der endothelialen Natur der Zellstränge und drüsenartigen Schläuche dieser Geschwülste aufzugeben zugunsten ihrer Herleitung von den Epithelien der Drüsen resp. ihrer Ausführungsgänge. Die frühere Ansicht war hauptsächlich veranlaßt durch den immer wieder sich aufdrängenden Zusammenhang der an der Peripherie in einzelne Zellen sich auflösenden Zellstränge, die Bildung verästelter Zellen und Zellnetze in einer homogenen oder fibrillären Zwischensubstanz von teils myxomatöser, teils knorpeliger Beschaffenheit, ein Verhalten, welches mit der Annahme einer epithelialen Herkunft der Zellen nicht vereinbar erschien, dagegen bei der Voraussetzung einer Gleichartigkeit der Bindegewebszellen und ihrer Äquivalente mit den Endothelzellen der Lymphgefäße erklärlich war; entweder in der Weise, daß die Geschwulstzellen ursprünglich von den Endothelzellen der Lymphbahnen herstammten und sich dann in Myxom- und Knorpelzellen umwandelten, oder daß die Bindesubstanzzellen bei ihrer Proliferation die drüsenartigen Stränge und Schläuche lieferten". (S. 999—1000). Durch die neue Auffassung von der ektodermalen Herkunft der Mischgeschwülste sieht sich Marchand veranlaßt, eine epitheliale Mesenchymbildung durch Umwandlung epithelialer Zellen in morphologisch dem Bindegewebe gleiche Zellen (vgl. auch J. Fick) anzunehmen. Ohne die Bildung echten Knorpelgewebes sowie myxomatöser Teile aus dem bindegewebigen Stroma der Geschwülste ganz auszuschließen, sprechen nach Marchand (c) viele Bilder dafür, „daß auch ein dem Knorpel gleichendes Gewebe durch Einlagerung der isolierten epithelialen Zellen in homogene Zwischensubstanz oder Absonderung solcher unter Bildung von Kapseln zustande kommen kann". (S. 1000). Es würde sich also aus dem Drüsenepithel nach Marchand ein epitheliales Pseudostroma, ein epitheliales Pseudoschleimgewebe sowie ein epithelialer Pseudoknorpel bilden. Zur Stützung führt Marchand aus der Entwicklungsgeschichte an, daß eine epitheliale Mesenchymbildung zum Beispiel auch bei Bildung der faserigen Glia sowie der Schmelzkeimpulpa gegeben ist.

Ein späterer Untersucher Böttner (unter G. Ricker) schließt sich 1921 ebenfalls der Theorie Ehrichs an und sucht dieselbe durch neue Untersuchungen zu stützen und zu beweisen. Nach ihm sind die Mischgeschwülste der Speicheldrüsen sezernierende Epitheliome, die von Läppchen der fertigen Drüse, und zwar von den kleinsten Ausführungsgängen, bzw. auch von ihren Drüsenalveolen ihren Ausgangspunkt nehmen. In Übereinstimmung mit Epitheliomen anderer Körpergegenden erfolgt nach ihm auch ihr Wachstum nicht aus sich heraus, sondern es wandeln sich Nachbarläppchen der Drüse in Geschwulstläppchen um, nicht im Sinne der alten „Infektion", sondern weil „die Bedingungen der Geschwulstentstehung sich nicht oder nicht immer mit einem Male im ganzen Mutterboden der endgültigen Geschwulst verwirklichen". (S. 423). Beweise für diese Anschauung sieht er in dem lappigen Bau der Geschwülste sowie in den Zwischenformen zwischen Drüsen- und Geschwulstläppchen. Die Kapsel dieser Geschwülste entsteht nach ihm durch Vermehrung des Bindegewebes der Drüse, wobei sich die Alveolen zurückbilden und nur die Ausführungsgänge übrig bleiben, deren Epithel zu verhornendem Plattenepithel umgewandelt werden kann.

Nach BÖTTNER entstehen zunächst ganz oder fast ganz zwischensubstanzlose Geschwulstläppchen, deren synzitial wuchernde Zellen kubische oder zylindrische Gestalt oder auch Plattenepithelcharakter mit Kapillaren und spärlichen Kollagenfasern führen. Zumeist geht aber mit der Epithelwucherung eine Absonderung einher, wodurch Zwischensubstanzen entstehen. In Betreff der Art der Zwischensubstanz wären dann schleimige oder knorpelartige Epitheliome zu unterscheiden. Da die Ausführungsgänge der Geschwulstläppchen gesperrt seien, so könne es zu Stauung und Umwandlung des Sekretes kommen. Die Zwischensubstanz, die also ein Sekretionsprodukt der epithelialen Zellen darstellt, könne schließlich so überwiegen, daß reine „Myxome" oder „Chondrome" entstehen. Nach BÖTTNER sind das zwischensubstanzlose Epitheliom und das „Myxom und Chondrom" ebenso wie die Geschwulstbildungen, die teils zwischensubstanzloses Parenchym, teils Schleim- oder Knorpelgewebe führen, einheitlicher, epithelialer Natur. BÖTTNER lehnt daher auch die Bezeichnung Mischgeschwulst als unbrauchbar ab.

Das Sekret tritt nach ihm zunächst in Form von Tröpfchen innerhalb der Epithelien auf, um später zwischen mehr oder minder großen Parenchymlücken teils als Schleim, teils als geronnenes Eiweiß zu erscheinen. Der Schleim, der durch die Vermischung mit seröser Flüssigkeit stark aufquillt, wirkt dann gestaltend auf das Parenchym, indem die protoplasmatischen Verbindungen des epithelialen Synzitiums immer mehr auseinander gedrängt und auseinander gezogen werden und die Epithelien schließlich sternförmige Gestalt annehmen. Dieses epitheliale Schleimgewebe könne dann auch durch eine chemische Modifikation des Sekretes zu hyalinem Knorpelgewebe werden. Die Hauptbestandteile der hyalinen Knorpelgrundsubstanz bilden nach BÖTTNER Kollagen und Muzin. Zur Sekretion der Epithelien kommt noch eine Transsudation von Eiweißstoffen aus dem Blut, „die zunächst in gelöster Form als glutinähnliche Körper in der Gewebsflüssigkeit anwesend sind". (S. 383.) Durch Wasserverlust erfolgt ein Ausfallen des Kollagens, wodurch Knorpelkapseln um die sternförmigen Epithelien, bzw. epitheliale Knorpelbildungen entstehen. Nach BÖTTNER bleiben demnach die Zellen des „Schleim- wie Knorpelgewebes" ihrer Natur nach — im Gegensatze zur Auffassung KROMPECHERs von einer Metaplasie epithelialer Zellen in Bindegewebszellen — Epithelzellen.

KÜTTNER (1921) und HERZOG (1921) stimmen ebenfalls der Anschauung vom epithelialen Charakter der Speicheldrüsenmischgeschwülsten bei.

Auf Grund ausgedehnter eigener Untersuchungen stellt sich jetzt auch E. KAUFMANN in seinem Lehrbuch (1922) auf die Seite der Vertreter der epithelialen Theorie. Nach KAUFMANN geben besonders die mannigfaltigen Bilder der Basalzellenkrebse sowie die Geschwülste, die von dem Schmelzorgan ihren Ursprung nehmen, eine „überzeugende Vorstellung von der Variabilität ektodermaler

Zellwucherungen, besonders auch für den Übergang ektodermaler in scheinbar mesenchymale Bildungen". (S. 470.) Den Beweis für die epitheliale Natur der Geschwülste sieht KAUFMANN neben den Drüsenbildungen besonders in den Befunden von Plattenepithelien, Schichtungskugeln, Hornperlen und Riffzellen erbracht.

ASCHOFF tritt in seinem Lehrbuch (1923, bzw. 1928) der Anschauung von der epithelialen Natur ebenfalls bei. Als wichtig für diese Auffassung führt ASCHOFF besonders den Nachweis der typischen Faserzellenstrukturen der Zellen an.

Auch nach SIEGMUND und WEBER (1926) sind die Speicheldrüsenmischgeschwülste epitheliale Neubildungen, bei denen dem Epithel die Hauptbedeutung zukommt. In den verschiedenartig gebauten Epithelwucherungen kommt es „zur Abscheidung eines schleimartigen Produktes". (S. 316/17). „Durch das Einwachsen oder Umwachsen bindegewebiger Bestandteile, die der Kapsel oder den Gefäßen entstammen, entstehen eigenartige hyaline starkquellende Massen, die entweder an der inneren oder der äußeren Oberfläche, unter Umständen auch an beiden derartigen epithelialen Zellnetzen entstehen". (S. 317). Die Geschwulstzellen können dabei zusammengepreßt werden, wodurch die plexiformen Bildungen entstehen, die sich allmählich in den quellenden, schleimigen Massen verlieren. Auch die knorpelähnlichen Anteile dieser Geschwülste entstehen durch Quellung des Stromas, „das sich dabei zu einer hyalinen Masse umwandelt und eine knorpelartige Grundsubstanz abgibt, während die so eingeschlossenen Epithelzellen als Knorpelkörperchen erscheinen". (S. 317). Dieselbe Anschauung äußert SIEGMUND nochmals 1927.

B. FISCHER-WASELS (1927) tritt ebenfalls der Auffassung von EHRICH, MARCHAND, BÖTTNER u. a. bei, die durch ihre Untersuchungen zeigten, daß die Epithelwucherung der Speicheldrüsenmischgeschwülste mit einer „Sekretion" von Zwischensubstanzen einhergeht und so „epitheliales Schleimgewebe" und „epitheliales Knorpelgewebe" gebildet werden[1].

γ) Von der Kombination der bindegewebig-endothelialen und der epithelialen Auffassung der Mischgeschwülste.

Diese Anschauung vertritt eine dritte Gruppe von Forschern [LANDSTEINER, LUBARSCH, HERXHEIMER (a)], die annehmen, daß die das Parenchym der Mischgeschwülste der Speicheldrüsen bildenden Geschwulstzellen sowohl bindegewebiger

---

[1] B. FISCHER-WASELS bemerkt hiebei im besonderen, daß die spezifischen Zellen der Speicheldrüsenmischgeschwülste „wohl Epithelzellen im Sinne der embryonalen Nomenklatur" sind, nicht aber Epithelzellen, „wie wir sie am erwachsenen Körper sonst beobachten". (S. 1481). Nach ihm ist „der außerordentlich innige Zusammenhang der Epithelzellen mit den Bindegewebsformationen, den mesenchymalen Bildungen", der diese Geschwülste so sehr kennzeichnet, „gerade eine charakteristische Eigenschaft frühester embryonaler Entwicklungsstadien". B. FISCHER-WASELS führt im Anschluß aus: „Die scharfen und deutlichen Grenzen, die wir bei den Zellbildungen des erwachsenen Organismus zu sehen gewohnt sind, die scharfe Abhebung der Epithelzellen gegenüber dem Bindegewebe, sie fehlen in den frühesten Stadien der embryonalen Entwicklung. Hier können wir häufig die wichtigsten epithelialen Formationen mitten im Mesenchym nur daran erkennen, daß ihre Zellen etwas dichter angordnet sind, aber von einer scharfen Grenze zwischen den einzelnen Bildungen ist keine Rede. Wir sehen hier ferner zahlreiche epitheliale Formationen mesenchymartige Bildungen hervorbringen, und wenn wir nun Geschwülsten begegnen, bei denen wir ebenfalls zweifellose Epithelien beobachten, die aber von dem um und zwischen ihnen liegenden Mesenchym nicht scharf abgegrenzt sind, sondern in innigster Verbindung mit demselben verwoben sind, so dürfen wir eben derartige Strukturen nicht mit den Formationen und Gesetzen der Gewebe des erwachsenen Körpers vergleichen, sondern wir müssen auf die embryonalen Zellformationen zurückgehen. Die gesamte Struktur der Mischgeschwülste der Speicheldrüsen hat also mit der Frage, ob das Epithel des erwachsenen Organismus zur Bindegewebsbildung oder Mesenchymbildung befähigt ist, gar nichts zu tun. Es handelt sich um Bildungen ganz anderer Art, die ganz anderen Gesetzen unterliegen als die Gewebe des erwachsenen Organismus". (S. 1481—1482).

endothelialer wie epithelialer Abstammung sind. HERXHEIMER im besonderen fand (1907) in einem Falle neben endothelialen Wucherungen, allerdings scharf geschieden davon, epitheliale Einsprengungen, woraus er schließt, daß selbst Nachweise von Plattenepithelbefunden nicht unbedingt für die ausschließlich epitheliale Natur dieser Mischtumoren sprechen. In diesem Sinn zu verwerten sind wohl auch die Ausführungen E. KAUFMANNs, der auf Grund von Bildern eines Lymphangioms bemerkt, daß man doch daran denken könne, daß ,,die endotheliale Ableitung ausnahmsweise in Frage kommen könnte". (S. 471)

Auf Grund der hier vorgeführten Auffassungen über die Natur der Mischgeschwülste läßt sich sagen, daß nunmehr im allgemeinen die Mehrzahl der Forschern für die epitheliale Natur dieser Geschwülste eintritt. Diese Anschauung dürfte wohl auch hinsichtlich des sogenannten Parenchyms, d. h. bezüglich der eigentümlichen Zellenanhäufungen und -ausbreitungen der Mischgeschwülste der Speicheldrüsen den tatsächlichen Verhältnissen am meisten entsprechen; auch unsere Befunde — die, wie gesagt, in etwa 30 Mischgeschwülsten erhoben wurden — lassen sich für die Auffassung der epithelialen Natur dieser genannten Anteile der Speicheldrüsengewächse verwerten. Im besonderen spricht der Nachweis von Plattenepithel in den verschiedensten Differenzierungsformen neben den Drüsenbildungen für diese Anschauung. Fraglich erscheint nur noch, ob diese Auffassung auch auf die sogenannte Schleim- und Knorpelgewebsbildungen dieser Geschwülste ausgedehnt werden darf, ob diese tatsächlich epithelialer Natur sind. Insoweit sich bei den mikroskopischen Untersuchungen überzeugende und ausgesprochene Befunde von Schleim- und Knorpelgewebe ergeben, werden wir uns natürlich wohl lieber der Auffassung von WILMS', RIBBERTs u. a. anschließen, die in den Mischgeschwülsten der Speicheldrüsen zweikeimblättrige fibroepitheliale Neubildungen sehen und das Schleim- und Knorpelgewebe als mesodermal entstanden betrachten. Diese Auffassung liegt uns ebenso nahe, als wie auf Grund unserer eigenen Erfahrungen und im Sinne BORSTs die Erkenntnis, daß gelegentlich, aber wohl in seltenen Fällen, die Zellwucherungen der Mischgeschwülste der Speicheldrüsen auch bindegewebiger, bzw. endothelialer Natur sein können, wobei im besonderen den Wandzellen der Blut- und Lymphgefäße eine Bedeutung zukommt.

Gegenüber der Annahme von Schleim- und Knorpelgewebebildungen epithelialer Natur läßt sich aber auf der Forderung von Beweisen bestehen, daß es sich bei dem sogenannten Schleimgewebe und insbesondere bei dem sogenannten Knorpelgewebe von angeblich epithelialer Herkunft nicht um Bildungen schleimgewebeähnlichen und knorpelgewebeähnlichen Aussehens handelt, also um Bildungen, die etwa auf Absonderungen epithelialer Zellen zurückzuführen sind, in welchen (Absonderungsmassen) sich Zellen epithelialer Herkunft einerseits sternförmig ausgestalteten, andererseits aber etwa innerhalb hyalinisierter Anteile in vakuolenähnlichen tropfigen Sonderungen als rundliche Zellformen bestehen blieben oder auch degenerativen Änderungen verfielen oder um Bildungen, die durch Verquellungen von Stromafasern mit epithelialen Abscheidungsprodukten entstanden sind. (SIEGMUND u. WEBER). Eine solche Erklärung der fraglichen Bilder findet sich in gewisser Beziehung (betreffs des Schleimgewebes in Parotisgeschwülsten) in den Darlegungen von H. CLEMENTZ, der sagt: ,,Tatsache schließlich ist, daß solche Stellen aus einer schleimigen Grundsubstanz bestehen mit eingestreuten Sternzellen, welche Bindegewebszellen (Schleimgewebszellen) zu sein scheinen, welche aber trotzdem Epithelien sind. Wir sehen also, daß man an solchen Stellen aus der morphologischen Gestaltung des Gewebes keinen Schluß auf seine histologische Bedeutung machen darf. Aus der Zerklüftung von Epithelgruppen durch eine schleimig, aufquellende Grundsubstanz kann ein Gewebe entstehen, das scheinbar einem sogenannten Schleimgewebe gleichsieht." Jedenfalls müßte von vornherein ehe man im besonderen die fraglichen Befunde in Mischgeschwülsten als Knorpelgewebe bezeichnet, der Nachweis gefordert und geführt werden, daß sie tatsächlich den typischen Aufbau eines Knorpelgewebes zeigen; es müßte sich also bei Anwendung der von Tillmanns 1874 begründeten Untersuchungsmethoden und im Sinne ihrer Ergebnisse der histochemische Nachweis führen lassen, daß die betreffende Bildung aus typisch sich verhaltenden und typisch in einer chondromuzinösen Kittsubstanz „maskiert" eingeschlossenen, kollagenen Fibrillen besteht.

Solange hiefür nicht Beweise vorliegen, kommt eben eine entstehungsgeschichtliche Beziehung epithelialer Zellenbildungen zu Schleim- und Knorpelgewebsbildungen von vornherein überhaupt nicht in Frage.

Diese Erwägungen sind schließlich auch nicht nur für die Auffassung von der Natur der Mischgeschwülste, sondern auch für ihre Benennung von Bedeutung. Im allgemeinen dürfte es sich empfehlen, da für die meisten derartigen Geschwülste der epitheliale Charakter sicher gestellt ist, hierbei von Epitheliomen und Adenomen zu sprechen, die dann entsprechend den Differenzierungen der betreffenden Zellenbildungen und ihrer Absonderungen noch näher charakterisiert werden könnten. Allerdings ist die Bezeichnung Mischgeschwulst im Schrifttum derart eingebürgert und allgemein geworden, daß es schwer sein wird, diese Benennung durch einen anderen besseren Ausdruck zu ersetzen. (Vgl. Wilms, Mc. Farland u. a.). Es kommt dabei noch, wie im folgenden Abschnitt zu zeigen ist, in Betracht, daß diese Geschwülste ja immerhin nach ihrer Anlage und ihrem Sitz auf angeborene Keimstörungen hinweisen und insofern an die im eigentlichen Sinne als „Mischgeschwülste" zu bezeichnenden, wirklichen teratoiden Neubildungen erinnern.

4. Über die Herkunft der Mischgeschwülste.

Die Meinungen über die Herkunft der Mischgeschwülste der Speicheldrüsen sind entsprechend den verschiedenen Auffassungen der Natur dieser Geschwülste geteilt.

Ehrich, Böttner, Ricker stellen sich, wie erwähnt vor, daß die Mischgeschwülste aus dem fertigen Gewebe der Speicheldrüsen ihren Ursprung nehmen. Zur Stütze dieser Auffassung führen sie Übergänge zwischen Speicheldrüsenläppchen und Geschwulstläppchen an. Sie glauben auch die Umwandlung von Drüsenzellen in Geschwulstzellen beobachtet zu haben. Die drüsen- und gangartigen Bildungen sind nach Ehrich und Böttner als Abkömmlinge der Speicheldrüsenausführungsgänge zu betrachten. Die bindegewebigen Septen sind nach ihnen, wie gesagt, nichts anderes als die erhalten gebliebenen Septen der Speicheldrüsen. Dadurch würde nach ihnen auch am besten der lappige Bau der Geschwülste seine Erklärung finden.

Auch Perochaud, Löwenbach, Berger, Pailler, Morestin, Fick, Schilling, Herzog u. a. leiten in ähnlicher Weise die Geschwülste von der Drüse selbst ab. Dieser Anschauung stellt bereits Heineke entgegen, daß die Mehrzahl der Mischgeschwülste mit den Speicheldrüsen nur in lockerem Zusammenhang steht, ja oft vollkommen getrennt davon ist. Auch das Vorkommen gleich gebauter Geschwülste am Gaumen, an den Wangen, den Lippen u. a., die hinsichtlich ihrer Entstehung den Mischgeschwülsten der Speicheldrüsen gleichzusetzen sind, spricht — wie schon Heineke hervorhebt — dagegen. Außerdem erhebt er gegen diese Erklärung das Bedenken, daß sie eine weitgehende Metaplasie des hochdifferenzierten Drüsenepithels voraussetze, was jedoch sehr unwahrscheinlich ist. Ähnliche Bedenken hält HEINEKE auch der Anschauung RUD. VOLKMANNs entgegen, der, wie ausgeführt, die Mischgeschwülste der Speicheldrüsen auf eine geschwulstmäßige Wucherung des Bindegewebes, im besonderen der Endothelien zurückführt.

Solche Einwände lassen sich auch dagegen erheben, daß SIEGMUND und WEBER ebenfalls die Mischgeschwülste der Speicheldrüsen „auf eine geschwulstmäßige Umwandlung einzelner Speicheldrüsenläppchen, bzw. deren Ausführungsgänge zurückzuführen" geneigt sind (S. 318), wenn sie auch zur Unterstützung ihrer Annahmen anführen können, daß bei chronischer Entzündung als Reste der Drüsenläppchen retikulär gebaute und alveoläre Epithelhaufen übrig bleiben, die große Ähnlichkeit mit den Bildungen in Mischgeschwülsten aufweisen, was auch ich auf Grund meiner Befunde bestätigen kann.

Die überwiegende Mehrzahl der Forscher, die sich mit der Frage der Mischgeschwülste der Speicheldrüsen beschäftigt haben, sieht die Ursachen der Geschwulstbildungen in Entwicklungsstörungen der Speicheldrüsen gegeben.

Nach BIRCH-HIRSCHFELD stehen im Sinne der COHNHEIMschen Theorie die Mischgeschwülste der Speicheldrüsen in genetischer Hinsicht in Beziehung zu Abschnürung fetaler Gewebsanlagen; nach ihm macht „namentlich die topographische Beziehung der Parotis zur Anlage des ersten Kiemenbogens" „für diese Drüse die Möglichkeit der Inklusion und Verwachsung aus Teilen der mesodermalen Anlage des Kiemenbogens (Knorpel- und Schleimgewebe) sehr wahrscheinlich. Man würde in dieser Richtung von branchiogenen Parotisgeschwülsten sprechen können". (Bd. 2, S. 606.) Übereinstimmende Anschauungen äußern auch LUECKE, KLEBS, KÖNIG, CUNÉO et VEAU u. a.

HINSBERG leitet auf Grund entwicklungsgeschichtlicher Studien die einzelnen Anteile der Mischgeschwülste von einzelnen versprengten Keimen ab, so das Knorpelgewebe vom Periost des Unterkiefers, bzw. dem Perichondrium des REICHERTschen Knorpels, das Zylinderepithel von den Drüsenanlagen, das Plattenepithel auch von diesem, vielleicht aber auch von der Trommelfellanlage. (Vgl. frühere Darlegungen.)

Im Gegensatz zu dieser Annahme multipler Keimversprengungen als Geschwulstgrundlage, glaubt WILMS, daß sich die Mischgeschwülste der Speicheldrüsen aus unverbraucht liegen gebliebenen Keimen des Ektoderms und Mesenchyms sehr früher Entwicklungsperioden bilden. „Die Keime wachsen unregelmäßig und unbegrenzt, da sie bei ihrer verspäteten Wucherung den Anschluß an normale, ihrer Entwicklungsperiode entsprechende Gewebe nicht mehr finden und dadurch nicht zur normalen Differenzierung gelangen können". (S. 216.)

Später können die Keime in Wucherung geraten und Geschwülste erzeugen. „Je nach der Bildungsfähigkeit und Qualität der einzelnen Keimkomplexe entstehen dann komplizierte und einfachere Tumoren." (WILMS, S. 216). Die Zeit der Verlagerung und Ausschaltung des Ektoderm-Mesenchymkeimes muß nach WILMS in eine Periode verlegt werden, in der das Ektoderm der Mundgegend noch fähig ist, Epidermis und Mundschleimhaut zu bilden. Erfolgt die Ausschaltung in einem späteren Stadium der Entwicklungsgeschichte, dann fehlen den Mischgeschwülsten die epidermoidalen Bildungen und entstehen einfachere Gewächse.

KROMPECHER, LANDSTEINER, HERXHEIMER, MASSABUAU, PAUS u. a. machen ähnliche Annahmen wie WILMS.

RIBBERT nimmt aber entgegen WILMS an, daß die Entstehung der Mischgeschwülste in eine spätere Zeit zu verlegen sei. Nach ihm handelt es sich darum, „daß aussprossendes Epithel statt überall in gewöhnliches Bindegewebe hineinzuwachsen etwa in einem Seitensproß in das Gewebe der Kiemenbögen hineingeriet, sei es nun, daß es selbst zu weit wuchs oder daß dieses letztere Gewebe sich zu weit nach der Parotisgegend hin entwickelt hatte. Dann kam es nachher zu einer Ausschaltung eines aus Parotisepithel und dem nicht eigentlich zu ihm gehörenden Kiemenbogengewebe bestehenden Drüsenläppchens und darauf zur Bildung des Tumors, indem das Epithel wegen des abnormen Bodens, auf dem es wachsen mußte, sich nicht regelrecht entwickeln konnte und teilweise eine Rückbildung, bzw. indirekte Metaplasie erfuhr". (S. 612).

BORST denkt ebenfalls an ein Hervorgehen der Mischgeschwülste der Speicheldrüsen aus Gewebskeimen, die „bei der Entwicklung der fraglichen Regionen aus dem normalen Verband gelöst, bzw. unverbraucht liegen geblieben waren. Dafür spricht die scharfe Abgrenzung der Tumoren, die in ihrer organartigen Komposition wie ein selbständig wachsender Gewebskomplex imponieren; die histologische Untersuchung der Tumoren zeigt ferner fertige und unfertige an embryonale Vorstufen erinnernde Gewebe, so daß man den Eindruck gewinnt, der selbständige Gewebskomplex habe auch seine eigene Entwicklungsgeschichte". (S. 888). Ob die Störung sich immer im Sinne WILMS abspielt oder in einzelnen Fällen auf recht verschiedene Art und Weise, läßt BORST unentschieden.

Auch nach J. MC. FARLAND bietet die Theorie des „Einschlusses" (enclavement) oder der zufälligen „Absonderung" (sequestration) embryonaler Zellen während der frühen und verwickelten Entwicklung des Gesichtes die am meisten zusagende Erklärung des Ursprungs der Mischtumoren.

In einschlägiger Weise sind nach B. FISCHER-WASELS die Mischgeschwülste der Speicheldrüsen als Gewebsmißbildungen anzusehen, die aber auf einem frühen Stadium der Gewebsbildung stehen geblieben sind und sich trotz ihres Wachstums nicht mehr weiter differenzierten. Dementsprechend sind sie als angeboren angelegt zu betrachten, wofür auch einzelne, wenn auch spärliche Beobachtungen bei Kindern sprechen.

Wie aus dieser Darlegung der verschiedenen Ansichten über die Entstehung der Mischgeschwülste hervorgeht, sind Entwicklungsstörungen am häufigsten als Ursachen der Speicheldrüsenmischgeschwülste angesprochen worden und tatsächlich sprechen auch die histologischen Bilder, denen man bei ihrer Untersuchung begegnet und die ja häufig die Entwicklungsgeschichte der Drüsen in einem allerdings etwas verzerrten Bild wiedergeben, wohl in den meisten Fällen sehr zugunsten dieser Anschauung.

Zur Unterstützung obiger Anschauungen sei schließlich noch erwähnt, daß ähnliche Geschwülste auch fern von den Speicheldrüsen z. B. am Gaumen, an der Wange, an den Lippen beobachtet wurden. Nach MATHIAS, der sich in letzter Zeit mit der Frage dieser Geschwülste beschäftigt, handelt es sich um Atavismen, d. h. um das Auftreten organoider Bildungen im phylogenetischen Entwicklungsgebiet des betreffenden Organs. Der Geschwulstkeim soll dabei nicht wie beim Choristom durch Absprengung vom Ursprungsorgan getrennt worden sein, sondern im stammesgeschichtlichen Ausbreitungsbezirk eines Organs gesetzmäßig auftreten. MATHIAS wählt für diese von ihm angenommene besondere Gruppe von Geschwülsten den Namen Progonoblastom.

Zylindrom der Speicheldrüsen.

Zylindrome in reiner Form sind in den Speicheldrüsen, bzw. in ihrer Umgebung in einer ziemlichen großen Anzahl von Fällen angetroffen und beschrieben worden, so von ROBIN, RICHARD VOLKMANN, BILLROTH, TOMMASI, SATTLER,

EWETZKY, C. KAUFMANN, MALASSEZ, KLEBS, FRANKE, v. OHLEN, LÖWENBACH, RIBBERT, HEULLY et BOECKEL, HEINEKE, F. PARTSCH, SIEGMUND und WEBER u. a.

Häufig begegnet man ihnen in der Ohrspeicheldrüse in Verbindung mit anderen Geschwulstarten. Ich selbst wies bei der Darstellung der histologischen Bilder der Mischgeschwülste auf derartige Befunde hin; besitzen sie ja auch eine weitgehende Ähnlichkeit mit den sogenannten Mischgeschwülsten der Speicheldrüsen, wie das unter anderen GG. HERZOG, B. FISCHER-WASELS u. a. betonen, ja SIEGMUND und WEBER sehen in ihnen sogar nur eine besondere Art der Speicheldrüsemischgeschwülste.

Der klinischen Untersuchung gegenüber sind diese Geschwülste in Übereinstimmung mit den Mischgeschwülsten anfangs gut abgekapselte und gut bewegliche, langsam wachsende Gewächse, die mit der Drüse zumeist in losen Zusammenhang stehen und bei der Operation leicht aus ihrem Bett ausgeschält werden können; hierher gehört z. B. die Beobachtungen scharf abgekapselter Zylindrome von FRANKE und NASSE.

Hinsichtlich des Alters sowie der Verteilung auf beide Geschlechter bestehen keine Unterschiede gegenüber den Mischgeschwülsten der Speicheldrüsen. (HEINEKE.) Eine Abweichung scheint insofern gegeben zu sein, als die Zylindrome besonders häufig zu bösartigem Wachstum neigen, ein Verhalten, das sie mit Zylindromen anderer Körpergegenden (z. B. der Orbita) teilen. (HEINEKE, bzw. MARCHAND, der HEINEKE auf dieses Verhalten aufmerksam machte.)

Die Beobachtungen von RICH. VOLKMANN, v. OHLEN, LÖWENBACH zeichneten sich durch ihr örtlich infiltrierendes Wachstum aus. BAROZZI et LESNÉ beobachteten ein Zylindrom in der Gegend der Unterkieferdrüse, das eine sechsmal rezidivierende Geschwulst bildete, die von der Schläfe bis zum Halse und vom Kinn bis zur Wirbelsäule reichte. In solchen Fällen besteht besonders die Gefahr der Metastasierung; es können aber auch gelegentlich Zylindrome, die bei der mikroskopischen Untersuchung „gutartig" erschienen, zu Tochterknotenbildungen führen, so z. B. im Falle von F. PARTSCH.

Über Metastasen bei Zylindromen berichteten auch TOMMASI, RIBBERT, BAROZZI et LESNÉ, HEINEKE, F. PARTSCH u. a. In der Beobachtung von TOMMASI fanden sich Tochterknoten in den linksseitigen Halslymphknoten, im Schädeldach, in der Lunge, in der Leber, in der linken Niere und in den Ovarien. RIBBERT vermerkt Tochterknoten in der Bauchhaut, BARROZZI et LESNÉ in den Halslymphknoten und in der Lunge, HEINEKE im Unterkiefer und F. PARTSCH in der Pleura, bzw. in der Lunge.

Bei der anatomischen Untersuchung sind die Zylindrome, solange sie beschränkt wachsen, zumeist gut gegen die Umgebung abgegrenzt und von einer bindegewebigen Kapsel umgeben (RIBBERT), die Septen in das Innere der Geschwulst vorschiebt, und dadurch ihren lappigen Bau bewirkt.

Ihre Form ist dabei gewöhnlich rundlich, doch kommen auch vielgestaltige und mit Fortsätzen in die Umgebung reichende Gewächse vor. Bisweilen sind neben einem Hauptknoten noch kleinere Nebenknoten entwickelt. (RIBBERT.) Sie fühlen sich unter allen Umständen weich, bzw. prall elastisch an.

Auf dem Schnitt bieten sie ein durchscheinend graurotes, glasiges gallertartiges Aussehen dar. Gelegentlich können sich Spalten und Hohlräume finden, die mit schleimigem, hyalinem oder auch blutigem Inhalt erfüllt sind und der Geschwulst eine fächeriges Aussehen geben können. (RIBBERT.) Gewöhnlich sind die abgekapselten (gutartigen) Zylindrome auch noch, wenn sie groß geworden, von der Schleimhaut überzogen (RIBBERT), was bei den infiltrierenden Zylindromen nicht der Fall ist. Diese teilen ihre Merkmale auch in solcher Beziehung mit den Krebsen, bzw. mit den „bösartigen" Mischgeschwülsten.

Das histologische Bild der Zylindrome, die läppchenförmig gleich einer Drüse abgeteilt sind, ist vor allem durch vielfach verzweigte und sich durchflechtende glashelle, homogene, hyalin-schleimige Zylinder, Balken, Strang-, Kugel- und Netzbildungen gekennzeichnet, die dieser Geschwulstform ein eigenartiges Gepräge verliehen und ihr auch den Namen gegeben haben. Die hyaline Umwandlung betrifft zumeist auch die bindegewebige Kapsel, die solche Geschwülste umgibt.

In ihre hyalinen Bildungen eingelagert, finden sich Zellstränge, die sich oft ohne irgendwelche erkennbare Gesetzmäßigkeit angeordnet zeigen, oft jedoch auch schlauchförmig und drüsenartige Hohlräume von verschiedener Größe bilden, die in diagnostischer Hinsicht ein wichtiges Merkmal der Zylindrome darstellen. Diese schlauchförmigen Entwicklungen liegen bald diffus zerstreut, bald sind sie in dichter, enger Ausbildung auf Felder und Lappen beschränkt angeordnet und ausgebildet. (Vgl. Abb. 100.) Die Begrenzung der Hohlräume wird dort, wo sie inmitten homogener Geschwulstabschnitte liegen, unmittelbar von der homogenen Substanz gebildet. Zumeist jedoch werden die Hohlräume

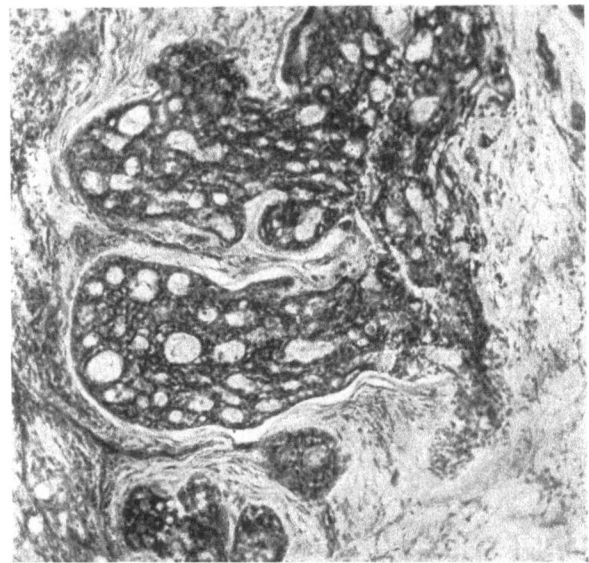

Abb. 100. Aus einem Zylindrom der Ohrspeicheldrüse einer 40 Jahre alten Frau. (Präparat von Prof. GG. GRUBER). (70fach. Vergr.)

von Zellagen umsäumt, deren innerste Zellen kubisch oder auch zylindrisch gestaltet sind, wodurch die Bilder drüsenähnliches Aussehen, einer Schilddrüse vergleichbar, annehmen. Die die Hohlräume begrenzenden Zellgebilde tragen an ihrer Innenfläche oft einen kutikulaartigen Saum. Der Inhalt solcher Hohlräume ist durch eine homogene, körnige, oder auch konzentrisch geschichtete Substanz gebildet (vgl. Abb. 101), die sich nach v. GIESON gelblich, bei Hämatoxylinfärbung bläulich färbt. In manchen Hohlräumen bleibt ein Teil frei, da sich der Inhalt von der Wandung zurückgezogen hat. Es können dadurch und infolge von Vakuolenbildungen eigentümliche, auch sternförmige Inhaltsbildungen zustande kommen.

Bisweilen begegnet man in mehr solid gebauten Zellsträngen Anfangsstadien der drüsenartigen Schlauchbildungen, in dem sich kleine tropfenartige, homogene Anhäufungen zwischen den Zellen bemerkbar machen. (Vgl. Abb. 101.) Solche Anhäufungen stehen offenbar zu dem homogenen Protoplasma der dabei vergrößerten Zellen in Beziehung. Durch weitere Ausscheidungen kommt es zu kleinen Hohlraumbildungen, die ähnlichen Inhalt führen und zu den größeren Drüsen- und Schlauchbildungen überführen. Diese Befunde legen nahe, daß die homogenen, körnigen oder auch konzentrisch gestreiften Inhaltsbildungen eingedickte Sekretmassen sind, die von den Zellen dieser Stränge gebildet wurden.

Dadurch, daß sich manchmal innerhalb der Hohlräume außer dem genannten Inhalt auch Längs- oder Querdurchschnitte von Zügen vorfinden lassen, weisen solche Befunde auf zottige Entwicklungen der Hohlraumwandung hin.

Neben diesen drüsenartigen Schlauchbildungen können sich auch solide mehr oder minder parenchymreiche, als jüngste Stadien aufzufassende Zellnetze finden, die zwischen den hyalinen Balken ausgebreitet liegen und sich örtlich oft in ihnen verlieren.

Die Zellen, die diese Zellstränge zusammensetzen, stellen im allgemeinen kleine runde oder vieleckige Gebilde dar, deren Protoplasma sich mit Eosin

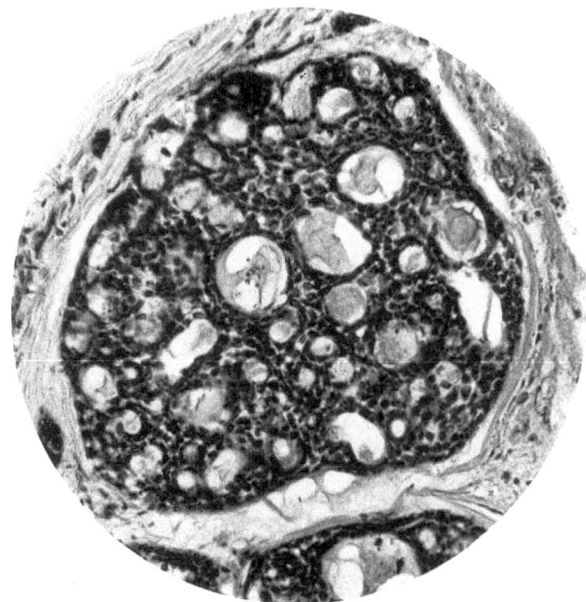

Abb. 101. Zylindrom der Ohrspeicheldrüse mit charakteristischen Hohlraumbildungen (Sekretzystchen). (175fach. Vergr.)

hellrosa, nach van Gieson hellgelblich färbt. Die Zellen liegen oft epithelähnlich dicht aneinander gedrängt, hie und da zeigen sie aber auch eine mehr lockere Lagerung. Ihre Kerne sind (in Färbungspräparaten) zum Teil hell, bläschenförmig, zum Teil chromatinreich und mit Hämatoxylin dunkelblau, mit Eisenhämatoxylin van Gieson braun gefärbt. Der Chromatinreichtum der Kerne fällt besonders in den peripherischen Anteilen der Zellstränge auf.

Abgesehen von den hyalinen Inhaltsbildungen innerhalb der drüsenartigen und schlauchförmigen Formationen treten weiterhin, wie erwähnt, hyaline Balken, Zylinder und Stränge in verschiedener Mächtigkeit innerhalb dieser Geschwülste zutage. Diese hyalinen Bildungen verlaufen auf dem Längsschnitt gesehen bald in schmalen Zügen zwischen den Zellhaufen und Zellreihen (vgl. Abb. 102 u. 103), bald drängen sie in dickeren Entwicklungen dieselben auseinander, so daß an manchen Stellen das Bild fast vollkommen von den hyalinen Balkenentwicklungen beherrscht wird; nur da und dort noch sind übriggebliebene Zwischenräume von Zellen erfüllt. (Vgl. Abb. 104). Die Zellen finden sich dabei oft ganz isoliert und in weiten Abständen voneinander, durch Protoplasma-ausläufer miteinander verbunden. Der Kern solcher Zellen kann dabei seine runde, ovale Form verlieren und lange spindelige Gestalt annehmen, um schließlich unter den Druckeinwirkungen vollkommen zu verschwinden. An solchen

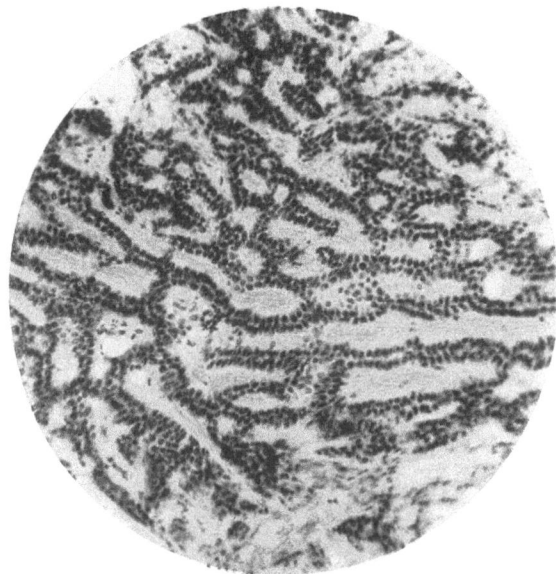

Abb. 102. Aus einer überwiegend zylindromatösen Mischgeschwulst der Ohrspeicheldrüse einer 34 Jahre alten Frau, zur Darstellung der das Zylindrom so kennzeichnenden hyalinen Balken. (150fach. Vergr.)

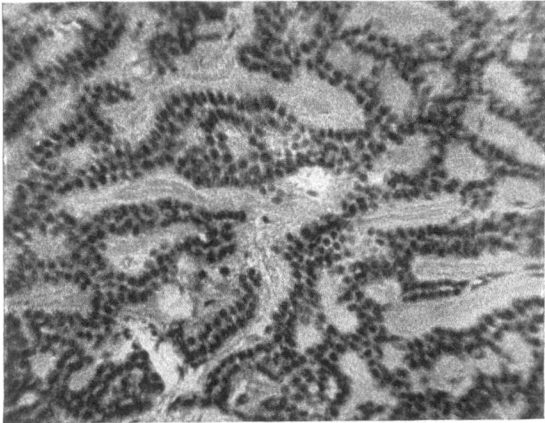

Abb. 103. Teilbild aus der Abb. 102 bei 240fach. Vergr.

Stellen besteht das Gewebe fast nur mehr aus derartigen, sich durchkreuzenden bald längs, bald quer, bald schief getroffenen, homogen hyalinen Balken und Bändern, die gelegentlich noch blasse Bindegewebskerne in sich schließen. Bisweilen zeigen sie aber eine schon an Längsschnitten leicht angedeutete Streifung, der am Querschnitt der Balken und Bänder, besonders in ihrer peripherischen Zone, eine konzentrische Zeichnung entspricht. Vielfach weisen die hyalinen Balken auch kolbige Auftreibungen, variköse Anschwellungen sowie keulenartige Auswüchse und kugelige Anhänge auf.

Bei Hämatoxylin-Eosinfärbung färben sich diese homogenen Bildungen rosa, nach VAN GIESON leicht rot, bzw. gelbrot.

In solchen Geschwulstgebieten sind die Gefäße und Kapillaren zumeist spärlich ausgebildet, jedoch mit deutlichem Lumen und spindeligen Endothelzellen. Nur selten gehen die Gefäßwände selbst hyaline Umwandlungen ein.

Wie ausgeführt, können gelegentlich auch beschränkt wachsende und gut abgekapselte Zylindrome der Speicheldrüsen zu metastatischer Tochterknotenbildung in anderen Organen führen. Der Bau entspricht vollkommen dem der Hauptgeschwulst. (TOMMASI, RIBBERT, F. PARTSCH u. a.). Sie lassen ebenfalls

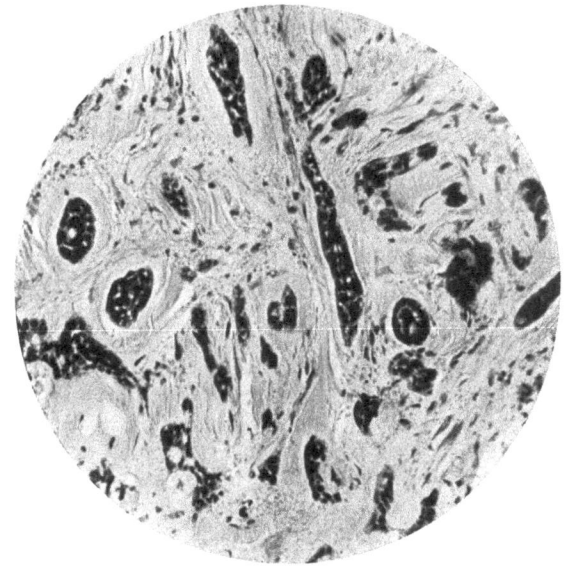

Abb. 104. Zylindrom der Ohrspeicheldruse mit ausgedehnten hyalinen Balkenbildungen, zwischen denen noch inselförmige Zellanhäufungen bemerkbar sind. (150fach. Vergr.)

nebst bindegewebigen Septen und den eigenartigen drüsen- und schlauchförmigen Hohlräumen Einlagerungen homogener hyaliner Balken und Bänder erkennen, die sich in der mannigfaltigsten Weise durchflechten.

Bei mikrochemischen Untersuchungen der besagten Balken-Zylinder- und Kugelbildungen erwiesen sie sich nach den Angaben im Schrifttum (RICH. VOLKMANN, LUBARSCH (C), v. OHLEN) überwiegend von hyaliner, aber auch muzinöser Beschaffenheit. LUBARSCH erwähnt außerdem amyloide Massen, die sich aus hyalinen und schleimigen Vorstufen entwickeln. Zur Erklärung des Vorkommens dieser Degenerationsformen in Zylindromen führt LUBARSCH an, daß die unter der Wirkung der wuchernden Geschwulstzellen untergehenden Wandungen der Blut- und Lymphkapillaren durch die ständige Umspülung mit Serumflüssigkeit in die eigentümliche Eiweißmodifikation übergeführt werden. Endlich machte B. FISCHER-WASELs (1904, 1917) auf das regelmäßige Vorkommen von körnigen und faserigen Elastinbildungen in der schleimartigen oder hyalinen Substanz der Zylindrome aufmerksam. Diese eigenartigen Bilder sind nach ihm so kennzeichnend, daß sie in zweifelhaften Fällen sogar zur Stellung der Diagnose verwertet werden können.

Die infiltrierend wachsenden Zylindrome unterscheiden sich von den bisher geschilderten abgekapselten Geschwulstbildungen vor allem dadurch, daß üppige Zellwucherungen das Bild beherrschen; die hyalinen Bildungen treten dabei fast vollkommen zurück. Ähnliche Verhältnisse kennzeichnen auch die Tochterknoten, die wie angeführt, in den verschiedensten Organen gefunden wurden.

Über das Wesen und die Histogenese der Zylindrome der Speicheldrüsen besteht heute noch, wie über diese Geschwulstform im allgemeinen, keine einheitliche Auffassung. Es sind ähnliche Meinungen wie über Wesen und Entstehung der sogenannten Mischgeschwülste der Speicheldrüsen auch bei den Zylindromen geäußert worden, im besonderen in Betreff der Frage, ob das zellige Geschwulstparenchym bindegewebiger oder epithelialer Abkunft ist und welche Beziehungen zwischen Parenchym, Bindegewebe und den hyalinen Balken- und Kugelbildungen bestehen. Die Verschiedenheit der Auffassungen und der Wechsel der Anschauungen kommen dabei schon in den verschiedenen Namen (Siphonoma, Schlauchknorpelgeschwulst, Schlauchsarkom, Schleimkankroid, Chondroma proliferum mucosum, Endothelioma intravasculare hyalogenes u. a. m.), mit denen diese Geschwulstform belegt wurde, zum Ausdruck. Die Bezeichung Zylindrom stammt von BILLROTH (1856) und seine Definition kann heute noch als maßgebend anerkannt werden.

Für die endotheliale, bindegewebige Herkunft der Zylindrome der Speicheldrüsen äußerten sich RICH. VOLKMANN, SATTLER, v. EWETZKY, C. KAUFMANN, KLEBS, FRANKE, v. OHLEN; diese Autoren sehen den Ausgangspunkt der Zylindrome in den Endothelien der Blut-, Lymphgefäße und Saftkanälchen sowie im Bindegewebe der Drüsen. Diese Anschauung kommt auch darin zum Ausdruck, daß die Zylindrome den plexiformen Sarkomen und Angiosarkomen zugezählt wurden. Die hyalinen Bildungen entwickeln sich nach diesen Autoren entweder durch hyaline Quellung und Umwandlung der Gefäße (SATTLER u. a.) oder des bindegewebigen Stromas (v. EWETZKY, FRANKE, v. OHLEN u. a.), wofür auch die gelegentlich anzutreffenden fibrillären Inhaltsgebilde sowie die eingeschlossenen Bindegewebskerne sprechen würden. Einige Autoren beziehen das Hyalin auch auf die Geschwulstzellen selbst (SATTLER, v. EWETZKY, v. OHLEN u. a.), wobei entweder eine hyaline Umwandlung (VOLKMANN, v. OHLEN u. a.) oder sekretorische Leistungen der Zellen (VOLKMANN, KLEBS u. a.) in Frage kommen.

Für die epitheliale Herkunft der Zylindrome, die in den Speicheldrüsen und in ihrer Nähe zur Beobachtung kommen, treten TOMMASI, ROBIN, LÖWENBACH, RIBBERT, BÖTTNER, SIEGMUND und WEBER ein. Auch BILLROTH äußerte sich anfänglich (1856) in diesem Sinne, indem er bemerkte, daß die „Keimzylinder" durchaus das Aussehen embryonaler Drüsenanlagen haben und die ursprüngliche Degeneration in einem Auswachsen der Drüsenläppchen besteht; BILLROTH gab allerdings später (1859) diese Anschauung auf und trat für die bindegewebige Herkunft der Geschwulstbildung ein.

TOMMASI schien es infolge der größeren Ähnlichkeit der Zylindrome mit krebsigen als mit sarkomatösen Geschwülsten entsprechender anstatt des von FRIEDREICH gebrauchten Ausdruckes „Schlauchsarkom" die Bezeichnung „Schlauchkrebs" oder „krebsige Schlauchgeschwulst" anzuwenden.

LÖWENBACH stellt fest, daß auf Grund seiner Befunde „der Ausgangspunkt der zelligen Wucherungen in epithelialen Gebilden zu suchen sei" (S. 110), und zwar für seinen ersten Fall in den Drüsenepithelien, für den

zweiten Fall in den Epithelien der größeren Ausführungs- und kleineren Speichelgänge der Submaxillardrüse. Nach ihm stammen aber sowohl „die
fibrillären Septen" als auch „die so charakteristischen hyalin-
schleimigen Balken" „vom Bindegewebe" her. „Durch vollständige
schleimige Verflüssigung solcher Balken entsteht ein Teil der beschriebenen schleimerfüllten Hohlräume, ist also in letzter Linie mittelbarer Abkömmling fibrillären Bindegewebes". Nach LÖWENBACH soll ferner
ein „Teil jener schleimerfüllten Hohlräume durch schleimige Umwandlung und Aufquellung einzelner Zellen entstehen, was für dieselben eine epitheliale Genese ergibt". (S. 110.).

LÖWENBACH sieht sich daher veranlaßt, die Geschwülste als zylindromatöse
Krebse oder krebsige Zylindrome zu bezeichnen.

Auch RIBBERT sieht in den Zylindromen der Speicheldrüsen, bzw. in den
Schleimdrüsenepitheliomen fibroepitheliale Neubildungen. Die hyalinen
Bildungen sind nach RIBBERT zum Teil als Sekretmassen der Epithelien anzusehen, zum Teil sind sie aber auch durch hyaline Umwandlung des Bindegewebes
entstanden, was besonders durch den Nachweis von Fibrillen und Zellresten
nahegelegt wird. Die endothelähnliche Gestalt der epithelialen Zellen, die für
die Deutung einer endothelialen Genese maßgebend war, erklärt sich nach
RIBBERT durch mechanische Bedingungen des wachsenden Bindegewebes, die
die äußere Übereinstimmung der Form herbeiführen.

BÖTTNER äußert sich über die Zylindrome: Es unterliegt keinem Zweifel,
daß die hyalinen Kugeln und korallenstockartig verzweigten verästelten Gebilde
(„Zylinder") (zwischen den unzweifelhaft epithelialen Geschwulstzellen) und
das ebenso aussehende „Hyalin", „das in derselben Geschwulst die Kapillaren
und Gefäßchen als Mantel umgibt", „identisch sind". Nach der Meinung BÖTT-
NERs bleibt, „wenn man die hyalin gewordenen Gefäßwände einer solchen Geschwulst als Kollagen bindegewebigen Ursprungs ansieht, wie das allgemein
geschieht", „nichts anderes übrig, als auch die zwischen den Epithelzellen anzutreffende Substanz als Kollagen anzusehen, in unserer Auffassung somit als ein
Produkt des epithelialen Parenchyms, das vermöge seiner Identität mit dem
zirkumkapillären bindegewebigen Hyalin verschmelzen kann". (S. 384 u. 385).

Nach SIEGMUND und WEBER sind die Zylindrome ebenfalls epitheliale Geschwulstbildungen. Die hyalinen Balken entstehen „durch einen eigenartigen Verquellungsprozeß von kollagenen und elastischen Bindegewebsfibrillen, die in inter-
epitheliale Abscheidungsprodukte eindringen. Sie spiegeln damit einen Vorgang
wieder, wie er unter normalen Verhältnissen bei der Ausbildung von Basalmembranen unter Entwicklung des Zahnschmelzes verwirklicht ist, hier aber geschwulstmäßig in das Groteske gesteigert ist". (S. 314.) Nach SIEGMUND und
WEBER läßt sich noch dadurch eine besondere Form von Zylindromen abgrenzen,
„daß die besagten teils epithelialen, teils mesenchymalen Verquellungen" „nicht
an der inneren Oberfläche eines drüsenschlauchähnlichen Hohlraumsystems
vor sich gehen, sondern, daß an der äußeren Oberfläche vor kompakten Zellsträngen die gleichen Prozesse ablaufen. Dann werden die epithelialen Zellstränge von breiten, aufquellenden, basalmembranartigen, hyalinen Massen
umscheidet und oft so weitgehend komprimiert, daß sie in der Tat den Eindruck
von Lymphgefäßendothelien erwecken können. Daß es sich hier um Verquellungen
von Bindegewebsfibrillen mit epithelialen Abscheidungsprodukten an der Basis
der Zellstränge handelt, zeigt einwandfrei die Lagerung und das Verhalten der
innerhalb der hyalinen Bänder aufzufindenden Bindegewebskerne". (S. 315.)

Die Auffassungen von SIEGMUND und WEBER gehen auf die sorgfältigen
Untersuchungen GG. HERZOGS (1921) über das Zylindrom im allgemeinen zurück.
HERZOG, der eine Übersicht über die Entwicklung unserer Kenntnisse dieser

Geschwulstform gibt, spricht sich für die epitheliale Natur der Zylindrome aus. An dem Zustandekommen der eigenartigen hyalinen Gebilde sind nach HERZOG in erster Linie das epitheliale Geschwulstparenchym, in zweiter das Stromabindegewebe beteiligt. Eine dritte Möglichkeit ist durch eine Verschmelzung von epithelialer und bindegewebiger „hyaliner Substanz" gegeben, indem die hyalinen epithelialen Sekretmassen mit der bindegewebigen Substanz des Stromas in Verbindung treten. HERZOG tritt in der genannten Arbeit auch dafür ein, den seit BILLROTH eingebürgerten Namen Zylindrom, mit dem sich auch bestimmte klinische Vorstellungen verbinden, beizubehalten. Die Bezeichnung Zylindrom oder Epithelioma cylindromatosum sollte aber nur für diese Geschwulstform Verwendung finden, also nicht etwa im Sinne von LUBARSCH, BORST, MAC CALLUM u. a., die eine zylindromatöse Umwandlung von Karzinomen wie von Sarkomen gelten lassen und nach denen das Zylindrom keine einheitliche Geschwulst ist.

Meine eigenen, allerdings spärlichen Erfahrungen lassen mich ebenfalls insofern für die epitheliale Natur der Zylindrome eintreten, daß sich mir die hyalinen Bildungen als ausgesprochene Sekretionsprodukte epithelialer Zellen ergaben; andererseits aber entstehen sie sicherlich auch durch hyaline Quellung und Umwandlung des bindegewebigen Stromas und in seltenen Fällen der Blutgefäße oder durch Vermischung der epithelialen Abscheidungsprodukte mit dem bindegewebigen Stroma der Geschwulst im Sinne eines mesenchymal-epithelialen Legierungsproduktes (HERZOG, SIEGMUND und WEBER). Die letztere Möglichkeit wird besonders durch die verschiedene Färbbarkeit der hyalinen Bildungen des Zylindromes nach VAN GIESON, mit Thionin nahegelegt, was für eine Zusammensetzung aus zweierlei Anteilen spricht.

Was die Entstehung der Zylindrome anlangt, so nimmt LÖWENBACH an, daß der Ursprung der Geschwülste in der normalen Drüse, bzw. in den größeren Ausführungsgängen zu suchen sei. Übergangsbilder normaler drüsiger Teile in Geschwulstwucherungen glaubt LÖWENBACH als Stütze dieser Anschauung angeben zu können.

RIBBERT, mit dem im großen und ganzen KROMPECHER (der in den Zylindromen Basalzellenkrebse sieht) übereinstimmt, führt sie auf eine Entwicklungsstörung, bzw. auf eine Keimisolierung zurück, wofür im besonderen die allseitig geschlossene Abkapselung kleinerer solcher Geschwülste spricht. Für die Abschnürung solcher Keime können nach diesem Forscher, besonders die Speicheldrüsen in Betracht kommen. In welchem Zeitpunkt die Keimisolierung erfolgt, ist nach RIBBERT allerdings nicht genauer festzustellen. Es läßt sich, nach RIBBERT denken, daß schon „bei der ersten Aussprossung der Drüse eine Anomalie eintrat, durch die Epithelzellen ausgeschaltet, in das Bindegewebe versprengt wurden und sich hier selbständig zu den drüsenähnlichen Bildungen weiterentwickelten". (S. 600.)

Die mangelhafte Differenzierung und Entwicklung des Epithels erklärt sich nach RIBBERT aus dem Wachstum unter abnormen Bedingungen. Stütze dafür liefern die Befunde nach Unterbindung der Ausführungsgänge der Speicheldrüsen sowie bei Transplantationen und chronischen Entzündungen, die an dem Epithel der Gänge den Zylindromen ähnliche Bildungen nachweisen lassen.

Hierher gehören auch die Befunde von C. LÖWENSTEIN, der nach Einspritzung von Scharlachöl in die Ohrspeicheldrüse von Kaninchen atypische Plattenepithelwucherungen erzeugte und auf Grund dieser Veränderungen die Meinung ausspricht, daß es sich bei den sogenannten zylindromatösen, netzförmigen und lumenbildenden Partien der Speicheldrüsengeschwülste um epitheliale Bildungen handelt.

Wahrscheinlich gemacht sieht RIBBERT obige Auffassung weiterhin durch die Befunde in einer zystischen Geschwulst der Ohrspeicheldrüse eines 16 Jahre alten Mädchens. Die Drüse war in dieser Beobachtung zum Teil wohl ausgebildet, zum Zeil bestand sie aus mehr oder weniger erweiterten Gängen, die mit Zylinderepithel oder mit geschichteten, kubischen Epithelzellen bekleidet waren. In diese erweiterten Gänge hinein erhoben sich verästigte dicke Epithelsprossen, die bisweilen die Hohlräume ganz ausfüllten. Die schmäleren Gänge, zum Teil aber auch die dicken Epithellagen der größeren Kanäle boten alle Eigentümlichkeiten der Zylindrome dar, im besonderen die kugeligen Hohlraumbildungen innerhalb des Epithels, die unter Sekretabscheidung zustande gekommen waren.

Auch nach B. FISCHER-WASELS (1927), sind die Zylindrome „von ausgeschalteten und hohldifferenzierten embryonalen Epithelkeimen" herzuleiten. (S. 1484.)

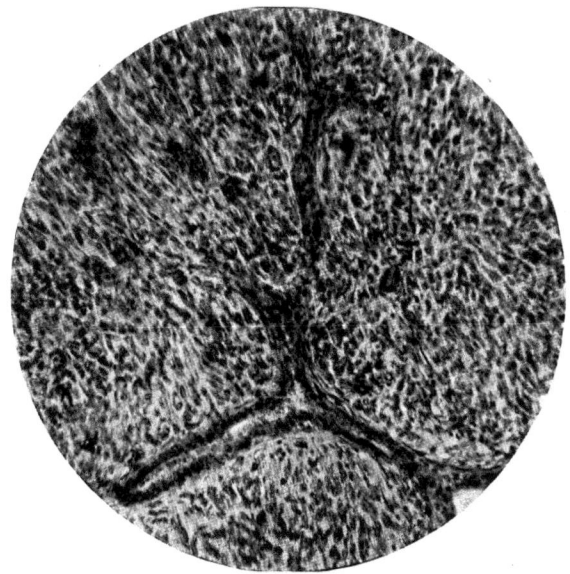

Abb. 105. Sarkommetastase in der Ohrspeicheldrüse bei primärem Hautsarkom. (Alter unbekannt.) (Präparat von Prof. Dr. G. B. GRUBER.) (115fach. Vergr.)

C. Sekundäre, metastatische Geschwülste der Speicheldrüsen.

Über sekundäre Geschwülste in den Mundspeicheldrüsen ist in der Literatur nicht viel bekannt. Anzuführen sind in dieser Hinsicht vor allem die sekundären Gewächse, die durch ununterbrochenes Einwuchern von Geschwülsten der Nachbarschaft in die Speicheldrüsen entstehen können.

ISRAEL erwähnt einen Krebs der Unterkiefers, der allmählich die Unterkiefer- und Unterzungendrüse krebsig infiltrierte. Ich selbst konnte einen Plattenepithelkrebs der Mundschleimhaut untersuchen, der in die Unterkieferdrüse vorgewachsen war. Das Drüsengewebe, im besonderen das Zwischengewebe war dabei reaktiv zellig durchsetzt, die Drüsenläppchen zum Teil noch gut erhalten zum Teil im Untergang begriffen.

In zweiter Linie können sekundäre Geschwülste der Speicheldrüsen auf dem Wege der Blut- oder Lymphbahnen in der Drüsensubstanz, bzw. wohl häufiger in den intraglandulären Lymphknoten zur Entwicklung gelangen. Ich kann in dieser Hinsicht eine Sarkommetastase in der Ohrspeicheldrüse bei

primärem Hautsarkom anführen. Die Metastase stellt ein polymorph-spindel-
zelliges Sarkom dar; die Abb. 105 vermag diesen Befund wiederzugeben; im
Bild sind noch Resteeines verzweigten größeren Ausführungsganges erhalten.
Das Drüsengewebe selbst ist vollkommen durch die Geschwulst ersetzt.

Die Möglichkeit von metastatischen Melanomen wurde bereits bei der Darstellung dieser Geschwulstform in den Speicheldrüsen angegeben. Es wurde
dort erwähnt, daß es sich wohl bei manchen der von den Autoren beschriebenen,

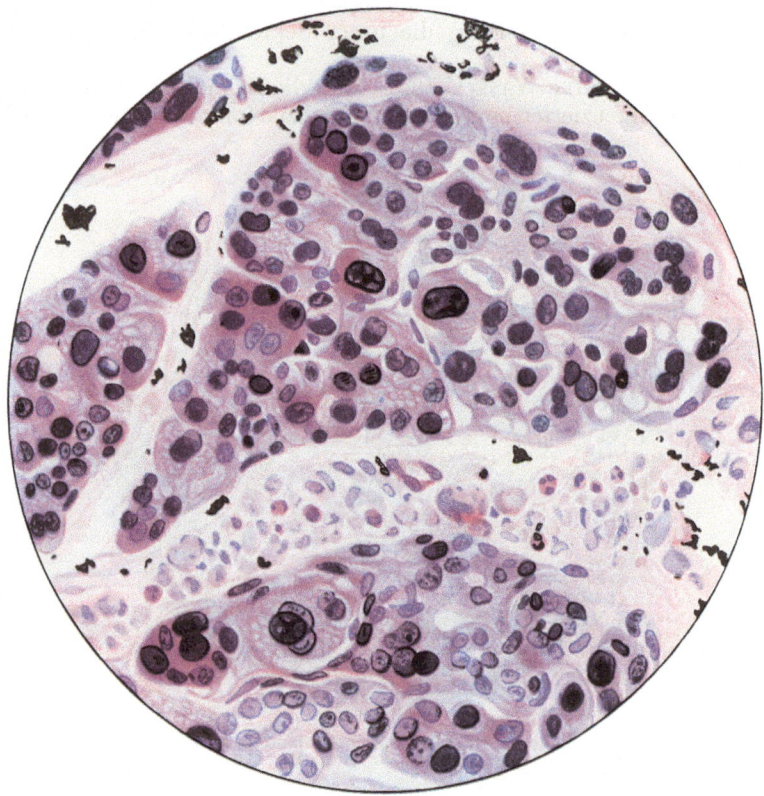

Abb. 106. Sog. Kernerkrankung der Speicheldrüsenzellen einer Ratte bei Teerinjektion. In Abständen von 8 Tagen je ein Tropfen Karboneol in die Drüse eingespritzt. Spontanexitus nach 22 Tagen.
(Starke Vergrößerung). (Nach B. FISCHER-WASELS 1927, S. 1619, Abb. 479.)

angeblichen primären Melanomen der Speicheldrüsen um sekundäre metastatische, den intra- und periglandulären Lymphknoten angehörende Bildungen
gehandelt hat. Es wurde in dieser Beziehung auf eine Beobachtung von v. BRUNS
verwiesen, die lehrte, daß ein großes geschwürig verändertes Melanom in der
Gegend der Ohrspeicheldrüse von einem kleinen primären Hautmelanom, das
die überhängende Geschwulst verbarg, seinen Ursprung nahm. Eine ähnliche
Erfahrung erwähnt auch HEINEKE, der ein Melanosarkom der rechten Parotisgegend operierte, das seiner Lage nach als eine Geschwulst der Ohrspeicheldrüse
angesehen werden mußte. Die Angabe der Patientin jedoch, daß ihr einige
Jahre zuvor eine kleine „Warze" aus der Wange entfernt wurde, legte nahe,
daß ein Naevusmelanom der Haut mit Metastasen in der Ohrspeicheldrüse
vorlag.

D. Experimentell erzeugte, geschwulstähnliche Veränderungen der Speicheldrüsen.

Der Vollständigkeit halber sei noch anhangsweise die „Kernerkrankung" der Speicheldrüsenzellen erwähnt, die B. FISCHER-WASELS bei seinen zusammen mit MACCHIARULO angestellten Versuchen in der Ohrspeicheldrüse von Kaninchen und Ratten durch wiederholte Karboneoleinspritzungen erzeugte. Zur bildlichen Darstellung dieser Befunde sei seine Abbildung 479 wiedergegeben, die diese Kernerkrankung der Speicheldrüsenzellen einer Ratte in ihren Eigentümlichkeiten erkennen läßt. (Abb. 106.) Die Epithelzellen weisen dabei ungeordnete Entwicklung, verschiedene Formen („Riesenformen", „Zwergformen") sowie vielgestaltige Kerne auf, die bald groß, bald klein, bald chromatinarm, bald chromatinreich, und pyknotisch sind. Die Befunde stellen einen Beitrag zur experimentellen Krebserzeugung dar.

In Parallele mit den Versuchen von B. FISCHER-WASELS sind die schon erwähnten Untersuchungen von C. LÖWENSTEIN zu bringen, der durch Einspritzung von Scharlachöl in die Ohrspeicheldrüse von Kaninchen plattenepitheliale Umbildungen des Drüsenepithels erzeugen konnte. Die Plattenepithelwucherungen waren streifenförmig solid und wiesen Interzellularbrücken, aber keine Verhornungen auf. Als Auslösungsreiz der Epithelwucherungen nimmt LÖWENSTEIN chemische Einwirkungen an, die von den Lymphozyten ausgehen sollen.

Schrifttum.

I. **Zur Entwicklungsgeschichte, normalen Anatomie, Histologie und Physiologie der großen Kopfspeicheldrüsen.**

A. Entwicklungsgeschichte.

BONNET, R.: Lehrbuch der Entwicklungsgeschichte. Berlin: Paul Parey 1907. — BROMAN, I.: Normale und abnorme Entwicklung des Menschen 1911. (Vgl. auch Grundriß der Entwicklungsgeschichte des Menschen. München u. Wiesbaden: J. F. Bergmann 1921. CHIEVITZ, J. H.: Beiträge zur Entwicklungsgeschichte der Speicheldrüsen. Arch. Anat. 1885, 401.
HAMMAR, J. A.: Notiz über die Entwicklung der Zunge und der Mundspeicheldrüsen beim Menschen. Anat. Anz. 19 (1901). — HEIDENHAIN, M.: (a) Neue Grundlegungen zur Morphologie der Speicheldrüsen. Anat. Anz. 52, 305 (1920). (b) Über die teilungsfähigen Drüseneinheiten oder Adenomeren, sowie über die Grundbegriffe der morphologischen Systemlehre. Berlin: Julius Springer 1921. — HIS, W.: Anatomie menschlicher Embryonen. 1885, H. 3.
PLAYFAIR, J., MC MURRICH: Der Mund und seine Organe. Handbuch der Entwicklungsgeschichte des Menschen. Von F. KEIBEL und F. P. MALL. 2, 324. Leipzig: S. Hirzel 1911.
SCHUHMACHER, V. S.: Histologie der Luftwege und der Mundhöhle. Handbuch der Hals-, Nasen-, Ohrenheilkunde. Herausgegeb. v. A. DENKER und O. KAHLER. 1, 277. Berlin: Julius Springer und München: J. F. Bergmann 1925.

B u. C. Normale Anatomie und Histologie.

BRAUS, H.: Anatomie des Menschen. 1 u. 2. Berlin: Julius Springer 1921.
CORNING, H. K.: Lehrbuch der topographischen Anatomie. Wiesbaden: J. F. Bergmann 1907.
EBNER, V. v.: Von den Verdauungsorganen. Koellikers Handbuch der Gewebelehre des Menschen 3. Leipzig: Wilh. Engelmann 1902.
FLINT, J. M.: (a) The Angiology, angiogenesis and organogenesis of the submaxillary gland. Amer. Anat. 2 (1903). (b) Das Bindegewebe der Speicheldrüsen und des Pankreas und seine Entwicklung in der Glandula submaxillaris. Arch. f. Anat. 61, 1903.
HEIDENHAIN, M.: (a) Siehe Abschnitt über Entwicklungsgeschichte. (b) Über die Epithelien des Corpus Epididymitis beim Menschen. Z. Anat. 72, 1, 599 (1924). — HEIDENHAIN, R.: Siehe Abschnitt über Physiologie. — HEITZMANN, C.: Die deskriptive und topographische Anatomie des Menschen. 2, 13 (1875). Wien: Wilhelm Braumüller.

Kermauner: Zur Kenntnis des makroskopischen Baues der Parotis. Arch. klin. Chir. 59, 805 (1899). — Klein, E.: On the lymphatic System and the minute structure of the salvary glands and pancreas. Quart. J. microsc. Sci. 22, 154. — Kowalewsky, N.: Über das Blutgefäßsystem der Speicheldrüsen. Arch. f. Anat. 1885, 385. — Krause, R.: Beiträge zur Histologie der Speicheldrüsen. Arch. mikrosk. Anat. 49 (1897).
Langley, J. N.: J. of Physiol. 2, 261 (1879).
Mathis, J.: Über Sekretionserscheinungen in Drüsenausführungsgängen. Z. mikrosk.-anat. Forschg 13, 343 (1928). — Maximow, A.: Beiträge zur Histologie und Physiologie der Speicheldrüsen. Arch. mikrosk. Anat. 58, 1 (1901).
Neisse: Über den Einschluß von Parotisläppchen in Lymphknoten. Anat. H. 10, 287 (1898).
Pischinger, A.: Beiträge zur Kenntnis der Speicheldrüsen, besonders der Glandula sublingualis und submaxillaris des Menschen. Z. mikrosk.-anat. Forschg 1 (1924).
Schaffer, J.: (a) Beiträge zur Histologie menschlicher Organe. Sitzgsber. Akad. Wiss. in Wien 166, 353. (b) Zur Histologie der Unterkieferspeicheldrüse bei Insektivoren. Z. Zool 89, 1 (1908). (c) Lehrbuch der Histologie und Histogenese. Leipzig: Wilh. Engelmann 1922. (d) Das Epithelgewebe. Handbuch der mikroskopischen Anatomie des Menschen. Herausge. von W. v. Möllendorff. 2 I. Berlin: Julius Springer 1927. – Schumacher, v. S.: Histologie der Luftwege und der Mundhöhle. Handbuch der Hals-, Nasen- und Ohrenheilkunde. 1, 277 (1925). Berlin: Julius Springer. — Sieglbauer, F.: Lehrbuch der Normalen Anatomie des Menschen. Wien-Berlin: Urban und Schwarzenberg 1927. — Solger, B.: Über den feineren Bau der Glandula submaxillaris usw. Festschrift zum 70. Geburtstag von C. Gegenbaur. 2, 182 (1896). — Spalteholz, W.: Handatlas der Anatomie des Menschen 3. Leipzig: S. Hirzel 1903. — Stöhr, Ph: Lehrbuch der Histologie. Jena: Gustav Fischer 1910.
Takagi, R.: Untersuchungen über die Unterkieferdrüse der Katze mit besonderer Berücksichtigung des Chondrioms. Z. mikrosk.-anat. Forschg 2 (1925). — Tandler, J.: Lehrbuch der systematischen Anatomie 2 (Eingeweide), 114. Leipzig: F. C. W. Vogel 1923.
Vierordt, H.: Anatomische, physiologische und physikalische Daten und Tabellen. Zum Gebrauch für Mediziner. Jena: Gustav Fischer 1888.
Zimmermann, K. W.: (a) Die Speicheldrüsen der Mundhöhle und die Bauchspeicheldrüse. Handbuch der mikroskopischen Anatomie des Menschen. Herausgeg. W. v. Möllendorff. 5, 1, 61. Berlin: Julius Springer 1927. (b) Beiträge zur Kenntnis einiger Drüsen und Epithelien. Z. mikrosk. Anat. 82 (1927).

D. Physiologie.

Abderhalden, F.: Lehrbuch der Physiologie, I. Teil. Berlin- Wien: Urban und Schwarzenberg 1925.
Babkin, B. P.: Die äußere Sekretion der Verdauungsdrüsen, 2. Aufl. Berlin: Julius Springer 1914, bzw. 1928. — Berger: Über die Funktion der Speicheldrüsen beim Säugling. Diss. Petersburg. (s. Goljanitzki). — Bernard, Cl.: Arch. gén. Méd., 4. s. 13, 1. — Best and Scott: Insulin in tissues other than the pancreas. J. amer. med. Assoc. 8 (1913). — Bloomfield, A. and C. G. Huck: Bull Hopkins Hosp. 31, 118 (1920). — Brücke: Über die sogenannte Molekularbewegung in tierischen Zellen, insonderheit in den Speichelkörperchen. Sitzgsber. Akad. Wiss. 45, 2 (1862). — Bunge, G. v.: Lehrbuch der Physiologie des Menschen 2. Leipzig: F. C. W. Vogel 1901.
Clairmont, P.: Über das Verhalten des Speichels gegenüber Bakterien. Wien. klin. Wschr. 1904. Nr 47.
Demoor, J. A.: A propos du mécanisme de la sécrétion. Bull. Acad. Méd. belg. 1913, 187, bzw. Arch. internat. Physiol. 13 (1915).
Farroni: Riv. Crit. Clin. med. 1911, Nr 37—38. — Fischer, B.: Über Speichelkörperchen. Münch. med. Wschr. 1912, Nr 18.
Galebsky, A. J.: Über die innere Sekretion der Glandula parotis. Mschr. Ohrenheilk. 61, H. 4. 328 (1927). — Gigon, A.: Die Krankheiten der Speicheldrüsen. Handbuch der inneren Medizin, 2. Aufl. 3, I. Teil, S. 1 (1926). — Gött: Die Speichelkörperchen. Internat. Mschr. Anat. 23 (1906). — Goldbladt, H.: Über die Zugehörigkeit der Parotis zu den Drüsen mit innerer Sekretion. Zbl. inn. Med. 46, 594 (1925). — Goljanitzki, J. A.: Zur Frage des Ersatzes der endokrinen Drüsen. (Die innere Sekretion der Speicheldrüsen). Arch. klin. Chir. 130. 763 (1924).
Haemmerli, A: Speicheldrüsenhyperplasie und Erkrankung endokriner Drüsen. Dtsch. Arch. klin. Med. 133, 111 (1920). — Hagen: Die Molekularbewegung menschlicher Speichelkörperchen. Pflügers Arch. 115 (1906). — Hammerschlag, R.: (a) Die Speichelkörperchen. Frankf. Z. Path. 18, 161 (1916). (b) Die Speichelkörperchen. Frankf. Z. Path. 23, 272 (1920). — Heidenhain, R.: Physiologie der Absonderungsvorgänge in Hermann: Handbuch der Physiologie. 5, I. Teil, S. 83 (1883). — Hemeter, J. C.: Die Wirkung der Total-

exstirpation sämtlicher Speicheldrüsen auf die Sekretfunktion des Magens beim Hunde. Biochem. Z. **11** (1908). — HUGENSCHMIDT: Etude expériméntale des divers procédes de défénce de la cavitè buccale contrè l'invasion de bactériés pathogénes. Ann. Inst. Pasteur **1896**, 545.

JASSINOWSKY, M. A.: Über die Herkunft der Speichelkörperchen. Frankf. Z. Path. **31**, 411 (1925).

KOELLIKER, A.: Mikroskopische Anatomie II, 8, 51, Leipzig 1854.

LANDOIS, L.: Lehrbuch der Physiologie des Menschen, 17. Aufl. Berlin-Wien: Urban und Schwarzenberg 1921. — LAQUER, F.: (a) Über die Natur und Herkunft der Speichelkörperchen und ihre Beziehungen zu den Zellen des Blutes. Frankf. Z. Path. **11**, 79 (1912). (b) Weitere Untersuchungen über die Herkunft der Speichelkörperchen. Frankf. Z. Path. **12**, 386 (1913). (c) Die Herkunft der Speichelkörperchen. Frankf. Z. Path. **18**, 169 (1916). — LÖWENHARDT, A. S. und D. R. HOOKER: Notiz über die vermeintliche Gegenwart eines Hormons in den Speicheldrüsen für die Sekretion des Magensaftes. Ref. Zbl. f. Physiol. **22**, 295 (1909). — LÖWENSTEIN, C.: Über protozoenartige Gebilde in den Organen von Kindern. Zbl. Path. **18**, 513 (1907).

MEYER, H. H. und R. GOTTLIEB: Die experimentelle Pharmakologie, 6. Aufl. **1922**, 182. — MILLER, W. D.: Die Mikroorganismen der Mundhöhle, 2. Aufl. Leipzig: Thieme 1892. — MINKOWSKI: Untersuchungen über den Diabetes mellitus nach Exstirpation des Pankreas. Arch. f. exper. Path. **31**, 141 (1893). — MORANO und BACCARANI: Zitiert nach GOLJANITZKI.

NETTER: Bull. Soc. méd. Hôp. 13. Mai 1921.

PAGLIANI: Riv. Clin. med. **11**, 401 (1910). — PFLÜGER, E.: Die Gase des Speichels. Pflügers Arch. **1**, 686 (1868).

RODRIQUEZ, R.: Saliva. Bolletin Odontologico Mexicano 7, 303 (1926) — RÖMER, C.: Speicheldrüsen und innere Sekretion. Mitt. Grenzgeb. Med. u. Chir. **40**, 465 (1927).

SABUSSOW, G. H.: Zur Frage der Strukturveränderungen in der Ohrspeicheldrüse nach Unterbindung ihres Ausführungsganges. Z. mikrosk.-anat. Forschg **9**, 385 (1927). — SEELIG, S.: Über Beziehungen zwischen Parotis, Pankreas, Blutzucker und Diabetes mellitus. Klin. Wschr. **1928**, Nr 26. — STÖHR: Zur Physiologie der Tonsillen. Biol. Zbl. **2** (1882). — STÖHR, PH.: Lehrbuch der Histologie, 15. Aufl. Jena: Gustav Fischer 1912.

TSUCHIYA, NAOYOSHI: Ein Beitrag zur Biologie der Speicheldrüsen, insbesondere der Parotis. Trans. jap. path. Soc. **13**, 154 (1923). — TUCZEK, F.: Z. Biol. **12**, 534 (1876).

ULLMANN: Die Stellung der Parotis im innersekretorischen System. Klin. Wschr. **1928**, Nr 6. — UTIMURA, S.: Einfluß der Exstirpation der Speicheldrüsen auf verschiedene Organe. Jap. J. med. Sci. internat. Med. 1/3, 481.

WALLACE, J. S.: Oral Hygiene. Tuidall and Cox. Henrietta Street. Covent Garden. W. C. 2 (1923). — WEIDENREICH, F.: (a) Über Speichelkörperchen. Fol. haemat. (Lpz.) **5** (1908). (b) Die Leukozyten und verwandte Zellformen. Erg. Anat. **19** (1911). — WEINBERG, M.: Über die mononukleären granulierten Zellen des Speichels. Frankf. Z. Path. **23**, 419 (1920).

ZUELZER, G.: Speicheldrüse, Magen, Darm, Leber, Milz. Handbuch der inneren Sekretion 3. Lief. Bd. 2, S. 915. Leipzig: Curt Kabitzsch.

III. Entwicklungsstörungen.

ASCHOFF, L.: Pathologische Anatomie. **2**, 697. Jena: Gustav Fischer 1928.

BOCHDALEK: Über eine Abweichung des Ductus Warthonianus. Prag. Vjschr. **1866**, 138.

CHIEVITZ, J. H.: Beiträge zur Entwicklungsgeschichte der Speicheldrüsen. Arch. f. Anat. **1885**, 401. — CRUVEILHIER, J.: Traité d'anat. descriptive. **3**, 254, Paris 1852.

EULER, H.: Über retromolare akzessorische Speicheldrüsen. Dtsch. zahnärztl. Wschr. **14**, 692 (1928).

GRUBER, W.: (a) Kongenitaler Mangel der Parotis der rechten Seite in der Excavitio parotidea und Ersatz derselben durch eine in der Regio masseterica buccinatoria gelagerte voluminöse Drüse bei einem Manne. Virchows Arch. **32**, 228 (1865). (b) Kongenitaler Mangel beider Glandulae submaxillares bei einem wohlgebildeten, erwachsenen Subjekte. Virchows Arch. **102**, 9 (1885). — GUYON: Zitiert nach HEINEKE.

HARTOCH, H.: Ein Beitrag zur vergleichenden Anatomie der Zystennieren. Zbl. Path. **41**, 49 (1927). — HEINEKE, H.: Verletzungen und chirurgische Krankheiten der Speicheldrüse. Dtsch. Chir., 33. Lief. Stuttgart: Ferdinand Enke 1886—1913. — HUDALLA, J.: Inaug.-Diss. Breslau 1919.

JALAGUIER: Bull. et mém. Soc. Chir. Paris **1920**.

KISSINGER, PH.: Angeborene zystische Erweiterung einer Submaxillardrüse. Münch. med. Wschr. **1927**, Nr 31, 1325. — KÜTTNER: Die Hyomandibularfistel. Dtsch. med. Wschr.

1913. — Küttner, H.: Die Chirurgie der Speicheldrüsen. 1, 791, Handbuch der praktischen Chirurgie von Garré, Küttner und Lexer. Stuttgart: Ferdinand Enke 1921.

Lang: A case of Maldevelopment of the right parotid gland. J. of Anat. **60**, Nr 3, 341 (1926). — Lejars: Zitiert nach Heineke. — Lubarsch, O.: 16. internat. Kongreß Med. Budapest, 3. Sekt., **1909**, 96.

Mathias, E.: Zur Lehre von den Progonoblastomen. Virchows Arch. **236**, 424 (1922).

Neisse: Über den Einschluß von Parotisläppchen in Lymphknoten. Anat. H. **10**. 287 (1898). — Neuhausen: Interessanter Fall von Hypertrophie der Glandula sublingualis. Med. Korresp.bl. rhein-westf. Ärzte, 233. Bonn 1842.

Playfair, S., Mc. Murrich: Der Mund und seine Organe. Handbuch der Entwicklungsgeschichte des Menschen von F. Keibel und F. P. Mall, **2**, S. 324. Leipzig: S. Hirzel 1911. — Poirier: Absence des parotides. Bull. Soc. Anat. Paris 1888, 410. — Pommrich, W.: Dtsch. Z. Chir. **191** (1925).

Raison, M.: Absence congenitale des parotides. Revue de Stomat. **27**, 340 (1925). — Ramsay, W.: Amer. J. Dis. Childr. **28** No. 4 (1924). — Richer: De l'oblitération congénitale du canal de Wharton. Grenouillette congénital. Thèse de Paris **1883**. — Robineau: Anomalies de la glande parotide. Bull. Soc. Anat. Paris **1897**, 384.

Singer: Anat. Anz. **60**. Nr 11/12 (1925). — Sonnenburg, E.: Sitz und Behandlung der Ranula. Arch. klin. Chir. **29**, 632 (1883). — Sternberg, C.: Die Lymphknoten. Dieses Handbuch. Bd. 1, I. Teil, S. 249 (1926). — Sultan, G.: Zur Kenntnis der Halszysten- und -fistoln. Dtsch. Z. Chir. **48**, 133 (1898).

Turner: Note of a case of displacement of the submaxillary glands. J. Anat. a. Physiol. **4**, 147 (1870).

IV. Atrophie, Nekrosen, Ablagerungs- und Speicherungsvorgänge in den Speicheldrüsen.

Arnozan et Vaillard: Gaz. Méd. Paris **1881**, 428. — Aschoff, L.: Pathologische Anatomie, 7. Aufl. **2**, 697. Jena: Gustav Fischer 1928.

Bernard, Cl.: Bull. Soc. Biol. Paris **4**, 378 (1853); bzw. J. Anat. et Physiol. **1**, 507 (1864). — Billroth: Zitiert nach Heineke. — Bork, K.: Zur Lehre von der allgcmeinen Hämochromatose. Virchows Arch. **269**, 178 (1928). — Bradford, J.: Some points in the physiology of glands nerves. J. of Physiol. **9**, 287 (1888).

Callisen: Zitiert nach Heineke. — Cornil, V. et L. Ranvier: Manuel d'Histologie Pathologique. **4**, 417. Paris: Librairie F. Algan 1912.

Delarue: Thérapeutique chirurgicale des fistules salivaires. Thèse des Paris **1895**.

Gerlach: Zitiert nach Heineke. — Gierke, E. v.: Störungen des Stoffwechsels. Pathologische Anatomie von L. Aschoff. **1**, 410 (1928).

Heidenhain, R.: Beiträge zur Lehre von der Speichelabsonderung. Stud. physiol. Inst. Breslau **1868**, H. 4, 73. — Heineke. H.: Verletzungen und chirurgische Krankheiten der Speicheldrüsen. 2. Hälfte, 2. Teil. Dtsch. Chir., 33. Lief. 311. Stuttgart: Ferdinand Enke 1886—1913. — Hintze, K.: Über Hämochromatose. Virchows Arch. **139**, 459 (1895). — Hirschfeld: Beitrag zur Therapie der Speichelfisteln. Diss. Berlin 1889/90.

Kroiss, F.: Über die chronische Entzündung der Mundspeicheldrüsen und ihrer Ausführungsgänge. Beitr. Klin. Chir. **47**, 470 (1905). — Kurosawa, Sachyu: Studien über die Mundspeicheldrüsen. I. Zur Fettfrage der Speicheldrüsen. Trans. jap. path. Soc. **12**, 109 (1922) und II. Über das Glykogen ebenda **13**, 127 (1923).

Langemak, O.: Zur Kenntnis der Vorgänge in den Speicheldrüsen nach Verlegung ihres Ausführungsganges. Virchows Arch. **175**, 299 (1904). — Langley, J.: On the physiology of the salivary secretion **3**. J. of Physiol. **6**, 71 (1885). — Lubarsch, O.: Pathologische Anatomie der Milz. Dieses Handbuch. Bd. 1, II. Teil. Berlin: Julius Springer 1927.

Marzocchi: Sull' occlusione dei dotti escretori delle ghiandole salivare sierose con speciale riguardo alla questione delle cisti da ritenzione. Arch. Sci. med. **27**, 301 (1903). — Marzocchi et E. Bizzozero: Sulla consequenza della ligatura del dotto di Stenone. Giorn. Roy. Accad. Med. Torino **9**, 61 (1903); auch Arch. Sci. med. **27**, 173 (1903). — Maximow, A.: Beiträge zur Histologie und Physiologie der Speicheldrüsen. Arch. mikrosk. Anat. **58**, 1 (1901). — Mollière: Zitiert nach Heineke.

Orth, J.: Lehrbuch der speziellen pathologischen Anatomie. Bd. 1, 629. Berlin: August Hirschwald 1887.

Pelschinsky: Untersuchungen über die Heilung von Fisteln am Ductus Stenonianus. Diss. St. Petersburg 1876. — Pick, L.: Über den Morbus Gaucher, seine Klinik, pathologische Anatomie und histopathogenetische Umgrenzung. Med. Klin. **1924**, Nr 45, 1575.

Quincke: Über Siderosis. Festschrift dem Andenken A. v. Haller gewidmet. Bern 1877.

RECKLINGHAUSEN, v. F: Über Hämochromatose. Tageblatt dtsch. Naturforsch. Heidelberg. Sitz. 19. Sept. 1889, 324. — ROLANDO, S.: Sulle lesioni del dotto di Stenone e loro successioni morbosi. Ref. Zbl. Chir. 1899, 985.

SAMUEL: Trophoneurosen, Eulenbergs. Real-Enzyklopädie. — SCHMIDT, M. B.: Über die pathologisch-anatomischen Veränderungen nach Pilzvergiftung. Z. angew. Anat. u. Konstit.lehre. Berlin: Julius Springer 1917. — SIEGMUND, H. und R. WEBER: Pathologische Histologie der Mundhöhle. Leipzig: S. Hirzel 1926. — SOLGER: Über den feineren Bau der Glandula submaxillaris usw. Festschrift zum 70. Geburtstage vom C. GEGENBAUR. 2 (1896). — STÖHR, PH.: Lehrbuch der Histologie. Jena: G. Fischer 1919. — SZÜLE, D.: Über die Bedeutung des Glykogens in den drüsigen Organen. Ref. Zbl. Path. 43, 300 (1928).

TRAINA, R.: Über das Verhalten des Fettes und der Zellgranula bei chronischem Marasmus und akuten Hungerzuständen. Beitr. path. Anat. 35, 1 (1904).

VIBORG: Vorschlag zu einer verbesserten Behandlung der Speichelfistel bei Menschen und Tieren. Sammlung v. Abh. Tierärzte und Ökonomen. 2, 33; Allg. Mag. Wundarzneiwiss. 3, 100 (1801/03).

WEBER: Zitiert nach HEINEKE.

YAMAGUCHI, S.: Studien über die Mundspeicheldrüsen. I. u. II., Zieglers Beiträge z. pathol. Anatomie, 73, S. 113, bzw. 123 (1925) und III. Speicheldrüsenveränderungen nach Unterbindung des Ausführungsganges. Trans. jap. path. Soc. 14, 110 (1924).

ZANG: Zitiert nach HEINEKE.

V. Konkrement- bzw. Steinbildungen (Speichelsteinkrankheit — Sialolithiasis) der Speicheldrüsen.

ASCHOFF, L.: Pathologische Anatomie. 2, 697. Jena: Gustav Fischer 1928.

BARBRAU: Une concrétion de la parotide; petits corps qui ont toute l'apparence des calculs et des concrétions salivaires. Bull. Soc. Anat. Paris 1855, 503. — BASSOW: Note sur un calcul très volumineux. Bull. Soc. Chir. Paris 2, 119 (1850/51). — BERGER, P.: Des calculs salivaires. La France méd. 1876, Nr 358. — BONCOUR et DELVAL: Lithiase salivaire du canal de Wharton. Bull. Soc. Anat. Paris 1908, 316. — BOSS, W.: Speichelsteinrezidive. Bruns' Beitr. 146, 228 (1929). — BROFELDT: Über Aktinomykose in Finnland. Acta Soc. Medici. fenn. Duodecim, 7, H. 2, Helsingfors 1926. — BUCHWALD: Über Speichelsteine. Inaug.-Diss. Greifswald 1894. — BURDEL: Observation sur l'existence d'un calc. sal. chez. un enfant nouveau-né. C. r. Acad. Sci. 50, 893. Paris 1860.

CHORONSHITZKY: Über Speichelsteinbildung. Arch. f. Laryng 17, 523 (1905). — CLOQUET: Zitiert nach SÖDERLUND. — CLOSMADEUC: (a) Etudes sur les calculs des organes saliv. Rev. méd.-chir. Paris 18, 87 (1855). (b) Recherches historiques sur les culculs sal. Thèse de Paris 1856. — CORNIL, V. et L. RANVIER: Manuel d'Histologie Pathologique. Ed., 3, 4, 1. Paris: Librairie F. Alcan 1912. — CZYGAN: Beitrag zur Lehre von den Speichelsteinen. Inaug.-Diss. Königsberg 1890.

DAL-FABBRO: Sulla genesi dei calcoli salivari. Gaz. Osp. 1904, Nr 82.

ERDMANN, S.: Calculi on the salivairy glands. J. amer. med. Assoc. 74 (1920).

FREUDENTHAL: Zitiert nach SÖDERLUND.

GALIPPE: (a) Sur la synthèse microbienne du tartre et des calculs sal. C. r. Acad. Sci. 116, 1085 (1893). (b) Remarques sur la formation des calculs. C. r. Soc. Biol. 58, 388 (1905). — GIGON, A.: Erkrankungen der Verdauungsorgane. Handbuch der inneren Medizin 3, I. Teil, S. 1. Berlin: Julius Springer 1926. — GOUAS u. GRAILLE: Zitiert nach HEINEKE.

HAGFELDER: Zitiert nach SÖDERLUND (1927). — HANDLEY: On lymphoid degeneration of the salivary glands. Brit. J. dent. Sci. 50, 673 (1907). — HANCZEL: Über Speichelsteinbildung. Wien. klin. Wschr. 1900, 160, bzw. Weiterer Beitrag zur Kenntnis der Sialolithiasis. Wien. klin. Wschr. 1903, 4. — HARTMANN: Calc. sal. extrait. du canal de Wharton. Presse méd. 1898; Bull. Soc. Chir. Paris 1898, 165. — HEINEKE, H.: Verletzungen und chirurgische Krankheiten des Gesichts. Dtsch. Chir. 33. Lief. Stuttgart: Ferdinand Enke 1886—1913. — HOCHMANN, R.: Zur Kasuistik der Speicheldrüsensteine. Zahnärztl. Rdsch. 10, 419 (1929). — HOSEMANN: Isolierte Aktinomykose der Speicheldrüse. Verh. dtsch. Ges. Chir. 1910, 249. — HULKE: Zitiert nach SÖDERLUND 1927.

IMMISCH: Monographie in der Deutschen Klinik, 18, 1861. Ref. Arch. klin. Chir. 3, 249 (1862). Siehe auch De Sialothiasi morbo. Inaug.-Diss. Leipzig 1860.

KAPSENBERG: Steenovorming onder invloed van schimmels; tonsilsteen en speekselsteen. Tijdschr. Vergelijkende Geneesk. 4. Aufl. 9, 1922. — KAUFMANN: Zur Behandlung der Speichelfistel. Dtsch. Z. Chir. 18, 268 (1883). — KAUFMANN, E.: Lehrbuch der speziellen pathologischen Anatomie 1922. Vergg. wiss. Verleger. Walt. De Gruyter u. Co. — KLEBS, E.: Beiträge zur Kenntnis der pathogenen Schistomyzeten. VII. Abhandlung. Arch. f. exper.

194   F. J. LANG: Pathologische Anatomie der großen Kopfspeicheldrüsen.

Path. **5**, 350 (1876). — KROHN: Über Geschwülste der submaxillaren Speicheldrüse. Diss. Halle 1899. — KROISS, F.: Über die chronische Entzündung der Mundspeicheldrüsen und ihrer Ausführungsgänge. Beitr. klin. Chir. **47**, 470 (1905). — KRÖNLEIN: Die v. LANGENBECK-sche Klinik und Poliklinik. Arch. klin. Chir. **21**, 144, Suppl.-H. (1877). — KÜTTNER, H.: Über entzündliche Tumoren der Submaxillarspeicheldrüse. Beitr. klin. Chir. **15**, 813 (1896).

LAFARELLE: Deux cas de lithiase sal. de la gland sous-max. ayant nécessité l'exstirpation de la glande. Rev. de Laryng. etc. **21**, 369 (1901). — LALLEMANT: Observations de calculs salivaires de la glande sous-max. Loir. méd. St. Etienne **15**, 271 (1896). — LANDOIS, L.: Lehrbuch der Physiologie des Menschen, 17. Aufl., 226. Berlin-Wien: Urban und Schwarzenberg 1921. — LEINATI, F.: Sopra due casi di calcolosi salivari. Nuova Rass. Odont. **8**, 308 (1927).

MAAS: Naturforscherversammlung in Rostock 1871, 83. — MAISONNEUVE: Zitiert nach HEINEKE. — MAJOCCHI: L'actinomyces in una concrezione del condotto Whartoniano; contributo allo studio intorno alla origine parasitaria dei calcoli salivari. Arch. Sci. med. **16**, 303 (1892). — MAREAU: Etude sur les calcus salivaires du canal de Wharton usw. Thèse de Paris. 1876. Ref. Virchow-Hirsch **2**, 413 (1876). — MARZOCCHI et BIZZOZERO: Sulla consequenza della ligatura del dotto di Stenone. Giorn. Roy. Accad. Med. Torino **9**, 61 (1903); Arch. Sci. med. **27**, 173 (1903). — MERKEL, P.: Die Speichelröhren. Rektoratsprogramm. Leipzig F. C. W. Vogel 1883. — MICHEL: Zitiert nach SÖDERLUND (1927).

NAESLUND, C.: Studien über Speichelsteinbildung. Acta path. scand. (Københ.) **2**, 244 (1925) bzw. Fortgesetzte Untersuchungen über die Speichelsteinbildung usw. Acta path. scand. (Københ.) **6**, 1 (1929).

ORTH, J.: Lehrbuch der speziellen pathologischen Anatomie. **1**, 618. Berlin: August Hirschwald 1887.

PALAZZI, S.: Ein Fall von Steinbildung im Ductus Stenonianus. Korresp.bl. Zahnärzte. **49** (1925). — PERRONE: Un cas de lithiase sal. des glandes sous-max. et sublinguale, traité par l'exstirpation complète des deux glandes avec examen histologique et bactériologique. Arch. gén. Méd. **2**, 2887 (1904). — PISCHINGER, O.: Beiträge zur Kenntnis des Pankreas. Inaug.-Diss. München 1895. — PODWYSSOZKI, W.: Neue Ergebnisse über den feineren Bau der Bauchspeicheldrüse usw. Verh. Univ. Kiew. **11** u. **12** (1881) und **1** (1882); vgl. auch Beiträge zur Kenntnis des feineren Baues der Bauchspeicheldrüse. Arch. mikrosk. Anat. **21**, 765 (1882). — PRIORE: Sulla calcolosi salivare. La Cult. Stomat. **3**, 114 (1926).

RAYER und JARVAJAG: Zitiert nach SÖDERLUND (1927). — RISAK, E.: Wien. klin. Wschr. 1306 (1929). — ROCHS: Schrotkorn als Kern eines Speichelsteines. Dtsch. militär-ärztl. Z. **23**, 162 (1894). — RODELIUS: Beiträge zur Speichelsteinerkrankung. Dtsch. Z. Chir. **141**, H. 3/4, 263 (1917). — ROUXEAU: Calcul du canal de Wharton développé autour d'une arète de poisson. Gaz. Méd. Nantes **2**, 41 (1883/1884).

SCHAEFER: Contribution à l'étude de l'anatomie pathologique, de l'évolution et du traitement de la lithiase de la glande sous-max. Thèse de Paris 1905. — SCHERER: De calculis e ductu salivali excretis. Straßburg 1737. — SCHMITT, F.: Über die Folgen des Steinverschlusses in Bauch- und Mundspeicheldrüsen. Inaug.-Diss. Marburg 1927. — SHEILD: Note of a case of salivary calculus presenting unusual symptoms. Brit. med. J. **1**, 473 (1895). — SÖDERLUND: (a) Über die primäre Aktinomykose der Speicheldrüsen. Nord. med. Ark. (schwed.) **46**, H. 4 (1913); (Akad. Abh. Upsala 1914); bzw. Eine Untersuchung über die sogenannte Speichelsteinerkrankung, speziell deren Ätiologie. Zbl. Chir. **1919**, Nr 46, 926, und En undersökung öfer s. k. spottsteus-jukdomen („Sialolithiasis") spec. dess etiologi. Särtryck kir. Förhandl. vid. Nord. kir. Förenings 12: te möte i Kristiania 1919. (b) Die Speichelsteinkrankheit („Sialolithiasis") und ihr Verhalten zu der primären und duktogenen Speicheldrüsenaktinomykose. Acta chir. scand. (Stockh.) **63**, Suppl. 9 (1927). — SPENCER: Microscopic specimens of a submax. sal. gland. Lancet **2**, 1191 (1879). — STEIGER: Speichelsteine von ungewöhnlicher Größe. Korresp.bl. Schweiz. Ärzte **1879**, 145. — STERNBERG, C.: Lehrbuch der allgemeinen Pathologie und pathologischen Anatomie 416. Leipzig: F. C. W. Vogel 1928. — STRASSMANN: Speichelsteine. Berl. klin. Wschr. 1887, 621.

VIRCHOW, R.: Seltenere Steine vom Menschen. Virchows Arch. **21**, 116 (1861).

WAKELEY, C. P. G.: The Formation of salivary calculi and their treatment. Lancet **216**, 1/2, 137 (1929). — WELLS, H. G.: Chemical Pathology 388. Philadelphia und London: W. B. Saunders Company 1907. — WENDT: Zwei Fälle von Parotistumoren. Diss. Freiburg 1902. — WENZEL: Über Speichelsteine. Inaug.-Diss. Halle 1896.

ZIMMERMANN, K. W.: Die Speicheldrüsen der Mundhöhle und die Bauchspeicheldrüse. Handbuch der mikroskopischen Anatomie des Menschen. **5**, I. Teil, S. 61. Berlin: Julius Springer 1927.

VI. Hypertrophie, Hyperplasie und Regeneration der Speicheldrüsen.

APERT: (JONG et JOSEPH) Bull. Soc. méd. Hôp. Paris **1908**. Zitiert nach HAEMMERLI. — APPLETON, J. L.: The hypertrophy of the submaxillary gland in the albino rat, following parathyreoidectomy. Amer. J. Path. **1** (1925). — ASCHOFF, L.: Mundspeicheldrüsen. Lehrbuch der speziellen pathologischen Anatomie **2**, 699. Jena: Gustav Fischer 1928. BAUER, J.: Die konstitutionelle Disposition zu inneren Krankheiten, 2. Aufl. Berlin 1921. — BATTAGLIA, M.: Zbl. Bakter. Orig. **102**, 382 (1927). — BAUMSTARK, R.: Über einen bemerkenswerten Fall von doppelseitiger Speicheldrüsenschwellung. Münch. med. Wschr. Nr 26, 840 (1917). — BERTHON: Thèse de Paris **1911—12**. Zitiert nach HAEMMERLI. — BIZZOZERO, E.: Sulla ipertrofia compensatoria delle chiandole salivari. Arch. Sci. med. **27**, 423 (1903).

CARRARO, A.: Über Regeneration in den Speicheldrüsen. Frankf. Z. Path. **3**, H. 1 (1909). — CHLOPIN, N. G.: Über in vitro Kulturen von Geweben der Säugetiere mit besonderer Berücksichtigung des Epithels. I. Kulturen der Submaxillaris. Virchows Arch. **243**, 373 (1923). — CHUMA, M.: Über den Einfluß der Umweltstemperatur auf die Widerstands- und Lebensfähigkeit von Geweben. Virchows Arch. **250**, 195 (1924). — CLARKE: Brain **1903**, 202 (nach SCHOENBORN u. BECK). — CRAFFE: Thèse de Paris **1924**, Nr 183.

DALCHE: Presse méd. **1920**, No 80, bzw. Gynec. **1903**, 309, zitiert nach GIGON bzw. MOHR.

EHRLICH, MARTHA: Contribution à la pathologie des parotides. Presse méd. **1922**, No 13.

FONTOYNON: Presse méd. **1916**, No 44. — FUCKEL, F.: Über die Regeneration der Glandula submaxillaris u. infraorbitalis beim Kaninchen. Inaug.-Diss. Freiburg 1896.

GIGON, A.: Die Krankheiten der Speicheldrüsen. Handbuch der inneren Medizin, **3**, I. Teil, S. 1. Berlin: Julius Springer 1926. GOLJANITZKI, J. A.: Zur Frage des Ersatzes der endokrinen Drüsen. (Die innere Sekretion der Speicheldrüsen). Arch. klin. Chir. **130**, 763 (1924).

HAEMMERLI, A.: Speicheldrüsenhyperplasie und Erkrankungen endokriner Drüsen. Dtsch. Arch. klin. Med. **133**, 111 (1920). — HAMMETT: Studies on the thyroid apparatus VI, XIII a. XIV. Amer. J. Anat. **31** a. **32** (1922 a. 1923). — HANNEMA, L. S.: Ein Fall von aleukämischer Myelose mit dem klinischen Bilde von Morbus Mikulicz. Fol. haemat. (Lpz.) **32**, 116 (1926). — HARKIN: Lancet 374 (1886), zitiert nach MOHR. — HEIDENHAIN: HERMANNsches Handbuch **5**, S. 65—66. — HOCHSCHILD, H.: Über hereditäre, familiäre, chronische, symmetrische Parotisschwellung im Kindesalter. Jb. Kinderheilk. **92**, der dritten Folge **42**, 360 (1920).

KEHL: Münch. med. Wschr. **1924**, Nr 14, 454; Ärztl. Ver. Marburg 21. Febr. 1924. — KIEN: Zwei Fälle eigentümlicher Schwellung der Parotis bei Neugeborenen. Z. Geburtsh. **16**. KLOTZ, M.: Parotitis epidemica. Handbuch der inneren Medizin **1**, I. Teil, S. 258. Berlin: Julius Springer 1925.

LAFFOLEY: De l'hypertrophie simple des glandes parotides. Thèse de Paris **1894**. — LAGRANGE: J. Méd. Bordeaux **1900**, 50, zitiert nach MOHR. — LAVDOWSKY, M.: Zur feineren Anatomie und Physiologie der Speicheldrüsen usw. Arch. mikrosk. Anat. **13** (1877). — LEVY und ROTHSCHILD: Zitiert nach GIGON. — LUBARSCH, O.: Über Gewebsembolien und Gewebsverlagerungen. Verh. dtsch. path. Ges., 1. Tagg 97 (1898), bzw. Allg. Path. I 1, Wiesbaden 1905 und Über destruierendes Wachstum und Bösartigkeit der Geschwülste. Z. Krebsforsch. **5** (1907).

MARZOCCHI: Zitiert nach ZIMMERMANN. — MITSUDA, T.: Über die Beziehungen zwischen Epithel- und Bindegewebe bei Transplantation und Explantation. Virchows Arch. **242**, 310 (1923). — MOHR, L.: Über die innere Sekretion der Speicheldrüsen und ihre Beziehungen zu den Genitalorganen. Z. Geburtsh. **74**, 408 (1913).

NAGEL: Die klinische Bedeutung doppelseitiger chronischer Speichel- und Tränendrüsenschwellung (MIKULICZscher Symptomenkomplex). Z. klin. Med. **83**, 358 (1916). — NASU, S.: Beiträge zur Frage der Überlebensfähigkeit der Gewebe. Virchows Arch. **243**, 388 (1923).

ORTH, J.: Lehrbuch der speziellen pathologischen Anatomie. **1**, S, 624. Berlin: August Hirschwald 1887. — OTTOLENGHI: Zitiert nach ZIMMERMANN.

PODWYSSOZKI, W.: Experimentelle Untersuchungen über die Regeneration der Drüsengewebe, 2. Teil. Beitr. path. Anat. **2**, 19 (1887).

RIBBERT, H.: (a) Beiträge zur kompensatorischen Hypertrophie und zur Regeneration. Arch. Entw. Mechan. **1** (1895). (b) Über die Veränderungen transplantierter Gewebe. Arch. Entw. Mechan. **6**, (1898). (c) Über tumorähnliche Epithelwucherungen in Speicheldrüse und Leber. Verh. dtsch. path. Ges. Kassel **1903**, 133. Jena: Gustav Fischer 1904. (d) Einige Mitteilungen zur Transplantation und Regeneration. Verh. Ges. dtsch. Naturforsch. 80. Vers. **1908**. — RIGHETTI: Zitiert nach GOLJANITZKI.

SCHMIDT, C.: Über Kernveränderungen in den Sekretionszellen. Inaug.-Diss. Breslau 1882. — SCHOENBORN, S. und K. BECK: Speicheldrüsenerkrankung und Myopathie. Mitt. Grenzgeb. Med. u. Chir. 22, 402 (1910). — SMIRNOW, A. E. v.: Zur Frage über den mikroskopischen Bau der Submaxillaris beim erwachsenen Menschen. Anat. Anz. 23, Nr 1 (1903).— SOURDEL: Zitiert nach GIGON. — SPRINZELS, H.: Parotisvergrößerung bei Fettleibigen. Wien. klin. Wschr. 1912, Nr 48, 1901. — STÖHR, PH.: Über Schleimdrüsen. Sitzgsber. Physik. med. Ges. Würzburg 1884, Nr 5 u. 7.

TSUCHIYA, NAOYOSHI: Ein Beitrag zur Biologie der Speicheldrüsen, insbesondere der Parotis. Trans. jap. path. Soc. 13, 154 (1923).

ULLMANN, H.: Die Stellung der Parotis im innersekretorischen System. Klin. Wschr. 1928, Nr 6. — UTIMURA, S.: Einfluß der Exstirpation der Speicheldrüsen auf verschiedene Organe. Jap. J. med. de Sci. inter. Med. 1/3, 355.

WEGELIN, C.: Handbuch der speziellen pathologischen Anatomie und Histologie. Herausgegeb. von F. HENKE und O. LUBARSCH. 8 (Drüsen mit innerer Sekretion), 363. Berlin: Julius Springer 1926. — WIELAND: nach WEGELIN.

ZAGARI: Policlinico 14, 2 (1907). — ZIMMERMANN, K. W.: Die Speicheldrüsen der Mundhöhle und die Bauchspeicheldrüse. Handbuch der mikroskopischen Anatomie des Menschen. 5, I. Teil, S. 61. Berlin: Julius Springer 1927.

VII. Kreislaufstörungen der Speicheldrüsen.

GHINST, VAN DER J.: Oedème à répétition des glandes sous-maxillaires. Rev. Belge Stomat. 21, 32 (1924).

VIII. Entzündliche Erkrankungen der Speicheldrüsen.

AMATO, A.: Über die Speicheldrüsen bei Lyssa. Zbl. Bakter. I, Orig. 76, H. 6 (1915). — ANTHONY: Lancet 1913, 71. — ANTON und FÜTTERER: Untersuchungen über Typhus abdominalis. Münch. med. Wschr. 1886, 315. — ASCHOFF, L.: Pathologische Anatomie. 2, 697. Jena: Gustav Fischer 1928.

BARDACHZI, F. und Z. BARABAS: Beobachtungen bei Parotitis epidemica. Münch. med. Wschr. 1920, 185. — BATTAGLIA, M.: Akute und chronische Speicheldrüsenentzündung bei experimentellen Trypanosomiasen. Zbl. Bakter. Orig., 102, 382 (1927). — BEIN und MICHAELIS: Die Mumpsbakterien. Kongreß inn. Med. Wiesbaden 1897. — BEITZKE, H.: Pathologisch-anatomische Diagnostik an der Leiche. J. F. Bergmann 1926. — BERCHER, J. et J. PUIG: Les oreillons sous-maxillaires. Revue de Stomat. 28, 706 (1926). — BICKHARDT, K.: Über morphologische Befunde bei Entzündungsvorgängen in Fällen von Leukämie. Fol. haemat. (Lpz.) 32, 83 (1926). — BOLLINGER: ZIEMSSENs Handbuch der speziellen Pathologie und Therapie. 3, S. 583 (1879). — BONARDI, FLORA e SILVESTRINI: Osservazioni cliniche, anatomo-pathologiche e batteriologiche sulla febbre tifoide. Rev. gen. Clin. med. 1891, No 1—3. — BONNET,FL. ROY: L'inflammation de la glande sublinguale. Rev. de Chir. 40, No 1, 40 bis 48 (1921). — BORRMANN, R.: Harnapparat. Handbuch der allgemeinen Pathologie und der pathologischen Anatomie des Kindesalter. Herausgeg. von H. BRÜNING und E. SCHWALBE 2, S. 740. Wiesbaden: J. F. Bergmann 1913. — BRANDT: Akute sekundäre Parotitis bei einem 7 Tage alten Säugling. Dtsch. med. Wschr. 1924, 33. — BRETSCHNEIDER: Die primäre eitrige Parotitis des frühen Säuglingsalters. Arch. Kinderheilk. 53 (1910). — BRUSIS: Untersuchungen über die Veränderungen an der Kaninchenspeicheldrüse nach Unterbindung des Ausführungsganges. Diss. Marburg 1903. (Unter Leitung von RIBBERT.) — BUMM, E.: Über Parotitis nach Ovariotomie. Münch. med. Wschr. 1887, 173.

CÁHÁNESCU, M.: Parotitis typhosa. Wien. klin. Wschr. 1915, 561. — CEELEN, W.: Die pathologische Anatomie des Fleckfiebers. Erg. Pathol. I, 19, 307 (1919). — CHAUFFARD: Zitiert nach GIGON. — CHIARI, O. M.: Zur Kasuistik der Erkrankungen der Unterkieferspeicheldrüse. Wien. klin. Wschr. 25, Nr 42 (1912) (Sonderabdruck). — CLAIRMONT, P.: (a) Dtsch. med. Wschr. 1895, 381. (b) Verletzungen und chirurgische Krankheiten der Mund- und Rachenhöhle, des Halses einschließlich der Speicheldrüsen, der Speiseröhre, des Kehlkopfes und der Trachea. Herausgegeben von J. SCHWALBE. Diagnostische und therapeutische Irrtümer und deren Verhütung. Chirurgie, H. 7. Leipzig: Georg Thieme 1926. — CHRISTELLER, E.: Der Typhus abdominalis. Dieses Handbuch 4/2, 516 (1928). — CLAISSE et DUPRÉ: Les infections salivaires. Arch. Méd. expér. 1894, 250 und Presse méd. 1897. — COLOMBINI, P.: Bakteriologische und experimentelle Untersuchungen über einen merkwürdigen Fall von allgemeiner gonorrhoischer Infektion. Zbl. Bakter. 24, 955 (1898). — COPE: Brit. J. Surg. 7, No 25. — CORNIL. V. et L. RANVIER: Manuel d'Histologie Pathologique. 3. Ed., 1. Paris 1912 (Librairie F. Alcan). — CRIBB: Zitiert nach M. KLOTZ, Handbuch der inneren Medizin 1, S. 1. Berlin: Julius

Springer 1925. — Curschmann: Nothnagels Handbuch der speziellen Pathologie und Therapie. **3**, 189 (1898).

Dawydowskie, J. W.: Die pathologische Anatomie und Pathologie des Fleckfiebers. Ergebnisse der allgemeinen Pathologie und pathologischen Anatomie. 20. Jhrg., 2. Abt., II. Teil, S. 571 (1924). — Decker, A.: Die primär eitrige Parotitis beim Säugling usw. Inaug.-Diss. Frankfurt 1923. — Degi̥os: La goutte des glandes salivaires. Presse méd. **1912**, No 12. — Dopter et Repaci: Zitiert nach Heineke. — Dunin: Über die Ursachen eitriger Entzündungen und Venenthrombosen im Verlaufe des Abdominaltyphus. Dtsch. Arch. klin. Med. **39**, 369 (1886).

Eichhorst, H.: Über anatomische Veränderungen der Speicheldrüsen bei akuter Quecksilbervergiftung. Med. Klin. **5**, Nr 45 (1909). — Elsenberg, A.: Die anatomischen Veränderungen der Speicheldrüsen bei Wutkrankheit der Hunde und Menschen. Virchows Arch. **87**, 89 (1882). — Embden: Zur Kenntnis der Erkrankungen der Speicheldrüsen. Münch. med. Wschr. 1897, 1486. — Etienne: Des infections primitives des glandes sal. chez. le vieillard, Province méd. **1906**, Rev. Méd. **38**, 652 (1906).

Fischel: Zitiert nach Heineke. — Fiske: Zitiert nach Christeller und E. Mayer: Appendizitis. Dieses Handbuch. 4, Teil 3, 1929. — Flexner und Lewis: Zitiert nach Gigon. Fraenkel, E.: Zur Lehre von der Ätiologie der Komplikationen im Abdominaltyphus. Jb. Hamburg. Staatskrankenanst. 1889. — Fraenkel, E. und M. Simmonds: Die ätiologische Bedeutung des Typhusbazillus. Untersuchungen aus dem allg. Krankenhaus Hamburg. Hamburg 1886, vgl. auch Z. Heilk. **2**, 138—162 (1887). — Francis, E.: Tularämie. Handbuch der patholog. Mikroorganismen. **6**, 207, Lief. 16 (1928). Fischer und Urban u. Schwarzenberg: Jena, Berlin u. Wien. — Friedjung: J. K. Parotitis epidemica als schwere Krankheit. Münch. med. Wschr. **1927**, Nr 46, 1959. — Fuhr, E.: Parotitis und akutes Glottisödem bei perniziöser Anämie. Inaug.-Diss. Königsberg 1922.

Galippe: C. r. Soc. Biol. **46**, 100 (1894). — Ganslmayer, H.: Über das Vorkommen der Negrischen Körperchen in den Speicheldrüsen bei Wut. Zbl. Bakter. Orig. **55**, 487 (1910). — Gerhardt: Zitiert nach Klotz. — Gigon, A.: Die Krankheiten der Speicheldrüse. Handbuch der inneren Medizin 3, I. Teil, S. 1. Berlin: Julius Springer 1926. — Ginner: Zitiert nach Cornil et Ranvier.

Hanau, A.: Über die Entstehung der eitrigen Entzündung der Speicheldrüsen. Beitr. path. Anat. **4**, 485 (1889). — Haugk, H.: Zur Kenntnis der chronischen Entzündung der Unterkieferspeicheldrüse. (Sialoadenitis chronica interstitialis submaxillaris). Bruns Beitr. **119**, H. 1, 43 (1920). — Hegler: Mumpsartige Erkrankung der Zungenspeicheldrüse. Beitr. Klin. Inf.krkh. **1**, 229 (1913). — Heineke, M.: Chirurgische Krankheiten des Gesichtes. Dtsch. Chir. 33. Lief., 406. Stuttgart: Ferdinand Enke 1886—1913. — Hellendall, H.: Med. Klin. 1908, 452. — Henke, Fr.: Pathologisch-anatomische Beobachtungen über den Typhus abdominalis im Kriege. Zieglers Beitr. **63**, 781 (1917). — Herzen: Über Parotitis bei Flecktyphus. Klin. Med. **1**, 29 und Zur Klinik des Fleckfiebers Arch. klin. Chir. **125**, 1. — Hoelscher, A.: Über Komplikationen bei 2000 Fällen von letalem Abdominaltyphus. Münch. med. Wschr. **38**, 43 (1891). — Hoffmann, C. E. E.: Untersuchungen über die pathologisch-anatomischen Veränderungen der Organe beim Abdominaltyphus 188. Leipzig 1869. — Hollmann: Zitiert nach Heineke. — Homans: Zitiert nach Heineke. — Honigmann, F.: Eine selbständige Form akuter eitriger Speicheldrüsenentzündung. Dtsch. Z. Chir. **160**, 252 (1920).

Ipscher: Berl. klin. Wschr. **1879**, Nr 36.

Janowski, W.: Ein Fall von Parotitis purulenta, hervorgerufen durch den Typhusbazillus. Zbl. Bakter. **17**, Nr 22, 785 (1895). — Jayle, M. F.: Hypertrophie de la glande parotide et parotitide chronique. Presse méd. 174, 2. Juni 1894. — Jelski: Akute hämorrhag. Nephritis nach Parotitis epid. bei einem 7 Monat alten Kinde. Arch. Kinderheilk. **47**, 164 (1908). — Jochmann-Hegler: Lehrbuch der Infektionskrankheiten (2.) Berlin: Julius Springer 1924. — Joest, E.: Spezielle pathologische Anatomie der Haustiere. **1**, 71. Berlin: Richard Schoetz 1919.

Kaiser: Über postoperative Parotitis. Münch. med. Wschr. **68**, 1385 (1921). — Kaufmann, E.: Lehrbuch der speziellen pathologischen Anatomie. **1**, 463 (1922). (Berlin und Leipzig. Vereinigung wissenschaftlicher Verleger, Walter de Gruyter und Co.) — Kermogant, Yves: Étiologie des oreillons. Revue de Stomat. **28**, 367 (1926), bzw. Presse méd. Nr. 41, 680 (1925). — Kirch, E.: Über tuberkulöse Leberzirrhose usw. Virchows Arch. **225**, 129 (1918). — Klebs, E.: Handbuch der pathologischen Anatomie. **1**, S. 147. Berlin: August Hirschwald 1869. — Klotz, M.: Parotitis epidemica, Handbuch der inneren Medizin. **1**, S. 258. Berlin: Julius Springer 1925. — König: Die entzündlichen Prozesse am Halse. Dtsch. Chir. 1882, 19. — Kondoleon, E. und G. Joannides: Die chirurgischen Komplikationen der Dengue. Münch. med. Wschr. **1929**, 197. — Kroiss, F.: Über die chronische Entzündung der Mundspeicheldrüsen und ihrer Ausführungsgänge. Bruns Beitr. **47**, 470 (1905). — Krönlein: Die v. Langenbecksche Klinik und Poliklinik. Arch. klin. Chir. Suppl.-H. **21**, 144 (1877). — Krupenin: Beiträge zur Frage der Erkrankung der Speicheldrüsen beim Abdominaltyphus. St. Petersburg 1891. — Kussmaul: Kruppöse Sialodochitis. Berl. klin. Wschr. 1879, Nr 15. — Küttner, H.: (a) Über entzündliche Tumoren der Submaxillarspeicheldrüse. Beitr. klin. Chir. 15, 815 (1896). (b) Die Geschwülste der Submaxillarspeicheldrüse. Bruns Beitr. klin. Chir. 16, 181 (1896). (c) Handbuch der praktischen Chirurgie, 4. Aufl. 1, 718 (1913), bzw. 1921, 791.

Langemak, O.: Zur Kenntnis der Vorgänge in den Speicheldrüsen nach Verlegung ihres Ausführungsganges. Virchows Arch. 175, 299 (1904). — Lendorf: Über chronische Parotitis (Om kronisk Parotitis). Hosp.tid. 1905, 385. — Leonardo, B. di: Policlinico 35, 1047. — Lequeux: Ref. Arch. Kinderheilk. 52, 421. — Levy, R.: Berl. klin. Wschr. 765. 1912. — Linck, A.: Im Handbuch d. Hals-, Nasen-, Ohrenheilkunde. 6, 751. Berlin: J. Springer u. München: Bergmann 1926. — Löschner: Zitiert nach Heineke.

Mac Callum, W. G.: A textbook of pathology. Philadelphia u. London, Saunders Comp. 1924. — Mac Kenna and Davis: Chronic suppurative parotitis caused by the streptococcus mucosus capsulatus. J. amer. med. Assoc. 54, 47 (1910). — Mc Walter, I. C.: Parotis und Malaria. Med. Press. a Circ. 104, 548 (1917). — Manouelian: Zitiert nach Joest. — Marzocchi, V. und E. Bizzozero: Sulla consequenza della ligatura del dotto di Stenone. Estratto del Giorn. Roy. Accad. Med. Torino 1913, 1. — Massa-Catania, M.: Pancreatitis parotitica und Diabetes juveniles. Gazz. Osp. 6, 168 (1929). — Mikulicz und Kümmel: Krankheiten des Mundes 228, Jena 1898. — Miller: Bilateral swelling of the submaxillary glands in typhoid fever, without enlar-gement of the parotids. Univ. Med. Mag. Philadelphia 11, 589 (1898/99). — Möricke: Entzündung der Ohrspeicheldrüse als Komplikation von Ovariotomien. Z. Geburtsh. 5, 348 (1880). — Mori, S.: Bull. Hopkins Hosp. 33, 357 (1922).

Nepveu: Un cas de rage. Gaz. Méd. Paris 1873, Nr 47, 630. — Netter, A.: L'Encéphalite léthargique. Conférence méd. Suisse romande 1923, 1. (Masson u. Co.). — Nicol: Über genuine eitrige Parotitis. Beitr. path. Anat. 54, 385 (1912). — Nicolle-Conseil: Zitiert nach Klotz. Handbuch der inneren Medizin. Bd. 1, S. 1. Berlin: Julius Springer 1925.

Oehler: Über postoperative Parotitis. Bruns Beitr. klin. Chir. 77, 346 (1912). — Ollivier: De la contagiosité et de contage des oreillons. Rev. mens. Mal. Enf. 1885. — Orth, J.: Lehrbuch der speziellen pathologischen Anatomie. 1, S. 619. Berlin: August Hirschwald 1887. — Orthner: Über postoperative Parotitis. Wien. klin. Wschr. 1909, 57.

Partsch, C.: Pathologie und Therapie der Speicheldrüsen. Fortschr. Zahnheilk. 2/1, 219 (1926) bzw. 3/1, 211 (1927) und 4, 209 (1928). — Pasteur: Mém. Méd. mil. et navale 1882. — Pavlica, Fr.: Pathologisch.-anatom. Bild der kleinen Trichinoseepidemie in Mähren im Jahre 1925. Med. Klin. Nr 5/6, 163 (1927). — Pawlow: Über die reflektorische Hemmung der Speichelabsonderung. Arch. Physiol. 16, 272 (1878). — Pendl u. Materna: Zbl. Chir. 52, 1372 (1925). — Pichler: Parotitis secundaria bei Pneumonie usw. Wien. klin. Wschr. 1361 (1903). — Pichler, K.: Die Entzündung der Speichelgänge bei der eitrigen Speicheldrüsenentzündung. Zbl. inn. Med. 1926, Nr 47. — Plewka, W.: Zur Pathogenese der eitrigen Parotitis der Neugeborenen. Arch. Kinderheilk. 69, 279 (Sonderabdruck). — Podwyssozky: Arch. Soc. Biol. St. Pétersbourg. 13 (1908). — Pokotiloff: Pathologische Anatomie der Lyssa beim Menschen. J. chir. Ges. Moskau. 1, I (1875). — Power: Zitiert nach Küttner. Chirurgie der Speicheldrüsen. Handbuch der praktischen Chirurgie (V. Garré, Küttner und Lexer). 1, 791 (1921).

Ramonet: L'iodisme et les glandes salivaires. Thèse de Paris 1899. — Reuscher, K.: Anatomischer Beitrag zum Ausgang der Mumpsorchitis. Z. urol. Chir. 21, 249 (1927). — Reuss, v.: Über chronische Erkrankungen der Parotis. Jb. Kinderheilk. 70 (1909). — Rindfleisch: Handbuch der pathologischen Gewebelehre, 5. Aufl. 1878. — Rokitansky, C.: Lehrbuch der pathol. Anatomie. 3. Aufl. Wien: W. Braumüller 1855. — Rost, F.: Experimentelle Untersuchungen über eitrige Parotitis. Dtsch. Z. Chir. 130, 305 (1914).

Schlesinger, E.: Ein seltener Fall von Neugeboreneninfektion. Mschr. Kinderheilk. 39, H. 3/4. — Schottmüller, H.: (a) In Nothngaels Handbuch der speziellen Pathologie und Therapie. 3. Wien: A. Hölder 1904. (b) Die typhösen Erkrankungen. Handbuch der inneren Medizin. Bd. 1, S. 420. Berlin: Julius Springer 1911. — Schwarz, E.: Über primäre und isolierte Speicheldrüsenaktinomykose. Bruns Beitr. klin. Chir. 121, 629 (1921). — Schwarzkopf: Wien. med. Wschr. 1922, Nr 22. — Seifert, E.: Infektionsweg bei postoperativer Parotitis. Dtsch. Z. Chir. 198 (1926). — Seyfarth, C.: Die Malaria. Dieses Handbuch. Bd, 1, I. Teil, S. 178. Berlin: Julius Springer 1926. — Silbermann und Kagan: Postoperative Parotitis. Zbl. Chir. 1926, Nr 41. — Sinnecker, M.: Beitrag zur Kenntnis der Parotitis im Wochenbett. Zbl. Gynäk. 51, Nr 32, 2024 (1927). — Söderlund, G.: (a) Über die primäre Aktinomykose der Speicheldrüsen. Nord. med. Ark. (schwed.) 46, H. 4 (1913). Vgl. auch: Eine Untersuchung über die sogenannte Speichelsteinerkrankung, speziell deren Ätiologie. Zbl. Chir. 1919, Nr 46, 926; und Einige neue Beiträge zur Kasuistik der primären Speicheldrüsenaktinomykose. Acta chir. scand. (Stockh.) **53**, 189 (1921). (b) Die Speichelsteinkrankheit („Sialolithiasis") und ihr Verhalten zur primären und duktogenen Speicheldrüsenaktinomykose. Acta chir. scand. (Stockh.) **63**, Suppl. 9 (1927). — STEINHAUS, J.: Über entzündliche Tumoren der Mundspeicheldrüsen. Z. Heilk. **26**, 194 (N. F. 6) (1905). — STERNBERG, C.: Lehrbuch der allgemeinen Pathologie und pathologischen Anatomie. 416. Leipzig: F. C. W. Vogel 1928. — STEZENKO: Zur Pathologie der Ohr- und Unterkieferspeicheldrüse bei chronischen Allgemeinerkrankungen. St. Petersburg 1884.

TEBBS: Symptomatic parotitis. Med. chir. trans. **88**, 35 (1905). — THAYSEN, H.: Über die entzündlichen Tumoren der Speicheldrüsen. Virchows Arch. **201**, 252 (1910). — THIELEMANS: Contribution à l'étude des manifestations parotidiennes du saturnisme. Thèse de Paris 1895. — TIETZE, A.: Mitt. Grenzgeb. Med. u. Chir. 1905, H. 3. — TRIOLO: Zitiert nach KÜTTNER. — TYSON, D. and A. H. SMITH: Tissue changes associated with vitamin A deficiency in the rat. Amer. J. Path. **5**, Nr. 1. 57 (1929),

VALENTIN: Die postoperative Parotitis. Berl. klin. Wschr. **1913**, 495. — VECKENSTEDT: Dtsch. med. Wschr. **1907**, Nr 43. — VIBORG: Sammlung von Abhandlungen für Tierärzte. II, 53, Kopenhagen 1797. — VIRCHOW, R.: (a) Handbuch der speziellen Pathologie und Therapie. **2**, I. Teil, S. 352 (1855). (b) Charitee-Ann. **8**, H. 3 (1858). — VOSS, O.: Hör- und Gleichgewichtsstörungen im Verlauf von Parotitis epidemica. Dtsch. med. Wschr. **1927**, Nr 48/49.

WAGNER, G. A.: Über postoperative Parotitis. Wien. klin. Wschr. **1904**, 1407. — WEHMEYER: Zur Frage der Parotitis postoperativa, ihrer Ätiologie und Pathogenese. Med. Klin. **6** (1926). — WELSH: Zitiert nach KLOTZ. Handbuch der inneren Medizin I. Berlin: Julius Springer 1925. — WENDT: A contribution to the pathological histology of acute parotitis. N. Y. med. J. **32**, 248 (1880). — WERZBLOWSKY, W. M.: Über Fleckfieberparotitis. Dtsch. med. Wschr. **1924**, 276. — WITTWER: Parotitis postoperativa gonorrhoica. Zbl. Gynäk. **42** (1923). — WOLLSTEIN: Übertragung von Mumps. J. of exper. Med. **23** (1916).

ZARDO, E.: Le alterazioni secretorie delle gliandole selivari. (Rabbia sperimentale.) Sperimentale **5** (1900). — ZLOCISTI, TH.: Über die Formen der Parotitis nach Fleckfieber. Arch. Ohren- usw. Heilk. **106**, 126 (1920).

IX. Spezifische Entzündungen der Speicheldrüsen.
A. Tuberkulose.

AIEVOLI: Tuberculosi della glandula sotto-mascellare. J. internaz. Sci. med. **20** (1898). — ARCOLEO, E.: Contributo clinico e sperimentale allo studio della tuberculosi della glandola sotto-mascellare. Mcrgagni **42**, 1, 593 (1900). — ASCHOFF, L.: Pathologische Anatomie. **2**, 698. Jena: Gustav Fischer 1928.

BENEKE: Parotistuberkulose. Münch. med. Wschr. **1907**, 698. — BOCKHORN: Ein Fall von Tuberkulose der Parotis. Arch. klin. Chir. **56**, 189 (1897). — BORCHARDT, L.: Die Tuberkulose der Parotis. Inaug.-Diss. Freiburg i. Br. 1903. — BRAUN, A.: Über Parotistuberkulose. Bruns' Beitr. klin. Chir. **130**, 118 (1924).

CLAIRMONT, P.: Verletzungen und chirurgische Krankheiten. Diagnostische und therapeutische Irrtümer und deren Verhütung. Herausgegeb. von J. SCHWALBE. Leipzig: Georg Thieme 1926. — CLAUDE, H. et P. BLOCH: Zitiert nach H. KÜTTNER. — CORNIL, V. et L. RANVIER: Manuel d'Histologie Pathologique, 3. Aufl. **4**, I. Paris: Librairie F. Alcan 1912.

DANIELSEN: Parotistuberkulose. Münch. med. Wschr. Nr 14, 698, **1907**.

FIOROVANTI: Contributo allo studio della tuberculosi della glandola parotide. La Stomatologia 10. Ref. Dtsch. Mschr. Zahnheilk. **31**, 287 (1913). — FISCHER, W.: Genitalkrebs und Lymphogranulomatose der Parotis. Dtsch. Z. Chir. **197**, 244 (1926). — FRANK: Primary tuberculosis of the parotid gland. Ann. Surg. **36**, 945 (1902).

GILMER: Ranula and other diseases of the salivary glandular System. J. amer. med. Assoc. **51**, 993 (1908).

HASLHOFER, L.: Ein Beitrag zur Kenntnis der Tuberkulose der Parotis. Virchows Arch. **266**, 499 (1927). — HEINEKE, H.: Verletzungen und chirurgische Krankheiten der Speicheldrüsen. Dtsch. Chir., 33. Lief. **1886—1913**, 493. — HOMUTH, O.: Parotistuberkulose. Beitr. klin. Chir. **74**, 52 (1911).

KAUFMANN, E.: Lehrbuch der speziellen pathologischen Anatomie **1**, S. 466. Berlin-Leipzig 1922. Vereinigung wissenschaftlicher Verleger, Walter De Gruyter u. Co. — KIRCH, E.: Über tuberkulöse Leberzirrhose. Virchows Arch. **225**, 129 (1918). — KLOTZ, R.: Ein Fall von Parotistuberkulose usw. Virchows Arch. **200**, 346 (1910). — KÜTTNER, H.: (a) Tuberkulose der Parotis. Handbuch der praktischen Chirurgie, 1. Aufl. **1**, S. 714 (1900). (b) Die Chirurgie der Speicheldrüsen. Handbuch der praktischen Chirurgie von GARRÉ, KÜTTNER und LEXER. **1**, S. 831. Stuttgart: Ferdinand Enke 1921.

Lecène: Parotistuberkulose. Rev. de Chir. 1901, Nr 4 — Legueu et Marien: (a) Tuberculose de la parotide. Presse méd. 1896, 549 u. 1898, 338. (b) Tuberculose des glandes salivaires. C. r. Soc. Biol. Paris 47, 855 (1895). — Loumaigne: Zitiert nach Braun.

Mintz: Ein Fall von primärer Parotistuberkulose. Dtsch. Z. Chir. 61, 290 (1901).

Paoli, de: (a) Tuberculosi della parotide, 10. Congres. Soc. ital. Chir. 1895. (b) Studio sulla tuberculosi delle glandole salivari e sui rapporti fra la secrezione salivari e la tuberculosi. 11. Congres Soc. ital. Chir. Roma 1896, 103. (c) Tuberculosi delle ghiandole salivari. Perugia 1904. — Parent: Etude sur la tuberculose de la glande parotide. Thèse de Paris 1898. — Pinoy: Zitiert nach Heineke. — Puppel (Beneke): Über Parotistuberkulose. Inaug.-Diss. Königsberg 1905.

Scheib: Über einen Fall von chronischer Tuberkulose der Parotis. Verh. dtsch. pathol. Ges. München, 2. Tagg 1900, 449. — Scudder: Tuberculosis of the parotid gland. Americ. Journ. of. med. scienc. 124, 1902. — Simson, H. J. et A. Massey: Infection tuberculeuse bilatérale des glandes saliv. sous-maxillaires. J. de Chir. 25, 186 (1925). — Sternberg, C.: Lehrbuch der allgemeinen Pathologie und pathologischen Anatomie S. 416. Leipzig: F. C. W. Vogel 1928. — Stubenrauch, L. v.: Über einen Fall von tuberkulöser Parotitis. Arch. klin. Chir. 47 (1894) (Sonderabdruck).

Wood: Tuberculosis of the parotid and the possibility of infection through the tonsils. Univ. Pennsylvania med. Bull. 16, 368 (1903/04).

B. Syphilis.

Aschoff, L.: Pathologische Anatomie. 2, 698. Jena: Gustav Fischer 1928.

Bock: Zitiert nach Cornil et Ranvier.

Cassel: Kongenitale Lues der Parotis. Dermat. Z. 9, H. 2, 216 (1902). — Cornil, V. et L. Ranvier: Siehe Abschnitt über Tuberkulose.

Erler: Zitiert nach Küttner.

Faroy: Thèse de Paris 1909. — Ferchland, E.: Über Syphilis der Parotis. Diss. Berlin 1924. — Fournier: Degénérescence syphilitique de la glande sublinguale, zitiert nach Heineke.

Gigon, A.: Die Krankheiten der Speicheldrüsen. Handbuch der inneren Medizin. Herausgegeb. Bergmann und Stachelin. 3, I. Teil, S. 1. Berlin: Julius Springer 1926. — Girard et Trigher: Bull. méd. 40, Nr 3, 72. — Grawitz: Zwei seltene Geschwulstfälle. Inaug.-Diss. Berlin 1873.

Haslund: Dermat. Wschr. 62. — Heineke, H.: Verletzungen und chirurgische Krankheiten der Speicheldrüsen. Dtsch. Chir., 33. Lief. 563. Stuttgart: Ferdinand Enke 1886 bis 1913. — Heller: Zitiert nach Küttner.

Jong, de et Joseph (zit. nach Jeanselme, L. Huet et Desbrousses:) Bull. Soc. franç. Dermat. 35. Jg., 20 (1928).

Koposi: Pathologie und Therapie der Syphilis 273, bzw. Syphilis. Dtsch. Chir. 11, 272 (1891). — Kaufmann, E.: Lehrbuch der speziellen pathologischen Anatomie. 1, S. 466. Berlin und Leipzig: Vereinigung wissenschaftlicher Verleger, Walter Gruyter und Co. 1922. — Koschel: Zitiert nach Cornil et Ranvier. — Küttner, H.: Chirurgie der Speicheldrüsen. Handbuch der praktischen Chirurgie, herausgegeben von Garré, Küttner und Lexer. 1, S. 833. Stuttgart: Ferdinand Enke 1921.

Lancereaux: Traité historique et practique de la syphilis 186 ff. Paris 1874. — Lang, E.: Vorlesungen über Pathologie und Therapie der Syphilis 216. Wiesbaden: J. F. Bergmann 1884—1886. — Lapersonne: Zitiert nach Cornil et Ranvier.

Merkel: Ankylose des rechten Unterkiefergelenkes infolge von gummöser Neubildung der Parotis usw. Münch. med. Wschr. 1896, 1228. — Mery, Girard et Mercier (nach Jeanselme, L. Huet et Desbrousses): Bull. Soc. franç. Dermat. Jg. 35, 20 (1928).

Neumann, J.: Über Syphilis der Parotis und der Glandula sublingualis. Arch. Dermat. 29, 1 (1894).

Richter, A.: Luische Erkrankungen der Parotis. Münch. med. Wschr. 1928, Nr 30.

Smet, de: Clin. Bruxelle 1888, 243—247. — Sternberg, C.: Siehe Abschnitt über Tuberkulose.

Vehse: Zitiert nach Heineke. — Verneuil, M.: Zitiert nach Küttner. — Virchow, R.: Geschwülste 1864—1865. — Vuillet: Zitiert nach Gigon.

Zagari: Zitiert nach Gigon.

C. Aktinomykose.

Beck, K.: Über Diagnose und Behandlung der primären isolierten Aktinomykose der Parotis. Z. Hals- usw. Heilk. 2, 270 (1922). — Bostroem: Untersuchungen über die

Aktinomykose des Menschen. Beitr. path. Anat. **9**, H. 1, 1 (1890). — BRÜNING: Über die Aktinomykose der Ohrspeicheldrüse. Dtsch. militärärztl. Z. **1910**, 369.

CHIARI, Ö. H.: Zur Kasuistik der Erkrankungen der Unterkieferspeicheldrüse. Wien. klin. Wschr. **1912**, 1562.

EDBERG: Zitiert nach C. SÖDERLUND.

GANGITANO, F.: Contributo all' etiologia ed alla patogenesi dei cosidetti tumori infiammatorii delle glandole salivari. Riforma med. **1904**, No 27.

HEINEKE, H.: Verletzungen und chirurgische Krankheiten der Speicheldrüsen. Dtsch. Chir., **33**. Lief. 508. Stuttgart: Ferdinand Enke 1886—1913. — HOSEMANN: Isolierte Aktinomykose der Speicheldrüse. Verh. dtsch. Ges. Chir. **1910**, 249.

KÖNIG: Die entzündlichen Prozesse am Hals. Dtsch. Chir. **1882**, 19. — KUBACHI: Zitiert nach CORNIL et RANVIER (Manuel d'Histologie Pathologique). — KÜTTNER H: Chirurgie der Speicheldrüsen. Handbuch der praktischen Chirurgie herausgegeb. von GARRÉ, KÜTTNER und LEXER. **1**, S. 829. Stuttgart: Ferdinand Enke 1921.

MIKULICZ und KÜMMEL: Krankheiten des Mundes **1912**, 146. — MÜLLER, W.: Über Aktinomykose der Speicheldrüsen. Festschrift für J. ORTH. Berlin **1903**, 278.

PENDL u. MATERNA: Zbl. Chir. **52**, 1372 (1925).

RASCHE, B.: Die Aktinomykose an der Marburger chirurgischen Klinik usw. Inaug.-Diss. Marburg 1921. — ROST, F.: Experimentelle Untersuchungen über eitrige Parotitis. Dtsch. Z. Chir. **130**, 305 (1914). — ROUX: Zitiert nach CORNIL et RANVIER (Manuel d'Histologie Pathologique).

SCHLANGE, H.: Zur Prognose der Aktinomykose. Arch. klin. Chir. **44**, 863 (1892). — SCHLEGEL, M.: Strahlenpilzkrankheit. Aktinomykose. Handb. d. pathogenen Mikroorganismen. **5**, Lief. 7, S. 84 (1927). Jena: G. Fischer; Urban u. Schwarzenberg. Berlin u. Wien. — SCHWARZ, E.: Über primäre und isolierte Speicheldrüsenaktinomykose. Bruns' Beitr. klin. Chir. **121**, 629 (1921), vgl. auch Münch. med. Wschr. **1927**, Nr 17, 742. — SÖDERLUND, G.: (a) Über die primäre und isolierte Aktinomykose der Speicheldrüsen. Dtsch. med. Wschr. **1913**, Nr 34, 1632. (b) Über die primäre Aktinomykose der Speicheldrüsen. Nord. med. Ark. (Schwed). **46**, H. 4 (1913), bzw. Über die primäre Aktinomykose der Speicheldrüsen (Akademische Abhandlung). Stockholm: Kungl. Boktryckeriet. P. A. Norstedt u. Söner 1914. (c) Einige neue Beiträge zur Kasuistik der primären Speicheldrüsenaktinomykose. Acta chir. scand. (Stockh.) **53**, 189 (1921). (d) Die Speichelsteinkrankheit (,,Sialolithiasis") und ihr Verhalten zu der primären und duktogenen Speicheldrüsenaktinomykose. Acta chir. scand (Stockh.) **63**, Suppl. 9 (1927).

X. Die tierischen Parasiten der Speicheldrüsen.

ANDRÉ: nach HEINEKE.

BECKER, A.: Die Verbreitung der Echinokokkenkrankheit in Mecklenburg. Beitr. klin. Chir. **56**, 1 (1907).

GAROFALO, F.: Cisti d'echinococco della parotide. La Stomatologia **25**, 373 (1927). — GOSSELIN, LAUGIER, MORESTIN, RICHE et DEVÈZE: Zitiert nach HEINEKE.

HEINEKE, H.: Verletzungen und chirurgische Krankheiten der Speicheldrüsen. Dtsch. Chir. Herausgegeb. v. BRUNS. **33**. Lief. Stuttgart: Ferdinand Enke 1886—1913.

KÜTTNER, H.: Chirurgie der Speicheldrüsen. Handbuch der praktischen Chirurgie. Herausgegeb. von GARRÈ, KÜTTNER und LEXER. **1**. Stuttgart: Ferdinand Enke 1921.

POSADAS: Über die Operation des Echinokokkus. Ref. Chir. **1899**, 1234.

SALZER: Echinococcus Allg. med. Z. **1857**. — SCHUH: Echinococcus hominis in 'der Parotis. Allg. Wien. med. Z. **1857**, 3. — SUBBOTIC, V.: Erfahrungen über Echinokokkus. Wien. klin. Wschr. **1899**, Nr 24, 654.

VEGAS Y CRONWELL: Zitiert nach KÜTTNER. — VIEUSSE: zitiert nach KÜTTNER.

XI. Verletzungen und Fremdkörper der Speicheldrüsen.

BIENER: Durchtrennung des Ductus parotideus. Zbl. f. Chir. **54**, 2640 (1927).

DESAULT: Zitiert nach KÜTTNER.

HEINEKE, H.: Verletzungen und chirurgische Krankheiten der Speicheldrüsen. Dtsch. Chir., herausgegeb. von BRUNS, **33**. Lief. Stuttgart: Ferdinand Enke 1886—1913.

JOEST, E.: Spezielle pathologische Anatomie der Haustiere. **1**, 16. Berlin: Richard Schoetz 1919.

KAUFMANN, C.: Zur Behandlung der Speichelfistel. Dtsch. Z. Chir. **18**, 268 (1883). — KRAUS, M.: Über Parotisluxation und äußere Fisteln bei Kieferschußfrakturen und deren Behandlung. Wien. med. Wschr. **1916**, Nr 49, 1855. — KÜTTNER, H.: Chirurgie der Speicheldrüsen. Handbuch der praktischen Chirurgie. Herausgegeb. von GARRÈ, KÜTTNER und LEXER. **1**, S. 792. Stuttgart: Ferdinand Enke 1921.

Malgaigne: Zitiert nach Küttner. — Matrossowitsch: Zbl. Chir. **1909**, 1707.

Pólya, E.: Über pulsierende Hämatome der Parotis nach stumpfer Verletzung. Zbl. Chir. **1918**, Nr 31, 525.

Rosenthal: Die Kriegsverletzungen des Gesichtes. Erg. Chir. (Payr-Küttner) **10** (1918).

Stipanovich: Zitiert nach Küttner.

Veckenstedt: Ein durch Trauma entstandener Fall von Sialodochitis Warthoniana chron. mit Strikturbildung. Dtsch. med. Wschr. **1907**, 1783.

Yamaguchi, S.: Über die Einheilung von Fremdkörpern in dem Drüsengewebe. Trans. jap. path. Soc. **14**, 111 (1924).

XII. Die symmetrische Schwellung der Speichel- und Tränendrüsen
(die sog. Mikulicz-Krankheit).

Alsberg: Symmetrische Erkrankung der Speicheldrüsen. Münch. med. Wschr. **1900**, 1834 u. **1901**, 516. — Aschoff, L.: Mundspeicheldrüsen. Pathologische Anatomie. 2, 698. Jena: Gustav Fischer 1928.

Baas: Ein Fall von symmetrischen Geschwülsten der Tränendrüsen usw. Z. Augenheilk. **10**, 184 (1903). — Bartlett, E.: Mikulicz disease. Surg. Clin. N. Amer. **3**, 823 (1925). — Berthon: Zitiert nach Küttner. — Brunn, M. v.: Die symmetrische Schwellung der Tränen- und Mundspeicheldrüsen in ihren Beziehungen zur Pseudoleukämie. Beitr. klin. Chir. **45**, 225 (1905).

Caspary: Mikuliczsche Krankheit. Dtsch. med. Wschr. **1905**, 444. — Chievitz, J. H.: Beiträge zur Entwicklungsgeschichte der Speicheldrüsen. Arch. f. Anat. **1885**, 401. — Cohn, A.: Die Tuberkulose als ätiologischer Faktor bei einem Fall von Mikuliczscher Krankheit. Inaug.-Diss. Berlin 1919. — Cornil, V. et L. Ranvier: Manuel d'Histologie Path., 3. Aufl., 4, I, 425. Paris: Librairie. F. Alcan 1912.

Dunn: Zitiert nach v. Brunn.

Fleischer: Ein Fall von eigentümlicher symmetrischer Tränen- und Ohrspeicheldrüsenschwellung usw. Klin. Mbl. Augenheilk. **1**, 398 (1902), bzw. **9**, 269 (1910). — Fuchs: Gleichzeitige Erkrankung der Tränendrüsen und Parotiden. Beitr. Augenheilk. **1**, 208 (1891), siehe auch K. K. Ges. Ärzte Wien 18. Dez. 1891; Wien. med. Presse **1891**, 1954.

Gaisböck, F.: Mikuliczscher Symptomenkomplex mit Erythema exsudativum multiforme usw. Mitt. Grenzgeb. Med. u. Chir. **31**, H. 3 (1919). — Gallasch, F.: Ein seltener Befund bei Leukämie im Kindesalter. Jb. Kinderheilk. **7**, 82 (1874), vgl. auch Arch. f. Dermat. **1892**, 850. — Gigon, A.: Die Krankheiten der Speicheldrüsen. Handbuch der inneren Medizin, herausgegeb. von Bergmann und Staehelin. 3, I. Teil, S. Berlin: Julius Springer 1926. — Gjessing: Klin. Mschr. Augenheilk. **56**, 252 (1916). — Guillan, G., Kudelski, Ch. et P. Lieutaud: Syndrome de Mikulicz, apparu au cours d'une encéphalite épidémique. Bull. de l'acad. de méd. **87**, 30 1922. — Gutmann: Mikuliczsche Krankheit und ihre Beziehung zur Lues. Berl. klin. Wschr. **1907**, Nr 36.

Haeckel: Beitrag zur Kenntnis der symmetrischen Erkrankung der Tränen- und Mundspeicheldrüsen. Arch. klin. Chir. **69**, 191 (1903). — Hagenbach, E.: Symmetrische Lymphangiome der Mundspeicheldrüsen. Dtsch. Z. Chir. **93**, 478 (1908). — Haltenhoff: Zitiert nach v. Brunn. — Hannema, L. S.: Ein Fall von aleukämischer Myelose unter dem klinischen Bilde des Morbus Mikulicz. Fol. haemat. Arch. (Lpz.) **32**, 116 (1926). — Heine, L.: Über Augenerkrankungen beim Mikuliczschen Symptomenkomplex. Arch. f. Augenheilk. **97**, 101 (1926). — Heineke, H.: Verletzungen und chirurgische Krankheiten der Speicheldrüsen. Dtsch. Chir., 33. Lief., 514. Stuttgart: Ferdinand Enke 1886—1913. — Hirsch: Ein weiterer Beitrag zur Lehre von der symmetrischen Erkrankung der Tränen- und Mundspeicheldrüsen. Mitt. Grenzgeb. Med. u. Chir. **3**, 381 (1898). — Hirschfeld, H.: Leukämie und verwandte Zustände. Handbuch der Krankheiten des Blutes und der blutbildenden Organe usw. Herausgegeben v. A. Schittenhelm. **1**, S. 586. Berlin: Julius Springer 1926. — Hochenegg: Lehrbuch der speziellen Chirurgie. **1**, S. 269, 1907. — Hofmeister: Symmetrische Lipome. Verh. Ges. dtsch. Naturforsch. **1905** II, 2. Hälfte, 160 (1905).

Igersheimer und Pöllot: Über die Beziehungen der Mikuliczschen Krankheit zur Tuberkulose usw. Arch. f. Ophthalm. **74**, 411 (1910).

Jacobaeus, H. C.: Über Mikulicz' Symptomenkomplex. Mitt. Augenklin. Stockholm. **10**, 65 (1909) u. Beiträge zur Kenntnis der myeloiden Chloroleukämien. Dtsch. Arch. klin. Med. **96**, 7 (1909). — Jeanselme, L. Huet et Desbrousses: Syndrome de Mikulicz chez un syphilitique tertiaire. Bull. Soc. franç. Dermat. Jg. 35, 20 (1928).

Kaufmann, E.: Lehrbuch der speziellen pathologischen Anatomie 1. Berlin und Leipzig, Vereinigung der wissenschaftlichen Verleger, Walter de Gruyter u. Co. 1922. —

Krailshaimer: Zitiert nach Küttner. — Külbs: Über Mikuliczsche Krankheit. Mitt. Grenzgeb. Med. u. Chir. 18, 754 (1908). — Kümmel, W.: Weitere Beiträge zur Lehre der symmetrischen Erkrankung der Tränen- und Mundspeicheldrüsen. Mitt. Grenzgeb. Med. u. Chir. 2, 111 (1897). — Küttner, H.: Die Chirurgie der Speicheldrüsen. Handbuch der praktischen Chirurgie, herausgegeben von Garré, Küttner und Lexer. 1, S. 836. Stuttgart: Ferdinand Enke 1921.

La Roy: Zitiert nach Heineke. — Löwenstein, C.: Über atypische Epithelwucherungen und Tumoren der Speicheldrüsen, bes. der Parotis. Frankf. Z. Path. 4, 187 (1910). — Lüdin: Über die Mikuliczsche Krankheit usw. Strahlenther. 7, 360 (1916).

Meller: Über die Beziehungen der Mikuliczschen Erkrankung zu den lymphomatösen und chronisch entzündlichen Prozessen. Klin. Mbl. Augenheilk. 44, 177 (1906). —Meyer, P.: Zur Pathologie der Parotistumoren. Arch. klin. Chir. 150, 20 (1928). — Mikulicz, J. v.: Über eine eigenartige symmetrische Erkrankung der Tränen- und Mundspeicheldrüsen. Beitr. Chir. Festschrift für Billroth 610. Stuttgart: Ferdinand Enke 1892. — Minelli, S.: Beitrag zum Studium der Lymphomatose der Speichel- und Tränendrüsen. Virchows Arch. 185, 117 (1906). — Mohr: Über die innere Sekretion der Speicheldrüsen und ihre Beziehung zu den Genitalorganen. Z. Geburtsh. 74, 409 (1913). — Munck, W.: Ein Beitrag zur Beleuchtung des Mikuliczschen Symptomenkomplexes. Virchows Arch. 256, 81 (1925). —

Nagel, J.: Die klinische Bedeutung doppelseitiger chronischer Speichel- und Tränendrüsenschwellungen (Mikuliczscher Symptomenkomplex). Z. klin. Med. 83, 358 (1916). — Napp: Zitiert nach Küttner. Neisse: Über den Einschluß von Parotisläppchen im Lymphknoten. Anat. H., 10, 287 (1898). — Netter: Bull. Soc. méd. Hôp. 13. Mai 1921.

Osler: On chronic symmetrical enlargment of the salivary and lacrimal glands. Americ. J. med. Sci. 115, 27 (1898). — Osterwald, A.: Ein neuer Fall von Leukämie mit doppelseitigem Exophthalmus durch Orbitaltumoren. Arch. f. Ophthalm. 27, 203 (1881).

Pfeiffer, C.: Röntgentherapie der symmetrischen Tränen- und Speicheldrüsenerkrankungen. Beitr. klin. Chir. 50, 245 (1906). — Pick: Beiträge zu den Tränendrüsentumoren. Zbl. Augenheilk. 1896, 97. — Plate und Lewandowsky: Über einen Fall von symmetrischer Schwellung der Speichel- und Tränendrüsen usw. Mitt. Grenzgeb. Med. u. Chir. 25, 539 (1912). — Plitt: Zitiert nach Küttner.

Raison: Note sur la pathologie des glandes salivaires. Revue de Stomat. 27, 560 (1925). — Ranzi, E. v.: Ein Fall von Mikuliczscher Krankheit. Verh. dtsch. Naturforsch. 147, Meran 1905; bzw. Über einen mit Röntgenstrahlen behandelten Fall von Mikuliczscher Krankheit. Mitt. Grenzgeb. Med. u. Chir. 16, 554 (1906). — Reiche: Ärztlicher Verein in Hamburg. Münch. med. Wschr. 1919, 337, Nr 12.

Schaffer, A. J. and A. W. Jacobsen: Mikulicz' Syndrome. Amer. J. Dis. Childr. 34, 3, 327 (1927). — Schmid, H.: Beitrag zur Auffassung der Mikuliczschen Krankheit. Fol. haemat. Arch. (Lpz.) 25, 71 (1920). — Senator: Sechsjähriges Mädchen mit Chlorom, Mikuliczscher Krankheit und lymph. Leukämie. Münch. med. Wschr. 1907, 1507. — Smith, J. F. and W. S. Bump: Lymphoid Hyperplasia of Lacrymal and Salivary glands. Mikulicz' Disease. Ann. Surg. 88 II., 91 (1928) — Snell: Simultaneous and symmetrical tumours of the lacrimal and parotid glands. Lancet. 2, 51 (1893). — Sternberg: Achroozytose der Tränen- und Speicheldrüsen. Erg. Path. 9, 500 (1903). — Sternberg, C.: Lehrbuch der allgemeinen Pathologie und pathologischen Anatomie. S. 416. Leipzig: F. C. W. Vogel 1928. — Stower: Münch. med. Wochenschr. 1901, 177.

Thaysen, Th. E. H.: Über die Lymphomatosen der Tränen- und Speicheldrüsen. Beitr. path. Anat. 50, 487 (1911). — Tietze, A.: Ein Beitrag zur Lehre von der symmetrischen Erkrankung der Tränen und Mundspeicheldrüsen. Beitr. klin. Chir. 16, 816 (1896).

Wallenfang: Beitrag zur Lehre von der symmetrischen Erkrankung der Tränen- und Mundspeicheldrüse. Virchows Arch. 176, 90 (1904). — Wood, C. G.: Mikulicz' syndrome complicated by Grave's disease. Trans. ophthalm. Soc. U. Kingd. 48, 398 (1928). —

Ziegler, S. L.: Zitiert nach Heineke. — Zirm, E.: Ein Fall von gleichzeitiger chronischer Tränendrüsen- und Parotisschwellung usw. Beiträge zur Augenheilk. K. K. Ges. Ärzte Wien. 18. Dez. 1891. Beitr. Augenheilk. 1, 34 (1892). — Zypkin, S. M.: Pseudoleukämie, Lymphsarkomatose, Lymphogranulomatose und ihre gegenseitigen Beziehungen. Fol. haemat. (Lpz.) 32, 33 (1926).

XIII. Ranula und Zysten der Speicheldrüsen.

Bergmann, v.: von Arend Buchholz 521, Leipzig 1911. — Bergmann, v. u. H. Küttner: Die Chirurgie der Mundhöhle. Handbuch der praktischen Chirurgie. Herausgegeben von

GARRÉ, KÜTTNER und LEXER. 1, S. 1094. Stuttgart: Ferdinand Enke 1921. — BURKART: Beitrag zur Kenntnis der Parotiszysten. Diss. Würzburg 1891.

CASSANELLO: Malattia cistica della parotide. Festschrift f. Bottini-Palermo. Ref. Zbl. Chir. 1905. — CHIEVITZ, J. C.: Beiträge zur Entwicklungsgeschichte der Speichel-drüsen. Arch. Anat. u. Physiol. 1885, 401. — CINISELLI: Zitiert nach HEINEKE. — CLAIR-MONT: P. Diagnostische und therapeutische Irrtümer und deren Verhütung. Herausgegeben von J. SCHWALBE. Leipzig: Georg Thieme 1926. — CORNIL, V. et L. RANVIER: Manuel d'Histo-logie Pathologique, 3. Aufl. 4, I. Paris: Librairie F. Alcan 1912. — COTTALORDA: Ann. d'Anat. path. 1, 441 (1924).

DORENDORF: Speicheldrüsenausführungsgänge bei Bläsern. Z. Ohrenheilk. 59, 91 (1909). DUPUYTREN: Grenouillette ou ranule. Leçons de clinique chirurgicale 3, 295 (1833).

FLEISCHMANN: Zitiert nach v. RECKLINGHAUSEN.

GIGON, A.: Die Krankheiten der Speicheldrüsen. Handbuch der inneren Medizin. Herausgegeben von BERGMANN und STAEHELIN. 3, I. Teil, S. 1. Berlin: Julius Springer 1926.

HEINEKE, H.: Verletzungen und chirurgische Krankheiten der Speicheldrüsen. Deutsche Chirurgie herausgegeben von BRUNS. 33. Lief. Stuttgart: Ferdinand Enke 1886—1913. — HIPPEL, B. v.: Über Bau und Wesen der Ranula. Arch. klin. Chir. 55, 164 (1897). — HYRTL, J.: Handbuch der topographischen Anatomie. 1. Wien 1882.

IMBERT et JEANBRAU: Zitiert nach KROISS.

KAUFMANN, E.: Lehrbuch der speziellen pathologischen Anatomie. 1, S. 448. Berlin und Leipzig: Vereinigung wissenschaftlicher Verleger Walter de Gruyter u. Co. 1922. — KOCHER: Zitiert nach KÜTTNER. — KROISS, F.: Über die chronische Entzündung der Mundspeichel-drüsen und ihrer Ausführungsgänge. Beitr. klin. Chir. 47, 470 (1905). — KÜTTNER: Zyste der Submaxillardrüse. Handbuch der praktischen Chirurgie, 4. Aufl. 1, S. 736, 1913. — KÜTTNER, H.: Chirurgie der Speicheldrüsen. Handbuch der praktischen Chirurgie. Heraus-gegeben von GARRÉ, KÜTTNER und LEXER. 1, S. 842. Stuttgart: Ferdinand Enke 1921.

LECÈNE: Zitiert nach HEINEKE.

MERKEL: Zitiert nach KÜTTNER. — MEYER, R.: Über embryonale Gewebsanomalien und ihre pathologische Bedeutung im Allgemeinen usw. Erg. Path. Berlin 1911. Vgl. auch: Zur Kenntnis der normalen und abnormen embryonalen Gewebseinschlüsse und ihrer pathol. Bedeutung. Z. Geburtsh. 71, 221, (1912). — MINTZ: Glandula sublingualis und Ranula. Dtsch. Z. Chir 51, 185 (1899). — MONTADE: Zitiert nach HEINEKE und v. BERGMANN-KÜTTNER. — MORESTIN: Zitiert nach HEINEKE, v. BERGMANN und KÜTTNER.

NARATH: Zitiert nach HEINEKE. — NEUMANN, E.: Ein Beitrag zur Kenntnis der Ranula. Arch. klin. Chir. 20, 825 (1876), bzw. Entstehung der Ranula aus den BOCH-DALEKschen Drüsenschläuchen der Zungenwurzel. Arch. klin. Chir. 33, 590 (1886).

PANAS: Zitiert nach HEINEKE und v. BERGMANN-KÜTTNER. — PAULI, F.: Über Patho-genese und Heilung der Speichelgeschwülste. Arch. klin. Chir. 2, 1 (1862). — PIETRI: Zitiert nach HEINEKE und KÜTTNER.

RECKLINGHAUSEN, F. v.: Ein Fall von Ranula. Virchows Arch. 35, 314 (1866), bzw. Über die Ranula, die Zyste der BARTHOLINschen Drüse usw. Virchows Arch. 84, 525 (1881).

SCHEIER: Über die Krankheiten der Mundhöhle bei Glasbläsern. Arch. f. Laryng. 19, 472 (1907). — SCHMIDT, M. B.: Über die Flimmerzysten der Zungenwurzel. Festschrift für B. SCHMIDT, Jena 1896. — SONNENBURG, E.: Sitz und Behandlung der Ranula. Arch. klin. Chir. 29, 627 (1883). — STUBENRAUCH, L. v.: Über einen Fall von tuberkulöser Parotitis. Arch. klin. Chir. 47, 26 (1894). — SULTAN, G.: Zur Kenntnis der Halszysten und -fisteln. Dtsch. Z. Chir. 48, 113 (1898). — SUZANNE: Recherches anatomiques sur le plancher de la bouche usw. Thèse de Bordeux 1886/87.

WEISHAUPT, E.: Ein embryonaler Seitengang des Ductus parotideus und seine Be-ziehungen zu einigen Tumoren der Parotis. Arch. klin. Chir. 100, 542 (1913); siehe auch Arch. f. Anat. 1911, 11.

XIV. Geschwülste der Speicheldrüsen.

ACKERMANN: Die Histogenese und Histologie des Sarkoms. Volkmanns Sg. klin. Vortr. 233—234. — ALBRECHT und ARZT: Beitrag zur Frage der Gewebsverirrung. Frankf. Z. Path. 4, 47 (1910). — ALSBERG: Symmetrische Erkrankungen der Speicheldrüsen. Münch. med. Wschr. 1900, 1834 u. 1901, 516. — ALSDORFF: Über die Geschwülste der Parotis. Diss. Bonn 1887. — ARZT: Haemangioma simplex der Ohrspeicheldrüse. Dtsch. Z. Chir. 110, 532 (1911). — ASCHOFF, L.: Pathologische Anatomie. 2, 681 (1923) u. 699 (1928). Jena: Gustav Fischer.

BARONI, B.: Ref.: Journ. de Chir. **30**, 185 (1927). — BAROZZI et LESNÉ: Zitiert nach HEINEKE. — BARTH, TH.: Ein Fall von Lymphangiosarkom des Mundbodens und Bemerkungen über die sogenannten Endothelgeschwülste. Beitr. path. Anat. **19**, 462 (1896). — BATTISTINI: Contributo allo studio dei tumori deilla glandola sottomascellare. Durante Festschr. **3** (1899). — BAUDET: Les lipomes de la parotide. Gaz. Hôp. **1900**, 1247. — BEALE: Zitiert nach HEINEKE. — BECKER, J.: Zystischer Parotistumor. Bruns' Beitr. klin. Chir. **137**, 684 (1926). — BEITZKE, H.: Pathologisch-anatom. Diagnostik an den Leichen. 160. München: F. J. Bergmann 1926. — BERGER: Tumeur volumineuse de la parotide (myxo-fibro-chondrosarcoma); exstirpation. Bull. et mém. Paris, **1903**, 415. — BERGER, H.: Über Lipome in der Mundhöhle und in den Speicheldrüsen. Korrespbl. f. Zahnärzte **50** (1926). — BIDONE: Angioma della glandola parotide. Arch. di Ortop. **14**, 398 (1897). — BILLROTH, TH.: (a) Untersuchungen über die Entwicklung der Blutgefäße. Berlin 1856. (b) Beobachtungen über Geschwülste der Speicheldrüsen. Virchows Arch. **17**, 357 (1859). (c) Die allgemeine chirurgische Pathologie und Therapie 1866. (d) Melanosarcoma parotidis sinist. Ärztl. Bericht der Priv. Heilanstalt des Dr. A. EDER (Wien) **1** (1885). (e) Carcinoma glandulae sublingualis sinistrae recidivum; exstirpatio; Heilung. Ärztl. Bericht der Priv. Heilanstalt des Dr. A. EDER (Wien) **1889**, 18. (f) Carcinoma glandulae parot. dextrae usw. Ärztl. Bericht der Priv. Heilanstalt des Dr. A. EDER (Wien) **1890**, 22. — BIONDI: Annotazioni cliniche ed anatomiche intorno a sei casi di chirurgia della glandola parotide. Clin. Chir. **7**, 1 (1899). — BIRCH, F. v.-HIRSCHFELD: Lehrbuch der pathologischen Anatomie **2**, 604. Leipzig: F. C. W. Vogel 1894. — BOETTCHER, A.: (a) Über Struktur und Entwicklung der als „Schlauchknorpelgeschwulst, Cylindroma" usw. bekannten Neubildung. Virchows Arch. **38**, 400 (1867). (b) Verwahrung in Sachen des Zylindroms. Virchows Arch. **42**, 300 (1868). — BÖHME, H.: Zur Kasuistik der Speicheldrüsengeschwülste. Diss. Berlin 1901. — BOLLINGER, O.: Atlas und Grundriß der pathologischen Anatomie. **1**, S. 128. München: J. F. Lehmann 1896. — BOLOGNESI: Endotheliom der Submaxillarspeicheldrüse. Arch. klin. Chir. **93**, 784 (1910). — BORRMANN: Ein Blutgefäßendotheliom, mit besonderer Berücksichtigung seines Wachstums. Virchows Arch. **151**, Suppl. 151 (1898). — BORRMANN, R.: Zum Wachstum und zur Nomenklatur der Blutgefäßgeschwülste. Virchows Arch. **157**, 297 (1899). — BORST, M.: (a) Das Verhalten der „Endothelien" bei der akuten und chronischen Entzündung, sowie bei dem Wachstum der Geschwülste. Verh. physik.-med. Ges. Würzburg, N. F. **31**, Nr 1 (1897). (b) Die Lehre von den Geschwülsten. Wiesbaden: J. F. Bergmann 1902. (c) Pathologische Histologie. Leipzig: F. C. W. Vogel 1922. (d) Echte Geschwülste (Blastome) in ASCHOFF, Pathologische Anatomie, **1**, 653. Jena: Gustav Fischer 1923. (e) Allgemeine Pathologie der malignen Geschwülste. Die Klinik der bösartigen Geschwülste. Herausgegeben von P. ZWEIFEL und E. PAYR. **1**, S. 1, Leipzig: S. Hirzel 1924. — BOSC et JEANBRAU: Recherches sur la nature histologique des tumeurs mixtes de la parotide. Arch. prov. de Chir. **1899**, 297. — BOTTINI: Zitiert nach HEINEKE. — BÖTTNER, O.: Das sezernierende Epitheliom (die sog. Mischgeschwulst) der Mundspeicheldrüsen. Beitr. Path. Anat. **68**, 364 (1921). — BOUCHET: Zitiert nach KÜTTNER. — BRANDT, M.: Über einen ungewöhnlich großen Parotistumor. Dtsch. Z. Chir. **198**, 401 (1926). — BRANLAT: Histoire des tumeurs parotidiennes. Thèse de Paris 1875. — BROCA: Zitiert nach KÜTTNER. — BRUNEAU: Zitiert nach HEINEKE. — BRUNS, v.: Handbuch der praktischen Chirurgie. **1**, II. Teil, Tübingen 1859. — BRUSIS: Untersuchungen über die Veränderungen an der Kaninchenspeicheldrüse nach Unterbindung ihrer Ausführungsgänge. Diss. Marburg 1903. — BUDDE, M.: Über einen Fall von Parotismischtumor mit Knochenmetastasen. Zbl. Chir. **1922**, Nr 51 (Sonderabdruck). — BURCKARDT, H.: Dtsch. Z. Chir. **70**, 416. — BUTLIN, H. F.: Enchondroma of submaxillary salivary gland. Trans. path. Soc. Lond. **28**, 228 (1877).

CASSANELLO: Sulla istogenesi dei tumori cosidetti misti delle glandole salivari. Clin. Chir. **9**, 489 u. 569 (1901). — CHAINTRE: A, Tumeurs de la glande sous-maxillaire. Gaz. Hôp. **61**, 862 (1888). — CHEVASSU: Tumeurs de la glande sous-maxillaire. Rev. de Chir. **41**, 450 (1910). — CHIARI, H.: Über ein sogenanntes Cystosarcoma phyllodes (JOH. MÜLLER) der Parotis mit Metastasen in den Lungen. Med. Jb. Wien, **1** (1881) (Sonderabdruck). — CHIARI, O. M.: Zur Kasuistik der Erkrankungen der Unterkieferspeicheldrüse. Wien. klin. Wschr. **1912**, Nr 42, 1562. — CHIEVITZ: Beiträge zur Entwicklungsgeschichte der Speicheldrüsen. Arch. f. Anat. **1885**, 401. — CLAIRMONT, P.: Verletzungen und chirurgische Krankheiten der Mund- und Rachenhöhle, des Halses usw. (Diagnostische und therapeutische Irrtümer und deren Verhütung.) Leipzig: Georg Thieme 1926. — CLEMENTZ, H.: Über das Schleimgewebe in Parotisgeschwülsten. Diss. Bonn, März 1882, 38. — COHNHEIM, J.: Vorlesungen über allgemeine Pathologie, 2. Aufl., **1**, 747 (1882). — CORNELL, G. MC.: Epidermal fibrils in the classification of malignant growths. Ref. Zbl. Path. **21**, 695 (1910). — CORNIL, V. et L. RANVIER: Manuel d'Histologie Pathologique. 3. Aufl., **4**, I. Paris: Librairie F. Alcan 1912. CRUVEILHIER: Anatomie pathologique. Paris 1864. — CUNÉO et VEAU: Sur l'origine bronchiale des tumeurs mixtes cervico-faciales. Congres internat. Méd. Paris **1900**, Sect. 10, Chir. gén. **278**. — CURTIS et PHOCAS: Contribution à l'étude des tumeurs mixtes de la parotide.

Arch. prov. Méd. 1899, 7. — Czierer: Über das Adenom der Parotis. 12. Tag. d. ung. Ges. f. Chir. Budapest 1925.
Degen, W.: Ein doppelseitiges Sarkom der Parotis. Inaug.-Diss. Freiburg 1900. — Delaini: Zitiert nach Heineke und Küttner. — Demarquay: Zitiert nach Heineke und Küttner. — Doerr: Ein Fall von Adenokarzinom der Parotis. Z. Heilk. 21, 87 (1900).— Dolbeau: Zitiert nach C. Kaufmann. — Duplay: Zitiert nach Heineke.

Efremow, V.: Primäres Lymphosarkom der Parotis. Beitr. path. Arat. 73, 486 (1925). — Ehrich, E.: Zur Kenntnis der Speicheldrüsentumoren. Beitr. klin. Chir. 51, 368 (1906). — Ehrlicher, W.: Über ein papilläres Zystadenom der Regio parotidea mit lymphoidem Grundgewebe. Korresp. bl. Zahnärzte 48, H. 1 (1922) — Ernst, P.: Über Hyalin und seine Beziehungen zum Kolloid. Virchows Arch. 130, 377 (1892). — Eversheim: Über die chirurgisch wichtigen Affektionen der Speicheldrüsen. Diss. Bonn 1889. — Ewetsky, Th. v.: Zur Zylindromfrage. Virchows Arch. 69, 36 (1877).

Fedeli: Sur un lymphangiome kystique de la parotide. J. Chir. 26, 518 (1925). — Fick, J., Zur Kenntnis der sogenannten Mischgeschwülste der Parotisgegend und zur Endotheliomfrage. Virchows Arch. 197 472 (1909). — Fioravanti: Contributo all' istogenesi dei tumori misti della parotide; un fibrocondro-mixosarcoma endoteliale della parotide. Clin. med. Firenze 11, 337 (1905). — Fischer, B.: (a) Über Neubildung von Elastin in Geschwülsten. Virchows Arch. 176, 169 (1904). (b) Über die Entstehung und das Wachstum bösartiger Geschwülste. Verh. path. Ges. 1906, 22. — Fischer, B.-Wasels: Metaplasie und Gewebsmißbildung. Allgemeine Geschwulstlehre. Handbuch der normalen und pathologischen Physiologie. 14, II. Teil, S. 1477. Berlin: Julius Springer 1927 (Sonderabdruck).— Florence: Zitiert nach Küttner. — Förster: Gemischtes Enchondrom in der rechten Parotisgegend usw. Wien. med. Wschr. 1858, 481. — Förster, A.: Lehrbuch der pathologischen Anatomie 240. Jena: F. Mauke 1862. — Fourmestraux: Zitiert nach Heineke. — Franke, F.: Endothelioma intravasculare hyalogenes der Submaxillargegend. Virchows Arch. 121, 465 (1890). — Friebös: Kongreß Dermat. Rom 1913. — Friedländer, C.: Über Geschwülste mit hyaliner Degeneration und dadurch bedingter netzförmiger Struktur. Virchows Arch. 67, 181 (1876). — Friedreich, N.: Zur Kasuistik der Neubildungen. Virchows Arch. 27, 375 (1863). — Fuhr: Zur Kasuistik der Lymphangiome der Parotis. Diss. Würzburg 1908.

Gascoyen: Zitiert nach Heineke. — Gaubin: Zitiert nach Küttner. — Glass, E.: Über ein branchiogenes papilläres Zystenadenolymphom der Regio parotidea. Frankf. Z. Path. 9, 335 (1912). — Goller: Ein Fall von kongenitalem, reinem Sarkom der Parotis. Diss. Würzburg 1898. — Grawitz: Über Adenokarzinome. Dtsch. med. Wschr. 1900, 13. — Griffini e Trombetta: Zitiert nach Ehrich. — Gruber, C. G.: Tumors of the Parotid gland in children. Surg. etc. Jan. 1906. — Guleke, N.: Über Tumorbildung in versprengten Parotiskeimen. Arch. klin. Chir. 81, II, 275 (1906). — Gutekunst: Zylindrom der Highmorshöhle. Arb. path. Anat. von Baumgarten 5 (1904).

Haberer, H. v.: Parotishämangiom. Arch. klin. Chir. 93, 817 (1910). — Hagenbach, E.: Symmetrische Lymphangiome der Mundspeicheldrüsen. Dtsch. Z. Chir. 93, 478 (1908). — Hagentorn: Zur Frage über die Hämangiome der Parotis. Russk. Wratsch. 1908, Nr 29. — Hallopeau und Jeanselme: Zitiert nach Küttner. — Hansemann, D. v.: (a) Die mikroskopische Diagnose der bösartigen Geschwülste. Berlin: August Hirschwald 1902. (b) Ein Beitrag zur Histogenese der Parotistumoren. Z. Krebsforsch. 9, 379 (1910). — Harbitz, F.: Über das gleichzeitige Auftreten mehrerer selbständig wachsender ("multipler") Geschwülste. Beitr. path. Anat. 62, 503 (1916). — Hardouin: Un cas d'angiome de la parotide. Rev. Méd. 25, 206 (1905). — Harrass und Suchier: Über das Angiom der Parotis. Dtsch. med. Wschr. 499 (1911). — Hartmann: (a) Contribution à l'étude des angiomes de la région parotidienne. Rev. de Chir. 9, 756 (1889). (b) Tumeur de la région parotidienne; contusion; épanchement sanguin dans son intérieur. Bull. Soc. Anat. Paris 1895, 209. — Heineke, H.: (a) Verletzungen und chirurgische Krankheiten der Speicheldrüsen. Dtsch. Chir. Herausgegeb. von v. Bruns, 33. Lief. Stuttgart: Ferdinand Enke 1886—1913. (b) Die Geschwülste der Speicheldrüsen. Erg. Chir. Herausgegeben von E. Payr und H. Küttner. 6, S. 239. Berlin: Julius Springer 1913. (c) Bösartige Geschwülste der Speicheldrüsen. Die Klinik der bösartigen Geschwülste. Herausgegeben von P. Zweifel und E. Payr. 1, S. 760. Leipzig S. Hirzel 1924. — Hellerer: Großes Sarcoma colli ausgehend von der Parotis. Diss. München 1893. — Henkel: Beitrag zur Histogenese der Parotisgeschwülste. Diss. Greifswalf 1896. — Herxheimer, G.: (a) Über heterologe Kankroide. Beitr. path. Anat. 41, 397 (1907). (b) Über 2 Fälle von Angiom der Parotis. Zbl. Path. 1908, Nr 17, 709. (c) Grundlagen der pathologischen Anatomie. S. 273. München und Wiesbaden: J. F. Bergmann 1922. — Herzfeld: Über Geschwülste der Glandula submaxillaris. Inaug.-Diss. Berlin 1893. — Herzog, Gg.: Zur Zylindromfrage. Zbl. Path. 31, 182 (1920). (b) Neue Beiträge zur Zylindromfrage. Beitr. path. Anat. 69, 422 (1921). (c) Über den Gallertkrebs der Brustdrüse. Zbl. Path. 35 (1924) (Sonderabdruck). — Heully et Boeckel: Zitiert nach

HEINEKE. — HILLE, A.: Ein Beitrag zu der Lehre vom Enchondrom. Inaug.-Diss. Halle 1880. — HINGLAIS: Sur les tumeurs dites mixtes de la glande sous-maxillaire. Thèse de Lyon 1905. — HINSBERG, V.: Beiträge zur Entwicklungsgeschichte und Natur der Mundspeicheldrüsengeschwülste. Dtsch. Z. Chir. 51, 281 (1889). — HOFMEISTER: Symmetrische Lipome. Verh. Ges. dtsch. Naturforsch. 1905, II, 2. Hälfte, Sekt. f. Chir. 160. — HOLDEN, L.: Zitiert nach EFREMOW. — HUTCHINSON: Neuroma of the parotid. Trans. path. Soc. Lond. 37, 459 (1886). — HYRTL, J.: Handbuch der topographischen Anatomie. 1, S. 274. Wien: W. Braumüller 1857.

ISRAEL, J.: Bericht über die chirurgische Abteilung des jüdischen Krankenhauses zu Berlin für den Zeitraum vom 1. Januar 1873 bis 1. Oktober 1875. Arch. klin. Chir. 20, 1 (1877). — ITTMANN: Über die Angiome der Parotis. Diss. München 1909.

JOHNSON und LAWRENCE: Endotheliomata of the salivary glands. Trans. path. Soc. Lond. 54, 329 (1902/03). — JOULIARD: Du cancer de la glande sous-maxillaire. Contribution à l'étude des neoplasmes des glandes salivaires. Thèse de Paris 1888. —

KAUFMANN, C: Das Parotissarkom. Arch. klin. Chir. 26, 672 (1881). KAUFMANN, E.: Lehrbuch der speziellen pathologischen Anatomie, 7—8. Aufl. 1, S. 467. Berlin und Leipzig: Vereinigung wissenschaftlicher Verleger Walter de Gruyter u. Co. 1922. — KAZDA, F.: Zur Frage der Genese der Mischgeschwülste am Schädel. Wien. klin. Wschr. Nr 17, 582, 1929 — KIRMISSON: Zitiert nach HEINEKE. — KITTLER: Ein Fall von Hämangioma simplex der Parotis. Dtsch. Z. Chir. 187, 116. — KLEBS:, E., (a) Handbuch der pathologischen Anatomie. 1, 147. Berlin: August Hirschwald 1869. (b) Die allgemeine Pathologie usw. Teil 2. Jena: Gustav Fischer 1889. — KOCHER, TH: Zur Kenntnis der pulsierenden Knochengeschwülste nebst Bemerkungen über hyaline Degeneration (resp. Cylindroma). Virchows Arch. 45, 490 (1869). — KÖNIG: Lehrbuch der speziellen Chirurgie. 1, S. 503. 1898. — KOLACZEK: (a) Über das Angiosarkom. Dtsch. Z. Chir. 9, 1 (1877). (b) Acht neue Fälle von Angiosarkom. Dtsch. Z. Chir. 13, 1 (1880). — KOLOSSOW: Über die Struktur des Pleuroperitoneal- und Gefäßepithels (Endothels). Arch. mikrosk. Anat. 42, 318 (1893). — KÖSTER, K.: Cancroid mit hyaliner Degeneration (Cylindroma Billroths). Virchows Arch. 40, 468 (1867). — KRENN: Zur Kasuistik der Hämangiome. Prag. med. Wschr. 1891. — KRIEG: Beiträge zur Lehre vom Enchondrom der Speicheldrüsen. Inaug.-Diss. Tübingen 1874. — KROMPECHER, E.: (a) Der drüsenartige Oberflächenkrebs. (Carcinoma epitheliale adenoides). Beitr. path. Anat. 28, 1 (1900). (b) Der Basalzellenkrebs. Jena: G. Fischer, 1903. (c) Über Verbindungen, Übergänge und Umwandlungen zwischen Epithel, Endothel und Bindegewebe bei Embryonen, niederen Wirbeltieren und Geschwülsten. Beitr. path. Anat. 37, 28 (1905). (d) Zur Histogenese und Morphologie der Mischgeschwülste der Haut, sowie der Speichel- und Schleimdrüsen. Beitr. path. Anat. 44, 51 (1908). (e) Über die Beziehungen zwischen Epithel und Bindegewebe bei den Mischgeschwülsten der Haut und der Speicheldrüsen und über das Entstehen der Karcinosarkome. Beitr. path. Anat. 44, 88 (1908). (f) Über den Ausgang und die Einteilung der Epitheliome der Speichel- und Schleimdrüsen. Beitr. path. Anat. 70, 489 (1922). — KÜHN, A.: Beiträge zur Kenntnis der gemischten Geschwülste der Parotis. Inaug.-Diss. Freiburg 1895. — KÜSTER: Chirurgisch-onkologische Erfahrungen. Arch. klin. Chir. 12, 597 (1871). — KÜTTNER: (a) Die Geschwülste der Submaxillarspeicheldrüse. Beitr. klin. Chir. 16, 181 (1896). (b) Reines Rundzellensarkom der Parotis. Allg. med. Ztg 1907, 476. (c) Tumor der Parotis accessoria. Berl. klin. Wschr. 1912, 570. — KÜTTNER, H.: Chirurgie der Speicheldrüsen (im Handbuch der praktischen Chirurgie von GARRÉ, KÜTTNER und LEXER) 1. Stuttgart: Ferdinand Enke 1921.

LABOULBÉNE: Zitiert nach C. KAUFMANN. — LACKMANN: Ein Beitrag zur Kasuistik der Sarkome der Glandula submaxillaris. Diss. München 1899. — LAMBERT et PELISSIER: Adénome de la parotide. Echo méd. du Nord Lille 1911. — LANDSTEINER, K.: Zur Kenntnis der Mischgeschwülste der Speicheldrüsen. Z. Heilk. 22 (1901). — LANG: Versprengte Speicheldrüsentumoren in der Oberlippe. Diss. Breslau 1918. — LANGHANS, TH.: Über Glykogen in pathologischen Neubildungen und den menschlichen Eihäuten. Virchows Arch. 120, 28 (1890). — LANNELONGUE et ACHARD: Traité des kystes congénitaux. Paris 1886. — LECÈNE: Adénomes et kystes de la parotide. Rev. de Chir. 1908. — LE DENTU: Zitiert nach HEINEKE. — LENNEBERG: Fall von primärem Parotissarkom. Mschr. Kinderheilk. 40, 475 (1928). — LEWITT: Ein Beitrag zu den Angiomen der Parotis. Berl. klin. Wschr. 1908, 258. — LINDSTRÖM: Zitiert nach HEINEKE. — LOTHEISSEN: Über Geschwülste der Glandula submaxillaris. Beitr. klin. Chir. 19, 481 (1897). — LÖWENBACH, G.: Beiträge zur Kenntnis der Geschwülste der Submaxillarspeicheldrüse. Virchows Arch. 150, 73 (1897). LÖWENSTEIN, C.: Über atypische Epithelwucherungen und Tumoren der Speicheldrüsen bzw. der Parotis. Frankf. Z. Path. 4, 187 (1910). — LUBARSCH, O.: (a) Über den primären Krebs des Ileums nebst Bemerkungen über das gleichzeitige Vorkommen von Krebs und Tuberkulose. Virchows Arch. 111, 280 (1888). (b) Über die Geschwulstbezeichnung „Zylindrom". Virchows Arch. 122, 373 (1890). (c) Über Geschwülste mit amyloider Degeneration. Verh. Ges. dtsch. Naturforsch. 2, 5 (1895). (d) Zur Lehre von den Geschwülsten und Infektionskrankheiten. Wiesbaden 1899. (e) 16. internat. Kongreß Med. Budapest 1909,

96, Sekt. 3. — Luecke, A.: Die Lehre von den Geschwülsten in anatomischer und klinischer Beziehung. Handbuch der allgemeinen und speziellen Chirurgie. 2, Teil 1, S. 1 (1869). Stuttgart: Ferdinand Enke.

Mac Callum: Die Beziehungen der Lymphgefäße zum Bindegewebe. Arch. f. Anat. 1902. — Mac Callum, W. G.: A Text - Book of Pathology. Philadelphia and London: W. B. Saunders Company 1924. — Macchiarulo, O. und W. Büngeler: Durch Teer erzeugte eigenartige Veränderungen der Parotisdrüse. Frankf. Z. Path. 37, 211 (1929). — Mac Farland, J.: Amer. J. med. Sci. 172, 804 (1926). — Magnac, L. J.: Angiome de la glande sous-maxillaire. Bull. Soc. Anat. Paris 1925, 197, Nr 7. — Magni: Struttura ed istogenese di un linfofibro-adenoma cistico congenito della parotide. Policlinico, sez. chir. 9, 485 (1902). — Maier, R.: Beitrag zur Zylindromfrage. Virchows Arch. 14, 270 (1858). — Malassez: Sur le cylindrome. Arch. Physiol. Normale et Path. 1883. — Marchand, F.: (a) Über ein Endotheliom mit hyalinen Kugeln (Zylindrom) des Antrum Highmori. Beitr. path. Anat. 13, 477 (1893). (b) Über die Beziehungen der pathologischen Anatomie zur Entwicklungsgeschichte besonders der Keimblattlehre. Verh. dtsch. path. Ges. München 1899, 38—105. (c) Über die sogenannten Endotheliome der Speicheldrüsen und die epitheliale Mesenchymbildung. Verh. Ges. dtsch. Naturforsch. 82. Verslg. 1910, Leipzig 1911, siehe auch Zbl. Path. 21, 999 (1910). — Margnat: Contribution à l'étude de l'épithélioma de la glande sublinguale, considérée surtout au point de vue du traitement. Thèse de Paris 1877. — Martini, E.: Über Mischtumoren endothelialen Ursprungs der Speicheldrüsen. Virchows Arch. 189, 337 (1907). — Massabuau: La structure histologique et l'orgine embryonaire des tumeurs mixtes des glandes sal. Rev. de Chir. 36, 389 (1907). — Mathias, E.: (a) Die Abgrenzung einer neuen Gruppe von Geschwülsten. Sonderabdruck aus der Berl. klin. Wschr. 1920, Nr 19, 444. (b) Zur Kasuistik seltener Geschwulstbildungen. Choristoblastom des Nabels, Karzinomentwicklung in einem aberrierten Mischtumor der Parotis. Sonderabdruck aus der Berl. klin. Wschr. 1920, Nr 17, 398. (c) Ein Beitrag zu der im Zusammenhang mit Phylogenie und fetaler Persistenz auftretenden Tumorentwicklung. Zbl. Path. 30, 470 (1919/20). (d) Zur Lehre von den Progonoblastomen. Virchows Arch. 236, 424 (1922). — Mazza et Casinelli: C. r. Soc. Biol. 88, 400 Nr 5. — Merkel, H.: Die Geschwülste des Kindesalters. Handbuch der allgemeinen Pathologie und der pathologischen Anatomie des Kindesalters. Herausgegeben von H. Brüning und E. Schwalbe. 1, S. 243. Wiesbaden: J. F. Bergmann 1912. — Mermet: Adéno-épithélioma tubulé kystique de la parotide. Bull. Soc. Anat. Paris 1896, 760. — Meyer, P.: Zur Pathologie der Parotistumoren. Arch. klin. Chir. 150, 20 (1928). — Michaux: Du squirrhe atrophique de la parotide. Arch. gén. Méd. 2, 21 (1884) und Contribution à l'étude du carcinôme de la parotide. Thèse de Paris 1884. — Mikulicz-Kümmel: Die Krankheiten des Mundes. 2. Aufl. Jena: Gustav Fischer 1922. — Minssen, H.: Über gemischte Geschwülste der Parotis. Inaug.-Diss. Göttingen 1874. — Morestin: Zitiert nach Heineke. — Müller, J.: Über den feineren Bau und die Formen der krankhaften Geschwülste. Abt. 1. Berlin 1838.

Nasse, D.: Die Geschwülste der Speicheldrüsen und verwandte Tumoren des Kopfes. Arch. klin. Chir. 44, 233 (1892). — Neisse: Über den Einschluß von Parotisläppchen in Lymphknoten. Anat. H. 10, 287 (1898). — Nélaton: Enchondrôme de la parotide du côté droit; ablation; guérison. Gaz. Hôp. 1857, 153. — Nepveu: Adénochondromes de la glande sous-maxillaire. Mém. Chir. 293 u. Bull. Soc. Chir. Paris II. S. 1879 V, 699. — Nicoladoni: Adenom aus der Wange. Dtsch. Z. Chir. 1, 432 (1872).

Ohlen, Th. v.: Beitrag zur Kenntnis der Parotisgeschwülste (Cylindroma und Chondromyxoma endotheliale). Beitr. path. Anat. 13, 450 (1893). — Ohlenschläger: Über einen Fall von Leiomyom der Parotis. Diss. München 1903. — Opokin, A.: Eine besondere Form der Lymphangiome der Ohrspeicheldrüsen (Lymphangioma hypertrophicum nach Ziegler). Frankf. Z. Path. 6, 360 (1911). — Orth, J.: (a) Lehrbuch der speziellen pathologischen Anatomie. 1, S. 624. Berlin: August Hirschwald 1887. (b) Pathologisch-anatomische Diagnostik. Berlin: August Hirschwald 1917.

Paetzold: Über oberflächliche Lymphangiome mit besonderer Berücksichtigung der zystischen Formen des Halses. Bruns' Beitr. klin. Chir. 51, 652 (1906). — Pailler: Des épithéliomes polymorphes de la parotide. Thèse de Paris 1903. — Palazzo: Sugli endotheliomi della parotide. Clin. chir. 17, Nr 9 (1909). — Partsch, C.: Die chirurgischen Erkrankungen der Mundhöhle usw., 3. Aufl. 1. München: J. F. Bergmann 1927, bzw. Fortschr. d. Zahnheilk. 2/1, 219 (1926) bzw. 3/1, 211 (1927) und 4, 209 (1928). — Partsch, F.: Beitrag zur Metastasenbildung der Parotiszylindrome. Dtsch. Z. Chir. 183, 269 (1923). — Paus, N.: Mischgeschwülste des Gesichtes. Beitr. path. Anat. 70, 96 (1922). — Pawlow: Ein Fall von bösartiger Neubildung der Glandula sublingualis. Ref. Zbl. Chir. 310 (1910). — Pérochaud, J.: Recherches sur les tumeurs mixtes des glandes salivaires. Thèse de Paris 1885. — Petermann: Ein hyalines Endotheliom der Parotis mit Pigmentmetamorphose nebst Bemerkungen über die Natur der Mischgeschwülste der Parotis. Diss. Würzburg 1902. — Petersen, J.: Beitrag zur Kenntnis der Enchondrome. Inaug.- Diss. Kiel 1889. — Pilcher-Jervett: Ann. Anat. a. Surg. Soc. Brooklyn. 1, 111 (1879/1880). — Planteau:

Contribution à l'étude des tumeurs de la parotide. Thèse de Paris 1876. — PRUDDEN:
Rhabdomyoma of the parotid gland. Amer. J. med. Sci. 85, 438 (1883). — PUPOVAC: Ein
Beitrag zur Kasuistik und Histologie der sogenannten Endotheliome. Dtsch. Z. Chir. 49,
77 (1898). — PUPPEL: Die Tuberkulose der Parotis. Inaug.-Diss. Königsberg 1905.

RECKLINGHAUSEN, v.: Verhandlungen des internationalen Kongresses zu Berlin. III 2,
92—98 (1890). — RECKLINGHAUSEN, F. v.: Das Lymphgefäßsystem (in STRICKERs Handbuch
der Lehre von den Geweben) 1878. — REMY: Zitiert nach HEINEKE und KÜTTNER. —
RENGRUEBER: Tumeur de la glande sous-maxillaire. Courier méd. 1884, 435. — RENNIE:
Zitiert nach HEINEKE. — RIBBERT, H.: (a) Über die Entstehung der Geschwülste. Dtsch.
med. Wschr. Nr 1—4. 1895. (b) Geschwulstlehre, 1. u. 2. umgearbeitete Aufl. Bonn: F. Cohen
1904 bzw. 1914. — RICKER, G.: Pathologie als Naturwissenschaft (Relationspathologie) 286.
Berlin: Julius Springer 1924. — RICKER, G. und J. SCHWALB: Die Geschwülste der Haut-
drüsen. Berlin: S. Krager 1914. — RIKL, A.: Kasuistischer Beitrag zu der Frage der Parotistumoren. Inaug.-Diss. Leipzig 1924. — RINDFLEISCH: Lehrbuch der pathologischen Gewebelehre 1878. — ROBIN, CH.: Memoire sur la production accidentelle d'un Tissu ayant la structure
glandulaire dans les parties du corps dépourvues de glandes. C. r. Soc. Biol. 1855, 91. —
ROBINSON: Lymphangioma cavernos. from the parotid region. Trans. path. Soc. Lond.
47, 255 (1895/96). — RODRIGUEZ: Zitiert nach HEINEKE und KÜTTNER. — ROKITANSKY, C.:
Handbuch der speziellen pathologischen Anatomie. 3, S. 393, 1842. Wien: Braumüller
und Seidel.

SAAR, G. v.: Kongenitales Zystadenom der rechten Parotis. Prag. med. Wschr. 1904,
675. — SATTLER, H.: Über die sog. Zylindrome und deren Stellung im onkologischen
System. Berlin 1874. — SAVARIAUD et CRUVEILHIER: Epithélioma de la parotide. Bull.
Soc. Anat. Paris. 1906, 175. — SCHÄFER: Ein Fall von Parotissarkom. Diss. Erlangen 1896. —
SCHILLER: Ein Fall von Melanosarkom der Parotis. Diss. Erlangen 1906. — SCHILLING, F.:
Zur Kenntnis der Parotisgeschwülste. Beitr. path. Anat. 68, 139 (1921). — SCHMAUS, H.:
Grundriß der pathologischen Anatomie. Neu bearbeitet und herausgegeben von G. HERX-
HEIMER. 553. Wiesbaden: J. F. Bergmann 1915. — SCHOLZ, F.: De enchondromate. Diss.
Vratislaviae 1855. — SCHRIDDE, H.: Ein Rundzellensarkom der Parotis. Beitr. path.
Anat. 34, 136 (1903). — SCHUTZ, C.: Adenoma of the salivary gland. Amer. J. Path. 2
(1926). — SCHWARZ: Zitiert nach KÜTTNER. — SIEGMUND, H.: (a) Reactive und geschwulst-
mäßige Neubildungen der Mundhöhle. Zbl. Path. 33, 9 (1922). (b) Pathologische Histologie.
Fortschr. Zahnheilk., 4. Lief. 3, 265 (1927). — SIEGMUND, H. und R. WEBER: Pathologische
Histologie der Mundhöhle. Leipzig: S. Hirzel 1926. — SNOW: Zitiert nach HEINEKE und
KÜTTNER. — SPITZNAGEL: Wien. klin. Wschr. 1929, 983, Nr 29. — STEINHAUS, J.: Über
Mischgeschwülste der Mundspeicheldrüsen. Virchows Arch. 168, 233 (1902). — STEINTHAL:
Zitiert nach KÜTTNER. — STERNBERG, C.: (a) Dieses Handbuch. 1, I. Teil. Berlin:
Julius Springer 1926. (b) Lehrbuch der allgemeinen Pathologie und pathologischen
Anatomie. S. 416. Leipzig: F. C. W. Vogel 1928. — STILLING, H. u. H. BEITZKE: Über
Uterustumoren bei Kaninchen. Virchows Arch. 214, 379 (1913). — STÖHR, F. und E. RISAK:
Zur Klinik und Anatomie der Parotisgeschwülste. Arch. klin. Chir. 143, 609 (1926). —
SUDSUKI: Beiträge zur normalen und pathologischen Anatomie des Wurmfortsatzes. Mitt.
Grenzgeb. Med. u. Chir. 7, 529 (1901).

TALAZAC: Des tumeurs de la glande sous-maxillaire. Thèse de Paris 1869. — TANNER, M.:
Das primäre intrakapuläre Parotisangiom. Schweiz. Monatsschr. Zahnheilk. 37, 501
(1927). — THAYSEN, TH. E. H.: Über die Lymphomatosen der Tränen- und Speicheldrüsen.
Beitr. path. Anat. 50, 487 (1911). — THIRIAR: Zitiert nach HEINEKE und KÜTTNER. —
THOMA, R.: Lehrbuch der pathologischen Anatomie. Stuttgart: Ferdinand Enke 1894. —
THOREL: Pathologische Anatomie der Speicheldrüsen. Erg. Path. 5, 221 (1900). — TILLAUX:
Adenom der Parotis. Gaz. Hôp. 1885, 122. — TILLMANNS, H.: Beiträge zur Histologie der
Gelenke. Schultzes Arch. mikrosk. Anat. 10, H. 4 (1874); Über die fibrilläre Struktur des
Hyalinknorpels. Arch. f. Anat. von HIS u. BRAUNE 1877, 9. — TILTON: Zitiert nach
KÜTTNER. — TOMMASI, C.: Über die Entstehungsweise des FRIEDREICHschen Schlauch-
sarkoms. Virchows Arch. 31, 111 (1864). — TONARELLI: Sopra gli endoteliomi delle
glandole salivari. Osservaz. clin. et istolog. Morgagni 45, 209 u. 273 (1903). — TSONEV:
Über 2 Fälle von kongenitalem Sarkom der Parotis. Diss. München 1887. — TSUNODA, T.:
Über Pathogenese der Mischgeschwulst der Parotis mit Epithelperlen. Ref. Z. Krebsforschg
3, 147 (1905).

USUI, TETSUYI: Über die Hämangiome der Parotis. Arch. klin. Chir. 96, 1035
(1911).

VANVERTS: Zitiert nach KÜTTNER. — VERHOEFF: The mixed tumors of the lacrymal
and salivary glands. J. med. Res. Boston. 13, 319 (1904/05). — VERNEUIL: Epithélioma
des glandes sublinguales. Gaz. Hôp. 531 (1871). — VILLAR: Zitiert nach KÜTTNER. —
VIRCHOW, R.: Die krankhaften Geschwülste. 1, 516. Berlin: August Hirschwald 1863. —
VOLKMANN, RICH.: Ein neuer Fall von Zylindergeschwulst. Virchows Arch. 12, 293 (1857). —

VOLKMANN, RUD.: Über endotheliale Geschwülste, zugleich ein Beitrag zu den Speichel-drüsen- und Gaumentumoren. Dtsch. Z. Chir. **41**, 1 (1895).

WAGNER: Zitiert nach KÜTTNER (1921). — WAITZ, H.: Arch. klin. Chir. **21**, 601 (1877). — WAKELEY, C. P. G.: Tumors of the salivary glands. Surg. etc. **48**, 635 (1929). — WALDEYER: Die Entwicklung der Karzinome. Virchows Arch. **55**, 67 (1872). — WALZBERG: Intrakapsuläres Lipom der Parotis usw. Zbl. Chir. **1881**, Nr 17, 270. — WARTMANN, A. H.: Recherches sur l'enchondrôme. Inaug.-Diss. Génève et Bâle 1880. — WEBER: 3 Fälle von Totalexstirpation der Parotis wegen Karzinom usw. Dtsch. Klin. (222) **1867**. — WEIN-LECHNER: Zitiert nach HEINEKE. — WEISHAUPT, E.: Ein embryonaler Seitengang des Ductus parotideus und seine Beziehungen zu einigen Tumoren der Parotis. Arch. klin. Chir. **100**, 542 (1912). — WILHERMSDÖRFER: Ein Beitrag zur Kasuistik der Parotisgeschwülste. Inaug.-Diss. München 1891. — WILMS, M.: Die Mischgeschwülste. Leipzig: A. Georgi 1899. — WILSON and WILLIS: Zitiert nach HEINEKE. — WÖLFLER: Zitiert nach KÜTTNER (1921). — WOOD: The mixed tumors of the Salivary glands. Ann. Surg. **39** (1904). — WYETH: Zitiert nach HEINEKE und KÜTTNER.

ZAHN, W.: Über Geschwulstmetastasen durch Kapillarembolie. Virchows Arch. **117**, 1 (1889). — ZEISSL, M.: Eine noch nicht beschriebene Geschwulst der Sublingualdrüse. Österr. med. Jb. **1881**, 197. — ZIEGLER, E.: Lehrbuch der speziellen pathologischen Anatomie **2**, 481 (1887); bzw. 9. Aufl. **1**, 436 (1898). Jena: Gustav Fischer.

2. Pathologie der Bauchspeicheldrüse[1].

(Mit Ausnahme der LANGERHANSschen Inseln und der Diabetesfrage.)

Von

Georg B. Gruber-Göttingen.

Mit 249 Abbildungen.

I. Namengebung, Entwicklung, Bau und Leistung des Pankreas; Verbrauch, Wiederersatz und Überpflanzung von Pankreasgewebe. (Anhang: Leichenerscheinungen der Bauchspeicheldrüse.)

Namengebung.

Der von den griechischen Ärzten verwendete Name $\pi\alpha\gamma\varkappa\varrho\acute{\epsilon}\alpha\varsigma$ oder $\varkappa\alpha\lambda\lambda\iota\varkappa\varrho\acute{\epsilon}\alpha\varsigma$ ist von den deutschen Anatomen des Mittelalters als „Eyttelfleisch" übersetzt worden; indes sollte damit nach HYRTLs Darlegung nicht Fleisch im Sinn der Muskulatur, sondern Drüsensubstanz gekennzeichnet sein.

SOEMMERRING hat 1796 dem Pankreas den Namen „Bauchspeicheldrüse" zugelegt (E. EBSTEIN, WOLFF). I. B. SIEBOLD gebrauchte am Ende des 18. Jahrhunderts die Benennung „Glandula salivaris abdominalis". Andere Benennungen sind „Magendrüse", „Wampenbries", Gekrösedrüse", „Magenrücklein" (M. HÖFLER, SOBOTTA). Der Ductus Wirsungianus heißt nach der Basler Nomenklatur „Ductus pancreaticus major"; er ist 1641 angeblich von MORITZ HOFMANN d. Ä. (1621—1698) in Altdorf beim Truthahn gefunden worden. MORITZ HOFMANN, so sagt eine Überlieferung, habe seinen Fund dem Prosektor der Anatomie von Padua JOHANN GEORG WIRSÜNG aus Augsburg vorgewiesen, der darauf den Pankreasgang des Menschen zur Darstellung gebracht hat (1642). In der Tat war WIRSÜNG der Entdecker[2]. Der heute als „akzessorischer Pankreasgang" bezeichnete Ductus Santorini trägt den Namen eines venezianischen Anatomen, der in Tafelabbildungen die Verhältnisse der Bauchspeichelgänge endgültig geklärt hat (1775).

---

[1] Soweit die Bilder dieses Abschnittes nicht anderen Werken entnommen wurden, sind die Originalaufnahmen teils von Herrn Prof. Fr. J. LANG (Innsbruck), teils vom Verf. gefertigt worden. Die bunten Bilder stammen teils von Frl. WOLFF-MALM (Wiesbaden), teils von ALOIS THALER † (Innsbruck), teils wurden sie von den Herren Geh.-Rat LUBARSCH, Prof. L. PICK, Prof. OBERNDORFER und anderen Kollegen dem Verf. übermittelt. Allen Helfern sei noch einmal freundlich dafür gedankt!

[2] SCHIRMER hat die Geschichte der Pankreasgangentdeckung unter Beibringung der Zeichnung von I. G. WIRSÜNG eingehend mitgeteilt. Danach ist die Geschichte vom Fund des Pankreasganges beim Truthahn durch HOFMANN vor WIRSÜNGs Entdeckung ein eitles Märchen, das den Entdeckerruhm des frühverstorbenen WIRSÜNG zugunsten HOFMANNs schmälern mußte. Jedenfalls sagt weder WIRSÜNG in seinem ersten Bericht an RIOLAN, noch RIOLAN selbst in den Opera anatomica 1649, S. 811 ff, ein Wort über HOFMANNs Anteil an der Feststellung der Pankreasgänge. Erst später berichtet ALBRECHT V. HALLER in den 1764 erschienenen „Elementa physiologica" (T. VI. lib. XXII; p. 434) ebenso wie J. TH. SCHACK in den 1662 erschienenen „Exercitationes anatomicae" (p. 343), daß die Vorweisung des fraglichen Pankreas vom Truthahn durch HOFMANN 1641 erfolgt sei; es sei diese Entdeckung in Altdorf sogar alljährlich durch ein Fest gefeiert worden.

Entwicklungsgeschichte des Pankreas.

Aus drei (HELLY, KOLLMANN, JANKELOWITZ, NEUBERT), nach anderer Anschauung (THYNG, KEIBEL, BROMANN, PERNKOPF) aus zwei Ausknospungen des obersten Dünndarms wird dieBauchspeicheldrüse hergeleitet.

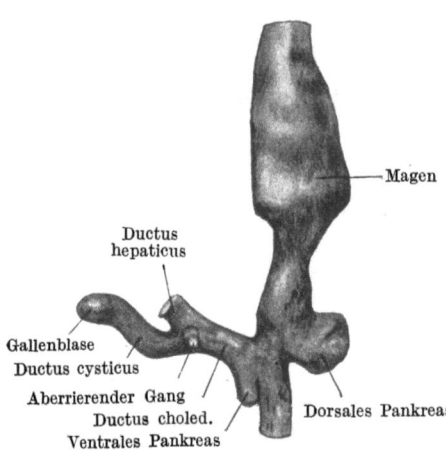

Es handelt sich um eine unpaarige dorsale Ausstülpung, deren erste Anlage dem Mündungs- oder Endpunkt des Santorinischen Ganges auf der Papilla duodenalis entspreche und einer vielleicht paarigen ventralen Anlage, welche ihren Ursprung aus den seitlichen Wänden des duodenalen Leberganges nehme. Nach HELLY kommt nur dieser Ursprung in Frage; beide ventrale Pankreasanlagen sollen bei Embryonen von 3—5 mm Länge deutlich voneinander getrennt auftreten. Von diesen Ausknospungen falle die linke bald wieder einer Rückbildung anheim, während sich die rechte weiter ausbilde.

Immerhin ist die Zweizahl der ventralen Pankreasanlage nicht für alle Fälle ganz sichergestellt; vielleicht kommen hier doch Verschiedenheiten vor (SOBOTTA, JANKELOWITZ, INGALLS, KEIBEL und ELZE). Im Fall des Vorhandenseins zweier ventraler Pankreasanlagen kann nach HELLY und KOLLMANN die Möglichkeit gegeben sein, daß diese Doppelung sich längere Zeit erhält.

Abb. 1. Ventrale und dorsale Pankreasanlage von einem 7,5 mm langen menschlichen Embryo Lebertrabekel nicht dargestellt. Vergr. 50:1. Modell von F. W. THYNG. (Nach KEIBEL und MALL.)

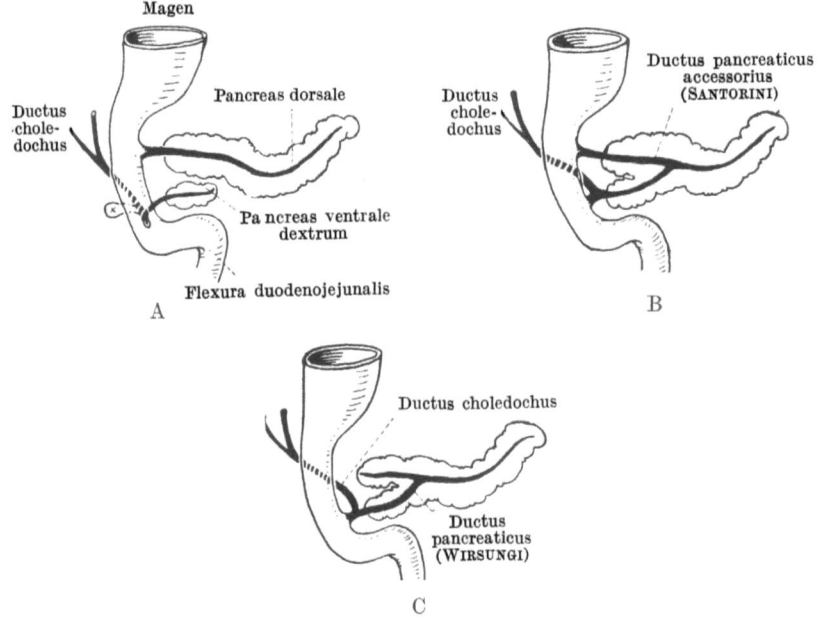

Abb. 2. Entwicklung des Pankreas. (Aus BRAUS nach CORNING und KOLLMANN.) A. Das Pancreas dorsale ist noch von dem Pancreas ventrale caudale getrennt; das Pancreas ventrale craniale ist zum größten Teil zurückgebildet. B. Das Pancreas ventrale caudale ist mit dem Pancreas dorsale verschmolzen. Der Ductus pancreaticus accessorius (SANTORINI), d. h. der Ausführungsgang des Pancreas dorsale mündet in den Darm, ein Zustand, der gelegentlich beim Erwachsenen als Varietät vorkommt. C. Der Ductus pancreaticus accessorius (SANTORINI) hat die Ausmündung in den Darm verloren; das ist der gewöhnliche Zustand beim Erwachsenen. (Nach CORNING.)

In der weiteren Entwicklung wird aus der dorsalen Anlage ein Teil des Pankreaskopfes, der gesamte Pankreaskörper und der Pankreasschwanz, während die rechte ventrale Pankreasanlage nur einen Teil des Kopfes und seinen durch die Gefäßfurche abgedrängten hakenförmigen Fortsatz (Processus uncinatus, Pancreas Winslovi) entstehen läßt. Der Ausführungsgang der ventralen

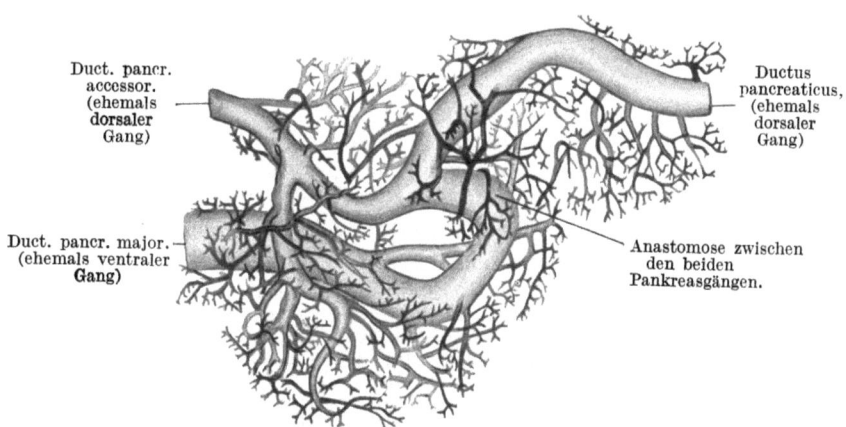

Duct. pancr. accessor. (ehemals dorsaler Gang)

Ductus pancreaticus, (ehemals dorsaler Gang)

Duct. pancr. major. (ehemals ventraler Gang)

Anastomose zwischen den beiden Pankreasgängen.

Abb. 3. Korrosionspräparat der Pankreasausführungsgänge vom Erwachsenen, hergestellt von Dr. S. T. MIXTER. Vergr. 4:3. (Nach KEIBEL und MALL.)

Pankreasanlage wird zum Hauptgang oder Ductus pancreaticus major (Wirsungianus), der ausführende Kanal der dorsalen Anlage der Ductus pancreaticus accessorius (SANTORINIUS) bleibt zurück, d. h. seine Mündung in den Darm wird meist verschlossen; während er durch eine Anastomose mit dem ventralen Pankreasgang in Verbindung zu treten pflegt (Abb. 3).

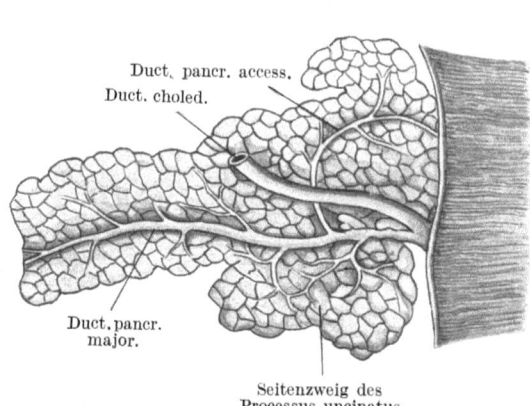

Duct. pancr. access.
Duct. choled.

Duct. pancr. major.

Seitenzweig des Processus uncinatus

Abb. 4. Pankreas und Duodenum von der Rückseite gesehen. Ductus pancreatici und Ductus choledochus freigelegt, hintere Duodenalwand weggenommen. ½ der natürl. Größe. (Nach HENLE.)

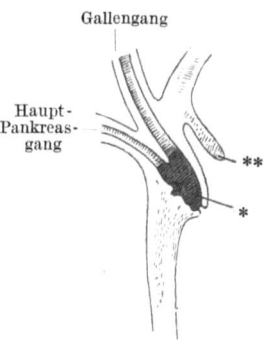

Gallengang

Haupt-Pankreas-gang

**
*

Abb. 5. Durchschnitt der großen Duodenalpapille mit der Mündung des Gallenganges und des großen Pankreasganges. *) Diverticulum Vateri. **) Schleimhautfalte der Duodenalwand, welche die Papille deckt. (Nach HENLE.)

Der Ductus pancreaticus accessorius hat seine, zumeist verschlossene Mündungsstelle im Bereich der Papilla duodenalis minor. Manchmal fehlt diese Papille. Der WIRSÜNGsche Gang mündet mit dem Gallengang im Diverticulum

Vateri, bzw. in der Papilla duodenalis major, auf einer Plica duodeni longitudinalis. Die kleine Papille zeigt im Gegensatz zur großen meist entwickelte
Pankreasläppchen innerhalb der Darmmuskelhaut (HELLY). Nur ganz selten
trifft dies auch für die Papilla duodenalis major zu. Zwischen den beiden Papillen liegt beim Erwachsenen eine Strecke von 2—4 cm. Der SANTORINIsche
Gang mündet beim Menschen kranial vom WIRSÜNGschen. Die Papilla duodenalis major (VATERI) umschließt meist einen „blasenförmigen" Behälter, das
Diverticulum Vateri; in dieses öffnet sich kranial vom Hauptgang des Pankreas der Gallengang (Abb. 5).

Zumeist laufen die Endabschnitte beider Gänge hart nebeneinander parallel,
nur durch eine dünne Wand voneinander getrennt. Von diesem gewöhnlichen
nachbarlichen Verhalten der Pankreasgänge und des Gallenganges gibt es allerlei
Abweichungen, Variationen und Mißbildungen, auf die später eingegangen wird.

Vergleichend anatomische Anmerkungen.

Bei manchen Tieren, z. B. bei den Knochenfischen[1] und bei den Nagetieren findet sich
die Bauchspeicheldrüse ziemlich ausgedehnt in Form kleiner Stränge und verzweigter
Läppchen und Gewebshäufchen im Gekröse und Netz entwickelt; sie alle stehen in Beziehung zum Dünndarm. Bei den Selachiern umgibt das Pankreas ringförmig den Darm
(OPPEL). Recht wechselnde Verhältnisse bieten die Ausführungsgänge bei den katarrhinen
und anthropoiden Affen, deren Pankreas sonst sehr dem menschlichen ähnelt. Es scheint,
daß die Zahl der Gänge bei der gleichen Spezies verschieden sein kann, bzw. daß der kleine
Pankreasausführungsgang hier noch weniger konstant ist, als beim Menschen. Für Zwecke
der experimentellen Pathologie ist wissenswert, daß der Hund gewöhnlich zwei Pankreasausführungsgänge besitzt, ebenso die Katze, während Schaf, Ziege, Schwein nur einen
Ductus pancreaticus aufweisen, der des Schweins mündet 12—20 cm kaudal vom Gallengang,
der des Kaninchens im gleichen Sinn gar 45 bis 61 cm entfernt in den Dünndarm; jedoch
besteht beim Kaninchen öfter ein Pancreas accessorius, das einen gesonderten Gang ins
Duodenum schickt (SOBOTTA).

Anatomie der Bauchspeicheldrüse.

Der äußeren Gestalt nach ist das menschliche Pankreas nicht, wie so oft gesagt wird, hammerförmig; auch kann man es nicht mit der Zunge eines Hundes
vergleichen. Die Bauchspeicheldrüse stellt vielmehr ein längliches, ungleich
schmales und dünnes Organ dar, dessen Körper und Schwanz auf dem Sagittalschnitt dreikantig erscheinen, während der Kopf abgeplattet ist. Zwischen Kopf
und Körper der Bauchspeicheldrüse kann man mit SANTORIN, SOBOTTA, SIEGL-
BAUER, BRAUS u. a. einen ganz kurzen Hals und Isthmus erkennen, eine Art
Einschnürung mit einer beim Menschen nicht sehr deutlichen Knickung der
Drüsenachse. Gerade hier ist das Pankreas besonders dünn, da hier, die von
den Gekrösegefäßen, bzw. der Pfortader ausgefüllte Incisura pancreatica von
der Vorderseite des Kopfteiles nach der Rückseite des Körpers wie ein richtig-
gehender Sulkus hinzieht.

Im allgemeinen kann man die menschliche Bauchspeicheldrüse als ein einheitliches aus zahlreichen kleinen Läppchen zusammengesetztes Gebilde ohne
größere Lappenzeichnung ansprechen. Immerhin schneidet manchmal die Incisura pancreatis tiefer ein, so daß man an eine, wenn auch nur unvollständige
Trennung der Drüsenmasse denken könnte. KEYL hat eine gröbere Lappenbildung
im Kopfbereich der Bauchspeicheldrüse auf ein früheres Stehenbleiben im Entwicklungsgang zurückgeführt, insoferne ventraler und dorsaler Drüsenanteil
nicht voll verschmölzen.

---

[1] Eingehendere Besprechung der Pankreasverhältnisse bei Fischen usw. findet sich bei
LEGOUIS, LAGUESSE und GÖPPERT. Vgl. auch ENGEL, MATHIAS und vor allem G. HERX-
HEIMER[3] Darstellung im Handbuch der inneren Sekretion!

Für die Form und Größe des Pankreas wurden folgende Maße mitgeteilt, die ich größtenteils SKLAWUNOS entnehme:

Autor	Länge cm	Höhe cm	Dicke cm
BARDELEBEN	12—18	3—9	2—3
TSCHAUSSOW	12—14	5—6	2—4
KRAUSE-VIERORDT . . . . . . ·.	19—22	4—6	1,5—2
ORTH	23	4,5	3,8
RAUBER-KOPSCH	14—18	3 · 9	2—3
JOESSEL	15—16	—	—
TESTUT	16—20	4—5	2—3
HENLE . . . . - . .	16—22	4	1,8
LUSCHKA	23	4,5	2,8
BRAUS	etwa 15	—	—

SKLAWUNOS hat sich aus einem Teil der soeben mitgeteilten Zahlen folgende Mittelwerte errechnet: Länge 18,4 cm, Höhe 5 cm, Dicke 2,5 cm. Auch SCHIRMER hat Pankreasmaße, aber nur für die Längenausdehnung angegeben.

RÖSSLE hat — teilweise auf die Sammlung zahlenmäßiger Festellungen von W. MÜLLER gestützt — sich ebenfalls über die Größenverhältnisse des Pankreas ausgesprochen. Seiner Zusammenstellung ist ein Teil der nachfolgenden Gewichtsangaben entnommen, ein anderer Teil stammt von SKLAWUNOS. Freilich diese Gewichtsangaben über das Pankres gehen stark auseinander, wie die Tabelle zeigt. Es ist wesentlich, ob man eine fettreiche Bauchspeicheldrüse oder eine magere Bauchspeicheldrüse wiegt. RÖSSLE hält z. B. die Zahlen, welche SCHULZ erhielt für zu gering, weil sie an Tuberkulösen und Karzinomatösen gewonnen wurden, da nach KRIEGERs Feststellungen das Pankreas durch Inanition $30\% — 60\%$ Gewichtseinbuße erleidet.

Auch die Angaben von WIDEROE scheinen RÖSSLE nicht die Mitte zu treffen. Sie seien für Jugendliche zu hoch, für reife Menschen zu niedrig. WIDEROE hatte folgende Zahlenreihen des Pankreasgewichts in den verschiedenen Lebensdezennien aufgestellt:

Alter	0—10	10—20	20—30	30—40	40—50	50—60	60—70	über 70
Pankreasgewicht	66,3 g	66,1 g	70,5 g	69,4 g	65,3 g	70,1 g	63,5 g	65,0 g

Der Kritik RÖSSLEs an diesen Zahlen von WIDEROE ist unbedingt beizupflichten; es handelt sich um Gewichtsangaben recht schmächtiger oder atrophischer Pankreata. Andere Gewichtszahlen läßt die Zusammenstellung der Durchschnittsgewichte auf S. 216 oben ersehen.

Aus der Mehrzahl der obigen Werte hat SKLAVUNOS einen Mittelwert von 83,4 g errechnet. Ich selbst habe während der zwei letzten Jahre des Weltkrieges mit ihren abgemagerten Leichen ein durchschnittliches Pankreasgewicht von 70 g gefunden, während sich späterhin das mittlere Pankreasgewicht des Erwachsenen an dem von mir geprüften Leichenmaterial etwa auf 90 g bewerten ließ.

RÖSSLE hat während des großen Krieges 1914—1919 die Durchschnittszahl des Pankreasgewichtes von 88 g an 400 Männern d. h. an den Leichen von 400 Soldaten zwischen 18 und 45 Jahren gewonnen; das waren teils sehr kräftige, teils durch Siechtum heruntergekommene Leute. Um zu genauen Zahlen zu kommen, hat er daher das Material noch einmal gesichtet und 105 Fälle, darunter 79 mit genauer Pankreaspräparation herausgehoben. Er setzte dies Ergebnis

Durchschnittsgewicht der Bauchspeicheldrüse.

Autor	Gewicht in g	Autor	Gewicht in g
Krause	67—105	Orth	90—120
Joessel	67— 70	Rauber-Kopsch . . .	65—75
Testut	70♂, 60♀	E. Bischoff	89,7♂ u. 88♀
Clark	53,7—103[1]	Wideroe	69,4
	80—100[2]	Vierordt	97,6
Schirmer	bis 162	Schulz	58,55
Sternberg	90—100	Poirier, Heiberg[3] .	80
Braus	70— 90	Schwann	87—99
Sieglbauer	70— 90	v. Liebig	105
Assmann	34,9—115,6	Rössle	88
Luschka	73— 88		

in folgender Tabelle mit Männern und Frauen der Zivilbevölkerung zwischen 15 und 85 Jahren in Vergleich.

	Körpergewicht kg	Körperlänge cm	Pankreasgewicht g
Soldaten ohne Auswahl	54,1	168,9	88
ausgewählte Soldaten	61,9	170,8	91,62
Leute der Zivilbevölkerung . . .	50	162,6	85,44

Nach Rössle ist die Leber etwa 19mal schwerer als das Pankreas.

Von großem Interesse sind die von Rössle mitgeteilten Zahlen Wilhelm Müllers. Sie lassen den stufenweise erfolgenden allmähliche Gewichtsanstieg der Bauchspeicheldrüse mit dem Wachstum des Organismus ersehen, ferner den mäßigen Unterschied der Geschlechter namentlich in der Frist der sogenannten „besten Jahre". Das proportionale Gewichtsverhältnis (Verhältnis zum Körpergewicht) bleibt durch das Leben hindurch auf ungefähr gleicher Höhe, woraus man schließen darf, daß die Drüse wohl annähernd die gleiche Bedeutung für den Körper beibehält; das Ansteigen der Proportionalzahl im höheren Alter verrät, daß der Gesamtkörper weniger an der senilen Atrophie als das Pankreas für sich beteiligt ist. Das spezifische Gewicht hält sich annähernd während des ganzen Lebens auf gleicher Höhe, es schwankt um 1040 und ist im allgemeinen bei besonders großen Drüsen etwas höher.

Tabelle des Pankreasgewichtes von W. Müller-Rössle.

Alter	Männlich				Weiblich			
	Anzahl	Gewicht	Prop. Gew.[4]	Spez. Gew.	Anzahl	Gewicht	Prop. Gew.[4]	Spez. Gew.
Unreife Totgeburten .	—	—	—	—	—	—	—	—
200—300 mm	2	0,16	1497	—	1	0,42	630	—
301—350 „	2	2,685	1375	—	4	1,1875	874	—
351—400 „	2	2,34	718,5		1	0,84	1256	—
401—425 „	2	2,155	758,5	1077,5	6	1,451	1190,6	1051,5
426—450 „	3	2,28	996,7	—	2	3,21	1006	—
451—475 „	5	2,125	1095,5	—	4	2,64	962	—

---

[1] Nach Sklavunos zitiert.

[2] Nach Rössle zitiert.

[3] Auch in Heibergs Buch über die Erkrankungen des Pankreas finden sich Angaben über Maß- und Gewichtsverhältnisse der Bauchspeicheldrüse, die aus der Literatur gesammelt sind (S. 9).

[4] $\dfrac{\text{Körpergewicht}}{\text{Pankreasgewicht}}\Big\} = \text{Proportinalgewicht.}$

Tabelle des Pankreasgewichtes von W. Müller-Rössle (Fortsetzung).

Alter	Männlich				Weiblich			
	Anzahl	Gewicht	Prop. Gew.	Spez. Gew.	Anzahl	Gewicht	Prop. Gew.	Spez. Gew.
Reife Totgeburt	14	3,08	1162,36	1050,5	8	3,14	1083,25	—
1 Monat	15	2,457	1127,1	1071,6	13	2,64	996,9	1050
2 ,,	7	3,383	838,1	—	6	2,29	1201,6	—
3 ,,	2	4,7	825	1042	6	4,08	827,5	1051
4 ,,	1	5,15	640	—	4	3,5	855,7	1049
5 ,,	3	4,68	981,3	1072	2	4,2	1584	—
6 ,,	3	5,7	1188	1046	—	—	—	—
7—12	14	7,07	727,43	1060	16	7,24	728,25	1054,5
2 Jahr	6	15,5	527,6	1050	7	11,69	586	1072
3 ,,	8	17,6	612,75	1061	6	15,73	576,8	1044,5
4 ,,	4	17,4	680,5	—	5	18,24	575,2	1030
5 ,,	4	17,9	611,75	—	5	21,58	651,4	1033
6—10 ,,	6	35,8	526,6	1035,6	8	24,95	623,3	1042
11—15 ,,	4	42,6	554	1054	6	34,73	653	1053
16—20 ,,	8	60,1	697	1031	6	60,2	711	1044
21—25 ,,	20	70,2	635,9	1057	12	59,4	792	1030
26—30 ,,	24	75,5	687,9	1058	8	64,4	665,5	1043
31—40 ,,	38	75,9	679,9	1036	19	69,06	664,2	1038
41—50 ,,	46	72,4	769,7	1045,8	30	66,9	712	1033
51—60 ,,	43	66,8	823,9	1036,4	30	58,9	669,4	1045
61—70 ,,	36	66,83	808,5	1031	36	55,4	784,9	1038
71—80 ,,	25	60,56	914,2	1031	25	51,78	780,5	1028
81 ,,	5	42,3	952,4	1032	6	38,7	854	1000

Um die Wachstumszunahme und die Altersabnahme der Bauch-speicheldrüse ebenso wie die der Leber augenfälliger darzutun, hat Rössle die Müllerschen Zahlen für die beiden Geschlechter zusammengefaßt in einem Kurvenbild niedergelegt, welche in Abb. 6 wiedergegeben ist. Dabei ist eine große Übereinstimmung zwischen Pankreas und Leber zu erkennen. Die Über-einstimmung widerspricht der Bekundung von Assmann, nach dessen Wägungen

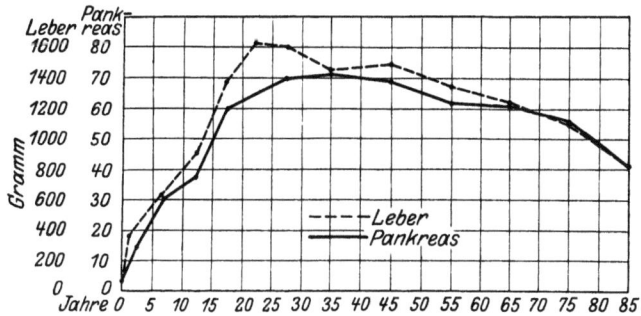

Abb. 6. Kurve des Pankreas und Leberwachstums, ausgedrückt in Grammen. (Nach Rössle.)

das Pankreas relativ stärker wächst als die Leber. Rössle macht auch auf einen großen Gleichgang der Pankreas und Herzgewichtszahlen in verschiedenen Lebensaltern aufmerksam. Die Harmonie sowohl schwächlicher als kräftiger Konstitutionen drücke sich in diesem Zusammentreffen von gleichgerichtetem Zirkulationsmotor und Verdauungsdrüsen aus. Andererseits ist es nicht gelungen eine gewisse Gewichtskorrelation zwischen Pankreas, Muskeln, Schilddrüse, Nebennieren, Hypophyse, Keimdrüsen oder Nieren zu erweisen. (In einer kleinen

Reihe von 33 Fällen waren auch gesetzmäßige Gewichtsbeziehungen zu den Mund-speicheldrüsen nicht erweislich).

Von großer praktischer Wichtigkeit ist die Gewebshärte und die Farbe der Bauchspeicheldrüse, da hieraus mitunter der bei der Laparotomie prüfend tastende Chirurg pathologische Schlüsse zu ziehen geneigt ist. Die gesunde Bauchspeicheldrüse fühlt sich ziemlich derb und fest, wie man zu sagen pflegt: „kompakt" an. Dies ist ganz besonders zu betonen, da durch die Auflösungsvorgänge des Toten gar bald nach dem Erlöschen des Lebens Konsistenzveränderungen der Bauchspeicheldrüse einzutreten pflegen. Bei HEIBERG findet sich der Satz PRATTs: „Man muß sich daran erinnern, daß ein hartes Pankreas nicht notwendigerweise ein krankes Pankreas ist". Auch NAUWERCK und SKLAVUNOS sagen, daß man für die Feststellung pathologischer Pankreasverhältnisse auf die Gewebshärte nicht allzu viel Gewicht legen dürfe, da die normale Drüse außerordentlich fest sein könne. Übrigens hat bereits FRIEDREICH diese physiologische Härte des Pankreasgewebes gekannt und darauf hingewiesen, daß frühere Annahmen einer zirrhösen Induration auf Grund des einfachen Befundes dieser Gewebshärte (HOLDEFREUND) irrig gewesen sein dürften.

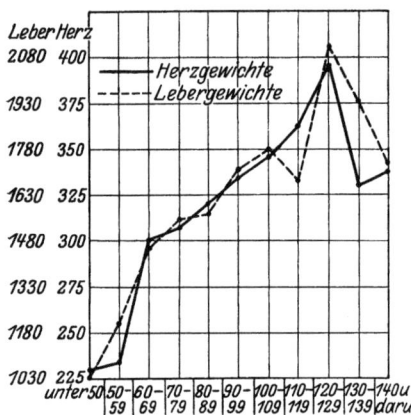

Abb. 7. Kurve der Gewichtsverhältnisse von Herz und Leber. (Nach RÖSSLE.)

Ihrer Farbe nach erscheint die Bauchspeicheldrüse blaß, ockergelb bis graurot.

Die Außenfläche des Organs macht meist den Eindruck einer deutlich kleinlappigen, manchmal jedoch den einer gröber gelappten aber doch gleichmäßig aufgebauten Drüse. KEYL nennt sie ein mehr oder weniger einheitliches, mosaikartig aus zahlreichen kleinen Läppchen zusammengesetztes Gebilde.

Lage der Bauchspeicheldrüse [1].

Die Bauchspeicheldrüse liegt vor der hinteren Bauchwand, und zwar links von der Mittellinie, tief im Epigastrium und Hypochondrium; nach rechts überschreitet das Pankreas nur um Fingerbreite die Mittellinie. Über der Wirbelsäule reicht es mit seinem Tuber omentale am weitesten nach vorne, während sich der Pol seiner Kauda am weitesten nach hinten gelegen findet; das Pankreasende kann die Milz berühren; kann aber auch bis zu 4 cm von ihr entfernt bleiben; in diesem Fall zieht sich ein Ligamentum pancreato-lienale mit den linealen Gefäßen zum Milzhilus hin.

Auf die vordere Bauchwand projiziert liegt der Pankreaskörper in der Regel 8 cm über der Nabelhorizontalen. Am Skelett gemessen scheint beim Kind das Pankreas etwas höher zu liegen als beim Erwachsenen; es wird aber auch eine gewisse Lagevariabilität zugegeben. In Fällen hoher Lagerung wurde der Drüsenkörper entsprechend dem 11. Brustwirbel oder 1. Lendenwirbel gefunden, in Fällen tiefer Lagerung stellte man namentlich bei Frauen als Maßpunkt den 3. Lendenwirbel fest; bis zu seiner Mitte herab soll der Pankreaskopf gelegentlich reichen.

Praktisch wichtig sind die Lagebeziehungen des Pankreas zum Magen, zum Zwölffingerdarm und zum Gallengang in Hinsicht auf das Übergreifen

---

[1] Über die morphologischen Methoden der Darstellung des Pankreas haben LOESCHKE und OTTO im ABDERHALDENschen Handbuch der biologischen Arbeitsmethoden gehandelt.

pathologischer Vorgänge (Geschwürsbildungen, Neubildungen). Fast die ganze hufeisenförmige Biegung des Zwölffingerdarms wird vom Kopfteil der Drüse und ihrem Processus uncinatus ausgefüllt; die Pars horizontalis duodeni liegt zum Teil, die Pars pylorica des Magens ebenfalls teilweise vor dem Pankreaskopf. Die Lagerungsbeziehungen des Pankreaskörpers werden in erster Linie durch den Magen bestimmt, schreibt SOBOTTA. Bis auf die Stelle des Tuber omentale, das hinter dem Omentum minus (Ligamentum hepatogastricum, Pars flaccida omenti minoris) gelegen ist und der kleinen Kurvatur des Magens sich anschmiegt, grenzt die vom Bauchfell der Bursa omentalis überzogene Vorderfläche der Drüse an die Hinterfläche des Magens (natürlich nicht direkt, sondern durch den Spaltraum der Bursa getrennt). Dabei kreuzen sich Magen und Pankreasachse spitzwinkelig.

Beachtenswert erscheinen die von K. HELLY ermittelten Beziehungen des Pankreaskopfes zum Ductus choledochus; folgende Möglichkeiten hat HELLY festgestellt:

1. Der Ductus choledochus liegt in einer oberflächlichen seichten Rinne des Pankreaskopfes eingebettet, an der er durch straffes Bindegewebe fester angelötet ist.

2. Der Ductus choledochus liegt derartig in einer seitlichen Rinne, daß diese durch Verlötung mit der Duodenalwand zu einem Kanal geschlossen ist.

3. Der Ductus choledochus liegt in einer Rinne des Pankreaskopfes, diese schließt sich aber durch Vorlagerung meist dünner Pankreasläppchen bis zu einem Kanal ab.

4. Der Ductus choledochus liegt in einer Rinne des Pankreaskopfes, dann in einem Kanal desselben, der sich aber wieder zu einer Rinne öffnet.

5. Der Ductus choledochus liegt mit seinem ganzen Endstück in einem verschieden tiefen Kanal des Pankreaskopfes.

6. Bei tiefer Vereinigung des Ductus cysticus mit dem Ductus hepaticus können auch diese beiden Gallengänge in unmittelbare Berührung mit dem Pankreasgewebe kommen.

Im übrigen sei hinsichtlich der Verhältnisse des Ductus choledochus zum Pankreas und zu den Pankreasgängen verwiesen auf WYSS, v. BÜNGNER, OPIE und RUGE, während sich LETULLE und NATHAN-LARRIER mit den besonderen Verhältnissen des VATERschen Divertikel und seiner Varianten abgaben.

Verschlußapparat der Pankreasausführungsgänge.

SAPPEY hat 1873 folgenden Satz geschrieben: „Lorsque la sécrétion de la bile et du suc pancréatique est suspendue, l'ampoule s'affaisse". Im Jahre 1887 hat ODDI eine sphinkterartige glatte Muskelanordnung des Diverticulum Vateri, bzw. des Gallenganges beschrieben, als auch das Ductus Wirsungianus. Die Angaben über den großen Pankreasgang bezogen sich indes nur auf die Verhältnisse bei Tieren mit einen vom Gallenhauptgang räumlich getrennt mündenden Bauchspeichelgang. Indes hat 1899 K. HELLY für die Endabschnitte beider menschlicher Pankreasgänge eine ganz ähnliche Sphinktereinrichtung mitgeteilt, wie ODDI für das VATERsche Divertikel. Der Muskelsphinkter in der Plica longitudinalis setze sich zusammen aus den betreffenden Muskeln des Ductus choledochus und des Ductus Wirsungianus. Mit der Darmmuskulatur, und zwar mit deren Ringschichte hingen diese Schließmuskeln wohl allenthalben durch dünne Faserbündelchen zusammen, seien jedoch im allgemeinen von ihr durch eine dazwischengelegte Bindegewebsschichte getrennt.

Eine sehr eingehende Untersuchung der Schließmuskulatur an der großen Duodenalpapille hat HENDRICKSON vorgenommen, von dessen zahlreichen Abbildungen die hier beigegebenen Abbildungen 8 und 9 übernommen sind. Angemerkt sei, daß allerneuestens WESTPHAL dem ODDIschen Muskelapparat aus klinischen Rücksichten sein Augenmerk zuwandte und sich über seine Tätigkeit verbreitete; dabei hat sich die Eigenart seiner zusammengesetzten Funktion deutlich ergeben; d. h. es war im Experiment möglich, durch gewisse Reizung des Duodenalinneren mittels der von CLAUDE BERNARD, KATSCH und von FRIEDRICH geübten Ätherinfusion in den Zwölffingerdarm, zwar einen Verschluß des

Gallenganges, aber zugleich eine Öffnung des großen Pankreasganges zu erhalten. Da der ODDISCHE Sphinkter der Duodenalpapille ein sehr komplizierter Apparat ist, der nicht nur hier die Mündungen des Gallenganges, dort jene des Speichelganges umfaßt, sondern auch noch jene distal von den Gangenden in das Duodenum warzenartig vorragende Divertikelportion umfängt, und da diese Anteile der Muskelversorgung nicht absolut auf alle Reize gleichgeschaltet reagieren, kann auch ein muskulärer Verschluß der äußersten Divertikelportion möglich sein, indes der Hin- und Herfluß zwischen Gallen- und Pankreassystem infolge offener Gangmündungen möglich ist. Diese experimentell gewonnene Einsicht ist von Bedeutung für die Entstehung von entzündlichen und akut degenerativen Pankreaserkrankungen (WESTPHAL). —

Die Blutversorgung der Speicheldrüse geschieht auf 3 Wegen. Als Abzweigung der Arteria hepatica, bzw. der Arteria gastroduodenalis kommt hier

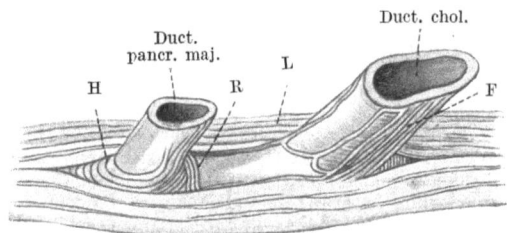

Abb. 8. Ductus choledochus und Ductus pancreaticus major an der Durchtrittstelle durch die Langsmuskulatur des Duodenums. (Nach HENDRICKSON.)

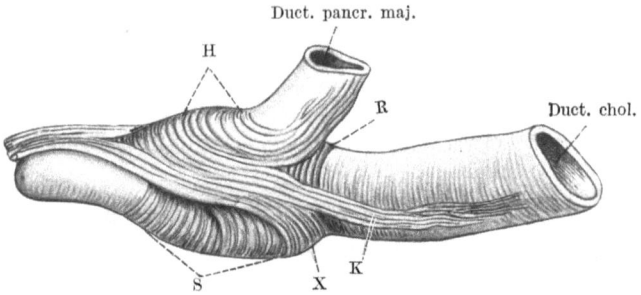

Abb. 9. Selbständige Muskulatur des Ductus choledochus und des Ductus pancreaticus major nach Entfernung sämtlicher Darmwandschichten. (Nach HENDRICKSON.) F Muskelfasern, welche von der Längsmuskulatur des Darmes L auf den Gallengang übergehen. H Ringlagen des Schließmuskels des Ductus pancreaticus, welche seitlich in die Längsrichtung umbiegen. R sind ring- und zangenartig gekreuzte Muskeln, welche vom Ductus Wirsungianus auf den Ductus choledochus übergehen. S Ringmuskeln des Gallengangendes. X Übergang von Ringmuskeln in Schleifenform zu den Muskeln der Darmwand. K entspricht F und deutet Ausläufer einer Muskelschlinge an, welche sich vom Ductus pancreaticus nach dem Ductus choledochus erstreckt. M Mundung des VATERschen Divertikels.

die Arteria pancreatico-duodenalis superior in Betracht, welche mit der Arteria pancratico-duodenalis inferior, einem Ast der Arteria mesenterica superior anastomosiert. Sie versorgen im wesentlichen den Kopf der Drüse, während die Rami pancreatici der Arteria lienalis der Hinterfläche und dem oberen Rand des Drüsenkörpers zugeteilt sind. Die Venae pancreaticae fließen in die Vena lienalis ein. —

Die Lymphe des Pankreas fließt in einem reichlich anastomosierenden System, das BARTELS festgestellt hat; das gleiche System ist ebenso für das Duodenum, das Mesokolon, das Mesenterium, die linke Nebenniere und die Leberpforte von Bedeutung. Als regionäre Lymphdrüsen müssen gelten die

Lymphoglandulae pancreaticolienales, pancreaticae superiores, gastricae superiores, hepatopancreatico-duodenales anteriores und posteriores, mesentericae, mesocolicae, pancreaticae inferiores und periaorticae (SOBOTTA). Nicht selten liegen einzelne Lymphdrüsen mitten in der Bauchspeicheldrüse. Sie sind von den baumähnlich verzweigten Drüsenläppchen umgeben und scheinbar eingeschlossen, so daß gelegentlich vorkommende käsige oder sklerotische Herde solcher Lymphknoten bei einem Sektionsschnitt durch die Bauchspeicheldrüse zunächst einen parenchymatischen Pankreasherd vertäuschen können. Manchmal sind lymphatisches Drüsengewebe und Pankreasgewebe so ineinander eingewachsen, daß es aussieht, als hätte eine lymphatische Wucherung das Pankreas gesprengt; dafür kann eine Abbildung von NAKAMURA, welche vom Fetus stammt,

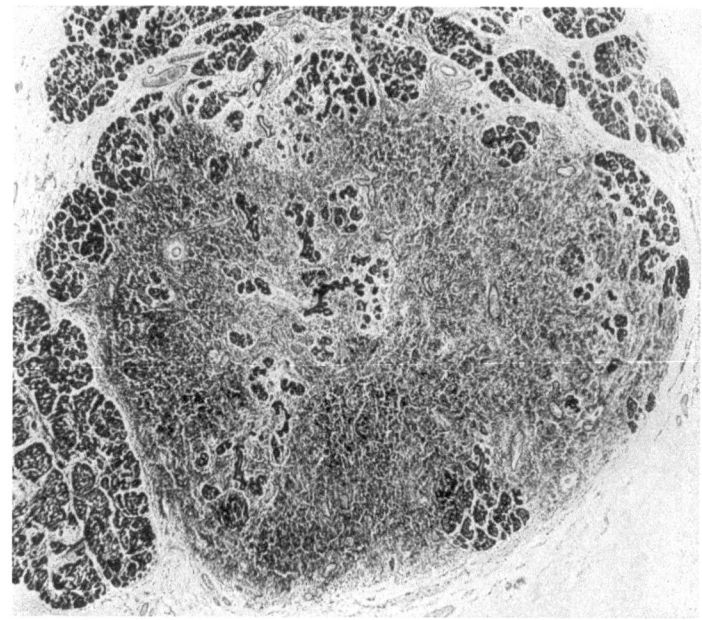

Abb. 10. Ein Lymphknoten im Pankreas mit Einschluß von Pankreasgewebe. Fetus aus dem 9. Schwangerschaftsmonat. 40fache Vergrößerung. (Nach NAKAMURA.)

als Beleg dienen (Abb. 10). Freilich läßt dieser Fall noch mehr, nämlich eine Fehlerhafte Gewebsmischung erkennen, insoferne Pankreasgewebsanteile inselförmig zerstreut in dem lymphatischen Gewebe feststellbar sind.

Abgesehen davon scheint nach den Untersuchungen von NAKAMURA gelegentlich auch lymphatisches Gewebe diffus — also wie ein Infiltrat — das Gerüst der Bauchspeicheldrüse einzunehmen. Unter 90 Pankreata von Kindern hat er in $11^0/_0$ dies Verhalten gefunden, und zwar 6mal im Caput, 3mal in der Cauda, 1mal in Caput und Cauda pancreatis. Es fehlten alle Anhaltspunkte dafür, daß es sich um eine reaktive Erscheinung handelte. Diese Anhäufungen lymphatischen Gewebes entbehrten der Keimzentren in allen Fällen. NAKAMURA meint, daß es sich hier um Früchte mit lymphatischer Konstitution gehandelt habe. Eine fehlerhafte Gewebsmischung von Pankreasgewebe und lymphatischen Gewebe lag hier sicher nicht vor. Ich habe im Neugeborenenpankreas diese Feststellungen von NAKAMURA bestätigen können. Die Herdchen sind zu unterscheiden von den recht selten vorkommenden interstitiellen Blutbildungsinseln, welche mitunter im interstitiellen Mesenchym der fetalen Bauchspeicheldrüse gesehen wurden (Abb. 11). —

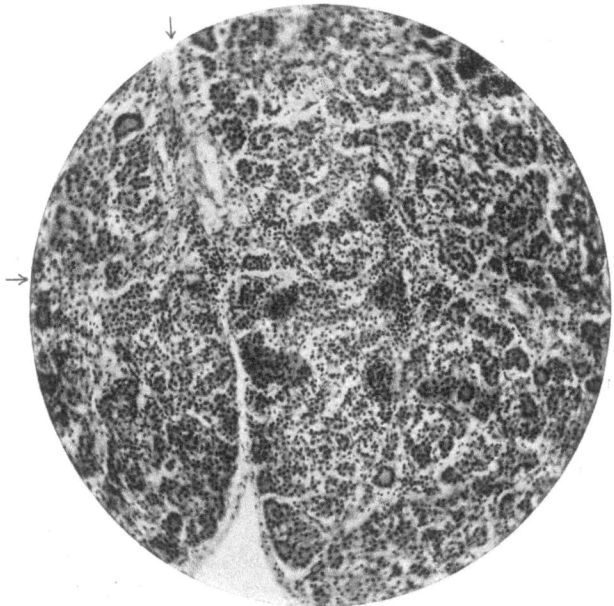

Abb. 11. Lockere interstitielle Herdchen unreifer Blutzellen im Pankreas einer Frühgeburt. (Eigene Beobachtung.) Die Herdchen liegen in der Überkreuzungsgegend der Pfeile.

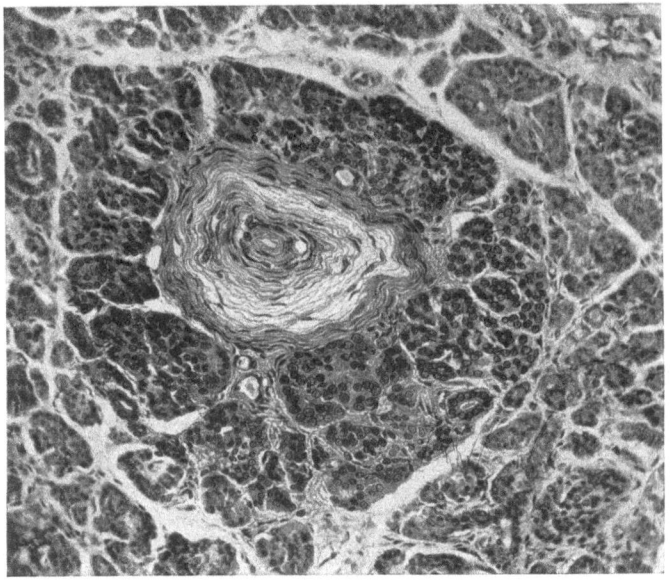

Abb. 12. Vater Paccinisches Körperchen im Pankreas eines 2 Monate alten Kindes. 144fache Vergrößerung. (Nach Nakamura.)

Die Nervenversorgung des Pankreas geschieht durch den Sympathicus im Rahmen des Plexus solaris vom Ganglion coeliacum her. Die Nervenfasern, welche längs der Arterien zur Drüse gelangen, bilden interlobuläre Geflechte mit Ganglienzellhäufchen, sie umschlingen die Träubchen des Pankreasgewebes, scheinen auch deren Membrana propria zu durchsetzen und interzellulär zu enden, ebenso wie sie nach GENTES, PENSA und SSOBOLEW ein reichliches Netzwerk um die LANGERHANSschen Zellinseln und zwischen deren Zellsträngen bilden.

VATER-PACCINIsche Körperchen, welche bei Katzen so reichlich im interstitiellen Pankreasgewebe vorkommen, sind durch CEELEN auch für das menschliche Pankreas an der rückwärtigen Fläche des Kopfteiles festgestellt worden. Allerdings kommen die VATER-PACCINIschen Körperchen nicht regelmäßig vor.

Auffällig war CEELEN, daß er die Körperchen bei allen untersuchten Neugeborenen fand, ferner bei 28 von 30 Kinderfallen. Er vermutet, daß sich bei manchen Menschen — nicht aber bei allen — die Körperchen mit der Zeit zurückbilden. Entscheidend für das Schwinden oder Weiterwachsen der VATER-PACCINIschen Körperchen seien die Pubertätsjahre; es komme hier den Körperchen wohl eine trophische Funktion, nicht aber eine reizaufnehmende Eigenschaft zu. Während nun CEELEN die VATER-PACCINIschen Körperchen stets im losen Bindegewebe des Pankreaskopfes, oder des Pankreaskörpers, selten im Schwanzteil der Bauchspeicheldrüse fand, hat NAKAMURA bei einem 2 Monate alten Knaben ein auffallend großes VATER-PACCINIsches Körperchen im Interstitium des Corpus pancreatis gefunden, das infolge seiner Größe an das umgebende Drüsengewebe direkt angrenzte, so daß es von ihm allseitig umschlossen erschien (Abb. 12). Im Fall von NAKAMURA handelte es sich um ein Kind mit lymphatischer Durchsetzung des Pankreaskopfes; das entspricht CEELENs Angabe, daß die Fälle mit reichlicher Anwesenheit von VATER-PACCINIschen Körperchen auffallend oft mit Bildungsanomalien, darunter auch mit Status lymphaticus einhergingen.

Mikroskopische Anatomie des Pankreas.

Das Pankreas ist eine vielverzweigte tubulo-azinöse Drüse mit einem vielfachen Einschlag inselartiger, umschriebener Gewebsbezirke, welche zumeist

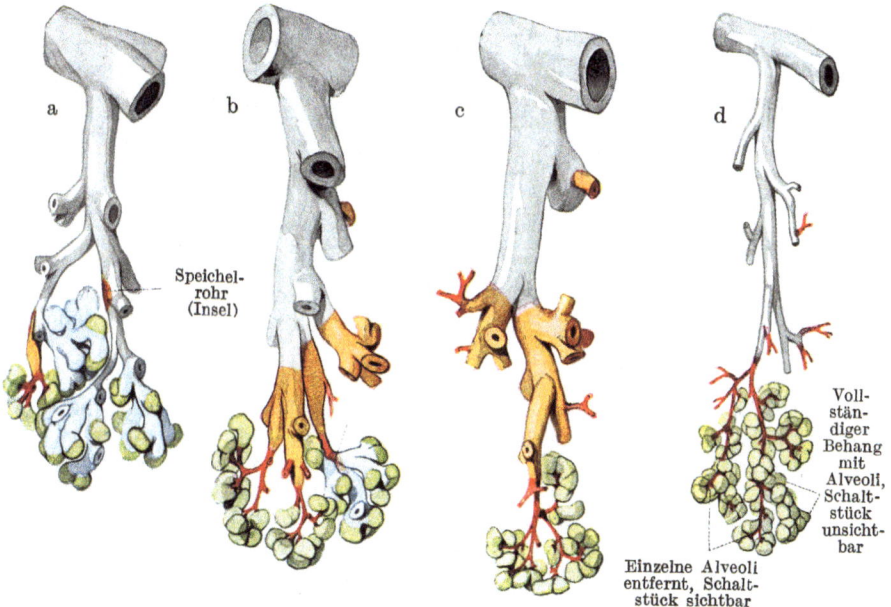

Abb. 13. Bau der Speicheldrüsen und des Pankreas (Bauchspeicheldrüse). Schemata. Ausführgang weiß, Sekretröhren orange, Schaltstücke rot, seröse Zellen der Endstücke grün, muköse Zellen blau. a) Glandula sublingualis. b) Glandula submaxillaris. c) Glandula parotis. d) Pankreas.

keinerlei epitheliale Verbindung mit dem tubuloazinösen Anteil erkennen lassen. Diese nach ihrem Beschreiber LANGERHANS benannten Inseln werden in einem gesonderten Kapitel von E. J. KRAUS ausführlich gewürdigt werden. In dem hier vorliegenden Anteil der Pankreasphysiologie und -Pathologie finden sie nur Erwähnung, soweit sie bei der Kritik der Veränderungen des sekretorischen Pankreasgewebes nicht einfach übergangen werden können.

Der außen-sekretorische Drüsenanteil ähnelt in seinem Bau den Mundspeichel-drüsen. An ein- bis zweireihig epithelisierte S p e i c h e l g ä n g e (= Schaltstücke oder Isthmen), welche dem Ductus pancreaticus major oder minor radiär zu-streben, legen sich wie Beeren die Endstücke der Drüse, die Alveoli oder Azini in reicher Zahl an (Abb. 13). Das Sekret dieser Drüsenkämmerchen ergießt sich also um der Beschreibung von BRAUS zu folgen in zahlreiche lange und ver-zweigte S c h a l t s t ü c k e (Isthmen), ähnlich denen der Ohrspeicheldrüse, welche ebenfalls intralobulär liegen. Speichelröhren gibt es im Pankreas nicht. Von

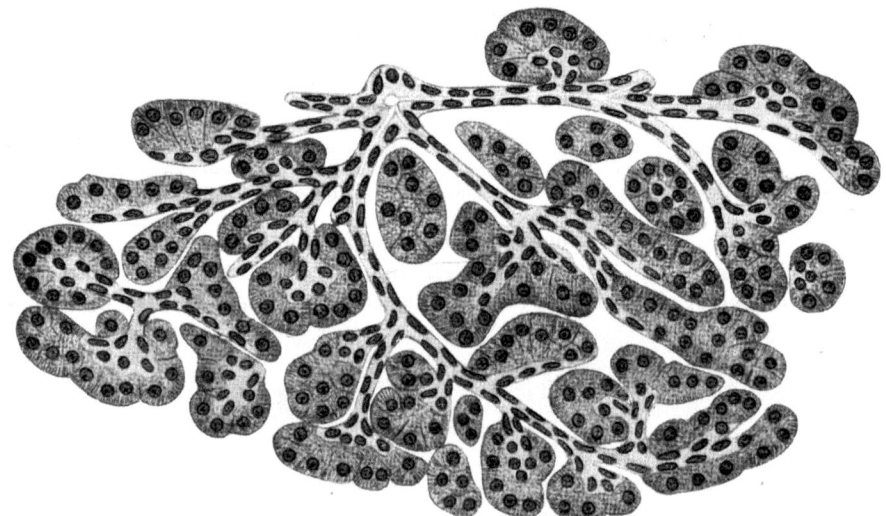

Abb. 14. Bauchspeicheldruse des Menschen. Verschieden gestaltete, zum Teil einseitig angelagerte Hauptstücke, welche vollständig getrennte Polymeren bilden können. Die zu letzteren gehörigen Isthmusanfänge werden falschlich als „zentroazinäre Zellen" benannt. (Nach ZIMMERMANN.)

den Ausführgängen findet man die feineren Äste, welche an die Schaltstücke anschließen innerhalb der Läppchen, die größeren treten in das interlobuläre Bindegewebe und verharren in ihm.

Zwischen den Drüsenbeeren, deren Lumen oft nicht zu erkennen ist, findet man eigenartige, heller färbbare kubische bis flache Zellen; man kann an günstigen Stellen gut konservierten Drüsengewebes erkennen, daß zwischen diesen zu einer Röhre angeordneten Zellen, die im Zentrum der Azini zu liegen scheinen, sich eine Lichtung befindet, welche sich in die Lichtung der Azini hinein fortsetzt. In der Tat sind die fälschlich sog. „zentroazinären Zellen" nur Wandelemente der Schaltstücke, denen die Drüsenendkammern beeren- oder kappenförmig aufsitzen (OPPEL, A. VIERLING).

Durch latente Faltungen (M. HEIDENHAIN) der Schaltstückwandung kann das wahre Verhältnis hier arg unübersichtlich werden. ZIMMERMANN betont die gute Brauchbarkeit der Färbung mit Eisenhämatoxylin, um die Drüsenlichtung zwischen den sezernierenden Zellen zu erkennen (vgl. Abb. 15—19).

Die E p i t h e l i e n d e r A z i n i zeigen zweierlei Zonen, eine zentrale, welche von leuchtend eosinophilen Körnchen (Zymogen) erfüllt zu sein pflegt. Dagegen ist die äußere Randzone der Zellen körnchenfrei oder körnchenarm. Sie trägt den

Kern. Eine scheinbare dritte und innerste helle, körnchenfreie Schichte gehört nicht zum Azinusepithel; sie wird von den Zellen der Schaltstücke gebildet. Die verschiedenen Zonen der Pankreasepithelien, ihre mehr oder minder ausgeprägte Körnelung je nach der Sekretionsphase der Drüse haben zu Deutungen über die sekretorische Leistung geführt. Es sei hier nur auf die Arbeiten von R. HEIDENHAIN, BIZZOZERO und VASSALE, NICOLAIDES und MELLISSINOS, sowie von REITMANN hingewiesen. Mit der Bildung des Sekretes nimmt die Innenzone der Zellen gegenüber der äußeren an Breite zu. Nach der Sekretion und im Hungerzustand soll die Außenzone breiter sein. Die Körner der Innenzone quellen im Wasser, sind stark lichtbrechend, avid gegen saure Anilinfarben, umgeben von

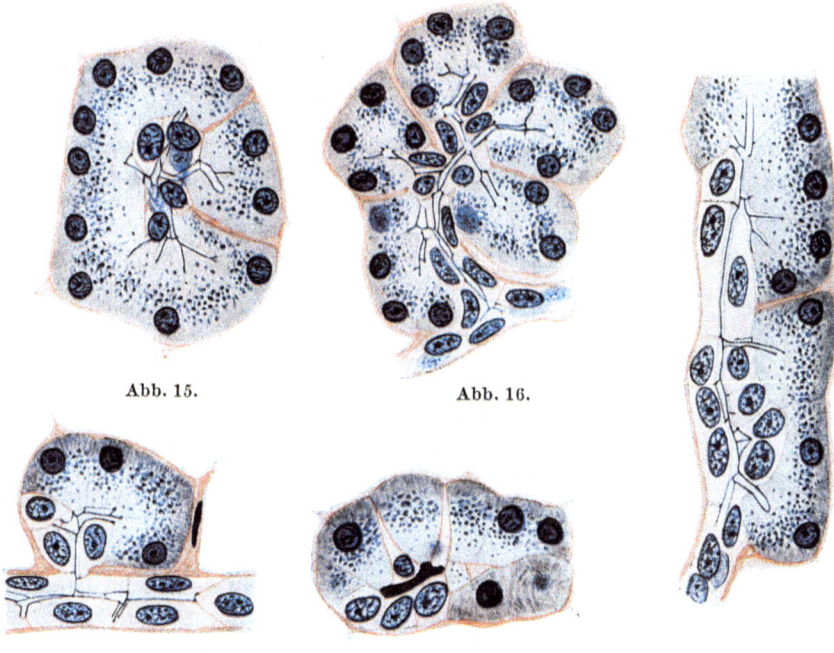

Abb. 15.   Abb. 16.

Abb. 18.   Abb. 19.   Abb. 17.

Abb. 15—19. Abb. 15. Pseudoazinus, d. h. ein Polymer mit unvollständiger Trennung in einzelne Adenomeren, vielleicht auch durch teilweise Verwachsung primärer Hauptstücke entstanden, wodurch der eingeschlossene Isthmus zu ,,zentroazinären Zellen" wurde. Abb. 16. Isthmus dicht besetzt mit gut abgrenzbaren Hauptstücken. Abb. 17. Isthmus an einer Seite mit zwei länglichen Hauptstücken besetzt. Abb. 18. Kurzer Seitenast eines Isthmus an der Abgangsstelle eingeschnürt. Abb. 19. Zwei Hauptstückzellen dringen zwischen Isthmuszellen bis zu dessen Lumen.   Sublimat, Eisenhämatoxylin, Säurefuchsin. Isthmus hell; sezernierende Zellen haben eine undeutlich gestreifte Basis. Schlußleisten schwarz. Vom Lumen der Isthmen bzw. der ,,zentroazinären Zellen" dringen Sekretkapillaren zwischen die sezernierenden Zellen. (Nach ZIMMERMANN.)

einem zarten, basophilen, wabigen Protoplasma-Netz. Die Zymogenkörner sind nach der ALTMANNschen Methode leuchtend rot zu färben. Daneben ist nach SAVAGNONE noch eine fuchsinophile, körnige Sekretionssubstanz in der Innenzone zu finden.

Was weiterhin die Organellen der Pankreasepithelien anlangt, so hat GEORG ARNOLD für das Meerschweinchen Mitochondrien- und Chondriokonten beschrieben, welche zu Zymogenkörnern ausreifen sollen. Sie seien nicht von der Kernsubstanz abzuleiten. Abgesehen von den Zymogenkörnchen gebe es noch feine Granula, welche über die innere und äußere Zellzone verbreitet und ausgestreut erschienen. Sie seien basophil und ließen sich durch verlängerte Färbung in sauren Mischungen nach Eisessigfixierung nachweisen. Ihre Funktion sei unklar. — Es sei auch auf das als Endopegma benannte Binnengerüst der Pankreaszellen hingewiesen, eine Bezeichnung, unter der KOPSCH eine Anzahl von Bildungen innerhalb des Zellprotoplasmas zusammenfaßt, welche bei Wirbeltieren meist in gerüstartiger oder scheinbar netziger Anordnung aufträten und zunächst von GOLGI als „Apparato reticolare interno" bezeichnet worden waren. Für die Pankreasdrüsenzellen ließ sich dieses Endopegma zwischen Kern und der Zymogenzone feststellen. Nach KOPSCH zeigen aktive Zellen ein größeres, passive ein kleineres Binnengerüst. RAMON y CAJAL hält die Beteiligung des Gerüstes an der Sekretbildung für möglich, ebenso NASSONOW. SAGUCHI nennt das Gerüstwerk direkt ein „secreting material". KOPSCH entscheidet sich weder für die eine noch die andere Meinung. Vielleicht habe das Gerüst auch eine ganz andere Bedeutung (Literatur bei KOPSCH) (Abb. 20).

Nicht vergessen sei ferner, daß zumeist in der Außenzone der Bauchspeicheldrüsenzellen Fett in feiner, tropfiger und körniger Form physiologisch vorkommen kann (SATA, NICOLAIDES, STANGE, REITMANN), was auch SOBOTTA an unmittelbar nach dem Tod konserviertem Material, das von einem gesunden Menschen stammte, erweisen konnte. Die Fetttröpfchen waren gruppenweise angeordnet.

Was die Epithelien der Ausführungsgänge betrifft, so nehmen sie mehr und mehr höhere und relativ schmälere Gestalt an. Von den Zellen der Pankreasgänge schreibt ZIMMERMANN, sie böten auf der Seite der Lichtung in ihrem Protoplasma eine Ansammlung feiner Körnchen dar, welche Mukoidreaktion ergäben. Etliche Zellen scheinen zu Schleimbecherzellen differenziert zu sein. Auch kann man kleine Drüschen sich in die Hauptgänge öffnen sehen. Solche wurden zuerst wohl von M. E. WEBER beschrieben. TOLDT und HELLY faßten sie als Schleimdrüschen auf. LETULLE fand glatte Muskelfasern um solcherlei Drüschen. ZIMMERMANN hat diese drüsigen Bildungen an Haupt- und Nebengängen bzw. -Ästen als gewöhnliches Vorkommnis gesehen. Sie sind locker angeordnet. Ein plötzlicher Epithelwechsel findet nicht statt. Das Epithel

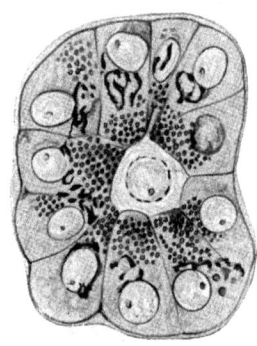

Abb. 20. Bauchspeicheldruse eines 22jährigen Mannes. Endkammer. Binnengerüst nach Chrom - Osmium - Bichromat-Konservierung und Schwärzung durch 1%ige Osmiumsäurelösung. Vergrößerung 5000:1. (Nach KOPSCH.)

der Drüschen sei mit dem der Gangoberfläche identisch. Wahrscheinlich stellten die Drüschen nur eine Oberflächen-Vergrößerung vor. Wie HELLY das angegeben habe, so kämen derartige Drüschen auch weiter innen im Drüsengebiet vor, gewissermaßen zwischen die Träubchen der ganzen Drüse hinein entwickelt. Übrigens hat HELLY auch solche Drüschen für die kleine Duodenalpapille beschrieben. Ferner hat man divertikelartige Ausbuchtungen der Hauptgänge gesehen, deren Epithel sich durch Schleimbildung auszeichnete.

ZIMMERMANN erwähnt auch das Vorkommnis einer Mehrschichtigkeit des Epithels mittlerer Ausführungsgänge. Indes dürfte es sich hier doch um eine ungewöhnliche Erscheinung handeln (vgl. Kapitel II auf Seite 282). Nicht vergessen sei, daß die großen Ausführungsgänge in ihrer Außenwand eine nicht sehr ansehnliche glatte Muskelschicht besitzen, die im Endbereich zu jenem namhaften Verschlußregulator (ODDI und WESTPHAL) sich kompliziert, dessen in vorausgehenden Zeilen schon gedacht wurde.

Zwischen den beerenförmigen Azini erstreckt sich das Stützgewebe tief bis zu den Schaltstücken in Form feinster Septen hinein, worüber FLINTs Untersuchungen genaueren Aufschluß ergeben haben. Eine Membrana propria dient den Drüsenzellen als Basis. „Korbzellen"[1] sollen zwischen Membrana propria und Drüsenzellen mitunter gesehen worden sein. BRAUS sagt, es könnte sich hier um entodermale Zellen handeln. Jedoch sei die Frage der Korbzellen bei den Speicheldrüsen noch weniger sicher gelöst als an anderen Drüsen.

Das interstitielle Gewebe der Pankreasläppchen ist nicht gleichmäßig dicht. Um die LANGERHANSschen Inseln sind seine Faserungen zahlreicher, wie man an Präparaten sieht, aus denen die Drüsensubstanz durch Mazeration entfernt

---

[1] Sie gehen auch unter dem Namen „Sternzellen".

wurde (FLINT). Teilweise ziehen auch elastische Fasern im Stützgewebe hin. Sie können um die Ausführungsgänge reichlich angeordnet sein. Es entspricht ferner dem physiologischen Verhalten, wenn bei gut Genährten eine Fettgewebsbildung im Stützgewebe in geringen Grenzen zu sehen ist.

Dringt nun auch das Bindegewebe zwischen die Anteile der Drüsen bis zu den Schaltstücken vor, begleitet es Gefäße und Nerven zu allen Teilen des Drüsengewebes, so unterbleibt doch jeweils die Bildung einer hilusartigen Pforte. Nerven und Gefäße treten an den verschiedensten Stellen in das Pankreasgebiet ein (SOBOTTA). Ganglienzellhäufchen kommen verstreut im Pankreasgebiet vor (ZIMMERMANN).

Leistungen der Bauchspeicheldrüse.

Hier sei, nur kurz an Hand des NAGELschen Handbuches und des ABDERHALDENschen Lehrbuches das Wesentlichste der äußeren Sekretion der Bauchspeicheldrüse mitgeteilt. Der Pankreasspeichel wird beim Menschen in einer 24 Stunden-Menge von etwa 300—500 ccm ergossen. Er ist farblos, durchsichtig, fadenziehend, reagiert alkalisch und besteht vor allem aus Wasser 98% H_2O). Unter seinen organischen Bestandteilen steht Eiweiß vorne an.

Durch HOPPE-SEYLER, HEESCH und WALLER sind Untersuchungen über die chemische Zusammenstellung des Pankreas gemacht worden. SCHULZ hat den Kieselsäuregehalt des Organs zu ergründen gesucht. HOPPE-SEYLERs Analysen ergaben für die normale Bauchspeicheldrüse, deren Gewicht auf 68—78 g angegeben wird, eine Trockensubstanz von 13 bis 14 g. An koagulablem Eiweiß wurden 7—8 g festgestellt. Die Zahl für Fett ist mit 2 g, die für Asche mit 0,7—0,8 g berechnet. Mit zunehmendem Alter sinke der Eiweißgehalt, nehme der Fettgehalt zu.

Bei der Sekretion, welche man am Versuchstier unter dem Mikroskop einigermaßen beobachten kann, treten Formänderungen der Drüsenzellen gegenüber der Ruhe ein. Die sonst glatt und gradlinig nach außen abgegrenzten Drüsenzellen gehen im Leistungszustand eine Veränderung ein; dann erscheinen die Drüsen nach außen vorgebuckelt, bzw. in ihrem Kontur gekerbt; der sonst schleierhafte, undeutliche Kern tritt nun deutlicher hervor. Im basalen Zellabschnitt erscheinen streifige Protoplasmaeinzelheiten, feine Körnchen werden in der Nähe des Kerns sichtbar und strömen gegen die Drüsenlichtung hin, sie sind offenbar an der Sekretion beteiligt.

Die Abgabe von Pankreassaft geschieht in Abständen; sie kann durch verschiedene Umstände veranlaßt sein, wahrscheinlich allein schon durch den Anblick oder den Geruch schmackhafter Speisen. Stoffe des Darmkanals, vor allem Salzsäure, sodann Seifen lassen den Bauchspeichel fließen. Vermutlich geht der biochemische Antrieb der Salzsäure durch einen noch unbekannten, dem Blut beigemengten hypothetischen Stoff vor sich, einen Stoff der im Pylorus, Duodenal- und oberen Jejunalgebiet entsteht, und durch die Blutzirkulation zu den Pankreaszellen getragen wird. Man nennt ihn „Sekretin". Abgesehen von HCl scheinen auch Phosphorsäure, Schwefelsäure, Milchsäure, Oxalsäure, Essigsäure und Zitronensäure, ebenso wie die schon erwähnten Seifen sehr sekretinbildend zu wirken. Auch Fett- und Wasseraufnahmen in den Darm regen die Pankreastätigkeit an, Sodalösung hemmt sie. Wissenswert erscheint noch, daß im Tierexperiment durch Einbringung von Äther in das Duodenum (mittels Duodenalsonde) die Pankreasspeichelung mächtig angeregt werden kann (CL. BERNARD, KATSCH, v. FRIEDRICH)[1].

Das Pankreas wird versorgt vom N. vagus und vom N. sympathicus. Reizt man den Vagus, nimmt das Volumen der Bauchspeicheldrüse zu. Sympathikusreizung geht mit Verkleinerung des Pankreas einher. Nach ABDENHALDENs Darstellung ist zwischen dem Vagusspeichel und dem Sympathikusspeichel des Pankreas kein qualitativer Unterschied. „In beiden Fällen ist das Sekret reich an festen Bestandteilen und an Fermenten." Wichtig ist, daß im N. vagus auch sekretionshemmende Fasern verlaufen. Verdruß und Zorn kann den Bauchspeichelfluß hemmen, ebenso, wie durch Ärger der Gallenfluß durch die Papilla duodenalis in den Darm behindert sein kann (WESTPHAL). Dabei ist aber wohl nicht der Antrieb zur Bauchspeichelbildung zu bedenken, sondern die Tatsache, daß für den Speichelabfluß freie Bahn gegeben sein muß. WESTPHAL zeigte, daß unter bestimmten Bedingungen der Sphinkter der Papilla duodenalis in seiner distalen Portion verschlossen sein kann, während innerhalb des VATERschen Divertikels der Mund des großen Gallengangs und des großen Pankreasgangs sich öffnet, so daß eine Art Vermischung von Galle und Pankreassaft

---

[1] Nicht wie man oft liest CLAUDE BERNARD, sondern der Vorarlberger JOHANN NEP. EBERLE hat in seinem Werk über die „Physiologie der Verdauung" 1834 zum erstenmal die Wirksamkeit des Bauchspeichels auf Fett und Stärke angegeben (ERICH EBSTEIN).

innerhalb der Papille bei entstehender Stauung denkbar ist. Da man Galle ebenso wie den Darmsaft als Kinasen für gewisse Fermentwirkungen des Bauchspeichels erkannt hat, kommt einer derartigen Unregelmäßigkeit, Dysharmonie im Spiel des ODDI-HELLYschen Schließmuskels der Duodenalpapille eine pathologische Wertung zu.

Folgende Fermente des Pankreassaftes sind bekannt: Auf Proteine, Peptone und Peptide wirken Proteasen, Peptasen, Polypeptasen. Dieser Fermentkomplex ist enthalten im Trypsin, das als Trypsinogen vom Pankreas gebildet wird. Erst nach seinem Erguß in die Darmlichtung bewirkt die dort abgesonderte Enterokinase eine spezifische Aktivierung des Fermentes zu Trypsin, welches die Eiweißkörper bis zu Aminosäure zu spalten vermag. Der Spaltung von Nukleoproteinen dient eine eigene Nuklease. Ferner kommt eine Labwirkung des Pankreassaftes in Betracht. Für die Fettspaltung im Darme kommt das Steapsin[1] (Lipasezymogen) des Bauchspeichels in Frage, welches bei Vermischung mit Galle aktiviert wird. Endlich sezerniert das Pankreas amylolytische bzw. diastatische Fermente. Den Polysacchariden dient die Diastase, Malzzucker wird durch Maltase, Rohrzucker durch Saccharase, Milchzucker durch Laktase gespalten (ABDERHALDEN).

Die aktivierende Kraft der Enterokinose und der Galle auf bestimmte Fermente des Bauchspeichels wurde bereits erwähnt. Von einiger Bedeutung auf die Verdauungsvorgänge unter Wirkung des Bauchspeichels scheint aber auch die große Menge von Lymphozyten zu sein, welche ständig in den Darmkanal durchtritt. Nach RYOZO OHNO aktiviert und erhöht sie die proteolytische diastatische und fettspaltende Fähigkeit des Bauchspeichels sehr beträchtlich.

Dieser vielfachen komplizierten Aufgabe des Pankreas stehen einschneidende Folgen für den Organismus gegenüber im Fall des Versagens der einen oder anderen Leistung einer Fermentaktion. Daher bemüht sich die Klinik, von der Pankreasfunktion im Einzelfall nach jeder Richtung ein Bild zu gewinnen. Sucht sie einerseits mit der Duodenalsonde nach lokaler Reizung Bauchspeichel zu gewinnen, oder doch seine Abflußmöglichkeit zu prüfen, so geht sie auf der anderen Seite daran, durch geeignete Blut- und Harnuntersuchung Amylasämie und Amylasurie nachzuweisen (GANG und KLEIN, KATSCH, KATSCH und FRIEDRICH, BICKERT). Mit einer relativ jungen Methodik lassen sich nach den Ausführungen von KATSCH in Fällen gelungener Duodenalsondierung mit ungestörtem Pankreassaftabfluß in den Darm und in Fällen mit wohl ausgenützter Probediät sog. ,,Fermententgleisungen" des Pankreas nachweisen. Im übrigen wird man auch heute noch klinisch die krankhafte Beschaffenheit der Bauchspeicheldrüse aus den Stuhlsymptomen (Durchfälle, Butterstühle usw.), aus dem Pankreasschmerz (Linksausstrahlung, Hyperalgesie des 8. linken Dorsalsegmentes), aus dem Palpationsbefund (Tumor des Pankreaskopfes, gegebenenfalls wurstförmige Resistenz) und aus der Glykosurie festzustellen suchen (KATSCH).

Verbrauch und Wiederersatz des Pankreasgewebes einschließlich Regeneration nach Verletzung, Unterbindung und Transplantation[1].

Den physiologischen Abnützungserscheinungen der Bauchspeicheldrüse hat vor allem KARL REITMANN sein Augenmerk zugewandt. Ihm sind nur Beobachtungen von NUSSBAUM am Pankreas des Salamanders von JAROTZKY, am Pankreas der weißen Maus, von KÜHNE und LEA, LEWASCHEW, PISCHINGER, OPIE, sowie von WEICHSELBAUM-STANGL bekannt, welche solchen Verbrauchs- oder Zerfallserscheinungen entsprechen konnten. Indes sind gerade die für den Menschen einschlägigen Befunde nicht klar wiedergegeben oder gedeutet worden. Wie REITMANN sagt, handelte es sich jeweils um Zellen und Zellgruppen im Pankreas, welche sich weder unter die verschiedenen Typen der Drüsen- und Ausführungsgangzellen, noch unter die LANGERHANSschen Zellhaufen unterbringen ließen, trotzdem sie mit beiden einige Ähnlichkeit besaßen und zu den verschiedensten Deutungen Anlaß gaben.

KÜHNE und LEA beschrieben vieleckige, scharf begrenzte, dicht beieinander liegende glänzende Zellen, welche nur wenig Protoplasma und auffällig, große Kerne besaßen. LEWASCHEW sah innerhalb normaler Pankreasläppchen einzeln oder gruppenweise angeordnete normalgroße Zellen mit homogenem Zelleib, dessen Protoplasma nicht so wie das der typischen Zellen in seinem Basalteil eine gewisse Verwandtschaft zu Kernfarbstoffen zeigte. — Ob PISCHINGERs Befund vakuolären Ausfalles von Drüsenschläuchen hierhergehört oder

―――――――――

[1] Über Methoden zum Studium der Pathologie des Wachstums und der Entwicklung bei Regeneration und Transplantation hat SCHMINCKE im ABDERHALDENschen Handbuch der biologischen Arbeitsmethoden eingehende Anweisungen gegeben.

nicht doch schon zu den Bildern der Atrophie gerechnet werden sollte, ist fraglich. — Auch der von REITMANN angeführte Befund von OPIE auf den später HEIBERG wiederholt hinwies, ebenso wie auf ähnliche oder dieselben Beobachtungen von SAUERBECK und WEICHSELBAUM, ist sehr eigenartig. OPIE hat Haufen von Zellen gefunden, deren Plasma homogen erschien und zu Eosin eine besondere Verwandtschaft aufwies, jedoch Kernfarbstoffe in seine Basalabschnitte nicht aufnahm. Die Kerne schienen mehr zentral zu liegen. Solche Zellhaufen hätten öfter an Größe einer LANGERHANSschen Insel entsprochen. Doch sei ihre Anordnung um ein zentrales Lumen erhalten geblieben. OPIE habe in 27 normalen Drüsen nur dreimal und ebensooft in 7 „relativ" normalen, von Diabetikern stammenden Drüsen diesen Befund erhoben; mit Rücksicht auf die Feststellung bei Diabetikern habe er sie auf abnorm große Nahrungszufuhr und dadurch bedingte Hyperaktivität (Hyperstimulation) der Drüsen zurückgeführt. Auch hatte er diese Befunde bei chronischer interstitieller Pankreatitis angetroffen — ohne, daß Diabetes im Spiel gewesen, ebenso wie WEICHSELBAUM, der das Vorkommen dieser azidophilen Zellen für Fälle mit und ohne Diabetes meldete.

REITMANN stand frisch konserviertes Pankreasmaterial von vier hingerichteten Menschen neben frühzeitig fixierten Bauchspeicheldrüsen Verstorbener zur Verfügung. An ihnen prüfte er das Vorkommnis abgenützter Zellen oder Zellhaufen. Es sei hier genau angeführt, was er über absonderliche Gewebsbefunde neben den typischen, durch Zymogenkörnelung ausgezeichneten Drüsenzellen im exkretorischen Pankreas gefunden, da seine Beschreibung umstritten genannt werden muß.

Im ersten Fall beschreibt er einige wenige Azini, deren Zellprotoplasma homogen rot, von reichlichen Vakuolen durchsetzt erschien; eine Scheidung in differente Zellzonen war ebensowenig, wie eine Zymogenkörnelung zu finden, Zellgrenzen waren nicht erkennbar. Die Kerne glichen zusammengesunkenen Ballonen und boten die verschiedensten Formen dar; sie wären mit Hämatoxylin starker farbbar gewesen, als normal gefärbte Kerne. Eine Chromatinstruktur war nur teilweise wahrnehmbar, die Kernkörperchen waren verschwunden. Wichtig ist noch, daß sich hier und da im Zelleib, also ganz vereinzelt und ohne regelrechte Anordnung ungefähr zymogenkorngroße, die Chromatinreaktion gebende, scheinbar solide Körnchen fanden. Die aus den beschriebenen Zellen gebildeten Läppchen erschienen ringsum von unveränderten Läppchen umgeben. Andeutung ihres normalen Baues gab die nur mehr an einzelnen Orten erhaltene Kernstellung, welche zirkulär um ein seinerzeitiges Lumen angeordnet war. Im Eisenhämatoxylinpräparat erschien der Zelleib der fraglichen Zellen von allerfeinsten Granuli wie überstäubt; sie durchsetzten es in nahezu gleichmäßiger Verteilung, zeigten keine typische Anordnung. Bei gewisser Dreifachfärbung wurden intra- und interzellulär an äußerst dünnen Schnitten kleine, kreisförmige Vakuolen mit kugeliger, gelber, homogener Füllung erkannt.

Im zweiten Fall fand REITMANN neben gewöhnlichen Azini Drüsenschläuche „mit besonders turgeszenten, vergrößerten Zellen", deren Zellgrenzen deutlich hervortraten, während keine Sekretkapillaren mehr festgestellt werden konnten. Das Zellplasma war gleichförmig rot und schien allerfeinst granuliert zu sein. Verschiedene zymogenkorngroße Granula waren eingelagert. Die Kerne erschienen fast alle ganz basalwärts gedrängt, verkleinert, einzelne deutlich pyknotisch; sie zeigten die verschiedensten Formen und waren stark, nahezu homogen gefärbt. Manchmal war das Plasma der Zellen nur mehr in Form eines Wabenwerkes übriggeblieben, so daß die ganze Zelle einem Talgdrüsenelement ungemein ähnelte. Abgesehen davon wurden zweifellos atrophische Azini mit verringertem Zellplasma ohne Zymogenkörper und im ganzen verkleinerten Läppchen gesehen.

Im dritten Fall erschien das Zellplasma der regressiven Azini reicher an Vakuolen, die Zellen gelockert, fast vielgestaltig, zum Teil kernlos. Sie waren von Altmann-Granulis stark erfüllt; diese lagen meist an der Außenzone. Osmierbare Fettkörnchen waren in solchen Zellen nicht vermehrt.

Auch im Fall eines vierten Hingerichteten ersah REITMANN ähnliche Pankreasveränderungen; besonders fielen sie ihm aber auf in all jenen Bauchspeicheldrüsen, welche ganz frisch aus den Leichen kurz vorher Verstorbener entnommen und fixiert werden konnten. Bemerkenswert ist noch ein Befund an zwei Leichenpankreata, der nur auf einige wenige Zellen beschränkt war und für den eine besondere Schädlichkeit nicht haftbar gemacht werden konnte: Es fanden sich hier einzelne Zellen unter sonst normalen; selten machten sie einen ganzen Azinusquerschnitt aus. Die Zellen waren größer als gewöhnlich, angeschwollen, mit leuchtend roten Zellgrenzen im Hämalaun-Fuchsin-Orangepräparat versehen; hr Protoplasma erschien gewissermaßen wachsartig, schwach gefärbt, deutlich rotgelb. Sekretkörnchen fehlten, der Zellkern lag zumeist basal, er war oft gewöhnlich beschaffen, zumeist jedoch deutlich geschrumpft. —

Da diese Befunde sehr vereinzelt im Pankreas angetroffen wurden und da sie in der Form unter sich schwankten, lehnte Reitmann ihre Deutung als Ausdruck eines besonderen Absonderungszustandes ab. Er will in diesen Bildungen den Ausdruck des physiologischen Verbrauches ersehen, zumal daneben auch ausgleichende Regenerationserscheinungen sich hätten nachweisen lassen.

Wie man sich nun auch zu Reitmanns Befunden stellen will, jedenfalls sollte diesem von ihm angeschnittenen Punkt an geeignetem Material näher nachgegangen werden. Die Betrachtung seiner Bilder läßt freilich im Beschauer zuerst unwillkürlich den Gedanken erstehen, daß hier der Anschnitt einer irgendwie veränderten, Langerhansschen Insel vorlag; der Kapillarreichtum der fraglichen Zonen würde das noch unterstützen. Die bestimmte Beschreibung Reitmanns läßt also Zweifel an der Deutbarkeit der fraglichen Befunde in seinem Sinn nicht ganz unterdrücken.

Diese Zweifel teilt beispielsweise auch Helly, wie er mir brieflich mitteilte. Helly der Reitmanns Präparate einsehen konnte, betont wohl mit Recht, daß die Degenerationsbilder jenes Hingerichtetenmaterials über den Durchschnitt des physiologischen Maßes hinausreichten — wie überhaupt auch sonst jenes Organmaterial reich an regressiven Veränderungen gewesen sei. Es hegt also Helly Bedenken gegen das angeblich „Physiologische" der Mauserung in Reitmann Präparaten, er will aber das Tatsächliche des Vorkommens von Degenerations- und Regenerationserscheinungen in Reitmanns Sinn nicht in Abrede stellen. — Was die fraglichen helleren Zonen anbetrifft, welche an Anschnitte von Langerhansschen Inseln gemahnen könnten, so muß man auf der anderen Seite auch an Oppels Mahnung denken, nichts als intertubularen Zellhaufen zu bezeichnen, was nicht vollkommen einer solchen Insel entsprechen konnte. —

Gegenüber dem Verbrauch, dem Untergang an Drüsensubstanz steht der Wiederersatz durch Regeneration. Reitmann hatte gewiß durchaus Recht, als er sich gegen die Meinung von Chievitz und von Podwyssotzki wandte, die Bauchspeicheldrüse wachse kurz nach der Geburt nicht durch Neoplasie [1] von Drüsenbestandteilen, sondern durch Hypertrophie der absondernden Zellen; ferner wies Reitmann die Annahme ab, es käme im Zustand der gewöhnlichen physiologischen Betätigung der Drüse beim Erwachsenen kein Zellverlust vor, daher finde auch keine Neubildung sezernierender Zellen statt.

Zu dieser Meinung war man gekommen durch den Unterschied im Mitosenbefund, der am fetalen und früh kindlichen Pankreas nach Bizzozero-Vassale und nach Podwyssotzki leicht zu erbringen sei, während am erwachsenen Pankreas Mitosen sozusagen als große Seltenheiten erschienen. Reitmann hat indes selbst in den Bauchspeicheldrüsen Erwachsener vielfach Mitosen gefunden. Im übrigen weist er an Hand des Gewichtsunterschiedes der Drüsen von dreimonatigen Säuglingen (4 g nach Assmann) und eines Erwachsenen (100 g nach Assmann) auf das Unhaltbare der Annahme eines Pankreaswachstums durch Hypertrophie hin; es müßte dabei jede Zelle ihr Volumen um das Zwanzigfache, ihre Außenlinien in den drei Ausmaßen um mehr als das 2,7fache verlängern.

Es ist inzwischen längst die Tatsache der Pankreas-Regeneration gesichert, wenn auch grundsätzliche Meinungsverschiedenheiten über das Verhältnis von Drüsenläppchen und Langerhansschen Inseln innerhalb des Regenerationsgeschehens heute noch von verschiedenen Forschern vertreten werden. Selbstverständlich kann man die Frage der Regeneration nicht trennen in einen physiologischen und einen pathologischen Wiederersatz. Immer handelt es sich um die gleiche Regenerationserscheinung, die man sich nicht nur an embryologischem und fetalem Material, sondern auch in zahlreichen Verstümmelungs- und Beeinträchtigungsversuchen am tierischen Pankreas zu lösen bemüht hat (vgl. Kyrle!)

Bei der Besprechung der Regenerationstheorien in den folgenden Absätzen kann an den intertubulären Pankreasinseln nicht völlig vorbei gegangen werden,

---

[1] Dort ist der Ausdruck „Hyperplasie" verwendet.

wenn auch die Schilderung von derem ganzen Wesen einem anderen Kapitel aus der Feder von E. J. KRAUS zukommt.

Für die Frage des Wachstums und der Regeneration der Bauchspeicheldrüse ist das Ergebnis der LANGERHANSschen Forschung und ihrer vervollständigten Deutung durch M. HEIDENHAIN[1], endlich die jüngst erschienene Arbeit von NEUBERT wichtig. LAGUESSE hat die fraglichen Verhältnisse an Schafsembryonen zu klären versucht. NAKAMURA hat kürzlich ebenfalls für den Menschen die Histogenese der Pankreasgewebe dargestellt.

Aus zunächst soliden zelligen Strängen entsteht allmählich ein verästeltes „Strauchwerk'' epithelialer Natur, das sich zu einem Drüsenbäumchen höhlt. Einzelne Drüsenzweigchen scheinen frühzeitig zu anastomosieren. Die Pankreasanlage nimmt durch interstitielles, zentrifugales Wachstum zu; sie dehnt sich vor allem an den blinden Enden, den Scheiteln der Schläuche weiterhin aus. So entstehen Bläschen, welche oft mehrschichtig, epithelisiert und ungemein mitosenreich sind. Die Bläschen nehmen durch Einfaltung lappige Gestalt an. Es bilden sich in Zweiteilung Tochterbläschen. Schließlich entstehen bukettartige, an Kohlblüten erinnernde Bildungen. „Aus den Tochterknospen wachsen neue Zweiglein aus.'' Hier ist der Vorgang aber anderer Natur und verlauft gewissermaßen zunächst in umgekehrtem „zentripetalem'' Sinn. Wenn das Endbläschen sich teilen will, so entsteht von seinem Scheitel her ein Epithelvorsprung in der Richtung nach innen hinein, gegen das Zentrum der Blase, welche dadurch zweiteilig wird. Die Lappung wird demnach zunächst nur innerlich, nicht äußerlich sichtbar. Die Zellen des erwähnten Vorsprungs sind nach LAGUESSE der Sache nach gleich den sog. zentroazinären Zellen, also mit Schaltstückepithelien. Auch wird der Vorsprung anfangs nur von einer einfachen Lage von Zellen gebildet, welche sich später verdoppelt. Die doppelten Wandschichten entfernen sich dann von einander immer von der Peripherie gegen das Zentrum hin, im Sinn der HEIDENHAINschen Epithelioschisis. — Wichtig ist weiter die Feststellung von LAGUESSE, daß sezernierende Endabschnitte (Azini) entweder durch Umwandlung aus den Endbläschen (den HEIDENHAINschen Adenomeren), oder durch adventive, seitliche Knospung aus den Speichelgängen entstehen. Allerdings verschwanden diese Knospen später wieder. Die Azini selbst würden wieder durch äußerlich erkennbare Einfurchung oder zunächst nur einwärts gewendete Einfaltung gelappt. Diese Läppchenbildung könne bis zur völligen Durchteilung fortschreiten.

Auf diese Schilderung von LAGUESSE bezieht sich auch REITMANN, wenn er sagt: „Daß ein analoger Prozeß auch im späteren Leben ebenso vor sich gehen kann, ergibt die Untersuchung durch verschiedene Prozesse lädierter Bauchspeicheldrüsen, in denen wir Regenerationen einwandfrei als solche nachweisen können. Solches findet sich aber auch in sonst normalen Drüsen''; als Beleg hierfür wird eine durch gute Abbildung illustrierte Bemerkung bei KÖLLIKER-EBNER angeführt, daß entsprechende Bilder auch beim Erwachsenen (Hingerichteten) gesehen worden seien; sie könnten aber zur Verwechslung mit LANGERHANSSchen Zellhaufen Anlaß geben.

REITMANN, der die Zellverhältnisse der neugebildeten Azini in Anlehnung an LAGUESSE schildert (und dabei wohl irrigerweise einen Teil des zweischichtig angenommenen Epithels der Tubuli am tubuloazinären Übergang degenerieren und untergehen läßt), bemerkt ferner: „Es finden sich gar nicht selten in sonst ganz typischen Drüsen einzelne Läppchen, die den Eindruck von sich neu zwischen alte einschiebenden Läppchen machen. In erster Linie kommt dies durch ihre Gestalt zum Ausdruck; diese ist zumeist keil- oder linsenförmig, eine offenbare Folge eines der Norm gegenüber erhöhten intraglandulären Druckes und der Spaltrichtung des Bindegewebes, in das sie sich hineindrängen. Es kommen alle möglichen Stadien solcher Bildungen vor, die sich in ihren einfachsten Formen als einige wenige, durch einen kurzen Ausführungsgang mit einem der größeren Ausführungswege in Verbindung stehende Azini repräsentieren. Es fällt ferner auf, daß gewöhnlich in solchen, als erst im späteren Lauf des extrauterinen Lebens gebildeten, gekennzeichneten Läppchen die intertubulären Zellhaufen fehlen. An den jüngeren von ihnen dominiert noch zumeist das Gangsystem, ihre Zellen scheinen noch nicht völlig differenziert zu sein, wenn auch Bilder, die für eine rezente Neubildung sprächen, in ihnen keineswegs häufig sind''.

Diese eben geschilderten Befunde hat REITMANN teils einfach als Ausdruck des fortschreitenden Drüsenwachstums bezeichnet, teils als „heterotopischen Regenerationsvorgang'' denn, so sagt er, es gingen oft unter krankhaften Umständen rasch ganze Läppchen zugrunde, so daß in ihnen zur Regeneration befähigte Gewebsteile gar nicht zurückblieben und eine Wiederbildung des Parenchyms an Ort und Stelle durch die im Bindegewebe ablaufenden Vorgänge auch recht erschwert wäre. Der Ersatz finde dann in einer entsprechend lebens-

---

[1] Vgl. dessen Monographie: „Über die teilungsfähigen Drüseneinheiten oder Adenomeren'', deren Darstellung im folgenden zugrunde gelegt ist.

kräftigen Bauchspeicheldrüse dort statt, wo dafür die günstigsten Bedingungen bestünden; das sei einerseits von den großen Ausführungsgängen aus, andererseits in der Nähe größerer Gefäße; man finde also neugebildete Lappchen dort wo beides zutreffe.

Allerneuestens ist die Entwicklung und der Bau des menschlichen Pankreas von K. NEUBERT bearbeitet worden. Auf seine Mitteilung sei nachdrücklich verwiesen. Er selbst faßt das Ergebnis seiner in M. HEIDENHAINs Institut durchgeführten Untersuchungen folgendermaßen zusammen:

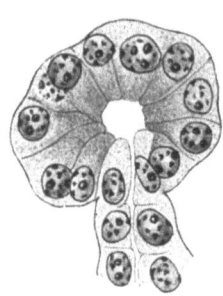

Abb. 21. Scheitelknospe (Monomere) cinem präterminalen Gang aufsitzend.

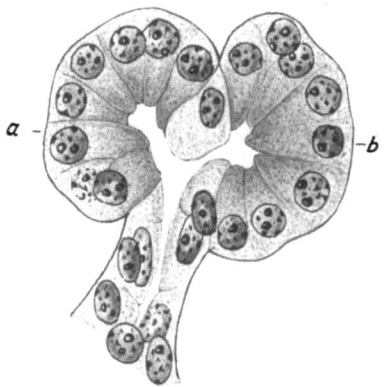

Abb. 22. Dimerenstadium. Zwischen den beiden jungen Tochterknospen (a u. b) eine umgekehrt keilformige Trennungszelle.

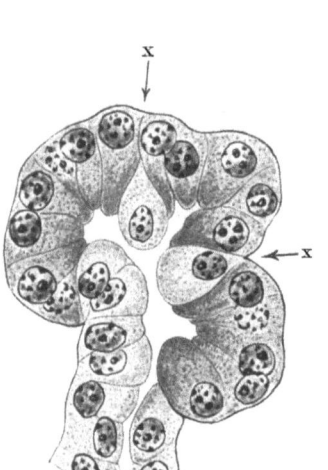

Abb. 23. Trimere. Drei Tochterknospen mit zwischengelagerten Trennungszellen (x).

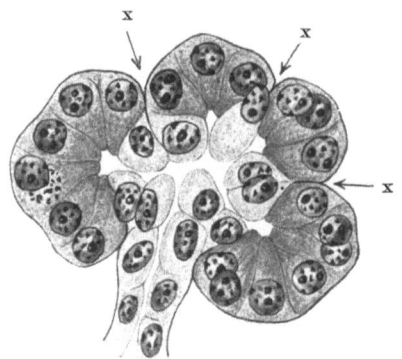

Abb. 24. Tetramere, deren Tochterknospen durch Trennungsfurchen und zwischengelagerten Trennungszellen gut abgegrenzt sind. Überwallung des präterminalen Ganges, so daß eine auffällige Anhäufung zentroazinär gelegener Elemente im Inneren der Polymere auffällt.

Abb. 21—24. Pankreas eines 20 cm langen menschlichen Embryos. 800fach vergrößert.
(Nach NEUBERT in Roux' Archiv 111.)

Bei menschlichen Embryonen des 3. bis 5. Monats ist eine Zergliederung des Drüsengeästes in verschiedene Läppchen bereits deutlich erkennbar. An den einzelnen Drüsenzweiglein müssen die Drüsengänge sowie die end- und seitenständigen Scheitelknospen unterschieden werden. Letztere setzen sich dank ihrer rundlichen Beerenform in leicht kenntlicher Weise gegen die präterminalen Gangstücke ab. Während der früheren Entwicklungsperiode ist die epitheliale Auskleidung der Drüsenröhren und der knospenden Enden durchaus einheitlich und besteht aus einem einschichtigen Zylinderepithel. Erst vom 4. Embryonalmonat an, ist mit dem Eintreten der histophysiologischen Ausdifferenzierung die Möglichkeit gegeben, zwischen Gang- und sezernierenden Drüsenzellen zu unterscheiden.

Die Scheitelknospen sind der Zweiteilung fähige Histosysteme und nehmen als solche am Ausbau des Drüsenbäumchens wesentlichen Anteil. Wegen ihres Teilkörpercharakters können wir sie mit HEIDENHAIN als Adenomeren bezeichnen. Während der früheren Drüsenentwicklung beruht der Teilungsvorgang einer Adenomere auf einer allmählich sich vollziehenden Vermehrung und Umgruppierung der epithelialen Massen. Zunächst erfährt das kugelige Endbläschen eine quere Verbreiterung und alsbald treten an Stelle des einen, zwei neue Wachstumspole, welche in divergierender Richtung auseinanderstreben. Jeder derselben wird zu einer neuen Scheitelknospe, wobei aus den basalen Teilen (durch Sprossung) die jungen präterminalen Tubulusabschnitte hervorgehen.

Von dem Eintreten der histophysiologischen Ausdifferenzierung an beherrscht eine andere Teilungsart das Bild: Als erstes Zeichen der beginnenden Teilung stellen wir wiederum eine transversale Verbreiterung der Scheitelknospe fest. Daraus ist bereits zu ersehen, daß zwei neue Wachstumspole im Entstehen sind. Durch eine seichte, in der Symmetrie-

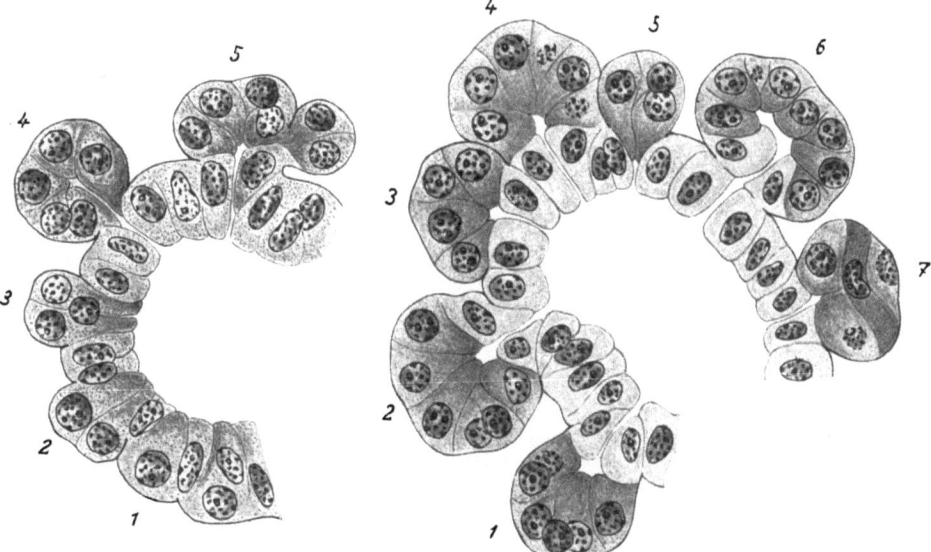

Abb. 25. Menschlicher Embryo, 13 cm lang, 800 fach vergrößert. Zeichnung aus drei Schnittbildern des Pankreas zusammengesetzt. 1—5 Adventivknospen, 4—5 fortgeschrittene Stadien; bei 5 Entstehung einer Tochterknospe aus einer noch in Entwicklung befindlichen Mutterknospe. (Nach NEUBERT.)

Abb. 26. Menschlicher Embryo, 20 cm lang. 800 fach vergrößert. Zeichnung aus mehreren Schnittbildern des Pankreas zusammengesetzt. 1—7 Adventivknospen in fortgeschrittenen Entwicklungsstadien. In den basalen Abschnitten der Knospen 1, 2, 6 sind die Anlagen der präterminalen Gänge bereits sichtbar. Bei 7 eine Adventivknospe mit aufgelagerter Inselzelle. (Nach NEUBERT.)

ebene der Mutteradenomere entlanglaufende Trennungsfurche werden die beiden Teile bald darauf deutlicher voneinander abgegrenzt. Eine wuchernde Zellvermehrung in den seitlich sich vorwölbenden Partien hat zur Folge, daß die in der Mitte der Adenomere gelegene Zellreihe einen doppelseitigen Druck erfährt. Die Zusammenpressung bewirkt, daß hier die Zellen eine umgekehrte, keilförmige Gestalt und ein indifferentes Aussehen annehmen und daß sie nach dem Inneren der Adenomere zu abgedrängt werden. Sie ragen schließlich, in zentroazinäre Lage verschoben, leistenartig in das querverbreiterte Lumen vor und führen so dessen Gabelung herbei. Mit dem Anschwellen der seitlichen Wachstumspole und der Einwärtsverlagerung der mittleren Zellreihe geht eine beträchtliche Vertiefung der Trennungsfurche Hand in Hand, so daß zuletzt die beiden Tochteradenomeren weitgehend voneinander abgesetzt sind. Ihre basalen Abschnitte bleiben jedoch dauernd im Zusammenhang, und zwar sind es die terminalen Gang-, sowie die Trennungszellen, welche hier die wechselseitige Verbindung vermitteln. Aus diesen Teilen gehen durch Längenwachstum die neuen präterminalen Gänge hervor. Damit ist der Teilungsvorgang zum Abschluß gelangt. Er hat zur Entstehung zweier neuer Scheitelknospen und zweier neuer präterminaler Gangstücke geführt. Andere auf einer offenen oder latenten Entfaltung des Epithels beruhende Teilungsformen kommen nur selten zur Beobachtung.

Außer den Scheitelknospen sind die Adventivknospen sehr wesentlich am Ausbau der Drüsen beteiligt. Sie finden sich im embryonalen Pankreas des Menschen in großer Zahl. Jede Adventivknospe leitet sich von einer Ursprungszelle ab. Für die Mehrzahl der Knospen bildet das indifferente Gangepithel den Mutterboden, nur selten ist es das Epithel der sezernierenden Enden. In ihren Anfangsstadien stellen die Adventivknospen kleine, kegelförmige Zellhäufchen dar, die mit ihrer verbreiterten Basis über die Außenfläche des Epithels — also meist des Gangsepithels — hervorragen, während ihr Spitzenteil in einen Ring umgekehrt keilförmiger, indifferenter Zellen eingezwängt ist. Im Inneren des Zellkegels tritt schon sehr frühzeitig ein außerordentlich feines Lumen auf, das mit der Hauptlichtung in Verbindung steht. Unter ständiger Zellvermehrung quillt die Knospe mehr und mehr aus ihrem konischen Lager hervor, so daß sie schließlich als kleine kugelige Kalotte dem Epithel von außen aufgelagert ist, wobei ihr der Zellring in den sie zuvor eingeklemmt war, gewissermaßen als Sockel dient. Aus dem basalen Abschnitt der Knospe geht durch Langenwachstum der neue präterminale Gang hervor. Damit ist die Entwicklung einer Adenomere auf adventivem Wege vollendet. Auch die adventiv entstandene Adenomere kann durch Teilung oder Knospung Tochtergebilde hervorbringen.

Gang und Knospenzellen zeigen in zweierlei Beziehung völlige Äquipotenz: Einmal hinsichtlich der Formentwicklung, insofern, als aus jeder Gang- oder Drüsenzelle (durch Knospung) eine neue Scheitelknospe entstehen kann, jede Scheitelknospe aber auch die Fähigkeit hat aus ihrem basalen Abschnitt ein neues präterminales Kanälchen abzugliedern. Weiter erstreckt sich die Äquipotenz auf den Vorgang der histophysiologischen Ausdifferenzierung. Es geht dies daraus hervor, daß ebensowohl eine scheinbar indifferente Gangzelle (beim Knospungsakt) zur sezernierenden Drüsenzelle, wie umgekehrt eine solche zur Gangzelle werden kann.

Daß sich die Teilung der Adenomeren in der oben geschilderten regelmäßigen Weise abspielt, ist eine Seltenheit. Meist kommt es früher oder später zu charakteristischen Abweichungen, die immer im wesentlichen darauf beruhen, daß die Teilungen unvollständig verlaufen, so daß sie verschieden weit fortgeschritten, unvollendet zum Stillstand kommen und daß neue Teilungen eingeleitet werden, bevor noch die zuerst begonnenen zur Durchführung gelangt sind. Das Ergebnis dieser Vorgänge sind Mehrlingsbildungen. Es ist eine für das Pankreas durchaus typische Erscheinung, daß die Teilungen vorzugsweise mit der Einwärtsverlagerung der Trennungszellen zum Stillstand kommen. Die dadurch bedingte Rudimentierung der Gänge aber hat zur Folge, daß die Trennungszellen als zentroazinäre im Inneren der Drüsenkörper festgehalten werden und daß die Tochtergebilde in einem Zustand gegenseitiger Verwachsung verharren. Reihen sich mehrfache unvollständige Teilungen aneinander, so entstehen umfangreiche polymere Bildungen, bei welchen das absondernde Epithel über große Strecken hin in sich zusammenhängt. Einfurchungen an der Oberfläche und zentroazinäre Zellen im Inneren deuten die Zusammensetzung des Komplexes aus mehreren Teilabschnitten an.

Während der frühen Entwicklungsperioden (3. bis 5. Embryonalmonat) sind die Polymeren noch relativ einfach gestaltet. Meist handelt es sich um zwei- bis fünfteilige Drüsenkörper, die dem überstürzten Ablauf ganzer Teilungsfolgen ihre Entstehung verdanken. Sie sind als Erscheinungen vorübergehender Natur zu betrachten, da die Zerlegung in einzelne Tochterknospen nachträglich noch zur Durchführung gelangt.

Erst in der ausgehenden Drüsenentwicklung (gegen Ende der Schwangerschaft und im postfetalen Leben) werden die Mehrlingsbildungen als solche fixiert und in den Bestand des fertigen Organes übernommen. Unter fortschreitender Polymerisierung wachsen sie schließlich zu außerordentlich ausgedehnten Komplexen heran. Beim Erwachsenen sind Mehrlingsbildungen die Regel. Wir finden unter ihnen alle nur denkbaren Formen von den einfacheren, wie Dimere, Trimere usw. angefangen, bis hinauf zu vierzig und mehrteiligen Komplexen. Bei den umfangreicheren Bildungen ist der Mangel an längeren Gangstücken auffallend. Er erklärt sich daraus, daß hier die Zentroazinären die Rolle der Gangzellen übernommen haben. Die großen Drüsenkörper zeigen noch eine andere Besonderheit, nämlich eine weitgehende Zergliederung in polymere Unterabteilungen, eine Erscheinung, die auf die nachträgliche Vertiefung einzelner Trennungsfurchen zurückzuführen ist.

Nun ist hier der Ort an dem auch auf die Entstehung der LANGERHANSschen Inseln kurz hingewiesen werden muß, da verschiedene Ansichten über entstehungs-geschichtliche Beziehungen zwischen exokrinem Drüsenparenchym und endokrinen Zellhaufen bekundet worden sind. Nach STOERCK, HELLY, KYRLE, WEICHSELBAUM, KARAKASCHEFF, PEARCE, SEYFARTH und nach NAKAMURA's Untersuchungen entstehen die LANGERHANSschen Zellinseln aus dem Epithel der Speichelgänge. Damit läßt sich die von LAGUESSE, SSOBOLEW und KÜSTER viel allgemeiner gegebene Darstellung, die Inseln entstammten als Sproßgebilde der epithelialen Anlage des Pankreas, wohl vereinen

(Abb. 27). Jedoch hat LAGUESSE eine verwickelte Werdegeschichte der endgültigen Inseln aufgestellt, wonach jene primären Inselanlagen verschwänden und sekundäre Inseln aus Wucherungsvorgängen des inzwischen bereits gut ausgebildeten exokrinen Drüsenparenchyms, also der Azini hervorgingen. Man könne dies bei älteren Feten und am Material des extrauterinen Lebens erkennen. Aber auch diese Inseln könnten gegebenenfalls wieder umgebaut werden, und zwar in Drüsenparenchym. Darin ersieht also LAGUESSE das vielgenannte und vielumstrittene Balancement zwischen dem exokrinen und endokrinen Gewebe[1] der Bauchspeicheldrüse, eine Theorie, welche er wiederholt, und zwar auch unter Berufung auf menschliches Material vertreten hat, ebenso wie GELLÉ und GONTIER DE LA ROCHE. Auch von HANSEMANN scheint sich ihr 1908 angeschlossen zu haben.

Die LAGUESSEsche Theorie scheint zwar nicht viele Anhänger in all ihren Folgerungen gefunden zu haben. Indes ist auf Grund angeblicher Übergangsbilder, d. h. eines nachbarlich engen Nebeneinanders von Drüsenacini und Inselgewebe, bzw. aus der Ähnlichkeit nachbarlicher Zellen in färberischer, mikrochemischer Hinsicht von mehreren Forschern die Meinung vertreten worden, daß sich exokrines Drüsengewebe des Pankreas in Inselgewebe fortentwickeln könne (M. B. SCHMIDT, PEARCE, GOTTH. HERXHEIMER, OHLMAAKER, MOLDENHAUER, DALE, NUSSBAUM, HALASY, BÖHM, GUTMANN, GONTIER DE LA ROCHE, FAHR, KARL, KOCH und MIRONESCU). MARCHAND, KARAKASCHEFF und SEYFARTH sind aus den angegebenen Gründen (d. h. gemäß der Deutung jener

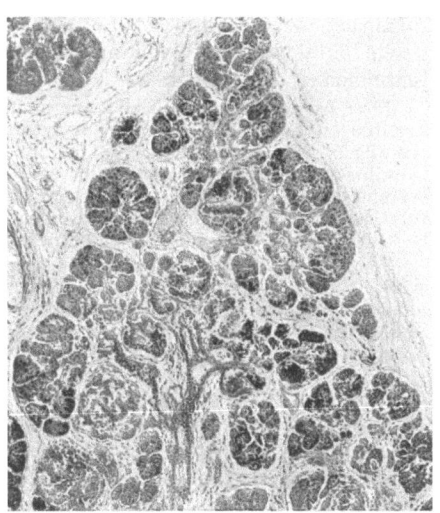

Abb. 27. Entwicklung von Drusenacini und Inseln aus dem Gangsystem der Bauchspeicheldruse in obstbaumartiger Gesamtanordnung. Menschliches Neugeborenes, kraniotomiert. Vergr. 69:1. (Nach NAKAMURA.)

hauptsächlich mikrochemisch, bzw. färberisch und lageanatomisch angesprochenen Übergänge zwischen den Zellarten der Inseln und der Azini unter physiologischen wie pathologischen Verhältnissen) dafür eingetreten, daß die Entstehung des größten Teiles der Drüsenazini aus den Inseln im fetalen Pankreas, wie auch während des ganzen Lebens eine gesicherte Feststellung sei. Auch die Rückwandlung von erschöpften oder nicht funktionierenden Tubulizellen in Inselgewebe hält SEYFARTH für nachgewiesen: eine abermalige Umwandlung dieses so entstandenen Inselgewebes in Parenchymgewebe sei wohl möglich, aber nicht unzweifelhaft dargetan.

SEYFARTH weist darauf hin, daß SCHAFFER in seinem 1920 erschienenen Buch „Vorlesungen über Histologie" eine sehr gute Abbildung der Umwandlung einer LANGERHANSschen Insel in sezernierende Tubuli gegeben habe. Offenbar ist die Abbildung 472 gemeint, welche eine LANGERHANSsche Insel eines Hingerichteten darstellt und an einer Stelle (U) nach SCHAFFERs Legende „Zusammenhange mit der exokrinen Drüse" zeigt. Indes äußert sich SCHAFFER nicht näher, ob er dieses Nebeneinander des Zusammenhangs als genetischen Übergang des Azinus in den intertubulären Zellhaufen auffaßt. G. HERXHEIMER hat sich neuestens wieder im Sinn der Balancementtheorie über die Regeneration von Inseln und Drusengewebe ausgesprochen[2].

---

[1] „Deux parties d'un même tout, dont chacune, anatomiquement et physiologiquement bien distincte, se renouvelle sans cesse aux dépens de l'autre" (nach SEYFARTHs Zitat).

[2] Handbuch der inneren Sekretion von MAX HIRSCH. 1, 37.

Anderseits hat 1905 G. K. HELLY auf Grund vergleichend embryologischer Pankreasstudien sich ganz entschieden dagegen ausgesprochen, daß bei der Gewebsentwicklung des Pankreas ein Übergang aus Inseln in Parenchym vorkomme. Er wies ebenso, wie SSOBOLEW, STOERK, und späterhin KYRLE. WEICHSELBAUM, ferner WEICHSELBAUM und KYRLE gemeinsam, LÖWENFELD und JAFFÉ, SUZUKI, BENSLEY, KIRKBRIDE, NAKAMURA, und SATORU UKAI (dieser bei Kaninchen, Meerschwein und Katze) das Pankreasgangsystem als Quelle für das Werden und die Regeneration einerseits der Azini, anderseits der Inseln nach. Aber alle diese Forscher schlossen Übergänge von Inseln in Azini oder von Azini in Inseln völlig aus. Auch HEIBERG hat der Frage nach der Übergangsmöglichkeit von Azini und Inseln ein „Nein" entgegengesetzt. „Keine wirklichen Beweise sind für die Behauptung gegeben, daß die LANGERHANSschen Inseln bloß variable Gebilde darstellen", schreibt er in seinem Buch über die Krankheiten des Pankreas.

Diese Anschauung einer Reihe von namhaften Forschern entspricht den von BERNHARD FISCHER ausgesprochenen Überlegungen; ihr schließt sich auch Verfasser an, und zwar aus allgemeinen Gründen der Entwicklungpotenz, der Leistungsreifung und der völligen Unwahrscheinlichkeit von unmittelbaren Metaplasien, ferner aus der leichteren Deutbarkeit bestimmter Bilder von isoliertem Inselreichtum bei oder nach Parenchymschwund, endlich auf Grund der ganz neuzeitlichen Kenntnisse und therapeutischen Erfahrungen, über die Bedeutung der Inseln im Kohlenhydratstoffwechsel.

Wenn SEYFARTH auf die Notwendigkeit guter Fixation und Färbung des Untersuchungsmaterials hinweist, um keinen Trugschlüssen auf dem hier maßgebenden Gebiet der Histogenese zu verfallen und dabei die Methylgrün-Pyroninmethode als beste Färbung des Pankreasgewebes benennt, (die also wohl wesentlich für die Gewinnung der von ihm vertretenen Anschauung über das Werden und Vergehen von Inseln- und Azinusgewebe des Pankreas gelten soll), dann sei auf NAKAMURA verwiesen, der ebenfalls mit Methylengrün-Pyronin arbeitete, aber sich trotzdem zu den, von der Wiener Schule betonten Ansichten über die Selbständigkeit der einmal aus den Tubuli entsproßten Inseln bekannt hat[1].

Übrigens hat die in der neuesten Zeit von NEUBERT durchgeführte Untersuchung der Entwicklung und des Baues des Pankreas zu Ergebnissen geführt, welche ebenfalls die Balancementtheorie im Sinne der Umwandlung ganzer Azini in Inselgewebe und umgekehrt entschieden ablehnen lassen.

Am Aufbau der LANGERHANSschen Inseln sind nach NEUBERT die Epithelien der Gänge. wie die der sezernierenden Enden in gleicher Weise durch die Beilieferung von Zellzapfen beteiligt. Neue Inseln werden angelegt, solange als neue Drüsenzweiglein zur Ausbildung gelangen. Erst mit der ausgehenden Entwicklung kommen beide Vorgänge langsam zum Stillstand. Die Endstadien der Inselentwicklung werden damit dauernd.

Dementsprechend müssen die im Pankreas des Erwachsenen so häufig zu findenden Zusammenhänge zwischen Inseln und Ausführungsgängen einerseits, Inseln und sezernierenden Epithelien anderseits in der Hauptsache als fixierte Entwicklungsstadien angesehen werden. Daß unter Umständen, besonders unter pathologischen Bedingungen auch nach Abschluß der eigentlichen Inselentwicklung eine Neubildung von endokrinem Gewebe in der oben geschilderten Weise, d. h. aus Adventivknospen der Gänge oder der sezernierenden Endkämmerchen erfolgen kann, soll hiermit keineswegs in Abrede gestellt werden.

Hingewiesen sei hier auch auf die Arbeit von MAXIMILIAN GLASER über die Veränderungen im Pankreas der weißen Maus nach Thyroxininjektionen. Unter anderem ergaben seine Versuche für die normale Histologie, daß ein Vorkommen von Übergangszellen zwischen LANGERHANSschen Inseln und exokrinem Pankreas abgelehnt werden müsse, ferner daß diese Inseln den größeren und kleineren Ausführungsgängen dicht anliegen und dadurch ihre unmittelbare Abkunft von ihnen bewiesen. Die Verzweigung der Ausführungsgänge

---

[1] SATORU UKAI hat sich, um die spezifischen Granula gerade der Inselzellen in seinen Versuchen herauszuheben und gegenüber den Azinuszellen abzugrenzen, des neutralen Gentianavioletts von BENSLEY nach der Vorschrift von MALLORY bedient. (MALLORY und WRIGHT: Patholgical Technique VII. Edit. 1918. Saunder Co. Philadelphia u. London). Er hat die Methode allerdings etwas modifiziert.

bei der Maus geschieht im Gegensatz zur menschlichen Bauchspeicheldrüse allmählich. —

Für die Regeneration des Pankreasgewebes nach Schädigung durch Einschnitt oder Abbindung der Drüse, oder nach Einpflanzung des Drüsenendes in die Milz, gibt die klassisch klare Arbeit von Kyrle aus dem Jahre 1908 am besten Auskunft. Es kommt zuerst, und zwar schon einen Tag nach der Schädigung zu reichlicher Mitosen- und Zellneubildung im Epithel der Ausführungsgänge, welche zur Mehrschichtigkeit ihrer Wandzellen führt. Ausbuchtungen, Knospenbildungen, Vorwachsen von Gangsprossen sind die weitere Folge. Diese Wucherung ist in der Gegend der Operationsstelle besonders lebhaft, so daß dort bald das Bild eines förmlichen Adenoms entsteht und man große Gangquerschnitte

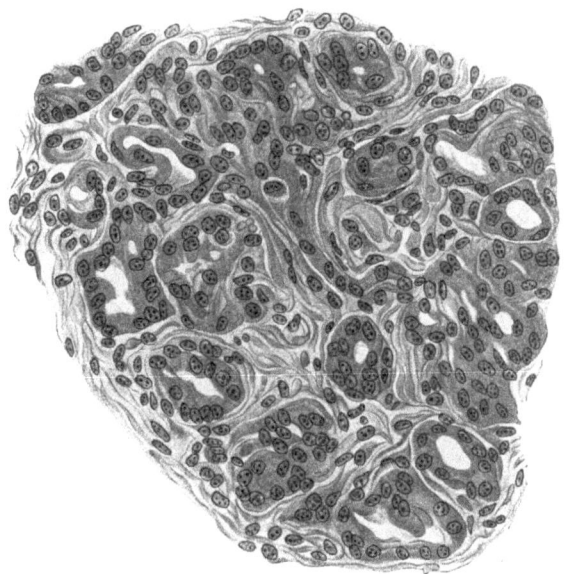

Abb. 28. Kranz von jungen gewucherten Ausführungsgängen, deren Zellen zum Teil schon Zymogenkörnchen enthielten. Die Schläuche haben durchwegs Lichtungen. Pankreas des Meerschweins 5 Tage nach operativer Schädigung. (Nach Kyrle.)

in einen Kranz solcher Gangsprossen eingekreist sehen kann; aber auch weiter entfernt von der Operationsstelle kommen entsprechende Wucherungen vor. Es scheint der Drüsenapparat sich im ganzen regenerativ erneuern zu wollen; denn im Epithel der Azini treten ebenfalls Mitosen auf (übrigens auch im Inselbereich!). Kyrle erschien die Regeneration im drüsigen Parenchymbereich mit zunehmender Zeitdauer nach der Operation zunächst reicher als an den intertubulären Inseln, und zwar wurde hier der Höhepunkt nach 4—5 Tagen erreicht; gleichwohl waren noch nach 40 Tagen Mitosen sichtbar. Die oben erwähnten Sprossen des Gangepithels verzweigen sich wieder, es treten in den Zellen derselben Zymogenkörner auf, die Azinusbildung kommt also deutlich zur Erscheinung.

Es können sich also nach Ausfall von Pankreasdrüsengewebe Wandgebiete der Ausführungsgänge im Sinne des Drüsenparenchyms differenzieren.

Am deutlichsten fand dies Kyrle im Einpflanzungsversuch ausgesprochen. Er verpflanzte dabei das Ende des sonst nicht verletzten Pankreas in die Milz und unterbrach nach etwa 10 Tagen die Verbindung der eingepflanzten

Bauchspeicheldrüse mit dem Darm. In dem abgetrennten Teil ging nun das sekretorische Gewebe zugrunde, während eine ersetzende Regeneration in Form epithelialer Sprossung von den Ausführungsgängen eintrat.

Über die bei seinen Versuchen wahrgenommenen degenerativen Vorgänge bemerkte KYRLE, es komme zu einer mächtigen Erweiterung der Pankreasgänge zugleich mit dem Schwund des Drüsengewebes. Das Gangepithel bleibe erhalten, es flache sich nicht einmal nennenswert ab, so daß KYRLE es ablehnt, nur im Stauungsdruck des zurückgehaltenen Pankreassekretes die Ursache der Gangerweiterung zusehen. Die schnell auftretenden Mitosen und Buchten sprächen auch für aktive Erweiterung. Die in den Gewebsabbau einbezogenen Drüsenazini verfallen der resorptiven Verfettung. Der drüsige Gewebsverlust ist hiebei

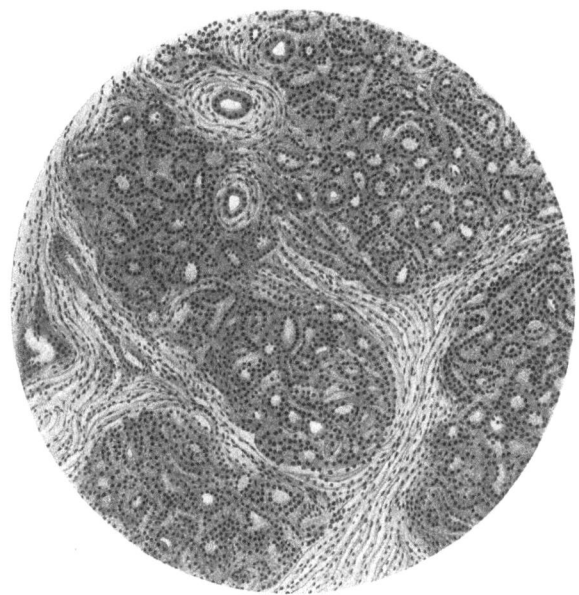

Abb. 29. Neugebildetes Drüsengewebe in einem der Milz eingepflanzten Pankreas ohne Inselbildung. Versuch am Hund: Inplantation vor 50 Tagen, Unterbrechung der Pankreasverbindung mit dem Darm vor 40 Tagen. (Nach KYRLE.)

stets größer als der regenerative Gewebsersatz. Zudem wird durch gleichzeitig auflebende Bindegewebswucherung das sich drüsig regenerierende Gebiet sklerosiert.

Hier sei auch noch kurz auf die ausgedehnten Untersuchungen von SATORU UKAI hingewiesen, der ebenfalls in zahlreichen Tierversuchen teils mit Duktusunterbindung, teils mit Kauterisation des lienalen Teils oder mit scharfem Messerschnitt am Drüsenkörper, teils im Überpflanzungsversuch die gleichen Probleme zu lösen versuchte, auf welche hier die MARCHANDsche Schule, dort WEICHSELBAUM mit seinen Mitarbeitern, besonders KYRLE so völlig gegensätzlich Antwort gegeben haben. Mittels seiner besonderen Histotechnik glaubt UKAI die Ursache zu erkennen, welche dem einen Teil der Forscher, vor allem KARL KOCH und SEYFARTH die Meinung des Vorkommens von Übergängen zwischen Inseln und Drüsengewebe beibrachte. Es kämen in den Inseln granulierte (fuchsinophile) Zellen (α-Zellen) neben anderen Zellen (β-Zellen) vor; diese granulierten α-Zellen lägen peripherisch in den Inseln und täuschten nach Lokalisation und Morphologie Übergänge zu den Azini vor, was um so mehr möglich sei, als auch wirklich granulierte Azinuszellen in das Inselbereich hineinragen könnten; das ließe sich, wie UKAI sagt, aus dem Vergleich von Abbildungen bei DALE und LÖWENFELDT-JAFFÉ besonders deutlich wahrnehmen.

Der Vollständigkeit halber sei hier noch angegeben, daß auch CARRARO [1], CIPPOLINA [1], FISCHER und MARTINOTTI, sowie FAHR die Regeneration des Pankreas nach Unterbindung, Verletzung, Verkleinerung (Resektion), oder Transplantation untersucht haben, ebenso wie MINKOWSKI, HÉDON, MOURET, GLEY, THIROLOIX, LAGUESSE, ALESSANDRINI, LOMBROSO, SSOBOLEW, MARTINA, OTTOLENGHI, PRATT und MURPHY und NEMILOFF die verschiedenst angeordneten Überpflanzungsversuche vorgenommen haben; die Anordnung und das Ziel war jedoch nicht derartig, daß daraus die Feinheiten der degenerativen oder der regeneratorischen Vorgänge herausgeleuchtet hätten. Sklerose und Atrophie des Drüsenanteils in den überpflanzten Pankreata waren zumeist des Ergebnis. Nur bei autoplastischer, zweizeitiger Verpflanzung (KYRLE, PRATT und MURPHY) gelang es, das Transplantat zu erhalten und den Fortbestand regenerierter Azinusbildungen zu erkennen. UKAI sah in seinen Autotransplantaten die anfänglich regenerierten Drüsenanteile wieder zugrunde gehen; bei seinen Homoiotransplantaten trat nur selten eine vorübergehende Regenerationsbildung auf, im übrigen verlief die regressive Veränderung bis zum Untergang der Drüse und Ersatz des eingepflanzten Stückes durch Bindegewebe wesentlich schneller; in Heterotransplantaten zeigten sich überhaupt keine Regenerationserscheinungen. [Siehe auch den Nachtrag zum Pankreas. LASOWSKY. (S. 618.)]

Anhang.
Leichenerscheinungen.

Die Bauchspeicheldrüse gehört zu denjenigen Organen, welche sich am raschesten durch postmortale Einflüsse verändern. JOH. ORTH betont die große

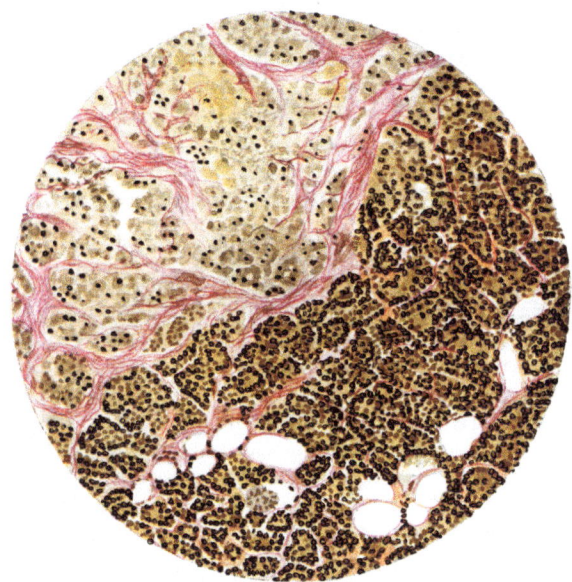

Abb. 30. Agonale bzw. postmortale Selbstverdauungszone im Pankreas. Aufquellung der Stützgewebsfasern. Mangel an reaktiven Erscheinungen.

Neigung des Organs zur Fäulnis. Sehr frühzeitig treten hier Färbungen blutiger Durchtränkung, (sog. ,,sanguinolente Imbibition‘‘) auf, das feste Verhalten des

---

[1] Zitiert nach UKAI.

Parenchyms macht einer geringen Gewebshärte Platz, ja schließlich gleicht das Pankreas einem mißfarbenen, erweichten, wurstförmigen Körper.

Die schnelle Zersetzung der Bauchspeicheldrüse ist dem mikroskopischen Einblick in ihre Zellstrukturen durchaus abhold. Deshalb haben gewissenhafte Untersucher immer die Verwendung möglichst frischen, aus frühest angesetzten Leichenöffnungen gewonnenen Materials verlangt (REITMANN).

KYRLE hat in seinen ausgedehnten experimentellen Untersuchungen am Pankreas die Erfahrung gemacht, daß schon eine halbe Stunde nach dem Tod derartige Veränderungen an den Pankreaszellen eintreten, daß von wahren Bildern hier nicht mehr gesprochen werden kann. Namentlich dürfte in bestimmt gelagerten pathologischen Fällen durch Einwirkung des einmal wirksam gewordenen Pankreassaftes noch nach dem Tod sich der Lösungsprozeß am Gewebe der Drüse und ihrer Nachbarschaft stark ausdehnen.

Bekanntlich hat HANNS CHIARI den Standpunkt vertreten, daß im Fall bestimmter Veränderungen das Pankreasgewebe in der Agonie bereits, noch weniger nach dem Tode imstande sei, der zerspaltenden Wirkung des Pankreassaftes zu entgehen, ja daß fast in der Hälfte der Fälle eines beliebigen Leichenmaterials Zeichen der „Autodigestion" zu finden seien (PFÖRRINGER). Jedenfalls fällt im histologischen Bild der postmortalen Selbstverdauung des Pankreas der gänzliche Mangel von Reaktionserscheinungen des angrenzenden Stützgewebes und Gefäßapparates auf (Abb. 30). Beim Kapitel der Entartungen des Pankreas, vor allem bei der Pankreas-Nekrose wird darüber noch zu reden sein.

Aufmerksam machen möchte ich noch auf die gelegentlich angestellte Beobachtung, daß in dünner Formalinlösung diese autodigestiven Vorgänge noch längere Zeit andauern können, und zwar auch an der Außenseite der Drüse. Ich sah z. B. in 3%iger wässeriger Formaldehyd-Lösung das Fettgewebe um die Läppchen eines atrophischen Pankreas durch Steapsin-Wirkung sich verändern, ohne daß etwa die Azini der Bauchspeicheldrüse an Färbbarkeit eingebüßt hätten.

II. Variationen und Entwicklungsfehler.

1. Anomalien der Pankreasgänge.

Außerordentlich wechselnd erscheinen die Ausführungsgänge des Pankreas in ihrer Zahl, ihrem Verlauf, ihrer Mündung, ihrer Lichtungsweite; namentlich wird der Ductus accessorius (SANTORINI) gelegentlich ganz vermißt. SOBOTTA führt dafür eine Zusammenstellung an, welche von BALEN BLANCKEN an Hand der Untersuchungen von SCHIRMER, SHARPEY, SAPPEY, HELLY, VERNEUIL, OPIE und BALDWIN gemacht worden ist. Danach habe in 297 Fällen der SANTORINIsche Gang nur viermal gefehlt. Indes muß man doch bedenken, daß SCHIRMER darunter bei 104 Gesamtuntersuchungsfällen einmal den SANTORINIschen Gang vermißte, andere Forscher wieder niemals. CLAIRMONT gibt an, unter 50 untersuchten Fällen den Pankreasnebenausführungsgang 22mal nicht gefunden zu haben; dabei unterscheidet er allerdings zwei Gruppen: die erste, in der wohl ein Strang vorhanden ist, dessen Lichtung aber nicht durchgehend offen oder doch nur allerfeinst gegeben erscheint, eine zweite, in der die Mündungspapille allein oder Papille und Gang fehlen. Daneben bezeichnet CLAIRMONT für weitere 16 Fälle den Ductus Santorini als zwar vorhanden aber „rudimentär" ohne eine wesentliche oder ständige Rolle als Ausführungsgang zu haben. Jeder dieser Fälle zeigte eine offene Verbindung des Santorinischen Ganges mit dem Hauptgang. (Vgl. FEYRTER im Nachtrag, S. 618.)

Ich habe 1914 für HANNS CHIARI[1] am Straßburger pathologischen Institut hinter-einander in 102 wahllosen Fällen das Pankreas auf seine Gangverhältnisse anatomisch auspräpariert, ohne Injektionen zu machen; dabei war in 5 Fällen der Ductus pancreaticus Santorini überhaupt nicht zu finden, in 12 weiteren Fällen endete er in der Darmwand blind; jedoch waren diese 12 Fälle nur teilweise durch einen Mangel der Papilla minor aus-gezeichnet. Diese Zahl bleibt weit hinter CHARPY zurück, der bei Injektionsversuchen in $^3/_4$ der Fälle, die er durchforschte (30 Pankreata), die Mündung des kleinen Bauchspeichel-ganges verschlossen fand. Wir untersuchten mit feinen Sonden und sind dabei vom Haut-gang etwa in der Mitte des Pankreaskörpers ausgegangen. Nach SCHIRMER, HELLY, OPIE fehlt die offene Mündung des Ductus Santorini in das Duodenum in etwa $20^0/_0$ der Fälle, während hinwiederum v. BÜNGNER angab, nur in $10^0/_0$ den Ductus accessorius pancreatis vom Duodenum aus haben sondieren zu können. Andererseits hat SAPPEY nur 1mal unter 17 Pankreata einen Mündungsverschluß des Ductus Santorini festgestellt. Und HAM-BURGER meinte, daß der Ductus Santorini immer offen sei.

Die neuen Untersuchungen von KEYL an 121 Pankreata ergeben in $3^0/_0$ ein Fehlen des Santorinischen Ganges. In $5,8^0/_0$ war er verödet, in $4^0/_0$ war er nur mikroskopisch erweisbar durchgängig. RUGE fand unter 43 Fällen den kleinen Bauchspeichelgang nur 9mal so weit, daß er mit einer Knopfsonde vom Darm her eingehen konnte. Dem daraus gezogenen Schluß, es sei der Ductus Santorini nur selten funktionstüchtig, vielleicht nur in $10-20^0/_0$, möchte ich aber doch widersprechen: es scheint die verschiedene Methodik der Darstellung des Santorinischen Ganges sehr maßgeblich für die verschieden große Zahl des angenommenen Mündungsverschlusses zu sein (VAN BALEN BLANCKEN). Jeden-falls sind bei Injektionspräparationen immer mehr Verschlüsse der Mündungs-stelle des kleinen Pankreasganges gefunden worden, als bei Sondierungen. Auch SOBOTTA vertritt den Standpunkt daß der Mündungsverschluß des Ductus pancreaticus minor seltener sei, als man früher annahm.

Sehr verschieden scheint die Lichtungsweite des Ductus Santorini zu sein. Ich habe ihn neben einem engen, oder gar blind endenden Ductus pan-creaticus major 8mal unter 102 Fällen als weiten Hautgang in das Duodenum münden sehen. Das gleiche Verhalten ist von CLAUDE BERNARD, CHARPY, MOREL-DUVAL, MOYSE, BALDWIN, BODINIER und SCHIRMER beobachtet worden. Ja, ge-legentlich ist der Ductus Santorini, d. h. ein auf der Papilla duodenalis (minor) mündender Speichelgang, als einziger und weiter Ductus pancreaticus zu ver-zeichnen, wie SCHIRMERS Untersuchungen in 1 Fall (unter 104), meine eigenen in 2 Fällen (unter 102) ergeben haben. Viel häufiger wird aber der SANTORINIsche Gang recht eng befunden und manchmal fehlt seine Verbindung mit dem Haupt-gang ganz (BALDWIN), d. h. um mit SOBOTTA zu sprechen, es hat nach der Um-lagerung des Speichelabflusses aus dem dorsalen Pankreasgang in den Gang der jetzt angewachsenen ventralen Pankreasanlage, also in den Ductus major, sich die Verbindung mit dem ursprünglichen Endstück des dorsalen Pankreas-ganges (des Ductus accessorius) gelöst.

HELLY stellte folgende drei hier einschlägige Typen auf:

a) Der Ductus Santorini zweige breit vom Ductus Wirsung. ab, um sich gegen den Darm beständig zu verschmälern; dies sei das häufigste Vorkommnis.

b) Der Ductus Santorini sei in seinem mittleren Verlauf am breitesten, verschmälere sich aber sowohl gegen den Darm als gegen den Ductus Wirsungianus hin.

c) Der Ductus Santorini münde breit in den Darm und stehe mit dem Ductus Wirsun-gianus nur durch eine schmale Anastomose oder auch gar nicht in Verbindung. Dieser Fall stelle das seltenste Vorkommnis dar.

Es ist auch möglich, die mangelnde Verbindung zwischen Ductus SANTORINI und Ductus Wirsungianus so zu deuten, daß eine primäre Vereinigung der Gänge der dorsalen und ventralen Pankreas-Anlage ganz unterblieb, wie das im Fall des Vorkommens eines sog. Pankreas minor oder Pankreas divisum

---

[1] Das geschah als eine Vorarbeit für das Hauptstück, welches mein damaliger Chef und Lehrer CHIARI, über die pathologische Anatomie und Histologie der Bauchspeichel-drüse für dieses Handbuch schreiben wollte.

Regel sein muß. In solchen Fällen muß natürlich der SANTORINIsche Gang an Lichtungsweite und Länge als Hauptgang anmuten, gleichgültig wo er mündet.

Nach SCHIRMERs Untersuchungen an 104 Bauchspeicheldrüsen ist die folgende Liste über das Verhältnis zwischen Ductus pancreaticus major und Ductus pancreaticus accessorius in Hinsicht auf ihre Anastomosierung, ihre Weite und ihre Mündung von OPIE aufgestellt worden:

A) Die Gänge anastomosieren und münden offen:
   WIRSUNGscher Gang ist dabei weiter in . . . . 60 Fällen.
   SANTORINIscher Gang ist dabei weiter in . . . . 6 Fällen.
B) Die Gänge anastomosieren; einer ist aber mehr oder minder verödet:
   Papillar minor (Santorini) geschlossen in . . . . 24 Fällen.
   Ductus Wirsungianus verödet in . . . . 5 Fällen.
C) Die Gänge anastomosieren nicht miteinander:
   WIRSUNGscher Gang ist dabei weiter in . . . . 5 Fällen.
   SANTORINIscher Gang ist dabei weiter in . . . . 4 Fällen.

Dieser Liste nach SCHIRMERs Untersuchungen hat OPIE das Ergebnis der Durchmusterung von 100 eigenen Fällen gegenübergestellt.

A) Die Gänge anastomosieren miteinander.
   1. Der WIRSUNGsche Gang ist weiter als der SANTORINIsche:
      a) Offen mündender Ductus Santorini in . . . . 63 Fällen.
      b) Im Mündungsgebiet verschlossener Ductus Santorini in 21 Fällen.
   2. SANTORINIscher Gang ist weiter oder gleichstark als der WIRSUNGsche:
      a) Offen mündender Ductus Wirsungianus in . . . . . . 6 Fällen.
      b) Im Mündungsgebiet verschlossener Ductus Wirsungianus
         in. . . . . 0 Fällen.
B) Die Gänge anastomosieren nicht miteinander:
   a) Ductus Wirsungianus weiter in . . . . 5 Fällen.
   b) Ductus Santorini weiter in . . . . 5 Fällen.

Über die topographischen Anastomosierungsverhältnisse der beiden Gänge hat OPIE in seinem Buch der Pankreaskrankheiten eindringliche graphische Projektions-Schemata gegeben. Auch CLAIRMONT hat übersichtlich die Verhältnisse der Hauptgänge zueinander behandelt und zum Teil abgebildet. In einer eigenen Gruppe wird der Ductus Santorini als leistungsfähiger zweiter Ausführungsgang neben dem Wirsungianus bezeichnet, mit dem er entweder spitzwinklig kommuniziert, um unmittelbar und gerade zur kleinen Papille zu verlaufen, oder um reichlich gewunden, im ganzen mit der Konvexität nach oben von der spitzwinkligen Verbindungsstelle zum Hauptausführungsgang zu ziehen. Manchmal steht der gerade und spitzwinkelig vom Hauptgang abzweigende Nebengang noch durch einen seitlichen, rückläufigen Zweig mit dem Ductus Wirsungianus in Verbindung. Auch komme es vor, daß der Ductus Santorini gegen den Pankreaskopf einen mehr oder weniger konvexen Bogen mache, ein Verlauf, der sich bis zur spitzwinkligen Abknickung zu steigern vermöge. Am tiefsten Punkt nehme er einen oder mehrere Äste des Kopfgebietes auf. Gelegentlich erscheine der Ductus Santorini als direkte Fortsetzung des Hauptganges, während dieser sich konvex nach oben winde und hinter dem Nebengang zur Papilla Vateri ziehe. Daß der Ductus Santorini ein selbständiger Ausführungsgang ohne Verbindung mit dem Duct. Wirsungianus wäre, hat CLAIRMONT nicht gefunden. Einmal aber fand er in der Lichtungsstärke den Ductus Santorini zum Hauptgang geworden, während sich der WIRSUNGsche Gang bei gewöhnlichen Mündungsverhältnissen als schwächerer Nebengang erwies. Sehr wichtig ist die Feststellung daß unter 50 Fällen der Ductus Wirsungianus 4mal (= $8^0/_0$) völlig fehlte[1].

---

[1] Die von dem Anatomen TIEDEMANN gemeldeten Verschiedenheiten der Pankreasausführungsgänge scheinen auf Grund einer Unkenntnis des normalen Vorhandenseins des SANTORINIschen Ganges angenommen worden zu sein (SCHIRMER). SANTORINIs Entdeckung ist erst lang nach seinem Tode (1737) von MICHAEL GIRADI ao. 1775 bildlich zur Darstellung gelangt.

Auch bei KEYL sind sehr übersichtliche Zeichnungsskizzen über die Verlaufs-variationen der Pankreasgänge zu finden. Von ihm kommt die neueste Zusammen-stellung der unterschiedlichen Verhältnisse an den Pankreasgängen; sie ist auf Grund der Durchmusterung von 121 Präparaten berechnet; Er fand, daß in 5,8—8 % der auf der Papilla minor duodeni mündende Gang der Hauptgang war.

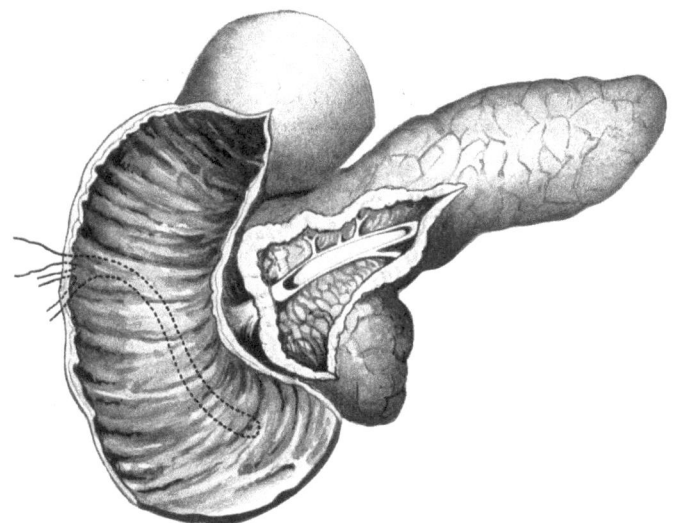

Abb. 31. Ductus Santorini als einziger Pankreasausführungsgang. (Nach CLAIRMONT.)

Gewöhnlich sei aber der duodenale Teil des SANTORINIschen Ganges sehr ver-jüngt und nur schwer auffindbar; ja häufig sei er kurz vor dem Duodenum ver-schlossen; immerhin müsse man aber doch damit rechnen, daß Pankreassaft bis nahe an die Papilla minor geleitet werde, was bei den am oberen Duodenum

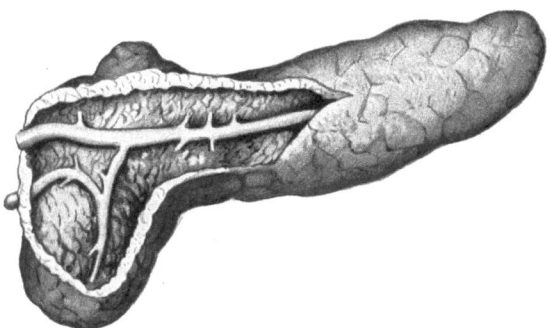

Abb. 32. Ductus Santorini als hauptsächlicher Pankreasausführungsgang. (Nach CLAIRMONT.)

heute häufigen operativen Eingriffen wohl zu bedenken sei. Nur in 5 % der Fälle hat KEYL eine anastomotische Verbindung zwischen den beiden Pankreas-ausführungsgängen vermißt.

Hier muß noch angemerkt werden, daß bei Situs inversus partialis der zugleich mit dem Gallengang mündende Ductus Wirsungianus öfter vermißt worden ist, während auf der Papilla minor ein kräftiger Santorinischer Gang mündete (Pernkopf).

Über die örtlich atypische Ausmündung des offenen Santorinischen Ganges wird am besten zugleich unter Berücksichtigung der gleichen Frage für den Ductus Wirsungianus gehandelt. Als atypische Mündungsvorkommnisse sind folgende Möglichkeiten gefunden worden:

1. Der Ductus Santorini mündet bei fehlender duodenaler Wirsungschen Gangmündung mehr oder weniger weit links neben der Papilla Vateri. In einem eigenen Fall betrug die Entfernung zwischen der Mündung des Gallenganges auf der Vaterschen Papille und jener des Pankreasgangs 2, in einem anderen 2,7 cm.

2. Der Ductus Santorini mündet unterhalb des sehr kurzen Ductus Wirsungianus, ein Zustand, den Charpy als „Inversion embryonaire" bezeichnet hat.

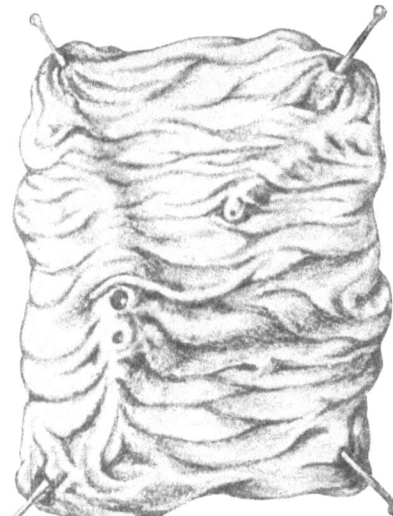

3. Der Ductus Santorini, er sei starker oder schwächer ausgebildet, mündet mit dem Ductus choledochus auf einer oberen Papille, während der Ductus Wirsungianus fehlt (Keyl) oder etwas entfernter und gesondert sich ins Duodenum öffnet (Schirmer, Opie).

4. Der Ductus Wirsungianus mündet unterhalb oder seitlich von der eigentlichen Papilla Vateri; (ich habe unter 102 Pankreata dies Verhalten je 2mal gesehen, wobei je einmal der Santorinische Gang verödet war.

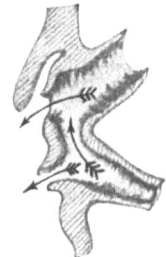

Abb. 33. Pankreasausführungsgänge auf drei Papillen. Die obere Öffnung auf der Papilla Vateri ist zugleich Mündung des großen Gallenganges. (Nach Schirmer.)

Abb. 34. Endstück des Hauptpankreasganges des in Abb. 33 dargestellten Falles. Der Hauptgang gibt kurz vor seiner Mündung eine Abzweigung nach dem von oben her kommenden Gallengang ab. (Nach Schirmer.)

5. Ductus Santorini, Gallengang und Ductus Wirsungianus münden auf drei gesonderten mehr oder minder weit voneinander entfernt liegenden Papillen. Dieses von Tiedemann wahrgenommene Verhältnis, ist auch mir einmal aufgefallen; dabei hatte sich in meinem Fall der Ductus Santorini der Mündung des Ductus choledochus stark genahert, während der Wirsungsche Gang unterhalb der Vaterschen Papille in das Duodenum ausmündete.

6. Selten scheint der Ductus pancreaticus major in seinem Endteil durch eine Dichotomie in zwei mehr oder minder gewinkelte Kanäle ausgezeichnet zu sein. Charpy berichtet von einem solchen Fall; dabei mündete der eine offen in die Papilla Vateri, während der andere blind endete. Nach Charpy hänge das mit einer unvollkommenen Verschmelzung der von ihm, wie von manchen anderen Forschern angenommenen Doppelanlage zusammen; auch sei eine solche Erscheinung bei manchen Tieren ganz regelmäßig zu verzeichnen. Für den Menschen scheint diese Eigenart auch Schirmer einmal begegnet zu sein; er schreibt darüber, daß die 20 cm lange Bauchspeicheldrüse 2 Ausführungsgänge nachweisen ließ, „von welchen der größere sich dem spitzkonischen Schleimhautwulst näherte, auf welchem die stark prominierende Papille des Ductus choledochus lag. 3 mm von dieser Papille nach unter hin gemessen befand sich eine zweite Papille durch welche die Sonde vom Ductus Wirsungianus aus gelangte (Abb. 33). Letzterer nun hatte kurz vor seiner Mündung noch eine Kommunikation mit der Ampulle des Ductus choledochus (Abb. 34). 3 cm von der großen Papille nach oben — gegen den Pylorus zu — befand sich die dem Ductus Santorini zugehörende, für eine Sonde leicht durchgängige Papille (Abb. 33). Nach Charpys Angaben sei auch Luschka einmal ein derartiger Nachweis gelungen.

Über die genetische Deutung von Abweichungen der Beziehungen zwischen Gallengang und Hauptpankreasgang sagte neuerdings KEYL, es mache manchmal den Eindruck, als ob die fetale Anlage nicht der Regel entsprochen hätte. Doch fehlten zur Deutung und zum Verständnis dieser Fälle noch entsprechende Ergebnisse der entwicklungsgeschichtlichen Untersuchung.

Hier sei auch angefügt, daß durch Entwicklung eines Darmwanddivertikels, ganz unabhängig von der VATERschen Papille im oberen Duodenum der Mündungsverlauf der Pankreasgänge beeinträchtigt werden kann. Etwas derartiges wurde im Straßburger Pathologischen Institut bei einem 72jährigen Mann wahrgenommen[1]. Es mündete der Ductus choledochus an der gewöhnlichen Stelle. Neben ihm öffnete sich auf der Papilla Vateri der WIRSUNGsche Gang, der hart am oberen Pankreasrand sich hinerstreckt hatte, um dann schließlich scharf nach unten umzubiegen und auf die VATERsche Papille loszuziehen. Hingegen verlief der Ductus Santorini von vorneherein in dem merkwürdig gedreht gelagerten Pankreas etwas schief abwärts und mündete etwa 1 cm oberhalb und 2 cm seitlich der VATERschen Papille am oberen Rand eines beträchtlichen Duodenaldivertikels. SCHIRMER gibt ausdrücklich an und weist dafür ein Beispiel auf, daß der akzessorische Pankreasgang geradezu in ein solches Duodenaldivertikel hineinmünden kann.

Schließlich sind noch einige Angaben über die Beziehungen zwischen der Mündung des großen Gallengangs und jener des Pankreashauptganges am Platze. SCHIRMER hat daraufhin 47 Fälle untersucht, dabei mündete 11 mal der Ductus pancreaticus, 14 mal der Ductus choledochus in seinen Nachbargang, während 22 mal nur durch ein Querfältchen getrennt beide Gänge gleichzeitig mündeten. Von einer Ampulle ist in einem solchen Falle keine Rede.

Die Variationen der Papillen- oder Divertikelform an der Gallen-Pankreasgang-Mündungsstelle hat auch LETULLE untersucht und dabei 4 Typen des VATERschen Mündungsbezirkes festgestellt:

1. Keine Ampulle. Der Ductus pancreaticus vereinigt sich mit dem Ductus choledochus vor dessen Mündung.

2. Es besteht eine gemeinsame Mündungsampulle beider Gänge, sie ist 4—6 mm hoch, 6—7 mm weit.

3. Keine Ampulle. Die beiden Gänge münden hintereinander auf einem kleinen Höcker.

4. Kleine Ampulle. Die beiden Gänge münden hintereinander oder auf einer höheren Papille.

Sehr selten scheint bei kongenitaler Verkümmerung des großen Gallengangs auch Mangel eines funktionstüchtigen WIRSUNGschen Ganges vorzuliegen.

ALFRED F. HESS hat den Fall einer völligen Obliteration aller extrahepatischen Gallenwege und der Papilla Vateri mitgeteilt. Der Ductus Santorini soll unterhalb der verödeten VATERschen Papille gemündet haben; 2 cm kranialwärts davon sei ein überzähliges Pankreas innerhalb der Duodenalwand gelegen. (Die Arbeiten von THOMSON, BENEKE, MURCHISON, SCHUEPPEL, HENOCH und ROLLESTON über Gallenwegsatresie berücksichtigen die Ausführungsgänge der Bauchspeicheldrüse nicht.) HESS, betont es als selbstverständlich, daß im Fall der Verödung des Diverticulum Vateri auch die Ausmündung des Ductus pancreaticus major leiden müsse, vorausgesetzt, daß er nicht atypisch verlaufe. In diesem Sinn ist bedeutungsvoll, daß HAMMAR bei einem 7,2 mm langen Embryo eine Aplasie der Gallenblase und des Pankreas ventrale gefunden hat. Er fügte seiner Mitteilung an: „Bei fortgesetzter Entwicklung hätte wohl das Pankreas ein Beispiel vom Ductus Santorini als einzigem Ausführungsgang dargeboten, was also wohl als primäre Mißbildung vorkommen könnte."

In einer Arbeit der allerjüngsten Zeit hat HELENE SCHUSTER über angeborene (?) Gallengangsatresie bei Kindern von 5 Wochen und 5 Monat Alter berichtet. Für ihre Fälle stellte sie fest, daß die Gallengange einerseits in den Leberhilus einmündeten, sich aber dort im stark entwickelten Bindegewebe verlören; andererseits, sei der Ductus choledochus als fibröser Strang in das Duodenum eingetreten, dessen Wand an dieser Stelle mit dem

---

[1] Mus Praep. Nr. 7889 des CHIARIschen Kataloges.

Pankreas stark verwachsen gewesen, oder der Ductus choledochus sei völlig vermißt worden; so wird für den 2. Fall HELENE SCHUSTERs nur ein langer, dünner, zum Duodenum ziehender Ductus cysticus angegeben. Man habe auf der Papilla Vateri nur den Ductus pancreaticus nachweisen können. In SCHUSTERs Fällen hatte sich als Ursache der Gallenwegsunregelmäßigkeit eine abgelaufene Entzündung gezeigt. Diese war auch auf das angrenzende Pankreas übergegangen, das sklerotisch, narbig erschien. Die Ursache der Entzündung (ob etwa fetal?) blieb dunkel. So ist es auch fraglich, ob man in diesen Fällen von „angeborener" Atresie sprechen kann. Daß keine Vitia primae formationis vorlagen, dafür kann man die regelrechte Mündungsstelle des Ductus Wirsungianus heranziehen.

Maßangaben für die Größenverhältnisse des VATERschen Divertikels finden sich bei SAPPEY, TESTUT und OPIE. Der zuletzt genannte Forscher maß in hundert Fällen das Divertikel 0—11 mm, durchschnittlich 3,9 mm lang, der mittlere Durchmesser betrug 2,5 mm; manchmal fand er auch den Durchmesser größer als die Länge. Praktische Wichtigkeit kann auch die Maßangabe über die Entfernung der Pankreasgangmündungen, bzw. ihrer Papillen vom Pförtner einerseits und untereinander beanspruchen. SCHIRMER gibt an, daß die Entfernung der Papillen unter sich sehr variabel sei; am häufigsten wiesen sie 2,5—3,5 cm Entfernung voneinander auf, während sie vom Pylorus durchschnittlich 5—11 cm entfernt lägen, wobei natürlich im Kindesalter ein geringerer Abstand in Frage stünde. KEYL hat für die Papilla minor (SANTORINI) einen durchschnittlichen Pförtnerabstand von 7 cm, mindestens aber von 3,5 cm, höchstens von 9 cm angegeben.

2. Angeborene Formfehler der Bauchspeicheldrüse.

A. Ungewöhnliche Gestalt des Pankreaskopfes, Körpers und Schwanzes.

KEYL gibt in einer seiner Arbeiten [1] kurze Skizzen einiger Fälle, in denen das Caput pancreatis ungewöhnlich beschaffen war. So zeigte der in Abb. 35 wiedergegebene Fall das Duodenum in Höhe der Papilla Vateri von einem Ausläufer des Pankreaskopfes überlagert. Dieser hatte fast die gleiche Dicke, wie

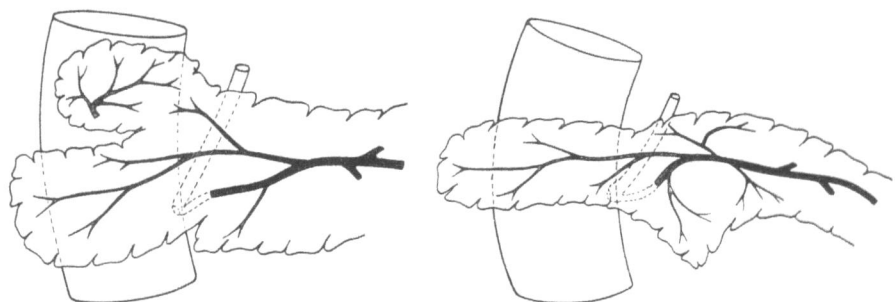

Abb. 35. Ungewöhnlicher Pankreaskopf. (Nach KEYL.)

Abb. 36. Ungewöhnliche Gestaltung des Pankreaskopfes. (Nach KEYL.)

die übrige Drüse und überholte den Zwölffingerdarm nach links noch um die Breite eines Fingers. Die Darmlichtung sei dadurch nicht verengt gewesen. Wie KEYL schreibt, hatte dieser Zapfen in der Mitte seiner Ausdehnungen einen Gang, der sich in den Ausführungsgang öffnete, kurz vor dessen gemeinsamer Mündung mit dem Gallengang in den Zwölffingerdarm. Ein zweiter Ausführungsgang war nicht vorhanden und auch keine „Papilla minor". Ein weiteres Präparat KEYLs ist in Abb. 36 schematisch dargestellt. Hier war eine deutliche Spaltung des über dem Duodenum befindlichen Drüsenteiles in zwei Lappen zu bemerken.

---

[1] Über die Beziehungen des SANTORINIschen Ganges zum Zwölffingerdarm usw. Morphol. Jb. **55** (1925).

Der untere ergoß sein Sekret in einen Nebenast des Hauptganges, welcher mit dem Gallengang gemeinsam mündete, der obere Lappen hingegen besaß einen eigenen kleinen Gang. Dieser hatte als Quellgebiet nur einen eigenen kleinen Bezirk und stand in keinerlei Verbindung mit dem übrigen Gangsystem. Er besaß eine eigene Mündung auf einer kleinen Warze, die eine Querfingerbreite über und zwei Querfingerbreiten lateral von der Papille major sich befand.

PRIESELs Mitteilung vom Pankreas eines 47jährigen Mannes scheint mir hier einschlägig; es zeigte einen ventralen Lappen, der sich vom Kopfteil aus nach links über die Mesenterialgefäße hinerstreckte. Den gleichen Fortsatz, aber kürzer (3 cm) hat PRIESEL bei einem 22jährigen Mann gefunden.

Hier dürfen auch 3 Beobachtungen von CLAIRMONT Platz finden, welche er allerdings gelegentlich als Fälle von „Nebenpankreas" bezeichnete. Es handelte sich indes um kleine Pankreasgewebslappen von Erbsen- bis Bohnengröße im Kopfbereich des Pankreas, welche mit eigenem Ausführungsgang, neben dem Ductus Santorini — oder nach Vereinigung mit diesem kurz vor seinem Ende — auf der Papilla minor mündeten. Das Drüsengebiet dieses ungewöhnlichen Ganges ließ sich gut vom Pankreaskopf abgrenzen. Diese von CLAIRMONT beschriebenen und von ihm als Nebenpankreas aufgefaßten Drüsenlappen wurden in allen Fällen zwischen hinterer medialer Duodenalwand und Pankreas, „aboral von der Papilla duodeni minor" gefunden; sie lagen der Konvexität des Pankreas angelagert, zwischen der kleinen und der VATERschen Papille; mit dem Kopf des Pankreas hätten sie nichts zu tun, d. h. keine drüsige Verbindung gehabt.

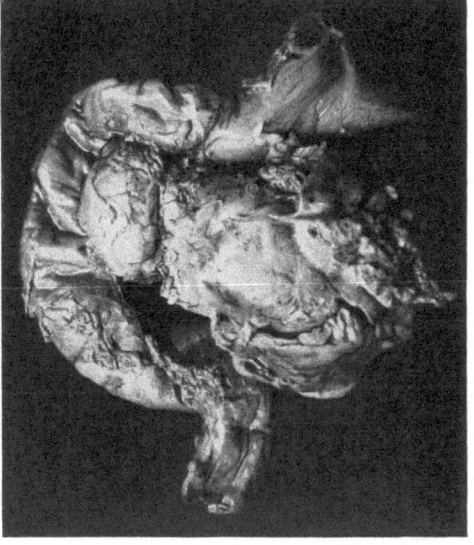

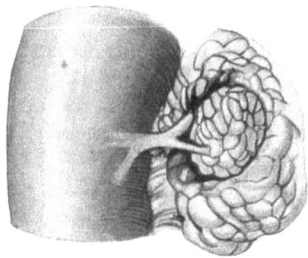

Abb. 37. Ungewöhnliches, überzähliges Pankreaslappchen mit eigenem Ausführungsgang zur Papilla minor. (Nach CLAIRMONT.)

Abb. 38. Mangel der Cauda pancreatis; zugleich Krebsentwicklung im Körper der Bauchspeicheldruse. (Mainzer Beobachtung.)

Wenn wir unter „Nebenpankreas" eine Bildung von der Zusammensetzung der Bauchspeicheldrüse verstehen, deren Gang oder Gänge abseits der gewöhnlichen pankreatischen Gangmündungsstellen sich in den Darm öffnen, ist CLAIRMONTs Auffassung der eben geschilderten Beobachtungen als Nebenpankreas nicht zutreffend. Das gilt vielleicht auch von einem „Nebenpankreas", über das LAUP berichtet hat, denn er sagt, es habe sich um ein haselnußgroßes, lose mit dem Pankreas verbundenes Drüsenstück gehandelt. Eher wäre hier die Anwendung der Bezeichnung „Pancreas minus" möglich. Denn wir lesen bei GLINSKY und bei REITMANN, daß unter diesem Namen überzählige Lappen des Pankreaskopfes zu verstehen seien, welche mehr oder weniger vom Pankreaskopf isoliert erschienen, während der zugehörige Ausführungsgang sich mit dem Ductus pancreaticus vereinte. (Trifft diese Vereinigung nicht zu, dann wäre allerdings von Nebenpankreas zu sprechen.) Auch SCHIRMERs Fall 19 gehört unter die Schar der Pancreata minora und ist nicht als Nebenpankreas zu benennen, wie er es irrtümlich getan hat. —

Bei den durch fehlerhafte embryonale Drehung des Duodenums vorkommenden Abweichungen von der physiologischen Eingeweideanordnung können infolge geänderten nachbarlichen Druckes ungewöhnliche Formverhältnisse der Bauchspeicheldrüse sich ergeben. So hat G. ZEISSLER bei abnormem

Dünndarmverlauf und Linkslage des Dickdarms eine leichte Abknickung des Pankreaskopfes nach vorne und medianwärts sowie einen Mangel des Processus uncinatus festgestellt; er erklärte dies durch die Annahme einer Druckatrophie, bedingt durch den nach hinten gedrängten Magen. Die ZEISSLERsche Mitteilung beleuchtet die Verhältnisse bei einer teilweise erfolgten oder völligen Ausbildung des sog. „gekreuzten Situs viscerum". Auch PERNKOPFs Ausführungen über den „partiellen Situs inversus" der Eingeweide des Menschen lassen die Einwirkungen der ungewöhnlichen Lage auf die Form der Bauchspeicheldrüse erkennen. Dasselbe gilt von den Mitteilungen HALFFs, HICKMANNs, KIPPERs und GEIPELs; auch dort handelte es sich um angeborene Störungen der Eingeweidelage. Neben den dadurch bedingten Gestaltabweichungen war namentlich auch die Lage zur Pfortader nicht regelrecht (KIPPER, GEIPEL).

Über ungewöhnliche Lappenbildung des Pankreaskörpers berichtet KEYL. Diese Lappung begann am Übergang des Kopfes in den Körper. Zum Schwanz hin war der obere Teil des Lappens mit der Drüse wieder verschmolzen, so daß gewissermaßen ein Drüsenring gebildet war; dieser umgab eine von Bindegewebe erfüllte Stelle, durch welche die Mesenterialgefäße zogen.

Als „Pancreas divisum" benennt man nach dem Vorschlag von HYRTL jenes Vorkommnis, das eine Scheidung des Pankreas in zwei drüsige Abschnitte erkennen läßt. Die Scheidung wird durch Gefäßbindegewebe besorgt, jedoch sind beide Anteile an das Pankreasgangsystem mehr oder weniger regelrecht angeschlossen. Es handelt sich also um eine sekundäre, vielleicht durch Druckwirkung wachsender Nachbarorgane bedingte Formabweichung, die ebenso wie das „Pancreas minus" nicht als Nebenpankreas angesprochen werden soll.

Auch GENERISCH hat eine ungewöhnliche Pankreasgestaltung beschrieben, welche dem Pancreas divisum nahestehen dürfte.

Diese Erscheinung ist nicht zu verwechseln mit jener Pankreasform, bei der die zwei Anteile, d. h. die ventrale Anlage und die dorsale Anlage nicht drüsig miteinander verwuchsen. Solche Vorkommnisse hat RISEL für ein 35-jähriges Mädchen mit partiellem Situs inversus beschrieben. Ferner sei BALDWINs Mitteilung hier erwähnt: Er fand bei einem Erwachsenen im Gebiet des absteigenden Teils des Zwölffingerdarms 2 Pankreasbildungen, welche dorsal vom Duodenum ganz schmal verbunden erschienen. Der größere Anteil ($5 \times 3 \times 1,3$ cm) lag links vom absteigenden Duodenalast und hatte seinen eigenen Pankreasgang; der andere Anteil ($3 \times 2 \times 1,5$ cm) war schmäler, er verlief ventral und parallel dem Gallengang, mit dem er auch gemeinsam in den Darm einmündete.

Die Cauda pancreatis wird als leicht abgerundet bezeichnet. SCHIRMER sah sie einmal zweizipflig gespalten. Die Bekundung HYRTLs — er machte sie allerdings für einen Fall von Pancreas divisum — nämlich, daß die Kauda der Bauchspeicheldrüse besonders kurz war, dürfte im allgemeinen nicht so ganz seltene Verhältnisse treffen; denn ich habe mehrfach ein auffallend kurzes, durchaus nicht bis in die Gegend des Milzhilus reichendes Pankreas angetroffen. Ein ganz ausgesprochener Fall, der geradezu als Mangel der Cauda pancreatis zu bezeichnen war, wies zugleich im Körpergewicht der Bauchspeicheldrüse eine plumpe Auftreibung infolge Krebsentwicklung auf (Abb. 38).

PRIESEL hat wohl ebenfalls solche Verhältnisse gesehen, wenn er von einer 82jährigen Frau berichtet, ihr Pankreas sei nur 7 cm lang gewesen[1]. Natürlich könnte man diese Fälle von unvollständiger Größenausbildung der Bauchspeicheldrüse auch als Erscheinungen von Hypoplasie buchen.

---

[1] Diese Beobachtung ist neuerdings von SMETANA in den Einzelheiten untersucht und veröffentlicht worden [Beitr. path. Anat. **80**, 253 (1922)]. Es fehlten die Cauda pancreatis, der Processus uncinatus und der Ductus Santorini.

B. Unterentwicklung des Pankreas.

Die mangelhafte Entwicklung der Bauchspeicheldrüse, wie sie soeben schon in Fällen der fehlenden Kauda geschildert wurde, kann als Hypoplasia pancreatis aufgefaßt werden. Ein ganz ausgesprochenes Beispiel solcher Unterentwicklung hat OBERNDORFER in einem Vorkommnis von partiellem Situs viscerum inversus beschrieben, der bei einem zweijährigen Mädchen aufgedeckt worden war. Das Pankreas bestand in einem etwa 1 cm breiten halbröhrenartig oder schildähnlich auf die Länge von mehreren Zentimetern das absteigende Duodenum bedeckenden weichen, weißen Gewebe. Eine Verkümmerung und Verkrümmung des Pankreas hat auch HALFF bei unvollständigem Situs inversus viscerum verzeichnet. (In anderen Fällen von umgekehrter Anordnung der Baucheingeweide wurde die Bauchspeicheldrüse auffallend kurz befunden; das muß nicht immer einer Hypoplasie entsprechen, könnte nur eine andere Formprägung ausdrücken (ALLMARAS, KIPPER, RISEL).

Viel genannt ist die von HEIBERG mitgeteilte Beobachtung eines 72jährigen Diabetikers mit einem anscheinend nur aus Kopf und Körper bestehenden Pankreas, dessen Maße mit $6,5 \times 4 \times 2,5$ cm angegeben wurden. Diese Größenverhältnisse hätten mit dem Diabetes nichts zu tun gehabt. HEIBERG gab zwar der Vermutung Raum, daß nicht eine Unterentwicklung, sondern eine Formabweichung infolge ungewöhnlicher Lage der Baucheingeweide in Frage gestanden; immerhin bezeichnete er in seinem Buch über die Krankheiten des Pankreas (S. 12) denselben Fall als ein Vorkommnis von Mangel des Pankreasschwanzes.

GHON und ROMAN haben bei einem jungen Diabetiker ein Fehlen jenes Anteils der Bauchspeicheldrüse festgestellt, welcher der dorsalen Entwicklungsanlage entspricht. Nur eine Pankreasscheibe von $7,4 \times 4,5 \times 2$ cm lag in der konvexen Duodenalbiegung; diese Scheibe war offenbar vikarierend vergrößert, Körper und Schwanz des Pankreas fehlten. (Der Diabetes des Knaben, der noch sonstige Bildungsfehler aufwies, war erst kurz vor dem Tod aufgetreten.)

Auch DUSCHL hat im Fall eines 21jährigen Mannes nur den Kopf des Pankreas gefunden. Zwischen ihm und der Milz lag wie bei dem Knaben, den GHON und ROMAN seziert hatten, ein drüsenfreies und inselgewebsfreies Fettpolster, das als Ergebnis einer Vakatwucherung aufgefaßt wurde.

Hier ist eine im Göttinger pathol. Inst. (S. 78 ao 1929) gesehene Eigentümlichkeit einer Bauchspeicheldrüse ($\male$ 65a) zu nennen. Das Pankreas ließ eine Agenesis des ventralen Anteils erkennen. Es bestand nur aus einem an das Duodenum angelehnten Körper von $8 \times 4 \times 3$ cm, durch die gerade gestreckt ein Speichelgang lief, welcher auf Grund seiner Mündungsstelle fern der Papilla duodenalis als Ductus Santorini angesprochen worden ist. Wie bei DUSCHLs Fall war auch hier der Rest des Korpus und die Kauda von einem Fettgewebe gebildet, das frei von jeder Drüsenbildung, auch frei von allen Zellhaufen und Gangresten war. Ich fasse, wie DUSCHL diesen Fettkörper als Ausdruck einer Fettorganbildung an einer Stelle auf, welche freien Raum darbot, nicht aber als Vernarbungsfolge in einem verödeten Drüsenbezirke[1]. Der Kranke hatte im Leben keine Zeichen von Diabetes dargeboten. —

PRIESEL[3] Mitteilungen bezogen sich einesteils auf eine 56jährige Frau, die ebenfalls nur über ein scheibenförmiges 5×2 cm großes Pankreas verfügt hatte, anderenteils auf einen 22jährigen Soldaten, dessen Bauchspeicheldrüse des Körpers und Schwanzes entbehrte; in diesem Fall war das Pankreas $5,5 \times 2 \times 5,5$ cm lang und lag fast ausschließlich dorsal der Gekrösegefäße (Abb. 39 u. 40).

Ausgezeichnet abgebildet hat SMETANA einige Beobachtungen von Mangel des Schwanzes und des Körpers der Bauchspeicheldrüse unter denen sich auch der Fall jener 56jährigen von PRIESEL bereits erwähnten Frau findet.

Die Beobachtungen von SMETANA ließen in 1 Fall den akzessorischen Pankreasgang vermissen; in drei weiteren Fällen war er vorhanden, darunter erschien er zweimal als einziger Gang, während der Ductus Wirsungianus fehlte.

Endlich reihen sich hier noch zwei Befunde von KRISS an, der erstens bei einer 63jährigen Frau (ohne gelungenen Zucker- und Azetonnachweis im Leben) einen Mangel des Körpers und Schwanzes der Bauchspeicheldrüse feststellte. zweitens bei einem 53 Tage alten Knaben längs des ganzen Verlaufs der Art. und Vena lienalis kein Pankreasgewebe feststellen konnte;

---

[1] Vgl. Bericht der med. Gesellschaft Göttingen (21. II. 1929) in München. Med. Wschr. **1929,** Nr 22.

im Winkel zwischen dem absteigenden und dem unteren horizontalen Schenkel des Duodenum fand sich ein etwa haselnußgroßer, unregelmäßig gestalteter Körper mit den Maßen

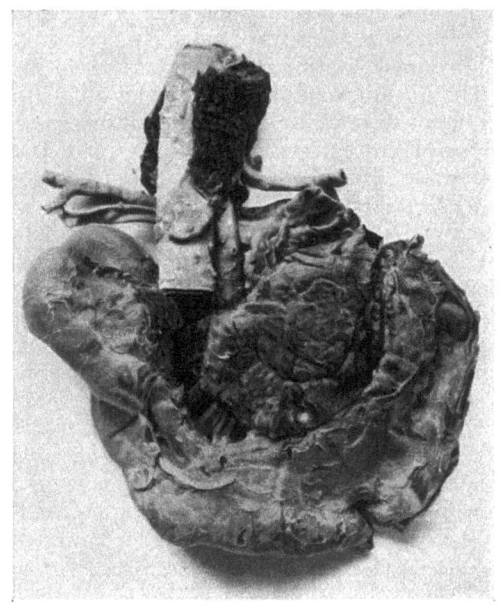

Abb. 39.

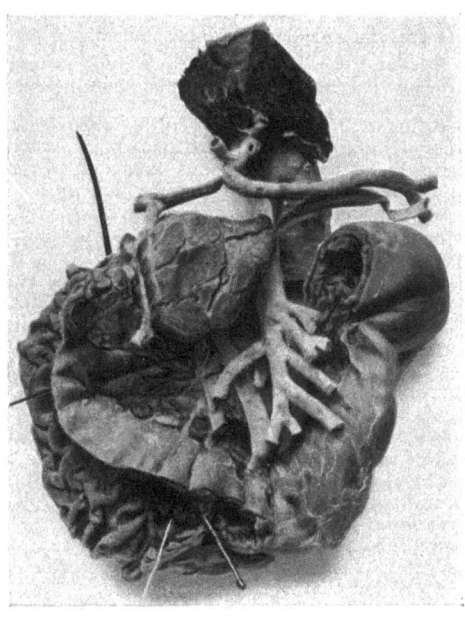

Abb. 40.
Abb. 39 und 40. Hypoplasie der Bauchspeicheldruse eines 22jahrigen Mannes. (Nach PRIESEL.)

1,6 × 1,4 × 0,6 cm, der nach Lage und Form dem Caput pancreatis entsprach (Zucker
war im Harn des Kindes nicht zu erweisen).

Diesen Vorkommnissen bei HEIBERG, GHON und ROMAN, DUSCHL, PRIESEL, KRISS und mir ist wohl das Ausbleiben einer der Pankreasanlagen zugrunde zu legen. Die Ursache dieses Mangels können wir vorläufig nicht erkennen.

Bei einem Ausbleiben der Entwicklung des ventralen Pankreasanteils wird man, abgesehen von Formabweichungen des Kopfteils einen Mangel des WIRSÜNGschen Ganges bei gut ausgebildetem Santorinischem Gang verlangen müssen. Es scheint mir nun praktisch aber nicht stets sicher durchführbar, am Pankreas auf Grund von bestimmten Gangfeststellungen allzu viel auf topische primäre Anlagefehler zu schließen. An diesem Organ sind, wie sich zeigte, die Variationen der Gänge gewaltig groß. Und wir wissen bestimmt, daß Teile von Gängen veröden, ja zurück- und umgebildet werden können. Es ist also Vorsicht am Platz im Fall hypoplastischer Pankreata die Gänge allein als Leitband für die genetische Erklärung der Entwicklungsstörung zu verwenden. A. HAMMAR hat bei einem 7,2 mm langen Menschenembryo neben Aplasie der Gallenblase das Fehlen des Pankreas ventrale beschrieben; in diesem Fall hatte übrigens auch die dorsale Pankreasanlage eine gewisse rückständige Kennzeichnung, welche in mangelnder Stielung der Drüsenanlage bestand.

Hier sei auch noch eine Bekundung von GARFUNKEL angefügt. Er hat in einem Fall von Eunuchoidismus eine allgemeine Hypoplasie des Pankreas mit Einwebung von LANGERHANSschen Riesen-Zellinseln gefunden. Er faßt diese Veränderung der Bauchspeicheldrüse als sekundäre Erscheinung auf, d. h. im Gefolge einer vorausgehenden degenerativen Entwicklungshemmung der Keimdrüse und der Hypophyse.

Daß bei allgemeinem Infantilismus das Pankreas im ganzen kleiner als gewöhnlich befunden werden kann, lehrte die Beobachtung SCHÜRMANNs an einem 25jährigen Mädchen mit derartiger allgemeiner Entwicklungsstörung. Seine Bauchspeicheldrüse maß nur $12 \times 2,5 \times 8$ cm und wog 43 g. —

Anhangsweise sei hier auch auf Veränderungen hingewiesen, welche die Schule von ROMEIS an der Bauchspeicheldrüse in Mäuseversuchen bei Fütterung mit Thyroxin erhalten hat. M. GLASER konnte feststellen, daß bei hohen Thyroxingaben und beschränkter Nahrungszufuhr eine Atrophie der Drüse in ihren exkretorischen und inkretorischen Anteilen zustande kommt, während geringe Dosen bei uneingeschränkter Nahrungszufuhr eine nicht geringe Vergrößerung des Organs im Sinne einer Arbeitshypertrophie zur Folge habe. Die Arbeiten von GLASER sind auch deshalb von Interesse, weil das so erhaltene Beobachtungsfeld geeignet war, Stellung zur Frage der Balancement-Theorie von LAGUESSE zu nehmen, welche GLASER rundweg ablehnt.

Völliger Mangel des Pankreas im Sinn einer primären Agenesie (Aplasie) wird nur bei einschneidenden Mißbildungen aus sehr früher Entwicklungsperiode denkbar sein; ein solches vitium primae formationis des Pankreas muß immer mit einem Mangel jenes Darmabschnittes einhergehen, aus dem die Pankreasanlage aussproßt. In der mir zugänglichen Literatur habe ich einschlägige Fälle nicht gefunden mit Ausnahme der von KLEBS zitierten Fälle.

So stellte I. F. MECKEL bei Anenzephalie einen Pankreasmangel fest; indes sagt schon KLEBS, daß dies keine gewöhnliche Erscheinung bei Anenzephalen sei. Mir ist bei der Untersuchung von rund 3 Dutzend Anenzephalen ein Mangel der Bauchspeicheldrüse nicht begegnet. MELLET hinwiederum habe bei einer unfreien Zwillingsbildung das Pankreas vermißt; denn es hätten die in der Mittelebene gelegenen Organe keinen Raum zur Entwicklung gefunden. MELLET und GASTELLIER hatten auch im Fall angeborener Nabelhernie mit oder ohne Beeinträchtigung anderer innerer Organe das Pankreas vermißt. Wie weit dabei primäre Agenesie oder völlig sekundäre Verödung vorlag, ist nicht gesagt worden.

Hier sind ferner jene Vorkommnisse von akardialen und hemikardialen Zwillingen zu buchen, bei denen man gelegentlich ebenso wie die Leberanlage jede Ausbildung von Pankreas vermißt. Jedoch ist dies nicht die Regel. Ich habe bei Untersuchung von drei einschlägigen Monstren einmal keine Spur von Leber und Pankreas gefunden, ein andermal sehr kümmerliche Teile derselben und ein drittes Mal eine makroskopisch zu einem einzigen grauroten bis braunroten Klumpen verbackene Leberpankreasanlage, welche histologisch dem Leberbild und der Bauchspeicheldrüse eines viermonatigen Embryos entsprach, während der fragliche Fetus 32 cm Längemaß aufgewiesen hatte. Dabei ließ sich die Anschauung von R. MEYER an Hand jener Untersuchungen stützen, daß man hier nicht allgemein einen von vornherein primären Mangel annehmen darf; vielmehr liegen meist sekundäre Fehler vor, also sog. „defektive Bildungen", welche als Folgen der schweren Kreislaufs- und Ernährungsstörungen dieser Zwillingsmonstren anzusehen sind.

C. Hyperplasie des Pankreas [1].

Bei einer Bearbeitung der Hypertrophie des Pankreas spricht RÖSSLE von der Pankreasvergrößerung als einer Art von Splanchnomegalie, etwa im Sinne einer Arbeitshypertrophie infolge besonders hohen Stoffwechselmaßes bei ungewöhnlich kräftigen, wenn auch nicht immer besonders großen Menschen, die vielfach als Landwirte, starke Arbeiter und Esser, besonders auch oft als Trinker großer Flüssigkeitsmengen bekannt waren. Starke Verdauungstätigkeit entlocke den Verdauungsdrüsen entsprechend große Saftmengen; gleichzeitig schwere körperliche Arbeit wirke — man denke nur an den Zuckerstoffwechsel — auch im Sinne einer Anstrengung für die Verdauungsdrüsen. So komme es zu einer „wahren Hypertrophie" des Pankreas, die mit einer wahren Hypertrophie der Leber und des Herzens Hand in Hand gehe.

RÖSSLE fand daneben aber Fälle mit einer alleinigen Pankreasvergrößerung; es sei schwer, dafür eine ursächliche Aufklärung zu schaffen, denn zweifellos liege hier eine wahre Hypertrophie in dem Sinn vor, daß solch hohes Organgewicht durch die Masse richtig zusammengesetzten Parenchyms bestimmt werde. Die Drüse sei gewöhnlich fest anzufühlen, ohne „induriert" zu sein. Im großen und ganzen bewegen sich jene Pankreasgewichtszahlen RÖSSLEs zwischen 123 g und 180 g.

Die Annahme von FRIEDREICH und CRUVEILHIER, daß wahre Hypertrophie des Pankreas niemals festgestellt worden sei, ist heute überholt. Wenn wir von einer bei HEIBERG angeführten Angabe CARNOTs absehen [2], kommt eine Arbeit von SKLAWUNOS in Betracht, die von echter diffuser Pankreashyperplasie handelt. In dieser Mitteilung ist auch für die Größenverhältnisse des nicht selten splanchnomegalischen Pankreas bei Akromegalie Rücksicht genommen, wie sie durch NORRIS (170 g), WEICHSELBAUM (155 g bzw. 125 g), AMSLER 130 g gemeldet wurden. In einem Innsbrucker Fall bot ein Akromegaler mit typischer Splanchnomegalie zwar eine Vergrößerung des Herzens, der Leber und der Nieren, nicht aber der Bauchspeicheldrüse dar, welche 21 cm lang, 4 cm breit, 3 cm dick war, ein Maßverhältnis, das der Größe des Mannes entsprochen hat. LUBARSCH fand dagegen in einem Fall von Akromegalie mit starker Splanchnomegalie ein Pankreasgewicht von 220 g, ohne daß etwa entzündliche Veränderungen oder Fettgewebedurchwucherung dafür hätte verantwortlich gemacht werden können. (Vgl. auch RÖSSLEs Kurven in Abb. 6 u. 7 dieses Beitrages, S. 217 u. 218.)

SKLAWUNOS ist mit Recht bei der Auszählung hochgewichtiger Bauchspeicheldrüsen sehr kritisch; denn ebenso wenig als akut entzündliche Fälle hier einschlägig sein können, gehören die durch Blut oder Speichelstauung oder jene durch Lipomatose vergrößerten Pankreata unter diesem Gesichtswinkel be-

---

[1] Da die Abgrenzung zwischen Hyperplasie und Hypertrophie kaum allgemein durchführbar erscheint, ja vielfach beide Begriffe durcheinander für dieselbe Erscheinung verwendet werden, soll hier auch von „Hypertrophie" der Bauchspeicheldrüse die Rede sein.

[2] HEIBERG, Krankheiten des Pankreas, Wiesbaden 1914, „CARNOT spricht von Hyperplasie bei normalen Individuen, wo man das Pankreas antraf: „Beaucoup plus développé que d'ordinaire, pesant 120, 130 150 grammes . . ."

trachtet: da nun die Akromegalen nicht selten auch Diabetiker sind (HEIBERG) und durch Lipomatose, also Pseudohypertrophie ihrer Bauchspeicheldrüsen ausgezeichnet sein können, muß hier bei ihrer Einreihung große Vorsicht walten.

Die Beobachtung von SKLAWUNOS betraf einen 59jährigen Mann von 64 kg Körperschwere, der keine Zeichen der Akromegalie geboten und der an keiner Pankreaserkrankung gelitten. Seine Bauchspeicheldrüse wog nach Abpräparierung der Milzgefäßstämme und des periglandularen Gewebes zuverlässig 182 g, die pankreatischen Größenverhältnisse im konservierten Zustand werden durch folgende Zahlen ausgedrückt.

Länge . . . . 25 cm
Breite am Kopf . . . 8 cm
Breite am Schwanz . 5 cm   Mittlere Breite . . . 6,5 cm
Mittlere Dicke . . . . 3 cm

Die Drüse, welche grobkörnig beschaffen war, ergab keinerlei Pseudohypertrophie oder Hypertrophie einzelner Zellelemente. Es waren vielmehr die Tubuli numerisch vermehrt bei verhältnismäßig kleinen und zahlenmäßig geringen LANGERHANSschen Inseln. SKLAWUNOS hält es für wahrscheinlich, daß die Pankreashyperplasie als kongenital aufzufassen sei; er reiht sie ins Gebiet des sog. „idiopathischen“, angeborenen partiellen Riesenwuchses ein. Weiter meint er, sie sei das Resultat einer wahrend der Entwicklungsperiode

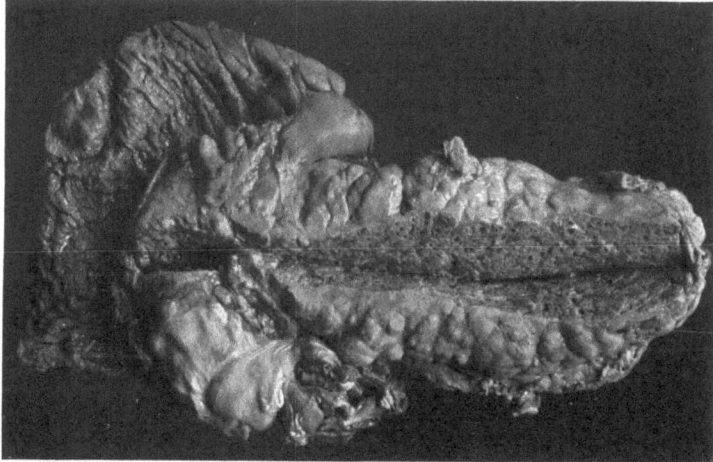

Abb. 41. Knotige Hyperplasie und Adenomatosis der Bauchspeicheldrüse. Zugleich bestand Einengung des Duodenums und Erweiterung des Magens. ♀ 46a. (Innsbrucker Beobachtung. Nach F. J. LANG.)

des tubulären Parenchyms stattgehabten weitgehenden Umwandlung von Inselgewebe in Drüsentubuli (eine Vorstellung, welcher Verfasser dieser Zeilen ablehnend gegenübersteht!). Damit lasse sich auch ungewöhnliche Verminderung und Kleinheit der Inseln in Einklang bringen. SKLAWUNOS verwies übrigens auf die oben zitierten zwei Akromegaliefälle von WEICHSELBAUM, welche ebenfalls starke Verminderung der Inselzahl bei übermäßiger Entfaltung des sonstigen Drüsengewebes haben erkennen lassen.

Freilich gibt WEICHSELBAUM eine andere Erklärung für die Inselverhältnisse seiner zwei Fälle, welche zugleich Diabetiker betraf; es waren die Inseln einem hydropischen Entartungsvorgang unterworfen und der Verödung anheimgefallen. Wer sich, wie der Schreiber dieser Zeilen in der Frage der Genese der Pankreasinseln veranlaßt sieht, die Anschauung WEICHSELBAUMs und KYRLEs zu teilen, der wird die Erklärung von SKLAWUNOS für das Werden der Bauchspeichelhyperplasie seines Falles nicht anerkennen. Warum muß denn die Neubildung von Drüsengewebe über die Inseln gehen? Bei einseitiger Regeneration oder Überregeneration der exkretorischen Druse aus den Gangepithelien wird ebenso ein Bild unverhältnismäßig zurückgedrängter Inseln entstehen können, wie andererseits eine knotige Hyperplasie des Pankreas infolge übermäßig zahlreicher und großer Inselausbildung aus den Pankreasgängen gedacht werden kann.

Ein solches Vorkommnis von knotiger Hyperplasie des Pankreas, das bis zur Adenomatosis der LANGERHANSschen Insel gesteigert war, ist von F. I. LANG beobachtet

worden. Die Bauchspeicheldrüse maß 25 × 8 × 4cm; sie war wurstförmig hart, oberflächlich grobhöckerig. Mikroskopisch bot sie das Bild einer über die ganze Bauchspeicheldrüse
ausgebreiteten Vermehrung und Vergrößerung der LANGERHANSschen Zellinseln unter
deren Anwachsen zu geschwulstartigen, knotigen Bildungen das sonstige Drüsengewebe
des Pankreas erst teils ganz verschwunden, teils auf sehr geringe, verdrängte Reste eingeengt war.

Ob in vorliegender Beobachtung LANGs eine Art von „reaktiver Hyperplasie" vorlag,
oder ob es sich um einen „autonomen Wachstumsvorgang" handelte, läßt sich kaum entscheiden. Leider ist hier klinisch nichts über die Pankreasfunktion bemerkt worden.
Auffällig mag aber erscheinen, daß die Kranke 5 Jahre lang Beschwerden von seiten des
Magens verspürt hatte, bis sie sich zu einem Eingriff entschloß, dem sie dann leider erlegen
ist; früher war sie immer gesund gewesen. Und bemerkenswert ist, daß die kapillären
Gefäße mancher, besonders der großen Inseln hyaline Wandverdickung, ja Verödungs-
erscheinungen und Verkalkung zeigten, daß stellenweise das interazinöse Bindegewebe ver-
mehrt war, endlich, daß örtlicher Gewebsuntergang bis zur Verkalkung — besonders im
Schwanzteil der Drüse erkennbar war. —

D. Ringförmige Bauchspeicheldrüse. (Pancreas annulare.)

Eine relativ seltene Mißbildung der Bauchspeicheldrüse ist das ringförmige
Pankreas. Sein Name rührt davon her, daß sich um das absteigende Duodenum

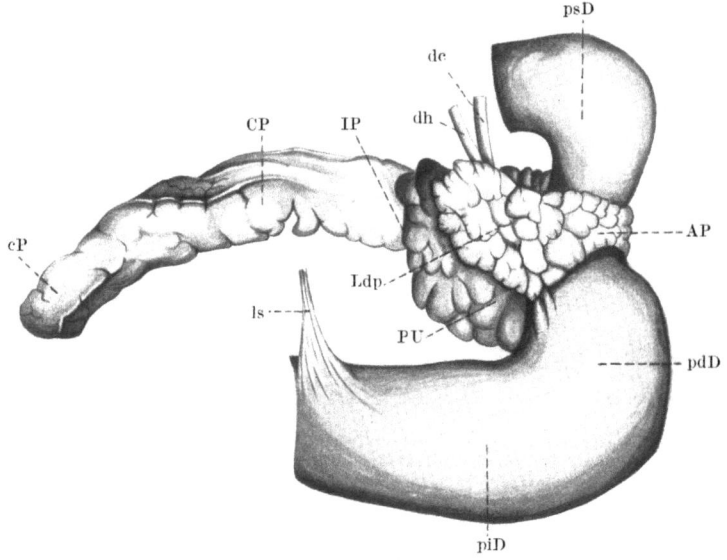

Abb. 42. 2 cm breites Ringpankreas mit leichter Stenosierung des absteigenden Zwölffingerdarmes
von rückwärts gesehen. AP Ringbildung des Pankreas, CP Corpus pancreatis. cP Cauda pancreatis,
IP Incisura pancreatica, PU Processus uncinatus, psD Pars sup. duodeni, pdD Pars desc. duodeni,
piD Pars inf. duodeni, dc Ductus Cysticus, dh Ductus hepaticus, Ldp dorsaler Pankreaslappen.
(Nach LECCO.)

ein mehr oder weniger breiter und dicker Ring von Pankreasgewebe findet
(Abb. 42 u. 43.)

Das Ringpankreas ist, wie SCHIRMER angibt zum erstenmal von TIEDEMANN
(MECKELs Archiv IV) beobachtet worden. Weiterhin seien ihm BECOURT und
MOYSE begegnet. In Jahre 1862 hat ECKER an der Leiche eines jungen Mannes
eine ringförmige Fortsetzung des Pankreaskopfes gefunden. ECKER gab an,
es habe sich in den Ductus Wirsungianus ein Nebengang ergossen, der im ringförmigen Teil von vorn nach hinten verlaufen sei und Seitenästchen gehabt
habe. Mit seiner Anfangsverzweigung habe dieser Nebengang in der Nähe des

Hauptganges begonnen, ohne dort mit diesem in einer offenen Verbindung zu stehen. Der Drüsenring engte das Duodenum etwas ein.

Sehr beachtenswert erscheint eine von ANCELOT angeführte Feststellung von AUBERY[1]; dieser sah einen Fall von Duodenalatresie und sagte, das Ende des Zwölffingerdarms habe sich im Pankreaskopf befunden. Diese Beobachtung beginnt den Reigen jener Fälle, in denen Duodenalatresie und Ringpankreas gleichzeitig vorlagen, ein Verhalten auf dessen Bedeutsamkeit für die pathogenetische Erklärung und die Entstehungsbefristung der Duodenalatresie ANDERS aufmerksam gemacht hat, der bei einem einschlägigen Atresiebefund dieselben Pankreasverhältnisse hat erheben können. Auch mir ist es bei Vorkommnissen von Duodenalatresie gelungen, die Tatsache des Ringpankreas

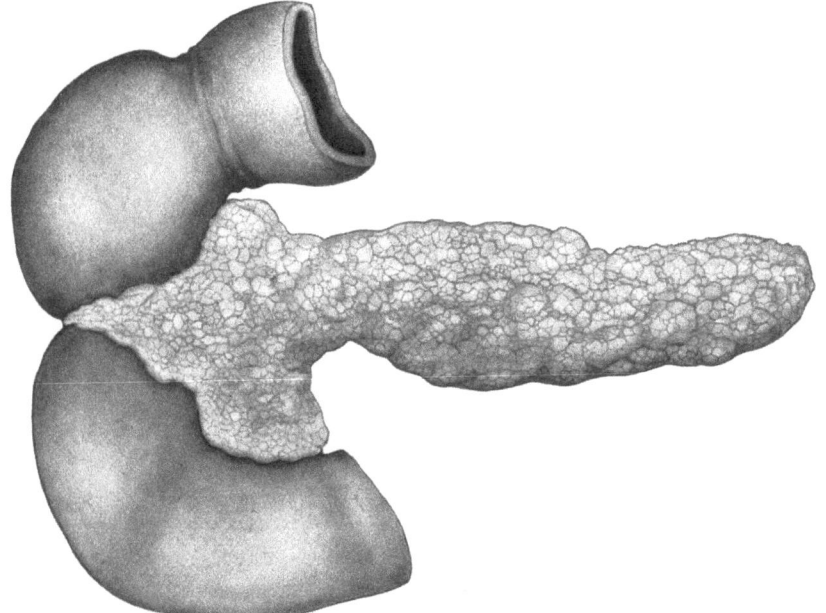

Abb. 43. Schmales Ringpankreas mit Einengung des absteigenden Zwölffingerdarms von vorne gesehen. (Eigene Beobachtung im P. I. Straßburg i. E.)

durch mikroskopische Kontrolle der Atresiestelle zu finden[2]; es sei aber betont, daß es auch Duodenalatresie in der Gegend der Pankreasgangmündung ohne Ringpankreas gibt. (Vgl. HENNES.)

Weitere Mitteilungen über Ringpankreas liegen vor von SYMINGTON, GENERSICH, SANDRAS, TICKEN, SANTOS, OTT, BALDWIN[3], CORDS, LECCO, G. B. GRUBER, KUROZOWA, SHIBATA, SUSUKIDA, KASHIRO SUGIWARA und SHIBATA, THÜR, PRIESEL, ASKANAZY, KEYL, ANDERS, CARTELLIERI, SMETANA und HENNES. Eine Mitteilung von LEWIS bezieht sich auf eine nicht vollkommene Umwachsung des Duodenums durch einen großen linken Pankreaslappen bei einem Schweineembryo.

Die Mißbildung des Ringpankreas betraf Menschen vom Fetalzustand an bis ins Greisenalter. Fast alle Mitteilungen betonen, daß an der Stelle des Bauch-

---

[1] Vgl. auch KLEBS, Handbuch der pathologischen Anatomie. Bd. 1, 2. Abt., S. 530 ff, 1876.

[2] Fall 9, Abbildungen 9 und 10 in CARTELLIERIs Arbeit über die Zwerchfellmißbildungen.

[3] Bei BALDWIN und bei SMETANA sind die weiteren Beobachtungen von SUMMA und von TEACHER angegeben. Vgl. auch VIDAL, 18. Congr. Chir. Paris 1905, 745.

speicheldrüsenringes der Zwölffingerdarm eingeengt gewesen sei (Abb. 43), ein
Verhältnis, das bis zur Duodenalatresie in den äußersten Fällen gesteigert sein
kann. GENERSICH, TICKEN, OTT, GRUBER, ASKANAZY und SMETANA machen
ferner auf die cranial davon vorhandene beträchtliche Erweiterung des Magen-
Darmkanals aufmerksam, die nicht selten mit Muskelhypertrophie der Magen-
und Duodenalwand vergesellschaftet war.

In einem Fall von SMETANA hat die Veränderung des stark erweiterten Magens sogar
zur Vornahme einer Operation (Gastroenteroanastomose) Anlaß gegeben; man hatte bei dem
Kranken einen Tumor duodeni klinisch diagnostiziert. Der Kranke, ein 74jähriger Mann,
war so mitgenommen von den Folgen einer Duodenalenge, daß er die Operation nicht überstehen konnte.

Im gleichen Fall von SMETANA war außer einer ringförmigen Bildung der
Bauchspeicheldrüse der Körper des Pankreas nur ganz mangelhaft, der Schwanz
aber gar nicht ausgebildet worden.

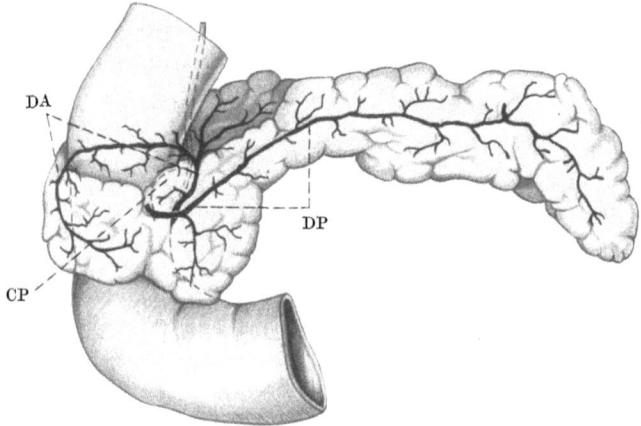

Abb. 44. Ringpankreas. Pars descendens duodeni mit der Bauchspeicheldruse von vorne gesehen
und durchsichtig gedacht. DP Ausfuhrungsgang des ventralen Pankreas; CP Caput pancreatis;
DA Ductus accessorius. (Nach CORDS.)

Abgesehen von der durch SMETANA mitgeteilten Beobachtung bei einem
74jährigen Mann handelte es sich in den von VIDAL und von LERAT mitgeteilten Vorkommnissen um operativ angegangene Duodenalenge infolge ring-
förmiger Gestaltung des Pankreas.

Über die Gangverhältnisse des Ringpankreas haben sich außer
ECKER verschiedene der Beobachter geäußert. SYMINGTON gibt an, die Ausführungsgänge seien „normal" gewesen. Im Fall von GENERSICH nahm der
Duct. Wirsungianus einen Nebengang auf, der vom hinteren Abschnitt des
ringförmigen Anteils der Drüse herkam. Dieser Nebengang verjüngte sich nach
rechts; er entsprang dem vorderen Abschnitt des Ringes, während der Hauptstamm des großen Pankreasganges in gewohnter Weise Kopf und Hals der Bauchspeicheldrüse durchzog. In TICKENS Fall seien die Ausführungsgänge gewöhnlich
angeordnet gewesen. OTT sagt von seiner Beobachtung, es habe ein großer Gang
Kauda, Korpus und nichtringförmigen Teil des Kopfes durchzogen, um mit dem
Gallengang vereint ins Duodenum zu münden. Von diesem Hauptgang hätten
sich zwei kleine Seitengänge abgezweigt, und zwar distal von der Vereinigungsstelle des Ductus choledochus und des Hauptausführungsganges; der eine sei
vor dem Gallengang in den hinteren Bogen des Pankreasringes nach rechts
und dann nach vorne zu verfolgen gewesen, wo er nahe der oberen Kante des

Drüsenringes gelegen sei; ein zweiter, etwas kleinerer Zweig habe aus dem vorderen Anteil des Ringes seinen Ursprung genommen wo er unterhalb der Anfangsverzweigung des hinteren Nebenganges begann. Eine offene Verbindung beider Gänge war nicht festzustellen. — BALDWIN gibt für sein Ringpankreas an, daß der Gang des Ringstückes sich dorsal mit dem Hauptgang verbunden habe, nicht aber mit einem akzessorischen Gang. In den drei Fällen von SMETANA mündete der Gang des ringförmigen Teils in den WIRSUNGschen Hauptgang. Ductus major und Ductus Santorini öffneten sich an gewohnter Stelle in den Zwölffingerdarm.

CORDS, LECCO und KEYL haben sich nach Feststellung der Gangverhältnisse auch eingehender über die Möglichkeiten des Werdens von Ringpankreata geäußert. Im CORDSschen Fall mündete ein Ductus pancreat. dorsal. auf der ventralen Seite des Duodenums, etwas oberhalb des Sitzes eines Duodenaldivertikels, das 15 mm lang, 6—7 mm breit war. Mit dem Ductus pancreat.

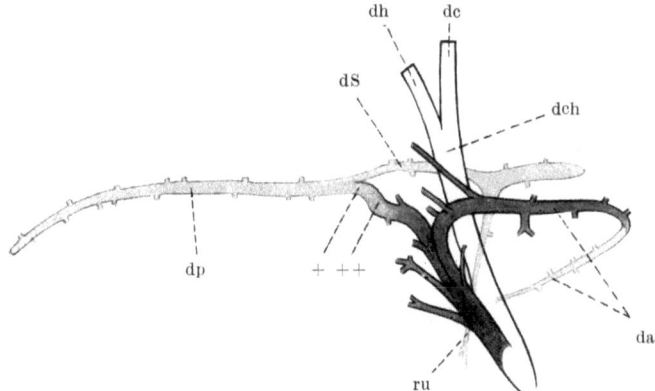

Abb. 45. Speichelgangschema von rückwärts gesehen, zu dem in Abb. 42 wiedergegebenen Ringpankreas gehörig. (Nach LECCO.) da Duct. pancr. annularis; dp Ductus pancreaticus major; dS Ductus Santorini; dh Ductus hepaticus, dc Ductus cysticus; ru Ramus des Proc. uncinatus; dch Ductus choledochus; + und ++ Kniebildungen des Hauptspeichelganges.

ventralis, der den übrigen Anteil des Ringstückes von der lateralen ventralen Hälfte her durchzog, um sich dann dorsal zu wenden, hatte der erst genannte Gang keine Verbindung; der Ductus ventralis brach schließlich am medialen, dorsalen Rand des Ringstückes in die Darmwand durch, um etwas mehr kaudal zu münden als der andere Gang, zugleich aber unmittelbar neben dem Ductus choledochus. CORDS, der weder für das dorsale noch für das ventrale Pankreas eine paarige Anlage gelten läßt, nimmt an, daß in seinem Fall von Ringpankreas eine sehr früh anzusetzende Entwicklungsstörung vorliege, die wohl vor dem 2. Embryonalmonat entstanden sei. Wenn THYNG glaubte, daß beim Ringpankreas die ventrale Anlage das Duodenum umwachse, so meinte CORDS, daß die ventrale Pankreasanlage von ihrer Abgangsstelle am Darm aus halbringförmig das Duodenum umziehe, bis sie mit dem kleinen Processus uncinatus am Pankreaskopf zusammentreffe; mit ihm bilde sie gemeinsam den ventralen Teil des Drüsenringes um den Zwölffingerdarm. CORDS denkt also an eine etwaige ungewöhnliche Wachstumsstärke und teilweise Dystopie der ventralen Pankreasanlage im Fall der Entwicklung des Ringpankreas.

LECCO, der 2 Fälle von Ringpankreas untersucht hat, sucht ebenfalls die Erklärung in einer dystopen Anomalie der ventralen Pankreasanlage. Während aber CORDS an eine recht früh erfolgte Verwachsung der ventralen und dorsalen

Pankreasanlage denkt, glaubt LECCO unter Hinweis auf eine Beobachtung BALD-
WINS [1] daß eine abnorme Fixierung des freien Endes der ventralen Pankreasanlage im Spiel sei. Wie diese Fixation zustande kommen soll, ist ihm aber unklar.

LECCO hat an Hand seiner 2 eigenen Beobachtungen folgende Schlüsse gezogen:

1. Das Pancreas annulare unterscheidet sich von der normalen Bauchspeicheldrüse
durch einen ringförmigen Teil, der aus dem dorsalen Pankreaslappen entspringt und das
Duodenum zirkulär umgreift.

2. Die Ganganordnung des Pancreas annulare zeigt eine Ähnlichkeit mit jener der nicht
ringförmigen Bauchspeicheldrüsen und die kleinen Unterschiede, welche bei dem Pancreas
annulare vorkommen, finden eine Parallele in ebensolchen Unterschieden der normalen
Bauchspeicheldrüse.

3. Der pankreatische Ring ist der nach rechts verlagerte linke Teil des dorsalen Pankreaslappens, was besonders im Verlauf und in der Einmündungsart seines Hauptkanals
zum Ausdruck kommt.

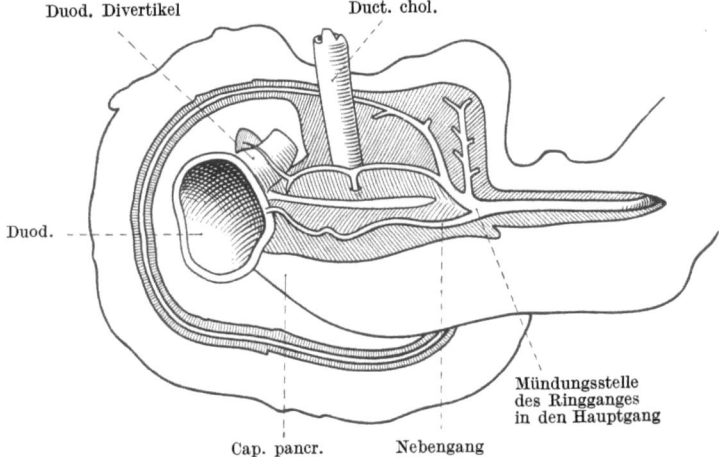

Abb. 46. Schema der Gangverhältnisse der ringförmigen Bauchspeicheldrüse im Fall von KEYL.
(Die schraffierten Teile stellen durch Präparation vertiefte Stellen vor, in denen der Gangverlauf
freigelegt wurde. (Nach KEYL.)

4. Das Pancreas annulare läßt sich nicht als eine einfache, übertrieben weitgreifende
Umwachsung des auch unter normalen Verhältnissen von Pankreasgewebe zum Teil um-
wachsenen Duodenums erklären. Es verdankt im Gegenteil seine Entstehung der dysto-
pischen Anomalie der embryonalen, ventralen Pankreasanlage.

KEYL endlich fand in seinem Fall eine eigenartige, platte dünne Bildung im Bereich
des Pankreaskopfes, welche den Drüsenring kaudal verbreiterte. Der Kopf dieses Pankreas
scheint sekundär atrophisch geworden zu sein und war mehr in Form eines Zapfens als
eines Kopfes erkennbar. Die Präparation der Gänge ließ einen Ductus Santorini (Nebengang)
finden, der 1 cm oberhalb des Pankreasringes in das Duodenum einmündete, wobei er
etwas ventral verschoben war. Sein Quellgebiet war unterhalb des Hauptganges mit dem
er offen verbunden war. Der Hauptgang vereinigte sich bald nach dem Austritt aus dem
Pankreas mit dem Gallengang und mündete mit ihm gemeinsam auf der Papilla Vateri,
was in der schematischen Abbildung 46 nicht zu sehen ist. Der Gang des Drüsenringes
öffnete sich am oberen Ende des Ringes in den Hauptgang der knapp vor der Vereinigung
mit dem Pankreasgang einen vierten Speichelgang aufnahm, welcher als Abflußrohr der
dünnen Kopfplatte aus der Tiefe hinter dem Duodenum hervorkam und vor seiner Einmündung ein Divertikel und den Gallengang kreuzte.

Im genetischen Erklärungsversuch weist KEYL die Überlegungen von CORDS, wie von
LECCO für seine Beobachtung zurück. Die Bauchorgane hatten in diesem Fall infolge Skelet-
anomalie (Verbiegung der Wirbelsäule) allerlei Lageabweichungen, ein Umstand, der berücksichtigt sein wolle. Wahrscheinlich sei der duodenale Teil der dorsalen Pankreasanlage —
jener zapfenartige Teil im Kopfbereich der Drüse — kaudalwärts gedrängt worden, bevor

---

[1] On adult human pancreas, showing an embryolog. condition. Anat. Rec. **4**, 21 (1910).

eine innige Verwachsung der dorsalen und ventralen Lage eingetreten war, während der übrige Kopfabschnitt teils atrophierte, teils einen Ausläufer aussandte, der — vielleicht unter Ausnutzung des vorhandenen Raumes — das Duodenum ringförmig umlagerte und nach seiner Wiederberührung mit dem Pankreas verwuchs. Der vierte Gang wäre so als der normale Kopfgang zu erklären, dessen Lage in der allgemeinen Verschiebung zu verstehen sei. —

Man sieht jedenfalls beim Überblick über die bisherige geringe Ausbeute an Ringbauchspeicheldrüsen, daß eine befriedigende Anschauung über ihr gestaltliches Werden, wie über die Ursache ihrer Entstehung noch nicht gefunden ist. Bedenken wir, daß in einer Anzahl von Fällen das Ringpankreas mit Duodenalatresie einherging (AUBERY, ANDERS, CARTELLIERI, HENNES) und daß in Beobachtungen von CORDS, ASKANAZY und KEYL das Ringpankreas mit Duodenaldivertikel vergesellschaftet war, dann liegt der Gedanke nicht fern, daß eine frühzeitige und schwer durchschaubare, komplexe Fehlentwicklung solche Folgen zeitigt. SMETANAS Ansicht, es sei eine Entscheidung über das Ringpankreas erst möglich, wenn man eine Serie von Beobachtungen verschiedener embryonaler Entwicklungsstadien eines Formfehlers gewonnen habe, entspricht durchaus meiner eigenen Meinung. Der Anschauung, die von französischer Seite geäußert wurde, hier liege wohl eine Folge von fetaler Pankreatitis vor, kann man nicht beistimmen.

Schließlich sei noch darauf verwiesen, daß MATHIAS im Pankreas annulare einen Atavismus erblickt hat; es handle sich für den Menschen um einen Rückschlag, den man aus der normalen Embryologie nicht zu erklären vermöge. Nach OPPEL sei aber eine derartige, ringförmige Pankreasanlage bei den Selachiern Regel.

Klinisch kann die Stenosenwirkung des Ringpankreas zu allerlei diagnostischen Vermutungen führen. GENERSICH schreibt z. B. von seinem Fall, daß der Pankreasring knotenartig gewesen und so vor der Wirbelsäule gelegen sei, daß er ganz gut durch die Bauchdecken fühlbar war und ohne weiteres als Geschwulstknoten z. B. als Pyloruskrebs imponiert hätte. OTT fügt an, daß diese Fehldiagnose noch leichter möglich sei, wenn zu diesem palpatorischen Befund noch die oben erwähnten Erscheinungen einer Dilatation (und Insuffizienz) des Magens hinzuträten. In der Tat hat der 3. Fall von SMETANA diese Verhältnisse grell beleuchtet und gezeigt, wie verhängnisvoll die Fehldiagnose sein kann. Bei dem von LERAT beschriebenen Vorkommnis hatte man die Massendiagnose „Pancreatitis chronica, Cholangitis und Appendizitis" gestellt, ehe die Operation den Sachverhalt ganz erkennen ließ; freilich war das Ringpankreas in eine chronische Pankreatitis und in eine Pericholezystitis einbezogen.

3. Nebenspeicheldrüse (Pancreas accessorium, Pankreas aberrans).

Der Begriff des „Nebenpankreas" will nur sagen, daß neben, d. h. abseits vom Ort der eigentlichen Bauchspeicheldrüse ebenfalls Pankreasgewebe oder Pankreasanlagen oder „Pankreaskeime", wie man manchmal liest, gefunden wurden. Auch der Ausdruck „versprengtes Pankreas" wird dafür manchmal gebraucht. Wieder andere sprachen von „überzähligem Pankreas".

Die Erforschung des Nebenpankreas geht zurück auf ENGEL, der 1840 bereits das Vorkommen akzessorischer Bauchspeicheldrüsen erwähnt hat. Indes wird meistens KLOB das Verdient der Priorität zugeschrieben. Er hat 1859 am Magen einer Leiche in der Mitte des großen Bogens zwischen die Magenwandschichten eingebettet eine flache, rundliche „Geschwulst" gefunden, welche drüsigen Charakter aufwies. In einem zweiten Fall entdeckte er eine ähnliche Bildung in der hinteren Wand des oberen Jejunums. Beide Befunde ließen sich mikroskopisch als Pankreata dartun, aber beiden schien der Ausführungsgang zu mangeln. Sodann hat 1861 ZENKER 6 Beobachtungen von Nebenpankreas mitgeteilt; sie lagen alle in der Darmwand, nämlich 1mal im Duodenum, 3mal in der obersten Schlinge des Jejunums, einmal als doppeltes Nebenpankreas 48 bzw. 60 cm abwärts vom Duodenum; im 6. Fall von Zenker war 54 cm vor der Cökalklappe ein $5^{1}/_{2}$ cm langer Anhang, ein Darmdivertikel, das von schmaler Fettgewebshülle bedeckt war; nahe an der Spitze des Divertikels saß das Nebenpankreas. In diesen Zenkerschen Fällen war das akzessorische Pankreas linsen- bis talergroß; auch die Lage war nicht einheitlich, insofern ein Teil der Verlagerungen innerhalb der Submukosa, ein anderer zwischen Muskularis und Serosa eingebettet war. Alle Fälle waren durch Ausführungsgänge ausgezeichnet [1].

Eine Liste, die nicht vollständig sein kann, da die Fülle der Einzelbefunde von Nebenbauchspeicheldrüsen im Feld der menschlichen pathologischen Anatomie nur selten Gegenstand der Veröffentlichung sind, zeigt Feststellungen des Nebenpankreas von verschiedenen Forschern

für den Magen	für das Duodenum	für den Dünndarm
Wagner 1862	Weichselbaum 1884	Neumann 1870
Gegenbauer 1863	Laup 1896	Carbone 1889
Weichselbaum 1884	Cohen 1899	Nauwerck 1893
Cecchini 1886	Schirmer 1893	Schirmer 1893
Schirmer 1892	Letulle 1900	Eug. Albrecht 1901
Lubarsch 1895	Reitmann 1903	Wright 1901
Cohen 1898	Mayo Robson und	Thorel 1903
Duparc 1900	Cammidge 1907	Reitmann 1903
Glinski 1901	Opie 1910	Alburger 1904
Thorel 1903	Saltykow 1912	Bize 1904
Müller 1904	H. Chiari 1912[2]	Simon 1905
Merkel 1905	Weisshaupt 1917	Merkel 1905
Simon 1905	Frangenheim 1921	Trappe 1907
H. Chiari 1906[2]	Ritter 1921	Hulst 1909
Thelemann 1906	Lauche 1924	v. Heinrich 1909
Gardiner 1907	Keyl 1925	Opie 1910
Regnier et Masson 1909	Schmieden u. Schening	H. Albrecht u. L. Arzt
Meusburger 1910	1927	1910
Opie 1910	Doberer 1927	Saltykow 1912
Gg. B. Gruber 1912[2]	Gg. B. Gruber 1928[3]	R. Mayer 1912
R. Meyer 1912		Cawardine 1913
Prior 1917		H. Chiari 1913[2]
Griep 1920		Benjamin 1918
Gg. B. Gruber 1923		Schmidt 1921
Askanazy 1923		Holzweissig 1923
Schmincke 1924		Lauche 1924
Lauche 1924		
Delhougne 1924		
Münch 1925	(Vgl. die Zusammenstellung von Feyrter im Nachtrag	
R. Simon 1925	zu diesem Kapitel, S. 617.)	

Die soeben mitgeteilte Liste kann, wie gesagt, auf Vollständigkeit keinen Anspruch erheben. Sobotta bezeichnet mit Recht das Vorkommen der Nebenpankreata als „Legion". Namentlich würden aus Japan sehr viele einschlägige Beobachtungen mitgeteilt. Ob das ein Zeichen bestimmter Rasseneigentümlichkeit oder nur größerer Aufmerksamkeit auf diese

---

[1] Zenker wies auch darauf hin, daß bei Meckel (Path. Anat. 1, 590) eine Beobachtung von Joh. Heinr. Schulze zitiert sei, welche vielleicht auf ein Nebenpankreas bezogen werden könnte. Schulze beschrieb in den Acta naturae curios T. I; Obs. 226; p. 504; aô 1727 bei einem Neugeborenen ein wahres Darmdivertikel, „cuius apicem glandulosa papilla quaedam quasi coronabat". (Vgl. auch Schirmer, S. 69.)

[2] Nicht veröffentlichte, seinerzeit in München gesammelte 4 Fälle, die sich als Zufallsbefund bei Leichenöffnungen ergaben.

[3] Nicht veröffentlicht.

Dinge sei, ließ SOBOTTA unentschieden. LETULLE berechnet auf 2000 Sektionen ein Vorkommen von 6 Fällen mit akzessorischem Pankreas, OPIE auf 1800 dagegen 10 Fälle, während KATSURADA, 6 unter 329 Sektionen gefunden hat. Die Liste vermag aber zu zeigen, daß die Feststellung akzessorischer Pankreata heute ganz gewiß nicht mehr zu den Seltenheiten gehört.

Was das Vorkommen von Nebenpankreas im Duodenalbereiche anbetrifft, so möchte ich noch auf die Beispiele von REITMANN und von SCHMIEDEN-SEBENING verweisen, welche treffliche Bilder dieser Abweichung gaben. Der SCHMIEDENsche Fall ist vielleicht besonders lehrreich, weil der makroskopischen auch die feinanatomische Abbildung gegenübergestellt werden konnte.

Wie DEBEYRE im Ductus choledochus der Ratte zahlreiche akzessorische, voll ausgebildete Pankreasläppchen gefunden hat, so konnte BUDDE akzessorische

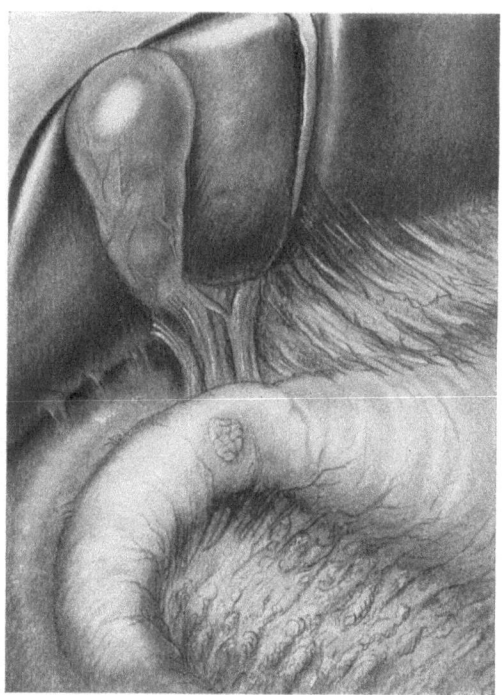

Abb. 47. Pfennigstuckgroßes Nebenpankreas in der Vorderwand des Duodenums.
(Nach SCHMIEDEN und SEBENING.)

Pankreasentwicklung beim Menschen für die Entstehung von sog. idiopathischen Choledochuszysten verantwortlich machen. Vor allem aber ist die Feststellung eines Nebenpankreas in der Gallenblasenwand im Grenzgebiet zwischen mittlerem und erstem Drittel, 2 cm vom Ductus cysticus entfernt bei einem 40jährigen Mann durch N. v. HEDRY wichtig, ebenso wie die von RICH. SIMON, der am Hals einer exstirpierten Gallenblase einen gut bohnengroßen Knoten gefunden hat, welcher sich histologisch als Nebenpankreas mit Schaltstücken aber ohne deutliche LANGERHANSsche Inseln erwies.

Vereinzelt scheinen Feststellungen zu sein, wie sie von WRIGHT, HOLZWEISSIG und THOREL gemeldet werden. WRIGHT sah bei einem 12jährigen Kind im Bereich einer Nabelfistel ein Nebenpankreas; und HOLZWEISSIG fand bei einem 59jährigen Mann ein Divertikel des Ileums zwischen den zwei Mesenterialblättern, das rings von Pankreasgewebe mit LANGERHANSschen Inseln umgeben war[1]. Auch Thorel sah ein Nebenpankreas im Mesenterium liegen. Dasselbe meldete Saltykow.

Schließlich sei noch der Tatsache gedacht, daß wiederholt ein mehrfaches Vorkommen von Nebenpankreas in ein und demselben Fall beschrieben worden ist. So hat Askanazy einmal bei einem $2^1/_2$ monatigen Kind im Magen (Pylorusgegend) wie im Duodenum (10 cm über der Ampulla Vateri je ein Nebenpankreas gefunden. Lauche hat ebenfalls einmal (bei einem 68jährigen Mann) je ein Nebenpankreas vor und hinter dem Pylorus festgestellt. Reitmann hat den Befund eines 26jährigen Mannes veröffentlicht, der 10 cm vor der Ileocökalklappe in der Darmwand ein Nebenpankreas trug; außerdem

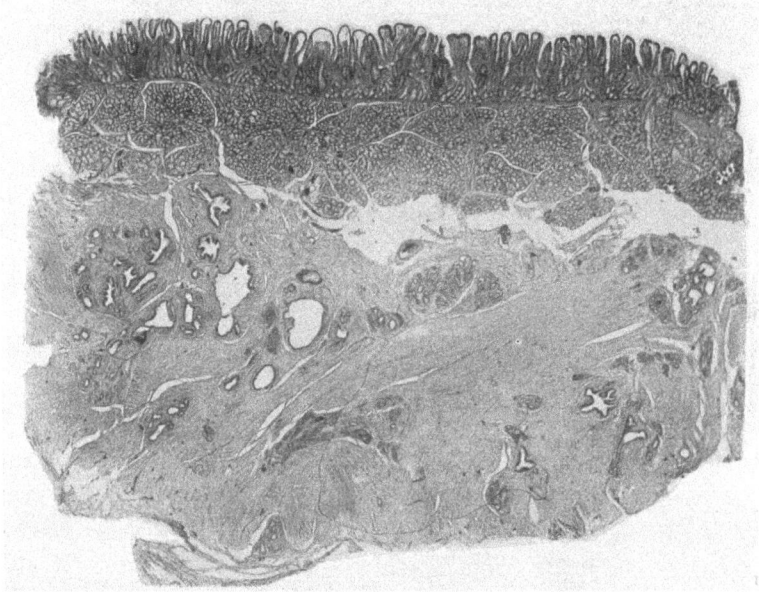

Abb. 48. Schnitt durch die Duodenalwand mit dem Nebenpankreas der Abb. 47. Erweiterte Pankreasgänge in der Muskelschicht der Darmwand. (Nach Schmieden und Sebening.)

bot er den Befund eines Meckelschen Divertikels dar. Dieses saß gegenüber dem Mesenterialansatz, war 2 cm lang, $1^1/_2$ cm breit und 0,75 cm dick, schon äußerlich als drüsig gebaut erkennbar; mikroskopisch fand sich hier der unverkennbare

---

[1] Hier sei auch eine Beobachtung von Hyrtl angemerkt, die möglicherweise nicht ins Gebiet des Nebenpankreas gehört, von ihm aber als Pancreas accessorium mitgeteilt worden ist. Er fand gelegentlich einmal an der hinteren Wand der Bursa omentalis ein „Nebenpankreas" von der Größe und Form einer Mandel. Es lag in einer Bauchfellfalte, welche sich von der Cauda pancreatis gegen den Hiatus lienis hinerstreckte. Diese Falte war ungewöhnlich breit und hoch, sie zog in schiefer, absteigender Richtung vom linken, abgerundeten Ende der Bauchspeicheldrüse zum unteren Ende des Ligam. gastrolienale hin. Sie teilte die Bursa omentalis in eine obere größere und in eine untere kleinere Hälfte, in der Mitte war eine kleine Verdickung. In die akzessorische Drüse senkte sich ein Ast des Ductus Wirsungianus. Diese letzte Feststellung läßt uns die Erscheinung als Nebenpankreas ablehnen. Sie hat mit dem als „Pancreas minus" benannten Vorkommen eines bindegewebig gut und völlig abgegrenzten aber durch das Gangsystem mit dem Hauptpankreas verbundenen Lappens im Kopfbereich eine gewisse Ähnlichkeit. Ob bei der Genese einer solchen Bildung, wie sie Hyrtl beschrieb, nicht postfetale, pathologische Umstände mitspielten, ist durchaus überlegenswert.

Befund des Nebenpankreas in Submukosa und Muskelschichte. Auch ZENKER[1] hat je zwei Nebenpankreata, KATSURADA für einen Fall sogar 3 akzessorische Bauchspeicheldrüsen angegeben. SALTYKOW hat im Fall 6 seiner Karzinoide eine Pankreasversprengung im Duodenum, mehrere in der Radix mesenterii wahrgenommen. Auch HERXHEIMER gibt an, mehrere Nebenpankreata bei einem Träger gleichzeitig gesehen zu haben. Wenn man allgemein die oft vielfach

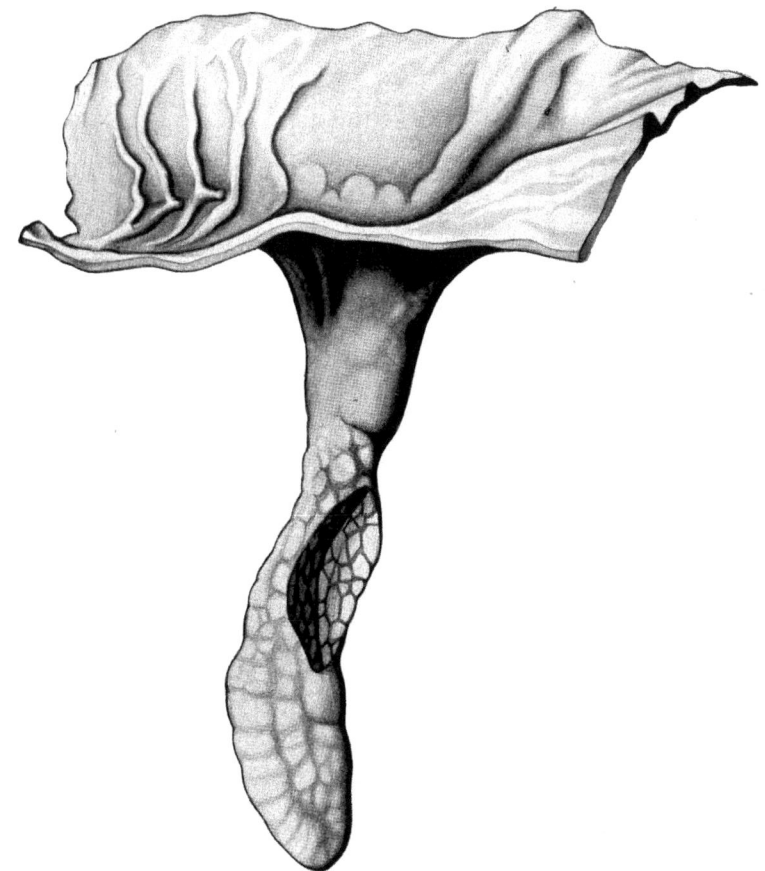

Abb. 49. Akzessorisches Pankreas im Fall von NAUWERK.

auftretenden Darmkarzinoide OBERNDORFERs als fehldifferenzierte Pankreas-anlagen auffassen dürfte, dann wäre natürlich ein Mehrfachvorkommen von Bauchspeicheldrüsenversprengungen gar nicht so selten. (Vgl. FEYRTER, Nach-trag, S. 619.)

Besondere Berücksichtigung verdient der Zusammenhang zwischen Darmdivertikel und Nebenbauchspeicheldrüsen. ZENKER hat als erster dies Vorkommnis festgestellt [2]. NEUMANN beschrieb ein Pankreas accessorium, das an der Spitze eines MECKELschen Divertikels, wie eine kleine Quaste be-

---

[1] In ZENKERs Fall saß das eine Nebenpankreas 16, das andere 48 cm unterhalb des Duodenums.

[2] Wie er selbst ausführte, und wie oben schon angegeben, ging ihm vielleicht JOH. HEINRICH SCHULZE aus Koblitz in dieser Beobachtung voraus. (Acta naturae curios. T. 1, S. 504. 1727.)

festigt war. Weitere Beobachtungen eines divertikulären Vorkommens von Nebenpankreas liegen aus der Feder von Nauwerk, Schirmer, Eug. Albrecht, Merkel, Quensel, Bize, Hulst, H. Albrecht und Arzt, Schätz und Lauche vor. Daß es sich dabei, nicht immer um Meckelsche Divertikel mit Einwebung von überzähligen Speicheldrüsen handelte, lehrte wohl schlagend der Nauwerksche Fall, welcher einen 43jährigen Mann betraf, der 23 cm oberhalb des Coecums über ein 9 cm langes, bleistiftdickes Nebenpankreas verfügte; dieses ragte frei aus einer divertikelartigen Ausbuchtung des Darmes vor, und ließ

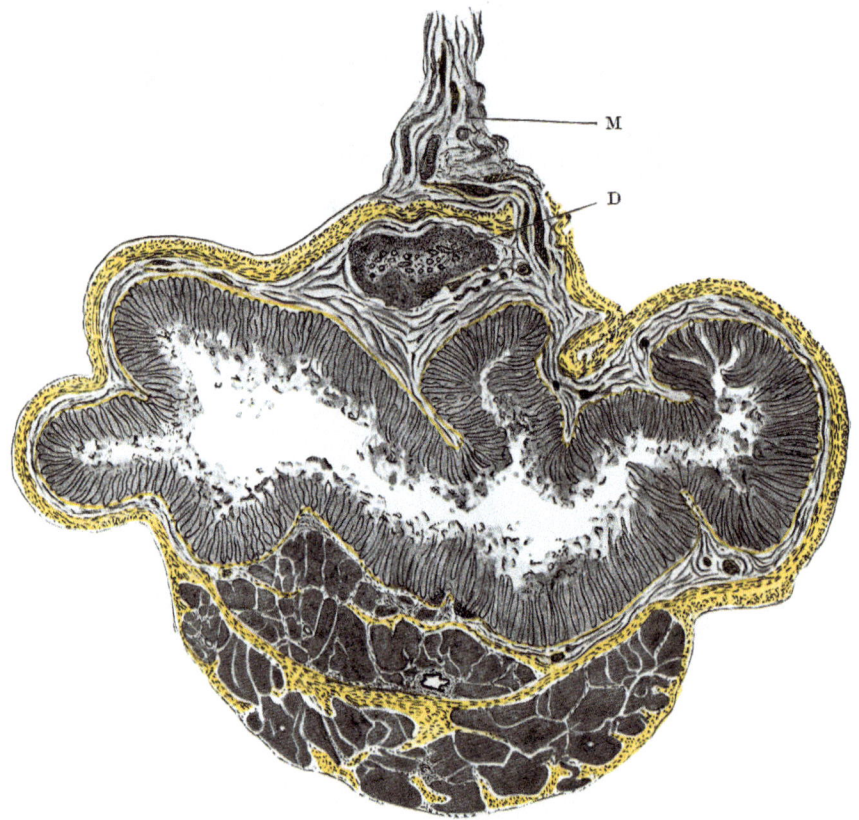

Abb. 50. Akzessorisches Pankreas eines 9 Monate alten Knaben. Zugleich eine Divertikelbildung an der Ansatzstelle des Mesenteriums (D). M Mesenterium. Im Bild ist die Muskulatur gelb gehalten. (Lupenvergrößerung nach Lauche.)

unschwer einen Ausführungsgang erweisen; die Annahme, hier habe es sich um ein Meckelsches Divertikel gehandelt, wurde hinfällig durch den abgesonderten weiteren Befund eines solchen Divertikels ohne Nebenpankreas bei demselben Mann 80 cm oberhalb der Ileocökalklappe.

Es hat sich um die Befunde des verbundenen Vorkommens von Pancreas accessorium mit und in einem Divertikel alsbald ein Streit der Meinungen gebildet: Zenker sah das Divertikel mit der Nebenbauchspeicheldrüse als ein Meckelsches an und sprach von einer Persistenzerscheinung. Neumann wollte das von ihm gesehene Divertikel nicht im Zusammenhang mit dem Ductus omphalomesentericus erklärt wissen, er dachte vielmehr an eine sekundäre Blindsackbildung, welche dem Zug des sich vergrößernden Nebenpankreas folgend, mechanisch entstanden wäre. Die Beobachtung von Nauwerk konnte die Annahme Neumanns für seinen Fall gewiß stützen, nicht aber die Richtigkeit der Zenkerschen Anschauung für andere Fälle umstoßen. Lauche nimmt unter Hinweis auf den Befund von

WRIGHT (Pankreasgewebe in einer omphalomesenterialen Nabelfistel) an, daß beides, Divertikel und Nebenpankreas jeweils gleichzeitig entstanden seien; er will aber nicht bestreiten, daß eine sekundäre Verlängerung eines angeborenen Divertikels durch das Nebenpankreas vorkommen könne; das sei aber nur anzunehmen, wenn das Divertikel die sonst übliche Lage stark überschreite.

SCHAETZ machte darauf aufmerksam, daß man zwischen Pankreasdivertikel — entstanden durch Dehnung des Ausführungsganges einer Pankreasanlage — und einem MECKELschen Divertikel mit mehr oder minder ausdifferenziertem Pankreaskeim wohl unterscheiden müsse. (Auf die genetischen Theorien des Nebenpankreas wird unten weiter eingegangen.)

Über das Nebenpankreas im Magen haben RITTER, COHEN, LUBARSCH, DELHOUGNE, MÜNCH, ASKANAZY, LAUCHE und SIMON sich geäußert, um nur einige der jüngsten Veröffentlichungen zu nennen. Das Pancreas accessorium sitzt zwar meistens, aber nicht immer in der Nähe des Pförtners. Schon

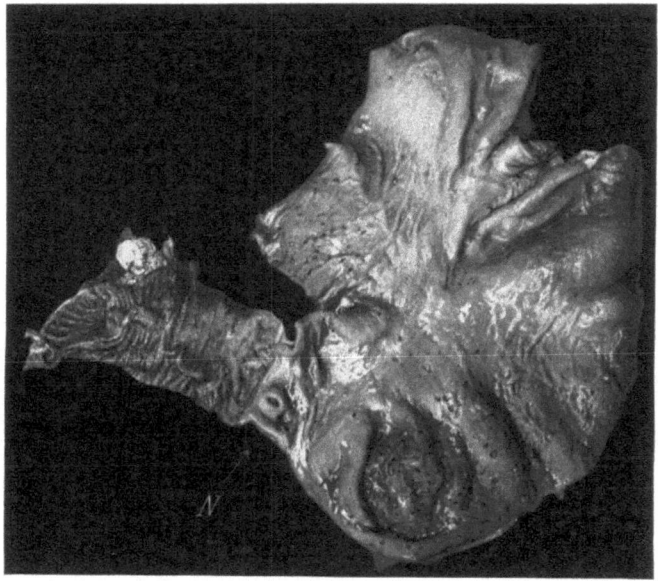

Abb. 51. Kindlicher Magen. Knapp vor dem Pylorus nach unten rückwärts gelegen die ringartige Vorragung eines Nebenpankreas von adenomähnlichem Bau. (Eigene Beobachtung; pathol. Inst. Mainz.)

E. WAGNER sah es in der Mitte der kleinen Kurvatur. WAGNER, SCHIRMER und MEUSBURGER fanden es in der vorderen Magenwand, GLINSKI in der hinteren Magenwand, GRIEP in der Mitte der großen Kurvatur usw. Der makroskopische Befund war verschieden.

DELHOUGNE hat an Hand 40 aus der Literatur zusammengestellter Fälle von Pankreaskeimen im Magen folgende Tabelle über die Häufigkeit des Sitzes der Mißbildungen zusammengestellt:

Submuköser Sitz	15 mal	$= 45,4\%$	
Intramuraler Sitz	5 „	$= 15,1\%$	33 Fälle
Subseröser Sitz	5 „	$= 15,1\%$	
Sitz in mehreren Schichten	8 „	$= 14,2\%$	
Sitz am Pylorus	14 „	$= 58,3\%$	
Sitz in der Mitte der großen Karvatur . . .	3 „	$= 12,5\%$	24 Fälle
Sitz in der kleinen Kurvatur	5 „	$= 20,8\%$	
Sitz an der Kardia	2 „	$= 8,3\%$	

Manchmal springt die Stelle des Nebenpankreas nach außen tumorartig vor (MEUSBURGER); häufig scheint eine runde oder ovale ringwallartige Erhebung der Mukosa nach innen zu sein, welche eine zentrale Vertiefung erkennen läßt.

Die Farbe der Mukosa über solch abgeirrten Pankreata entspricht ganz jener der gewöhnlichen Schleimhaut des Magens (oder Darmes). Die Härte der fraglichen Bildungen kann sehr beträchtlich sein. In der Größe schwanken sie von Hanfkorn bis Dreimarkstückgröße; DELHOUGNE gibt sogar Hühnereigröße für sie an.

Klinisch scheinen die Nebenpankreata des Magens nicht ohne Bedeutung zu sein. So scheinen Stenosen am Pylorus durch den hervorragenden Sitz des überzähligen Pankreas möglich zu werden — vielleicht auch durch einen Muskelreiz, den die Gewebsmißbildung bedingt, welche ja oft genug bis in die Muskelschichte reicht und einesteils mit Dissektion der Muskelwand, andererseits mit Muskularishypertrophie einhergeht (GG.B.GRUBER, MÜNCH, SCHAETZ). CECHINI[1] brachte eine Magensenkung mit einem ortsfalschen Pankreaskeim in Verbindung. In dem von GG. B. GRUBER zusammen mit HEIDENHAIN beschriebenen Fall eines 6 Wochen

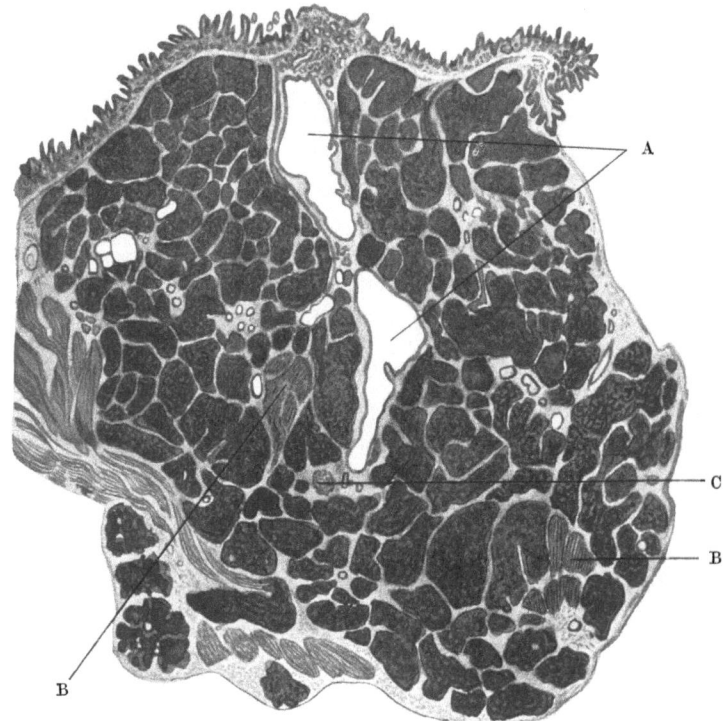

Abb. 52. Übersichtsfeld (achtmal vergrößert) eines Nebenpankreas im Jejunum. (Nach H. VON HEINRICH.) A Cystisch erweiterter Hohlraum, hergeleitet aus einem Ausfuhrungsgang; B Muskelbündel aus der Ringmuskulatur; C Wanddrüschen des Ausfuhrungsganges.

alten Säuglings (Abb. 51) verursachte das parapylorische Nebenpankreas eine Pylorusstenose, peptische-blutige Erosionen und Melaena. Die Kranken DELHOUGNEs litten teils an unbestimmten Magenbeschwerden, teils fand man bei ihnen das Nebenpankreas als Zufallsbefund, als man aus anderer Ursache (Cholelithiasis) den Leibschnitt machen mußte. Im Fall von FRANGENHEIM-RITTER hatte das Pancreas accessorium Duodenalbeschwerden gemacht, so daß man klinisch einen Geschwürsprozeß annehmen konnte, allerdings ohne die Möglichkeit, Gallensteine auszuschließen. Ähnliches traf bei den Kranken von REYNIER und von GRIEP zu; es handelte sich in REYNIERs Fall um ein Pancreas accessorium am Pylorus, bei dem von GRIEP um ein 2×2 cm großes Nebenpankreas in der Mitte der großen Kurvatur, nahe der Vorderseite gelegen. — Wichtig für die klinische Wertung ist der Fall von H. ALBRECHT und L. ARZT, der einen 15jährigen Knaben mit Ileuserscheinungen betraf. Diese waren durch eine strangartige Bildung hervorgerufen, welche 2 Dünndarmschlingen drosselte; sie zog zu einem fingergliedlangen, daumendicken Dünndarmdivertikel hin, das entzündlich geschwollen war. Der Strang entpuppte sich als

---

[1] Zitiert nach RITTER.

Rest des Ductus omphalomesentericus, im Divertikel fand sich regelrechtes Pankreasgewebe. Invagination des Darmes infolge der Wirkung eines pankreashaltigen Darmdivertikels glaubten BRUNNER[1], BIZE und HULST annehmen zu müssen. Darüber, daß versprengte Pankreaskeime Anlaß zur Bildung von Choledochuszysten — und damit natürlich auch zu schwerer Gallenabflußbehinderung — geben können, ist bei BUDDE nachzulesen. Die Annahme von P. MÜLLER, daß aus dysontogenetischer Epithelialverlagerung in der Magenwand, also auch aus dystopen Pankreaskeimen Ulcera peptica ventriculi würden, lehnt DELHOUGNE als bisher nicht bewiesen ab.

Die feinanatomische Untersuchung einschlägiger Fälle hat deshalb viele Köpfe bewegt, weil die Befunde nicht immer regelrecht waren, sondern der

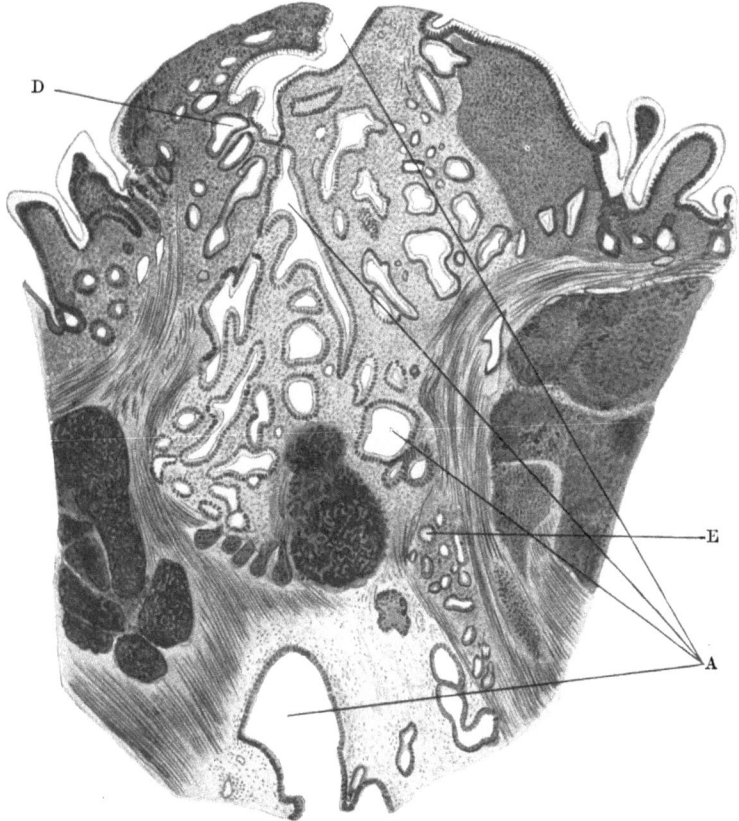

Abb. 53. Abschnitt aus Abb. 52 (48 mal vergrößert). Mündungswarze des Nebenpankreas. (Nach H. VON HEINRICH.) A Cystisch erweiterter Hohlraum, hergeleitet aus dem Ausführungsgang bis zur Einmundung in den Darm; D Mündung eines verzweigten Drüsenschlauches in den Darm; E Ausführungsgänge des Nebenpankreas ganz nach Art der gewöhnlichen großen Bauchspeicheldrüsengange gebaut.

Grad der Vollkommenheit dieser Nebenpankreata sehr schwankt. Ja, manchmal kommen Abweichungen oder scheinbar ortsungerechte Entwicklungsformen vor, welche in das Grenzgebiet der Gewächsbildung gehören. Abgesehen von THORELs eingehender Untersuchung sei in dieser Hinsicht zunächst auf HANS v. HEINRICH hingewiesen, der u. a. zeigen konnte, wie ein Nebenpankreas gewissermaßen die muskuläre Schicht der Darmwand durchbrechen kann. Sein Fall zeigte wohl Schaltstücke, aber keine LANGERHANSschen Inseln.

---

[1] Zitiert nach RITTER.

Was die Lagebeziehung des Nebenpankreas zu den Wandblättern des Magen- und Darmkanals betrifft, so muß man an folgende oft genug festgestellten Möglichkeiten denken: Die akzessorische Drüsenbildung kann

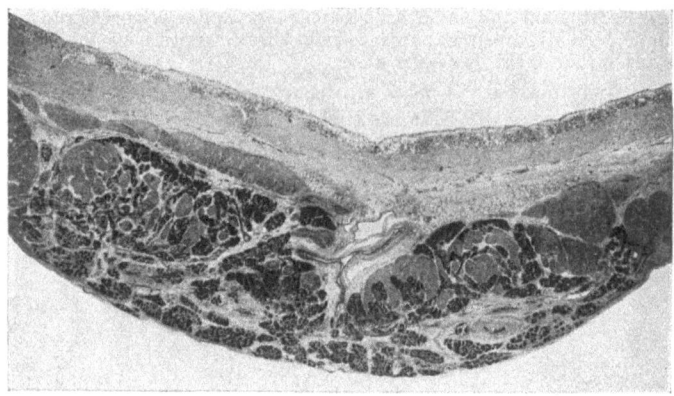

Abb. 54. Intramural und subserös gelegenes Nebenpankreas von der vorderen Magenwand eines Neugeborenen. (Pathol. anat. Inst. Innsbruck; Fall von MEUSBURGER.)

submukös, intramural und subserös liegen (vgl. LAUCHE, SCHAETZ!), sie kann natürlich auch 2 oder 3 Schichten beanspruchen.

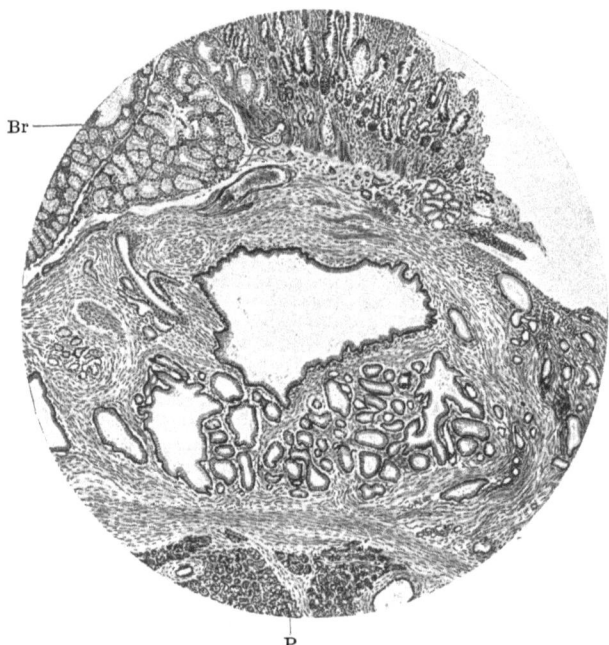

Abb. 55. Sogenanntes, intramurales Adenom des Duodenums. In der Mitte adenomartige Wucherung, unten abgeirrtes Pankreasgewebe (P), links BRUNNERsche Drusen (Br). (Nach LAUCHE.)

Was die gewebliche Zusammensetzung der Nebenpankreata betrifft, so war es das Bestreben der Beobachter immer, alle Bestandteile eines normalen Pankreas nachzuweisen. Indes wurden hierüber wechselnde Befunde erhoben. Schon der Nachweis eines großen Ausführungsganges ließ oft im Stich. Allerdings muß gefordert werden, daß vom Mangel eines Ausführungsweges einer richtig azinös gebauten abgeirrten Bauchspeicheldrüse erst dann gesprochen werde, wenn auf einer lückenlosen Serie der Gang fehlt; das dürfte aber als Vorkommnis wohl nicht denkbar sein; denn die Erfahrung der pathologischen Anatomie und experimentellen Pathologie lehrt, daß bei verhinderter

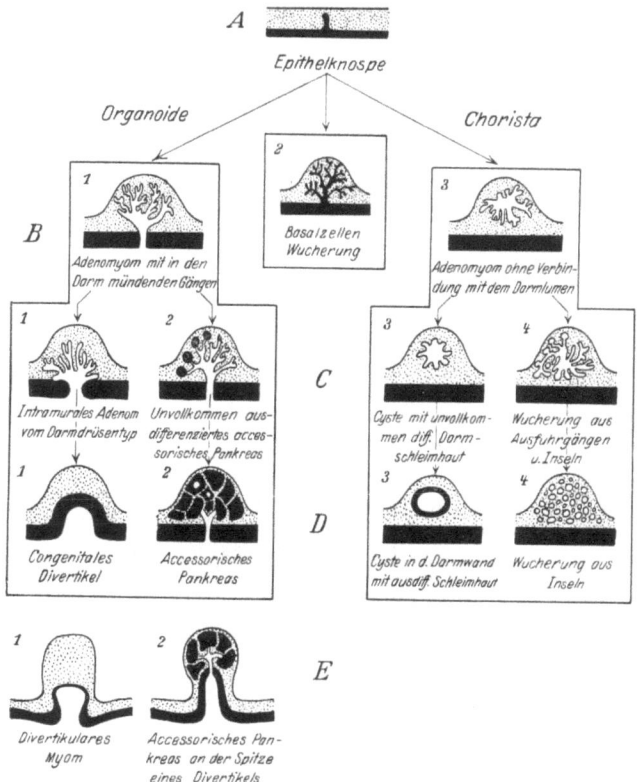

Abb. 56. LAUCHEs schematische Zusammenstellung der dysontogenetischen Heterotopien im Verdauungsschlauch.

Sekretabführung das Drüsengewebe des exokrinen Pankreas zugrunde geht. Nur schwer läßt sich annehmen, daß es auch pankreasartige Gewebsmißbildungen ohne Ausführungsgänge gebe. Sie würden nur aus Inseln bestehen können. LAUCHE hat sich über solche Möglichkeit vorsichtig ausgesprochen. Er kam zum Schluß, daß im Dünndarm tatsächlich Wucherungen vorkämen, die man als nur insulär aufgebaut ansehen dürfe.

Diese Überlegungen zeigen, welche Fülle von Ausreifungsmöglichkeiten für das akzessorische Pankreas bestehen, SCHAETZ hat in dieser Hinsicht 3 Wuchsformen unterschieden:

1. Das Pankreasgewebe kann im exokrinen Teil ausdifferenziert sein.

2. Das Pankreasgewebe kann von den Speichelgängen her adenomartig gewuchert sein, was manchmal mit Hypertrophie der Muskelwand des Darmes geschieht und das Bild des Adenomyoms ergibt.

3. Das Pankreas ist mit LANGERHANSschen Inseln versehen.

Dazu ist noch zu bemerken, daß Übergänge zwischen der ersten und der 2. Gruppe nicht selten sind, ferner, daß in den Adenomyomen zystische

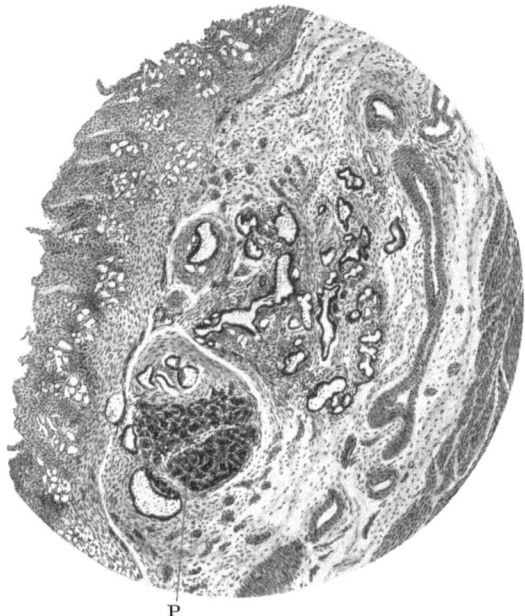

Abb. 57. Nebenpankreas der Pylorusgegend, zum Teil unvollkommen differenziert. (Nach LAUCHE.) Nur bei P geordnetes Pankreasgewebe, sonst lediglich Ausführungsgänge.

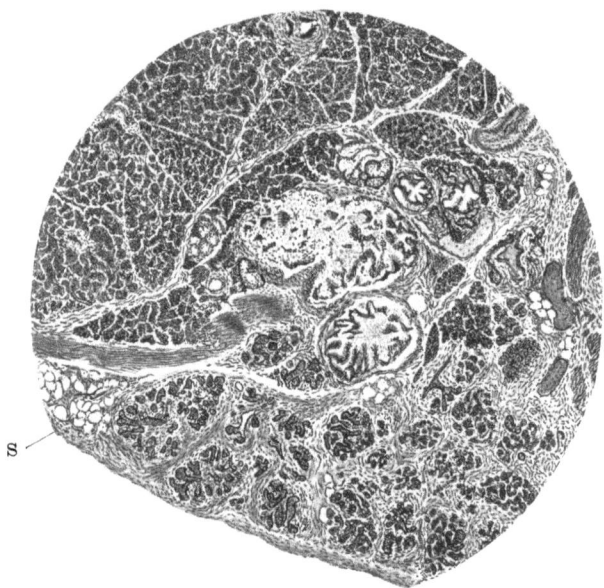

Abb. 58. Akzessorisches Pankreas eines 44 jährigen Mannes. Die äußeren Teile (unter der Serosa S) haben embryonalen Charakter beibehalten. (Nach LAUCHE.)

Ausweitungen vorkommen (QUENSEL), oder daß der epitheliale Anteil an ihnen besonders hervortritt (CARBONE, TRAPPE, SALTYKOW, vielleicht auch CORDUA), endlich daß der mesenchymale Anteil, stärkerer Muskelzüge wegen besonders in die Augen springt.

LAUCHE hat die Heterotopien des ortsgehörigen Epithels im Bereich des Verdauungskanales gesichtet, und ist teilweise nach dem Vorgang von SALTYKOW und im Sinn von EUG. ALBRECHT dazu gekommen, organoide Bildungen von Choristien zu unterscheiden, welche beide ihren Ausgangspunkt in Epithelknospen haben. Über die Reihen verschiedener Erscheinungen, die dabei eine Rolle spielen, gibt LAUCHE eine bildliche Ordnungstabelle mit gutem und vollständigem Überblick. Aus dieser Tafel wird die nahe Verwandtschaft von rein adenomatösen, bzw. adenomyomatösen (COHEN, LUBARSCH, MAGNUS ALSLEBEN) oder zystischen Adenomen des Magendarms (QUENSEL, CORDUA) mit abgeirrten oder unvollständig differenzierten Nebenpankreata klar.

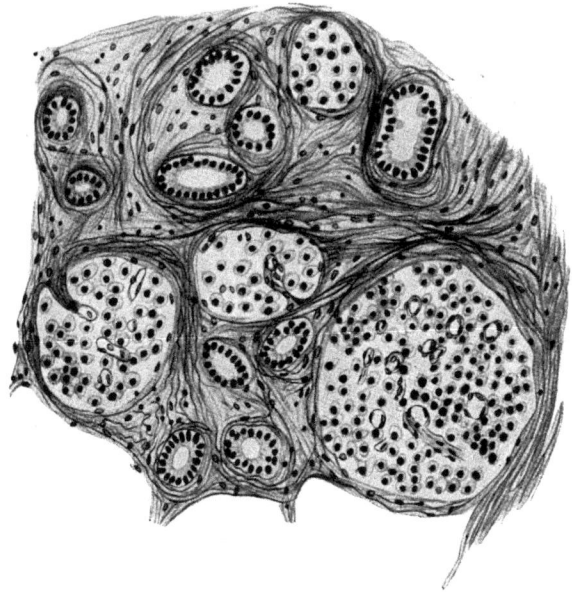

Abb. 59. Pankreaskeimversprengung im Mesenterium aus LANGERHANSschen Inseln und Ausführungsgangen bestehend. (Nach SALTYKOW.)

In seinen auch bildhaft vergegenwärtigten Belegen zu den einzelnen Gruppen der schematisch gekennzeichneten Vorkommnisse sind besonders die Vorkommnisse von Nebenpankreas beachtenswert, welche zum Teil gut, zum Teil mangelhaft oder abwegig differenziert sind, wie dies die Abbildungen 57 und 58 zeigen.

Relativ selten unter den Formen der Nebenpankreata dürften Erscheinungen von Inseln und Ausführungsgänge allein sein. Als solche Befunde deutet LAUCHE den von SALTYKOW wiedergegebenen Fall unserer Abb. 59, ferner den 4. Fall von DELHOUGNE und eine Beobachtung von ASKANAZY am Magen einer 80-jährigen Frau.

In ASKANAZYs Fall handelte es sich um einen gewöhnlichen Schleimhautpolypen des Magens, der 2 mm vor dem Pylorus lag und eine 3 mm hoch nach innen vorragende, rundliche, weiße 3 × 4 mm messende, in der Mitte etwas eingesunkene Platte bildete. Dieser Polyp bestand aus einer hyperplastischen Mukosa, Submukosa und Muscularis mucosae, welch letztere beide die Mitte des Polypen einnahmen. Unter diesen Gewebsanteilen bemerkte man in der Tiefe der Muskulatur eingeschlossene, epitheliale Zellinseln, welche im lockeren Bindegewebe zwischen den Muskelbündeln lagen. Die Epithelhaufen waren im ganzen spärlich, von verschiedener Größe. Der umfangreichste zeigte lappigen Bau, indem dünne Bindegewebssepten zwischen ziemlich regelmäßig und gleich groß gestalteten Epithelhäufchen eindrangen, so daß das Ganze, wie ein Azinus ohne Lumenbildung aussah. Daneben waren gewöhnlich viel kleinere, meist rundliche Epithelballen mit dunklen Kernen vorhanden, welche locker in der Muskulatur verstreut lagen. Nur selten besaßen sie ein kleines, zentrales Lumen; manchmal waren sie von einem zarten Gewebssaum mit ein paar platten Kernen umgeben, als lägen sie in einem Lymphgefäß, doch war das nicht sicher feststellbar. Ein paar größere vereinigten sich zu einem kleinen Läppchen. ASKANAZY knüpfte u. a. an seine Darstellung die Bemerkung, daß diese epithelialen Herdchen stark an die „Karzinoide" des Darmes erinnert hätten.

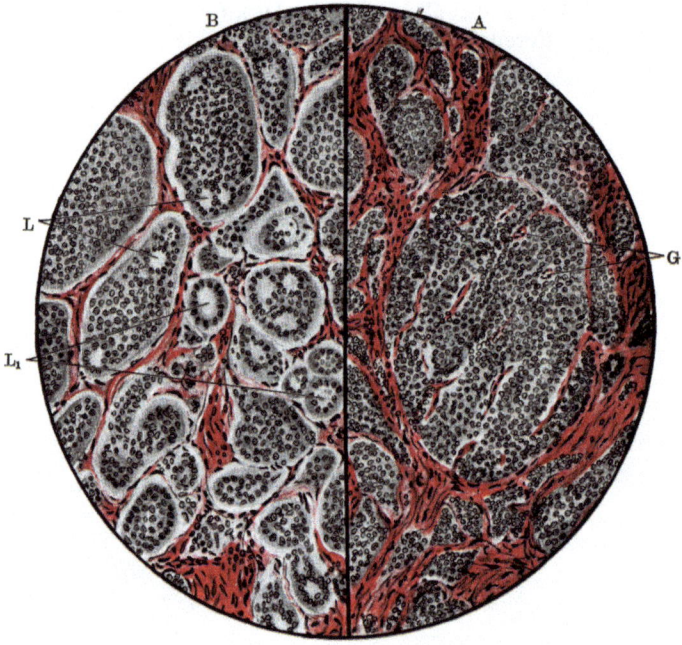

Abb. 60. Befund in einem ungewöhnlichen Gewebsanteil des Dünndarms mit „Basalzellwucherung". Die Hälfte A ist aus der Tiefe; sie zeigt Bildungen nach Art der endokrinen Pankreasinseln; bei G sind die Gefäße im Innern des Zellhaufens getroffen. Die Hälfte B ist aus den oberflächlichen Schichten; bei L finden sich Andeutungen von Lumenbildung (Rosetten) an einzelnen Stellen der Epithelhaufen. L₁ sind als gut ausgebildete Drusenschläuche anzusprechen. (Nach LAUCHE.)

Wie schon oben betont, hat LAUCHE die Anschauung ausgesprochen, daß es auch epitheliale Heterotopien im Magendarmkanal gibt, welche nur aus pankreatischem Inselgewebe aufgebaut seien. Er hat einen Fall beobachtet, der als „Dünndarmkarzinoid" bezeichnet ist und in dem sich Bilder fanden, welche ebenso wie jene Beobachtungen von SALTYKOW nur als aus Inseln aufgebaute Gewebsanteile angesehen werden müßten (Abb. 60).

LAUCHE spricht diesen Befund als eine Kombinationsform mit den Dünndarmkarzinoiden an. Daß solche Mischformen vorkommen, in denen neben sog. karzinoiden Abschnitten, bzw. Inselgewebe sogar azinöses Gewebe vorkommt, hat M. B. SCHMIDT ausgesprochen. SALTYKOW, der ein großes Verdienst an der Aufwerfung und Aufklärung dieser Fragen hat, will die karzinoiden Gebilde des Dünndarms als „Tumores pancreatici intestini" bezeichnet wissen, „wobei man einerseits den Typus der Ausführungsgänge („Adenomyom") und andererseits denjenigen der Zellinseln („karzinoider Tumor") zu unterscheiden hätte"[1]. Eine

---

[1] Nach den Untersuchungen von SALTYKOW, GOSSET und MASSON, DESIDER, ENGEL, MASSON, HASEGAWA und LAUCHE muß man wohl annehmen, daß im Begriff „Karzinoid"

karzinomatöse Umwandlung der Zellinseln seiner pankreatischen Intestinaltumoren hält SALTYKOW für möglich. Auf das Problem der echten Karzinoide sei hier nicht eingegangen!

Wohl aber werde eine andere Seite angeschnitten. nämlich ob auf dem Boden abgeirrter Pankreaskeime größere, fortgesetzt wachsende Geschwülste, ja besonders Krebsbildungen gelegentlich entstehen können. Dieser Frage hat ASKANAZY unter Berücksichtigung eigener Befunddeutungen, sowie früherer Angaben THIERFELDERs und PFÖRRINGERs Rechnung getragen. MATHIAS und BEUTLER sind für die Bildung bösartiger Geschwülste aus akzessorischen Pankreaskeimen im Magen eingetreten. Auch HERXHEIMER hat sich in diesem Sinne geäußert. ASKANAZY nennt die geschwulstähnlichen Versprengungen von Pankreaskeimen im Magen und Duodenum ,,Blastoide". Sie seien ,,Mißbildungen per excessum". ,,Nicht jede Proliferation im Blastoid hat eine blastomatöse Bedeutung", sagt er. Wenn nun auch ASKANAZY[1] in Gestalt seines 9. Falles ein Bindeglied zwischen der Erscheinung fetaler Einschlüsse in der Magenwand und der Erscheinung eines Magenkrebses der Art, wie ihn sein erster Fall zeigte, ersehen zu können glaubt, so drückt er sich doch äußerst vorsichtig aus; denn er sagt, man dürfe den Befund des ersten Falles ,,vielleicht als beginnendes Karzinom ansprechen". Es kann ASKANAZY deshalb nicht, wie es geschehen, als Kronzeuge dafür angerufen werden, daß aus Nebenpankreaskeimen Krebse sich entwickeln. Und DELHOUGNE hat ausgeführt, daß bisher keine einwandfreien Fälle von Karzinomentwicklung aus Pankreaskeimen bekannt geworden seien.

Daß einseitig weiter differenzierte pankreatische Nebenbildungen in der Magen-Darmwand zu myomatösem und fibromyomatösem Wachstum Anlaß geben, hat THOREL dargetan[2], dies ist jedoch nur die äußerste einseitige Entwicklungserscheinung des organoid gemischten Gebildes, das als Adenom und Adenomyom der Magendarmwand schon in den vorausgehenden Abschnitten eine Rolle spielte. Bei SALVIOLI, CARBONE, COHEN, THOREL, TRAPPE, SALTYKOW und LAUCHE finden sich darüber eingehende Ausführungen.

Für die manchmal aufgeworfene Frage der sog. syngenetischen oder der zufälligen Häufung von Mißbildungen sind folgende Vorkommnisse nicht ohne Bedeutung:

Pankreaskeime im Magen zugleich bei Vorhandensein einer Nebenmilz (KAUFMANN); Pankreasdystopie bei Hernia diaphragmatica (R. MEYER) oder bei herniösem, dorsalem und kranialem Vorfall von Baucheingeweiden in eine Mesenterialbucht infolge Rhachischisis anterior et posterior cervicodorsalis (Gg. B. GRUBER) Pankreaskeime im Magen und Duodenum bei Agenesie der Gallenblase (ASKANAZY); Nebenpankreas im Magen bei Ösophagus- und Duodenalatresie (MEUSBURGER); Nebenpankreas im Duodenum bei Duodenaldivertikel (Pathol. anatom. Institut Innsbruck) Nebenpankreas im Duodenum bzw. im Ductus choledochus bei Choledochuszyste (BUDDE).

Über die Entstehung und das Wesen der akzessorischen Pankreata sind allerlei Meinungen vertreten worden. Hier ist zunächst ZENKERs Auffassung bedeutungsvoll. Dieser Forscher ersah im Nebenpankreas einen Bildungsfehler, der durch mehrfache Anlage des Organs im Embryonalleben zustande gekommen; dabei, so glaubte er, sei die erste Anlage engnachbarlich mit dem eigentlichen Pankreas geschehen, dadurch, daß sich dort statt der einfachen Ausstülpung der

---

verschiedene, genetisch voneinander abweichende, schließlich morphologisch einander stärkst ähnelnde Gebilde zusammengefaßt worden sind. HASEGAWA, der die MASSONschen Befunde an Appendixkarzinoiden bestätigt hat, erkennt die Berechtigung der ENGELschen Anschauung über Herleitung der Dünndarmkarzinoide aus atypischen Darmknospungen an. Freilich kann die Differenzierung der ungewöhnlichen epithelialen Knospenabkömmlinge recht verschiedene Richtung einschlagen.

[1] Dtsch. med. Wschr. **1923**, Nr 1 u. 2.

[2] BORRMANN hat im ersten Teil des 4. Bandes dieses Handbuches unter Beibringung ausgezeichneter, übersichtlicher Abbildungen von KONJETZNY zur Frage der Adenomyome und Fibromyome in Verbindung mit Pankreaskeimen Stellung genommen.

Drüse eine doppelte oder dreifache gebildet, von denen jede sich zu einem gesonderten Drüsenkörper weiterentwickelte. Infolge des Längenwachstums (der Wirbelsäule und des Darmes) käme es dann zu einer Lageverschiebung und einem Auseinanderdrücken dieser Pankreasanlagen entweder kranial oder kaudal.

ENDRES hält das Nebenpankreas für eine vom Hauptstamm sekundär abgeschnürte Drüsenpartie. Nach seiner Darstellung müßte man in der ersten Anlage ein Pankreas superius und ein Pancreas inferius unterscheiden. Das erste werde zum endgültigen Pancreas magnum, während das letztere sich als Pancreas minus auf das Duodenalgekröse beschränkte und an der Weiterwucherung im Jejunalgekröse durch die von der Flexura duodenojejunalis zum Ursprung der Art. mesenterica sup. ziehende Gekrösefalte verhindert werde. Es gebe aber von diesen Verhältnissen eine Abweichung infolge zweier Momente, nämlich der Ernährungsverhältnisse der für das Pankreaswachstum fraglichen Gekrösegebiete, dann aber auch der Verschiebungen in den Lagebeziehungen zwischen Pankreas- und Dottervenenanlage. Es könne z. B. das Pankreas minus die Plica vasoenterica durchwachsen, ehe sie sich ausgebildet habe. Diese schnüre dann das Pankreas ab, worauf der Ausführungsgang des abgeknickten Teiles zugrunde gehe. Da sich in dieser Zeit erst die Darmwandschichten bildeten, könne der abgesprengte Drüsenteil in die Darmwand einbezogen werden und sich ein neuer Ausführungsgang darmlichtungswärts ausbilden. Durch das Längenwachstum des Darmes verlöre die Anlage ihre Nachbarschaft mit der Flexura duodenojejunalis. Entsprechend könne das Nebenpankreas des Magens vom Pancreas sup. abgeleitet werden, nämlich dann, wenn es sich der Arteria gastroepiploica dextra entlang verzweigte und bis zur großen Kurvatur des Magens gelangte. Durch das Zustandekommen der Plica arteriae hepaticae und des großen Netzes würden diese Drüsensprossen dem lienalen oder omentalen Drüsenstamm entfremdet, abgeschnürt, um sich selbständig in die Magenwand einzubetten. — THOREL hat sich dieser Anschauung von ENDRES angeschlossen.

Sehr wichtig wurde die Erklärung EUG. ALBRECHTs. Er überlegte zunächst folgende Deutungsmöglichkeiten:

1. Abgeirrtes Pankreas? Diese Möglichkeit könne nicht ausgeschlossen werden, da durch Untersuchungen KUPFFERS am Stör, die Auffindung von Pankreasanlagen im Ductus choledochus und in der Papilla minor (LAGUESSE, PILLIET, HELLY), also eine größere Ausdehnung der ersten Pankreasanlage wahrscheinlich gemacht sei. Immerhin erscheine es fraglich, ob diese Anlage bis zum Nabel hin angenommen werden dürfe. Ferner erkläre die Annahme nicht, warum im Bereich des Ileums die fraglichen „Reste" gerade in der Spitze des MECKELschen Divertikels angetroffen würden.

2. Reste von Drüsenbildungen des Dotterganges oder der Dotterblase? In der letzteren seien von GRAF SPEE für den menschlichen Embryo zahlreiche Drüschen mit prismatischem Epithel beschrieben. Der Annahme stehe vor allem im Wege, daß die Analogie für das normale Pankreas nicht möglich sei, ferner, daß es sich um eine völlige Metaplasie eines embryonalen Organs handeln müßte u. a. m.

3. Atavistische Bildung? Anhaltspunkte lägen nicht vor, um diese Deutung zu versuchen.

4. Känogenetische Bildung? Per exclusionem erscheine diese Annahme neben der unter 1. genannten als die wahrscheinlichste. Gleichviel, welche der beiden Hypothesen man vorziehe, ergäben sich interessante Folgerungen aus der von dem Gesetz der Ökonomie des Denkens geforderten Erwägungen, daß für das heterologe Pankreas in der Spitze des MECKELschen Divertikels die gesamten wesentlichen Bildungsfaktoren vorhanden gewesen sein müßten, welche für das normale Pankreas bestimmt seien (abgesehen von den Ursachen der verschiedenen Größenentwicklung und der topographischen Beziehungen). Für letzteres fielen somit ohne weiteres alle jene Momente weg, die nur in der Duodenalgegend möglich seien (mechanische Kombinationen, eng lokalisierte „organbildende Stoffe").

EUGEN ALBRECHT schloß seine Darlegungen folgendermaßen:

Die spezifischen Ursachen müssen, wie im einzelnen begründet wurde, in einer dem Entoderm des gesamten Dünndarmabschnittes der Intestinalanlage (wenigstens von der normalen Pankreasanlage) bis zum Ductus omphalo-entericus gemeinsamen „Fähigkeit zur Pankreasbildung" gesucht werden; vielleicht lassen sich für diese in der Phylogenese oder Ontogenese noch morphologische Anhaltspunkte finden. Dagegen scheint die fast typisch zu nennende Lokalisierung des heterotopen Pankreas in der Spitze des MECKELschen Divertikels darauf hinzuweisen, daß die auslösenden Faktoren, welche zur Tatsache der Pankreasbildung in beiden Fällen führen, in eng lokalisierten Besonderheiten der „Umgebung" (vielleicht mechanischer Art?) zu suchen sind.

EUGEN ALBRECHT hat also die Deutung des Nebenpankreas als einer atavistischen Bildung abgelehnt. Das war vielleicht zu weit gegangen, da z. B. schon ZENKER auf Feststellungen der vergleichenden Anatomie in LEYDIGs Lehrbuch der Histologie hingewiesen, welche wenigstens für manche Nebenpankreata — eine atavistische Deutung möglich machen könnten. Jedoch schon 2 Jahre nach EUG. ALBRECHTs Mitteilung hat THOREL der Möglichkeit einer atavistischen Deutung des Nebenpankreata sehr eingehende Aufmerksamkeit geschenkt, ohne sie abzuweisen. Und schließlich hat sich MATHIAS 1920 auf den Boden einer „sporadisch atavistischen" Anschauung über das Wesen des Nebenpankreas gestellt[1]. Da MATHIAS in seiner Auffassung über das Nebenpankreas als „Progonom", d. h. als eine bei dem Vorfahren einmal vorhanden gewesene und nun in geschwulstähnlicher Form im ehemaligen Ausbreitungsgebiet wieder aufgetauchte Organbildung, und über die Zugehörigkeit der karzinoiden Bildungen in Dünndarm und Appendix (als „Progonoblastome") zum Kreis der gleichen atavistischen Erscheinungen sehr weit ging (vgl. SCHOBER!), wurde von Seite DESIDER ENGELS darauf verwiesen, daß die Einbeziehung der Karzinoide in die Gruppe der Progonoblastome bedenklich erscheine — und zwar deshalb, weil die Karzinoide OBERNDORFERs meistens gerade dort sich auffinden ließen, wo sie in phylogenetischer Rücksicht gerade am wenigsten zu erwarten gewesen wären. DELHOUGNE und LAUCHE haben sich ENGEL in dieser Kritik durchaus angeschlossen. Nur für einen kleinen Teil der akzessorischen Pankreata, nämlich der tatsächlich im phylogenetischen Ausbreitungsgebiet gelegenen — etwa derjenigen des Magens, der am Mesenterialansatz und der im Mesenterium gelegenen — gelte die MATHIASsche Progonomtheorie. Im übrigen aber sei die Ansicht von EUGEN ALBRECHT besser gestützt; sie sei allseitiger, wenn sie annimmt, daß der ganze Vorderdarm und nicht allein die Stellen der phylogenetischen Pankreasausbreitung die latente Fähigkeit besitze, Pankreasgewebe aus sich hervorgehen zu lassen.

Dieser Anschauung von der allseitigen Fähigkeit des Vorderdarmes, Pankreas zu bilden, dienen Feststellungen von LEWIS, BROMAN und DESIDERIUS ENGEL über embryonale Epithelknospen, welche RIETZ in einer Zusammenstellung als eine gar nicht so seltene Erscheinung dargetan hat. LAUCHE stützt sich auf diese Tatsachen — zum Teil gegen Ausführungen von MATHIAS — bei der Erklärung der Genese jener Organoide und Choristien, unter die er die Nebenpankreata, myomatösen Dünndarmdivertikel und Karzinoide als verwandte Gebilde einordnet (vgl. auch GERLACH!).

Die Deutung von GEORG SCHAETZ, die Heterotopien epithelialer Natur im Magen und Dünndarm als Folgen einer „embryonalen Schleimhautautotransplantation" anzusprechen, kommt, wie DELHOUGNE ausgeführt und LAUCHE unterstrichen hat, nicht für das akzessorische Pankreas in Frage.

So blieb bis heute die Auffassung von EUG. ALBRECHT über die Entwicklungsmöglichkeit von Pankreas aus dem Entoderm des ganzen Vorderdarms als beste Deutung bestehen. Freilich, welche Umstände gerade in dem und jenem Fall, gerade da und dort zur Fehlbildung („Hamartoma" E. ALBRECHTs) eines als „Organoid" (E. ALBRECHT, TRAPPE, LAUCHE) oder als „Choristie" (EUG. ALBRECHT, GERLACH, LAUCHE) näher zu deutenden Nebenpankreas in der Einzelentwicklung führen, ist nach wie vor dunkel.

Anhang.

Abgeirrtes Pankreasgewebe in der Milz und umgekehrt.

Durch WEIDMANN, KUNTSCHIK und SALZER, ebenso wie durch LUBARSCH ist Pankreasgewebe in der Milz bei Mensch und Katze festgestellt worden. WEIDMANN fand Azini, Inseln und Ausführungsgänge in der Milzkapsel. KUNTSCHIK und SALZER fanden Versprengung des einen Organs in das andere unter teilweise erfolgter Vermischung der Grenzen beider Anteile (bei einem Kätzchen beschrieben). Die Milz war teilweise in das Pankreas eingedrungen, andererseits waren Pankreasläppchen in der Milz zu finden. Die Bindegewebshüllen beider Organe erschienen zu einer Grenzschicht verschmolzen, waren aber an mehreren Stellen von Pankreasschläuchen und Läppchen durchbrochen, die geradezu hüllenlos im Milzgewebe lagen.

---

[1] MATHIAS schloß sich ROB. MEYER in der Unterscheidung von verschiedenen Atavismusformen an: Der generelle Atavismus wiederholt die vollentwickelte Form zum mindesten in die Fetalzeit. Der sporadische Atavismus umfaßt das verstreute Auftreten einer Organanlage so, daß sie bei den einzelnen Durchschnittsindividuen fehlt, wohl aber bei einzelnen Exemplaren „sporadisch" auftritt.

Dabei handelte es sich lediglich um Fortsätze des eigentlichen Pankreas. Aber auch weit vom Hauptpankreas entfernt fanden sich in der Milz noch Drüsenläppchen, von denen die weitest entlegensten schon nahe an der Zwerchfellfläche der Milz gefunden wurden. Diese Läppchen fanden sich meist in der Pulpa, teilweise in den Milzknötchen, seltener nahe bei oder in Trabekeln. Das Ganglumen der versprengten Drüsen war nicht erweitert. LANGERHANSsche Drüsen fehlten. Manche der Pankreasläppchen ließen Zeichen des Unterganges, der Auflösung erkennen. Diese soll nicht durch Atrophie und Nekrose, sondern durch lienale Phagozytose erfolgt sein.

LUBARSCHs Beobachtung betraf eine 42 cm lange menschliche Frucht, die außerdem einen Wolfsrachen, eine Zungenzyste und zystische Ependymalabschnürungen im Gehirn dargeboten hat. Zwischen Pankreasschwanz und Milz bestand eine

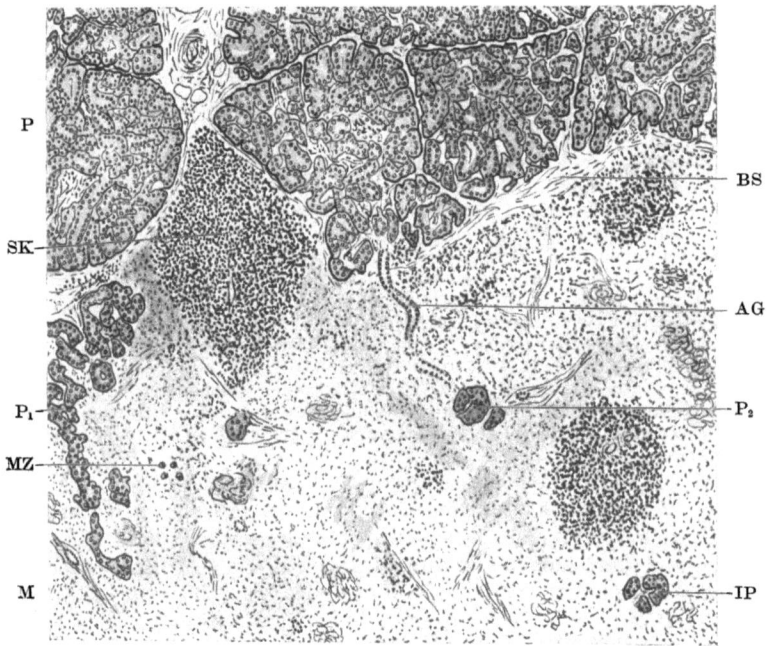

Abb. 61. Versprengung von Pankreasgewebe in die Milz. (Nach KUNTSCHIK und SALZER.)
P Pankreas; P₁ u. P₂ inmitten des Milzgewebes gelegenes, der Atrophie verfallenes Pankreasgewebe; BS Bindegewebiger Grenzstreifen zwischen Pankreas und Milz; AG Ausführungsgang; IP abgesprengt erscheinende Insel aus Pankreasgewebe tief in der Milz; M Milz; MZ Milzpulpazellen.

perisplenitische Verwachsung, die sich histologisch betrachtet als ziemlich alt, derb und gefäßarm ergab.

In einem etwa pfenniggroßem an die Verwachsungsstellen angrenzenden Gebiet war die Milzkapsel verdickt. Diese Stelle, wie die Verwachsungsstränge waren durchsetzt von richtig ausgebildetem Bauchspeicheldrüsengewebe, jeweils umhüllt und geschieden von etwas stärker entwickeltem Bindegewebe. Zellinseln waren vereinzelt vorhanden. An einer Stelle der Einkerbung streckten sich beide Bindegewebszüge in die Milz hinein, durchsetzt von zusammenhängenden Pankreasläppchen (Abb. 62). Reihenschnitte ergaben, daß die Pankreasausführungsgänge die Milzgrenze im Bereich der Verwachsung durchsetzten; die Milz war sonst unverändert. Bemerkenswert war die allseitige, scharfe Abgrenzung der Pankreasteile von Milzgewebe durch Bindegewebe. Eine Einwirkung von Milzzellen (Phagozytose) auf das Pankreas, wie im Fall von KUNTSCHIK und SALZER fehlte. Das Epithel der Ausführungsgänge war ungewöhnlich reich an Becherzellen und lipoidhaltigen Epithelien und einigen Leukozyten. Nur wenige Gänge enthielten daneben Fettkörnchenzellen, geronnenes Eiweiß, auch rote Blutzellen, Lympho- und Leukozyten (diese allerdings vielleicht aus der Milz eingewandert).

LUBARSCH nimmt als wahrscheinlich an, daß ein umschriebener entzündlicher Vorgang zwischen Pankreasende und Milzbett — spätestens im 7. Monat — diese Entwicklungsunregelmäßigkeit hervorgerufen habe. Art und Natur dieser fetalen Entzündung blieben allerdings dunkel. —

Übrigens sei noch angemerkt, daß LAGUESSE über das Vorkommen von Pankreasgewebe in der Milz bei Schlangen Mitteilung gemacht haben soll. Und R. MEYER hat in der Milz eines Schweineembryos eine entodermale Zyste festgestellt.

Die Kenntnis der fetalen Verlagerung von Pankreasteilen in die Milz kann also unter Umständen bedeutungsvoll für die Erklärung von Milzzysten sein.

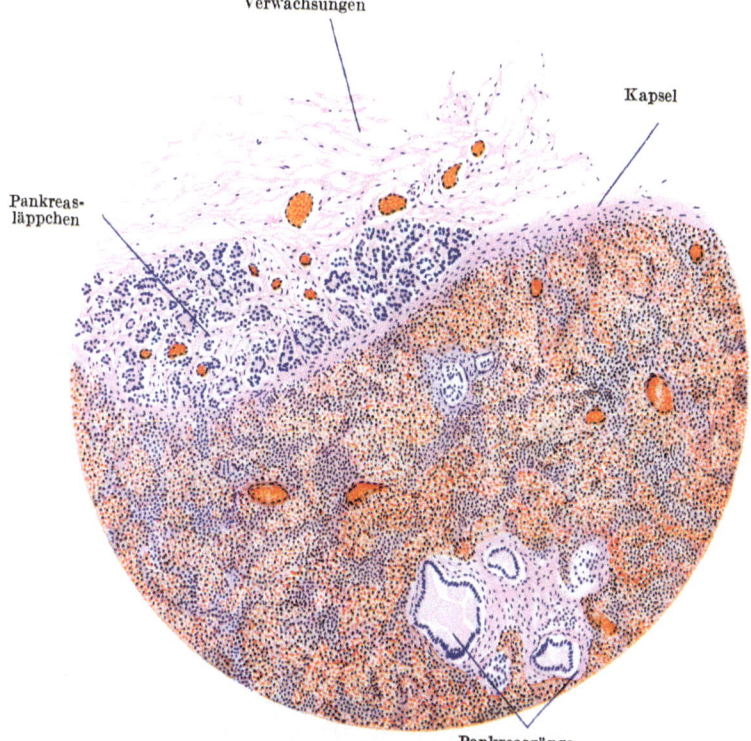

Abb. 62. Pankreasgewebe in Milzkapsel und Milz einer Frühgeburt. (Nach LUBARSCH.)

Abirrung von Milzgewebe in das Pankreas haben KAUFMANN, HIRONKA und GIBBES beschrieben. (Über Anhäufung von lymphatischem Gewebe und über Lymphzellenanhäufung im Pankreas siehe im ersten Kapitel dieser Darstellung, S. 221.)

4. Lagefehler der Bauchspeicheldrüse.

Abgesehen von den im Hauptstück über das Nebenpankreas geschilderten Verlagerungen von Pankreaskeimen gibt es durch Fehlentwicklung primär oder sekundär bedingte Lageabweichungen der ganzen Drüse, wobei die Ausmündungsstellen in den Darm am richtigen Ort gefunden werden.

Hier ist vorauszuschicken, daß man nicht annehmen darf, das Pankreas wäre ein in seiner endgültigen Lage unabwendbar befestigtes Organ. Die Klinik hat gelehrt, daß namentlich im Fall zystischer Geschwülste — deren dysontogenetischer Ursprung manchmal nahe liegt — eine erhebliche Beweglichkeit der

Bauchspeicheldrüse gegeben sein kann (KEITLER, ISRAEL, HEYMANN, HEINRICIUS, EDLING, MELCHIOR und KLAUBER). Übrigens gilt das in gewissem Grad auch bei sonstigen Geschwulsterkrankungen des Pankreas. Ja, MELCHIOR und KLAUBER haben bei mageren Menschen eine deutliche respiratorische Verschiebung des

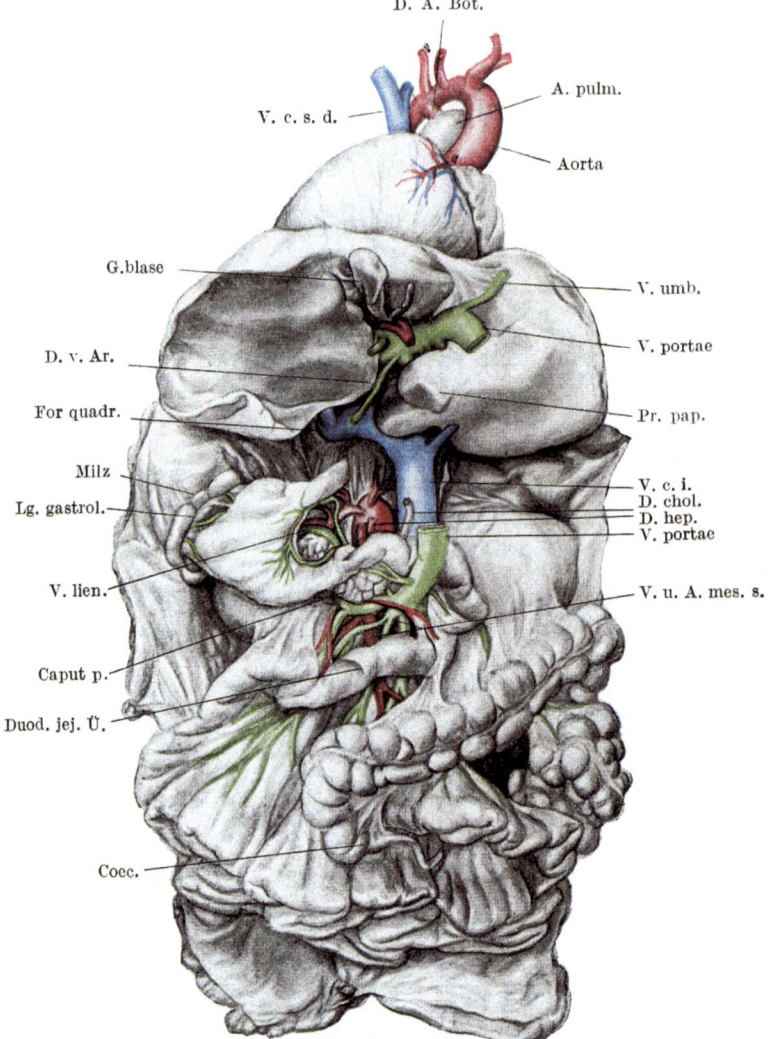

Abb. 63. Rechtslage des Pankreas bei Situs inversus partialis. (Nach PERNKOPF.) (Lig. hepato-duoden. ist durchtrennt, die Leber emporgeklappt. Grün ist das Pfortadersystem, blau die Vena cava.) V. c. s. d. Vena cava sup. dextra; A. pulm. Arteria pulmonalis; G.blase Gallenblase; V. umb. Vena umbilinalis; V. portae Pfortader (durchtrennt!); D. v. Ar. Ductus venosus Arantii; Lg. gastrol. Ligam. gastrolienale; V. lien. Vena lienalis; Caput p. Pankreaskopf; Pr. pap. Processus papillaris; V. c. i. Vena cava inf.; D. chol. Ductus choledochus; D. hep. Ductus hepaticus; V. u. A. mes. s. Vena und Arteria mesent. sup.; Duod. jej. Ü. Duodeno-jejunalubergang; Coec. Coecum.

Organs in kraniokaudaler Richtung feststellen können. Vor allem haben sie aber bei Laparotomie nachzuweisen vermocht, daß der Pankreaskopf mit der Duodenalschleife nach allen Richtungen beweglich ist (vgl. CUNNINGHAM und F. W. MÜLLER), ebenso wie man die verhältnismäßig große Beweglichkeit des

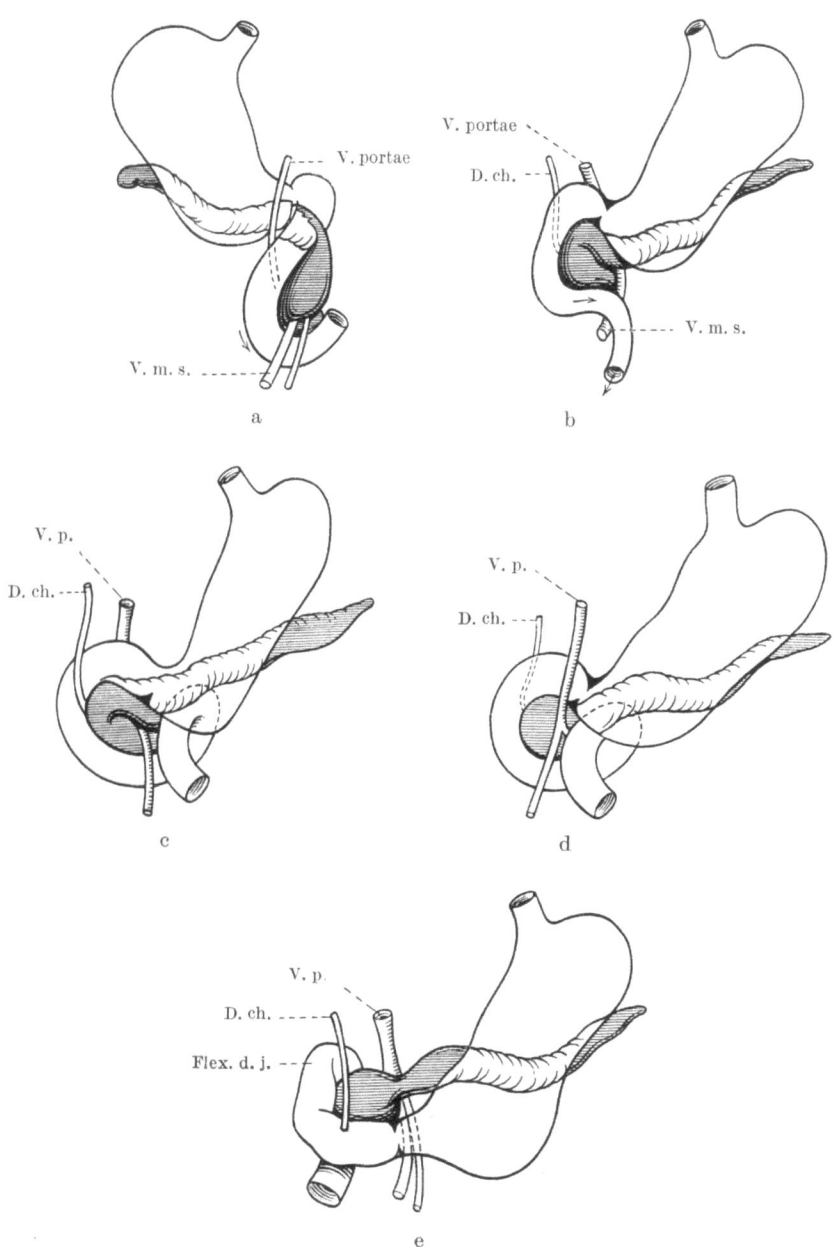

Abb. 64 a—e. Schemen PERNKOPFs zur Darstellung der pankreatischen und duodenalen Lagebeziehungen bei verschiedenen Graden des Situs inversus partialis viscerum. a) Magen und Duodenum folgten nicht gleichsinnig der Lageentwicklung in dem Sinn, daß entweder der Magen allein
(wie im Bild) oder das Duodenum allein den Situs inversus zeigt. b) Partielle Inversion des Duodenums. Prävaskuläre Lage des Duodenalendes. c) Normale Lage bei Forminversion des Duodenums.
Einmündung des Ductus choledochus und des Ductus Wirsungianus folgten der Duodenumwendung
nicht, sie verschoben sich daher nach links; deshalb liegt das Diverticulum Vateri nach links kaudal
von der Papilla Santorini; der Ductus choledochus liegt praduodenal. d) Partielle Inversion des
Venensystems (im Bereich des kranialen Venenringes ist nicht der rechte, sondern der linke Schenkel
ausgebildet). Ventrale Überkreuzung des Pankreas und Duodenums, bzw. des Pylorus, durch die
Pfortader. e) Atypische Anordnung (fetale Lagepersistenz) des Duodenums entsprechend den
Verhaltnissen eines 15 mm langen Embryos.

Pankreasschwanzes gerade an Hand von operativer Milzentfernung kennen lernte, entsprechend den Erfahrungen über Lage des Pankreasschwanzes bei (kongenitaler?) Wandermilz (ESTES, RUNGE).

Ich habe oben unterschieden zwischen einer primären und sekundären Pankreasverlagerung. Wenn z. B. ROB. MEYER die Beobachtung eines Pankreas angibt, das in einer knapp zwei Embryonalmonate alten Frucht sich bei ortsgerechter Mündung der Ausführungsgänge in der äußeren Magenwand bis zum Ösophagus hinerstreckt, so darf das wohl als eine Dystopie aus früher Entwicklungszeit betrachtet werden. In anderen Verlagerungsfällen, welche ich als sekundär entstanden bezeichne, ist das Pankreas durch Fehlgestaltung oder

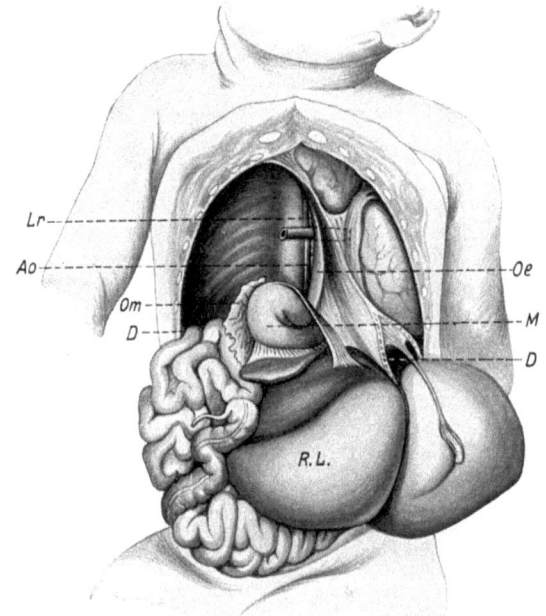

Abb. 65. Rechtsseitige Zwerchfellslücke mit Vorfall von Magen, Netz, Milz und Pankreas. Der Magen ist um 180° mit der großen Kurvatur nach ruckwarts gedreht und sieht aus dem Foramen Winslowi schlingenartig hervor. Seine jetzt ruckwarts gelegene Fläche (im normalen Fall die Vorderfläche) wird vom Oment. maj. gegen die dorsale Leibeshöhlenwand überdeckt. Pankreas war um das Ligam. hepatoduodenale nach aufwarts geschlagen, im Bild nicht zu sehen. Es erreichte mit seinem Schwanzteil, indem es seine normalerweise ruckwarts gelegene Flache nach vorne kehrte, hinter der Leber die große Magenkurvatur. Lr entspannte und abgedrangte Lunge; Ao Aorta; Om Netz; Oe Oesophagus; M Magen; D Zwerchfell; RL Rechter Leberlappen. (Nach HOFER.)

ortsfalsche Anordnung von Nachbarorganen an seiner richtigen Lage gestört worden. Hierher zu rechnen sind die Lageverschiebungen bei Zwerchfellslücken und Zwerchfellsbrüchen, bei Nabelbrüchen und bei sonstigen abdominalen Hernien. Dagegen dürfte die Pankreasverlagerung beim Situs inversus totalis als primär, diejenige beim partiellen Situs inversus von Baucheingeweiden als nicht rein primäre oder sekundäre, jedenfalls als eine von der Drehung der Duodenalschleife abhängige Verlagerung anzusehen sein.

Über den Situs inversus totalis und das Verhalten des Pankreas erübrigen sich alle Worte (KEGEL); denn es liegt die reine Spiegelung der gewöhnlichen Lage vor. Über den Situs inversus partialis hat sich in neuerer Zeit PERNKOPF in breiter Darstellung ausgelassen. Der gleiche Forscher hat zum leichteren Verständnis über die Möglichkeiten der Lageanordnungen von Magen, Duodenum, Pankreas, Vena portae, großem Gallengang und oberer Gekrösevene 5 Schemata gezeichnet, welche in der Abb. 64 wiedergegeben sind. Auch auf ZEISLER sei verwiesen, welcher der Lage- und Formveränderungen des Pankreas bei Situs inversus viscerum partialis gedenkt. Besonders gern wird mit einer Knickung des Pankreaskopfes und mit Formveränderungen am Processus uncinatus der Bauchspeicheldrüse bei Inversionsvorgängen des Duodenums allein zu rechnen sein.

Was die Veränderung der Pankreasanlage bei angeborenen Mißbildungen des Zwerchfells betrifft, so hat LACHER unter 123 Fällen 20mal eine Pankreasdystopie gefunden. Später hat auch O. MEYER über zwei solche Vorkommnisse unter 26 weiteren phrenischen Mißbildungsfällen berichtet. Dabei ist es grundsätzlich ganz gleichgültig, ob Zwerchfellslücken oder herniöse Zwerchfellsausbauchungen vorlagen (GG. B. GRUBER). Immer wird das Zwerchfell durch eine stark veränderte Magenlage und durch die häufig nebenher gehenden Verhältnisse eines auf weite Strecken freien Gekröses in seiner Lage beeinflußt. Ein Beispiel dafür ist in Abb. 65 gegeben, wo die Bauchspeicheldrüse durch eine rechtsseitige Zwerchfellslücke teilweise ausgetreten war (HOFER). Recht typisch ist im Fall angeborener großer linksseitiger Zwerchfellslücken die Lage der vorgefallenen Organe innerhalb des linken Brustfellraumes; dabei bildet sich oft ein prävertebraler, am Ort des hinteren Mittelfells nach rechts vorgebauchter Rezessus der auch „Pleuranebensack" oder „Mediastinalbucht" genannt ist, worauf zuerst WENZEL GRUBER, dann v. GÖSSNITZ, BENEKE, JAHN, CARTELLIERI und GG. B. GRUBER eingegangen sind. Am weitesten nach oben und rechts pflegt in dieser Bucht der linken Brustfellhöhle die Milz, dann der Magenfundus verlagert zu sein. Dementsprechend findet sich auch stets der Schwanzteil des Pankreas nach oben und rechts gewendet vorgefallen.

Sehr wenig beachtet ist das Vorkommen sog. „transdiaphragmatischer Peritonealausbuchtungen", in welche bei einem mesenterialen Vorfall der Milz und des Magens das Pankreas mehr oder weniger einbezogen sein muß. GG. B. GRUBER hat zwei derartige Vorkommnisse an Früchten mit Kraniorhachischisis und vollkommener zervikodorsaler Wirbelspaltung beschrieben und abgebildet. Im Fall vollständiger Spaltung der ganzen Wirbelsäule mit Eversion und Ekstrophie des Darmes nach rückwärts liegt das Pankreas mehr oder minder versteckt in der Rückwand der merkwürdig leeren Leibeshöhle, sozusagen in die Darmwand eingelassen.

An dieser Stelle sei auch auf gelegentlich bemerkbare Pankreasbesonderheiten bei der als Dizephalie bezeichneten Doppelbildung hingewiesen; wie GRUBER und EYMER dargetan haben, führt die Organbildung auf dem kaudal mehr und mehr beschränkten Bauch-Brustraum der doppelköpfigen Mißbildungen sehr oft zu schweren Störungen der einfachen oder doppelten Zwerchfellsbildung und zu Vorfall von Bauchorganen in kranialer Richtung; dabei kann mit Milz und Magen auch das Pankreas beteiligt sein. Zugleich besteht an solchen Doppelbildungen, wenn sie tief greifen (gegebenenfalls auch bei ausgedehnt verbundenen Thorakopagen und bei Zephalothorakopagen) eine Verschmelzung beider Pankreata im Kopfteil.

Die oft erstaunlichen Verlagerungen des Pankreas bei Vorfällen von Bauchorganen durch Zwerchfellslücken, in Zwerchfellshernien oder Mediastinalhernien, in Nabelbrüche und Leistenbrüche usw. ist dann leichter verständlich, wenn man bedenkt, daß dabei Entwicklungsstörungen der Gekrösebildung bzw. der Anheftung von Eingeweiden an die hintere Leibeshöhlenwand recht gewöhnlich sind; das bedingt eine leichtere Verlagerungsmöglichkeit des Duodenums und Pankreas.

Über angeborene Nabelschnurbrüche, die u. a. auch die vorgefallenen Bauchspeicheldrüse enthielten, haben B. SCHMIDT, RETTIG und CLAESSEN berichtet. Ich selbst habe dies Verhältnis auch zweimal bei Feten mit Hernia umbilicalis und teilweise freiem Gekröse gefunden.

Einen von E. ROSE[1] beim bejahrten Erwachsenen beobachteten Nabelbruch, der mit dem an langem Gekröse hängenden Colon ascendens und transversum, dem Netz und Dünndarmschlingen auch den Schwanz des Pankreas enthielt, möchte ich in der Gesamterscheinung nicht als angeboren auffassen; hier geschah die Verlagerung gewiß sekundär; das gleiche gilt wohl für den von KÖRTE angegebenen Fall RAHNs, der einen Nabelbruch betraf, sowie für den von HANNS CHIARI zitierten Fall THOMANNs (71 Jahre alte Frau mit Hernia ventralis); endlich ist hier das von HANNS CHIARI beschriebene Vorkommnis eines 39 Jahre lang

---

[1] Zitiert nach KÖRTE.

getragenen Leistenhodensackbruches bei einem 74jährigen Landwirt anzureihen. In dem mächtigen, 70 cm Umfang aufweisenden Bruchsack, der bis nahe an die Kniegegend hing, lag der im pylorischen Gebiet tief nach unten ausgezogene Endteil des Magens mit dem Duodenum, dem ganzen Dünndarm und einem Teil des Dickdarms. Der Pankreaskopf und Körper waren aus der horizontalen Richtung in eine steil nach rechts verlaufende verzogen; Gallenblase, Ductus choledochus und Omentum minus waren nach abwärts gedehnt und verzerrt. CHIARI hat diese gewaltige Verlagerung als sekundäre Komplikation bei vorher schon gegebenem offenen Leistenkanal angesprochen. Über diese Vorkommnisse, welche in das Grenzgebiet der Entwicklungsstörungen und der erworbenen Veränderungen gehören, wird eingehender in einem späteren Abschnitt über die erworbenen Verlagerungen des Pankreas gehandelt werden. (Vgl. S. 494!)

5. Gewebsmißbildungen der Bauchspeicheldrüse.

A. Abweichungen der Gangepithelien.

Das Vorkommen von Schleimbecherzellen in den Speichelgängen des Pankreas (HELLY) und die Bildung von mukoiden Drüschen der großen Pankreasgänge ist im ersten Kapitel erwähnt worden. Diese Bildungen sind physiologisch. ZIMMERMANN hat sie als gewöhnliches Vorkommnis gebucht. Immerhin ist es aber nicht die Regel, in den Bauchspeichelgängen von Feten und Neugeborenen viele derartige Befunde zu machen. Offenbar wird erst im weiteren Wachstum die Differenzierung des Gangepithels zu derlei Bildungen vollendet. Es war deshalb gerechtfertigt, daß LUBARSCH im Fall einer 42 cm langen Frühgeburt, welche wahrscheinlich eine fetale Entzündung durchgemacht hatte, den ungewöhnlich reichen Befund von Schleimbecherzellen im pankreatischen Speichelgangepithel besonders vermerkte.

NAKAMURA hat bei seiner systematischen Untersuchung von Bauchspeicheldrüsen kleiner Kinder bei einem 42 und einem 69 Tage alten Knaben jeweils eigenartige papilläre Wucherungen des Pankreasgangepithels beschrieben, für welche er keine besonderen lokalen Ursachen auffinden konnte; namentlich schloß er entzündliche Umstände vollkommen aus. Da es sich um ganz junge Kinder handelte, so schloß NAKAMURA, müßte man doch wohl an eine Entwicklungsstörung vielleicht auf Grund einer stärkeren Wachstumsneigung des Gangepithels an diesen Stellen denken.

Anhang.

Prosoplastische, mehrschichtige Epithelinseln in den Bauchspeichelgängen.

Es kommen in den mittleren Ausführungsgängen des Pankreas gelegentlich mehrschichtige Epithelstrecken vor, die manchmal wie Pfröpfe oder Zungen von einem beschränkten Abschnitt des Epithelrohres ausgehend in die Lichtung vorragen. Sie sind von HERXHEIMER, ASKANAZY, ABDRACHMANOFF, KAWAMURA, NUNOKAWA, OBERLING, PRIESEL[1], L. SCHOLTZ, JOS. BALÓ und HARRY BALLON, sowie von mir selbst beobachtet worden. Gewöhnlich bezeichnet man sie als „inselartige Metaplasieherde" des Bauchspeichelgangepithels. PRIESEL, dem wir die sorgfältigste Untersuchung darüber danken, fand bei 13 Personen unter und über 60 Lebensjahren in 140 durchmusterten Fällen diese Mehrschichtung.

Die PRIESELschen Fälle zeigten an der Bauchspeicheldrüse 5mal gar keine sonstigen Veränderungen, 1mal einen Zylinderzellkrebs, 2mal Zystadenome, 2mal Lipomatose, 1mal bindegewebige Verhärtung mit vielen kleinen Verhaltungszysten. Von 30 Diabetesfällen zeigten nur 2 die fragliche epitheliale Mehrschichtung. Mit der Bildung von LANGERHANSschen Zellinseln hat diese Mehrschichtung nichts zu tun.

BALÓ und BALLON haben unter 160 Leichen 14mal den Befund solcher prosoplastischer Inseln des Gangepithels gefunden (= 8,75%). Besonders seien

---

[1] ZIMMERMANN gibt als weitere Gewährsmänner HICKEL und NORDMANN an, welche diese Erscheinung bei einem 37jährigen Mann und gelegentlich bei älteren Menschen gesehen hätten.

Gallensteinkranke und Gelbsüchtige durch solche Umbildungsstellen des Gang-epithels ausgezeichnet.

Die Ursache der streckenweise auftretenden epithelialen Mehr-schichtung ist ganz unklar. In Fällen von Sekretstauung wurde sie meist vermißt, kommen anderseits aber auch in Fällen von Sekretstauung vor (BALÓ und BALLON). In KAWAMURAS Fällen erschien die epitheliale Unregelmäßigkeit durch die Anwesenheit von Parasiten (Distomen) bedingt. Bei OBERLINGs Beobachtungen handelte es sich um mehr als 50jährige Leute mit chronischer Pankreatitis unter starker perkanalikulärer Bindegewebswucherung.

Alles in allem muß aber gesagt werden, daß diese inselartige Mehrschichtigkeit des Gangepithels nicht immer mit sonstigen erkennbaren Zeichen einer Epithel-regeneration einhergeht; auch kann sie nicht stets auf chronische Reize, wie Entzündungsvorgänge bezogen werden.

Ich möchte das prosoplastische mehrschichtige Epithel der Pankreasgänge mit den Entwicklungsstörungen in Parallele stellen. Es handelt sich offenbar

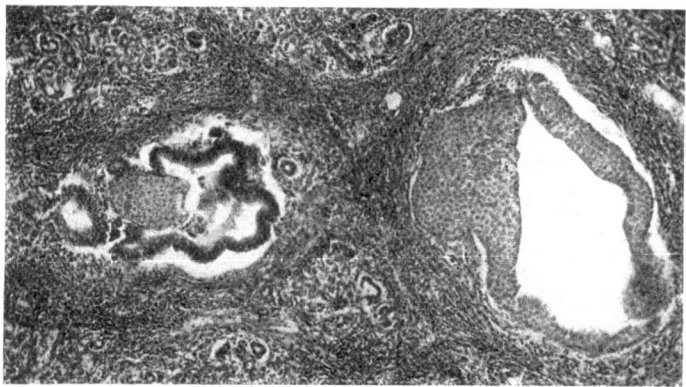

Abb. 66. Prosoplastische Stellen von Mehrschichtigkeit des Epithels pankreatischer Speichelgänge bei einem 58jährigen Mann mit diffuser, subakuter, luischer Pankreatitis. (Eigene Beobachtung; Mainz. Sekt. Nr. 80/1922.)

um eine Fehldifferenzierung im Verlauf der physiologisch oder pathologisch veranlaßten Epithelregeneration. Die Möglichkeit, daß solche Epithelabweichung, welche viele z. B. PRIESEL, HICKEL und NORDMANN, sowie BALÓ und BALLON kurzweg als ,,echte Metaplasie" bezeichnen, schon angeboren auftritt, ist durch-aus zu bedenken, wenn auch vorläufig keine Belege vorliegen, vielleicht mit Aus-nahme sehr geringer Befunde, welche ich am kongenital polyzystischen Pankreas eines Neugeborenen gemacht habe; dort ersah ich in einigen wenigen Bläschen warzige Vorragungen mit 3—4 Schichten eines kubischen Epithels; es waren aber die Zystchen nicht immer kugelig, sondern vielgestaltig; deshalb könnte ein-gewendet werden, daß dort durch tangentiale Abschnitte im Epithelbereich die Vielschichtung vorgetäuscht worden sei. Da meine Reihenschnitte nicht lücken-los vorlagen, kann ich den Einwand nicht nachhaltig entkräften. Aber ich halte die Meinung für wahrscheinlicher, daß es sich dort um mehrschichtige Polster-bildung des Gangepithels handelte. Das wäre also eine einwandfreie Gewebs-mißbildung, und zwar im Rahmen jener anderen verwickelteren, hauptsächlich aber auch epithelialen Störung der Pankreasgangbildung, welche wir als an-geborene Zysten der Bauchspeicheldrüse oder gar als Zystenpankreas benennen.

Als Folgen der Polsterbildungen durch vielschichtiges Gangepithel haben BALÓ und BALLON akute und chronische Störungen benannt. Die akuten rührten von Sekretstauungen durch die Lichtungsverlegung her und gäben sich als Herde von Gewebsnekrose kund, während die chronischen jenem Verödungsprozeß des Pankreas entsprächen, wie er nach Unterbindung von Pankreasgängen auftrete. Über diese Meinungen wird später noch zu handeln sein!

B. Angeborene Zysten der Bauchspeicheldrüse und kongenitales Zystenpankreas.

Begriffsbestimmung: Unter Zystenpankreas (Cystosis pancreatica congenita) ist eine angeborene Fehlbildung der Bauchspeicheldrüse zu verstehen, welche dadurch ausgezeichnet ist, daß zahlreiche größere und kleinere, ja kleinste

Autor	Jahr	Geschlecht, Alter Größe	Pankreas	Leber
PY SMITH	1885	♂	Zystenpankreas	—
COUVEHAERE zitiert nach HERXHEIMER	1899	?	Zystenpankreas	—
KAUFMANN	1901	Neugeb.	Zystenpankreas	—
BENCKER	1901	♂ Neugeb.	Pankreaszyste	—
GLANG [1]	1904	♂ Fet. 42 cm	Pankreaszyste	—
HENNIG	1907	♂ Fet. 41 cm	Pankreaszyste	—
v. MEYENBURG	1918	♂ 83 a	Zystenpankreas	Zystenleber
YAMANE	1921	♂ Erwachsener	Zystenpankreas	?
FRAENKEL	1921	♂ 49 Jahre	Zystenpankreas	—
BRANDT-P. SCHNEIDER	1921	♂ 47 Jahre	Zystenpankreas	—
FRIEDRICH-STIEHLER [3]	1922	♂ 41 Jahre	Zystenpankreas	—
BERBLINGER (1922) bzw. LEDEBUR (1926)	1922	♀ 27 Jahre	Zystenpankreas	—
Desgleichen	1922	♀ 23 Jahre	Zystenpankreas	—
TANNENBERG	1924	♀ 34 Jahre	Zystenpankreas	Leberangiom
GROSS	1926	15 Wochen	Zystenpankreas	
LINDAU	1926	♀ 26 Jahre	Zystenpankreas	—
LINDAU-KOCH	1913/26	♂ 37 Jahre	Zystenpankreas	Leberkavernom
TEUSCHER	1926	♂ Neonatus 47 cm	Zystenpankreas	Zystenleber
GG. B. GRUBER [2]	1927	♀ Neonata 50 cm	Zystenpankreas	Zystenleber
LINDAU	1927	♂ 45 Jahre	Zystenpankreas	—
HAMMER, E. [4]	1927	?	Zystenpankreas	—
WOHLWILL [4]-SCHUBACK	1927	♀ 28 Jahre	Zystenpankreas	—
WURM	1927	♂ 7 Wochen	Zystenpankreas	—

[1] Es handelt sich um eine hühnereigroße mehrkammerige Zyste in der Kaudagegend. Über eine mikroskopische Untersuchung der gelben, wie des übrigen Pankreas berichtet HENNING nicht.

[2] Bisher als Zystenpankreas noch nicht veröffentlicht. Es handelt sich um jenen Fall, der von WACKERLE im pathologischen Institut Innsbruck als „Fall 2" (Mus. Präp. 75; Geschenk von Gr. PRANTNER) in Hinsicht auf Zystenleber und Zystennieren verarbeitet worden ist. Da das Pankreas makroskopisch gar keinen abweichenden Befund aufgewiesen hatte, wurde es zunächst nicht morphologisch untersucht. Erst später veranlaßte mich die

mit freiem Auge nicht sichtbaren Hohlräume das Pankreasgewebe durchsetzen. Es sei schon hier vorweggenommen, daß diese Zysten nicht Folgen einer Ernährungsstörung sind, sondern daß ein geweblicher Bildungsfehler vorliegt. Es ist deshalb wünschenswert, die doppelsinnige Benennung „zystische Entartung", für das Zystenpankreas ebenso zu meiden, als wir sie für die angeborene Zystenleber und die angeborenen Zystennieren ablehnen müssen. WEGELIN, YAMANE und TEUSCHER sprechen von „dysontogenetischen Pankreaszysten" und trennen sie scharf von jenen anderen zystischen Erscheinungen des Pankreas, welche KÖRTE und WYSS in Gruppen eingeteilt haben.

Nieren	Gehirnsystem	Bemerkungen
Zystennieren	Kleinhirnzyste	
Zystennieren	—	
Zystennieren	—	
Zystennieren	—	Situs inversus
Zystennieren	—	Situs inversus
Zystennieren	—	Situs inversus
Zystennieren	—	—
?	—	?
Zystennieren	Kleinhirnzyste	Nebenhodenzysten
Nierenzysten	Kleinhirn-Angioblastoma	Hypernephrom. Angiomatöse Tumoren in Schadelknochen, der Cauda equina und der Harnblase.
—	Kleinhirnzyste	Angiom der Medulla oblongata.
Nierenzysten		Angiomatosis retinae. Zystisches Angiom der Medulla obl., Hypernephrome.
—	—	Intramedulläres Gliom des Brustmarkes.
—	—	Angiom der Medulla oblongata
Nierenzysten	Kleinhirnzyste und Hämangioma	Hypernephrom der linken Niere.
Nierenzysten	Kleinhirnzysten	Markfibrom einer Niere. Zystische Geschwülste im Rückenmark
Zystennieren	—	Ureter- und Harnblasenhypertrophie.
Zystennieren	—	Polydaktylie. Exenzephalozele. Mangel des Uterus und der äußeren Genitalien.
Nierenzysten	Kleinhirnangiom erw. u. zyst. entart.	Angiom der Medulla erweicht und zystisch entartet. Hypernephromknoten der Nieren.
Nierenadenome	—	Hyperplastisches Angiom.
Nierenzysten	Angiom im Dach d. 4. Ventrikels	Angiom der Netzhaut, Angiom im Dorsalrückenmark mit Gliosis. Hypernephrom der linken Niere.
—	—	Es bestand nur im Pankreaskopf eine polyzystische Verbildung. Die Zysten standen nicht mit den Pankreasgängen in Verbindung, dagegen waren im Pankreaskörper zystisch erweiterte Gänge mit kolloidartig eingedicktem Sekret vorhanden, das vielfach geschichtete Anordnung aufwies.

genaue Einsicht in die Arbeit von Frl. Dr. TEUSCHER, das Pankreas in Stufenserien schneiden zu lassen, wobei sich eine Polyzystosis congenita ergab. Die nachfolgenden Abbildungen 67, 69 und 70 stellen Pankreasbefunde dieses Falles dar.

[3] Im Fall von FRIEDRICH und STIEHLER hat der Sekant (REINHARDT) freilich die im Pankreas gefundenen multiplen Zysten als Retentionszysten aufgefaßt. Überblickt man LINDAUS Zusammenstellung, dann liegt es nahe, diese Auffassung für irrig zu halten.

[1] Zitiert bei ARVID LINDAU, Acta ophthalmol. **1927**, 193.

Die Zahl der Mitteilungen über angeborene Zysten im Pankreas ist nicht groß. Ins Auge springen als Mißbildungen natürlich zuerst die Befunde an Wesen, welche durch mehrfache dysontogenetische Erscheinungen ausgezeichnet sind, so, wie das z. B. im Falle der Vergesellschaftung mit Zystennieren oder mit Zystennieren und Zystenleber oder mit Gehirnzysten, abgesehen von sonstigen Unregelmäßigkeiten der Entwicklung zutrifft. Bei der Aufstellung einer listenartigen Übersicht, welche auf diese Anhäufung von Mißbildungen im Fall zystischer Entwicklungsstörung des Pankreas Rücksicht nimmt, zeigt sich sofort, daß auch eine Zystenbildung in Einzahl als dysontogenetische Erscheinung in Frage steht.

Die Beobachtungen in der Tabelle auf den Seiten 284 und 285 sind in Vergleich zu setzen:

Vielleicht ließe sich die Liste der zystischen Verbildung des Pankreas noch vergrößern[1]. Wie YAMANE halte ich auch 2 Fälle von PASSINI für hier einschlägig. Es handelte sich in diesen Vorkommnissen um 2 Säuglinge, Geschwister, welche nacheinander, trotz bester Ernährung ohne Zeichen des Diabetes, der Lues oder Tuberkulose an Infektion zugrunde gingen. Eigenartige, fetthaltige Stühle hatten schon im Leben auf Pankreasunregelmäßigkeiten hingewiesen. Der Leichenöffnungsbefund (H. ALBRECHT) sprach hier von einer Verkleinerung (Atrophie?) der Bauchspeicheldrüsen auf die Hälfte, sowie von einer „zystischen Entartung" der Pankreata.

Allerneuestens ist von BURGHARD ein Säuglingsfall mitgeteilt worden, der klinisch jenem von PASSINI sehr ähnlich zu sein schien. Auch BURGHARD spricht von einer „Entartung" des Pankreas, das vielverzweigte mikroskopisch kleine Zystchen enthalten habe; diese trugen Zylinderepithel. Ihr Inhalt war teilweise durch Konkrementbildung ausgezeichnet. Das Drüsenparenchym erschien von den Zystchen förmlich verdrängt, das interlobuläre Stützgewebe war vermehrt. — Sind schon diese letztgenannten Fälle von PASSINI und BURGHARD nicht ganz klar und vielleicht nicht eindeutig, so glaube ich VAN LOGHEMs Mitteilung über Kolloidzystenbildung im Pankreas nicht zu den kongenitalen Erscheinungen rechnen zu sollen.

Als sicher gelten auch hier nur die ausreichend morphologisch durchmusterten und beschriebenen Vorkommnisse. Ihre Zahl ist also bisher nicht groß. Wahrscheinlich wäre sie größer, würde regelmäßig das Pankreas jeden Falles von angeborenen Zystennieren mikroskopisch an mehreren Stellen untersucht; zu dieser Einsicht zwingt meine eigene, in obiger Liste verzeichnete Beobachtung, deren Pankreas äußerlich so gewöhnlich und unauffällig war, daß man an die Möglichkeit einer Fehlbildung gar nicht dachte. Auch in allen Fällen von dysontogenetischer Tumorbildung des Zentralnervensystems sollte man dem Pankreas vermehrte Aufmerksamkeit schenken; denn nicht mit Unrecht haben BERBLINGER und LEDEBUR auf das gemeinsame Vorkommen solcher Erscheinungen in überraschend großer Zahl hingewiesen.

Wir scheiden zunächst aus der obigen Liste die Fälle von BLENCKER, GLANG und HENNIG aus, deren Beobachtung je eine vereinzelte, hühnereigroße, im Fall BLENCKERs und demjenigen GLANGs einkammerige, im Fall HENNIGs mehrkammerige Zystenbildung betraf. Zwar handelte es sich gewiß um angeborene Fehlbildungen, aber doch auch um Beobachtungen, deren histologische Untersuchung sich nicht über das ganze Organ erstreckte. Eigenartig sind diese 3 Fälle durch den Befund einer Lageverkehrung der Eingeweide. Möglicherweise war das der primäre Grund der isolierten Zystenbildung, welche aus lokaler Störung infolge ungewöhnlicher Vorgänge bei der Raddrehung des Duodenums entsprang. Darüber läßt sich aus den Dissertationen der drei Bearbeiter nichts Genaues ersehen.

Man muß daran denken, daß auch eine Reihe von Fällen isolierter Zyste des erwachsenen Pankreas als angeborene Fehlbildung zu erklären ist. So verfüge ich über ein Pankreaspräparat, das PAUL SCHNEIDER in Darmstadt bei der Leichenöffnung eines 34jährigen Mannes (s. Nr. 75/27) gewonnen und mir freundlichst überlassen hat.

---

[1] So hat kürzlich HARTOCH in einem Beitrag zur vergleichenden Anatomie der Zystennieren über das gleichzeitige Vorkommen eines Zystenpankreas und einer zystischen Verbildung der Glandula submaxillaris bei einem 24 cm langen Affen berichtet. [Zbl. Path. **41**, Nr 2, 49 (1927)].

SCHNEIDERS Sektionsbericht sagt vom Duodenum, daß an seinem oberen inneren Winkel die Wandung in der Größe eines Kleinfingergliedes in die Darmlichtung vorgestülpt gewesen sei; etwa daumenbreit darunter fand sich die Papilla Vateri. Das Pankreas war derb und zeigte auf dem Schnitt und Schwanzteil vollkommene Läppchenzeichnung. SCHNEIDERS Untersuchung ergab nun, daß durch die polypös vorgewölbte Stelle der Duodenalwand ein Gang nämlich des Ductus Santorini nach einer Zyste von Taubeneigröße an der Grenze von Pankreaskopf und Körper verlief; der Gang mündete etwas seitlich der polypösen Kuppe auf einer flachen Papille ins Duodenum ohne verengt zu sein. Der Ductus Wirsungianus ließ sich von der VATERSchen Papille an zunächst nicht sicher weiter verfolgen. Beim Einschnitt neben seinem Ende stieß man auf einen leicht erweiterten Gang, von dem aus Nebengänge in das Pankreasgewebe zogen, und der mit seitlicher Mündung ebenfalls in die besagte, ganz glattwandige Zyste führte. Ob eine Verbindung zwischen dem WIRSUNGschen Gang der Papilla Vateri und diesem anderen Gang bestand, ist zweifelhaft geblieben; wahrscheinlich wurde die Verbindung als ein falscher Weg beim Aufschneiden geschaffen. Möglicherweise war aber auch eine ehemalige offene Verbindung durch Stenose oder Verschluß unkenntlich geworden. Die fragliche Zyste nahm den Kopf und Körper des Pankreas ein; sie enthielt klare, farblose Flüssigkeit.

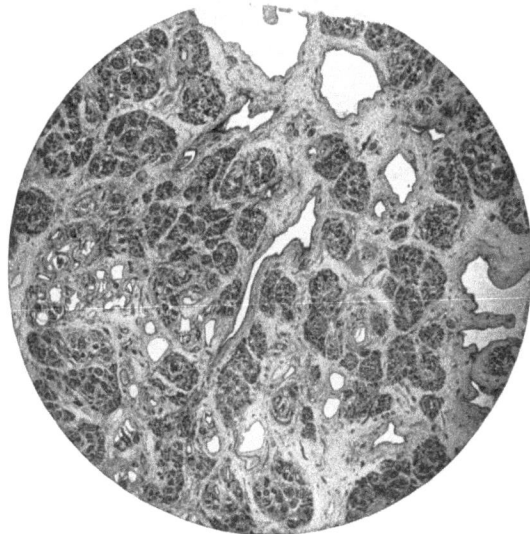

Abb. 67. Zystenpankreas eines Neugeborenen. (Eigene Beobachtung. Path. anat. Inst. Innsbruck.)

SCHNEIDER sprach die Ansicht aus, daß diese Zyste als Gangektasie infolge kongenitaler Anlagestörung der Gänge entstand, wobei primär eine ventilartige Verlagerung mit zystischer Vortreibung gegen die Duodenalwand im Spiel gewesen sein könnte, der dann die weitere Gangektasie gefolgt wäre. Mikroskopisch ließ sich kein weiterer wesentlicher Anhaltspunkt gewinnen.

Etwas ähnliches lag HANNS CHIARI im Straßburger Mus. Präparat Nr. 4000 vor. Es stammte von einem 7 Monate alten Kind. Die Pankreaszyste war kirschgroß und saß in der Mitte des Pankreaskörpers. Sie war von einem einfachen, kubischen bis zylindrischen Epithel ausgekleidet. Die benachbarten Pankreasgänge waren etwas erweitert. (Ob auch eine ovoide, 5 × 4 cm große Zyste des Pankreasschwanzes eines 53jährigen Mannes hierhergehört, die H. CHIARI unter Mus. Präp. Nr. 6592 aufbewahrte, bleibt fraglich; da diese Zyste einen kalkigen, krümeligen Inhalt aufwies und die Wand dicker bindegewebig umhüllt war, kann es sich doch wohl um eine entzündliche Gangveränderung mit Retention primär gehandelt haben.)

Ferner hat REINHARDT bei einer erwachsenen Frau das Vorkommnis einer höchstwahrscheinlich angeborenen mehrkammerigen Zyste unter der Oberfläche des Pankreaskörpers mitgeteilt; die Zyste, welche von alter, derber Bindegewebskapsel umgeben war, wölbte die Pankreasoberfläche etwas vor, sie war hühnereigroß, ihre Innenwand kubisch bis zylindrisch epithelisiert, ihr Inhalt wasserklar, fadenziehend, ohne Konkretionen. —

Was die Anatomie des angeborenen Zystenpankreas betrifft, so gibt Margrit Teuscher für den Fall ihres Neugeborenen an, das Pankreas sei normal groß und hyperämisch gewesen. Dasselbe gilt von meiner Beobachtung.

Die feinanatomischen Verhältnisse des neugeborenen Zystenpankreas seien in Teuschers Beschreibung wiedergegeben; die meinem eigenen Befund entsprechen:

„Mikroskopisch zeigt es sich, daß fast in jedem Läppchen das Ausführungssystem verändert ist und kleinere und größere Zysten gebildet hat. Einige größere Zysten liegen auch interlobulär. Sie besitzen ein zylindrisches Epithel, dessen Kerne sehr chromatinreich

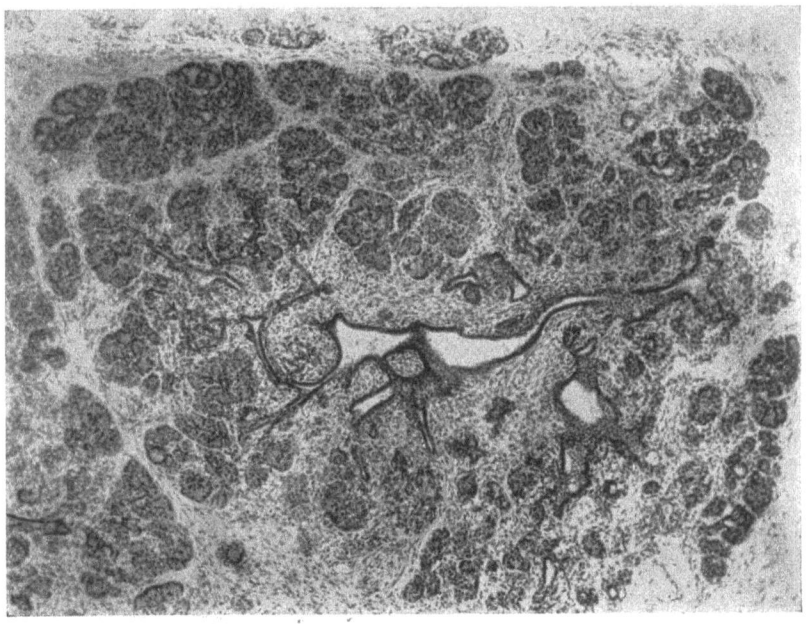

Abb. 68. Zystenpankreas eines Neugeborenen.   Interlobulär zystisch erweiterte Ausführungsgänge mit Einmündung von Schaltstücken. (Nach Teuscher.)

und basal gelagert sind. Das umgebende Bindegewebe läßt eine innere zellreiche und eine äußere faserreiche Schicht erkennen, in der kleine elastische Fasern nachzuweisen sind. Die Zysten zeigen verschiedene Gestalt; neben schmalen langgestreckten, die an Längsschnitte erweiterter großer Ausführungsgänge erinnern, finden sich unregelmäßige sternförmige (Abb. 68). Ihre Größe schwankt zwischen 250—340 μ : 290—600 μ. In ihrer nächsten Umgebung finden sich meist mehrere kleinste, runde oder ovale Zystchen, die ähnlich aussehen wie Querschnitte kleiner Ausführungsgänge."

„Die Zystchen innerhalb der Läppchen besitzen ein einschichtiges kubisches Epithel mit eosinophilem Protoplasma und dunkeln, runden Kernen. Das außen gelegene Bindegewebe ist ebenfalls zell- und gefäßreich. Die Zysten enthalten häufig eine eosinophile, körnige Masse in der hier und da Erythrozyten zu erkennen sind. Einige enthalten Fibrinfäden. Die Zysten sind nie rund, vielmehr erinnern sie in den Schnitten durchaus an im Längsschnitt getroffene, zylindrisch oder sackförmig erweiterte kleine Ausführungsgänge, oder sie haben eine sternförmige Gestalt. Die größten Maße betragen 255—440 μ, die meisten sind aber kleiner oder wegen der verschiedenartigen Gestalt überhaupt nicht meßbar. In diese Zysten münden Schaltstücke ein, die wenigstens an der Einmündungsstelle erweitert sind und deren Epithel kubisch oder platt ist. In das Lumen sieht man auch papillenartige Vorsprünge vorragen, die auf dem Querschnitt eine rundliche oder ovale Gestalt besitzen und von kubischem oder niedrig zylindrischem Epithel bedeckt sind."

„Verfolgt man die Serie, so sieht man, daß die kleinen intralobulären Zysten durch schmale Spalten zusammenhängen und daß sie in die größeren Zysten mit Zylinderepithel übergehen. Letztere sind nicht abgeschlossen und stellen wohl die erweiterten großen Ausführungsgänge dar. Geht man den kleinen Zystchen nach, die um die größeren zylindrischen Zystchen liegen, so ergibt sich, daß diese mit den größeren Zysten in Verbindung stehen, wobei freilich diese Verbindung oft nur durch einen ganz engen Kanal hergestellt wird, so daß die kleinen Zysten den größeren flaschenförmig aufsitzen. Ferner sind diese kleinen Zysten durchaus nicht immer in Zusammenhang mit den Drüsenendstücken, sondern sie endigen manchmal blind in dem Bindegewebe, das die größeren Zysten umgibt. Abgesehen von diesen blind endigenden Zysten ist jedoch zu sagen, daß, wie in der Leber, nirgends ein Unterschied zwischen den größeren Ausführungsgängen und den sekretorischen Endstücken besteht."

„Das eigentliche Drüsengewebe ist mehr gegen die Peripherie der Läppchen gelegen und besitzt sehr schöne sekretorische Zellen mit deutlichen Zymogenkörnchen. Die LANGER-HANSschen Inseln sind noch sehr klein und stehen mit den Ausführungsgängen in direkter

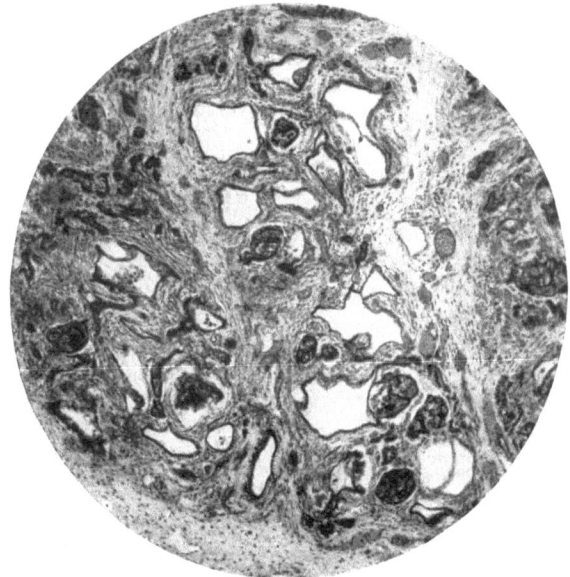

Abb. 69. Zystenpankreas des Neugeborenen. Zahlreiche Inseln in unmittelbarer Nachbarschaft der Zysten. (Eigene Beobachtung, Innsbruck.)

Verbindung. Überall jedoch ist das Bindegewebe im Vergleich mit der Norm beträchtlich vermehrt. An verschiedenen Stellen finden sich im Bindegewebe kleine streifenförmige Herde einer kleinzelligen Infiltration, die nicht entzündlicher Natur sind. Da in diesen Infiltraten deutliche Eosinophile und Myeloblasten enthalten sind, so halte ich sie am ehesten für Ansammlungen von blutbildenden Zellen."

Ich möchte an Hand meiner eigenen Beobachtung noch hinzufügen, daß die fraglichen Neugeborenen-Pankreata einen unreifen embryonalen Eindruck erwecken. Sie sind nicht so ausdifferenziert, wie eine normale Neugeborenen-Bauchspeicheldrüse. Es fällt das zwar nicht sehr dichte, aber unverhältnismäßig breite Zwischengewebe auf, das sehr zell- und blutgefäßreich ist. Dadurch wird der azinöse Drüsenbau sehr gut kenntlich. Manche Läppchen scheinen einer sekundären Veröidung (Druckatrophie?) anheimzufallen. Mitunter sieht man um solche Stellen Anhäufungen von lymphozytenartigen Zellen als lockeres oder dichteres Infiltrat; vielleicht haben sie mit der Aufsaugung und Bewältigung bestimmter Gewebszerfallsstoffe im Bereich der fraglichen rückgängigen Veränderungen des Drüsengewebes zu tun. Diese Infiltrate halte ich nicht wesensgleich mit den von TEUSCHER gesehenen streifenförmigen Herden einer

kleinzelligen, nicht entzündlichen Infiltration, welche sie als Ansammlung blut-
bildender Zellen deutete.

Das Zystenpankreas des Erwachsenen haben YAMANE, FRAENKEL, BERB-
LINGER, TANNENBERG und SCHUBECK, vorallem aber ARVID LINDAU mehr oder
minder eingehend beschrieben.

YAMANE meldet von einem erwachsenen Zystenpankreas es sei 20 cm lang,
4—5 cm breit, 2—3 cm dick gewesen; die Oberfläche erschien höckerig infolge
vieler dünnwandiger Parenchymzysten von $^1/_2$ bis 5 cm Durchmesser, welche
alle Teile des Pankreas, besonders den Körper und den Schwanz dicht durchsetzten.

Im Kopf der Bauchspeicheldrüse fand YAMANE noch viel unverändert aussehendes
Pankreasgewebe, während im übrigen zwischen den Zysten nur Fettläppchen mit unbewaffnetem Auge erschienen. Der Ductus pancreaticus ließ sich 5 cm weit aufschneiden.

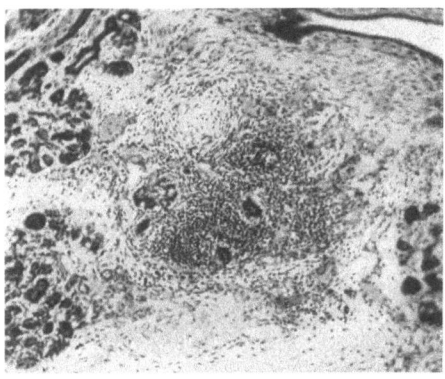

Abb. 70. Lymphozytoides Infiltrat um atrophische
Drüsenelemente im Zystenpankreas eines Neugeborenen.   (Eigene Beobachtung, Innsbruck.)

Am Übergang in den Körper des Pankreas,
da wo die Drüsenläppchen aufhören, endigte der geradlinige Verlauf des Duktus
und es traten hier mehrere quere, stark
vorspringende Falten auf, ähnlich der
Valvula Heisteri des Ductus cysticus. Mit
Ausbildung dieser Falten ging der Ductus
pancreaticus in eine längliche Zyste von
6 mm und 3 mm Breite und Dicke über,
ohne daß er von dieser Zyste aus weiter
zu verfolgen gewesen wäre. Im Körper
und Schwanz fanden sich von hier an
nur noch dicht liegende Zysten, so lautete
YAMANEs Schilderung. Die Innenfläche
der Zysten sei glatt, ihre Wand papierdünn gewesen. Als Zysteninhalt wurde
ein gelb-weißlicher Brei mit zahlreichen
feinen Körnchen benannt.

FRAENKEL fand besonders den Pankreaskopf zystisch verbildet. BERB-
LINGER schildert den Befund am Pankreas durch Maßangaben: Die Bauch-
speicheldrüse war 29 cm lang, 10 cm breit, 7,5 cm dick, völlig durchsetzt von
kleinen Zysten bis zu solchen von fast Apfelgröße mit dünner, durchscheinender
Wand; der Inhalt der Zysten war serös, zum Teil hämorrhagisch; den Ductus
pancreaticus konnte man nur auf eine kurze Strecke sondieren. Mit unbewaffnetem
Auge war auf dem Schnitt das Pankreasgewebe kaum zu erkennen. An TANNEN-
BERGs Fall erschien das ganze Pankreasgewebe vergrößert, längsoval, faustdick;
es bestand aus Zysten, welche die Läppchenstruktur fast nicht mehr feststellen
ließen. Der Hauptspeichelgang konnte noch sondiert werden.

SCHUBACK hat bei einem 28jährigen Weibe die Bauchspeicheldrüse 300 g
schwer, $18 \times 6 \times 4$ cm groß, über und über bedeckt, bzw. durchsetzt von Zysten
bis Walnußgröße gefunden. Sie waren erfüllt von klarer, leicht gelblicher Flüssigkeit. Ein Verschluß des Pankreasganges bestand nicht.

LINDAU, der seine Befunde mit Abbildungen belegt hat (vgl. die beigegebenen
Abb. 71 und 72) nennt das Zystenpankreas einer 26jährigen Frau „groß und
durch zahlreiche erbsengroße Zysten höckerig"; die Zysten hatten in der Schnittfläche nur ganz wenig Parenchym zwischen ihren fibrösen Scheidewänden unberührt gelassen. Zusammenfassend charakterisiert er das Wesentliche solcher
Bauchspeicheldrüsen dahin, daß sie alle im großen und ganzen ein übereinstimmendes Bild mit zahlreichen im ganzen Organ zerstreuten Zysten ohne begrenzte
Herdbildung zeigten.

Bei der mikroskopischen Untersuchung fand A. LINDAU das interstitielle Bindegewebe des Zystenpankreas sehr stark vermehrt, so daß das Bild

davon beherrscht wurde. Das Parenchym sei dadurch stark eingeschränkt, besitze aber im übrigen ein normales Aussehen. Die LANGERHANSschen Inseln seien gut erhalten und kräftig entwickelt. Die Zysten fand er mit kubischem Epithel bekleidet. Zuweilen sei das Epithel abgeplattet und endothelähnlich. In einzelnen

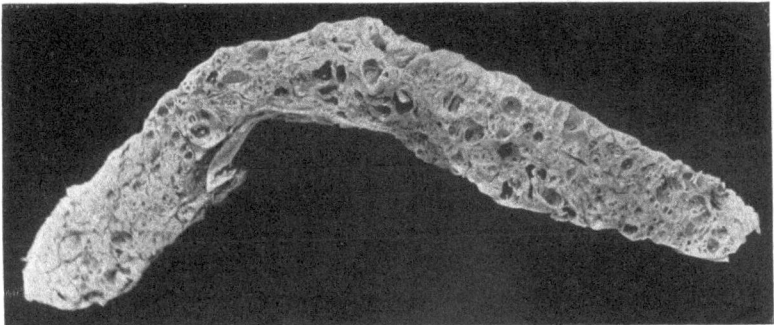

Abb. 71. Zystenpankreas einer 26 Jahre alten Frau. Vergrößerung ²/₃. (Nach A. LINDAU.)

Zysten findet sich auch unverkennbares Zylinderepithel. Ziemlich oft kämen papilläre Proliferationen vor, welche sich in das Zystenlumen vorwölbten, aber immer geringe Zuwachstendenz und keinen deutlichen Geschwulstcharakter zeigten. Der Zysteninhalt bestehe aus hyalinen, zuweilen körnigen Massen.

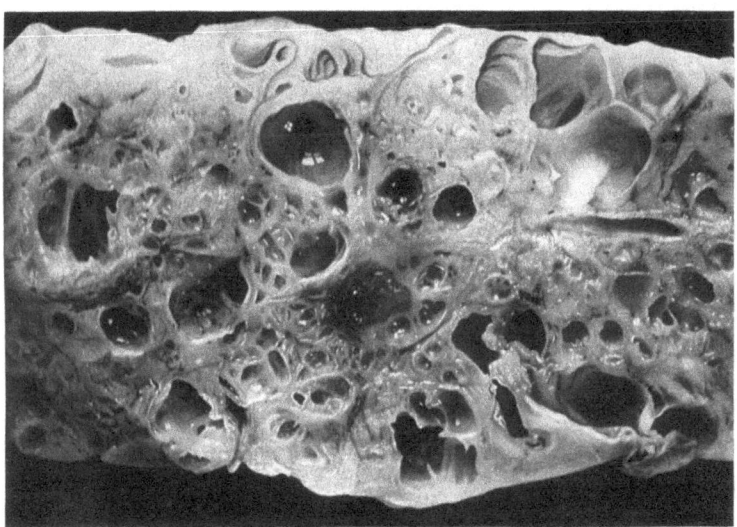

Abb. 72. Teil aus dem Zystenpankreas einer 26 Jahre alten Frau. Vergr. 2,5:1. (Nach A. LINDAU.)

YAMANE hat die feinanatomischen Verhältnisse am Zystenpankreas des Erwachsenen folgendermaßen geschildert: „In den kleineren Zysten, welche aus dem Schwanz des Pankreas stammen, ist die epitheliale Auskleidung meistens noch gut erhalten. Sie besteht aus einer Schicht von kubischen oder abgeplatteten Zellen, welche meistens nur eine Höhe von 4 bis 6 μ selten mehr erreichen. Die ziemlich chromatinreichen Kerne sind oft auch etwas abgeplattet, in den höheren Epithelien hingegen rund und basal gelagert. Das Protoplasma färbt sich intensiv mit Eosin und ist stellenweise fein gekörnt. Da, wo der Epithelbelag flach getroffen ist, sind die Zellgrenzen meistens ganz deutlich zu sehen. Die Kerne erscheinen dann größer und heller und haben einen Durchmesser von 4—5 μ. An einigen Stellen sind manche Epithelien durch Körnchen und kleine Kugeln, welche in ihrem Zelleib liegen. stark gegen das Lumen vorgewölbt. Die Körnchen färben sich mit Eosin und werden jedenfalls aus den Zellen ausgestoßen; denn man findet sie oft in großer Zahl an der Oberfläche des Epithels und einige erreichen hier den Durchmesser eines Zellkernes oder werden noch größer. In den großen Zysten des Kopfes, welche einen Durchmesser von 1—2 cm erreichen, fehlt das Epithel zum größten Teil. Nur an einzelnen Stellen sind noch Reste desselben erhalten. Es ist hier so stark abgeplattet, daß es einem Gefäßendothel gleicht."

„Der Inhalt der Zysten zeigte im frischem Ausstrichpräparat eine feinkörnige Beschaffenheit und enthielt keine zelligen Bestandteile. Im Schnittpräparat ist der Inhalt ebenfalls feinkörnig oder hier und da auch homogen, meistens stark mit Eosin färbbar. Dicht am Epithel sind hier und da auch größere Kugeln sichtbar."

„Die meisten Zysten haben rundliche oder ovale Form und sind nicht stark ausgebuchtet. Doch findet man in der Umgebung der größeren rundlichen Zysten auch plattgedrückte, auf dem Querschnitt spaltförmige Räume, die mit dem gleichen Epithel ausgekleidet sind, wie die größeren Zysten. An einzelnen Stellen sieht man eine Einmündung solcher abgeflachter Zysten in das Lumen der größeren Zysten, so daß anzunehmen ist, es bilden die Zysten ein zusammenhängendes System. Papillen wurden in der Wandung der Zysten nirgends getroffen."

„Die Septen, welche die einzelnen Zysten voneinander trennen, bestehen aus meist zellarmem Bindegewebe, das aber nicht selten zahlreiche elastische Fasern enthält. An einzelnen Stellen hat das Bindegewebe hyalinen Charakter und hier und da ist es auch verkalkt. Der Kalk ist zum Teil in feinsten Körnchen abgelagert, zum Teil bildet er große Konkretionen. Sehr auffallend" fand Yamane „in der Nähe der Zysten im Pankreasschwanz stark gewundene und in sich geschlossene Bänder von hyaliner Substanz, ganz ähnlich den Corpora albicantia des Ovariums. Diese hyalinen Bänder hatten eine Dicke von 50 bis 150 μ, besaßen die Form einer Halskrause und ließen im Innern nur einen engen Spaltraum frei, der mit ganz lockerem Bindegewebe ausgefüllt war. Außen an dem hyalinen Band waren meistens massenhaft elastische Fasern angehäuft. Es erschien sicher, daß diese hyalinen Bänder durch die Obliteration von Zysten entstanden, denn man sah hier und da einen spaltförmigen, mit Epithel ausgekleideten Raum in das Innere eines solchen hyalinen Körpers hineinreichen. Der Rest des Binnenraumes war dann vollständig obliteriert und mit jungem Bindegewebe ausgefüllt. Was das Pankreasgewebe anbetrifft, so ist nach Yamane dasselbe neben den Zysten des Kopfes noch reichlich erhalten und bildet große Läppchen, welche durch den Druck der Zysten nur leicht abgeplattet erscheinen. Leider ließen sich die feineren Verhältnisse des Parenchyms infolge der schlechten Färbbarkeit der Kerne nicht studieren. Langerhanssche Inseln schienen nur in sehr geringer Zahl vorhanden zu sein. Die Ausführungsgänge waren nicht erweitert."

Yamane gab weiter noch an, daß in Körper und Schwanz der fraglichen Bauchspeicheldrüse zwar keine wohlerhaltenen Drüsenläppchen, wohl aber in dem die Zyste umgebenden Bindegewebe kleinere und größere Zellherde vom Aussehen der Langerhansschen Inseln mit einem Durchmesser von 60—200 μ gefunden worden seien. In der Nähe der Inseln lagen Nervenstämmchen, dickwandige Gefäße und einzelne, unregelmäßig verzweigte Hohlräume, welche Ähnlichkeit mit erweiterten Hohlräumen besaßen, mit dem gleichen Epithel wie die Zysten ausgekleidet waren und eine subepitheliale, hyaline Membran von verschiedener Dicke aufwiesen.

v. Meyenburgs Beobachtung betraf einen 83jährigen Mann. Indes ist die Untersuchung des Pankreas, das ebenso wie die Nieren nur einige wenige Zysten enthielt, nicht weiter mitgeteilt. v. Meyenburgs Augenmerk war hauptsächlich der Zystenleber des gleichen Mannes zugewendet.

Nach den Ausführungen von Yamane, Berblinger und Arvid Lindau muß man diese Zystenbildung in der Bauchspeicheldrüse der fraglichen Fälle als dysontogenetisch auffassen. Die Angabe Reinhardts, daß im Fall von Friedrich und Stiebler die multiplen Pankreaszysten durch Rentention erklärt werden müßten, ist nicht näher begründet. Und Kochs Deutung eines solchen Pankreasbefundes als Lymphangioma cysticum hat Arvid Lindau im Sinne eines dysontogenetischen Zystenpankreas richtig gestellt.

Wenn Ledebur annimmt, man könne ein Zystenpankreas nur dann als Mißbildung ansehen, wenn auch Zystennieren oder Zystenleber vorlägen, so ist das sicher ein Fehlschluß; denn ebenso wie Zystennieren oder Zystenleber isoliert vorkommen können, gilt das auch vom Pankreas. Ledebur rechnete die von Berblinger und ihm selbst beschriebenen Fälle, ebenso wie jene von

TANNENBERG und BRANDT zu den Zystadenomen. Es ist nicht zu bestreiten, daß ein dysontogenetisches Zystenpankreas adenomatös wuchern kann. Freilich muß das in jedem Einzelfall untersucht und erwiesen werden. Und BERBLINGER traf wohl das Richtige, als er das Zystenpankreas, sowie die anderen am Zentralnervensystem, am Auge und an den Nieren erkennbaren Veränderungen seiner Fälle als dysontogenetische Blastome ansprach.

Die Genese des Zystenpankreas hat YAMANE in einer Fehlentwicklung ersehen, derart, daß Abschnürungen kleiner Ausführungsgänge vorlägen, welche teils durch Sekretion, teils durch ungleichmäßiges Epithelwachstum sich erweiterten. Dagegen wendete nun MARGRIT TEUSCHER für ihren Fall ein, daß keine Abschnürungszeichen zu finden waren. Es bestand ein ununterbrochenes Ausführungssystem mit sack- und flaschenförmig erweiterten Abschnitten. Innerhalb der Läppchen hingen die kleinen Zysten durch Spalten und Kanäle zusammen, oder sie saßen den größeren Ausführungsgängen flaschenförmig auf, standen also mit ihnen in Verbindung, wobei aber ein Zusammenhang mit den sekretorischen Endstücken nicht immer zu erweisen war, so daß also blinde Endigungen anzunehmen waren. TEUSCHER meinte daher, es handle sich hier um Zweige von Ausführungsgängen als Überschußbildungen, ohne daß Drüsenstücke entwickelt worden wären.

Wie bei der Zystenleber sei epithelialer und mesenchymaler Anteil der dysontogenetischen Bauchspeicheldrüse vermehrt. Dabei spielte eine Hauptrolle die vermehrte Wucherungsfähigkeit des Ausführungsgangsystems. TEUSCHER sagt ausdrücklich, daß sie ihren Befund für die erste (oder doch eine frühe) Stufe der Dysontogenie zur Zystenleber halte. Ich bin der gleichen Ansicht und glaube, wie dies WACKERLE für die Zystenleber ausgedrückt hat, daß neben einem unverhältnismäßigen, einseitigen, örtlich umschriebenen epithelialen Wachstum von Speichelgängen, vielleicht unter der Wirkung des gleichfalls einseitigen übermäßigen Wachstums des Mesenchyms, vielleicht durch Epithelfaltung und -verstopfung Abschnürungen im gewucherten Speichelgangbereich erfolgen können.

Auch die von A. LINDAU zitierten, nicht veröffentlichten Untersuchungen SIWES tun dar, daß im 2. und 3. Embryonalmonat eine gegenseitige Durchwachsung der sich verzweigenden Pankreasanlage mit einem vom dorsalen Mesenterium kommenden Gefäßmesenchym stattfindet. Hierdurch scheine die Möglichkeit gegeben, daß durch ein gestörtes Gewebsgleichgewicht Abschnürungen epithelialer Verbände stattfinden können, aus denen sich später die fraglichen Zysten entwickeln würden.

Das heißt mit anderen Worten, das Zystenpankreas verdankt einem allgemeinen falschen Zusammenwirken meso- und entodermalen Wachstumsanteile seine Ausgestaltung, es handelt sich um ein Hamartom im Sinne von EUGEN ALBRECHT. Diese Auffassung entspricht auch der heute am meisten verfochtenen Lehre über die Genese der Zystenleber und der Zystennieren.

Schließlich seien noch ein paar Worte über das Verhältnis von Zystenpankreas und Glykosurie gestattet. BERBLINGER hat ein solches Zusammentreffen bemerkt, ebenso gilt es für den von A. LINDAU überarbeiteten Fall von KOCH. Ich schließe mich durchaus der Darstellung von LINDAU an, der hierüber sagte: „Es fragt sich ob in den fraglichen Fällen die Glykosurie auf eine Störung der Funktion des Pankreas oder auf einem Einfluß vom Zentralnervensystem durch die dort gleichzeitig vorhandenen Geschwülste zurückzuführen ist. Bei den dysontogenetischen Pankreaszysten sind die LANGERHANSschen Inseln, wie oben erwähnt, wohl erhalten und kräftig entwickelt. Dies macht es unwahrscheinlich, daß die Hauptursache für die Glykosurie im Pankreas zu suchen sein sollte."

C. Bindegewebsknoten in der Bauchspeicheldrüse.

SEYFARTH hat kleine umschriebene bindegewebige Knoten mitten im Pankreasparenchym eines 17jährigen Mädchens gefunden. Derartige Herde erklärt er sich als in sehr früher embryonaler Zeit entstanden; er spricht sie als Zeichen örtlich beschränkter Entwicklungshemmungen in der sonst nicht veränderten Bauchspeicheldrüse an; immerhin muß SEYFARTH zugeben, daß solche Bilder gewissen Befunden bei angeborener Lues gleichen. Und er läßt infolgedessen dem Gedanken Raum, ob nicht eine Lues oder eine andere intrauterine Erkrankung des Pankreas zu solcher bindegewebig, knotiger Herdbildung geführt habe.

Anhang.
Pankreasgewebe in Teratomen.

Sehr selten wird auch in Teratomen eine Gewebsanordnung gefunden, welche derjenigen der Bauchspeicheldrüse im großen und ganzen entspricht. Mir ist ein derartiger Fall zu Gesicht gekommen, der inmitten des Teratoms ganz prachtvoll Ausführungsgänge und Drüsengewebe eingescheidet in reichliches Mesenchymgewebe nach Art eines einheitlichen Organgebietes zeigte.[1]

III. Kreislaufstörungen.
1. Hyperämie und Anämie.

Über Hyperämie und Anämie der Bauchspeicheldrüse im ganzen scheinen eingehende Sonderuntersuchungen nicht vorzuliegen. Das ist auch zu verstehen, da, wie DIECKHOFF sagt, für das Pankreas keine anderen Gesichtspunkte maßgebend sind, als sonst für innere Organe. „Während der Verdauung ist das Pankreas rot, sonst blaß; und dieser Vorgang muß auch für den jedesmaligen Sektionsbefund von Bedeutung sein''.

Was die arterielle Blutfüllung anbelangt, so liest man im Schrifttum, daß sie bei entzündlichenn Vorgängen vermehrt sei, eine selbstverständliche Feststellung (PACCHIONI, NAKAMURA u. a. m.). SCHMINCKE fügt diesem Satz aber mit Recht an, daß diese arterielle Hyperämie wegen der besonderen Organstruktur makroskopisch relativ wenig in Erscheinung trete. ORTH erwähnte in seinem Lehrbuch der pathol. Anatomie 1887 ein auffälliges Vorkommen von Hyperämie, das bei progressiven Anämien öfter beobachtet würde.

Es sei hier an die Untersuchung von NATUS im RICKERschen Institut erinnert, welche einer Theorie über die Bedeutung der Stase bzw. über das Wesen chronischer Entzündung dienen sollte und am Pankreas des lebenden Kaninchens unternommen worden ist. Dort ist ausdrücklich angegeben, daß man je nach schwacher oder starker Durchströmung der feinen Pankreasgefäße von einem blassen oder roten Zustand des Pankreas sprechen könne; im einen Fall hätten die Konstriktoren, im anderen die Dilatatoren der kleinen Gefäße ein leichtes Übergewicht.

Aus der menschlichen Pathologie ist die venöse Hyperämie des Pankreas wohl bekannt, welche bei Stauung im Gebiet der Pfortader bzw. bei Herfzehlern oder Lungenerkrankungen mit Behinderung des Blutzuflusses zum Herzen bzw. mit Störungen des kleinen Kreislaufes auftreten kann. Wir finden in solchen Fällen eine in der Farbe mehr grauweiß bis graurot erscheinende Bauchspeicheldrüse. Sie ist blutreicher auf dem Durchschnitt, aber auch sonst feuchter.

Die von den älteren Pathologen bei infektiösen Erkrankungen, wie Pocken, Typhus, Pyämie, puerperaler Sepsis, Miliartuberkulose und akuten Exanthemen

---

[1] Ich besitze von diesem Fall das Lichtbild eines Schnittes durch die fragliche Stelle, das mir der Beobachter des merkwürdigen Befundes bei einer mittelrheinischen Gynäkologentagung freundlichst überlassen hat. Leider kann ich mich an die Persönlichkeit des Kollegen nicht mehr entsinnen, sonst hätte ich ihn gebeten, das Schnittbild hier wiedergeben zu dürfen.

gesehenen hyperämischen Veränderungen der Bauchspeicheldrüse (ANCELET, KLEBS, EICHHORST, HOFFMANN, FRIEDREICH, ORTH), welche TRUHART erwähnt, sind zum Teil vielleicht aktiver Gefäßüberfüllung, zum größeren Teil aber gewiß einer Stauungshyperäme zuzuschreiben, da öfter von Degeneration der Drüsenzellen im Gefolge solcher Blutanschoppung die Rede ist. LAUP erwähnt noch besonders solcher Hyperämie im Verlauf der Lyssa. LAUP hat ferner eine lokale Hyperämie des Pankreasschwanzes bei einem jungen Menschen geschildert der plötzlich an einem chronischen Gefäßleiden mit Aneurysma (Lues?) verstorben war und Blutungen in Pleuren und Perikard aufgewiesen hat.

Ich sah mehrmals unerhebliche Pankreashyperämie, bei Thrombose der Pfortader, sowie eine beträchtliche Blutfüllung des Pankreas bei Polyzythämie mit Thrombose der Milzarterien und der Milzvene (Abb. 73).

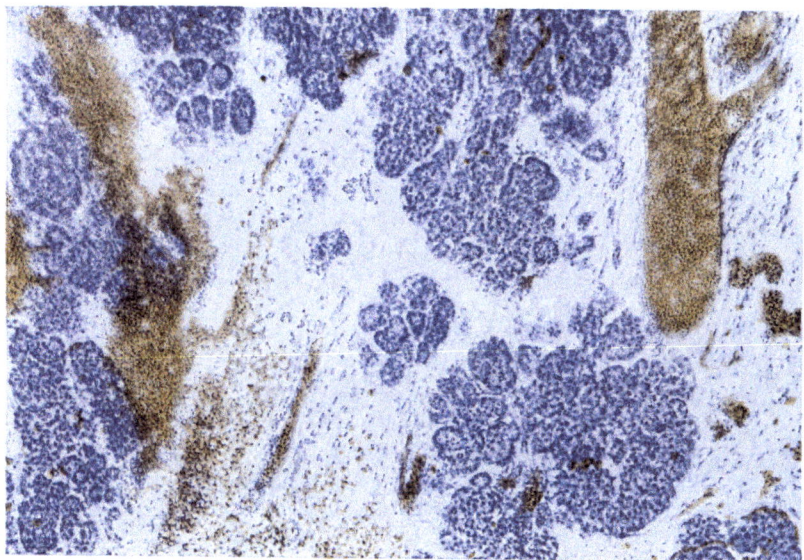

Abb. 73. Stauungshyperämie und Blutung in einem indurierten Pankreas. (Mikrophotogramm auf Agfa-Farbenplatte. Eigene Beobachtung.)

Hat die Störung des venösen Blutabflusses länger gedauert, dann erweist sich auch das Gewebe der Drüse härter; es kommt dann auf der einen Seite zur Atrophie des eigentlichen Drüsengewebes, auf der anderen Seite zu einer Zunahme des Stützgewebes, also zum Bild einer Verhärtung, welche bei fortbestehender venöser Blutstauung als zyanotische Induration benannt wird.

Für das Zustandekommen der Pankreasverhärtung im Gefolge von venöshyperämischen Zirkulationsstörungen sind die oben schon erwähnten Ausführungen von NATUS sehr bemerkenswert, welche er seinen Versuchen mit Pankreasgangunterbindung beim Kaninchen folgen ließ. Auf Grund der genügend starken und langdauernden qualitativen Strömungsveränderungen in den Blutgefäßen, wurden die günstigen Ernährungsbedingungen für die eigentlichen Drüsenzellen geschmälert, sie begannen langsam zu schwinden. Im Gegensatz dazu stehe das Bindegewebe. Man dürfe annehmen, daß es im Gegensatz zu den Parenchymzellen unabhängig sei vom „qualitativen Verhalten der Blutströmung", daß vielmehr Ab- und Zunahmevorgänge im Bindegewebe mit dem „quantitativen Verhalten der Blutströmung" in Beziehung stünden. Da zwischen Blut und Gewebe keine unmittelbare Berührung bestehe, sei zu schließen, daß unter denselben quantitativen und qualitativen Schwankungen, wie das Blut die strömende Lymphe stehe, der die Vermittlung zwischen Blut und Gewebe zukomme. — Die bei Strömungsverlangsamung, ja bei Strömungsstillstand des Blutes im Pankreas gesehenen Veränderungen „bestehen in

Auflockerung des Bindegewebes durch die vermehrte verlangsamte Lymphe, in einer Ansammlung von weißen Blutkörperchen im Bindegewebe, dessen Fasern und Zellen als gequollen
zu betrachten sind, schließlich in einem Ausbleiben des normalen Umsatzes der Sekretgranula[1], die infolgedessen liegen bleiben und die dadurch anschwellenden Zellen anfüllen. . . .
Diese Anhäufung hat mit einem echten Wachstum der Zellen ebensowenig zu tun, wie die
beschriebene Quellung von Zellen und Fasern". Es tritt eine Rückbildung des Parenchyms
ein; ,,sie vollzieht sich langsam in Wochen. Wir dürfen uns vorstellen, daß mit der hervorgehobenen verstärkten Beziehung des Blutes zum Parenchym ein Vorwiegen der Spaltungs-
prozesse in den Zellen verknüpft ist, während mit dem Wegfallen eines ischämischen
Zustandes diejenige Phase des Stoffwechsels zurücktritt, in die man bei Organen mit periodischer Funktion die Synthese verlegt. Ungefähr zur gleichen Zeit mit der Verminderung
des Parenchyms tritt . . . eine Vermehrung des Bindegewebes auf".

   Diese Bindegewebsvermehrung sah NATUS intra- und extralobulär auftreten; auf die
von ihm geschilderten histologischen Einzelheiten der Bindegewebszunahme und Verdichtung kann hier deshalb nicht weiter eingegangen werden, weil in den fraglichen Tierversuchen auch nicht lediglich eine Kreislaufstörung, sondern auch eine Beeinträchtigung
des Gangsystems (durch Unterbindung des Ductus pancreaticus) vorlag.

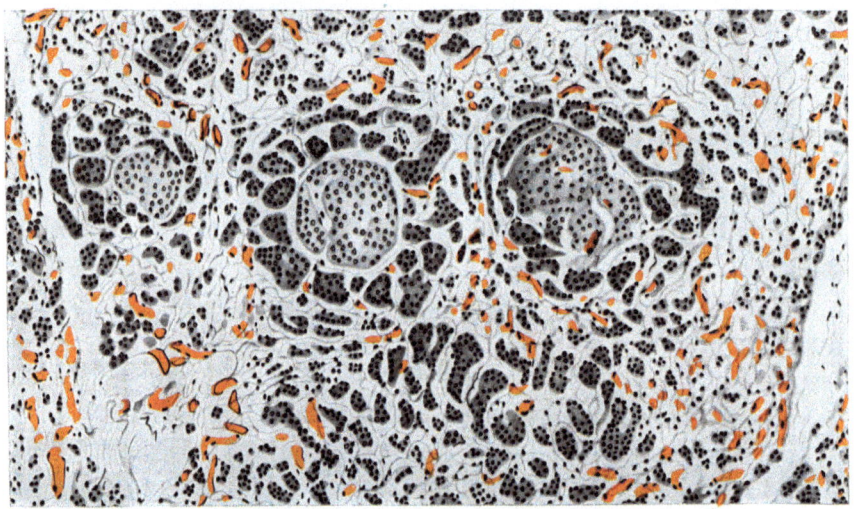

Abb. 74. Außerordentlich starke dauernde venöse Stauung im Pankreas; Atrophie seiner
Parenchymzellen mit Ausnahme der Umgebung der Inseln. (Nach GLAHN und CHOBOT.)

   Die histologisch erweisbaren Schädigungen des menschlichen
Pankreas bei dauernder Stauung infolge von Herzfehlern hat GLAHN
untersucht. In verhältnismäßig großer Anzahl der Fälle fand er, abgesehen von
der übermäßigen Blutfülle der Haargefäße der Pankreasläppchen eine Atrophie
der Parenchymzellen mit Verlust der Zymogenkörnchen und eine Verdichtung
des bindegewebigen Stützgewebes, jedoch keine Inselatrophie. Ja selbst in der
Umgebung der Inseln erhält sich das Drüsengewebe gut, das dürfte mit den eigenartigen Gefäßversorgungen der Inseln zusammenhängen. Daß aus einer Stauungs-
blutanschoppung eine sog. chronische interstitielle Pankreatitis hervorgehe,
das hält GLAHN nicht für wahrscheinlich (vgl. Abb. 74).

   NAKAMURA faßte in einem Fall von hochgradiger allgemeiner Stauung infolge
Herzinsuffizienz bei Mitralfehler die Atrophie des Pankreasdrüsengewebes als
eine Folge der Stauung auf. LAUP hinwiederum hat bei einem plötzlich verstorbenen Menschen von 36 Jahren mit Aneurysmabildung der Kranzarterien
eine starke Pankreashyperämie feststellen können. Auf die mit der Hyperämie
der Bauchspeicheldrüse verbundenen Blutungen wird weiter unten eingegangen.

---
[1] Der Parenchymzellen.

Bei anämischen Zuständen ist die Farbe der Bauchspeicheldrüse auffallend blaß, um nicht zu sagen weißgrau bis gelblich; SCHMINCKE nennt das
anämische Pankreas trocken; jedoch muß es nicht so sein. Auch ödematische
Veränderungen kommen bei chronisch anämischem Pankreas vor.

Nicht vergessen sei, daß bei chronischer Anämie hämolytischen Charakters die Bauchspeicheldrüse infolge der Ablagerung von Eisenverbindungen eine gelbbraune bis tiefbraune
Farbe annehmen kann. — Darüber wird im Abschnitt der Pigmentveränderungen der
Bauchspeicheldrüse gehandelt. —

Hier sei nur noch angeführt, daß CHVOSTEK für bestimmte Fälle allgemeiner
Anämieerkrankungen das Pankreas primär haftbar machen will, etwa in Gestalt
einer chronischen Pankreatitis. Das Pankreas liefere zusammen mit Milz und
Leber ein „komplexes Hämolysin", das auch für die Genese einer allgemeinen
Hämochromatose in Frage komme.

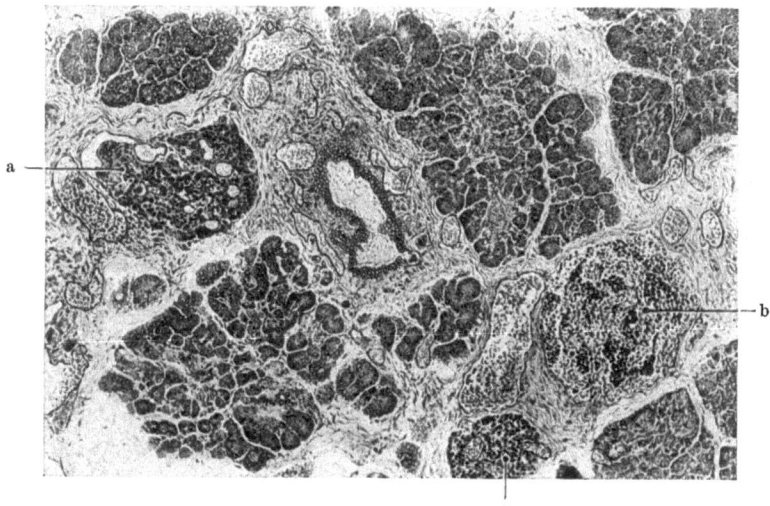

Abb. 75. Pankreas eines neugeborenen Kindes, das asphyktisch verstarb. Hyperämie, namentlich
auch zweier Inseln (a und b). In einer der Inseln (b) kam es zur Blutung. Vergrößerung 120fach.
(Nach NAKAMURA.)

2. Blutungen.

Kleine Blutaustritte in das Pankreasgewebe sind als Begleiterscheinungen von Stauungsvorgängen im Pfortadergebiet nicht selten. NATUS
hat ihr Zustandekommen in seinen Kaninchenversuchen bei Verlangsamung
des Blutstromes und Eintritt der Stase verfolgen können; er gibt ferner an, daß
die Blutkörperchen, die man frei im Pankreasstützgewebe in Häufchen zusammenliegend antreffe, sehr schnell verschwänden. Ihre Form werde unkenntlich,
ihr austretender Blutfarbstoff habe die in seinen Fällen vorhandene Ödemflüssigkeit bräunlich gefärbt.

Weiterhin haben sich noch KNAPE und RICKER selbst über die Natur dieser
Blutungen geäußert. Daß die Blutaustritte von Anfang an etwa durch fermentative
Pankreaswirkung entständen, das bestreiten diese Forscher entschieden. RICKER
und seine Schule erklären die hämorrhagischen Diapedesen im Pankreas analog
denen anderer Gefäßgebiete als neurotisch bedingte Erscheinung. Auf Grund
der KNAPEschen Versuche soll auch die Pankreasnekrose solch neurovaskulärer
Reizung zu danken sein, während die Fettgewebsnekroe sekundär durch Wirkung
des ausgetretenen pankreatischen Fettspaltungsfermentes sich anschlösse.

MARCHAND meint, es sei wohl anzunehmen, daß abnorme Innervationszustände der Gefäße reaktiv infolge von Schädigungen, welche die Gefäße primär träfen, eine schnell entstehende Blutdurchsetzung des pankreatischen Gewebes begünstigten.

Daß örtliche Blutaustritte zur histologisch nachweisbaren Eisensalzablagerung im Bindegewebe des Pankreas führen können, ist an und für sich selbstverständlich; indes hat LUBARSCH berichtet, daß eine solche Deutung für den verhältnismäßig häufigsten Befund von ziemlich ausgebreiteter Eisenpigmentierung im Pankreasstützgewebe von Feten und Säuglingen nicht in Betracht komme, während derartige Befunde beim Erwachsenen überhaupt zurückträten.

Bei Feten, unreifen und reifen Früchten, deren Tod ja so gut wie stets durch Erstickung eintritt, sind feine Pankreasblutungen ein äußerst gewöhnlicher Befund (NOBILING, KRATTER), ebenso wie bei mechanisch Erstickten, bei Erwürgten und Erhängten (KRATTER, IPSEN, REHM, REUBOLD und DITTRICH), endlich nach Verblutung feine Pankreashämorrhagien oft gefunden wurden, welche nicht Todesursache, sondern nebensächliche Erscheinung waren.

Feinere Blutungen im Gewebe des durch Prellung bei Granatverletzten verwundeten Pankreas habe ich in drei Fällen gesehen, ohne daß die Geschoßteile unmittelbar in die Bauchspeicheldrüse eingedrungen wären. Ebenso sind mir feine Blutaustritte in einem durch Fliegerabsturz schwer gequetschten Pankreas aufgefallen.

Über pankreatische Blutaustritte infolge venöser Stauung hat ZAHN berichtet, ohne auf die Ursache der Stauung näher einzugehen.

Abgesehen von den traumatischen und den Stauungsblutungen sind eine große Reihe von Beobachtungen niedergelegt worden, welche bei entzündlichen, bei toxisch infektiösen Erkrankungen oder in reinen Vergiftungsfällen gesehen worden sind. Ich reihe derartige Beispiele unter Angabe der Beobachter oder Berichterstatter über die zugrunde liegenden ursächlichen Schädigung listenartig im folgenden aneinander, ohne erschöpfend sein zu können.

Pankreasblutung bei Myokarddegeneration fand KRATTER
„ „ Fettherz . . . . WOLFF
„ „ Herzfehler . . . . KRATTER, KOLLMANN
„ „ Altersmarasmus und Arterio-
       sklerose . . . . KRATTER
„ „ Gehirnapoplexie . . . . . . KRATTER
„ „ Aortenaneurysma . . . . . KRATTER
„ „ Lungenödem . . . . KRATTER
„ „ Emphysem . . . . KOLLMANN
„ „ Furunkulose . . . . NAKAMURA
„ „ akutem Exanthem . . . . . EICHHORST
„ „ septischen Erkrankungen SCHMIDT u. TEICHMANN-NAKAMURA
„ „ akuten Infektionskrankheiten SCHMORL, LUBARSCH
„ „ Typhus . . . . MAYER
„ „ WEILscher Krankheit . . . MAYER
„ „ Oidiomykose . . . . PIO FOA
„ „ maligner Struma . . . . . KRATTER
„ „ Gehirntumor . . . . GROSS, FRITZ
„ „ Epilepsie . . . . KRATTER
„ „ Paralyse . . . . Pathol. anat. Institut Innsbruck
„ „ Leberkrankheiten . . . . . KRATTER, REUBOLD
„ • „ Leberzirrhose . . . . . LANDO, POGGENPOHL
„ „ hochgradiger Anämie . . . REUBOLD
„ „ perniziöser Anàmie . . . . LAWRENCE
„ „ Schwangerschaftsanämie . . HEIDEN
„ „ Vergiftung durch Phosphor,
       Zyankali, Strychnin, Mor-
       phin, Kohlenoxyd . . . . KRATTER, IPSEN
„ „ Chloroformeinatmung . . . HANNS CHIARI
„ „ Skorbut . . . . ORTH
„ „ Urämie . . . . KRATTER
„ „ Nephritis . . . . KRATTER

Diese Beispiele genügen um darzutun, daß R. VIRCHOWS Bemerkungen aus dem Jahre 1883 und St. v. LINHARDTs Sätze aus dem Jahre 1925 über die Seltenheit pankreatischer Blutungen durchaus nicht zutreffen können.

Ich habe ferner kleinere und größere Blutaustritte in das Pankreaszwischengewebe mehrfach in Fällen geschwulstiger Durchsetzung der Bauchspeicheldrüse gefunden, so namentlich bei Chorionepitheliom-Metastasierung. Bei Trichinose suchte ich vergebens danach. Sehr auffallend begegnete sie mir im Fall perniziöser Anämie und im Fall einer myeloischen Leukämie, ferner bei zwei Straßburger Vorkommnissen von Milzbranderkrankungen. SEYFARTH erwähnt den Befund von Pankreasblutungen bei tropischer Malaria.

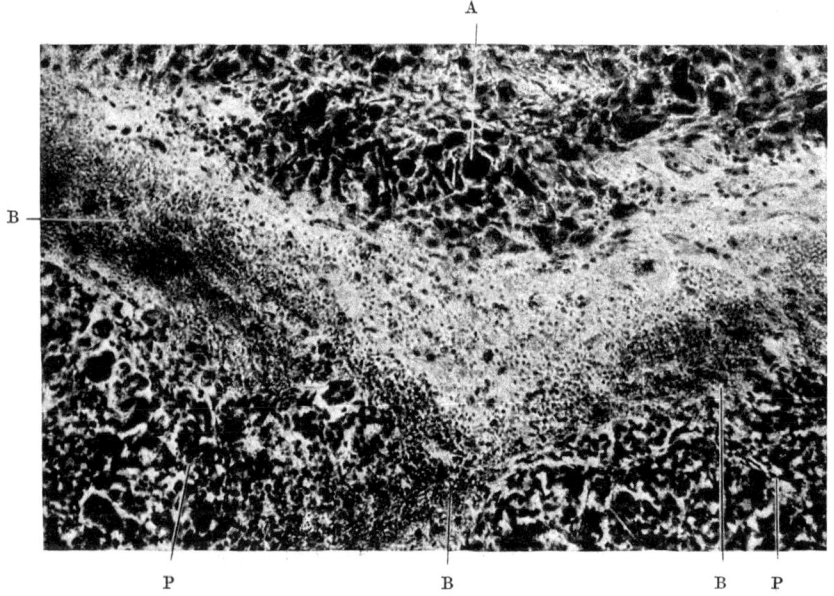

Abb. 76. Blutung in der Nachbarschaft einer Chorionepitheliommetastase des Pankreaszwischengewebes. (Pathol.-anatom. Inst. Innsbruck. Fall PL.) A Geschwulstherd; B Blutung; P Pankreasdrüsengewebe.

Die vielfältige Feststellung von Blutaustritten in die Bauchspeicheldrüse veranlaßten KRATTER, sich gegen die nachher zu besprechende Meinung ZENKERs zu wenden, es sei in der Pankreashämorrhagie ein Grund plötzlichen Sterbens zu erkennen. KRATTER hält vielmehr diese Blutungen für präagonale oder agonale, durch Zwerchfellskrampf und mechanische Beleidigung der Bauchspeicheldrüse durch den vollen Magen bedingte Erscheinungen, also für ein mitunter vorhandenes Merkmal, nicht aber für die Ursache des plötzlichen Todes. Übrigens erwähnt auch HABERDA unter den Befunden an den Leichen unerwartet Verstorbener hämorrhagische Veränderungen, ebenso wie IPSEN für das neugeborene Kind als anatomischen Ausdruck einer gegen den Unterleib gerichteten umschriebenen tödlichen Gewalteinwirkung eine mehr oder weniger große Oberflächenblutung unter der Kapsel und fortgesetzt im Zwischengewebe der Bauchspeicheldrüse ansprach.

Ausgedehnte Blutungen, ja Massenblutungen in der Bauchspeicheldrüse oder in ihrem subperitonealen Bett kommen jedoch gewiß seltener als unmittelbare Folgen von toxischen oder infektösen Anlässen vor. Doch ist das nicht ausgeschlossen, wie z. B. eine mächtige Blutung in das Lager des Zwölffingerdarms und des Pankreas bis zur Milz hin beweist, welche ich bei einem Neugeborenen mit BUHLscher Krankheit gesehen habe.

Vor allem spielt das Trauma eine anerkannt große Rolle als Ursache von Pankreasblutungen. So kommen schon bei Neugeborenen infolge Zerrung oder Quetschung durch den Geburtshelfer Kapsel- und Gewebsblutungen der Bauchspeicheldrüse vor (v. Reuss, Hedrén, Schmincke). Truhart hat den traumatischen Pankreasblutungen durch stumpfe Gewalt einen besonderen Abschnitt gewidmet.   Er schrieb:

„Die Quetschung ist mit geringfügigen Zusammenhangstrennungen an der Oberfläche der Drüse verknüpft; Haargefäße oder kleine arterielle Zweigäste werden eingerissen und umschriebene Blutung tritt auf. Bei etwa zuvor schon vorhandener krankhafter Beschaffenheit des Gewebs kommt es nach solchen Quetschungen nicht so leicht wie sonst zur Ausheilung und die nunmehr auch traumatisch geschädigten Epithelzellen lassen ihr Sekret durch den Zellenleib hindurch in den intraazinösen und interlobulären Raum aussickern. Der ausgeschiedene Pankreassaft korrodiert vermöge seiner tryptischen Eigenschaft die oft schon fettigdegenerierten oder atheromatösen Wandungen der Arteriolae und es gesellen sich zu jener primären von Zeit zu Zeit weitere kleine Blutungen hinzu. Der durch den umschriebenen Blutherd, wie aber auch durch das Trypsin gegebene Reiz ruft eine entzündliche Bindegewebswucherung in dessen Umgebung hervor, so daß das angesammelte

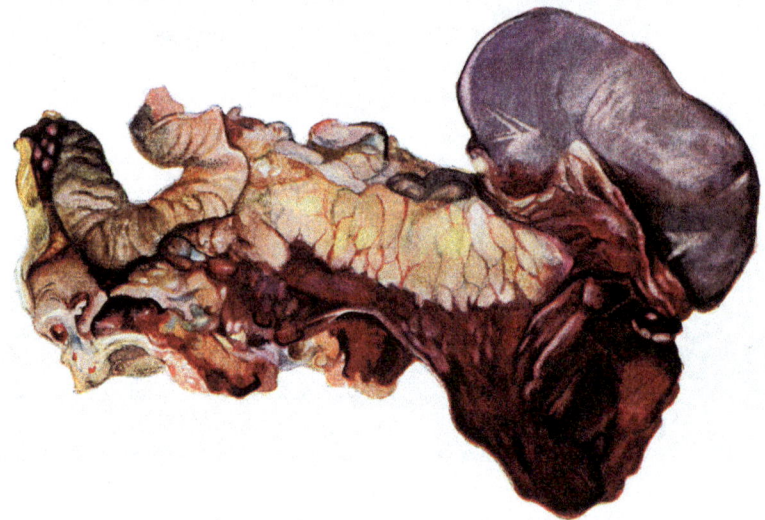

Abb. 77. Zwölffingerdarm, Pankreas und Milz (diese nach oben umgeklappt) eines neugeborenen Kindes mit Buhlscher Krankheit. Breite Blutung in das Pankreasbett und in das Mesenterium. (Pathol. anat. Inst. Innsbruck.)

Blut nach allen Seiten hin abgekapselt wird. Erneute sekundäre Blutungen gleichen ätiologischen Ursprungs dehnen die entstandene Bindegewebskapsel, welche in der Folgezeit durch weiter vor sich gehende Bindegewebshyperplasie und durch Niederschläge aus dem blutigen Inhalt an Resistenz noch gewinnt, nach der am wenigsten Widerstandskraft leistenden Seite mehr und mehr aus, und verdünnten sie an der Peripherie häufig bis auf nur 2—1 mm, während die an der Drüsenoberfläche befindliche Basis auch schon zufolge des sich stets steigernden Druckreizes bei derbfestem Gefüge mit der Zeit eine Dicke von 5 bis 10 bis 12 mm erreicht. An der unebenen, höckerig beschaffenen Innenfläche der Basis dieser zellarmen Bindegewebskapsel werden bei sorgfältiger Untersuchung einzelne, kleinste Öffnungen (Stieda, Paltauf, Michel) angetroffen, welche bei der Sondierung sich als Ausmündungsstellen feinster, blind auslaufender, fistelähnlicher Gänge erweisen, von denen der eine oder der andere — durch das nachsickernde Sekret offen gehalten — noch zur Drüsenoberfläche führt. Diese mehr oder weniger verändertes Blut enthaltenden Geschwulstbildungen des Pankreas können durch weitere Blutnachschübe allmählich einen weit über mannskopfgroßen Umfang gewinnen. Fast durchweg nehmen sie in der vorderen Fläche, selten von dem Schwanze — äußerst selten vom Kopfe, meist vom Körper des Pankreas aus ihren Ausgangspunkt und entwickeln sich abgesehen von vereinzelten Ausnahmen (Méry, Riegner und Hahns Fall IV) nahezu stets in der Richtung nach vorne, um bei weiterem Fortschreiten des Wachstums die hintere Wand der Bursa omentalis vorzuwölben oder auch zu usurieren und sich schließlich alsdann in letzterer auszudehnen;

in einem ganz außergewöhnlichen Falle wuchs der fluktuierende Tumor durch das Foramen Winslowii hindurch bis in die freie Bauchhöhle (Fall PAYR) hinein."

Diese Beschreibung von TRUHART enthält kurz und bündig alle Schwierigkeiten, welche sich bei der Entwirrung der Folgen von subkutanen Pankreasverletzungen oft genug ergeben, da die Wechselwirkung von Pankreasblutung und Pankreasnekrose einerseits und in dritter Linie die durch Pankreasnekrose zustande kommenden Gefäßwandstörungen und Thrombosen äußerst verwickelt sein können. Sie zeigt außerdem, zu welchen umfänglichen Folgen die fortgesetzte intrakapsuläre intra- und interperitoneale Blutung im Netzbeutel-Gebiet führen kann, und gibt eine der Deutungen, welche für die traumatischen Pseudozysten des Pankreas möglich sind[1].

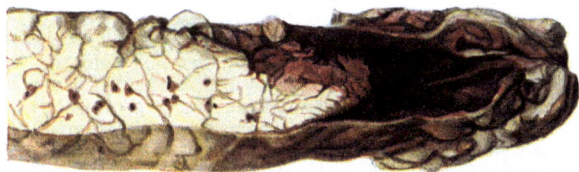

Abb. 78. Längsschnitt durch den Pankreasschwanz. Dorsalansicht. Traumatische Blutung im Kapsel- und Drusengewebsbereich des Pankreasschwanzes bei Zerschmetterung der Milz durch einen Schuß mit nachfolgender operativer Milzentfernung. (Eigene Beobachtung.)

Jedenfalls verdienen die traumatischen Blutungen des Pankreas mit jenen mannigfachen Folgen unser hohes Interesse, weil sie bis zu einem gewissen Grad eine Erklärung für mögliche Veränderungen bei akuten, allerschwersten Pankreaserkrankungen ohne Trauma geben können. Es ist jedenfalls durch die von TRUHART ausführlicher ihrem Hergang nach mitgeteilten Fälle, welche TRAVERS, STOERCK, COOPER, WILKS und MOXON, JAUN, OTIS, GROSS, CLARK, GOLDMANN, LESSER, LEITH, ANNANDALE und HELLER (bzw. EDENS) geschildert haben, klar dargetan, daß schwerste Verletzungen des Pankreas mit mehr oder minder erheblicher Blutung ohne ausgebildete Gewebsnekrosen der Drüse und des Drüsenbettes vorkommen, ja daß sie festgestellt werden müssen, wenn die Zeit zwischen Verletzung und Tod sehr kurz ist.

Freilich andere Fälle zweifellos traumatischer Natur ließen abgesehen von der Pankreasverletzung und -Blutung Nekrosen am Pankreas selbst oder auch am Fettgewebe der Bauchhöhlenwand erkennen, z. B. die Beobachtung von WARREN, WHITNEY[2] und von SCHMIDT[3], das waren aber Vorkommnisse, bei denen zwischen Verletzung und Tod sieben bzw. $9^1/_2$ Tage gelegen waren. MAYO ROBSON und CAMMIDGE geben die Abbildung eines im St. Bartholomäus-Spital aufbewahrten Sammlungsstückes wieder, dessen Geschichte ganz hierher gehört: Der Träger des fraglichen Pankreas war zwischen zwei Wagen geraten; er hatte daraufhin einen mäßigen Schmerz im Epigastrium, zwanzig Stunden später verfiel er, erholte sich aber wieder: in der Folge trat Erbrechen ein, der Mann verfiel abermals und starb drei Tage nach dem Unfall. Die Leichenöffnung ergab eine völlige Ruptur der Bauchspeicheldrüse mit Blutung und mit Fettgewebsnekrosen in der Nachbarschaft der Rißstelle. (Abb. 119 bei MAYO ROBSON und CAMMIDGE.)

SCHMINCKE macht darauf aufmerksam, daß bei Pankreasverletzungen von Kindern traumatische Blutungen wegen der Elastizität der Gefäßwände eine

---

[1] Literatur siehe auch im Hauptstück über „Verletzungen des Pankreas".
[2] und [3] Zitiert nach TRUHART, dessen sehr dankenswerte, mühevolle Veröffentlichung über Pankreaspathologie I leider eines Literaturnachweises entbehrt.

geringere Rolle spielen, als bei den gleichen Verletzungen älterer Leute, deren Gefäßwandveränderungen eine Zerreißung eher zulassen.

Nächst den ausgedehnten traumatischen Blutungen des Pankreas ist der sog. „Pankreasapoplexie" von ZENKER zu gedenken. Am 22. September 1874 sprach gelegentlich der 47. Versammlung deutscher Naturforscher und Ärzte ZENKER über „Hämorrhagien des Pankreas als Ursache plötzlichen Todes", nachdem KLEBS in seinem Handbuch der pathol. Anatomie 1870 bereits einige einschlägige Mitteilungen der Literatur über Pankreasblutungen gesammelt [1] und eine eigene Beobachtung angefügt hatte.

ZENKER teilte den Fall eines 28jährigen Mannes mit, der sich am Vortag seines Todes ganz gesund gefühlt hatte. Am frühen Morgen seines Sterbetages sei er mit dem Gefühl des Unwohlseins aufgewacht, habe Brechneigung verspürt und sei wenige Minuten später tot zusammengesunken; was ZENKER auf eine bei der Leichenöffnung gefundene starke hämorrhagische Durchsetzung der Bauchspeicheldrüse, sowie des nachbarlichen peritonealen Bindegewebes und eines blutigen Ergusses in das Duodenum bezog. Im zweiten Fall ZENKERS handelte es sich um einen 28jährigen Epileptiker, der im Wald tot aufgefunden wurde, nachdem man ihn noch eine Stunde vorher dort beobachtet hatte, wie er Holz sammelte. Spuren von Gewalttätigkeit fehlten an der Leiche, welche geöffnet, „wiederum als einzige wesentliche Veränderung ausgedehnte hämorrhagische Infiltration des Pankreas, diesmal ohne blutigen Erguß ins Duodenum zeigte". Wesentlich an dieser Mitteilung ZENKERS sind nun aber noch zwei Hinweise, die vielmals übersehen wurden. Es handelte sich erstens in beiden Fällen um sehr fettleibige Männer; zweitens ergab nach ZENKERS Wortlaut die mikroskopische Untersuchung im ersten Fall „das Pankreas als im höchsten Grad fettig degeneriert, so daß nicht eine einzige Drüsenzelle mehr erhalten war", im zweiten Fall „das Pankreas wieder, doch in geringerem Grad fettig degeneriert".

Mit keinem Wort hat ZENKER bei dieser Mitteilung behauptet, daß etwa die fraglichen Hämorrhagien des Pankreas als primäre Erscheinungen für die Erklärung der fraglichen Pankreaserkrankung heranzuziehen seien; ebenso wenig hat er sich des Ausdruckes einer „Pankreasapoplexie" bedient; allerdings hat er für die Erklärung des raschen ungünstigen Krankheitsablaufes an eine Reizung des Ganglion solare und des Plexus coeliacus durch die Blutung, bzw. die im Plexusbereich gefundene venöse Hyperämie, also an eine verderbliche Nervenwirkung gedacht; er verglich das hier vorliegende krankhafte Geschehen jenen Fällen von Schock, welche durch heftige mechanische Einwirkungen auf den Unterleib hervorgerufen werden, verglich es weiterhin mit der Wirkung der GOLTZschen Klopfversuche und schloß: „Jedenfalls wird man in einer, sei es in solcher Weise mittelbar herbeigeführten, sei es mehr unmittelbar reflektorisch bedingten Herzlähmung den nächsten Grund des plötzlichen Todes suchen müssen." Der äußerst rasche Ablauf der verderblichen Krankheit, welche den Menschen aus — wie ich sagen möchte — scheinbar völliger Gesundheit in höchste Lebensgefahr versetzt und dabei eine blutige Durchsetzung oder Einbettung des Pankreas mit sich bringt, ist es allein, was dazu führte den Vergleich des schlagartigen Betäubtwerdens [2] heranzuziehen, ein Vergleich, der jedoch in klinischer oder in pathologisch histologischer Hinsicht, so gut wie immer hinkt.

Diese Anschauung von ZENKER ist nicht unbestritten hingenommen worden: besser gesagt, die Fülle der Beobachtungen akuter und akutester, zum raschen Tod führenden Pankreaserkrankungen und die mit ausgedehnterer Hilfe histologischer Kunstfertigkeit erstellten mikroskopischen Befunde lehrten, daß nicht

---

[1] Vgl. SPIESS' Mitteilung im Frankfurter medizinischen Verein. Schmidts Jb. **134**, 290.

[2] ἀποπλήττω = ich betäube. Es scheint mir der Ausdruck „Pankreasapoplexie" zum erstenmal von PRINCE MORTON gebraucht worden zu sein; freilich sprach FRIEDREICH bereits von „apoplektischen Blutzysten" des Pankreas und vom „apoplektischen Tod" unter dem Bild der Pankreasblutung bei Besprechung der ZENKERschen Mitteilungen in seinem 1875 erschienenen Kapitel über Pankreaskrankheiten innerhalb der ZIEMSSENschen „speziellen Pathologie und Therapie".

eine primäre blutige Zertrümmerung des Pankreas vorlag, sondern blutig durch-tränkte Nekrosen der Bauchspeicheldrüse. Deshalb spricht man mit HEIBERG in solchen Fällen besser von einer akuten hämorrhagischen Pankreas-nekrose als von einer „Apoplexie des Pankreas".

Derartige, als massige und höchst verderbliche Blutung in das Pankreas-aufgefaßte Vorkommnisse sind nach ZENKERs Mitteilung mehrfach veröffent-licht worden, so von HILTY, CHALLAND, HOMANNS, WHITNEY und PRINCE MORTON. CHALLAND hat im Pankreas eine faustgroße Höhlung angetroffen, die mit großen, schwarzen Klumpen erfüllt war Freilich ließ im übrigen das er-weichte und zerreißliche Pankreas die Quelle und Art der Blutung nicht er-kennen Jedenfalls läßt sich vermuten, daß hinter dieser Pankreaserweichung ebenfalls eine Pankreasnekrose versteckt war.

Immerhin werden einzelne Fälle erwähnt, so durch KÖRTE die Beobachtungen von DRAPER und von HARRIS, bei denen sich das „Organ selbst anscheinend normal in Form und Lage" befunden, während intra- und peripankreatische Blutergüsse vorlagen. Ich kann die Fälle von DRAPER und von HARRIS in der Originalmitteilung nicht nachprüfen, aber die vorsichtige Fassung von KÖRTE spricht nicht gerade dafür, daß hier genügend und zweifelsfrei mikroskopisch durchuntersuchte Beobachtungen vorlagen[1, 2].

Das stimmt auch mit GULEKEs Darstellung insoferne überein, als er zwar anerkennt, daß es Fälle mit so starker Blutung gebe, daß man sie als direkte Todesursache ansehen müsse. Allein jene Fälle — er nennt als Gewährsmänner SEITZ, KÖTSCHAU, ROSSBACH, STEWARD und DRAPER — seien sehr selten, und auch bei ihnen sei eine ausgedehnte Pankreas-nekrose vorhanden gewesen, welche wohl den ersten Umstand der Erkrankung dargestellt hätte. Ebenso möchte ich die zwei von DIECKHOFF mitgeteilten Fälle massiver Pankreas-blutung auf primäre, nekrotisierende Erkrankung der Bauchspeicheldrüse beziehen; freilich wurden jene Blutungen Todesursache — aber doch nur die letzte Teilursache in einem größeren Ursachenkreis.

Sehr lehrreich scheinen mir ZAHNs wenig beachtete Angaben zu sein, welche er an etwas versteckter Stelle machte. Von 14 Blutungen in die Bauchspeicheldrüse, welche ZAHN am Leichentisch gefunden, und welche samt und sonders auf Stauungen im Venensystem zurückzuführen waren, konnten sieben ohne jede entzündliche Beteiligung des Pankreas erwiesen werden. Es handelte sich dabei um starke Blutungen, die erst in der letzten Lebens-zeit entstanden waren. ZAHN gibt aber für keinen dieser Fälle einen plötzlich erfolgten Tod, also kein „apoplektiformes Ende" an.

Weiterhin ist ungemein beachtenswert, daß HANNS CHIARI, dieser Kenner und Sammler von Vorkommnissen des akuten Pankreastodes in keinem einzigen seiner Fälle eine primäre Pankreasblutung festgestellt hat, obwohl er allein in Straßburg das Ergebnis von rund 10 000 Leichenöffnungen übersah, unter denen sich 25 Fälle (= 0,25%) mit akuter Pankreas-nekrose vorgefunden haben. Auch die von KÖRTE mitgeteilte Sektionsstatistik von BENDA ergab unter 3018 Sektionen nur sekundäre Blutungen im Bereich der Bauchspeicheldrüse, und zwar in 5 Fällen; [bei erwachsenen Menschen dreimal als Folge von Kreislaufstörungen, einmal im Zusammenhang mit Schrumpfniere (Nephrit. interstit.), einmal bei einem Diabe-tiker, der gleichzeitig multiple Fettgewebsnekrosen des peritonealen und mediastinalen Wandgebietes aufwies, also doch wohl auch an einer Pankreasnekrose gelitten hatte, zumal BENDA an dieser Bauchspeicheldrüse rote und anämische Infarkte verzeichnen konnte. Für drei weitere Erwachsene mit Pankreasblutung hat BENDA ausdrücklich die Diagnose Pancreatitis haemorrhagica gestellt].

Mir selbst, der ich seit 15 Jahren nach einwandfreien Beispielen einer nicht traumatisch bedingten, primären, akut tötenden Pankreasblutung (also ohne Nekrose der Bauchspeichel-drüse!) suche, ist keine einwandfreie Beobachtung solcher Art geglückt, wohl aber eine ansehnliche Reihe von Fällen begegnet, welche als Pankreasapoplexie vom Kliniker benannt, auf dem Sektionstisch als akute Vorkommnisse von Pankreasnekrose mit sekundärer Schädi-gung der Gefäßwände durch die Nekrose, mit Venenthrombose und mehr oder minder umfangreicher Blutung zu deuten waren.

[1] Ob für den Fall von GADE eine andere Beurteilung am Platze ist, kann ich ebenfalls nicht feststellen. Wie KÖRTE schreibt, handelte es sich um einen Menschen, bei dem „nach längerer heftiger Seekrankheit (!) eine sehr intensive Apoplexie des Pankreas auftrat und in zwei Tagen zum Tod führte".

[2] Auch die DRAPERsche Sektionsstatistik ist aus obigen Gründen hier nicht zu verwerten. Sie umfaßt 4000 Sektionen. 19 Leichen boten Zeichen der Blutung im Pankreasgebiet. Davon sollen 9 oder 10 Fälle keine andere Causa mortis haben erkennen lassen. Diese Angabe leuchtete sofort ein, wenn man auch hier statt „Haemorrhagia pancreatis" etwa „Necrosis pancreatis acuta haemorrhagica" sagen dürfte.

Das Bild der morphologischen Verhältnisse bei akut hämorrhagischer Pankreasdurchsetzung kann äußerst eindrucksvoll sein Wenn man das Pankreas freilegt, erscheint es als ein dicker wurstförmiger Wulst von braunroter bis schwarzroter Farbe; manchmal ist von der Läppchenstruktur der Drüse nichts mehr zu erkennen, eine scharfe Scheidung des Pankreasrandes gegen die peritoneale Nachbarschaft ist nicht möglich, auch dort liegen breite ausgetretene Blutmassen. In älteren Fällen ist die Farbe vom braunroten Ton mehr in einen schwärzlichen, ja, wenn zwischen Tod und Leichenöffnung längere Zeit verstrich, in eine schwarzgrün-schmutzige Farbe übergegangen Auf dem Durchschnitt kann man erkennen, daß die Blutmassen sich überall zwischen die Drüsenläppchen gedrängt haben, diese erscheinen vielfach unklar, durchsetzt, ertränkt von ausgetretenem und gelöstem Blut und Blutfarbstoff. Man wird da und dort schmierigen, unklaren, weichen Abschnitten in der Drüse begegnen, ja es kann sein, daß die Drüse als eine zerfließliche Masse dem Sekanten kein deutliches Bild ihrer Struktur mehr bietet. Ist der peritoneale Überzug der Bauchspeicheldrüse infolge der Nekrose- und Blutungswirkung zerstört, dann wird sich das Blut mehr oder minder auch in den retrogastrischen Peritonealraum und in den Netzbeutel ausbreiten. Mächtige Hämatome können hier entstehen. Der Chirurg, wie der pathologische Anatom begegnen einer Vorwölbung in der Gegend des Ligamentum gastrocolicum, das eine schwarzviolette Masse durchscheinen läßt. Ja selbst aus dem Foramen Winslowi kann das Blut nach der freien Bauchhöhle herübersickern, wie oben in der Schilderung von TRUHART schon angegeben worden ist. Der Eindruck der Blutung kann also derartig mächtig und vorherrschend sein, daß die Nekrose des Pankreas darunter verborgen bleibt, wenn man sie nicht sucht. Und es sei betont, daß ein nicht erfahrener Sekant diese Verhältnisse ebenso leicht verkennen kann, als unzureichend d. h. nicht genügend ausgedehnte und vom unrechten Ort herrührende mikroskopische Schnittpräparate des Pankreas den Unerfahrenen zu unvollständiger Diagnose veranlassen können.

Sogenannte Arrosionsblutungen aus Gefäßen des Pankreas kommen im Bereich von Magen und Duodenalgeschwüren vor, die tief in das Gewebe der Bauchspeicheldrüse sich eingefressen haben. PEPPER hat einen Verblutungstod aus einer Kaverne des Pankreaskopfes durch eine geschwürige Fistel in den Zwölffingerdarm beschrieben, deren Grundlage wohl tuberkulöser Natur gewesen ist.

Was die im Verlauf der Pankreas- und Pankreasfettgewebsnekrosen auftretenden hämorrhagischen Veränderungen der Bauchspeicheldrüse in ihren Einzelheiten anbelangt (welche auch zur Namengebung „Pancreatitis haemorrhagica") Anlaß gaben, sei auf die Besprechung der akuten Pankreasnekrose und ihrer Folgen hingewiesen, die in einem späteren Abschnitt durchgeführt werden soll. Später wird auch über die Folgen der Pankreasblutung, bzw. Netzbeutelblutung in Form von Zysten und Pseudozystenbildung eingehender berichtet werden.

Blutungen in das Stützgewebe der Bauchspeicheldrüse erfolgen auch auf dem Boden krankhafter Gefäßwandveränderungen degenerativer oder entzündlicher Natur. KÖRTE erwähnt die Beobachtung von VIGOT, der einen Bluterguß ins Pankreas infolge Bruches der Milzarterie bei einem Menschen mit Mitralinsuffizienz beschrieben hat. Arterienzerreißung im Pankreasgebiet auf dem Boden von Atherosklerose wird von SEITZ erwähnt; auch eine Beobachtung von SIMPSON ist einschlägig (BEITZKE). ORTH nennt ferner das Vorkommen von Pankreasblutung durch embolischen Verschluß einer Hauptarterie; auch EICHHORST führte diese Möglichkeit unter Hinweis auf eine Beobachtung von MOLLIÉRE an. (Experimentell hat LÉPINE durch Einspritzung von Lykopodiumaufschwemmung in die Pankreasarterie bei Versuchstieren hämorrhagische Infarkte und so den Tod herbeigeführt [nach GULEKE]). Wand-

schädigungen der Milzarterien oder eines pankreaticoduodenalen Schlagader-
zweiges mit folgender Blutung sind ferner im Gefolge entzündlicher Arteriitis
möglich, etwa einer Periarteriitis nodosa (VERSÉ, KLOTZ, CHRISTELLER). Schließlich ist noch die Möglichkeit der Pankreasblutung bei krebsiger Infiltration der
entsprechenden Gefäßwände (KAUFMANN) gegeben. Ich habe wiederholt die Bauchspeicheldrüse blutig durchsetzt gefunden im Fall der Metastasenbildung eines
Chorionepithelioms.

3. Thrombosen und Infarkte im Gebiet der Bauchspeicheldrüse.

Die Beurteilung der Vorkommnisse von Thrombose und Infarktbildung
erheischt die Erledigung jener Vorfragen, die sich mit Veränderung der Gefäße
befassen. Deshalb seien hier zunächst die krankhaften Vorgänge an den Pankreasgefäßen vorausgestellt.

A. Sklerose der Gefäße des Pankreas.

Sklerotische Veränderungen der Schlagadern des Pankreas fallen
im allgemeinen bei der Leichenöffnung nicht in die Augen. Man muß nach ihnen
suchen. Es ist überraschend, wenn
man in Fällen von Altersatrophie,
Lipomatosis oder Induration, bzw.
Sklerose und Zirrhose, namentlich
in Fällen von Alters-Diabetes die
Bauchspeicheldrüse histologisch
mustert, wie oft man den Befund
sklerotischer oder doch verengter
kleiner Arteriolen erheben kann.
Die früheren Anschauungen über
Erkrankungen der Gefäße des
Pankreas, wie sie z. B. SEITZ vertritt, scheinen mehr erschlossen,
als in Einzelheiten nachgewiesen.
KASAHARA hat pankreatische „Gefäßverdickung" in einzelnen Fällen
von Arteriosklerose gesehen; übri-

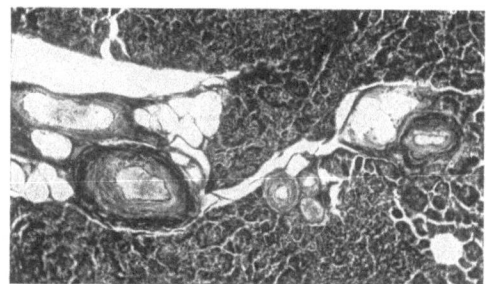

Abb. 79. Hypertrophie der Arterienwandung mit
Zunahme der Muskularis und der elastischen Membranen im Pankreas eines Menschen mit Blei-
schrumpfniere. Sklerose der präkapillaren Gefäßchen,
Einengung der Gefäßlichtung. (Eigene Beobachtung.)

gens gibt er solche „Gefäßverdickung" auch für Fälle chronisch-interstitieller
Pankreatitis an, welche einer luischen Erkrankung zuzuschreiben waren. Man
hat in früherer Zeit namentlich den Alkoholismus beschuldigt, daß er zur
Erschlaffung, Verfettung, Sklerose und Verkalkung, also zur Arteriosklerose
der Pankreasgefäße führe und dadurch Veranlassung zu Pankreasblutungen
gebe. Indes sind experimentelle Arbeiten, welche ganz allgemein diese sklerosierende Wirkung des Alkoholismus bestätigen sollten, ergebnislos geblieben
(JORES). Nach LISSAUER sind die für den Alkoholismus angeblich typischen
Hyalinisierungen feinster Arterien des Pankreas auch sonst bei Menschen, und
zwar schon vor dem 40. Jahre anzutreffen.

Als sehr eigenartig ist die Mitteilung von LEMOINE und LANNOIS zu beachten, nach
der die Pankreasinduration, bzw. die sog. chronische interstitielle Pankreatitis als eine
Art vaskulärer Sklerose aufzufassen ist; freilich scheinen sie dabei nicht an Arteriosklerose,
sondern an Venen- und Lymphgefäßveränderungen gedacht zu haben; denn sie nennen die
Wandungen dieser Gefäße sklerotisch und wollen von ihnen eine intralobuläre und intraazinöse Pankreassklerose ausgehen lassen. KASAHARA wagte es nicht, zu dieser Theorie
Stellung zu nehmen, da sich aus seinen Fällen nicht ein stets wiederkehrendes Verhalten
der Gefäße im Sinn der Arteriosklerose schließen ließ; auch war mit hochgradigen Veränderungen der Intima und Media der Pankreasgefäße nicht immer interstitielle Bindegewebszunahme verbunden und, da perivaskuläre Bindegewebsvermehrung mit produktiven

Vorgängen in den Ausführungsgängen oft zusammenfielen, wäre es hier auch schwer zu entscheiden, wo der Ausgangspunkt für die Sklerose sei, ob im Gefäß oder Gangsystem.

Von den bei Leberzirrhotikern gefundenen feinsten Arteriensklerosen des fibrös veränderten Pankreas (LANDO, POGGENPOHL) gilt dasselbe, was schon

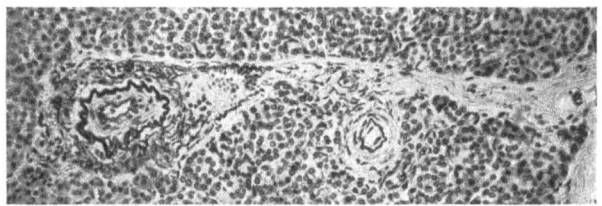

Abb. 80. Wandverdickung der Arteriolen bei Schlagadersklerose des Pankreas.
(Nach einem Präparat von FAHR.)

oben über die gleichen pankreatischen Arteriosklerosen bei Alkoholikern gesagt wurde. DIECKHOFF denkt an das Gefäßatherom bei alten Leuten als Hauptursache von Blutungen in und um das Pankreas. Immerhin ist schon von SEITZ

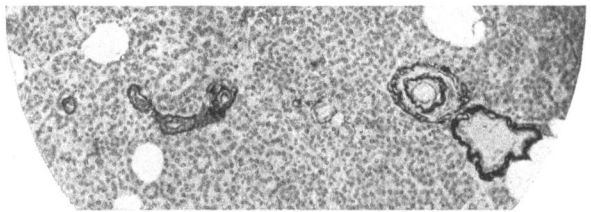

Abb. 81. Auf elastisches Gewebe gefärbter Schnitt durch ein Pankreas mit Sklerose der Arteriolen.
(Nach einem Präparat von FAHR.)

auf pankreatische Gefäßsklerose bei urämischer Nierenerkrankung als auch auf Wandverdickung der Arteriolen bei chronischer Bleivergiftung (DRAPER) Bezug genommen werden.

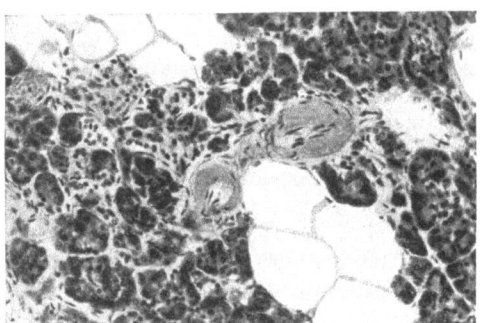

Abb. 82. Arteriosklerose eines lipomatösen und atrophischen Pankreas. [Eigene Beobachtung. —
Pathol. anat. Inst. Innsbruck.]

GOTTHOLD HERXHEIMER, ASCHOFF und FAHR, namentlich letzterer, haben die Häufigkeit der Arteriosklerose feiner Pankreasarterien nachhaltig betont. FAHRs Ausführungen stützten sich auf systematische Untersuchungen. Offenbar muß man auch an den Arterien und Arteriolen des Pankreas zwei örtlich verschiedene Vorgänge unterscheiden, die wohl auch zwei verschiedene Arten der Gefäßveränderung bedeuten. Es finden sich nämlich an kleinen und kleinsten muskulären Schlagaderzweiglein Wandverdickungen, die im wesentlichen in einer Zunahme des intimalen bzw. subendothelialen Bindegewebes, auch wohl in einer Verstärkung des elastischen Membranmantels bestehen.

Diesen Arteriolenveränderungen, die eine Art von Anpassung an gesteigerte funktionelle Aufgaben darstellen und die durch einen produktiven Vorgang am Wandgewebe der fraglichen Gefäße zustande kommen, stehen Vorgänge an präkapillären und an den feinsten Gefäßzweigen gegenüber, welche in einer hyalinen Wandveränderung, der sonst haarfeinen Gefäßröhren zu ersehen sind.

Unter einer starken Einengung, ja mitunter völligen Verlegung der Gefäßlichtung bildet sich eine gleichmäßig, zumeist mit Eosin oder Fuchsin stark färbbare Verdickung oder Aufquellung der Arteriolenwand aus, welche gegen das Lumen hin einen deutlicheren, manchmal etwas geblähten Endothelzellenbelag erkennen läßt. Bei Anwendung von Fettfärbemitteln gelingt hier mitunter eine mehr oder minder starke Lipoidfärbung; sie stellt sich als diffuse lipoide Durchsetzung des hyalinen Gefäßrohres dar, kann aber auch in einer fettigen Tröpfcheneinlage der präkapillären, hyalin erscheinenden Wandverdickung bei Arteriolen des Pankreas bestehen. (Vgl. die Abb. 19, welche Herxheimer in seinem Abschnitt Pankreas im Hirschschen Handbuch der inneren Sekretion, 1. Bd., S. 95, 1927 gegeben hat!)

Solcherlei hyaline Veränderungen sind zusammen mit den vorhin genannten hypertrophischen Wandverdickungen feiner Arterienzweige in den Pankreata präseniler und seniler Menschen vor allem bei Schrumpfnierenträgern Altersdiabetikern und allgemeinen Arteriosklerotikern recht oft zu finden.

Fahr hat versucht diese Arteriolosklerosis in ursächliche Beziehung zur Hypertonie zu bringen. Aus seinen Ausführungen geht hervor, daß das Pankreas diese Arteriolosklerosis nicht bei allen Fällen genuiner (arteriolosklerotischer) Schrumpfnieren zeigt. Für Fälle sekundärer Schrumpfniere verneinte Fahr das Vorkommen der pankreatischen Arteriolosklerose. Jedoch darf auch diese Angabe nicht als allgemein gültig betrachtet werden, da Nierenleiden und Pankreasleiden nicht stets unter gemeinsamen Umständen verlaufen. Deshalb erscheinen weitere Mitteilungen zu dieser Frage wünschenswert.

Gotthold, Herxheimer, Stern und Rössle haben Beispiele von Arteriolosklerose des Pankreas zusammen mit sklerotischen oder entzündlichen Nierenveränderungen mitgeteilt. In Herxheimers Fall handelte es sich um eine 50jährige Frau mit arteriolosklerotischer Nierenschrumpfung, wobei die Arteriolen der Vasa afferentia, wie auch die Glomerulusgefäßschlingen in Nekrose befunden werden. Die Arteriolen des Pankreas waren „im Sinn der gewöhnlichen Arteriolosklerose verändert". Stern hat bei einem 55 Jahre alten Mann eine subakute Glomerulonephritis, starke Hypertrophie des linken Herzventrikels und im Pankreas zahlreiche hyalinisierte Arteriolen gefunden; einzelne davon waren verfettet. In der Niere waren die Wandungen eines großen Teiles der Arteriolen und der Kapillarschlingen in den Nierenkörperchen völlig nekrotisch. — Die Mitteilung Rössles bezieht sich auf einen 52jährigen Mann mit schwerer chronischer, luischer Nephritis und Infarkten, renaler Herzhypertrophie usw. Im Pankreas waren zahlreiche frischere und ältere Infarkte, herzuleiten von einer geradezu enormen arteriosklerotischen Gefäßveränderung. Große und kleine Arterien waren fast bis zum Verschluß endarteriitisch verengt.

Hanns Chiari hat als abhängig von arteriosklerotischer, bzw. endarteriitischer Veränderung das Vorkommen von herdweise erfolgter intravitaler Autodigestion (d. h. Nekrose) des Pankreas bei einer 45jährigen Frau mit Granularatrophie der Nieren erklärt. Die fraglichen endarteriitisch veränderten Arteriolen der Bauchspeicheldrüse hätten sich ganz so verhalten, wie jene der Nieren, nur seien sie da und dort noch mit wandständigen, nicht aber mit obturierenden Thromben behaftet gewesen. Ferner hat Engel eine Beobachtung von infarktartiger Pankreasnekrose auf arteriosklerotischer Grundlage mitgeteilt; er schrieb von den kleineren und größeren Pankreasarterien, ihre Wandung sei verdickt, ihre Lichtung verengt gewesen. Die Wandung habe in dem stark entarteten Muskelbereich gelbe Nekrosenherde gezeigt. Die elastischen Membranen waren unverändert, aber die subintimalen Gebiete erschienen in hyaline umgewandelt; es handelte sich also hier um eine bis zur Wandnekrose vorgeschrittene Arteriosklerosis. Einzelne der so veränderten Schlagaderzweige erwiesen sich thrombotisch verstopft.

HOPPE-SEYLER hat auf Beziehungen solcher Arteriosklerose zum Diabetes schon 1904 aufmerksam gemacht; in dieser Hinsicht ist natürlich die Gefäßveränderung im Inselbereich besonders wichtig, auf die HALASZ frühzeitig hinwies und die besonders jener zweiten Art der von WEICHSELBAUM beschriebenen Summe von pankreatischen Veränderungen zugehört, welche für Altersdiabetiker ziemlich charakteristisch sein soll, nämlich der chronischen interstititiellen Pankreassklerosierung (bzw. der „Pancreatitis interstitialis chronica" anderer Namengebung), welche mit Drüsengewebsschwund, Arteriensklerose und vielfach auch mit Lipomatosis einhergeht (HEIBERG). Sie wird an anderer Stelle dieses Buches eingehender gewürdigt werden. Indes sei schon hier darauf aufmerksam gemacht, daß die arteriosklerotische Gefäßerkrankung im Pankreas sehr stark ausgesprochen sein kann, ohne daß ein Diabetes vorliegen muß. BROOKS fand nach HEIBERGs Angaben unter 75 Fällen von Arteriosklerose des Pankreas nur 8 mal Glykosurie.

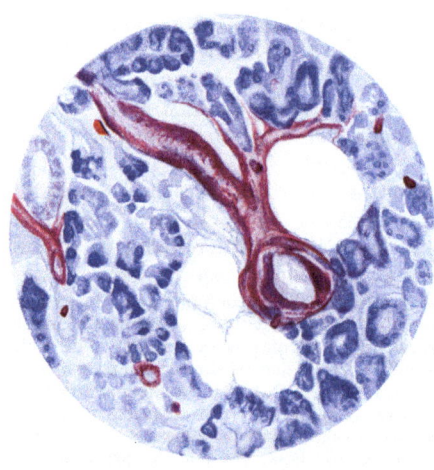

Abb. 83. Amyloid der Pankreasgefäße. Fall einer Frau mit chronischer Cholezystitis. Farbung mit metachrom. Methylviolett. (Nach einem Präp. von MAX BUSCH, Berlin.)

Verkalkung von arteriosklerotischen Gefäßzweigen des Pankreas bin ich nie begegnet; wohl aber zeigt die in engster Nachbarschaft des Pankreas verlaufende Milzarterie oft schwere Atherosklerosis mit Verkalkungen und Rohrbuckelungen; es ist möglich, daß auf solche Weise aneurysmatische Erweiterungen der Arteria lienalis mit Beeinträchtigung des Pankreas zustande kommen.

Über die Veränderungen der chemischen Zusammensetzung bei Arteriosklerose des Pankreas hat HOPPE-SEYLER Untersuchungen angestellt. Es handelte sich dabei um Bauchspeicheldrüsen mit ausgebreiteter Bindegewebswucherung und Schrumpfung, welche besonders auch die Arteriolen und Kapillaren der LANGERHANSschen Inseln betraf. Dabei fand sich das gerinnbare Eiweiß gegen die Norm stark vermindert (von 7,4 auf 4), während das Fett ganz erheblich vermehrt zu sein pflegt (von 1,9 auf 23).

In Fällen von allgemeiner Amyloidose, an der das Pankreas nicht oft teilnimmt, zeigt sich der für amyloide Veränderung angesprochene metachromatische Farbumschlag des Methylvioletts zuerst und am stärksten in der Wandung seiner feinen Gefäße; meist ist er sogar auf diese Gefäße beschränkt.

B. Entzündliche Erkrankungen der Pankreasgefäße.

Systematische Untersuchungen über arteriitische und phlebitische Veränderungen im Pankreas liegen nicht vor. Und doch kommt man mitunter in die Lage, örtlich umschriebene, entzündliche und progressiv vaskulitische Bilder an kleinen oder größeren Zweigen der Arteria und Vena pancreaticoduodenalis zu sehen, nämlich im Boden solcher peptischer Duodenal- oder Magengeschwüre, welche bis in das Pankreas eingedrungen sind; der Geschwürsgrund ist dann meist durch eine chronisch granulierende und sklerosierende Entzündung ausgezeichnet, in der auch arteriitische, endarteriitische Bildungen und die entsprechenden phlebitischen Veränderungen mit oder ohne Thrombose vorkommen können; aber selbst diese Möglichkeit trifft nicht oft zu, da erfahrungsgemäß die langsam penetrierenden Geschwüre durch enorme Schwielen gegen das drüsige Pankreas abgeschieden zu sein pflegen, welche im Fall enger Nachbarschaft aus einer lokalen interstitiellen Pankreatitis hervorgingen. Dabei bleiben die Gefäße zumeist frei von Veränderungen. Andererseits dringt bei akuter Geschwürsbildung oder Geschwürspenetration der peptische Vorgang oft rasch tief in das Pankreas vor, erreicht hier auch die größeren Gefäßstämme, welche, sofern sie nicht von der Nekrose ergriffen und direkt eröffnet werden, in den Streifen des entzündlichen Gegenvorganges geraten können. Die Vaskulitis die dadurch entsteht führt gerne zur Thrombose mit Fortleitung der Lichtungsverstopfung. So hat KASPAR Entzündung und Thrombose der Pfortader mit Ausgang in Darminfarkt erlebt.

Was die luischen Gefäßveränderungen des Pankreas betrifft, so werden diese unmittelbar mit den syphilitischen Vorgängen der Bauchspeicheldrüse in einem späteren Abschnitt Erwähnung finden.

Im Verlauf der Periateriitis nodosa ist das Pankreas nicht selten mit vielen anderen Organen Träger der Arterienerkrankung. Eine isolierte pankreatische Periarteriitis nodosa ist jedoch bisher nicht bekannt. Ich habe unter 108 Fällen von Pariarteriitis nodosa des Schrifttums das Pankreas 26mal in Mitleidenschaft gefunden; so steht es also nach Niere, Herz, Leber, Magen-Darmkanal, Mesenterium (einschließlich Peritoneum) und Muskulatur an 7. Stelle, was die Häufigkeit der Miterkrankung betrifft.

Nachdem schon in den Mitteilungen von SCHMORL, HART und KÜNNE, BEITZKE und DATNOWSKI, VERSÉ, LONGCOPE WARFIELD, GULDNER, LAMB, KLOTZ, FRAENKEL-WOHLWILL-GIESELER, CAMERON und LAIDLOW, MOSES-KROETZ-SCHMINCKE, TSCHAMER, MANGES und BAEHR, WALTER, HARBITZ, HEINRICH MÜLLER, MERTENS, LÖWENBERG, BALÓ, SACKI, OTANI, LAUX, KEEGAN das Vorkommnis von nodöser Arterienentzündung betont worden war, hat CHRISTELLER gerade dem abdominellen Bild der KUSSMAUL-MAIERschen Krankheit sein besonderes Augenmerk geschenkt und dabei auf die Periarteriitis nodosa des Pankreas nachdrücklich hingewiesen. Auch in den Arbeiten von GLOOR, ILSE FRANZ und von GOHRBANDT ist jenes Vorkommnisses gedacht worden. Schließlich habe ich selbst — abgesehen von den Präparaten GULDNERs — in einem eigenen Fall und in mir freundlichst von SCHINDELKA (Klagenfurth) zur Verfügung gestellten Schnitten eines Pankreas die fraglichen Erscheinungen eingehend untersuchen können.

Abgesehen von den histologischen Veränderungen an den Arterienzweigen, welche manchmal makroskopisch, sehr oft aber nur mikroskopisch in Erscheinung treten, verdienen die Folgen einer solchen Erkrankung für die Bauchspeicheldrüse volle Aufmerksamkeit.

An den befallenen Arterien und Arteriolen des Pankreas läßt sich das gestaltliche und gewebliche Werden der eigenartigen Erkrankung als entzündlicher Vorgang ablesen, der zumeist mit einem medialen, seltener mit einem subintimalen Verquellungsprozeß bei mittleren bis feinsten Schlagaderzweigen einsetzt, worauf entzündliche Ausschwitzungen in Media und Adventitia nachfolgen, um schließlich durch ein von außen hereinwucherndes Granulationsgewebe abgelöst zu werden, während zugleich eine produktive subintimale Gewebsreaktion einsetzt. Der ganze Vorgang kann zu einer Vernarbung der schwerst geschädigten Media, zu einer Ausflickung des Gefäßrohres führen, er muß keine dauernde Kreislaufsbehinderung nach sich ziehen, er kann aber auch zur Verödung des Arterienabschnittes überleiten. Thrombotische Erscheinungen und Aussackungen der Gefäßwand sind ebenso wie Wandrisse und Gewebsblutungen unmittelbare, wenn auch nicht stets notwendige Folgen des periarteriitischen Geschehens (GG. B. GRUBER).

Wie das bei anderen Organen, z. B. beim Herzmuskel für den Fall der Periarteriitis nodosa bekannt ist, kann, wie CHRISTELLER ganz besonders nachdrücklich betonte, auch im Pankreas von den erkrankten Gefäßen hinweg sich eine

interstitielle granulierende Entzündung ausbreiten, so daß schließlich die Bauchspeicheldrüse wie von einem Netz breiter, grauweißer Bänder durchzogen

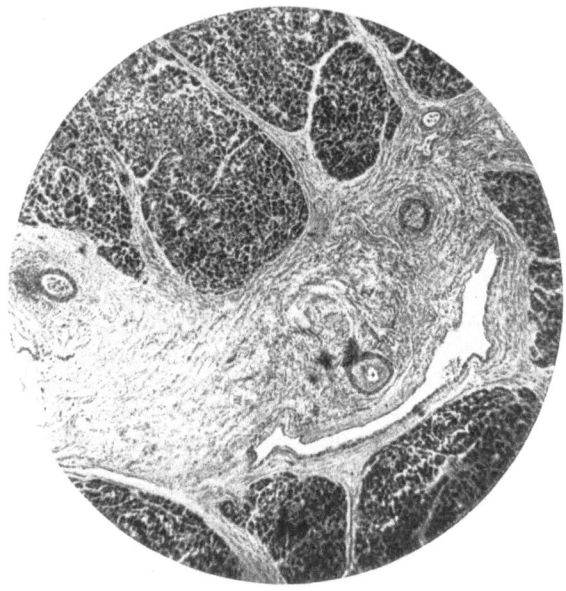

Abb. 84. Periarteriitis nodosa des Pankreas. Breite paraarteriitische interstitielle Entzundung, die
zur Sklerosierung der Bauchspeicheldrüse führt. (Nach einem Präparat von CHRISTELLER.)

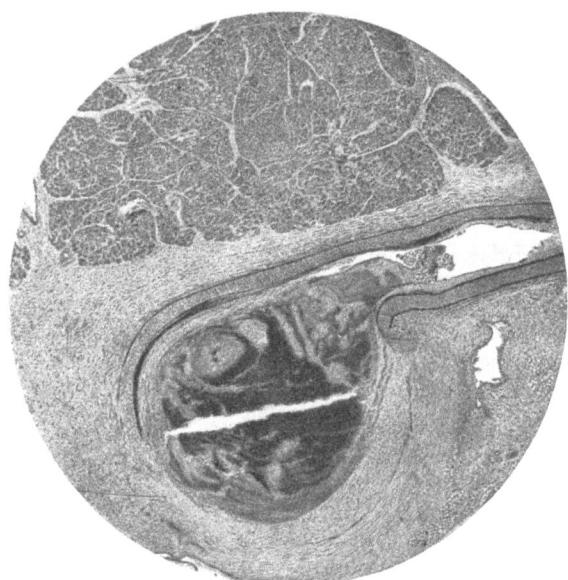

Abb. 85. Periarteriitis nodosa einer Arterie der Bauchspeicheldrüse mit endarteriitischer
Proliferation und Thrombose. (Nach einem Lichtbild CHRISTELLER.)

erscheint, welches die Drüsenläppchen voneinander trennt (interstitiell-peri-
arteriitische Pankreatitis).

CHRISTELLER bildete auch eine höchstgradig verengte Arterienstelle ab. Es ist begreiflich, daß eine derartige Einengung, ja, ein Verschluß von Schlagaderzweigen zu infarktartiger Verödung im Pankreas führen kann, wie dies z. B. BEITZKE und DATNOWSKI gesehen haben. Aber es müssen nicht Nekrosen, auf solche Verengerung und Verlegung des Arterienrohres folgen, wie ich mich in eigenen Untersuchungen der Periarteriitis nodosa des Pankreas habe überzeugen können. Vielmehr scheint es ebenso gut zur interstitiellen Induration auf

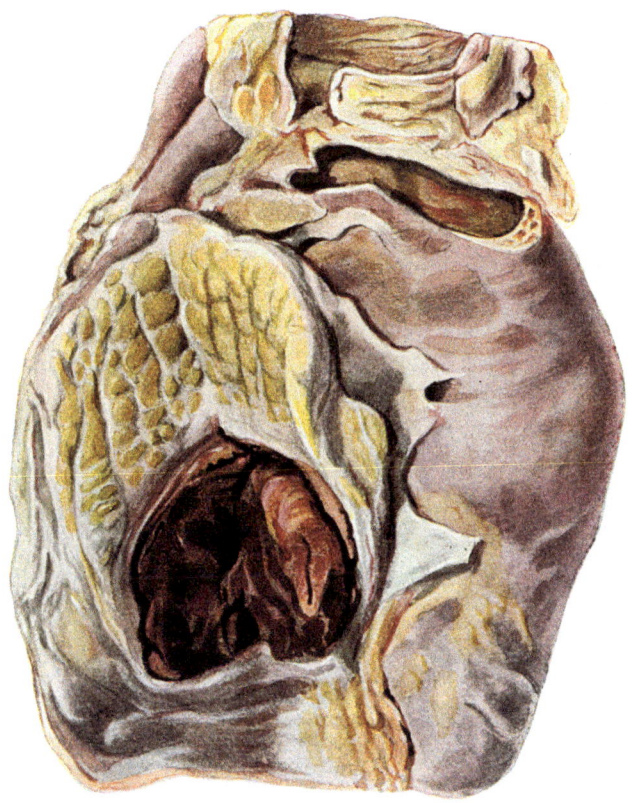

Abb. 86. Duodenum und Pankreaskopf eines Menschen mit Periarteriitis nodosa. Fall LOEWEN-BERGS von ruckwarts gesehen. Der Pankreaskopf ist angeschnitten; durch Aufklappen des ruckwärtigen Drusenanteils wird die Schnittfläche sichtbar; der Schnitt hat ein im Pankreaskopf gelegenes Aneurysma des Tripus Halleri angefüllt, mit thrombotischen Massen, cröffnet. Das Pankreas zeigt starke Felderung infolge der länger bestehenden interstitiellen periarteriitischen Pankreatitis.
(Nach einem Bild von CHRISTELLER.)

entzündlicher Basis und zur Drüsenatrophie im Bereich befallener Pankreasabschnitte zu kommen und der Ausgang in schwielige und narbige Herde möglich zu sein. Andererseits ist es nicht unverständlich, daß entsprechend einer von BLUME und BENEKE, sowie von HANNS CHIARI geäußerten Ansicht die von der Blutzirkulation abgeschnittenen Drüsenabschnitte einer Selbstverdauung anheimfallen können; BAEHR und MANGES haben bei einem 38jährigen Mann mit Periarteriitis nodosa, die unter anderem auch die Bauchspeicheldrüse betraf, eine umschriebene Schwellung des Pankreaskopfes und Fettgewebsnekrosen des Pankreasbettes sowie des Netzes beschrieben. (Übrigens ist der fragliche Kranke nicht an der in vivo bei einem Probeleibschnitt ersehenen

Pankreasschädigung gestorben, sondern infolge Versagens seiner periarteriitischen Schrumpfnieren.)

Weniger selten sind Blutungen, welche aus knotig entzündeten und eingerissenen Arterienwandstellen im Pankreasgebiet erfolgen.

VERSÉ sah eine umfängliche retroperitoneale Blutung im Pankreasbett; er ließ allerdings offen, ob die Quelle der Blutung eine Pankreas- oder eine Nebennierenarterie war.
Selbstredend könnte eine solche Blutung gelegentlich aus der periarteriitisch geschädigten
Milzarterie stammen, welche manchmal an der KUSSMAUL-MAIERschen Krankheit beteiligt
ist. Kleinere Blutungen im Bereich der Periarteriitis sind nicht selten. GOHRBANDT hat
gezeigt, daß man auch in Ausheilungsfällen an Stellen eines periarteriitischen Vorganges
mit der Berliner- oder Turnbull-Blaureaktion Hämosiderin nachweisen kann.

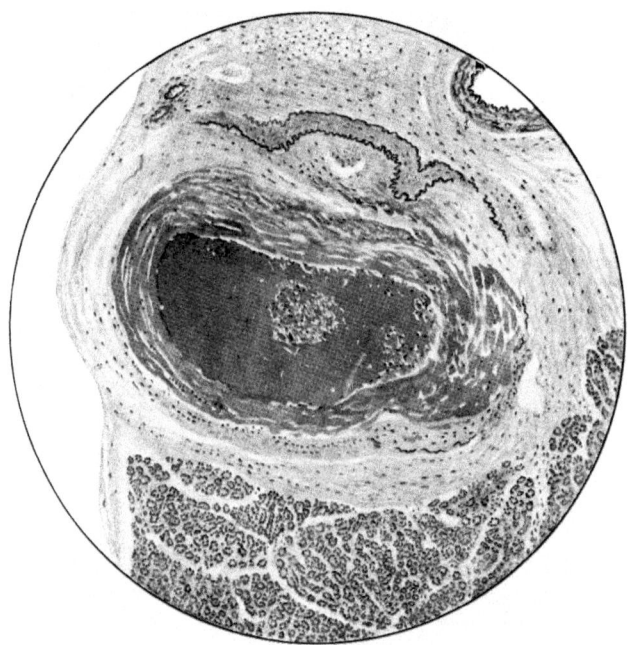

Abb. 87. Querschnitt durch eine aneurysmatisch erweiterte, mit Wandthrombose versehene, knotig
periarteriitisch erkrankte Stelle der Arteria pancreatico-duodenalis. (Nach einem Präparat von
HEINRICH MÜLLER, Mainz.)

Im allgemeinen treten bei der Vielheit der periarteriitischen Knötchen des Gesamt-
leidens auffällige Blutungen nicht gerade häufig in Erscheinung, was sich aus der Tatsache
der Thrombusbildung an den geschädigten Wandstellen erklärt. Daß sich gerade gerne
in Ausbauchungen der schwer geschädigten Arterienwand, also in aneurysmatischen Buchten
solche Blutpfröpfe bilden, ist nicht wunderlich. HEINRICH MÜLLER, ILSE FRANZ und CHRI-
STELLER haben periarteriitische Thromben, bzw. Aneurysmabildung mit Blutpfropffüllung
im Pankreas beobachtet. Davon ist der Fall CHRISTELLERs besonders bemerkenswert,
da er ein hühnereigroßes Aneurysma des Tripus Halleri aufwies; der Blutgefäßsack hatte
sich, wie dies aus Abb. 86 ersichtlich ist, tief in den Pankreaskopf hinein entwickelt.
Andererseits war er in das Duodenum durchgebrochen, was umfangreiche Darmblutungen
und dadurch den Tod zur Folge hatte.

C. Aneurysmen im Pankreasbereich.

Aneurysmen pankreatischer Arterien scheinen sehr selten zu sein. Sie kommen
wohl am ehesten noch, wie das soeben gezeigt wurde, im Zusammenhang mit dem
als Periarteriitis nodosa geschilderten Krankheitsbild vor. Vielleicht gehörte
auch das später zu schildernde Aneurysma der Arteria pancreatica in diesen

Krankheitskreis, das W. SCHULTZE bei einer alten Frau gefunden hat. Aneurysmen infolge pankreatischer Gefäßsklerose scheinen ganz ungewöhnlich zu sein. Auch die von PAUL und von SCHULTZE erwähnten Vorkommnisse der Pankreasbeeinträchtigung durch extrapankreatische Gefäßaussackungen waren chronisch entzündlicher Natur.

Das von FRITZ PAUL mitgeteilte seltene Vorkommnis betraf ein 18jähriges angeboren luisches Mädchen. Die Kranke starb an einer riesigen Blutung in die Bauchhöhle, welche aus dem Aneurysma der produktiv entzündeten Bauchaorta stammte. Der Blutgefäßsack hatte den Magen gedrückt und den linken Leberlappen zu hochgradigem Schwund gebracht; er reichte bis zum Milzhilus, in dessen unmittelbarer Nachbarschaft er cine 2 cm lange, $^1/_2$ cm breite, mit frischen Blutgerinnseln bedeckte, unregelmäßig fetzig begrenzte Zusammenhangstrennung aufwies, welche das platt auseinander gezerrte Pankreasgewebe spaltförmig durchsetzte. Hier war der Durchbruch des Blutes in die freie Bauchhöhle erfolgt.

WALTER SCHULTZE hat 1905 einen sehr merkwürdigen Fall beschrieben; es handelte sich um ein Aneurysma der Leberarterie, das in den Ductus choledochus durchgebrochen war und vom Duodenum aus durch die Papilla Vateri unmittelbar erreicht werden konnte. Handelte es sich hier auch nicht um ein pankreatisches Aneurysma, so hatten doch seine Lage und seine Ausdehnung schwerste dystrophische Veränderungen im Pankreaskörperund -schwanz zur Folge gehabt. Die aneurysmatische Bildung ist hier infolge mechanischer und entzündlicher Einflüsse zu erklären, welche von einem eingeklemmten Gallenstein nach Zerstörung der Gallengangswand sich auf die Arteria hepatica ausgedehnt hatten.

Ein anderer Fall von SCHULTZE ist besonders beachtenswert: Eine alte Frau erkrankt plötzlich mit Leibschmerzen und stirbt drei Tage später unter Versagen der Herzfunktion. Die Leichenöffnung ergab eine Blutung in die Bauchhöhle, sowie eine Blutsackbildung zwischen Pankreas und Magen. Im unteren, hinteren Teil des Sackes lag das Pankreas, völlig in geronnenem Blut eingepackt. Auf der Schnittfläche war Farbe und Härte der Drüse gewöhnlich, wenn auch Blut zwischen die Drüsenläppchen eingedrungen war. Auf Querschnitten sah man etwa in der Mitte der Bauchspeicheldrüse den größten pankreatischem Ast der Arteria lienalis noch außerhalb der Drüsensubstanz in einer anscheinend vorhandenen Verbindung mit einem venenartigen Gebilde stehen, dessen Wandungen sich distalwärts von der Arterie in den hier deutlich geschichteten Thrombusmassen verloren; nirgends in der Drüse oder deren Fettgewebsbett waren Nekrosen. Das Mikroskop deckte auf, daß ein Aneurysma der Arteria pancreatica vorlag, und daß das vorhin beschriebene „venenartige Gebilde" nur Reste der Arterienwand gewesen sind. Über die pathogenetischen Umstände dieses Aneurysmas wurden greifbare Anhaltspunkte nicht gefunden. Stärkere arteriosklerotische Veränderungen fehlten.

SCHULTZE, der die Mitteilungen des Schrifttums auf pankreatische Aneurysmen geprüft hat, nennt nur einen näher nicht gekennzeichneten Fall von ERNST MÜLLER hier einschlägig. Die als aneurysmaverdächtig benannten Verhältnisse in den Vorkommnissen schwerer Pankreasblutung von STÖRCK, HUDSON, RUGG, DRAPER, CHALLAND und RABOR, KOLLMAN, HAWKINS, OPPOLZER, GADE u. a. sind nicht unter Berücksichtigung der Gefäßerkrankung geschildert. Mag auch die Annahme, es könnten hier Aneurysmen im Spiel gewesen sein, zutreffen, so läßt sich dies doch nicht beweisen.

Eine Zusammenfassung über die Gefäßerkrankungen im Pankreasgebiet gibt Antwort auf die Frage nach dem Vorkommen von Thrombosen und Infarkten, womit dies Hauptstück begann.

D. Thrombose im Pankreasbereich.

Thrombusbildungen in Gefäßen des Pankreas werden gelegentlich an endarteriitischen Wandstellen ersehen (HANNS CHIARI), vor allem aber begleiten sie entzündliche Vorgänge an den Gefäßwänden, wie die oben angeführten Beispiele der Periarteriitis nodosa dartun; es sei noch darauf aufmerksam gemacht, daß DAWYDOWSKI in feinen Pankreasgefäßen von Fleckfieberleichen hie und da kleinste thrombotische Wandbeläge, wie feine Wärzchen gefunden hat, ohne daß irgendwie das Drüsengewebe gelitten hatte. Sodann sei erinnert an die fortgeleitete Entzündung aus dem Boden peptischer Geschwüre

zum Gewebe der nachbarlichen pankreatischen Gefäße, namentlich nach der
Pfortader mit folgender Blutschorfbildung (Kaspar)! Endlich dürfen die im
späteren Abschnitt ausführlicher zu besprechenden sekundären Gefäßthrombosen im Gebiet von Pankreas- und Pankreasfettgewebsnekrosen nicht
vergessen werden; es handelt sich dabei so gut wie stets, aber nicht ausschließlich,
um Venenthrombosen, welche sehr regelmäßig in kleinerem Ausmaß das
pathologisch-histologische Bild jener schweren Krankheitserscheinungen vervollständigen. Beitzke und Huber, welche im allgemeinen die sekundäre Natur
dieser Venenpfropfbildung zugeben, meinten, gelegentlich könnten doch auch
primäre Venenverschlüsse vorliegen, so wie das früher Benda ebenfalls angenommen hat [1].

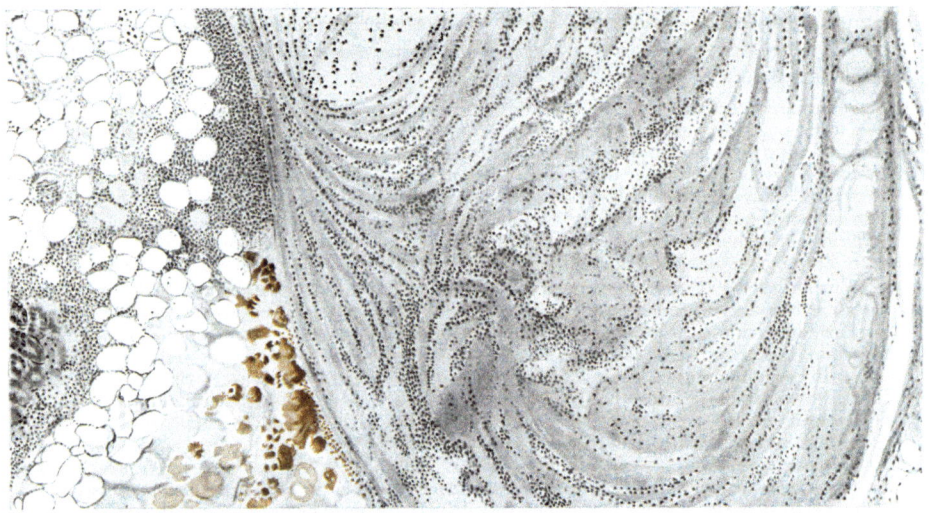

Abb. 88. Thrombose einer mächtig ausgedehnten Vene im Bereich einer Fettgewebsnekrose des
Pankreasbettes. Links ein Stuckchen der Bauchspeicheldruse sichtbar; das Fettgewebe zeigt eine
stark entzundlich infiltrierte Reaktionszone, während links unten, im Bereich der Fettgewebsnekrose
bräunliche Schollen veranderten Blutes und zersetzter Fettmassen liegen. (Eigene Beobachtung.
Path.-Instit. Mainz.)

Hier sei darauf verwiesen, daß man schon frühzeitig solche Blutschorf-
bildungen im Bereich der Pankreasnekrosen wahrgenommen hat. So sahen
Mader und Weichselbaum eine nekrotische Erweichung des Pankreaskörpers
und -schwanzes bis zu einer jauchigen Masse verbunden mit Fettgewebsnekrose
des Netzes und des Pankreasbettes. Die Milzvene war in ihrem ganzen Verlauf
thrombosiert, der Blutschorf hatte graurote Farbe und war stellenweise eiter-
ähnlich erweicht. Ich nenne von zahlreichen Beispielen nur noch die Beobachtungen von König-Traube, welche nach dem tödlichen Ablauf einer stürmischen Pankreas- und Pankreasfettgewebsnekrose Thrombosen der Vena pancreatico-duodenalis und der Vena epiploica fanden. Solche Thrombosen
können sich auch auf die Pfortader ausdehnen. Norman Moore hat von
einer 27jährigen Frau berichtet, sie sei an Pylephlebitis gestorben; außerdem
seien die Venae splenica, azygos und pancreaticae mit mißfarbenen festsitzenden Thromben verstopft gewesen. In einem anderen Fall mit Thrombose

---

[1] Vgl. Kuse, in dessen von Benda veranlaßter Dissertation der Satz zu lesen ist, daß
sich die nicht veröffentlichte Ansicht Bendas bestatigt habe, es sei in der marantischen
Thrombose die häufigste Ursache der menschlichen Fettgewebsnekrose zu finden.

der Pankreasgefäße bestand ein Abszeß der Bauchspeicheldrüse (SENN). Auch DEHIO-THOMA haben bei akuter, blutiger Durchsetzung des Pankreas mit reichlich ausgeprägter Fettgewebsnekrose eine Pfortaderthrombose festgestellt. HANNS CHIARI fand im Fall einer jauchigen Pankreassequestration die Vena lienalis thrombosiert. Ähnliches berichtet LAUP von einem Fall schwerer Pankreasnekrose und Fettgewebsnekrose.

Derartige Beispiele ließen sich aus der Fülle der Einzelmitteilungen von Pankreasnekrose noch sehr zahlreich erbringen.

ZAHN hat wohl als erster eine Pylephlebothrombose, zugleich mit blutiger Durch-tränkung des retroperitonealen Gewebes als Folge einer „akuten infektiösen hämorrhagi-schen Pankreatitis" beschrieben. KÖRTE erwähnt in Verbindung mit Pankreasnekrose gesehene Milzvenenthrombose (CUTLER), Nierenvenenthrombose (HILTY), Milz- und Mesen-terialvenenthrombose (PUTNAM und WHITNEY). GLAUS hat Milzvenenthrombose infolge käsiger Pankreastuberkulose beschrieben. Allerneuestens hat HANS WURM mehrere Vor-kommnisse von Pylephlebothrombose mitgeteilt, welche im Anschluß an Pankreatitis, bzw. Pankreasfettgewebsnekrose entstanden waren. Arterienthrombosen können ebenfalls im Gebiet des durch akute Nekrose und Fettgewebsnekrose veränderten Pankreas vorkommen. Ein sprechendes Beispiel dafür bildet die von FLEINER [1] mitgeteilte Beobach-tung an einer 57jährigen fettleibigen Frau, welche nach sechstägiger Krankheit verstorben war und bei der Leichenöffnung ausgedehnte Nekrose und Schwund der Bauchspeicheldrüse mit beginnender Abszeßbildung, sowie Fettgewebsnekrosen, besonders auch in der Umgebung des Pankreas, im Netz und an den Nierenkapseln darbot. Das Pankreaslager war stark durchblutet, die Drüse selbst sehr groß, auf dem Durchschnitt graubraun, schmutzig, von eingelagerten, weißlichen Herden bis Pfefferkorngröße durchsetzt. An Arterien und Venen dieses Falles waren Veränderungen vorhanden, und zwar abgesehen von einer chronischen, obliterierenden Sklerose der Arteriolen („Endarteriitis") mit hyaliner Wandentartung eine akute Thrombose, welche selbst einzelne größere Arterienäste völlig verschloß, daneben bestand thrombotischer Verschluß vieler Venen; auch die Vena lienalis war (unvollständig) mit frischen Blutpfropfmassen erfüllt; in der Umgebung einer größeren thrombosierten Vene bestand blutige Durchsetzung der Bauchspeicheldrüse, welche im übrigen an den erhaltenen Stellen das Bild eines chronischen, fibrosen Schwundes deutlich aufwies.

Anhangsweise sei hier noch auf eine Veröffentlichung von EHRENTHEIL hin-gewiesen, welche die Beschreibung von kavernomartiger Gefäßumwand-lung zwischen Milzhilus und Leber, entlang dem Pankreas, ja mit Aus-dehnung auf Mesokolon und Netz enthält. EHRENTHEIL ersah darin keine primäre geschwulstige Bildung, sondern die Organisationsfolge primärer Throm-bose; er konnte seine Beobachtungen jedoch ätiologisch nicht klären.

E. Infarktbildung im Gebiet des Pankreas.

Infarktbildungen im Pankreas sind nur äußerst selten gesehen worden, möglicherweise wurden sie auch unter anderem Gesichtspunkt betrachtet und gebucht, da unter den Folgen der Infarzierung eine nekrotische Erweichung der Bauchspeicheldrüse gewiß möglich ist, anderseits in der Praxis zwischen Thrombose infolge umschriebener vorhergehender Pankreasentzündung und in-farktartiger Pankreasnekrose infolge Gefäßverschlusses nicht stets scharf ge-schieden worden ist. (So wird ein von mir beobachteter Fall von „vollständiger Thrombose der Art. lienalis mit Infarzierung der Milz und des Pankreasschwanz-teiles" meist gelegentlich als Pankreasinfarkt zitiert, obwohl ich in der aus-führlichen Beschreibung dieses Vorkommnisses dargetan, daß ein Ulcus pept. duodeni zur Annagung des Pankreasgewebes, zur Pankreatitis mit folgender Milz-arterienthrombose und sekundären Milzinfarkten, sowie zur umschriebenen Pankreasgewebsnekrose geführt habe.)

BENDA hat in der Statistik der KÖRTEschen Chirurgie des Pankreas den Fall eines 23jährigen Weibes mitgeteilt, das unter diabetischen Anzeichen verstorben war. Diese Frau bot bei der Leichenöffnung das Bild multipler Fettgewebsnekrosen des peritonealen und des

---

[1] Vgl. TRUHART, S. 84!

mediastinalen Fettes, also regressive und zum Teil in Verflüssigung (Jauchung) über-
gegangene Erscheinungen. Für das Pankreas gab BENDA an, es sei durch rote und anämische
Infarkte ausgezeichnet gewesen. Bei TRUHART ist dieser Fall als Beobachtung STADELMANN-
BENDA unter Nr. 118 (auf S. 95) ausführlich gebucht. Die Kranke war aus völliger Gesundheit plötzlich des Nachts von heftigen Leibschmerzen befallen worden. Dazu gesellte sich
in den nächsten Tagen Benommenheit, tiefe, häufige Atmung, etwas Eiweiß und Zylinder
im Urin, 3,4—5% Zucker bei 3—4000 ccm täglicher Harnmenge und Azetongeruch. Die
Temperatur war mäßig erhöht. Unter ausgesprochener Blausucht verfiel die Frau und
starb im komatösen Zustand am 7. Tag der Krankheit. Bei der Leichenöffnung fand BENDA
außer den schon genannten Fettgewebsnekrosen am Colon descendens, welche zum Teil
eiterig erweicht waren, und solchen am Wandperitoneum und im Mittelfell das Pankreas
in einen großen Tumor verwandelt, der durch bunte Färbung ausgezeichnet war und nur
im Kopfteil einen schmalen Streifen gesunden Gewebes ersehen ließ; ferner war im Kopf
der Bauchspeicheldrüse ein „großer, scharf abgegrenzter Infarkt vorhanden; der mittlere
Teil von schieferiger Farbe war durch eine scharfe Demarkation als hämorrhagischer Infarkt
kenntlich, im Schwanz einige ältere gelbliche Infarkte, auch hier nur einige intakte Paren-
chymreste vorhanden. — Gefäßveränderungen im Gebiet der abdominalen Aorta nicht
zu finden".

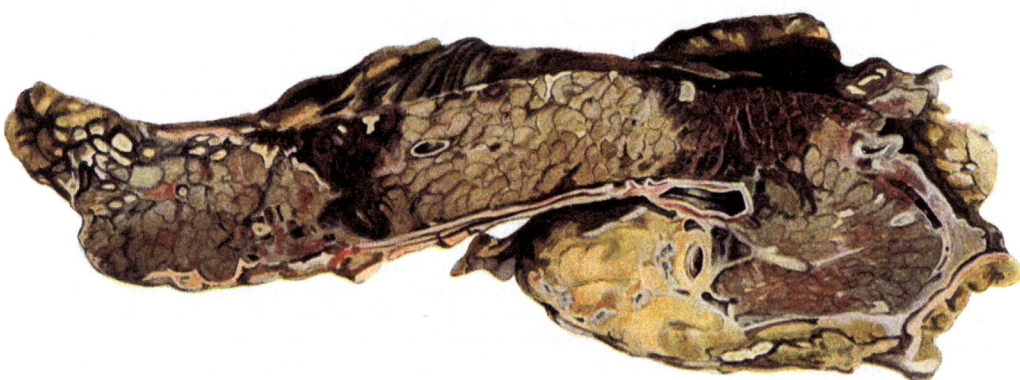

Abb. 89. Schnittfläche eines der Länge nach halbierten Pankreas mit Stellen akuter, infarktähnlicher,
hämorrhagischer Nekrose; Fettgewebsnekrosen des Zwischengewebes; von rückwärts her gesehen.
²/₃ der naturl. Größe. (Eigene Beobachtung. Pathol. Inst. Mainz.)

Nach dieser Beschreibung ist nicht zu zweifeln, daß die Infarzierung sekundär
offenbar als Folge eines zur Kreislaufbehinderung im Pankreas führenden
Nekrosevorgangs aufzufassen ist. STADELMANN meinte, jene Nekrose sei durch
eine Infektion veranlaßt gewesen; er hat das aber nicht näher bewiesen.

RICKER hat betont, daß völlige, blutige Durchsetzung des Pankreas ohne vor-
hergehende Entzündung vorkomme; diese auf Diapedese beruhende blutige
Durchsetzung nennt er „Infarzierung". Eine solche „Infarzierung" könne
das Drüsengewebe, ferner auch das interstitielle Fettgewebe umfassen. Auch
gebe es eine isolierte Infarzierung des Fettgewebes. Das Pankreas schwelle dabei
auf das 3- und 4-fache an, sei hart und schwarz, etwa wie ein Lungeninfarkt.
Man dürfe diese hämorrhagische Infarzierung nicht ohne Grund einer hämorrhagischen Pankreatitis gleichsetzen. Übrigens hat auch MARCHAND von hämorrhagischer Pankreasinfarzierung gesprochen und dabei die Möglichkeit einer
neurovaskulär bedingten, schnell und allgemein in der Bauchspeicheldrüse entstehenden blutigen Durchsetzung zugegeben.

Die Hämatombildung in bestimmten, umgrenzten Bezirken eines der mehr
oder weniger ausgesprochenen Nekrose verfallenen Pankreas kann sehr leicht
den Eindruck des blutigen Infarktes hervorrufen.

Die Befundbeschreibungen von JUNG-ROSENBACH im Falle einer stürmischen
Pankreasnekrose — „es fanden sich ausgedehnte anämische und hämorrhagische Nekrosen" im Pankreas, ferner die Befundbeschreibung von KIRSTE

in einem ganz entsprechenden Fall — „nekrotische Infarzierung mit Blutungen von mehr als einem Drittel des Pankreas" — entsprechen diesem Eindruck. Ich verweise auch auf den hier abgebildeten Fall (Abb. 89), meiner Beobachtung; er läßt recht scharf begrenzte hämorrhagisch durchsetzte Gebiete erkennen. Die Untersuchung des Präparates ergab keinen Anhaltspunkt für primäre blutige Infarzierung, vielmehr wurden die Blutdurchsetzungen als Folge der Pankreasnekrose angesprochen.

Bessere Anhaltspunkte liegen für das Vorkommen anämischer Infarkte in der Bauchspeicheldrüse vor. Nachdem HANNS CHIARI bei der 67. Versammlung deutscher Naturforscher und Ärzte über das Vorkommen intravitaler Selbstverdauung im Pankreas aufmerksam gemacht hatte, ohne für deren Zustandekommen die Ursache angeben zu können, verwies BENEKE in der Aussprache auf die Möglichkeit einer zeitlich umschriebenen Ischämie, wodurch die Gewebselemente des Pankreas so geschädigt werden könnten, daß sie der Einwirkung von Pankreassaft unterliegen müßten.

Freilich war dies vorläufig nur eine Theorie; denn beweisende Beobachtungen für eine solche Anschauung lagen nicht vor. Auch die öfter zitierten Vorkommnisse von embolischem Verschluß eines Arterienzweiges der pankreatikoduodenalien Schlagader (ORTH, MOLLIÈRE, LIEBERMEISTER[1]), welche von Pankreasblutung gefolgt waren, gaben keinen befriedigenden Fingerzeig für die Pathogenese der akuten Pankreasnekrose. HLAVA[1] versuchte daher am Tier durch arterielle Blutsperre das Krankheitsbild an der Bauchspeicheldrüse zu erreichen; indes erhielt er nur eine Anämie der Drüse, dann und wann auch kleine Fettgewebsnekrosen, nie aber Blutungen. Auch wenn HLAVA die Pankreasvenen unterband oder zur Thrombose veranlaßte, blieb der Erfolg aus, es entstand keine blutige Durchsetzung der Bauchspeicheldrüse[2]. BLUME hat im Tierversuch ebenfalls zeitlich am Pankreas Gefäßligaturen angelegt; die dabei erhaltene Ischämie ließ einmal an einer Katze, und zwar 24 Stunden nach dem Eingriff, Herdchen von Fettgewebsentartung und Pankreasnekrose erkennen.

HANNS CHIARI hat diese Vorarbeiten zur Erklärung menschlicher Fälle von Pankreasnekrose als Folge einer Blutkreislaufstörung gekannt, als er seine Beobachtung von anämischer Infarzierung des Pankreas mitteilte. Ihm schien die Bedeutung der Zirkulationsstörung für eine im Leben eintretende herdweise Selbstverdauung einleuchtend — nicht aber für die Fettgewebsnekrose, welche erst in zweiter Linie durch ausgetretene und aktivierte Lipase zustandekommen könne.

CHIARIs Beobachtung betraf eine 45jährige Frau mit Schrumpfniere und Herzhypertrophie, welche wegen zunehmender Schwäche und wegen Schwindels in die Klinik kam, um im Verlauf von 7 Wochen urämisch zu sterben. Bei der Leichenöffnung fand sich eine Granularatrophie der Nieren, ein blutiger Hirnerweichungsherd und eine allgemeine Sklerose der feineren Schlagadern. Besonders fiel der Pankreasbefund auf. Die Bauchspeicheldrüse war etwas größer wie gewöhnlich; sie fühlte sich weicher an. An der äußeren Fläche waren unregelmäßig gestaltete rote Streifen. Auf einem mittleren Längsschnitt durch das Pankreas sah man ungefähr in der Mitte, etwas mehr dem Schwanzende genähert, einen 2 ccm großen, scharf begrenzten, im Zentrum blaugrünen, an der Peripherie gelblich-grauen Herd, der scharf abgegrenzt war und weichen Gewebswiderstand zeigte. Ein anderer derartiger Herd, etwa 1 ccm groß, lag näher am Schwanz, ein dritter, noch kleinerer im Kopfgebiet, diese beiden kleineren Herde waren derber anzufühlen. Um alle drei Herde fand sich eine blutige Durchsetzung des Nachbargewebes, das saftiger erschien. Weitere Durchschnitte durch das Pankreas ließen noch mehr derartige umschriebene Herde feststellen. Das übrige

---

[1] Erwähnt nach TRUHART.
[2] Bei anderen Versuchen, die darin bestanden, daß er in die unterbundene Arterie Luft, Öl und Paraffin einspritzte, erhielt HLAVA allerdings eine hämorrhagische Pankreasnekrose und Fettgewebsnekrose; aber diese Vorbedingungen sind den menschlichen Verhältnissen allzu fremd (BEITZKE und HUBER).

Pankreasgewebe war von gewöhnlicher Durchschnittszeichnung, es zeigte auch geringe Lipomatose. Der Pankreasgang war gewöhnlich beschaffen. Bei der histologischen Untersuchung zeigte das Pankreas abgesehen von diesen Herden spärliche kleinste, von zarter Bindegewebskapsel umgebene Stellen von Fettgewebsnekrose. Das übrige Gewebe der Drüse war etwas lipomatös durchwachsen. Auffällig erschien der Befund an den Arterien, welche nahezu durchwegs eine „Endarteriitis proliferans" — ganz den Verhältnissen der Nierenarterien entsprechend — aufwiesen; hie und da fand sich auch ein wandständiger, nirgends aber ein völlig verschließender Blutpfropf in den verdickten Pankreasarteriolen.

„Die Herde im Pankreas", so schrieb CHIARI, „boten das Bild einer vollständigen, einer Autodigestion entsprechenden Nekrose. Die Azini und das nicht verbreiterte Zwischengewebe waren nekrotisch ohne jegliche Kernfärbung, doch aber konnte man noch die Grenzen der einzelnen Azini unterscheiden. Am Rande der Nekroseherde fand sich starke Infiltration mit Leukozyten, deren Kerne in stark gefärbte Partikel zerfallen waren. Daran schloß sich nach außen eine Zone von Pankreasgewebe, welches einerseits von stellenweise sehr beträchtlicher Blutung durchsetzt war, anderseits viele Leukozyten zwischen den Azini erkennen ließ. Hier waren die Azini auch oft in beginnender Nekrose begriffen, so daß es den Eindruck machte, als wenn das die Nekrose bedingende Agens von den Herden aus in die Nachbarschaft diffundiert wäre. Eine sorgfältige Durchmusterung der einzelnen Nekroseherde zeigte in dem größten derselben einzelne kleinste Fettgewebsnekrosen im Pankreas außerhalb der Herde. Alle anderen Herde entbehrten aber vollständig dieser Fettgewebsnekrosen. Ein regelmäßiger Befund in den Herden war hingegen eine stärkere Endarteriitis obliterans in den betreffenden Arterien; sie war hier fast durchweg mit parietaler Thrombose vergesellschaftet. Die Venen des Pankreas waren nirgends, weder in den Herden, noch außerhalb derselben verändert. Bakterien ließen sich in keinem der Schnitte vom Pankreas nachweisen" (HANNS CHIARI). Wenn CHIARI auch nicht das Wort „Infarkt" in der Erklärung der eben beschriebenen Erscheinung gebraucht hat, so handelt es sich hier doch nur um vaskulär bedingte, scharf begrenzte, von entzündlichen Reaktionszonen umgebene Verödungsstellen, welche die Benennung anämischer Infarkte verdienten.

Auch ENGEL verdanken wir die Mitteilung eines entsprechenden Befundes bei einer 27jährigen Frau mit hämorrhagischer Nephritis. Ihre Leiche enthielt im Bauchraum 200 ccm fibrinöser Flüssigkeit, der Pankreaskopf war derb und dick und ragte geschwollen in die Bauchhöhle vor. Das Gewebe der Bauchspeicheldrüse war von gelblichen Sprenkelungen durchsetzt.

Die feinanatomische Untersuchung ergab im Pankreas eine Arteriolosklerose mit hyaliner Degeneration und stellenweise erfolgter intravasaler Fibrinabscheidung, ferner eine örtlich entsprechend angeordnete, d. h. zugehörige Nekrose des Drüsengewebes, einschließlich der Inseln, zum Teil auch des Zwischengewebes; am Rand dieses ertöteten Gebietes waren Leukozyten angesammelt, auch Fettkörnchenphagozyten fanden sich reichlich. Dieser Zellwall grenzte die nekrotische Zone gegen das nur in geringem Umfang erhaltene Drüsengewebe ab.

Weiterhin ist noch anzuführen, daß BEITZKE sowohl als DATNOWSKI über einen und denselben Fall eines 30jährigen Mannes berichtet haben, der nach 6 Monate langem septischen Leiden mit Nephritis und Endokarditis gestorben war. BEITZKE fand bei der Leichenöffnung eine Periarteriitis nodosa mit anämischen Infarkten in Milz, Leber, Nieren und Pankreas. Freilich waren diese Pankreasverödungsherde meist klein. BEITZKE sagte darüber, daß in fast allen mikroskopischen Präparatschnitten kleinere oder größere Nekrosen des Drüsengewebes gefunden worden seien, welche ein mehr oder minder deutlich ausgesprochenes Abgrenzungsband („Demarkationszone") gezeigt hätten; das sei besonders dort gesehen worden, wo es sich um den Verschluß mehrerer benachbarter Arterien gehandelt habe.

Schließlich ist noch des Falles von anämischen blanden Pankreasinfarkten zu gedenken, welche RÖSSLE beschrieben hat. Sie fanden sich bei einem 52-jährigen Mann, der bei schwerer luischer Nierenschrumpfung und renaler Herzvergrößerung einer akuten Peritonitis erlegen war.

RÖSSLE hat seinen Befund folgendermaßen niedergelegt: „Pankreas von etwa entsprechender Größe; sowohl an seinem Kopf, wie an seinem Schwanz ist die Oberfläche mit den umgebenden Organen schwielig verwachsen. Auf dem Durchschnitt erscheint das Organ bleich und im allgemeinen von gehöriger Körnung. An mehreren Stellen finden sich kasig trockene, scharf umschriebene, erbsen- bis bohnengroße, gelbe Einlagerungen. An einer

Stelle ein etwas glasiger bindegewebiger Herd von Bohnengröße. Nach dem makroskopischen Befund schwankten wir zuerst, ob nicht etwa Gummata vorlagen. Die mikroskopische Untersuchung ergab aber sodann, daß dies nicht der Fall sein konnte. Der Befund war nämlich folgender: Starke herdförmige, interstitielle Pankreatitis mit kleinzelliger Infiltration und Narbenbildung, mäßiger Fettdurchwachsung und geradezu enormer arteriosklerotischer Gefäßveränderung. Große und kleine Arterien sind fast bis zum völligen Verschluß endarteriitisch verengt. Das Drüsengewebe zeigt im allgemeinen . . . . teilweise gelockerten, teilweise verdichteten Bau, Inseln sind in geringer Zahl und verschiedener Größe vorhanden. Es sind keine Zeichen von postmortaler Selbstverdauung oder von den gewöhnlichen Nekrosen vorhanden, wohl aber sind größere kernlose Partien in Form von hell gefärbten und gelockerten Stellen vorhanden, deren innerste Teile ähnlich den bekannten Fettgewebsnekrosen beschaffen sind, der Rand ist aber insofern ganz anders, als er aus erhaltenen, aber völlig kernlosen, in Hämatoxylin-Eosinpräparaten nur mit Eosiu gefärbten Drüsenläppchen gebildet ist. Letztere sind zweifellos koagulations-nekrotische Partien, genau wie in einem anämischen Niereninfarkt. Auch an zahlreichen mikroskopisch kleinen solchen Herden ist der Unterschied zwischen verflüssigter Innenzone und koagulations-nekrotischer Außenzone vorhanden. Es handelt sich also um autolytische Auflösung oder sonstigen fermentativ verflüssigten Gewebstod in Bezirken, die zuerst unter gewöhnlicher Protoplasmagerinnung und Zellnekrose abgestorben sind. Daß der Prozeß nicht frisch ist, ergibt sich aus der offenbaren Schrumpfung einzelner nekrotischer Partien mit stark bröckeliger Beschaffenheit und Verkleinerung der toten Drüsenläppchen, ferner aus der Durchsetzung von deren Stützgerüst mit pyknotischen Stützzellen, sowie vor allem aus der breiten fibroplastischen Demarkationszone. An der Grenze der verflüssigten Masse sind Leukozytenwälle, in der lebenden Grenzzone Neubildungen von Pankreasgewebe mit aussprossenden und verzweigten Epithelreihen von drüsiger und solider Beschaffenheit, also offenbar Anläufe zu einer lokalen Regeneration des Pankreasgewebes. In manchen Schnitten ergibt sich schließlich eine deutlich spätere, eiterige Sequestration. Frischere Infarkte zeigen nur starkes kollaterales Ödem mit zelliger Infiltration ihrer Umgebung. In der Nähe eines alten Infarktes fand sich ein völlig organisierter und schwach kanalisierter Arterienthrombus. In Nieren, Gehirn, Milz und Leber findet sich eine hochgradige Sklerose der kleinen Arterien."

In der Einleitung seiner Arbeit über den soeben erwähnten seltenen Befund stellte RÖSSLE fest, daß STERNBERG im ASCHOFFschen Lehrbuch der pathol. Anatomie (6. Aufl.) die fraglichen Infarktvorgänge bei den Stoffwechselstörungen erledigt hat, während sie KAUFMANNs Lehrbuch bei den Zirkulationsstörungen erwähnt. Jeder dieser Forscher kann seine Einteilung verteidigen: es ist nach dem oben angeführten kleinen Schatz von Erfahrungen wohl kein Zweifel mehr, daß es in der Tat Blutkreislaufstörungen im Pankreas gibt, welche zu infarktartiger, abgegrenzter Gewebstötung führt. Andrerseits ist das Schicksal eines Infarktes — nicht nur im Pankreas — verschieden. Blande Infarkte können vertrocknen und können erweichen. Im Pankreas kommt die Eigentümlichkeit des fermentativen Vermögens der Drüsensäfte hinzu, deren Kräfte unter Umständen, die wir freilich nicht immer genau ersehen können, vielleicht durch Leukozytenzerfall und dadurch geschehende tryptische Aktivierung, besondere Folgen der Infarzierung in Gestalt von Drüsengewebs- und von Fettgewebsnekrosen nach sich ziehen können; freilich scheint im allgemeinen für die Vielheit der Pankreas- und Fettgewebsnekrose diese Art der Entstehung nicht in Frage zu kommen.

Zu den größten Seltenheiten dürften Embolien gehören, welche im Pankreasgebiet zum arteriellen Gefäßverschluß führten. Oben sind Angaben von MOLLIÈRE, LIEBERMEISTER und ORTH hiezu erwähnt worden. LÉPINE sowohl als PANUM und HLAVA haben experimentell beim Versuchstier durch Einbringung von Lykopodium oder Wachskügelchen, Öl oder Paraffin Embolie im Gebiet der Pankreasarterien hervorgerufen und so Pankreasgewebsblutung, bzw. hämorrhagische Gewebsnekrose erzeugt. Das Innsbrucker pathologisch-anatomische Institut besitzt den histologischen Gewebsschnitt der Bauchspeicheldrüse eines älteren Mannes mit Fettembolie: der Träger jenes Pankreas hatte sich beide Unterschenkel gebrochen. Über Blutungen im Pankreas fand ich in diesem Fall nichts angegeben.

4. Ödem der Bauchspeicheldrüse.

Über das Pankreasödem wissen die Chirurgen mehr zu sagen als die pathologischen Anatomen, wenn schon auch bei Stauungszuständen (Natus) eine starke Durchfeuchtung des Drüsengewebes unverkennbar ist, ebenso wie dies bei schwerer Anämie und ausgesprochener Bauchwassersucht gesehen wird.

Wichtiger ist das entzündliche Ödem. Wir sehen es abgesehen von Fällen akuter oder subakuter Entzündung des Pankreas, welche die Drüse auf das Doppelte und Dreifache anschwellen läßt (vgl. Scholtzs Fall 4) im Anfang der Entwicklung von Pankreasnekrosen. Zöpffel hat darauf hingewiesen; er spricht von einem „akuten Pankreasödem" geradezu als der Vorstufe der akuten Pankreasnekrose; begreiflicherweise sammelt hierüber der Chirurg Beobachtungen,

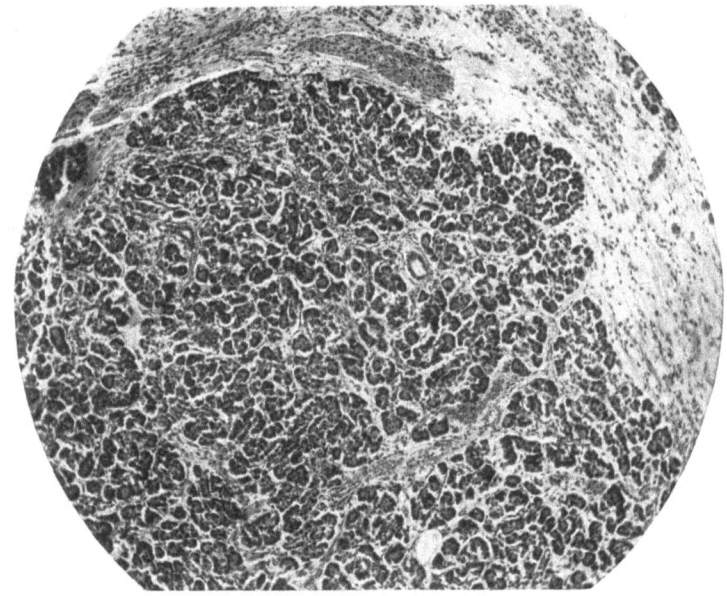

Abb. 90. Entzündliches Ödem einer Bauchspeicheldrüse. Der Schnitt entstammt dem äußeren Reaktionsgebiet in der Nachbarschaft einer akut nekrotischen Pankreasstelle. (Eigene Beobachtung. Path.-anat. Instit. Innsbruck.)

welche dem Anatomen nicht mehr zu Gesicht kommen. Dies Ödem wird geschildert als eine mäßige Schwellung der Drüse, welche durch ein eigenartig glasiges Aussehen sich auszeichne und sich hart anfühle.

Was die fragliche Härte betrifft, so ist Vorsicht in der Beurteilung sehr ratsam, da sich das Pankreas des Lebenden, wie ich mich selbst wiederholt als Zeuge bei Operationen belehren lassen konnte, knorpelhart anzufühlen pflegt, ohne daß eine Erkrankung der Drüse vorzuliegen braucht. Daß ein Ödem des Pankreaskopfes gegeben sein kann, wenn die Gallenwege entzündlich erkrankt sind, oder wenn Steinwanderungen stattfinden, ist bei der innigen Nachbarschaft von Ductus choledochus und Caput pancreatis gewiß nicht wunderlich.

Als nachbarliches Ödem bleibt eine Schwellung der sonst intakten Bauchspeicheldrüse im Grenzbereich eingetretener und vorgeschrittener örtlicher Nekroseherde bestehen. Dort kann man die Auseinanderzerrung des Stützgerüstes durch Gewebsflüssigkeit, oft auch mit kleinen Blutaustritten, sehr häufig unter lockerer Beimischung von Leukozyten wahrnehmen. Die Läppchen der Drüse werden durch das gequollene Stützgewebe mehr voneinander entfernt; so macht das ganze Gewebsbild einen wesentlich lockereren Eindruck als dies bei der unveränderten Bauchspeicheldrüse der Fall ist.

Im Anhang sei noch auf den merkwürdigen Befund von Ceelen hingewiesen, der in der Leiche eines Herzkranken das Pankreas durchsetzt fand von linsengroßen, weißen gequollenen bläschenähnlichen Gebilden, welche beim ersten Anblick wie Parasiten aussahen. Es handelte sich um enorm große, durch Ödem gelockerte Paccinische Körperchen (vgl. auch Przewoski!).

IV. Rückgängige Veränderungen und Ablagerungen in der Bauchspeicheldrüse (mit Ausnahme der Speichelsteinbildung).

1. Atrophie der Bauchspeicheldrüse.

Der Schwund der Bauchspeicheldrüse hat zwar nicht erst von jenem Augenblick an große Berücksichtigung gefunden, als man nach dem eigentlichen Grund der Zuckerharnruhr im Pankreas suchte [1], ist aber durch den Hinweis D. v. Hansemanns, der in einer besonderen Form von Pankreasatrophie die Quelle des Diabetes mellitus ersehen wollte, zum Ziel vielfacher Untersuchung gemacht worden; früher hatte schon Frerichs in seiner Klinik der Leberkrankheiten unter 9 Fällen von Zuckerkrankheit 5mal Atrophie und fettige Entartung der Bauchspeicheldrüse angegeben, ebenso wie seinerzeit Lapière, Windle und Pilliet ein gewisses Zusammentreffen von Diabetes mit dem Schwund des Pankreas meldeten (Dieckhoff).

Hier sei die Rede vom Schwund der exokrinen Bauchspeicheldrüse, der durch Verkleinerung oder Ausfall von Drüsenzellen und Drüsenläppchen zustande kommt! Eine Gewichtsfeststellung kann im Falle des Pankreasschwundes nicht immer herangezogen werden, d. h. die erhaltenen Gewichtszahlen lassen nicht stets den Schwund des Drüsengewebes erkennen, da diese Einbuße am Parenchym vielfach durch eine stellvertretende Zunahme des Stütz- und Zwischengewebes wettgemacht wird. Über diese Tatsache hat sich ausdrücklich Lando geäußert. Es kann beispielsweise bei der Leichenöffnung eine Bauchspeicheldrüse recht umfangreich aussehen, sie zeigt relativ hohes Gewicht, während genauere Betrachtung namentlich auf dem Durchschnitt eine gewaltige Abnahme oder Einengung der Läppchen, dafür aber eine mächtige Entwicklung von Fettgewebe zwischen den Drüsenbäumchen ergibt.

Eine allgemeine Atrophie der Bauchspeicheldrüse mit Verkleinerung und Gewichtsabnahme kann beim hohen Altersschwund und bei schwerer Abzehrung gefunden werden. Was den Pankreasschwund im Gefolge von Krankheit anlangt, so hat Kasahara angegeben, ihn in hochgradiger Weise bei den verschiedenartigsten Krankheiten, welche Herz, Leber, Nieren und Milz schwinden ließen, nicht wahrgenommen zu haben, er sah nur zweimal hochgradige einfache Atrophie der Bauchspeicheldrüse und jene 2 Fälle betrafen Zuckerkranke.

Als allgemeine Atrophie wird der Schwund der Bauchspeicheldrüse immerhin noch am ehesten bei Greisen gefunden. Diese senile Atrophie läßt die Drüse — abgesehen von ihrem geringeren Umfang — ,,manchmal härter, körniger und von bräunlich gelber bis dunkelbrauner Färbung erscheinen (Pancreas duriusculum, P. contractum)'', wie Friedreich sich ausdrückt. Indes scheint diese Braunfärbung eine Besonderheit zu sein, welche der allgemeinen Atrophie

---

[1] Es verdient hervorgehoben zu werden, daß zuerst von Bouchardat (geb. 1806, gest. 1886), nachdem er 1844 die diastatische Wirkung des Pankreassaftes gefunden hatte, die Lehre aufgestellt worden ist, daß die Zuckerkrankheit einer Pankreaserkrankung zu verdanken sei (E. Ebstein).

nicht selbst zugehörig ist, sondern eine bestimmte Erscheinung eines abwegigen Pigmentstoffwechsels darstellt, worüber ein späterer Abschnitt handelt.

DIECKHOFF hat bei einem 57jährigen Mann eine Pankreasatrophie gefunden; der Kranke litt an Zuckerharnruhr. Die Bauchspeicheldrüse war dünn und platt, sie wog nur 39 g; man erkannte bei mäßigem Blutreichtum die Läppchenzeichnung deutlich. Unter dem Mikroskop erschienen alle Teile, die Azini, wie die Drüsenzellen verkleinert. Auch bei LAUP sind solche Vorkommnisse mitgeteilt.

Im Gegensatz zum reinen Abzehrungsschwund, d. h. zu der senilen oder zu der kachektischen Atrophie, hat D. v. HANSEMANN den Begriff einer „diabetischen Pankreasatrophie" geschaffen. Er wollte sie in jenen Fällen ersehen, welche etwa auf dem Boden einer langdauernden Zwischengewebs-Entzündung zu einer Verkleinerung der Drüsenzellen und Drüsenläppchen führten; darunter verstand er aber nicht auch einen Schwund, noch eine ungewöhnliche Vermehrung oder Verhärtung des Stützgewebes, abgesehen von einer gewissen stellvertetenden Erfüllung jenen Raumes, der infolge Schwundes der drüsigen Elemente sonst frei geworden. Die Drüsenzellen würden kleiner, erschienen stärker granuliert, hätten reichlich Fettkörnchen angehäuft, oder würden ganz aufgelöst, worauf eine Bindegewebswucherung einträte. So spielte hier dennoch eine gewisse fibröse Beschaffenheit der Bauchspeicheldrüse eine Rolle. (Daß man Grund habe, die Anwesenheit von sudanfärbbaren Fettkörnchen in den atrophischen Drüsenzellen nicht etwa im Sinn einer fettigen Degeneration zu überschätzen, das hat HERXHEIMER betont; es entspricht auch dem Standpunkt von WEICHSELBAUM und STANGL). Nach v. HANSEMANNS Ansicht findet man auch da und dort im atrophischen Pankreas zellig entzündliche Infiltration, ferner manchmal Gefäßverdickung. v. HANSEMANN hat diesen Gesamtbefund als „Granularatrophie des Pankreas" bezeichnet. Das Vorkommen einer solchen „primären Atrophie" hat alsbald LAUP bestätigt. In Übereinstimmung mit v. HANSEMANN gibt er an, daß die Bauchspeicheldrüse hierbei weniger im Längenmaß, als im Dickendurchmesser verkleinert sei.

Es ist aber diese sog. „Granularatrophie des Pankreas" nicht unbestritten geblieben. WEICHSELBAUM und STANGL ersahen vielmehr eine einfache Atrophie, manchmal Hand in Hand mit Entzündungsvorgängen, nicht selten vereinigt mit einer Zunahme des Gerüstgewebes, namentlich aber mit einer Lipomatosis. G. HERXHEIMER hat betont, daß im Fall der fraglichen Atrophie eine wirkliche Körnung der Drüsenoberfläche, wie bei der Niere nicht vorliege. Daher mag es kommen, daß der Name „Granularatrophie" für diese Form des Pankreasschwundes sich nicht einbürgerte. Immerhin trugen manche der v. HANSEMANNschen Auffassung Rechnung, indem sie etwa von einer „HANSEMANNschen Pankreasatrophie" sprachen (FAHR, SEYFARTH).

G. HERXHEIMER teilte jüngst im Handbuch der inneren Sekretion eine kurze Übersicht über den Gang und Wechsel der Meinungen in dieser Angelegenheit mit. Ich folge seiner Darstellung, welche bestätigt, daß das Pankreas schon für das bloße Auge atrophisch, d. h. schmäler und platter als sonst erscheine (SEYFARTH). Es komme aber auch eine Verkleinerung im Längsdurchmesser vor. Folgende Gewichtsminima von erwachsenen Diabetikerbauchspeicheldrüsen teilt HERXHEIMER mit:

WEICHSELBAUM . . . . . 28 g	v. HALASZ . . . . 19 g
SEYFARTH . . . . 23 g	G. HERXHEIMER . . . . 20 g
NAKAMURA gibt als Mittelgewicht an 53,7 g.	

Recht vorsichtig, aber doch nicht ablehnend zu der Aufstellung der v. HANSEMANNschen pankreatischen Granularatrophie hat sich KASAHARA geäußert. Bei WILKE, GUTMANN, TRUHART, FAHR und SEYFARTH wird der HANSEMANNsche Befund bestätigt. — Ferner hat HERXHEIMER, wie mir scheinen will, sehr richtig hervorgehoben, daß der ursprünglich von einzelnen Forschern ersehene Gegensatz im allgemeinen Pankreasbefund gegen v. HANSEMANNS Darstellung gar nicht so grundlegend und groß sei, als man das meinen wollte.

Befunde von WEICHSELBAUM-STANGL, SSOBOLEW, SIMMONDS, LEMOINE-LANNOIS, HOPPE-SEYLER, HERZOG, SAUERBECK, KARAKASCHEFF, OPIES und CECILs interazinöse

Pankreassklerose, LEPINEs periarterielle Sklerose, GELLÉs und CURTIS',,Pancréatite chronique d'origine vasculaire", sie alle entsprechen mehr oder weniger dem, was v. HANSEMANN im Auge hatte, wobei hier nur das allgemein atrophische Bild der Gesamtdrüse und das Verhalten ihres Gerüstgewebes, nicht die Besonderheiten an den LANGERHANSschen Zellinseln gemeint sind.

Es darf bei dieser Betrachtung nicht vergessen werden, daß im atrophischen Pankreas allerlei Anpassungen erfolgen, sowohl im drüsigen Teil als im Gerüstgewebe. Man hat zunächst wohl allzu sehr das Augenmerk auf die Bindegewebsvermehrung in solchen Bauchspeicheldrüsen gelegt, faßte sie wohl sogar, was gewiß vorkommen kann, als primär entzündliche Erscheinung auf. So versteht sich gewiß die interlobuläre und die interazinöse Form der Pankreasinduration, welche OPIE als interstitielle Pankreatitis benannt hat. Ich möchte hier lieber von einer ,,perilobulären" und einer ,,intralobulären

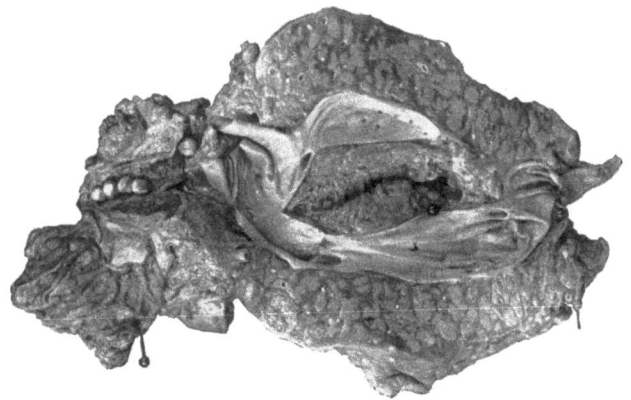

Abb. 91. Atrophisches, induriertes und lipomatöses Pankreas eines 50 jährigen Diabetikers; Zeichen ehemaliger Lues an der Leber; zugleich befanden sich mehrere Gallensteine auf der Wanderung durch den Ductus choledochus. Vereinzelte Fettgewebsnekrosen (weiße Pünktchen im Pankreas[1]. (Eigene Beobachtung; veröffentlicht von L. SCHOLTZ.)

Sklerose" sprechen und möchte der Auffassung huldigen, daß diese Sklerosen nur Teilerscheinungen größerer Umbauvorgänge im Pankreas sind, welche mit Drüsengewebsatrophie des Organs einhergehen bzw. ihr folgen (Abb. 92 und Abb. 93).

REITMANN und G. HERXHEIMER haben darauf fast gleichzeitig schon vor vielen Jahren aufmerksam gemacht, und neuerdings schildert HERXHEIMER dieses Verhalten in folgender Darstellung:

,,Es handelt sich zunächst um eine meist starke Atrophie des Pankreasparenchyms, an den einzelnen Azini und den einzelnen Zellen erkennbar, deren Kerne auch oft geschrumpft sind. Weiterhin ist das Bindegewebe, oft auch das Fettgewebe gewuchert, zwar stets ungleichmäßig, aber entsprechend der stärksten Parenchymatrophie. Daß die Bindegewebswucherung erst die Folge der letzteren ist, braucht heute als allgemein anerkannt, kaum mehr hervorgehoben zu werden.

---

[1] Da der diabetische Kranke, dem dieses Pankreas entstammte, früher zweifellos syphilitisch war, wie man aus seiner Vorgeschichte wußte, an seiner narbigen ,,Paketleber" erkannte, da er andererseits vielleicht im Zusammenhang mit seinem offenkundigen Alkoholismus eine schwer zirrhotische Leber und eine richtiggehende Pankreaszirrhose aufwies, ist es schwer, ja unerlaubt, zu entscheiden, ob hier eine einfache oder eine sekundäre Atrophie der Speicheldruse vorlag. Vielleicht deuteten die immerhin greifbaren entzundlichen Veränderungen auf eine sekundare Natur des Drüsenschwundes. Gleichwohl wird das Bild dieses Falles an dieser Stelle gebracht, denn wenn es einerseits die Schwierigkeit der Einordnung und Klarung solcher Veranderungen am Gesamtpankreas bei Diabetes dartun kann, zeigt es anderseits die Anpassungs- und Umbaumöglichkeiten deutlich, welche sowohl dem einfachen als dem sekundaren Pankreasschwund nachfolgen konnen. (Vgl. auch Abb. 95 und 96!)

Soweit entspricht das Bild der v. HANSEMANN schen Atrophie. Es kommen nun aber weitere Vorgänge hinzu. Zunächst in den sklerotischen Gebieten, da wo das Parenchym hochgradig atrophisch ist, eine Menge kleiner Gänge, die auch

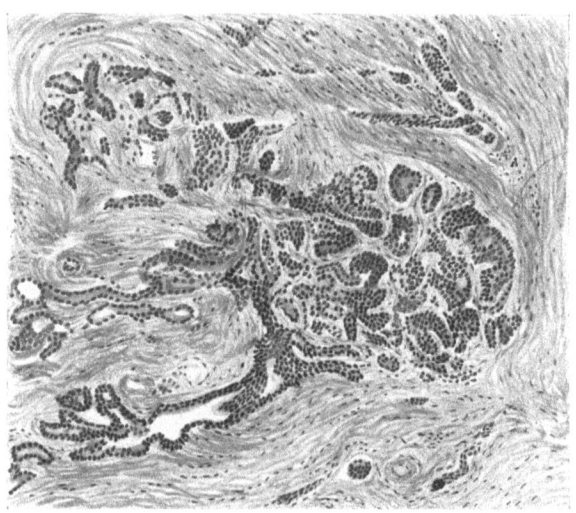

Abb. 92. Intralobuläre Sklerose der atrophischen Bauchspeicheldrüse mit Gangwucherungen (Pankreaszirrhose.) (Eigene Beobachtung. Path. Instit. Mainz.)

GUTMANN, SSOBOLEW, ANSCHÜTZ, REITMANN schon erwähnt hatten und die ebenso später SEYFAHRT u. a. fanden. Abgesehen von der selteneren Ableitung von Inselschleifen, die von WEICHSELBAUM und anderen als Reste alter Gänge aufgefaßt werden, leiten sich diese Gänge teils von gewucherten kleinen Ausführungsgängen, zumeist aber von umgebildetem atrophischen Parenchym ab. Gerade letzteres läßt sich genau verfolgen. Auch so entstehen Kanäle, welche den kleinen Ausführungsgängen durchaus gleichen. Serienschnitte legen dies eindringlich klar. Es entstehen teils durch Wucherung kleine Gänge, teils durch derartige Umbildung atrophischen Parenchyms geradezu adenomartige Bilder. Sie stellen offenbar eine regeneratorische Bestrebung dar, wie es auch SEYFARTH gedeutet hat."

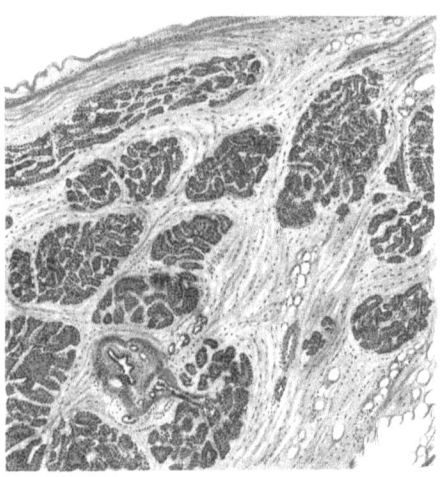

Abb. 93. Atrophie des Pankreas mit perilobulärer Sklerose. (Eigene Beobachtung, Mainz.)

„Es handelt sich also im ganzen, wie ich dies und ebenso REITMANN schon seinerzeit betonte, um einen degenerativ atrophischen Vorgang des Parenchyms mit starker Bindegewebsentwicklung und zahlreichen Zeichen von Regeneration. Es liegt ein weitgehender Umbau des Parenchyms hier ebenso wie in der Leber vor, wie dies auch REITMANN, ein Schüler von KRETZ, dem guten Kenner

der Leberzirrhose, mit Recht betonte. In diesen Fällen mit den geschilderten Vorgängen dürfte daher die Bezeichnung ,,Pankreaszirrhose'' die kennzeichnendste

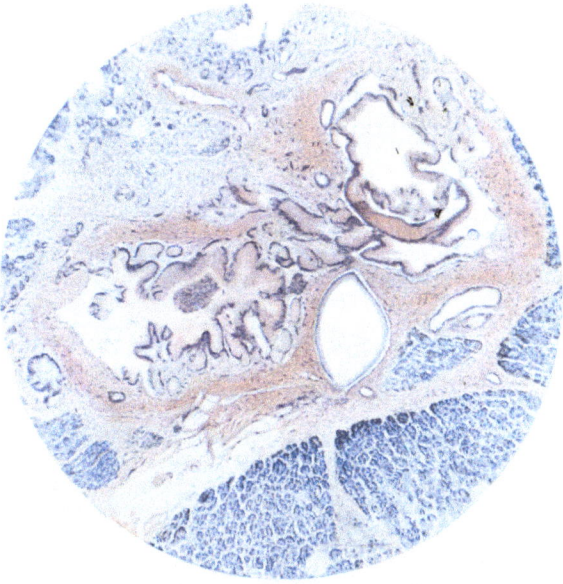

Abb. 94. Papilläre Ausknospungen in Gangabschnitten eines atrophischen Pankreas. [Nach einem
Präparat von MAX BUSCH (Berlin)].

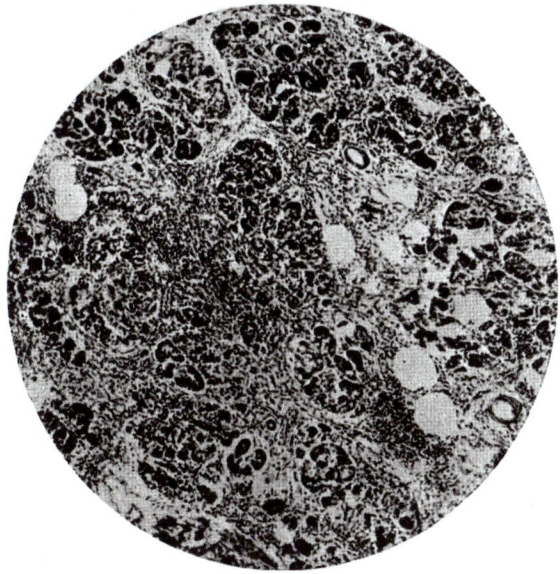

Abb. 95. Bindegewebige Induration und entzündliche Zellanhäufung im atrophischen Pankreas
der Abb. 91. (Eigene Beobachtung; veröffentlicht von L. SCHOLTZ.)

sein. Findet sich nicht der ganze Komplex, vor allem nicht die auf Regeneration
hinweisenden Vorgänge, so genügt es von HANSEMANNs Atrophie zu sprechen.

Beide Vorgänge kommen grundsätzlich auf das gleiche hinaus, eine scharfe Grenze besteht nicht. Der erstere geht nur über den letzteren gewissermaßen noch hinaus. Eine von beiden Veränderungen habe ich, wie ich auch in verschiedenen Mitteilungen an zunehmendem Material darlegte, stets wieder häufig gefunden.'' Die Darstellung von G. HERXHEIMER möchte ich unter Hinweis auf die Ausführungen, welche L. SCHOLTZ im Mainzer pathologischen Institut gemacht, im großen und ganzen beipflichten. Ich weise ferner noch auf die unschwer nachweisbaren buchtigen Knospungen an den Verästelungen der Pankreasgänge im Fall der Atrophie und des regeneratorischen Umbaus hin (Abb. 94).

Auch L. SCHOLTZ hat die von HERXHEIMER geschilderten Regenerationsvorgänge am atrophierenden Pankreas gesehen und abgebildet. Freilich ging ihre Deutung gerade in jenem Fall, zu dem die hier wiedergegebene Abb. 95 und 96 gehören, etwas zu weit, insofern sie die in Abb. 96 erkennbare atypische Wucherung bereits als krebsartig ansprach; es ist

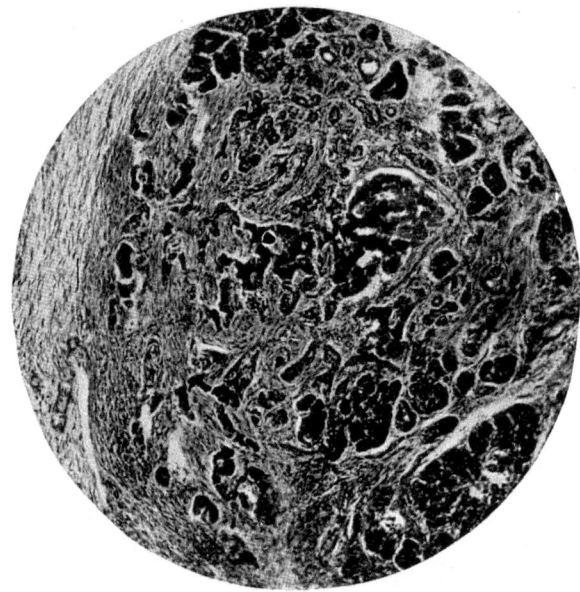

Abb. 96. Atrophische und hypertrophische Abschnitte des zirrhotischen Pankreas der Abb. 91. Ungewöhnliche, vom physiologischen Wachstum abweichende, krebsähnliche Wucherung des Drüsengewebes. (Eigene Beobachtung; veröffentlicht von L. SCHOLTZ.)

gewiß zuzugeben, daß dort ein nicht ganz regelmäßiger Prozeß der Adenombildung aus Pankreasdrüsengewebe vorlag. Es muß ausdrücklich darauf aufmerksam gemacht werden, daß in stark atrophischen und bindegewebig verhärteten Pankreata, wie man sie auch schon nach älterer pankreatischer Gangunterbrechung zu sehen bekommt, stets sehr ungewöhnliche, an solide Epithelstränge und Sprossen erinnernde Züge und Röhren mit Kernhyperchromasie bei stark geschwundenem Protoplasmaanteil vorkommen, welche manchmal so alleinig und so unzusammenhängend im Gerüstgewebe liegen, daß man unwillkürlich daran denkt, ob nicht Ableger einer Drüsengeschwulst in das durchmusterte Bauchspeicheldrüsenstück gelangt seien. Jedenfalls gehen von den Gängen atrophischer Pankreata vielfach papilläre, adenomähnliche Bildungen aus. Aber man muß mit der Deutung von vermehrt in den Schnittbildern erkennbaren Gängen als neugebildeten Teilen vorsichtig sein; LANDO wies z. B. darauf hin, daß infolge Schwundes und Lichtung des Parenchyms die Gänge mit ihren physiologischen Abzweigungen nun besser erkennbar geworden sein könnten. Zudem ist auch an die Tatsache zu denken, daß eine gewisse mäßige Verzweigung und Knospung an den Speichelgängen des Neugeborenen ohne alle Atrophie vorkommen kann, welche geradezu den Vergleich mit dem knorrigen und unregelmäßigen Verhalten der Verästelung eines Apfelbaumes hervorzurufen vermag (NAKAMURA).

Es soll hier noch aufmerksam gemacht werden, daß, im Fall einfacher Pankreasatrophie — als solche stellt sich wohl heute entsprechend der Meinung von WEICHSELBAUM und STANGL als auch von SSOBOLEW die v. HANSEMANNsche

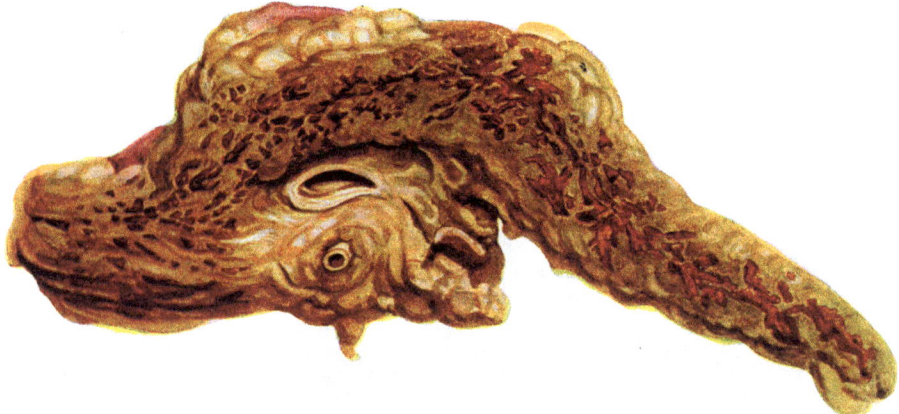

Abb. 97. Schwund- und Fettsucht des Pankreas, verbunden mit Hämosiderosis des Parenchyms. Fall eines 54 jährigen alten Mannes mit granularem Leberschwund und allgemeiner Hämochromatose und Bronzediabetes, ³/₄ der naturl. Größe. (Eigene Beobachtung, veröffentl. von L. SCHOLTZ, Mainz.)

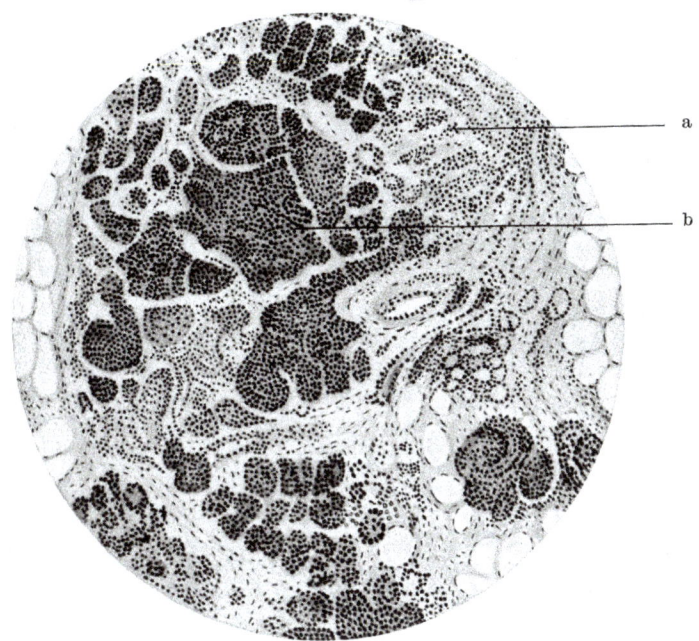

Abb. 98. Zirrhotische Pankreasatrophie bei Diabetes mit Fettgewebswucherung im Zwischengewebe. a Atrophisches Drüsengewebe; b hypertrophisches Drüsengewebe. (Nach G. HERXHEIMER.)

Granularatrophie dar — mit den Begleiterscheinungen und Folgen der Verhärtung und der zirrhotischen Anpassung auch eine Fettsucht des Pankreasstützgewebes (Lipomatosis pancreatis) einhergehen kann. Ich möchte diese Erscheinung mit HERXHEIMER für sekundär halten und bestätige seine

Darstellung. Besser als Worte geben die angefügten Bilder einen Eindruck von der baulichen Eigenart der pankreatischen Fettsucht. Die von G. HERXHEIMER übernommene Abb. 98 läßt erkennen, wie in der Bauchspeicheldrüse bei regelrechter „Pankreaszirrhose" atrophisches und hypertrophisches Drüsengewebe und zwischen dessen Läppchen vermehrtes Bindegewebe mit Fettzellen vorkommt. Es kann nun so sein, daß in Fällen der Atrophie des Pankreas bald mehr eine Bindegewebsvermehrung, bald mehr eine Fettsucht des Gerüstgewebes das Bild beherrscht oder daß die Fettsucht ganz im Vordergrund steht. Makroskopisch ist es dann meist leicht, auf dem Querschnitt die mehr grauweißen

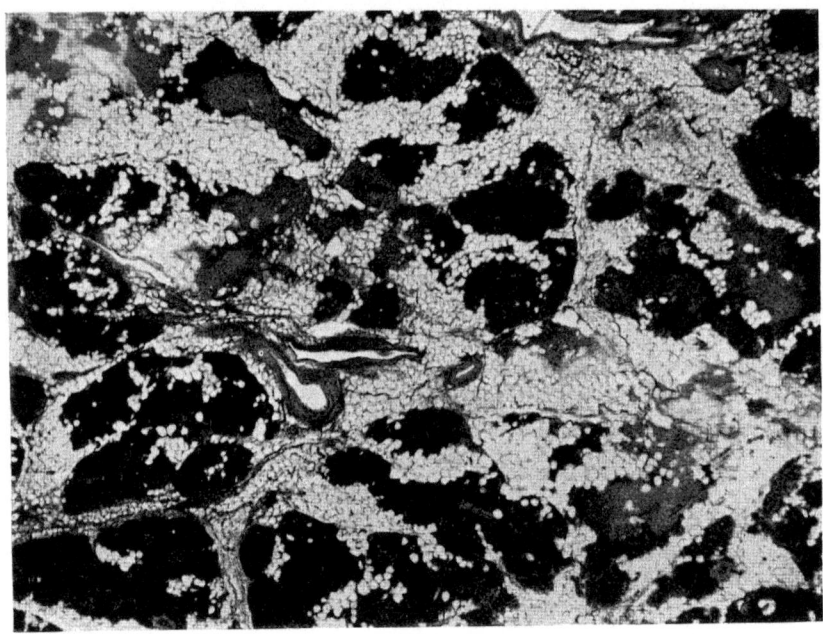

Abb. 99. Lupenvergrößerung eines Durchschnittes durch das geschwundene und fettsüchtige Pankreas eines Diabetikers. (Eigene Beobachtung. Path.-anat. Instit. Innsbruck.)

oder bräunlichen spärlichen Drüsengewebsanteile aus der gelben Fettgewebsmasse herauszufinden. Doch gibt es Fälle — ich sah wiederholt solche Vorkommnisse, u. a. bei einer jungen Frau —, in welchen die Atrophie des Parenchyms so hochgradig ist, daß man sich mühen muß, in der wurstförmigen, wulstigen Bildung des fettsüchtigen Pankreas die Reste des Drüsengewebes zu finden. Ja diese wulstige Fettgewebsmasse, die immerhin noch die Form des Pankreas vergröbert wahrt, kann eine rechte Pseudohypertrophie der Bauchspeicheldrüse darstellen.

Um die eben genannten Verhältnisse recht sinnfällig, etwa für Zwecke des Unterrichts, zur Anschauung zu bringen, läßt sich mit Vorteil die Sudanfärbung des durch Längsschnitt halbierten und auseinander geklappten Pankreas verwenden. Man sieht dann in dem leuchtend gelbroten Fettgewebe die kümmerlichen Reste des Parenchyms und das Ganggewebe als fahle gelbweiße bis gelbgraue Inseln oder Stränge liegen.

Solche Befunde sind namentlich dann zu gewärtigen, wenn es sich um Leichen mit allgemeiner Adipositas handelt, sie sind also nicht gerade selten, im Gegenteil man begegnet ihnen bei älteren Menschen häufig genug! Dagegen kommt bei Kindern eine solche Erscheinung von Lipomatosis pancreatis nicht oft vor, wie RÖSSLE an Hand eines von ihm geschilderten Falles dartat, der wohl einen Diabetiker betroffen haben mag, wenn auch die Klinik darauf nicht geachtet hatte und am Leichenharn der Zuckernachweis mißlungen ist. Es handelte sich um einen 12jährigen Knaben, der an Stelle des Pankreas ein Gebilde zeigte, das ganz und gar aus Fettgewebe zu bestehen schien. „Pankreasgewebe war nur andeutungsweise und in Spuren zu sehen. Dieser ganze Fettkörper wiederholte in plumper Form, auch in der Pars descendens des Kopfes, die Form der Bauchspeicheldrüse, war aber auch auf der Schnittfläche ohne erkennbare Drüsensubstanz. Der Pankreasgang mündete dicht vor der Papilla Vateri in den Gallengang und war ebenso weit wie sonst, mit einer kleinen Schere aufschneidbar." — Mikroskopisch erhob RÖSSLE folgende Einzelheiten: „Der Fettersatz des Parenchyms ging so weit, daß zahlreiche Gesichtsfelder bei schwacher Vergrößerung (Obj. A., Okular II), ja selbst bei Lupenbetrachtung ohne Drüsensubstanz waren. Das ersetzende Fettgewebe war richtig gebildet, ohne Entzündung, nirgends fand man Narben. Der Befund machte einen allgemeinen bleibenden Eindruck. Die drüsigen Gewebsflecken erschienen größtenteils winzig klein und bestanden dann meist nur aus wenigen Läppchen mit indifferenten Epithelien, teilweise ohne Lichtung. Ausgebildete

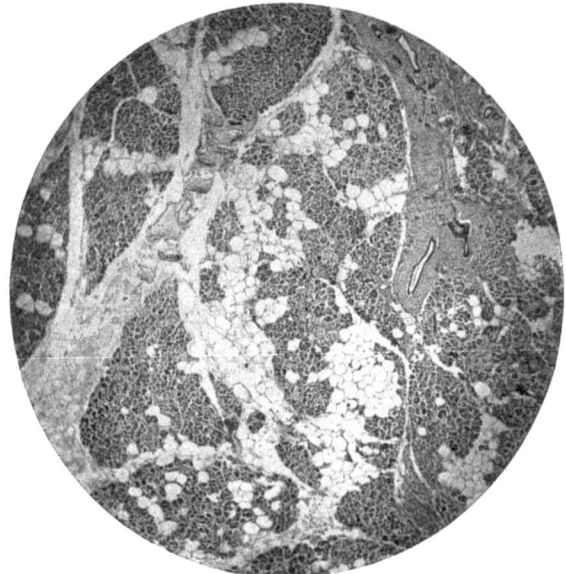

Abb. 100. Schwund und Fettsucht der Bauchspeicheldrüse nach einem Präparat von OBERNDORFER.
(Schwach vergrößert.)

Drüsenläppchen treten hier ganz zurück, hingegen waren große und häufig zahlreiche Zellinseln leicht zu finden, an anderen Stellen konnte man gewöhnliche Drüsengewebsbezirke mit richtig gemischtem und reifem Pankreasgewebe sehen, zwischen dem aber auch viel indifferentes epitheliales Material von dichter, zelliger, vielfach lichtungsloser Anordnung vorhanden schien. Die Ausführungsgänge lagen fast entblößt vom Parenchym im Fettgewebe. An manchen Stellen fanden sich nur Gruppen kleiner Ausführungsgänge, desgleichen Nerven und Gefäße. Ganz vereinzelt waren kleinste Parenchymnester mit Zeichen bröckeligen Zellzerfalls und Ansammlungen verschiedenartiger Rundzellen im Gerüstgewebe; dies und Andeutungen von Vermehrung der Fettzellen sind die einzigen Zeichen. daß die Fettsucht auf Kosten des Pankreasparenchyms noch im Zunehmen begriffen war. Anläufe zur Regeneration sind in spärlichen Mitosen von Drüsenzellen und Aussprossungen von Seitenzweigen der Ausführungsgänge zu erkennen gewesen."

Hier sei noch darauf aufmerksam gemacht und die Abb. 99, 100 und 101 geben davon einen Eindruck, daß es sich bei der Fettsucht der Bauchspeicheldrüse um eine vielfältige Bildung von TOLDTschen Fettläppchen (FR. WASSERMANN) zwischen den Drüsenläppchen handelt. Nicht selten sind solche Pankreata auch der Sitz deutlich angiosklerotischer Veränderung [1].

[1] Über das Wesen der Lipomatosis pancreatis hat sich allermeistens BALÒ ausgesprochen. Erstens, so meint er, könnte sich im lockeren Bindegewebe der Bauchspeicheldrüse

Wenn G. HERXHEIMER betont, daß er die genannten Veränderungen des Gesamtpankreas, d. h. die Drüsenatrophie, die Bindegewebsvermehrung mit oder ohne Fettsucht fast in allen Fällen von klinisch erkanntem, schwerem und länger dauerndem Diabetes gefunden hat, so gab er doch zu, daß diese Veränderungen keineswegs immer oder überall das Bild beherrschten. Oft scheine die Drüse in großen Gebieten höchstens einfach atrophisch; aber bei Untersuchung einer Reihe von Stellen fänden sich dann doch auch wieder andere Gebiete mit ausgesprochener Sklerose, was auch HEIBERG und ALLEN betonten. Immerhin will G. HERXHEIMER den Begriff einer „Pankreaszirrhose" gewissermaßen im spezifischen Sinn aufrecht erhalten, insoferne er diese Veränderung bei Diabetikern, besonders bei alten Leuten oft wiedergefunden habe; wenn nun diese Veränderung vorhanden sei, so dürfe sie der pathologische Anatom — wenn auch nicht für beweisend, — so doch für recht kennzeichnend im Hinblick auf vorhergegangenen Diabetes mellitus halten. Freilich habe auch HERXHEIMER zahlreiche Fälle erlebt, die nur einzelne sklerotische Stellen

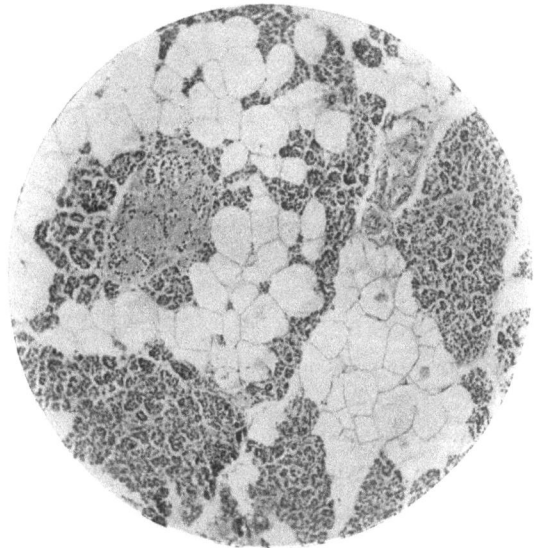

Abb. 101. Drüsenschwund und Fettsucht der Bauchspeicheldrüse eines Diabetikers. (Nach einem Präparat von OBERNDORFER.)

ohne den für die Zirrhose kennzeichnenden Umbau zeigten. Es müsse sich hier nicht um chronische Entzündungen handeln, vielmehr könnten Endzustände früherer Schädigungen vorliegen; da man nun aber auch in solchen oft wenig deutlich sprechenden Fällen einzelne sklerotische Stellen finde, sei es nötig, viele Partien aus einer verdächtigen Bauchspeicheldrüse zu untersuchen, wie dies schon WEICHSELBAUM, u. a. mit Recht betont hätten.

Eine besondere Beachtung verdient das Verhalten des Pankreas bei der Leberzirrhose. DIECKHOFF (LUBARSCH) war wohl der erste, der über das gleichzeitige Vorkommen von Parenchymatrophie mit Wucherung des Bindegewebes zwischen den Läppchen und Vermehrung des Fettgewebes berichtet hat. Freilich ist nicht stets auszuschließen, daß unter den anfänglichen Vorgängen, die zu so ausgesprochener Dauerveränderung führten, entzündliche Erscheinungen eine besondere Rolle spielten; es werden deshalb die zum Schluß bleibenden

Fett ablagern, d. h. wenn ich ihn richtig verstehe, kann sich im Bereich des Stützgewebsraumes Fettgewebe entwickeln (vgl. FR. WASSERMANN!); zweitens könnten disseminierte Nekrosen des Pankreasdrüsengewebes durch Fettgewebe ersetzt werden. BALÓ hat seine Studien an Mastschweinen der ungarischen Mangalicarasse gemacht. Diese dicken, gemästeten Schweine erreichen kein hohes Alter. Sie werden im 2.—3. Lebensjahr geschlachtet. Ich glaube nicht, daß man von den Erscheinungen der herdweise erfolgenden Pankreasgewebsnekrosen in ihrer Beziehung zur Vernarbung und Fettgewebsbildung bei diesen Schweinen auf die Genese der menschliche Lipomatose der Bauchspeicheldruse allzuviel schließen darf. —

Veränderungen der Sklerose, Induration und Atrophie, gerne zur „Pancreatitis chronica" gerechnet, wie dies DIECKHOFF selbst getan hat und wie das auch aus den Arbeiten von OPIE über die interlobuläre und interazinöse (oder wie ich sagen möchte, perilobuläre und intralobuläre) Form der Pankreatitis hervorgeht. Gerade die intralobuläre Form mit ihrer Bindegewebswucherung zwischen den Azini soll nach OPIE nur bei der alkoholischen Leberzirrhose vorkommen.

Fernerhin haben STEINHAUS, PIRONE, SAUERBECK, D'AMATO, REITMANN, KASAHARA, QUINCKE, LEFAS, KLIPPEL und LANDO der Beziehung zwischen Leberzirrhose und Pankreas ihre Aufmerksamkeit gewidmet. Besonders haben PIRONE und D'AMATO einen entsprechenden Zusammenhang betont, und PIRONE meinte, die Bauchspeicheldrüse würde im Sinne der Atrophie und Hypertrophie wie auch in der Art der Veränderung des Gerüstgewebes sich ganz wie die Leber verhalten. Diesen Parallelismus als Regel hat STEINHAUS jedoch bestritten und zwar, wie ich auf Grund eigener Anschauungen meinen möchte, mit Recht. Auch KASAHARA hat indurative Leberveränderungen ohne Pankreasbeteiligung gefunden.

LANDO widmete der ganzen Frage einer Zusammenhangsbeziehung zwischen Pankreas und Leberzirrhose eine fortlaufende Untersuchung von 23 Fällen. Er hat in allen Fällen von Leberzirrhose das Pankreas mehr oder minder stark verändert gefunden. (Vgl. Nachtrag, S. 619, BORK.)

Unter den Leberzirrhosen von LANDO, welche Menschen (20 ♂, 3 ♀) zwischen 31 und 72 Jahren betrafen, war 15 mal fortgesetzter Alkoholmißbrauch angegeben, dreimal bestand Diabetes (zweimal mit Alkoholismus), einmal Lues (mit Alkoholismus). In diesen 23 Fällen sei die zirrhotische Leber 4 mal hypertrophisch, 19 mal atrophisch gewesen. Ein Parallelismus der sklerotischen Veränderungen im Pankreas mit denen in der Leber bestand nicht regelmäßig; so war z. B. zweimal die Bauchspeicheldrüse stark, die Leber indes schwach befallen. Wahrscheinlich bestehe keine ursächliche Abhängigkeit der Bauchspeicheldrüsenveränderung von jener der zirrhotischen Leber; es sei aber anzunehmen, daß der Alkoholismus unmittelbar sich auf das Pankreas auswirken könne, ebenso wie er die Leber zu schädigen vermöge. — Das Pankreasgewicht schwankte in LANDOS Fällen zwischen 32 und 150 g; es war das Gewicht in 7 Fällen höher, in 10 Fällen geringer als im Mittel, dabei gibt LANDO an, daß sein schwerstes Pankreas (150 g) mit einer ausgesprochenen atrophischen Zirrhose verbunden war. — Über die Art der Bindegewebsvermehrung sagt LANDO, sie sei in allen Fällen bald mehr, bald weniger stark hervorgetreten. Gewöhnlich war das interlobuläre Bindegewebe entweder nur leicht vermehrt und verbreitert, oder was für die Mehrzahl der Fälle galt, stark mit Fettzellen infiltriert. Diese Fettinfiltration war in vielen Fällen besonders auffallend und hochgradig; außerdem war Fettgewebsnekrose sehr häufig vorhanden. Das Bindegewebe zeigte sich meistens kernarm, doch waren zuweilen, und zwar häufiger als im intralobulären Bindegewebe, Rundzellen herdweise um die Gefäße oder diffus aufgetreten. Ablagerungen von gelbbraunem Pigment fand sich oft in den Bindegewebszellen, in der Zwischensubstanz und in der Gefäßwand. Die Bindegewebswucherung schien in der Umgebung der großen Ausführungsgänge zu beginnen, und war gewöhnlich im Kopf und im Schweif am stärksten ausgebildet. Blutungen und zwar meistens ältere, kamen nur vereinzelt im Bindegewebe vor. Das intralobuläre Bindegewebe zeigte sich in allen Fällen bei genauer Untersuchung mehr oder weniger stark vermehrt. Es war hierbei in verschiedenen Entwicklungsstadien zu sehen. Man konnte alle Übergänge vom jungen Granulationsgewebe, das reich an neugebildeten, strotzend mit Blut gefüllten Kapillaren, an Spindelzellen mit großen Kernen, an Leukozyten und Lymphozyten war, bis zum vollständig entwickelten, kernarmen grobfaserigen Bindegewebe verfolgen. Die Bindegewebsvermehrung schien hauptsächlich von den Gängen auszugehen und erstreckte sich von dort zwischen die Azini hinein. Zum geringeren Teil stellten die Gefäße den Ausgangspunkt dar. Die Azini wurden durch die Bindegewebswucherung verschieden stark auseinander gedrängt, zugleich komprimiert oder zum Schwund gebracht. In manchen Fällen schien es zwar, als ob die Azini schon vorher atrophisch gewesen wären und die Bindegewebswucherung erst nachgefolgt wäre; in diesen Fällen konnte man auch keine Entzündungserscheinungen sehen. Es ist daher nicht ausgeschlossen, daß es sich hier um eine primäre Atrophie der Azini und sekundäre Bindegewebswucherung handelte, eine Veränderung, wie sie ja schon von HANSEMANN hervorgehoben worden ist. In einzelnen Fällen war im intralobulären Bindegewebe auch fein granuliertes, gelbbraunes Pigment in den Bindegewebszellen, in den Endothelien der Kapillaren und in der Zwischensubstanz mehr oder weniger reichlich abgelagert. Die beschriebene Vermehrung und Verbreiterung des Bindegewebes war fast immer im Schweif am ausgeprägtesten, weniger schon im Kopf, am wenigsten im Mittelstücke.

LANDOs Schilderung läßt in der Tat ein Vorkommen primärer atrophischer Pankreaszirrhose Hand in Hand mit einer Leberzirrhose annehmen; jedoch ist nicht zu verkennen, daß die einzelnen Fälle seiner Untersuchungsreihe auch verschiedene histo-pathogenetische Deutung erlauben. Es ist nicht ausgeschlossen, daß in einem Teil der Fälle primäre, vom Speichelgangsystem ausgegangene entzündliche Vorgänge schließlich zur Induration und zum sekundären Pankreasschwund geführt hatten.

Bemerkenswert ist noch folgende Feststellung von LANDO: Es ist möglich, wie das OPIE versucht hat, zwei Formen der Bindegewebswucherung zu unterscheiden, da in 8 Fällen der LANDOschen Untersuchungsreihe nur das intralobuläre (interazinöse) Stützgewebe allein vermehrt gefunden wurde. Daß aber diese Form nur bei der alkoholischen Zirrhose vorkomme, wie OPIE behauptet, kann nicht geschlossen werden. In den Fällen, in welchen das interlobuläre Bindegewebe vermehrt war, zeigt sich auch immer das intralobuläre Bindegewebe betroffen, und zwar sehr oft im gleichen oder selbst höheren Grade, und nur selten war die Bindegewebswucherung zwischen den Azini geringer als zwischen den Lobuli. Daß bei der hypertrophischen Zirrhose besonders die interazinöse Wucherung vorherrsche, wie es GUILLAIN beschreibt, kann LANDO auf Grund seiner 4 Fälle nicht bestätigen; denn in zwei dieser Fälle war auch das interlobuläre Gewebe leicht vermehrt und in drei dieser Fälle bestand nur eine leichte Vermehrung des intralobulären Bindegewebes. —

Hier sei noch eine eigenartige Beobachtung von HEINE angereiht, welcher ein merkwürdiges Krankheitsbild von diffuser Sklerose der Haut und der inneren Organe beschrieben hat; dabei zeigte das Pankreas Atrophie und Verhärtung. Das Bindegewebe seines Gerüstes war örtlich verschieden mächtig entwickelt. An manchen Stellen war keine Veränderung der Drüse, an anderen degegen eine völlige Vernichtung des Drüsengewebes infolge der Sklerose, welche nur die Inseln in gutem Zustand ließ. In dem vermehrten Gerüstgewebe lagen teils diffus, teils zu mehr oder weniger großen Haufen zusammengedrängt Lymphozyten und dann und wann einige Plasmazellen; die Ausführungsgänge waren erweitert.

E. J. KRAUS hat zur Pathogenese der diffusen Sklerodermie Mitteilung gemacht; die fragliche Kranke ließ eine allgemeine Atrophie mit schweren Gefäßveränderungen im Unterhautzellgewebe erkennen. Das Pankreas war atrophisch.

Es sei auch an dieser Stelle an die Mäuseversuche von M. GLASER erinnert, welcher nach Thyroxininjektionen bei Gabe einer sonst eben ausreichenden Futtermenge eine nennenswerte Atrophie der Bauchspeicheldrüse erlitten haben. Es handelte sich um Atrophie mit hydropischer Degeneration einerseits, um Granularatrophie mit nachfolgender Degeneration anderseits, d. h. wie GLASER sagte, um Veränderungen, wie sie auch am menschlichen Pankreas bei Diabetikern gefunden werden.

Sekundäre Atrophie der Bauchspeicheldrüse wurde namentlich im Verlauf jener Ernährungsstörungen wahrgenommen, welche nach Verlegung oder Unterbindung der Pankreasspeichelgänge zustandekamen. Eine Menge von experimentellen Beobachtungen an Versuchstieren liegen darüber vor, da ja gerade die Frage des Pankreasdiabetes und weiterhin die der Pankreasdegeneration, bzw. der Inselbildung aus Gängen oder aus Azinusepithelien unter den Umständen vorher unterbrochener Ganglichtung erforscht worden ist, angefangen von der Arbeit VASSALEs bis zu der von SATORI UKAI. Ich verweise in dieser Hinsicht auf die früher gegebene Darstellung der Pankreasdegeneration in diesem Handbuch, vor allem aber auch auf HERXHEIMERs übersichtliche Ausführungen im 1. Band von HIRSCHs Handbuch der inneren Sekretion (S. 71 u. ff.), wo sich reichliche Literaturhinweise finden.

Für die menschliche Krankheitsforschung kommt die sekundäre Atrophie der Bauchspeicheldrüse im wesentlichen bei jenen Vorkommnissen in Frage, welche zu einer Lichtungsverlegung der Speichelgänge oder auch nur eines Hauptganges führen; das kann durch Anhäufung und Verstopfung der Lichtung mit eingedickten verhärteten Sekretmassen geschehen, oder auch durch seitlichen Druck infolge Gewächsentstehung bedingt sein. In beiden Fällen kommt es zunächst zu einer Anstauung von Bauchspeichel, zu einer mehr oder weniger starken Erweiterung der Speichelgänge bis in die Azini hinein. Die Folge solchen Geschehens ist eine Druckatrophie des Drüsengewebes und eine, nicht selten unter entzündlichen Erscheinungen vor sich gehende Zunahme des Stützgewebes, welche hier offenbar in der Umgebung der Gänge beginnt.

Im Fall der Steinbildung in den Pankreasgängen (Lithiasis pancreatica), welche nicht selten mit einer durchgreifenden Erweiterung des WIRSUNGschen Ganges (Ranula pancreatica) einhergeht, kann die Bauchspeicheldrüse von außen gewöhnlich lang und breit erscheinen; da aber die Gänge

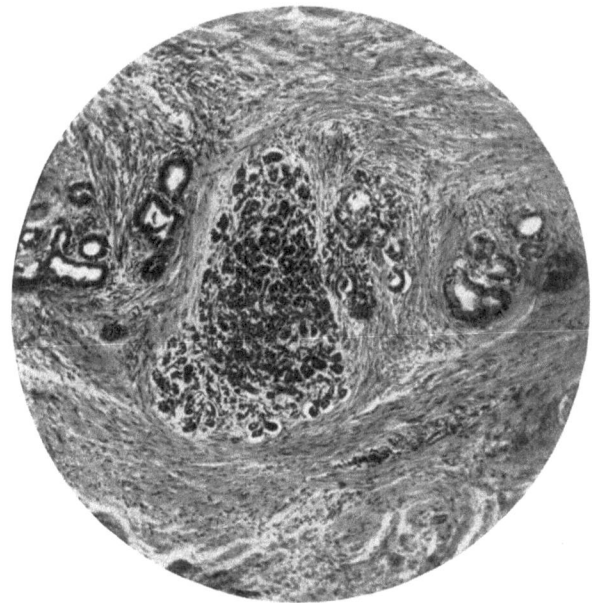

Abb. 102. Schwund und bindegewebige Verhärtung des drüsigen Pankreasanteils infolge Steinkrankheit der Speichelgänge. (Nach einem Präparat von P. SCHNEIDER, Darmstadt.)

erweitert sind, muß ein Schwund vorliegen. Auf dem Schnitt durch das Organ erkennt man denn auch vielfach nur noch geringe Mengen des Parenchyms, das weitgehend von einem grauweißen, mehr oder weniger dichten Bindegewebe ersetzt ist. (Ich bediene mich hier der Darstellung von ROSENTHAL). Unter dem Mikroskop finden sich meist im Kopfteil noch wohlgebildete und zusammenhängende Abschnitte von Drüsengewebe; allein auch hier können schon die Läppchen von breiten Zügen kernarmen Bindegewebes mit zahlreichen kleinen, nicht erweiterten Ausführungsgängen voneinander getrennt sein. Je nach der Dauer und Mächtigkeit der Steinablagerung wird natürlich der Befund an der Bauchspeicheldrüse nicht gleichartig erscheinen. In älteren Fällen ist das Bindegewebe schwielig und bereits frei von den früher vorhandenen Entzündungsherden. Das Drüsengewebe ist dann bis auf Reste verdrängt, welche deutlichste Verkümmerung der Azini erkennen lassen.

Gegenüber der Beeinträchtigung des Drüsengewebes ist das reichliche Vorkommen gut erhaltener LANGERHANSscher Inseln in den atrophischen und schwieligen Abschnitten des Pankreas immer höchst auffallend und bezeichnend. Man kann auf ganze Nester solchen Inselgewebes stoßen, wie das etwa die Abb. 103 erkennen läßt, die einem Schnitt vom gleichen Organ entstammt, das an anderer Stelle den Befund der Abb. 102 gewinnen ließ.

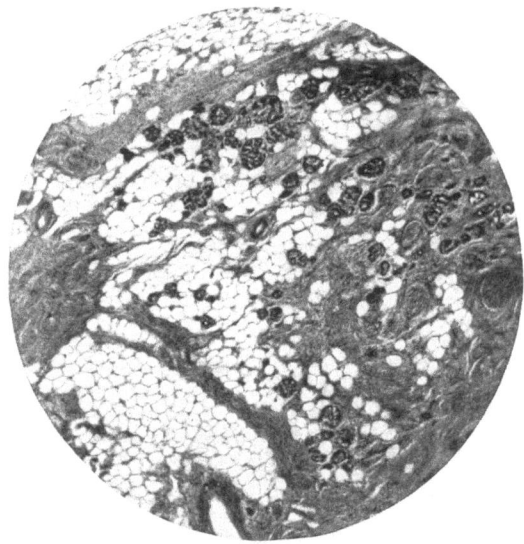

Abb. 103. Schwund, bindegewebige Verhärtung und Fettsucht der Bauchspeicheldruse bei Lithiasis pancreatica. Wohlerhaltene LANGERHANSsche Inseln im Binde- und Fettgewebe des Pankreasschwanzes. (Nach einem Präparat von P. SCHNEIDER, Darmstadt.)

Abgesehen von solcher bindegewebiger Verhärtung und Verdickung des Gerüstgewebes kann es auch hier zu einer Ausbildung von Fettläppchen, ja zu einer reichlichen Fettgewebsbildung kommen; es können, wie das Abb. 103 zeigt, recht beträchtliche Zustände von Fettsucht der Bauchspeicheldrüse auch am atrophischen Steinpankreas auftreten.

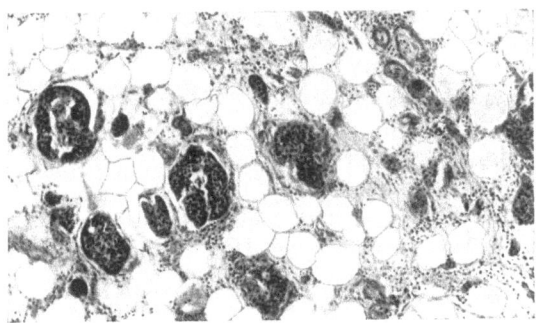

Abb. 104. LANGERHANSsche Inseln vereinzelt in einem fettsüchtigen Abschnitt einer geschwundenen Bauchspeicheldrüse. (Nach einem Präparat von P. SCHNEIDER, Darmstadt.)

Die Lipomatosis kann sehr hochgradig werden. Man findet dann gelegentlich anscheinend ganz vereinzelte und jeden Zusammenhangs mit der Drüse beraubte LANGERHANSsche Inseln mitten im pankreatischen Fettgewebe liegen.

Fettsucht des Pankreas zusammen mit, oder besser gesagt nach Steinbildung in den Bauchspeichelgängen scheint recht häufig zu sein (DIECKHOFF). Und auch solche Vorkommnisse von Pankreasschwund, welche durch Geschwulsteinengung im Kopf oder im Körper der Bauchspeicheldrüse entstanden, führen zur Atrophie des distalen Teiles mit mehr oder weniger deutlicher Sklerose und Lipomatose. Dafür kann als Beispiel eine Mitteilung PRIESELs über das Vorkommen eines Zystadenoms bei einem 81jährigen Mann dienen, dessen Pankreaskopf diesseits des Gewächses gewöhnlich gebildet war, während jenseits desselben kein Drüsengewebe mehr auffindbar schien, sondern nur ein zungenförmiger Fortsatz aus Fettgewebe, der annähernd dem Pankreasschwanz entsprach und bis zum Milzhilus reichte. Auch hierbei bestand völliger Schwund des Pankreas bis auf das Vorhandensein von LANGERHANSschen Inseln.

Ein anderes Beispiel stellt jener von FRANZ JOSEPH LANG mitgeteilte Fall des Innsbrucker pathol. anat. Institutes vor, in dem das Pankreas vom Tochterknoten eines femoralen Fasziensarkoms befallen war. Es fanden sich im Körper- und Kaudagebiet der 16:3:2 cm großen Bauchspeicheldrüse 2 nußgroße, weiche, graurote, unscharf begrenzte Geschwulstknoten. Das Pankreasgewebe zwischen den beiden metastatischen Gewächsen

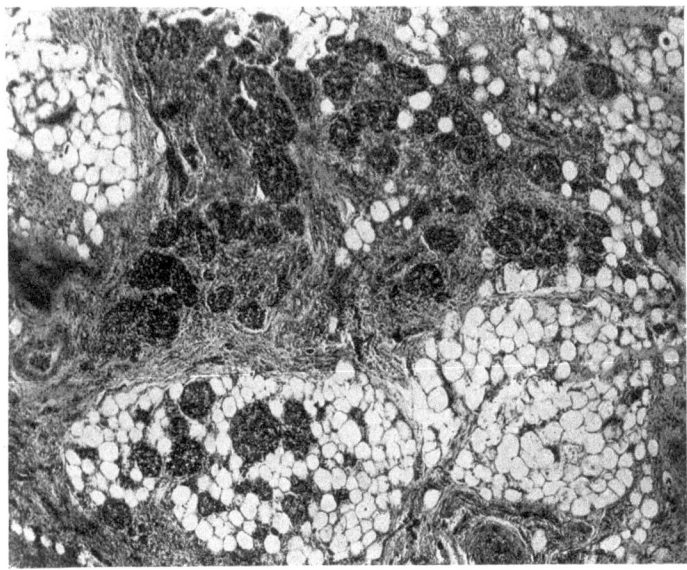

Abb. 105. Atrophischer Anteil zwischen zwei Tochter-Sarkomknoten im Schwanzgebiet des Pankreas. Gruppen von LANGERHANSschen Inseln im Binde- und Fettgewebe. (Beobachtung des path.-anat. Instit. Innsbruck; veröffentl. v. FR. JOS. LANG.)

war zu einem derben, bindegewebigen und fettgewebigen Körper umgewandelt, ohne daß man dort mit unbewaffnetem Auge noch Drüsengewebe gefunden hätte. Die mikroskopische Betrachtung von Drüsenschnitten ergab zwischen den beiden Tochtergewächsen eines Spindelzellsarkoms umgeben von Binde- und Fettgewebe nur herdförmige Reste von Drüsengewebe mit großen Inselbildungen, sowie größere und kleinere Ausführungsgänge, in deren Umgebung sich ebenfalls kleinere und größere LANGERHANSsche Inseln zeigten. „Doch auch mitten in Fettgewebsläppchen, die an Stelle des Pankreasgewebes getreten waren, fielen in Gruppen angeordnete, zwischen den Fettgewebszellen gelegene, kleinste und größere Inselbildungen auf — neben solchen innerhalb eines dichten, zellig infiltrierten Bindegewebes."

Daß es sich in Fällen von sekundärer Atrophie des Pankreas infolge Geschwulstentwicklung einerseits und infolge Steinverschlusses der Speichelwege anderseits um denselben Prozeß handelt, ist nicht zu bestreiten (LAUP), und wird allgemein anerkannt. Makroskopische und mikroskopische Befunde der atrophischen Gebiete stimmen hier völlig überein. Die im einen oder anderen Fall mehr oder weniger stark auftretenden Infiltrationsherde welche meist aus lymphozytenähnlichen Zellen und aus Plasmazellen bestehen, können gewiß Zeichen einer vorausgegangenen Entzündung gewesen sein. Wir dürfen aber nicht vergessen, daß sie auch einer aufsaugenden und aufräumenden Arbeit in der schwindenden Drüse

zu dienen vermögen. Ich habe gelegentlich solche Infiltration in einem Steinpankreas mit starkem Schwund und Umbau, sowie mit geschwulstiger Entartung des Drüsengewebes gesehen (vgl. L. Scholtz, 3. Fall).

Auf die gerade in dem eben erwähnten Fall von Scholtz ersehene Möglichkeit einer
Adenom- und Karzinomentwicklung aus einem steinkranken, bzw. aus einem
zirrhotisch veränderten Pankreas soll im Abschnitt über die Gewächse der Bauchspeicheldrüse gehandelt werden.

Schließlich ist noch an eine Form sekundären Schwundes des pankreatischen
Drüsengewebes zu erinnern, welche alle Aufmerksamkeit verdient. Es ist die
entzündliche Atrophie des Pankreas. Daß eine solche vorkommt,
lehrt die Betrachtung mikroskopischer Schnitte vieler angeboren syphilitischer

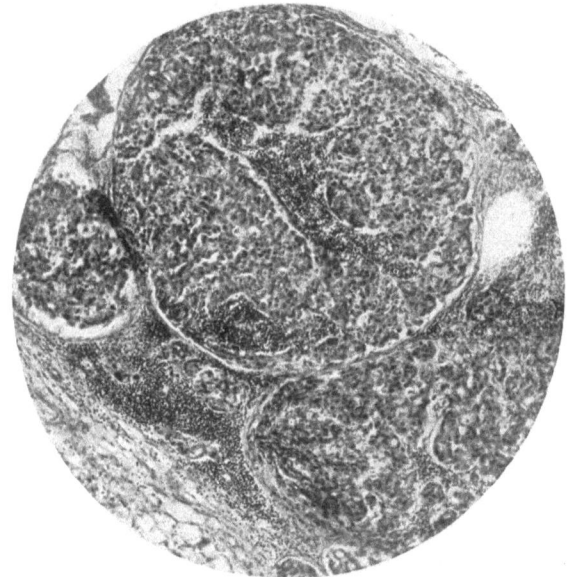

Abb. 106. Schnittbild aus dem Schwund und Umbaubereich des Drüsengewebes eines Steinpankreas.
Adenomartige Hypertrophie von Drüsenläppchen mit kleinzelliger, lymphoider Durchsetzung des
Gerüstes. (Eigene Beobachtung; veröffentl. v. L. Scholtz, Mainz.)

Bauchspeicheldrüsen von Feten und kleinen Kindern deutlich genug. Über eine
solche entzündliche Herkunft atrophischer Erscheinungen infolge Lues am
Pankreas hat Dieckhoff berichtet. Ob Tuberkulose ähnlich wirkt, ist umstritten.
Es dürfte aber kein Zweifel sein, daß in der Umgebung von solitären, größeren
im Pankreas entwickelten Tuberkeln nachbarlich und örtlich beschränkt eine
Atrophie auftreten kann. Bei der ungemein großen Empfindlichkeit des drüsigen
Pankreas wird man Ernährungsstörungen, die zur Verkleinerung des Zell- und
Läppchenumfanges der Drüse führen müssen, im Verlauf jeder stärkeren, ört-
lichen oder verbreiteten Ausschwitzung und Infiltration des Stützgewebes
erwarten können. Geht diese in eine chronische Pankreatitis und schließlich
in einen schwielig verhärteten Zustand über, so wird man später natürlich über
Art und Weise der ersten Vorgänge am Pankreasgewebe meist keine sichere
Klarheit gewinnen können.

So ist z. B. auch in dem oben abgebildeten Fall, den L. Scholtz beschrieben hat, und
der durch Atrophie, Lipomatosis und Fettgewebsnekrosen des Pankreas eines alten Diabetikers mit sicher überstandener Lues (lappige Lebervernarbung!) ausgezeichnet war
(Abb. 91), keine Entscheidung darüber möglich gewesen, ob die Atrophie der Bauchspeicheldrüse primär oder sekundär gewesen.

1. Anhang.

Prosoplastische, mehrschichtige Epithelinseln in den Bauchspeichelgängen.

Unter obiger Benennung ist bereits im zweiten Hauptstück dieser Bearbeitung der Pankreaspathologie über merkwürdige, seltene Epithelveränderungen an

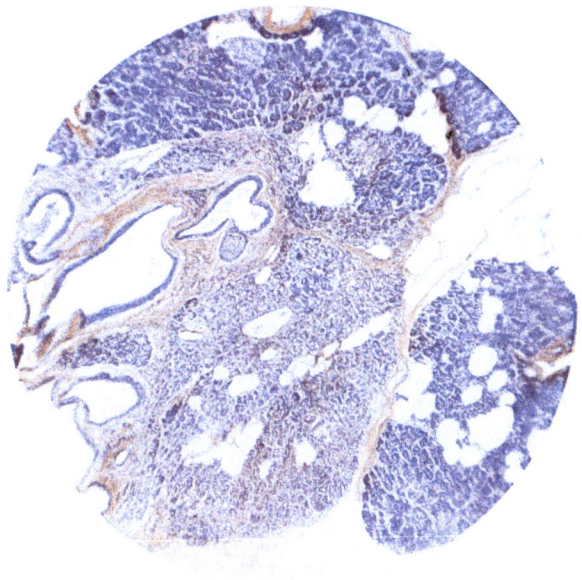

Abb. 107.

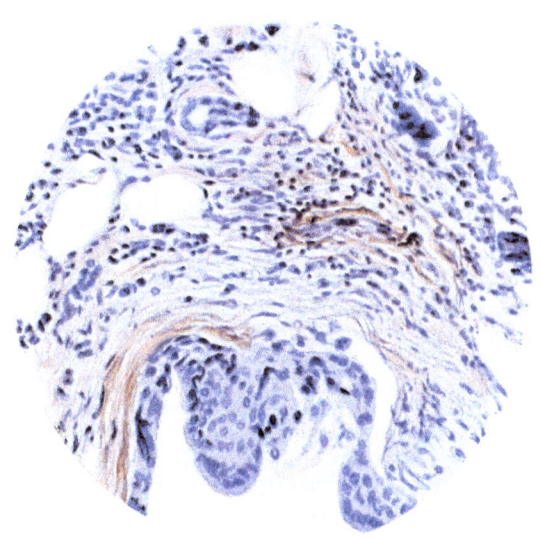

Abb. 108.

Abb. 107 und 108. Entzündliche Pankreasatrophie mit Lipomatose. Erweiterung mittelstarker Pankreasgange mit Stellen mehrschichtiger Epithelausstattung. Der Trager des Pankreas litt an chronischer Entzundung der Gallenwege. (Nach einem Praparat von MAX BUSCH, Berlin.)

den Pankreasgängen gehandelt worden [1]. Da nun aber in manchen Fällen ein Befund in Frage steht, der zugleich mit Atrophie der Drüse infolge Sekretstauung einherging oder bei Vermehrung des Stützgerüstes, bzw. bei chronischer Pankreatitis auffiel, sei an dieser Stelle noch einmal jener Erscheinung gedacht, welche vielleicht doch manchmal in den Rahmen der Anpassungsvorgänge nach örtlich regressiven Störungen gehören mag, obwohl jene Störungen nicht in allen beobachteten Fällen nachweisbar sind.

Ich gebe hier zwei Bilder eines weiteren solchen Befundes wieder; in einem Pankreas mit örtlicher Läppchenatrophie bei chronischer Perisialangitis und mäßiger Fettsucht des Pankreas fanden sich erweiterte Gänge mittlerer Stärke mit deutlichen prosoplastischen Epithelverdickungen, deren Beziehung zu der langdauernden Beeinträchtigung der Gänge und ihrer drüsigen Umgebung nahe zu liegen scheint.

Auch sei nochmals auf die von Baló und Ballon ausgesprochene Meinung über diese Dinge hingewiesen. Die in kleineren oder größeren Speichelgängen vorkommenden Buckelungen oder ringförmigen Polster aus vielschichtigem Epithel, welche jene Forscher in 8,75% der von ihnen untersuchten Pankreata gefunden haben, seien die Quelle verschiedener Veränderungen am Pankreas. So könnten sie Speichelretention und dadurch Herdnekrosen einerseits, anderseits aber auch — ähnlich der Wirkung der Pankreasgangunterbindung — Verödung des distalen Drüsenabschnittes und Lipomatose hervorrufen. Diese mehrschichtigen Epithelpolster wirkten also wie eine Blockade der Pankreasgänge; dadurch werde aber auch eine Wucherung der basalen Zellen, ja eine Vermehrung der Zellinseln von Langerhans hervorgerufen. Ja Baló und Ballon machten selbst den Befund eines Inseladenoms von solcher Voraussetzung abhängig. — Zu diesen Bekundungen von Baló und Ballon möchte ich nur sagen, daß sich die Deutung wohl auch mit Vorteil umkehren ließe. Weil aus irgendeinem — gegebenenfalls entzündlichen Grund — Sekretstauung eintrat, die gar nicht etwa vollkommen sein mußte, kam es vom Epithel der Speichelgänge aus zu ungewöhnlichen über das physiologische Maß der Regeneration hinausgehenden epithelialen Bildungen, ebensowie anderseits infolge der Sekretstauung manche Läppchen, ja ganze Drüsenabschnitte der Atrophie verfallen können. Weitere Untersuchungen sind hier durchaus am Platz.

2. Anhang.
Pankreasschwund bei Feten und Kleinkindern.

Besondere Beachtung verdient das Vorkommen von Pankreasatrophie im Fetalalter, bei Säuglingen und kleinen Kindern. Es soll durch diese Zusammenfassung nicht der Eindruck erweckt werden, als liege hier eine einheitliche Gruppe vor, etwa ausgezeichnet durch eine ganz bestimmte Ursache.

Fetaler herdweise auftretender Schwund von mehr oder weniger weit gebildeten Drüsenbeeren oder -läppchen kommt im Pankreas nachbarlich von angeborener Zystenbildung vor (vgl. auch Passini), ebenso wie im Bereich syphilitischer Ödem- und Entzündungsherde; darüber findet sich näheres in den einschlägigen Hauptstücken dieser Darstellung.

Neuerdings ist durch Nakamura und vor allem durch Gross auf Atrophieerscheinungen an der Bauchspeicheldrüse von Säuglingen und Kleinkindern hingewiesen worden. Nakamura hat diese Schwundvorgänge nicht zum Ziel seiner Untersuchungen gemacht, man kann sie aber mehrfach aus seinen ausgezeichneten Abbildungen ohne weiteres ersehen, soweit er nicht in Befundbeschreibungen oder Zusammenfassungen darauf verwiesen hat (Abb. 4, 14,

---

[1] Siehe auch dort die einschlägige Literatur!

16, 17 bei NAKAMURA). Er betonte aber jedenfalls, daß man bei Kindern mit toxischer Kachexie auf Drüsenläppchen-Schwund stoßen könne.

GROSS hat eine Reihe von 27 Kinderleichen, zwischen dem Neugeborenen-alter und 10 Jahren, welche an den verschiedensten Krankheiten gestorben waren, auf Pankreasveränderungen untersucht.

Dabei fand er, abgesehen von einer positiven Ausbeute an gehemmter Entwicklungs-reife, an Kreislauf- und entzündlichen Störungen, sowie abgesehen von ungewöhnlichen Inselbefunden in 7 Fällen mit folgenden Grundkrankheiten Anhaltspunkte für drüsigen Pankreasschwund, nämlich:

1. Nach operativer Entfernung eines großen das Pankreas durch Druck beeinträchti-genden Teratoms (3 Monate alt),
2. bei JACKSCH-HAYEMscher Anämie (6 Monate alt),
3. bei Ernährungsstörung und hochgradigem allgemeinem Körperschwund (6 Monate alt),
4. bei Pneumokokken-Otitis mit Pneumonie (15 Monate alt),
5. bei HEUBNER-HERTERscher Krankheit mit Pneumonie (19 Monate alt),
6. bei Lymphogranulomatosis mit Metastasen und Kachexie (3 Jahre alt),
7. bei Spondylitis tuberculosa und Peritonealtuberkulose (4 Jahre 11 Monate alt).

Diese Fälle zeigten mit Ausnahme des 4. auch sekundäre Bindegewebsvermehrung. Der 5. Fall war durch Lipomatosis des Pankreas ausgezeichnet.

In drei anderen von jenen 27 Fällen lag nur eine geringe Atrophie der Tubuluszellen und eine Wucherung der zentroazinären Elemente vor, nämlich:

1. Bei Lues congenita ($1^1/_2$ Monate alt),
2, bei otogener Meningitis (2 Monate alt),
3. bei Pertussis [zugleich Gehirnmißbildung (2 Jahre 11 Monate)].

Diese Zusammenstellung von FRITZ GROSS läßt eine recht reiche Ausbeute erkennen und mahnt, bei Kindern der Funktion, bzw. dem Befund an der Bauch-speicheldrüse erhöhtes Augenmerk zuzuwenden. Im ganzen lasse sich ein Rück-gang der Bauchspeicheldrüse entsprechend der Abzehrung des Gesamtkörper beim Kleinkind erwarten.

2. Akute Gewebs-Entartung der Bauchspeicheldrüse.

Man hat sich viel Mühe gegeben, Einblick in akute Entartungen der Bauchspeicheldrüse zu gewinnen. Jedoch fehlt es vielfach an der Zuver-lässigkeit der Untersuchungen des menschlichen Materials; denn am Pankreas muß beste Konservierung unmittelbar nach dem Tode vorausgesetzt werden, will man nicht schweren Täuschungen durch die dort schnell eintretenden Selbstzersetzungen unterworfen sein.

Gerade beim Versuch den Pankreasdiabetes zu klären, hat man mancherlei Veränderungen gebucht, die ein Gleichnis darstellen sollen für Störungen im Zellprotoplasma der Azini. So sagte OPIE , daß beim Diabetes mellitus — je-doch auch sonst, wenn vielleicht nicht gerade so oft — die Zellen der Pankreas-läppchen mehr hyalin und stark eosin-färbbar seien. WEICHSELBAUM nannte diese Erscheinung Azidophilie. Von FAHR, KOOPMANN, SEYFARTH wurde dieses Vorkommen bestätigt. Freilich, ob es sich hier um eine Entartung oder nicht vielmehr um eine bestimmte Erscheinungsform einer besonderen Drüsenzell-leistung handelt, das ist dahinzustellen; ich möchte doch das letztere an-nehmen.

Sehr wenig Zuverlässiges weiß man von der trüben Schwellung des Pankreas. Wenn DIECKHOFF schreibt, daß degenerative Vorgänge am Paren-chym des Pankreas in Form der trüben Schwellung bei vielen hochfieberhaften Krankheiten als sekundäre Erscheinung vorkämen, so muß wiederum betont werden, daß dieses so leicht und schnell sich nach dem Tode ändernde Gewebe doppelte Vorsicht hei Beurteilung von Gewebsbildern heischt. Man hat diese sog. „trübe Schwellung" im Zusammenhang mit schweren, tödlich endenden In-fektionskrankheiten genannt. DIECKHOFF zählt in dieser Hinsicht den Typhus abdominalis, die Variola, das Puerperalfieber auf[1], er nennt die Pankreasveränderung klinisch bedeutungslos und schildert ihr anatomisches Aussehen folgendermaßen: Makroskopisch erscheine die Drüse größer als normal, anfänglich wenigstens gerötet durch Hyperämie, später mehr weißlich oder graugelb durch fortgeschrittene Degeneration der Epithelien und durch Ödem im interstitiellen Bindegewebe. Die Veränderungen beträfen, wie sich bei mikroskopischer Musterung erweise, ausschließlich oder vorwiegend das Parenchym. Die Drüsenzellen selbst befänden sich im Zustand der trüben Schwellung mit Ausgang in Verfettung und Zerfall, sie schienen stark granuliert, undurchsichtig, etwas vergrößert, wobei sich die Körnchen in Essigsäure und Kalilauge auflösten und sich dadurch als aus albumöser Substanz bestehend zu erkennen gäben.

Dieser „akuten Degeneration" bin ich durch Beobachtung vieler Bauchspeicheldrüsen an Gefrierschnitten in solchen Fällen infektiöser Krankheiten nachgegangen, von denen ich sehr frühzeitig die Leichenöffnung habe durchführen können. Das Ergebnis war äußerst dürftig. Ich halte es nicht für unmöglich, daß früher mancherlei Veränderungen, die den Beginn der Leichenzersetzung darstellen, als Ausdruck von Entartungserscheinungen während des kranken Lebens aufgefaßt worden sind.

So stehe ich auch der Angabe von DIECKHOFF, er habe bei Untersuchung von trübgeschwellten Pankreata nach Aufhellung der Zellen mitunter eine Kernwucherung gesehen, so daß die Kernzahl zwischen 2 und 5 schwankte, recht zweifelnd gegenüber; ich möchte meinen, daß hier durch postmortale Schädigung von Zellwänden in Pankreasdrüsenläppchen Symplasmen mit 2—5 Kernen vorgetäuscht worden sind. Man findet auch an den Pankreasgängen im Fall der Zersetzung einen Schwund der Zellabgrenzung; die Zellkerne scheinen in einem hellen, körnchenfreien Ring von Protoplasma zu liegen.

DIECKHOFF machte ferner — und gewiß nicht mit Unrecht — auf Veränderungen der Gerüstsubstanz der Drüse aufmerksam, welche in Hyperämie, ödematöser Schwellung, ja selbst in infiltrativer Schwellung bestünden; er beruft sich dabei auf FRIEDREICH und auf EICHHORST. Aber es ist bei solchen Befunden im Einzelfall zu fragen, wie weit hier entzündlich metastatische Erscheinungen im Pankreas als Begleiterscheinungen der Grundkrankheit, wie weit sekundäre Folgen im Gefolge primärer Drüsengewebsstörung vorlagen.

In dieser Hinsicht sind auch die experimentellen und klinischen Untersuchungen ARTHUR MAYERS bemerkenswert. Dieser Forscher hat eine größere Reihe von autoptischen Pankreasuntersuchungen nach akuten Infektionskrankheiten (Typhus, Paratyphus, Sepsis, Diphtherie, Ruhr, Ikterus infectiosus) vorgenommen, und zwar über die Keimverbreitung in der Bauchspeicheldrüse. Es zeigte sich, daß nur dann Keime in der Bauchspeicheldrüse vorhanden waren, wenn das Organ primär geschädigt war; unter diesen Schädigungen sollen allerdings auch parenchymatöse Entartungen und fettige Degeneration eine gewisse Rolle gespielt haben.

3. Sogenannte fettige Entartung der Bauchspeicheldrüse (fettige Metamorphose des Pankreas).

Als akute parenchymatöse Degeneration hat man vielfach auch die „fettige Metamorphose" der Drüsenzellen gedeutet. Sie besteht in einer übermäßigen Anhäufung meist reichlich grober Fetttröpfchen in den Drüsenzellen. Dabei ist zu bedenken, daß vom Fetalalter an bis ins höchste Lebensalter, vor allem bei fettreich ernährten Leuten, auch ohne krankhafte Veränderung der Bauchspeicheldrüse feinste Fetttröpfchen in den Drüsenzellen enthalten zu sein pflegen. Jedoch wäre die Meinung unrichtig, es gäbe nicht eine krankhaft gesteigerte Ansammlung feinster bis grober Fetttröpfchen in den Zelleibern der Bauchspeicheldrüse.

---

[1] Im KLEBSSCHEN Handbuch der pathologischen Anatomie (1876) wird das Vorkommen von „körniger" oder „parenchymatöser Degeneration" der Bauchspeicheldrüse für akut fieberhafte und toxische Erkrankungen angegeben. Unter Hinweis auf HOFMANN benennt KLEBS namentlich den Typhus abdominalis; ferner führt er Gelbfieber, Masern, Variola (PORTAL) und septikämische Zustände als Beispiel an.

Ich habe zweifellos krankhafte Fettmetamorphosen am ausgesprochensten in der Bauchspeicheldrüse nach Phosphorvergiftung gesehen, ein Vorkommen, das auch KAUFMANN und SCHMINCKE erwähnen. KASAHARA hat in einem solchen Fall nur von Trübung der Pankreasdrüsenzellen gesprochen. Und STANGL gibt an, bei einem Fall von Phosphorvergiftung im Pankreas zwar Fetttröpfchen, nicht aber eine Vermehrung der physiologischen Fetteinlagerung gesehen zu haben, welche im Gegensatz zum Leberbefund ganz und gar zurücktrat. Auch fand er bei phosphorvergifteten Mäusen keine Fettvermehrung im Pankreas.

In Bauchspeicheldrüsen abgezehrter Menschen, etwa nach schwerer Lungenphthise oder nach Krebskachexie usw. fand sich in Fällen, die durch starke Fettleber ausgezeichnet waren, ebenfalls vermehrte Fettmetamorphose; im selben Sinn wird das Pankreas schwerer Alkoholiker genannt (LISSAUER). HERZOG erwähnt das Vorkommen reichlich fettiger Tröpfchen in den Zellen der Bauchspeicheldrüse nach Pilzvergiftung. Im allgemeinen dürfte die vermehrte fettige Tröpfchenansammlung in den Zelleibern des Pankreas bei Menschen mit starker Herabsetzung des Gesamtstoffwechsels und bei schweren fieberhaften Erkrankungen nichts Ungewöhnliches sein.

Allerdings sind die fettig erfüllten Stellen oft ungleich verteilt, so daß neben Lobuli ohne solche Erscheinung andere vorkommen, deren Zellen an Fetttröpfchen übermäßig reich sind.

Besonderes Augenmerk verdienen die Bauchspeicheldrüsen kleiner Kinder. Das ging schon aus STANGLs Untersuchungen hervor. Schon bei Feten, die aus der zweiten Schwangerschaftshälfte stammten, fand er in den Drüsenzellen feine, peripher gelagerte Fetttröpfchen. Erst später sollen in den Zellen der LANGERHANSschen Inseln solche Fettkörnchen auftreten. Übrigens können diese Tröpfchen auch in den Epithelien der Ausführungsgänge an-

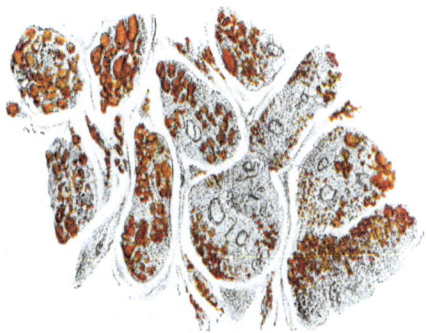

Abb. 109. Fetttröpfchen in den Drüsenzellen einer Bauchspeicheldruse nach Phosphorvergiftung. (Der Gewebsschnitt ist nur mit Sudan III auf Fettstoffe gefärbt. — Zeichnung des Verfassers.)

getroffen werden. STANGL fand sie in physiologischen und pathologischen Fällen. Indes scheinen die fraglichen Fettstoffe unter krankhaften Bedingungen, namentlich an geschrumpften Bauchspeicheldrüsen vermehrt und mit besonders großen Tropfen aufzutreten. STANGL gibt außerdem an, daß in ein und demselben Fall die Tropfengröße schwankte. Von diesen Ergebnissen, die er mit Osmiumpräparaten erhalten hat, weichen die Befunde NAKAMURAs am kindlichen Pankreas vielfach ab. Freilich NAKAMURA arbeitete nur mit der Sudanfärbung. Vielleicht erklärt das den Unterschied der Ergebnisse beider Forscher.

NAKAMURA fand bei Säuglingen mit Magendarmstörungen, teils akuter, teils chronischer Natur deutliche sudanophile Ablagerungen. Waren diese Niederschläge meist in den Inselepithelien, so sind sie doch auch in einer geringeren Anzahl von Fällen in den Drüsenzellen nachweisbar gewesen. Ferner erhob er solche Befunde nach Hautfurunkulose und Phlegmone. In seltenen Fällen waren die Fetttröpfchen auch nur in den Drüsenzellen zu erkennen. Es handelte sich hier um Kinder vom 4.—6. Lebensmonat. In späteren Monaten kamen Kinder mit Darmerkrankungen, Furunkulose, Miliartuberkulose, Pneumonien usw. in Betracht. Unter 11 Kinderfällen zwischen dem 4. und 12. Lebensjahr waren 8 mit Lipoidtröpfchen in den Pankreaszellen versehen, einer zeigte sie sehr spärlich in den Zellen der Drüsen und des Interstitiums; einer sehr reichlich, besonders auch in den Infiltratzellen des Zwischengewebes, hingegen spärlich in den Inselzellen; zwei Fälle waren in Hinsicht auf Insel- und Drüsenzellen positiv; die übrigen 4 Fälle ließen Fetttröpfchen nur in den Drüsenzellen wahrnehmen — und zwar nur spärlich. Es handelte sich in all diesen Fällen um entzündliche Erkrankungen verschiedener Art. Auch war die Fetttröpfchenmenge und Verteilung sehr verschieden.

Über das Pubertätsalter schreibt NAKAMURA, er habe in 10 untersuchten Fällen spärlich Lipoide der Inselzellen, spärlich oder mäßig reichlich fein oder grobtropfig verteilte Fettstoffe in den Drüsenzellen gefunden.

Besonders benannte NAKAMURA die Fälle von jugendlichem Diabetes. Dabei zeigten die Drüsenzellen des Pankreas zumeist grobtropfige, manchmal feintropfige Fetteinlagerungen. Sie waren im allgemeinen reichlicher in den atrophischen Abschnitten, spärlicher in den normalen. Eine Gleichmäßigkeit in ihrer Verteilung war nicht zu erkennen.

NAKAMURA hat den Unterschied seiner Befunde gegenüber denen von STANGL hervorgehoben. Ich meine, es wird nötig sein, hier ganz neue Untersuchungsreihen an möglichst frisch gewonnenem Pankreas — und zwar am gleichen Organ jeweils nach der Osmierungsmethode und mit der Sudanfärbung vorzunehmen, damit die Widersprüche sich lösen, welche in STANGLs und NAKAMURAs Befundberichten sich finden.

Mir ist bei fortgesetzten Untersuchungen das Vorkommen von sudanophilen, gröberen Fetttröpfchen und zwar ein Vorkommen in durchaus ungleicher Verteilung und Dichte, in solchen Bauchspeicheldrüsen aufgefallen, welche im

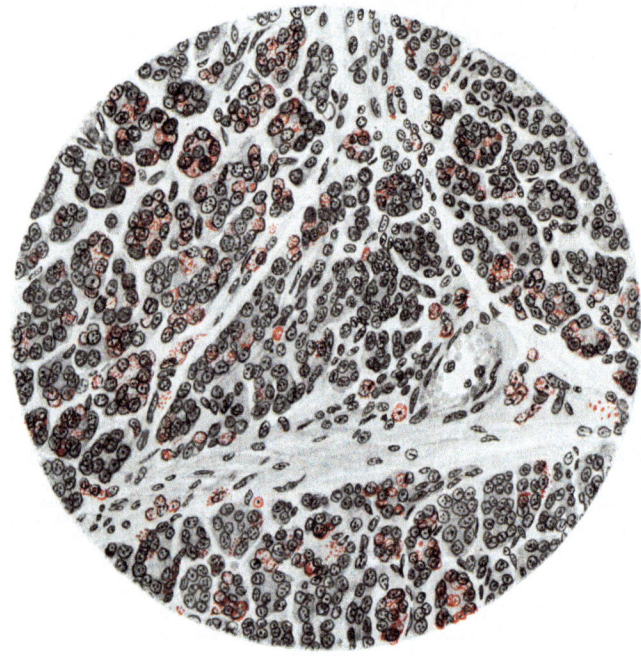

Abb. 110. Fettige Entartung der Drüsenzellen eines Pankreas im Nachbargebiet einer Pankreasnekrose. (Sudanfärbung. Eigene Beobachtung im pathol. Instit. Mainz.)

übrigen durch Pankreasnekrose und Fettgewebsnekrose ausgezeichnet waren. Gerade die noch erhaltenen und doch schon geschädigten Drüsenzellen der Lobuli in der Nähe nekrotischer Gewebsbezirke waren von Fetttröpfchen mehr oder weniger stark erfüllt, so daß sie manchmal sogar die Form der Zellen durch Vorbuchtung verunstalteten. Ja, manchmal sah es aus, als wollten größere, kugelig zusammengeflossene Fetttropfen aus den jeweiligen Drüsenzellen sich herausdrängen; auch im Drüsenlumen konnte gelegentlich ein Fetttropfen, sei es frei liegend, sei es nur scheinbar als Vorbauchung innerhalb einer Protoplasmarandzone gefunden werden.

Die schwere Stoffwechselstörung solcher Drüsen, wie ich sie soeben geschildert habe, spiegelt sich auch bei Betrachtung des meist ödematösen und an Wanderzellen reichen Fettgewebes wieder. Dort finden sich vielfach Zellelemente im Bindegewebe in gestreckter lanzettlicher Form, aber auch runde dickbauchige, deren Protoplasma von Fetttröpfchen dichtest erfüllt ist: feintropfige und grobtropfige Füllung des Leibes solcher Zellen kann man wahrnehmen; manche gleichen durchaus den Körnchenkugeln am Rand von Erweichungsherden oder im Reaktionswall um Infekte; auch die Wandzellen feinster Gefäße ließen dann und wann allerfeinste Füllung mit sudanfärbbaren Tröpfchen erkennen. Diese zeigten im polarisierten Licht meistens keine Doppelbrechung, während ich an den gespeicherten Zellen des interstitiellen Gewebes öfter Doppelbrechung erkannt habe. Es handelt sich hier im ganzen und großen offenbar um den Ausdruck einer Aufsaugungsleistung der Zellen im Stützgewebe, um eine sog. resorptive Verfettung.

Fettige Tröpfchenerfüllung des Drüsenparenchyms ist regelmäßig im atrophischen Pankreas zu finden. Die klein gewordenen Zellen schwindender

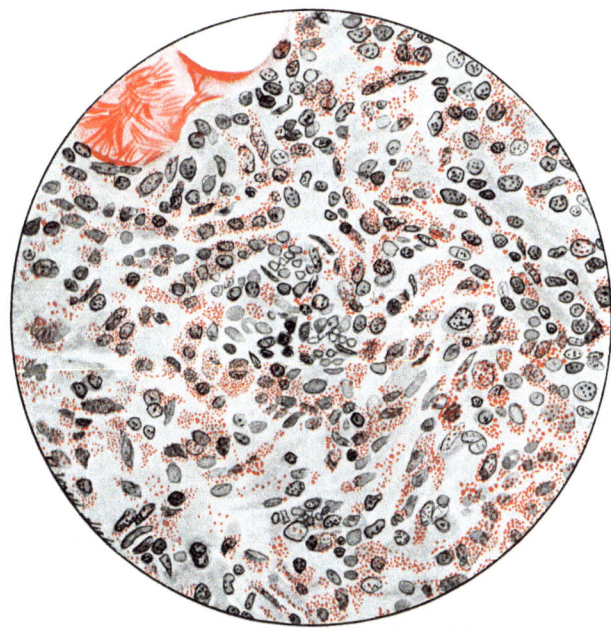

Abb. 111. Resorptive Verfettung im Bereich des ödematös und entzündlich veränderten Stützgewebes eines Pankreas mit Drüsen-Fettgewebsnekrose im Nachbarabschnitt. (Sudanfärbung. Eigene Beobachtung im path. Institut Mainz.)

Pankreasläppchen sind manchmal von feinem Staub, meist mit gröberen Tröpfchen beladen, welche die färberischen Zeichen des Fettes ergeben. Da in Fällen von Altersdiabetes oder von Diabetes bei Leberzirrhotikern sich oft genug Induration des Pankreas mit Atrophie des exokrinen Drüsengewebes — ganz abgesehen von dem Verhalten der LANGERHANSschen Zellinseln — findet, kann es nicht wundernehmen, wenn man bei Sudanfärbung entsprechender Pankreata auch Fettmetamorphose von stärkerer oder geringerer Andeutung in den Drüsenzellen findet.

WEICHSELBAUM und STANGL haben entsprechende Befunde sehr eingehend erhoben und mitgeteilt. Der größere Reichtum solcher Fetttröpfchen in den Pankreasdrüsenzellen atrophischer Diabetiker berechtigt aber nicht, ein unmittelbares Abhängigkeitsverhältnis des Zuckerstoffwechsels von der exokrinen Parenchymschädigung anzunehmen.

Wenn man in früheren Arbeiten, — namentlich wiederum in Arbeiten über den Diabetes, z. B. bei FRERICHS, — von „fettiger Degeneration des Pankreas" liest, so ist damit zumeist die stellvertretende Fettgewebsentwicklung in der Bauchspeicheldrüse unter dem Schwund von Drüsengewebe gemeint, eine Erscheinung, die wir als „Fettsucht der

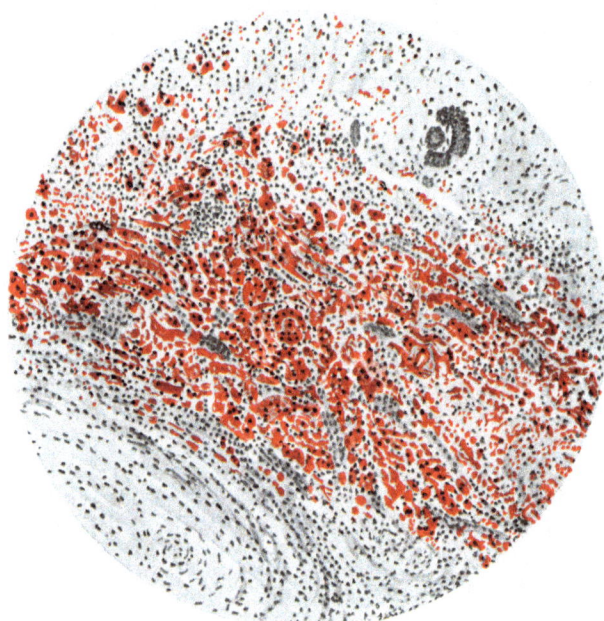

Abb. 112.

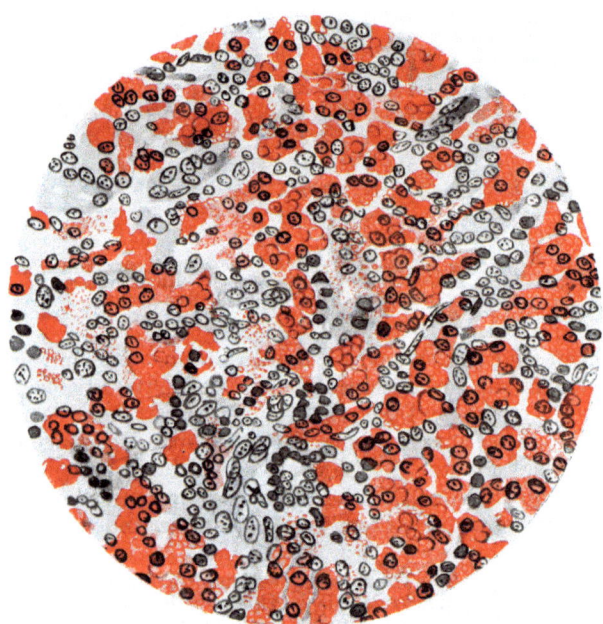

Abb. 113.

Abb. 112 u. 113. Fettkörnchenzellen innerhalb des entzündlich infiltrierten und durch Zellvermehrung ausgezeichneten Stützgewebes eines Pankreas mit Nekrose und Fettgewebsnekrose im Nachbarabschnitt der Drüse. (Sudanfärbung. Eigene Beobachtung im path. Instit. Mainz.)

Bauchspeicheldrüse" oder als „Lipomatosis pancreatis" bezeichnen; diese Erscheinung ist im Anschluß an die Ausführungen über die Pankreasatrophie besprochen worden.

Über den Fettgehalt des Pankreas hat Erich Meyer (Wienstedt) neuerdings gearbeitet. Seine Ergebnisse sind an Drüsenmaterial von 62 Leichenöffnungen gewonnen und lauten folgendermaßen:

1. Abgesehen von dem interstitiellen Fettgewebe treten lipoide Substanzen im Pankreas auf, in den Epithelien der Azini, in den Epithelien der Langerhansschen Inseln, in den Epithelien der Ausführungsgänge, in den Bindegewebszellen des Interstitiums.

2. Der Fettgehalt der Azinusepithelien in den einzelnen Teilen der Drüsen ist meist verschieden reichlich; er erscheint in der Hauptsache abhängig vom Alter des Trägers (Zunahme mit dem Alter). Ein Einfluß der zum Tode führenden Krankheit und des Ernährungszustandes des Trägers ist nicht zu erkennen; vielfach fällt das gegensätzliche Verhalten zwischen Leber und Pankreas auf, wobei im besonderen trotz fettarmer Leber eine stärkere Verfettung der Bauchspeicheldrüsenazini gefunden wurde.

3. Die Epithelien der Langerhansschen Inseln zeigten im allgemeinen ein ähnliches Verhalten wie die der Azini, auch bei ihnen ist der Fettgehalt in der Hauptsache vom Lebensalter abhängig und ließ denselben Gegensatz zu dem der Leber erkennen. Trotzdem erwiesen sich Azinusepithelien und Langerhanssche Inseln in ihrem Lipoidgehalt als unabhängig voneinander.

4. Außer in den Fibroblasten und Mastzellen der größeren Septen treten im Interstitium Fettsubstanzen der Hauptsache nach in spindeligen Zellen der feinsten intraazinären Septen auf. Die Verfettung dieser Zellen weist enge Beziehungen zu jener der Kupfferschen Sternzellen der Leber auf.

5. Nicht selten fanden sich in den Venen und Kapillaren des Pankreas auffallend reichlich, verfettete Leukozyten.

6. Die Fettsubstanzen treten im Pankreas stets als kleine Tröpfchen auf, in den Langerhansschen Inseln auch bei stärkeren Graden in Form einer feinen Granulierung.

7. Chemisch färberisch erwiesen sich die Fetttropfen in Azini und „interazinären Zellen" durchweg als Neutralfette. Die Fettgranula der Langerhansschen Inseln müssen nach dem positiven Ausfall der Lorrain-Smith-Dietrichschen Reaktion zu den „Lipoiden im engeren Sinne" gerechnet werden. Durch postmortale Einflüsse entstehen im interlobulären Fettgewebe aus den Neutralfetten Fettsäuren, zum Teil in kristallinischer Form, ferner in den Epithelien der Azini Substanzen, die zu den postmortalen Myelinen gezählt werden müssen. Auch die Neutralfette in den Zellen des interlobulären Fettgewebes können zum Teil in kristallinischer Form ausfallen, wie auch bei großtropfigen Leberverfettungen ähnliche Kristalle gefunden werden. Diese, sowie die Kristalle der Fettsäuren zeigten Doppelbrechung. In den Azini, Langerhansschen Inseln und „interazinären Zellen" kamen doppelbrechende Substanzen nicht vor.

Über die Bedeutung der Fetttröpfchen im Drüsenteil des Pankreas sind verschiedene Meinungen aufgestellt worden, worüber man bei Stangl nähere Ausführungen findet. Allerdings ist Stangls Darstellung nicht frei von greifbaren Widersprüchen, und zwar deshalb, weil dort einerseits behauptet wird, es würden Menge und Beschaffenheit der Fetttröpfchen im Pankreas durch pathologische Vorgänge nicht beeinflußt, während andererseits die Vergleichung der gebrachten Beispiele eine Zunahme des Fettes gegen den Tod hin wahrnehmen läßt. Stangl weist allerdings darauf hin, daß vielleicht eine Beziehung zu gewissen Pigmenten hier möglich sei, daß mit dem Alter Lipochromkörnchen in den Pankreaszellen aufträten. Die Frage, ob die Fettkörnchen des Protoplasmas der Drüsenzellen in der Bauchspeicheldrüse selbst entstünden, oder von außen her zugeführt würden, kann Stangl nicht überzeugend lösen. Freilich nimmt er an, daß es sich bei der Entstehung der Fetttröpfchen um eine Metamorphose von Zymogenkörnchen entsprechend dem „produktiven Stoffwechsel" der Drüsenzellen handle. Daß sich diese Tröpfchen im hohen Alter übermäßig ansammeln oder daß sie im Übermaß sichtbar werden, sei als Ausdruck einer „gesunkenen vitalen Energie" der Drüsenzellen aufzufassen.

Man wird unter allen Umständen die reichliche Ansammlung grober, tropfiger Fettstoffe in den äußeren Abschnitten der Drüsenzellen, oft unter Verdeckung der Kerne, manchmal mit Vorbauchung der Drüsenzellen als krankhafte Erscheinung buchen müssen; dies scheint mir besonders dann nahe zu liegen, wenn auch Zellen des Zwischengewebes von Fetttröpfchen beladen erscheinen. Offenbar handelt es sich in solchen Fällen um Stoffwechselverzögerungen in den Drüsenzellen, die zur Ansammlung bzw. Zurückhaltung von fettigen Stoffen im Protoplasma führen, von Stoffen, die bei ungestörtem Stoffwechsel rechtzeitig verwendet und weiterhin zerlegt oder abgegeben würden, die nun aber bei geminderter Leistungsfähigkeit unverwendet in größerer Menge das Drüsengewebe einnehmen müssen; gerade die Zunahme gröberer Fetttröpfchen im Drüsenzellenplasma atrophischer Pankreata dürfte dafür sprechen. So halte ich die verstärkte Fettablagerung für ein Zeichen krankhaft verlangsamter Zelltätigkeit der Drüse, nicht aber für ein unmittelbares Degenerationsergebnis des Zellplasmas.

Schließlich ist noch zu der Annahme von Dieckhoff Stellung zu nehmen, daß nämlich das Drüsengewebe fettig veränderter Pankreata eine hellere, mehr gelbliche Farbe annehme, eine Bemerkung, die auch Handfield Jones gemacht hat. Dies trifft in der Tat zu, aber es fällt nur bei anämischen Leichen ins Auge und ist vielleicht nicht allein Folge der Fetttröpfcheneinlagerung. Daß man auch in den manchmal erweiterten Drüsengängen einen fettigen Detritus findet, ist zu bestätigen, läßt aber einen Einwand zu: Man muß daran denken, daß sehr leicht bei der Herstellung des mikroskopischen Präparates durch die verhältnismäßig grobe Behandlung des schneidenden Messers Fetttröpfchen in die Lücken der Gewebe, also auch in die Ganglichtungen verschoben werden.

Die weitergehenden Angaben von Handfield Jones, es sei in vorgerückten Stadien der Entartung das äußere Aussehen der Drüse auffällig verändert, die Drüse sei, wenn nicht zugleich eine Bindegewebsvermehrung bestehe, schlaff, weich und welk, ja manchmal seien die Azini, infolge des Zerfalls der Zellen mit einem weißlichen, aus Fetttröpfchen bestehenden, milchigen Saft erfüllt — diese Angaben müssen mit größter Vorsicht betrachtet und zum Teil insoferne abgelehnt werden, als Handfield Jones zu den „fettigen Entartungen" auch die Pankreasfettgewebsnekrose gerechnet haben dürfte; diese war in der damaligen Zeit noch nicht als besondere Erscheinung im Pankreasgebiet erkannt worden.

4. Amyloide Veränderung der Bauchspeicheldrüse.

Untersucht man bei deutlicher und vorgeschrittener Amyloidose der Milz, Leber und Nieren das Pankreas auf die gleiche Veränderung, so wird man mit freiem Auge und auch — soweit meine Erfahrung reicht — unter Anwendung der Jod-Jodkali-Reaktion kein befriedigendes Ergebnis erhalten. Selbst der tastende Finger wird bei der bekannten Härte eines gesunden Pankreas nicht sicher einen Unterschied des Gewebswiderstandes gegenüber dem einer unveränderten, frischen Bauchspeicheldrüse wahrnehmen.

Erst bei mikroskopischer Untersuchung kann man die amyloiden Veränderungen feststellen. Sie bestehen am Pankreas meist in unverhältnismäßig geringer, zierlicher Ausprägung. Wie schon Friedreich 1857 dartat, Eichhorst und Dieckhoff dies wieder schilderten, und wie ich aus der Betrachtung mehrerer Fälle es bestätigen kann[1], findet sich das Amyloid an den Blutgefäßen, und zwar vor allem an den feinen und feinsten Gefäßzweigen; nur ganz gering und auf allerkürzeste Strecken mag es auch das Stützgewebe zu seiten der Gefäßchen befallen; Drüsenzellen habe ich nicht amyloid verändert, vielmehr meist gänzlich unverändert gefunden; es kann aber eine mehr oder weniger atrophische Beeinträchtigung des Drüsenparenchyms folgen.

Äußerst starke Fälle von Pankreasamyloidose hat wohl Kyber untersuchen können. Er sagt, daß in vorgerückten Fällen die Bauchspeicheldrüse vergrößert sei, sich hart anfühle, an der Oberfläche schmutzig gelb gefärbt und

---

[1] Den Kollegen Busch (Berlin) und Wohlwill (Hamburg) sei für die Zusendung einschlägiger Präparate gedankt!

anämisch erscheine. Ich glaube nicht, daß man diese Beschreibung als allgemein gültig und sonderlich für das Pankreasamyloid zutreffend ansehen müsse, ebenso wie der weiteren Beschreibung Gültigkeit nur für allerschwerste Amyloidfälle der Bauchspeicheldrüse zukommen dürfte.

Auf der Durchschnittsfläche erweise sich das Bindegewebe der Drüse vermehrt, es umspanne die einzelnen Azini in stark verbreiterten Zügen; dieses Bindegewebsstroma erscheine von grauweißer bis gelblicher gefleckter Färbung, und schon bei unbewaffnetem Auge träten die kleineren Arterien als speckig glänzende Streifen hervor. Die Azini erschienen geschrumpft, blutarm, blaß mit einem Stich ins Gelbliche. Mikroskopisch nannte KYBER die kleineren Arterien, die Haargefäße und das die Läppchen umspinnende Bindegewebe an vielen Stellen amyloid entartet; die Läppchen seien verkleinert, ihre Epithelzellen selbst geschrumpft und regressiv verändert, zum Teil zwar noch erhalten und von Fetttröpfchen durchsetzt, zum Teil auch in einen fettigen Sinter verwandelt (TRUHART [1]).

DIECKHOFF macht darauf aufmerksam, daß in der Umgebung der intertubulären Zellhaufen das Amyloid der Gefäßchen besonders stark auftreten könne; das hänge mit dem besonderen Gefäßreichtum jener Gebiete zusammen. — Mir ist hingegen eine ganz ungleiche Ausprägung der amyloiden Entartung aufgefallen,

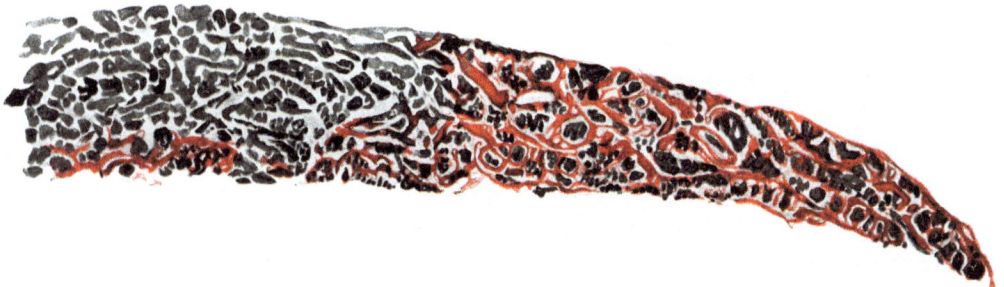

Abb. 114. Amyloidose des Pankreas bei schwacher Lupenvergrößerung. Es ist nur der rote Ton des Amyloids in Farben wiedergegeben. (Metachromat-Methylviolett-Färbung.) Von einer Person mit kavernöser Lungenphthise. (Nach einem Präparat von WOHLWILL, Hamburg.)

welche ich auch an präkapillären Schlagaderästchen sah. Bei Methylviolettfärbung waren die Gefäßwände zum Teil ganz gleichmäßig rotviolett, zum Teil konnte man aus einem rotvioletten Schimmer die Zellkerne der Gefäßwand dunkler durchscheinen sehen. Feinere und feinste Gefäßchen waren durch die amyloide Verdickung der Wandung nahezu oder völlig verschlossen.

Mitteilungen über Amyloidose im Pankreas liegen noch vor von LAUP, BUTTERFIELD, LUBARSCH und TSUNODA. Letzterer gibt ausdrücklich an, in 5 Fällen das Pankreasamyloid nur mikroskopisch habe feststellen zu können. Erst spät nach sehr hochgradiger Amyloidablagerung in den Wänden der feineren und feinsten Gefäße ließe sich auch in der Eigenhaut der Drüsenbläschen Amyloid erweisen. Nie habe TSUNODA Fremdkörperriesenzellen im Bereich des Amyloids gefunden.

Ganz entschieden muß man mit FRIEDREICH die Deutung bestimmter „glasiger" Ablagerungen in den Ganglichtungen der Bauchspeicheldrüse als amyloider Körperchen ablehnen, wie sie ROKITANSKY geben wollte; diese Bildungen hat schon R. VIRCHOW als halbfeste, konzentrisch gestreifte, verhärtete

---

[1] TRUHART, der selbst in Dorpat als Arzt arbeitete, dürfte die erste Dorpater Arbeit von KYBER zitiert haben, die mir nicht zugänglich ist. Jedenfalls lesen sich KYBERS weitere Untersuchungen über die amyloide Degeneration in Virchows Arch. 81 viel ruhiger. Offenbar handelte es sich um mehr oder weniger fibrös veränderte Bauchspeicheldrüsen, welche KYBER amyloid verändert fand; sie waren derb anämisch und zeigten auf der Schnittfläche nach Behandlung mit Jod-Schwefelsäure eine ziemlich diffuse Schwarzfärbung. Daß auch die Eigenhaut der Drüsenazini amyloid umgewandelt sei, das hat KYBER nur zweimal und da nur in Teilgebieten festgestellt.

Niederschlagsbildungen, bestehend „aus einer unlöslichen erstarrten Protein-substanz" erkannt (FRIEDREICH).

FRIEDREICH und nach ihm EICHHORST sprachen sich zweifelnd darüber aus, ob auch Fälle einer Amyloidose lediglich in der Bauchspeicheldrüse allein vor-kommen könnten, wie das ROKITANSKY angegeben hat. Soviel ich ersehe, ist der Zweifel bis heute noch nicht widerlegt. Durchaus zutreffend erscheint FRIEDREICHS Angabe, daß abgesehen von amyloider Veränderung, auch eine Verfettung von Pankreaszellen möglich ist.

5. Störungen der Pigmentverteilung in der Bauchspeicheldrüse.

Man liest in den Lehrbüchern, es komme im Pankreas manches Mal ein braunes Pigment vor, und zwar als Abnützungspigment bei seniler Atrophie. Soweit es sich nicht um hämoglobinogenes Pigment handelt, dürfte, wie LUBARSCH be-zeugt, der Befund eines sog. Abnutzungspigmentes in den Zellen der Drüsenazini

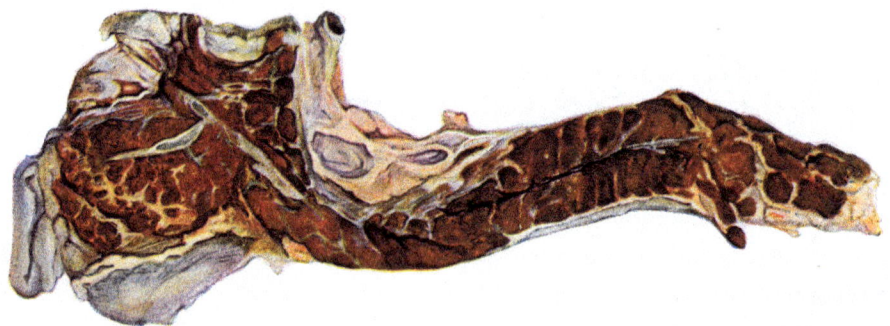

Abb. 115. Hämosiderosis der chronisch indurierten Bauchspeicheldruse eines Diabetikers. (Nach einem Präparat und Bild von O. LUBARSCH, Berlin. ²/₃ der natürlichen Größe.)

sehr selten sein; er selbst habe es nur in den Epithelzellen der LANGERHANSschen Inseln und in den Ausführungsgangepithelien gelegentlich äußerst spärlich gesehen, nie aber in den Drüsenzellen; dagegen komme ein braunes, eisenfreies, bleichbares Pigment verhältnismäßig häufig in den Muskelzellen der Arterien-adventitia seltener in der Media vor, und zwar häufiger bei Menschen über 45 Jahren.

KLARA NOODT hat diese Untersuchungen von LUBARSCH über das Vorkommen eines proteinogenen Pigmentes im menschlichen Eingeweidegefäßsystem fortgesetzt. Sie fand es bei 400 Leichen von mehr als 40jährigen Leuten 50mal in den Eingeweidegefäßen — und zwar am häufigsten im Bereich des Pankreas. Eine Zunahme des Pigmentes mit den zum Greisenalter ansteigenden Jahren war nicht erkennbar. Männer waren öfter mit dem Farb-stoff behaftet als Frauen, was vielleicht mit der verschiedenen Lebensweise beider zusammen-hängt. In 15,7% der pigmentpositiven Fälle bestand eine Leberzirrhose. Es sei hier schon betont, daß NOODT auch bei Hämochromatose im Gefäßgebiet der Bauchspeicheldrüse reichlich braunes Pigment gefunden hat.

Die Mehrzahl der Fälle von dunkelgelber bis brauner und schokoladefarbener Pigmentierung der Bauchspeicheldrüse ist der v. RECKLINGHAUSENschen Hämo-chromatose zuzuschreiben. Der niedergeschlagene Farbstoff ist mit der Berliner-blaureaktion oder nach Art der Turnbullblaufärbung als Hämosiderin dar-stellbar. Der Anblick mit freiem Auge ist recht sprechend und nicht leicht zu verkennen. Die Drüsenabschnitte des Pankreas heben sich in ihrer sienafarbenen bis dunkelbraunroten Tönung äußerst scharf und klar vom hellgelben Fettgewebe des Pankreasbettes und der Peritonealwand ab. Zumeist zeichnet sich in solchen

Fällen auch die Darmwand durch einen mehr oder weniger deutlichen Stich ins Bräunliche aus, ganz gewöhnlich ist die Leberfarbe warm-braunrot zu nennen, wobei eine Stufenleiter vom Ton der gebrannten Siena-Erde bis zum tiefen Van Dyk-Braun möglich ist (vgl. Abb. 115 und Abb. 97).

Wenn auch in der Hämochromatose des Pankreas für gewöhnlich ein Zeichen rückgängiger Veränderung des Bauchspeicheldrüsengewebes ersehen werden kann, gilt das gewiß nicht von allen Befunden mikroskopisch nachweisbarer Eisensalzverbindungen, welche als Körnchen feiner oder gröber im Pankreasbereich gefunden werden. LUBARSCH nach ihm SHIMURA und neuerdings wiederum LUBARSCH haben sich mit dem Vorkommen von mikrochemisch erweisbarem Eisen in der Bauchspeicheldrüse befaßt. Ihre Untersuchung hat dargetan, daß bei einem Überangebot von Zerfallshämoglobin aus dem Blut

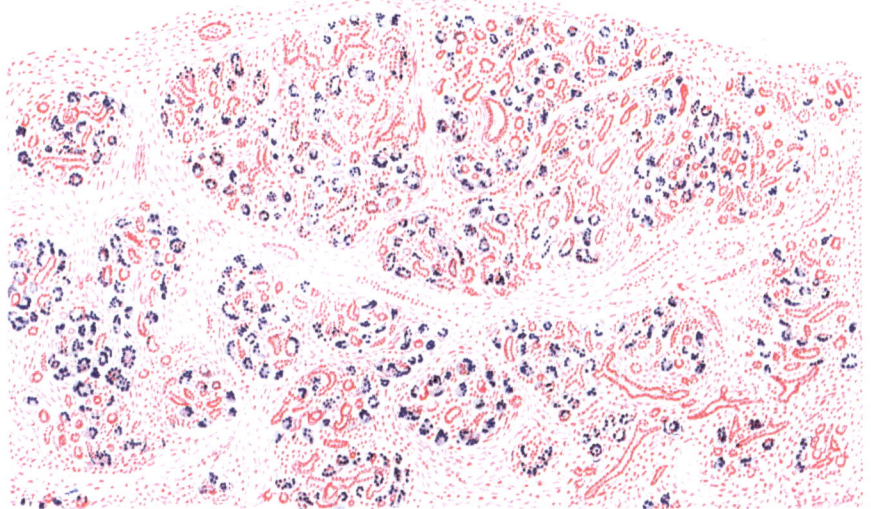

Abb. 116. Starker Hämosideringehalt in den Drüsenzellen des Pankreas des Neugeborenen.
[Nach einer Beobachtung (S. Nr. 93, 914) und einem Bild von O. LUBARSCH, Berlin.]

an die Organe, also etwa bei perniziöser Anämie, Leukämie, Nierenkrankheiten, Tuberkulose, Krebs eine Aufnahme von Hämoglobinanteilen in Zellen des Zwischengewebes, namentlich in solche eines retikulären und perivaskulären Gewebes, sodann in die intertubulären Zellinseln, nicht aber in die Drüsenepithelien erfolgt, um dort sich in Hämosiderin umzuwandeln.

SHIMURA ahmte dies durch Einspritzung von Hämoglobinlösungen in die Blutbahn von Versuchstieren nach. Er konnte die eben genannte Aufnahme von Hämoglobintropfen im Pankreasbereich erkennen; drei Tage nach der Einspritzung zeigten sich im Zwischengewebe und in den intertubulären Zellhaufen eisenhaltige Pigmentzellen, während in den Pankreasdrüsenzellen nur spärlich ein ganz feinkörniges Pigment sich vorfand, und zwar in dem Abschnitt der Zellen, welcher der Lichtung zugewandt war. In den zentroazinären Zellen war deutlich viel feinkörniges Eisenpigment sichtbar. Diese Anordnung, so meint SHIMURA, spreche im Sinne der von BIDDER und SCHMIDT, sowie von GLAEVECKE bekundeten Ansicht, daß im Pankreas ein Teil des Eisens mit dem Bauchspeichel ausgeschieden werden könne.

LUBARSCH macht bei Mitteilung seiner Befunde über das Vorkommen von Eisenpigment im Pankreas einen scharfen Unterschied zwischen Kindern und Erwachsenen.

Er hat bei 1035 Feten und Säuglingen in Kiel 188mal, d. h. in 18%, bei 1392 Berliner Feten, Neugeborenen und Säuglingen 62mal, d. h. in 6,8% Hämosiderin im Pankreas nachweisen können, während die gleiche Pigmentablagerung bei Kindern nach dem ersten Lebensjahr und bei Erwachsenen sehr selten sei; fand er sie doch unter 1474 einschlägigen Fällen (allerdings bei verschieden gründlicher Feststellung) nur 5mal; dem mag entsprechen, daß NAKAMURA, der insgesamt nur 21 Fälle vom 1. bis 12. Lebensjahr untersucht hatte, niemals ein Eisennachweis im Pankreas gelungen ist.

„Was nun die Befunde im einzelnen betrifft", schreibt LUBARSCH, „so kann man bei Feten, Neugeborenen und Säuglingen zwei Grundformen unterscheiden:

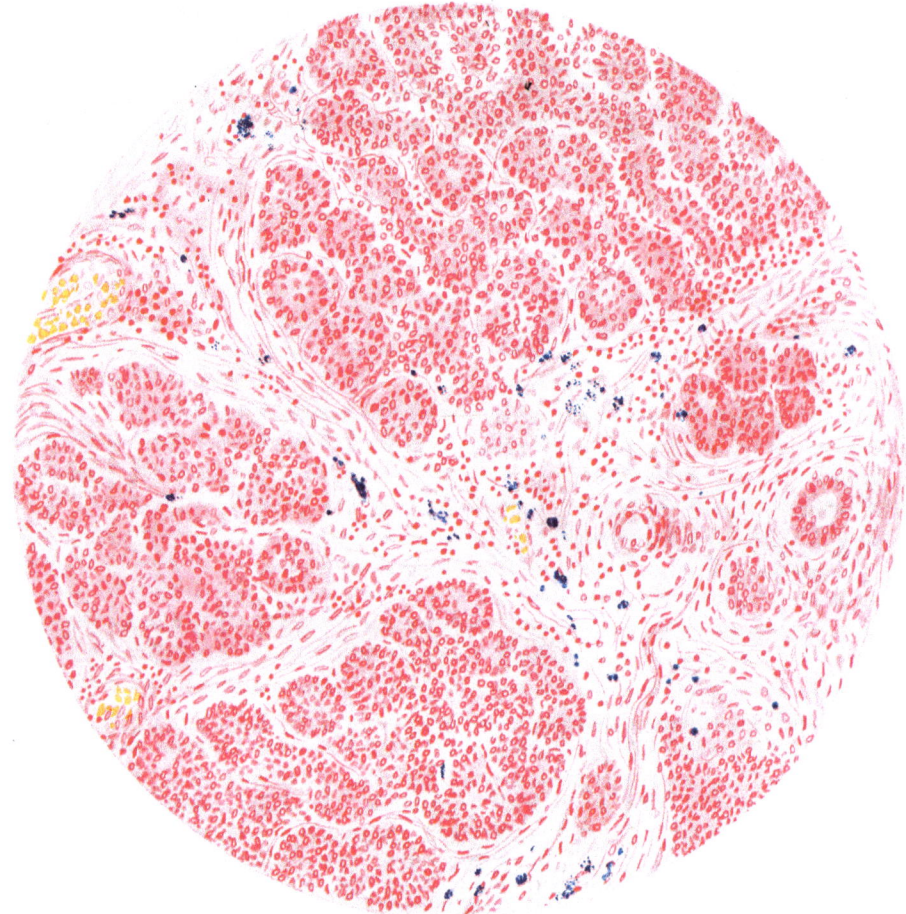

Abb. 117. Hämosiderinablagerung im Pankreas-Bindegewebe eines fünfwöchigen Säuglings, der an Ernährungsstörung starb. (Präparat und Bild von O. LUBARSCH, Berlin.)

1. Die Eisenpigmentablagerungen finden sich ausschließlich in spindeligen, seltener in rundlichen Zellen des interazinösen Bindegewebes zerstreut, oder in ausgesprochen perivaskulärer Anordnung. 2. Sie finden sich vorwiegend im interazinösen Gerüst, den Retikulumzellen, mitunter ganz vorwiegend oder allein in dem der LANGERHANSschen Inseln. Im allgemeinen sind die Ablagerungen ziemlich gleichmäßig durch das Organ verteilt, mehr in der Art, wie die gleichen Befunde auch im Hoden sind, und nicht wie in der Niere, wo es sich mehr um Hämosiderinherde handelt. Doch kommt gelegentlich auch eine mehr herdförmige Ansammlung durch bestimmte Beziehung zu den Blutgefäßen vor."

Auffallend häufig sind in Lubarschs Erhebung die Befunde bei Frühgeburten. Unter 72 Totgeburten betrafen 59 Feten von 15—47 cm Länge und nur 13 ausgetragene Früchte. Aber auch unter den lebend geborenen, einige Minuten bis einige Wochen nach der Geburt verstorbenen fanden sich noch 70 Frühgeburten. Sieht man sich die einzelnen Fälle der Frühgeburten, mögen sie totgeboren sein oder mehr oder weniger lange Zeit gelebt haben, auf Grundkrankheiten und Todesursachen durch, so ist es schwer, etwas Gemeinsames zu finden, das für die Ablagerung verantwortlich gemacht werden könnte. Weder die greifbaren Todesursachen der jungen Lebewesen noch etwaige Krankheitszustände der Mütter könne man zur Erklärung verwenden, ja, die stärksten Pigmentbefunde seien bei sehr jungen Feten gemacht worden, wo weder bei Mutter oder Fetus irgend etwas Krankhaftes nachweisbar gewesen sei. Bei Säuglingen, die ausgetragen zur Welt kamen und durchschnittlich erheblich später als die Frühgeborenen starben, könne man als überwiegende Grundkrankheit infektiöse Erscheinungen und Verdauungsstörungen feststellen. Besonders stark seien die Pigmentablagerungen in einem Fall von Möller-Barlowscher Krankheit aufgetreten, ebenso in einem Fall von Ernährungsstörungen mit hochgradiger Blutarmut. Auch in den Fällen von angeborener Syphilis, die mit starker Blutarmut und Neigung zu örtlichen Blutungen verknüpft waren, erschienen die Veränderungen im Pankreas besonders stark. In den 15 Fällen von angeborener Syphilis (5 bei Frühgeburten, 10 bei ausgetragenen Kindern) mit Eisenpigment im Pankreas war es recht bemerkenswert, daß ein Abhängigkeitsverhältnis zwischen der Stärke der syphilitischen Veränderungen und den Pigmentablagerungen nicht bestand, daß im Gegenteil, je stärker die produktiven Veränderungen des Pankreasgewebes waren, um so spärlicher die Pigmentablagerungen sich fanden. So ist in allen Fällen, in denen „starke diffuse, produktive" oder „gummöse Pankreatitis" verzeichnet ist, hinsichtlich der Pigmentablagerungen bemerkt: „Ganz vereinzelt Eisenpigment im intraazinösen Bindegewebe" oder „Vereinzelt hämosiderinhaltige Spindelzellen". Dagegen ist in den Fällen, wo sehr geringe oder gar keine Veränderungen in der Bauchspeicheldrüse bestanden, meist angegeben: „Starke und ausgebreitete Eisenpigmentablagerung in interazinösen Spindelzellen". In einem Falle „37 cm langer Fetus nach einem Tage gestorben mit produktiver Leptomeningitis und starker Blutarmut" ist bemerkt: „Sehr starke hämosiderinhaltige Spindelzellen im Zwischengewebe und einige frische Blutungen."

Alle diese Beobachtungen sind nach Lubarschs Ausführungen für die Deutung der Befunde und für die Frage nach ihrem Zustandekommen wichtig. Sicher sei es, daß sie anders zu beurteilen sind, wie die im allgemeinen erheblich häufigeren Pigmentbefunde im Nierenbindegewebe bei Säuglingen. Hier spreche die Örtlichkeit (vorwiegend in der Grenzschicht) das herdförmige Auftreten und die oft ausgesprochene Lage um stark blutüberfüllte Blutadern dafür, daß die Pigmentablagerung zum mindesten überwiegend die Folge von örtlichen Blutaustritten ist. Das komme in der Bauchspeicheldrüse so gut wie gar nicht in Betracht. Schon die im allgemeinen diffuse Ausbreitung, das nur ganz selten bemerkte Auftreten in Herden oder Gruppen tue dar, daß wir die Pigmentablagerung hier ebenso zu beurteilen haben, wie in Milz, Leber, Hoden, d. h. daß es sich um Speicherung von Pigment handle, von Pigment, welches aus innerhalb der Blutgefäße zugrundegegangenen roten Blutkörperchen gebildet würde. Es seien aber die Endothelien und die ihnen ganz nahe stehenden adventitiellen Zellen, wie Histiozyten, die Uferzellen des Blutes, welche das Pigment bildeten und beherbergten. Eine Bildung aus gelöstem Hämoglobin komme hier wohl sicherlich nicht in Betracht, weil so gut wie niemals eine Eisenpigmentierung der Epithelien gefunden wurde, wie das immer dann — auch im Pankreas — der Fall sei, wenn das Pigment aus gelöstem Hämoglobin entstehe. Die Beobachtungen bei der angeborenen Syphilis und bei anderem mit starkem Blutzerfall verknüpften Erkrankungen (infektiöse Krankheiten, Ernährungsstörungen) unterstützten diese Deutung stark. Daß außerdem auch gelegentlich daneben ein Austritt von Blutkörpern erfolgte, und zwar aus den im Säuglingsalter besonders durchlässigen Haargefäßen, sei nicht abzulehnen; damit stünde auch die Tatsache im Einklang, daß mit Beendigung des Säuglingsalters, wenn die Blutgefäße überall weniger durchlässig geworden, die beschriebenen Befunde so gut wie niemals mehr erhoben würden.

Was die viel selteneren Hämosiderinbefunde im Pankreas Erwachsener anbelangt, so hat Lubarsch unter 4470 Berliner Fällen 113 positive Befunde erhoben; zusammen mit 5 Kieler Fällen sind das etwa 2,5 %. Hierbei überragten die älteren Jahrgänge stark und unter diesen wieder die männlichen Vertreter, welche 4—5mal häufiger festgestellt wurden als die weiblichen. Das hängt wohl mit der überwiegenden Häufigkeit der entsprechenden Grundkrankheiten bei den Männern zusammen (Arteriosklerose, Leberzirrhose, Lues, Krebs usw.). Es erscheint ferner wichtig, „daß im Gegensatz zu den Befunden im Säuglings-alter die Befunde von diffuser Pigmentablagerung im interazinösen Binde-gewebe ganz zurücktreten, dagegen die in den Epithelien stark zunehmen. In fast der Hälfte der Fälle wurde Hämosiderin in den Epithelien der Drüsenläppchen oder der Zellinseln nur ganz ausnahmsweise auch in denen der Ausführungsgänge gefunden. Am häufigsten geschah das in den Fällen, die mit starker allgemeiner

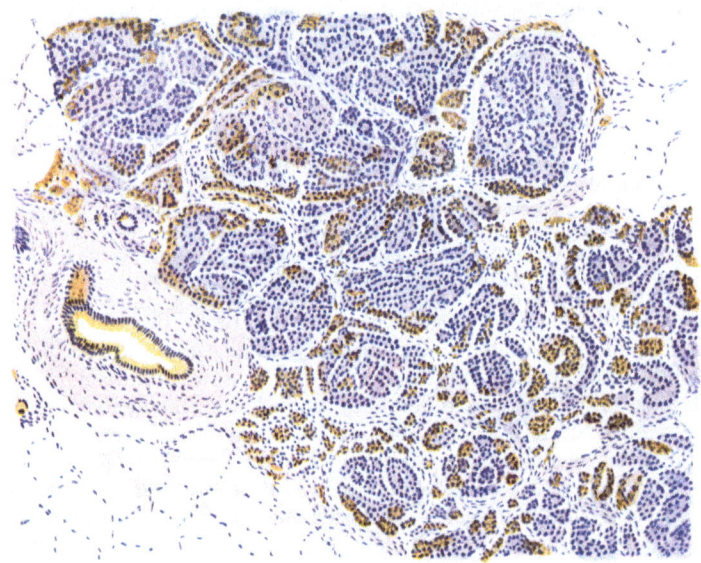

Abb. 118. Hämosiderose der Bauchspeicheldruse eines Diabetikers mit Leberzirrhose und wieder-holten Blutungen aus Speiseröhrenvarizen. Färbung mit Hämatoxylin-Eosin. (Eigene Beobachtung im path. Institut Mainz. Der Schnitt stammt von dem in Abb. 97 makroskopisch dargestellten Pankreas.)

Blutarmut verbunden waren, wie in Vorkommnissen von kryptogenetischer oder sekundärer Anämie, von Anämie bei chronischer Nephritis, chronischer Tuberkulose, Krebsen des Verdauungsschlauches oder der Verdauungsorgane usw.; solche Befunde machten zusammen mehr als die Hälfte der Fälle aus".

Wenn man die mikroskopischen Hämosiderinbefunde bei Erwachsenen ein-teile, so könne man folgende Möglichkeiten unterscheiden, wie Lubarsch an-gibt:

1. Pigmentablagerung in den Epithelien der Drüsen oder der Langerhansschen Inseln oder von beiden, bald gruppenweise, bald vereinzelt.

2. Pigmentablagerungen meist herdweise in den Retikulumzellen der Drüsen oder der Inseln oder der beiden zusammen.

3. Pigmentablagerungen in den Zellen des interazinösen Bindegewebes, überwiegend herdförmig.

4. Pigmentablagerung in Entzündungsherden des Bindegewebes.

Lubarsch sagt weiterhin: „Hinsichtlich der Deutung der Befunde ist es klar, daß es sich bei den Befunden zu 1., der Pigmentablagerung in den Epithelien,

um den gleichen Vorgang handelt, wie in den Nierenepithelien oder anderen Drüsenepithelien, d. h. um eine Art von Pigmentausscheidung oder Speicherung aus
einem mit dem Säftestrom zugeführten Material, wobei es unentschieden bleiben
muß, ob das Pigment erst in den Pankreasepithelien aus gelöstem Hämoglobin
gebildet oder schon als gelöstes fertiges Eisenpigment zugeführt wird." — Bei
dem Auftreten des Pigments im interazinösen Bindegewebe handelte es sich in
vielen Fällen offensichtlich um Blutungsreste, d. h. um örtlich beschränkte Vorgänge, die mit der Grundkrankheit nicht in einem unmittelbaren Zusammenhang
zu stehen bräuchten. Das sei am deutlichsten bei den Fällen, wo eine produktive

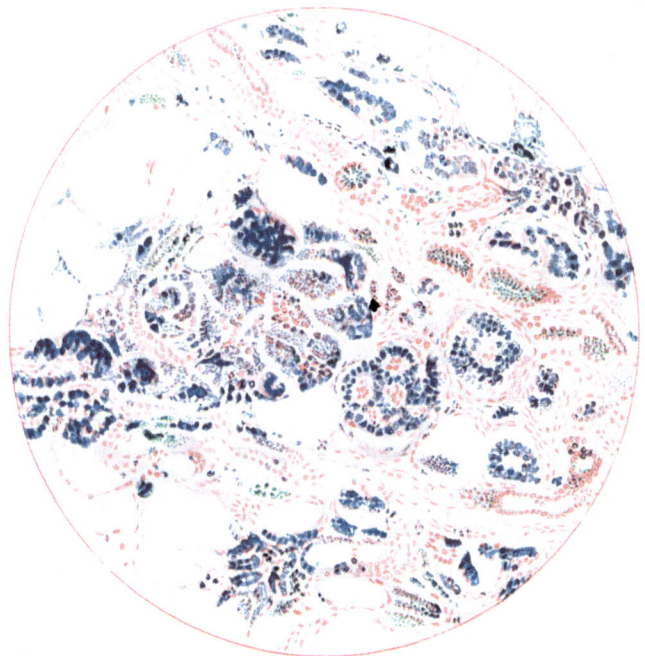

Abb. 119. Hämosiderose im Epithel der Drüsenläppchen, der intertubulären LANGERHANSschen Inseln,
der Speichelgänge des Pankreas und auch vereinzelter Histiozyten im Gerüstgewebe. Das Präparat
entstammt dem in Abb. 97 wiedergegebenen atrophischen und lipomatösen Pankreas eines Bronze-
diabetikers. Färbung mit der Turnbull-Blaumethodik nach HUECK. (Nach eigener Beobachtung;
veröffentlicht von L. SCHOLTZ, Mainz.)

Pankreatitis bestehe, oder wo die Pigmentablagerung auf die Umgebung von Nekroseherden oder auf Zellherde beschränkt sei. In den Fällen von Pigmentablagerung in den Retikulumzellen der Drüsenläppchen oder der LANGERHANSschen
Zellinseln fiele die Deutung wohl schwieriger; es könne sich darum handeln,
daß diese Uferzellen rote Blutkörperchen aufnähmen und zu Hämosiderin verarbeiteten, wie das in den Befunden der Milz, Leber, Knochenmark mit Recht
angenommen werde; aber blutkörperchenhaltige Zellen, wie sie in den genannten
Organen häufig gefunden würden, hätte er im Pankreas nicht gesehen. Auffallend sei, daß die Befunde häufig ganz beschränkt einmal auf einige Drüsenläppchen oder gar nur auf eine einzige LANGERHANSsche Insel vorkämen.
Deswegen müsse man auch die Möglichkeit in Betracht ziehen, daß es sich nur
um einen Aufsaugungsvorgang von anderswo gebildetem Eisenpigment handelte.
Bemerkenswert sei es weiter, daß hinsichtlich der Pigmentierung wieder eine
gewisse Selbständigkeit der LANGERHANSschen Inseln hervortrete. Sowohl bei

den Pigmentablagerungen in den Epithelien, wie bei denen in den Retikulumzellen sei häufig verzeichnet, daß die LANGERHANSschen Inseln frei blieben,
wenn die eigentlichen Drüsen ergriffen waren, selbst in Fällen, in denen die
Ablagerung auf die unmittelbare Umgebung der L. I sich beschränkte; oder
umgekehrt, daß das Eisenpigment sich ausschließlich in Epithelien oder Retikulumzellen der L. I fand. Das könne mit der Blutversorgung und Blutströmung,
aber auch mit Funktionszuständen in Zusammenhang stehen.

Über die Korngröße des Eisenpigments sei noch angeführt, daß neben feinsten
Stäubchen grobe und gröbere Körner vorkommen, ja manchmal sehen die Farbstoffteilchen
wie amorphe Kristalle von bröckeliger Gestalt aus. Ohne Färbung nach einer der üblichen
Reaktionen weisen sie einen gelben bis schmutzig bräunlichen Ockerton im mikroskopischen
Schnitt auf.

Über die Rolle des Pankreas beim Bronzediabetes wird in einem anderen
Abschnitt gehandelt werden (vgl. TROISSIER, TROUSSEAU, CHAUFFARD und
HANOT, WEICHSELBAUM, HEIBERG, ROSENBERGER).

Es ist wichtig festzuhalten, daß bei Bronzefärbung der Haut und des Pankreas
kein Diabetes vorliegen muß; sehen wir doch auch Hämochromatose des Pankreas
im Verlauf eines Pankreaskrebses, einer perniziösen Anämie, einer chronischen
Bauchfellentzündung zustande kommen. Auch ist nicht immer mit Siderose
und Sklerose des Pankreas eine Zirrhose der Leber verbunden (SIMMONDS).
(Vgl. auch BORK, Nachtrag, S. 619 dieses Buches!)

6. Nekrobiose und Nekrose der Bauchspeicheldrüse.

Es soll in diesem Abschnitt nicht die Schilderung des Wesens und Gesamtbildes jenes verwickelten Krankheits - Geschehens gegeben werden, das auf
Veränderungen beruht, welche nosologisch vielfach als „akute Pankreasnekrose"
oder als „Pankreas- und Pankreasfettgewebsnekrose" benannt werden. Vielmehr sei hier nur der Ertötung des Pankreasgewebes und seiner formalen
Erscheinung Rechnung getragen.

Die Bearbeitung dieses Vorkommens ist recht schwierig, und zwar deshalb,
weil aus totem Pankreasgewebe außerordentlich rasch Selbstzersetzungen unter
Einwirkung der verdauenden Fermentkräfte der Bauchspeicheldrüse einsetzen.
Solche Selbstverdauungen (Autodigestionen) sind als Erscheinungen, die
während des Sterbens oder nach dem Tode im Bereich des ganzen Pankreas
oder nur herdweise verteilt eintreten, äußerst häufig. HANNS CHIARI fand sie
in etwa der Hälfte aller daraufhin untersuchten Leichen und PFÖRRINGER hat
diese Angabe bestätigt. KYRLE gab an, daß sie beim Versuchstier schon eine
halbe Stunde nach dem Tode die Färbbarkeit des pankreatischen Drüsengewebes
beeinträchtigen würden.

HANNS CHIARIs Untersuchungen über die Frage der Selbstverdauung gingen
von der Beobachtung eines etwa 1 ccm großen, unregelmäßig gestalteten, schwarzgrünlichen Herdes in dem sonst gewöhnlich beschaffenen Pankreas eines jungen
Mannes aus; dieser Herd erweckte sofort den Eindruck einer umschriebenen
Nekrose. In der Tat ließ die histologische Untersuchung weder an den Drüsen
noch an den Gerüstzellen eine Kernfärbung zu. Doch zeigte sich in der Grenzschichte gegen die gesunde Umgebung ein schmaler Gürtel, der etwas dunklere
Färbung angenommen hatte; in ihrem Bereich lagen zwischen den nekrotischen
Läppchen in starkem Zerfall begriffene Leukozyten. Nach außen von dieser
wallartigen Zone zeigte das benachbarte Pankreasgewebe eine ziemlich beträchtliche Zunahme des Zwischengewebes, welches meist sehr stark kleinzellig infiltriert erschien. Die Azini waren hier aber gut erhalten, ihre Epithelzellen deutlich
begrenzt und die Zellkerne sauber gefärbt. HANNS CHIARI faßte die Nekrose als

vorausgehende Erscheinung, die entzündliche Veränderung als Folge auf. Er fand keine Störung des Blutkreislaufes als Ursache, auch lag kein Trauma vor. So kam er zur Anschauung, daß eine verdauende Wirkung des Pankreassekretes selbst die umschriebene Gewebsstelle der Bauchspeicheldrüse angegriffen, ähnlich, wie der Magensaft bei Ulcus ventriculi pepticum die Magenwand der Andauung unterwerfe. Dieser und ein ähnlicher Grund veranlaßten CHIARI zu systematischen Untersuchungen vieler Bauchspeicheldrüsen, wobei er unter 75 Fällen 11mal eine vollständige, 29mal eine herdweise angeordnete „Autodigestionsnekrose" vorfand. Diese Befunde waren teils ganz frisch, teils hatten sie wohl schon „in agone" begonnen und manchmal handelte es sich um reine Leichenerscheinungen.

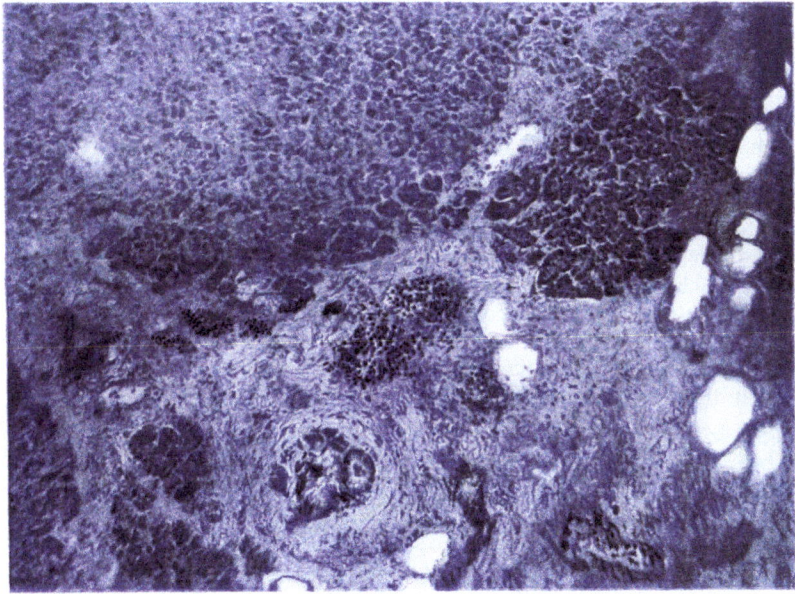

Abb. 120. Grenze eines agonalen Digestionsherdes im menschlichen Pankreas. Nach einem Präparat von HANNS CHIARI (Straßburg i. Elsaß).

H. CHIARI wie PFÖRRINGER stimmen in der Ansicht überein, daß diese fraglichen Nekrosen um so größer und vollständiger seien, je mehr sich zur Zeit des eintretenden Todes Magen und Darm im Verdauungszustand befanden; die Zersetzungsherde in der Bauchspeicheldrüse schienen besonders ausgedehnt einzutreten, wenn bei gut leistungsfähigem Pankreas der Tod den Träger der Drüse aus voller Lebenskraft und plötzlich herausriß, ohne daß also vorher eine langdauernde, schwächende Krankheit bestand. Aber auch bei chronisch Leidenden kann die pankreatische Selbstverdauung eintreten. Im übrigen scheine mit zunehmendem Zeitraum post mortem die Selbstverdauung der Bauchspeicheldrüse größer zu werden, während man in den ersten Stunden nach dem Tod im allgemeinen nur kleinere Zersetzungsherde finde.

Der Befund an Bauchspeicheldrüsen mit derlei Selbstzersetzungsfolgen ist für das unbewaffnete Auge, wenn es sich um kleinste Herde handelt, oft unauffällig; größere Herde erscheinen in der Läppchenzeichnung unscharf oder auch scharf abgehoben. Die Herdchen zeigen oft eine gelbliche Farbe; immerhin sind sie meist unscheinbar, können aber auch infolge der Umwandlung ausgetretenen Blutes dunkel bis grünschwarz sich abheben.

Bei ausgedehnter Leichenzersetzung der Bauchspeicheldrüse liegt ein wesentlich weicheres Organ vor, dessen Aussehen welk, dessen Schnittfläche feuchter als gewöhnlich und recht verwaschen sein kann; je nachdem, ob auch das Stützgewebe und der Inhalt von Gefäßen ergriffen wurde, erkennt man die Schnittflache hellgraugelblich beschaffen oder gefleckt durch bräunlich-rote, ja grau-schwarze und grünlich-braune, schmutzig-streifige oder flächenhafte Blutausfließungen.

Mikroskopisch läßt das Drüsengewebe einen Kernzerfall, oft noch mehr, eine Auflösung der Zellgrenzen erkennen; zwar sieht man oft noch die Läppchenanordnung, aber die Einzel-heiten der Drüsenzellen sind wie zerflossen, klumpige und bröckelige Teilchen nehmen da und dort die Farbe noch stärker an, auch das Gerüstgewebe entbehrt der guten Kerndar-stellbarkeit, schließlich zerfließen Drüsengewebe und Stützgewebe in einer gemeinsamen schmierigen Masse, welche da und dort breit oder inselartig von schwärzlichen Nieder-schlägen ehemaligen Blutes durchsetzt sind.

Liegt nicht mehr vor als eine postmortale Veränderung, dann wird man natürlich jede Lebendreaktion im Grenzgebiet des Zersetzungsherdes, jede entzündliche Zelleinstreuung vermissen.

HANNS CHIARI hat mit Recht darauf verwiesen, ,,daß bei der postmortalen, namentlich aber bei der agonalen Autodigestion des Pankreas gar nicht selten die im Bereich der Selbstverdauung gelegenen Fettzellen den Beginn der bei der Fettgewebsnekrose sich abspielenden Veränderungen zeigten, wie das auch WILLIAMS gesehen zu haben scheint. Die einzelnen Fettzellen, deren Kerne sich nicht mehr färben ließen, waren mit einer homogenen, starren schollig en Masse erfüllt und unterschieden sich dadurch deutlich von den gewöhnlichen große Fetttropfen enthaltenden und gut färbbare Kerne besitzenden Fettgewebszellen in den von der Autodigestion frei gebliebenen Pankreaspartien. Kalk ließ sich dabei nie nachweisen". Bei den während des Sterbens eingetretenen Selbst-zersetzungen hoben sich diese Veränderungen am Fettgewebe des Pankreasbettes besonders gut ab, indem hier die Veränderungen weiter gediehen waren, als bei Selbstzersetzung nach dem Tode, und weil sie sich aus einer Umgebung aus-getretenen und veränderten Blutes schärfer hervorhoben.

Wenn agonale oder postmortale Selbstverdauung der Bauchspeicheldrüse vorliegt, dann findet man manchmal auch verwischte, allgemeine Durchtränkung ihrer Bindegewebsfasern mit Eisen, das sich bei der Turnbullreaktion diffus blau färbt. LUBARSCH hat diese Erscheinung als Folge von Diffusions-erscheinungen nach dem Tode erklärt.

Den postmortalen und agonalen Gewebsstörungen müssen die intravitalen entgegengesetzt werden, welche eine größere Beachtung verdienen. Eine solche ist oben schon als Ausgangspunkt von CHIARIs Untersuchungen geschildert worden. Die intravitalen Nekrosen unterscheiden sich vielleicht, was die Veränderungen an den Drüsenzellen und am Gerüstgewebe anbelangt, nicht oder kaum von den ersteren; aber darin liegt doch ein gewaltiger Unterschied, daß um die Gebiete der offenbar schnell einsetzenden und fortschreitenden Selbst-zersetzung und Ertötung Gürtelstrecken einer entzündlichen Veränderung mit Blutüberfüllung (und Blutaustritten), mit Umwallung durch Ödembildung und Ansammlung von farblosen Blutzellen und Gewebswanderzellen gefunden werden.

Ob die Ertötung der Pankreasabschnitte durch Störung der Blutversorgung stattfand, oder ob es sich um den Selbstzersetzungsvorgang im Bereich einer Wunde der Bauchspeichel-drüse handelt, ferner ob etwa das Vorkommnis eines tief und schnell in das Pankreas ein-gefressenen peptischen Geschwürs des Magens und Zwölffingerdarms vorliegt, man kann um die Nekrosezone mit ihrer völligen Aufhebung der Färbbarkeit, ja mit ihrer Verwischung selbst der drüsigen Anordnung und der Neigung zum flüssigen Zerfall, nach der gesunden Seite des Pankreas hin mehr und mehr eine Unterscheidung treffen; da findet sich zunächst ein an Zellkrümeln und Gerinnselprodukten reiches, mit Hämatoxylin dunkler färbbares Band, das eingestreut, ebenfalls dem Untergang geweihte Leukozyten- und Kernbröckel einer molekulären Zerfallszone enthält, dann eine allmählich deutlicher heraustretende Schicht mit verkleinerten, dann größeren Läppchen des Drüsengewebes. Leukozytenwälle fallen im Stützgewebe dieses Grenzbereiches auf; im gleichen Gebiet lassen die Drüsen-zellen reichlich größere und kleinere Fetttröpfchen wahrnehmen, Erscheinungen, die weiter entfernt vom Mittelpunkt der Nekrose ins völlig gesunde Verhalten der Bauchspeicheldrüse übergehen. Sind diese Herde älter, dann können sie nach außen von einem Granulations- gewebe umscheidet sein, wie auch schließlich eine völlige, narbige Heilung aus diesem Grenzwall heraus das Nekrosegebiet in eine fibröse Stelle umwandeln kann.

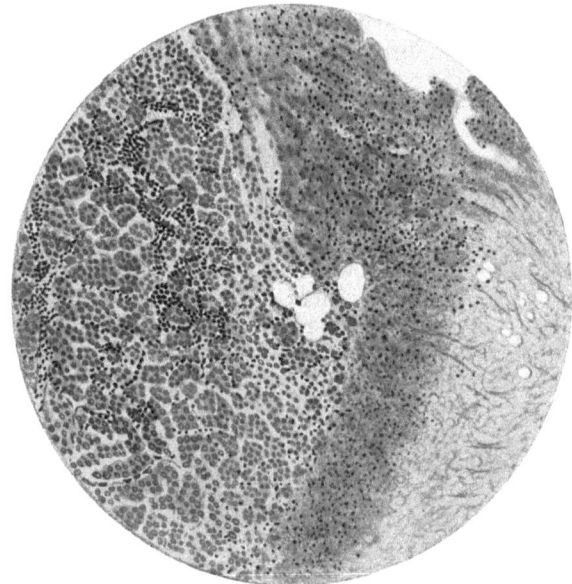

Abb. 121. Pankreasnekrose mit molekulärem Zerfallsgürtel (dunkler gefärbt) und mit leukozytärem Durchsetzungswall in der Grenzschicht gegen das gesunde Gewebe. (Eigene Beobachtung.)

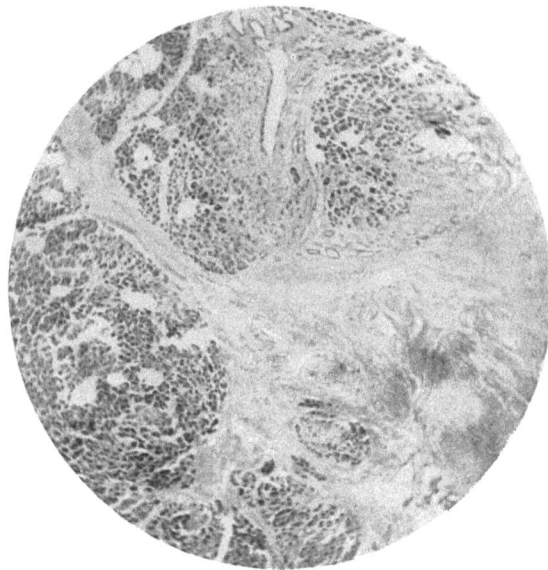

Abb. 122. Bindegewebig verhärtete Narbe der Bauchspeicheldrüse nach Pankreasnekrose; das umgebende Drüsengebiet ist atrophisch. (Nach einem Präparat von OBERNDORFER, München.)

Ein gutes Beispiel für den eben gekennzeichneten Befund ist jener im vorigen Hauptstück ausführlich wiedergegebene Bericht von RÖSSLE über ältere und frischere Pankreasinfarkte. Um verflüssigte Innengebiete der nekrotischen Herde schloß sich ein

koagulationsnekrotischer Außengürtel; der Innengürtel war jeweils nach einer Protoplasmagerinnung autolytisch oder sonstwie fermentativ in Lösung gekommen; in älteren Ver-
ödungsherden fand RÖSSLE die Drüsenläppchen, soweit man sie erkannte, verkleinert und
bröckelig beschaffen; das Stützgerüst bestand aus pyknotischen Zellen, ein breiter Ab-
grenzungsgürtel, reich an Fibroplasten, umgab diese Herde, während an der Grenze gegen
die verflüssigte Masse Leukozytenwälle gefunden wurden.

Über die bei Mastschweinen vorkommenden Pankreas- und Pankreasfettgewebsnekrosen soll später im Zusammenhang mit der Gesamtschilderung der
nekrosierenden Pankreaserkrankung gehandelt werden.

Es ist vorhin gesagt worden, daß solche Pankreasnekrosen in fibröse Heilung
übergehen können. Andererseits ist gerade in dem erwähnten Beispiel, dem
RÖSSLES Beobachtung zugrunde liegt, auch die andere Möglichkeit gekennzeichnet,
nämlich einer Abstoßung des nekrotischen Gebietes innerhalb gewaltiger Leuko-
zytenfülle, bzw. eines eitrigen entzündlichen Bandes. Welche Rolle solche Abstoßung (Sequestration) im Rahmen der Pankreaserkrankungen spielt, wird im
Hauptstück über die akute, nekrotisierende Pankreaserkrankung erörtert. Hier
sei nur betont, daß man kleineren, von Eiterwällen umgrenzten Ertötungsteilen
nicht zu selten begegnet, welche von vielfachen Ablegern eines (anderorts primären) Krebses durchsetzt sind und deshalb da und dort in der Ernährung
gestört wurden. Dabei ist es selbstverständlich, daß sich die Nekrosen auch
auf das Zwischengewebe erstrecken.

Treten die soeben beschriebenen Veränderungen rückschrittlicher Art bei
Ernährungsstörungen oder infolge peptolytischer, bzw. tryptischer Kräfte auf,
so ist doch kaum zu bestreiten, daß auch einfach autolytische Prozesse mit
hereinspielen können; ferner ist es durchaus wahrscheinlich, daß autolytische
und proteolytische Wirkungen am Pankreasgewebe sich mit lipolytischen vereinigen können, wodurch das höchst verwirrende Bild der Pankreas- und Pankreasfettgewebsnekrose zustande kommen muß.

7. Fettgewebsnekrosen im Bereich der Bauchspeicheldrüse.

Wie oben unter Hinweis auf HANNS CHIARI und WILLIAMS schon kurz angedeutet worden ist, kommt es bei der sog. Autodigestion des Pankreas auch zu
einer Zersetzung der im Selbstverdauungsbereich gelegenen Anteile des Fettgewebes im Pankreasgerüst. Die genauere Kenntnis der Morphologie des Fettgewebsnekrosen knüpft sich an die Namen BALSER, HANNS CHIARI, LANGER-
HANS und BENDA; freilich ist schon vor diesen Forschern eine kleine Anzahl
von Beobachtungen da und dort niedergelegt worden, Beobachtungen, denen
mehr oder weniger auch Fettgewebsnekrosen im Pankreasbereich zugrunde lagen,
worüber TRUHART einzelne Angaben macht.

So ist ein 1852 von RUD. VIRCHOW erhobener Leichenbefund an einer Frau bemerkenswert; es fanden sich gelbe Flecken in der Bauchspeicheldrüse; diese Flecken bestanden
nach VIRCHOWs Aussage aus einem hellgelben, schmierigen butterweichen Stoff. Und
KLOB, welcher derartige kleinste Flecken und Streifen im Stützgewebe der Bauchspeicheldrüse ersehen hatte, konnte aus jenen Fleckchen mitunter eine emulsionsartige Masse ausdrücken, die bei einer sorgfältigen, mikroskopischen Untersuchung als „körnige amorphe
Masse, kohlensaurer Kalk, als emulsive Flüssigkeit, verfallene Zellen und Strahlenbüschel
von (wahrscheinlich) margarinesauren Kristallen" angesprochen wurden „offenbar hervorgegangen aus atrophierendem Fettgewebe, das sich im interstitiellen Gewebe aller Speicheldrüsen findet" (TRUHART).

Die eigentliche Kenntnis der Fettgewebsnekrosen wurde indes vermittelt durch
W. BALSER, der 1882 in einer grundlegenden Arbeit Beobachtungen veröffentlicht hat, in
deren Mittelpunkt er den Befund von Fettgewebsnekrose des Pankreas und seiner nächsten
Umgebung stellte.

BALSERs Mitteilung lautete: „Untersucht man aufmerksam bei einer größeren
Anzahl von Sektionen das Pankreas und seine nächste Umgebung, so wird
man relativ oft zwischen den Drüsenläppchen opake, gelbweiße punktförmige

bis stecknadelkopfgroße, auf der Schnittfläche meist ovale Herde erkennen, von denen sich die größeren dadurch auszeichnen, daß ihre zentralen Teile sich leicht durch den Rücken des Messers wegstreifen lassen. Zuweilen sieht man auch größere Herde, deren Schnittfläche nicht mehr gleichmäßig glatt ist, sondern bei denen der zentrale Teil bereits von den peripherischen Schichten des Herdes mehr oder weniger vollkommen gelöst ist. Bei anderen ist das Zentrum mit einer talgartigen Schmiere angefüllt.

Seltener findet man diese eigentümlichen Herdchen nicht bloß zwischen den Drüsenläppchen des Pankreas, sondern auch in dem dies Organ umgebenden Fettgewebe.''

Im allgemeinen seien solche Herdchen nicht selten; so habe BALSER sie unter 25 wahllos herausgegriffenen Leichen fünfmal im Bereich des Pankreas gefunden — bei Menschen, die an folgenden Leiden verstorben waren:

1. ,,52 Jahre alter magerer Mann. Phthisis pulmonum.

2. 42 Jahre alter Mann. Starke Hautödeme. Stenose und Insuffizienz der Aorta.

3. 61 Jahre alter kräftiger, gut genährter Mann. Carcinoma ventriculi, peritoneale und omenti.

4. 48 Jahre alter magerer Mann. Carcinoma ventriculi.

5. 60 Jahre alter magerer Mann. Cirrhosis hepatis.''

In den vier ersten dieser Fälle hatten sich die Herde zahlreich auf vielen Schnitten gefunden, im 5. Fall aber nur in Spuren. Sie waren stecknadelkopf bis hanfkorngroß. BALSER nannte die fraglichen Erscheinungen ,,Fettnekrosen''.

Abgesehen von jenen 5 leichten ,,Fettnekrosen'' hat er auch noch zwei schwere Fälle beschrieben, welche — ohne daß er diesen Ausdruck verwendet — mit Pankreasnekrose vergesellschaftet waren. Der Befund dieser zwei Leichenöffnungen ist hinsichtlich der Erscheinung der Fettgewebsnekrosen so außerordentlich sprechend, das BALSERs Ausführungen hierüber näher mitgeteilt seien.

Über die Verhältnisse im Abdomen einer 32jährigen Frau, die etwa 4 Wochen krank gewesen, gab er an: ,,Beim Auseinanderlegen der Falten des Mesenteriums zeigt sich die Serosa im wesentlichen glatt, da und dort weißlich verdickt; nur an der Wurzel seines obersten Teiles ist das Mesenterium durch lockere fibrinöse Massen mit dem Mesocolon transversum verklebt. Nach ihrer Lösung gerät man in eine große Höhle, aus der sich mit größeren Brocken vermengter, schmieriger, graugelber Brei entleert. Beim genaueren Betrachten der Flächen des Mesenteriums sieht man überall zahlreiche, meist linsen- bis erbsengroße, zuweilen größere, öfters kleinere, opake gelbweiße Flecken, die da und dort am Rand schmale rostrote Streifen haben. Auf Durchschnitten der Platten erscheint die Schnittfläche ebenso, nur sieht man hier vielfach im Zentrum der ,,Fettnekrosen'', denn um solche handelt es sich, Erweichung und Lösung von nekrotischen Teilen. Beim genauen Zusehen erkennt man im Fettgewebe noch mehr oder weniger opake, weißliche Flecken, die sich schon mit bloßem Auge in ein feinstmaschiges Netz auflösen lassen; regelmäßig sieht man dies in der Nähe ausgesprochener Nekrose. Nach Wegnahme des Darmes und der Milz, die bei normalen Follikeln eine mäßige, pulpäre Schwellung zeigt, wird die Verwachsung von Mesenterium und Mesocolon transversum weiter gelöst und man gelangt dabei in die große, einem Abszeß ähnliche Höhle, aus der sich die oben erwähnten Massen entleeren. Der Inhalt mißt im ganzen etwa 1 Liter und besteht aus einer dünnbreiigen, graugelben, trüben Flüssigkeit, in der kleinste Fetzen und Flocken und größere Brocken schwimmen, von denen einzelne fast die Größe eines Hühnereies erreichen. Das Aussehen derselben macht es sofort wahrscheinlich, daß es sich um nekrotische Teile des Fettgewebes handelt; ein jeder Durchschnitt eines solchen Klumpens macht dies sicher, denn man erkennt auf demselben ein lockeres, trübes, graugelbes Gewebe (sequestriertes Fettgewebe), in das derbere runde, bis kirschkerngroße und noch größere weißgelbe Herde (Fettnekrosen) eingelagert sind, die über die Schnittfläche prominieren. In der Umgebung dieser Herde finden sich oft ihrem Rande entsprechend volle Ringe und Teile eines Ringes von rostroter bis schwarzbrauner Farbe, also in Wirklichkeit Kugelschalen und Teile von solchen einst hämorrhagisch infarzierten Gewebes als nächste Umgebung der Nekrosen. Auffallend ist die bedenkliche Ausdehnung der Nekrosenhöhle, deren Wandungen übrigens nirgends eigentlich eitrig infiltriert erscheinen; die nächste Umgebung der fetzigen Innenfläche ist trübe, opak, graugelb oder mehr gelbweiß. Diese Beschaffenheit verliert sich schon einige Millimeter von der Innenfläche und macht, rasch an Stärke abnehmend, dem normalen Aussehen der Gewebe Platz. In der Hohe liegt das Pankreas, wie frei präpariert vom Hilus der Milz bis zu den stärkeren Verwachsungen mit dem Duodenum. Seine Lappchen sind oft wie mazeriert, d. h. das Bindegewebe zwischen denselben ist sehr gelockert, so daß man besonders in der Nähe des Kopfes nach dem Auseinanderklappen derselben fast dicht auf dem Ductus Wirsungianus ist. Der letztere ist, soweit man ihn und seine Äste mit einer feinen Schere überhaupt aufschneiden kann, unverletzt."

Bei einem 54 Jahre alten, innerhalb 2—3 Tagen an peritonitischen Erscheinungen gestorbenen Mann konnte BALSER folgende Beobachtung niederlegen: „Bei Eröffnung des Abdomens entleert sich aus ihm reichliche hellgelbe Flüssigkeit. Die Bauchwandungen, das Omentum und das Mesenterium zeigen einen enormen Grad von Fettentwicklung. Dünndarmschlingen stark aufgetrieben, ihre Serosa durch starke Injektion zahlreicher feiner Gefäße hellrot. Auffallend sind subperitoneale, über das Bett der Bauchwandungen, über das Omentum und das Mesenterium zerstreute, zahlreiche hell schwefelgelbe, meist linsengroße, selten bis kirschkerngroße, opake Einlagerungen in dem Fettgewebe, Fettnekrosen. Dieselben haben oft einen mehr oder weniger vollständigen, bald schmäleren, bald breiteren Hof von schwarzbrauner Farbe. Die Wurzel des Mesenteriums liegt merkwürdig weit nach vorne von der Wirbelsäule; beim Zufühlen glaubt man daselbst, in der Gegend des Pankreas und von da nach abwärts einen mehr als faustgroßen Tumor zu fühlen. Durch die Serosa dieser Gegend scheinen fleckweise dunkelbraune Massen durch. Beim Ablösen des Colon descendens und transversum ist das durchschnittene Gewebe fast überall von dunkelbraunen und schwarzroten Massen derart durchsetzt, daß dieselben die Grundsubstanz für die (scheinbar) in sie eingelagerten Fetträubchen bilden. Unter dem Colon descendens hin erstrecken sich diese schwarzbraunen Blutinsel, die man leicht in lockeren, zerreißlichen Fasern aus dem Gewebe herauszupfen kann, weit nach abwärts, noch nahe am Ligamentum Pouparti findet man Spuren derselben. Nach rechts reichen sie in dem durchgeschnittenen Mesocolon transversum bis dicht an die Flexura hepatica coli. Beim Eingehen auf den hinter der Wurzel des Mesenteriums gelegenen Tumor ergibt sich, daß derselbe besteht aus dem blutig infiltrierten, vergrößerten Pankreas und aus dunkelbraunen bis schwarzroten zähen Blutgerinnseln, die diese Drüse umgeben. Beides zusammen, Pankreas und Bluterguß, bildet eine etwa zwei faustgroße Geschwulst, von der ausgehend die Blutgerinnsel in der beschriebenen Weise das Mesocolon descendens und transversum infiltrieren; außerdem erstrecken sie sich nach links bis zum Hilus der linken Niere und weithin im Mesenterium. Daselbst hängen sie um dem Pankreas mit dem großen Bluterguß zusammen, weiterhin finden sie sich mehr herdweise, nahe bei den beschriebenen, gelbweißen opaken Einlagerungen im Fettgewebe, also nahe bei den Fettnekrosen. Übrigens sind die von dem Hauptbluterguß getrennten, an Fettnekrosen sich anschließenden Blutungen zwar sehr zahlreich — auch in dem Omentum majus — aber niemals sehr ausgedehnt. Das Pankreas ist im ganzen etwas vergrößert, ein Längsschnitt zeigt im Kopf und am Schwanzende nußgroße Partien nahezu normalen Drüsengewebes. Dasselbe ist hier sehr blaß, schmutzig, gelbrot, weich und ausgezeichnet durch zahlreiche, opake weißliche Streifchen und Flecken. Der Rest der Drüse zeigt eine sehr bunte Schnittfläche; das deutliche, in der Form nicht veränderte, azinöse Gewebe ist dunkelgelbrot und schwarzrot marmoriert. Außerdem finden sich zahlreiche punktförmige, bis beinahe stecknadelkopfgroße scharf kreisrunde schwarzrote Flecken, deren genauere Betrachtung ergibt, daß es sich um Durchschnitte von mit Blutgerinnseln angefüllten Kanälen handelt."

Die Befunde BALSERs betrafen teils magere, teils fettreiche Leichen; die Fettgewebsnekrosen lagen teils im interazinösen Gewebe der Bauchspeicheldrüse, seltener in dem diese Drüse umgebenden Fettgewebe; sie waren punktförmig bis linsengroß, von gelbweißer, trüber Farbe. „In seltenen Fällen", so führt BALSER aus, „nimmt deren Ausdehnung, Zahl und Größe zu. Bei spärlichen derartigen Veränderungen findet man selten, bei ausgedehnten, reichlich auf alte und frischere Blutungen deutende Infiltrationen des den Nekrosen zunächst liegenden Gewebes. Die Nekrosen können als solche konfluieren; sie können endlich durch ihre Ausdehnung und gleichzeitige Sequestration großer Teile des Fettgewebes, in dem sie liegen zur Todesursache werden."

Daß BALSER schon der Gedanke nahe lag, es könnten abgesehen von den Fettgewebsnekrosen hier noch andere Erscheinungen in enger Verbindung vorliegen, läßt sich aus folgendem Satz ersehen: „Die Blutungen in der Umgebung der Nekrosen können besonders um das Pankreas herum sehr bedenklich werden und unter einem Bild, das der von ZENKER beschriebenen Pankreasapoplexie ähnlich ist, zum Tode führen".

Wenn man nun auch in der Deutung dieser „Fettnekrose" BALSERs nicht ganz übereinstimmte, so blieb doch die Richtigkeit der makroskopischen Beschreibung unbestritten. Die nächst wichtigen Arbeiten von HANNS CHIARI und von LANGERHANS haben hierin nichts Neues gebracht.

Was das mikroskopische Bild der Fettgewebsnekrosen angeht, so hat BALSER darüber folgendes ausgeführt:

Bei der technischen Vorbehandlung fraglicher Organstückchen oder Schnitte fand er, daß zwar durch Kochung in Alkohol und Äther alles Fett aus den Fettzellen herausgehe, daß aber die Stelle der „Fettnekrose" undurchsichtig, trübe bleibe. Dasselbe Verhalten zeigten die Schnitte, wenn man sie aus dem Äther in starke Essigsäure brachte, nur wurde alles Gewebe außer der Fettnekrose noch weit durchsichtiger. Führte man dann den Schnitt aus der starken Essigsäure in absoluten Alkohol über, so wurde die ganze Nekrose in kürzester Zeit durchsichtig, trotzdem sie vorher Alkalien und starken Säuren widerstanden hatte.

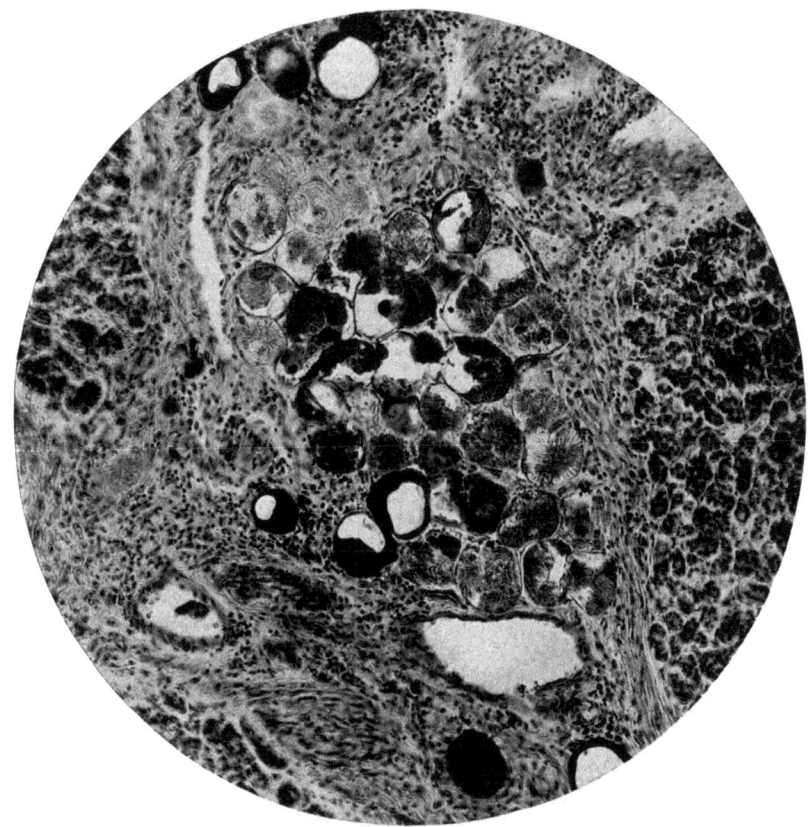

Abb. 123. Ganz frischer, kleinster Herd von Fettgewebsnekrose des Pankreas, umgeben von einem geringfügigen, entzündlichen Reaktionsgürtel. Atrophisch-lipomatös-sklerotische Bauchspeicheldrüse eines alten Diabetikers und Luikers; derselbe Fall meiner Beobachtung, wie in Abb. 91, den L. SCHOLTZ, Mainz, bearbeitet hat.

Das bedeutete wohl, daß der undurchsichtige Körper durch starke Essigsäure in einen alkohollöslichen Zustand übergeführt wurde, oder, daß derselbe in eine für alle erwähnten Lösungsmittel undurchlässige Substanz eingebettet war, die erst durch konzentrierte Essigsäure für den absoluten Alkohol zugänglich gemacht wurde.

An ganz feinen Schnitten frischer Präparate, die er in einer Kältemischung hatte gefrieren lassen, erkannte BALSER, „daß in der Nähe deutlicher Nekrosen die Fettzellen nicht wie sonst dicht aneinander gedrängt lagen, sondern daß sie getrennt waren durch mehr oder weniger breite, an die Leberzellenreihe, bei Fettleber erinnernde Streifen, wo in kaum erkennbares Protoplasma zahlreiche feinste Fettkörnchen, kleine und größere Fetttropfen eingelagert waren. Dieselben verdeckten die übrigen Teile, Bindegewebszellen, Fasern und Kapillaren vollständig. An den Kreuzungspunkten breiterer Balken erschien oft ein kleiner, die Größe einer normalen Fettzelle erreichender, rundlicher Herd von der gleichen Beschaffenheit. Je näher man der makroskopisch erkennbaren Fettgewebsnekrose kam, um so breiter wurden diese Züge und zugleich anscheinend zahlreicher. Beim Versuche, dieselben mit bloßem Auge zu erkennen, gelang das wohl da und dort, indem man in der Nähe ausgesprochener Fettnekrosen ein feines Netz feinster, gelbweißer opaker Streifchen erkannte.

Die Nekrosen selbst lösen sich vielfach beim Anfertigen der Schnitte von ihrer Umgebung los, nur da und dort vermitteln einzelne breite, den eben beschriebenen ähnliche Streifen den Zusammenhang.

An ausgebildeten Fettnekrosen erkennt man bei frischen Präparaten höchstens, daß sie vielfach in Klumpen und Schollen von der ungefähren Größe einer Fettzelle zerfallen, die aus nichts als aus Fettkörnchen, Fetttropfen und Fettkristallnadeln zu bestehen scheinen".

Eine gekürzte Zusammenstellung dessen, was BALSER sonst noch mikroskopisch feststellte, und wie er es bei seiner immerhin noch mangelhaften Schnittzubereitung deutete, lesen wir bei TRUHART:

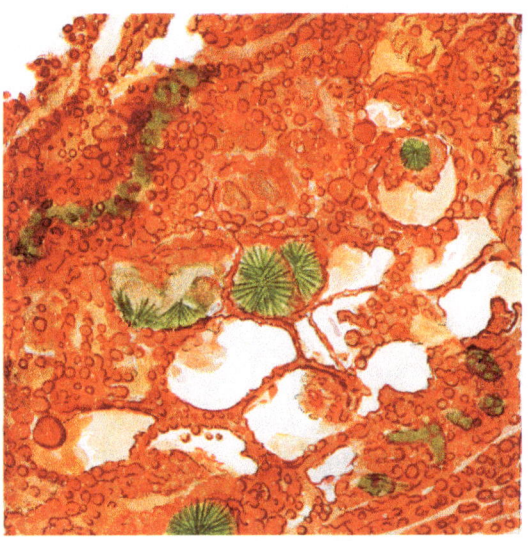

Abb. 124. Mikroskopisch bei stärkerer Vergrößerung gesehene Stelle aus einer Fettgewebsnekrose des Pankreas nach BENDASCHER Kupferung mit Sudan III gefärbt. Man erkennt den scholligen Zerfall des Fettes, sowie kristallinische, drusenartige Fettsäureniederschläge. (Beobachtung des path. Instit. Mainz.)

Es markierten sich die Fettgewebsnekrosenherde, die häufig von einem dunkleren Hof umgeben waren, gegenüber dem übrigen Fettgewebe durch ihr weit dichteres Gefüge ab; das Bindegewebe ist in der Umgebung meist breit und stark entwickelt und sendet zungenförmig sich verdünnende, schließlich ganz schwindende Ausläufer in den Nekroseherd hinein. Letzterer erscheint an frischen mikroskopischen Präparaten vielfach in Klumpen und Schollen von der ungefähren Größe einer Fettzelle zerfallen, die aus nichts als aus Fettkörnchen, Fetttropfen und Fettkristallen zu bestehen scheinen und in Form von hyalinen Kugelschalen und Ringen ins Gesichtsfeld treten. Bei älteren, zuvor gut gehärteten Alkoholpräparaten färbte BALSER die feinen Schnitte, nachdem er sie zuvor mit absolutem Alkohol und dann mit Äther abgekocht hatte, mit Hämatoxylin. An solchen nahezu völlig entfetteten und gut gefärbten Schnittpräparaten wurden zahlreiche, meist ein-, aber auch mehrkernige, kleine Zellen sichtbar, welche die Bindegewebszüge in der Peripherie und im Innern in perlschnurartiger Anordnung, gewissermaßen epithelähnlich bekleiden und in immer dichter werdender Menge die nunmehr ihres Inhalts beraubten Hohlräume der Fettzellen umgrenzen; dazwischen finden sich Bindegewebs- und Kernreste eingelagert.

Jenen „epithelähnlichen Belegzellen" glaubte BALSER die Bedeutung junger wuchernder Fettzellen einräumen zu können, die durch allmähliche, übermäßige Vermehrung schließlich zum Absterben der zentral gelegenen Mutterzellen führten; es bestärkte ihn diese Erfahrung noch mehr in der Annahme, daß die Nekrose Effekt einer exzessiven herdweisen Wucherung des Fettgewebes sei. Dementsprechend faßte BALSER das Resultat seiner Arbeit dahin zusammen: „Es gibt bei vielen Menschen Wucherungsprozesse der Fettzellen in der Umgebung des Pankreas. Dieselben erreichen ausnahmsweise, besonders bei sehr fettreichen Leuten eine solche Ausdehnung, daß größere Partien des abdominalen Fettes absterben und durch dieses Absterben, seine große Ausdehnung allein oder durch damit verbundene Blutungen, zum Tode führen."

HANNS CHIARI hat diese irrtümliche Deutung BALSERs verworfen; er erkannte in Zupfpräparaten, daß im Bereich von Fettgewebsnekrosen viele Fettzellen nicht jeweils von einem großen Fetttropfen erfüllt, sondern von vielen, ja, wie z. B. die sog. Körnchenkugeln, von zahllosen Fetttröpfchen erfüllt waren; zog man aber den alkohollöslichen Teil solcher Fettzellen aus, so erwiesen sie sich teilweise, anstatt mit Kügelchen und Tröpfchen, mit feinen Kristallnadeln erfüllt.

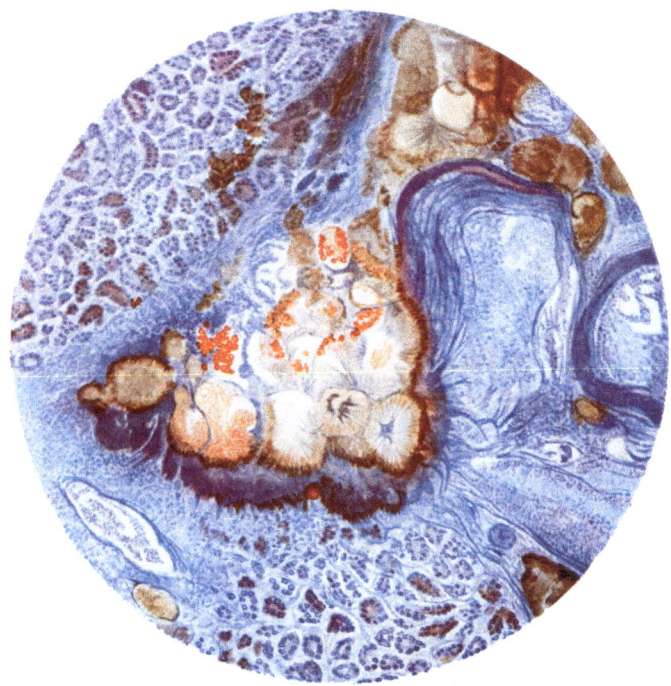

Abb. 125. Fettgewebsnekrose im Pankreas mit entzündlichem Reaktionsgürtel (Gefrierschnitt gefärbt mit Sudan III und Hämalaun; eingedeckt in Glyzerin). Man beachte auch die bräunlich erscheinende feintropfige Verfettung mancher Drüsenazini des Pankreas. (Eigene Beobachtung im path.-anat. Instit. Innsbruck.)

Diese Feststellungen kann man bei der heute weiter vorgeschrittenen Gefriertechnik mit Sudan-Hämalaunfärbung leicht bestätigen. Um frischere Nekroseherde sieht man ein eng nachbarliches geringes Ödem sowie zunächst geringe entzündliche Zellinfiltration. Nach REITMANN fehlen ganz frischen Fettgewebsnekrosen nachbarlich entzündliche Reaktionen, was ja gerade beweise, daß der ganze Vorgang der Fettgewebsnekrosen im allgemeinen unabhängig von entzündlichen Vorgängen sei. Liegt aber eine Fettgewebsnekrose einmal vor, dann nehmen mit der Zeit mehr und mehr Wanderzellen und Makrophagen in der Nachbarschaft Anteil und füllen sich mit Körnchen und Tröpfchen des zerspaltenen und aus der Organisation geratenen Fettes, so wie dies schon im vorausgehenden Abschnitt gezeigt worden ist.

In älteren Fällen lockert sich das Infiltrat der Abraumzellen bedeutend, ein mehr oder minder dichter Bindegewebsmantel bleibt um den Herd der

Fettgewebsnekrose zurück. HANNS CHIARI hat diese Einkapselung eines zentralen Kernes durch Schwielengewebe erkannt; brachte er frische Teilchen dieses zentralen Kernes in Kochsalzlösung, so zeigte sich, daß sie aus verschieden großen Fettkügelchen, aber auch „aus kleinen wie Kalkmolekel glänzenden Körnern und Schollen" bestanden; diese letzteren erweisen sich als eine leicht gelbbraune, an der Oberfläche vielfach eingerunzelte, widerstandsfähige Substanz. Im gefärbten Präparat fand HANNS CHIARI innerhalb der Nekroseherde nur höchst selten und dann nur undeutlich erkennbare, meist gar keine Zellkerne.

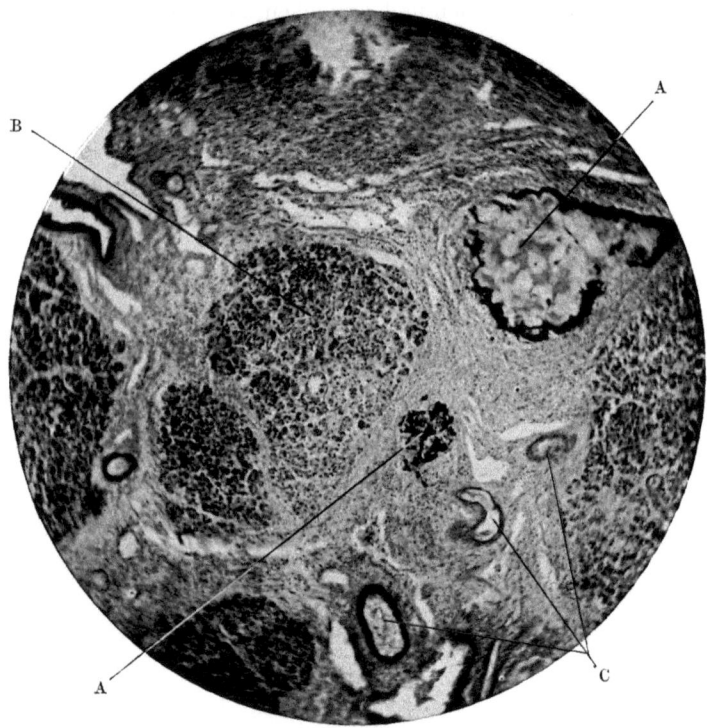

Abb. 126. Ältere kleine Herde von Fettgewebsnekrose im Pankreas, umgeben von verdicktem, schwieligem Bindegewebe. A Fettgewebsnekrose - Herde von schwarzen Kalkseifengürteln umschlossen; B atrophisches Pankreasläppchen; C Gefäße. (Eigene Beobachtung im path. Instit. Mainz.)

Auf Grund seiner mikroskopischen Befunde hat HANNS CHIARI die Erklärung des Werdens der „Fettnekrosen" BALSERs verworfen und sich dahin ausgesprochen, „daß alle diese Fettnekrosen nichts anderes sind, als degenerative Prozesse, die in Paralelle gestellt mit den regressiven Metamorphosen, wie wir sie in anderen Geweben so oft sahen, als fettige Degeneration und einfache Nekrose des Fettgewebes zu bezeichnen sind". Und auch EUG. FRAENKEL wollte in der Fettgewebsnekrose einen einfachen nekrobiotischen Vorgang erkennen.

Eine genügende Erklärung für das nicht einfache Bild, das die eigenartigen, trüben, gelbweißen Stellen dem bewaffneten Auge darboten, jene Stellen, die im Mikroskop mitunter auch bräunlich gelb erscheinende, kugelschalenartige Randgebiete von Fettgewebsnekrosen aufwiesen, brachten erst gemeinsame Untersuchungen von LANGERHANS und SALKOWSKY, über welche der erstere berichtet hat.

Auch LANGERHANS fiel die große technische Schwierigkeit der Herstellung guter und alle Einzelheiten aufweisender mikroskopischer Präparate von Fettgewebsnekrosen im Pankreas auf. Aber an ganz frischen, klein umschriebenen,

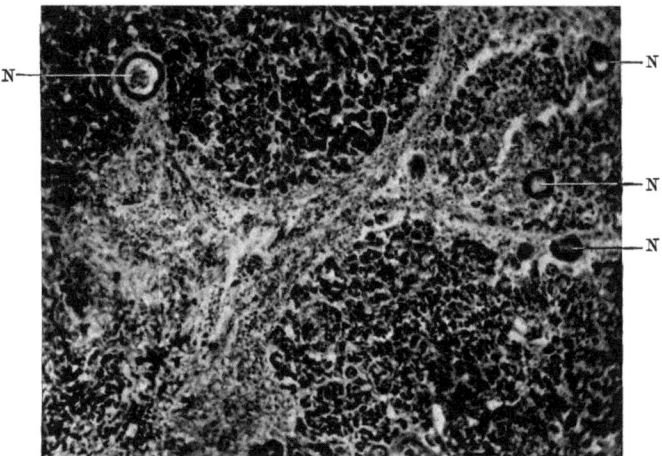

Abb. 127. Fettgewebsnekrosen kleinsten Umfangs im Pankreas bei schwacher Vergroßerung gesehen. N Kugelschalenartige Bildungen aus zersetztem Fett mit Kalkseifenhullen. (Mainzer Beobachtung.)

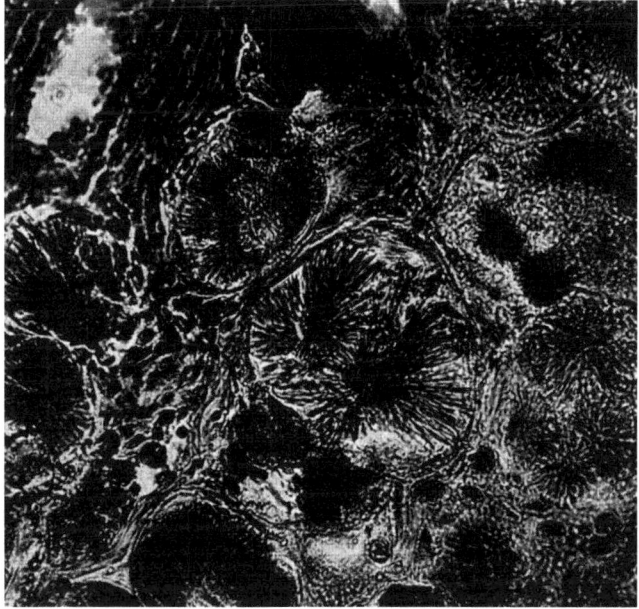

Abb. 128. Fettsäurekristalle im Fettgewebe der Bauchspeicheldrüse bei Pankreasfettgewebsnekrose. (Starke Vergrößerung. Eigene Beobachtung im pathol. Instit. Mainz.)

oberflächlichen Herden, die er mit einem Scherenschlag abtrennen und ohne weitere Zerstörung des Zusammenhanges unter den Linsen ausbreiten konnte, kam er zu der Anschauung, daß es sich bei der merkwürdigen Veränderung

der Zellen das Fettgewebes um eine Spaltung des Neutralfettes in Glyzerin und
Fettsäuren handle.

„In allen Präparaten von frischen Nekrosen machte sich als erste sichtbare
Veränderung die Abscheidung der feinen Kristallnadeln in der Peripherie der
Öltröpfchen der Fettzelle bemerkbar. Die charakteristischen, schwach glänzenden
Kristalle der Palmitin- und Stearinsäure nehmen im ersten Beginn nur einen
kleinen Raumteil der Zelle ein, deren Hüllmembran im übrigen bis in weit spätere
Stadien hinein deutlich erkennbar bleibt; es präsentieren sich diese Niederschläge
dann in Form von Ringen oder Halbringen, resp. Klumpen und Kugelsegmenten,

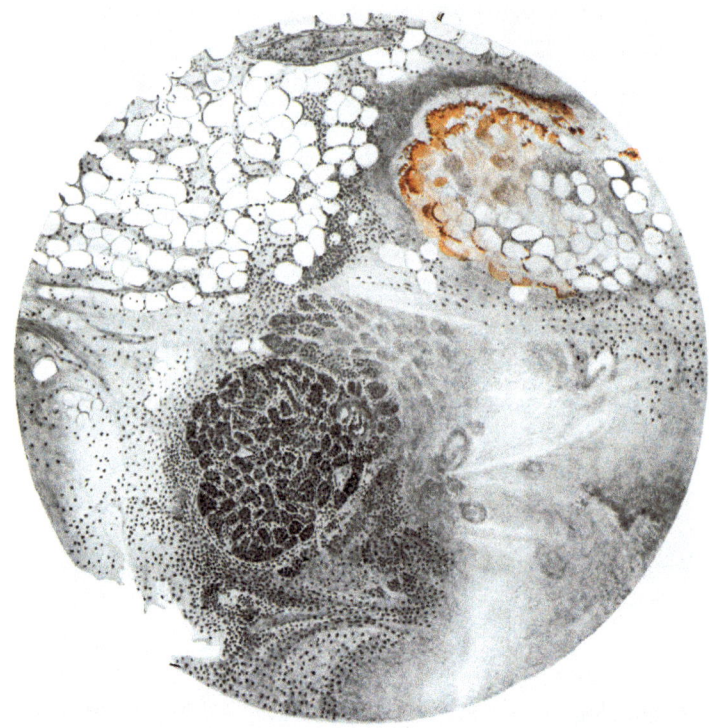

Abb. 129. Frische Pankreas- und Pankreas-Fettgewebsnekrose mit entzündlicher Zellinfiltration
im Grenzgebiet gegen die gesunde Umgebung. Braunfärbung des Grenzrandes zwischen dem nekrotischen Bereich eines Fettgewebsläppchens und des nekrotischen Stutzgewebes. (Schwache Vergr.
Eigene Beobachtung im path. Instit. Mainz.)

um allmählich als immer dichtere Haufen sich lagernd, Halbkugel- oder vollständige Kugelgestalt zu gewinnen; weiterhin wird die Hüllmembran infolge der
Ausscheidung kleinster Öltröpfchen sehr runzelig, die Zelle zeigt unregelmäßige,
mehr zackig eckige, ja selbst sternförmige Außenlinien."

Dieser Zersetzungsprozeß nimmt durch Zusammenfließen vieler derart
befallener Fettzellen oft ganze Fettgewebsläppchen innerhalb des umscheidenden
Bindegewebsgerüstes ein, das seinerseits entzündliche und nicht selten ebenfalls
schwerste regressive Veränderungen zeigt. Die dabei oft wahrgenommene
bräunlich-gelbe Außenzone stammt aber nicht von der Fettzerspaltung unmittelbar, sondern von körnigen oder diffusen Blutfarbstoffniederschlägen her, welche
meist den ebenfalls absterbenden bindegewebigen Grenzstreifen gegen die Fettgewebsnekrose erfüllen, immerhin aber auch den angrenzenden zerspaltenen

Fettmassen für das mikroskopierende Auge einen schmutzig gelbbraunen Farbton im Randgebiet verleihen.

In größeren Herden, welche mehrere Fettgewebsläppchen betreffen, ziehen die
eben genannten Bindegewebsstreifen (BALSERs „Streifen", CHIARIS „inkap-
sulierende Schwielen") mehr oder weniger breit mitten durch das Gesamtnekrose-
gebiet. Ihre Blutgefäße sind wie das Bindegewebe abgestorben und enthalten
Blutpfröpfe, vielfach ist Blut ausgetreten, teilweise auch durch Vermischung
mit den Zersetzungsstoffen in mißfarbene Massen verwandelt.

LANGERHANS ersah in den schwach glänzenden, etwas gebogenen Kristallen
innerhalb frisch zersetzter Fettzellen Palmitin- und Stearinsäuredrusen. Nun

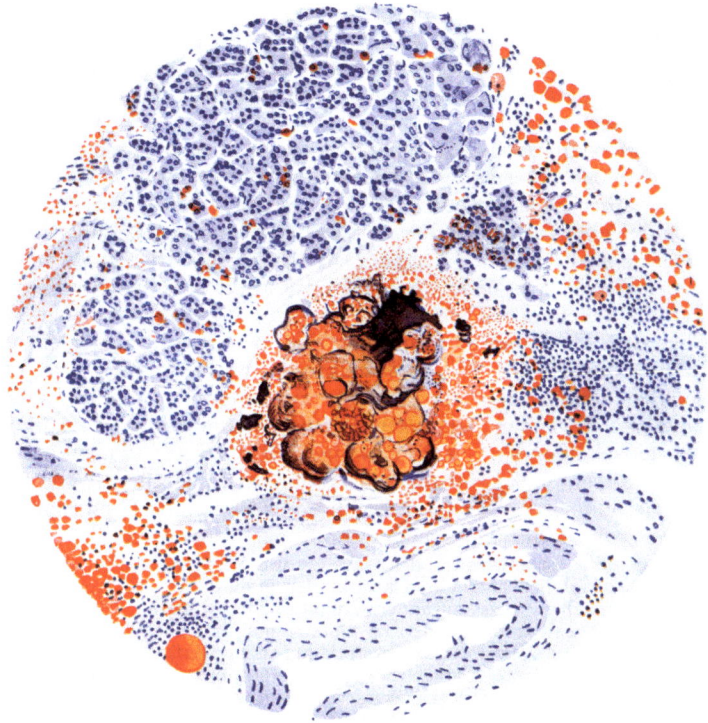

Abb. 130. Fettgewebsnekroseherd im Pankreas-Stützgewebe. (Formalin, Kalibichromathärtung.
Gefrierschnitt, Sudan III-Hämalaunfärbung, Glyzerineinlegung.) Die schwarzen Kugelschalen und
Randbezirke stellen Kalkseifenhullen vor, innerhalb deren sudanophile zersetzte Fettmassen liegen.
(Eigene Beobachtung im path. Instit. Mainz.)

fand er weiterhin in älteren Nekroseherden, die sich leicht aus ihrer Umgebung herauslösen ließen, relativ schwere Gebilde. Sie schwammen nicht auf
dem Wasser wie jene, sondern gingen unter. Das rührte her von der Beimengung
großer und kleiner, bei Osmierung schmutzig graubrauner Schollen von relativ
hohem spezifischen Gewicht, die gegen kochenden Äther und Alkohol widerstandsfähig waren, ebenso wie sie gegen Saizsäure unempfindlich schienen. Es
war also ihre Deutung als „Kalkmolekel" (HANNS CHIARI) irrig. LANGERHANS
konnte nun dartun, daß sich die fraglichen Schollen bei Zusatz von unverdünnter
Schwefelsäure unter ziemlich lebhafter Gasentwicklung auflösten, wobei nur eine
ganz geringe, hellgelbe, strukturlose Masse übrig blieb. Nun setzte der Forscher
etwas Wasser zu, worauf eine milchige Trübung eintrat; diese war bedingt durch

Ausfällung unzählbarer feiner, leicht gebogener Kristallnadeln, die als Gemisch von Palmitin- und Stearinsäuren anzusprechen waren. ,,Beim langsamen Verdunsten schieden sich dann im Laufe der folgenden Tage zahlreiche Gipskristalle namentlich als lange rhombische Säulen ab. Diese Tatsachen gestatteten mit Recht den Schluß, daß die in den Schollen vorhandenen Fettsäuren ausgetrieben und in dem Überschuß der starken Säuren gelöst erhalten waren; erst durch den Zusatz von Wasser wurden sie ausgefällt.''

Das Resultat seiner ebenso lehrreichen und überzeugenden chemisch-analytischen Versuche und mikrochemischen Beobachtungen faßte LANGERHANS zum Schluß dahin zusammen: ,,Die multiple Nekrose des Fettgewebes beginnt mit Zersetzung des in den Zellen enthaltenen neutralen Fettes; die flüssigen Bestandteile werden elliminiert und die festen Fettsäuren bleiben liegen. Letztere verbinden sich mit Kalksalzen zu fettsaurem Kalk. Das ganze Läppchen, bzw. mehrere benachbarte Läppchen bilden dann eine tote Masse, welche durch eine dissezierende Entzündung seitens des umgebenden Bindegewebes von dem Lebenden getrennt wird.''

Bei der Nekrose in diesem Sinne handelt es sich also nicht um eine Art zirkumskripter Nekrobiose übermäßig entwickelten Fettgewebes (BALSER), die zur Lipombildung führte, ebensowenig aber um eine einfache regressive Metamorphose (CHIARI), bei welcher die ganze normale Struktur zugrunde ginge und an Stelle der histologischen Elemente fettigen Detritus träte. Die fragliche Pankreasfettgewebsnekrose ist viel mehr als das Endprodukt eines chemischen Prozesses anzusehen, bei welchem die infolge Fettspaltung frei gewordenen Fettsäuren mit dem aus dem Blut stammenden Kalk sich zu fettsauren Salzen verbinden[1].

Das fernere Los solcher Fettgewebsnekrosen, wenn es günstig ist, d. h. wenn die Herde klein genug sind, ist entweder Aufsaugung durch die Resorptionstätigkeit des nachbarlichen Granulationsgewebes oder völlige Verkalkung innerhalb eines einscheidenden Narbengewebes (REITMANN, TRUHART); bei umfänglichen Nekrosen mit Ertötung von Gefäßen im Gerüstgewebe macht sich eine sequestrierende Entzündung geltend, wie sie niemals ohne Zusammenhang mit Nekrosen von Pankreasdrüsengewebe angetroffen wird.

REITMANN hat die Gegenwirkung des Gewebes um Fettgewebsnekrosen in der Bauchspeicheldrüse eingehend beobachtet und ausführlich geschildert. Er betont, daß die nach Eintritt der Fettgewebsnekrose zuwandernden beweglichen Zellen nicht vorerst wie bei einer demarkierenden Entzündung erhalten bleiben und erst nach Zustandekommen einer mächtigen, entzündlichen Ausschwitzung ersterben, sondern daß sie sehr schnell, ja sogleich der Ertötung anheimfallen. Daher böten die Randpartien der Fettgewebsnekrose jetzt das Bild einer typischen Gewebsnekrose überhaupt, es zeigten sich krümeliger und scholliger Protoplasmazerfall, verkleinerte und verunstaltete oder in Lösung befindliche Zellkerne und nur einzelne, als solche noch erkennbare polymorphkernige Leukozyten; daneben fände man spärliche Schollen gelbbraunen Pigmentes. Dieser Sekundärnekrosegürtel könne verschieden stark ausgeprägt sein; nach außen vermöge er ganz gut erhaltene Fettzellen abzugrenzen.

Es kann sich an dies Stadium eine bindegewebige Abkapselung mit mehr oder minder starker Verflüssigung des Inneren (vielleicht nach vorhergehender Verseifung der nekrotischen Fettreste) anschließen, also eine scheinbare Zystenbildung; oder aber, es setzt eine langsame Aufsaugung ein, deren Bilder wahrscheinlich BALSER und CHIARI mißdeutet und für die Fettgewebsnekrose selbst verantwortlich gemacht hatten.

REITMANN beschreibt auch das an der Aufsaugung beteiligte Zellenheer; er nennt kleinkernige Lymphozyten, polymorphkernige Leukozyten, Makrophagen, Eosinophile mit einem oder zwei Kernen und Plasmazellen. Dieses Infiltrat zeigt mancherlei Besonderheiten; es führt Tropfen, Trümmer, Schollen des zerstörten Fettes weg, betätigt sich also steatoklastisch. Daß die Zelleinschlüsse der Leukozyten und Makrophagen dabei auch von Fettsäurekristallen gebildet sein können, das hat BENDA unter Anwendung seiner (später

---

[1] Nach TRUHART.

noch zu erwähnenden) Verkupferung gezeigt. Auch vielkernige Riesenzellen — wahrscheinlich entstanden durch vermehrte Kernteilung ohne Protoplasmateilung — sind hier am Werk. REITMANN hat ferner auf das reichliche Vorkommen von eosinophilen Zellen in solch späterer Frist um den Ort der pankreatischen Fettgewebsnekrose hingewiesen. Schließlich setzt aus einem kapillar- und fibroplastenreichen Granulationsgewebe heraus eine Kapselbildung um den Herd ein.

Die von TRUHART geäußerte Meinung, daß eine bindegewebige, völlige Vernarbung von Fettgewebsnekrosen möglich sei, hält REITMANN für durchaus denkbar; er bestreitet aber, daß man solche Narben als „chronische Gewebs-

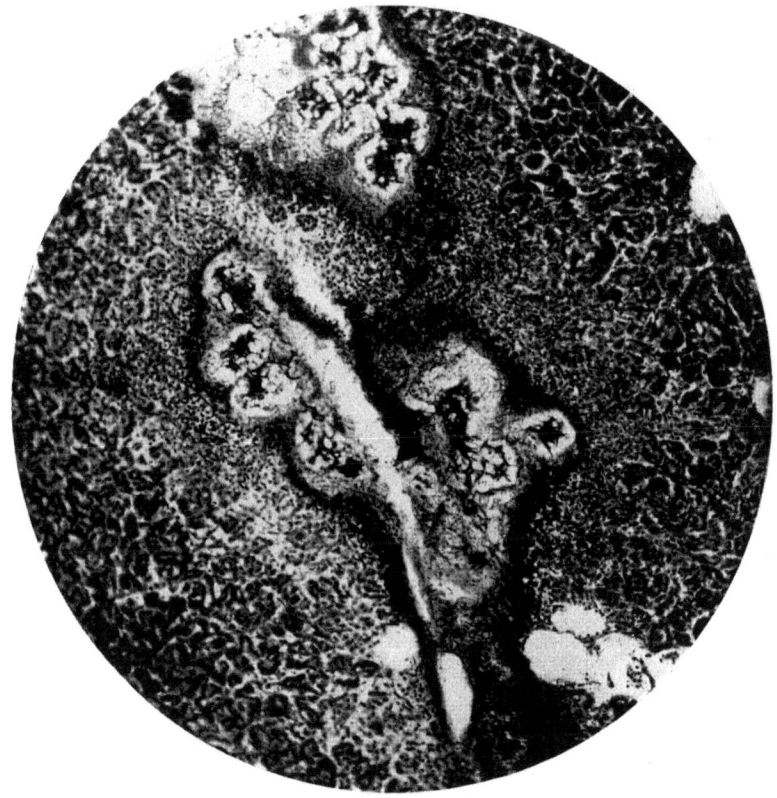

Abb. 131. Mikroskopisches Bild einer sequestrierenden Fettgewebsnekrose mit eitriger, abgrenzender Entzündung im Pankreas. Teilbefund bei metastatischer Sarkombildung in der Bauchspeicheldrüse, ausgehend von einem Magensarkom. (Schwache Vergrößerung.) (Eigene Beobachtung im path. Instit. Mainz.)

induration" (nach TRUHARTs Vorgang) bezeichnen dürfe, da mit diesem Namen nur eine durch das ganze Pankreas gehende Erscheinung gemeint sein könne.

Wie oben schon angedeutet, wird bei umfänglichen Nekrosen von Fettgewebe der Bauchspeicheldrüse mit Ertötung von reichlichem Zwischengewebe und Gefäßchen eine sequestrierende Entzündung die Folge sein, sie wird niemals ohne Zusammenhang mit Nekrosen von Pankreasdrüsengewebe ablaufen (Abb. 131).

Darüber ist an anderer Stelle noch zu berichten, hier sei nur auf die oben ausführlicher wiedergegebenen zwei tödlichen Fälle BALSERs hingewiesen, von denen der erste den Zerfall und die Zusammenhangslösung des Pankreasfettgewebes deutlich genug dargetan hat.

Schließlich ist noch auf einige färberische Eigentümlichkeiten im Fall von Fettgewebsnekrosen hinzuweisen. BENDA hat eine ausgezeichnete Färberegel für Fettgewebsnekrosen angegeben:

Formalinvorbehandeltes Organmaterial, das man in entsprechender Weise mit einer Kupferacetatlösung oder mit einer WEIGERTschen Kupferchromalaunessigsäure beizt, läßt die Fettgewebsnekrosen grün erscheinen. Abb. 132 zeigt den makroskopischen Eindruck eines derartigen Pankreas, das jahrelang nach der BENDAschen Färbung als Sammlungspräparat in Formalin aufbewahrt war.

In einem derart vorbehandelten mikroskopischen Schnittpräparat, das man mit Sudan III nachbehandelt, färben sich die Fettsäuredrusen grün, im Gegensatz zu den rotgelben Tropfen und Schollen des übrigen zersetzten Fettgewebes (vgl. Abb. 124).

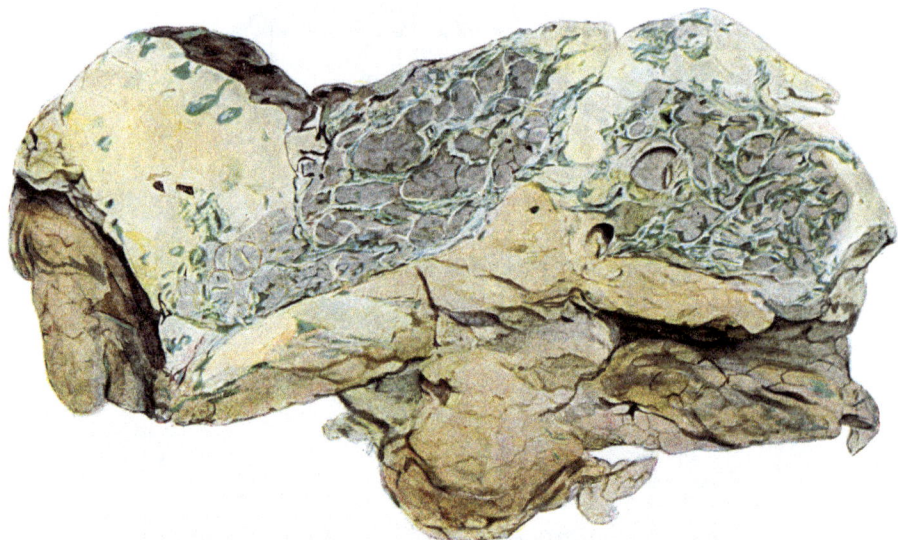

Abb. 132. Pankreasfettgewebsnekrose nach BENDA mit Kupferazetatlösung grün gefarbt.
(Nach einem Sammlungspräparat des pathologischen Instituts des Krankenhauses
Schwabing in München, Professor OBERNDORFER.)

Die von BENDA entdeckte Kupferoxyd-Reaktion der Fettsäuren und ihrer Kalziumverbindungen im Bereich von Fettgewebsnekrosen hat LIEPMANN weiterhin geprüft. Wenn von WULF gesagt wurde, die Reaktion führe irre, da sie postmortale Erscheinungen anzeige, so ist diesen Ausführungen die wiederholte Untersuchung von THOREL gegenüberzustellen, der den Wert der Methode richtig dargestellt hat: diese Darstellung bestätigte BENDAs Mitteilung; allerdings machte sie auch auf die postmortale Fortsetzung der lipatischen Zersetzungen im Pankreasfettgewebe aufmerksam, was nachher noch zu erwähnen ist.

BENDA bezeichnet mit Recht seine Färbung als eine sehr feine Reaktion auf Fettgewebsnekrosen. Sie läßt in blaugrüner Färbung die Nadeln der Fettsäuren und den fettsauren Kalk erscheinen, welche mit dem Kupfersalz eine Verbindung eingehen. Mit Hilfe dieser Methode sind die ersten Anfänge der Fettgewebsnekrose als unabhängig von Entzündungsprozessen im Zwischengewebe des Pankreas gut zu erkennen. Die Zellinfiltration in der Umgebung der meisten nicht mehr ganz frischen Nekrosenherde muß man — wie gerade die mit BENDAscher Färbung darstellbaren resorbierten Fettsäureanteile in den Infiltratzellen lehren — als sekundäre Aufsaugungserscheinung werten.

Wendet man die gewöhnliche Art der Schnittfärbung mit Hämatoxylin-Eosin an, so lassen die Fettnekroseherde nebst ihren ertöteten Gerüstspangen und -hüllen eine kräftige

Eosintönung zu, während die Kernfarbe hier ausbleibt. In der Umgebung der Herde bietet indes die entzündliche Zellwucherung innerhalb des noch nicht abgestorbenen Gerüstgewebes eine intensive Kernfärbung. Daß die Kalkseifen, am Rand der Fettzersetzungsherde sich mit Hämatoxylin tief dunkel färben, ist bereits gesagt worden.

Endlich sei hier noch einmal an die oben schon gestreifte Tatsache erinnert: Die Fettgewebsnekrosen vermögen nach dem Tode noch zuzunehmen. Dies gilt besonders für die im Eisschrank aufbewahrten, im übrigen ohne Erhaltungsmittel gelassenen Bauchspeicheldrüsen; mit der Dauer solcher Aufbewahrung nehmen besonders an solchen Pankreata jene Erscheinungen an Stärke und Ausdehnung zu, welche schon im Leben sich als fermentative Zersetzung gezeigt (THOREL). Ja, meiner Erfahrung nach, trat der Vorgang der Fettzersetzung sogar an einem Material von Bauchspeicheldrüsen noch in Erscheinung, welches in dünnem Formalin aufbewahrt wurde, das im übrigen autolytische Prozesse hemmte. Wie THOREL angab, lassen sich im Bereich solch postmortaler, künstlicher Fettgewebsnekrosen die Zellkerne im Gerüstgewebe noch färben, und zwar auch dann noch — im Gegensatz zur intravitalen Fettgewebsnekrose, — wenn sämtliche Zellen in Drusen von Fettsäurekristallen umgewandelt sind. —

V. Entzündung der Bauchspeicheldrüse.
(Mit Ausnahme der spez. Infektionsfolgen.)

Entzündungen des Pankreas können auf verschiedenem Weg entstehen, erstens auf dem Blutweg, zweitens vom Darm her entlang dem Pankreasgangsystem, drittens in Form unmittelbaren Übergreifens in Gebieten des Gewebszusammenhangs oder der Berührung mit kranken Nachbarorganen. Neben diesen Formen der Entzündung kommen noch jene ausgesprochen sekundären entzündlichen Folgen in Frage, welche im Anschluß an intravitale Nekrosevorgänge in den Geweben des Pankreas ganz regelmäßig ersehen werden können; es ist höchstwahrscheinlich, daß manche Mitteilung von akuter Abszeßbildung im Pankreasbereich als derartige Nekrosierungsfolge zu werten gewesen wäre.

Die Klinik unterscheidet im allgemeinen zwischen akuter, subakuter und chronischer Entzündung der Bauchspeicheldrüse. Uns liegt es näher, für all diese Formen den Weg ihres Werdens zu bedenken, so schwierig das im Einzelfall sein mag.

1. Akute Entzündung der Bauchspeicheldrüse.

Hat man früher eine parenchymatöse und eine interstitielle akute Pankreatitis unterschieden, so hat DIECKHOFF mit Recht darauf verwiesen, daß das, was die älteren Forscher als „parenchymatöse Bauchspeicheldrüsenentzündung" angesprochen haben, mit mehr Recht beim Kapitel der rückgängigen Veränderungen des Pankreas abzuhandeln sei. Er verwies dabei besonders auf FRIEDREICH und auf EICHHORST.

FRIEDREICH hat übrigens selbst die sog. akute parenchymatöse Entzündung des Pankreas, der sog. parenchymatösen Degeneration gleichgestellt, welche als Analogon der bekannten akuten parenchymatösen Degeneration der Leber, Nieren, Muskeln usw. gelten müsse, wie solche häufig bei schweren akuten Infektionskrankheiten zur Ausbildung gelangten. Es finde sich diese Form der Pankreatitis unter den gleichen Verhältnissen und stimme bezüglich der histologischen Veränderungen mit der parenchymatösen Degeneration der genannten Organe überein, welche sie niemals vorzukommen scheine. Die ganze Drüse zeigte ein geschwelltes, derberes und mehr gerötetes Verhalten; die Drüsenazini seien vergrößert und die Drüsenzellen, deren Kerne in Vermehrung begriffen, wären geschwellt und erfüllt von einem trüben, körnig-albuminösen Inhalt.

Über das Aussehen des Pankreas bei akuter, primärer (d. h. interstitieller, schließlich eitriger) Entzündung sei ebenfalls auf FRIEDREICHs Ausführungen verwiesen. Nach seiner Darstellung ließe sich aus den wenigen gesicherten Beobachtungen für das pathologisch-anatomische Bild der akuten Pankreatitis namhaft machen eine stärkere Rötung, prallere Gewebshärte, vor allem eine Vergrößerung der Drüse, selbst bis über das Dreifache ihres gewöhnlichen Umfangs. Dabei scheine eine Neigung zu Blutungen in das interazinöse Gewebe zu bestehen, ebenso wie in die Umgebung des Organs hinein. Beim Übergang in Eiterung bildeten sich zunächst punktförmige, weiterhin mehr und mehr sich vergrößernde, wohl auch zu umfangreichen Herden zusammenfließende Abszesse in mehr oder minder bedeutender Anzahl. Durch Fortleitung der Entzündung nach den Außengrenzen oder durch Berstung oberflächlicher Herdchen komme es leicht zur lokalen oder allgemeinen Bauchfellentzündung. Übergang der Entzündung in Gangrän und in peripankreatische Verjauchung könnte im Zusammenhang stehen mit den vorhin erwähnten Blutungserscheinungen.

Soweit Friedreichs Schilderung! Sie hat offenbar Bilder akuter Pankreasnekrose mit Blutung und sekundärer Entzündung vermengt mit den Anzeichen der primären Entzündung. Und in der Tat ist ein Auseinanderhalten von primären und sekundären morphologischen Einzelheiten an der Bauchspeicheldrüse in Fällen akuter und akutester Pankreaserkrankung mit Blutungen, Nekrose und entzündlicher Bauchfellreizung im Einzelfall sehr oft kaum durchführbar[1].

Hier ist der Platz, namentlich auch an die sog. akute hämorrhagische Entzündung des Pankreas zu erinnern. Oser, dessen Darlegungen sich vielfach auf Dieckhoffs Arbeit gründen, führt sie im Abschnitt der akuten Bauchspeicheldrüsenentzündung an erster Stelle an, muß aber zugeben, daß weder pathologische Anatomen, noch Kliniker sich über die Auffassung der fraglichen Erscheinung einig sind.

Nach Orth kann Blutung als Teilerscheinung einer Pankreatitis auftreten. Ziegler sieht Blutungen als mögliche Folgen einer Entzündung der Bauchspeicheldrüse an; allein schon Dieckhoff äußerte gegenüber solcher Auffassung ganz und gar sein Mißtrauen; er gab nur kleinere Blutaustritte durch Gefäßwandschädigung bei Pankreasentzündung zu. Fälle, in denen der Blutaustritt das Bild beherrschte, seien dagegen vielfach geradezu frei von Entzündungszeichen, daß sie einer anderen Beurteilung bedürften. Die von ihm und später von Oser mitgeteilten Fälle, darunter jene von Kraft, Dittrich, Haidlen sind durchaus nicht eindeutig und können akuteste Pankreasnekrosen mit Blutung und folgender Entzündung dargestellt haben; auch der Fall Zahns (pyohämische, hämorrhagische Pankreasentzündung) liegt nicht klarer. Oser mußte selbst zum Schluß das Fragwürdige einer eigenen Form hämorrhagischer akuter Pankreatitis zugeben, zumal auch klinisch eine Unterscheidung nicht getroffen werden konnte.

Es sei hier die Tatsache nachgetragen, daß ein hochgradiges Ödem die Fälle akuter Pankreasentzündung auszeichnet, wie ich mich selbst in einigen Fällen überzeugen konnte. Freilich ist es hier kein blasses Ödem; die Drüse ist gerötet und mächtig geschwellt, besonders im Bereich des Kopfes. Es ist wahrscheinlich, daß jenes akute Pankreasödem, das H. Zoepffel als Vorläufer der akuten Pankreasnekrose beschrieben hat, von diesem Autor doch zu einseitig in seinem Wesen und seinen Folgen bewertet worden ist; es gibt auch ein Ödem der akuten Pankreatitis und dieses Ödem ist mit dem übermäßigen Blutzustrom und verminderter Blutabfuhr verantwortlich für die mächtige Vergrößerung und Verhärtung der frisch entzündeten Bauchspeicheldrüse.

Über histologische Einzelheiten soll bei der folgenden Abhandlung der pathogenetisch verschiedenen Entzündungsvorkommnisse das eine und andere mitgeteilt werden.

---

[1] Daher kommt es auch, daß namentlich im Schrifttum der Chirurgen sehr oft das Bild der akuten Pankreasnekrose als „akute Pankreatitis" bezeichnet wird. Tatsächlich lassen sich übrigens, wie Guleke betonte, Pankreasnekrose und Pancreatitis suppurativa nicht immer scharf voneinander trennen, denn auf der einen Seite kann sich durch frühe Sekundärinfektion eine eitrige, abszedierende oder dissezierende Pankreatitis an jede akute Pankreasnekrose anschließen, auf der anderen Seite kann sich jeder eitrigen Pankreasentzündung eine akut fortschreitende Pankreasnekrose hinzugesellen (Heiberg).

A. Akute, hämatogene Entzündung des Pankreas.

Die Ausbeute des Schrifttums über Beobachtungen zu diesem Kapitel ist äußerst dürftig. FRIEDREICH bejaht mehr theoretisch als an Hand beweisender Befunde das Vorkommen einer hämatogen metastatischen Pankreasentzündung. Soweit seine Ausführungen den Mumps betreffen, haben sie hier keinen Platz zu finden. Er betont aber, daß bei der Leichenöffnung von Pyämischen oder nach Puerperalkrankheiten als unerwarteter Befund umschriebene Eiterherde im Pankreas gefunden werden könnten.

Im gleichen Sinn erwähnt KÖRTE eine Angabe von TONELLÉ, der bei Wochenbett-fiebernden metastatische Pankreaseiterung gesehen haben will.

Der von FRIEDREICH selbst mitgeteilte Fall eines 40jährigen Mannes mag vielleicht hier einschlägig sein[1]. Genau läßt sich das nicht ersehen. Der Kranke kam unter den Erscheinungen einer allgemeinen, akuten Peritonitis zur Aufnahme. Er bot den höchsten Grad von schmerzhafter Bauchspannung und Darmblähung; das Zwerchfell war hochgedrängt, die Atmung erschwert, der Mann mußte würgen und erbrechen; er war ohne Stuhlgang und fieberte stark. Eine Ursache war nicht zu erkennen. 3 Tage später trat der Tod ein. Die Leichenöffnung ergab eine fibrinös eitrige Bauchfellentzündung, besonders der Oberbauchgegend, wo alle Teile durch frische Verklebungen miteinander verbunden waren. Das Pankreas war mindestens auf das Dreifache geschwollen, stark gerötet, von vermehrter Härte und allenthalben durchsetzt von Hunderten kleinster bis bohnengroßer Abszesse ,welche einen dicklichen, rahmigen Eiter enthielten. Die zunächst der Oberfläche gelegenen Eiterherde ragten etwas vor und sahen aus wie Pustulae; etliche derselben waren geborsten und bildeten offenbar die Ursache der Bauchfelleiterung. In den übrigen Organen fanden sich keine wesentlichen Veränderungen.

DIECKHOFF sagt unumwunden, er habe für die hämatogene Entstehung einer akuten eitrigen Pankreatitis unter dem von ihm verarbeiteten Beobachtungsschatz, den zumeist LUBARSCH gesammelt hatte, ebenso in den Mitteilungen des Schrifttums kein fragloses Beispiel eines solchen Vorkommens gefunden. OSER schließt sich dem vollkommen an. Und selbst für jene bei Typhus und Influenza gesehenen Pankreatitiden, welche GULEKE als Vorkommnis erwähnt, muß nicht der Blutweg den Erregern gedient haben, um ins Pankreas zu kommen. Wahrscheinlich ist dies indes für Pankreatitis im Verlauf einer Mastitis (DREESMANN).

Es sei hier noch auf die von ARTHUR MAYER vorgenommenen experimentellen Untersuchungen über die aszendierenden und metastatischen Entzündungen der Bauchspeicheldrüse usw. hingewiesen! Dabei ergab sich eine erhebliche Bakterizidie des lebenden Pankreas; im Laufe seiner Arbeit nahm MAYER auch eine größere Reihe von Durchmusterungen solcher Bauchspeicheldrüsen vor, welche von Menschen mit akuten Infektionskrankheiten stammten und natürlich am ehesten metastatische Bakteriensiedelungen und Entzündungsherde erwarten ließen. Das Ergebnis war so, daß man annehmen muß, es käme nur dann zur Keimansiedlung in der Bauchspeicheldrüse, wenn schon primäre Gewebsschädigung, etwa durch Ischämie, Stauung des Sekretes, Quetschung usw. vorlägen; das gilt natürlich besonders auch für die vom Darm her aufsteigenden Keimeinwanderungen.

Bekanntlich sprechen viele klinische und einige pathologisch-anatomische Erfahrungen dafür (SCHMIEDEN und SEBENING), daß bei Gallensteinen oder Gallenwegsleiden akute Pankreaserkrankungen eintreten. Wie GULEKE ausführt, ist dieser Zusammenhang schwierig zu erklären, wenn sich die Entzündung im Gallensystem auf die Gallenblase beschränkt. Er sagt: ,,In diesen Fällen muß die Übertragung auf dem Blutweg (nach QUÉNU und DUVAL sehr selten!), auf dem Lymphweg (THIROLOIX und MANGERET, HAGGARD, ARNSPERGER) durch Fortleitung pericholezystischer Abszesse oder durch Vermittlung von Gallensteinen zustande kommen.''

---

[1] Mehr als eine Vermutung rechtfertigt diese Heranziehung nicht. FRIEDREICH nannte die Beobachtung im Abschnitt der akuten, primären, also nicht metastatischen Entzündung, ohne die Berechtigung dazu erweisen zu können.

B. Akute kanalikuläre Entzündung des Pankreas.

Darüber hat sich als einer der ersten in klarer Weise DIECKHOFF geäußert; jedoch spricht er von vornherein nur über akute, eitrige Entzündung und sagt, die Eitererreger seien vom Darm her die Ausführungsgänge hinaufgewandert; das sei an und für sich wahrscheinlich, es sei auch verschiedentlich angenommen worden, so von ORTH. Unter Hinweis auf die Ausführungen von RUD. VIRCHOW und von HANAU über die bei Infektionskrankheiten bemerkten eitrigen Mundspeicheldrüsenentzündungen, die sich als direkt fortgeleitet und nicht als hämatogen metastatisch erkennen ließen, tat DIECKHOFF den gleichen Vorgang für die Bauchspeicheldrüse dar, wobei er eine Aufhebung des Sekretabflusses als wichtige Voraussetzung für das Fortschreiten der Entzündung ansprechen konnte. Es sei dafür sein erstes Beispiel akuter eitriger Pankreatitis ausführlicher mitgeteilt:

Bei der Leicheneröffnung eines Mannes fand sich eine eitrige Peritonitis, zwischen Leber und Zwerchfell viel dicker Eiter, im Ductus choledochus ein Gallenstein, an den sich bald andere anschlossen. Die Gallenblase enthielt einige Steine, der Ductus hepaticus war stark erweitert. Der Kopf des Pankreas schien im ganzen völlig erhalten, aber er war von einigen Fettgewebsnekrosen durchsetzt. Die übrigen Teile des Pankreas erwiesen sich völlig zerfallen und in eine von grünlichen und gelben Krümeln durchsetzte Masse verwandelt, was besonders auch den Schwanz betraf, der fast völlig sequestriert war. In Mesenterialvenen und Pfortader befanden sich zerfallene Thromben. — Die mikroskopische Untersuchung der Bauchspeicheldrüse lehrte folgende Einzelheiten: „In den noch festen Partien des Pankreas, welche aber bereits eitrig infiltriert erschienen, war meistens noch Pankreasstruktur zu erkennen, doch waren die einzelnen Läppchen weit auseinander gedrängt, vielfach komprimiert und die wenigsten Epithelzellen nahmen eine gute deutliche Kernfärbung an. Zwischen den auseinander gedrängten Läppchen fanden sich reichliche Ansammlungen von Eiterkörperchen, dazwischen auch in geringer Ausdehnung frische und ältere Blutungen, sowie — namentlich um die Ausführungsgänge herum — geringe Wucherung des interstitiellen Bindegewebes. Die Ausführungsgänge selbst waren oft nur schwer aufzufinden, weil der Epithelbelag verloren gegangen und weil sich reichlich bald längliche, bald unregelmäßig gestaltete, mit Eiter, Diplo- und Streptokokken gefüllte Hohlräume vorfanden, von denen es oft schwer zu sagen war, ob es Abszeßhöhlen, mit Eiter gefüllte Ausführungsgänge oder Venen gewesen seien. Nur an einzelnen der fraglichen Hohlräume ließen sich mit Mühe innerhalb der Eitermassen hohe zylindrische Epithelzellen nachweisen. Daneben fanden sich dann auch noch mit Eiter gefüllte, an ihrer Muskulatur erkennbare Venen. Am klarsten waren die Verhältnisse an der Grenze des eitrig infiltrierten Gewebes und des anscheinend normalen. Nach diesen Stellen hin nahm die eitrige Infiltration immer mehr ab, die Pankreasläppchen waren dann ziemlich gut erhalten, und die entzündlich eitrige Infiltration war vorwiegend in dem interstitiellen Gewebe ausgeprägt. Je mehr nun diese interstitielle eitrige Entzündung abnahm, um so häufiger bekam man Bilder von kleineren und größeren Ausführungsgängen, die mit Eiterzellen vollgepfropft waren, zwischen denen reichlich desquamierte Zylinderepithelien lagen. Solche Bilder tauchten auch noch in dem scheinbar normalen Gewebe auf, wo interstitielle Entzündung ganz oder fast ganz fehlte. Hier war dann auch der Epithelbelag der Ausführungsgänge oft noch erhalten, nur waren die Epithelien gelockert und von Leukozyten durchwandert, die von hier aus in das interstitielle Gewebe eindrangen. Endlich kam man zu den Teilen, wo reichlich Fettnekrosen vorhanden waren und wo entzündliche Veränderungen nur äußerst spärlich auftraten. Hier waren auch die Veränderungen an den Ausführungsgängen geringer; oft lagen in einem solchen Lumen nur noch 6—8 Eiterzellen, zwischen und in denen sich aber immer, ebensowie in den Abszessen und Eiterhaufen der nicht sequestrierten Partien, reichlich die lanzettförmigen Diplo- und Streptokokken fanden."

An einem weiteren Beispiel zeigte DIECKHOFF wie dann von den feineren und feinsten Ausführungsgängen der Drüse aus eine Einschmelzung des Parenchyms stattfinden könne, wie also die eigentlichen Abszesse entstünden. So sei mitunter eine Drüse von zahllosen miliaren Eiterherden durchsetzt (DRASCHE, FRISON, FRIEDREICH [1], MUSSER), späterhin flössen durch vermehrte Gewebsschmelzung die Abszesse zusammen, es komme zu Eiteransammlungen, die den Umfang einer Walnuß und noch mehr erreichten.

---

[1] DIECKHOFF meint dabei jenen oben in Einzelheiten mitgeteilten Fall von FRIEDREICH, den man meines Erachtens gerade so gut als hämatogen-metastatisch erklären könnte.

Im Fall eines Gallertkrebses des Duodenums mit eitriger Pankreatitis erklärte DIECKHOFF die Entzündung durch Mikroorganismen, welche vom Darm, vielleicht von dem geschwürig veränderten Krebs her in die Bauchspeicheldrüse einwanderten, einen Abschuppungskatarrh hervorriefen und vom zentralen interazinösen Gang aus eine Einschmelzung der Läppchen veranlaßten. Allerdings sei der Weg der Eitererreger zum Parenchym nicht immer ein so weiter, sondern die Keime könnten wohl auch unmittelbar die Ausführungsgänge verlassen und in das perilobuläre und intralobuläre Gewebe eindringen, um von hier aus Eiterung und Nekrose des Drüsenparenchyms hervorzurufen. Gerade die Beobachtung einer Pancreatitis acuta suppurativa bei einem 10tägigen Kind wird dafür herangezogen. Im besagten Fall, dem eine akute Enteritis und eitrige Bronchitis zugrunde lag, war das Pankreas auffallend groß, derb und äußerlich deutlich verfärbt; auf dem Durchschnitt schien es stark gerötet und an verschiedenen Stellen von kleinen Abszessen durchsetzt. Mikroskopisch ergab sich eine eitrige Bauchspeichelgangentzündung; dieser Befund wurde „gesichert durch die allerdings nur spärlich aufzufindenden Überreste der Zylinderzellen, die früher die Wand des Ganges auskleideten, jetzt aber abgestoßen und zu einem großen Teile auch schon völlig unkenntlich oder zerfallen waren. Nicht überall schien es freilich möglich, auf diese Weise zu entscheiden, ob es sich um mit Eiter angefüllte Ausführungsgänge oder Venen handelte. Den Hauptinhalt bildeten Eiterkörperchen und unkenntliche formlose Zerfallsmassen. Dazwischen fanden sich an vielen Stellen Haufen von Kokken und kurze dicke Stäbchen, die dem Bact. coli commune glichen und wohl auch dafür anzusprechen waren. Die nächste Umgebung dieser Abszeßhöhlen war total nekrotisch, nur von spärlichen, schwach gefärbten Flocken, den Resten von Bindegewebskernen oder Leukozyten, durchsetzt. Von den Ausführungsgängen her sah man Haufen von Kokken in das interstitielle Gewebe eindringen, wo sich dann an vielen Stellen Ansammlungen von Leukozyten bildeten, oder es war auch schon zur Einschmelzung des Gewebes gekommen, ein kleiner Abszeß hatte sich gebildet. Die feineren Ausführungsgänge, die etwa einem Läppchen angehörten, waren nirgends recht erkennbar, denn ebenso wie das übrige Parenchym der Drüse waren sie stark verändert und ihre Zeichnung verwischt. Bei der Betrachtung der Drüsenläppchen fiel neben der Veränderung des Parenchyms gleich eine außerordentlich starke Füllung der Venen auf; an einigen Stellen war es auch zu kleinen Blutaustritten in das Gewebe gekommen. Mitunter fanden sich auch Gefäße thrombosiert oder mit Eiterzellen erfüllt. An den Parenchymmassen konnte man schon makroskopisch oder bei Lupenvergrößerung (an ungefärbten Schnitten) eine Farbendifferenz erkennen: Einzelne Partien, besonders am Hilus der Läppchen, in der Gegend der Ausführungsgänge erschienen gelblich, die übrigen Teile waren rötlich gefärbt. Bei mikroskopischer Betrachtung der rötlichen Teile gelang es kaum irgendwo einen Azinus deutlich zu erkennen. Das Protoplasma der Zellen war trübe, die Konturen verwischt, das Lumen verloren; die Zellkerne, sonst bläschenförmig, erschienen hier nur als bald runde, bald unregelmäßige Flocken mit schwacher gleichmäßiger Färbung; die Zellen des interstitiellen Gewebes waren ebenso verändert. An einigen Stellen, es waren dies die gelblich erscheinenden, verlor sich die Färbung und jede Struktur schwand; an ihre Stelle trat eine granulierte oder aus unregelmäßigem Netzwerk bestehende Masse. Es waren das total nekrotische Partien. — Bei längerer Dauer der Krankheit hätte sich am Pankreas dieses Kindes wohl dasselbe Bild ausgedehnter Nekrose entwickelt.

DIECKHOFF erwähnt eine Reihe von Beobachtungen aus dem früheren Schrifttum, welche entsprechend seinen Darlegungen zu erklären gewesen seien. Weiterhin sei auf KÖRTES und GULEKES Zusammenstellungen und Literaturangaben verwiesen.

Wie GULEKE betont, beginnt die eitrige Pankreatitis meist im Kopf der Drüse, doch sei sie auch im Körper und Schwanz beobachtet worden. Die Eiterbildung greife gerne über das Pankreas hinaus, sie führe oft zum peripankreatischen Abszeß; mit den möglichen Folgen der Verjauchung, der Arrosionsblutung aus Gefäßen, der septischen Venenthrombose, des Durchbruches in die Bursa omentalis oder retroperitoneal ins Zellgewebe oder in die freie Bauchhöhle, selten auch in den Darm, was zur Heilung Anlaß geben könne (H. CHIARI, MAYO-ROBSON).

GULEKE weist ferner daraufhin, daß bei eitriger Pankreatitis die Infektion nicht selten aus dem Gallenwegsystem herzuleiten sei, wobei eine Steinklemmung im unteren Choledochusabschnitt begünstigend im Sinne der akuten Pankreasschädigung wirke; KEHR, MAYO ROBSON, FUCHS werden als Gewährsmänner dafür angegeben. Ich selbst habe mehrmals bei Einengung der Papilla Vateri durch ein Gewächs eitrige Entzündung, aber auch (sehr kleine, also unbedeutende) Fettgewebsnekrosen der Bauchspeicheldrüse gesehen, wobei die Annahme nahe lag, es seien die unbedeutend kleinen Fettgewebsnekrosen nicht die primäre Erscheinung am Pankreas gewesen.

Abbildung 133 zeigt eine kollaterale eitrige Entzündung der Bauchspeicheldrüse einer 49jährigen Frau, die an Sarkom der Gallenblase litt. Ein weiteres Beispiel zeigt Abb. 134. Dort handelte es sich um einen Mann, bei dem wegen Magenkrebses eine Resectio ventriculi gemacht worden war. Dabei hatte man im Bereich des Pankreaskopfes operieren müssen. Nach wenigen Tagen verstarb der Kranke. Er zeigte im Resektionsbereich des Pankreas einige kleine Fettgewebsnekrosen. Im übrigen war es sehr feucht, von gelblichen Straßen durchzogen. Diese erwiesen sich mikroskopisch als akute Pancreatitis suppurativa — ganz unabhängig von den Fettgewebsnekrosen.

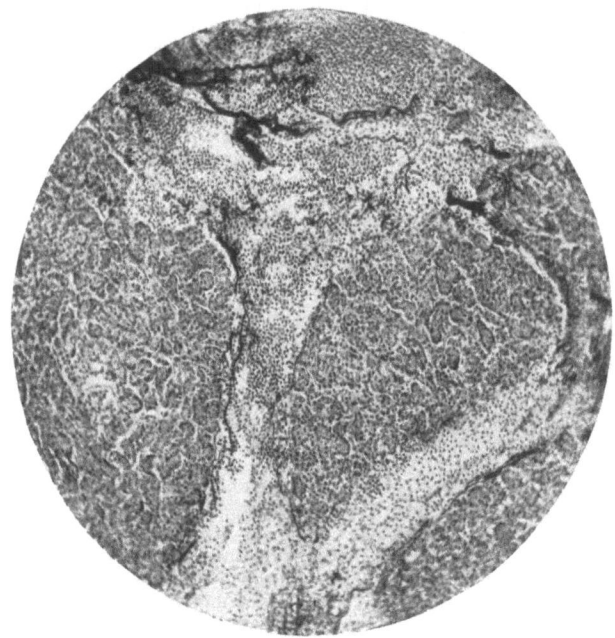

Abb. 133. Eitrige Entzündung des Pankreas bei primärem Sarkom der Gallenblase und des Gallenblasenbettes. Die Geschwulst hatte auf den Zwölffingerdarm und den Pankreaskopf gedrückt. Gallengänge und Pankreasgang waren weit, frei von Steinen. Pankreas groß, sehr feucht, im Zwischengewebe gelbgrüne Streifen und Punkte; abgesehen davon vereinzelte bis hanfkorngroße Fettgewebsnekrosen. Das Gallenblasensarkom war großtenteils zerfallen, von Eiterzellen durchsetzt. (Eigene Beobachtung in Mainz.)

Besonders schön ließ sich bei der Leichenöffnung und histologischen Untersuchung eines kretinischen jungen Mädchens mit einer in der Größe und Farbe nicht veränderten Bauchspeicheldrüse die Beziehung der akuten bis subakuten Pankreatitis zu den Speichelgängen erkennen. Die einzig erkennbare Veränderung dieses Pankreas sowie des Gekröses und des Netzes waren zahlreiche, kleinste, spritzerförmige Fettgewebsnekrosen; diese lagen zumeist im Körper und Schwanzteil und waren von einem dünnen Ring leukozytärer Zellen umschlossen. Schnitte aus dem Kopf des Pankreas ergaben teils unverändertes Drüsen- und Zwischengewebe, teils — und zwar in der unmittelbaren Nähe der Speichelgänge, deutliche und sehr erhebliche entzündliche Veränderungen.

Die hier wiedergegebenen Abb. 135 und 136 stammen beide aus dem Kopfteil der Bauchspeicheldrüse. Sie lassen die erweiterte Lichtung erkennen, in der gestautes, bei der Härtung des Präparates geronnenes und andeutungsweise konzentrisch geschichtetes, eiweißhaltiges Sekret vorhanden ist, vor allem aber eine mehr oder minder dichte Masse von Leukozyten und lymphozytären Zellen, welche auch das Gewebe und die Umgebung der Speichelgangwand durchsetzen. Bis zur Bildung makroskopisch wahrnehmbaren Eiters war es hier nicht gekommen. Im Gesichtsfeld der Abb. 135 ist ein Rest des Speichelgangepithels zu erkennen.

Ganz außerordentlich schön trat mir gelegentlich eine akute bis subakute Pankreatitis, wiederum ohne makroskopische Eiterbildung, also nur in Form

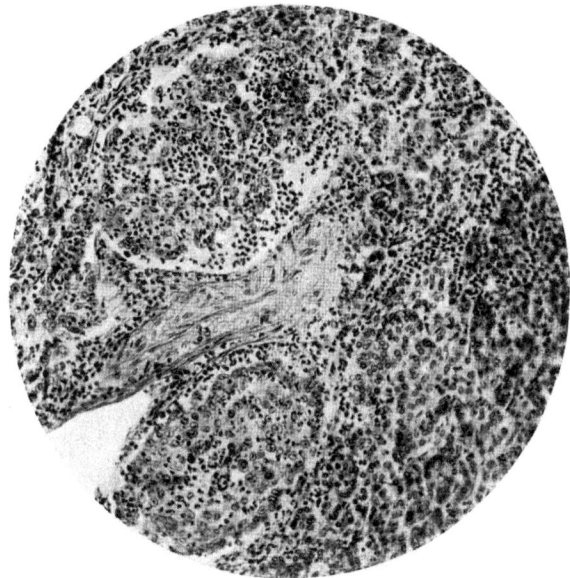

Abb. 134. Akute suppurative Pankreatitis nach operativer Ablösung eines krebsig ulzerierten Magens vom Pankreaskopf. (Eigene Beobachtung.)

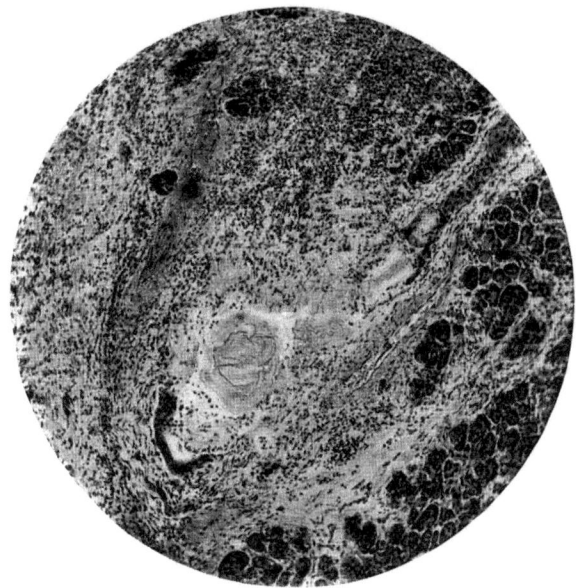

Abb. 135. Akute bis subakute Sialangitis und Perisialangitis pancreatica ohne Steinbildung.
(Eigene Beobachtung. Path.-anat. Instit. Innsbruck.)

ausgesprochen leukozytärer Durchsetzung der Speichelgangwand und ihres Stütz-gewebes bei einem Manne entgegen, dessen Ductus Wirsungianus vorübergehend

einen Spulwurm beherbergt hatte. Dabei waren auch eosinophile, granulierte
Leukozyten in dem lockeren Zellinfiltrat, welches das ödematöse Zwischengewebe

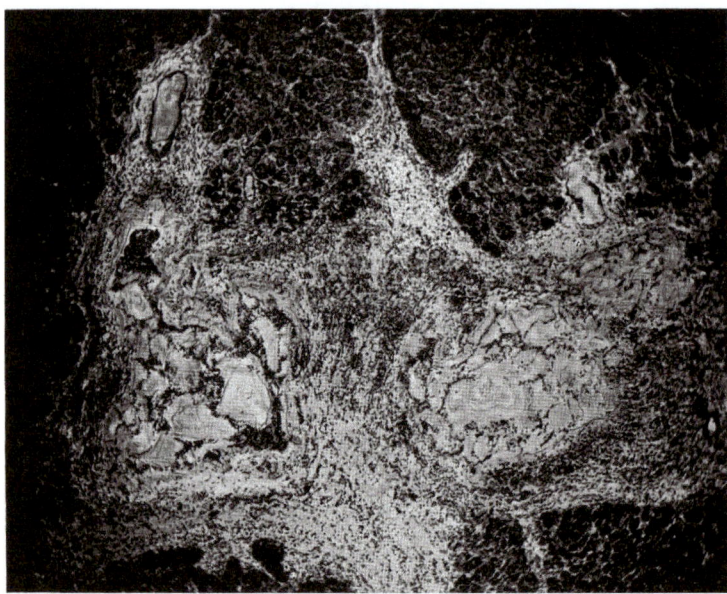

Abb. 136. Akute bis subakute Sialangitis u. Perisialangitis pancreatica. Innsbrucker Beobachtung.)

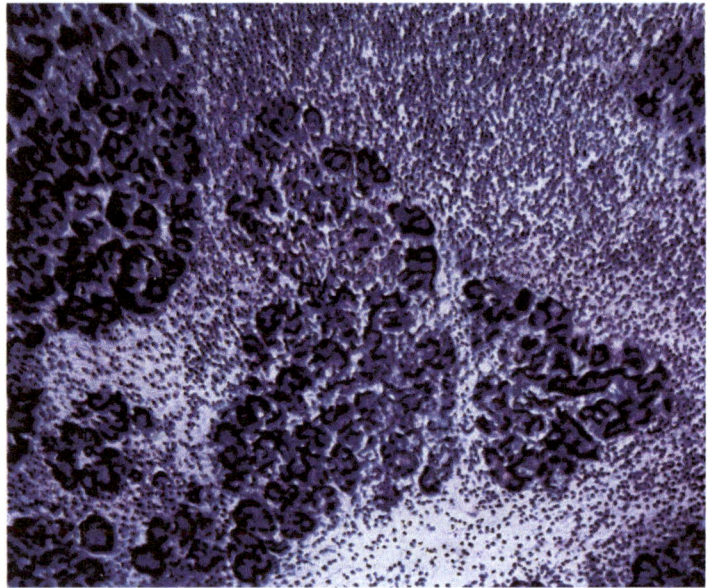

Abb. 137. Pankreatitis bei Askaridosis des Pankreasganges. (Eigene Beobachtung in Innsbruck.)

der befallenen Bauchspeicheldrüse bevölkerte. Freilich werden solche durch
Wurmeinwanderung bedingte Reaktionsbilder in verschiedenen Fällen ungleich

befunden, da ja die Dauer der Wurmbelagerung des Pankreas sehr verschieden sein kann, wenn der Wurm überhaupt zu Lebzeiten des Kranken und nicht erst nach dessen Tod in den Bauchspeichelgang eindrang.

Die zuletzt genannten Fälle haben nicht zur Bildung phlegmonöser Straßen oder abszeßartiger umschriebener Eiterherde im Pankreas geführt. Man hat wohl bisher zu wenig darauf geachtet, daß auch akute interstitielle Entzündungen der Speicheldrüsen ohne offensichtliche Eiterung möglich sind; solche Vorkommnisse gelangen jedoch nur selten, sozusagen zufällig zu unserer Kenntnis.

OPIE vermutet, daß das Infiltrat einer Pancreatitis interstitialis acuta non suppurativa wieder ganz aufgesogen werden und verschwinden könne.

Es ist bemerkenswert, was HEIBERG im Zusammenhang mit solcher akuter, nicht eitriger Entzündung der Bauchspeicheldrüse schreibt; es seien ihre „klinische Symptome" sicher gering; sie machten sich kaum bemerkbar, aber man dürfe nicht vergessen, daß leichte pankreatische Anfälle gelegentlich durch begleitende Glykosurie, Steatorrhöe usw., sich zu erkennen gäben. In der gleichen Hinsicht sei auf die Ausführungen von KATSCH verwiesen, welche lehren, daß mit neueren, verfeinerten diagnostischen Mitteln (WOHLGEMUTH, NOGUCHI) gewisse pankreatische Fermentstörungen an Blut und Harn des Kranken erkannt werden können, ganz abgesehen von gewissen Schmerzempfindungen, welche in einem „typischen" örtlich umschriebenen Gebiet der linken Seite auftreten. Wenn die Ausführungen von KATSCH zutreffen, dann müssen leichte akute und subakute Pankreatitiden recht häufig sein.

C. Von den Nachbarorganen durch Gewebsverwachsung auf das Pankreas fortgeleitete Entzündung.

Nicht selten wird der Gedanke ausgedrückt, eine akute Pankreasentzündung sei von der Nachbarschaft aus, etwa von einem Ulcus ventriculi her entstanden, dessen Randgebiet mit dem Pankreas verlötet, dessen Grund sich mehr oder weniger tief ins Gewebe der Bauchspeicheldrüse eingesenkt habe. Wenn nun auch die Möglichkeit eines derartigen Geschehens zuzugeben ist, so möchte ich doch betonen, daß gegenüber der Vielzahl von Magen- und Zwölffingerdarmgeschwüren, welche ins Pankreas vordrangen, akute eitrige und phlegmonöse Pankreatitiden mit jenen Geschwürskratern als Ausgangspunkt nur sehr spärlich bei Leichenöffnungen gefunden werden. Dem Chirurgen scheint diese Beziehung näher zu liegen (ARNSPERGER).

Nun ist kein Zweifel, daß beim Vordringen eines peptischen Geschwürs in das Pankreas jene entzündlichen Vorgänge, welche stets mehr oder minder stark entwickelt in den Randnischen und im Grund eines Ulcus pepticum ventriculi oder duodeni gefunden werden, auch im Pankreas sich geltend machen. Indes sind diese Erscheinungen in der Regel nur auf eine ganz schmale Nachbarschaft des Ulkus beschränkt; auch führen sie meist bald zur Granulationsgewebsbildung und zur schwieligen Abgrenzung des Ulkusbereiches vom tieferen Pankreasgebiet. Man begegnet viel eher einem umschriebenen Herd chronischer Entzündung des Pankreas in der engen Anlehnung an ein peptisches Geschwür, als einer akuten eitrigen Pankreatitis.

Es ist auch die Vorstellung unrichtig, es liege zumeist das Pankreasdrüsengewebe im Ulkusgrund frei zutage. Dies kann freilich bei sehr rasch vordringendem Ulkus der Fall sein; es kann die Ertötungszone des Geschwürskraters in den ungeschützten Drüsenkörper des Pankreas hineinreichen. Was man aber im Grund chronischer, kallöser Magen- und Zwölffingerdarmgeschwüre an höckerigem und lappigen Relief ersieht, das ist fast immer eine beträchtliche Schwiele, die zwischen den Läppchen des pankreatischen Drüsengewebes und der Geschwürslichtung sich ungleich dick entwickelt hat.

Es ist ferner zu sagen, daß bei Verlötungen der Pankreasoberfläche mit entzündlich veränderten Geschwülsten ein direktes Übergreifen der Entzündung auf die Bauchspeicheldrüse möglich ist, ebenso wie bei Peritonitiden sich auch

sekundär das Pankreas dem Kreis der entzündlich veränderten Organe anschließen kann, aber gewiß nicht muß.

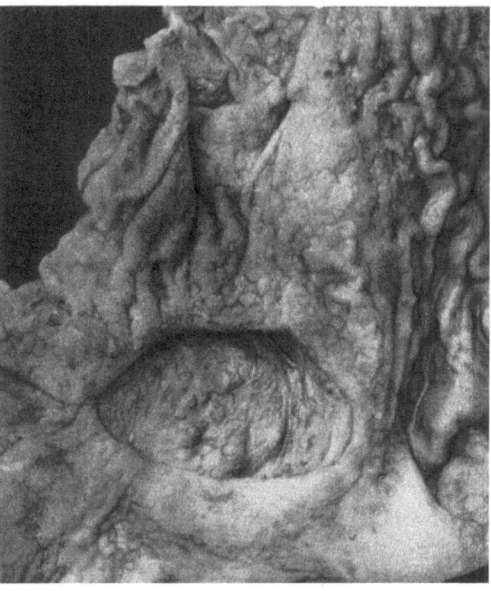

Abb. 138. Ulcus pepticum ventriculi tief in das Pankreas vorgedrungen. (Path. Instit. Mainz.)

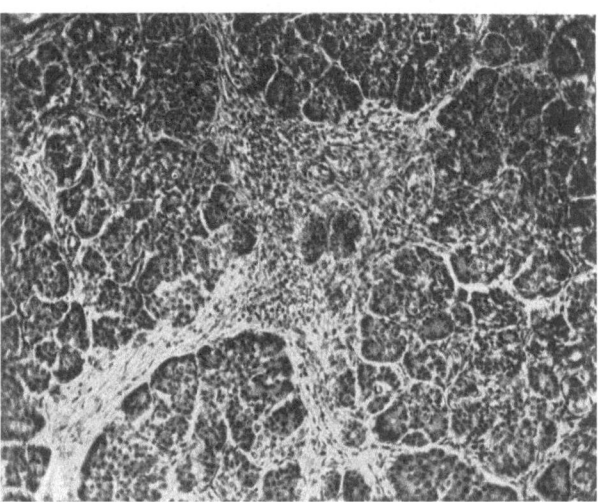

Abb. 139. Akut entzündliches Ödem des Pankreas bei allgemeiner eitriger Peritonitis.
(Mainzer Beobachtung.)

D. Gewebszerfall des Pankreas mit folgender akuter Entzündung.

Wie schon in den Abschnitten über nekrotische Vorgänge am Pankreasgewebe
und am Pankreasfettgewebe ausgeführt worden ist, tritt sehr schnell im Gefolge
von vitaler Autodigestion, bzw. von Fettgewebszersetzung des Pankreas ein

entzündliches Ödem mit reaktivem Leukozyteninfiltrat um die Zerfallsgebiete auf. Dieser Entzündungsgürtel ist bald breiter, bald schmäler; daß er selbst oft genug der fortschreitenden Nekrose verfällt, ist früher schon gesagt worden. Ebenso wurde unter Hinweis auf REITMANN die Veränderlichkeit dieses Zellmantels betont, in dem bald neben den polymorphkernigen Leukozyten, Lymphzellen, Makrophagen und eosinophil gekörnte Zellen — allerdings mehr in den äußeren Infiltrationen — auftreten. Auch Plasmazellen werden hier gesichtet.

Die Entscheidung, ob eine entzündliche Infiltration des Pankreas als primär oder sekundär gegenüber herdförmiger Nekroseerscheinungen zu erklären ist, hängt von ihrer räumlichen Anordnung ab; eine reaktive, sekundäre Entzündung infolge vorausliegender nekrotischer Gewebsveränderung wird immerdar eine engst nachbarliche, ja eine gürtelförmige Anordnung zu der absterbenden oder abgestorbenen Organstelle erkennen lassen, während bei primärer Entzündung der Bauchspeicheldrüse zunächst eine gewisse Unabhängigkeit der perisialangisch oder allgemein angeordneten Infiltrate gegenüber den örtlich umschriebenen Nekrosen zu gewärtigen ist; diese Unabhängigkeit wird mit der Dauer und Ausdehnung der Nekrose durch die nun hinzutretende sekundäre, entzündliche Abgrenzung des Ertötungsbereiches allerdings etwas verwischt.

Erinnert sei noch daran, daß auch im Bereich von Gewächsen der Bauchspeicheldrüse mit regem Stoff- und Zellverbrauch entzündliche Infiltrate auftreten, welche im Falle einer hinzutretenden Infektion ganz das Wesen einer eitrigen Entzündung mit Abszeßbildungen annehmen.

Schließlich sei nicht vergessen, daß Verletzungen und damit Gewebsertötungen im Wundbereich des Pankreas von akuter Entzündung gefolgt sein können. Freilich wird auch in solchen Fällen infolge der mehrfachen Möglichkeit von Auswirkungen (Nekrosen, Blutungen, Thrombosen, Entzündung) das Bild manchmal schwierig hinsichtlich der ersten Verwundungsfolge zu deuten sein.

Besonders die Chirurgen haben solche Folgen zu bedenken, wenn sie im Gebiet des Pankreas operieren. Um nur einige Gewährsmänner zu nennen: PEIČIČ hat über akute eitrige Pankreatitis im Anschluß an eine wegen Ulcus pepticum duodeni durchgeführte Resektion des Dünndarmes berichtet, und WALZEL schrieb: „Bei Operationen an den Nachbarorganen des Pankreas kann es durch im Operationsplan gelegene, beabsichtigte oder unerkannt gebliebene Verletzungen seines Parenchyms oder seiner großen Ausführungsgänge zu akuter Pankreasnekrose oder zu eitriger Pankreatitis in diffuser oder zirkumskripter Form kommen."

Häufigkeitsangaben über die akuten Entzündungen des Pankreas finden sich bei FITZ und bei OSER.

FITZ, den ich nach DIECKHOFF erwähne, fand unter 21 Fällen 17 männliche und 4 weibliche. Über das Alter seiner Fälle hat er folgende Liste mitgeteilt.

Neugeborenes	1	45—50 Jahre	—
02—25 Jahre	3	50—55 ,,	1
25—30 ,,	4	55—60 ,,	—
30—35 ,,	2	60—65 ,,	1
35—40 ,,	2	65—70 ,,	—
40—45 ,,	3	70—75 ,,	1

OSER hat an 46 Fällen primärer Pankreasabszesse festgestellt, daß sie 28 Männer und 11 Frauen betrafen, während bei 7 Fällen nähere Angaben fehlten; in den Sektionsergebnissen des Wiener allgemeinen Krankenhauses 1885—1895 war von 4 Männern und 2 Frauen die Rede.

Für 30 Fälle hat OSER das Alter listenartig angegeben:

1—10 Jahre	1 (10 Tage)	51—60 Jahre	3
21—30 ,,	11	61—70 ,,	2
31—40 ,,	6	17—80 ,,	1
41—50 ,,	6		

1. Anhang.

Subakute Pankreatitis.

Die subakute oder subchronische Form der Pankreatitis bedarf keiner besonderen Beschreibung, zumal ihre Abgrenzung einer gewissen klinischen oder auch histologischen Willkür unterliegt. DIECKHOFF versteht unter subakuter Entzündung der Bauchspeicheldrüse jene Fälle, welche akute und chronische Erscheinungen nebeneinander zeigen; das möchte ich nicht gelten lassen, denn es können in einem chronisch entzündlich verschwielten Pankreas akute Sialangitiden rückfällig auftreten; und doch bleibt das Ganze dem Gesamtwesen nach ein chronisches Pankreasleiden, eine Pancreatitis chronica. Eher wäre daran zu denken, jene akuten, aber länger hingezogenen Fälle von Pankreatitis mit deutlicher umgrenzter Abszeßbildung — bevor noch eine allgemeinere Bindegewebsvermehrung und Drüsengewebsatrophie eintrat — als Formen subakuter Pankreatitis anzusprechen, um so mehr als DIECKHOFF mit mehrbis vielmonatiger Dauer solcher Vorkommnisse rechnet.

2. Anhang.

Speicheleindickung und Speichelsteine im Pankreas [1].

Wie die im vorigen Abschnitte gebrachten Abb. 135 und 136 gezeigt haben, kommt es bei akuter Sialangitis infolge Verlegung der Ganglichtung durch Zellen des entzündlichen Exsudates und durch abgeschuppte Wandepithelien leicht zu einem Abflußhindernis für den Bauchspeichel. Dieser erscheint im Schnittpräparat als eine geronnene, mit Eosin färbbare Masse. Während aber der Bauchspeichel gelegentlich im Gangsystem des gesunden Pankreas als gleichmäßig hyalin und eosinophil getönter struktulroser Stoff erkannt wird, findet man in Fällen von Sialangitis catarrhalis nicht selten ein eigenartiges scholliges Gerinnungsbild des Speichels. Ich kann den Eindruck, den sein Anblick erweckt, nur mit den geborstenen, dicht liegenden Eisschollen eines winterlichen Flusses vergleichen. Mitunter, aber nicht immer, sind die Bruchlinien solcher Schollen einigermaßen parallel dem Rand der Ganglichtung angeordnet, in der sich der schollige Speichel befindet.

Es handelt sich hier um einen eingedickten Bauchspeichel, den man andererseits auch gelegentlich als weichen Kern mit welligen konzentrischen Schichtlinien innerhalb subakuter bis chronisch entzündlich veränderter Speichelgänge antreffen kann. I. J. VAN LOGHEM hat diesen geschichteten Inhalt in großen zystisch erweiterten Drüsenabschnitten und in Zweigen des Gangsystems gefunden. Makroskopisch handelte es sich um eine braunrote, zähe, trübe Masse, etwas durchscheinend und kolloidähnlich, so daß VAN LOGHEM unmittelbar von ,,Kolloidzysten" spricht. Dabei erinnerte VAN LOGHEM an RUD. VIRCHOWs wiederholten Befund von ,,Konkretionen halbweichen Zustands" in den pankreatischen Ausführungsgängen, welche er mit gallertigen Prostatakonkretionen verglich und als eine unlösliche Proteinbildung ansprach. Diese Bildungen können als Vorstufen von Pankreassteinen aufgefaßt werden.

VAN LOGHEM hat die Angaben im Schrifttum über derartig kolloidartige Ausgüsse von Pankreashohlräumen gesammelt. Er fand noch bei LAZARUS eine Beobachtung von LEHMANN zitiert, der feine, konzentrisch gestreifte, weiche, nur aus Proteinsubstanz, beziehungsweise aus geronnenem Eiweiß bestehende Stofferhärtungen beschrieben hat.

Sehr lohnend ist es, die Arbeit VAN LOGHEMs selbst einzusehen und vor allem die ausgezeichneten Bilder zu betrachten, welche beigegeben sind. Sie entsprechen bis in Einzelheiten jenen Bildern, die wir selbst bei Lithiasis des Pankreas

---

[1] Über die Geschichte der ersten einschlägigen Mitteilungen macht OSER Angaben.

gesehen haben, bzw. bei katarrhalisch entzündlichen Gangverlegungen mit Speichelstauung, einen Vorgang, den man wohl als den Anfangsgrund der Steinbildung im Pankreas bezeichnen darf.

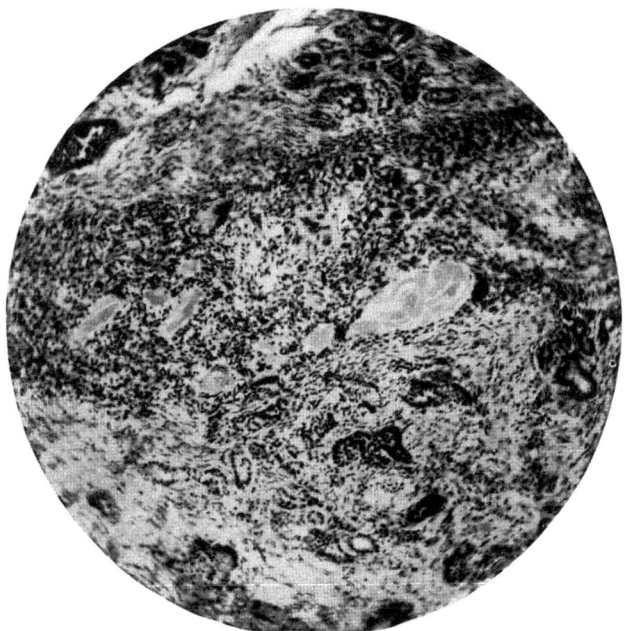

Abb. 140. Rückfällige katarrhalische Epithelabschuppung und entzündliche Exsudation in dem Speichelgang eines chronisch indurierten und atrophischen Pankreas mit Sialolithen. Man sieht zwischen den abgeschuppten Epithelien Schollen erstarrter Speichelmassen. (Nach einem von H. DÜERCK-München überlassenen Präparat.)

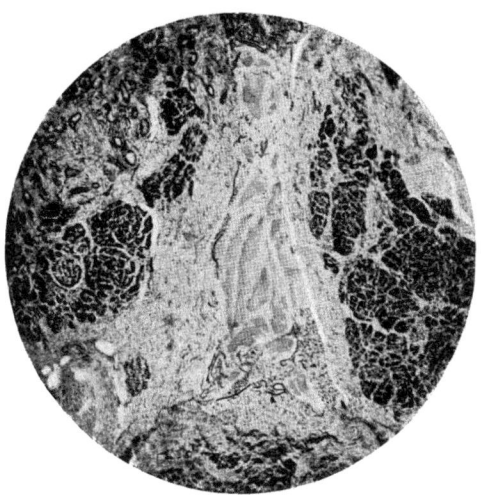

Abb. 141. Beginnende Konkretionsbildung in einer durch chronische Perisialangitis ausgezeichneten Bauchspeicheldruse mit vielfachen Speichelsteinen. (Nach einem von P. SCHNEIDER-Darmstadt zur Verfugung gestellten Präparat.)

Freilich wird man bei verschiedenst bedingten Sekretstauungen in der Bauchspeicheldrüse — bis zu den optisch als entartet feststellbaren Pankreata, so wie im Fall VAN LOGMEHS — ganz entsprechende Erhärtungsbilder des Drüsensekretes bzw. des Speichelganginhalts wahrnehmen. Und man wird andererseits in Fällen von Sialolithiasis pancreatica nicht mehr die akute Entzündung oder doch nur

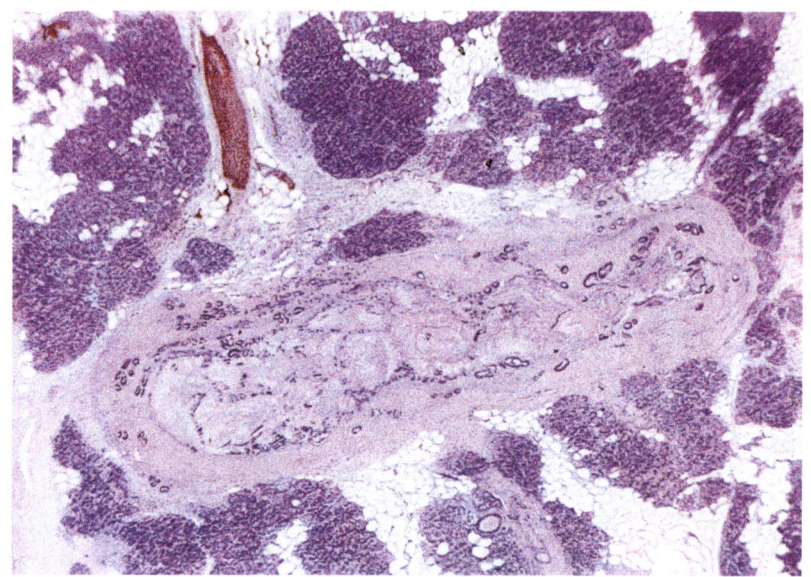

Abb. 142.

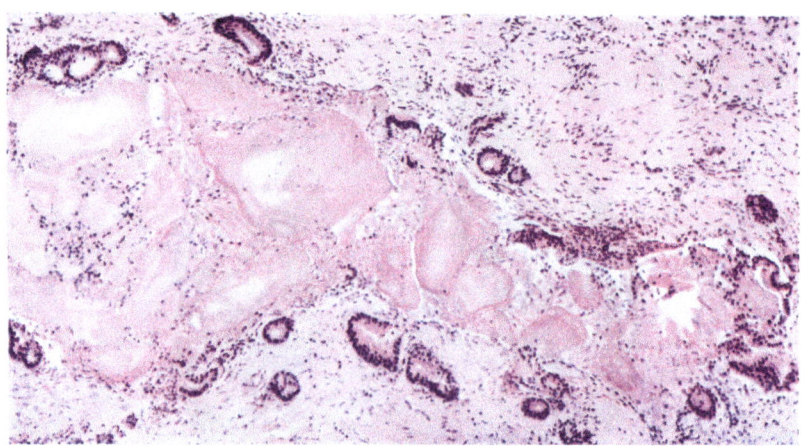

Abb. 143.

Abb. 142 und 143. Chronische Sialangitis pancreatica mit Speichelerstarrung, mit regenerativer epithelialer Knospenbildung sowie mit katarrhalischer Epithelabschuppung. (Übersichtsbild und Teilbild bei starker Vergrößerung. Beobachtung des path.-anat. Instit. Innsbruck.)

eine rückfällig katarrhalische Entzündung feststellen können, wie dies auch in dem Fall der Abb. 140 zutrifft.

Es tritt hier das verhängnisvolle Spiel eines Circulus vitiosus auf. Ließ zuerst die entzündliche Wandveränderung den Speichel nicht abfließen, oder doch in manchen Gangteilen und Zweigen zurückbleiben, eindicken und erstarren, so führt nun der neue Pfropf der erhärteten Masse zu erneuter Einwirkung auf die peripher davon gelegenen Speichelgänge; sie erweitern sich, ihr Epithel wuchert, ja teilweise wächst es papillär zwischen die Schollen des erstarrten Speichels hinein, es wird reichlich abgeschuppt und versintert mit den speicheligen Erstarrungsmassen, welche wiederum den entzündlichen Einschlag nicht zur Ruhe kommen lassen. Jedoch ändert sich der Charakter der Abwehr. Es kommt später nicht mehr zu zelligen Exsudationen im früheren Ausmaß, wenn auch Rückfälle möglich sind. Vielmehr herrscht nun der Umstand dauernder Abflußbehinderung des Sekretes und des vermehrten Druckes auf die Sekretionszellen vor. Wie bei abgebundenen Pankreasgängen im Tierversuch kommt es zu einer Atrophie des Drüsenparenchyms, andererseits zu vielfacher regerativer Knospung

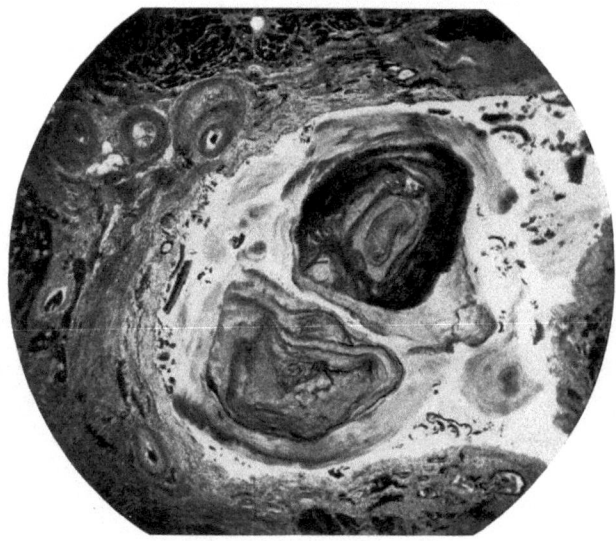

Abb. 144. Geschichtete, zum Teil verkalkte Speichelkonkremente in einem Zweig des WIRSUNGschen Ganges bei Lithiasis pancreatica. Reichliche Abschuppung des Gangepithels. (Nach einem von H. DUERCK-München zur Verfügung gestellten Präparat.)

der Pankreasgänge, vor allem aber zu einer bindegewebigen Induration der perisialangischen Gebiete, wenn nicht des ganzen Endstückes der Bauchspeicheldrüse.

Die in den Speichelgängen steckenden, oftmals nur an einzelnen Verzweigungsstellen zusammengesinterten und geschichteten Erstarrungsmassen des Bauchspeichels werden von Kalksalzen durchsetzt, sie fühlen sich hart und rauh an, ihre Farbe wird ganz hell ockerfarben bis weißgrau oder hellgrau-rötlich; dem schneidenden Messer bereiten sie knirschenden Widerstand. So werden aus den Zusammenballungen und Erstarrungen steinige Gebilde, welche im Schnitt bei Hämatoxylinfärbung eine tiefblauschwarze Farbe annehmen (Abb. 144 u. 145).

Wie sehr die Steinverhaltung und die Sekretanschoppung zu eingreifenden, zerstörenden, entzündlichen Vorgängen im Wandbereich des befallenen Speichelganges führen kann, zeigt die Abb. 145.

Der Zusammenhang zwischen Speichelverhaltung und Erstarrung mit akuten katarrhalischen, nichteitrigen oder eitrigen Speichelgangentzündungen läßt sich bei genügender mikroskopischer Betrachtung einschlägiger Fälle leichter ersehen als bei der makroskopischen Musterung allein.

Meiner Meinung nach stimmt jene Ansicht nicht ganz mit der Wirklichkeit überein, welche besagt, daß sog. weiche Steinbildungen, d. h. die noch nicht hinreichend verkalkten Massen des zusammengesinterten, erstarrenden Bauchspeichels selten anzutreffen seien. Man findet sie sicher in jedem Fall der Pankreolithiasis, wenn man periphere Drüsenbezirke untersucht, und man kann in ihrem Bereich mehr oder minder die Rolle des Katarrhs, bzw. der Entzündung und der mit Entzündungsstoffen vermischten, an Epithelzellen, Schleim- und Entzündungszellen reichen angestauten Speichelmassen für die Steinentstehung erkennen.

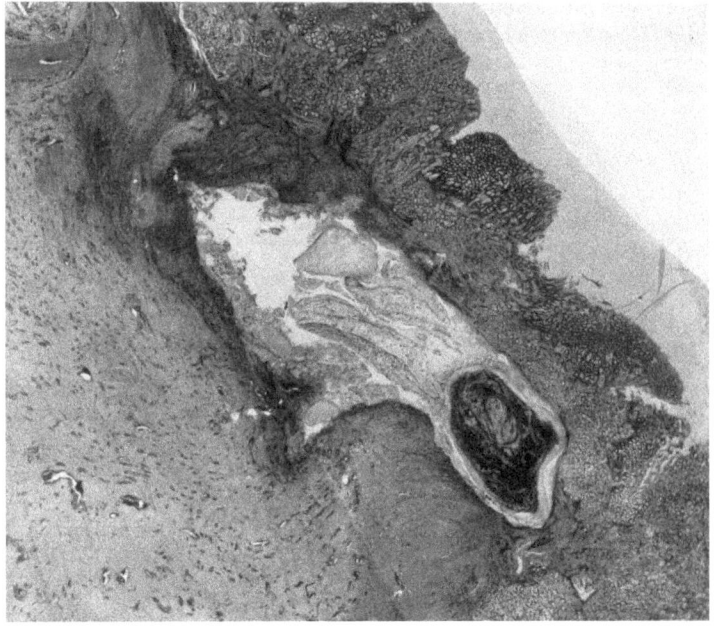

Abb. 145. Pankreasstein, der mit Eiter und Blutfarbstoff durchtränkt und besetzt war, im Bereich einer chronisch geschwürig veränderten Bucht des WIRSUNGschen Ganges zunächst der Duodenalpapille. (Beobachtung des Innsbrucker patholog. Institutes.)

MÖCKEL, dem wir aus jüngster Zeit eine das Gesamtschrifttum gut berücksichtigende Zusammenstellung über die Pankreassteine und ihre Entstehung verdanken, machte darauf aufmerksam, daß unter normalen Verhältnissen im Bauchspeichel Kalk nicht vorkommt. Da aber Kalk ein Hauptbestandteil der Bauchspeichelsteine sei, müßten ungewöhnliche Vorbedingungen zur Steinbildung führen.

Nach MÖCKELs Ausführungen, denen ich nunmehr folge, haben Tierversuche, Pankreassteine zu veranlassen, zu widersprechenden Ergebnissen geführt. THIROLOIX habe nach Rußeinspritzung in den Ductus Wirsungianus erreicht, daß sich im peripheren Gangteil sehr harte und zahlreiche, unregelmäßige, stecknadelkopfgroße Steinchen bildeten. PENDE soll es entgegen den Versuchen von SENN, PAWLOW, MOURET, und LAZARUS gelungen sein, durch Unterbindung des Pankreas Steinbildung herbeizuführen. Als LAZARUS bei seinen Versuchen Stauung und Infektion zusammen bewirkte, konnte er ein weiches Konkrement erzielen, das histologisch zerfallene, aber zusammengesinterte und miteinander fest verbackene Epithelzellen erkennen ließ. Er behauptete nun: „Unter dem Einfluß einer in den meisten Fällen vom Darm her aufsteigenden Entzündung kommt eine Verengerung, wenn nicht gar ein Verschluß der Gänge zustande. Sie bewirkt auch eine Abstoßung des Gangepithels, das wegen des geringen Sekretionsdruckes des Bauchspeichels und des engen Kalibers der Ausführungsgänge vollständige Stauung herbeiführt, so daß bei dem am Abfluß gehinderten und bei dem infolge der Entzündung zersetzten Sekret Kalkmassen ausfallen und sich um die weichen Urkerne lagern."

MÖCKEL weist auf KAUFMANN, ZIEGLER, COHNHEIM, OSER und ALBU hin, welche die große Bedeutung des Katarrhs bei der Entstehung von Pankreaskonkrementen hervorgehoben haben. Durch die neuen klinischen Bekundungen (KATSCH) über die Häufigkeit früher völlig unbeachteter, leichter Pankreatitiden wird diese Meinung gefestigt und es gewinnt die Bewertung leicht akut entzündlicher Vorgänge als steinbildender Ursache an Bedeutung. Daß die Sekretstauung ebenfalls eine Rolle spielt, ist nicht zu bezweifeln. Aber mit OSER und mit ALBU muß man die Sialangitis pancreatica der Speichelstauung voraussetzen. ALBU sagte: „Nicht die Sekretstauung kann das Primäre sein, sondern ein chronischer Katarrh der Speichelgänge (Sialangitis pancreatica), der durch bakterielle Infektion vom Darm her entsteht und gesteigert wird und durch Vermehrung der Sekret- und Schleimabscheidung naturgemäß auch zu einer Stauung in den engen Gängen führt. Die abgestoßenen Produkte der Schleimhaut der Drüsengänge, zu Schollen verbackene Epithelien in Verbindung mit dem gestauten Sekret, bilden die organische Grundlage der Konkremente, welche bei längerem Verweilen sich mit Kalksalzen inkrustieren."

MÖCKEL macht im gleichen Sinn auf die Konkretionstheorie HEINRICH MECKELs aufmerksam, der in seiner Mikrogeologie (1856) ausgeführt hat: „In allen Drüsenausführungsgängen, deren Sekret keine spezifischen Versteinerungsmittel enthält und auf allen Schleimhäuten können durch Versteinerung von Schleim, Konkretionen entstehen, welche alle dieselben wesentlichen Beschaffenheiten haben." Die organische Grundlage sei der Schleim, das primäre Versteinerungsmittel kohlensaurer Kalk, während sekundäre Umänderungen durch Stoffe wie Phosphorsäure, Magnesia, gelegentlich auch durch Fette usw. eintreten könnten.

Diese primäre entzündliche Gangerkrankung mit krankhafter Sekretveränderung der Drüse wird ursächlich gewöhnlich auf Bakterieneinwanderung vom Darm her zurückgeführt. Akute Magendarmkatarrhe sollen dabei eine große Rolle spielen (MÖCKEL); besonders werde das durch den 6. Fall beleuchtet, den LAZARUS mitgeteilt hat:

Ein Mann erlitt infolge einer Fischvergiftung eine akute Gastroduodenitis, Sialangitis und Pankreatitis, was zur Steinbildung Anlaß gegeben haben soll.

Ferner wies MÖCKEL auf die entzündlich infektiösen Beziehungen zwischen Steinbildung in der Gallenblase mit oder ohne Steinwanderung durch die Papilla duodenalis und der Sialangitis pancreatica hin, wofür ihm Mitteilungen von KEHR, HESS, ROSENBACH, DEAVER und LINK als Hinweis dienten. Daß gelegentlich auch die zunehmend entzündlichen oder den Weg in der Papilla verlegenden Folgen des Pankreassteinleidens die Gallenwege zur entzündlichen Gegenwirkung veranlassen könnten, wird nebenbei erwähnt; da aber die Erkrankungen der Gallenwege häufiger seien, müßte man annehmen, daß die Cholelithiasis öfter die primäre Ursache sei (vgl. FUCHS, der 16 Fälle von Steinbildungen im Pankreas und in der Gallenblase gesammelt hat).

Wenn in anderen Arbeiten die Arteriosklerose (LAZARUS), die Lues (LANCERAUX, LAZARUS), der Alkoholismus (BAUMEL, COWLEY, SIMPSON, LAZARUS) und der Krebs (PORTAL, COWLEY, ELLER, SCHUPMANN, FRIEDREICH, FRIEDMANN, HARTIG, OPITZ und ASSMANN), von PENDE endlich der Arthritismus als Ursache der Pankreolithiasis bezeichnet wird, so kann man solchen Beurteilungen doch wohl nur in dem Sinn folgen, daß bei Arteriosklerotikern, Luikern, Alkoholikern, Krebskranken und Arthritikern lediglich günstige Bedingungen für Sialangitiden gegeben sind, welche dann die Konkrementbildung vermitteln, eine Ansicht, die OPITZ für die Lues ausdrücklich hervorhob.

Daß beim Zusammentreffen von Krebs und Steinbildung innerhalb der Bauchspeicheldrüse auch die andere Frage berechtigt ist, ob nicht die Geschwulst als Folge des stets wiederholten Steinreizes angesehen werden müsse, hat ebenfalls MÖCKEL überlegt. Er verweist auf Fälle von SCHUPMANN und OPITZ, in denen große Steine und kleine Karzinome gefunden worden sind,

Fälle, welche die Meinung nahe legen, daß die Steine das Karzinom veranlaßt haben. Es könnte hier also derselbe Zusammenhang bestehen, wie es für die Bildung von Karzinomen der Gallenblase bei Gallen-, der Harnblase bei Harnsteinen vermutet werde.

Ähnlich lägen die Verhältnisse beim Zusammentreffen von Pankreassteinen und Tuberkulose. „Auch hier besteht noch keine Klarheit darüber, ob die durch Tuberkulose bedingte Veränderung der Konstitution für das Auftreten der Speichelgangentzündung günstige Vorbedingungen schafft, oder ob umgekehrt die Disposition zur Tuberkulose erst durch den Diabetes, der eine Folge der Pankreaserkrankung ist, herbeigeführt wurde.“

In der Literatur seien Kombinationen von Diabetes und Tuberkulose bei Pankreassteinen ziemlich zahlreich vertreten. Von ihnen berichteten RECKLINGHAUSEN, MÜLLER, NICOLAS, EICHHORST, LANCERAUX, FRERICHS, DIECKHOFF, FREYHAN, NAUNYN, LAZARUS, JACOBSTHAL, RINDFLEISCH, ATKINSON and HIRSCH, LUSSAC, CARRIER, GLAESSNER-SIGEL-KEUTHE, OPIE, LABBÉ et VITRY und MÖCKEL selbst.

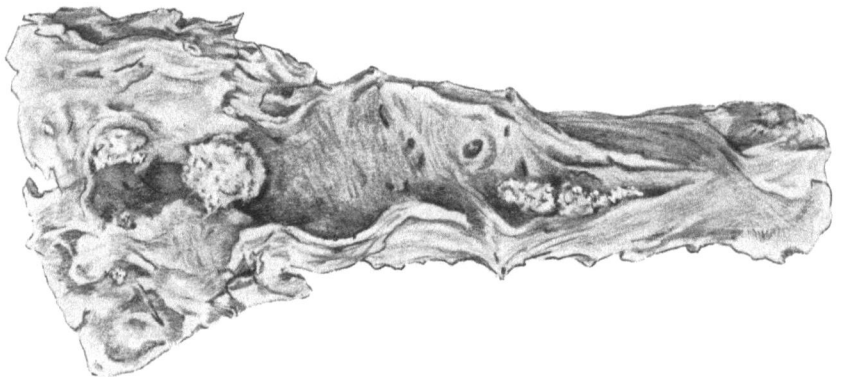

Abb. 146. Sialolithiasis pancreatica mit stärkster Erweiterung des Ductus pancreaticus major. (Nach einer von O. LUBARSCH-Berlin zur Verfügung gestellten Zeichnung.)

Die früher gelegentlich geäußerte Ansicht, Bakterien als unmittelbare Pankreas-Steinbildner anzusprechen (SHATTOCK, NIMIER, GIUDICEANDREA) muß auf die entzündungserregende Wirkung der Mikroben innerhalb der Pankreasgänge zurückgeschraubt werden.

Wenn MÖCKEL und SIMON sagen, man könne als Sekant im Einzelfall der alten, lang ausgebildeten Lithiasis des Pankreas oft die Ursache der Steinbildung nicht mehr ansehen, so ist dem beizustimmen. Nach einem chronischen Steinleiden der Bauchspeicheldrüse kann der ganze Pankreasgang mit Steinen erfüllt sein. Meist ist der Hauptpankreasgang mehr oder minder erweitert, ja er kann ungemein gedehnt und von Steinen voll gepfropft erscheinen, wie dies in einer sehr schönen Abbildung bereits BAILLIE niedergelegt hat.

Die Sialolithen können über das ganze Pankreas verteilt sein. Meist bevorzugen sie den Kopfteil (BAILLIE, ORTH, LAZARUS), seltener liegen sie im Schwanzgebiet (OSER). Sehr merkwürdig ist ein Befund, den ich selbst zweimal sah. Die Speichelsteine sind von geringer Größe, etwa hirse- bis hanfkorngroß; sie stecken in den primären Verzweigungen der großen Pankreasgänge, erweisen sich meist verteilt und sehen mit einer Art von zapfenförmigem Fortsatz in die Lichtung des Hauptganges hinein. Es nimmt in solchen Fällen nicht wunder, wenn jenseits der pfropfartig verstopfenden Steinchen die Nebengänge erweitert und ihre Buchten mit weicheren, gallertigen bis halbstarren Massen erfüllt sind (vgl. auch MÖCKEL).

Die Pankreassteine finden sich mitunter auch im Bereich der Papilla duodenalis oder im gemeinsamen Divertikel des Galle-Bauchspeichelsystems (GOULD, MOORE, STAEHLIN-ROEBER, HOLLÄNDER [OPITZ]); Gangdivertikel (FREYHAN, GIUDICEANDREA); Zysten (GIUDICEANDREA, SHATTOCK [OSER], ASSMANN, BALDONI, ALLEN, LAZARUS); Abszesse (CAPPARELLI [ZESAS], LEICHTENSTERN, DOWD [EINHORN], MERCLIN [NIMIER], FOURNIER, SALMADE, PORTAL, MOORE, FOUCONNEAU, DUFRÈSNE [OSER], RODDICK, MOYNIHAN, GALEATI [CLAESSEN], GALLAUDET, KÜSTER [ZESAS], KÖRTE und DIECKHOFF) dienten den Sialolithen als Behälter[1]. Vielfach werden auch die schwer veränderten des Epithels beraubten und stellenweise durch Druck beleidigten Gangwände von Kalksalzen durchsetzt. Ja es kann, wie H. MECKEL sagte, das ganze Pankreas in einen von krümelig-steiniger Masse (Massa tophosa et lapidea) erfüllten Sack verwandelt erscheinen[2].

Die Lage von Pankreassteinen kann man vielleicht weniger sprechend, aber doch neuerdings mit steigendem Erfolg am Lebenden (ASSMANN, PFÖRRINGER, CHARBONNEL, GULEKE, SCHMIEDEN und SEBENING), wohl aber sehr

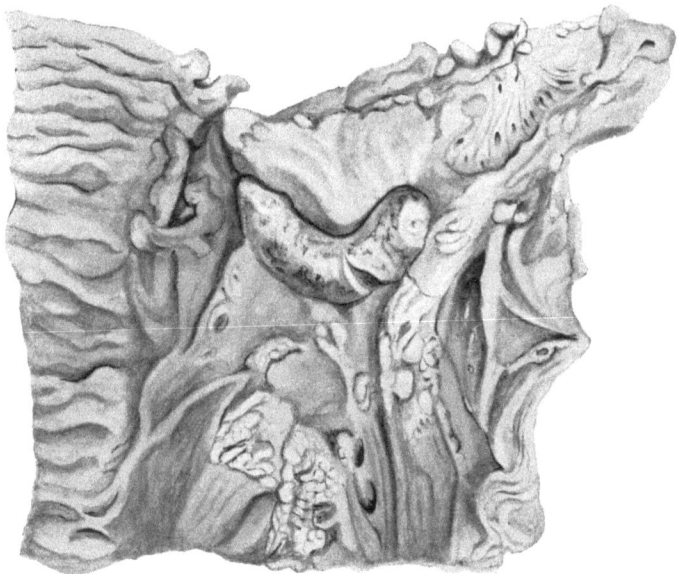

Abb. 147a. Großer Sialolith im erweiterten Endteil des Ductus pancreaticus. Atrophie des Pankreas. (Nach einer von O. LUBARSCH-Berlin zur Verfügung gestellten Zeichnung.)

schön am unaufgeschnittenen Leichenpankreas mittels der Röntgenaufnahme festellen (SIMMONDS). Auf der 3. alpenländischen Chirurgentagung hat OSKAR ORTH das Röntgenbild jenes großen in Abb. 148 wiedergegebenen Pankreaskopfsteines vorgewiesen, den er am Lebenden gewonnen. Es ist natürlich in solchen Fällen recht schwer, ja unmöglich aus dem Röntgenbild herauszulesen und zu entscheiden, ob das Konkrement dem Endteil des Bauchspeichelsystems oder ob es dem duodenalen Abschnitt des großen Gallenganges angehörte.

Die auf folgender Seite wiedergegebenen Bilder von ORTH und von SISTRUNK zeigen den großen Unterschied in den möglichen Größenverhältnissen der Pankreassteine. Es ist unnötig die Größenvergleiche hier mitzuteilen. MÖCKEL ist einzeln darauf eingegangen; es schwanken die Angaben von mikroskopischer Kleinheit bis zur Walnußgröße. So große Konkremente haben GIUDICEANDREA, SCHUPMANN, v. RECKLINGHAUSEN, O. ORTH und MATANI (zit. bei NIMIER) beobachtet.

---

[1] Erwähnt nach MÖCKEL.
[2] MÖCKEL hat „Massa tophosa et lapidea" als „tuffsteinartige Masse" übersetzt.

Der oben abgebildete, von O. ORTH entfernte Stein des proximalen Ductus Wirsungianus maß mehr als 4 cm in der Länge, er wog 19 g. Ein von RUTH entfernter Stein war 5,41 cm lang, er wog 16,8 g (EINHORN), und MATANI erzählt von einem Pankreasstein, der so

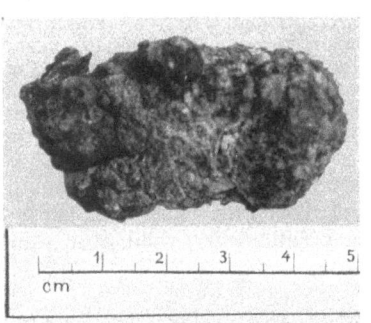

groß wie der Ringfinger eines Erwachsenen gewesen sei, während er ein Gewicht von 60 g aufgewiesen habe.

Was die Zahl der Bauchspeichelsteine anbelangt, so spricht die pathologisch-anatomische Erfahrung dafür, daß meist eine Vielzahl von Steinen vorkommt. Dagegen hat die Meldung von chirurgischer Seite über eine verhältnismäßig große Zahl von Einzelsteinbefunden auf dem Operationstisch wenig Gewicht (SCHMIEDEN und SEBENING), da den Chirurgen die kleineren und kleinsten peripher gelegenen Konkremente wenig zu schaffen machen; doch sei betont, daß auch die pathologische Anatomie das Vorkommen nur eines Steines im Pankreas kennt (MÖCKEL).

Abb. 147 b. Großer Stein aus dem Gebiet des Kopfteils des Ductus Wirsungianus von O. ORTH - Homburg i. d. Pfalz operativ entfernt. (Nach einer bildlichen Darstellung bei SCHMIEDEN u. SEBENING.)

LAZARUS berechnete das Vorkommen eines Falles von vereinzeltem Stein der Bauchspeicheldrüse (17%) gegenüber Fällen von vielfacher Steinbildung wie 1 : 6. Anderseits sind oft zahlenartige Angaben über Pankreassteine ganz unmöglich; sie können ja als mörtelartiger oder sandähnlicher Inhalt die Pankreasgänge vollpfropfen; solche Beobachtungen

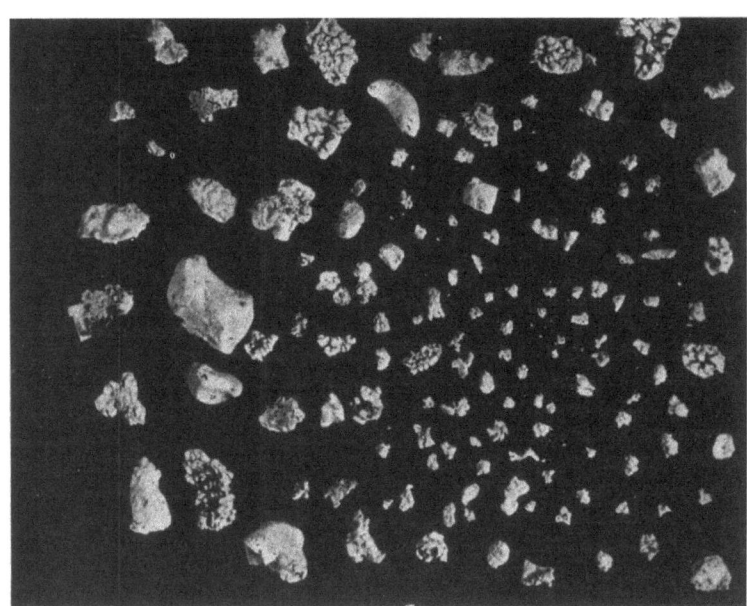

Abb. 148. Zahlreiche mörtelartige Steine aus den Pankreasgängen. (Nach SISTRUNK bei SCHMIEDEN und SEBENING.)

haben OPITZ, BAUMEL (NIMIER), VIGOURAUX, MÜLLER, ROKITANSKY (LUSSAC), ELLIOTSON, DIECKHOFF, LAZARUS, LANCERAUX und SOTTA (NIMIER) und BIRCH-HIRSCHFELD mitgeteilt[1]. Nach OPITZ würde man in der Hälfte aller Fälle die Konkretionen mörtelartig finden, in

---

[1] Nach MÖCKELs Angabe erwähnt.

24% böten sie die Form von Grieß und Sand; nur in 26% ließen sich Zahlen angeben. Jedenfalls sind auch unter solch zählbaren Umständen viele Dutzende von Steinen gefunden worden. MOYNIHAN erwähnt einmal 300, CAPPARELLI sah nach der Angabe von ZESAS aus einer Pankreasfistel innerhalb von 6 Jahren mehr als 100 Steine hervorkommen. Sehr selten kommt es vor, daß bei hoher Steinanzahl auch eine erhebliche Größe der Pankreassteine gegeben ist; die Angabe von OPITZ über den Fund von 20 großen und 13 kleinen Steinen im erwähnten Ductus pancreaticus oder die von DOWD über 30 erbsengroße Steine in einem sog. Pankreasabszeß sind noch nicht so merkwürdig, als der erste Fall MÖCKELs, der in den Gängen eines oberflächlich grobhöckerige beschaffenen Pankreas zahlreiche, porzellanweiße, zum großen Teil walzenförmige Konkremente fand, deren größtes 2,5 cm maß; diesem großen Stein waren noch 21 beträchtlich große und sehr zahlreiche kleine Konkremente beigesellt.

Über Gewichtsangaben der verschiedenen Steingrößen hat MÖCKEL eine kleine Zusammenstellung gemacht und die verschiedensten Gewichtsbezeichnungen des Schrifttums auf die Grammbewertung übergeführt; die Gewichtszahlen bewegen sich von Milligrammen bis zur Höhe von 60 g für das Konkrement.

Der Form nach muß man zunächst die große gestaltliche Unregelmäßigkeit der Sialolithen des Pankreas betonen; rundliches bis ovoides Aussehen und Walzengestalt herrschen bei etwas größeren Konkrementen vor. Neben ganz unregelmäßigen Körnchen sah ich in einem Fall mit unzähligen Steinen der Nebengänge vor allem eine birnähnliche, gegen die Spitze abgerundete Kegelform; das entspricht etwa der von FOURNIER erwähnten Dreiecksgestalt der Steine. Splitterform der Steine, wie sie SCHALLER erwähnt, oder Spindelform habe ich selbst nicht wahrgenommen.

Aus den vorhin beigegebenen Abbildungen geht die Richtigkeit jener Vergleiche hervor, welche von polygonalen (MÜLLER), zylindrischen (LANCERAUX), keulenförmigen (RINDFLEISCH), korallenartigen (GOULD), gießbeckenähnlichen, prismatischen (LAZARUS) Steinen sprachen. Manchmal ist neben mehr oder minder konvex gestalteten Steinflächen eine gehöhlte, oder am Rand muffenartig vorgreifende Randbildung zu erkennen (BALDONI). MÖCKEL erwähnt einen Befund von SKALLER, der im Stuhlgang Pankreaskonkremente in Form von Taubenknöchelchen oder spießähnlichen, an einem Ende kolbig aufgetriebene Gebilde mit den Ansätzen einer Verästelung aufgefunden habe. Und SCHUPMANN wollte einen Pankreasstein äußerlich den Gebilden verglichen wissen, welche sich an dem von Sole überflossenen Dorngestrüpp von Gradierwerken vorfinden. Die meisten dieser Formen sind in sehr klarer Weise von MAYO ROBSON und CAMMIDGE in ihrem Buch über Pathologie und Behandlung der Pankreaskrankheiten wiedergegeben.

Die Oberfläche der Pankreassteine ist ja wohl meist rauh, was durch feinhöckerige oder körnige, oder auch durch drusenartige oder tropfsteinähnliche (LAZARUS) Unregelmäßigkeiten bedingt ist. OPITZ und LAZARUS beschrieben auch zackige, SOTTA, v. HANSEMANN, MERCLIN, ATKINSON und LEICHTENSTERN stachelige, KINNICUTT von Rinnen durchzogene Oberflächen an Pankreaskonkrementen, wie man aus der Schilderung von MÖCKEL ersehen kann. Auch stechapfelähnliche oder an eine ungeschälte Wildkastanie erinnernde Formenverhältnisse sind beschrieben (ROSENTHAL). Ebenso sind Maulbeere und Himbeere zum Vergleich herangezogen worden (COWLEY, FREYHAN, FLEINER). Ausbildung von Abschliff- und Gelenkflächen nachbarlich beieinander liegender Pankreassteine ist nach KRETZ selten. MÖCKEL fügte dem einen Beispiel von KRETZ noch 3 weitere von FLEINER, EINHORN und LINK an.

In der Farbe sind die Bauchspeichelsteine zwar meist hell, weißlich gelb, d. h. ganz blaß ockerfarben oder vom lichtesten Ton einer grauweißen Farbe. MÖCKEL nennt sie auch porzellanweiß, er spricht mit Recht den Befund dunkler Sialolithen als eine Seltenheit an und erwähnt TAYLOR, der einen bräunlich-weißen, DIECKHOFF, der einen bräunlichen, BALDONI, der einen verschieden gefärbten Stein fand; das letztgenannte Konkrement erwies sich auf der Schnittfläche schwarz und gelb.

Die folgende Bemerkung MÖCKELs, es sei die Steinfärbung wesentlich von der Steinlage abhängig, insoferne bei papillennaher Lage das Konkrement vom Gallenfarbstoff dunkelgelbbraun bis grün oder schwärzlich verändert werden könne, bestätige ich durchaus. Der in Abb. 145 sichtbare Pankreasstein in einer mit dem Darmlumen offen verbundenen Bucht des Pankreasgangs knapp unter der Mucosa duodeni zeigte eine unverkennbare Gallenfärbung. So sah auch Müller in der Nähe des Ductus choledochus Pankreassteine, die gallig durchtränkt waren, während die weiter entfernt gelegenen weiß aussahen. Möckel, dem ich diese Erwähnung entnehme fährt fort: „Moynihan entfernte einen hellbraunen Stein, der in die Ampulle hineinragte und dessen Überzug aus Cholesterin und Gallepigment und einigen Kalksalzen bestand. Gallenfarbstoffe haben möglicherweise auch die Färbung der nahe der Mündung des Pankreasganges gelegenen vier schwarzen Bonetschen Steine veranlaßt. Opitz meint, daß es sich hier um Gallensteine handelte, die durch eine weite Gangmündung, in der sogar ein Spulwurm Unterschlupf gefunden hatte, in den Pankreasgang gelangt wären.

Natürlich wird man beim Befund eines Steines im Bereich der Papilla duodenalis genau die Verhältnisse des Bauchspeichel- und des Gallensystems prüfen; damit man nicht einen abgewanderten, geklemmten Gallenstein für einen Bauchspeichelstein erklärt und umgekehrt. Ja, gewisse Vorkommnisse, wie sie Portal und Frank meldeten und wie sie vielleicht nicht so selten sind, lassen die Annahme zu, daß aus dem Ende des großen Gallengangs in den großen Speichelgang bei divertikulärer Anordnung ihrer Mündungen Gallensteine übertreten können.

Für einen Steinbefund Merclins (Nimier), wobei ein schwarzes Konkrement in einem peripankreatischen Abszeß lag, behauptete Lazarus die Möglichkeit der Erklärung als Gallenstein; das muß man zubilligen. Freilich die Farbe allein ist für die Natur eines Steines nicht restlos maßgebend. Vorher weißliche Konkremente des Pankreas, welche die Papilla duodenalis passiert haben, können auf ihrer weiteren Reise durch den Darmkanal die dem Darminhalt eigentümlichen Farbstoffe annehmen, so daß sie schließlich in braunschwarzer graugrüner oder braungrauer Tönung erscheinen (Glaessner). Ein olivbrauner oder grünbrauner Stein kann auch infolge Durchsetzung mit Blut und Eiter so dunkel getönt sein, ohne je im Gallensystem gelegen zu haben. So hat Lazarus in einem aus kohlensaurem Kalk bestehenden Pankreasstein nach Auflösung der anorganischen Bestandteile mittels des Mikroskops fädige Kernmassen gefunden, welche zersetzten Blutfarbstoff erkennen ließen.

Über die Zusammensetzung der Pankreaskonkremente sagt Möckel, sie bestünden entweder aus organischen Stoffen oder aus der Verbindung von organischen und anorganischen Stoffen. Unter den organischen Konkrementen sind jene oben behandelten Erscheinungen zu verstehen, welche van Loghem als Massen kolloider Degeneration bezeichnete, jene geronnenen, strukturlosen, konzentrisch geschichteten oder wabenartig aussehenden Eiweißmassen, die auch bei Fällen ausgesprochener Lithiasis, vielfach noch in den erweiterten Nebengängen angetroffen werden, wo man sie zumeist mit freiem Auge kaum erkennt; immerhin können auch sie als teigige gallertähnliche, graurote oder graugelbe bis weißliche Massen in Auftreibungen der größeren Gänge dem unbewaffneten Auge auffallen.

Wie oben schon betont wurde, besteht von diesen halberstarrten kolloidalen Gebilden zu den Steinen ein fließender Übergang. Möckel schreibt über die Zusammensetzung der Pankreassteine, daß ein organischer Anteil ihr Gerüst bilde. „In ihm sind Epithelien (Lazarus), Gewebstrümmer (Giudiceandrea, Lazarus), Cholestearin (Müller, Moynihan, Baldoni), Leukozyten (vgl. Lazarus), Fettsäurennadeln (Müller, Lazarus, Baldoni), Fibrin (Lazarus, Wilson), Protein (Müller, Lehmann), Muzin, Leucin, Tyrosin (Baldoni), Xanthin (Capparelli bei Zesas, Opitz, Baldoni) und Guanin (Opitz) gefunden worden. Von den anorganischen Substanzen begegnen wir wiederholt Kalzium- und Magnesiumphosphat und -karbonat, Kalziumsulfat und -chlorat, phosphorsaurem Natrium (vgl. Oser und Lazarus!). Meist bestehen die Steine aus mehreren der erwähnten Substanzen. Baldoni z. B. fand bei der qualitativen Analyse an anorganischen Stoffen: Kalzium, Magnesium, Ferrum, Natrium und Kalzium in chlorsaurer, schwefelsaurer, phosphorsaurer und kohlensaurer Verbindung, und Lazarus konnte von Steinen berichten, die teils Karbonate von Kalk und Magnesia und geringe Mengen von Kalkseifen und Eiweißstoffen, teils kohlensauren und phosphorsauren Kalk und Magnesium und wenig organische Substanz enthielten. Kwiatkowsi (Lazarus) konnte Konkremente nachweisen, die aus Kalkseifen und geringen Mengen von Phosphaten bestanden.‟

„In der Regel überwiegt jedoch bei der Pankreassteinbildung kohlensaurer Kalk in Verbindung mit phosphorsaurem Kalk (GIUDICEANDREA bei BALDONI, RINDFLEISCH, RECKLINGHAUSEN, GOULD, GOLDING-BIRD bei SCHEUNERT, MINNICH, KINNICUTT, GLAESSNER, OPITZ, LEHMANN. Reine Karbonat- und Phosphatsteine sind seltener (BAUMEL bei NIMIER, CIPRIANI, FREYHAN, VIGOURAUX, HARTING, WILSON, BRUNET bei NIMIER, GIUDICEANDREA, COLLARD de MARTIGNY bei BALDONI.“

Genauere chemische Untersuchungen zeigen deutlich den meist geringen quantitativen Anteil der organischen und die reichliche Beteiligung der anorganischen Substanz. Das ergibt sich aus folgenden Analysen, welche aus der Zusammenstellung MÖCKELs entnommen sind:

1. Phosphorsaurer Kalk . . . . 72,30 $\%$
   kohlensaurer Kalk . . . . 18,90 $\%$
   organische Substanz . . . . 8,80 $\%$
   (JOHNSTON bei MOYNIHAN).
2. Kohlensaurer Kalk . . . . 91,65 $\%$
   kohlensaure Magn. . . . . 4,15 $\%$
   organische Substanz . . . . 3,00 $\%$
   (JOHNSTON bei MOYNIHAN).
3. Phosphorsaurer Kalk . . . . 12,70 $\%$
   kohlensaurer Kalk . . . . 82,00 $\%$
   Salze von Magn. und Chlor . . . . 3,00 $\%$
   Cholesterin in Spuren
   (MAURICE LUSSAC).
4. Kohlensaurer Kalk . . . . 93,14 $\%$
   Phosphorpentoxyd . . . . 2,45 $\%$
   Wasser . . . . 1,96 $\%$
   organische Substanz . . . . 0,686 $\%$
   (LEGRAND bei SCHEUNERT).
5. Phosphorsaurer Kalk . . . . 80,00 $\%$
   kohlensaurer Kalk . . . . 3,00 $\%$
   organische Substanz . . . . 7,00 $\%$
   (GOLDING-BIRD bei BALDONI).

„Natürlich“, so fährt MÖCKEL fort, „kommen auch Ausnahmen von der hier beobachteten Regel vor. Ein Beispiel liefert der von TAYLOR gefundene, von LOWE untersuchte Stein. Er enthielt:

Silizium . . . . 68,5 $\%$
Aluminium . . . . 18,0 $\%$
kohlensaurer Kalk . . . . 13,6 $\%$
Magnesium und Eisenoxyd in Spuren.“

„Auffallend ist auch, wenn HENRY (NIMIER) in Hohlräumen eines Steines, dessen Analyse $^2/_3$ phosphorsauren Kalk, je $^1/_6$ kohlensauren Kalk und organische Substanz (Eiweiß und Fibrin) neben Spuren von phosphorsaurem und chlorsaurem Natron ergab, rosinenkerngroße Konkremente fand, die außer dem organischen Gerüst nur phosphorsauren Kalk enthielten. An dieser Stelle müssen wir auch noch eines von SHATTOCK beschriebenen Steines gedenken, dessen Baumaterial aus reinem, oxalsaurem Kalk bestand. Endlich sei noch darauf verwiesen, daß ausnahmsweise auch die organische Substanz einen wesentlichen Anteil an der Steinbildung haben kann, wie sich aus den Befunden von BALDONI und SKALLER ergibt. Dieser fand bei der Analyse:

65,3 $\%$ organische Substanz und Feuchtigkeit,
23,8 $\%$ Kalk,
10,0 $\%$ Phosphorsäure,
0,9 $\%$ Kohlensäure.“

BALDONI stellte fest:

3,44 $\%$ Wasser,
12,67 $\%$ Aschen (Kalziumphosphat und Karbonat, sowie lösliche Chloride),
3,49 $\%$ Albuminoide,
13,39 $\%$ freie Fettsäure,
12,40 $\%$ neutrale Fettsäure,
7,69 $\%$ Cholesterin,
40,91 $\%$ Seifen und Pigmente,
6,01 $\%$ unbestimmte Stoffe und Verlust.“

Ferner macht MÖCKEL darauf aufmerksam, daß einer wohl die Meinung vertreten könnte, es sei schon im normalen Pankreassaft die Möglichkeit der Steinbildung gegeben, wenn man bedenke, daß in ihm Cholesterin, Muzin, Tyrosin, Leuzin, d. h. Bestandteile des Kernes und des Gerüstes der Konkremente gefunden werden; gleichwohl wäre jene Meinung nicht anzuerkennen, da im normalen Pankreassaft weder kohlensaurer noch phosphorsaurer Kalk auftrete. Die Steinbildung sei immer an ungewöhnliche Vorbedingungen geknüpft; dies entspricht den Ausführungen, welche in früheren Absätzen dieses Kapitels näher zur Darstellung kamen.

Zum Schluß ist noch über die Häufigkeit der Fälle mit Pankreaskonkrementen im pathologisch-anatomischen Beobachtungsmaterial zu berichten; darüber gibt folgende Tabelle Aufschluß:

Häufigkeitstabelle über den Befund von Pankreassteinen am Leichenmaterial.

Jahre	Bearbeiter	Ort	Zahl der Sektionen	Fälle mit Pankreassteinen	Bemerkungen
1873—1889	ROHDE	Kiel	2 995	2	—
19 Jahre	RINDFLEISCH	Königsberg	2 000	3	—
1910—1913	ROSENTHAL	Berlin-Schöneberg	1 500	1	Unter 43 Pankreas-erkrankungen
	ROSENTHAL	Berlin-Urban	3 018	—	Unter 79 Pankreas-erkrankungen
	KRETZ	—	3 000	1	—
	OPIE	JohnHopkinsHosp.	1 500	2	—
	PITT	Guys Hosp.	11 000	3	Nach TAYLOR
1900—1918	MÖCKEL	—	24 310	6	—
	SIMMONDS	Hamburg	36 004	19	—
1906—1926	CHIARI HANNS	Straßburg	10 000	1	—
1917—1923	GG. B. GRUBER	Mainz	3 000	1	♀ 48 a Adenokarzinom des Pankreaskopfes

Diese Zusammenstellung ergibt ganz unregelmäßige Zahlen. Sicher ist es auch hier richtig zu überlegen, daß dem nach Pankreassteinen suchenden Forscher eine größere Ausbeute beschieden ist, als sie sich an einem Material ergibt, dessen Pankreata ohne bestimmte Aufgabe der alltäglichen Sekantenbetrachtung unterworfen sind, bei der leider allzu oft die Bauchspeicheldrüse etwas stiefmütterlich behandelt wird. Allein bei aller Berechtigung solcher Gedankengänge ist hier doch auf die geringe Ausbeute von HANNS CHIARI hinzuweisen, der als eifrig spürender Forscher auf dem Gebiet der Pankreaspathologie keine Bauchspeicheldrüse ohne eingehende Betrachtung bei seinen täglichen Sektionsüberprüfungen an sich vorüber gehen ließ; so ist seine Ausbeute eines einzigen Falles unter 10 000 Sektionen eine Bestätigung dessen, daß die Pankreaskonkretionen wirklich ein seltener Befund sind. Das schließt nicht aus, daß gelegentlich einmal in kurzer Zeit hintereinander mehrere Fälle von Pankreassteinen zur Beobachtung kommen können, wie dies GIUDICEANDREA in zwei Fällen unter 122 Leichenöffnungen gelungen ist.

OSER will diese von GIUDICEANDREA veröffentlichte Sialolithenhäufigkeit des Pankreas von 1,64% nicht verallgemeinert wissen, weil dies Verhältnis zu groß sei, eine Ansicht, in der ihm MÖCKEL beistimmt. Andererseits hat OSER darauf hingewiesen, daß wohl nur ein geringer Prozentsatz all jener Pankreata veröffentlicht worden sei, in denen Konkremente oder Sand verborgen gewesen. Vielleicht ließe sich in dieser Frage noch tiefere Einsicht gewinnen, wenn man in einer Reihenuntersuchung mit Röntgenstrahlen alle krebsigen, chronisch entzündeten oder indurierten Bauchspeicheldrüsen, ebenso wie die zystisch veränderten oder nekrotisch gewordenen Pankreata untersuchen wollte; doch darf man die ausgedehnte histologische Durchmusterung nicht gering achten, da man kleine kalkarme Konkretionen nur durch sie entdecken wird, und da andererseits im Fall von älteren Fettgewebsnekroseherden durch die Kalkseifenkugeln im Zwischengewebe ein positiver Röntgenbefund zu erwarten ist, der nicht für Sialolithiasis verwertbar ist.

Schließlich sei hier noch in Form von Listen und unter Hinweis auf die Mitteilungen von OSER und von LAZARUS der Geschlechts- und Altershäufigkeit von pankreatischen Steinträgern gedacht. Ich stelle die Angaben von

OSER und von LAZARUS vergleichsweise nebeneinander, wie dies SIMON in seiner Dissertation getan hat.

Alter in Lebens-jahrfünften	OSERS Angaben ♂	OSERS Angaben ♀	LAZARUS Angaben ♂	LAZARUS Angaben ♀	Summe ♂	Summe ♀	Lebens-jahrzehnt
5—10	1	0	1	0	2	0	1
11—15	1	0	2	0	3	0	2
16—20	0	0					
21—25	2	1	5	1	9	2	3
26—30	2	0					
31—35	2	2	15	6	23	9	4
36—40	6	1					
41—45	4	0	15	1	21	1	5
46—50	2	0					
51—55	2	0	3	2	6	4	6
56—60	1	2					
61—65	1	0	4	0	5	0	7
66—70	0	0					
71—75	2	0	2	0	4	0	8

32 Fälle von OSER + 57 Fälle von LAZARUS = 89 Fälle.

Diese Listen lassen das Alter zwischen 30 und 50 Jahren als meist befallen erkennen; während das 4. Lebensjahrzehnt 32, das fünfte 22 Fälle aufweist, sind im 6. nurmehr 10 Fälle zu erkennen; selbst das dritte Lebensjahrzehnt mit 11 Fällen ist bemerkenswerter als die Zahl der positiven Steinbefunde im sechsten und in den folgenden Lebensdezennien. Eine solche Übersicht kann ebenfalls dafür herangezogen werden, daß akut entzündliche Umstände mit ihren Folgen in der Entstehung der Konkremente die erste Rolle spielen.

2. Chronische Entzündung der Bauchspeicheldrüse.

Die wesentliche Erscheinung einer chronischen Pankreasentzündung liegt in der Zunahme ihres bindegewebigen Gerüstes, das vielfach in derbe Schwielen umgewandelt erscheint, hinter denen das Drüsengewebe — eingeengt und meist atrophisch — stark zurücktritt. Namentlich der Pankreaskopf kann in solchen Fällen höckerig und „eisenhart" (RIEDEL) erscheinen; er kann zugleich vergrößert sein. Betrifft diese Veränderung die ganze Drüse, dann fällt sie ganz besonders in die Augen und man spricht dann wohl auch von einer „hypertrophischen chronischen Pankreatitis"; sie stellt wohl nur ein früheres Stadium des späterhin geschrumpften, chronisch entzündeten Pankreas dar, so daß eine wesentliche Gegenüberstellung einer Pancreatitis chronica hypertrophicans und einer Pancreatitis chronica atrophicans sich erübrigen dürfte (ROBSON MAYO, PHILIPPS, DELAGÉNIÈRE, GULEKE). Bei solch indurativer Bauchspeicheldrüsenentzündung zeigt schon die schwache Vergrößerung, ja das freie Auge ein sehr deutliches Bild einer Bindegewebsvermehrung, welche in netziger oder maschenförmiger Anordnung Gefäße, Drüsenausführungsgänge und Drüsenläppchen deutlich umscheidet. Gilt dies für das perilobuläre Gerüstgewebe, so kann es auch für das interlobuläre zutreffen (DIECKHOFF, OPIE). Das alles kann eine Art Gestaltumwandlung der Bauchspeicheldrüse bedingen, man spricht infolgedessen auch von „deformierender chronischer Pankreatitis" (HEIBERG).

Bei RIOLANUS findet sich nach GLAESSNERS Angabe über die chronische Pankreatitis folgende Kennzeichnung: „Totum pancreas instar cartilaginis induratum"; dieser Satz sei aber nicht ohne die Überlegung hingenommen, daß schon das lebende normale Pankreas außerordentlich hart befunden werden kann, ohne akut oder chronisch entzündet zu sein (PRATT!).

Ich stimme HEIBERG bei, der gesagt hat, man könne nur mikroskopisch die endgültige Beurteilung treffen, ob eine chronische Entzündung vorliege oder nicht[1]. Und selbst dabei muß man bedenken, daß die Pankreasfibrosis, bzw. eine sklerotische Umwandlung des Pankreas in gewissem Grad Folge einer chronischen Blutstauung sein kann, daß sie aber vor allem nach Verödung des Pankreas durch Gangverlegung (Unterbindung, Steinverschluß, Geschwulstabklemmung der Ganglichtung usw.) eintreten kann, wenn nur das Leben lang genug erhalten

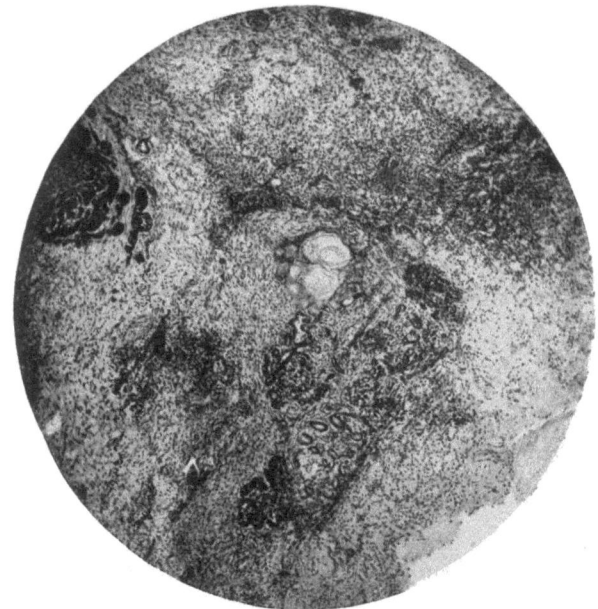

Abb. 149. Chronische Pankreatitis bei Sialolithiasis der Bauchspeicheldrüse. Man sieht im Bild weiche Konkremente eines feinen Nebenganges, Atrophie des Drüsengewebes und mächtige Bindegewebszunahme. (Beobachtung des Innsbrucker pathol. Institutes.)

bleibt. Darüber ist in den Abschnitten der Störungen des Blutkreislaufes und der Atrophie der Bauchspeicheldrüse einiges ausgeführt worden.

Wenn man OSERs eingehende Schilderung der chronischen Bauchspeicheldrüsenentzündung liest, so findet man eine Einbeziehung all der genannten Vorkommnisse oder Möglichkeiten, die schließlich zu einer Fibrosis des Pankreas mit Schwund des eigentlichen Drüsengewebes führen; für denjenigen, der die Zerfalls- und Abbaustoffe eines Gewebes als Schädlichkeit für das übrige Gewebe ansehen will, ist diese Einbeziehung berechtigt; er wird kurzwegs jene Abräumungs- und Aufräumungsinfiltrate als chronisch entzündliche Erscheinungen buchen. Wer aber eine Sklerosierung als einfachen Anpassungsvorgang

_____

[1] Neuerdings hat GULEKE darüber folgendes geäußert. „Selbst bei der Operation nach Freilegung des Pankreas kann die Diagnose (der chronischen Pankreatitis) erhebliche Schwierigkeiten machen und mancher Irrtum unterlaufen. Nicht jedes leicht vergrößerte und härter sich anfühlende Pankreas ist chronisch entzündet; schon die vermehrte Tätigkeit der Drüse während der Verdauungsvorgänge genügt, um ihre Konsistenz und Größe zu vermehren. Daß in dieser Beziehung die Beurteilung von Veränderungen auch seitens erfahrener Chirurgen sehr voneinander abweichen kann, geht hervor aus den mir gewordenen Mitteilungen befragter Kollegen, von denen die meisten 10—20 Fälle chronischer Pankreatitis während der letzten 14 Jahre gesehen haben, während an einer Klinik 400 Fälle, von einem anderen Chirurgen „unzählige" Fälle beobachtet worden sind."

nach Untergang von Drüsengewebe auffaßt, auch wenn der Vorgang biochemisch veranlaßt sein mag, der wird verschiedene pathogenetische Formen der schwieligen Atrophie des Pankreas unterscheiden müssen. So tut das DIECKHOFF, denn er schreibt ausdrücklich: „Von der beschriebenen entzündlichen Induration des Pankreas ist die Induration zu unterscheiden, welche im Anschluß an einen Verschluß des Ausführungsganges sich ausbildet; dabei atrophiert das Parenchym und seinem Schwunde entsprechend erweitert sich der Ausführungsgang und vermehrt sich das Binde- und Fettgewebe." Theoretisch wird eine solche Unterscheidung ja nicht schwer sein, aber in der Praxis der histologischen Diagnostik können in dieser Hinsicht die schwierigsten Hindernisse bestehen, um zu einem Bild über das Werden der Erscheinung zu gelangen.

Jedenfalls wird die Erklärung eines Befundes als chronischer Pankreatitis erleichtert, wenn man in dem bindegewebig verdickten Abschnitt der Drüse, der zur mikroskopischen Untersuchung vorliegt, noch deutliche Zeichen in Form von entzündlichen Infiltraten vorfindet; dies trifft z. B. für den Fall der Abb. 149 zu.

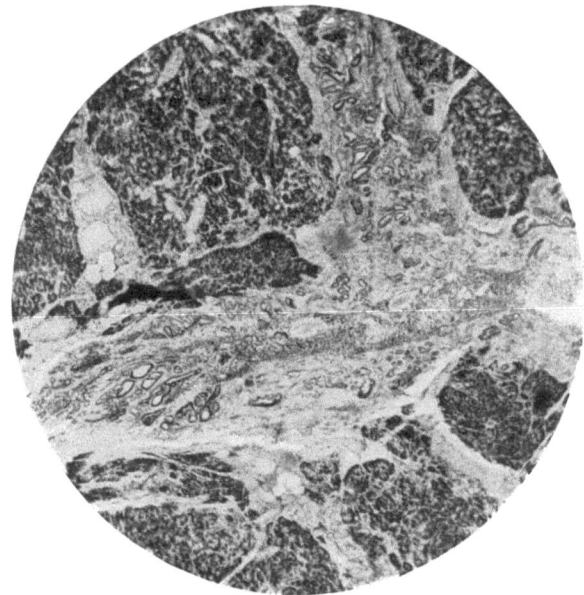

Abb. 150. Chronische Pankreatitis. Rückfällige Sialangitis bei chronisch entzundlicher Veränderung der Speichelgangwandung. Epitheliale Knospung und Wucherung des Gangepithels. (Vgl. Abb. 144.) (Das Material wurde von H. DUERCK-München zur Verfügung gestellt.)

Hier handelt es sich um ein Steinpankreas mit alter schwieliger Umwandlung und hochgradiger Atrophie des Drüsengewebes. In der Umgebung der Gänge, wie auch in die atrophischen Läppchen hinein zogen sich Infiltrate von lymphozytenartigen Zellen und Plasmazellen. Derselbe Fall diente der Abb. 145 als Grundlage. Jene Abbildung mit einer schwer entzündlich veränderten Ausbuchtung des Speichelganges nahe der Mukosa des Duodenums bot in der chronisch entzündeten Wand reichlich Granulationsgewebe, infiltriert von Leukozyten, Lymphozyten und allerlei Wanderzellen, die zum Teil mit Blutpigment beladen waren.

DIECKHOFF hat über das sklerotische Bindegewebe der chronisch entzündeten Bauchspeicheldrüse geschrieben, daß es mäßig viele Bindegewebszellen enthielt; daneben fänden sich Leukozyten verteilt, stellenweise in dichten Haufen, so besonders um die Venen herum.

Ein anderes Mal erscheint das Bindegewebe kleinzellig infiltriert, das Fettgewebe auffallend vermehrt, wie ja überhaupt atrophische Sklerose des Pankreas, auch wenn sie entzündlich ist, mit einer mehr oder minder starken Lipomatose nicht so selten verbunden ist.

Bei vorgeschrittener Sklerosierung — auch bei der ganz sicherlich primär entzündlichen Form — kommt es nach perisialangitischer, inter- und intralobulärer

Einengung und Verödung der Drüsenanteile alsbald auch zu eigenartigen regenerativen Erscheinungen in solchen Bauchspeicheldrüsen. So zeigt die Abb. 150 im Bereich eines chronisch entzündeten Steinpankreas eine erhebliche epitheliale Wucherung von Gangknospen im Bereich der chronischen Perisialangitis.

Stets wird bei der chronischen Pankreatitis dem Mikroskopiker die vorgeschrittene Läppcheninduration besonders auffallen. „Von den dichten Bindegewebsmassen, die balgartig das Läppchen einschließen, ziehen Stränge in das Innere, drängen die Azini auseinander, so daß diese vereinzelt im bindegewebigen Stroma liegen; stellenweise ist hierdurch der Zusammenhang der Läppchen völlig aufgehoben, einzelne Drüsenschläuche und Ausführungsgänge liegen zerstreut in einem wirren Knäuel von Bindegewebe (DIECKHOFF). Das entspricht also der perilobulären oder interazinösen Form der Drüsengewebsinduration.

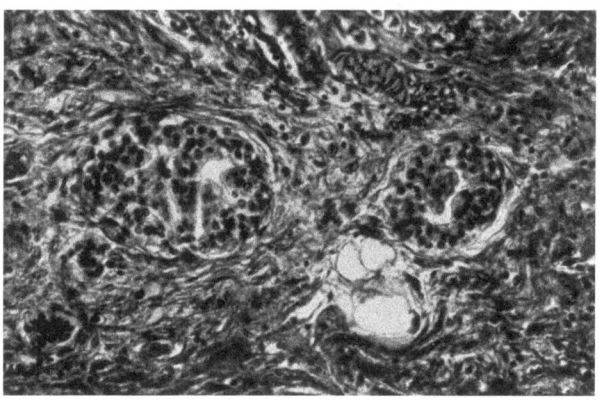

Abb. 151. Erhaltene LANGERHANSsche Inseln in einem chronisch entzündlich verödeten und schwielig veränderten Pankreas mit Sialolithen und mit Krebsbildung im Kopfbereich. (Eigene Beobachtung; veröffentl. von L. SCHOLTZ, Mainz.)

Indes kann die Bindegewebsvermehrung weitergehen, sie kann auch das intralobuläre Gerüst betreffen, so daß die einzelnen Drüsenzellen durch Bindegewebsstreifen voneinander getrennt sind. DIECKHOFF gibt an, dies nie in voller Ausbildung gefunden zu haben, wie LEMOINE und LAMOIS, die übrigens eine andere Erklärung dafür gaben; immerhin zeigte sich auch in einzelnen Fällen von DIECKHOFF, wie durch eine unregelmäßige und übermäßige, bis zur Bildung von interzellulären Septen sich erstreckende Wucherung des Bindegewebes eine Auflösung der Azini entsteht und so ähnliche Bilder zustande kommen, wie sie von LEMOINE und LANNOIS geschildert worden sind.

Die Besonderheit in LEMOINEs und LANNOIS' Darstellung liegt darin, daß sie mit RENANT die Läppchen des Pankreas als innersekretorische Blutdrüsenanteile auffaßten, deren Bindegewebsgerüst allseitig die Drüseneinheiten umspinne und mit Gefäßen versorge. Es handle sich um Pseudoazini, die nicht mit den blind im Bindegewebe endenden Ausführungsgängen in Verbindung stünden. Entstehe nun eine Sklerose, so sei sie nicht nur peri- und interlobulär vermehrt, sondern es komme durch interzelluläre bindegewebige Septierung zu einer „Sclerose unicellulaire".

Auf die Möglichkeit des guten Erhaltenseins der LANGERHANSschen Zellhaufen innerhalb eines chronisch entzündeten, schwielig veränderten Pankreas wies schon DIECKHOFF an Hand seines 7. Falles ganz ausdrücklich hin. (Vgl. die Ausführungen beim Kapitel über den Schwund des azinösen Drüsengewebes im Zusammenhang mit der stellvertretenden Fettgewebsbildung und dem erhaltenen Bestand an LANGERHANSschen Inseln (S. 333!).

GULEKE sagte aus, daß bei der interlobulären Pankreatitis die LANGERHANSSchen Inseln fast bis zuletzt wohl erhalten blieben; sie würden erst ganz zuletzt, wenn das ganze Drüsengewebe zugrundegegangen sei, von der Verödung mitbefallen, dagegen würden sie bei der interazinären Form von Anfang an und vorwiegend erkranken. Dementsprechend trete bei der interlobulären Form selten oder erst im Endstadium Glykosurie auf, bei der interazinären Form dagegen schon sehr frühzeitig. Diese Darstellung von GULEKE beruht durchaus auf OPIEs Zweiteilung in eine interlobuläre und eine interazinöse Form der Pancreatitis chronica. Indes dürfte sich eine derartige histologische Trennung in Beziehung zur glykosurischen Funktion, eine Trennung, die nur verschiedene Grade desselben primären Vorgangs, nämlich einer chronischen Entzündung betreffen würde, nicht immer glatt durchführen lassen, wie namentlich WEICHSELBAUMs Ausführungen über das diabetische Inselleiden dargetan haben. Es spielen hier, d. h. in Fällen des Inselleidens ja angiosklerotische Umstände mit, und diese Inselsklerosen finden sich entsprechend der Sklerose der Pankreasgefäße meistens bei bejahrten Menschen, während sie bei jugendlichen Diabetikern in der Regel fehlen (HERXHEIMER, SEYFARTH).

Für die chronische Entzündung des Pankreas zählt OSER folgende 2 Gruppen auf:

I. Chronische Entzündungen der ganzen Drüse. Diese könnten von den Gefäßen oder von den Ausführungsgängen den Ausgang nehmen. Es ist nun kein Zweifel, daß Arteriosklerose und obliterierende Endarteriitis von Atrophie und Sklerose der Bauchspeicheldrüse gefolgt sein können; indes sind solche Vorkommnisse nicht der chronischen Entzündung beizuzählen. Und jene im Gefolge von Pariarteriitis nodosa sowie im Verlauf syphilitischer Infektion auftretenden umschriebenen oder allgemeinen entzündlichen Pankreassklerosen sind im Hauptstück der Infektionsfolgen am Pankreas abzuhandeln. OSER nennt noch den Alkoholismus und seine Folge auf die Bauchspeicheldrüse und reiht sie unter die vaskulären bzw. hämatogenen chronischen Pankreasentzündungen; ich halte es dagegen für angezeigt, in dem nachfolgenden Abschnitt die Veränderungen der Bauchspeicheldrüse im Verlauf der Leberzirrhose wie im Zusammenhang mit Alkoholismus gesondert zu behandeln.

Daß auch der Lymphweg für die Übertragung entzündlicher Vorgänge vom Nachbargebiet des Pankreas auf dieses selbst eine Rolle spielt, haben ARNSPERGER und CAPELLI für Gallenwegsinfektionen betont. Durch ROSTOCKs Untersuchungen an GULEKEs Klinik über die Fortentwicklung der Fettgewebsnekrosen auf dem Lymphweg erscheint auch diese Annahme beträchtlich wahrscheinlicher geworden.

Unter den Folgen der akuten Sialangitis pancreatica steht die chronisch verhärtende Entzündung der Bauchspeicheldrüse obenan; freilich mögen die akuten Fristen solcher Veränderung wenig hervorgetreten sein, wiewohl gewiß auch aus heftig eitrigen akuten Entzündungen nach Abklingen der schweren Anzeichen eine chronische, sklerosierende Pankreatitis hervorgehen kann.

DIECKHOFF führte aus, daß im Anschluß an all jene Vorgänge eine entzündliche Pankreasfibrose eintreten könne, welche eine Einwanderung von Kleinlebewesen in den Ductus pancreaticus begünstigten. In diesem Zusammenhang spielen Cholelithiasis und Krebs im engen Nachbarbereich oder im Kopfgebiet des Pankreas eine unangenehme Rolle. Die Bedeutung der Steinkrankheit der Gallenblase oder des galleleitenden Systems für chronisch entzündliche Veränderungen des Pankreas, namentlich des Pankreaskopfes, der in einen unförmigen „eisenharten" Tumor umgewandelt sein könnte, hat RIEDEL dargetan —

MARTINA gibt die Möglichkeit von Druckusuren im pankreatischen Choledochusbereich durch wandernde Gallensteine, entsprechend der Anschauung von RIEDEL, zu, betont aber vor allem die Wichtigkeit gleichzeitiger infektiöser Umstände für die Entstehung der chronischen Pankreatitis. Tatsächlich scheinen gerade bei Steinklemmung oder -wanderung im Ductus choledochus Pankreatitiden besonders häufig zu sein (KEHR). Die Brüder MAYO haben in 81% ihrer Fälle von Pankreatitis den Grund in einer Cholelithiasis ersehen[1] und

---

[1] GULEKE teilt zur Beleuchtung der Häufigkeit der Pancreatitis chronica in Abhängigkeit von Gallenwegserkrankungen folgende Liste mit:
KEHR sah chronische Pankreatitis bei . . . 220 Gallenwegsoperationen 69 mal = 31%,
Gebr. MAYO sahen chronische Pankreatitis bei 2200 Gallenwegsoperationen 147 mal = 6,1%,
KÖRTE sah chronische Pankreatitis bei . . . 254 Gallenwegsoperationen 6 mal = 2,3%.

QUENU und DUVAL fanden unter 104 Fällen von Pankreatitis 48mal Steine im Ductus choledochus, 8mal in der Ampulle des Duodenaldivertikels, während zweimal der Stein eben in den Zwölffingerdarm durchgewandert war. Daß auch nicht vollständig abschließende Steine infolge einseitigen Druckes etwa so ungünstig wirken können, hat VAUTRIN ausgeführt. GULEKE schreibt darüber: „Die Fortleitung der Entzündung findet dabei teils durch direktes Übergreifen von der entzündlich veränderten, durch die Gallensteine geschädigten Choledochuswandung auf den Pankreaskopf statt, wodurch der Pankreaskopf vorwiegend an der Erkrankung beteiligt wird, teils durch Übergreifen von einer Gangmündung auf die andere. Dadurch entsteht eine im Gang aufsteigende Infektion, wobei anfangs wiederum nur der Kopf beteiligt ist, später die ganze Drüse in Mitleidenschaft gezogen wird". In klassischer Weise wird diese letzte Art der Infektion durch Papillensteine vermittelt (ROBSON, SIMMONDS). Die Dauer des Bestehens der Cholelithiasis bis zum Auftreten einer komplizierenden Pankreatitis beträgt nach QUENU und DUVAL durchschnittlich 4—6 Jahre, eine Zeit, die ich für reichlich lang halten möchte. Jedenfalls muß der Abstand zwischen der ersten Offenbarung einer Gallensteinkrankheit und den deutlichen Zeichen der Pankreatitis nicht so lang sein.

Entzündliche Erkrankungen im Galleleitungsgebiet führen ebenso wie Geschwülste desselben oder wie Gewächse des Pankreas selbst zur Lichtungsverengung oder -Verlegung des Bauchspeichelganges. Diese Verlegung, wie immer sie bedingt sein mag — besonders lehrreich sind die Untersuchungen am Steinpankreas in dieser Hinsicht — führt zur Sekretstauung, zur Sialangitis und Perisialangitis und führt weiterhin in einem langsam fortschreitenden, stets rückfällig entzündlichen Geschehen zur bindegewebigen Verhärtung und zum Schwund des drüsigen Anteils des Pankreas. Für dies Geschehen können die meisten der im vorausgehenden Abschnitt angezogenen Beispiele von Pankreolithiasis gelten. Insbesondere sei auf Beobachtungen v. RECKLINGHAUSENS und FLEINERS hingewiesen, ebenso wie auf eine meiner Mainzer Beobachtungen, den L. SCHOLTZ als ihren 3. Fall, zugleich als Beispiel der Steinbildung im Pankreas und ein im Pankreaskopf gelegenes Adenokarzinom beschrieben hat. Auch entzündliche Pankreasfibrosis wie sie nach operativer Ablösung des Pankreas vom Duodenum oder nach Duodenalresektion wegen Ulkus infolge von Verletzung des Ductus Wirsungianus oder des zum Hauptgang gewordenen Ductus Santorini vorkommen kann (CLAIRMONT), ist hier einzureihen. BECK hat jüngst einen einschlägigen Fall mitgeteilt.

Es sei nicht vergessen, daß wohl direkt vom Duodenum aufsteigend Katarrh und chronische Entzündungen des Pankreas häufiger sind als man gewöhnlich denkt. GULEKE führt die Ansicht von DELAGÉNIÈRE und VAUTRIN an, welche die Ansicht äußerten, daß die meisten Pankreatitiden durch Infektion vom Zwölffingerdarm aus entstünden, wobei gleichzeitig eine Infektion des Pankreas und der Gallengänge möglich sei (SAMTER, DESJARDINS, QUÉNU et DUVAL).

Es folgt nunmehr die zweite Gruppe der chronischen Pankreatitis nach OSER:

II. Umschriebene chronische Entzündung des Pankreas kann man mit großer Regelmäßigkeit im Nachbargebiet von peptischen Magen- und Zwölffingerdarmgeschwüren sehen, welche mit ihrem Krater bis in die Bauchspeicheldrüse vorgedrungen sind. Der Boden solcher Geschwüre ist oft höckerig. Es entspricht aber nach meiner ziemlich ausgedehnten Erfahrung durchaus nicht der Regel, daß jene Höcker einzelnen lappigen Teilen des Drüsengewebes entsprechen (ORTH), vielmehr ist zumeist eine dicke entzündliche Schwiele zwischen dem Geschwür und dem eigentlichen Pankreasgewebe gegeben. Abgesehen davon findet man, wie das OSER schildert „zwischen den Drüsenabschnitten derbe, weißliche, streifige Massen von schwieligem, fibrösem Gewebe. Auf dem Durchschnitt sieht man, daß diese Schwielen noch eine Strecke weit, allmählich sich verschmälernd in das Parenchym eindringen, aus dessen interstitiellem Bindegewebe sie hervorgegangen sind. Der Geschwürsprozeß ergreift freilich auch manchmal das Pankreasgewebe selbst, es können auch von ihm Teile zerstört werden, wodurch es zur Eröffnung kleiner Ästchen des Ausführungsganges kommt, aus denen sich nun Sekret auf den Geschwürsgrund entleert, wodurch der Heilungsprozeß gehindert sein kann. Meist findet sich dieser Vorgang im Kopfteil des Pankreas und an demjenigen Teil, welchem die kleine Magenkurvatur anliegt" (vgl. GG. B. GRUBER, CLAIRMONT, ARNSPERGER, HEIBERG).

Natürlich können entsprechende, örtlich umschriebene chronische Entzündungsgebiete im Pankreas auch sonst durch irgendwelche übergreifende nachbarliche Entzündungen bedingt sein, so durch eine Pyopylephlebitis, durch einen geschwürig veränderten Krebs, durch einen alten abszedierenden Vorgang in der hinteren Bauchwand und dergleichen mehr (vgl. ORTH, OSER!).

Anhang.
Pankreasveränderungen bei Leberzirrhose und bei chronischem Alkoholismus.

(Dieser Frage ist schon bei Besprechung des Schwundes der Bauchspeicheldrüse näher getreten worden; namentlich wurde auf die Untersuchungen von LANDO eingegangen, die hier abermals heranzuziehen sind.)

In seiner oft erwähnten Bearbeitung der Krankheiten des Pankreas hat FRIEDREICH 1875 geschrieben, er glaube annehmen zu dürfen, daß eine allgemeine chronisch interstitielle Pankreatitis auch infolge übermäßigen Alkoholgenusses zur Entwicklung gelangen könne (Säuferpankreas). Es stehe diese Form der Erkrankung auf gleicher Stufe mit den unter demselben Einfluß so häufig vorkommenden chronisch interstitiellen Entzündungen und Zirrhosen der Leber und der Nieren, und es könne die Veränderung solche Grade erreichen, daß man ebenso von einer Zirrhose, von einer Granularentartung des Pankreas zu sprechen berechtigt sei.

Seit jener Zeit ist die Beziehung zwischen Leberzirrhose und Pankreasfibrosis oder Pancreatitis chronica von verschiedenen Seiten erwähnt worden. RODINOW, KASAHARA, DIECKHOFF, WILLE, NAUNYN, LEFAS, OPIE, STEINHAUS, PIRONE, SAUERBECK, D'AMATO. GUILLAIN und REITMANN haben sich zu dieser Frage geäußert. Indes ist es den Arbeiten von LANDO und von POGGENPOHL vorbehalten gewesen, hier bestimmte Ergebnisse zu erhalten.

LANDO sowohl als POGGENPOHL geben eine eingehende Schilderung der vorausliegenden Untersuchungsergebnisse des Schrifttums. LANDO untersuchte selbst, wie an anderer Stelle näher ausgeführt wurde, 23 einschlägige Fälle, in denen ganz unzweifelhaft Leberzirrhose vorhanden war und das Pankreas keine oder nur sehr unbedeutende postmortale Veränderungen dargeboten hatte. POGGENPOHL standen 24 Fälle mit zirrhotischer Leber (22 atrophische, 2 hypertrophische) zur Verfügung. Ehe die Ergebnisse dieser 2 Forscher genauer gewürdigt werden, sei kurz auf die Befunde in den früheren Mitteilungen eingegangen.

Im ganzen und großen gilt die Anschauung, daß bei Leberzirrhotikern das Pankreas Erscheinungen von Sklerose zeige, und zwar sprechen von:

interlobulärer Pankreassklerose RODINOW und D'AMATO,
intralobulärer Pankreassklerose PUSINELLI, LEFAS, GUILLAIN, PIRONE, KLIPPEL und LEFAS,
inter- und intralobulärer Pankreassklerose KASAHARA, ANSCHÜTZ, OPIE, STEINHAUS und SSOBOLEW.

Daß die Sklerose des Pankreas nicht selten von einem jungen Bindegewebe bestritten werde, betonten RODINOW, KASAHARA, STEINHAUS, PIRONE und D'AMATO, während es sich nach KLIPPEL und LEFAS um ein altes, reifes Bindegewebe im Pankreas handle.

DIECKHOFF und LEFAS fanden das Bindegewebe besonders in der Umgebung von Blutgefäßen entwickelt. GUILLAIN, PIRONE, KLIPPEL und LEFAS betonen mehr seine nachbarlich mantelartige Umlagerung der Speichelgänge, während RODINOW und KASAHARA sowohl um Gefäße als um Gänge eine Bindegewebszunahme erkannten.

RODINOW, LEFAS und PIRONE erschien die sklerotische Bindegewebsbildung im Pankreas derselben Erscheinung in der Leber parallel zu gehen; KLIPPEL und LEFAS fanden keinen derartigen Parallelismus.

In Fällen von KLOB, KLIPPEL und LEFAS waren die Blutgefäße selbst nicht verändert, während bei DIECKHOFF, LEFAS und STEINHAUS Veränderungen der Blutgefäße erwähnt sind.

Was die Ausführungsgänge betrifft, nennen KLOB und LEFAS sie unverändert, ANSCHÜTZ und STEINHAUS fanden ihre Zahl vermehrt, SSOBOLEW, PIRONE, KLIPPEL und LEFAS stellten häufig eine Epitheldesquamation in den Lichtungen der Pankreasgänge fest.

Das eigentliche Drüsengewebe ist von DIECKHOFF, SSOBOLEW, PUSINELLI, STEIN-
HAUS und PIRONE atrophisch befunden worden; RODINOW, LEFAS, SSOBOLEW, D'AMATO,
KLIPPEL und LEFAS fiel „fettige Degeneration und Infiltration" des Drüsengewebes auf;
RODINOW und LEFAS fanden Pigmententartung, RODINOW spricht von schleimiger Entartung
der Drüse. KLIPPEL und LEFAS stellten neben der Atrophie auch hypertrophische Teile
am Drüsengewebe fest.

LANDOS Reihenuntersuchung ergab, wie gesagt, in allen Fällen von Leberzirrhose eine
mehr oder minder starke Bindegewebswucherung im Pankreas. Am stärksten und wohl
zeitlich zuerst schienen Kopf und Schweif des Pankreas befallen zu werden. Die Bindegewebsvermehrung ist nach LANDO sowohl um die Ausführungsgänge als um die Gefäße
angeordnet. Sie kann zu Sekretstauungen in den Gängen und zur Erweiterung der Gänge
führen, welche mitunter auch vermehrt zu sein scheinen. Die LANGERHANSSchen Inseln
zeigten fast stets Veränderungen, welche aber nur in Fällen von gleichzeitigem Diabetes
bedeutend zu nennen waren. Einen Parallelismus in der Stärke der Leberzirrhose und der
Pankreasfibrosis hat LANDO nicht feststellen können; auch ergab sich kein Unterschied
an den Pankreata, ob es sich um atrophische oder hypertrophische Leberverhärtung handelte.

POGGENPOHLS Ergebnisse lauten folgendermaßen: Als Hauptveränderung des Pankreas
bei atrophischer Leberzirrhose, mit deren Stärke sie nicht parallel ausgeprägt ist, erscheint
die lobuläre Sklerose; sie kann ganz verschieden stark entwickelt sein. Der Grad der intralobulären Wucherung des Bindegewebes ist in den einzelnen Fällen verschieden. Sie kann
entweder ganze Gruppen von Drüsenröhrchen umfassen oder nur einzelne Azini umgeben,
wobei sie bisweilen zur Auseinanderdrängung derselben und zur Störung des azinösen Baues
der Drüse führen kann. Das gleiche Verhalten zeigt das neugebildete Bindegewebe den
LANGERHANSSchen Inseln gegenüber. Die intralobuläre Sklerose kann somit in einzelnen
Fällen interazinös, paraazinös, intraazinös, periinsulär und intrainsulär sein. Die Veränderungen des Pankreasparenchyms hängen natürlich vom Grade der Wucherung des Bindegewebes ab. Die häufigsten Veränderungen desselben sind Atrophie, fettige Degeneration;
außerdem ist als besondere Veränderung der Drüsenelemente auch die Störung des azinösen
Baues der Drüse zu betrachten, bei der einzelne Zellelemente die Eigenschaften einbüßen,
welche den sekretorischen Zellen zukommen und sich dem Aussehen nach den Zellen der
LANGERHANSSchen Inseln nähern. Letztere stellen die widerstandsfähigsten Elemente
des Parenchyms dar, und die Veränderungen derselben gehen nur auf fettige Degeneration hinaus, welche bisweilen stärker ausgebildet ist als in den azinösen Zellen. Nur selten
wurden in den LANGERHANSSchen Inseln Blutergüsse angetroffen, welche die Balken der
Insularzellen zerstörten, wobei letztere inmitten des ausgeflossenen Blutes frei lagen. Bisweilen wurde an Stelle des stattgehabten Blutergusses Bildung von jungem Bindegewebe
beobachtet. Es muß dabei hervorgehoben werden, daß Veränderungen nur in einzelnen
Inseln vorhanden waren, während die Mehrzahl der Inseln vollständig normal erschien.

Die Gegenüberstellung all dieser Veränderungen des Pankreas mit den Veränderungen
in der Leber führte POGGENPOHL zu dem Schluß, daß zu einer Zeit, in der das Bindegewebe
in der Leber vom jungen Granulationsgewebe an bis zum reifen fibrösen Gewebe verschiedene
Reifegrade darbiete, das Bindegewebe im zugehörigen Pankreas in allen Fällen vornehmlich
reif sei, und daß somit die Veränderungen im Pankreas augenscheinlich denjenigen in der
Leber vorangingen.

Nach POGGENPOHLS Ansicht bilden den Ausgangspunkt der Pankreassklerose bei Leberzirrhose in weitaus der größten Mehrzahl der Fälle die Ausführungsgänge, deren Epithel-
überzug Zusammenhangstrennungen und Abschuppung aufwies oder sonsthin krankhaft
verändert war. Man könne die Veränderung des Pankreas bei Leberzirrhose mit der Benennung „Perisialangitis pancreatica chronica" belegen. Man müsse annehmen, daß die
fragliche Schädlichkeit vom Darm her durch die Ausführungsgänge ins Pankreas aufsteige.
Zugunsten der aszendierenden Affektion der Ausführungsgänge des Pankreas spreche auch
die Tatsache, daß Veränderungen in den größeren Ausführungsgängen gefunden wurden,
während die kleineren und kleinsten meistenteils keine Abweichungen von der Norm darboten. Nehme man aber das Vorhandensein eines aszendierenden Katarrhs der pankreatischen Ausführungsgänge an, so müßte man eo ipso einen katarrhalischen Zustand des
Darmes, speziell des Duodenums voraussetzen, der per continuitatem auch auf den Ductus
Wirsungianus übergehe.

POGGENPOHL, der auch in Tierversuchen entsprechende Ergebnisse erhielt, kam schließlich zu folgender Vorstellung über das pathogenetische Verhältnis von zirrhotischer Leber-
und Pankreasverhärtung: Die enterogene Lehre von der Entstehung der Leberzirrhose
bestehe zu Recht; als erster Umstand wirke hier ein chronischer Magendarmkatarrh. Der
entzündliche Prozeß gehe von der Schleimhaut des Duodenums auf den Hauptausführungsgang des Pankreas über und breite sich von hier den Ästen des Ausführungsganges entlang
weiter aus. Von der Schleimhaut der Ausführungsgänge gehe die Entzündung auf die Submukosa über, was Wucherung von Bindegewebe in der Umgebung der Ausführungsgänge
zur Folge habe, die ihrerseits schließlich zur intralobulären Sklerose der Drüse führe. Zu

gleicher Zeit entwickelten sich im Magendarmkanal infolge der Störung seiner motorischen und sekretorischen Funktion schädliche Gärungs- und Fäulnisprodukte (flüchtige Fettsäuren, Aldehyde, Phenol, Skatol, Indol usw.), welche mit dem Blute der Pfortader in die Leber gebracht würden und welche in der letzteren Vermehrung des periportalen Bindegewebes, d. h. Erscheinungen von atrophischer Zirrhose bewirkten. In einer anderen Reihe von Fällen breite sich der chronische Katarrh des Magendarmtraktus auf die Gallenwege aus und bewirkt hier aszendierende Angiocholitis, Periangiocholitis und die übrigen Erscheinungen von hypertrophischer Leberzirrhose.

Die Frage, warum die Leberzirrhose sich in manchen Fällen auf hämatogenem Wege, in anderen den Gallengängen entlang entwickele, bleibe offen. Sofern man nach dem Alter des Bindegewebes urteilen dürfe, scheine das Pankreas in den Krankheitsprozeß früher als die Leber hineingezogen zu werden. Die Mannigfaltigkeit der histologischen Bilder der Veränderungen in den beiden Organen hänge bei zirrhotischer Affektion derselben von der verschiedenen Intensität der pathologischen Veränderungen in diesen Drüsen und von der Mitwirkung anderer ätiologischer Momente ab.

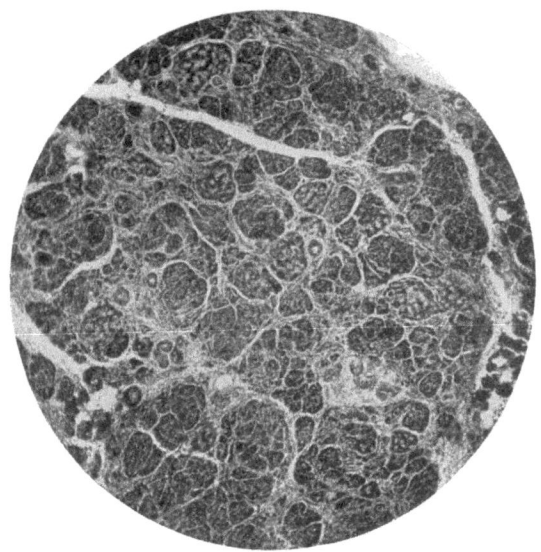

Abb. 152. Perilobuläre Pankreassklerose eines 54 Jahre alten Fuhrmannes (Bierfahrers) mit starker Pigmentzirrhose der Leber. (Nach eigener Beobachtung, bearbeitet von L. Scholtz, Mainz.)

(Über die nicht ganz seltene Beteiligung einer hämosiderotischen Verfärbung der großen Darmdrüsen bei Leberzirrhose und Pankreasverhärtung ist schon im Hauptstück der Störungen der pankreatischen Pigmentverteilung gehandelt worden.)

Soweit man die Leberzirrhose als Folge des mißbräuchlichen Alkoholgenusses ansieht, konnten natürlich auch die zahlreichen Fälle von Lando und Poggenpohl als Hinweis auf die Wirkung des Alkoholismus gegenüber dem Pankreas Beachtung finden.

Indes blieb trotz dieser Erklärungsversuche doch die Frage offen, ob die indurativen Pankreasveränderungen der Säufer nicht etwa in Abhängigkeit von ihrer Leberzirrhose stünden. Es war deshalb wünschenswert, bei Säufern ohne Leberzirrhose nach Veränderungen der Bauchspeicheldrüse zu fahnden. Das haben Weichselbaum und Lissauer vollbracht.

Weichselbaum untersuchte 27 einschlägige Pankreata, deren Träger zwischen 32 und 71 Jahren standen. 15 derselben starben im Delirium tremens. Dem Gewicht nach schwankten jene Pankreata zwischen 50 und 114 g, wobei die hohen Gewichte durch eine starcke Fettdurchwachsung der Drüse bedingt waren. Vielfach erschien die Bauchspeicheldrüse derber oder groblappig, einmal war sie stark atrophisch. — Die mikroskopische Untersuchung ergab nur in zwei Fällen keine Veränderung. Im übrigen wurde durchwegs eine Wucherung des interlobulären, in einigen Fällen auch des interazinösen Gerüstgewebes gefunden; in etlichen Pankreata waren auch die Langerhansschen Inseln derartig sklerosiert. Nur in wenigen Fällen erschien das vermehrte Bindegewebe zellenarm, meist führte es eine mäßige Zahl von Spindelzellen und mehrfach war es geradezu reich an einkernigen Rundzellen und an Spindelzellen, wobei sich auch die Gefäßkapillaren stark mit Blut erfüllt dartun ließen; diese Verhältnisse zeigten sich sowohl im Kopf als im Schweif. Das ganze Bild der Pankreasveränderung entsprach jenem, das bei Leberzirrhose gefunden zu werden pflegt.

WEICHSELBAUM fügte seiner Schilderung noch an, daß eine ausgeprägte Drüsenatrophie dem Säuferpankreas fehle; ferner, daß er nicht selten die kleinen Arterien der Bauchspeicheldrüse sklerotisch gefunden habe. Eine katarrhalische Entzündung der Ausführungsgänge ist ihm nur zweimal begegnet. Ein höherer Grad von Pankreatitis sei gewöhnlich bei gleichzeitiger Leberzirrhose vorhanden, worin WEICHSELBAUM eine mögliche Stauungsfolge vermutet hat.

LISSAUERs Untersuchungsreihe betraf 24 Männer, Alkoholiker ohne Zeichen der Leberzirrhose. Makroskopisch erwies sich das Pankreas meist ohne Befund; vielleicht war es etwas derber wie gewöhnlich, jedoch nur in einem Fall erwies es sich ungewöhnlich derb. Die Gewichte der Bauchspeicheldrüsen schwankten zwischen 52 und 208 g; sie waren hier erniedrigt, dort erhöht, was sich aus der feinanatomischen Art der Veränderung erklärt.

Histologisch konnte LISSAUER siebenmal keinerlei Veränderungen feststellen; in den übrigen Fällen erschien das Bindegewebe gewuchert und zwar im allgemeinen nicht sehr beträchtlich, in 9 Fällen aber doch recht ansehnlich und bei einem Mann äußerst stark; meist handelte es sich um interlobuläre Wucherung, seltener um interazinöse. Nicht ungewöhnlich war eine gleichzeitige, mehr oder weniger starke Lipomatosis. Das vermehrte Bindegewebe war meist wenig zahlreich, spärlich nahm man kleine zellige Herde wahr, wohl auch vereinzelte Leukozyten. Die Bindegewebszunahme betraf meist die ganze Drüse, nur in einigen Fällen hatte sie den Schwanzteil besonders stark befallen. Niemals fand LISSAUER eine Vermehrung des interazinösen Gewebes ohne eine solche des interlobulären. Als Ausgangspunkt der Sklerose erkannte er das perivaskuläre und perisialangische Gewebe ohne Bevorzugung des einen oder anderen.

Einen einzelnen Fall hat der Forscher besonders herausgehoben wegen der hochgradigen, Atrophie der Pankreasdrüsen bei gleichzeitiger erheblichster Zunahme des Bindegewebes das da und dort kleinzellig infiltriert war. (Die Inseln erwiesen sich gut erhalten, der Mann war auch nicht diabetisch gewesen.)

Was die Lipomatosis der sklerotischen Säuferpankreata betrifft, so fand sich diese auch, wenn die Träger der Bauchspeicheldrüse nicht fettleibig, sondern hager waren. In einem Fall erwies sich diese Lipomatosis besonders stark, das fragliche Pankreas wog 208 g. Die nicht selten angetroffene mäßige Sklerose der kleinen Pankreasarterien, welche auch WEICHSELBAUM im Säuferpankreas auffielen, hat LISSAUER bestimmt als unabhängig vom Alkoholismus bezeichnen können; denn dieselbe Gefäßveränderung begegnete ihm auch in den Pankreata von Nichttrinkern, selbst wenn sie vor dem 40. Jahr gestorben waren.

Niemals ist LISSAUER eine Veränderung der Ausführungsgänge aufgefallen. Dagegen konnte er am Drüsenparenchym, besonders in peripheren Abschnitten der Azini, aber auch in Epithelien von Ausführungsgängen, hin und wieder auch in den LANGERHANSschen Inselzellen eine unmäßige Einlagerung von Fetttröpfchen wahrnehmen, wobei mitunter die Zellen zur Atrophie neigten. (Mitdiesen Befunden bestätigte LISSAUER die Befunde, welche SYMMERS in 24 Fällen bei 32 Alkoholikern erhoben hat.) Irgendeinen Zusammenhang zwischen der fettigen Metamorphose des Zellplasmas der Drüsen und der Bindegewebsvermehrung des Drüsengerüstes hat der Forscher nicht ersehen können. Natürlich wird auch ein Abhängigkeitsverhältnis der Verfettung vom Alkoholismus in den Fällen unbeweisbar bleiben, in denen der Tod durch Infektionsfolgen bedingt war; dagegen erscheint LISSAUER die Annahme eines Zusammenhangs dort berechtigt, wo der Tod nicht durch Infektion bedingt war, sondern als Folge eines Gewächses, eines Unfalls oder im Delirium eingetreten war.

Alles in allem konnte LISSAUER also sowohl eine verschiedengradige „Pancreatitis interstitialis chronica" als eine Parenchymverfettung an den Bauchspeicheldrüsen von Säufern finden. Er vergleicht sie den Veränderungen der Säuferleber, d. h. der Leberzirrhose und der Fettleber der Alkoholiker, ohne aber näher auf die feinere Pathogense der Erscheinung einzugehen. Doch sei nicht vergessen, daß er in dieser Hinsicht auf STRÜMPELL verweist, nach dessen Anschauungen durch chronischen Mißbrauch des Weingeistes die Zelleistungen herabgesetzt und der Stoffwechsel ungünstig beeinflußt würden, so daß es zur Entstehung bestimmter Krankheiten wie Gicht, Fettsucht und Diabetes komme.

Natürlich ist ein Einwand gegen WEICHSELBAUM und LISSAUERS Schlüsse möglich, wenn auch nicht durchgreifend beweiskräftig. Auch die Bauchspeicheldrüse des Trinkers kann Entzündungen und fibröse Verhärtungen aus anderen Gründen als aus jenen des Alkoholmißbrauches erleiden. Frühere Infektionskrankheiten mögen da manchmal mit-

spielen. Es dürften auch jene von v. HANSEMANN als Granularatrophie des Pankreas beschriebenen Veränderungen hier gelegentlich einschlägig sein, d. h. eine mehr oder weniger
deutliche entzündliche Wucherung des Gerüstgewebes nach einfacher Atrophie der Azini
und Lobuli, auf welche im Abschnitt des Schwundes der Bauchspeicheldrüse näher eingegangen worden ist.

VI. Folgen spezifischer Infektion auf die Bauchspeicheldrüse.

Unter den spezifischen Infektionen, welche im Pankreas folgenschwer auftreten können, verpflichten nur wenige zu eingehenderer Darstellung durch den
pathologischen Anatomen.

Es ist möglich, daß jede infektiöse entzündliche Erkrankung gelegentlich
einmal in der Bauchspeicheldrüse Metastasen macht (HIRSCHFELD, SEYFARTH).
Als Infektionswege können der Blutstrom, die Lymphbahnen, die Ausführungswege der Bauchspeicheldrüse in Betracht kommen, wobei die enge Kuppelung
mit der Gallenleitung (Divertikulum Vateri) zu bedenken ist; endlich kann die
direkte nachbarliche Anlagerung, bzw. der Einbruch von einem Nachbarorgan
her zur Infektion des Pankreas führen. Typhus, Paratyphus, Erysipel, Masern,
Scharlach, Pertussis können Anlaß zu Gewebsnekrosen und entzündlichen Ge-
websherden geben. SEYFARTH nennt besonders noch die Streptokokkenanginen,
die Grippeinfektionen und die Enteritiden. Indes scheinen solche Vorkommnisse
kaum in Reihen systematisch beobachtet und veröffentlicht worden zu sein.

Ich habe z. B. in einer Reihe von Jahren bei den mir obliegenden Leichenöffnungen
von akuten Exanthemen auf das Pankreas geachtet und keine sich typisch wiederholenden
greifbaren Befunde erheben können. SCHLESINGER gibt an, daß bei Kindern, die an Masern,
Diphtherie, Scharlach und Keuchhusten verstarben, oftmals eine Zunahme des Bindegewebsgerüstes der Bauchspeicheldrüse wahrnehmbar sei. Ja, er nimmt an, daß Fälle
von KASAHARA, welche nichtsyphilitische Kinder mit einer gewissen bindegewebigen
Pankreasverhärtung betrafen, in solchem Sinn zu deuten gewesen wären.

Vielleicht sollte man dem Pankreas bei Fleckfieberleichen eine erhöhte Aufmerksamkeit
schenken. CEELEN gibt an, daß die für den exanthematischen Typhus charakteristischen
Gefäßwandknötchen auch im Pankreas anzutreffen sind. DAWYDOWSKIE dagegen gibt an,
daß er das Pankreas frei von Veränderungen gefunden mit Ausnahme seltener und aller-
geringster thrombotischer Niederschläge in feinen Gefäßen, welche ohne alle Folgen für
ihre Umgebung blieben.

In den folgenden Abschnitten soll von dem Mumps, von der Tuberkulose, der Lues,
den Malariaveränderungen und der Lymphogranulomatose des Pankreas die Rede sein.
Im Anhang dazu werden die Befunde Platz finden, welche das Pankreas bei Erkrankungen
des Blutes und der blutbereitenden Gewebe darbietet.

1. Mumps der Bauchspeicheldrüse.

Über die bei epidemischer Parotitis vorkommende metastatische Beteiligung
des Pankreas, eine Erscheinung, welche SIMONIN[1] an einem Soldatenmaterial
von 652 Fällen auf 1,3% berechnen konnte, während EDGECOMBE[1] unter
33 Mumpsfällen die Bauchspeicheldrüse 5mal beteiligt sah, hat HEIBERG das
Wissenswerte mit Literaturangaben zusammengestellt. Den pathologischen
Anatomen berührt eine Beobachtung von LEMOINE und LAPASSET[1], die einen
algerischen Soldaten behandelten; bei diesem Manne folgte der Parotitis eine
Orchitis, dann traten am 15. Tage der Krankheit Erbrechen, Schmerzen im Oberbauch, Milzschwellung, Gelbsucht und Hämatemesis auf. Der Kranke verstarb
am 17. Tage. Die Leichenöffnung ließ eine Schwellung des Pankreas feststellen,
das 190 g wog. Durch Druck einer geschwellten Lymphdrüse auf die Gallenleitung soll der Ikterus entstanden sein. Selbstredend kann diese parapankreatische Drüsenschwellung auch das Gangsystem des Pankreas und dessen Drüsen-

---

[1] Zitiert nach HEIBERG.

gewebe beeinträchtigt haben. Die Hämatemesis im Falle von LEMOINE und LAPASSET wurde einer cholämisch veranlaßten hämorrhagischen Diathese zugeschrieben.

Bei FRIEDREICH wird ein anderer von SCHMACKPFEFFER durch Leichenöffnung gesicherter Fall von Pankreatitis bei angeblichem Mumps erwähnt. Die Bauchspeicheldrüse sei geschwollen, gerötet und sehr blutreich befunden worden. Es darf aber nicht verschwiegen werden, daß dieser Fall ein schwangeres Mädchen betraf, das wegen Syphilis einer Quecksilberkur unterworfen worden war; dabei schwanden die syphilitischen Krankheitszeichen, es trat zugleich reichlicher Speichelfluß ein, der dann Durchfällen und Fieber Platz machte. Es gesellten sich tiefsitzender Schmerz in der Magengrube hinzu, ausstrahlend gegen das rechte Hypochondrium; dann hörten plötzlich die Durchfälle auf, eine schmerzhafte Schwellung der Ohrspeicheldrüsen ohne Speichelfluß folgte ganz plötzlich, um schon nach einem Tag unter höchster Atemnot und Verfall mit dem Tod zu enden. Es ist meines Erachtens höchst fragwürdig, ob hier wirklich eine epidemische Parotitis vorlag! Dem entsprechend ist auch die Pankreatitis mit größter Zurückhaltung einzuschätzen!

Endlich sei noch eine am operativ geöffneten Kranken festgestellte Mumpsveränderung des Pankreas erwähnt, welche FAHRMANN mitgeteilt hat: Ein 25jähriger Mann erkrankte gelegentlich einer Epidemie an Mumps, 5 Tage spater verspürte er Leibschmerzen, eine Anschwellung des Leibes und Bauchdeckenspannung traten hinzu. Bei der Laparotomie wurde eine eitrige Flüssigkeit im Bauchraum und eine dreimal vergrößerte, geschwollene Bauchspeicheldrüse angetroffen, in deren Gewebe drei nekrotische Herde saßen, aber keine Spur von Fettgewebsnekrose. Inzision und Drainage der Bauchspeicheldrüse wie der Bauchhöhle, Heilung. Aus der Bauchfellflüssigkeit wurde der Streptococcus viridans gezüchtet. Verfasser glaubt, daß dieser der Erreger des Mumps gewesen sei, und Metastasen in der Bauchspeicheldrüse hervorgerufen habe, die wieder zu Eiteransammlung in der Bauchhöhle geführt hätten. Demgegenüber möchte ich den Eitererreger als sekundären Gast im Gebiet des Mumps auffassen; denn wir wissen, daß in Fällen schwerer Parotitis epidemica eine eitrige Einschmelzung der Ohrspeicheldrüse dem akuten Krankheitsbeginn folgen kann.

Im übrigen scheinen nur klinische Mitteilungen vorzuliegen (NEURATH, BARBIERI[1], CHEINISSE, FINIZIO, GROSS und FRIEDJUNG), welche als mehr oder minder charakteristisch für die Beteiligung des Pankreas neben einer wurstartigen Schwellung quer im Oberbauch, neben den Schmerzen in der Magengegend, Erbrechen, Fettstühle oder doch schlecht verdaute Nahrungsteile in den Stühlen, manchmal auch Blut im Stuhl und subikterische Hautfärbung angeben. HARRIS und BARBIERI geben in diesem Sinn auch Glykosurie an.

2. Tuberkulose der Bauchspeicheldrüse.

Die Tuberkulose des Pankreas gilt als sehr selten. Diese Meinung entspricht aber nicht den Tatsachen; denn KUDREWETZKI konnte unter 129 Pankreata von Phthisikern 13, also 10% finden, welche tuberkulöse Veränderungen nachweisen ließen. Dabei ließen sich grundlegend 9 Fälle abtrennen, welche miliare Tuberkel aufweisen, während zwei weitere eine aus dem Pankreasbett, d. h. aus der Nachbarschaft fortgeleitete Tuberkulose darboten; die letzten zwei Fälle waren genetisch nicht ganz klar. Aber wenn man KUDREWETZKIs Untersuchungen nur hinsichtlich seines Kindermaterials prüft, bekommt man $44,5\%$ tuberkulöser Befunde im Pankreas. Damit stimmen die Ausführungen von NAKAMURA und von OTTO überein; letzterer wies bei 3 miliartuberkulösen Kindern unter 5 in der Bauchspeicheldrüse Knötchen nach. Wie sehr dabei die miliare Form der Tuberkulose Aussicht auf positive Befunde im Pankreas gibt, lehren auch die Erfahrungen von FRERICHS, der in 250 Leichen chronischer Phthisiker keine Knötchen, bei 30 akuten Fällen jedoch in 6 Bauchspeicheldrüsen eingestreute Miliartuberkel wahrgenommen hat[2].

Auch HANNS CHIARI ist mehrfach der Befund von miliaren Tuberkeln im Pankreas begegnet. HALE WHITE fand nach TRUHARTs Angabe unter 6000 Sektionen 99 Erkrankungs-

---

[1] Zitiert nach HEIBERG.

[2] LUBARSCH (Festschr. f. SCHLOSSMANN) gibt an, daß bei akuter und chronischer Allgemeintuberkulose die innersekretorischen Organe in einer Stufenleiter hinsichtlich der Häufigkeit beteiligt seien, in der die Schilddrüse an erster, das Pankreas erst an vierter Stelle stehe.

fälle und unter diesen zweimal sekundäre Tuberkulose der Bauchspeicheldrüse. Wesentlich höher ist der Befund, den ROHDE 1889 aus Sektionsprotokollen des Kieler pathologischen Institutes unter 5952 Leichenöffnungen am Pankreas erheben konnte; dieses erwies sich 234 mal krankhaft verändert; 6 mal hätten sich Tuberkel in der Bauchspeicheldrüse ergeben, und zwar 3 mal mit Verkäsung des Organs verbunden; alle 6 Fälle seien mit Lungentuberkulose verbunden gewesen.

Diese statistischen Bemerkungen müssen indes an die von VIRCHOW, ORTH und KLEBS vertretene Meinung erinnern, daß die Beobachtung von „Pankreastuberkulose" gelegentlich unzutreffend aufgefaßt worden sei, daß vielmehr Verwechslungen mit Tuberkulose benachbarter Lymphdrüsen oder eingedickter kleiner Abszesse geschehen seien. TRUHART hat dies ausdrücklich vermerkt

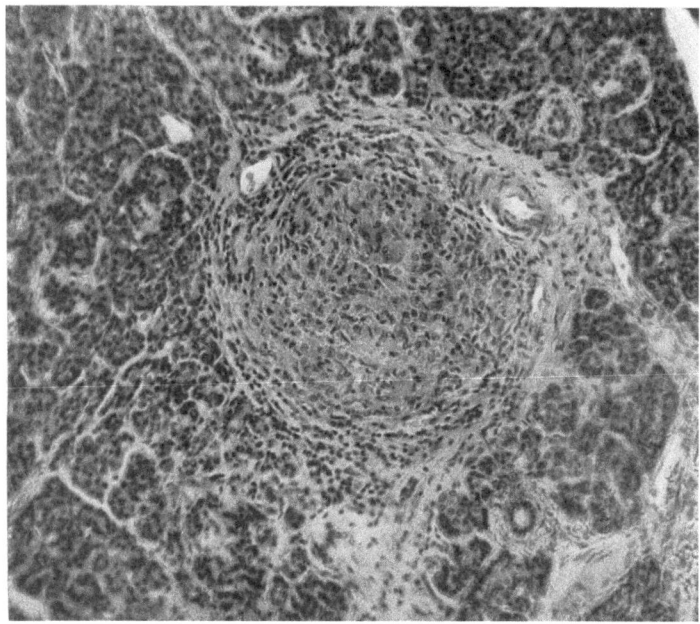

Abb. 153. Epitheloider Tuberkel im Zwischengewebe der Bauchspeicheldrüse.
(Nach einem Präp. von A. GHON, Prag.)

und die ORTHsche Meinung wiedergegeben, es käme zwar in der Bauchspeicheldrüse eine partielle Miliartuberkulose um größere tuberkulöse Herde nicht ganz so selten, besonders in der Nähe der Pankreasoberfläche vor: allein sie gehörten meistens nicht der Drüse selbst an, sondern säßen in Lymphdrüsen, welche ganz oder teilweise im Zwischengewebe eingebettet lägen. Wenn nun auch TRUHART[1] mit Nachdruck darauf verweist, daß die formelle Ausdrucksweise von Tuberkulose und Fettgewebsnekrose in der Bauchspeicheldrüse viel Ähnlichkeit der äußeren Erscheinung enthalte, was sich auf Vielzahl, Form, Größe und auf die Farbe der miliaren Knötchen, ferner auf den äußerlichen Vorgang der Verkäsung beziehe, ebenso wie auf das Zusammenfließen der kleinen und kleinsten Herde zu größeren und großen käsigen Herden mit den möglichen Folgen der Eiterung und Abszeßbildung, ferner die Wucherung und Sklerosierung

[1] TRUHART hat unter Erwähnung vieler Forscher mit Mitteilungen über angebliche Pankreastuberkulose aus der Zeit, in welcher noch keine histologische Färbekunst geübt wurde, die Möglichkeit betont, daß man fruher oftmals Erscheinungen von Pankreasnekrose für Tuberkulose angesprochen habe.

des umgebenden Bindegewebes, so muß man doch zugeben, daß eine Unterscheidung nicht schwer ist, sobald man im Zweifelsfall sich der histologischen Betrachtungsweise bedient.

Mit freiem Auge können in der Tat weißgelbe umschriebene Knötchen von kleinsten bis zu bedeutendem Ausmaß Zweifel in der Deutung erwecken, welche nur das Mikroskop bannen kann. Wir werden also jeweils unser Augenmerk auf die Histologie der Tuberkels und die in seiner Umgebung sich äußernde Reaktionsweise oder -Stärke des Organgewebes richten. Das ist in älteren Mitteilungen nicht geschehen, welche sich an die Namen HARLESS, MÉTIVIER, MARTLAND, MONDIÈRE, GLATIGNY, NASSE, VARNIER, PETIT, BOUILLAUD, CHERMOND, LOMBARD, BERLYN, MAYO-WILSON, ARAN, SANDRAS, CRUVEILHIER, ANCELET, PEPPER, HARTMANN, CHVOSTEK u. a. knüpfen.

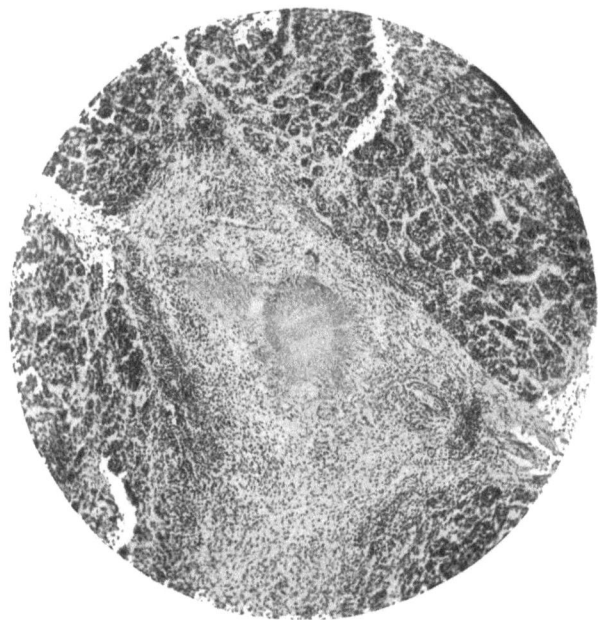

Abb. 154. Verkäsender Tuberkel im Pankreaszwischengewebe mit breiter, zelliger Reaktionszone. (Nach einem Präp. von A. GHON, Prag.)

SEYFARTH nennt neuerdings in seinem Buch über die LANGERHANSschen Zellinseln im Pankreas als Beobachter von Tuberkeln, tuberkulösen Abszessen, tuberkulösen Lymphomen und anderen tuberkulösen Erkrankungen des Pankreas: WALTER-SALLIS, D'ALESSANDRO, MASON, SSOBOLEW, VILLARET et CHABROL, SALOMON und HALBRON, CECIL, ABEILLE, G. P. MÜLLER, FIBIGER und JENSEN, SKOLOMOVICH, OTTO, GILBERT und WEIL, ITALIA, LEFAS, BANDMANN, LANCERAUX, CARNOT, SENDLER, KUDRWETZKI, PALLIER, SENN, BARLOW u. a. mehr. Jedenfalls läßt sich von vornherein feststellen, daß auch in der Bauchspeicheldrüse das Bild der tuberkulösen Veränderung häufig genug gesehen worden ist, und daß es recht unterschiedlich sein kann.

Wie groß die Unterschiede sind, zeigen unsere 3 Abbildungen eines miliaren zelligen Tuberkels, dann eines verkäsenden Knotens mit breiter Infiltrationszone, der aus mehreren miliaren Tuberkeln konfluierte, endlich eines großen, aber verhältnismäßig beruhigten alten verkästen Knotens, der im näheren Umkreis einen Wall von Lymphozyten, im übrigen aber einen fibrösen Mantel aufweist. In diesem Fall ist wenigstens in der Nähe des Tuberkels das Gerüstgewebe entschieden vermehrt. Ob daneben noch eine Pankreassklerose bei Tuberkulose oder infolge von Tuberkulose anzunehmen ist, wird zum Schluß behandelt werden müssen.

Im allgemeinen findet man die Knötchen nur bei mikroskopischer Durchsicht. Denn die lappige und körnige Webung des Pankreas entzieht sie dem freien Auge (NAKAMURA), es sei denn daß verkäste größere oder konfluierende Herde vorliegen wie im Fall unserer Abb. 154 und 155 oder wie bei Beobachtungen von SEYFARTH, KUDREWETZKI, SSOBOLEW, FIBIGER und JENSEN, sowie von GLAUS.

Der von SEYFARTH angeführte Fall[1] ließ bei altem Lupus der Haut eine frischere Lungentuberkulose erkennen. Das Pankreas zeigte auf dem Durchschnitt in dem ziemlich großen Kopfteil eine gleichmäßige Durchsetzung von Herden käsiger, zum Teil etwas weicher Massen, die sich mikroskopisch als konfluierte, kleine Knötchen mit ausgedehnter Verkäsung dartaten. Der fragliche Fall KUDREWETZKIS betraf einen 35jährigen Mann, welcher in Körper und Schwanz der Bauchspeicheldrüse zahlreiche bis

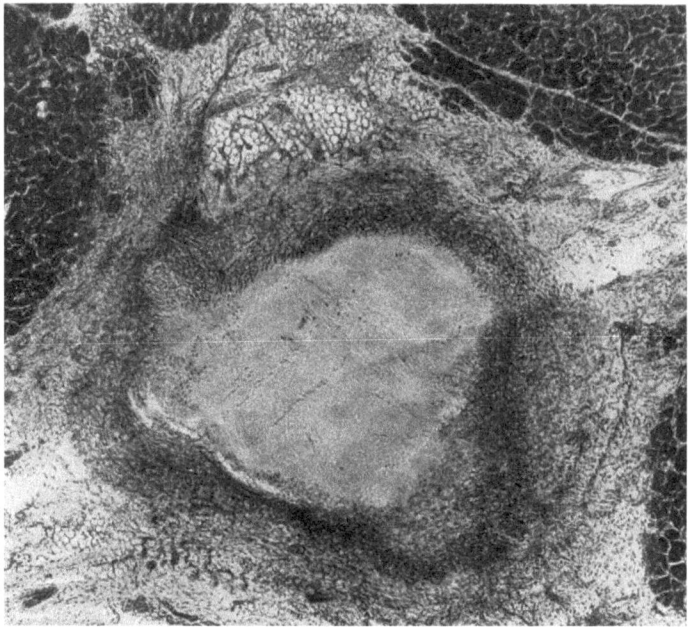

Abb. 155. Älterer, verkäster und abgekapselter Tuberkel des Pankreaszwischengewebes.
(Path. anat. Inst. Innsbruck.)

nußgroße, oft erweichte käsige Herde darbot; von einem solchen Herd aus war ein buchtenreicher Einbruch in die Magenwand erfolgt. SSOBOLEWs Kranke (23 a) zeigte viele konfluierte käsige, im Zentrum nekrotische Tuberkel, die das übrige Pankreasgewebe drückten und zur Atrophie gebracht hatten. FIBIGER und JENSEN haben von einem 92jährigen Mann berichtet, der im Dünndarm, im Mesenterium und im Caput pancreatis eine (primäre?) tuberkulöse Erkrankung aufwies. Der Herd im Kopf der Bauchspeicheldrüse war fast hühnereigroß, kittähnlich, käsig umgewandelt, von dicker Bindegewebsgeschichte umhüllt. Die Mitteilung von GLAUS betrifft ebenfalls einen Greis (80 a), der neben geringgradiger Lungentuberkulose eine mäßige Darmtuberkulose, daneben aber eine unverhältnismäßig frische Bauchfelltuberkulose aufwies. Diese wurde bezogen auf eine alte käsige Erkrankung des Pankreas, welche auf die Vena lienalis übergegriffen und im übrigen einerseits eine Miliartuberkulose der Leber, andererseits eine lienale Venenthrombose erzeugt hatte. Hier sei auch nach TRUHARTS Mitteilung ein von HARTMANN beobachteter, von CHVOSTEK berichteter Fall erwähnt, der bei völligem Schwund und an Stelle der Bauchspeicheldrüse nur verhärtete tuberkulöse Massen gezeigt habe.

Wird man nun im allgemeinen derartig umfangreiche Knoten in ihrer gelbweißen bis graugrünen Farbe leicht vom übrigen Pankreasgewebe unterscheiden können, so kann

[1] Leipzig Sekt. Nr. 1405/07.

gelegentlich die eingehende feinanatomische Untersuchung immer noch die Überraschung
bringen, daß die tuberkulöse Veränderung nicht das Pankreas selbst, sondern eine angelagerte, wenn nicht mehr oder weniger eingelagerte Lymphdrüse betrifft, so wie das ORTH
besonders betonte. Dafür sind HIRONKAS und SENDLERS Mitteilungen gute Beispiele.
HIRONKA sah im Pankreasschwanz eine relativ große Nebenmilz, welche ebenso, wie Milz
und Leber zahlreiche tuberkulöse Herde darbot, während das Gewebe der Bauchspeicheldrüse selbst von Knötchen frei war[1]. In SENDLERS Fall handelte es sich um eine
54jährige Frau mit einer gut tastbaren, höckerigen, verschieblichen „Geschwulst" oberhalb des Nabels; dieser Tumor ließ nach angelegtem Leibschnitt, anscheinend im Pankreaskopf gelegen, eine walnußgroße, graugelbe Bildung erkennen, die gegen ihre Umgebung
wohl abgrenzbar schien. Als man das operativ entfernte „Gewächs" mikroskopisch
untersuchte, entpuppte sich das Ganze als ein tuberkulöses Granulom pankreatischer Lymphdrüsen. Ähnliche Befunde haben auch KLIPPEL und LEFAS erhoben.

Über besonders große Tuberkelherde haben ARAN und MAYO-WILSON berichtet. Diese
Fälle sind von TRUHART, ebenso von SENN ausführlicher mitgeteilt. Es wird auf beide
Fälle später eingegangen werden, da es sich um sog. primäre Pankreastuberkulose
gehandelt haben soll.

In den obigen Beispielen sind teilweise bereits die Folgen der tuberkulösen
Erkrankung auf das Organgewebe selbst gekennzeichnet. Zu erwähnen ist indes
noch das seltene Vorkommnis phthisischer Höhlenbildung im Pankreas; bei
KUDREWETZKI ist ein derartiger Fall zu lesen. KÖRTE hat ihn ausführlich zitiert[2], freilich TRUHART meint[3], es habe sich nur um hämorrhgisch-nekrotische
Höhlenbildung gehandelt, die infolge Pankreasnekrose und Fettgewebsnekrose
entstanden seien.

Die Beobachtung betraf einen 55jährigen Mann, der den Leichenbefund einer chronischen
Lungen- und Lymphdrüsentuberkulose, sowie eine Herz- und Nierentuberkulose aufwies;
das blasse Pankreas habe im Körper und im Schwanzteil zahlreiche bis nußgroße, konfluierende käsige Herde gezeigt, die vielfach zentral erweicht gewesen seien; von einer
solchen unregelmäßigen, buchtigen Erweichungshöhle aus, welche sich in der Mitte des
Pankreaskörpers befunden, sei die hintere Magenwand an mehreren Stellen unregelmäßig
durchbrochen worden. Der Hauptspeichelgang habe in jenen Erweichungshöhlen seine
Mündung gehabt. In der Wand des fraglichen Pankreasherdes habe man Granulationsgewebe mit Riesenzellen nachgewiesen.

Es läßt sich darüber streiten, ob TRUHARTS Deutung dieses Falles richtig oder unrichtig
ist; da eine ausgedehnte Tuberkulose im übrigen vorlag, scheint mir doch eine Berechtigung
dafür vorzuliegen, auch den Pankreasbefund für Tuberkulose zu deuten; dabei ist aber
die weitere Möglichkeit durchaus zuzugeben, daß die phthisische Veränderung, d. h. die
Höhlenbildung neben der tuberkulösen Verkäsung auch der pankreatischen, oder doch
der peptischen Verdauungswirkung zuzuschreiben war, so wie man das aus bestimmten
Vorkommnissen der Magentuberkulose ohne Beteiligung des Pankreas erschließen kann
(GOSSMANN).

Ähnlich umstritten in der Deutung liegt nach TRUHARTS Darstellung der Fall von
PEPPER, der seine Beobachtung als „lokale Tuberkulose infolge chronischen Katarrhs"
gebucht hat; diese Beobachtung betraf einen 45jährigen anämischen Mann, der Blutstühle
gehabt hatte und nach plötzlich einsetzendem, wiederholtem Blutspeien verstorben war.
Die Blutung war durch eine parapapilläre Fistelöffnung aus einer walnußgroßen, blutig
aussehenden Höhle im Pankreaskopf in den Zwölffingerdarm erfolgt; im übrigen Pankreas
bestanden neben Bindegewebsvermehrung viele große Räume, die „mit wäßrigen Massen,
tuberkulöser Granulation und Riesenzellen angefüllt" gewesen seien. Auch hier kann,
da eine Nekrose und Fistelbildung in der Duodenalwand erfolgt war, eine Beteiligung von
aktivierten tryptischen, oder sogar noch von peptischen Verdauungssäften gewiß im Spiel
gewesen sein und die Tuberkulose kompliziert haben; freilich, käsige Massen, Granulationsgewebe und Riesenzellen brauchen auch hier, wie überall nicht überall in Körper nicht beweisend für
Tuberkulose angesehen zu werden — und der Befund einer „lokalen, d. h. örtlich allein-
stehenden Tuberkulose im Pankreas muß höchsten Zweifel darüber hervorrufen, ob die
fragliche Erscheinung wirklich einer Infektion mit KOCHschen Stäbchen zu danken war.

Schließlich sei hier noch der kurzen Anmerkung von LAUPP gedacht, der unter drei
Fällen mit gröberen tuberkulösen Veränderungen der Bauchspeicheldrüse eine Beobachtung
erwähnt, welche durch das Vorhandensein einer käsigen Höhlenbildung ausgezeichnet war.

---

[1] Zitiert nach HEIBERG.
[2] Deutsche Chirurgie, Lieferung 45 d, S. 129.
[3] S. 378.

Im Gegensatz zu jenen zerstörenden Vorkommnissen von Pankreastuberkulose stehen die gewebsbildenden Vorgänge, welche auch hier beträchtlichen Grad erreichen sollen. Es bleibt also die Frage zu behandeln, der namentlich die Franzosen CARNOT, GILBERT und WEIL, SALOMON et HALBRON, CHABROL, VILLARET und CHABROL, sowie WALTER-SALLIS frühzeitig ihr Augenmerk gewidmet haben, nämlich ob bei chronischer Tuberkulose der Bauchspeicheldrüse eine Zunahme und indurative Veränderung des Gerüstgewebes vor sich gehen könne. Bei SEYFARTH findet sich eine genauere Darstellung der Fragestellungen, welche die Forscher bewegt haben. So wollen WALTER-SALLIS, CHABROL u. a. 2 Arten der tuberkulösen Sklerose des Pankreas unterscheiden:

a) Die hypertrophische Form:

Das Pankreas sei dabei an Umfang und Gewicht vergrößert, seine Läppchen erschienen eingeengt von einem hypertrophischen Bindegewebe, wobei sie bis zu unkenntlichen Zellhaufen verändert seien.

b) Die atrophische Form:

Das Drüsenparenchym schwinde bis auf geringe Reste. Die Sklerose sei interlobulär, intralobular, ja sozusagen intraazinös. In solchen Fällen würden die Pankreata nur noch kurze, formlose, holzartige harte Strange darstellen, deren Gewicht bis auf 10 g herabgesunken befunden worden sei. Die vorwiegend perikanalikuläre Sklerose würde schrittweise die ganze Drüse ergreifen, indem sie Inseln und Azinuszellen einenge und förmlich erstiсke.

Als Ergebnis ihrer Forschungen, die zum großen Teil auch auf experimentell erstrebter Nachahmung der menschlichen Verhältnisse an Versuchstieren beruhen (GILBERT und WEIL, SALOMON und HALBRON, KLIPPEL und CHABROL, CARNOT, sowie ITALIA), entstand die Anschauung, es sei die sklerotische Pankreatitis die häufigste Form der chronischen Tuberkulose der Bauchspeicheldrüse. SEYFARTH fügt hinzu, offenbar ohne sich die Meinung selbst anzueignen, daß die meisten Autoren glaubten, diese Pankreassklerose sei toxischen Ursprungs und mit der Leberzirrhose bei Tuberkulose in Parallele zu setzen.

Für mich bleibt die ganze Angelegenheit immer noch eine Frage, genau so, wie das mein Mitarbeiter CULP für die sklerotische und zirrhotische Leberveränderung durch Tuberkelwirkung auseinander gesetzt. In der Voraussetzung zu dieser Frage ist auch auf den großen Unterschied zwischen Sklerose und Zirrhose — erstere eine einfache Indurationserscheinung, letztere eine mit Parenchymumbau verbundene Induration — zu achten.

Daß die Verhältnisse recht verwickelt sein müssen, ersehen wir z. B. schon aus der Feststellung von GILBERT und WEIL, die zwar die sklerotische Veränderung des Pankreas als eine ganz gewöhnliche Form der tuberkulösen Durchsetzung ansprechen, aber einen Gegensatz zum Verhalten der Leber bei Phthisikern erkennen; denn die Leber sei gewöhnlich nicht zirrhotisch verändert, sondern biete das Wesen der Fettleber dar.

Ich kann den Schluß von GILBERT und WEIL nicht ganz glücklich nennen; denn die Ergebnisse ihrer Prüfung an 25 Pankreata von tuberkulösen Leichen sind nicht zwingend. Sie fanden nur dreimal einwandfreie Knötchen in der Bauchspeicheldrüse, und zwar zweimal bei tuberkulöser Peritonitis, einmal bei Miliartuberkulose. Einer dieser 3 Fälle ließ nun auch eine ansehnliche Sklerose des Pankreas erkennen. Von den übrig bleibenden Bauchspeicheldrüsen ohne gelungenen Tuberkelnachweis sollen zwölf Fälle ebenfalls mehr oder minder sklerotisch gewesen sein; deren Träger waren an tuberkulöser Peritonitis (1), akuter Lungentuberkulose (1), subakuter Lungentuberkulose (1), Miliartuberkulose (2) und an chronischer Lungenphthise (7) erkrankt. Es soll auch in mehreren Fällen eine „parenchymatöse Pankreatitis", d. h. eine degenerative Parenchymänderung bestanden haben[1]. Und nur in 6 Fällen sei die Bauchspeicheldrüse unverändert gewesen. Mir erscheinen diese Ergebnisse sehr dürftig und durchaus nicht im Sinn von GILBERT und WEIL beweiskräftig.

Ferner glaube ich nicht, daß man in dieser Frage vom Tierversuch auf menschliche Verhältnisse schließen darf; ich halte die Ergebnisse der Tierversuche von KLIPPEL und CHABROL, CARNOT und ITALIA, abgesehen von der speziellen Möglichkeit des demonstrierten Zusammenhanges, für die menschliche Tuberkulosepathologie im allgemeinen für ziemlich wenig bedeutungsvoll. Den Grund zu dieser Ablehnung entnehme ich der Tatsache, daß die sämtlichen Versuchstiere auf die Tuberkelbazillen anders reagieren als der Mensch, d. h., daß die tierische Gewebsreaktion, wie die Gesamtreaktion, sich im Ausdrucksgrad anders gibt, ganz abgesehen von den Versuchsbedingungen, die nicht das Werden der menschlichen Tuberkulose berücksichtigen und die ebensowenig allen anderen nebenher laufenden chronischen Schädlichkeiten gerecht werden, welchen sich der Mensch, auch der tuberkulöse Mensch, aussetzt. Ich bin der Ansicht, daß ein viel bedeutenderes Experiment in dieser Frage die Natur selbst macht, welche uns die Ergebnisse an unserem menschlichen Leichenöffnungsmaterial tagtäglich an die Hand gibt. Wenn es zuträfe, daß die Tuberkulose in 13 von 25 Fällen, wie GILBERTs und WEILs Untersuchungen zu lehren scheinen, merkbare sklerotische Veränderungen am Pankreas machte, dann würden so emsige Forscher wie HANNS CHIARI, WEICHSELBAUM u. a., die dem Pankreas ein besonderes Augenmerk ständig zuwendeten, davon auch einiges berichtet haben. In der Tat könnte man statistisch an Hand genauer histologischer Pankreasbetrachtung hier mehr Klarheit schaffen. Einstweilen fehlen uns aber die positiven statistischen Anhaltspunkte.

E. KIRCH, der diese Frage spezieller nach der Richtung einer granulierenden Pankreatitis mit der Folge der zirrhotischen Induration wieder aufgerollt hat, stützt sich in seiner Antwort wesentlich auf die Literatur, allerdings auch auf Möglichkeiten, die er aus Studien an der Leber und vereinzelter Erfahrung an Mundspeicheldrüsen erkannte. So legte er die Meinung nieder, daß sich auch im Pankreas vermittels der granulierenden tuberkulösen Entzündung eine echte Zirrhose entwickeln könne, schwächte seine Darlegung aber sofort mit dem Satz ab, „daß ein tuberkulöses Granulationsgewebe im Pankreas bisher noch niemals einwandfrei beobachtet worden ist".

Wir müssen also heute im Fall des Menschen immer noch die Erbringung einwandfreier Beweise für die häufige Entstehung der Pankreassklerose oder gar der Pankreaszirrhose auf dem Boden der Tuberkulose fordern, wobei nicht geleugnet werden soll, daß die indurative und sklerosierende Wirkung oder gar Ausheilung einer Pankreastuberkulose in Einzelfällen wohl möglich erscheint.

Bei solcher Zurückhaltung wird man natürlich auch die Frage des Zusammenhangs des Pankreasdiabetes mit der Tuberkulose äußerst vorsichtig zu behandeln haben; ich persönlich möchte mich hier lieber auf den ablehnenden Standpunkt von WEICHSELBAUM als auf denjenigen von SEYFARTH stellen, welcher der Tuberkulose eine größere Rolle für die Entstehung von Pankreaserkrankungen, also auch des Diabetes zuschreiben will, als man dies bisher angenommen.

Anhangsweise sei hier noch darauf hingewiesen, daß im Schrifttum früherer Jahrzehnte einige Vorkommnisse von sog. primärer Pankreastuberkulose mitgeteilt worden sind. Das betrifft namentlich jene von ARAN und MAYO-WILSON veröffentlichten, von SENN und von TRUHART ausführlich wiedergegebenen Fälle mit sehr umfänglichen makroskopischen bzw. tuberkulösen Knoten im Pankreasschwanz, bzw. Pankreaskopf. ARAN gibt für seinen Fall an, der Knoten in der Cauda pancreatis sei hühnereigroß gewesen, ihn habe ein Ring miliarer Knötchen im Drüsengewebe umlagert, ebenso seien in der Milz miliare Knoten zu sehen gewesen. Und MAYO WILSONs Kranker zeigte eine kugelförmige Vergrößerung des Pankreaskopfes bis zu 10 cm Durchmesser. Teilweise enthielt diese Anschwellung

---

[1] Daß bei Tuberkulösen auch im Pankreas vermehrte fettige Tröpfchen, ja förmliche Erfüllung der Drüsenepithelien vorkommt, muß nicht wundernehmen (vgl. auch NAKAMURA).

gesundes Drüsengewebe, teils erwiesen sich die fraglichen Gewebsabschnitte von tuberkulösen Massen durchsetzt, welche an 2—3 Punkten erweicht waren und dicken Eiter bildeten. — Es ist vielleicht ein Zweifel erlaubt, ob wirklich im Falle MAYO WILSON ein Tuberkulom und nicht eine syphilitische Granulationsgeschwulst vorlag. Jedenfalls ist die Annahme, es hätte sich um eine primäre Tuberkulose gehandelt, in beiden Fällen durchaus nicht gestützt, ja höchst unwahrscheinlich nach allem, was wir heute über die Eigenart der tuberkulösen Infektion und ihrer Krankheitssitze wissen. Mag sich auch gelegentlich im Pankreas ein tuberkulöser Herd am mächtigsten entwickeln, er wird doch nie der zeitlich am frühesten auftretende gewebliche Ausdruck der tuberkulösen Erkrankung im Gesamtorganismus eines Menschen sein. Übrigens weist TRUHART darauf hin, daß KLEBS und andere, auch LEBERT und LUBARSCH das Vorkommen primärer Tuberkulose in der Bauchspeicheldrüse als durchaus zweifelhaft erklärt haben.

3. Lues der Bauchspeicheldrüse.

A. Spirochaeta pallida im Pankreas.

Die Syphiliserreger sind schon frühzeitig im Pankreas nachgewiesen worden, und zwar im Pankreas kongenital luischer, nichtmazerierter oder mazerierter Früchte. Etwa ein halbes Jahr, nachdem SCHAUDINN und HOFMANN[1] ihre Entdeckung der Spirochaeta pallida veröffentlicht hatten, konnten LEVADITI und SAUVAGE die Mitteilung machen, daß es ihnen mittels einer etwas modifizierten Silberimprägnationsmethode von RAMON y CAJAL gelungen sei, in Herz, Knochenmark, Leber und sonstigen Organen, mit Ausnahme der Lungen eines kongenital luischen Kindes, die fraglichen Spirochäten darzustellen.

GIERKE scheint als der erste deutsche Forscher den Befund im Pankreas in Fällen angeborener Lues bestätigt zu haben. Sodann folgten entsprechende Mitteilungen von FROHWEIN, REUTER und SIMMONDS. Auch HÜBSCHMANN und VERSÉ haben frühzeitig die Möglichkeit reichlichen Spirochätenfundes in der Bauchspeicheldrüse kongenital luischer Neugeborener erfahren.

Es ist nicht nötig, hier über die allgemeinen Beziehungen zwischen Spirochätenanwesenheit in Ausdehnung, Dichte, Gleichmäßigkeit, Ungleichmäßigkeit einerseits und den Grenzen, sowie der Schwere der Gewebsveränderungen andererseits zu handeln; denn ich müßte hier wiederholen, was im Kapitel über die Spirochaeta pallida in der Leber im Bande V/1 dieses Handbuchs bereits ausgeführt worden ist. Was dort für die Leber gesagt ist, gilt hier für die Bauchspeicheldrüse.

Im einzelnen verdienen THOMSENs Darlegungen besondere Hervorhebung. Während BUSCHKE und FINKE nur spärliche Spirochäten im Interstitium gefunden haben, berichteten HUEBSCHMANN wie ENZ von ungemein großen Mengen. Sowohl ENZ, als v. GIERCKE sahen Spirochäten auch zwischen und in den Zellen der Azini und der Inseln. THOMSEN dagegen sah niemals Spirochäten in den Zellen, nur zwischen den Epithelien, selten zwischen denen der Ausführungsgänge. Im übrigen verweise ich auf die folgende Darstellung einer Reihe von einschlägigen Fällen aus dem Forschungskreis von PAUL SCHNEIDER.

Daß auch im Pankreas von Menschen mit erworbener Lues Spirochäten gefunden worden wären, ist mir nicht bekannt geworden.

Was nun die Spirochätenfunde mit all ihren Eigentümlichkeiten, ebenso wie die Gewebsverhältnisse der kongenitalen Pankreassyphilis betrifft, stehe ich durchaus unter dem Einfluß der Belehrung, die ich von PAUL SCHNEIDER (Darmstadt) erfuhr. PAUL SCHNEIDER hat mir sein reiches Präparatenmaterial selbstlos zum Studium und für Abbildungszwecke zur Verfügung gestellt und mir in mündlichen und brieflichen Ausführungen die Unterschiede dargelegt, welche er in Pathologie und Histologie fetaler und frühkindlicher Pankreaslues gefunden.

---

[1] Arb. Reichsgesdh.amt 22, 527 (1905).

B. Fetale und frühkindliche Lues des Pankreas.

Häufigkeit: Die angeborene Syphilis der Bauchspeicheldrüse ist wesentlich häufiger als die nach der Geburt erworbene. Birch-Hirschfeld hat unter 23 Leichen von syphilitischen Neugeborenen 13 mal das Pankreas erkrankt gefunden. Bei anderer Gelegenheit liest man folgende Erhebungen desselben Forschers: 124 syphilitische Neugeborene zeigten 29 mal eine Beteiligung der Bauchspeicheldrüse. Geringer ist die Verhältniszahl, welche Castens errechnete. Er gibt für 791 kongenital luische Kleinkinder einen positiven Leichenöffnungsbefund der Bauchspeicheldrüse in 11,76% der Fälle an. Diese Zahl wird man als zu klein bezeichnen dürfen, wenn man auf die Suche nach luischen Anzeichen mit modernen Mitteln der Histologie und der Mikroskopie geht. In der Tat hat Thomsen unter 72 nichtmazerierten syphilitischen Früchten 60 mit mehr oder weniger ausgesprochener Pankreassyphilis (Sklerose des Organs) festgestellt, wobei in $1/5$ der Fälle erst das Mikroskop die Veränderungen aufdecken ließ. Bei 23 Fällen von mazerierten Feten hat Thomsen 6 mal syphilitische Anhaltspunkte im Pankreas gefunden. Hanns Chiaris Straßburger Material nennt unter rund 10 000 Leichenöffnungen 12 mal angeborene Lues bei Neugeborenen und Säuglingen; davon war 8 mal das Pankreas beteiligt[1].

Die Angabe von Surico, das Pankreas der luischen Kinder sei von den inneren Organen am häufigsten und am hochgradigsten erkrankt, stimmt nach Thomsen für die Allgemeinheit der fetalen Lues. Darüber hatte sich übrigens schon Schlesinger geäußert, der aber bei syphilitischen Früchten und Kindern die Häufigkeit der Pankreasbeteiligung niederer fand, als jene von Milz, Leber, Knochen und Lungen. Nach Thomsens Erfahrung ist die Organhäufigkeit der kongenitalen Syphilis bei Früchten von mehr als 6 Monaten darin folgendermaßen gestuft:

Knorpelig präformierte Knochen	97,2%	Milz	73,6%
Bauchspeicheldrüse	86,9%	Nabelschnur	53,0%
Leber	80,5%	Plazenta	35,0%
Lungen	80,5%		

Thomsen und Chievitz geben ferner an, in 15 Fällen kongenitaler Lues das Pankreas am zahlreichsten von Spirochäten durchsetzt gefunden zu haben; denn für das Pankreas, wie für die Leber und andere Organe gilt die Tatsache, daß auch starke Spirochätose mit sehr geringer oder kaum merkbarer Gewebsreaktion vereinbar ist; wie Simmonds ausgeführt, ist auch dieser Befund im Sinne der luischen Erkrankung zu buchen. Bemerkenswert ist noch Babs Feststellung, daß unter den endokrinen Organen die kongenitale Lues besonders gern das Pankreas befalle; die Reihenfolge der Beteiligung der einzelnen endokrinen Drüsen gibt Bab folgendermaßen auf 100 untersuchte Fälle bezogen an: Pankreas in 81%, Nebennieren in 64%, Thymus in 55%, Hoden in 50%, Schilddrüse und Ovarien in 46,20%. Nach Thomsen hängt die festgestellte Häufigkeit der luischen Pankreasbeteiligung von der allgemeinen Stärke der Veränderungen ab. Jedenfalls ließen sich hier leicht Fehlresultate und deshalb unstimmige Zahlen erklären; denn geringe Grade der luischen Veränderung des Organs könne man makroskopisch sozusagen durch Betastung, also nur mit dem Gefühl erkennen; hier sei eben dann eine mikroskopische Untersuchung nötig.

Die fetale und frühkindliche Lues des Pankreas kann das ganze Organ ergreifen oder nur einen Abschnitt desselben. Thomsen gibt an, der Kopf sei in der Regel am meisten betroffen. Man kann also eine gewisse örtliche Unterscheidung treffen; dagegen wäre es schwierig, prinzipiell zwischen mehr exsudativen und mehr produktiven Formen, bzw. zwischen Bauchspeicheldrüsen

---

[1] Weitere zahlenmäßige Angaben sind bei Schmincke zitiert unter Hinweis auf Müller, Wegner, Mraczek und Schlesinger.

mit ausgesprochener entzündlicher Infiltratbildung und solchen mit schwieliger Sklerosierung zu unterscheiden; denn es gibt zahlreiche Fälle, in denen beide Erscheinungen, die wohl nur zeitlich graduelle Stufen des luischen Erkrankungsvorganges darstellen, gemeinsam vorkommen. Die im ganzen oft recht sklerosiert anzutreffenden Pankreata zeigen mitunter gerade im Kopf die stärkst verhärteten, schwieligen Zonen; möglicherweise galt das manchen Forschern als Ausdruck einer Gummibildung, wie THOMSEN meint.

Ohne auf all ihre Beschreibungen einzugehen sei angeführt, daß CRUVEILHIER[1], OSTERLOH[1], OEDMANSSON, WEGNER, BIRCH-HIRSCHFELD, HUBER, BECK, KARAKASCHEFF, MILLER, FAROY, HECKER, HÜBSCHMANN, VERSÉ, SEYFARTH, NAKAMURA und SCHNEIDER Veränderungen am fetal luischen Pankreas beschrieben haben.

Zunächst fiel den Forschern stets der unverhältnismäßige Reichtum an Bindegewebe auf, das mehr oder weniger zellig infiltriert erschien und das Parenchym völlig erdrückte. So erheblich hat BIRCH-HIRSCHFELD die Veränderungen gelegentlich gefunden, daß das Pankreas mehr an ein „fibroides Gebilde" als an eine Drüse erinnerte. Die Sklerose erstreckte sich nach THOMSEN oft auf das umgebende Bindegewebe, manchmal sei der Kopf fest mit dem Duodenum verlötet, dessen Wand infolge bindegewebiger Mukosa- und Submukosahyperplasie verdickt erscheine. Der Prozeß sei oft besser fühl- als sichtbar. Durch ungleiche Entwicklung würden stärker verhärtete Teile sehr genau tastbar, zuweilen sei der Kopf nur relativ härter als die übrige Drüse. Auf dem Schnitt werde die azinöse Zeichnung in den stärkst sklerosierten Teilen undeutlich, dabei gleiche gelegentlich das Gewebe mehr einem fibrösen Tumor als einem Drüsengewebe, wie zuerst BIRCH-HIRSCHFELD festgestellt hat.

Das Vorkommen von teils miliaren, teils größeren umschriebenen nekrotischen Herden, die meist als „gummös" bezeichnet werden, ist von KLEBS, BIRCH-HIRSCHFELD, BECK, STOERCK, SEYFARTH, NAKAMURA u. a. beschrieben worden. KLEBS hat für den Fall einer fetalen Lues Gummiknoten im Pankreas beschrieben, die kirschkerngroß gewesen sein sollen. Das wird verständlich, wenn man bedenkt, das syphilitische Früchte an und für sich nicht selten eine Massenzunahme der Bauchspeicheldrüse zeigen (R. HECKER).

Zu bemerken ist, daß im Schrifttum vielfach „sog. Gummen", d. h. Nekrosen oder nekroseähnliche Herde mit einem mehr oder weniger zellreichen Infiltratwall auf der einen Seite und „echte Gummen", d. h. gut abgrenzbare Granulationsknötchen mit zentraler Verödung auf der anderen Seite nicht auseinander gehalten worden sind. THOMSEN macht darauf aufmerksam, daß Gummen des kongenital luischen Pankreas, „sofern man die Bezeichnung Gummen für geschwulstartig abgegrenzte, aus Granulationsgewebe aufgebaute Knoten mit Tendenz zu Nekrose und anderen regressiven Umbildungen vorbehalten will", überaus selten (wenn überhaupt?) vorkommende Produkte seien. Er hat sie im eigenen Untersuchungsmaterial nicht gesehen. Später wird auf den Unterschied zwischen jenen sogenannten Gummen und den echten Gummibildungen noch einmal eingegangen. BIRCH-HIRSCHFELDs Notizen über entzündliche, bzw. produktive Gefäßveränderungen im kongenital luischen Pankreas müssen ebenfalls an Hand der neuen SCHNEIDERschen Erhebungen gewertet werden.

Auf einen Punkt darf schon hier nachdrücklich hingewiesen werden: Die von FALCI unter Hinweis auf HUEBSCHMANN zitierte Meinung, daß zwischen luischen Gewebsveränderungen und der (zahlenmäßigen) Anwesenheit der Spirochäten Parallelismus bestehe, ist durchaus irrig. Das haben schon VERSÉs Untersuchungen ergeben, der in einem Fall geringgradiger luischer Sklerosierung des Pankreas, auch in nicht veränderten Gewebsanteilen, ungemein viele Spirochäten nachgewiesen hat, während ein anderer Fall mit sehr reichlicher Bindegewebsentwicklung keinerlei Spirochäten ergab; ein dritter Fall ließ in stark veränderten Abschnitten des syphilitischen Pankreas die Spirochäten vermissen, während sie im benachbarten Duodenum vorhanden waren.

---

[1] CRUVEILHIER und OSTERLOH beschrieben morphologisch zweifellos luische Veränderungen des Pankreas, ohne sie auf Lues zu beziehen (G. HERXHEIMER). CRUVEILHIER 6. Observation ist betitelt: Inflammation chronique du thymus et du pancréas, induration et imperméabilité des poumons.

THOMSEN hat überall im Bindegewebe sehr reichlich Spirochäten angetroffen; sie fehlten in keinem Fall von Sklerose; er hat sie deshalb auch für die
unmittelbare Ursache der Mesodermhyperplasie gehalten.

Alle diese Hinweise genügen zur Einsicht, daß die Befunde an luischen
Pankreata von Früchten Neugeborener und Säuglingen mit angeborener Lues
sehr verschieden sein können. Das gilt auch für das einfache grobanatomische
Verhalten, welches von einer vergrößerten, derben, auf dem Schnitt glatten,
fast speckigen (BAUMGARTEN, CRUVEILHIER) und etwas durchscheinenden Drüse
bis zu einer kaum vergrößerten, harten, grauweißen, auf dem Schnitt nicht durchscheinenden und körnigen, bzw. zu einer nur wenig verhärtet anzufühlenden,
im übrigen makroskopisch unverändert befundenen Drüse schwanken kann

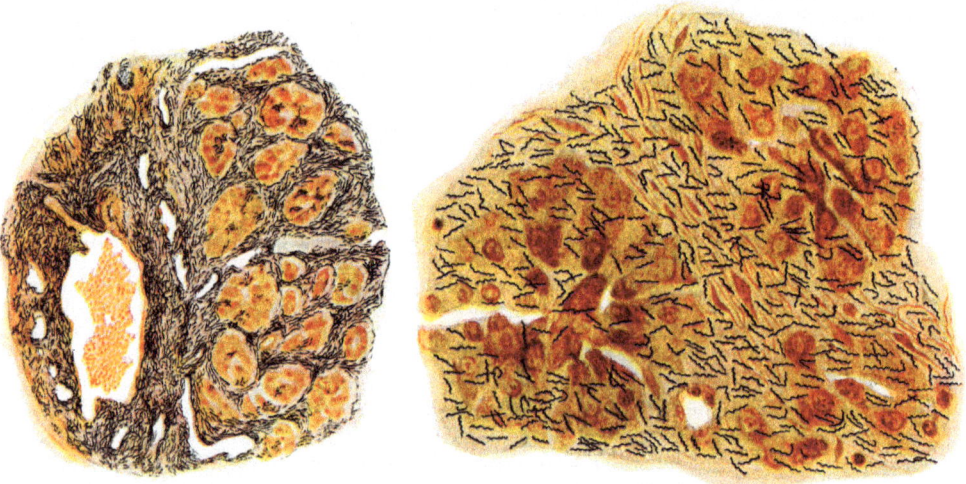

Abb. 156. Interstitielle Anhäufung unzähl-   Abb. 157. Unzählbare Spirochäten im Pankreasgewebe
barer Luesspirochäten im Pankreas.   gleichmäßig verstreut.
          (Nach Präparaten und Bildern aus der Sammlung von O. LUBARSCH, Berlin.
                                Versilberung nach LEVADITI.)

(cf. KIMLA, THOMSEN), ganz abgesehen von etwaigen Einsprengungen kleinster
oder größerer gelbweißer Pünktchen der oben schon genannten Nekroseherde. SCHLESINGER erwähnt noch die Möglichkeit der peritonealen Kapsel-
beteiligung an der luischen Pankreatitis. Sie kann bis zur Verwachsung
mit der Nachbarschaft führen. Natürlich sind auch die regionären Lymphdrüsen am entzündlichen Prozeß oft beteiligt, vergrößert und verhärtet.

Für die Beurteilung histologischer Bilder der fetalen und kindlichen
Pankreassyphilis ist, wie SCHLESINGER mit Recht betonte, die Kenntnis
der normalen Bauchspeicheldrüse in diesen Entwicklungszeiten und Altersstufen nötig. Er macht in dieser Hinsicht auf das viel stärker entwickelte, lockere
retikuläre Gewebe aufmerksam, das mehr oder weniger reich an Rundzellen
und an Fett (?) in feiner und immer feinerer Umhüllung Lobi, Lobuli, und
Azini einkleide; dann dürfe man vor allem nicht vergessen, daß das kindliche
Pankreas sich durch relativ stark ausgebreitetes interlobuläres Bindegewebe
auszeichne.

SCHLESINGER, dessen Untersuchungen noch lange vor der Entdeckung der Spirochäten
ausgeführt worden sind, machte bereits auf so geringe Befunde der pathologischen Bauchspeicheldrüse aufmerksam, daß man nur eine etwas stärkere Entwicklung des interazinösen
Bindegewebes in der Peripherie der Lobuli — im Gegensatz zu deren Zentrum — und

wechselndem Zellreichtum des Bindegewebes innerhalb der verschiedenen Lobuli vorfinde. Daneben fänden sich allerdings manchmal gewisse Gefäßveränderungen. Am Drüsen-parenchym könnten degenerative Erscheinungen fehlen. In schwereren Fällen mit zuneh-mender Bindegewebswucherung käme allerdings eine einfache Druckatrophie der Drüsen-zellen hinzu. Dann träten auch die Ausführungsgänge deutlicher hervor. Das interstitielle Gewebe sei nur manchmal von einem jüngeren Granulationsgewebe durchsetzt. Es fänden sich Nester von Lymphoidzellen oft inmitten eines Lobulus, als ob sie an die Stellen aus-gefallener Azini getreten wären. Und in den höchst entwickelten Stadien der Krankheit ergebe sich an Schnitten des vergrößerten, knorpelharten Organs geradezu der mikroskopische

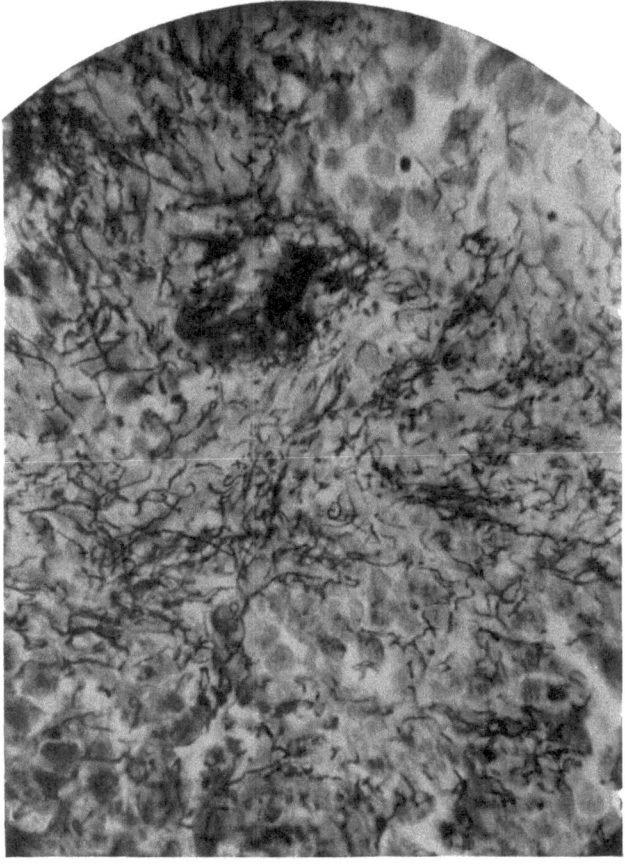

Abb. 158. Unzählbare, zum Teil in Balkenform zusammengeordnete Spirochäten im Pankreas.
(Fall 88 von SCHNEIDER.)

Eindruck eines „Fibroids". Ein zirrhöses, zellarmes, straffes Bindegewebe bilde die Haupt-masse des Organs; indem sich die Faserzüge in verschiedenster Richtung durchkreuzten, ließen sie kleine Lücken für die Reste des Parenchyms. Die Lobuli erkenne man nur stellen-weise noch, die Azini seien hochgradig verkümmert. — SCHLESINGER leitet die Zunahme des interstitiellen Gewebes von der Außenwand der Blutgefäße ab; freilich ließe sich nicht entscheiden, ob und wie weit auch die bindegewebige Hülle der Ausführungsgänge als Quellort in Frage komme.

Weiterhin schildert SCHLESINGER auch für die hereditäre Pankreaslues die bei chronisch interstitieller Pankreatitis vorkommenden adenomähnlichen Wucherungen, welche von den Pankreasgängen ausgehen. Es sei auffallend, wie wenig im Gegensatz zur Parenchym-atrophie die Speichelgänge dem Schwund anheimfielen. — Am Gefäßapparat fand SCHLE-SINGER in Fällen luischer interstitieller Pankreatitis eine Verödung, bzw. ein Verschwinden des die Azini normalerweise deutlich erkennbar umspinnenden Kapillarnetzes. An den interlobulären Gefäßen könne man die Media kaum mehr von der Intima unterscheiden; auch fänden sich manchmal Thrombosen. Recht oft, — SCHLESINGER sagt „am regelmäßigsten" — sei eine Periarteriitis nachzuweisen. (Es wird sich zeigen, daß hier ein Gegensatz zu den Bekundungen von THOMSEN und von SCHNEIDER besteht, offenbar hängt das mit einem einseitigen Untersuchungsmaterial SCHLESINGERs zusammen). Diese Periarteriitis sei gekennzeichnet durch ein an Lymphoidzellen reiches Granulationsgewebe oder durch ein von Rundzellen durchsetztes Fasergewebe, das die Arterie einscheide und ohne Grenzen auf die Adventitia übergehe und so das Gefäß zusammenpresse. Bei den höchsten Graden der Erkrankung sei deutlich der ganze Gefäßapparat stark verändert. Sei hier die Verödung des periazinösen Kapillarnetzes auffallend, so klafften dort neugebildete Kapillaren in der Schwiele und ließen große Lücken im Bindegewebe erscheinen. Auf eine solche Kapillare

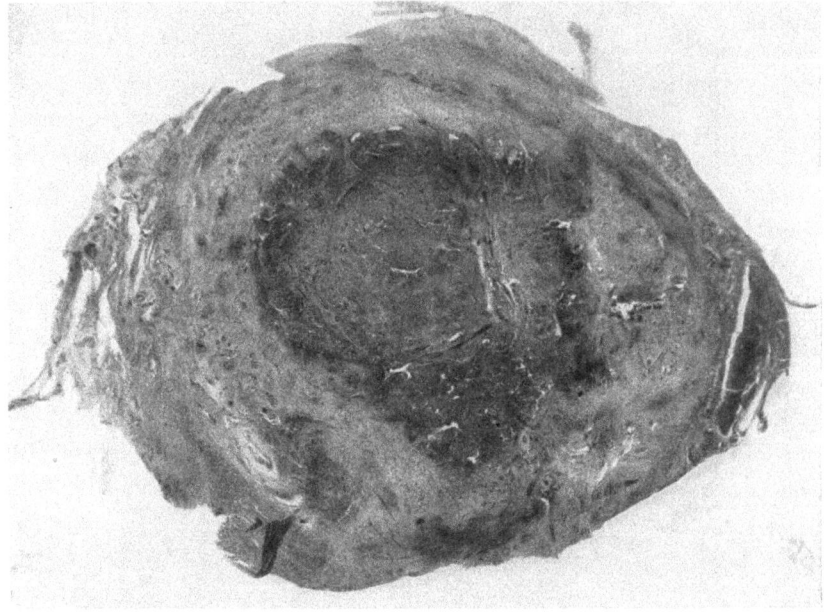

Abb. 159. Syphilomknoten im Pankreaskopf einer Totgeburt. (Fall 88 von SCHNEIDER.)

habe MRAZEK im Fall einer hämorrhagischen Syphilis des Neugeborenenpankreas die Blutung zurückführen können. (Auch auf das Verhalten der LANGERHANSschen Inseln ist SCHLESINGER eingegangen; sie würden reichlich angetroffen und fielen weder der interstitiellen Bindegewebswucherung noch der Pankreasatrophie anheim.)

Heute können diese Schilderungen SCHLESINGERs für die Beurteilung der angeborenen Lues des Pankreas nicht mehr genügen. Sie sind einseitig, wie sich ergibt, wenn man eine größere Zahl von luischen Früchten zugleich auf Spirochätosis, anderseits auf Organveränderungen hin durchmustert, wie dies THOMSEN und P. SCHNEIDER getan. Für die dabei auffallenden auseinandergehenden Einzelheiten der mikroskopischen Befunde läßt man am besten diese Forscher als Gewährsmänner sprechen. Es sei deshalb im folgenden die Schilderung etlicher besonders ausgewählter Fälle angeschlossen, die mir SCHNEIDER zur Verfügung gestellt hat und von deren histologischen Präparaten ich zahlreiche Mikrophotogramme habe herstellen dürfen, welche zum Teil auf den folgenden Seiten wiedergegeben werden. Ich halte mich vielfach wörtlich an die Befunderklärung, welche SCHNEIDER selbst niederlegte.

Dieser Ausführung liegen die Erhebungen an 16 Fällen, nämlich 3 Totgeburten, 10 Früh- und Neugeborenen, sowie an 3 jungen Säuglingen zugrunde. Die totgeborenen Früchte waren noch nicht allzulang im Mutterleib abgestorben. Die Untersuchungen erstreckten sich auf die klinischen Daten, auf die grob- und feinanatomischen Verhältnisse und auf den Spirochätenbefund, und zwar auch im Vergleich mit den anderen Organen des gleichen Trägers. Für das Verständnis der folgenden Angaben über die Dichte der Spirochäten ist noch die Erklärung der angewandten Zeichen notwendig:

$+$ = vereinzelte Spirochäten bei höchstens 3 im Gesichtsfeld,
$++$ = geringe Dichte der Spirochätosis, etwa 3—12 im Gesichtsfeld,
$+++$ = zahlreiche, eben noch zählbare Spirochäten im Gesichtsfeld,
$++++$ = unzählbare Spirochäten im Gesichtsfeld (Abb. 156 und Abb. 157),
„Zentren" = dichte, gespinstartige oder kalkig verwobene Anhäufungen der Spirochäten.

a) Totgeburten:

Fall 88. Fetus maceratus vom 8. Lunarmonat. (Mutter frisch luisch). Grobanatomisch in Leber und Pankreas deutlich nekrotische Knoten, sog. Gummen; ferner diffuse Veränderungen in Leber, Nebennieren, Lungen. Schwere Spirochätosis in den bevorzugten

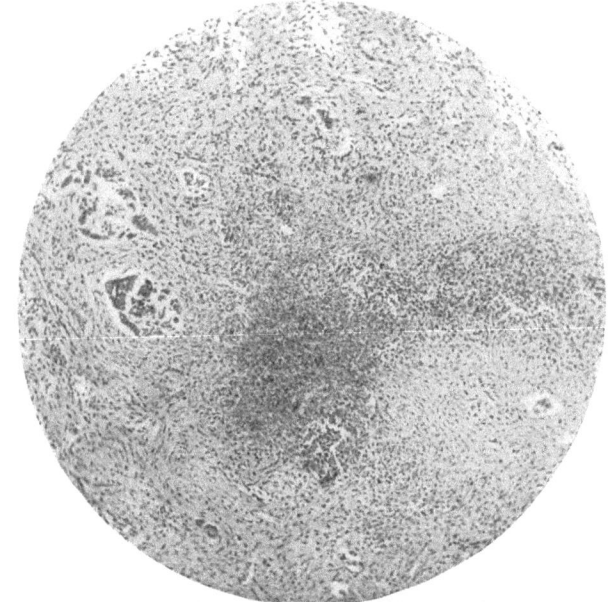

Abb. 160. Indurierende, interstitielle, luische Pancreatitis congenitalis mit miliaren, konfluierenden Syphilomen. Reste atrophischen Parenchyms, zwei Inseln. (Fall 128 von SCHNEIDER.)

Organen, z. B. im Pankreas $++++$ mit Zentren. Im Pankreaskopf ein nekrotischer Knoten, der die Struktur wie vernebelt noch erkennen läßt und in einem wenig dichten Randwall Leukozyten und lymphozytenartige, oft pyknotisch und hyperchromatisch veränderte Zellen zeigt, welche ein ziemlich dicht gewebtes, offenbar in regressiver Veränderung begriffenes zellreiches Bindegewebe durchsetzen; dieses ist kein Granulationsgewebe, eine Wucherung feiner Gefäße fehlt.

Fall 128. Mazerierte Frucht im 9. L.-Monat. Keine Anamnese. Osteochondritis, gummiähnlicher Pankreasknoten. Mikroskopisch: Knotige, indurative, interstitielle Pankreatitis mit Zerfallsherden; diese von reichlichen, pyknotischen Leukozyten durchsetzt. Spirochätosis $+$ bis $++$. selten mehr, ja im indurierten Gewebe spärlicher als sonst. Andeutung von „Zentren" mit stark leukozytärer Reaktion und Phagozytosis. Allgemeinspirochätose nur in einzelnen bevorzugten Organen reichlicher, meist gering. Da und dort bereits Phagozytose von Spirochäten und intrazellulärer Zerfall. Die rückgängige Spirochätose, die Lokalisationsauswahl, der Herdcharakter erinnern schon an Fälle der postfetalen Syphilis (Abb. 160).

Fall 132. Mazerierter Fetus im 9. L.-Monat. Lues der Mutter war klinisch fraglich. Osteochondritis. Spirochätosis sehr ausgebreitet, aber verschieden schwer, zum Teil hochgradig und in Zentren ausgeprägt. Auffallend ist u. a. eine besondere Neigung der

Spirochätose für die Nerven und die Gefäßwände[1] des Pankreas (Abb. 161). Im stark mazerierten Pankreas anscheinend leichte spindelzellige Reaktion. Hier ist die Spirochàtose vorwiegend interstitiell, weniger zwischen den Drüsenzellen.

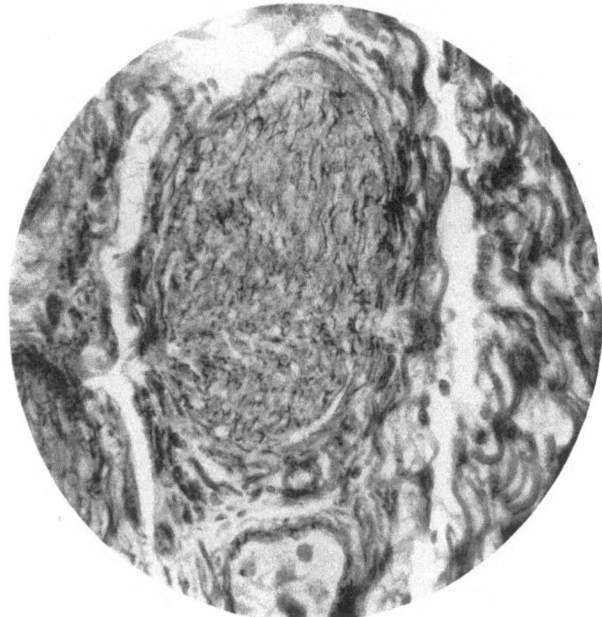

Abb. 161. Spirochätosis eines Nerven im Zwischengewebe des Pankreas bei Lues congenita. (Fall 132 von PAUL SCHNEIDER.)

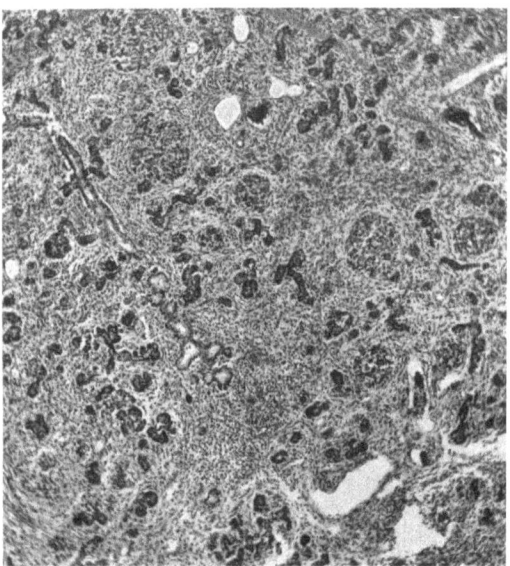

Abb. 162. Interstitielle, sklerosierende Pancreatitis luica congenitalis. (Fall 125 von PAUL SCHNEIDER.) Bemerkenswert sind die zahlreichen isolierten Inseln.

---

[1] Hier lag also trotz der Länge der Mazeration der Frucht keine postmortale diffuse Ausbreitung der Erreger in den Geweben vor.

b) Frühgeborene und Neugeborene:

Fall 110. Frühgeburt in der 32. Lunarwoche; 2 Tage alt. Mutter seit 2 Jahren luisch. Klinisch und grobanatomisch sichere Syphilis des Kindes. Mäßig allgemein Spirochätose,

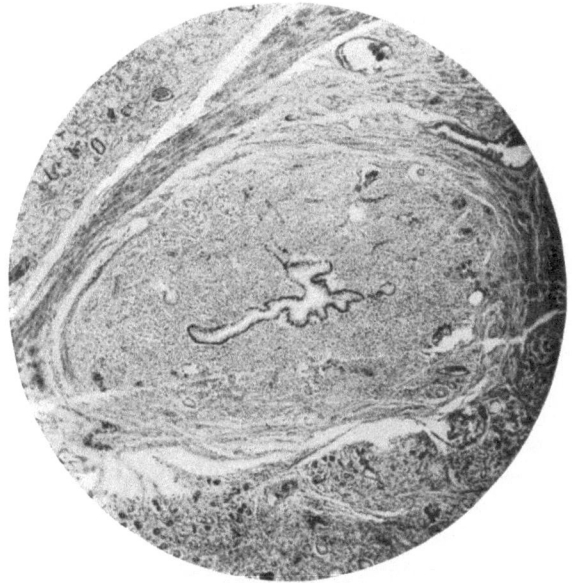

Abb. 163. Sialangitis pancreatica bei angeborener Lues. (Fall 156 von PAUL SCHNEIDER.)

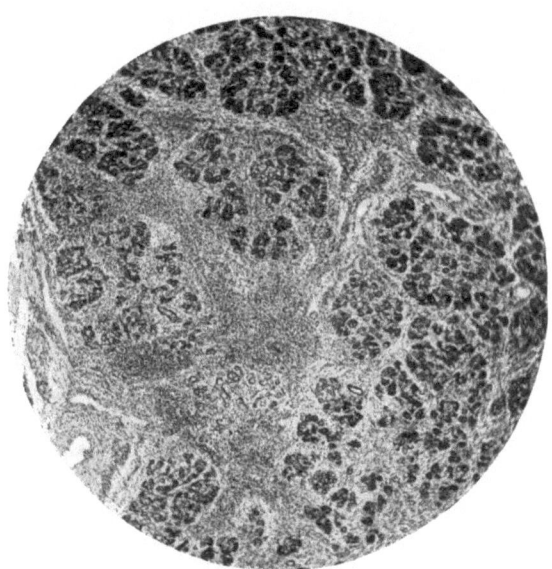

Abb. 164. Pancreatitis luica congenita in lobulärer Ausprägung. Atrophische Lobuli, besonders oben und links im Bilde. (Fall 207 von PAUL SCHNEIDER.)

vorwiegend kutan und intestinal, während Leber und Knochen viel weniger ergriffen sind. Im Pankreas ausgesprochene interstitielle, diffuse Pankreatitis. Spirochäten hier meist $+$, oft degeneriert.

Fall 155. Frühgeburt, 9 Tage alt. Mutter luisch. Kind klinisch und grobanatomisch schwer syphilitisch. Allgemeinspirochàtose hochgradig, öfters Neigung zu fleckweiser

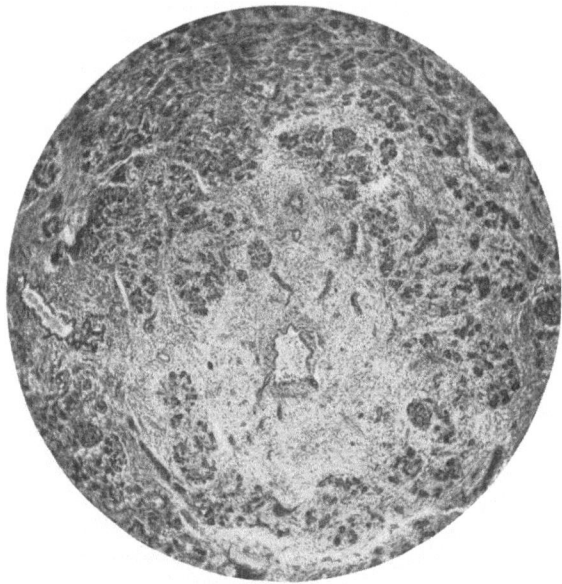

Abb. 165. Infiltrierende und sklerosierende Pancreatitis luica congenita, besonders um einen Speichelgang. Atrophie der nachbarlichen Azini. (Fall 214 von Paul Schneider.)

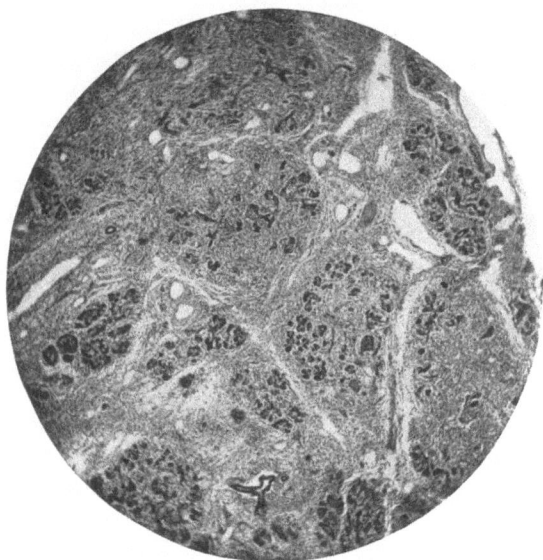

Abb. 166. Interstitielle sklerosierende Pankreatitis mit Atrophie der Drüsenläppchen. (Fall 215 von Paul Schneider.)

Verteilung, auch intrazelluläres Eindringen, meist aber nur leichte histologische Gewebsreaktion mit Ausnahme des Pankreas, wo eine diffuse interstitielle, zur Sklerose neigende

Pankreatitis vorliegt; hier Spirochätose ++ bis +++ (Abb. 162). Im interstitiellen Gewebe dann und wann mehr oder minder dichte zelluläre Einstreuungen, unter denen viele Plasmazellen bemerkt werden.

Fall 156. Anscheinend reifes, 2 Tage altes Neugeborenes. Keine Anamnese. Klinisch und grobanatomisch schwere Syphilis. Zwar verbreitete, aber nicht schwere Spirochätosis, die nur in einzelnen Organsystemen, wie z. B. im Pankreas, stark war. Hier ausgesprochene gewebliche Reaktion, wie hochgradige, sklerosierende Pankreatitis; um mittlere Pankreasgänge mehr oder weniger dichtes lymphozytäres plasmazelluläres Infiltrat. Spirochätose des Pankreas nicht ganz gleichmäßig, durchschnittlich +++ (Abb. 163).

Fall 168. (Frühgeburt aus dem 9. L.-M., 2 Tage alt), Fall 169 (Frühgeburt aus der 38. Woche, 12 Stunden alt) und Fall 179 (Frühgeburt aus dem 8. Lunarmonat, 12 Tage alt) zeigten ähnliche Verhältnisse; freilich war im Fall 179 die Pankreatitis besonders perilobulär ausgeprägt mit der Folge einer azinären Atrophie und Sklerosierung. Im Fall 184 (Frühgeburt aus dem 9. Lunarmonat, 12 Tage alt) bestand bei +++ bis ++++ Spirochätose des Pankreas eine nicht ganz gleichmäßige, vorwiegend infiltrative interstitielle Pankreatitis. Die Fälle 207 (Neugeborenes, 12 Tage alt) und 214 (Neugeborenes, 1 Stunde alt) sind wegen einer mehr fleckigen oder herdförmigen, zum Teil lobulären Anordnung der Pankreaserkrankung bemerkenswert. Solche Lobuli wiesen stark atrophische Beeinträchtigung des betreffenden Läppchens auf (Abb. 164), während in der Nachbarschaft relativ geringe Veränderungen angetroffen wurden. Abb. 165 zeigt die lobuläre Verkümmerung im Umkreis einer subakuten, an Leukozyten reichen Sialangitis. Nahe nachbarliche Partien wiesen außer einer ödematösen Auflockerung der Drüse keine namhaften Störungen auf, wieder andere waren locker von lymphozytoiden Zellen durchsetzt.

Fall 215 (Neugeborenes, 8 Stunden alt) bot eine diffuse, zur Sklerose und Zirrhose neigende Pankreatitis bei starker Spirochätosis (+++). Die Atrophie vieler Läppchen ist im Bild deutlich zu ersehen (Abb. 166).

c) Junge Säuglinge.

Fall 105 (Säugling, 4 Wochen alt). Mutter frisch syphilitisch. Lues des Kindes erst am 7. Tage nach der Geburt offenkundig. Gestorben an sekundärer Pneumonie. Nur geringe luische Organveränderungen. Spirochätose gering (besonders in Haut und Darm). Im Pankreas geringe herdförmige Veränderung bei spärlicher Spirochätose (+).

Fall 186 (Säugling, 1 Monat alt). Gestorben an sekundärer Pneumonie. Schwere Spirochätosis, die nur mehr auf einzelne Organsysteme beschränkt war bei histologisch ausgesprochenen Herderkrankungen, wobei das Pankreas fast intakt erschien. Es zeigte nur interlobuläres Ödem an den Randläppchen, sowie um die Gänge etwas zelliges Infiltrat und Zellvermehrung. Spirochäten waren nur spärlich in der zentralen Gangwand.

Fall 189 eines 16 Tage alten frisch syphilitischen Säuglings ist deshalb bemerkenswert, weil bei Spirochätose des Knochensystems und der Lungen das Pankreas frei von Spirochäten blieb; es zeigte nur ein entzündliches interstitielles Ödem, das ebenso wie eine Perikolitis und Perisplenitis einer Streptokokkensepsis zuzuschreiben war, an der das Kind — ausgehend von der Pneumonie — verstarb.

PAUL SCHNEIDER hat seine Erfahrungen über die fetale und frühkindliche Form der Lues folgendermaßen zusammengefaßt: Wie andere Erkrankungsformen der Frühsyphilis, zeigen auch die Pankreasveränderungen, entgegen der Darstellung der Lehrbücher, durchaus nicht immer das gleiche Bild. Nur ist es beim Pankreas nicht leicht, die ganzen Formenreihen zusammenzustellen. Denn wenn die Bauchspeicheldrüse auch zu den bevorzugten Organen der Frühsyphilis, besonders ihres fetalen Typus gehört, so ist sie doch nicht mit an erster Stelle beteiligt, wie etwa Knochen, Leber, Nebennieren, sondern steht in der Beteiligung etwa auf der Höhe der Lungen usw. Gewiß ist auch das soeben geschilderte Material hinsichtlich der möglichen Veränderungen noch nicht vollständig.

Zunächst ist die Ausbreitung durchaus nicht immer diffus auf das ganze Pankreas ausgedehnt. Nicht selten sieht man Teilerkrankungen, bald schon makroskopisch wahrnehmbare, diese besonders im Kopf, bald erst mikroskopisch feststellbare, nur lobuläre Prozesse; bei leichtesten Graden scheint öfters nur das extralobuläre Gangsystem beteiligt zu sein, so daß man an eine lymphatische Ausbreitung in der Kanalwand, etwa vom Darm her, denken könnte. Auch auf die häufige Sekundärerkrankung der parapankreatischen Lymphknoten mit desquamativer Veränderung und mit Spirochätenphagozystose muß geachtet werden. Ferner verdient die Beteiligung der benachbarten zahlreichen Nerven Erwähnung.

THOMSEN hat die luische Pankreassklerose nie vor dem abgeschlossenen 5. Fetalmonat gesehen. Die frühesten, ganz leichten Veränderungen fand er bei einem Fetus aus der 22.—23. Woche. In der Regel waren sie ausgeprägt bei 7—8 monatigen Früchten; es entwickelte sich also der Prozeß in der zweiten Hälfte des Fetallebens, zu einem Zeitpunkt, in dem das Drüsengewebe nahezu vollkommen entwickelt sein soll.

Im allgemeinen darf man mit SCHNEIDER sagen, daß die herdbeschränkten Formen umso häufiger werden, je mehr die Kinder den Geburtstermin überschritten haben. Bei Kindern, die den ersten Lebensmonat hinter sich haben, wird die Pankreassyphilis selten.

Neben der Ausdehnung bestehen nun weitere Unterschiede in der Art des Prozesses, wie SCHNEIDER ausführt. Die frischesten Formen scheinen am stärksten zu infiltrieren, ganz akut entzündliche Formen mit reichlichen Leukozyten, wie man das an anderen Organen sieht, fehlten hier. Später überwiegen spindelzellige, interstitielle Proliferationen. Schließlich kommt es zu einer fibroplastischen Induration. Dabei tritt eine Atrophie der Azini ein, unter Zymogenschwund, während die Inseln, wie auch bei anderen sklerotischen und zirrhotischen Prozessen sich als widerstandsfähiger erweisen und öfters hyperplastisch angetroffen werden. Der Inselreichtum des syphilitischen Pankreas überhaupt (SEYFARTH, NAKAMURA) entspricht sicher zum großen Teil nur allgemein fetalen Verhältnissen.

Daß bei den Infiltratzellen auch Blutbildungselemente nebenher sich finden, ist eine bekannte Sache. Doch finden sich gewiß auch pathologische Formen, wie Anhäufungen von Plasmazellen usw. Nicht nur aus diesen Gründen, sondern aus dem sicheren Befund von Schwund der Azini, sowie aus allgemeinen Erwägungen heraus über die Zeit, in der die Plazentarinfektion des Fetus eintritt und in der später dann histologische Gewebsreaktionen hinzukommen, ist die STOERCK-KIMLA sche Annahme, daß hier im Pankreas, wie in anderen Organen bei der Frühsyphilis gewebliche Entwicklungshemmungen vorliegen, abzulehnen. Vielmehr dürfte es sich um eine sog. „heterogenetische Pseudoisomorphose" handeln, insofern, als durch die syphilitischen Veränderungen Ähnlichkeiten mit Bildern früherer Entwicklungsstadien zustandekommen.

Die herdförmigen Prozesse sind wohl nicht Frühstadien von diffusen Erkrankungen, sondern es ist anzunehmen, daß die in solchen Fällen wirksamen immunisatorischen reaktiven Veränderungen schon frühzeitig zu einer Abgrenzung der Infektion geführt haben, so daß der Prozeß herdförmig beschränkt bleiben konnte und zur Induration neigte, ohne daß die Nachbarschaft dabei zu erkranken brauchte. Entsprechend ist auch die örtliche Beschränkung des Spirochätenbefundes aufzufassen.

Was die Frage der sog. Gummen der fetalen Pankreassyphilis anbelangt, so stellt sich SCHNEIDER auch für sie wie für die ganze kongenitale Viszerallues auf den Standpunkt, daß der knotig-herdförmige Prozeß in den verschiedenen Eingeweiden der Frühsyphilis grundsätzlich scharf von den echten Gummen der Spätsyphilis zu scheiden sei, gleichgültig, ob kongenital oder akquiriert, wenn auch der allgemeine medizinische Sprachgebrauch bisher diese Trennung nicht durchführte und nur BENDA und einzelne Autoren auf die Unterschiede hingewiesen haben [1]. „Die sog. Gummen der Frühsyphilis", fährt PAUL SCHNEIDER

---

[1] „Die wirklichen Gummen der Tertiärsyphilis sind (schematisch aufgefaßt) spirochätenarm, histologisch meist spirochätennegative Produkte eines hyperergischen Körpers,

fort, ,,gehen hervor aus einer massigen herdförmigen Sprirochäteninfektion; sie ist oft mit Zentrenbildung verknüpft und durch folgende, stark indurative, sonst diffus interstitielle, aber entsprechend herdförmig knotige Gewebsreaktion ausgezeichnet. Der Spirochätenzerfall, vielleicht auch die Kompression von Gefäßen, führen zur Gewebsnekrose, deren Umgebung den Befund einer herdförmig beschränkten, aber sonst diffusen interstitiellen frühsyphilitischen Veränderung, oft unter dem Bild eines Tumors, darbietet. Es fehlen aber die endovaskulitischen Proliferationen und Obliterationen, zu denen der hypergische Körper der Frühsyphilitiker noch gar nicht fähig ist. Im Vordergrund steht die toxische Wirkung des Spirochätenzerfalles. Es sind daher immer nur Fälle mit schwerer Allgemeinspirochätose, die derartige nekrotische Knoten zeigen. Im angeführten Pankreasmaterial waren das nur Fälle vom fetalen Typus der Frühsyphilis mit intrauterinem Fruchttod. (Da häufig bei dieser massigen Spirochäteninfektion auch Zentren zustandekommen, ist die Häufigkeit von reaktiven Miliarsyphilomen am Rande und in der Umgebung dieser knotigen Herde durchaus verständlich.)"

,,Über die Beziehung der Spirochäten zu der histologischen Gewebsreaktion gilt für das Pankreas das gleiche wie für die anderen Organe. Die Gewebsreaktion hinkt der Invasion nach. Schwierigkeiten für die Beurteilung entstehen durch örtlich aufflackernde Vorgänge, bzw. Reinfektionen, wie sie nicht allzu selten sind. Die Entscheidung ist nur bei genauerer Durchuntersuchung zahlreicher Organe eines klinisch und anatomisch genau geprüften Falles mit einiger Sicherheit möglich."

Es sei hier noch auf THOMSENs Darstellung der Beziehungen einzelner Gewebserscheinungen im fetal luischen Pankreas zueinander verwiesen.

THOMSEN hat das Problem der Mißverhältnisse zwischen Drüsengewebe und Stützgewebe im fetal syphilitischen Pankreas scharf herausgehoben. Er stellte die Frage, ob ein primär sklerosierender Vorgang mit sekundärem Parenchymschwund oder ein Stillstand der Parenchymentwicklung mit Hyperplasie des Bindegewebes vorliege. Er hebt zur Beleuchtung dieser Frage hervor, daß abgesehen von den groben Bindegewebssepten typische Entzündungsbilder nirgends zu sehen seien, ja das Gewebe sei geradezu arm an entzündlichen Elementen. Das verdickte Zwischengewebe bestehe vielmehr im wesentlichen aus langspindeligen Zellen oder aus einem lockeren, dem Schleimgewebe nahestehenden Netzwerk. In der Regel seien die Kollagenfibrillen spärlich, in anderen Fällen aber wieder reichlich, so daß ein der Zirrhose ähnliches Bild vorherrsche. Unter Berücksichtigung von begonnener luischer Pankreassklerose bei Sieben- bis Achtmonatsfrüchten, also zu einer Zeit der vollendeten quantitativen fetalen Parenchymentwicklung im Pankreas, schloß THOMSEN, daß sich die Bindegewebsvermehrung als eine unter Wirkung des syphilitischen Virus entstehende mesenchymale Neubildung ansprechen lasse; ob man diese als entzündlich oder als geschwulstähnlich bezeichnen wolle, hält THOMSEN für einen Streit um Worte. Die quantitativ geringere Parenchymentwicklung meint er nicht als sekundäre Atrophie, sondern als Zustand bei verhinderter Neubildung durch das proliferierende Mesenchym erklären zu können. Die Behinderung dieses Wachstums sei teils rein mechanisch, teils durch Aufhebung der normalen Beziehung zwischen Bindegewebe und Parenchym zu denken, eines innigen Kontaktes, der eben eine Bedingung normalen Wachstums sei.

Hier ist noch eine Bemerkung über später zum Vorschein kommende hereditäre Lues angebracht: SCHLESINGER hat auf BIRCH-HIRSCHFELDs und HEUBNERs Befund einer starken syphilitischen Infiltration des Pankreas bei einem $3^1/_2$ jährigen Kind aufmerksam gemacht und den Schluß gezogen, daß dem Pankreas im Ablauf der Erscheinungen der kongenitalen Syphilis keine Ausnahmestellung gegenüber anderen Organen zukommt, daß es ebenso früh und ebenso spät erkranken könne wie diese. So ist es also wohl auch möglich, daß

---

der auf die wenigen Spirochäten, bzw. ihrer Gifte mit einer heftigen Gefäßwandproliferation reagiert, die zu einem raschen, oft ausgedehnten Verschluß von Arterien und Venen führt. Dadurch kommt es zu rasch eintretenden Koagulationsnekrosen, eines zum großen Teil noch nicht veränderten Gewebes, also nicht zur Nekrose im spezifischen Granulationsgewebe. An diese Erscheinung schließen sich erst wieder reparative Entzündungs- und Organisationsvorgänge" (SCHNEIDER).

eine recht spät nach der Geburt sich offenbarende Pankreaserkrankung auf kongenital luische Infektion zu beziehen ist. Wie weit dies mit der Frage des jugendlichen Diabetes zusammenhängt, wird in einem anderen Hauptstück besprochen werden.

C. Postfetal erworbene Lues des Pankreas.

Häufigkeit.

Die pathologisch-anatomisch nachweisbare Syphilis am Pankreas des Erwachsenen ist keine häufige Angelegenheit. HANNS CHIARI hat sie unter rund 10000 Sektionen nicht einmal aufgezeichnet; freilich stand er nicht auf dem Standpunkt, atrophisch-sklerotische Befunde, welche vielfach als „Pancreatitis interstitialis" bezeichnet werden, mangels anderer ätiologischer Voraussetzungen kurzweg der Lues zuzuweisen. So besteht ein gewisser Unterschied zwischen der ziemlich reichen klinischen Literatur über erworbene Syphilis und ihre Folgen auf die Bauchspeicheldrüse gegenüber den positiven Belegen der pathologischen Anatomie.

HEIBERG hat allgemein die Möglichkeiten der Vorkommnisse von Pankreaslues nach ihren verschiedenen Graden oder Formen zu gruppieren versucht. Abgesehen von der kongenitial erworbenen Lues führt er an die sekundäre Syphilis, die gummöse Pankreaserkrankung und läßt ihr die sklerotische Veränderung der Bauchspeicheldrüse folgen. Die schematische Anwendung dieser Einteilung ist für die Kliniker manchmal recht schwierig. Immer wird der Gesamtbefund hier maßgebend sein; das gilt auch für die Diagnose des pathologischen Anatomen und Histologen.

1. Das Vorkommnis sekundärer Pankreassyphilis scheint bisher nur klinisch gelegentlich wahrgenommen worden zu sein.

HEIBERG zitiert dafür einen Fall von EHRMANN, bei dem man auf Beteiligung der Bauchspeicheldrüse schloß, weil der Kranke während des Sekundärstadiums seiner sonst offenbaren Syphilis akute Zeichen einer schweren Zuckerharnruhr aufwies, ein Vorkommnis, das übrigens berechnet auf die Menge der Fälle von Lues II sehr selten ist. Der Zufall brachte mir die Gelegenheit, einen Sekundärluiker zu sezieren, der eine schwere Beteiligung des Pankreas darbot[1]:

Ein 58jähriger Arbeiter steckte sich im Oktober 1921 mit Syphilis an; Mitte November 1921 harter Schanker. Beginn einer Kur, der sich der Kranke sofort wieder entzog. Erneuter Krankenhausaufenthalt des Mannes im Januar 1922 mit den Zeichen der Sekundärsyphilis. Neosalvarsanbehandlung, in deren Verlauf eine Dermatitis des ganzen Körpers, Diarrhöen und katarrhalische Bronchialerscheinungen auftraten. 8 Tage später leichte Schuppung. Am 17. Februar 1922 Tod an Pneumonie. Zuckerausscheidung war nicht beobachtet worden. Bei der Leichenöffnung wurde außer der lobulären Pneumonie eine große ödematöse Leber, mäßige Lymphknotenschwellung im Abdomen und ein auffallend großes, pralles Pankreas gefunden; es maß 22 × 5 bis 7 × 2,5 cm und wog 180 g. Die histologische Untersuchung der Bauchspeicheldrüse ergab eine subakute bis chronische Entzündung mit starker ödematöser Quellung und Verbreiterung, zum Teil auch mit fibröser Vermehrung des Stützgewebes. Einzelne Lobuli schienen dadurch gewissermaßen vom übrigen Parenchym getrennt. Dies Stützgewebe erwies sich als locker gebaut, seine Gefäße waren stark mit Blut erfüllt. Die infiltrierenden Zellen, welche allenthalben im Stützgewebe mehr oder minder locker erfüllten und namentlich auch in periinsulärer Häufung gefunden wurden, bestanden aus lymphozytoiden Zellen, Plasmazellen und eosinophilen Leukozyten. Der Spirochätennachweis glückte in den Pankreasschnitten nicht (Abb. 167). Übrigens wurde an den mittleren und größeren Gängen desselben Pankreas eine prosoplastische, umschriebene Mehrschichtigkeit des Epithels an vielen Stellen wahrgenommen.

Es läßt sich unschwer die Vorstellung gewinnen, daß nach dem Abklingen einer derartig entzündlich infiltrativen Erkrankung, wie im obigen Fall unter schließlich zur Geltung kommender Granulationswirkung, eine Verdickung und Verdichtung des Zwischengewebes („Pancreatitis interstitialis" der Kliniker) übrig bleibe. Jedoch ist das nicht nötig. Mit großer Wahrscheinlichkeit

---

[1] Veröffentlicht von LILI SCHOLTZ, Fall 4. S.-Nr. 80/1922 (Mainz).

dürften auch am Pankreas, wie in den sonstigen Organen, die Infiltrate der sekundären Lues zur restlosen Resorption kommen, ohne daß sonderliche Zunahmen am interstitiellen Gewebe zurückbleiben. Ganz abgesehen davon muß nicht stets bei Trägern einer sekundären Syphilis das Pankreas mitbeteiligt sein. Das ergab sich mir beispielsweise aus der Leichenöffnung einer sekundär luischen Frau, die unter ähnlichen Umständen zugrunde gegangen war, wie der oben geschilderte Mann; indes fand ich bei der Frau keinerlei Veränderungen am Pankreas.

2. Gummöse Pankreatitis kommt bei Erwachsenen als ungewöhnlicher Befund vor. KLEBS hat 1870 geschrieben, daß gummöse Veränderungen des Pankreas sehr selten seien. Die folgenden 50 Jahre der Forschung haben ihm

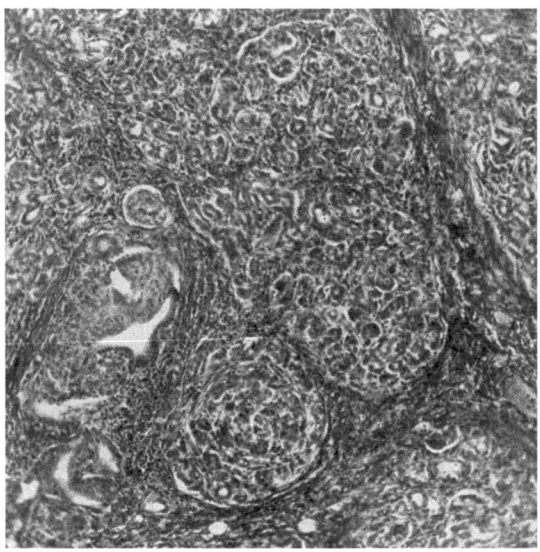

Abb. 167. Subchronische Pankreatitis im Sekundärstadium der Lues. Zugleich Epithelprosoplasie eines Pankreasganges links im Bild. (Eigene Beobachtung, veröffentlicht von L. SCHOLTZ, Mainz.)

recht gegeben. In diesem Sinne gibt allerneuestens eine Arbeit von MARGOT FRANKE Kunde. Danach seien in der Literatur nur einige wenige Fälle niedergelegt, nämlich zwei Beobachtungen von SCHLAGENHAUFER, eine von THOREL, zwei von KOCH und eine von TRUHART. Ihnen hat FRANKE eine 7. Beobachtung angereiht. Ferner hat SEYFARTH diese Kasuistik durch einen Fall bereichert, während HIRSCHFELD von 1—2 einschlägigen Beobachtungen spricht, die BENDA gemacht habe.

SCHLAGENHAUFERS Fälle betrafen einen 43jährigen Mann, der im Körper der Bauchspeicheldrüse einen haselnußgroßen Gummiknoten und daneben zahlreiche miliare Herdchen erkennen ließ, und einen 51jährigen Mann mit schwieliger Pankreatitis und einer erweichten und infizierten Gummigeschwulst im Kopf der Drüse. — KOCH hat einmal bei einem 46jährigen Mann, ein andermal bei einer 51jährigen Frau zahlreiche miliare, makroskopisch nicht erkennbare Gummibildungen in einer schwerst zirrhotischen Bauchspeicheldrüse gefunden, während THOREL von einem 63jährigen Mann den Befund schwieliger Pankreatitis mit einem bohnengroßen und zahlreichen kleinen Gummibildungen gemeldet hat. (Ob der größere Herd in THORELS Fall, der sich leicht aus der Schwiele herausheben ließ, nicht eine verkäste Lymphdrüse war, das gibt TRUHART zu bedenken. Einen ähnlichen Befund ergab die Leichenöffnung des 31jährigen Kranken von TRUHART, der ein großes zerfallenes und viele miliare Gummen im mittleren Drittel des schwieligen Pankreas feststellen ließ.

SEYFARTHs Mitteilung betraf eine 39jährige Frau, die im Pankreaskörper einen 2,5 × 1,8 × 1,2 cm großen Gummiknoten trug. Ferner beschreibt WALKO den Fall eines abgemagerten gelbsüchtigen Syphilitikers, der einmal im Urin 0,3°/₀ Zucker hatte. Man schritt wegen Schmerzen und „Tumors" im Leib zum Leibschnitt und fand den Pankreaskopf mannsfaustgroß, höckerig umgewandelt, mit der Umgebung verwachsen, so daß man an einen Krebs denken mußte. Aber der Kranke erholte sich nach der Operation. Man behandelte ihn mehrfach erfolgreich antiluisch (HEIBERG). Auch eine Beobachtung TRINKLERs ist pathologisch-anatomisch nicht gesichert[1].

FRANKEs Beobachtung betraf einen 44jährigen Mann ohne klinische Symptome der Pankreasinsuffizienz. Bei der Leichenöffnung fiel die Bauchspeicheldrüse durch Einlagerung grober Knoten unter der Oberfläche des Kopfes und des Mittelteils auf; die Knoten waren derb, kirschgroß, zum Teil kleiner; auf dem Durchschnitt erschienen sie graugelb und waren von schwieligem Gewebe eingefaßt. Das Zwischengewebe war fibrös, gut erhaltenes Pankreasgewebe fast nirgends mehr sichtbar — außer im Mittelteil. Im Schwanzteil zeigten sich zahlreiche von Schwielengewebe eingefaßte, linsengroße, nekrotische Herde. Die mikroskopische Durchuntersuchung ließ neben völlig erhaltenen Lobuli atrophische Läppchen, vor allem aber reichliches Schwielengewebe erkennen. Dieses Schwielengewebe wies stellenweise entzündliches Infiltrationsgewebe auf, in dem sich viele Plasmazellen befanden. Im peripankreatischen Fettgewebe waren vielfach Rundzelleninfiltrate. Die Nerven des Pankreas traten deutlich hervor; die Arterien zeigten Obliterationsprozesse, an den kleinen Venen waren spezifische Veränderungen zu ersehen, es bestanden Intimawucherungen, zellige Durchsetzungen der Venenwand bis zur Adventitia reichend und durch Verlust des elastischen Gewebes besonders gekennzeichnet. FRANKE hält diesen Befund für das Bild eines abgelaufenen Prozesses luisch gummöser Natur. (Übrigens waren auch Stellen von Fettgewebsnekrose zwischen den Lappen des Pankreas gegeben[2].)

Während also in diesem Fall von FRANKE die mikroskopische Beschreibung ebensowenig, wie in dem von THOREL, alle Charakteristika der Gummibildung mitteilt, läßt der histologische Befund von KOCH gar keinen Zweifel, daß wirkliche Gummiknoten vorlagen; denn dort ist die Nekrose des Zentrums und der zellreiche, auch mit Riesenzellen versehene Granulations- und Bindegewebsgürtel um die nekrotische Mitte ausführlich beschrieben.

MARGOT FRANKE hebt unter Beanstandung der Beurteilung, welche GROSS einem klinischen Fall von Pankreaslues angedeihen ließ, hervor, daß die gummöse Form der Pankreatitis stets mit einer sklerotischen Veränderung einhergehe. Sie sagt, es gebe keine gummöse Form der Lues ohne gleichzeitige „Zirrhose"; es komme bei der Heilung der Gummen stets zur Schwielenbildung. In diesem letztgenannten Punkt hat MARGOT FRANKE sicher recht. Jedoch glaube ich, daß eine umschriebene junge Gummibildung in der Bauchspeicheldrüse auch ohne umfänglichere Sklerosierung des Gerüstgewebes, ohne Atrophie des Parenchymgewebes der weiteren Umgebung und ohne stärkere funktionelle Störung vorkommen kann. Hat doch CHVOSTEK in einem Fall von Syphilis der Eingeweide bei einem 46jährigen Mann im Pankreasschwanz, und zwar nur dort, narbige Einziehung und Lappung gefunden, was wohl einem geheilten, umschriebenen syphilitischen Affekt mit Recht zugeschrieben werden dürfte. Ich sehe daher auch keinen Grund ein, die Anschauung von GROSS zu bekämpfen, daß es möglich sei, eine frische gummöse Lues durch geeignete Kur zu bessern, während eine ausgedehnte indurative („zirrhotische") Pankreasveränderung der wesentlichen Einwirkung einer antiluischen Kur trotzen würde (vgl. HEIBERG).

3. Die durch Syphilis veranlaßte Verschwielung der Bauchspeicheldrüse (Induration, Sklerose, Pancreatitis sclerotica) (HEIBERG), die gewohn-

---

[1] Nach der Arbeit HERXHEIMERs im 11. Band der Ergebnisse von LUBARSCH-OSTERTAG (1. Abt. 1906, S. 286) haben auch LANCERAUX, VERNEUIL und ROBIN einen gummösen Fall von Pankreaslues gesehen.

[2] Ob in dem von TRINKLER gemeldeten Fall von Pankreaslues wirklich eine gummöse Erkrankung vorlag, bleibt zweifelhaft, ebenso wie dies für einen geheilten Fall von GROSS gilt. GROSS zitiert noch eine einschlägige, mir nicht zugängliche Beobachtung von STEINHAUSEN. Nach der Beschreibung von HEIBERG handelte es sich in diesem Fall um eine Frau von 47 Jahren mit Diabetes, Schmerzen und Blutbrechen. Man fand ein Ulkus, das von der Papilla duodeni auf das Pankreas übergriff, eine sklerotische Bauchspeicheldrüse, Gummen in der Leber und ein vernarbtes Magengeschwür.

heitsmäßig auch als luische „Zirrhose", des Pankreas[1] bezeichnet wird, kann als Endausgang allgemeiner entzündlicher Pankreaserkrankung (Pancreatitis interstitialis) häufiger angetroffen werden als die gummöse Form. Dabei ist ein gewisser Unterschied zu machen, ob die Sklerose der Drüse von einer örtlichen luischen Organerkrankung oder als Folge einer Zirkulationsstörung infolge syphilitischer Erkrankung der Abdominalarterien, vor allem der Pankreasgefäße auftritt. Wie aber FRANKEs Fall zeigte, wird man darauf gefaßt sein dürfen, selbst im gummös erkrankten Pankreas, d. h. also im Erkrankungsfall der Drüse selbst, Zeichen der Miterkrankung an den Gefäßen zu finden. Gefäße und Parenchym lassen sich als Ort der syphilitischen Schädigung nicht stets streng trennen.

STOLPE, der in einem großen Sektionsmaterial 61 Fälle von erworbener Syphilis fand, gibt darunter 3 mal Veränderungen des Pankreas in Form der interstitiellen Induration an, während gummöse Formen völlig fehlten. PETERSEN fand unter 88 Luikersektionen nur einmal das Pankreas erkrankt. (Die Zahlen der erworbenen Lues des Pankreas sind recht gering, wenn man bedenkt, daß derselbe Forscher — 22 interstitielle, 6 gummöse Luesfälle für die Leber, 16 interstitielle luische Erkrankungen der Nieren und 12 fibrös-, 2 gummös - luische Veränderungen des Herzens gebucht hat.) ROKITANSKY und ORTH war die lokal umschriebene oder die ausgedehnte fibröse „Umwandlung" der Bauchspeicheldrüse von Luikern wohl bekannt.

Wie die Schilderungen chronischer interstitieller Pankreatitis im Falle älterer Lues durch SCHLAGENHAUFER, THOREL und KOCH und SEYFARTH zeigen, handelt es sich hier nicht an allen Orten nur um Schwielenbildung, nicht nur um Induration auf Kosten des eingeengten und umgebenden Parenchyms, sondern zugleich um Regenerationserscheinungen von seiten des Drüsengewebes.

Der von LILI SCHOLTZ beschriebene Fall meiner Beobachtung, eines 50 jährigen Mannes ist mir einschlägig. Abb. 91 zeigt sein Pankreas, das unförmig wulstig aussah, reichlich von Fettgewebe durchzogen erschien und — was gewiß nicht zum Bild der Pankreaslues gehört (TRUHART, TRINKLER, KOCH) — durch Fettgewebsnekrosen (bei Cholelithiasis und Steinwanderung durch den Ductus choledochus) ausgezeichnet war. — Die histologische Untersuchung ergab, abgesehen von der Fettgewebsnekrose, eine Vermehrung des Stützgewebes, das zum Teil schwielig zwischen den Läppchen sich ausbreitete, aber auch interlobulär stark entwickelt erschien. Die einzelnen Läppchen der Drüse waren unregelmäßig zusammengedrängt. Mancherorts war das Gerüstgewebe zudem stark lymphozytär und leukozytär (Reaktion auf die Fettgewebsnekrose) durchsetzt. Gelegentlich war die Drüsensubstanz bis auf die reichlich bemerkbaren Inseln völlig geschwunden, Fettgewebe hatte sich im gewucherten Zwischengewebe breit gemacht. An den mittleren und kleineren Pankreasgängen bemerkte man epitheliale Proliferation. Manchmal fanden sich Läppchen der Drüse mit starker Unregelmäßigkeit der Form und Färbung. Neben sehr kleinen, äußerst stark komprimierten, atrophischen Azinusteilchen sah man ganz unregelmäßige, namentlich mehr am Rand gelegene andere Drüsenbeeren mit größeren Zellen und guter Unterscheidungsmöglichkeit von Kern und Protoplasma. Solche Bildungen waren gelegentlich in Form von Knospen und Knoten durch Bindegewebe umscheidet und teilweise als ganz unregelmäßig gestaltet, solid erscheinende Epithelzüge vom sklerotischen Bindegewebe abgetrennt worden. So fanden sich Drüsenabschnitte, deren Gewebe, wie Schläuche oder Röhren aus sehr zahlreichen, kleinen protoplasmaarmen, chromatinreichen Zellen aufgebaut erschienen und die ganz unregelmäßig im Gebiet eines Drüsenläppchens lagen,

---

[1] L. SCHOLTZ hat über die Anwendung der Bezeichnung „Zirrhose" für Pankreasverhärtung bestimmte Ausführungen gemacht. Wir dürfen auch für das Pankreas den Begriff „Zirrhose" nur verwenden, wenn wir abgesehen von der Bindegewebsvermehrung des Gerüstes Parenchymbeeinträchtigung und Regenerationserscheinungen des Parenchyms zugleich beobachten können. In diesem Sinn scheint bisher zwar gewiß die Leber sehr berücksichtigt worden zu sein, nicht aber die Speicheldrüse, mit Ausnahme der Arbeiten von G. HERXHEIMER und von REITMANN, welch letzterer — ein Schüler von KRETZ — als charakteristisch für den ganzen Vorgang benannt hat: „Einen chronischen Degenerations- oder richtiger Destruktionsprozeß, mit teilweiser Regeneration des Parenchyms, der bei entsprechend langer Dauer zu einem vollständigen Umbau der Drüse führen kann."

bzw. aus ihm gleichsam herauswucherten. Dieser ganze Befund zusammengenommen entspricht den Kretz-Reitmannschen Forderungen für die Deutung als Pankreaszirrhose. Daß der Umbau dieser Bauchspeicheldrüse noch weiter ging und an manchen Stellen adenomartige Bildungen unverkennbar vorlagen, ja, daß sich Stellen fanden, welche L. Scholtz als beginnendes Adenokarzinom beschrieb, das hatte wohl nichts Unmittelbares mit der syphilitischen Schädigung der Bauchspeicheldrüse zu tun, ist aber als letzter Ausgang der Gewebsvorgänge des so schwer geschädigten Organs bemerkenswert.

Die Zusammenhänge von luischen Pankreasveränderungen und Diabetes mellitus, eine Frage, welche seit Wilh. Ebstein die Kliniker viel beschäftigt hat [1] und Heiberg zu ausführlicher Betrachtung veranlaßte, erscheinen uns heute, nachdem wir den Inseldiabetes genauer kennen, nicht mehr unmittelbar ätiologisch spezifisch. Jede das Pankreas verödende und zugleich sein Inselgewebe schädigende Beeinflussung — nicht nur die luische — kann für die Auslösung des Diabetes in Frage kommen.

In diesem Zusammenhang ist auch die Mitteilung zu betrachten, welche Gross über eine chronische Pankreasentzündung mit Höhlen- und Konkrementbildung gemacht hat; er erklärte dies Pankreasleiden in ätiologischer Abhängigkeit von einer offenbar um 43 Jahre früher erlittenen luischen Ansteckung [2]. Da die Infektion sich 1869 abgespielt hatte, der Kranke aber erst 1901—1905 frühestens katarrhalische Magen- und Darmanzeichen offenbarte, welche auf das Pankreas möglicherweise, aber nicht notwendig zu beziehen waren, und da erst 1911 die Zuckerharnruhr zum Vorschein kam, ist der Schluß einer ätiologischen Abhängigkeit zwischen Syphilis und Diabetes hier nicht zwingend; wohl besteht die Möglichkeit, daß in einem luisch sklerotischen Pankreas mit Sialangitis Sekretstauungen, Gangerweiterungen und Konkretionen entstehen können; aber eine notwendige Folge sicher vorausgegangener luischen Pankreaserkrankung ist dieser Befund keineswegs; er könnte gut aus einem anderen entzündlichen Krankheitsgeschehen des Pankreas hergeleitet werden.

Über Eisenpigmentablagerungen in den Zellen und Geweben des luischen Pankreas hat Lubarsch Angaben gemacht. Es sei in dieser Hinsicht auf den Anhang im Hauptstück über die Entartungen der Bauchspeicheldrüse verwiesen.

4. Die Bauchspeicheldrüse bei Malaria.

Seyfarth, dessen Darstellung über die Beteiligung des Pankreas an der Malaria im ersten Band dieses Handbuches ich folge, hat angegeben, daß Pankreasveränderungen durch Anhäufung von ungeheuren Mengen der Malariaplasmodien in den Haargefäßen der Bauchspeicheldrüse und durch die Toxine der Malaria häufiger seien als man bisher angenommen. Möglicherweise hängen damit, z. T. wenigstens, auch die Beobachtungen von Diabetes mellitus bei Malariakranken zusammen, wie sie von Jebens, Castellani und Willmore, Sutherland, Harrison und Galdi gemacht worden sind; immerhin darf man aber meines Erachtens nicht außer acht lassen, daß im Verlauf der Malaria auch die Leber, ferner Gehirn und Nebennieren beeinträchtigt werden. Kann man daher nicht noch anderweitige klinische Pankreaszeichen feststellen, kann man ferner im Todesfall malariakranker Diabetikerr nicht autoptisch beträchtliche Pankreasveränderungen, namentlich der Inselkapillaren nachweisen, wird es sich meines Erachtens doch empfehlen, in der Beziehung des klinischen Krankheitsbildes auf die Malatia zurückhaltend zu sein.

Über multiple Pankreashämorrhagien, nicht, wie es im Titel seiner Mitteilung irrigerweise lautet, über „hämorrhagische Pankreatitis" bei akuter schwerster Malaria hat Ross berichtet.

Es handelte sich um einen 4—5 Tage kranken Matrosen von 23 Jahren. Die Leichenöffnung ergab im Pankreas und dessen Nachbarschaft Blutaustritte unter das Bauchfell, ohne daß eigentliche Hämorrhagie erfolgt wäre. Die Bauchspeicheldrüse war verdickt,

---

[1] Seyfarth hat auf Seite 88 seiner Monographie „Neue Beiträge zur Kenntnis der Langerhansschen Inseln im menschlichen Pankreas" (Jena 1920) in Anmerkung 2 eine große Menge von Arbeiten zitiert, welche sich mit diesem Zusammenhang abgegeben haben.
[2] Schon von Katzenstein in einer Greifswalder medizinischen Inaugural-Dissertation bearbeitet.

tief rot gefärbt, auf dem Schnitt geradezu schwärzlich, nicht erweicht. Unter der Pankreaskapsel zwischen den Läppchen, ja manchmal bis zwischen die Drüsenzellen hinein erstreckten sich die Blutungen. Dagegen fehlte jedes Zeichen von Gewebsnekrose. Alle kleinen Gefäße von Magen, Darm und Pankreas waren mit Malariaplasmodien vollgestopft, die Schleimhaut in Magen und Duodenum teilweise nekrotisch, was zu heftigen Magendarmblutungen während des Lebens des Kranken Anlaß gegeben hatte. Ross überlegt, ob die Pankreasveränderungen direkt den Plasmodien zu verdanken gewesen seien oder vielleicht einer Einwanderung von Darmkeimen aus dem schwer nekrobiotischen Duodenum her. Die Antwort bleibe unsicher. Ein ähnliches Vorkommnis hat Gross mitgeteilt.

CASTELLANI spricht von hämorrhagischer Pankreatitis als einem in Ceylon, d. h. in einer Malariagegend nicht unbekannten Erkrankung; sie sei auf Grund von Sektionsbefunden als Folge von Malariaparasiten in den Gefäßen des Pankreas zurückzuführen. SEYFARTH zitiert ferner DANIELS, der 1913 die Abbildung eines Pankreasschnittes mit reicher Füllung der Gewebskapillaren durch Tropikparasiten veröffentlicht habe.

Es sei ferner auf die Erwähnung von MARTIN [1] und PRIONE durch MARTINA verwiesen. Sowohl MARTIN als PRIONE werden als Gewahrsmänner für die Entstehung einer indurativen chronischen Pankreasveränderung (einer sog. chronischen interstitiellen Pankreatitis) durch Malariaschädigung vom Blutgefäßweg aus angeführt.

Einen besonderen Fall hat P. C. FLU mitgeteilt. Er fand bei der Sektion einer seit Monaten schwer erkrankten 30jährigen Europaerin, welche kurz nach Aufnahme in das Spital unter schweren Magenschmerzen erbrach, verfiel und starb, abgesehen von blutiger Durchsetzung des Unterhautfettgewebes usw.[2], das Pankreas auffallend schlaff, welk, kaum vom umgebenden Fett- und Bindegewebe abzugrenzen. Seine Farbe war rötlich braun, das ganze Organ erschien vergrößert. Auf der Schnittfläche gewann FLU den Eindruck einer Lockerung des Zusammenhanges der einzelnen Lobuli. Überall fand er Blutaustritte zwischen den Lobuli. Die histologische Betrachtung ergab u. a. eine außerordentliche Menge von Tropikaparasiten im Pankreas. Hier waren die im interlobularen Bindegewebe verlaufenden Blutgefäße und die zwischen den einzelnen Drüsenläppchen gelegenen Kapillarschlingen mit Melanin strotzend gefüllt. In einzelnen Kapillaren bildeten die Melaninhäufungen Embolien, die durch ihre Masse das Gefäß förmlich ausdehnten. In einzelnen Teilen des Pankreas war das Bindegewebe vermehrt, es bestand, wie FLU sagt, „eine Art Zirrhose". Die Pankreaszellen zeigten dort, wo eine Vermehrung des Bindegewebes aufgetreten war, auffallende Veränderungen; „hier nahmen", so schreibt FLU, „sowohl die Kerne als das Plasma der Drüsenzellen den Farbstoff schlecht auf. In einzelnen Zellen sah man ganz deutlich die Zeichen einer Koagulationsnekrose". Sowohl im hypertrophischen als im normalen intraazinösen Pankreasbindegewebe habe man viele Blutaustritte wahrgenommen.

Die allgemeinen Gewebsveränderungen im Unterhautfett usw. hat FLU als BALSERsche Fettgewebsnekrose aufgefaßt. In Verbindung damit seien „ganz sicher" die beobachteten Abweichungen des Pankreas gestanden. Was die Bauchspeicheldrüse selbst betrifft, so müsse man sich vorstellen, daß schon vor der Erkrankung des Unterhautfettes usw. eine Pancreatitis chronica fibrosa gegeben gewesen wäre. Hierfür würde die Vermehrung des Pankreasbindegewebes gesprochen haben. Durch schlechte Zirkulationsverhältnisse seien im Pankreas Pigment und Parasiten zur Ablagerung gekommen; das habe zur Störung der Pankreasgewebsernährung geführt.

Meines Erachtens ist der Fall von FLU in mancher Beziehung recht unklar. Es fragt sich sehr, ob nicht doch bei der in Holländisch-Guyana ausgeführten Sektion, wenn auch nur $1\frac{1}{2}$ Stunden zwischen Tod und Beginn der Leichenöffnung lagen, postmortale Zersetzungsvorgänge zur Geltung kamen und zwar gerade in den durch vitale Blutaustritte geschädigten Körperpartien (Unterhautfettgewebe, Pankreas u. a.).

5. Lymphogranulomatose der Bauchspeicheldrüse.

Die Beteiligung der Bauchspeicheldrüse an der Lymphogranulomatose scheint nicht so selten zu sein, wie man im allgemeinen annimmt. CORONINI hat unter 10 Vorkommnissen von Lymphogranulom des Verdauungsschlauches und solcher an der Leberpforte zweimal eine Beteiligung der Bauchspeicheldrüse durch Übergreifen der entzündlichen Neubildung von der Nachbarschaft her oder durch infiltratives Einwachsen festgestellt. Bei solcher Seltenheit des Nachweises von Lymphogranulom in der Bauchspeicheldrüse muß natürlich

---

[1] Für MARTIN wird auf SENN, Volkmanns klin. Vortr. 1888 verwiesen.
[2] Auch das Fettgewebe des Netzes, des Gekröses, der Nierenkapsel und des Pankreas zeigt solche Veränderung.

sehr bedacht werden, daß aus dem lappig gebauten Organ die Knötchen oder Infiltrationen des Lymphogranuloms nicht von vornherein deutlich und scharf heraustreten. Wenn es sich jedoch um erbsengroße und noch größere Knoten handelt und wenn erst durch Vorgänge der Nekrose solche Herde ihre Farbe ins Weißgelbe und Fahlgraue verwandeln oder wenn Blutungen am Rand oder im Innern der Knoten eintreten, dann ist die Unterscheidung sehr leicht.

HANNS CHIARI hat unter 10 000 Leichenöffnungen eine Lymphogranulomatose mit Einbeziehung der Bauchspeicheldrüse zweimal festgestellt; und zwar fand er im Pankreas eines 27 Jahre alten Mädchens 3 hirsekorngroße Knoten, bei einem 26 Jahre alten Mann im Pankreaskopf einen derben knotigen und infiltrierenden Herd. Eine Beschreibung von Lymphogranulomerscheinungen im Pankreas hat SLOBOZIANO geliefert. Ferner hat O. MEYER Knoteneinlagerung im Pankreaskopf bei allgemeiner Lymphogranulomatose beobachtet. Auch KUSUNOCKI hat im 15. Fall seiner Arbeit zur Ätiologie der Lymphomatosis granulomatosa einen einschlägigen Befund in der Bauchspeicheldrüse erwähnt. Er schilderte das Pankreas als ziemlich groß, fest und blaß in der Farbe; seine Zeichnung sei deutlich gewesen.

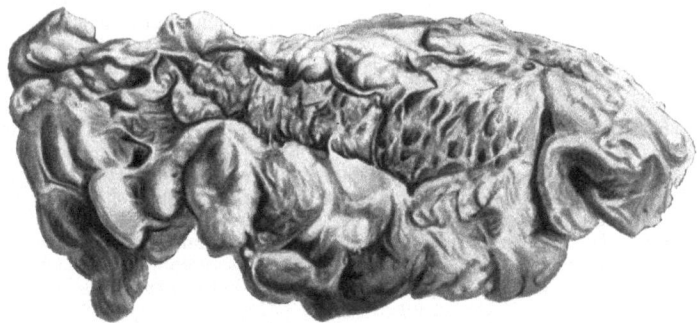

Abb. 168. Pankreas bei Lymphogranulomatosis der peripankreatischen Lymphknoten und der Bauchspeicheldrüse selbst. (Beobachtung des pathol.-anat. Instit. Innsbruck.)

An einigen Stellen hätten Zusammenordnungen von retroperitonealen Lymphdrüsen die Bauchspeicheldrüse eingebuchtet. Überraschend sei der Eindruck der mikroskopischen Bilder gewesen: Mannigfaltige Zellformen hätten in regellosem Durcheinander das Gerüstgewebe durchsetzt. Man habe kleine und große Rundzellen, protoplasmareiche, epitheloide Zellen verschiedener Gestalt, oft mit großen chromatinreichen oder auch mit recht blassen Kernen wahrgenommen. Fibroplasten, sowie Riesenzellen seien aufgefallen, die nicht selten durch Protoplasmafortsätze mit benachbarten Zellen in Verbindung gestanden. Zum Vergleich wies KUSUNOCKI auf die Schilderung im KAUFMANNschen Lehrbuch (6. Aufl., S. 167) hin. (Vgl. auch FREIFELD, Nachtrag, S. 620 dieses Buches!)

Verfasser hat selbst vor einiger Zeit die Leichenöffnung einer jungen Frau mit schwerer Lymphogranulomatose des Halses, Mittelfells, der Milz und der Bauchlymphdrüsen das Pankreas von haselnuß- bis pflaumengroßen, ziemlich derben, graurötlichen, zentral vielfach heller bis gelbweiß gefärbten, in Gruppen miteinander zusammenhängenden geschwellten Lymphdrüsen gesehen; die Bauchspeicheldrüse war teilweise ganz verdeckt von ihnen, welche fast in einem Zusammenhang von der Milzpforte bis zur Leberpforte sich hinerstreckten. Auf dem Durchschnitt ergab sich eine starke Einengung des Pankreasgewebes durch die mächtigen Lymphdrüsenknoten. Abgesehen davon bemerkte man aber kleinste bis pfefferkerngroße unscharfe Herde von weißgelber Farbe im sehr deutlich gezeichneten äußerst blassen Pankreasgewebe; diese Herde erstreckten sich strahlig zwischen die Läppchen hinein, wobei sie sich deutlich verjüngten. Solcherlei Einlagerungen ins Gewebe der Bauchspeicheldrüse waren an mehreren Stellen sichtbar. Die unmittelbar angrenzenden Drüsenteile zeigten die Merkmale des Gewebsschwundes.

Neuerdings fand sich bei der Leichenöffnung einer jungen Frau in Göttingen, welche an Lymphogranulomatose der Hals- und Achsellymphdrüsen gelitten, auch eine Beteiligung des Pankreas an diesem entsetzlichen Leiden. Hier war die Bauchspeicheldrüse im ganzen recht verhärtet, ihre Zeichnung stellenweise

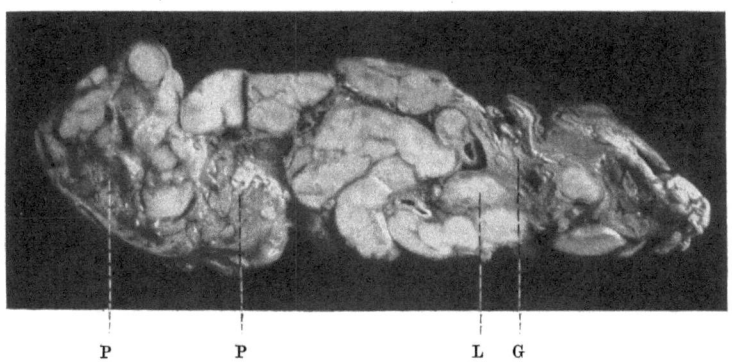

P   P   L   G

Abb. 169. Durchschnitt durch die in Abb. 168 gezeigte Bauchspeicheldrüse. (Innsbrucker Beobachtung.) P Pankreasgewebe, L Lymphogranulomknoten, G Infiltrierender Übergang des Lymphogranuloms in die Bauchspeicheldrüse.

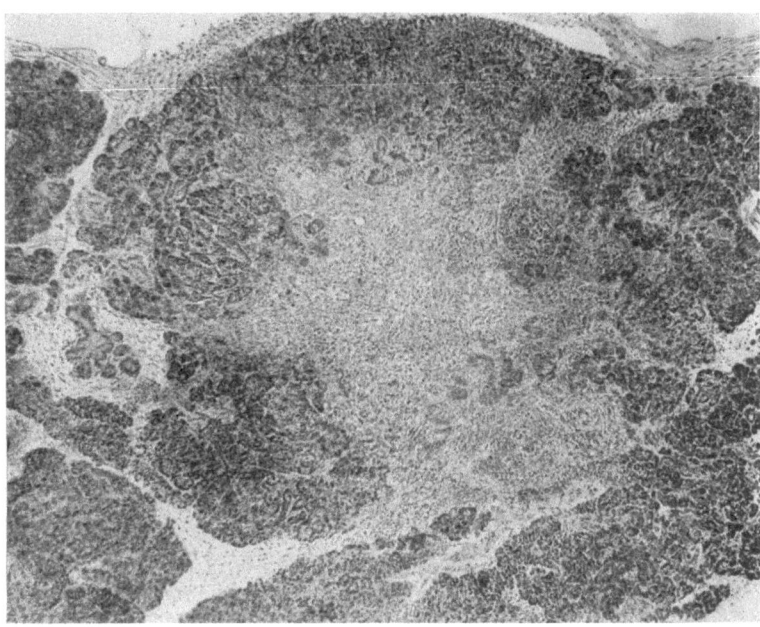

Abb. 170. Lymphogranulomherd im Pankreas bei schwacher Vergrößerung. (Innsbrucker Beobachtung.)

verwischt durch ein derbes, verhärtendes Infiltrat. Die Farbe des Pankreasgewebes war ganz fahl gelblichweiß geworden.

Die histologische Untersuchung unserer Innsbrucker Beobachtung ergab einen Befund, der demjenigen von KUSUNOCKI ziemlich entsprach. Im Pankreas selbst fand man sehr zahlreiche Herde der entzündlichen Neubildung mit reichlicher Kapillarbeteiligung. Die Neigung zur Nekrose solcher Herde war da und dort ausgesprochen durch krümeligen Zellzerfall und Aufhebung der Färbbarkeit im Mittelpunkt der fraglichen Stellen. Immerhin verschwanden solche nekrobiotische Partien gegenüber den viel breiteren Gürteln und Strecken eines höchst unruhig gestalteten Granulationsgewebes.

Wie Abb. 169 zeigt, haben solche Herde das Drüsengewebe weit auseinandergedrängt und drangen zwischen die Läppchen hinein. Bei Besichtigung mit stärkerer Vergrößerung ergab sich das scheinbar regellose Durcheinander der Webung des Lymphogranuloms mit besonders reichlicher Ausprägung von Fibroplasten und epitheloiden Zellen. Diese lagen mitunter in konzentrischen Anordnungen um feine Gefäße, um dann unerwartet und ganz verschieden in der Richtung nach außen abzuweichen und sich mit dichter liegenden jugendlichen

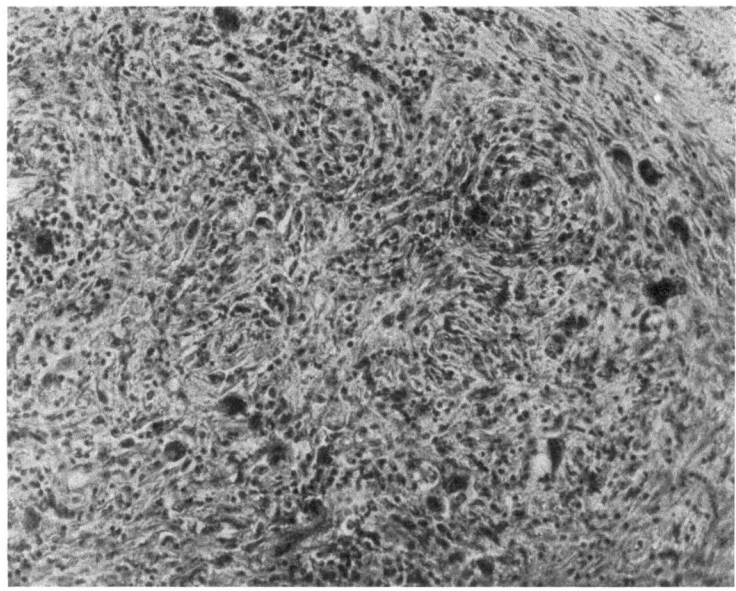

Abb. 171. Stelle aus einem pankreatischen Lymphogranulomherd mit Riesenzellen bei starker Vergr. (Innsbrucker Beobachtung.)

Bindegewebszellen zu verflechten; in den Maschen dieses Gewebes lagen allerlei runde und polymorphkernige Zellen, auch Riesenzellen ohne bestimmt erkennbare Anordnung. Das Bild war an allen Stellen gleich.

Ganz unregelmäßig dicht und reichlich war die Einstreuung von großen und kleinen lymphozytenartigen Zellen und von Leukozyten in den Pankreasherden, welche offenbar mehr zu einer fibrösen Ausbildung neigten. Sehr reichlich traten indes an einzelnen Stellen ganz verschieden große Riesenzellen mit recht unregelmäßiger Anordnung und Form des Kernes oder der Kerne auf, welch letztere meist stark hyperchromatisch befunden worden sind Im Randbezirk des Lymphogranulomknotens fehlte es nicht an eosinophilen Leukozyten und an Riesenzellen.

Ein Teil solcher Riesenzellen mit länglicher Form schloß sich so direkt an die Wandung von Gewebsspalten an, daß man den Eindruck erhalten konnte, es handle sich um veränderte Endothelien von Lymphgefäßen. Dagegen gelang es mir nicht. mit überzeugender Deutlichkeit Wandzellen von Blutkapillaren in Umwandlung zu Riesenzellen zu erkennen. Freilich Beziehungen zu kleinen Gefäßen waren aus der gelegentlich zu erkennenden zirkulären Anordnung von Anteilen der Infiltratherde als wahrscheinlich anzunehmen. Elastikafärbung führte zu keiner klaren Einsicht, da vermutlich die Elastika hier bereits zerstört war.

In den von C. CORONINI jüngst mitgeteilten Fällen handelte es sich um ein Lymphogranulom der kleinen Magenkrümmung mit geschwürigem Zerfall und Übergreifen des Aftergewebes auf das Pankreas bei einer 63jährigen Frau. Ein anderes Mal sah CORONINI bei einer 44jährigen Frau ein größeres Duodenalgeschwür, anscheinend die primäre lymphogranulomatöse Veränderung, mit regionären Drüsenschwellungen und Infiltraten am Pankreaskopf auf den Ductus choledochus übergreifen; die Kranke war hochgradig gelbsüchtig gewesen.

In der histologischen Ausarbeitung ihrer Befunde hat CORONINI sehr beachtenswerte Beziehungen der Granulomwucherungen zu den Wandelementen

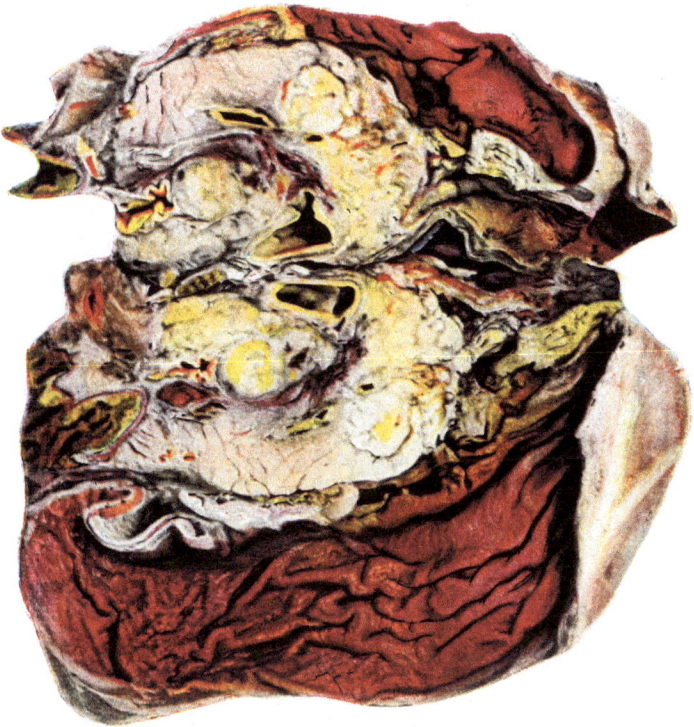

Abb. 172. Lymphogranulomgeschwür im Magen, zugleich Übergang der Lymphogranulomatose auf das Pankreas. (Nach einem kolorierten Lichtbild von C. CORONINI, Wien.)

von Venen näher gekennzeichnet. Aus Endothelzellwucherungen entwickelten, sich ringförmig fortschreitende Gefäßverschlüsse. So ergab sich im zweiten der oben erwähnten Fälle von CORONINI der Befund kleiner Knötchen im intraazinären Bindegewebsgerüst, aber es fehlten nennenswerte Veränderungen im Drüsenkörper selbst. Wie Elastikafärbungen zeigten, waren jene Granulome an die Wand größerer und kleinerer Venen gebunden; sie hatten meist zum Verschluß der Venenlichtung und zur Zerstörung der zarten elastischen Anteile ihrer Wand geführt.

Außer solchen Venenwandgranulomen fanden sich auch solche, welche auf die Wand von Ausführungsgängen beschränkt waren. Gelegentlich hatten die knotigen Infiltrate die elastischen Gewebsanteile zerstört.

28*

6. Mycosis fungoides der Bauchspeicheldrüse.

Nachdem schon durch Nienhuis[1] ein Fall von Mycosis fungoides d'emblée mitgeteilt worden war, der neben mykosiden Schwellungen an der Nase entsprechende Herde in inneren Organen, darunter im Pankreas aufgewiesen, haben Eichler und Rottmann[2] den Fall eines 50 jährigen Mannes mitgeteilt, der einen außerordentlich vielgestaltigen Hautbefund im Sinn der Mycosis fungoides aufwies. Bei der im pathologischen Institut Göttingen durchgeführten Leichenöffnung ergaben sich auch sehr zahlreiche knotige Herde in beiden Lungen, in den Schilddrüsenlappen, im Pankreas und in verschiedenen Lymphdrüsen.

Die Bauchspeicheldrüse zeigte im Schwanzteil einen etwa haselnußgroßen, weißen, runden, ferner im unteren und hinteren Teil des Körpers einen nahezu

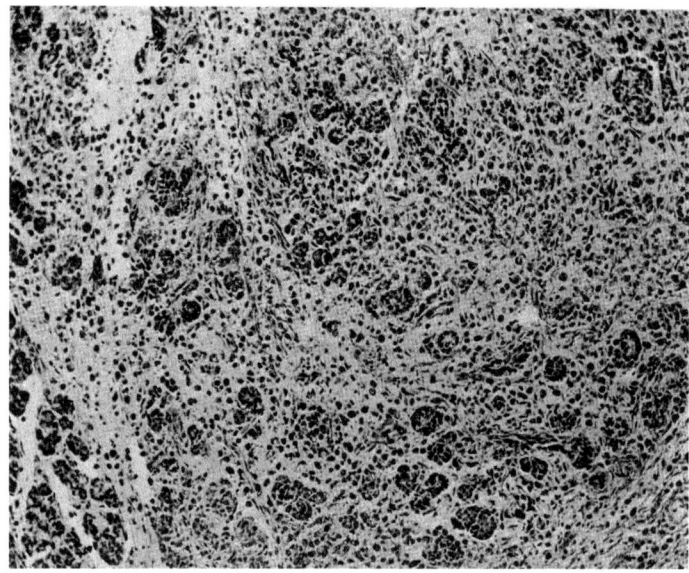

Abb. 173. Mykosides Infiltrat drängt die Pankreasdrüsen auseinander, dringt stellenweise in die Läppchen und zerstört die Drusen. (Nach Eichler und Rottmann.)

kirschgroßen weißen Knoten, der zur Hälfte im retropankreatischen Gewebe lag. Auf der Schnittfläche waren beide Knoten fest, unscharf begrenzt, wenn auch in ihren Randteilen der Läppchenbau der Drüse nur angedeutet erschien.

Über das mikroskopische Bild im Pankreas haben Eichler und Rottmann folgende Beschreibung niedergelegt.

„Der fast kirschgroße Knoten des Korpus zeigt zellulär den gleichen Bau wie die übrigen Organknoten. Er enthält zentral drei durch ihren starkeren Zellgehalt gegenüber der Umgebung markierte, rundliche Felder. Diese entsprechen Pankreasläppchen mit vorwiegend großzelliger Infiltration, Läppchen, in denen die Drüsen zum größten Teil durch das Infiltrat aufgelöst sind. Das Infiltrat dieser Felder geht diffus in die Umgebung über, ist jedoch hier etwas lichter und unterbrochen von unregelmäßig zackigen, vorwiegend hyalin fibrösen Geflechten, welche neben vereinzelten, gut erhaltenen Zellhaufen viele nekrotische Infiltratmassen enthalten. Es infiltriert Bindegewebe und Fett der interlobulären Septen und das parapankreatische Gewebe — und reicht hinten bis an die Pfortader, deren Adventitia, Muskularis und an einigen Stellen auch Intima durchsetzt und aufgelockert wird. Besonders

[1] Nienhuis, J. H.: Granuloma fungoides. Proefschrift Groningen 1926.
[2] Eichler, P. und H. G. Rottmann: Zur Frage des Wesens der Metastasen bei Mycosis fungoides. Arch. f. Dermat. **154**, 300 (1928).

auffallend sind in diesem Knoten die sehr zahlreichen klaffenden Kapillaren. Zum Teil enthalten sie Erythrozyten und zahlreiche Lymphozyten, zum Teil Fibrinnetze, wie mehrere Stellen zeigen, aus denen in der Umgebung der Kapillaren meist dichte Zellhaufen eingewandert sind. Von den mittleren arteriellen und venösen Gefäßen sind mehrere erkrankt; außerdem zeigen drei größere Nervenquerschnitte im retropankreatischen Gewebe typische mykoside Veränderungen verschieden starken Grades." Durch Herrn Prof. Riecke, gelangte ich in den Besitz noch ungefärbter Schnitte vom Pankreas des gleichen Falles. Nach einem solchen Gewebsschnitt ist Abb. 174 angefertigt.

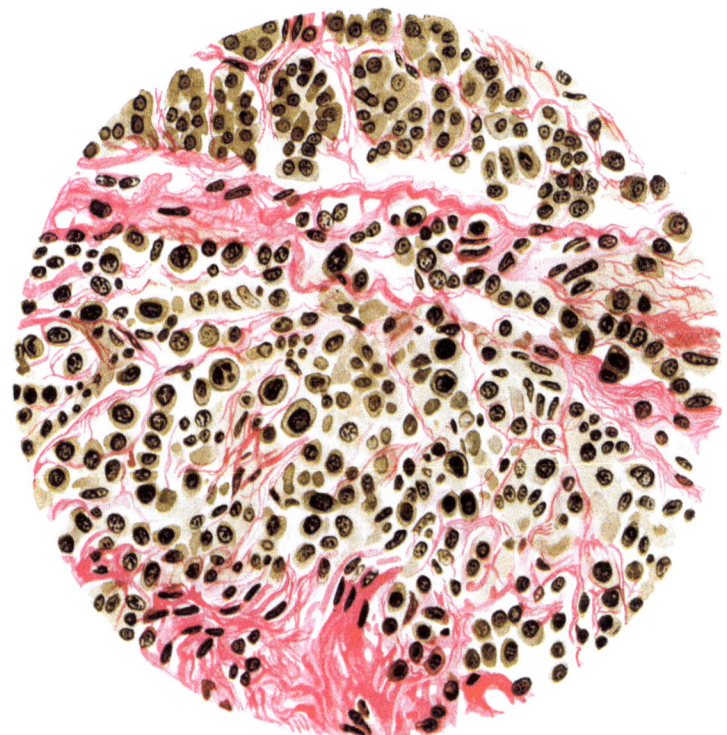

Abb. 174. Mycosis fungoides im Pankreas bei starker Vergrößerung. (Göttinger Beobachtung; bearbeitet von Eichler und Rottmann.)

Eichler und Rottmann faßten diese Knoten und Infiltrate im Pankreas wie in den übrigen inneren Organen nicht als Metastasen auf, sondern als Herde einer chronischen, spezifisch granulierenden Erkrankung, deren Erscheinung in den Eingeweiden, ebenso wie die Hautveränderungen, als autochthon entstandene Bildungen zu werten seien.

7. Oidiomykose der Bauchspeicheldrüse.

Wie Pio Foa [1] im Jahre 1881 mitgeteilt hat, kann es im Gefolge der üblich lokalisierten Soorinfektion zu einer Entzündung der serösen Häute kommen; er fand in solchem Fall im Peritoneum Knötchen mit Riesenzellen; dabei war das Pankreas vergrößert, blutreich, ja blutig durchsetzt; es zeigte überall zwischen seinen Drüsenzellen die Spuren des Soors (Orth).

---

[1] Pio Foa: Mucosis del pancreas e delle serose. Giorn. internaz. delle Scient med. III 1881. Zitiert nach Orth: Lehrbuch d. pathol. Anat. 1887. S. 907.

Anhang.
Pankreas bei Erkrankungen des Blutes sowie des blut- und lymphbildenden Systems.

Über die pathologische Anatomie der Bauchspeicheldrüse bei Erkrankungen des Blutes und seiner Mutter-Organe sind zusammengefaßte Darstellungen nicht vorhanden. Dies ist wohl erklärlich, da das Pankreas keine wesentliche Rolle bei diesen Erkrankungen spielt und als blutbereitendes Organ höchstens — meist nur in sehr beschränktem Grad — während der Fetalzeit eine Rolle spielt. Freilich kommen auch Ausnahmen unter krankhaften Umständen vor; jedoch ist die Zahl der Mitteilungen in Berücksichtigung der Bauchspeicheldrüse äußerst gering[1].

Es erübrigt sich, anzugeben, daß bei schweren Anämien die Farbe des Pankreas mehr weißlich grau als rotgrau erscheint. Freilich kann eine dabei mögliche Hämosiderose diesen Farbton ins Gelbliche, ja Bräunliche spielen lassen. Hämosiderose des Pankreas bei sekundärer Blutarmut eines Säuglings mit Ernährungsstörung hat Lubarsch festgestellt.

Über sog. Anämien der Neugeborenen hat Schleussing berichtet und dabei eine Beobachtung in den Vordergrund gestellt, welche außer in Leber, Milz, Knochenmark, auch im Gefäßbindegewebsapparat der Nieren, Lungen, des Pankreas, der Nebennieren Lymphknoten, im großen Netz und in anderen Organen mehr oder weniger Zellanhäufungen finden ließ, welche nach ihrem Verhalten als Blutbildungsherde zu deuten waren. Der Eisennachweis mittels der Berlinerblaureaktion versagte an den gleichen Organen mit Ausnahme der Leber. Schleussing denkt daran, daß in diesem Fall die Zurückbildung fetaler Blutwiegen, im Mesenchym der verschiedenen Organe ausgeblieben oder verzögert gewesen sei und daher diese Blutbildungsstätten auch im Pankreas, sozusagen noch während ihrer Entwicklung, von der Geburt überrascht worden seien.

Ich selbst habe eine Fortdauer geringer Blutbildungsherde im Pankreas des Neugeborenen ohne sonstige Krankheitsanzeichen ganz vereinzelt gesehen; vor allem trifft sie aber auch für manche Bauchspeicheldrüsen kongenital syphilitischer Frühgeborener und Neugeborener zu (P. Schneider). Auch bei angeborener Wassersucht kann man diesem Befund begegnen, wenn ihr eine Störung in der Blutbildung zugrunde liegt.

Die perniziöse Anämie ergab, soviel ich ersehen kann, keine spezifischen Befunde im Pankreas; denn Ödemzustände oder Zunahme der Gerüstsubstanz, wie man sie manchmal finden kann, sollen nicht zum Bild der perniziösen Anämie gerechnet werden. Wohl aber ist auch hier der oft gelungene Eisennachweis bemerkenswert. Lubarsch berichtet über 11 einschlägige Fälle, ich habe, angeregt durch seine Veröffentlichungen, drei solche untersucht. Dabei kann man eine ziemlich feinkörnige Hämosiderose der Drüsenepithelien diffus ausgebreitet oder bald in mehr fleckiger gruppenförmiger Anordnung oder in vereinzelter Ausprägung wahrnehmen. Die Pankreasinseln sind fast stets frei von der Eisenablagerung; immerhin hat Lubarsch in einem Fall auch die Inseln befallen gefunden. Öfter bemerkt man, daß die Azinuszellen um die Inseln herum besonders dicht mit Hämosiderinkörnchen erfüllt sind.

Was die Beteiligung des Pankreas an den leukämischen Erkrankungen betrifft, so ist vorauszuschicken, daß auch abgesehen von Leukämie gar nicht selten in kindlichen Fällen eine Ausbreitung lymphatischen Gewebes

---

[1] Vgl. Teuscher, Schneider, Gg. B. Gruber, W. Dick. Schneider und Gruber fanden kleinste Blutbildungherdchen in Pankreata luischer Früchte. Dick ersah erythroblastische und myeloblastische Herdchen im Bindegewebe des Pankreas bei kongenitalem Hydrops.

in der Bauchspeicheldrüse feststellbar ist. Es wurde schon in einem früheren Hauptstück darauf verwiesen, daß NAKAMURA in 11% von 90 untersuchten Kinderpankreata, meist im Kopfteil der Drüse, seltener im Schwanzabschnitt, lymphatisches Gewebe in verschiedener Ausdehnung fand. All diese „Infiltrate" bestanden ausschließlich aus Lymphozyten, zeigten weder gelapptkernige Leukozyten, noch Plasmazellen, noch eosinophile Zellen. Die Form der fraglichen Herde und ihre Größe waren durchaus verschieden. Keimzentren fehlten allenthalben. Das älteste Kind, bei dem NAKAMURA diese Feststellungen machte, war 2 Jahre, das jüngste 2 Tage alt. Ich kann diese Wahrnehmungen von NAKAMURA bestätigen; ergänzend möchte ich noch beifügen, daß die fraglichen lymphatischen Zelleinstreuungen oftmals in der Umgebung der Pankreasgänge gefunden werden; das entspricht einer Bekundung, welche HESS-THAYSEN für das gleiche Geschehen bei den Speichel- und Tränendrüsen gemacht hat.

M. DE LIGNERIS hat bei Bearbeitung seiner Beobachtung, wie schon vor ihm FABIAN ebenfalls auf gewisse Ähnlichkeiten im Verhalten der Bauchspeicheldrüse mit dem der Tränen- und der übrigen Speicheldrüsen hinsichtlich der lymphomatösen Durchsetzungen hingewiesen und dabei insbesondere MELLER zitiert, der zeigte, daß schon in der normalen Tränendrüse lymphatisches Gewebe reichlich vorhanden sein könne. Wenn dies Gewebe in Wucherung gerate, bleibe die Läppchenbildung erhalten, das Organ werde vergrößert. HESS-THAYSEN habe jene nicht entzündlichen Lymphomatosen im Bett der Tränen- und Speicheldrüsen in Gruppen eingeteilt, nämlich in 1. einfache Lymphomatosen, 2. Lymphomatosen bei Pseudoleukämie, 3. Lymphomatosen bei Leukämie, 4. Lymphosarkomatosen. Diese vierfache Einteilung dürfte auch gut auf das Pankreas anzuwenden sein; aber ich kann mir vorstellen, daß ein Entschluß, ob man sich in gewissen Fällen aleukämischer Art mehr für die eine oder die andere Gruppe der Einteilung entscheiden soll, recht schwer werden kanh; freilich hängt das nicht vom Pankreasbefund allein, sondern vom Zustand des ganzen lymphatischen Systems und der sonstigen krankhaften Organe ab.

Jene oben wiedergegebenen Befunde des Pankreas von NAKAMURA darf man vielleicht zu den Grenzfällen einfacher Lymphomatosis zählen. NAKAMURA hat sie als Ausdruck einer lymphatischen Konstitution aufgefaßt; sie seien ein Hinweis auf das Vorkommen eines allgemeineren, angeborenen Lymphatismus. Jedenfalls sind diese Vorkommnisse lymphatischer Durchsetzung des interstitiellen Gewebes ohne weitere Beziehungen zum Drüsenparenchym streng zu trennen von den Befunden fehlerhafter Gewebsmischung zwischen lymphatischem Gewebe und Pankreasgewebe (NAKAMURA). Dieser topischen Gewebsmißbildung ist im zweiten Hauptstück dieser Darstellung gedacht worden.

Bei leukämischer (wie bei aleukämischer) Lymphose ist das Pankreas mitunter stark in den Kreis der morphologischen Veränderungen gezogen. (Diese Erscheinungen entsprechen der 2. und 3. Gruppe der oben kurz genannten Einteilung von HESS-THAYSEN). Je nach der Mächtigkeit der lymphatischen Gewebsdurchsetzung kann die Bauchspeicheldrüse verschieden stark an Größe und Gewicht zunehmen, kann ihre Form auch tumorähnlich verändert werden. Freilich ist eine makroskopische Veränderung oder eine klinische Funktionsstörung nicht unbedingt zu fordern; namentlich muß keine Störung des Drüsengewebes trotz fortgeschrittenen Leidens im Spiel sein; sie kommt aber vor, wie FABIANs Beobachtung lehrt.

In Abb. 175 u. 176 eines Falles von aleukämischer Lymphose, bei dem das Pankreas etwas größer, dicker und derber befunden worden ist, sieht man, wie das Heer der Lymphozyten das Gerüst der Bauchspeicheldrüse dicht besiedelt hat, wie sich die lymphozytären Zellen bis an die Adventitia der Gefäße herandrängen und wie sie sich zwischen die Drüsenbeeren der Pankreasläppchen eingeschoben haben. Die Ausführungsgänge blieben verschont.

v. HANSEMANN hat im Fall einer akuten Leukämie ebenfalls eine Beteiligung des Pankreas in Form starker lymphatischer Infiltrationen mitgeteilt.

Hier ist ferner auf FABIANs Beobachtung einer eigenartigen, massigen Durchsetzung des Pankreas mit lymphozytären Elementen hinzuweisen. FABIAN legte die Schwierigkeiten dar, welche beim Befund diffuser lymphozytärer interstitieller Infiltration ganzer Organe entstehen, wenn man sich für leukämische oder aleukämische Lymphose oder für eine

Lymphosarkomatose entscheiden soll; er spricht in solchen Grenzfällen von „Lymphozyto-
matosen". In jenem Fall wog das Pankreas aus seiner Umgebung herauspräpariert 310 g. Seine
Form war im ganzen erhalten, aber es war in allen Dimensionen vergrößert; seine Läppchen-

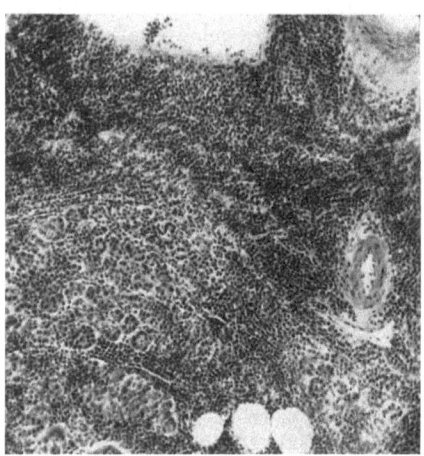

zeichnung erwies sich als gröber, auch war
seine Farbe durch die Infiltration mehr oder
minder (ins weißlich Gelbe) verändert. Die
mikroskopische Untersuchung ließ vor der
Masse eingestreuter Lymphozyten die drüsigen Anteile fast vermissen. Nur bei starker
Vergrößerung entdeckte man zwischen den
Lymphozyten eingestreut vielfach atrophische
Epithelien, die oft auseinander gerückt erschienen, aber keine bestimmte Form mehr
aufwiesen. Ihre Kernfarbung ging meist nur
recht schwach an. LANGERHANSSche Inseln
seien nirgends mehr nachweisbar gewesen;
zwischen den Lymphozyten habe man ein
äußerst feines Retikulum gesehen.

Als lymphatisch-leukämische, bzw. aleukämische Erscheinung hat FABIAN auch eine Beobachtung von WEHLAND angesprochen; sie
betraf einen 10 Monate alten Knaben und zeigte
ganz ähnliche Erscheinungen — abgesehen
von anderen Organen — im Pankreaskopf.
(Vgl. SIEBKE, Nachtrag, S. 620 dieses Buches.)

Abb. 175.

Die ganze Schwierigkeit, ja Unmöglichkeit der Unterscheidung zwischen
diffus infiltrierender Form einer Leukämie und einer Lymphosarkomatose
geht aus FABIANs Arbeit hervor. Das gleiche gilt von den Ausführungen,

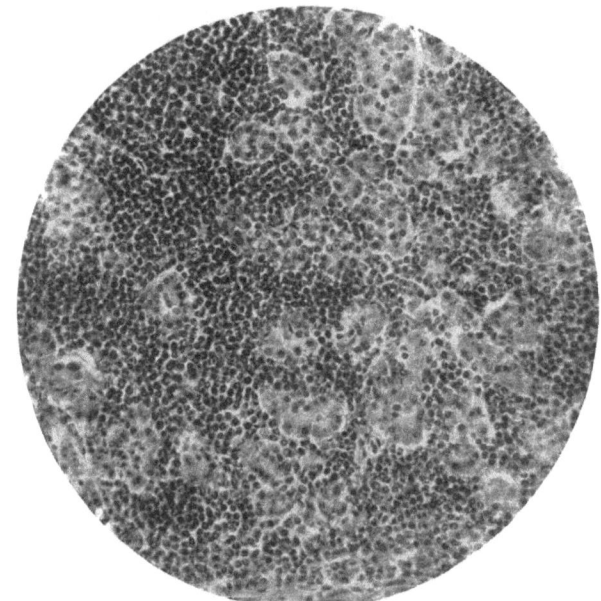

Abb. 176.

Abb. 175 und 176. Leukämische Lymphose des Pankreas eines 35jährigen Mannes. Schwache
und starke Vergrößerung. (Beobachtet im pathol.-anat. Inst. Innsbruck.)

welche M. DE LIGNERIS im Anschluß an einen Fall von Lymphosarkomatose
des Pankreas macht, die oben schon erwähnt worden ist.

NAKAMURA hat für ein Kind die Pankreasveränderungen bei leukämischer Myelose beschrieben. Das Gewicht der Bauchspeicheldrüse war

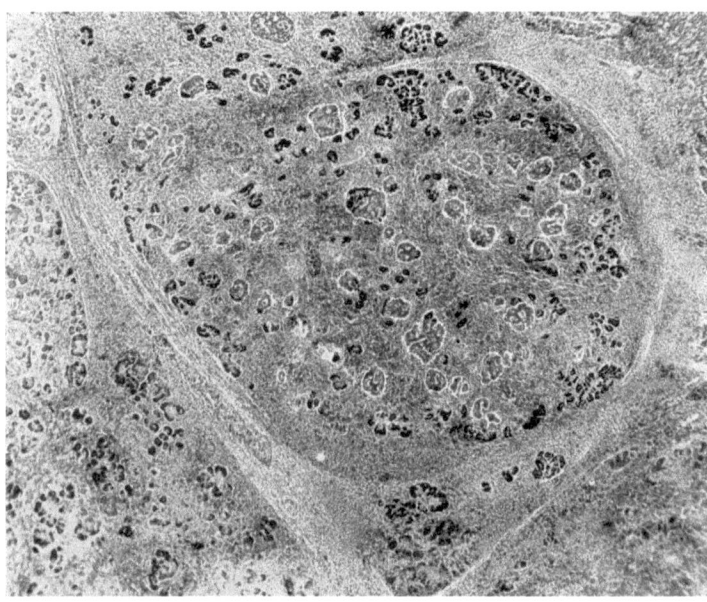

Abb. 177. Leukämisch myeloische Infiltration des Pankreas. Übersichtsbild. 40fach vergrößert.
♀ 3¹/₂ Monate alt. (Nach NAKAMURA.)

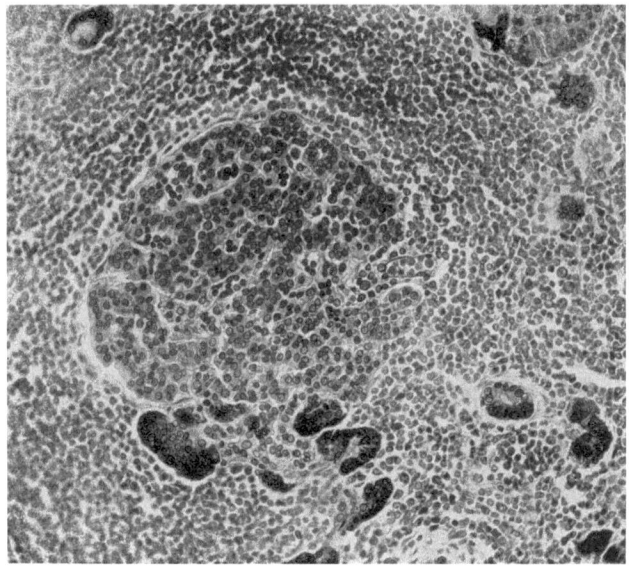

Abb. 178. Leukämische Myelose des Pankreas. LANGERHANSsche Insel und Umgebung eines
3¹/₂ Monate alten Kindes. 212fache Vergr. (Nach NAKAMURA.)

erheblich vermehrt, und zwar ausschließlich auf Grund der myeloischen Zelleinstreuung, welche außerordentlich mächtig war. Die fremdartigen Zellmassen

fanden sich weniger im Inselbereich als in dem der Azini stark ausgebreitet. Die Drüsenbeeren „waren dadurch stark auseinander gedrängt, manchmal so, daß vom Parenchym nur spärliche Reste und streckenweise überhaupt nichts sichtbar war. Die Läppchenzeichnung war dadurch verschwunden und das Drüsenparenchym erschien nach Größe und Zahl der Azini stark gemindert. Ebenso war das interlobuläre und interazinöse Gewebe von leukämischen Infiltraten mächtig durchsetzt. Die Ausführungsgänge selbst waren frei von leukämischen Veränderungen und zeigten homogene Sekretmassen auch in den kleineren Gängen". NAKAMURA erwähnt dabei noch, daß die Drüsenzellen, wie jene der Inseln, frei von degenerativer Verfettung waren.

Endlich ist hier noch einer Bemerkung von H. HERZENBERG zu gedenken, welche bei der Besprechung des Problems der Knochenmarksheterotopie angibt, einen Fall von Pankreasfettgewebsnekrose erlebt zu haben, bei dem sich rings um die Nekroseherde in der Bauchspeicheldrüse ein reichlich ausgebildetes myeloisches Gewebe vorgefunden habe. HERZENBERG deutete diese Erscheinung als autochthone, aus den Wandzellen von Kapillaren hervorgegangene Bildungen, d. h. als Vorkommnisse einer sog. myeloiden Metaplasie.

Es sei auch darauf hingewiesen, daß E. K. WOLFF jüngst einen in seiner Art schwer zu deutenden Fall von Leukämie, bzw. von Sarkomatose mitteilte, bei dem sich im Pankreas eine recht beträchtliche, sarkomartige Durchwachsung des Parenchymgewebes vorfand. WOLFF will seine Beobachtung nicht den STERNBERGschen Leukosarkomatosen gleichachten. Er nennt sie eine sarkomatös-leukämische Erkrankung, deren Infiltratzellen in mancher Hinsicht als lymphatische Elemente zu deuten gewesen seien, zum Teil aber Anordnungen im Gewebe aufwiesen, welche mehr für ihre myeloische Natur gesprochen hätten.

VII. Verletzungen und Fremdkörper der Bauchspeicheldrüse.
1. Verletzungen der Bauchspeicheldrüse.

KÖRTE hat an die Spitze seiner Ausführungen über die Verletzungen des Pankreas den Satz gestellt: „Verletzungen der Bauchspeicheldrüse sind sehr seltene Vorkommnisse, besonders aber werden sie äußerst selten für sich allein, ohne die gleichzeitige Läsion der benachbarten Organe gefunden." Daß die alleinige Beschädigung des Pankreas durch Wundsetzung nicht häufig sein kann, ergibt ja die örtliche Anordnung des sozusagen allseitig von anderen Eingeweideteilen umlagerten Organs. KÖRTE betonte, daß man die Bauchspeicheldrüse in einer Minderzahl von Fällen an einzelnen umschriebenen Stellen nur von Bauchfelldoppelungen, nämlich z. B. dem kleinen Netz, dem Ligamentum gastrocolicum bedeckt, finde, so daß hier die Möglichkeit einer Drüsenverwundung ohne Beteiligung anderer Bauchorgane zutreffe.

Was die Häufigkeit der Pankreasverletzungen überhaupt anbelangt, so macht man sich darüber ein falsches Bild, wenn man die Angaben des Schrifttums ohne Bedachtsamkeit als richtige Einschätzung hinnimmt. Die Angabe von PRESSEL z. B., daß nur 1% der durch Überfahrung oder durch Ruptur innerer Organe Verunglückten auch die Beteiligung des Pankreas feststellen ließe, ist nicht stichhaltig. GULEKE hat diesen Gesichtspunkt mit Recht hervorgehoben; er sagt, daß komplizierte Pankreasverletzungen sicher häufiger sind als man hört, daß sie aber nicht zur wissenschaftlichen Auswirkung gelangen könnten, da sie infolge ihres schnell tötenden Verlaufes nicht operiert und veröffentlicht werden. GEILL allerdings gibt an, unter 496 Leichen mit Rupturen innerer Organe nur 3mal, d. h. also in 0,6%, eine Pankreaszerreißung gesehen zu haben.

In einem großen, gemischten Sektionsmaterial, wie es beispielsweise HANNS CHIARI in Straßburg i. E. zur Verfügung stand, fanden sich unter 10 000 Sektionen nur 5 Pankreasverletzungen, von denen noch dazu eine als operative Komplikation bei einer Magenresektion zustande gekommen war. Weniger günstig wird sich das Ergebnis der Durchsicht eines Soldatensektionsmaterials in Kriegszeiten gestalten; gleichwohl hat Borst berichtet, unter 1200 Soldatensektionen „nur einige wenige" Pankreasverletzungen gesehen zu haben. Mir selbst war es möglich, unter 814 Kriegssektionen 358 Beobachtungen von Verletzungen durch Schuß, Sturz, Quetschung usw. zu sehen. Darunter boten 9 Leichen die Zeichen einer noch bestehenden oder verheilten Pankreasverletzung dar. Diese betrafen: 2 mit dem Flugzeug abgestürzte und 7 durch Geschosse verwundete Männer. Darunter waren einige Vorkommnisse von sog. „Zweihöhlenschüssen", d. h. von Schußverletzungen, bei denen das Geschoß im Bereich der linken Zwerchfellhälfte, also auch der Pleura, ferner des Magenfundus und der Milz komplizierte Wundverhältnisse geschaffen hatte, wobei es nicht ohne Prellung als allermindeste Schädigung des Pankreas hatte abgehen können und in der Folge das Pankreasbett, und zwar dessen kaudaler Teil, in den Bereich der abdominalen Wundnarbe mehr oder weniger schwielig einbezogen sein mußte. Diese Kriegsstatistik zeigt also eine Häufigkeit der Pankreasverletzungen von 2,5%.

Eine Statistik über Pankreasverletzungen haben Schmieden und Sebening durch Umfrage erhalten; sie zeigt folgendes Bild:

Pankreasverletzungen:

Schußverletzungen 26
Stichverletzungen 5
stumpfe Verletzungen 31
        Gesamtzahl der Pankreasverletzungen   62

Unter diesen 62 waren 20 isolierte Pankreasverletzungen und 42 komplizierte Pankreasverletzungen. Die isolierten Pankreasverletzungen bestanden aus 3 Schußverletzungen, 14 Querrupturen, 2 Quetschungen, 1 Zertrümmerung.

Bei den komplizierten Pankreasverletzungen (42) waren mitbeteiligt:

Magen	19 mal	Aorta	
Leber	13 mal	Vena cava	
Darm	8 mal	Gallenblase	je 1 mal
Milz	7 mal	Ductus choledochus	
Niere	2 mal	Zwerchfell	
		Lunge	

Eine Zusammenstellung der chirurgischen Klinik in Göttingen von Tammann ergab für die Zeit von 1912 bis 1929 nur 2 Fälle von Pankreasverletzung; das einemal lag eine Schußverletzung vor, im zweiten Fall handelte es sich um eine Quetschung nach Sturz auf einen Zaunpfahl.

Just gibt an, daß die chirurgische Klinik Innsbruck im Verlauf von 4 Jahren (1925 bis 1928) fünf Vorkommnisse von Verletzung der Bauchspeicheldrüse beobachtet hat, nämlich eine Rißbildung im Pankreas nach Überfahrungsunglück, eine Quetschung der Cauda pancreatis durch Deichselstoß, eine Rißbildung an gleicher Stelle durch Fall mit dem Bauche gegen den Boden, eine komplizierte Stichverletzung des Zwerchfells, Magens und Pankreaskörpers und eine Pleura-, Zwerchfell-, Leber-, Magen- und Nierenverletzung durch selbstmörderischen Schuß in die Herzgegend.

Aus klinischen Gründen unterscheidet man zwischen offenen (perkutan erfolgten) und geschlossenen (subkutan zustandegekommenen) Pankreasverletzungen.

A. Offene Verletzungen der Bauchspeicheldrüse.

Die offenen Pankreasverletzungen werden durch Schuß, Stich und Schnitt, seltener wohl durch Pfählung oder Aufreißung des Körpers bedingt. Zu den offenen Pankreasverletzungen sind auch die in Begleitung von Magen- oder Darmresektionen gesetzten Wundschädigungen der Bauchspeicheldrüse zu rechnen.

Über Schußverletzungen des Pankreas geben u. a. die Mitteilungen von Körte, Mikulicz, Borchardt, Mayo-Robson and Cammidge, Heiberg, N. Guleke, Tammann und JUST Kunde[1]. Bei TRUHART sind die kasuistischen Mitteilungen der Weltliteratur über Schußverletzungen des Pankreas bis 1902 übersichtlich zusammengestellt. MIKULICZ hat unter 45 Pankreasverletzten 12 Verwundungen durch Schußwirkung festgestellt.

GULEKE nennt BECKER, AUVRAY, BERENDS und NORDMANN als Gewährsmänner für das Vorkommen sog „isolierter Pankreasschüsse", d. h. von Verletzungen, welche unmittelbar durch die Körperbedeckung nur das Pankreas, nicht aber, was viel gewöhnlicher ist, auch andere Eingeweide trafen. Solche Vorkommnisse sind auch von ENDERLEN, SCHMIEDEN, STEINTHAL und KÖRTE mitgeteilt worden. Daß Leber, Magen, Milz je nach der Richtung des eindringenden Geschosses sehr leicht in Mitleidenschaft gezogen sind, leuchtet ein; OTIS berichtete über einen Einschuß in die linke Flanke, wobei die Kugel durch die Milz, dann durch die Bauchspeicheldrüse in der Richtung ihrer Längsachse drang. Einschüsse von rückwärts mit Nebenverletzungen des Darmes oder verschiedener Organe sind ebenfalls mitgeteilt worden[2]. Über einen Leber-Magen-Pankreas-Steckschuß hat BUSCH berichtet. Auch ich habe einen Fall erlebt in dem ein Geschoßstück die linke untere Thoraxhälfte durchbohrte, durch Zwerchfell, linken Leberlappen, Netz und Dickdarm drang. Linke Nebenniere und Niere waren verletzt, der Pankreasschwanz blutig zermorscht.

Eine Zusammenstellung von LOUXEMBOURG aus dem Jahre 1912 zeigt folgende Mitbeteiligung der Nachbarorgane bei Schußverletzungen des Pankreas.

In 31 Fällen waren mitverletzt:

13 mal der Magen,	3 mal der Blinddarm,
12 mal die Leber,	2 mal linke Niere und linke Lunge,
7 mal das Netz,	1 mal das Herz,
6 mal Milz oder Milzgefäße,	1 mal die Wirbelsäule,
5 mal eine Rippe,	1 mal das Schulterblatt.
4 mal das Zwerchfell,	

Besondere Aufmerksamkeit verdienen die vorhin erwähnten Zweihöhlenschüsse, da man über die mehr ins Auge fallenden Verwundungen anderer Organe die Mitbeschädigung der Bauchspeicheldrüse leicht übersehen kann — zumal, wenn etwa das Pankreas im Endbereich der Geschoßwirkung liegt. OTIS hat dieses Vorkommnisses von Zweihöhlenschüssen mit Pankreasbeschädigung bereits gedacht. Es kommt zustande, wenn ein Geschoß von oben her durch Lunge und Zwerchfell zum Pankreas kommt oder von der linken Seite her im Bereich der kostolumbalen Zwerchfellanheftung eine tiefergehende und breite Wunde aufreißt, welche in beide seröse Höhlen führt. Auch der Sanitätsbericht des deutschen Heeres 1870/71, sowie NIEMANN-MAYER (Fall 191), in gewissem Sinn ferner BERTRAM (hier handelt es sich um zwei Schüsse bei einem Selbstmörder), endlich Gg. B. GRUBER, A. DIETRICH, JUST und TAMMANN haben solche Vorkommnisse mitgeteilt. An und für sich werden sie bei der schweren ausgedehnten Verletzung vieler Organe, namentlich infolge der Erschwerung durch Lungen- und Pleurainfektion sehr verderblich sein. Es ist bemerkenswert, daß ich in zwei einschlägigen Fällen zwar Magen, Zwerchfell, Pankreas und Kolon stark narbig untereinander verwachsen fand, ebenso wie gelegentlich auch noch die linke Niere die Prellungsfolgen in Form eines flachen Narbenherdes wahrnehmen ließ, daß aber trotz der abdominalen Verletzungen der Tod infolge Pyopneumothorax bzw. Empyems der Brustfellhöhle eintrat. In einem von REINHARDT beobachteten Fall war ein Schuß durch den rechten Oberarm, die Brust und den Bauch gegangen, rechte Lunge, Zwerchfell, Leber und Kopf des Pankreas waren durchbohrt; das Geschoß steckte dicht neben der Milzvene, die einen thrombosierten und zum Teil vereiterten Inhalt aufwies; eitrige Cholezystitis, Eiter in der

---

[1] Hier seien als Mitteiler entsprechender kasuistischer Fälle benannt nach KÖRTE: SCHMIEDEN, ENDERLEN, LIECK, PETERMANN, LÜKEN, OTIS, EDLER, SENN und LEITH, BURCKHARDT und LANDOIS, SIMON, PERTHES, BOEHLER, STEINTHAL, BUSCH, REHN, COBET, DOENITZ, v. BARDELEBEN, ROCHS und REINHARDT, ferner nach Angaben von MAYO ROBSON und CAMMIDGE: Deutscher Sanitätsbericht (des Krieges 1870/71), NIEMANN, BERTRAM; nach Angaben von BRAMANN, HAHN, NINNI, BORCHARDT, SIMMONDS, MANN, SLAVSKY, CONNELL, JEPHSON, BECKER und KINDT; nach Angaben von HEIBERG: MIKULICZ, AUVRAY, BERENDS, NORDMANN; nach Angaben von GULEKE: GOBIET, MAUCLAIRE, KRONER, DIEHL. Außerdem sind zu berücksichtigen die Berichte von LOUXEMBOURG, BORST, DIETRICH und Gg. B. GRUBER.

[2] OTIS, NINNI: Deutscher Sanitätsbericht über den Krieg 1870/71.

Bursa omentalis erschwerten die Verhältnisse. Der Tod trat jedoch durch eine Blutung aus der Arterie des verletzten Armes ein. MAYO ROBSON und CAMMIDGE erwähnen als ein Beispiel der ausgedehntesten Zerreißung verschiedener Eingeweide einschließlich der Bauchspeicheldrüse durch Revolverschuß den Fall des Präsidenten der Vereinigten Staaten Mac Kinlay, der eine Stunde nach der erfolgten Bauchschußverletzung operiert worden ist. Der Magen war durchschlagen, Pankreas und linke Niere verletzt.

Bei der Betrachtung der Verletzungserscheinungen durch Schußwirkung werden sich je nach Art des Geschosses verschiedene Verletzungsbilder erwarten lassen.

Im Fall eines Nahschusses mit einer Platzpatrone fand ich die Bauchdecken durchbohrt, das Gekröse und das Duodenum zerrissen, den Pankreaskopf wie gequetscht. In diesem Zerstörungsgebiet fanden sich die fuchsinrot gefärbten Splitterchen des zerplatzten Holzpfropfen der Übungspatrone.

Auch im Bereich des Pankreas werden die durch Splitter von Explosionsgeschossen gerissenen Wunden durch Buchtenbildungen, Einschleppung von Fremdkörpern und Mikroben weniger klar und weniger zur glatten Verheilung geeignete Verhältnisse schaffen als einfache Gewehrschußwunden.

In all dieser Hinsicht gelten auch für das Pankreas alle die allgemeinen Gesichtspunkte, welche BORST zuerst im Lehrbuch der Kriegschirurgie von BORCHARDT und SCHMIEDEN für die Beurteilung von Schußwunden auseinandergesetzt hat. Die Bauchspeicheldrüse muß nicht direkt in der Achse des sausenden Geschosses gelegen sein, muß weder einen Schußkanal noch eine Schußrinne aufweisen, kann trotzdem aber bei sehr naheliegender Geschoßbahn durch eine der Schußrichtung parallel laufende seitliche Nekrosierungszone beschädigt sein, oder sie kann noch weiter greifend durch Zeichen der molekularen Gewebserschütterung, fleckförmige Blutungen, feinste Gewebszerreißungen, nekrobiotische Zeichen am epithelialen Gewebsanteil, Herdchen von Autodigestion und Reparationsvorgängen unter Zunahme des Gerüstgewebes in den Rahmen der Schußwirkung einbezogen sein. Die molekulare Wirkung kann auch im Pankreasbett enden und durch Beeinträchtigung der dort liegenden Gefäße unheilvoll werden, ohne daß das Pankreas selbst Zeichen der Beschädigung aufweist.

HEIBERG zitiert in diesem Sinn den von BLESS mitgeteilten Fall des Präsidenten Garfield[1], dessen Tod $2^1/_2$ Monate nach erhaltener Schußverletzung aus einer Blutung der Arteria lienalis eintrat. Die Kugel hatte längs der Rückfläche des Pankreas von der durchschlagenen Wirbelsäule her den Weg genommen und war, ohne ersichtliche stärkere Gewebsveränderungen an der Bauchspeicheldrüse zu machen, an deren unteren Rand stecken geblieben.

Selbstredend wird in derlei Fällen immer der zur Behandlung der frischen Verletzung hinzugezogene Chirurg ein wesentlich anderes Bild sehen als im Fall schlimmen Ausgangs der pathologische Anatom. Wenn auch bei Pankreasschüssen im allgemeinen die Blutung gering sein soll (GULEKE), so dürfte doch mitunter der Frühbeobachter vor allem die Zeichen der Blutung auffinden und von ihr sich leiten lassen müssen; den Spätbeobachter beschäftigen dagegen zumeist die Zeichen der schweren Ernährungsstörung am Pankreas, welche schließlich als Folgen der traumatisch bedingten Kreislaufstörung einzutreten pflegen. Beispielsweise teilte SIMMONDS ein Vorkommnis von Pankreasschuß mit, der infolge Bauchhöhlenblutung operiert werden mußte; man fand die Ursache der Blutung nicht, fand auch keine Pankreasnekrose; aber die Sektion hat später ergeben, daß die Kugel quer durch die Speicheldrüse verlaufen war und dabei die Vena lienalis verletzt hatte. Während nun diese Blutungsquelle alsbald freiwillig durch einen Thrombus verstopft wurde, fiel dem pathologischen

---

[1] Präsident der Vereinigten Staaten von Nordamerika vom 4. März 1881 bis 2. Juli 1881, als ihn ein Widersacher durch Revolverschuß schwer verwundete. Garfield starb erst nach langem qualvollen Leiden am 19. Sept. 1881.

Anatomen eine Fettgewebsnekrose auf, die man, wäre sie schon ausgebildet gewesen, bei der Operation gewiß nicht übersehen hätte.

Schußverletzungen des Pankreaskopfes und des Isthmus führen wegen der Nähe der großen Gefäße, auch wegen der Nachbarschaft der großen Ausführungsgänge und ihrer Mündung ins Duodenum rascher und regelmäßiger zum Tod (BECKER, BERENDS) als die Schußverletzungen des Pankreaskörpers und -schwanzes. In Abb. 179 ist der Fall einer geheilten Schußverletzung des Pankreasschwanzes bei einem Soldaten mit einer im Narbenbereich der Pankreaskapsel zustandegekommenen arteriovenösen Aneurysmabildung der großen Milzgefäße wiedergegeben.

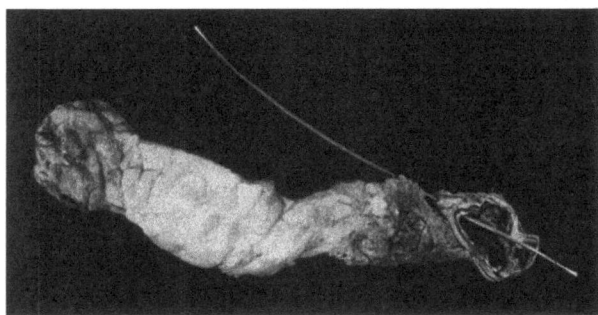

Abb. 179. Geheilte Kriegsverletzung des Pankreasschwanzes durch Geschoßwirkung. Sogenanntes Aneurysma arteriovenosum der Milzgefäße. (Eigene Beobachtung in der Festungsprosektur Mainz.)

Die sonstigen Folgen von Schüssen in die Bauchspeicheldrüse stimmen mit denen anderer, vor allem subkutaner Verletzungen überein. Namentlich neigt die Umgebung der Wunde schnell zur Erweichung im Sinn einer Autodigestion (BORST). DIETRICH sah an frischen Wunden des Pankreas keine beachtenswerten Eigentümlichkeiten, jedoch an älteren die Zeichen der Gewebsauflösung, Fettgewebsnekrose, Blutungen, einmal eine Nekrose des Pankreasschwanzes mit Abstoßung eines bohnengroßen losgelösten Sequesters in einem abgekapselten Abszeß mit eigenartig krümeligem Eiter und schwärzlicher Blutung. Von diesem Herd aus war ein Durchbruch in den Dickdarm erfolgt. DIETRICH hat auch auf die gerinnungsfördernde Wirkung des Wundsaftes bei pankreatischer Gefäßverlegung hingewiesen. Er sah nach einem Schrapnelldurchschuß des Pankreas und der Vena cava oberhalb und unterhalb der Gefäßwunde einen etwa 4 cm langen Blutspfropfen mit weißer und roter Schichtung. Der Thrombus war rasch entstanden, denn der Tod erfolgte in diesem Fall 12 Stunden nach der Verletzung.

Über Granatschußverletzungen der Bauchspeicheldrüse handeln Mitteilungen von REHN und COBET, SIMON und PETERMANN. Es ist selbstverständlich, daß je nach der Größe des Eisensplitters und je nach dem Ort seiner zerreißenden Gewalt die Folgen sehr verschieden sein können. So sah PETERMANN in einem tödlichen Fall völlige Zertrümmerung des Pankreaskopfes und starke Bauchhöhlenblutung, während zwei andere Verwundete mit Pankreassteckschuß (Granatsplitter) zur Heilung gelangten, obwohl noch andere Organe verletzt waren, und obwohl es sich einmal um einen Zweihöhlenschuß handelte.

Als Spätfolgen nach Schußverletzung des Pankreas können Abszeßbildungen eintreten (SCHMIEDEN, BÖHLER, KOERTE). Auch Pseudozysten im peripankreatischen Gewebe sind als Folge von Schußwunden beschrieben worden. Im Fall von WOLTER lag hinter dem Ligamentum gastrocolicum eine solche von 2—3 l gelblichmilchiger Flüssigkeit erfüllte Zyste, die auch Gerinsel enthielt. Der Pankreasschwanz war zerstört. (KOERTE). ADOLF SCHMIDT berichtete über eine bluthaltige Pseudozyste des Pankreas nach einem Magenschuß.

Natürlich können Schußverletzungen auch unter Narbenbildung im Pankreas und um das Pankreas herum verheilen. Ich habe bei zwei Kriegsverletzten solche Heilungszustände angetroffen. Durch die Blutung war es zu inniger Verklebung zwischen Magen, Netz, Pankreas und Colon transversum gekommen. Ein recht unentwirrbares Ganzes stellten diese Gebilde vor. Fibröse Stränge bilden schließlich narbige Brücken und Bänder zwischen diesen Nachbarorganen und erinnern an die schwere ehemalige Verletzung.

Über eine eigenartige Narbenkomplikation nach Pankreassteckschuß hat v. BARDELEBEN Mitteilung gemacht. Die Heilung der Schußwunde führte in der Bauchspeicheldrüse zur narbigen Einengung, ja zur Abschnürung der Pankreasgänge. Der Kranke ist an schwerer Stoffwechselstörung unter dem Bild der Auszehrung zugrunde gegangen.

Als mittelbare Folge einer $3\frac{1}{2}$ Monate zurückliegenden Granatverletzung des Pankreas mit· fibröser Verhärtung des Gewebes und hyaliner Umwandlung der LANGERHANSschen Inseln hat ROCHS eine Beobachtung von Diabetes mellitus angesprochen. Der betreffende Kranke ist im Coma diabeticum gestorben.

Hier sei noch kurz angemerkt, daß durch OTIS Mitteilung von Bauchschüssen gemacht worden ist, durch deren Wundloch das an und für sich unverletzte Pankreas teilweise nach außen vorfiel. Das ist eine Erscheinung, welche im Fall von scharf gesetzten Wunden der Bauchwand bekannter ist als im Fall der Schußverletzungen.

Beeinträchtigungen oder Schädigungen des Pankreas durch Stich und Schnitt kommen schon im Frieden, wenn auch nicht gerade häufig, vor. Als Kriegsverletzung mögen sie früher in Form von Bajonett-, Lanzen- und Speerstichen häufiger gewesen sein.

Es sei in dieser Hinsicht auf ältere Mitteilungen von KLEEBERG, CALDWELL und DURGAN, ADEVOINE, EARL und ALLEN, sodann auf die Beobachtungen von PEREIRA-GUIMARAES, KÜTTNER, OPIE und MEAKINS, FOWELIN, FONTOYNONT und von JUST verwiesen. Aber es ist darauf zu achten, daß in den Fällen von KLEEBERG, CALDWELL, DURGAN, ADEVOINE, ALLEN, PEREIRA und FONTOYNONT, PEREIRA-GUIMARAES aus Stichwunden der Bauchdecken lediglich ein Anteil der Bauchspeicheldrüse vorgefallen sein soll[1], ohne daß eine Verletzung des Pankreas selbst vorlag. Allerdings in einem weiteren Fall von EARL wurde in der vorgefallenen Gewebssubstanz eine kleine blutende Wunde gefunden. Ob nun tatsächlich das vorgefallene Organgewebe Pankreas war oder nicht, das hat nur KLEEBERG mikroskopisch festgestellt. Er bestätigte histologisch die Diagnose Pankreasvorfall, was dadurch besonders merkwürdig erscheint, als die Verletzung rechts von der Mittellinie des Leibes saß. Weniger überraschend ist natürlich ein links von der Linea alba erfolgter traumatischer Pankreasvorfall, etwa ein Prolapsus candae pancreatis, wie er im Fall von PEREIRA-GUIMARAES durch Bajonettstich in die linke Seite bewirkt worden ist.

Dagegen erwies sich bei dem Kranken KÜTTNERs, abgesehen von der Mitverletzung des Leberrandes, des rechten Rippenbogens und der vorderen Magenwand, das Pankreas links vom Tuber omentale bis auf eine Gewebsbrücke von 1 cm Dicke quer durchschnitten. OPIE und MEAKINS berichten von einer Stichverletzung des Zwerchfells, der vorderen und hinteren Magenwand und der Oberfläche des Pankreas. Die Mitteilung FOWELINs bezieht sich auf eine Messerstichverletzung der oberen Bauchgegend; der Körper des Pankreas war getroffen, ohne daß die Drüse, ihre größeren Ausführungsgänge oder eine Schlagader verletzt worden wären. Dies scheint die einzige Beobachtung einer isolierten Pankreasstichverletzung zu sein. Denn JUSTs Fall bot das seltene Bild eines Zweihöhlenstiches, der durch Pleura, Zwerchfell und Magen ins Pankreas führte; er konnte operativ versorgt und der Heilung zugeführt werden.

Eine Pfählung des Pankreas, und zwar durch die Wand des Brustkorbes, durch Zwerchfell, Magen und Netz hindurch, habe ich neben anderen allerschwersten Verletzungen während des Krieges bei einem abgestürzten Flieger wahrgenommen, dem ein dünner stangenartiger Teil der Verspreizung seiner Flugzeugtragflächen offenbar beim Aufprall auf den Erdboden in den Körper gedrungen war. Das Pankreas erschien fast völlig zerquetscht. Ebenso sah ich kurz nach Beginn des Weltkrieges auf dem Schlachtfeld eine Verbrennung der Bauchspeicheldrüse; es handelte sich um einen fast gänzlich mitten entzwei gerissenen Soldaten: der Leib war zerfetzt und aus der klaffenden ungemein

---

[1] Eine manchmal erwähnte Mitteilung von LABORDERIE über Pankreasvorfall nach perforierender Messerschnittverletzung rechts von der Mittellinie des Leibes ist von LABORDERIE selbst dahin richtig gestellt worden, daß nicht Bauchspeicheldrüsengewebe, sondern Netz vorgefallen war. Vgl. zur Angelegenheit des Pankreasvorfalls eingehendere Ausführungen im Hauptstück über die Verlagerungen der Bauchspeicheldrüse.

großen Wunde des Bauches hingen verbrannte Reste der Gedärme, der Leber, der Milz und des Pankreas vor. Vermutlich ist die Ursache dieser schauerlichen Verletzung den glühenden Sprengstücken oder dem Explosionsfeuer einer Granate zuzuschreiben gewesen.

Anhang.

Schädigung der Bauchspeicheldrüse im Gefolge chirurgischer Eingriffe.

Man muß daran denken, daß auch durch chirurgische Eingriffe in der Nähe des Pankreas, ja am Pankreas selbst Verhältnisse geschaffen werden, welche einer offenen Verletzung der Bauchspeicheldrüse vergleichbar sind. Viele jener Eingriffe, die gelegentlich experimentell beim Tier zur Erzeugung von akuten Pankreasnekrosen dienen mußten, können beim Menschen als unvermeidbare Umstände im Verlauf von schwierigen Magen-duodenaloperationen in den Kreis der Voraussetzungen für Pankreasschädigungen treten, so Schnittverletzungen, Kapselanrisse, Unterbindung von Gefäßen, Durchtrennung oder Unterbindung von großen Speichelgängen. CLAIRMONT hat darauf hingewiesen, daß ihm unter 100 Duodenalresektionen 15mal ein Ausführungsgang in unerwünschter Weise den Weg des operativen Handelns kreuzte. Handelt es sich in solchen Fällen um die unumgäng-liche Notwendigkeit, den Gang zu durchtrennen und zu verschließen oder muß man bei ungewohnten Verwachsungen, um die Pars horizontalis duodeni frei zu bekommen, stumpf oder scharf im Bereich der Pankreaskapsel vorgehen, wobei leicht das Pankreasdrüsen-gewebe verletzt wird, Nähte oder neue Deckungen nötig werden, dann treten jene oben erwähnten unerwünschten Folgen manchmal ein. Eine derartige Pankreaswunde kann besonders dann unheimlich werden, wenn etwa der fragliche Gang die einzige Ausführungs-straße des Bauchspeichels nach dem Darm darstellte. Speichelstauung, Speicheldurchbruch, Pankreasfistelbildung im Operationswundbett, ja akute eitrige Pankreatitis, Pankreas-nekrose und abdominelle Fettgewebsnekrose kann die Folge der Verletzung sein. Mit-teilungen von UNGE, HOFMEISTER, v. HABERER, PEIČIČ, CLAIRMONT, BUNDSCHUH und WALZEL, sowie durch JUST geben über solch unerwünschte Möglichkeiten ein sprechendes Bild. Auch HANNS CHIARIS Sektionsfälle aus Straßburg enthalten eine solche Beobachtung. (Es handelt sich in CHIARIS Fall um eine 55jährige Frau, welche nach einer schwierigen Magen-resektion unter den Anzeichen der autodigestiven Pankreasnekrose zugrundegegangen ist.) — Eine ins einzelne gehende Darstellung all jener ungünstigen Folgen für das Pankreas oder Pankreasbett braucht hier nicht gegeben zu werden, da in den Abschnitten der akuten, nekrosierenden Pankreaserkrankung über den gestaltlichen Ausdruck dieser Er-scheinungen hinlänglich genug berichtet worden ist.

B. Geschlossene Verletzungen der Bauchspeicheldrüse.

Stumpfe Verletzungen des Leibes, welche sich ohne Durchtrennung der Haut schädigend auf das Pankreas auswirken, sei es nur auf dieses, sei es auch auf Nachbarorgane, gelten nicht als häufig. HEINEKE fand unter 9500 Sektionen des pathologischen Institutes Leipzig nur zwei solche Fälle. In Straßburg im Elsaß wurden von 1906—1916 bei rund 10000 Leichenöffnungen vier einschlägige Beobachtungen aufgezeichnet, und zwar bedingt einmal durch Überfahrungs-unglück eines 23 Jahre alten Fuhrmanns, ferner bei einem 23jährigen durch einen Kraftwagenzusammenstoß, sodann bei einem 34jährigen durch eine Eisenbahnpufferquetschung, endlich im Fall eines 49jährigen durch einen Deichselstoß.

Ich habe in Mainz unter rund 3000 Friedenssektionen einmal eine Pankreasruptur durch Überfahrungsunglück, einmal eine Quetschung und Blutsackbildung im Pankreas-schwanz nach Ruptur der Milz durch Deichselstoß, einmal Pankreasekchymosierung als Fernwirkung, resp. als Nachwirkung bei einer peritonealen Schußverletzung gefunden. Meine Tätigkeit als Kriegsprosektor hat nur bei zwei abgestürzten Fliegern (unter 814 Soldatensektionen) schwere subkutane Verletzung der Bauchspeicheldrüse ergeben.

Diese Aufzählungen aus dem Beobachtungsmaterial von HANNS CHIARI und GG. B. GRUBER läßt schon die Arten der Veranlassung von subkutanen Pankreasverletzungen gut erkennen. Stoß und Fall auf den Bauch, Quetschung des Leibes durch Pufferwirkung, durch Hufschlag oder Fußtritt, Hornstoß, durch Quetschung bei Unfällen mit Verkehrsmitteln, sei es bei Zusammenstößen oder Überfahrung, spielen hier eine bekannte Rolle.

KÖRTE betonte diese Rolle besonders für den Fall, daß die plötzlich wirksame Gewalt von unten her nach oben pressend den aufrecht stehenden Körper treffe. Dafür habe ich ein besonders hinweisendes Beispiel erlebt. Einen mit dem Flugzeug abstürzenden Fliegeroffizier prellte der Lenkhebel stauchend von der unteren mittleren Bauchgegend nach oben bis zum Thorax hin. Bei der Leichenöffnung des unglücklichen Mannes fand ich neben Zerreißung der Leber, der Lungen und der Aorta eine tief in den zerquetschten Pankreaskopf gehende Aufreißung des Zwölffingerdarms. — Als Geburtsverletzung kann ebenfalls die subkutane Pankreasruptur eine Rolle spielen (REUSS, HEDRÉN). Auch bei flachem Fall mit dem Bauch voran auf die Erde oder das Wasser kommen Pankreasverletzungen zustande (GULEKE, COWEN, JUST).

Eine immerhin ansehnliche Fülle von Einzelfällen sind bei KÖRTE, THIEM, MAYO ROBSON und CAMMIDGE, HEIBERG, GULEKE und JUST, erwähnt[1]. Im Buch von MAYO ROBSON und CAMMIDGE befinden sich auch einige brauchbare Abbildungen von Bauchspeicheldrüsen mit Zerreißungsstellen.

Es müssen nicht immer sehr schwere Einwirkungen sein, welche das Pankreas ohne Verletzung der Hautdecke des Leibes schädigen. GULEKE schreibt in dieser Hinsicht: Leichte Quetschungen des Pankreas dürften häufiger vorkommen als gewöhnlich angenommen wird, da die dabei auftretenden geringfügigen Gewebsläsionen und Blutungen sich freiwillig zurückbilden oder zur Entstehung von Zysten und Pseudozysten führen, die erst nach Jahren sich bemerkbar machen (BOESCH).

Wie im Fall der perforierenden Verletzungen, so sind auch hier nur auf die Bauchspeicheldrüse beschränkte, sog. „isolierte" Pankreasbeeinträchtigungen seltener als solche, bei denen auch die Nachbareingeweide in Mitleidenschaft gerieten. Die Pankreasquetschung wird sich am häufigsten dort bemerkbar machen, wo die Bauchspeicheldrüse vor der Wirbelsäule liegt, also in ihrem isthmischen Teil.

So können vor dem Widerlager der Wirbelsäule mitunter fast völlige Durchquetschungen des Pankreas vorkommen. Es sei in dieser Beziehung auf eine Beobachtung von VILLIÈRE verwiesen, dessen Kranker durch einen abgeschleuderten Maschinenteil am Bauch getroffen worden, ohne daß es dabei zu einer äußeren Verletzung gekommen wäre. Wegen heftiger Schmerzen in der „Oberbauchgegend" und wegen Brechzwangs öffnete man den Leib, der 300 ccm freien Blutes enthielt, ohne daß die Blutungsquelle zu entdecken war. Der Verletzte starb; bei der Leichenöffnung stellte man abermals einen halben Liter Blutes in der Bauchhöhle fest; als Quelle der Blutung erwies sich eine geradezu scharfe Durchreißung oder Abquetschung des Pankreas, samt Arteria und Vena lienalis in der Mittellinie. Nicht immer ist das Pankreas ganz durchgequetscht. Die Drüsenwunde betrifft oft nur die dorsalen Anteile, während ventral, also nach vorne gelegen, eine unverletzte Gewebsbrücke über das wahre Verhalten des Schadens hinwegtäuschen kann (GULEKE).

Unter den Folgen der subkutanen Pankreasverletzung spielt die innere Blutung nicht immer eine hervorstechende Rolle. Freilich, wenn mehrere Organe, namentlich Leber oder Milz, oder wenn größere Gefäße in Mitleidenschaft gezogen wurden, wird auch die freie Blutmenge in der Bauchfellhöhle oder im retroperitonealen Gewebe groß sein.

So fand JUST bei einem Mädchen, das infolge Falles mit der linken Flanke auf den Deichselkopf eine Milz-, Pankreas- und Nierenruptur erlitten hatte, im Leib etwa $1\frac{1}{2}$ Liter Blutes. Übrigens kann eine Blutung auch erst einige Tage nach der Pankreasschädigung als

---

[1] KÖRTE nennt als Gewährsmänner: PRESSEL, WILKS und MOXON, TRAVERS, LE GROS, CLARK, WARREN, DEVERGIE, COOPER, STÖRK, GROENINGEN, LEITH, WAGSTAFF, JAUN, VILLIÈRE, HADRA, RUPP, LOTHEISEN und ST. GLASEWALD. Abgesehen davon lesen wir bei THIEM noch folgende Beobachter angegeben: STERN, SIMMONDS, SCHNEIDER, GARRÉ, VOLLBRECHT, AD. SCHMIDT, BLECHER, THÖLE, HOHMEIER, GERSCHUNY, WALTHER, KAREWSKI, DREIFUSS, ARND, PIQUAND und TOUPET, PIQUÉ, ZAHN und COWEN. — MAYO ROBSON und CAMMIDGE erwähnen: HALE WHITE, KULENKAMPFF, SENN, KÜSTER, ROSE, LLOYD, RANDALL, LITTLEWOOD, W. H. BROWN, CATHCART, SHEEN, COOMBS and NASH, sowie eigene Beobachtungen. — HEIBERG weist auf die Mitteilungen von GULEKE, BLECHER, ELOESSER, PAYR, MOORHEAD und STONEY, STICH, NOGUCHI hin. Bei GULEKE finden sich schließlich noch genannt HEINEKE, BLECHER, DOBERAUER, LAZARUS, SELBER, OPIE und MEAKINS, NORDMANN, NEUGEBAUER, THÖLE. — C. KAUFMANN nennt GELPKE. Schließlich füge ich noch an: FEIST, HÉDRÉN und REUSS.

zweite Folge nach Andauung der Gefäßwand durch frei gewordenen und aktivierten
Pankreassaft sich geltend machen. Im allgemeinen ist aber die Blutung bei Pankreaszerreißung nicht sehr erheblich (Guleke).

Gelingt es, schwere Pankreasverletzungen zu nähen und der Heilung zuzu-
führen, so bildet sich meist vorübergehend eine Pankreasspeichelfistel.
Der abfließende Bauchspeichel pflegt die Haut anzugreifen (Randall, E. Rehn).

Sowohl Blutung als Speichelfluß in intraabdomineller Umgebung der Bauch-
speichelwunde und Verhaltung derselben in der engen Nachbarschaft des Pankreas
kann zu eigenartigen zystenähnlichen Bildungen führen, welche als traumatische Pseudozysten der Bauchspeicheldrüse wohl bekannt sind. Gelegentlich sammelt sich zuerst das Sekret unter der Kapsel des Pankreas an, so entsteht
zunächst ein sog. „Zystoid" (Lazarus), welches manchmal platzt, so daß sich die
Wandflüssigkeit und der Bauchspeichel in den Netzbeutel oder in die Bauchhöhle ergießen. Unter solchen Umständen kann die von Blut und Speichel erfüllte Bursa omentalis eine Zystengeschwulst vortäuschen (Hadra, Boesch).
Fließt der Inhalt des Netzbeutels in den freien Bauchraum aus, so besteht die
Möglichkeit der Hervorrufung einer aseptischen Peritonitis, die allerdings
durch Sekundärinfektion leicht zu einer bakteriellen Peritonitis wird (Guleke).
Ist das Foramen omentale Winslowi verschlossen, dann wird der Inhalt der
Bursa omentalis als mehr oder minder blutige Pseudozyste durch ihr Wachstum
und ihren Druck ein operatives Eingreifen veranlassen (Körte, Guleke, Payr,
Heinecke, Lazarus, Rupp, Lotheisen, St. A. Glasewald), wenn sie nicht
freiwillig durch Aufsaugung kleiner wird und verschwindet (Eloesser), ein
Vorkommnis, das Guleke selten nennt.

Wenn man bedenkt, daß durch derlei stumpfe Verletzungen auch Durch-
trennungen der Pankreasgänge stattfinden, sodann daß durch die Heilungsvorgänge Einengungen oder Verschlüsse von solchen Speichelgängen
zustande kommen können, wird man auch die Angaben von Lazarus begreifen,
daß selbst wahre Pankreaszysten im Gefolge subkutaner Schädigung der
Bauchspeicheldrüse möglich sind. Über die Pankreaszysten und Pseudozysten
soll im Anschluß über die Besprechung der Pankreasgewächse noch einiges
ausgeführt werden.

Das Ausfließen von Pankreassaft in die Bauchhöhle („innere Pankreasfistel"), das oben schon erwähnt wurde, bedingt in kurzer Zeit, abgesehen von
ausgebreiteten Fettgewebsnekrosen (Simmonds, Schmidt), nachbarlichen Gewebsblutungen und Gefäßthrombosen im retroperitonealen Gewebe und den
angrenzenden Regionen bis ins Mediastinum hinein, bald eine toxische Peritonitis, welche, wie Guleke und G. v. Bergmann zeigten, durch Allgemein-
vergiftung zum Tode führt.

Es kann sich ferner infolge der traumatischen Schädigung des Pankreas
eine akute Pankreasnekrose entwickeln (v. Hausmann, Foster und Fitz,
Prince, Selberg, Opie und Meakins, Lauenstein, Steiner, Engel), auch
Pankreasabszesse wurden beschrieben (Wandesleben, Rolleston, Whitton,
Körte, Bauermeister und Seitz; vgl. auch Truhart!).

Was die Heilung gequetschter Pankreasstellen betrifft, so leuchtet
die Angabe von Guleke ohne weiteres ein, daß sich in der Umgebung der Verletzungsstelle eine sog. „fibröse Pankreatitis" ausbilde und zu allmählicher Vernarbung der gequetschten und zerrissenen Drüsenpartien führe. Dabei können
gewiß einzelne Pankreasteile veröden, können bei narbigem Gangverschluß
Retentionszysten entstehen. Dagegen überraschte doch den Schreiber dieser
Zeilen die Geringfügigkeit des Narbenbefundes und der Veränderung am Leichen-
pankreas, einer Patientin Justs, die etliche Monate vor ihrem Tod wegen schweren
Überfahrungsunglückes mit unzweifelhaftem Pankreaseinriß sehr frühzeitig

operativ versorgt worden war. Die Heilung kann offenbar sehr schnell und ohne schwere entzündliche Granulationsbildung vor sich gehen.

Über eine „posttraumatische Pankreasverkalkung" wird im Amer. J. med. Sci. **164**; Okt. 1922 berichtet. Das Pankreas, das neben Netz und Nieren schwer verletzt worden war, erschien fast ganz durch derbes Bindegewebe mit außerordentlichen Kalkablagerungen (ehemaligen Fettgewebsnekrosen?) ersetzt. Die Kalkablagerungen machten $64^0/_0$ der Trockensubstanz des Pankreas aus.

Hier sei noch angemerkt, daß durch HILGERMANN die Herkunft eines Pankreaskrebses, der von kleineren und mittleren Ausführungsgängen abstammte, auf eine vorausgegangene traumatische Beeinträchtigung in der Oberbauchgegend bezogen worden ist. Er hat in dieser Hinsicht auch einen Fall von BAUERMEISTER herangezogen, der aber ebenfalls recht unbewiesen erscheint, soweit die traumatische Natur des Krebses in Frage steht.

1. Anhang.
Akute Pankreaserkrankung als Unfallsfolge.

Die Frage der stumpfen subkutanen Pankreasbeeinträchtigung spielt in der Unfallspathologie keine geringe Rolle. Bei THIEM und C. KAUFMANN sind lehrreiche Beispiele angeführt. Solange es sich um Zerquetschungen und Zerreißungen des Pankreas und um operative und postmortale Feststellung des zweifelsfreien Befundes handelt, wird es leicht sein, die Pathogenese klar zu stellen. Solche Beispiele der zweifellos traumatisch entstandenen subkutanen Pankreasschädigung sind ja genug im Schrifttum niedergelegt; man findet sie z. B. übersichtlich zusammengestellt bei TRUHART. Auch die Beobachtung von ENGEL sei hier genannt, nicht weniger jene Mitteilung bei TAMMANN, welche eine Durchquetschung des Pankreas nach Sturz auf einen Zaunpfahl betraf; die geschädigte Drüse wurde operativ versorgt und heilte nach Monate hindurch bestehender Pankreasfistel.

Es kommt aber nicht selten vor, daß die Verhältnisse weniger greifbar zutage treten, sei es daß der Unfall als unerwartetes Ereignis zunächst nicht ersichtlich war, oder daß er gering gewertet wurde, oder daß zwischen Unfall und Pankreasfolgen längere Zeit verstrich, oder daß schließlich am Pankreas zwar nicht die Zeichen einer Gewebstrennung oder Quetschung, wohl aber einer Nekrose und Fettgewebsnekrose mit Blutung gefunden werden. Einige Beispiele sollen dartun, welche Möglichkeiten hier bedacht worden sind.

C. KAUFMANN erwähnt den Unfall eines 46jährigen Mannes, der am 1. 9. 1897 ohne Zeichen einer Krankheit zur Arbeit kam, dann gemeinschaftlich mit einem anderen Arbeiter eine Garnkette von 60—70 Pfund trug, sie über die Kopfhöhe erhob und in eine Kiste auf einen Wagen lud. $^1/_2$ Stunde später klagte er, es sei ihm schlecht; er erkrankte unter heftigen krampfartigen Schmerzen im Leib und unter Erbrechen, wurde nach Hause gebracht und starb am 6. 9. 1897. Die Leichenöffnung ergab Fettgewebsnekrose und akute Pankreasblutung als Todesursache, welche als Folge des schweren Hebens, d. h. als Folge eines Unfalles anerkannt worden ist.

Im Fall eines Schiffbauers, der beim Umkanten eines schweren Wellenbockes über heftigen Schmerz in der Magengegend geklagt hatte, aber erst 18 Tage nachher schwer erkrankte und trotz Operation nach weiteren 84 Stunden an akuter hämorrhagischer Pankreatitis und Fettgewebsnekrose mit Gallensteinen verstarb, wurde wegen des 18tägigen, d. h. allzu langen Zwischenraumes zwischen dem Unfall angeschuldigten schmerzhaften Erlebnis beim Umkanten des Wellenbockes und der tödlichen Erkrankung keine Annahme eines Zusammenhanges zugelassen (A. WAGNER, zitiert nach C. KAUFMANN).

Freilich, ob der pathogenetische Schluß im vorigen Fall richtig war, das wird doch wieder unsicher, wenn man einen von SIMMONDS (1909) mitgeteilten, durch THIEM hervorgehobenen Fall betrachtet: Ein unter den Erscheinungen der Bauchfellentzündung eingelieferter Kranker stirbt. Die Leichenöffnung ergibt Nekrose des Pankreas und diffuse Fettgewebsnekrose des Bauchfells. Dieser Mann hatte 5 Wochen vorher schwere Quetschungen erlitten und über Schmerzen im Rücken und in der Magengegend geklagt, welche anfangs wieder schwanden, um nach 15 Tagen wiederzukehren und nicht wieder aufzuhören.

Im Fall von SELBERG hatte ein Hufschlag in die Magengegend starke Empfindlichkeit und Auftreibung des Leibes zur Folge. Erst nach $2^1/_2$ Wochen kam es zu Erbrechen und Zeichen der Bauchfellentzündung. Die Leichenöffnung ließ Fettgewebsnekrose des Netzes und völligen Gewebstod des Pankreaskopfes erkennen; dieser war blutig durchtränkt, mißfarben (erwähnt bei THIEM).

Weiterhin sind zwei Vorkommnisse und ihre Deutung oder gutachtliche Einschätzung bemerkenswert, deren Kenntnis ich Herrn Professor Dr. H. DUERCK, München, verdanke, der mir in die fraglichen Gutachten Einsicht gestattete und ihre Erwähnung an dieser Stelle erlaubte.

Der erste von DUERCKS Fällen betrifft eine außergewöhnlich fettreiche Spinnerei-arbeiterin, die mit 19 Jahren über ein Werkgeleise gestolpert und mit dem Oberbauch auf die Eisenbahnschiene gefallen war, wobei sie sich äußerlich nur eine Rißwunde am linken Knie zuzog. 10 Tage später verstarb im 3tägigem Krankenlager das Mädchen, das seit jener Zeit über Schmerzen in der Magengegend geklagt hatte. Am Tage vor dem Tod wurde die Kranke mit schlechtem Puls, verfallenem Aussehen und Druckempfindlichkeit in der rechten Bauchseite einem Krankenhaus eingeliefert; die dort gemachte Annahme einer Wurmfortsatzentzündung bestätigte sich bei der Operation nicht; dagegen deckte die Leichenöffnung eine „Pankreasnekrose" auf. Der Sekant (H. DUERCK) fand von der größten-teils zertrümmerten Bauchspeicheldrüse an unter dem Bauchfell vor der Wirbelsäule einen großen Blutungsherd nach abwärts bis auf den Beckeneingang am Vorsprung der Lenden-wirbelsäule ausgebreitet. Es bestand daneben eine Gallensteinbildung und eine deutliche Entzündung der Gallenblase. Diese war von einem förmlichen Ausguß von Schleim- und Faserstoffmassen erfüllt und enthielt eine große Anzahl unter sich gleichmäßig großer pfefferkornähnlicher Gallensteine. „In der Überlegung, ob die gefundene Pankreasnekrose und Fettgewebsnekrose auf den angeschuldigten Unfall zu beziehen sei, hat H. DUERCK folgende Ausführungen gemacht: Es sei nicht von der Hand zu weisen, daß durch heftigen Sturz, namentlich auf den Bauch bei schwerem, fettreichem Körper gegebenenfalls in der Gallenblase vorhandene Steine mechanisch zur Fortbewegung in der Gallenausflußrichtung angetrieben würden, wobei infolge ungünstiger Größe der Gallensteine der eine oder andere an der enteralen Mündung des Gallenausführungsganges stecken bleiben könne. Zwar hatte die Sektion des oben genannten Falles freie Gallenwege ergeben. Es könnte aber die Möglichkeit bestanden haben, daß wandernde Steine nur ganz vorübergehend beim Durchtritt durch das Diverticulum Vateri zum Hindernis geworden, um dann doch ins Darmlumen auszutreten. Wenn aber bei solchem Geschehen Gallenblaseninhalt in den Bauchspeichelgang gelange, so könne dadurch die verderbliche Folge der Pankreas- und Pankreasfettgewebsnekrose eingeleitet werden. Unter diesen Überlegungen sprach das Gutachten die Möglichkeit — nicht aber die überwiegende Wahrscheinlichkeit — aus, daß jener Sturz auf die Eisenbahnschiene mittelbar die tödliche Pankreaserkrankung ver-anlaßt habe.

Im anderen Fall H. DUERCKs handelte es sich um einen 45 Jahre alten Brauer, der 2 Tage nach sehr schwerer Arbeit — er mußte Fässer „aufsatteln" — an sog. „Pankreas-apoplexie", d. h. an akuter Pankreasnekrose und an Fettgewebsnekrose in der Wand des ganzen Bauchraumes vorstorben war. DUERCK schloß sich der Anschauung von G. HAUSER an, der in dieser Angelegenheit ebenfalls gutachtlich bemüht war. Darnach hätte sich der Mann bei seiner schweren Arbeit eine innere Schädigung zugefügt, welche ihn wieder-holt zu Klagen über Schmerzen in der linken Seite, also dort wo die Bauchspeicheldrüse liege, veranlaßten. Man könne sich vorstellen, daß bei einer bedeutenden Steigerung des intraabdominellen Druckes und bei stark gefülltem Gallengang eine Rückstauung von Galle in den Ausführungsgang der Bauchspeicheldrüse zu erfolgen vermöge. Nach dem Sektionsbefund sei der Galleeintritt in den Bauchspeichelgang nicht zu bezweifeln gewesen. — Es kam also auch hier das Gutachten zur Ansicht, daß die tödliche Pankreasnekrose durch die Besonderheiten des Arbeitsvorganges herbeigeführt worden, daß also in dem schweren Heben ein Umstand für die Schädigung der Bauchspeicheldrüse gelegen sei.

Man wird in solchen Fällen als eigentliche Ursache doch wohl nie ein einheit-liches Geschehen verantwortlich machen können. Jedenfalls darf man Blutungen in das Gewebe der Bauchspeicheldrüse nicht übersehen oder gering achten, welche unter den Umständen plötzlicher starker Anspannung der Bauchmusku-latur und des Zwerchfells gelegentlich erfolgen mögen und ebenso wie die Auspressung aktivierten Pankreassaftes in das Drüsengewebe den ersten Anlaß zu einer schweren akuten Erkrankung des Pankreas geben können[1].

---

[1] Es sei auch darauf aufmerksam gemacht, daß Pankreasverletzungen in der Pathologie des Sportes eine Rolle spielen, insoferne die Wirkung eines Huftrittes nach Sturz vom Pferde, eines Fußtrittes beim Fußballspiel, eines gegen das Epigastrium auffliegenden harten Balles, sodann die Wirkung der ruckweise erfolgenden strammen Einschnürung des Bergseiles um den Leib des fallenden Bergsteigers, endlich die Gewalt des flach mit dem Bauch auffallenden Körpers eines ungeschickt ins Wasser springenden Schwimmers,

2. Anhang.
Der sogenannte „akute Pankreastod".

Im Schrifttum spielt der sog. „Pankreastod" eine gewisse Rolle. Der Ausdruck kam dadurch zustande, daß es bestimmte krankhafte Pankreas-veränderungen gibt, welche bei ganz unerwartet schnell, ja sozusagen stürmisch verlaufender, zum Tod führender menschlicher Erkrankung gefunden werden. So schlagartig hat man den Übergang vom gesunden Leben zum Sterben hier ersehen wollen, daß ja für die mit stärkerer Blutung ins Pankreasgewebe ver-bundenen Todesfälle sich die irreleitende Bezeichnung der „Pankreasapoplexie" einschlich, welche im Abschnitt über die Kreislaufstörungen der Bauchspeichel-drüse bereits gekennzeichnet worden ist.

Es war die Frage durch ZENKER aufgeworfen worden, ob durch eine Blutung in und um die Bauchspeicheldrüse, also durch den Bluterguß selbst ein uner-wartet rascher Tod eintreten könne. Wie bekannt ist, brachte ZENKER den Eintritt des Todes, einen reflektorischen Herzstillstand in Zusammenhang mit mechanischer Beeinflussung des Plexus solaris, der in unmittelbarer Nähe des Pankreaskopfes in der hinteren Bauchhöhlenwand vor der Wirbelsäule sich ausbreitet. Dabei hat sich ZENKER auf das Ergebnis des Klopfversuches von GOLTZ im Froschversuch bezogen. Die Anschauung ZENKERs blieb nicht un-widersprochen. Und zwar erwuchs der Widerspruch aus tieferer Einsicht in Pathologie und Klinik der Pankreaserkrankungen, ebenso wie eine Reihe von gerichtlichen Medizinern aus der Erfahrung am Leichentisch gewaltsam Ver-storbener zu Zweifeln an der ZENKERschen Lehre kamen.

So hat zunächst REUBOLD die Pankreasblutung als Begleitfolge, nicht als Ursache der Kreislaufstörungen beim mehr oder minder plötzlich erfolgenden Tod angesprochen, wobei ihm ein Vorkommnis von Pankreasblutung bei Morphinvergiftung, ein entsprechender Befund nach Erhangung, und einer nach akuter Verblutung durch Stich in die Oberschenkel-ader als Erfahrungsgrundlage dienten. REUBOLD[1] hat folgende Leitsätze darüber auf-gestellt:

1. „Es ist fraglich, ob Pankreasblutungen plötzlichen Tod verursachen."

2. „Wird bei plötzlichem Tod Pankreasblutung gefunden, so ist das als Symptom zirkulatorischer Störungen zu betrachten, die — aus welchem Anlaß immer stammend — den Tod herbeigeführt haben können."

3. „Dem Pankreas ist in Fällen plötzlichen Todes eine besondere Aufmerksamkeit um deswillen zuzuwenden, weil es auf genannte Störungen leicht und öfter sogar isoliert durch Blutungen reagiert, somit zur Diagnose jener beitragen kann."

Und KRATTER, der über eine sehr große gerichtsärztliche und pathologisch-anatomische Erfahrungssammlung verfügte, hat diese Sätze teils noch schärfer gefaßt, teils eine neue Erklärung für die Blutung im Pankreas aufgestellt. Seine Sätze lauteten:

1. „Blutungen in der Bauchspeicheldrüse kommen bei plötzlichem Tode nicht allzuselten vor."

2. „Diese disseminierten Blutaustritte in und um die Drüse sind nicht Ursache, sondern Folge des plötzlichen Todes."

3. „Sie haben eine diagnostische Bedeutung für die Todesart, indem sie eine Form des Sterbens bekunden, bei welcher ein „agonales Trauma" (Zwerchfellkrampf), das gerade die Bauchspeicheldrüse trifft, zur Entwicklung kommt."

IPSEN hat offenbar der KRATTERschen Erklärung nicht allzuviel Zuneigung entgegen-gebracht; denn in seinem Vortrag über „Pankreasblutung in ihrer Beziehung zum Tode Neugeborener" schrieb er: „Es soll unentschieden bleiben, inwieweit beim Zustandekommen der fraglichen Pankreasblutungen das Moment der hypothetisch-mechanischen Zerrung, Verschiebung und Pressung des Organes infolge der den Sterbevorgang begleitenden gröberen Muskelaktionen im Sinne KRATTERs mit eine Rolle spielt. Meiner Meinung nach dürfte jedoch zur Erklärung des in Frage stehenden Befundes als einer Folgeerscheinung des

---

zur Ruptur der Bauchspeicheldrüse geführt haben. Ganz ähnlich schädigend haben übrigens nach vereinzelter Meldung des Schrifttums auch ärztliche Maßnahmen gelegentlich auf das Pankreas gewirkt, welche zur Erreichung der Blutleere herzferner Bezirke des Leibes angewendet wurden, nämlich die Aderpresse (Tourniquet) und der MOMBURGsche Schlauch.

[1] Mitgeteilt nach IPSENs Darstellung.

Erstickungsvorganges auch ohne Heranziehung der mechanischen Beeinflussung der Bauchspeicheldrüse durch die Eingeweide der Nachbarschaft im Anschlusse an die groben Muskelbewegungen, die mit der Blutdrucksteigerung und venösen Hyperämisierung einhergehende Zirkulationsstörung genügen, welche erfahrungsgemäß zur Ekchymosenbildung in den verschiedensten Gebieten des Körpers, vornehmlich aber an den serösen und mukösen Häuten allenthalben führt. Der verhältnismäßig gar nicht so seltene Sitz der Ekchymosen um das Pankreas und in demselben könnte möglicherweise mit der häufigen Entartung der Bauchspeicheldrüse selbst und deren Gefäße, welche man bei einer genauen Untersuchung überraschend oft atheromatös verändert finden kann, in ursächliche Beziehung gebracht werden[1]."

Immerhin hat IPSEN zum Schluß doch auch noch für die gerichtsärztliche, auf pathologisch-anatomischer Untersuchung fußende Befunderklärung von Pankreasblutungen bei Neugeborenen folgende Sätze geprägt:

1. „Auf einer mehr oder weniger großen Oberfläche der Bauchspeicheldrüse ausgedehnte Blutergüsse (Hämatome) mit subkapsulärer und interstitieller Ausbreitung und Beteiligung der unmittelbaren Nachbarschaft (Zwölffingerdarm und Magenwand) können isoliert vorkommen."

2. „Sie können als anatomischer Ausdruck einer gegen den Unterleib gerichteten umschriebenen Gewalteinwirkung angesehen werden."

3. „Mangels einer anderweitigen anatomischen Todesveranlassung, bei Ausschluß von jedweder Giftwirkung, kann ein durch eine umschriebene Gewalt (nicht durch die Blutung in der Bauchspeicheldrüse) vermittelter sog. Schocktod infolge Reizwirkung des Ganglion solare oder Plexus solaris, d. i. eine Art Erschütterung des Bauchgeflechtes (Commotio plexus solaris sive coeliaci), etwa ähnlich der Beeinflussung des Nervengeflechtes im GOLTZschen Klopfversuch, als Todesursache angenommen werden." —

Bedeutungsvoll mußte natürlich der Befund von Entartungen oder Entzündungen der Bauchspeicheldrüse sein, welche dem unbewaffneten Auge vor allem blutig durchsetzt erschienen. Und es ist naheliegend gewesen, für die Erklärung des Pankreastodes, an die Störungen des sicheren, in physiologischen Bahnen verlaufenden, fermentativen Leistens zu denken, durch das gerade das Pankreas ausgezeichnet ist. LEONE LATTES hat nach einer mühsamen Zusammenstellung der Erfahrungen zu dieser Frage Stellung genommen. Seine Arbeit „Über Pankreasvergiftung" dient im wesentlichen folgender Darstellung als Unterlage. Unter Hinweis auf reichliche Einzelmitteilungen im Schrifttum über Fälle schwerster akuter Pankreaserkrankung mit Fettgewebsnekrosen im Bauchraumgebiet und unter Beziehung auf entsprechende Tierversuche hat er die Bedeutung des Ergusses von Bauchspeichel in die Bauchhöhle gewürdigt.

Besonders hatten GULEKEs Versuche die große Gefährlichkeit des Austrittes von Pankreassaft in die Bauchhöhle dargetan, sei es aus einer intraperitonealen Fistel, sei es durch Einspritzung von außen in den Leib. Darnach müßte es scheinen, daß mit einer Art Vergiftung durch die Wirkung der Pankreasfermente, kurz gesagt mit einer „Pankreasvergiftung" zu rechnen sei. LATTES hat nun ausdrücklich betont, daß diese Vergiftung nicht dem Pankreassaft an sich zukomme, sondern einem Zusammenhang der Wirkung des Pankreassekretes mit dem Darmsaft, der erst gefährlich aktivierend auf die trypsinogene Kraft des Pankreasspeichels wirke.

LEONE LATTES prüfte durch sinnreich angeordnete Versuche diese Verhältnisse der Zusammenwirkung. Er kam an Hand der Versuche mit reinem Pankreassekret und mit einem durch Darmsaft aktivierten Bauchspeichel zu folgenden Schlüssen:

1. „Der Erguß des Saftes in die Bauchhöhle nach Anschneiden des Ductus Wirsungianus oder die Einspritzung reinen Pankreassaftes, dessen proteolytische Kraft auf die Eiweißstoffe des Körpers sich nur sehr langsam zeigt, bringt keine allgemeine

---

[1] Daß die intrapankreatischen Schlagaderzweige sehr oft an der Gesamtarteriosklerose des Körpers beteiligt sind, ist richtig. Dagegen muß ich IPSEN bestreiten, daß man bei genauer Untersuchung die Gefäße im Pankreas überraschend oft „atheromatös", d. h. mit fettig-krümeligen Wandzerfallsherden begabt antreffen könne. Dies trifft nicht zu, während Intimaverdickungen und Hyalinisierung der Arteriolen sehr häufig ist.

Vergiftung hervor; die lokale Wirkung beschränkt sich auf Fettgewebsnekrosen, welche die Gesundheit der Tiere in keiner Weise benachteiligen.",

2. „Der Erguß des Saftes, dessen proteolytische Wirkung gesteigert und beschleunigt ist durch die Anwesenheit von Darmkinase — wenn auch nicht fettspaltender —, bringt schnell den Tod herbei mit charakteristischen Symptomen und pathologisch-anatomischen Befunden."

3. „Darmkinase allein eingespritzt ist vollkommen wirkungslos."

4. „Die tödliche Wirkung ist also an die Steigerung der proteolytischen Kraft durch Darmkinase gebunden und steht daher im Zusammenhang mit der vermehrten Schnelligkeit der Proteolyse."

Weitere Versuche von Lattes taten dar, daß Kalksalze die hämolytische Kraft des Pankreassaftes abmindern, daß andererseits Leukozyten aus sterilen Abszessen und daß Bakterienkulturen (Bact. coli) eine gewisse aktivierende Kraft für dem Pankreassaft zur Auflösung von koaguliertem Eiereiweiß bewiesen, daß sie aber dem Pankreassekret keine toxische Kraft verleihen konnten.

Vor Bekanntgabe der Untersuchungsreihen von Lattes bestanden allerlei Widersprüche über die Giftwirkung, welche vom akut erkrankten Pankreas ausgehen sollte. Bergmann und Guleke schrieben dem Pankreassekret als solchem Giftwirkung zu. Doberauer wollte in Stoffen der autolytisch zersetzten Bauchspeicheldrüse den Träger der giftigen Wirkung ersehen.

Lattes beobachtete diese Meinungen bei der Anordnung seiner Versuche wohl, welche in einer weiteren Reihe zu folgenden Schlüssen führten.

1. „Im frischen Pankreas findet sich das proteolytische Ferment in einer Gestalt, die der des reinen, sog. inaktiven Pankreassaftes gleich ist."

2. „Das proteolytische Ferment wird durch Zusatz von Darmkinase, ebenso wie durch autolytische Vorgänge aktiviert, seine Wirkung dadurch erhöht und beträchtlich verstärkt."

3. „Diese Aktivierung beruht auf Bildung einer thermolabilen Substanz, die aber widerstandsfähiger gegenüber der Erhitzung ist als das proteolytische Ferment, so daß die beiden mittels der Wärme voneinander geschieden werden können."

4. „Man erhält auf diese Weise Pankreasextrakte, in denen nur mehr die aktivierende Substanz vorhanden ist, ohne daß eine Spur von Proteolyse besteht, wie man in der Wirkung auf Serum sehen kann. Mit reinem Pankreassaft gemischt ändern diese Extrakte dessen proteolytische Wirkung ebenso, wie dies durch Zusatz von Darmkinase geschieht, d. h. sie steigern und beschleunigen beträchtlich seine Wirkung."

5. „Die Tierversuche stimmen mit den Reagenzglasexperimenten vollständig überein. Während die Extrakte des autolysierten Pankreas, vorschriftsmäßig in der Weise erwärmt, daß sie aktivierend wirken, ohne proteolytisch zu werden, und während der reine Saft in den angewendeten Mengen unschädlich ist, ruft ihre Mischung, in die Bauchhöhle gespritzt, sehr rasch den Tod des Tieres hervor unter den charakteristischen Zeichen der Pankreasnekrose."

6. „Wenn dagegen die Extrakte in der Weise erwärmt werden, daß sie ihre aktivierende Kraft verlieren, dann ruft ihre Mischung mit reinem Saft unter den gleichen Bedingungen kein Krankheitszeichen hervor."

7. „Die giftigen und tödlichen Folgen der Einpflanzung von Pankreasgewebe in die Bauchhöhle sind also gebunden an die Aktivierung des Pankreassekretes; diese hängt ab von der Bildung einer Substanz, welche die proteolytische Kraft des Sekrets beschleunigt und steigert."

Diese Versuche ließen die Ergebnisse von Bergmann-Guleke und von Doberauer vereint als richtig erweisen. Auch hat Lattes erklärt, warum es Brugnatelli nicht gelungen ist, durch Einspritzung fein hergerichteten Pankreasbreies in die Bauchhöhle eine „Pankreasvergiftung" zu erzielen, während man bei Einpflanzung gröberer Pankreasstücke den Tod der Versuchstiere herbeiführen konnte. Lattes erklärte das so, daß die zu feinem Brei geriebene Bauchspeicheldrüse ohne weiteres in die seßhaften oder wandernden Phagozyten der Bauchhöhle gelangten, noch bevor eine hinreichend lange Zeit vergangen sei, um eine Aktivierung des Sekretes eintreten zu lassen; so fand er beispielsweise 14 Stunden nach der Einspritzung des Breies makroskopisch in der Bauchhöhle des Versuchstieres keine Spur mehr davon. Die großen eingepflanzten Pankreasstücke konnten dagegen — wenigstens in ihren tieferen Teilen — autolytische

Veränderungen erfahren, so daß sie zuerst das Sekret zu aktivieren und sodann ihre Giftwirkung zu äußern vermöchten.

Im letzten Kapitel seiner Arbeit bespricht LATTES endlich die Pathogenese der Pankreasvergiftung an der kranken und durch Trauma veränderten Drüse. Er legt den größten Wert auf die von HESS, SEIDEL und anderen angenommene Weise der Aktivierung des Pankreasspeichels durch Einfließen von Duodenalsaft in die Bauchspeichelgänge. Ist auch unter gewöhnlichen Umständen eine derartige intrapankreatische Vermischung der beiden Säfte nicht möglich, so liegen doch die Verhältnisse bei traumatischen Einflüssen, einschließlich der operativen Beeinträchtigung der Bauchspeicheldrüse oder des Zwölffingerdarms anders (vgl. CLAIRMONT, WALZEL, SCHMIEDEN!).

Zur Bekräftigung dessen verweist LEONE LATTES auf eine Mitteilung von LEITH, die hier kurz eingeschaltet sei: „Ein vierjähriger Knabe erhielt einen Huftritt gegen das Epigastrium, fiel zur Erde. Kein sofortiges Zeichen einer lokalen Erkrankung. Allmähliche Verschlechterung. Gefühl der Schwere in einem Arm. Im Krankenhaus wurde ein Bruch des linken Humerus festgestellt. Nach und nach stellten sich doch so schwere Anzeichen einer abdominalen Erkrankung ein, daß 10 Stunden nach der Verletzung der Tod eintrat. Bei der Sektion fand sich in der Bauchhöhle $1^1/_2$ Liter klare dunkelbraune Flüssigkeit. Peritoneum entzündet. Unter dem Mesocolon transversum ein wenig gelbliche Flüssigkeit mit weißlichen Klumpen, die geronnener Milch ähneln. Der Darm war im dritten Duodenalteil zerrissen. Geringe Blutung. Vertikaler Riß im mittleren Teil des Pankreas, nach oben vollständig, nach unten partiell. Milzgefäße nicht verletzt. Geringe retroperitoneale Blutung. Leber und Nieren sehr blaß.‘‘

Die Schnelligkeit des Todeseintrittes und der charakteristische Befund hätten angezeigt, daß nicht die gewöhnliche Perforationsperitonitis den Knaben habe sterben lassen, sondern eine hochgradige Giftwirkung, welche der Mischung von Pankreassaft mit dem Inhalt des eingerissenen Zwölffingerdarms in der freien Bauchhöhle entsprang. — So einfach, wie in diesem Beispiel liegen die Verhältnisse aber nur sehr selten; und in allen Fällen, in denen die Pankreasvergiftung nicht durch unmittelbare Mischung von Bauchspeichel und Darmsaft erzeugt werde, also in der großen Mehrzahl der Fälle, so meint LATTES, müsse man die Aktivierung durch Autolyse von Pankreasgewebe in Betracht ziehen. Es habe in der Tat die Pankreasnekrose in Fällen rasch verlaufenden Pankreasgifttodes als der ursächliche Hauptumstand in der Kette der verderblichen Geschehnisse zu gelten, während primäre Entzündungen mit und ohne Eiterungen im Vergleich mit den Nekrosewirkungen ohne größeren Einfluß seien.

Als praktisches Ergebnis der Forschungen von LATTES muß folgendes für die Beurteilung einschlägiger Leichenöffnungen beachtet werden: „Wenn kein objektives Anzeichen dafür zu finden ist, daß der Tod durch Shock, Verbluten, Peritonitis hervorgerufen ist, so können die Pankreasverletzungen als Todesursache nur dann gelten, wenn eine Nekrose des Pankreas vorhanden ist und die Symptome der Pankreasvergiftung gefunden werden; nämlich blutig seröses Exsudat, Fettgewebsnekrose, fleckweise Bauchfellhyperämie, Fehlen einer eigentlichen Bauchfellentzündung.‘‘

Diese Forschungsergebnisse von LATTES sind gewiß sehr beachtenswert; sie haben jedenfalls noch mehr dazu beigetragen, die ZENKERsche Anschauung vom plötzlichen Pankreastod einzuschränken. Ganz wird aber auch LATTES nicht allen Möglichkeiten gerecht; denn es besteht wohl kein Zweifel mehr, daß auch von den Gallenwegen her die unheimliche Wirkung der Aktivierung des Pankreassaftes in ipso pancreate zustande kommen kann (vgl. SCHMIEDEN und SEBENING). Diese Möglichkeit muß also ebenfalls bei Beurteilung eines raschen Pankreastodes mit oder ohne Beförderung durch eine vorausgegangene stumpfe oder scharfe Verletzung berücksichtigt werden, worauf in einem späteren Hauptstück eingegangen werden soll.

2. Fremdkörper im Pankreas.

Wie GHON im ASCHOFFschen Lehrbuch der pathologischen Anatomie (7. Auflage) angibt, dringen mitunter verschluckte Nadeln oder Fischgräten vom Magenduodenum aus in die Bauchspeicheldrüse ein. Dort bleiben sie gegebenenfalls unter Bildung von Abszessen liegen. Auch eingeheilte Fremdkörper sind dort schon gefunden worden. So fand beispielsweise H. CHIARI bei einer 76jährigen Frau, welche infolge einer eingeklemmten Hernie gestorben war, eine rostig gewordene Nadel in lockeres Bindegewebe des Pankreasbettes eingehüllt. Die Nadel steckte in einer Furche der vorderen Fläche des Pankreaskopfes; sie war mit ihrem Ende 1 cm vor dem Pylorus mit der äußeren Magenwand durch Narbengewebe fixiert und lag mit ihrer Spitze vor der Vena meseraica.

Im Betrieb der Kriegsprosekturen sind bei abdominellen Granatverletzungen gelegentlich auch Eisensplitter im Pankreasbett oder im Pankreas angetroffen worden, ebenso wie im Bericht von OTIS Gewehrkugeln, die im Pankreas stecken geblieben waren, eine Rolle spielten. In einem jener Fälle hatte ein Einheilungsprozeß um die Kugel im Pankreas begonnen.

VIII. Die akute nekrosierende Pankreas-Erkrankung.

SCHMIEDEN hat im Beginn seines Referates über die Chirurgie der Bauchspeicheldrüse vor der deutschen Gesellschaft für Chirurgie 1927 die Frage der akuten Pankreasnekrose als „das große aktuelle Problem" benannt. Diese Auffassung gilt auch für die pathologische Seite jener eigenartigen Erkrankung, deren pathologisch-anatomisches Bild dadurch außerordentlich verwickelt zu sein pflegt, daß nekrotische Gewebsveränderungen, Störungen des Blutumlaufes und entzündliche Vorgänge derartig miteinander verbunden und ineinander verschränkt erscheinen, daß jeweils schon die Frage, was in diesem dreifachen Geschehen Erst- und Zweiterscheinung ist, größte Schwierigkeiten bereiten kann. Ist in früheren Hauptstücken die einzelne Erscheinung der Pankreasblutung, jene der Pankreasnekrose und der Zersetzung des Bauchspeichelfettgewebes, endlich die entzündliche Veränderung des Pankreas gesondert behandelt worden, so muß nun versucht werden, das pathologisch-anatomische Bild und die Folgen der zusammengesetzten Krankheitserscheinung darzustellen, welche wir als „akute Pankreasnekrose" kurzweg benennen (v. HABERER, GULEKE, CALZAVARA, J. H. DE JONG, RUPPANNER, SCHMIEDEN und SEBENING) und ihre Pathogenese zu besprechen.

Die pathologisch-anatomische Betrachtung akut nekrosierter Pankreata vermochte allein die Schwierigkeiten in der Erklärung ihres Werdens und Wesens nicht zu erklären. Dazu war nicht weniger die experimentelle Erzeugung ähnlicher Vorgänge beim Tier als die klinische Beobachtung notwendig. Und hier war es gerade wieder die „Autopsia in vivo", die Wahrnehmung des Chirurgen in Frühfällen, welche unsere Einsicht mehren konnte.

Wer sich über die Geschichte der akuten Pankreasnekrose, d. h. über die Art und Weise belehren will, wie wir ihr näher gekommen sind, der sei vor allem verwiesen auf TRUHARTs Buch über Pankreaspathologie, das leider über den Gegenstand der Fettgewebsnekrose nicht hinausgediehen ist, oder er lese HANNS CHIARIs Referat über Autodigestion des Pankreas und Fettgewebsnekrose. Auch in KÖRTEs, OPIEs, MAYO ROBSONs und CAMMIDGEs, HEIBERGs, GULEKEs und CALZAVARAs Büchern, sowie in dem ausgezeichneten Referat von RUPPANNER findet er entsprechende Hinweise.

Hier ist nicht der Ort, die ganze geschichtliche Entwicklung der Auffassungen über das Wesen der akuten Pankreasnekrose zu schildern und auf die ungeheuren Fälle der Einzelbeobachtungen einzugehen. Nur das Bild der Veränderungen anzudeuten, das Fortschreiten und die Folgen dieser Veränderungen zu kennzeichnen, um sodann den Fragenkreis zu lüften, der sich um die Urasche einer so gewaltigen und verderblichen Erscheinung gebildet hat, seien die folgenden Zeilen ein Führer!

1. Bild der Erscheinungen.

Klinisch entwickelt sich in akutem Anfall ein mitunter stürmisch fortschreitender Krankheitsvorgang, der bei dem Befallenen das Gefühl schwersten Ergriffenseins auslöst. Ein Gefühl der Übelkeit und eine Neigung zu galligem oder wässerigem Erbrechen werden zumeist überdeckt von einer ungeheuren, geradezu vernichtenden Schmerzempfindung, welche sich mehr und mehr steigert. Die Schmerzen werden nicht immer auf einen bestimmten Punkt oder eine bestimmte Zone der oberen Bauchgegend bezogen, sondern als ausstrahlend, durchbohrend und gegen das Rückgrat und die Schultern hinziehend benannt, wobei, wie GULEKE sagt, die linke Seite bevorzugt sein soll. Ist der Puls zunächst nicht beschleunigt und klein, die Körperwärme eher herabgesetzt als vermehrt (Shockwirkung!), besteht ursprünglich der Eindruck eines unvollständigen Darmverschlusses mit mehr oder minder fühlbarem Gewebswiderstand des in der Oberbauchgegend aufgetriebenen oder gespannten Leibes und vielleicht auch eine Druckschmerzhaftigkeit des anfangs noch durchzutastenden Pankreas vor der Wirbelsäule, so ändert sich alsbald das Bild zum Schlimmeren. Der Bauch wird aufgetrieben, Zeichen der Bauchfellentzündung — wie Exsudatbildung — lassen sich feststellen, der Darmverschluß dauert an, der Puls wird kleiner und beschleunigt, die Körperwärme steigt an; oft genug verfällt der Kranke frühzeitig, wobei mitunter die anfänglich unbeschreiblich heftigen Schmerzen zurückgehen, offenbar unter der Wirkung von Stoffen, welche die Empfindung lähmen. Zeitlich kann sich so ein Vorgang in wenigen Stunden abspielen, er kann aber auch mehrere Tage andauern, ehe der Tod eintritt. Eine Wendung zum Besseren ist möglich, akute Pankreasnekrosen können zur Heilung kommen (vgl. über alle diese Punkte die Darstellung in GROSS und GULEKEs Buch über die Erkrankungen des Pankreas!).

Über die ersten pathologisch-anatomischen Grundlagen dieser stürmischen und höchst schmerzhaften Erkrankung unterrichten uns die Eindrücke am Operationstisch besser als die Befunde bei der Leichenöffnung.

So hat ZOEPFFEL im Falle einer gallensteinkranken Frau mit dem klinischen Bild des ausstrahlenden Pankreasschmerzes, mit Erbrechen, gespanntem Leib, der im Oberbauch besonders empfindlich war, mit fadenförmigem, beschleunigtem Puls, mit Leukozytose und mit spärlichen Darmgeräuschen und allgemeinem schwer toxischen Eindruck bei der Operation ein „glasiges Ödem" des geschwollenen Pankreas festgestellt, das härter als gewöhnlich befunden wurde. Das Ödem betraf nur den Pankreaskopf und die nächste Umgebung. Es bestand keine Blutung. Keine Nekrose oder Fettnekrose war sichtbar. Das alles war die Folge eines im Diverticulum Vateri steckengebliebenen Gallensteins. (Histologisch wurde hier noch keine Drüsenschädigung des Pankreas, wohl aber eine lockere entzündliche Infiltration gesehen). SCHMIEDEN führte aus, daß in den „ultraakuten" Fällen makroskopisch erkennbare Veränderungen auch vollkommen fehlen können, oder sie seien nur auf kleine Abschnitte der Drüse beschränkt. Mir erschien es bedeutungsvoll, wiederholt bei Leichenöffnungen Operierter mit vollkommener Ausprägung schwerer akuter Pankreas- und Pankreasfettgewebsnekrose vom behandelnden Chirurgen zu hören, daß bei der 1—2 Tage voraufgegangenen Operation außer einer harten Schwellung des Bauchspeicheldrüsenkopfes nichts Ungewöhnliches im Pankreasgebiet gesehen worden sei. Auch durch BERNARD DEPLAS und EBRARD, durch TUFFIER und BARTHELEMY, ferner von J. LEVEUF sind einschlägige Beobachtungen gemacht worden. DEPLAS und EBRARD haben die Schwellung des Kopfes der Bauchspeicheldrüse der Wirkung einer lokalen Flüssigkeitseinspritzung verglichen. Dabei kann eine hämorrhagische Färbung ganz fehlen.

Freilich muß man sich hier doch vorsichtig fragen, ob nicht etwa ein ganz anders lokalisierter Anlaß, und zwar eine in der Nachbarschaft der Bauchspeicheldrüse lokalisierte Erkrankung der Gallenwege sich kollateral auswirkte und zur Operation geführt habe. Man muß anderseits fragen, wenn man bei der Leichenöffnung recht schwere Pankreasveränderungen findet, ob nicht die Umstände des operativen Eingriffes erst jene Verhältnisse geschaffen, welche endgültig die akute Pankreasnekrose auslösten (CLAIRMONT, WALZEL). In solchen Fällen wäre also ursprünglich außer dem mehr als physiologisch harten, vielleicht durch kollaterale Hyperämie oder kollaterales Ödem veränderten Pankreaskopf nichts zu finden, und dieser Pankreasbefund dürfte wohl nicht als absolut kennzeichnend für beginnende akute Pankreasnekrose aufgefaßt werden. Es wäre äußerst wünschenswert, könnte in solchen Fällen durch Probeausschneidung am Pankreas mit nachfolgender histologischer Untersuchung jeweils weiterreichende, diagnostische Klarheit geschaffen werden. Indes verbietet sich das aus ärztlich chirurgischen Gründen meistens durchaus.

Daß man bei der Laparotomie wenige Tage vor dem Tod an akuter Pankreaserkrankung gar keine Pankreasveränderung zu finden braucht, lehrt folgender Fall, der andererseits vielleicht ein Beispiel für die postoperative Entstehung der Pankreasnekrose ist:

Bei einer Frau wird wegen dunkler Erkrankung im rechten Oberbauch vom Chirurgen der Leib geöffnet. Es findet sich eine kleine, weißliche, derbe, den Ductus choledochus beengende Geschwulst an der Vereinigung von Ductus cysticus und Ductus choledochus. Ein Teilchen wird entfernt, der Gallenfluß durch die angelegte Gallenwegsfistel ermöglicht, bzw. durch ein Gummirohr abgeleitet, die Wunde entsprechend versorgt und vernäht. Einige Tage später geht die Kranke unter akuten Anzeichen einer fraglichen Peritonitis zugrunde. Bei der Leichenöffnung finde ich eine akute Pankreasnekrose mit Verfärbung der Drüse, deren Bett von einer mächtigen Hämorrhagie durchsetzt ist und deren Fettgewebssepten und -Hüllen viele kleinste Herde von Fettgewebsnekrose zeigen. Der Chirurg hatte auch von einer nur beginnenden Pankreasveränderung in viva nichts gesehen (vgl. Abb. 180!).

Auch erinnere ich mich eines auffallend dicken Mannes, der etliche Wochen vor seiner tödlichen Erkrankung wegen bedrohlicher Erscheinungen von seiten des Oberbauches laparotomiert worden war, jedoch blieb es beim Bauchschnitt, da der Chirurg im freigelegten Gebiet nichts finden konnte, was ein weiteres Eingreifen gerechtfertigt hätte. Später nun traten eines Nachts die schwersten Zeichen einer Pankreasnekrose auf; der Mann wurde am folgenden Tag in die Klinik gebracht, operiert. Es findet sich ein geschwollenes, düsterrotes, derbes Pankreas, ohne Zeichen der Nekrose, auch ohne Fettgewebsnekrosen. Anderntags stirbt der Kranke. Die Leichenöffnung läßt eine stark blutig durchsetzte, hochgradig geschwollene Bauchspeicheldrüse mit ausgeprägter Fettgewebsnekrose erkennen, welche sich weit auf das retroperitoneale Gewebe erstreckt hat. Als Ursache der Erkrankung mußte ein Spulwurm angeschuldigt werden, der in den erweiterten, gallig verfärbten Pankreasgang geraten war (PAUL).

Im allgemeinen findet man jedoch in jenen Fällen, welche wegen stürmischer Pankreaszeichen zur Operation drängen, meist schon weiter fortgeschrittene Veränderungen, ja unter Umständen schwerste blutige Durchsetzung des ganzen Pankreasgebietes. Hierüber weiß heute jeder Bauchchirurg Mitteilung zu machen. Besonders kurzfristig und wegen der Entwicklung der in mehreren Zeitabschnitten autoptisch wahrgenommenen Bilder der Bauchspeicheldrüse und ihrer Nachbarschaft ist eine Beobachtung von LIECK zu nennen.

Er öffnete bei einer 28jährigen mageren Frau 7 Wochen nach ihrer Niederkunft und 20 Stunden nach Beginn der akuten Pankreaserkrankung den Leib und traf ein äußerst gespanntes, geschwollenes, düsteres Pankreas an, dessen Kopfteil besonders befallen war. Ein mächtiges retroperitoneales Hämatom zog sich vom Pankreaslager ins Bauchwandgewebe hinein. Fettgewebsnekrosen fehlten. Zwei Tage später mußte wegen Darmverschlusses wieder operiert werden. Jetzt war das Pankreas faustgroß, blaurot, hart. Das Netz wies Fettgewebsnekrosen in vereinzelter Ausstreuung auf. Tags darauf war eine Zökotomie nötig, am 12. Tag kam es zur 4. Operation. Nach Wiedereröffnung der Wunde legte LIECK das Pankreas durch das Ligamentum gastrocolicum frei, schnitt in den gespannten Pankreaskopf ein und tamponierte. Die Frau ist genesen, nachdem sich ein Teil des ertöteten Pankreasgewebes abgestoßen hatte. Diese Beobachtung war noch besonders bemerkenswert, weil sich bei der Frühoperation bereits massenhaft blutige Ausschwitzung in der Leibeshöhle vorgefunden hatte.

Über andere sehr rasch verlaufende Fälle haben verschiedene Forscher berichtet. Es sei in dieser Hinsicht auf GULEKEs Mitteilungen im Buch über die Erkrankungen des Pankreas, das er mit O. GROSS in der Enzyklopädie der klinischen Medizin erscheinen ließ, auf RUPPANNERs Referat vor der Schweizer chirurgischen Gesellschaft und auf KUMMERs Ausführungen über die akute hämorrhagische Pankreatitis verwiesen. Bei ihnen, ebenso wie bei PIERRE BROCQUE, bei CALZAVARA und in der Proefschrift von J. H. DE JONG finden sich ausgezeichnete Darstellungen der akuten Nekrose des Pankreas. Es würde die Aufgaben der Darstellung und den Raum dieses Handbuches weit überschreiten, wollte man der reichen Kasuistik auf diesem Gebiet im einzelnen nachgehen, deshalb sei auf obige zusammenfassende Darstellungen und ihren reichlichen Schriftennachweis ausdrücklich verwiesen. Im übrigen seien diesen Zeilen die Beobachtungen zugrunde gelegt, welche ich selbst im Institut von HANNS CHIARI in Straßburg i. E. und später in Mainz, Innsbruck und Göttingen aus eigener Beobachtung sammeln konnte, nebst Abbildungen und Aufzeichnungen, welche HANNS CHIARI vor 15 Jahren zum Zweck dieser Bearbeitung bereits als stenographische Notizen niedergelegt hatte. —

Das Bild, das sich bei der Leichenöffnung in Fällen akuter Pankreasnekrose findet, ist nicht gleichartig; die großen Farbverschiedenheiten hängen einesteils von der Mächtigkeit der Blutungen oder der blutigen Infarzierung im Pankreasbereich ab, die häufig, aber nicht stets, die Pankreasnekrose begleiten, andernteils kann eine gelbsüchtige Veränderung, sei sie nur im Peritonealbereich durch Austritt von Galle bedingt, sei sie durch eine allgemeine Gelbsucht veranlaßt, dem Befund eine eigenartige Färbung geben; drittens wird die Ausdehnung des Zersetzungsvorgangs auf das Fettgewebe das Bild weitgehend beeinträchtigen und viertens spielen Einflüsse der Leichenzersetzung insoferne eine Rolle, als sie gerade die Tönung der durchbluteten Gewebe ganz ungemein verschieben und umändern können. Jedenfalls ist die Bauchspeicheldrüse so gut wie immer geschwollen, weniger durch eine Quellung des Pankreasdrüsengewebe als durch ein mächtiges Ödem seines Zwischengewebes und der unmittelbaren Nachbarschaft, welche man als das Bett des Pankreas zu bezeichnen pflegt. In den Frühfällen gleicht die Bauchspeicheldrüse einem unförmigen, wulstigen Organ von düsterer, meist blau- oder dunkelbraunroter Farbe. Schneidet man in den Wulst ein, der sich auch auf die Kopfregion der Bauchspeicheldrüse beschränken kann, so leuchten mitunter die Drüsenteile aus der dunklen Umgebung heller graurot heraus; sie sind dann in der Regel scharf umschrieben, können aber auch schmutzig und unscharf erscheinen, namentlich an den Orten einer starken, ausgeprägten Nekrose des Drüsengewebes. Bunte Blutungsflecken können mit unscharfen, grauroten oder braunroten Drüsenabschnitten und nekrotischen Gebieten abwechseln. Das Ganze kann so unordentlich und strukturlos aussehen, daß man sich — nicht ganz mit Recht übrigens — des Vergleiches bedient, das Pankreas sehe wie gekocht aus.

Wenn ich hier sage, man bediene sich dieses Ausdruckes nicht mit Recht, so geschieht das auf Grund der Tatsache, daß ein gekochtes Pankreas, wenn es von vornherein nicht verändert war, keine verwaschene Struktur und keine bunte Fleckung, sondern einen grauen. scharf lappig gezeichneten Anblick darbietet, an dem allerdings ırgendwelche Töne des braunen und blauroten Blutes in ein schmutziges Kolorit umgewandelt sind.

Mit Recht schreibt RUPPANNER: „Von jeher fiel die Blutung als eindruckvollste Veränderung auf und wurde infolgedessen, so namentlich auch von den älteren Beobachtern, als wesentliche Veränderung des erkrankten Pankreas aufgefaßt, was zunächst dazu führte, in der Blutung die primäre Ursache der Erkrankung zu suchen." Einen solchen Befund ausgedehnten Blutflusses, der

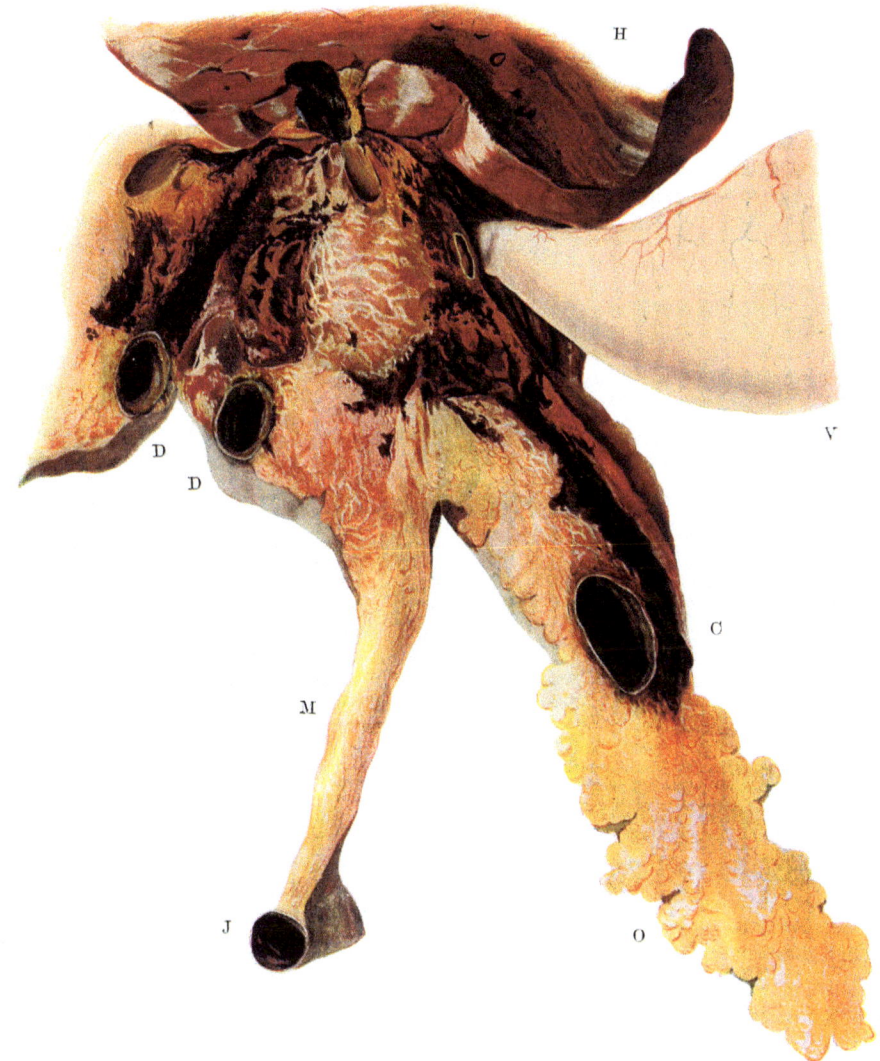

Abb. 180. Akute Pankreasnekrose mit blutiger Durchsetzung des Pankreasbettes und eines Teiles des retroperitonealen Gewebes. Fettgewebsnekrosen im Pankreaszwischengewebe und im Netz. H Leber; V Magen; D Duodenum; C Colon transversum; M Mesenterium; J Jejunum; O Netz. (Nach dem Originalbild Ponficks in der Sammlg. des P. I. Göttingen.)

an die im Hauptstück über die Blutkreislaufstörungen des Pankreas gemachte Darstellung der (fälschlich) sogenannten „Pankreas-Apoplexie" erinnern mochte, hat Ponfick im Fall eines 42 jährigen Mannes beschrieben, der nur 5 Tage krank gewesen war. Die Abbildung des Befundes im Pankreasbereich sei hier ver- kleinert wiedergegeben. Besonders bemerkenswert war in jenem Fall das frische

Hämatom des Ligamentum gastrocolicum, der Mesenterialwurzel, weiterhin der Kapsel der rechten Niere und der anstoßenden Schichten des retroperitonealen Gewebes in der Nachbarschaft des Pankreas. Im Pankreas, im Ligamentum gastrocolicum und im großen Netz waren frische Fettgewebsnekrosen zu erkennen[1].

Die Abbildung eines anderen, von mir selbst beobachteten Vorkommnisses zeigt das ganze Pankreas in einem Wall von durchblutetem Gewebe eingemauert (Abb. 181). Wieder eine andere Beobachtung akuter Pankreasnekrose, welche in Abb. 89 auf Seite 316 dargestellt ist, bietet beschränkte Blutungsherde dem Beschauer dar; in diesem Fall zeigten sowohl der Pankreaskopf als der Pankreasschwanz das verwaschene Gewebsbild der Nekrose in graugelber bis schmutziggrauer Farbe, die da und dort einen fleckigen Einschlag von bräunlich rotem, erdfarbenem Ton aufwies. An zwei Stellen fanden

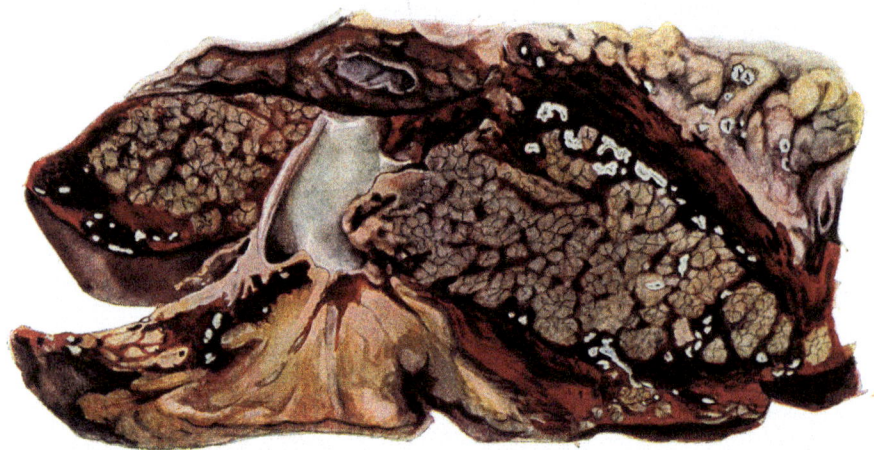

Abb. 181. Akute Pankreasnekrose mit starker blutiger Durchsetzung des Pankreasbettes und mit Fettgewebsnekrosen nach operativem Eingriff an den Gallengang nahe dem Duodenum. In natürlichen Größenverhältnissen wiedergegeben. (Eigene Beobachtung. P. I. Göttingen.)

sich ziemlich scharf umschriebene tiefbraunrote Durchblutungen des Pankreaskörpers, die in ihrer scharfen Begrenzung blutigen Infarktbildungen gleichkamen. Der peritoneale Überzug des Pankreas war durch den Blutaustritt abgehoben, auch das umgebende Pankreasbett ließ bereits fleckige Blutaustritte und polsterartige Abhebungen durch Blutmengen feststellen. Dies wechselnd bunte Bild wurde noch vervollständigt durch zahlreiche weiße, kreideähnliche, trockene Herdchen, die scharf umschrieben im Zwischengewebe der Bauchspeicheldrüse lagen und sich auch weiterhin im peritonealen Fettgewebe fanden.

Der Anblick einer akut nekrobiotisch veränderten Bauchspeicheldrüse kann bei der ungleichen Durchtränkung der Drüse mit Blut und Ödemflüssigkeit, bei der stellenweise erfolgten Umwandlung von Blutaustritten in Hämatin und infolge der zerstreuten Fettzerfallsherdchen ein recht marmoriertes Aussehen darbieten. Einen derartigen Befund haben Schmieden und Sebening abgebildet.

---

[1] Vgl. dazu die Befunde in den von Priess, Maynard und Fitz, von Draper, Zenker, Seitz und anderen mitgeteilten Fällen sog. akuter Pankreasblutung mit unerwartet raschem Tod!

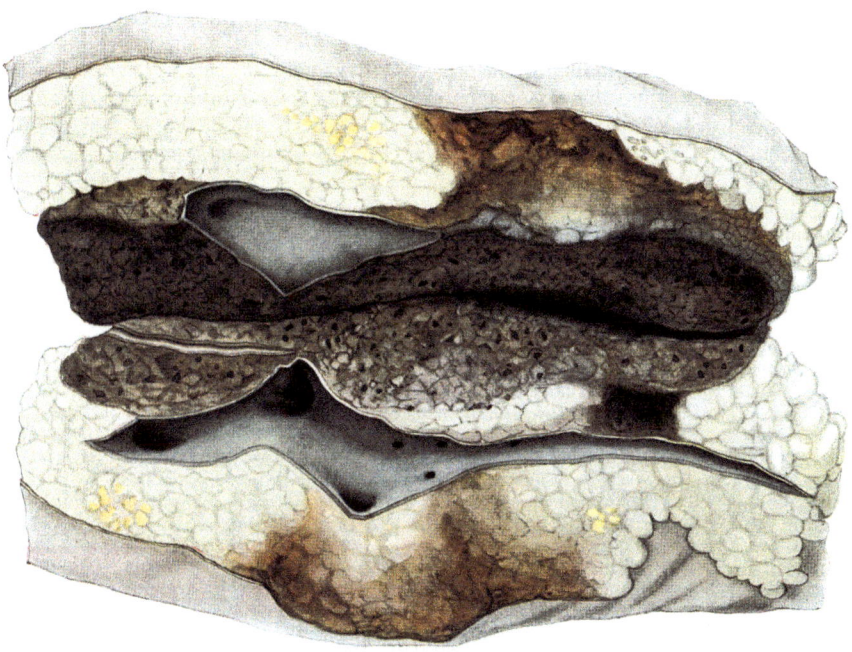

Abb. 182. Akute Pankreasnekrose mit umschriebener Blutung ins peripankreatische Gewebe und mit Herdchen von Fettgewebsnekrose. Der Schnitt hat die Vena lienalis eröffnet. (Beobachtung von Hanns Chiari, P. I. Straßburg i. Els.)

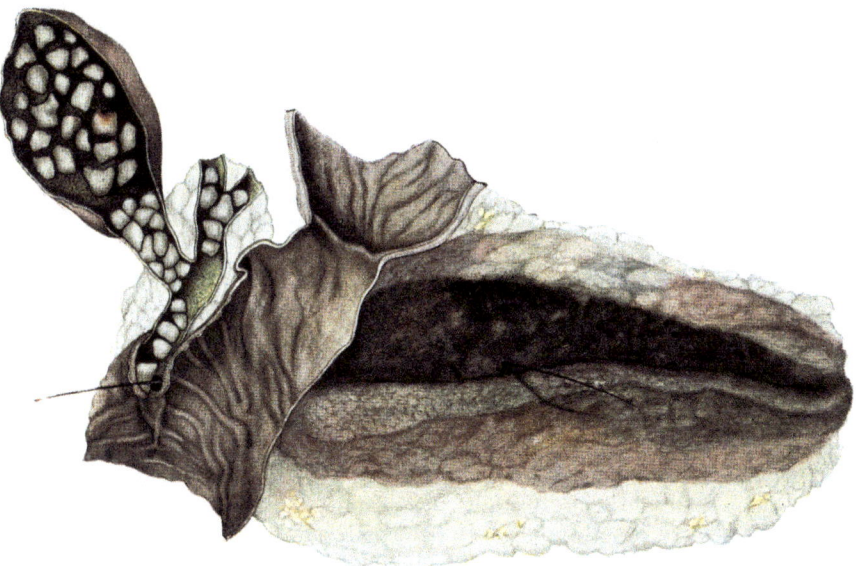

Abb. 183. Akute Pankreasnekrose bei Cholelithiasis mit Steinwanderung. Mißfarbenes Leichen-pankreas. Herdchen von Fettgewebszersetzung. Gallensteine im Ductus choledochus und im Diverticulum Vateri. Der Ductus pancreaticus ist sondiert. (Beobachtung von Hanns Chiari.)

Es sei schon hier gesagt, daß es nötig ist, sehr bald nach dem Tode die Leichenöffnung im Fall der Pankreasnekrose vorzunehmen. Die fermentativen Zersetzungsvorgänge nehmen oft einen unerhörten Umfang, weit über den Grad
bei Beendigung des Lebens hinaus an, der Blutfarbstoff schlägt vom dunkel-
rotbraunen Ton in die schwarze Farbe des Hämatins und in die schmutziggrüne
Farbe der Schwefeleisenverbindungen um, wie dies an Abbildungen festgehalten
ist, welche nach Präparaten aus HANNS CHIARIS Beobachtungsreihe gefertigt
worden sind (Abb. 182 und 183).

In diesem Fall CHIARIS, der einen 40jährigen Mann betraf, welcher nur 3—4 Tage an
Ileuserscheinungen gelitten, und der mit einem leichten Ikterus zu Tode kam, war das
ganze Pankreas von einer mißfarbenen, schwarz-grauen bis braunen Blutmasse durchsetzt.
Nur da und dort waren hellere, blutrote Flecken. Im Fettgewebe des Pankreasbettes fanden
sich neben weißgelben Zersetzungsherdchen schmierige, braungelbe bis schmutziggraue
Erweichungszonen.

Der Abb. 183 liegt folgende Beobachtung zugrunde. Eine 37jährige Gallensteinkranke,
die seit Jahren wiederholt Schmerzanfälle in der Oberbauchgegend verspürt hatte erkrankte
am 2. 7. 1914 heftig mit Bauchschmerz, Stuhlverhaltung, Erbrechen, Kollaps. Bei der
Operation — zwei Tage später — fand man das Pankreas geschwollen, den Pankreaskopf
blaurot, kleinste Fettgewebsnekrosen im Pankreasbett. Am 6. 7. 1914 starb die Kranke.
Die tags darauf vorgenommene Leichenöffnung zeigte das ganze geschwollene Pankreas in
eine zwar blutig durchsetzte, aber infolge der Leichenveränderung höchst mißfarbene,
braungraue bis schwarzgrüne Masse verwandelt. In diesem Fall enthielt die Bauchhöhle
1¼ Liter mißfarbene Flüssigkeit, vielfach war das Bauchfell mit schleierartigen Belägen
versehen. Zahlreiche Fettgewebsnekrosen durchsetzten das subperitoneale Gewebe; sie
fanden sich nicht nur in der Nachbarschaft des Pankreas, sondern auch im Gekröse des
Kolons, an der Magenkrümmung, im Netz, im vorderen Mittelfell. Ferner erwiesen sich
zahlreiche Venenäste im Pankreas thrombosiert.

Ich habe gelegentlich bei der Leichenöffnung eines 1½ Tage vorher an akuter
Pankreasnekrose verstorbenen Mannes an Stelle der Bauchspeicheldrüse nur
einen breiten, mißfarbenen, an Fettgewebsnekrosen reichen Sack mit weicher,
meist tintenschwarzer, z. T. auch grünlich bröckeliger Schmiere vorgefunden,
welche einen sehr faden Geruch darbot, aber nicht eigentlich stank. Auch hier
war durch die Zersetzungsvorgänge nach dem Tod das Bild der blutig durchsetzten Bauchspeicheldrüse vollständig, bis zur Unkenntlichkeit verändert.

Es leuchtet ohne weiteres klar ein, daß gerade, wer die Feinheiten der akuten
nekrosierenden Pankreaserkrankungen zu Gesicht bekommen will, auf Leichenöffnungen angewiesen ist, welche möglichst sofort nach dem Tod ausgeführt
werden können. Schon das Abwarten der vielerorts eingeführten sog. Ein-
spruchsfrist gegen die Obduktion zerstört hier den Befund und kann die Gewebe
für eine nachfolgende mikroskopische Untersuchung vollständig verderben. —

Ich habe die Fälle mit ausgedehnter Blutung im Bereich des akut
nekrosierenden Pankreas deshalb an die Spitze dieser Beschreibung gestellt,
weil die meisten einschlägigen Vorkommnisse durch solche Blutergüsse ausgezeichnet sind. Man darf aber nicht vergessen, und ich habe auch solche Fälle
erlebt, daß Pankreasnekrosen ohne starke Blutungen gefunden werden. GESSNER
führte aus, daß Fälle vorkommen, in denen die geringe Größe der Blutung
in einem Mißverhältnis zur Nekrose im Pankreas stand, daß man umgekehrt in traumatischen Fällen Blutungen im Pankreasbereich ohne nennenswerte Nekroseerscheinungen finde. Also, es gibt auch Fälle von Pankreasnekrose ohne beträchtliche Blutung (OPIE und MEAKINS, HOCHHAUS, JUNG,
GG. B. GRUBER), ja es soll Fälle geben, in denen selbst mikroskopisch Blutungen
nicht zu erweisen waren (RUPPANNER). Ich stehe dieser Angabe eines absoluten
Mangels allerkleinster Blutaustritte zweifelnd gegenüber, bin aber anderseits
von der Richtigkeit der Meinung überzeugt, es sei die Blutung im Bild der akuten
nekrosierenden Pankreaserkrankung nicht das erste und wesentliche Ereignis.
Vielmehr stimme ich OPIE und MEAKINS zu, welche die Blutung nicht als

Ursache, sondern als Folge des Pankreasgewebsuntergangs aufzufassen lehrten; freilich sprechen die beiden gleichwohl von der ganzen Angelegenheit als von einer „akuten hämorrhagischen Pankreatitis", bzw. OPIE in seinem Buch über die Pankreaskrankheiten von „hämorrhagischer Nekrose des Pankreas", so daß dadurch die wesentliche Meinung jener Forscher leicht verdeckt und übersehen wird.

Ein ungemein sprechender Befund im Bild der akuten Pankreasnekrose sind die eigenartigen durch Zersetzung des Fettes im Stützgewebe der Bauchspeicheldrüse und in der näheren und weiteren Nachbarschaft des subperitonealen Gewebes auftretenden, ja noch darüber hinausgehenden Herde, sog. Fettgewebsnekrose, welche von BALSER zuerst beschrieben, von LANGERHANS ihrem chemischen Wesen nach richtig gedeutet worden sind. Nächst diesen Forschern haben sich PONFICK, FLEXNER, HILDEBRAND und HANNS CHIARI um die Kenntnis der pankreatischen Fettgewebsnekrosen besonders verdient gemacht, was später noch eingehend zu behandeln ist. Diese Fettgewebsnekrosen sind nicht von Anfang an da. D. h. sie werden in frühesten Fällen der Pankreasnekrose vermißt, wie sich schon aus den obigen Ausführungen ergeben hat. Nach KNAPE entstanden die Zersetzungsherde im Fettgewebe des Pankreasbettes erst etwa 16 Stunden nach experimenteller Schädigung der Pankreasgänge. Solche späte Zersetzungsherdchen, welche bald nur als vereinzelte kalkweiße oder ganz hell schwefelgelbe, scharf gerandete Punkte oder Stippchen, manchmal wie kleine Spritzer, in der Nähe des Pankreas gesehen werden, wo sie unmittelbar unter dem unveränderten Bauchfell im beträchtlich dunkleren und sattgelb gefärbten Fettgewebe des Pankreasbettes oder in der Wand der Bursa omentalis liegen, diese Fettgewebsnekrosen können durch Zusammenfließen oder durch Zunahme der Zahl der Einzelherde zu einer höchst eindringlichen, ja großartigen Erscheinung werden. Sie treten zweifellos erst später auf, wie der Unterschied im Befund jener Fälle von Pankreasnekrose lehrt, die zunächst vom Chirurgen, sodann erst vom Pathologen beobachtet werden. Aber oft genug findet schon der operierende Beobachter die ausgeprägten Fettzersetzungsherde, welche nicht nur Kapsel und Bett des Pankreas befallen haben, nicht nur das Netz geradezu besäten, sondern in streifiger oder straßenartiger Anordnung auf dem Darmgekröse, nach dem Nierenlager, zur seitlichen und vorderen Peritonealwand, ja gegen das subkutane Fettgewebe, manchmal auch durch das Zwerchfell hindurch auf das Fettgewebe des Mediastinums oder subpleuraler Thoraxabschnitte sich auszudehnen vermochten.

Wie dem Chirurgen, so weisen auch dem pathologischen Anatomen solch vielfach im subperitonealen Gewebe angetroffene Herde der Fettzersetzung den Weg nach dem Pankreas, wo die Veranlassung der ganzen Erscheinung zu suchen ist. Es findet, wie RUPPANNER sagte, „ausgehend vom Pankreas als Zentrum eine langsame Verbreitung der Fettgewebsnekroseherdchen statt" bis zu dem überraschenden Ausdruck, wie ihn z. B. die Aufnahme von LAMÉRIS zeigt, welche RUPPANNER erstmalig veröffentlicht hat (Abb. 184).

So ergeben Pankreasnekrose, Blutung im Pankreasbett und Herdchen von subperitonealer Fettgewebsnekrose eine Dreizahl von Zeichen, welche meistens zusammengenommen als Befund der in Rede stehenden schweren akuten, fermentativen Pankreaserkrankung gelten können. Freilich geht der Kreis der Veränderungen noch weiter: Man findet in der Bauchhöhle eine bald sehr geringe, bald reichlichere, trübe, blutig oder schmutzig aussehende, geruchlose oder fad riechende, sehr häufig aseptische Flüssigkeit, mitunter von Fibrinflöckchen durchsetzt, ebenso, wie über dem Pankreas und an den Darmschlingen hauchige Fibrinbeschläge möglich sind. Nach RUPPANNER hat ein Schweizer

Chirurg das Bauchhöhlenexsudat der Farbe nach verglichen mit dem Wasser eines heimatlichen Flusses, dem Aarewasser bei Regenwetter. Oft liest man auch, es gleiche einem „Spülwasser", einem „Spülicht". Auch gallig kann es sein (CLAIRMONT, v. HABERER, ROSENBACH, GUIEYSSE-PELLISSIER, LECLERC, RUPPANNER, GG. B. GRUBER).

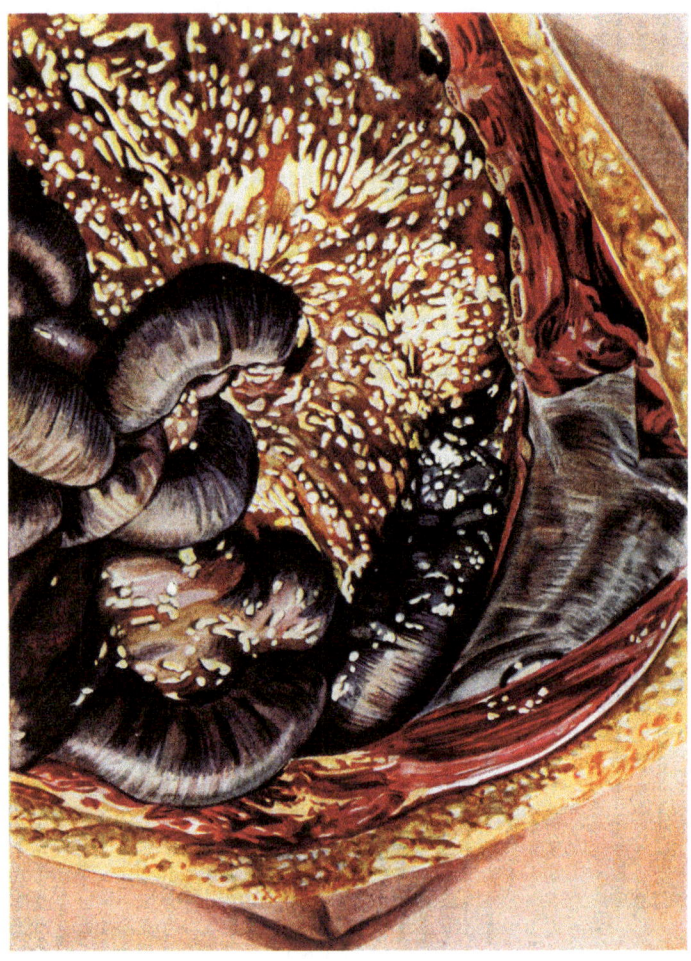

Abb. 184. Akute Fettgewebsnekrose in vielfacher Ausbreitung auf dem Gekröse und im subperitonealen Gebiet der Bauchwand, wie des Dunndarms und Colon descendens im Verlauf einer akuten Pankreasnekrose. (Nach einer durch RUPPANNER veröffentlichten Farbenphotographie von LAMERIS in Utrecht erneut gezeichnet.)

Der Satz von DE JONG, daß die Fettnekroseherdchen unter dem intakten Peritoneum liegen, ist nur teilweise richtig. Vielmehr entsteht, wie um die Pankreasnekroseherde, so auch um die Flecken von Fettgewebszersetzung sehr bald eine lebendige Antwort des umgebenden Gewebes, ein Vorgang von vermehrtem Blutzufluß oder ein Zustand vermehrten Blutgehaltes und eine entzündliche Ausschwitzung teils biochemischer, teils zelliger Art. Diese Reaktion erstreckt sich auch auf das Bauchfell, das dann fleckweise oder in großen Flächen getrübt, fibrinös belegt wird. Auch bilden sich entzündliche Ödeme in der Nachbarschaft der erkrankten Zonen aus, eine Veränderung, welche bis in den Pannikulus der Bauchdecken fortschreiten kann. ÖHLECKER[1] und DIETRICH haben Fälle gesehen, in denen das sonst locker körnige Fettgewebe der Bauchdecken fester, derber, speckähnlicher befunden wurde; auch RUPPANNER fiel dies einmal auf. Dem pathologischen Anatomen ist eine trübe Zersetzung, eine jaucheähnliche, aber geruchlose Erweichung des Bauchwandfettgewebes unter der vom Pankreas ausgehenden Fermentwirkung geläufiger; es finden sich oft subperitoneale trübe Flüssigkeitsansammlungen geringen Grades.

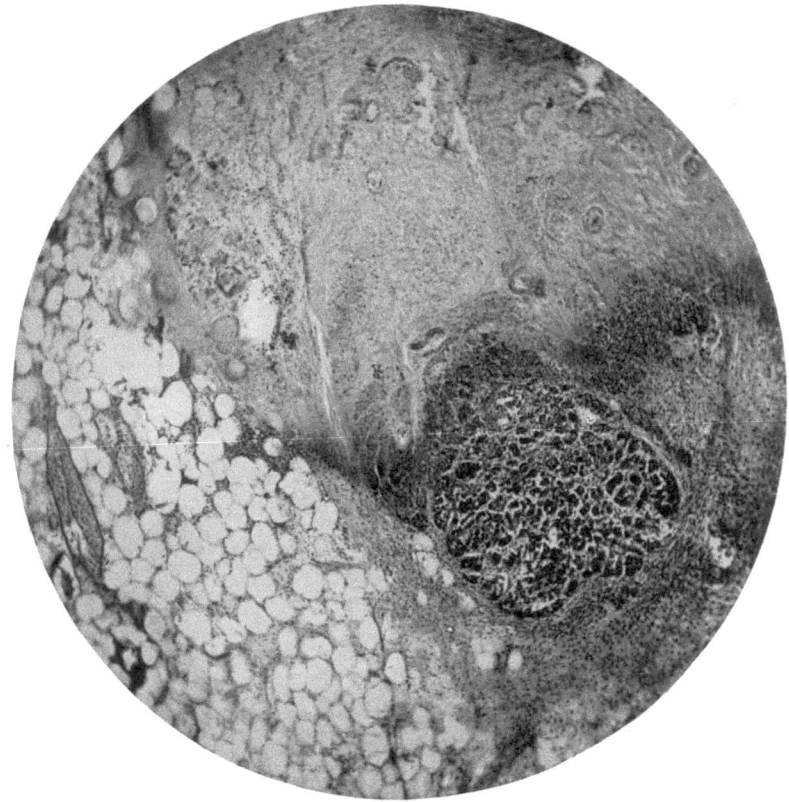

Abb. 185. Frische Nekrose des Pankreas und des Pankreasfettgewebes. Rechts im Bild deutlich erkennbare entzündliche Randzone, welche das Zerfallsgebiet von dem erhaltenen, reaktionsfähigen Pankreasgewebe scheidet. (Beobachtung des path. Instit. Mainz.)

Was das Aussehen der Herde von Fettgewebsnekrose anbelangt, so sind sie nicht einfach als ganz gleichmäßig kreideweiße oder hellstgelbe Herdchen zu denken, welche man hier mit Kalkspritzern, dort mit Stearinschüppchen oder Wachströpfchen (= „taches de bougies") verglichen hat (BROCQU). Meist zeigen sie innerhalb eines ganz hellen, weißen Grenzraumes eine etwas dunkler getönte, mehr gelbliche Innenzone. Und nach außen können sie von einem rötlichen Randsaum gegen das gewöhnlich gefärbte Nachbargewebe geschieden sein, wenn die Nekrose nur schon etliche Tage bestand.

Hier soll auch noch angemerkt werden, daß vereinzelte kleine und kleinste Fettnekrosen innerhalb alter Bauchspeicheldrüsen ohne Zeichen der schweren

[1] Erwähnt nach RUPPANNER.

akuten Pankreasnekrose und eines dadurch entstandenen tödlichen Leidens
als Nebenbefunde festgestellt worden sind; das soll nicht heißen, daß sie ohne
ganz umschriebene Pankreasnekrose entstanden wären. Aber indes die Fettgewebsnekrose als weißlicher Kalkseifenherd bestehen blieb, wurde der dazu
gehörige kleine umschriebene Herd von Pankreasgewebszerfall aufgesogen und
narbig fibrös umgebaut. (Darüber ist näheres im Hauptstück über die rückgängigen Veränderungen und Ablagerungen im Pankreas zu lesen, wo auch die
mikroskopisch erhobenen Einzelheiten des histologischen Befundes all jener nekrobiotischen Veränderungen gewürdigt sind.) Überdies soll später auch noch
des Vorkommens heimlicher, kleiner Nekroseherde im Pankreas und Pankreasbett bei Lipomatosis gedacht werden (vgl. Baló!).

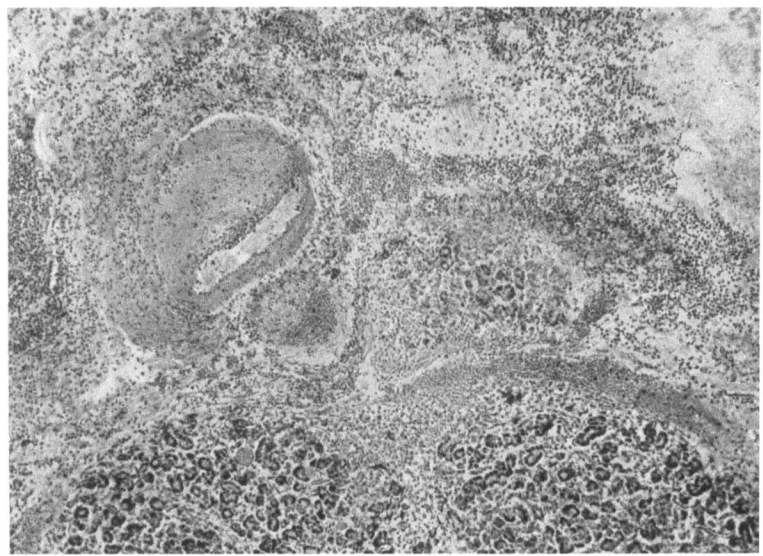

Abb. 186. Entzündlicher Randgürtel eines pankreatischen Nekroseherdes mit sekundärer
Gefäßthrombose. (Beobachtung des pathol.-anat. Instit. in Innsbruck.)

Wenn man die Randstellen der akut entstandenen Zersetzungsherde eines
sehr bald nach dem Tod gehärteten Pankreas auf ihre geweblichen Eigenheiten
mustert, fällt eine schlechte Färbbarkeit, ein Zerfall, eine Quellung oder Auflösung von Drüsenläppchen oder auch nur Läppchenabschnitten des Parenchyms
auf. Oft muß man danach geduldig an zahlreichen Orten und in vielen Schnitten
suchen, denn es kann, nach meiner Erfahrung wenigstens, die Pankreasnekrose
klein umschrieben, die sich anschließende Fettgewebsnekrose ungemein weit
ausgebreitet, die begleitende Blutung außerordentlich umfänglich sein. Wie früher
schon ausgeführt, muß man zum Unterschied von mortalen Zersetzungs-
strecken, welche in solchen Bauchspeicheldrüsen oft genug vorkommen, ja
weite Drüsenabschnitte für die gewebliche Färbung verderben, für die im
Leben entstandenen Nekrobiosestellen einen entzündlichen Randsaum verlangen, einen Infiltrationswall, der sich ebenso um die vital entstandenen Fettgewebsnekrosen findet (Abb. 185).

Dieser entzündliche Wall ist nicht in allen Fällen gleich stark und
breit. Je nachdem, ob eine reine Zersetzung vorliegt, oder ob eine bakterielle

Schädigung damit Hand in Hand geht, wird die entzündliche Antwort im Grenzgebiet der Nekroseherde verschieden sein. Da gibt es je nachdem resorptive Infiltrate, reich an lymphozytenartigen Rundzellen, Plasmazellen, eosinophilen Zellen, körnchentragenden Gitterzellen und Mastzellen; es kann aber auch exsudativ-infiltrative Randwälle, reich an Leukozyten und mit allen Zeichen des Zerfalls hier, der Neuansammlung dort geben. Offenbar rückt der entzündliche Saum mit der Vergrößerung und Zunahme der Nekroseherde weiter und weiter in das bisher gesunde Bauchspeicheldrüsengewebe vor.

Wo der entzündliche Reaktionsgürtel um pankreatische Zersetzungsherde auf Blutgefäße stößt, vor allem auf kleinere, seien es Arterien

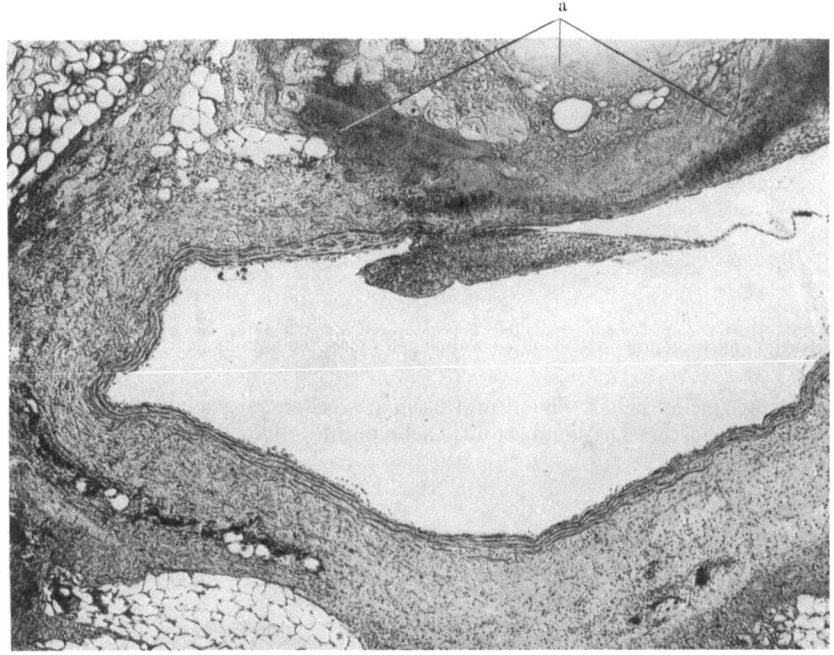

Abb. 187. Beginnende Wandthrombose in einer größeren Vene des Pankreas, die im Randgebiet einer umschriebenen akuten Nekrose gelegen ist. a Nekrosegebiet mit seiner entzündlichen Umwallung. (Beobachtung des pathol.-anat. Institutes in Innsbruck.)

oder Venen, dort kommt es zur örtlichen Kreislaufstörung; es bilden sich manchmal Blutschorfe, welche die Lichtung der Gefäßbahn einengen oder verlegen (Abb. 186 und 187).

2. Die Folgen der akuten Pankreasnekrose.

Aus den Vorgängen der Nekrose selbst, der Entzündung im Randgebiet und des Übergreifens auf die Gefäße, sei es in Form der Gefäßeröffnung, sei es in Form des Gefäßverschlusses durch Blutschorfbildung, erklären sich die mancherlei Folgen von akuter Pankreasnekrose, welche in der Klinik oder erst auf dem Sektionstisch erkannt werden.

Es sei in dieser Hinsicht zuerst der Sequesterbildung im pankreatischen Drüsengebiet gedacht. Oben wurde schon darauf hingewiesen, daß die Möglichkeit der sekundären Infektion von Zersetzungsherden in der Bauchspeicheldrüse zu eiternden Entzündungen und zur Bildung von Abszessen führen kann. Ebenso wurde in einem früheren Kapitel ausgeführt, wie fermentative Wirkung und eitrige entzündliche Reaktion eine Abstoßung erkrankter oder ertöteter Abschnitte nach sich zu ziehen vermag. Es entstehen dann gelegentlich Hohlräume,

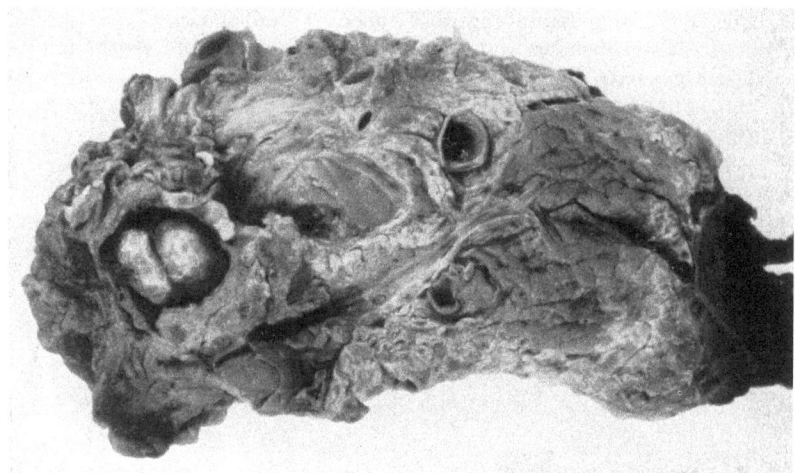

Abb. 188. Drüsensequester innerhalb der Totenlade eines durch akute Nekrose teilweise in Zerfall geratenen Pankreaskopfes. (Nach einer Aufnahme von S. OBERNDORFER, München-Schwabing.)

erfüllt von zerfließlicher oder dünnflüssig gewordener erweichter Masse, in der ein völlig gelöster Drüsenabschnitt schwimmt oder liegt, wie ein „Caput

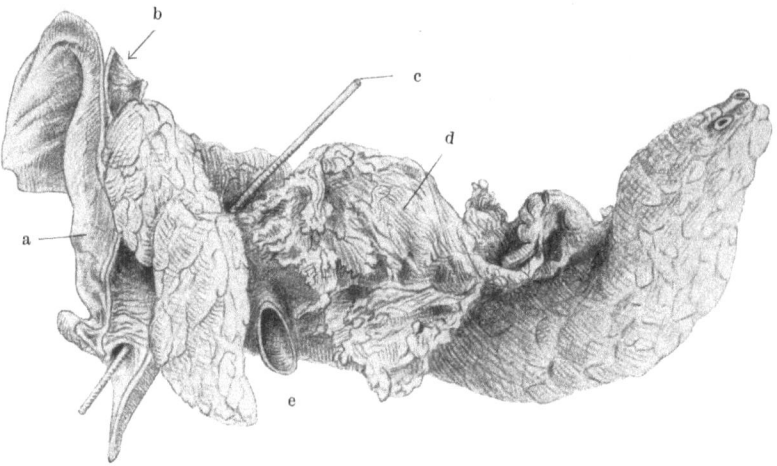

Abb. 189. Zustand nach akuter Pankreasnekrose mit teilweise erfolgter Abstoßung des Pankreaskörpers und Eröffnung des Pankreasganges. a Duodenum; b Gallengang; c Sonde im Pankreasgang; d nekrotisch gewordener Teil des Pankreaskörpers; e Vena meseraica magna. (Gezeichnet nach eigener Beobachtung in Mainz.)

mortuum" in seiner Schale. Fälschlich sind solche Zerfallshöhlen als „Pankreaszysten" angesprochen worden; wenn man den schlechten Begriff benützen will, müßte man sie als „falsche Zysten", als „Pseudozysten" oder „Zystoide" bezeichnen. In der Tat aber sind es Erweichungshöhlen, Totenladen, in denen meist völlig unkenntlich oder aber an der groben Gerüstsubstanz bestimmbar unförmige Reste ertöteter Drüsenabschnitte liegen (Abb. 188).

In Abb. 189 ist ein anderer Befund von unvollständiger Sequesterbildung der Bauchspeicheldrüse gekennzeichnet. Durch die Nekrose ist der Hauptspeichelgang des Pankreas, in den eine Sonde eingeführt erscheint, unterbrochen worden. Er war also an der Unterbrechungsstelle in den Netzbeutel hinein eröffnet; der Netzbeutel war von einer jaucheähnlichen Masse erfüllt, der mittlere Teil des Pankreaskörpers in einen lappigen, schmierigen, grünschwarzen Gewebsfetzen verwandelt, der nach rückwärts und seitlich mit dem übrigen Pankreas noch in Verbindung stand.

Sehr merkwürdige Vorkommnisse von Abstoßung des nekrotischen Pankreas lesen wir bei HANNS CHIARI, so den Fall einer Sequestration nach Perforation des Magens durch Ulcera rotunda, oder den Abgang des sequestrierten Pankreas durch den Darm mit Fäkalmassen[1]. CHIARI hat über diese seine Beobachtung wiederholt berichtet.

In dem mit ARNOLD CAHN veröffentlichten Fall einer operierten 55jährigen Kranken fand CHIARI in der Bursa omentalis das Pankreas als einen freien, schwarzen Körper von 14 cm Länge und 4 cm Dicke liegen. Es war durch Eiterung von der granulierenden Innenfläche der Bursa omentalis bis auf einige etwa 2 cm lange, $^1/_2$ cm breite, leicht zerreißliche Gewebsstreifen losgelöst, welche vom Pankreasschwanz zur linken Wand der Bursa omentalis verliefen. Der Ductus Wirsungianus endigte in der rechten Wand des Netzbeutels mit einem unregelmäßigen fetzigen Rand, war aber von hier aus — ähnlich wie in meinem oben abgebildeten Fall — in einer 5 cm langen Strecke bis zu seiner Darmmündung gut erhalten. Auf dieser Endstrecke war der Bauchspeichelgang glatt und blaß und von einigen intakten Pankreasläppchen umgeben. Dieser Befund vereinigte sich mit einer außerordentlich ausgedehnten Fettgewebsnekrose in der Umgebung des Pankreasbettes, in Netz, Gekröse, in den Bauchdecken, im Zwerchfell und im vorderen Mittelfell.

Im Schrifttum finden sich außerdem noch Mitteilungen über Sequestration der Bauchspeicheldrüse von SEITZ, CASPERSOHN, KÖRTE, JAEKEL, BRENTANO, DIECKHOFF, HANSEMANN, E. FRAENKEL, FITZ, WELCH, DRESSEL, MIDDLETON STEVEN, MARCHIAFAVA, WHITTON, RASUMOWSKY, SCHLOSSBERGER-CHIARI, TRAFOYER-ROKITANSKY, GRAWITZ, FRITSCH, KUSE und TRUHART, dessen Zusammenstellung diese Hinweise entnommen sind. In der von KUSE an Hand eines reichen von BENDA sezierten Beobachtungsschatzes verfaßten Schrift ist der Fall einer 72jährigen Frau erwähnt, der besonders auf den sprechenden Befund der Ansammlung abgestoßener Bauchspeicheldrüsenteile im Netzbeutel hinweist. Es heißt dort: ,,Das Netz ist außerordentlich fettreich. Dieses ist ebenso wie andere fetthaltige Teile des Peritoneums von zahlreichen mohnkern- bis erbsengroßen trockenen, nekrotischen, scharf abgegrenzten Herdchen durchsetzt. Hinter dem Ligamentum gastro-colicum fühlt man knotige, derbe Resistenzen und gelangt beim Einschneiden in eine mit schmierigen, teils kotähnlichen, teils kalkigen, teils geronnenen Fett gleichenden Massen ausgefüllte Höhle. Die Höhlenwandung ist überall glatt und schwielig. Kleine Buchten und Gänge, die in sie einmünden und den gleichen Inhalt zeigen, endigen meist nach kurzem Verlauf

[1] Mir selbst wurde einmal ein aus dem Darm abgegangenes, fetziges, zähes Gewebsstück von graugrüner Farbe zur Untersuchung eingesandt, das von einem an ,,Peritonitis' vor 2 Wochen akut erkrankten Manne stammte. Das völlig nekrotische Stück maß entfaltet etwa 4mal 3 cm und war $^1/_2$ bis 1 cm dick. Es ließ sich nicht mehr färben, konnte aber seiner Struktur nach wohl dem gröberen Stützgewebe des Pankreaskopfes entsprechen. Der Kranke ist genesen. — Ferner entsinne ich mich eines eigenartigen Sektionsbefundes: Ein sehr fetter Mann bot die Zeichen einer chronischen Pankreatitis. Verwachsungsspangen zogen zäh und breit vom Pankreas zu den Wänden des Netzbeutels und erschwerten die Freilegung des Pankreas. Im umgebenden Fettgewebe waren etliche kleine Kalkherde vorhanden. Das Duodenum zeigte in seinem absteigenden Teil eine mit der Achse annähernd parallel gestellte, etwas unregelmäßige, tiefe, in den Pankreaskopf hineingezogene Narbe, deren unterster Abschnitt neben dem Diverticulum Vateri mündete. Pankreasgang und Gallengang ließen sich vom Darm her leicht sondieren. Gallensteine waren nicht vorhanden, wohl aber infolge der Narbe eine Einengung des Duodenums und infolge davon eine Magenerweiterung. Auf dem Schnitt zeigte der sehr kleine Pankreaskopfteil ein schniges, breites Gerüst, das in das duodenale Narbengewebe auslief. Sonst war die Bauchspeicheldrüse in Ordnung. Mikroskopisch erwies sich das Pankreas im Kopfgebiet sklerotisch und atrophisch. Leider war die Auskunft über die Vorkrankheiten des Toten äußerst dürftig und versagte völlig in dem hier interessierenden Punkt. Ich halte es für möglich, daß auch hier eine Selbstheilung durch Abstoßung eines nekrotischen Sequesters (oder durch Öffnung eines Abszesses?) des Pankreas in den Zwölffingerdarm vorlag, zumal die Kalkherde im Fettgewebe auf eine durchgemachte Fettgewebsnekrose hindeuten konnten.

blind oder kehren unter einem unterminierten Strang zur Haupthöhle zurück. Ein ähnlicher Strang durchquerte auch ganz frei die Höhle. Der Hauptteil der Höhle war über-
faustgroß. Es gingen größere, seitliche Divertikel in das Mesenterium des Duodenums,
sowie in den unteren Abschnitt der Nierenkapsel und in das Mesocolon descendens, in denen
durchaus dieselben Inhaltsmassen gelegen waren. Die umliegenden Organe erschienen ohne
Veränderungen und es waren weder Kommunikationen der Höhle zum Magen noch zum
Darm vorhanden. Der Ductus choledochus wurde durchgängig befunden. Das Pankreas
war stark atrophisch und weit nach hinten gedrängt, ohne daß eine Kommunikation zur
Höhle nachzuweisen gewesen wäre. Der sondierbare Abschnitt des Ductus Wirsungianus
verlief weit nach hinten von der Höhle." Hier handelte es sich offenbar um eine ebenfalls
länger zurückliegende, akute Nekrose mit Übergang in Heilung, wobei freilich abgestoßene
Massen in der Höhle des Netzbeutels liegen geblieben waren.

Diese Abstoßung vom Pankreasgewebe ist den Chirurgen insoferne nichts
Ungewöhnliches, als sie aus den Drainrohren, welche bei der Operation der akuten
Pankreasnekrose durch das Ligamentum gastrocolicum geleitet wurden, nicht
selten eine Abscheidung von kleinen Drüsensequestern erleben. Daß durch
oder trotz Abstoßung beträchtlicher Pankreasteile Heilung eintreten kann,
dafür hat MOISESCU eine Beobachtung erbracht, wie auch Beobachtungen von
HYRTL, HANNS CHIARI und SCHLOSSBERGER, vielleicht auch ein in der obigen
Anmerkung (S. 471 unter den Zeilen) mitgeteilter Befund in diesem Sinn
sprechen. Endlich verfüge ich durch die Güte von Herrn Dr. C. O. SCHMIDT
(Rothenburg-Hannover) über die Beobachtung einer Sequesterbildung und
zystoiden Umwandlung des Pankreas bei einer jungen Frau, welche im Anschluß an das Wochenbett mit einer akuten Pankreaserkrankung darniederlag
und längere Zeit darnach wegen eines Tumors im Oberbauch operiert werden
mußte. Der Tumor entpuppte sich als jene Pseudozyste mit dem sequestrierten
Pankreasanteil als Inhalt. Der chirurgische Eingriff brachte Heilung.

In der Zusammenstellung RUPPANNERs finden sich als sonstige Erschwerungen
und Folgen der Pankreasnekrose genannt, Eitersenkungen aus der abszeß-
artig umgewandelten Nekrosestelle in den retroperitonealen Raum, hauptsächlich in die linke Lendengegend, unter Hinweis auf SCHÜLEIN, SCHWEIZER und
BANDLI. Im Fall SCHÜLEINs handelt es sich um einen doppelseitigen Senkungs-
abszeß in die Lenden. DE SNOO und PEIČIČ berichteten über Senkungs-
abszesse vom Pankreas nach der Leistengegend. SEIDEL hat einen Pankreasabszeß beschrieben, der in die linke Pleurahöhle durchgebrochen war. Mit dem
gleichen Vorkommnis beschäftigt sich die Leipziger Dissertation von KRONE.
Nach KÖRTE ist auch die Entwicklung eines subphrenischen Abszesses nach
Pankreasnekrose möglich, wie dies z. B. im Fall von BRENTANO-BENDA[1] zutraf. (Vgl. auch ADLER!) Weiterhin seien die eitrigen Verhaltungen des Zer-
fallsmaterials noch einmal erwähnt, welche schließlich aus dem Netzbeutel in
den Darm, in den Gallengang, in die Bauchhöhle durchbrechen können (KÖRTE,
SOHN und DE JONG[1]).

Hier ist der Platz auch der „galligen Peritonitis" zu gedenken, welche
im Verlauf der akuten Pankreasnekrose öfter angetroffen worden ist. Diese
gallige Peritonitis ohne Verletzung des Gallensystems wurde von CLAIRMONT
und HABERER näher gewürdigt. BLAD hat diese im Verlauf der akuten Pankreasnekrose nicht allzu seltene Begleiterscheinung klären können. Während Gallenfarbstoff die lebendige gesunde Gallenblasenwand nicht passieren kann, durchsetzt er deren lebenskräftiges Gewebe schnell, wenn das kolloidale Verhalten der
Galle gestört wird. Dies ist möglich, wenn der Galle Pankreasfermente beigemengt sind. Im Tierversuch konnte man diese Einbringung von Pankreassaft in die Gallenwege vornehmen, worauf eine Nekrose der Gallenwegswand
und nachfolgende gallige Peritonitis erfolgte. In einem späteren Abschnitt wird
auf die Rolle der Vermischung von Bauchspeichel mit Galle noch näher ein-

---

[1] Erwähnt nach RUPPANNER.

gegangen und darauf hingewiesen, daß bei retrograder Stauung oder Einpressung solchen Gemisches in die Leber auch beträchtliche Lebernekrosen entstehen können, welche kanalikulär zu erklären sind (WESTPHAL und KUCKUCK).

Wichtig sind ferner die am Kreislaufsystem auftretenden Begleit-erscheinungen und Folgen der akuten Pankreasnekrose. Abgesehen von der allgemeinen Einwirkung auf das Gefäßsystem, welche in Zyanose des Gesichtes (GULEKE) oder in fleckiger Blutverteilung neben Blässe (BERKELEY, MOYNIHAN) bestehen sollen, kommen an Bauch und Gliedmaßen verbreitete blaurote Flecken vor (HALSTED, TURNER, DE JONG), die PETER WALZEL als „flecken- und gitterförmige Zyanose" bezeichnet. Vor allem sei hier aber der örtlichen Störungen des Blutumlaufes gedacht, welche in schweren Folgen erkennbar wurden, sei es in Blutungen aus Gefäßen im Pankreasbereich, welche durch die Nekrose eröffnet wurden (KÖRTE, DE JONG und RUPPANNER), oder sei es, daß im Gefolge lokaler Thrombose eine ins Pfortadersystem fort-schreitende Gefäßverlegung eintrat.

Auch das BRUINE-GROENWELDTsche Zeichen nennt RUPPANNER in diesem Zusammen-hang, d. h. die als „Hämatomphalos" bezeichnete blaurote Fleckung der Nabelgegend, fügt aber hinzu, daß dies Zeichen auch bei anderen Eingeweideerkrankungen vorkomme (HOFSTÄTTER).

Aus TRUHARTs Zusammenstellung sind hier zwei Fälle erwähnenswert, einer von DIECKHOFF, der bei akuter Pankreasnekrose eine sehr beträchtliche Peri-tonealhöhlenblutung aufwies, einer von GADE mit dem gleichen Befund; in diesem Fall war eine Art. pancreatica eröffnet. DE JONG erwähnt eine tödliche Arrosions-blutung aus der Vena lienalis. Und TRUHART hat bei Aufstellung einer Liste von 278 Fällen 28mal die Vena lienalis als Blutungsquelle verzeichnet gefunden. Es ist vielleicht bedeutsam, bei DE JONG zu lesen, daß solche Blutungen niemals hochakute Fälle beträfen, sondern solche, die sich dem subakuten Stadium näherten. Thrombosen in den feinen Gefäßen des Pankreas sind im Gebiet und Randgürtel von akuten Nekrosen sehr häufig, ja man kann ruhig sagen, daß man sie bei sorgfältigem Suchen und guten, genügend ausgedehnten Präparaten regel-mäßig erkennen wird. Mitunter geht diese Thrombose weiter, etwa auf die Milzvene (ELLIOT WHITE, PUTNAM WHITNEY, FLEINER, E. FRAENKEL[1]), Thrombose der Mesenterialvenen kann sich anschließen, wie im Fall von PUTNAM WHITNEY[1]. F. X. MÜLLER[1] sah pankreatische Venen, die Milzvene und die Pfortader throm-bosiert, ebenso SIMMONDS, dessen einschlägiger Fall allerdings dadurch absonder-lich ist, als es sich um eine primäre Milzvenenverletzung durch Schußwirkung mit nachfolgender Pankreasnekrose handelte. Ich selbst habe einen Fall von vollständiger Milzarterien- und Milzvenenthrombose im Anschluß an akute Pankreasnekrose nach Penetration eines peptischen Ulcus duodeni ins Pankreas beschrieben. Von DEHIO-THOMA[1] stammt die Nachricht einer frischen Pfort-aderthrombose nach Pankreasnekrose, ein Zusammentreffen, auf das WURM neuerdings an Hand von drei weiteren Beobachtungen hinweist, wobei aller-dings gegenüber chronischer Pankreatitis und akuter Pankreasnekrose kein Unterschied gemacht ist; dies hat aber nicht viel zu bedeuten, da ja der Anlaß zur Thrombose in allen Fällen durch die entzündliche Wirkung im Randgebiet der Pankreaserkrankung gegeben erscheint. Auch ZAHN hat Pfortaderthrombosen bei akuter Pankreasnekrose beobachtet.

Milzarterienthrombose in Fällen von Pankreasnekrose wurde von CHANTEMESSE und GRIFFON[1], sowie von FITZ[1], ferner von mir selbst beobachtet. Daß bei Umgreifung der Gefäße durch die Nekrose nicht unbedingt eine Throm-bose einsetzen muß, ergibt sich auch aus einer von BRENTANO-BENDA[1] mit-geteilten Beobachtung, welche eine akute Pankreasnekrose betraf, die bei der

---

[1] Erwähnt nach TRUHART.

Leichenöffnung die Gewebe um die obere Gekrösearterie und die Vena meseraica magna völlig erweicht hatte, ohne daß es zur Schorfbildung in diesen Gefäßen gekommen wäre. In einem von BEYER mitgeteilten Fall von Pankreasnekrose war es zu vollständiger Milznekrose und zu einem Verschluß der Leberarterie gekommen.

Die Möglichkeit der Leberdegeneration infolge Pankreasnekrose hat RUDOLF bearbeitet. Auch von BERNER, OESTREICH, ADAMSKI und zuletzt von WESTPHAL liegen Arbeiten über Nekrose in der Leber bei Unregelmäßigkeit am Pankreas oder doch im Abfluß des Pankreassaftes vor.

ADAMSKI fand im Fall einer Pankreasnekrose die feinen Pfortaderkapillaren der Leber zum großen Teil thrombosiert und das Lebergewebe von miliaren Nekrosen durchsetzt. Die Thrombose war hier zugleich Sitz verschleppter Bakterien, was vielleicht mit einer zugleich bestehenden eitrigen Cholezystitis und Cholelithiasis zusammenhing.

Über die Folgezustände nach akuter, operativ geheilter Pankreasnekrose verbreitet sich eine Arbeit von WALTER SEBENING; er tut das unter Außerachtlassung der groben und bedrohlichen Erschwerungen, welche in den vorausgehenden Zeilen geschildert worden sind. Vor allem berücksichtigt SEBENING die funktionellen Seiten der Bauchspeicheldrüsen bei den erfolgreich Operierten. An 21 Menschen, bei denen Operation wegen Pankreasnekrose zur „Heilung" geführt, hat doch im ersten halben Jahr nach dem Eingriff sich noch eine innersekretorische Pankreasstörung nachweisen lassen.

Im Gegensatz zum pankreasgesunden Menschen, bei dem nach Verabreichung von 50 g Traubenzucker per os der Blutzucker innerhalb der ersten Stunde bis zum höchsten Wert ansteigt und schnell, spätestens innerhalb von 2 Stunden zum Ausgangspunkt zurückkehrt, verläuft die Blutzuckerkurve nach akuter Pankreasnekrose in einem Bogen, dessen Gipfel weit über jenen beim Gesunden ansteigt, dann erst langsam wieder abfällt. Die Kurve ähnelt jener eines Diabetikers, erreicht aber nicht deren Höhe und fällt rascher ab. Bei späteren Untersuchungen, also nach $^3/_4$ Jahren und 1 Jahr näherte sich die Kurve dem gewöhnlichen Bild mehr und mehr. In keinem Fall bleibt eine Dauerschädigung des Inselapparates zurück, niemals trat im späteren Verlauf Glykosurie auf.

TAMMANN hat bei 38 Fällen von Pankreasnekrose, die operativ behandelt wurden, in 18 Fällen Heilung des akuten Leidens festgestellt. Von den 18 geheilten Patienten wurden 12 auf ihre Pankreasfunktion mit Hilfe einer Zuckerbelastung geprüft. Bei denjenigen Kranken, die zur Zeit der Operation älter als 40 Jahre waren, fanden sich Störungen im Kohlenhydratabbau, und zwar fand sich ein erhöhter Blutzuckerspiegel im Nüchternzustande und eine verlängerte hyperglykämische Reaktion nach peroraler Zuckerzufuhr. Zu einer Glykosurie kam es nur in einem Falle, bei einer Patientin, die vor 15 Jahren operiert worden war. Sämtliche geheilten Pankreaspatienten fühlten sich subjektiv beschwerdefrei oder so gut wie beschwerdefrei.

Es soll auch nicht vergessen werden, daß in einzelnen Fällen von KÖRTE, HOLTEN, RODRIGUEZ, TSCHERNING, PEISER, ORTHNER, BRENTANO, VOGEL, ROLLMANN, DUNN, VATSCHER und WOODWARK mehr oder weniger lang nach dem Überstehen der akuten Pankreasnekrose ein Diabetes mellitus aufgetreten ist. Hierüber sagt SEBENING: „Allen diesen in der Literatur niedergelegten Beobachtungen ist gemeinsam, daß es sich immer um Patienten handelt, bei denen ganz erhebliche Teile der Drüsensubstanz zugrunde gegangen sind. Bei dem im unmittelbaren Anschluß an die überstandene akute Pankreasnekrose auftretenden Diabetes ist offenbar das gesamte Pankreasgewebe in seiner inkretorischen Funktion so sehr geschädigt worden, daß der Kohlenhydrathaushalt nicht aufrecht erhalten werden konnte. Bei den Spätfällen hat sich zunächst der erhalten gebliebene Rest so weit erholt, daß gröbere Störungen nicht auftraten. Erst nach Jahren ist der Inselapparat insuffizient geworden. Ob hier neue Schädigungen, die den Körper trafen, die Ursache für das Versagen waren, oder ob sich unbemerkt als Spätfolge der überstandenen akuten Pankreasnekrose zunehmende degenerative Veränderungen der LANGERHANSSchen Inseln abgespielt haben, ist zur Zeit wohl nicht mit Sicherheit zu entscheiden. Experimentelle Erfahrungen sprechen für letztere Annahme."

Störungen der äußeren Sekretion, die klinisch wahrnehmbare Ausfallserscheinungen machten, sind nach SEBENING nur selten im Spiel; freilich könne sich, namentlich wenn ein Gallensteinleiden weiterhin bestehe, eine chronische Pankreatitis entwickeln. Im Gegensatz zu GULEKE sagt SEBENING, Rezidive seien selten. Auch sog. „Zysten" (gemeint sind abgekapselte Erweichungszonen nach Zerfall von Drüsengewebe) kommen nur ausnahmsweise bei dem einmal Operierten vor, äußere Pankreasfisteln pflegen sich meist spontan zu schließen. Immerhin behielten die ehemals an Pankreasnekrose chirurgisch Behandelten sehr häufig Narbenhernien der Bauchwand (vgl. dazu auch das Referat von SCHMIEDEN bei der 51. Tagung der Dtsch. Gesellschaft f. Chir. am 21. April 1927, bzw. die Arbeit von SCHMIEDEN und SEBENING!). In einem Fall TAMMANNs folgte der überstandenen Pankreasnekrose fünf Jahre später ein Pankreaskrebs, wie durch Leichenöffnung festgestellt worden ist.

Über die histologischen Einzelheiten der Heilung von Nekrose- vorgängen am Gewebe des Pankreas und am Fettgewebe des Pankreasbettes ist bereits früher im Hauptstück über rückgängige Veränderungen und über Ab- lagerungen in der Bauchspeicheldrüse gehandelt worden. Die zystischen Ab- kapselungen nach fermentativen und entzündlichen Zerfallserscheinungen werden in einem späteren Abschnitt noch einmal Erwähnung finden.

In etwas mehr als der Hälfte aller Fälle von akuter Pankreasnekrose, welche der chirurgischen Behandlung zugeführt werden, tritt nach SCHMIEDEN und SEBENING als unabwendbare Folge der Tod ein. Wie GULEKE sich in seinen letzten zusammenfassenden Darstellungen der Chirurgie des Pankreas ausge- drückt hat, darf heute gesagt werden, „daß die Blutung, der Shock, nervös- reflektorische oder bakterielle Einflüsse als Todesursache bei den akut verlaufen- den Fällen nicht oder nur nebensächlich in Betracht kommen, und daß der Tod im wesentlichen auf eine vom zerfallenden Pankreas ausgehende Vergiftung zurückzuführen ist, wie v. BERGMANN und er selbst seinerzeit gezeigt und DOBER- AUER, LATTES u. a. bestätigt haben. Das Gift ist im normalen Pankreassekret, in aktivierten, aber auch in inaktiven Trypsinlösungen und im zerfallenden Pankreas enthalten. Ob es die proteolytische oder eine davon zu trennende toxische Komponente des Trypsins ist, muß erst noch definitiv klargestellt werden.

Jedenfalls gelang es GULEKE auf v. BERGMANNs Anregung hin, mittels vor- behandelnder Trypsineinspritzungen die Versuchstiere so weit giftfest zu machen, daß sonst sicher tödliche, durch ausgedehnten Zerfall des Pankreas entstehende Vergiftungen überstanden wurden. Die Versuche, auch eine passive Giftfestig- keit zu erzielen, die allein für die Praxis in Frage käme, scheiterten leider, und auch JOSEPH und PRINGSHEIM hatten keine Erfolge. Neuerdings ist die Frage dadurch wieder in Fluß gekommen, daß ein japanischer Autor, OHNO, durch Verwendung des Serums hochimmunisierter Spendertiere auch eine aus- reichende passive Giftfestigkeit gegen die akute Pankreasnekrose erzielt haben will. Leider sind die Angaben über seine Versuchsanordnung, ganz abgesehen von seiner Art zu zitieren, so ungenau, daß eine Nachprüfung seiner Arbeit erst abgewartet werden muß.

Näheres über die Natur der Vergiftung durch Zerfallsstoffe des Pankreas ist im vorausgegangenen Kapitel „Verletzungen des Pankreas", und zwar im An- hang über den sog. Pankreastod ausgeführt.

3. Entstehungsweise und Ursachenkreis der akuten Pankreasnekrose.

Über die Entstehung der akuten Pankreasnekrose und -Fettgewebs- nekrose soll zunächst im formalen Sinn gehandelt werden.

Es ist naheliegend, daß man, da die ausgedehnten Blutaustritte im Pankreas- bett und seiner Nachbarschaft von vornherein in die Augen fielen, selbst wenn man zugestehen mußte, daß die ergossene Blutmenge nicht so hochgradig sein konnte, die Tatsache der Blutung, der Zirkulationsstörung zunächst in den Mittelpunkt der ganzen Angelegenheit stellte. Man dachte die Blutung sei das erste Unheil, der richtungsgebende Schaden im Verlauf des akut nekrosierenden Pankreasleidens. Ja, man übersah die Nekrose gelegentlich auch völlig. Der Bluterguß war so überwältigend, daß man in Analogie mit dem mächtigen Eindruck tödlicher Hirnblutungen von „Apoplexie des Pankreas" sprach und alle Erscheinungen und Folgen des Leidens dieser Blutung zuschob. So hat man das Ersterben kleinerer oder größerer Teile der Bauchspeicheldrüse auf Blutungen in ihrem Bereich bezogen.

Dafür ist ein früher viel zitierter Fall, den Haller und Klob beobachtet haben, herangezogen worden. Bei Fitz findet sich gleichermaßen eine Beobachtung von Homan und Ganett angegeben, eine hämorrhagisch durchsetzte Nekrose des Pankreas mit Gangrän des Zwerchfells, umschriebener Peritonitis, Pleuritis und Perikarditis, sowie mit Verstopfung der Vena saphena. Auch Dieckhoff hat in diesem Sinn zwei tödliche Fälle von „isolierter, schwerer Blutung" im Pankreas gedeutet. Er konnte die Verursachung der Blutung nicht ersehen, fand aber als vermeintliche Folge eine mehr oder minder große Zerstörung der Drüse. Theoretisch allerdings — und mehr als historisch aufklärenden Bericht über die Rolle der Blutung — erwähnt Dieckhoff neben Trauma, Karzinom, Zystenbildung, Embolie und Gefäßwanderkrankungen auch Gewebs- und Fettgewebsnekrosen als Ursachen der Hämorrhagie. Bei Oser finden sich noch erwähnt Beobachtungen von Prince und Ganett, Whitney und Harvis, sowie von Rosenbach. Auch Hlava bezog den Beginn der akuten nekrosierenden Erkrankung im Pankreas auf Störungen der Blutzirkulation, allerdings auf solche im Fettgewebe der Gerüstsubstanz. Im gleichen Sinn dachte Beneke an eine lokale Anämie des Pankreas, bedingt durch Arterienkrämpfe. Und neuerdings vertreten Ricker und seine Schüler die Anschauung, daß durch primäre, vasoneurotisch bedingte Kreislaufstörungen die Blutungen und die Pankreasgewebsnekrose, ferner infolge dadurch freigewordenen Steapsins die Fettgewebsnekrose zustandekomme. Darüber wird später noch Genaueres ausgeführt. Oser erwähnt die Möglichkeit arteriosklerotischer Veränderungen als Ursache von Pankreasgewebsnekrosen; allerdings ist das von ihm angeführte Beispiel nicht eindeutig. Denn es lag bei dem fraglichen Kranken ein Gallenkrebs vor, der auf das Duodenum übergegriffen hatte.

Weiterhin ist unter den Ursachen, welche man für die Entstehung der Pankreasnekrose anschuldigte, die Entzündung zu nennen. Man sprach in Fällen akuter Pankreasnekrose mit Blutung kurzweg von einer „hämorrhagischen Pankreatitis", und zum Teil mag das selbst heute noch Gepflogenheit bei manchen Beschreibern dieser Dinge sein. Oser hat unter den Ursachen der Pankreasnekrose die Entzündung an erster Stelle genannt. Es ist aber seine Anmerkung bedeutungsvoll, daß die Unterscheidung verschiedener ursächlicher Erkrankungen des Pankreas, die zur Nekrose führten, nur schematisch aufgefaßt werden könnte, da mannigfache Kombinationen zwischen Entzündung, Blutung und Fettgewebsnekrose bestünden und jede dieser Erscheinungen sich mit Drüsennekrose verbinden könnte. In der Tat lassen sich im Bereich eiternder Entzündungen des Pankreas Nekrosen der Drüse und Fettgewebsnekrosen feststellen, indes liegt diesen Fällen nicht das klinische Bild der akuten, perakuten Pankreaserkrankung zugrunde. Und wenn z. B. in der älteren Literatur auf Fälle verwiesen wird, in denen am Platz des erkrankten Pankreas Höhlenbildungen mit einem eiterartigen, fettigen oder krümeligen Zerfallsstoff gefunden wurden (Gendrin, Moore, v. Hansemann, Dieckhoff u. a.), Fälle, in denen die Diagnose auf Pankreatitis gestellt wurde, so fragt man sich, ob nicht eine Begleiterscheinung oder eine schnell eintretende Folge, nämlich die entzündliche Reaktion, irrtümlich als Hauptvorgang herangezogen und die Drüsennekrose als eigentliche und im Mittelpunkt stehende Erscheinung verkannt worden sei.

Auch Fitz wollte in dem bunten Bild der Pankreasnekrose nur die Fortpflanzung eines zuvor in der Bauchspeicheldrüse stattgehabten blutigen oder brandigen Entzündungsvorganges ersehen, wobei Fitz allerdings eine „inflammation of the fat tissue extended from the pancreas or its vicinity" gemeint hatte. Fitz konnte keinen Fall von entzündlicher Fettgewebsnekrose ohne Pankreasveränderungen finden, konnte anderseits immerhin nur selten bei eitriger Pankreatitis eine Fettgewebsnekrose verzeichnen, und doch viel gewöhnlicher als bei der „hämorrhagischen Pankreatitis", während er sie bei der „gangränösen Pankreatitis" geradezu häufig auftreten sah. Da er außerdem glaubte, mit bakteriologischen Methoden den Erregern solcher Veränderungen im Fettgewebe des Pankreas nahegekommen zu sein, so erschien ihm die Aufstellung einer mikrobiellen und entzündlichen Theorie über das Wesen der akut nekrosierenden Pankreaserkrankung berechtigt, in deren Vordergrund, wie gesagt, die Fettgewebsnekrosen standen.

Durch die Arbeit von BALSER[1] rückten die Fettgewebsnekrosen für lange Zeit in den Mittelpunkt des Interesses bei der ganzen Frage. BALSER sagte, es gäbe bei vielen Menschen Wucherungsprozesse der Fettzellen in der Umgebung des Pankreas. Diese erreichten ausnahmsweise, besonders bei sehr fettreichen Leuten, eine solche Ausdehnung, daß größere Abschnitte des abdominalen Fettes abstürben und daß durch diesen Untergang, d. h. durch die große Ausdehnung dieser Gangrän oder durch die damit verbundene Blutung der Tod herbeigeführt würde.

Diesen Erklärungsversuch hat BALSER 10 Jahre nach seinem ersten, höchstverdienstvollen Hinweis auf das Vorkommen der Fettgewebsnekrose im Pankreasgebiet und seiner Nachbarschaft gelegentlich des 11. Kongresses für innere Medizin vertreten, und im gleichen Jahr (1892) hat SEITZ nach überschauender Zusammenfassung des Schrifttums als Ergebnis niedergelegt, es sei die Fettgewebsnekrose „eine der wichtigsten Ursachen für Blutung, Eiterung, Gangrän des Pankreas, Bauchfellentzündung und andere, mit jenem im Zusammenhang stehende, lebensgefährliche Vorgänge". Auch PONFICK hielt die Fettgewebsnekrose für die Ursache der blutigen Pankreasdurchsetzung; freilich suchte er selbst angelegentlich nach dem Anlaß solcher Nekrose und wurde dabei zu der Annahme einer Bakterienwirkung hingeführt. E. FRAENKEL hat ebenfalls nicht im Pankreas selbst, sondern in den parapankreatisch ablaufenden, mehr oder weniger betrachtlichen Nekrosen des Fettgewebsbettes den Grund für die schwere Pankreasbeeinträchtigung und für die pankreatischen Blutdurchsetzungen ersehen wollen, wobei er die Fettgewebsnekrose streng schied von der ZENKERschen blutigen Pankreasapoplexie. Die Fettgewebsnekrose setze im übrigen schleichend ein, sie sei kein Symptom, sondern ein „scharf charakterisiertes Krankheitsbild".

HANNS CHIARI, dem ein großes Verdienst um die Erkenntnis dieser Dinge zukommt, hat zunächst BALSERs Annahme korrigiert, indem er die Fettgewebsnekrosen nicht als Folgen übermäßiger Wucherung von Fettzellen gelten ließ, sondern sie als direkte Erscheinungen rückgängiger Natur, als lokale Entartungsfolgen auffaßte, welche nachfolgender Verkalkung anheimfielen und welche von reaktiver einkapselnder Entzündung umgeben seien. CHIARIs erste Annahme, daß hierfür Marasmus der davon Befallenen anzuschuldigen sei, wurde von ihm nicht aufrecht erhalten, als er 1895 in systematischer Untersuchung einer größeren Zahl menschlicher Pankreata fand, daß in der Bauchspeicheldrüse wie im Magen intravitale, intraagonale und postmortale Selbstverdauung vorkommen könne. Schon 1891 hatte CHIARI im Fall eines 25jährigen Mannes eine umschriebene Nekrose des Pankreasgewebes gesehen, welche eine reaktive Entzündung der Umgebung aufwies. Es hatte sich keine Störung der Blutzirkulation finden lassen, ebensowenig eine ältere interstitielle Entzündung, es lag kein Trauma vor. Nun setzte CHIARI für solch intravitale Form der Pankreasnekrose „das Vorhandensein irgendeiner Alteration der Pankreaszellen voraus, so daß sie der Wirkung ihres eigenen Sekretes unterliegen". Diese Beobachtung und ihre Deutung könnte volle Aufmerksamkeit beanspruchen. Sie gab einen Fingerzeig für die Erreichung tieferer Einsicht in das Wesen der akuten Pankreasnekrose überhaupt. Freilich war von dieser bedeutsamen Feststellung bis zur endgültigen Klärung noch ein weiter Weg, ein Weg, der dadurch mühselig und reich an Irrtümern war, daß bei seiner Begehung allzusehr gerade das Fettgewebsgeschehen in den Vordergrund gestellt worden ist, während man vielfach das eigentliche Drüsengewebe und seine besondere Leistung und Angreifbarkeit zunächst unberücksichtigt ließ.

So ist durch Versuche von LANGERHANS (Einspritzungen von Pankreassaft in das retroperitoneale Fettgewebe), JUNG (Einbringung von Trypsin oder von

---

[1] BALSER hat von „Fettnekrosen", HANNS CHIARI erstmalig von „Fettgewebsnekrosen" des Pankreas gesprochen.

Stückchen frischen Hundepankreas in die Kaninchenbauchhöhle), DETTMER (Unterbindung des Ausführungsganges und der Gefäße des Pankreas), HILDE-BRAND (Ligatur, partielle Ausschneidung und Transplantation des Pankreas), KÖRTE (Transplantation von Stücken, Einspritzung von infektiösem Eiter und von Bakterienaufschwemmungen), MILISCH (Unterbindung des Pankreas), WILLIAMS (Unterbindung des Pankreas, Einpflanzung von Pankreasstücken in das subkutane Fettgewebe), FLEXNER (Unterbindung der Pankreasgefäße, zugleich Verletzung des Pankreas), BLUME (Ligatur des Pankreas), OSER (Resektion und Implantation des Pankreas), KATZ und WINKLER (Massenligaturen des Pankreas) und OPIE (Ligatur, Resektion und Transplantation des Pankreas) mehr und mehr eine Gewißheit errungen worden, daß zwischen der Wirkung der Fermente, speziell des fettspaltenden Ferments des Pankreassaftes und den Veränderungen im Pankreasgebiet ein unmittelbarer oder mittelbarer Zusammen-hang bestünde [1].

Dies traf um so mehr zu, als es LANGERHANS gelungen war, sicher darzutun, daß es sich bei den eigenartigen Herden der Fettgewebsnekrose um Spaltungs-produkte des Neutralfettes und um Verseifung dieser Spaltprodukte, teilweise um Bildung von Kalkseifen handelte. Es sei auch hier angefügt, daß SEIFERT solche Seifenbildung in Form fettsaurer Natriumverbindungen ersehen zu haben angibt. Durch LANGERHANS' Untersuchung, der auch die perifokale Entzündung um die Fettgewebsnekrose als eine Folgeerscheinung, als einen Abgrenzungs-vorgang des Toten vom Lebendigen erklärte, und durch FLEXNERs Nachweis von Steapsin im Bereich nekrobiotisch veränderten Pankreasfettgewebes war natürlich die Theorie von HANNS CHIARI, die Fettgewebsnekrose sei nur der Vorgang einer einfachen, regressiven Metamorphose des Fettgewebes, hin-fällig geworden. Aber die eigentliche Klärung für die Veranlassung des Ge-schehens im Verlauf des höchst eindrucksvollen Bildes der menschlichen akuten Pankreas- und Pankreasfettgewebsnekrose war auch dadurch nicht erbracht.

Besonders müssen aus den experimentellen Untersuchungen dieser Zeit diejenigen von HILDEBRAND hervorgehoben werden, die oben schon genannt worden sind. Denn er hat, wie TRUHART sagt, „mit einer an Sicherheit grenzenden Wahrscheinlichkeit bei seinen im Jahre 1895 angestellten Experimentaluntersuchungen als erster den Nachweis erbracht, daß bei Tieren durch das Steapsin des Pankreassaftes die Erscheinungen der Fettnekrose, durch das Trypsin die Blutungen künstlich hervorgerufen werden können. Diese Ferment-theorie ist von ORTH, LAUPP, TRUHART und ED. KAUFMANN frühzeitig für die menschliche Pankreasnekrose und Fettnekrose in Anspruch genommen worden.

1902 hat dann HANNS CHIARI auf der Tagung der Deutschen pathologischen Gesellschaft klar die Meinung ausgesprochen, daß in Hinsicht auf seine Er-fahrungen an der Leiche, auf die vielfachen Angaben des Schrifttums über Vergesellschaftung von Fettgewebsnekrosen und Nekrose des Pankreasgewebes bei einschlägigen Experimenten „die intravitale Autodigestion des Pan-kreasgewebes und die Fettgewebsnekrose beim Menschen in der Art zusammengehörige Prozesse seien, daß der Pankreassaft unter ge-eigneten Umständen — sowie primär die Autodigestion des Pankreas-gewebes durch sein Trypsin — sekundär durch sein Fettferment auch die Nekrose des Fettgewebes im Pankreas und außerhalb des-selben bedingen könne, wenn ihm einmal durch die Autodigestion des Pankreasgewebes der Austritt aus den Drüsenläppchen er-möglicht wurde". — Als Beweis für diese Anschauung, der übrigens auch, was die sekundäre Rolle der Fettgewebsnekrosen infolge Austrittes und Wirkung des Pankreassaftes auf die Umgebung betrifft, E. KAUFMANN in der 2. Auflage seines Lehrbuches das Wort geredet hatte, verwies er u. a. auch auf die Er-fahrung bei erheblichen traumatischen Beschädigungen der Bauchspeichel-

---

[1] Zitiert nach OSER.

drüse, wie sie sich z. B. aus Fällen ergab, welche von M. B. SCHMIDT, SIMMONDS und SELBERG kurz vorher, zum Teil mit ganz ähnlich entwickelten Anschauungen über das formale Werden mitgeteilt worden waren. Freilich die Voraussetzung für solches Frei- und Wirksamwerden des Pankreassaftes blieben im allgemeinen noch undurchsichtig. CHIARI dachte, abgesehen vom Trauma, an Gefäßstörungen (Endarteriitis obliterans), an die Stauung des Bauchspeichels in den pankreatischen Gängen, an Bakterienwirkung vom Ductus Wirsungianus aus, an den Eintritt von Galle in den Bauchspeichelgang, den er selbst öfter nachgewiesen und der namentlich durch eine Erfahrung von OPIE und von HALSTED bald in den Mittelpunkt der ätiologischen Erforschung der akuten Pankreasnekrose treten sollte.

So war also der Streit der Anschauungen, ob von der Bauchspeicheldrüse selbst aus das blitzartige Bild der akuten nekrosierenden Pankreaserkrankung zu verstehen sei, d. h. ob hier eine Erstschädigung vorliege, oder ob das Pankreas nur von seiner Umgebung, etwa vom Bauchwand- und Bauchfellfettgewebe her fortgeleitet krank würde, zugunsten der ersten Anschauung weiter entwickelt worden; das entsprach etwa der Meinung von FITZ, FLEXNER, KÖRTE, DIECKHOFF, TRUHART, geschah aber nicht im Sinne einer primären *Pankreatitis*, wie manch einer früher sich das vorgestellt hatte.

Heute sieht man auf Grund der klinischen Erfahrungen, der experimentellen Befunde und ausgiebiger histologischer Untersuchungen an menschlichen frühsezierten Leichen im allgemeinen die Pankreasgewebsnekrose als das primäre Geschehnis an, von dem Blutung und Fettgewebsnekrosen abhängig sind (GULEKE u. a.). Bis zu einem gewissen Grad kommen auch die französischen Forscher dieser Auffassung nahe, wenn sie auch die akute Nekrose der Bauchspeicheldrüse mit der Bezeichnung „*Pancréatite aiguë aseptique*" bezeichnen. Freilich erwecken die für dieselbe akute nekrosierende Pankreaserkrankung gebrauchten Bezeichnungen wie „Pankreasapoplexie", „Pancreatitis haemorrhagica", „Pancreatitis gangraenosa", „Pancreatitis acuta" — Namen, die sich namentlich in Arbeiten klinischer Natur finden — den Eindruck, als sei auf diesem Gebiet noch keine genügende Übereinstimmung des pathologischen Wesens der Erscheinung gegeben. Lassen wir die Annahme zu, es sei noch nicht alles bis in die letzten Punkte geklärt, ja, es ließen sich zahlreiche Fälle wegen der Schwierigkeit der morphologischen Untersuchung infolge verzögerter Konservierung des bei der allzu spät erfolgten Sektion gewonnenen Untersuchungsgutes nicht übersehen, oder es erfolgte die histologische Untersuchung nicht am richtigen Ort des Pankreas, so sei doch auch der Satz von OPIE voll gewürdigt, den auch HEIBERG zitiert hat: „Nicht selten hat man den Befund als suppurative Pankreatitis beschrieben, obwohl das Pankreas nicht untersucht worden war." Diese unvollkommene Untersuchung dürfte der springende Punkt für die Verschiedenheit der Auffassungen sein.

Hie und da tauchte die Nachricht auf, es seien Fettgewebsnekrosen ohne Pankreasnekrose angetroffen worden (SCHLEGEL, SCHWEIZER, LECÈNE und MOULONGUET, LANZ und HEYDE, REUTER, KÜTTNER), ganz abgesehen von umschriebenen, kleinen Überbleibseln längst zurückliegender Nekrosen des Fettgewebes im Pankreasbereich von Leuten, die nicht an akuter Pankreasnekrose, sondern etwa an Altersveränderungen mit Arteriosklerose oder an einem ganz anderen lokalisierten Blastom verstorben waren. Nun, nicht alle jene Fälle betrafen Leute mit Pankreaserkrankungen! Man vergesse nicht, daß örtliche Nekrosen in jedem Fettgewebe, unabhängig von der Bauchspeicheldrüse möglich sind und ebenfalls zur Spaltung des Fettes und zur Kalkseifenbildung führen können. An gedrehten Appendices epiploicae ist das gar nicht so selten zu sehen. Man muß eben durchaus nicht bei jeder Fettgewebsnekrose im Panniculus adiposus oder im Gekröse, oder im Retroperitoneum, oder im Nierenlager nur an die pankreogene Möglichkeit denken! Hier mögen Trauma, Zirkulationsstörung, Infektion sehr wohl ebenso in Frage stehen. Und wenn im früheren Schrifttum ausgestreute und ausgedehnte abdominelle Fettgewebsnekrosen erwähnt wurden, wie sie ganz allgemein heute einen Wegweiser zum Pankreas

als auslösendem Krankheitsort bilden, wenn aber früher manchmal eine solche Pankreaserkrankung als nicht vorhanden erklärt wurde, so macht Guleke den meiner Ansicht nach
berechtigten Einwand, sie seien wohl ungenügend mikroskopisch untersucht worden und
könnten die moderne Anschauung vom Wesen der akuten Pankreasnekrose und ihres ganzen
Erscheinungskreises nicht erschüttern.

Übrigens, wenn die später zu nennende Möglichkeit, welche Westphal betont, zu Recht
besteht, wenn in dem Diverticulum Vateri oder im Duodenum selbst eine Vermischung
von Galle und Pankreassaft erfolgen kann und dann rückläufig infolge Traumas, Druck
gegen den Leib, unsanfte Behandlung bei Bauchoperationen dieses aktive Gemisch in die
Gallenwege zurück gedrückt wird und dort Schaden anrichtet, kann das fermentativ so
wirkungsvolle Gemisch auch von hier aus auf dem Lymphweg nach dem Retroperitoneum
gelangen und sich durch Fettspaltung usw. auszeichnen. Man wird dies wohl überlegen
müssen, wobei die Bekundungen, wie sie Berner und Oestreich über Nekrosen in der
Leber mitteilten, nicht weniger wichtig sind als jene von Westphal. So könnte sich also
Blutung und Nekrose doch ohne primäre Pankreaserkrankung gelegentlich deuten lassen.

Es ist ferner nichts Absonderliches, wenn sich um isolierte Fettgewebsnekrosen gelegentlich sehr umfangreiche entzündliche Tumorbildung anschließt. Auch das
habe ich z. B. im Gefolge eines durch unvollkommene Stieldrehung erstorbenen Appendix
epiploicus erlebt.

Man wird also heute versuchen müssen, das Zustandekommen der Fettgewebsnekrosen und der Blutungen im Bild einer akuten Pankreasnekrose unter Voraussetzung der primären pankreatischen Drüsenschädigung zu erklären. Über den
Weg, auf dem das lipatische Ferment aus dem geschädigten Pankreas weit
hinweg bis in die entfernten Wandgebiete des Abdomens, in den Bereich von
Nieren und Nebennieren (Kaiserling), ja über das Abdomen hinaus zum Fettgewebe im Thoraxbereich, noch mehr, bis ins Knochenmark (Ponfick, Mathias)
gelangen könnte, gibt es mehrere Anschauungen.

Abgesehen von Berührungswirkungen des geschädigten Pankreas
mit der Nachbarschaft nach Zerstörung intakter peritonealer Hüllen, wie es
beispielsweise nach unvorhergesehenen Traumen oder auch wohl überlegten Operationen vorkommen kann, dachte man, es wäre vielleicht das die akute Pankreasnekrose meist begleitende hämorrhagische Exsudat in der Bauchhöhle der
schuldige Fermentüberträger. Nach Beschädigung des Peritoneums sollte,
wie Ruppanner schreibt, „dasselbe mit den Fettzellen in Berührung kommen
und hernach die Fettspaltung hervorrufen. Nun aber hat sich herausgestellt,
daß das Peritoneum über den Fettnekroseherdchen intakt bleibt und daß anderseits das beschuldigte Exsudat nur selten Pankreasfermente zu enthalten pflegt.
Überdies hätte diese Annahme die Entstehung weitab von der Bauchhöhle
gelegener Fettnekroseherdchen nicht zu erklären vermocht".

Dagegen dürfte dem Blut- und Lymphweg, namentlich dem letzteren, eine
größere Bedeutung für die Ausdehnung der Fettgewebsnekrosen zukommen.
Guleke hält es auf Grund der Untersuchungen von Payr und Martina, Böhm
und Eppinger sowie eigener Versuche und klinischer Beobachtungen für sicher,
daß dabei sowohl ein Transport auf dem Blut- und Lymphwege statt-
findet, als auch der direkte Kontakt mit dem in die Bauchhöhle ausgeflossenen
Pankreassekret wirksam sei, wodurch nicht selten deutliche Abklatschbilder der
Fettgewebsnekrosen an den einanderzugekehrten Bauchfellflächen entstünden
Der Einwand, daß die Fettgewebsnekrosen der Bauchhöhle von unversehrtem
Peritoneum bedeckt seien, ist deshalb hinfällig, weil zwar das nichtfetthaltige
Peritoneum selbst vom Steapsin auch nicht angegriffen werden kann, während
die direkt darunter liegenden Fettzellen sehr wohl dem fermenthaltigen Sekret
ausgesetzt sind, das durch die Stomata des Peritoneums zu ihnen vordringe.
Untersuchungen, welche Rostock an Gulekes Klinik vornahm, erbrachten direkt
den Nachweis, daß sich die Fettgewebsnekrose dem Verlauf der Lymphgefäße
entsprechend weiter entwickeln kann; Rostock bediente sich dabei der Magnus-
schen Methodik der Lymphgefäßdarstellung.

Über die Entstehung der Blutung im Pankreasbett bei akuter Bauchspeicheldrüsennekrose nimmt man im allgemeinen an, daß durch die fermentative Beeinflussung der Gefäßwand, also durch Andauung der Blutbahnen infolge der Trypsinwirkung die Hämorrhagie zustandekomme. Anderer Anschauung ist RICKER und seine Schule (KNAPE). Darauf muß etwas breiter eingegangen werden:

Nach RICKER und KNAPE ist die Pankreasblutung, wie die Pankreasnekrose eine reflektorische, auf dem Weg der Gefäßnerven vermittelte Störung. Sobald der Pankreassaft aus irgendeinem Grund (z. B. Stauung) zwischen die Zellen der Läppchen austrete, führe das zu einer Einwirkung auf die Gefäßnerven. So entstehe eine kapilläre Stasis. Es müsse dann das zugehörige Drüsengewebe der Nekrose verfallen. Eine primäre Nekrose, vor allem eine Selbstverdauung des Pankreas gebe es nicht. Für die Pankreasnekrose und für die Fettgewebsnekrose sei also die Stasis des Blutstroms in den feinen Gefäßen Voraussetzung, während eine fermentative Pankreasnekrose nicht als erwiesen gelten könne; dagegen halten RICKER und seine Schüler die fermentative Entstehung der Fettgewebsnekrosen für feststehend. So erklärt die RICKERsche Schule auch die Blutungen im Pankreasbereich für unabhängig von der Trypsinwirkung. Es könne sich um primäre Diapedeseblutungen handeln, welche ausschließlich vom Nervensystem der Blutbahn abhängig seien und etwa nach traumatischen Reiz mittelbare oder unmittelbar, oder reflektorisch (z. B. durch Gallensteinklemmung) zustandekämen. Auch durch Giftwirkung, z. B. im Gefolge von schweren Blutverlusten bei der Geburt, könne der Blutdruck im peripheren Gefäßgebiet, etwa im Pankreas örtlich umschrieben, aufgehoben werden. Bei Fettleibigen sei an und für sich eine langsamere Durchströmung der Drüsenkapillaren des Fettgewandes vorhanden. Da aber die Fettleibigkeit und der ihr eigene Strömungscharakter etwas Dauerhaftes sei, müsse noch ein Reiz hinzukommen, „der Stase und Blutung auslöse. In einer großen Zahl der Fälle, so schreibt KNAPE, „dürfte es nicht möglich sein, diesen auslösenden Reiz, der bei dem schon herabgesetzten Erregungszustand des Nervensystems gering sein kann, zu ermitteln. Doch sei in diesem Zusammenhang nachdrücklich darauf hingewiesen, daß in vielen Mitteilungen über Pankreashämorrhagie und Fettgewebsnekrose der Anfang der Erkrankung in die Zeit der Verdauung, insbesondere einer übermäßig großen Mahlzeit gefallen war. Es ist wahrscheinlich, daß die starken Reize, wie sie vom Magen und vom Darm nach der Nahrungsaufnahme dem Pankreas übermittelt werden, bei der Entstehung eine Rolle spielen"[1].

Ähnliche Erwägungen, wie sie KNAPE für die pankreatische und peripankreatische Stase und Hämorrhagie anstellte, gelten nach seiner Meinung für die anderen, an beliebigen Stellen des Körpers auftretenden und zuweilen ebenfalls zur Fettgewebsnekrose führenden Blutungen. Daß auch primäre Venenthrombose die Erscheinungen der Pankreasnekrose machen könne, was z. B. von HUBER und BEITZKE zugestanden worden ist, das hält KNAPE für nicht erwiesen und nicht erweisbar. —

Schließlich sei hier noch ein Erklärungsversuch von R. SCHWEIZER erwähnt, der Fermentwirkung und Intoxikation ausgehend vom Pankreas in Fällen akuter Nekrose der Bauchspeicheldrüse und Fettgewebsnekrose leugnet. Er will das Wesen dieser merkwürdigen Erkrankung in einer vom Pankreassekret unabhängigen allgemeinen Vergiftung ersehen. Vasodilatation im Splanchnikusgebiet, Giftausscheidung durch Darm und Pankreas im Verein mit der anatomischen und physiologischen Besonderheit der Drüse führten zu den eigenartigen Läsionen, die ihrerseits wieder einen günstigen Boden für die Sekundärinfektion mit all ihren Folgen bildeten. Gegenüber diesem Erklärungsversuch SCHWEIZERS sagte GULEKE bereits, sie sei nicht ausreichend gestützt und stehe im krassen Widerspruch zu allen Ergebnissen seiner experimentellen Forschung.

ROBERT H. KUMMER hat auf einer Schweizer Chirurgentagung 1927 über die Entstehung der akuten blutigen Pankreasnekrose gesprochen und an Hand von Erfahrungen, die GILBERT und CHABROL, LÉPINE, WALZEL, KNAPE, SILVESTRI, v. LIENHARDT, SCHWEIZER, CHRIST, LECÉNE und FARR gemacht, die Meinung ausgesprochen, daß die vaskuläre Theorie der Entstehung von Pankreasnekrose mit ihrem Drum und Dran neben der „kanalikulären", d. h. neben der fermentativen wohl bestehen könne. Es schlössen sich Fermenttheorie und angioneurotische Erklärung gegenseitig nicht aus. Man fände in den veröffentlichten Fällen Beobachtungen, welche gut die Berechtigung jeder

---

[1] Auf eine neuerdings erfolgte Untersuchung über den Zusammenhang von allgemeiner Fettsucht, Lipomatose des Pankreas und Pankreasnekrose durch BALÓ wird später noch eingegangen werden.

der beiden Anschauungen beleuchteten. Natürlich sei es in den letzten Stadien des einzelnen Falles kaum mehr möglich zu entscheiden, welche Art der Entstehung in Frage gekommen. Dies ist aber nicht etwa die allgemeine Meinung des französischen Schrifttums. Vielmehr finden wir bei BROCQU, der selbst zahlreiche experimentelle Untersuchungen zu dieser Frage unternommen hat, den Schluß: „La pancréatite aiguë est la manifestation d'une autodigestion; l'activation de la trypsin est nécessaire et suffisante; elle se traduit par la nécrose plus ou moins étendue du tissue glandulaire et par l'hémorrhagie; elle est le phénemène initial. La lipase .... produit ensuite la stéatonécrose par de doublement des graisses."

Einigte man sich also im wesentlichen auf die sog. fermentative Theorie der akuten Pankreasnekrose, was ihr formales Werden anbelangt, so blieb immer

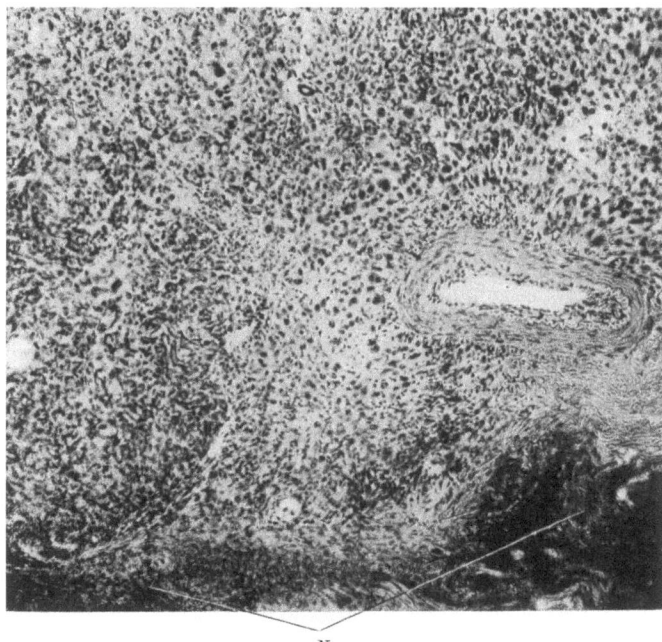

N

Abb. 190. N Pankreasnekrose im Randbereich einer Geschwulstmetastase der Bauchspeicheldrüse. Chorionepitheliomabsiedelung im Pankreas. (Beobachtung des pathol.-anat. Instit. in Innsbruck.)

noch die Frage nach dem kausalen Werdegang. Es mußte die Frage beantwortet werden: „Wodurch werden die Pankreasfermente befähigt, das drüseneigene Gewebe so schwer zu schädigen, das Fettgewebe zu zersetzen und mehr oder weniger lokale Blutungen zu erzeugen?"

Für die Beantwortung dieser Frage konnten allerlei Vorkommnisse als Hinweis dienen, wenn sie auch nicht immer das blitzartig auftretende Bild der akuten Pankreasnekrose nach sich zogen, sondern im geringeren Grad da und dort die Zeichen der nekrotisierenden Erkrankung im Bauchspeicheldrüsenabschnitt zeigten. Den Chirurgen sind in dieser Hinsicht Fälle von traumatischer Pankreaszerreißung oder scharfer Verletzung der Bauchspeicheldrüse bekannt.

RYOZO OHNO zufolge scheinen die Lymphozyten imstande zu sein, den Pankreassaft zu aktivieren oder doch seine fermentative Tätigkeit zu erhöhen. Im Fall des Traumas könnte diese Möglichkeit eine Rolle spielen.

Weiterhin ist das Vorkommen von Pankreasnekrosen und Fettgewebsnekrosen im Randbereich von Geschwülsten — primären oder sekundären —
zu nennen, welche die Bauchspeicheldrüse befielen (Abb. 190). Freilich ist dies
Vorkommnis keine regelmäßige Erscheinung.

Durch den Druck oder die nachbarlichen Verhältnisse parapapillärer Divertikelbildung (Abb. 191) des Duodenums kam es gelegentlich zur akuten Pankreasnekrose.

Auf die Rolle solcher Duodenaldivertikel in Fällen von akuter Pankreasnekrose hat neuerdings SCHMIEDEN in seinem Referat vor der Deutschen Gesellschaft für Chirurgie 1927 hingewiesen, unter Beziehung auf FORSSEL und KEY,

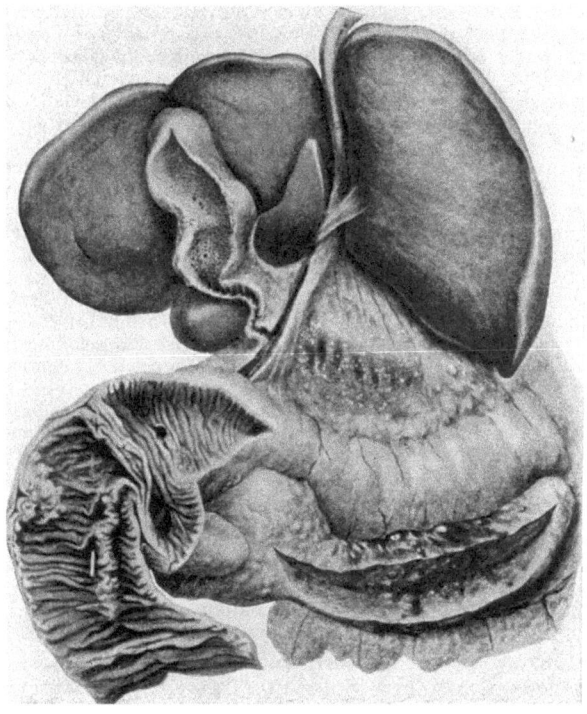

Abb. 191. Duodenaldivertikel als Ursache akuter Pankreasnekrose. Papilla Vateri durch Sonde
markiert. (Nach WILKIE.)

ÅKERLUND, CASE, CLAIRMONT und SCHINZ, sowie auf das oben wiedergegebene
Bild von WILKIE.

Höchst bedeutungsvoll wurde seit OPIES Hinweis die Mehrung der Beobachtungen von Pankreasnekrosen bei Gallensteinträgern und Gallen-
wegskranken, vor allem im Fall des Verschlusses der Papilla Vateri durch
einen eingeklemmten Gallenstein. Es sei in dieser Hinsicht auf die Darstellung
von GULEKE verwiesen, der über die Beeinflussung der Bauchspeicheldrüse von
seiten der erkrankten Gallenwege summarisch folgende Sätze schrieb:

„Wenn auch die Fortleitung entzündlicher Prozesse in der Regel zur Entstehung eitriger
Pankreatiden führt, so kann doch der Verschluß der Papilla Vateri beim Durch-
treten eines Gallensteines, entsprechend den anatomischen Lagebeziehungen des Choledochus zum Ductus Wirsungianus, oder beim Eindringen von Askariden in die Gallenwege,
wie das in letzter Zeit beschrieben worden ist, zu einer Rückstauung von (infizierter) Galle

in den Pankreasgang führen und kann hier die vom Tierexperiment her bekannte Aktivierung des Pankreassekretes mit gleichzeitiger mechanischer Schädigung der Drüsenzellen
(vermehrten Druck!) hervorrufen. Wie häufig die Kombination von akuten Pankreasnekrosen mit Gallenwegserkrankungen ist, lehrt ein Blick auf die folgende Tabelle. Bei
meiner (Gulekes) Umfrage ergab

Häufigkeit von Gallenwegsleiden bei akuter Pankreasnekrose

Egdahl . . . . = 42%,
Korte . . . . = 66%,
Mayo . . . . = 86%,
Zoepffel von 11 Fällen — 10

sich, daß unter 437 Fällen 208, d. h. annähernd die Hälfte, gleichzeitig Gallensteinleiden
aufwiesen; aber sehr klein war dabei die Zahl der festgestellten Choledochussteine (21)
und überraschend klein die der eingeklemmten Papillensteine, nämlich nur 6. Wenn man
auch annehmen muß, daß bei der gewöhnlich unter mancherlei Schwierigkeiten ausgeführten
Operation gelegentlich einmal ein Papillenstein übersehen worden ist, so genügt das noch
nicht, um die kleine Zahl dieser Befunde zu erklären; das um so weniger, als leider über die
Hälfte der Beobachtungen durch die Sektion, bei der ein solches Vorkommnis sicher aufgedeckt worden wäre, erhärtet sind. Die anatomischen Lagebeziehungen der Endteile
des Choledochus und Wirsungianus zueinander lassen es vielmehr erklärlich erscheinen,
daß nur unter ganz bestimmten Bedingungen (Einmündung beider Gänge in eine gemeinsame
Papille (kleiner Stein!), das Übertreten von Galle in den Ductus pancreaticus zustande
kommen kann.

Es kann also der Steinverschluß der Papille doch wohl nicht die überragende Bedeutung
haben, die ihm von manchen Autoren zugemessen wird. Auch der von amerikanischer
Seite in neuerer Zeit besonders hervorgehobene Spasmus des Oddischen Muskels, der eine
ähnliche Wirkung haben soll wie der Steinverschluß, dürfte meines Erachtens nur mit
Vorsicht herangezogen werden, da die Sektionsbefunde in dieser Beziehung keine genügenden
Unterlagen bieten; denn der zu fordernde Nachweis von Galle im Ductus pancreaticus,
der ja die Folge des Papillenverschlusses und der Urheber der im Pankreas einsetzenden
deletären Veränderungen sein soll, ist — trotzdem, wie wieder betont sei, über die Hälfte
der Fälle, und zwar gerade die schwersten Fälle, zur Sektion gekommen sind — bis jetzt
doch nur in einigen wenigen Fällen erbracht worden (unter den 411 operierten Fällen meiner
Umfrage nur dreimal!).

Auch die experimentellen Untersuchungen von Mann und Giordano[1] lassen eine
gewisse Zurückhaltung in der Beurteilung dieser Frage geboten erscheinen, da nach ihren
Versuchsergebnissen der Druck in den Gallenwegen gar nicht so viel größer als im Pankreasgang ist, um das Übertreten von Galle in den letzteren sehr wahrscheinlich zu machen.

Die wichtigste Bedeutung der Gallenwegsleiden für die Entstehung der akuten Pankreasnekrose im allgemeinen soll dadurch ganz und gar nicht in Abrede gestellt werden. Schon
das Übergreifen der Erkrankung auf das Pankreas, während eines schweren Gallenstein-
anfalles mit Choledochusverschluß, beweist die Richtigkeit dieser Anschauung. Aber auch
dieses ätiologische Moment kommt meines Erachtens nur für einen Teil der Fälle in Betracht,
wie die Frage nach der Ätiologie der akuten Pankreasnekrose meiner Überzeugung nach
überhaupt nicht einheitlich beantwortet werden kann."

Diese Ausführungen von Guleke sind erweitert worden durch Schmieden.
Während man früher, so führte Schmieden aus, in dem Zusammentreffen von
Cholelithiasis und Pankreasnekrose eine Gelegenheitsursache erblickte, ist die
Häufigkeit dieser Vergesellschaftung immer öfter gefunden worden, je mehr die
chirurgische Aufmerksamkeit darauf gerichtet wurde. In Schmiedens Sammel-
statistik finden sich folgende Verhältnisse:

1278 wegen akuter Pankreasnekrose operierte Kranke. Davon 69,8% zugleich an
den Gallenwegen erkrankt,

174 (= 13,6%) mit Choledochussteinen ausgestattet,
57 (= 4,5%) mit Papillensteinen versehen.

Und Schmieden selbst zählte an seinem eigenen Operationsmaterial bei
38 Fällen von akuter Pankreasnekrose 81% Gallensteinträger; unter diesen 31
gallenkranken Menschen hatten 15 Choledochussteine, 7 Papillensteine.

In den neuerdings erschienenen Bearbeitungen zur Pankreaschirurgie von
Just und von Tammann findet man die folgenden Verhältnisse angegeben:
Just hat bei 14 Vorkommnissen akuter Pankreasnekrose innerhalb von 4 Jahren
7 Gallensteinträger erkannt, die entweder schon bei der Operation oder erst

---

[1] Arch. of surg. 6 (1923).

bei der Leichenöffnung den Stein im Papillenbereich feststellen ließen. 6 weitere Fälle boten eine Gallenstein-Vorgeschichte dar oder doch Steine in der Gallenblase; von diesen 6 Fällen zeigten 2 bei der Prüfung des großen Gallengangs eine Steinfüllung, drei ließen derartige Verhältnisse im Wandbereich des Ductus choledochus und der Papille feststellen, daß der Sekant einen vorausgegangenen Papillenverschluß durch einen abgewanderten Stein annehmen mußte. Nur eine einzige von JUSTS 14 Beobachtungen versagte hinsichtlich der Gallenwegsbeteiligung an dem verwickelten Krankheitsgeschehen.

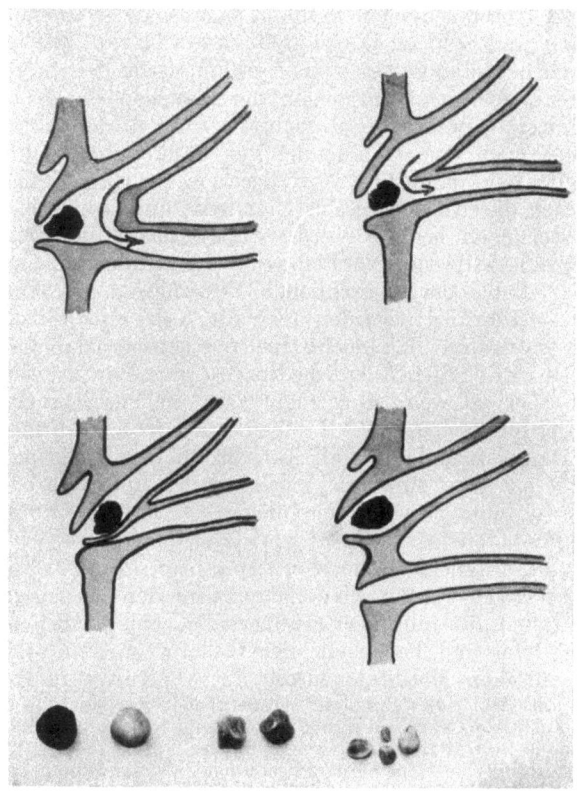

Abb. 192. Verschlußstein in der Papilla Vateri bei verschiedener Einmündung des Ductus choledochus und des Ductus pancreaticus. Unten: Papillensteine, die zu akuter Pankreasnekrose geführt haben, im Vergleich mit einem Pfefferkorn (schwarz). (Nach SCHMIEDEN u. SEBENING.)

TAMMANN standen 38 Krankheitsfälle zur Verfügung; fünf derselben stammten aus älterer Zeit, in der man auf die Gallenbeteiligung noch nicht achtete. Von den übrig bleibenden boten nur 5 keine Veränderungen am Gallenwegssystem. Die übrigen 28 ließen 11 mal akut entzündliche Veränderungen mit und ohne Steinbildung — 2 mal mit Choledochussteinverschluß — erkennen, während es sich 17 mal um chronische Veränderungen mit und ohne Steine handelte; einer der Kranken bot auf dem Leichentisch den Befund eines Divertikels oberhalb der Papilla Vateri.

Man muß natürlich in jedem Fall den Zusammenhang zwischen der Gallenwegserkrankung und der Pankreasnekrose sich in den eigentlich veranlassenden Einzelheiten erklären. Das Übergreifen entzündlicher Vorgänge vom

Gallensystem auf die Gänge des Pankreaskopfes könnte allein schon nach dem oben angedeuteten Gesichtspunkt nicht genügen; denn es möchte sich, wie gesagt, wohl eine Pankreatitis, nicht eine Pankreasnekrose so ausdeuten lassen. Es zeigte sich an Hand zahlreicher Experimente, welche weiter oben zum Teil schon benannt worden sind, ferner jener weiteren Untersuchungen, bei denen man Galle oder Duodenalinhalt als Enterokinase in den Pankreasgang einbrachte, daß durch das Eindringen von infizierter Galle oder von Dünndarmsaft, weniger von steriler Galle der Bauchspeichel aktiviert und instand gesetzt wird, eine schädigende, nekrosierende Wirkung auf das Pankreasgewebe selbst zu entfalten. Diese Untersuchungen knüpfen sich an die Namen HESS, OPIE, HALSTED, v. FÜRTH und SCHÜTZ, POLYA, GULEKE, v. BERGMANN und SEIDEL.

Es ist sehr beachtlich, daß GULEKE das Vorhandensein des etwa durch Galle aktivierten Pankreassaftes im Gangsystem der Bauchspeicheldrüse nicht zur Erklärung der akuten Gewebsnekrose genügt: „Außer der Aktivierung des Pankreassaftes muß noch eine Schädigung der Pankreaszellen hinzukommen (ROSENBACH, EPPINGER), damit die Autodigestion in Gang kommt. Solche Schädigungen können durch mechanische, chemische und trophische, manchmal auch bakterielle Störungen bedingt werden. Erst das Zusammenwirken von Gewebsschädigung und Aktivierung des Pankreassekretes führt so zu ausgedehnten Nekrosen, wie wir sie bei der menschlichen Erkrankung gewöhnlich sehen."

In den obigen Ausführungen wurden auch die Askariden als Verursacher von Pankreasnekrose erwähnt. Ich möchte hier nur betonen, daß die Askaridosis des Pankreasganges nicht regelmäßig von Nekrose der Bauchspeicheldrüse gefolgt ist. Ich habe beispielsweise in solchem Fall eine Perisialangitis als Folge der Wurmeinwanderung festgestellt. Freilich werden Spulwürmer leicht als Verschlepper von Darmsaft und damit als Aktivatoren des Bauchspeichels gelten können, ebenso, wie sie sonst zu allerlei mechanischen und auch biochemischen Schädigungen des Gewebes geeignet sein mögen. (Es sei im übrigen auf das Hauptstück über Parasiten im Pankreas verwiesen!)

Ferner wurde die fragliche Rolle von Spasmen des ODDIschen Verschlußmuskelapparates im Bereich der Papilla duodenalis genannt. Darüber hat sich KARL WESTPHAL ausführlicher geäußert. In seiner Arbeit über Muskelfunktion, Nervensystem und Pathologie der Gallenwege liest man beim Abschnitt der hypotonischen Motilitätsneurose der Gallenwege folgende Sätze: „Häufig werden im Gebiet des Sphincter ODDI gleichzeitig mit der hypotonischen Stauungsgallenblase Zustände vorhanden sein, die auf den gleichen hypotonischen nervösen Regulationsmechanismus in Gestalt von Erweiterung der Portio duodenalis und Elastizitätsnachlaß an ihr zurückgehen. Im Sinne zu schwacher Vagusreizung, wie bei Atropinwirkung oder Sympathikusreizung, wird es zu einer Erschlaffung der Portio duodenalis des ODDI-Sphinkterrings kommen, kurz, die Gallenexpulsion wird auch an dieser Stelle leiden, das Sphinktergebiet wird durch ein Zuwenig an Aktion zur Abflußhemmung und Cholesterinanreicherung führen, auch eine „Bakterienfalle" für die Kolibazillen im Choledochus ist auf diesem Weg geschaffen. Öffnet ein ähnlich der Vaguslähmung durch Atropin oder einer Sympathikusreizung durch Adrenalin gleichender nervöser Angriffsmodus für einige Zeit die Portio duodenalis choledochi, und läßt gleich der häufigen Wirkung dieser beiden den Sphinkter der Papilla Vateri geschlossen, so wird, da wahrscheinlich im Pankreasgang ähnliche Innervationsverhältnisse herrschen wie am Gallengang, plötzlich das Diverticulum Vateri zum Mischkrug von Galle und Pankreassaft, und in den beiderseits nach oben offenstehenden Wegen können abnorme Wirkungen vor sich gehen, die eine normale Funktion nie zulassen, die aber möglich sind, infolge der Zusammenmündung dieser beiden bedeutenden und großen Ausführungsgänge in einem so komplizierten Schließapparat beim Menschen. Die so häufige Verknüpfung von Cholelithiasis und Pankreatitis wird nicht bloß auf die Benützung der Lymphwege von den infizierten Gallenbahnen aus zurückzuführen sein, sondern vielmehr auf diese direkte Verbindung der Sekretionskanäle. POLYA, v. BERGMANN und GULEKE haben bereits auf solche Möglichkeit hingewiesen. Ein eingeklemmter Bilirubinkalkstein in der Portio duodenalis choledochi bei ganz akuter schwerer Pankreatitis demonstrierte in einem vor kurzem erlebten Fall besonders diesen Infektionsmodus über das Diverticulum Vateri zur Bauchspeicheldrüse, wo dann das Eindringen von mit Infektionskeimen überladener Galle, — nach Art der Experimente von KÖRTE, HILDEBRANDT, EPPINGER, GULEKE, GLAESS-NER u. a., und außerdem ähnlich den beim Gallenkolikanfall so häufig im vegetativen Nervensystem gesehenen Aktionsstörungen — auch durch reflektorische Vasomotoren-störung am Pankreas im Sinne von RICKER und KNAPE zur Gewebsschädigung desselben und dann zur Einwirkung des so aktivierten Trypsins (v. BERGMANN und GULEKE) führen kann."

Diese Anschauung WESTPHALs hat nicht allgemeine Zustimmung gefunden. WALZEL sagt, man habe die WESTPHALsche Theorie praktisch bisher nicht nachprüfen können. Und schon vorher war von MAN, FRANK und GIORDANO, von JUDD und von MOYNIHAN darauf aufmerksam gemacht worden, daß eine gemeinsame Mündung des Ductus chole-dochus mit dem Ductus pancreaticus für die Erklärung der Entstehungsweise der akut nekrosierenden Pankreaserkrankung nicht so sehr in Frage stehe, weil die Mündungen der Gänge oft genug getrennt seien, oder weil der Schließmuskel des Ductus choledochus schon vor dem Zusammenfluß mit dem Ductus pancreaticus angreife. WESTPHAL berücksichtigte neuerdings diese Einwände, die im allgemeinen richtig seien; aber im Fall von Beweglich-keitsstörungen könnten bei Fällen mit gemeinsamer Mündung der beiden Gänge in einem Divertikel jene oben genannten Verhaltnisse der Erschlaffung der Portio duodenalis des Ductus choledochus eintreten mit der Folge der Abflußbehinderung von Galle und der Vermischung von Galle und Bauchspeichel im Divertikel und in den erweiterten und er-schlafften benachbarten Gangpartien. Es könnten dann explosionsartig bei genügendem Vorhandensein der Sekrete, auch ohne daß ein mechanisches Moment, wie etwa ein kleiner Gallenstein, unten in der Papilla den Verschluß bilde, die im Pankreassaft vorhandenen Fermente aktiviert werden und auf das körpereigene Gewebe mehr oder minder krank-heitserregend wirken. Freilich wäre bei solcher Vermischung im Divertikel auch an den von HARMS festgestellten erhöhten Bauchspeicheldruck zu denken, der geradezu das Ge-misch in den Choledochus zu treiben vermöchte. Begünstigt werde diese Möglichkeit noch durch eine Erweiterung des großen Gallengangs, wie man diese bei Gallensteinträgern oft genug finde. Es ist anderseits, wie gerade WESTPHALs und KUCKUCKs Versuche lehren, auch durch rückläufige cholangische Einbringung des Gallebauchspeichelgemisches in die Leber möglich, fermentative Lebernekrosen zu erzeugen. Anderseits bleibt WESTPHAL auf der Bedeutung der Gallebauchspeichelvermischung beim Menschen bestehen, für den Fall, daß, wie es so häufig der Kliniker sehe, nach starken psychischen Erregungen, nach Diätfehlern, bei im vegetativen Nervensystem sehr labilen Menschen manchmal ohne erkennbare Ursache, bei den Frauen während der Gravidität oder der Menstruation, seltener bei tabischen Krisen der Gallenwege, oder bei Bleikoliken derselben, oder nach Eintritt von Steinbildungen oder Entzündungen der Gallenblase, oder nach zu früh erfolgter opera-tiver Entfernung einer noch annähernd gesunden Gallenblase, Störungen im Bewegungs-organismus der Gallenwege und besonders im Mündungsgebiet des ODDISCHEN Sphinkter einträten oder infolge sympathikotroper Störungen nur den kleinen pylorusartigen Sphinkter in der Papille verschlössen und dann den sonst gut gesteuerten Abfluß des Pankreas-sekretes in falsche Richtung leiteten.

Bei der Tatsache, daß man als Sekant nicht zu selten auch Fälle akuter Pankreasnekrsoe ohne Gallensteinleiden zu Gesicht bekommt, verdienen die Ausführungen WESTPHALs Beachtung und sollten klinisch und experimentell sorgsam nachgeprüft werden. Der klini-schen Beobachtung stehen in dem von KATSCH und FRIEDRICH angegebenen Verfahren neue Möglichkeiten einer verschärften Pankreasdiagnostik zur Verfügung, welche mittels der Duodenalsonde gestattet, eine Verlegung des Pankreasganges zu erschließen; anderer-seits wurde die Diagnostik verfeinert durch die Methoden der quantitativen Nachweises von diastatischem Ferment in Blut und Harn nach WOHLGEMUTH oder NOGUCHI, und durch die Lipaseprobe am Blutserum von RONA; damit gelingt es angeblich, sog. Ferment-entgleisungen des Pankreas nachzuweisen (KATSCH, BICKERT, JANKER); freilich soll man darin nicht die absolute Sicherheit einer nie versagenden Diagnostik erblicken wollen und sich daran erinnern, daß SCHMIEDEN es auch 1927 noch beklagt hat, daß eine zuverlässige Reaktion fehle, welche mit aller Gewähr die Erkrankung des Pankreas anzeige.

Erfährt nun schon die Häufigkeit der Vermischung von Galle und Bauch-speichel im Diverticulum Vateri mit nachfolgender Rückstauung des Gemisches in den Pankreasgang und Auslösung der akuten Pankreasnekrose gewisse An-zweiflung, so erscheint doch die Warnung WALZELs glaubhaft und berechtigt, bei Sondierung vom Duodenum aus durch die Papilla duodenalis nach dem Gallen-gang vorsichtig zu sein. Man könnte unvermerkt in den Pankreasgang kommen und mit der Sonde und ihrer duodenalen Beschmutzung eine Aktivierung des Bauch-speichels im sondierten (und lädierten!) Pankreasgang, damit die Auslösung einer akuten Pankreasnekrose geradezu operativ hervorrufen (WALZEL, ROST).

In den obigen Ausführungen spielte jene Besonderheit der Pankreasgangmündung eine Rolle, welche nahe dem Gallengangsende sich in ein gemeinsames
Duodenaldivertikel, das Diverticulum Vateri öffnet. Es sei nicht unterlassen,
auch an dieser Stelle noch einmal auf die sehr variablen Verhältnisse der
Pankreasgangtopographie hinzuweisen, welche in einem früheren Hauptstück ausführlich behandelt worden ist. Geschieht es hier noch einmal, wird
erneut auf die Untersuchungen von CLAIRMONT u. a. aufmerksam gemacht,
so hat das seinen Grund in der Tatsache, daß etwa in 10% der Fälle der Ductus
Santorini als wesentlicher Ausführungsgang in Frage kommt, der seiner weniger
geschützten Endverhältnisse wegen — er läuft nicht schräg, wie der Ductus
Wirsungianus durch die Darmwand — bei Überdruck im Duodenum eine In-
haltsrückstauung in seine Lichtung vom Darm her zulassen und so die vor-
zeitige Aktivierung des Pankreassaftes ermöglichen soll (SCHMIEDEN und
SEBENING). Unter den mancherlei, von SCHMIEDEN sehr übersichtlich zusammengestellten, operativ traumatischen Vorkommnissen mit nekrosierenden Folgen am Pankreas — Operationen am Gallensystem, Operationen am Pankreas selbst, Operationen am Milzhilus oder am linken Nieren-
stiel, besonders aber Operationen an Magen und Duodenum, Möglichkeiten der
Erzeugung von Pankreasabszessen, Pankreasfisteln, Pankreasnekrosen —, auf
welche ausdrücklich verwiesen sei, spielen die Anomalien des pankreatischen
Gangsystems eine gewisse Rolle; dies ist dann besonders der Fall, wenn der
Ductus Santorini Hauptausführungsgang wurde, versehentlich in eine Ligatur
kam oder nach Ablösung eines Duodenalstumpfes vom oberen Abschnitt der
Bauchspeicheldrüse offen in die Bauchhöhle mündete.

Nach SCHWARZ könne man am Pankreas zwei Gestaltungsausprägungen erkennen,
eine zungenförmige und eine hammerförmige Bauchspeicheldrüse. Letztere lasse einen
gut entwickelten Ductus Santorini vermuten. Wenn auch trotzdem meist der Ductus
Wirsungianus an Bedeutung überwiege, so bedeute doch im Falle völlig getrennter Bezirke die Unterbindung eine Gefahr. Nach SCHWARZ lasse sich sogar eine Wahrschein-
lichkeitsberechnung in dem Sinn anstellen, daß ein Viertel aller Fälle für die Ablösung der Pars
superior duodeni mit Gangligatur gefährlich sei, weil sich ein Teil der Drüse nicht mehr
entleeren könne; die starke Anlagerung von Pankreasdrüsengewebe an das Duodenum,
überhaupt die starke Kopfentwicklung, die bis an den Pylorus heranreichen könne, ließe
einen starken Ductus Santorini mit gesondertem Drüsengebiet befürchten. Das zungenförmige Pankreas bedeute im ganzen weniger Gefahr[1].

Bei einer Beantwortung der Frage nach der Ätiologie der akuten Pankreasnekrose hat man früher der Möglichkeit der Infektion großen Raum
gelassen. Gerade die Fettgewebsnekrose wollten manche Forscher durch primäre
Bakterienwirkung erklären (PONFICK, WELCH, E. FRAENKEL, LUBARSCH, DIECK-
HOFF u. a.). Freilich blieb die Frage immer offen, ob die im Einzelfalle im Peri-
tonealexsudat oder in den örtlichen Zerfallsherden festgestellten Mikroben wirklich Erreger oder nur sekundäre Ansiedler und Begleiter des eigentlichen Geschehens seien. Über die Bemühungen, diese Verhältnisse zu klären, ist bei
KÖRTE im Buch über die chirurgischen Krankheiten des Pankreas (1898)
wenigstens eine Namensnennung derjenigen Forscher zu finden, welche der bakteriologischen Seite dieser Angelegenheit nachspürten. TRUHART ist ausführlicher auf diese Untersuchungen eingegangen (1902). Die damalige Forschung
litt zweifellos daran, daß akute Pankreatitis und akute Pankreasnekrose über
einen Leist geschlagen wurden. Wenn sich nun 1898 KÖRTE so ausdrückte:
„Bakterien, und zwar besonders Darmbakterien, sind nicht selten in den Fett-
nekroseherden nachgewiesen. PONFICKs Hypothese, daß die Mikroben die Ursache sowohl der Fettnekrosen wie der sekundär entstehenden Blutungen des
Pankreas sind, ist noch nicht bewiesen. Es scheint mir die größere Wahrscheinlichkeit dafür zu sprechen, daß von dem entzündeten, hämorrhagisch infiltrierten

[1] Erwähnt nach SCHMIEDEN und SEBENING.

oder nekrotischen Organ aus Bakterien und irritierende Substanzen auf dem Wege der Lymphbahnen in das umgebende Fettgewebe eindringen und dort die Nekroseherde erzeugen. Die dritte Möglichkeit ist die, daß die vom erkrankten Pankreas ausgehenden Bazillen in den bereits bestehenden nekrotischen Herden des Fettgewebes günstigen Boden zur Weiterentwicklung finden", so hat GULEKE 1912 in einer Zusammenfassung der Ergebnisse über die akute Pankreasnekrose schreiben können: „Die bakterielle Theorie ist heutzutage verlassen. An ihre Stelle ist die Fermenttheorie, die ursprünglich von LANGERHANS und von HILDEBRAND verfochten wurde, getreten." RUPPANNER hat 1927 diese Angelegenheit folgendermaßen beurteilt: „Bei dem außerordentlich häufigen Vorkommen bakterieller Infektionen in den Gallenwegen einerseits und den innigen anatomischen Beziehungen derselben, namentlich zum Pankreaskopf anderseits, sind die Bedingungen des Überganges einer Infektion von den Gallenwegen auf das Pankreas ohne weiteres erfüllt. Namentlich schienen die klinischen Beobachtungen ZÖPFFELs für eine bakterielle Genese der akuten Pankreasnekrose zu sprechen, während dagegen zahlreiche experimentelle Untersuchungen diesbezüglich ein negatives Resultat ergaben. GULEKE kommt dann auch unter eingehender Berücksichtigung der vorliegenden experimentellen und klinischen Gesamtresultate zum Schlusse, daß bei der Entstehung der akuten Pankreasnekrose der bakteriellen Infektion eine ursächliche Rolle nicht zukommt. Liegt die Ausbreitung einer Infektion von den Gallenwegen auf das Pankreas einmal vor, so kommt es zur eitrigen Entzündung, nicht aber zur aseptischen Nekrose desselben". Und SCHMIEDEN und SEBENING haben in ihrem Referat beim Kapitel der Pankreasnekrose bewußt das Kapitel der Bakteriologie übergangen, wobei sie freilich sagten, es könne bis heute noch nicht entschieden werden, wie weit eine Infektion für die Entstehung der akuten Pankreasnekrose von Bedeutung sei.

Hier muß auch über die Beziehung zwischen Ulcus pepticum des Magens und Duodenums und akute Pankreasnekrose eine Anmerkung gemacht werden, ob man nun diese Beziehung in einer entzündlich nekrosierenden, bakteriellen oder einfachen fermentativen Wirkung ersehen will. CLAIRMONT hat diese Beziehungen für das Ulcus duodeni bearbeitet und dabei eine reichliche Auswahl aus dem Schrifttum dargeboten; er kam zum Schluß, daß jene verschiedenen Arbeiten der Literatur zum Teil grobe entzündliche Veränderungen des Pankreas betreffen (eitrige Pankreatitis, Pankreasabszeß, Pankreasnekrose, Fettgewebsnekrose); zum Teil beschäftigen sie sich mit den klinisch nicht erkennbaren, das Ulcus duodeni begleitenden Pankreasaffektionen, zum Teil versuchen sie einen Kausalzusammenhang zwischen Pankreasveränderung (in sekretorischem Sinne) und Zwölffingerdarmgeschwür darzustellen. — Wenn nun auch gewiß solche Pankreasveränderungen im Zusammenhang mit Magen- und Zwölffingerdarmgeschwüren nicht selten sind, so gilt das meiner Ansicht nach bestimmt nicht für die Beziehung zur akuten Pankreasnekrose. Ich selbst verfolge seit 20 Jahren alle mir erreichbaren Fälle von peptischem Geschwür und habe außer einem Fall von Durchbruch eines peptischen Duodenalgeschwürs in die Bauchspeicheldrüse mit sekundärer Pankreatitis, Milzarterienthrombose, Milzinfarkt und Pankreasgewebsnekrose nichts Einschlägiges wahrnehmen können. Dagegen hat sich manche eingreifende Magenoperation wegen eines in das Pankreas penetrierten Geschwürs als unglückliches Unternehmen wegen postoperativer akuter Pankreasnekrose auch in meinem Gesichtskreis ereignet. Erwähnt sei noch, daß TRUHART einige im Schrifttum niedergelegte Nachrichten über Magen- und Duodenalgeschwür mit angeblichem Durchbruch ins Pankreas oder folgender Pankreasnekrose umgekehrt deutete: Es sei die Pankreasnekrose in Magen- oder Duodenum durchgebrochen.

Schließlich seien hier noch einige disponierende Umstände genannt, welche anscheinend ihre Träger geeigneter machen für das Entstehen einer Pankreasnekrose. Es ist schon lange bekannt, daß fette Leute, „les gros mangeurs et les grands buveurs", wie BROCQU geschrieben hat, unter den Fällen von Pankreasnekrose stark vertreten sind. „Häufig ist beobachtet worden, daß der akute Anfall im Anschluß an größere Mahlzeiten auftrat und auch die Tierexperimente ergaben einwandfrei, daß der Verdauungszustand von größter Bedeutung für das Zustandekommen und die Intensität der Erkrankung ist" (GULEKE, HESS). Auch RUPPANNER kennt die Rolle der Adipositas, betont aber sehr mit Recht, daß die Pankreasnekrose nicht etwa den Zustand der Fettleibigkeit voraussetze.

Eigenartig sind neue Bekundungen zu dieser Seite des Gegenstandes, welche BALÓ kürzlich gemacht hat. Er ging aus von der den Tierärzten wohlbekannten Tatsache, daß auch bei Haustieren, namentlich beim Schwein Pankreasfettgewebsnekrosen vorkommen. Ganz besonders verrufen sind in dieser Hinsicht Mastschweine. In der Tat fand BALÓ als er 50 Bauchspeicheldrüsen von ungarischen Mangalica-Mastschweinen untersuchte, 21 mal (d. h. in 42%) mohnkornbis linsengroße Nekrosen in wechselnder Zahl. Solche Nekrosen sollen bei mageren Schweinen überhaupt nicht vorkommen. Bei Tieren höheren Alters und größeren Körpergewichtes seien die Nekrosen am häufigsten. Da Duodenitis, Enteritis und dergleichen bei den Tieren nicht in Frage kam, griff BALÓ zu der alten BALSERschen Meinung, es habe die Mästung, d. h. die übermäßige Fettentwicklung auf das eigentliche Pankreasgewebe zerstörend gewirkt. Er denkt sich diese Einwirkung als Pressung der Drüsenausführungsgänge und dadurch bedingte Lichtungsverlegung mit folgender Speichelstauung. Eine „höchstwahrscheinlich" hinzukommende (also hypothetische!) „Bakterienvermehrung" bewirkte die disseminierte Nekrose. Es sei ja in den Bauchspeicheldrüsen dicker Schweine manchmal auch eine ausgesprochene Pankreatitis interstitialis zu finden. BALÓ meint weiterhin, es würden dann die Nekroseherde im Pankreas vernarbt und das Narbengewebe durch Fettgewebe ersetzt, was die „Lipomatose des Pankreas" fördere. — Diese Darlegungen BALÓs, der übrigens auch auf das häufige Vorkommen, disseminierter Pankreasnekrosen in Bauchspeicheldrüsen von Herzkranken verwiesen hat, namentlich solcher mit dekompensierten, durch Ikterus kompliziertem Herzfehler, sind sehr angreifbar und fordern die Kritik heraus. —

Auch Lysolvergiftung (ROSENBACH), Oxalsäurevergiftung (FRED-TAYLOR), Fleisch- und Wurstvergiftung (zit. SCHMIEDEN und SEBENING), Gravidität oder Wochenbett (VOGEL, VOLHARD, ARON, LÜTHI) sind im Sinne einer Disposition für Pankreasnekrosen genannt worden. Ich möchte aber doch mit GULEKE dem Zweifel über die Berechtigung hierzu allen Raum gewähren und diesen Beobachtungen eine allgemeinere Bedeutung unmittelbar absprechen.

Den als disponierend für akute Pankreasnekrose angegebenen Umständen der Lues, Arteriosklerose und Endarteriitis obliterans stehe ich nicht anders als zweifelnd gegenüber. Ich glaube auch nicht, daß lokale Ischämie Anlaß zum Bild der blitzartig einsetzenden Pankreasnekrose gibt (LEWIT); dies glaube ich deshalb nicht, weil mir eine Reihe von Vorkommnissen der Periarteriitis nodosa mit Sitz im Pankreas bekannt ist, Fälle, in denen Ischämien im Pankreas und Verödungen mit vikariierender Induration durch Gerüstsubstanzzunahme erfolgt waren, ohne daß es zum umschriebenen oder ausgedehnten Bild der akuten Pankreasnekrose gekommen wäre. Denselben Einwand kann man für die Arteriosklerose machen und selbst die Behauptung, es mache der Alkoholismus besonders geeignet für akute Pankreasnekrose, erwies sich an meinem Innsbrucker Sektionsmaterial mit der sonst ziemlich erheblichen Alkoholbelastung als nicht stichhaltig.

Hier sei noch auf die Frankfurter Dissertation von THEODOR ENGEL hingewiesen, der gleichwohl Pankreasnekrose bei juveniler Arteriosklerose der Bauchspeicheldrüse in einem Fall nachweisen konnte. Der Pankreaskopf war derb und dick, das Pankreasgewebe von gelben Flecken durchsetzt, im Bauchraum fand sich fibrinhaltiges Exsudat. Mikroskopisch ließ sich neben hyaliner Umwandlung der Wandung feiner Gefäße eine stellenweise erkennbare intravaskuläre Fibrinabscheidung sowie Nekrose im Drüsengewebe erkennen. In deren Randgebiet war eine Ansammlung von Leukozyten, auch von Fettphagozyten. Die Drüsennekrose hielt sich streng an die Zonen schwerer Gefäßveränderung. Die Reaktionen zur Kennzeichnung der Fettgewebsnekrose fielen absolut negativ aus. So entspricht also der Fall von ENGEL gar nicht dem klassischen Bild der akut nekrosierenden Pankreaserkrankung.

Über die Rolle des Traumas in Hinsicht auf das Werden von Pankreasnekrosen ist in gesondertem Abschnitt gehandelt worden.

Anhang:

Klinische und pathologisch-anatomische Statistik der akuten Pankreasnekrose.

Über das Alter der an Pankreasnekrose erkrankten Menschen weist RUPPANER auf den von RIESE mitgeteilten Fall eines sechsjährigen Kindes hin[1]. Bei SCHMIEDEN und SEBENING ist ein 13jähriges Mädchen abgebildet, das unter Klemmung eines Gallensteins mit Pankreasnekrose erkrankt war und nach CALZAVARA soll von MARSCHALL-FABIAN sogar bei einem Neugeborenen eine Pankreasnekrose wahrgenommen worden sein.

Neuerdings hat ERNST HERZOG über akute hämorrhagische Pankreasnekrose bei einem 2jährigen Mädchen berichtet. Er wies dabei auf eine Arbeit von HOLZMANN[2] hin, in der aus der Weltliteratur etwa 10 kindliche Fälle von akuter Pankreasnekrose zusammengestellt worden sind. Unter diesen Vorkommnissen spielte das Trauma, vielleicht auch die Askaridosis eine gewisse Rolle für die Entstehung der akuten Pankreaserkrankung.

Gegen das höhere Alter hin, selbst bis ins Greisenalter hinein, scheint es keine Grenzen für das Auftreten der akuten Pankreasnekrose zu geben. Über Erkrankung von Menschen im 9. Lebensjehnt sammelten HLAVA, KAUFMANN, G. B. GRUBER Erfahrung.

Häufigkeit der akuten Pankreasnekrose.

Wir verfügen über eine Zusammenstellung von SCHMIEDEN und SEBENING, welche nach Befragen von 104 chirurgischen Krankenanstalten sich in folgender Art ergeben hat.

Gesamtzahl der Fälle an akuter Pankreasnekrose . . .	1510 =	100,0%
Darunter Frauen	980 =	65,0%
„ Männer	520 =	35,0%
„ Kinder	10 =	0,66%
In obiger Gesamtzahl waren Fettleibige	794 =	52,6%
„ „ „ „ Asthenische	175 =	11,6%
Von den 1510 Fällen wurden operiert	1278	
„ „ „ „ nicht „	232[3]	
Von den 1278 operierten Fällen endeten tödlich . . .	654 =	51,2%

---

[1] Ich kenne ebenfalls diese Erkrankung bei einem 6jährigen Mädchen. Freilich war bei ihm die akute Pankreasnekrose nur die Komplikation einer retroperitonealen Lymphdrüsensarkomatosis.

[2] Münch. med. Wschr. 1927, Nr. 33, S. 1415.

[3] Davon waren 149 bereits moribund, 83 waren so leicht, daß sie spontan ausheilen konnten.

Geschlechtsanfälligkeit für akute Pankreasnekrose.

Es zeigt also diese Statistik eine überweigende Beteiligung des weiblichen Geschlechtes. Das fiel schon früher gelegentlich auf und hängt vielleicht mit der stärkeren Beteiligung des Weibes am Gallensteinleiden zusammen. Die Angabe von HEIBERG, es seien etwa doppelt so viel Männer als Frauen befallen, gilt für die größere Übersicht nicht. (Übrigens überwiegen auch in den Zusammenstellungen von JUST und von TAMMANN um ein Geringes die Männer.)

Nicht so großes Material liegt den Sektionsstatistiken zugrunde.

MÖNCH fand unter 9500 Sektionen 21 Fälle akuter Pankreatitis. v. LIENHARDT gab für 4910 Sektionen in Erlangen 3 Fälle akuter Pankreasnekrose an.

HANNS CHIARI zählte unter rund 10000 Sektionen in Straßburg 25 Fälle von akuter Pankreasnekrose, d. h. 0,25%.

Unter diesen 25 Fällen CHIARIs waren weiblich 13, männlich 12. Dem Alter nach verteilten sich die 25 Vorkommnisse auf die Zeit zwischen 24 Jahren und 67 Jahren. In 5 Fällen war der Pankreasnekrose eine Bauchoperation vorausgegangen.

Meine Mainzer Sektionserfahrung umfaßte 3134 Fälle. Davon waren an akuter Pankreasnekrose verstorben 11 Kranke = 0,35%.

Unter diesen 11 Kranken waren 8 männlichen, 3 weiblichen Geschlechts. Sie bewegten sich im Alter zwischen 25 und 80 Lebensjahren.

Im Innsbrucker Sektionsmaterial, das innerhalb von 58 Jahren unter SCHOTT, POMMER, LANG und mir angefallen war und eine Summe von 17164 Leichenöffnungen umfaßt hat, fanden sich 58 Fälle (= 0,34%) akuter Pankreasnekrose.

Von diesen 58 Fällen waren 37 männlich, 21 weiblich. Sie wurden zumeist zwischen dem 40. und 60. Lebensjahr angetroffen, jedoch hatte die Krankheit auch jüngere Menschen bis herab zum 1. Lebensjahrzehnt und ältere, bis hinaus ins 9. Lebensjahrzehnt befallen. Unter den 58 Fällen handelte es sich 13mal um die Folge vorausgegangener Operation im unmittelbaren Nachbarbereich der Bauchspeicheldrüse.

Frage der Zunahme der akut nekrotisierenden Pankreaserkrankungen.

Von Interesse mag noch eine gewisse Zunahme in der Zahl beobachteter Fälle von akuter Pankreasnekrose sein, die in den letzten Jahren sich kund tat. Zwar betonte WILMS einen Rückgang der Beobachtungen im großen

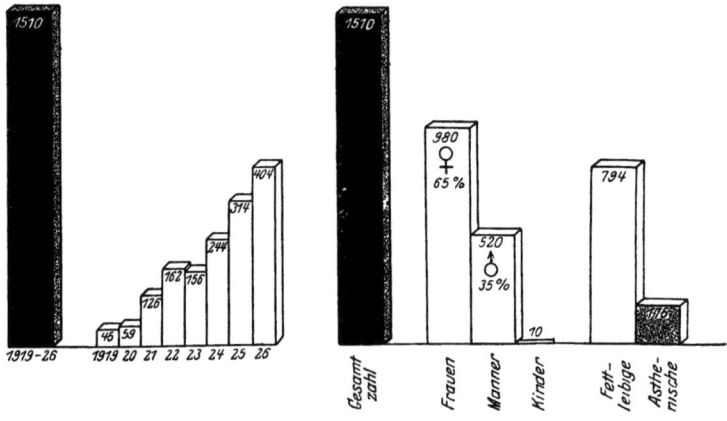

Abb. 193. Gesamtzahl der Fälle von akuter Pankreasnekrose in den letzten 8 Jahren und ihre Verteilung auf die einzelnen Jahre. Verteilung auf die Geschlechter. Anteil der Fettleibigen und der Asthenischen an der akuten Pankreasnekrose. Sammelstatistik von 104 Kliniken und Krankenhäusern. (Nach SCHMIEDEN und SEBENING.)

Weltkrieg. Das ist vielleicht in unseren Zonen mit der Tatsache mangelhafter, d. h. der fettloser und karger Ernährung zu erklären; denn das Argument, es seien eben die Männer im Feld und daher der wissenschaftlich chirurgischen Beobachtung entzogen gewesen, ist für diese Frage schon deshalb nicht
stichhaltig, weil ja, wie wir an SCHMIEDENs und SEBENINGs Statistik ersahen,
die Mehrzahl der akuten Pankreasnekrosen das weibliche Geschlecht betreffen.
Nur d e r Einwand hat Berechtigung, es seien zwar die akuten Pankreasnekrosen
nicht häufiger geworden als früher, es habe sich aber mit den in den letzten Jahren
erfolgten Ausbau der Chirurgie des Magens, Duodenums und der Gallenwege
unsere Einsicht vertieft, unsere diagnostische Kunst verfeinert, unsere autoptische Feststellungsart gegen früher vermehrt, während die Anfälligkeit an sog.
,,spontaner" akut nekrosierender Pankreasnekorse gleich blieb. Sicher zugenommen hat dagegen die Zahl akut nekrosierender Pankreaserkrankung,
soweit sie im Gefolge von Abdominal-Operationen beobachtet wurde. Diese
machten in der Statistik von SCHMIEDEN und SEBENING 145 Fälle aus
(= rund 10%).

Im Referat der eben genannten Forscher findet sich eine Darstellung, wie
innerhalb der letzten Jahre 1919—1926 die Zahl der Beobachtungen an akuter
Pankreasnekrose zugenommen hat. Diese Tabelle ist in Abb. 193 wiedergegeben und spricht für sich selbst.

IX. Verlagerungen der Bauchspeicheldrüse.

Im 2. Hauptstück dieser Ausführungen über die Pathologie des Pankreas
finden sich im 4. Abschnitt auch Darlegungen über die angeborenen Lagefehler
der Bauchspeicheldrüse. Hier sollen einige Vorkommnisse beleuchtet werden,
welche sicherlich oder höchstwahrscheinlich nicht als Entwicklungsfehler,
sondern als erworbene Unregelmäßigkeit zu werten sind.

Es sei daran erinnert, daß sich bei manchen Menschen, vor allem bei mageren
eine respiratorische Verschieblichkeit der Bauchspeicheldrüse nachweisen läßt, daß vor allem der Pankreaskopf mit der Duodenalschleife nach allen
Richtungen hin beweglich ist (HERTZ, MELCHIOR, und KLAUBER, CUNNINGHAM,
F. W. MÜLLER).

Man muß unterscheiden zwischen primären und sekundären Verlagerungen auf Grund von Entwicklungsstörungen. Die primären kommen hier nicht
in Frage, gewiß aber die sekundären Pankreasverlagerungen, insoweit der primäre Umstand als Entwicklungsstörung fraglich oder unwahrscheinlich bezeichnet wird, oder insoweit als die Pankreasverlagerung zwar erworbenen Umständen zu danken, jedoch durch angeborene Eigentümlichkeiten erleichtert
wird. In diesem Zusammenhang sind verschiedene Vorkommnisse von Ein-
geweidebrüchen zu nennen, sodann vielleicht auch die Frage der Wandermilz
mit ihren Begleitumständen.

1. Es liegen Beobachtungen über sehr seltene Fälle von großen Leisten-
brüchen vor, in deren Bauchfellsack selbst der distale Magenanteil und das
anschließende Duodenum — wenn auch nur unvollkommen — verlagert waren.
LALLEMAND fand dies bei einem 70jährigen Mann; Pylorus und Duodenum, damit
natürlich auch der Pankreaskopf, waren in den linksseitigen, etwa 30 Jahre lang bestehenden
Leistenbruch verlagert. Das Duodenum stieg sodann wieder aufwärts durch die innere
Bruchpforte in die Bauchhöhle zurück. LEBERT hat bei einem 78jährigen Mann auf beiden
Körperseiten je einen seit 20 Jahren bestehenden Leistenbruch gesehen; der rechts ge-
legene enthielt den größten Teil des Dickdarms, das kleine Netz und den Magenpförtner.
Von ihm zog das Duodenum unter dem Leistenband hinweg in die Bauchhöhle, entlang dem
Psoaswulst bis zum 4 Lendenwirbel, in dessen Höhe es den Ductus choledochus und den
Pankreasgang aufnahm. FOGT beschrieb den Fall eines 60jährigen Mannes mit einer

linksseitigen Leistenhernie, in die das Netz, der Blinddarm mit dem Wurmfortsatz, das
äußerste Ileum, das aufsteigende und das quere Dickdarmstück, der Anfang des Colon
descendens und der Pylorus des sehr ausgedehnten Magens vorgefallen war; damit war auch
der Anfangsabschnitt des Zwölffingerdarms stark ausgezogen und der Pankreaskopf bis zum
5. Lendenwirbel herab verlagert. Endlich sei hier jene Beobachtung von Eventration erwähnt, die HANNS CHIARI in der rechtsseitigen Leistenhernie eines 74jährigen Landwirtes
gemacht hat (Abb. 194).

39 Jahre lang hatte jener Bruch bestanden, 15 Jahre lang wies er den gleichen gewaltigen
Umfang auf, den der Sekant antraf; denn abgesehen vom Magenkörper und vom mittleren
Teil des Zwölffingerdarms, abge-
sehen ferner vom linken Abschnitt
des Querdarmes und vom absteigenden Dickdarm und dem S Roma-
num enthielt der Leistenbruch noch
den ganzen Darm mit seinem lang-
gezogenen Gekröse. Die Abbildung
läßt erkennen, wie die Bauchspeicheldrüse aus ihrer physiologischen
Lage in eine mehr bogenförmige ge-
zerrt worden ist, wie der Kopf des
Pankreas am tiefsten stand und
nahezu der Wirbelsäulenrichtung
parallel sich an das Duodenum
anschloß.

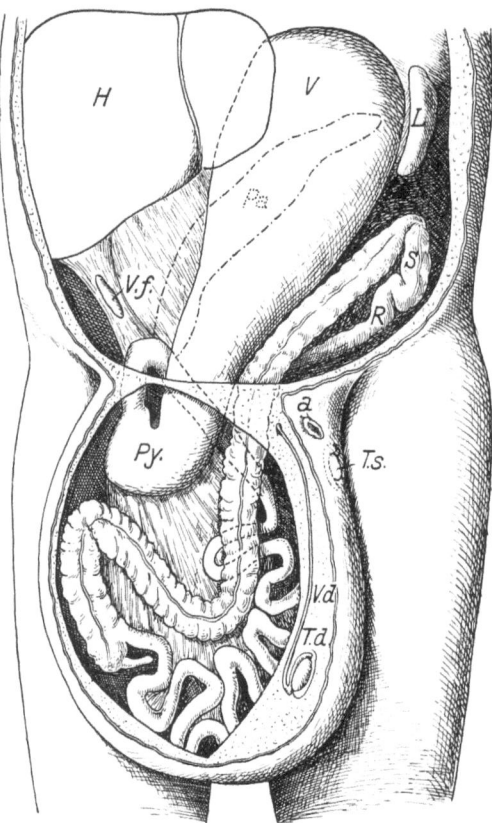

2. Auch in großen Bauch-
wand- oder Nabelbrüchen
erwachsener Menschen wurde
der Anfangsteil des Duodenums
gefunden, eine Feststellung,
welche unbedingt eine Verlagerung des Pankreaskopfes erschließen läßt (RAHN, THO-
MANN). Besonders erwähnt sei
die Mitteilung von ROSE an
KÖRTE über den 20 Jahre lang
getragenen Nabelbruch einer
64jährigen Frau, deren Leichenöffnung folgendes ergab:
Der mächtige Nabelbruch war
20×28 cm hoch und enthielt
das Colon ascendens und transversum, den Wurmfortsatz, das
Netz, einen Teil der Dünndarmschlingen und das Pankreas.
KÖRTE bemerkte dazu, daß
vermutlich der Schwanz der
Bauchspeicheldrüse vorgefallen
sei, der ja zwischen den Blättern des Mesokolons liege und

Abb. 194. Machtiger Leistenbruch mit Verlagerung von
Eingeweideteilen in den Bruchsack. Starke Verlagerung
des Pankreaskopfes. H Leber; V. f. Gallenblase; V Magen;
L Milz; Py Pylorus; P Pankreas; S Sigmoid; R Rektum;
V. d. Vas deferens; T. d. Rechter Hoden; T. s. Linker
Hoden; (Nach HANNS CHIARI.)

daher leichter mit dem Querdarm in den Bruchsack geraten könne.

Man kann natürlich für alle diese Vorkommnisse geltend machen, es seien
hier vielleicht doch von vornherein nicht ganz regelmäßige Bauchfellabschluß-
verhältnisse vorgelegen; die schwachen, oder gar von vornherein offenen
Bruchpforten könnte man dafür anführen; andererseits handelte es sich um
alte Leute. Und es ist durchaus wahrscheinlich, daß erst langsam in gewalt-
samer Dehnung und Zerrung der Bauchfelldoppelungen, der verschiedenen
Gekröse und Aufhängebänder diese Bruchvorfälle entstanden sind. Das gleiche
gilt wohl von der Wandermilz und ihren Begleitumständen.

3. In etlichen Fällen ist mit der Feststellung einer sog. Wandermilz die Verlagerung des Pankreasschwanzes bemerkt worden. Merkwürdigerweise handelte es sich fast stets um Frauen.

ALONSO sah eine Kranke, deren Querdarm das senkrecht gestellte, dem Zug der nach unten verlagerten Milz folgende Pankreas so gepreßt hatte, daß ein tödlicher Darmverschluß eintrat. Die Milz lag hier, von Netz bedeckt in der Fossa iliaca. — Ferner meldeten HELM und KLOB, das bei einer 21jährigen die Milz auf der Innenfläche des linken Darmbeins lag; sie war aus ihrer Verbindung mit Magen und Zwerchfell entfernt und hing an einem Stiel, der aus den Gefäßen und dem Pankreas, sowie dem Ligamentum pancreaticolienale bestand; dieser Stiel hatte sich zudem noch 2mal um seine Längsachse gedreht; die Bauchspeicheldrüse erschien förmlich über das untere Querstück des Duodenums nach unten gespannt. — Unter drei Fällen von Wandermilz bei Frauen, hat ROKITANSKY von einer 30jährigen bekundet, daß der Stiel der abgewanderten Milz nur aus dem Pankreas und den Milzgefäßen bestanden habe; und zwar sei die Bauchspeicheldrüse gleichsam in Spiralgängen um die Arteria lienalis herumgeschlagen gewesen. —

BABESINIs Kranke war ebenfalls 30 Jahre alt; sie starb unter den Zeichen der Darmeinklemmung. Bei der Leichenöffnung fand sich die Milz im kleinen Becken, wo sie mit der Nachbarschaft verwachsen erschien. Vom Milzhilus erstreckte sich nach oben ein kleinfingerdicker Strang, der dreimal nach rechts um seine Längsachse gewunden war, nämlich das Ligamentum gastrolienale nach der linken Magenseite; der Magen war wie ein Blindsack nach unten gezogen; mit ihm erschien der Pankreasschwanz verlagert, wodurch die ganze Bauchspeicheldrüse in eine schiefe Lage geriet. Arteria und Vena lienalis erschienen obliteriert, während eine obere Jejunumschlinge schließlich oben abgedrückt worden war. Im Fall von ESTES, der ein 19jähriges Mädchen betraf, hatte die verlagerte Milz ebenfalls den Pankreasschwanz senkrecht in die Fossa iliaca mitgenommen, während der Pankreaskopf am gewöhnlichen Ort verblieben war. Ähnliches hat KLEIN von einer 63jährigen Frau berichtet, nur daß es hier zugleich mit der „abgewanderten" Milz zu einer Verzerrung des Magenpförtners bis in die Höhe des vorderen oberen Darmbeindornes gekommen war; dadurch zog sich das Ligamentum gastrophrenicum auf 8 cm Länge aus, stellte sich das Pankreas fast senkrecht; von dessen Kopf und dem unteren Rand der Curvatura major des Magens zog in das kleine Becken ein daumendicker, einmal um seine Längsachse nach links gedrehter Strang mit varikösen, erweiterten, federkieldicken Venen zum Hilus der Milz hin. Endlich hat noch RUNGE einen ganz ähnlichen Befund bei einem 21jahrigen Weibe erhoben.

Aus den Mitteilungen einer kleinen Reihe von Einzelfällen geht die auch von LUBARSCH unterstrichene Tatsache hervor, daß die Wandermilz in auffallender Regelmäßigkeit das weibliche Geschlecht auszeichnet. Das läßt sich nicht gut mit angeborenen Entwicklungsfehlern erklären; vielmehr scheint die bei der Frau häufiger als beim Mann vorkommende Enteroptose und Bauchdeckenschlaffheit als Vorbedingung in Frage zu stehen; dazu kommen vielleicht noch Gewalteinwirkungen von außen (LUBARSCH). Als solche Einwirkung kann man sich unschwer den Einfluß des Schnürleibes vergangener Tage vorstellen, ein Gedanke der von verschiedenen Seiten mehr oder weniger eindringlich geäußert worden ist (ENGEL, SCHIEFFERDECKER, KLEIN, HERTZ).

Namentlich hat ENGEL bei Ausführungen über die Wirkungen des Schnürens auf den Frauenleib auch der Bauchspeicheldrüse gedacht. Er schrieb 1860, das Pankreas sei immer betroffen, seine Vorderfläche werde vom Magen nicht oder doch nur zum kleinsten Teil bedeckt und sei daher der vollen Druckwirkung des linken Leberlappens ausgesetzt; wenn nun dieser einen vergrößerten Umfang habe, so könne seine Wirkung auf die Bauchspeicheldrüse — abgesehen von der Lagestörung — zu einer völligen pankreatischen Atrophie Anlaß geben. Dazu komme die verdrängte, nahezu senkrechte Stellung des Pankreas, wobei es fast gerade an der vorderen Fläche der Wirbelsäule bis in die Nähe des Promontoriums herabsteige; manchmal werde die Drüse nur teilweise verschoben, während die eine Hälfte mehr oder minder in ihrer Lage verharrte, würde die andere Hälfte in einen Winkel nach unten abgebogen, und zwar gegebenenfalls sogar bis zu 90°.

4. Daß die Bauchspeicheldrüse rein passiv durch sich vergrößernde Nachbarorgane etwa infolge von Magenerweiterung (CRUVEILHIER, LEUBE), oder durch die sehr vergrößerte Leber (HELMERSHAUSEN, BECOURT) in ihrer Lage beeinträchtigt werde, ist zwar behauptet worden, kann aber nicht unter allen Umständen zutreffen. Z. B. kommt für jene von M. SCHMIDT (Hamburg) geschilderte Form von Magenbruch ohne Pylorus- oder Duodenalbeteiligung eine

Lageverzerrung des Pankreas gar nicht in Frage. Stets müssen die vergrößerten Nachbarorgane entweder den absteigenden Teil des Duodenums oder die Milz aus ihrer Lage drängen, um auch das Pankreas zu beeinflußen.

5. Höchst merkwürdig ist eine von BAUD mitgeteilte Beobachtung von massiger Invagination, der zufolge bei einem Erwachsenen mit doppelter Darmeinstülpung Duodenum, Pankreas, das Anfangsstück des Jejunum, das Ileumende, der Blinddarm mit dem Wurmfortsatz, der aufsteigende und der quere Dickdarm in den absteigenden Dickdarm und in den Mastdarm eingeschoben angetroffen worden sind.

Dieses höchst merkwürdige Vorkommnis, das kaum glaubhaft dünken mag, wurde von mehreren Ärzten gesehen und ausdrücklich bestätigt. KÖRTE sagt von ihm, man könne es nicht anzweifeln. Ich kann mir die Möglichkeit dieses Falles nicht anders vorstellen als unter der Voraussetzung ganz ungewöhnlicher, verhältnismäßig freier, d. h. nicht allseitig verlöteter Bauchfelldoppelungen im Bereich des aufsteigenden Darmes und der Flexura duodenojejunalis; das ist eine Überlegung, welche den ganzen Befund ins Grenzgebiet zwischen angeborenen und erworbenen Umständen als Voraussetzungen für die Pankreasverlagerung verweist. Übrigens soll nach CLAESSEN ein ähnlicher Fall von Invagination des Pankreas bei einem Kind beschrieben worden sein[1].

6. Schließlich können noch durch Verletzungen in der Nachbarschaft der Bauchspeicheldrüse Pankreasverlagerungen erfolgen. KLEBS beispielsweise erwähnt jene von ANCELET gebuchten Fälle, in denen es durch Wirkung von Brechmitteln zur Zerreißung des Zwerchfells und damit zum Vorfall von Magen, Dickdarm, Netz und Pankreas in den Brustraum gekommen sein soll. Auch CLAESSEN hat eine derartige Beobachtung CAVALIERs mitgeteilt.

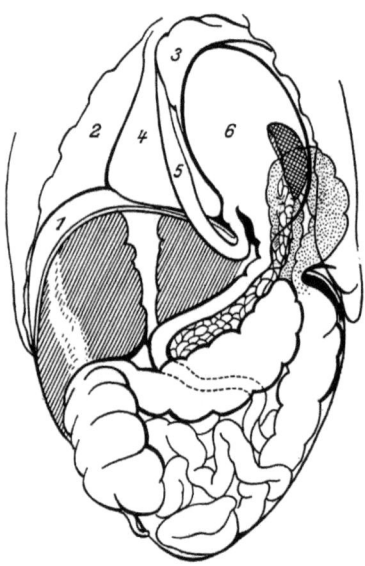

Abb. 195. Folgen einer traumatisch bedingten Durchlöcherung der linken Zwerchfellhälfte. Netz, Magen, Milz, Pankreasschwanz und ein Teil des Querdarms in die linke Brustfellhöhle vorgefallen. 1 rechte Zwerchfellhälfte; 2 rechte Pleurahöhle; 3 linke Lunge; 4 Herz; 5 Ösophagus; 6 Magen. Schematische Linearzeichnung, wobei die Speiseröhre ohne Rücksicht ihrer tatsächlichen Lage vor dem Herzen gezeichnet wurde. (Nach OBERNDORFER.)

Übrigens hat KÖRTE an diesen Fällen Kritik geübt. Er meint, es sei anzunehmen, daß in solchen Fällen bereits eine ungewöhnliche Beschaffenheit des Zwerchfells, sei es eine angeborene Lücke' oder eine erhöhte Zerreißlichkeit bestand. Durch die gewaltsame Anstrengung der Bauchpresse seien dann wohl die Eingeweide durch die Öffnung im Zwerchfell hindurchgedrückt worden; dabei würde natürlich der linke beweglichere Teil des Pankreas dem Zug des Quercolons leichter folgen, als der Kopf der Drüse. In der LACHERSCHEN Statistik der erworbenen Zwerchfellslücken ist 6 mal eine Verlagerung des Pankreas angegeben. In einer ganzen Reihe von Kriegsverletzungen des Zwerchfells, die ich selbst bei der Leichenöffnung genau übersehen konnte, war kein Pankreasvorfall eingetreten; OBERNDORFER[2] hat unter 27 Kriegsverletzungen des Zwerchfells 7mal eine Lochbildung im Sinn der sog. falschen Zwerchfellhernie wahrgenommen. Unter diesen 7 Vorkommnissen mit Vorfall von Teilen der Baucheingeweide in die linke Pleurahöhle bot eine Beobachtung eine ausgesprochene Lageveränderung des Pankreasschwanzes. Dieser ist entsprechend dem pleuralen Milzvorfall ebenfalls in kranialer Richtung abgewichen. Vielleicht war auch bei dem einen und anderen der übrigen 6 Fälle eine Verlagerung der Cauda pancreatis gegeben, wenigstens soweit die Milz durch das Wundloch des Zwerchfells ausgetreten vorlag; doch ist diese Veränderung hinsichtlich des Pankreas dem Sekanten sicher nicht in die Augen gesprungen, sie war gewiß gering und bedurfte nicht einer ins Einzelne gehenden Betrachtung und Klärung. OBERNDORFER hatte noch einen 8. Fall unter seinen 27 Vorkommnissen

---

[1] Als Ort der Veröffentlichung gibt CLAESSEN an: Journ. universel T. 53, S. 155.
[2] Nach brieflicher Mitteilung.

von Zwerchfellverletzung. Infolge Schusses war das Zwerchfell im pleuralen Teil aufgerissen worden, jedoch blieb sein peritoneales Blatt unverletzt. Die Wunde heilte — aber nicht im Sinn eines völligen Wundverschlusses. Es blieb eine muskellose Narbe, ein Narbenloch sozusagen im linksseitigen muskulären Zwerchfell; infolge des abdominellen Druckes wurde nun das Peritoneum nach Art einer „echten" Zwerchfellhernie pleural ausgebaucht. Es bildete sich so ein Bruchsack, in dem Magen und ein Teil Pankreas pleuralwärts — aber durch den Peritonealsack von der Pleurahöhle geschieden — vorgefallen beobachtet wurden.

Man wird also den Austritt des Pankreas durch traumatische Zwerchfellslücken durchaus mit Recht als eine Seltenheit ansprechen können.

Schließlich ist noch der Vorfall der Bauchspeicheldrüse durch Bauchwunden nach außen zu erwähnen. OTIS hat dies Vorkommnis nach Gewehrschußverletzung unterhalb und außerhalb der linken Brustwarze gesehen.

Ähnliche Beobachtungen wollen, wie KÖRTE zusammenstellte, DARGAN, CALDWELL, ADEVOINE, EARL und ALLEN in 7 Fällen gemacht haben, doch wurde hierbei die Natur des vorgefallenen, operativ versorgten oder entfernten Stückes nicht festgestellt, diese Beobachtungen sind also unsicher, wie jene von LABORDERIE mitgeteilte Erfahrung bewiesen hat, der ebenfalls glaubte, ein von ihm gesehener Eingeweidevorfall aus einer Stichwunde des Oberbauches habe das Pankreas betroffen, während er sich bei der nachfolgenden histologischen Untersuchung überzeugen mußte, daß nur ein Netzstück ausgetreten war. Daß gleichwohl auch aus einer durchbohrenden Wunde des rechtsseitig gelegenen Hypochondriums Pankreas vorfallen kann, lehrte ein Fall, den KLEEBERG geschildert hat. Es handelte sich um eine Stichwunde, aus der sich ein etwa 7,5 cm messender, am freien Ende etwas stärker und frei erscheinender Körper von nicht ganz 1 cm Dicke vordrängte. KLEEBERG band dies Organstück ab; die Wunde kam zur Heilung. Eine zusammen mit WAGNER vorgenommene mikroskopische Untersuchung bestätigte die Pankreasnatur des Vorfalls. — Später ist noch ein Vorkommnis von Pankreasprolaps nach Messerstich in die linke Bauchseite von FONTOYNONT gemeldet worden. Auch im Fall von PEREIRA-GUIMARAES soll durch einen Bajonettstich in die linke Seite des Leibes der Pankreasschwanz vorgefallen sein.

X. Geschwulstartige Neubildungen im Bereich der Bauchspeicheldrüse.

1. Gutartige Geschwulstbildungen.

Gegenüber dem Vorkommen bösartiger Neubildungen in der Bauchspeicheldrüse tritt der Befund sog. gutartiger Geschwülste außerordentlich in den Hintergrund. Sowohl in KÖRTEs Bearbeitung (1898) der chirurgischen, als in OSERs 1899) Bearbeitung der Erkrankungen des Pankreas überhaupt, findet sich neben Karzinom und Sarkom des Pankreas kaum nebensächlich das Vorkommen von Adenomen erwähnt. MAYO ROBSON und CAMMIDGE (1907) nennen ebenfalls von gutartigen Gewächsen nur ganz kurz das Adenom. Nicht mehr ist im Buch von OPIE (1910) über die Pankreaserkrankungen zu finden. GULEKE (1912) nennt in den Ergebnissen der Lehre über akute und chronische Erkrankungen des Pankreas jenes gestielte, kindskopfgroße reine Fibrom des Pankreaskörpers, das KÖRTE 1909 durch Exstirpation gewonnen hat, nachdem durch dreiviertel Jahre die ständige Zunahme des Gewächses erkannt worden war. Auch in HEIBERGs Buch über die Krankheiten des Pankreas findet sich nicht viel mehr; hier wird noch ein von BIONDI mitgeteilter Fall eines Fibroadenoma capitis pancreatis erwähnt, welches zwei Drittteile des Kopfes eingenommen hatte und nach oben nur von wenig Drüsengewebe bedeckt war.

E. KAUFMANN macht im Lehrbuch der spez. pathol. Anatomie für Studierende und Ärzte, die Angabe, daß Lipome, Myxome und Chondrome des Pankreas vorkämen. WYSS nennt, ohne selbst eine einschlägige Beobachtung zu melden, das Vorkommen dieser Art von Geschwülsten im Pankreas äußerst selten. In den Aufzeichnungen von HANNS CHIARI aus seiner Straßburger Zeit, d. h. über ein Sektionsmaterial von rund 10000 Fällen, finde ich bei einer 86jährigen

Frau den Befund eines Lipoms des Pankreas erwähnt. Im gleichen Beobachtungsschatz ist weiterhin ein Tumor cavernosus sanguineus für einen 29jährigen Mann
angegeben, d. h. ein Hämangioma, das seinen Sitz im Pankreaskopf hatte.
Einmal hat Chiari das Vorkommen eines Myeloms im Pankreasschwanz eines
24jährigen notiert. Ich kann aber nicht ersehen, ob dies ein Knoten bei allgemeiner Myelomatosis oder ein isoliertes Myelom war. Mikroskopisch hätte es
aus einer Ansammlung von Myelozyten bestanden. Endlich enthielt jenes
Material noch den Vermerk eines z. T. zystischen Adenoms, das sich im Pankreas
einer 70jährigen Frau vorfand.

Der unter meiner Leitung im Innsbrucker pathologischen Institut gesichtete
Sektionsschatz von 17164 Leichenöffnungen ließ, abgesehen von einem Fall
großartiger Inseladenomatose (Lang), bei einem Mann im 6. Lebensjahrzehnt
ein Myom des großen Pankreasganges, ferner bei einem anderen Mann von
64 Jahren ein Pankreasadenom, endlich bei einer 73jährigen Frau ein Zystadenom des Pankreasschwanzes feststellen.

Als Tumor cavernosus oder Hämangiom des Pankreas hat Versé
eine eigenartige, höhlenreiche, schwammige Gewebsneubildung erklärt, welche
Walz gelegentlich einer südwestdeutschen Pathologensitzung in Mannheim
vorwies. Es handelte sich um eigenartiges, periportal vom Pankreasschwanz
bis zum Leberhilus reichendes Gewebe, dessen Maschen von flüssigem Blut
erfüllt war; stellenweise war das Gewächs, das einem 16jährigen Mann entstammte, fast solid und alveolär gewachsen, so daß es dort einem alveolären
Sarkom oder einem Krebs nicht unähnlich sah. Über ein Arterialangiom
des Pankreas hat Busni Mitteilung gemacht. Es fand sich bei einem 46jährigen
Mann, der infolge einer Lymphogranulomatosis der Milz verstorben war. Die
ganze Drüse erwies sich von der Neubildung durchsetzt, so daß ihr Gewebe
stellenweise schwammartig aussah. Leider ist in Busnis Mitteilung nichts
über die Leber, Pfortader und die Lienalgefäße gesagt. So ist seine Mitteilung
geeignet Zweifel zu erwecken. Sie scheint übrigens derjenigen von Walz über
einen Tumor cavernosus pancreatis sehr nahe zu stehen. Eine Geschwulst,
die als Angioma myxomatosum aufgefaßt worden ist, hat Baudach beschrieben.

Ein eigenartiges Lymphom oder Lymphadenom der Pankreasgegend ist von
Lépine und Cornil mitgeteilt worden. Es betraf einen 52jährigen Mann mit klinisch
bemerkter Schwellung in der Pankreasgegend. Die Leichenöffnung ergab in der Nähe des
Pankreaskopfes vergrößerte Lymphdrüsen, auch war der vergrößerte Kopf der Bauchspeicheldrüse von einer weißlichen Masse infiltriert, genau so wie die hintere Magenwand
in der Pars pylorica und wie die benachbarte Leber, das Zwerchfell und die Basis der rechten
Lunge; auch in den Nieren hätten sich weiße Knoten befunden. Die Angabe, es habe sich
mikroskopisch um lymphatisches Gewebe gehandelt und die Berücksichtigung der Be-
obachtungszeit (1874!) läßt vermuten, daß nicht einfache Lymphomata vorlagen, sondern
entweder ein Lymphosarkom oder eine Lymphogranulomatosis.

Karl Koch beschrieb 1914 ein Lymphangioma pancreatis. Diese
Geschwulst läßt hinsichtlich ihrer histologischen Einordnung den Einwand
zu, ob es sich nicht um ein Zystadenom mit stärkst abgeplatteten oder druck-
atrophischen Wandzellen gehandelt habe; denn Zystadenome können außerordentlich an Lymphangiome gemahnen, sowohl dem makroskopischen als dem
mikroskopischen Eindruck nach, wie sich leicht an einem von Franz Joseph
Lang veröffentlichten Fall dartun läßt, der bei einer 72jährigen Frau festgestellt
worden ist und deren Pankreas den Abb. 196 und 197 als Vorlage diente.
Übrigens liegt auch von Harbitz eine Mitteilung über ein Lymphangiom vor,
das zu einer mannskopfgroßen Geschwulst angewachsen war.

Wenn man sich mit der Frage der Adenome des Pankreas beschäftigt,
muß man zuerst der von Reitmann, Gotth. Herxheimer, L. Scholtz u. a.
näher beschriebenen Vorkommnisse einer reparativen Wucherung in zwar um-

schriebener, aber mehr oder minder ungeordneter Art denken, welche in Fällen von atrophischer Induration der Bauchspeicheldrüse vorkommen. Es handelt sich dort um adenomähnliche, durch regenerative Hyperplasie zustande gekommene Bildungen, welche nicht zu den Blastomen zu zählen sind, aber eine

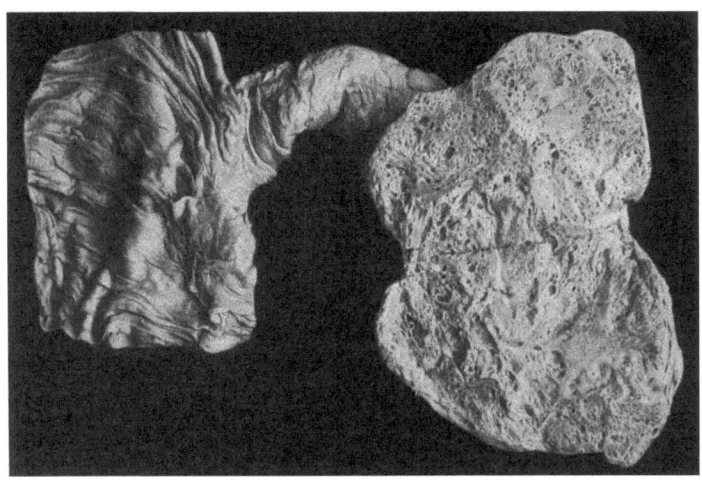

Abb. 196. Zystadenom des Pankreasschwanzes. (Innsbrucker Beobachtung; veröffentlicht von FRANZ JOSEPH LANG.)

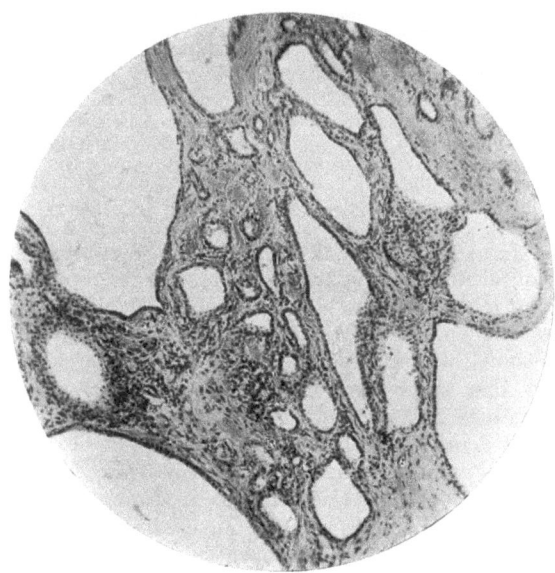

Abb. 197. Schwache Vergrößerung eines Schnittes durch das in Abb. 196 gezeigte Cystadenoma caudae pancreatis. (Nach FRANZ JOSEPH LANG, Innsbruck.)

Brücke für das Verständnis der sog. autonomen, adenomatösen Geschwülste dann und wann liefern können. In diesem Sinn hat MENZE eine große Reihe der im Schrifttum mitgeteilten Adenombildungen des Pankreas nicht als

Blastome gelten lassen; er macht darauf aufmerksam, daß 19 von 26 Mitteilungen sich auf alle Fälle mit Diabetes bezogen, daß 17 von diesen 19 Pankreata eine Sklerose des Gerüstgewebes zeigten, daß 9 mal deutlich adenomartige Auswüchse der kleinen Ausführungsgänge festzustellen waren. Diese Fälle umschlossen aber sicher sehr verschiedene Wachstumserscheinungen, die ihrem Wesen nach nicht einheitlich waren und nicht kurzweg als „Adenome" oder „Zystadenome" bezeichnet werden konnten, geschweige denn, daß sie alle etwa aus den Inseln hervorgegangen wären. Eine genaue Sonderung der in mancher Hinsicht zu unterscheidenden Adenome des Pankreas ist aber dringend nötig.

Vor der Zusammenstellung von MENZE hat WYSS in einer oft genannten Dissertation über zystische Pankreastumoren eine große Reihe von Adenomen und Zystadenomen mitgeteilt, denen er eine eigene Beobachtung anschloß.

Das dabei angedeutete Bestreben, feste, solide oder reine Adenome von zystischen Adenomen zu unterscheiden, ist nicht streng durchgeführt, vielleicht auch nicht immer durchführbar gewesen; denn auch späterhin (vgl. LAZARUS, PROSOROWSKI, BEUST, PRIESEL) stritt man sich, was noch als solides, was als zystisches Adenom gelten könne. Jedenfalls aber sind die ersten mitgeteilten Fälle bemerkenswert, welche WYSS in seiner Dissertation aufführt, nämlich die Fälle von THIERFELDER, BIONDI, NEVE, CESARIS-DEMEL, PONCET und BÉRARD.

THIERFELDERs Beobachtung bezog sich auf einen kirschgroßen Tumor im Pankreas, eingehüllt in Bindegewebe; diese Gewebsbildung, die scharf gegen die Nachbarschaft abgegrenzt erschien, zeigte eine Wucherung, welche aus kubischen Zellen bestand, und wohl aus kleinen Ausführungsgängen entknospt war. BIONDI hatte ein azinöses, aus Zylinderzellen gebildetes Gewächs gesehen; es war scharf geschieden vom übrigen Pankreasgewebe und maß 6 × 8 cm in seinem größten Durchmesser. Auch im Fall von CESARIS-DEMEL lag eine azinös, vorwiegend aus Zylinderzellen aufgebaute Bildung vor, welche am unteren Rand des Körpers der Bauchspeicheldrüse gesessen und die Größe eines Vogeleies hatte. Im Fall von NEVE erwies sich die Geschwulst als dem Duodenum angehängt; sie umschloß den Ductus choledochuß. BÉRARD, der den Gegenstand seiner Beobachtung ein Adenom oder Adenofibrom genannt hat, fand eine zystische Bildung, weshalb PROSOROWSKY diese Geschwulst nicht als Adenom, sondern als Zystom bezeichnet haben wollte, während neuerdings YAMANE sogar eine Krebsnatur dieses Falles zur Überlegung anheimstellt, wobei sich die Zyste als Erweichungsblase (= sekundäre Pseudozyste) müßte ansprechen lassen. Übrigens erhob PROSOROWSKY denselben Einwand, wie gegenüber BÉRADs Mitteilung gegen diejenige von PONCET — und dies mit Recht, vorausgesetzt, daß in der Benennung ob Adenom oder Zystom die Größe und Zahl der Hohlräume von Bedeutung sein sollen; denn der Inhalt der Zysten in jenen fraglichen Fällen war sehr erheblich; er wurde nach Litern bemessen, und der Adenomcharakter aus der Struktur der Zystenwand allein bestimmt.

Es scheint also die Abgrenzung zwischen solidem Adenom und Adenozystom Schwierigkeiten gemacht zu haben. Man war früher darin überängstlich, Adenome von Zystomen zu trennen, bedachte nicht, daß vom Adenom, als einer drüsigen Wachstumsentgleisung, bis zum Zystom, als einem drüsig gebauten, in seinem drüsigen Anteilen aber mehr oder minder blasig aufgetriebenen Wachstumsergebnis alle Übergänge bestehen müssen. Ebenso war man überängstlich in der Überlegung und Scheidung, ob die zystischen Erscheinungen einer Zurückhaltung von Sekret (Retention) oder einer übermäßigen Epithelbildung (Proliferation) zu danken seien. Beides trifft für alle Zystadenome zu, wobei die Neubildung an Epithel und Gerüstsubstanz der Zurückhaltung des Sekretes vorauseilen muß, worüber übrigens schon DIECKHOFF sich 1896 geäußert hatte.

Ein neuer Gesichtspunkt kam in die Unterscheidung der „reinen" oder „soliden Adenome", als man Anlaß zur Frage hatte, ob nicht ein Teil der Adenome hinsichtlich der Beschaffenheit und ihrer innigen Beziehungen zu dem sie durchsetzenden Gefäßnetz eine gewisse Ähnlichkeit mit LANGERHANSschen Inseln hätten und deshalb als „Inseladenome" zu bezeichnen seien (ROLLET, PRIESEL). Derartige Inseladenome, welche hier nicht näher zu beschreiben sind (vgl. den inkretorischen Abschnitt der Bauchspeicheldrüse in diesem Handbuch von I. E. KRAUS), sind von HELMHOLTZ, NICHOLS, ALEZAIS und PEYRON, HEIBERG, KOCH, ROLLET, LECOMTE, PRIESEL und FRANZ JOS. LANG beschrieben worden, wobei auch Mitteilungen von ORTH, SSOBOLOW, REITMANN, HERX-HEIMER, WEICHSELBAUM und CECIL zu berücksichtigen sind; freilich dürfte in manchen dieser Fälle die Entscheidung darüber, wo eine regeneratorische oder vikariierende, bzw. funktionelle Hyperplasie und wo eine eigentliche Adenombildung vorliege, äußerst schwierig sein. Von all jenen Vorkommnissen, sei hier nur auf den, von meinem damaligen Assistenten FRANZ JOSEPH LANG beschriebenen Fall einer ausgesprochenen Adenomatosis insularis des Pankreas hingewiesen, weil diese einzig dastehende Veränderung die Gesamtbauchspeicheldrüse mächtig vergrößert hatte, so daß die Drüse einen Umfang von $25 \times 8 \times 4$ cm aufwies und das Duodenum einengte, bzw. seinen

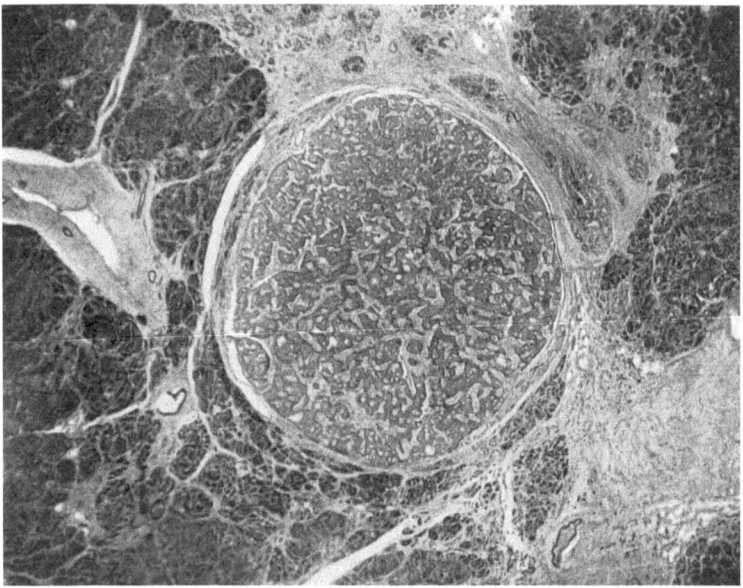

Abb. 198. Solides, adenomartiges Gewächs im Pankreas, von WALZ als „Basalzellgeschwulst" angegeben. (Nach einem Präparat von K. WALZ in Stuttgart.)

proximalen Teil erweiterte. Die insulare Adenomatosis hatte dabei das übrige Pankreasgewebe stark eingeengt, ja — wie sich bei Durchsicht der LANGschen Präparate ergab — stellenweise im Sinn der Druckatrophie beeinträchtigt. Übrigens zeigten sich auf dem Schnitt des höckerigen und knotigen Pankreas hier und dort auch kleine Zystchen. Die Pankreasgänge waren nicht erweitert. Die Zystchen bezogen sich auf Erweiterungen kleiner, im übrigen schlauchförmiger Ausführungsgänge, an die sich auch da und dort sehr kleine Inseln anlehnten.

Das von MENZE beschriebene, am oberen Rand des Pankreaskörpers aufgefundene derbe, bindegewebig abgekapselte Gewächs von $3 \times 3{,}5$ cm Größe, das aus einem festen und einem zystischen Teil zusammengesetzt erschien, war kein reines Inseladenom, sondern zeigte auch bedeutend fibröse Wucherungen, so daß es als insuläres Adenomfibrom bezeichnet wurde; die dabei gesehenen Zysten sollen aus einer Bindegewebsentartung und Erweichung zustande gekommen sein, so daß also der Name eines mit Zystoidbildung komplizierten Adenofibroms des Pankreas hier gerechtfertigt erscheint.

An dieser Stelle sei auch eines eigenartigen Befundes gedacht, den WALZ 1926 erhoben, und den er unter der Benennung „Basalzellentumor" des Pankreas veröffentlicht hat, den ich aber doch unter der Bezeichnung eines „Pankreasadenoms" buchen möchte.

WALZ fand im Pankreas eines 62jährigen Diabetikers, der an einem krebsig ausgearteten, zirrhotischen Leberleiden mit Pigmentierung verstorben war, mitten im Drüsengewebe, etwas mehr der oberen Fläche genähert, ein kleines, rundes, scharf abgegrenztes, weißes Gebilde von 6 mm Durchmesser und derber Gewebshärte; Drüsenmetastasen des Krebses wies der fragliche Fall nicht auf. Der Leberkrebs entpuppte sich als ein kleines Carcinoma solidum mit großen kubischen Zellen. Das Pankreas wies neben Bezirken mit nur geringer Bindegewebsvermehrung zirrhotische Herde auf, in denen sich neben gut erhaltenen

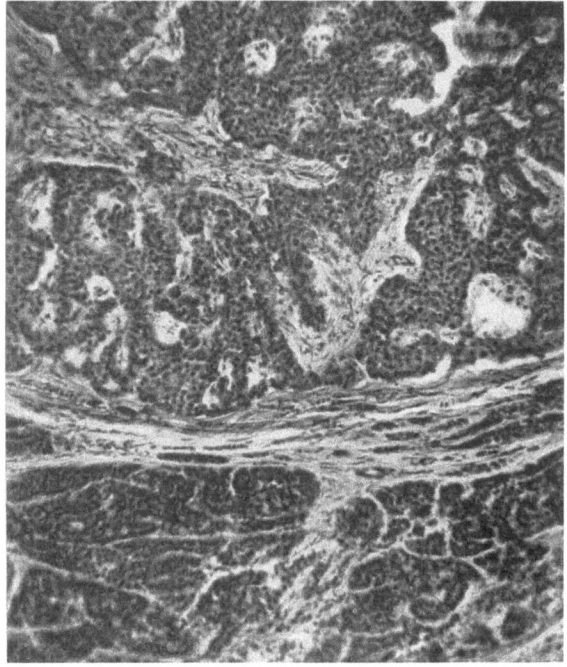

Abb. 199. Stark vergrößertes Schnittbild aus dem Randgebiet des in der vorausgehenden Abbildung gekennzeichneten Gewächses. (Nach einem von K. WALZ in Stuttgart freundlichst zur Verfugung gestellten Schnitt.)

Inseln nur Reste von Azini und Ausführungsgängen fanden. Das kugelrunde, 6 mm im Durchmesser aufweisende Knötchen war von einer mäßig breiten Bindegewebskapsel vollständig umgeben; diese war da und dort etwas aufgesplittert, enthielt in den Maschen Nester von Azini oder Inselresten. Das kleine Gewächs bestand aus netzförmig angeordneten, vielfach gewundenen Zellsträngen ohne Lichtungsbildung. Zwischen den Zellsträngen fand sich ein feinfaseriges Bindegewebe, das spärliche Gefäße führte, teilweise auch rundliche, hyaline, körnige Massen enthielt, welche sich mit Eosin satt rötlich, nach der Anwendung von GIESONS rötlich gelb färbten. Die Zellen des Knotens waren ziemlich klein, die Kerne oval; sie boten ein deutliches Chromatinnetz dar, das Protoplasma war homogen oder feinkörnig. Von den Zellen der Inseln unterschieden sich die Tumorzellen durch größeren Protoplasmagehalt und größere, hellere Kerne. Das ganze Gebilde hob sich durch hellere Färbung von dem viel dunkleren, azinösen Gewebe ab, war auch entschieden heller als die Inseln. Degenerationserscheinungen fehlten, ebenso Kernteilungen. Rieseninseln waren im Pankreas nicht vorhanden.

In der Beurteilung dieses Befundes hat WALZ zunächst die Annahme abgelehnt, daß hier etwa eine Metastase des Leberkrebses vorläge, mit dessen Zellbild das Gewächs im

Pankreas keinerlei Ähnlichkeit zeigte. Mit Inseln der Bauchspeicheldrüse würden die Struktur und die Zellen des fraglichen Gebildes eine „entfernte Ähnlichkeit" — aber nicht mehr aufweisen. „Möglicherweise" so meint WALZ, „könnte aus der in jenem Fall vorhandenen Dreizahl der pigmentierten Leberzirrhose, der Pankreaszirrhose und des Diabetes die mit Drüsenumbau vergesellschaftete chronische Pankreaserkrankung einen gewissen Reiz auf die Tumorbildung ausgeübt haben, wie das auch für die Krebsbildung in der Leber aus dem zirrhotischen Umbau abgeleitet werde."

WALZ stellt seinen Befund in eine Linie mit den zylindromatösen Parotisgeschwülsten. Er nimmt an, daß Epithelien der Ausführungsgänge[1], nach KROMPECHER als „Basalzellen" benannt, in Frage kommen, daß aber solche Basalzellen auch zwischen Zellen der Azini und Inseln eingestreut seien[2]; die Zellen der Azini und Inseln an sich erschienen ihm zu gut differenziert, als daß sie für eine Gewächsbildung noch in Frage kämen. Die Basalzellen stellten Proliferationszentren, „Indifferenzzonen" dar. Wie die Entwicklung entweder der Inseln oder der Azini, so gehe auch jede Gewächsbildung aus den Basalzellen hervor. Und diejenigen Gewächse, welche auf niederer Differenzierungshöhe bestehen blieben und morphologisch den Basalzellencharakter bewahrten, verdienten den Namen der „Basalzellengeschwülste" oder „Basaliome."

WALZ hält es also für feststehend, daß gewisse Gewächse des Pankreas als Basalzellengeschwülste, d. h. als gutartige, zylindromatöse Basaliome aufzufassen seien. Dazu rechnet er seine Beobachtung. Er gibt aber weiterhin zu, daß die von ihm beschriebene Bildung im Pankreas den von ROLLET und von PRIESEL beschriebenen Inseladenomen sehr nahe stünde, und ich muß als unbeteiligter Betrachter sagen, daß die Geschwulstbildung gerade im Fall von ROLLET dem des Falles von WALZ ganz überraschend ähnelt. Wenn auch solche Geschwülste nicht ganz und gar den zarten Bau der Inseln aufweisen, so ist ihre Struktur doch so sprechend, daß ihre Ausbildung auf Grund der morphologischen Umstände inselartig genannt werden kann. Die zylindromatische Beigesellung veränderten Stützgewebes ist dabei nebensächlich. So möchte ich das von WALZ beschriebene Gewächs für ein solides, inselähnliches Adenom des Pankreas halten, vorausgesetzt, daß in Hinsicht auf den primären Leberkrebs — wie WALZ es in der Tat angegeben hat — jede Absiedelungsnatur der umschriebenen Geschwulst in der Bauchspeicheldrüse ausgeschlossen werden kann.

Bei PROSOROWSKY finden sich als Adenome des Pankreas noch die Fälle von SOPRANA und ROMAN angeführt. Gerade der SOPRANAsche Fall, den sein Verfasser von den LANGERHANSschen Inseln ableiten will, ist nun sehr bemerkenswert, als Beispiel eines Zystadenoms, ja eines krebsig entarteten Zystadenomes. Es zeigte sich ein bis auf die Schwanzregion geschwulstartig umgewandeltes Pankreas, das verdickt und „infiltriert" aussah. Im mikroskopischen Schnitt ließ es von reichlichem Bindegewebe getrennte epithelial ausgekleidete Räume wahrnehmen. Um diese Zysten herum fanden sich im Bindegewebe mehr oder weniger reichliche, strangförmige oder alveolär angeordnete Bildungen aus großen, etwas länglichen Epithelzellen. Die größeren Zysten ließen papilläre Wucherung des Epithels ihrer Innenfläche erkennen.

Durchsetzung des Perineuriums im Pankreasgerüstgewebe mit Geschwulstzellen, sowie Peritonealmetastasen veranlaßten PROSOROWSKY für seinen Fall einen Übergang in Krebsbildung anzunehmen, ein Vorgang, den auch E. KAUFMANN für seine Beobachtung geltend macht, ein Befund, der die einschlägigen Fälle als zystische Adenokarzinome stempelt. Dafür, daß der Fall SOPRANA als ein den Inselgeweben entstammendes Gewächs angesprochen werden könnte, vermag ich den ausführlichen Wiedergaben seiner Beschreibung bei PROSOROWSKY und bei YAMANE keinen stichhaltigen Grund zu entnehmen.

ROMANS Fall ließ in der Mitte des Pankreaskörpers einen derben, hühnereigroßen, dunkelroten Knoten ersehen, der gegenüber dem übrigen Pankreasgewebe da und dort einen

---

[1] Daß die Pankreasgänge ein zweischichtiges Epithel hätten, wie WALZ unter Hinweis auf SCHÄFFER sagt, scheint mir im allgemeinen nicht zuzutreffen. Sowohl BÖHM und DAVIDOFF als STÖHR-MÖLLENDORFF bezeichnen das Epithel der Pankreasgänge als ein einfaches zylindrisches Epithel. Freilich sagt dagegen SCHAFFER „der Ausführungsgang, oder die baumartig sich verästelnden Ausführungsgänge werden von einem zweireihigen, weiterhin einreihigen Zylinderepithel ausgekleidet". Damit versteht SCHAFFER aber wohl eine Zweizeiligkeit bzw. Einzeiligkeit der Epithelkerne. Ich habe mich bisher an zahlreichen Präparaten von einer Zweischichtigkeit der Zellen nicht überzeugen können.

[2] Vgl. dazu im ersten Hauptstück unserer Ausführungen die Fragen der Regeneration des Pankreas nach der Darstellung von NEUBERT!

schmalen grauweißen Saum darbot. Um einen zentralen, verkalkten gelben Herd war das Gewebe jenes Knotens ein grauweißes unregelmäßiges Netzwerk, das sich radiär bis zur Außenlinie des Knotens hinzog. In den vielgestaltigen Räumen dieses Netzwerkes befand sich größtenteils flüssiges oder geronnenes Blut; nur im Zentrum fand man die Räume von kolloidaler Flüssigkeit erfüllt. Neben dem Tumor war das Pankreas — mit Ausnahme einiger Verhaltungszystchen im Schwanzteil — nicht verändert. Die Zysten ließen histologisch ein einschichtiges meist kubisches Epithel erkennen, das manchmal papilläre Einwüchse in die Zystenlichtung aufwies. Da und dort zeigte sich auch ein Zusammenfließen zweier Zysten unter Schwund der trennenden Wand, die dann nur in Form spornartiger Reste vorhanden war; da dieses Gewächs keine allseitige Kapsel aufwies, ja geradezu infiltrierend in das andere Pankreasgewebe hineinreichte, nahm ROMAN an, es könne als bösartig gelten.

Neuerdings sind YAMANE und I. v. LEDEBUR auf die Frage der Zystengeschwülste der Bauchspeicheldrüse näher eingegangen. YAMANE gibt beim Hauptstück der Zystadenome folgende Kennzeichnung. „Die Benennung „Zystadenom" bringt zum Ausdruck, daß in die Gruppe nur solche zystische Bildungen des Pankreas eingereiht werden dürfen, welche durch ein selbständiges, echt blastomatöses Wachstum charakterisiert sind. Die Selbständigkeit des Wachstums wird es mit sich bringen, daß diese zystischen Bildungen von einem bestimmten Punkte aus, unabhängig vom Muttergewebe, sich vergrößern und demnach gegen die Umgebung eine mehr oder minder scharfe Abgrenzung erlangen. Das von RIBBERT für die echten Tumoren so sehr betonte Wachstum aus sich heraus läßt sich auch als typisches Merkmal der Zystadenome des Pankreas hinstellen. Infolgedessen werden letztere makroskopisch als zirkumskripte Geschwülste hervortreten, welche meistens auf einen bestimmten Teil des Pankreas beschränkt sind. Ich will allerdings die Möglichkeit nicht bestreiten, daß auch eine multizentrische Entstehung von Zystadenomen vorkommt; aber es wird dies eine seltene Ausnahme sein. Wollen wir für das Zystadenom des Pankreas ein Vergleichsobjekt aufstellen, so dürfen wir in erster Linie das Zystadenom des Ovariums nennen." 37 Fälle von Zystadenom des Pankreas hat YAMANE 1921 zusammengestellt. Seit jener Zeit hat PRIESEL über eine ganze Reihe einschlägiger Beobachtungen Mitteilung gemacht. Von FRANZ JOS. LANG liegt ein einschlägiger Befund vor; mir steht ferner ein unten näher gekennzeichnetes Vorkommnis zur Verfügung das NEUBURGER auf dem Sektionstisch begegnet ist.

Im folgenden seien die Ausführungen YAMANEs über die Erscheinung der Zystadenome gekürzt wiedergegeben:

Makroskopisch sei die Vielheit der Zysten, und zwar ihre Anhäufung an bestimmter Stelle des Pankreas wichtig; freilich könne man aus der Vielheit allein nicht die Diagnose eines Zystadenoms stellen; denn es gebe auch vielkammerige Retentionszysten; während aber diese Retentionszysten gleichmäßiger in Größe und Anordnung, während sie zwischen sich mehr oder minder normales atrophisches Drüsengewebe zeigten, sei beim Zystadenom die Bläschenbildung lokalisiert und beschränke sich meistens auf einen Teil der Bauchspeicheldrüse.

Gewiß fiel manchmal eine beträchtlich große Zyste im Gewächs auf, die vielleicht als einzige in Betracht gezogen werde (ZUKOWSKY, KOOTZ, HEINRICIUS, BAUDACH, JABOULAY, HIPPEL) — aber man habe im Hohlraum solcher Zysten epitheliale Zottenbildungen der Innenauskleidung, wenn nicht in der Wand der Zyste kleinste epitheliale Bläschenbildung oder Schläuche ersehen können.

Zahl und Größe der Zysten wechselten stark. Manche Gewächse bestünden aus wenigen, sehr großen Blasen, andere aus unzähligen feinen Waben. Bei den riesenhaften Zysten, welche Mannskopfgröße erreichten oder das Abdomen förmlich ausfüllten (RIESEL, ZEMANN und OSER, ZWEIFEL, MARTIN, KLEINSCHMIDT) seien meistens eine Hauptzyste und mehrere Nebenzysten vorhanden, welch letztere halbkugelig auf der Hauptblase sitzen könnten. Durch schmale Leisten oder Septen gekammerte Zysten, die in offener Verbindung mit dem Hauptraum standen, haben RIEDER und ZWEIFEL beschrieben, gestielte Zystadenome sahen BOGEMANN und HEINRICIUS.

Bei KLEINSCHMIDT, wie bei PRIESEL ist zu lesen, daß in kleineren Zystadenomen auch die Wabengröße gering sei und umgekehrt. KLEINSCHMIDT äußerte, daß beim Wachstum der Zysten die Wände atrophierten, einrissen und die Kammern ineinander übergingen und so großblasig würden. Dies läßt YAMANE unter Hinweis auf PROSOROWSKY, V. BEUST und eine eigene Beobachtung nicht gelten; denn da hätte es sich um kleinzystische Gewächse von sehr beträchtlicher Ausdehnung gehandelt.

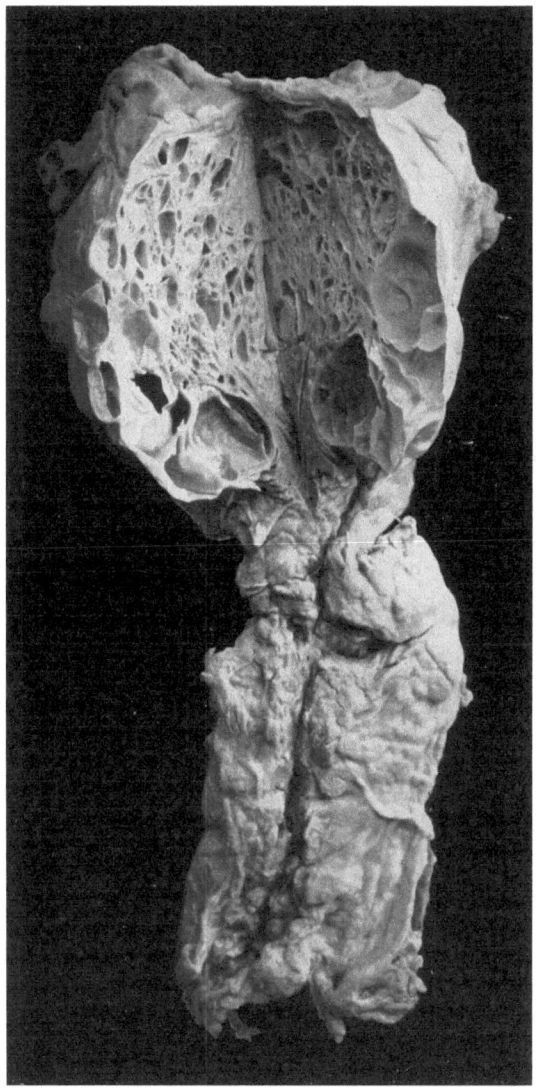

Abb. 200. Zystadenom des Pankreas von einer 73jährigen Frau. (Beobachtung von HANAU, mitgeteilt von PROSOROWSKY.)

Mit der Größe der Kammern wechsle der Berührungswiderstand. Man könne pralle Zysten oder flukturierende sackartige Hohlräume finden (ZUKOWSKY, RIEDEL, ZE-MANN-OSER, MARTIN, PONCET, ROTGANS, KEITLER, HADLEY, STARCK, EDLING), während die Konsistenz der kleinzystischen Gewächse meist derb sei.

Der Farbe nach schimmerte bei großen Zysten mit ihrer dünnen Wand der Inhalt grau oder weißlich durch. Kleine Bläschen zeigten dagegen mehr eine rotgraue oder rote Farbe. Seien dazu die Blutgefaße sehr weit, erhielte man leicht den Eindruck eines

kavernösem Angioms (BAUDACH). ROMAN sah ein Zystadenoma infolge Blutdurchtränkung
dunkelrot.

Die Abgrenzung der Zystadenome sei oft bindegewebig scharf (WYSS, PROSOROWSKY,
v. BEUST) oder unscharf, ja, sie könne sich förmlich verlieren, wie im oben genannten Fall
ROMANs, der geradezu von bösartiger Infiltration des Pankreas durch das Zystadenom
wegen solchen Kapselmangels sprach. Auch YAMANE vermißte eine entsprechende Um-
scheidung.

Über den Inhalt der Zysten gibt YAMANE an, er sei bald serös klar, bald schleimig,
gallertig, oder auch kolloidal befunden worden. Durch Blutungen — namentlich in größeren
Zysten — könne der Inhalt bräunlich oder rotbraun, trübe werden. Nach MENZE enthielten
große Zysten literweise meßbaren Inhalt, im Fall von MARTIN 15 Liter. Ein Fermentt-
nachweis in solchen Zysten sei mehrfach gelungen, könne aber nicht herangezogen werden,
das Zystadenom von anderen Pankreaszysten oder Pseudozysten zu unterscheiden.

Was den Sitz der Zystadenome in der Bauchspeicheldrüse betrifft, so sei die Cauda
pancreatis bevorzugt. Unter 27 Fällen mit genauer Angabe sei zwölfmal der Schwanz befallen gewesen, dreimal Körper und Schwanz, viermal der Körper allein, dreimal Körper
und Kopf, viermal nur der Kopf. Im Fall HADLEYs sei die ganze Drüse vom Kopf bis zum
Schwanz zystisch adenomatös gewesen.

Was das mikroskopische Verhalten der pankreatischen Zystadenome
betrifft, so ist nach YAMANEs Ausführungen der lappige Aufbau entsprechend
dem Bau der Bauchspeicheldrüse meist verwischt. Das Epithel sei meist einschichtig. Ein mehrschichtiges Epithel erwähnen BAUDACH, LAZARUS, THIRO-
LOIX und DU PASQUIERS, SOPRANA, HADLEY. Es ist aber wohl möglich, daß
namentlich bei den Fällen der älteren Literatur Verwechslungen mit Flach-
schnitten vorgekommen sind, und bei dem Fall von SOPRANA kann die Mehrschichtigkeit darauf beruhen, daß hier sichere Malignität des Tumors, bewiesen
durch Metastasenbildung, vorlag, wobei das Epithel an einigen Stellen in stärkere
Wucherung überging. Jedenfalls gibt SOPRANA an, daß das Epithel auch in
seinem Fall größtenteils einschichtig war.

Nach der Form des Epithels können wir Zystadenome mit Zylinderepithel
und solche mit kubischem oder abgeplattetem Epithel unterscheiden. Die ersteren
bilden die große Mehrzahl, denn unter 32 Fällen mit genaueren Angaben über die
Beschaffenheit des Epithels finden wir 18 Zystadenome mit Zylinderepithel
und nur 8 mit vorwiegend oder ausschließlich kubischem oder abgeplattetem
Epithel (THIROLOIX und DU PASQUIERS, LAZARUS, HIPPEL, ROMAN, PROSO-
ROWSKY, v. BEUST, YAMANE). Bei 6 Fällen (BÜCHELER, KEITLER, FITZ, WYSS
EDLING, SOPRANA) ist kubisches, wie zylindrisches Epithel konstatiert worden.
Das zylindrische Epithel befindet sich wohl meistens in lebhafter sekretorischer
Tätigkeit und kann typische Becherzellen bilden (SOPRANA, KLEINSCHMIDT,
HADLEY). Wahrscheinlich wird das von mehreren Autoren gefundene Muzin
im Inhalt der Zysten von solchen Becherzellen geliefert. An kubischem oder
abgeplattetem Epithel können zwar auch deutliche Sekretionserscheinungen vorhanden sein, denn in YAMANEs Fall konnten an der freien Fläche der Epithelien
hier und da kleine, blasse Sekrettropfen wahrgenommen werden. Das Sekret,
welches von den kubischen oder abgeplatteten Zellen produziert wird, ist wohl
rein serös, denn es ist weder YAMANE noch anderen Autoren (ROMAN, v. BEUST)
gelungen, mit Muzikarminfärbung ein positives Resultat zu erhalten.

Die Frage, ob die eben gekennzeichnete Verschiedenheit des Epithels
für eine Deutung der Abstammung der Zystadenome verwertbar sei, glaubt
YAMANE bejahen zu müssen. Er hält die Formanpassung der Epithelien an
etwaigen Zystendruck im Fall der pankreatischen Zystadenome für unerheblich
genug, um die Meinung auszudrücken, es sei ihm wahrscheinlich, daß zylindrozelluläre und kubozelluläre Zystadenome einen verschiedenen Ausgangspunkt
hätten, indem sich die ersteren von den größeren Ausführungsgängen, die
letzteren hingegen von den kleineren Ausführungsgängen, hauptsächlich den
Schaltstücken und zentroazinären Zellen ableiten ließen. Denn in den größeren

Ausführungsgängen fände man normalerweise ein einschichtiges Zylinderepithel, welches auch schleimbereitende Becherzellen aufweise. Das hochzylindrische Epithel der meisten Zystadenome stimme mit diesem Epithel vollkommen überein. In den Schaltstücken hingegen, sei das Epithel kubisch oder abgeplattet und vermöge auch normalerweise keinen Schleim hervorzubringen. Die Kerne seien klein und dunkel und auch das Protoplasma färbe sich im allgemeinen etwas intensiver als in den großen Ausführungsgängen. Auch seien hier die Zellgrenzen oft nur sehr schwer zu sehen, so daß man mehr den Eindruck eines Synzytiums erhalte. Ganz gleich sei nun das Epithel in den kubozellulären Zystadenomen beschaffen. Auch hier finde man meistens Zellen mit dunklen Kernen ohne deutliche Zellgrenzen, mit dunklem, höchstens ganz fein gekörntem

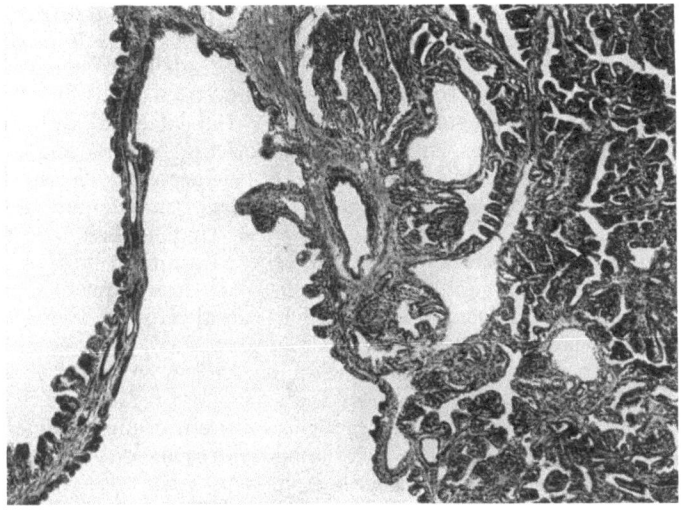

Abb. 201. Pankreas einer 78 Jahre alten geisteskranken Frau, die an eitriger Cholezystitis erkrankt war und einen Verschlußstein in der Papilla darbot. Das Pankreas insgesamt war atrophisch, chronisch entzündlich verändert, induriert und von Abszeßchen durchsetzt. Abgesehen davon fand sich eine örtlich umschriebene, nicht entzündete vielkammerige Gewebsbildung im Endteil des Pankreas; von diesem Bezirk stammt der abgebildete Schnitt: Cystadenoma papilliferum pancreatis. (Beobachtung und Präparat von NEUBUERGER, München.)

Protoplasma. Auch da, wo das Epithel niedrig zylindrisch sei, ändere es seinen Charakter. Es scheine auch kein Zufall zu sein, daß die großkammerigen Zystadenome meistens Zylinderepithel, die kleinkammerigen hingegen in der Mehrzahl kubisches oder abgeplattetes Epithel besäßen. Wahrscheinlich beruhe dies darauf, daß das Zylinderepithel der großen Ausführungsgänge eher die Tendenz habe, größere Flächen zu überziehen, während bei dem Epithel der Schaltstücke reichlichere Abzweigungen und infolgedessen auch lebhaftere Neubildungen von kleineren Zysten erfolgten.

Dagegen weist YAMANE die Meinung v. BEUSTs als irrig ab, es würden die Zystadenome aus Azini hervorgehen und es entsprächen ihre Zellen den hochdifferenzierten der Pankreasacini; abgesehen von der geringeren Protoplasmareifung der Zystenepithelien fand YAMANE in Schnittserien eine direkte, stielartige Verbindung des Zystenepithels mit LANGERHANSschen Inseln, die an der Peripherie des Tumors festzustellen war. Da nun letztere entwicklungsgeschichtlich aus den kleineren Ausführungsgängen hervorgingen und mit ihnen durch stielförmige Fortsätze zusammenhingen, so spreche auch dieses Verhalten für die Abstammung des Zystenepithels von den Ausführungsgängen.

Epithelverlust in größeren Zysten durch sekundäre Störungen des Blutkreislaufes kämen vor, namentlich als Auswirkung von Blutungen.

Dem Wachstum nach gehörte das Zystadenoma pancreatis zu den langsam wachsenden Geschwülsten. Dafür sprächen klinische Erfahrungen (— die Zysten-Adenome, welche PRIESEL beschrieb, fanden sich als Nebenbeobachtungen bei Menschen des 8. und 9. Lebensjahrzehnts! —), es spreche auch der regelmäßige und mitosenfreie Epithelbefund (mit Ausnahme des Falles von WYSS) in solchem Sinn. Andererseits zeigte sich die Wucherungssucht dieses Epithels an Papillenbildungen (KOOTZ, ZEMANN-OSER, LUDOLPH, PETRIKOWSKY, KEITLER, STARK, FITZ, LAZARUS, EDLING, SOPRANA, KLEINSCHMIDT, ROMAN, PROSOROWSKY, YAMANE, NEUBURGER). Die Papillenbildung solcher Fälle — es gibt zylindroepitheliale und kuboepitheliale — gehe immer vom Epithel, nie vom Bindegewebe aus. Weiterhin weist YAMANE zur Stütze der Annahme selbständigen Wucherns des Epithels bei den fraglichen Gewächsen darauf hin, daß in Zystadenomen auch sehr drüsenschlauchähnliche Wucherungen vorkommen können (RIEDEL, PETRYKOWSKY, BÜCHELER, HARTMANN, KLEINSCHMIDT, PROSOROWSKY, HADLEY[1], YAMANE[1]. Da solche Bildungen oftmals direkt mit den Bläschen des Zystadenoms in offener Verbindung angetroffen würden, sei eine gelegentlich recht schwierige, vielgestaltige Form der Hohlräume erklärlich. Die Zysten seien sehr polymorph, manchmal vielverzweigt (ROMAN, PROSOROWSKY, v. BEUST u. a.). Diese Ungleichheit, die man wohl gelegentlich als Konfluenzerscheinung einzelner Kammern auffassen könne, rühre aber wohl auch von einem ungleichen Wachstum, sowohl des Epithels als des Stromas her. Übrigens könne es nicht als allgemeine Regel hingestellt werden, daß die Zysten gegeneinander abgeschlossen seien, wie dies z. B. ROMAN gefunden; denn im Fall von YAMANE seien sie ineinander offen übergegangen Sie hätten ein ziemlich zusammenhängendes, sehr stark verästeltes System von. Schläuchen mit mehr oder minder großen, bläschenförmigen Erweiterungen dargestellt. Dabei sei es freilich nicht ausgeschlossen, daß mehrere solcher Systeme existierten, welche für sich abgeschlossen seien. Es dürfte aber bei der dichten Lagerung der Zysten schwer halten, dies festzustellen.

Das Stroma der Zystadenome ist bald aus lockerem, bald aus straffem Bindegewebe gebaut, es kann durch Quellung, durch hyaline Umwandlung, durch Kalkablagerung (PROSOROWSKY, ROMAN), auch durch schleimige Entartung (BAUDACH, ROMAN, v. BEUST) gekennzeichnet sein. v. BEUST und YAMANE haben das Stroma reich an elastischen Fasern gefunden.

Diese Gewächse scheinen an feinen Gefäßen reich zu sein. Eine im Fall v. BEUSTs gesehene, zentral gelegene, geradezu hämolymphangiektatische Stelle erklärt YAMANE als Folge einer Rückbildung des Geschwulstgewebes. Blutungen fänden sich häufig; im Gefolge davon sah ROMAN eine Organisation von verschorften Blutmassen selbst in den ehemaligen Zysten mit den Zeichen der Abräumung von Blutfarbstoff durch Wanderzellen. YAMANE glaubt für seinen Fall an Aufnahme von Hämosiderin durch Epithelien, die dann abgeschuppt frei im Zystenraum lägen.

Nervenbündel (LAZARUS, ZEMANN-OSER, EDLING) und glatte Muskulatur (PROSOROWKY) sind gelegentlich unabhängig von der Gefäßmuskulatur gefunden worden; ob dieser Befund in Verbindung mit dem Duodenum gestanden, ist nicht untersucht worden, wäre aber für die endgültige Wesensdeutung solcher Geschwülste absolut notwendig.

Den Befund von Pankreasgewebe in der unmittelbaren Umgebung, ja zwischen den Zysten von Zystadenomen der Bauchspeicheldrüse, z. T. in

---

[1] Freilich ist es fraglich, wie YAMANE kritisch ausgeführt hat, ob in HADLEYs Fall nicht etwa ein dysontogenetisches Zystenpankreas vorlag.

Atrophie, so daß nur mehr die LANGERHANSschen Inseln übrig geblieben, führt YAMANE als wichtige Feststellung an. Der Ductus pancreaticus scheine im allgemeinen mit dem Gewächs jeweils nicht in Verbindung zu stehen, er könne auch völlig verödet sein (YAMANE). In Fällen von GUSSENBAUER und von ROMAN freilich sei der Ductus bis zu den Zysten, ja bis in den Tumor hinein zu verfolgen gewesen.

Nach dem histologischen Bau, so meint YAMANE, könne man manchmal von einem Zystadenoma papilliferum sprechen, während andere Tumoren, bei welchen drüsige Formationen vorwiegen, kurzweg als Zystadenoma zu bezeichnen wären. Immerhin gebe es unter den oben angeführten Fällen solche, bei welchen weder Papillen- noch Schlauchbildung vorhanden sei, und die Zysten eine einfache kugelige Form besäßen. Gerade diese letzteren Zystenbildungen seien nun morphologisch nicht leicht gegen Retentionszysten und dysontogenetische Zysten abzugrenzen, und zwar falle eine scharfe Trennung umso schwerer, als ja nur ein Teil der Zystadenome gegen die Umgebung scharf abgekapselt sei. Eine weitere Schwierigkeit bestehe darin, daß auch in den Retentionszysten und dysontogenetischen Zysten ein Wachstum des Epithels stattfinde, allerdings nicht so lebhaft, wie in den Zystadenomen; denn die Bildung von Papillen und Schläuchen fehlte dort meistens vollständig oder sei nur an ganz wenigen Stellen ausgesprochen. Die Abgrenzung gegenüber den Retentionszysten, ja sogar gegen dysontogenetische Zysten könne schwierig sein, (worüber im nächsten Hauptstück noch einiges auszuführen sein wird).

Da die Abgrenzung der meisten Zystadenome gegen die Umgebung nicht scharf sei, so werde ihr Wachstum mehr infiltrativ als expansiv erfolgen (vgl. ROMAN, der deshalb geradezu von Bösartigkeit des Wachstums in seinem Fall sprach!). Möglich sei, daß gerade das infiltrative Wachstum einzelne Autoren zu der oben erwähnten Annahme verleitet hat, daß das Wachstum der Zystadenome auf appositionellem Wege erfolge. Jedenfalls unterscheiden sich die meisten Zystadenome durch ihr mehr infiltratives Wachstum von den einfachen, soliden Adenomen, welche eine scharfe bindegewebige Abkapselung besitzen und rein expansiv wachsen (Fälle von THIERFELDER, CESARIS-DEMEL, BIONDI). Sie nähern sich in diesem Punkte mehr den Karzinomen.

Über die Ursache der Zystadenome in der Bauchspeicheldrüse ist sicheres nicht bekannt. ROMAN, PROSOROWSKY und I. v. LEDEBUR betrachten sie als Folge eines in der Frühentwicklung des Einzelwesens ausgeschalteten pankreaseigenen Epithelkeimes.

Für die dem Duodenum im Pankreaskopf zunächst liegenden Zystadenome mag eine solche Annahme ungezwungener erscheinen, als für die im Pankreasschwanz gelegenen; ungezwungener in Hinsicht auf die Tatsache des vielfachen Vorkommens von sog. Nebenpankreata. Insofern trifft es sich gut, daß manche Zystadenomata geradezu auf akzessorische Pankreasanlagen zurückgeführt werden konnten — oder daß man doch diese Möglichkeit zu erschließen wagte (KOOTZ, HIPPEL, v. BEUST, vgl. auch NAUWERCK und HANS SCHMIDT!). YAMANE führte unter Hinweis auf MARCHAND aus, man müsse bei der Lage des Zystadenoms im Pankreasschwanz für den Fall einer epithelialen Keimesausschaltung als ersten Grundes für die Zystadenomgenese geradezu annehmen, daß bei der Entwicklung ein kleiner Teil der Drüse abgeschnürt worden sei und sich nachträglich durch allmähliche Wucherung und Sekretansammlung in einen Tumor verwandelt habe. Bei einzelnen Tumoren, welche im Kopf des Pankreas ihren Sitz hätten, könne man auch an eine völlige Abschnürung der ventralen von der dorsalen Anlage des Pankreas denken. Eine solche schon frühzeitig eintretende Isolierung eines Pankreaskeimes dürfte wohl am ehesten bei denjenigen Zystadenomen angenommen werden, welche von ihrer Umgebung scharf abgegrenzt seien. Sie würden dann nach ihrer formalen Genese unter den Begriff der ALBRECHTschen Choristome fallen.

Für die unscharf abgegrenzten Zystadenome passe aber dieser Erklärungsversuch nicht. Die nahe Verbindung mit atrophischen Drüsenresten und LANGERHANSschen Inseln ließen an eine postfetale Entwicklung denken, etwa als geschwulstartige Fehlbildung in derselben Art, als manche Forscher (BERNER, BORST) die Zystenniere erklären.

YAMANE schreibt in diesem Sinn: „Etwas ähnliches möchte ich für viele Fälle von Zystadenomen des Pankreas annehmen, bei welcher dann die Fehlbildung in der falschen Richtung des Epithelwachstums besteht und sich mit einer stärkeren Wucherung des Epithels der Ausführungsgänge kombiniert. Analogien mit gewissen tumorartigen Formen der Zystennieren bestehen auch in dem langsamen Wachstum der Zystadenome des Pankreas, welches sich aus dem fast regelmäßigen Fehlen von Mitosen ergibt. Ich möchte also meinerseits annehmen, daß auch im Pankreas keine scharfe Grenze zwischen einfachen Fehlbildungen auf kongenitaler Basis (Zystenpankreas) und wirklichen Tumoren vom Bau der Zystadenome besteht. Die ersteren Zystenbildungen sind einfache Harmartome, die letzteren hingegen Harmartoblastome. Bei den letzteren tritt zu den Fehlbildungen das vermehrte selbständige Wachstum des Epithels hinzu, welches sich in der Ausbildung der Papillen und Drüsenschläuche zeigt. Daß wohl gewisse Zystadenome des Pankreas auf

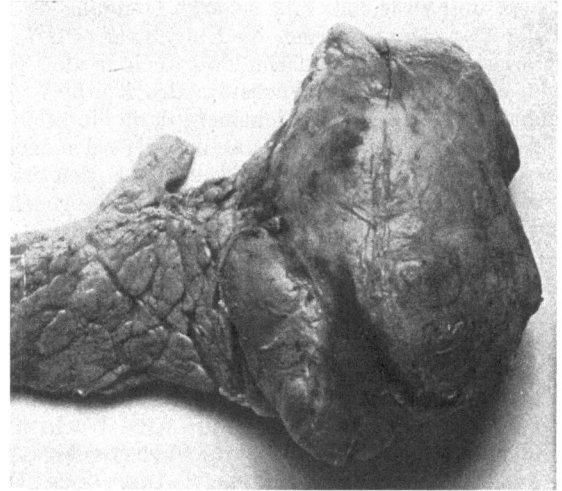

Abb. 202. Eigenartige Geschwulst am Pankreasschwanz. (Beobachtet von PRIESEL.)

sehr frühzeitig einsetzende Störungen zurückzuführen sind, beweist der Fall von PETRY-KOWSKI (Cystadenoma papilliferum bei einem 3½jährigen Knaben). Aber auch der Umstand, daß die meisten Zystadenome des Pankreas erst im mittleren und höheren Lebensalter zur Beobachtung kommen, beweist nichts gegen unsere Anschauung; denn auch viele Fälle von Zystennieren betreffen ältere Personen, und auch bei den Zystadenomen der Ovarien, welche ja mit Vorliebe von abgeschnürten Epithelkeimen hergeleitet werden, können wir dasselbe Verhalten konstatieren. Bei dem äußerst langsamen Wachstum der Zystadenome des Pankreas ist es kein Wunder, wenn sie erst in späteren Jahren Störungen der Gesundheit, wie z. B. Druckerscheinungen im Abdomen oder Stauungsikterus durch Kompression des Ductus choledochus (YAMANE) verursachen."

Die von LAZARUS betonte Möglichkeit, es könnte auch auf dem Boden chronischer Pankreatitis analog den Leberadenomen bei atrophischer Zirrhose infolge des Übergangs einer Zystenbildung (allein durch Sekretverhaltung) in Epithelwucherung, Zottenbildung, Sprossungs- und Abschnürungsvorgänge ein Zystadenom entstehen, läßt YAMANE als Möglichkeit gelten, zumal einer seiner Fälle hierfür sprechen mag, ebenso, wie der Fall ROTGANS, in dem der Pankreasgang verödet war. Vielleicht ist auch jener oben an Hand der Abb. 201 erwähnte Fall von NEUBÜRGER hier einschlägig.

Nicht zu den Cystadenomen pancreatis oder zu den Pankreasgewächsen sind zu rechnen jene von CHAUFFARD und von KRÖNLEIN mitgeteilten Fälle. Die Beobachtung CHAUFFARDs betraf eine zwar im Pankreasgebiet gelegene

dysontogenetische Geschwulst, bei der es sich um eine nachbarlich engste Um-
lagerung eines Teils der Bauchspeicheldrüse mit einem ungewöhnlichen Gewebe
handelte, das sich vor allem an Stelle der Nebenniere entwickelt hatte und das
als Nebennieren-Adenom gelten dürfte. KRÖNLEINS Fall von Angiosarcoma-
tosis pancreatis war nach RIBBERTs Anschauung aus versprengter Nebennierenrinde im Pankreasgebiet entstanden.   Übrigens hat auch EDLING über
Verirrung von Nebennierenrinde in das Pankreas berichtet.

Über die Häufigkeit von gutartigen Pankreasgeschwülsten sind
nur wenige Anhaltspunkte gegeben; eingangs wurde darüber bereits berichtet.
Hier soll nur über das Vorkommen des Zystadenoms eine kurze Anmerkung

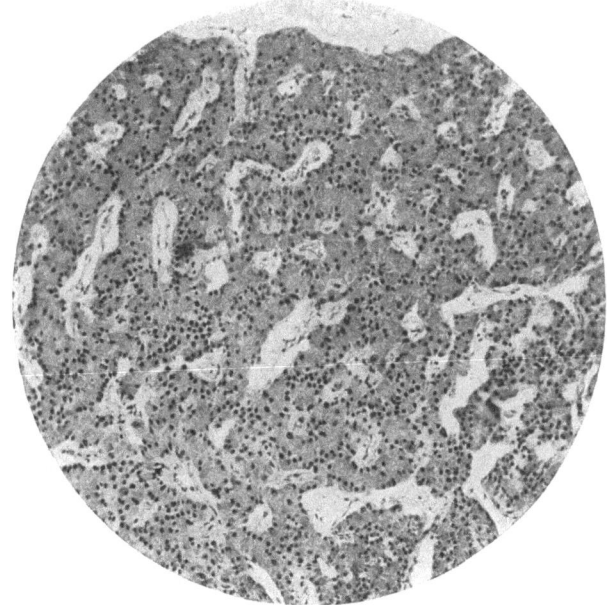

Abb. 203. Epitheliale Geschwulst des Pankreasschwanzes. (Beobachtung von PRIESEL.)

erfolgen. Die von I. v. LEDEBUR aufgestellte Tabelle enthält zu sehr auseinander-
gehende Dinge in ihren einzelnen Zahlen, als daß sie hier in Betracht käme.
Einzig und allein PRIESELs Angabe ist bedeutungsvoll: Er hat unter 9000 Sektionen — worunter sehr viel hochbetagte Menschen fielen — 9 mal den Befund
eines pankreatischen Zystadenoms verzeichnet und machte darauf aufmerksam,
daß dieser Befund bei Frauen überwiege. Ich möchte dazu ganz unverbindlich
die Frage stellen, ob diese weibliche Anfälligkeit nicht doch eine Beziehung haben
könnte zur häufigen Gallenwegserkrankung der Frau, damit aber zu chronisch
pankreatischen Affekten und dadurch wieder zur Auffassung manchen Zystadenoms als Spätergebnis einer zystischen Verhaltung von Sekret mit nachfolgender Wucherung.

Auch in der Zusammenstellung von YAMANE ergibt sich eine Bevorzugung
des weiblichen Geschlechts für das Zystadenom des Pankreas.

Dagegen hat YAMANEs Darstellung der Verteilung auf die einzelnen Lebensdezennien wenig Wert, weil keine Vergleichszahlen über das Gesamtsektions-
material gegeben sind, in dessen Rahmen die 37 von ihm statistisch eingetragenen
Fälle der verschiedenen Forscher betrachtet werden könnten. Wichtig erscheint

nur, daß doch auch schon im ersten Lebensjahrzehnt und auch im Jünglings-
alter Zystadenome des Pankreas beobachtet worden sind (PETRIKOWSKY,
JABOULAY). —

Einzig dastehend ist ein ungewöhnliches epitheliales Gewächs der
Bauchspeicheldrüse, das PRIESEL kürzlich beschrieben hat[1]. Bei einer
29jährigen Frau fand er am Pankreasschwanz eine hühnereigroße, auf dem
Schnitt graugelb gekörnte, von braunroten Bezirken durchsetzte Anschwellung.
Diese Geschwulst war abgekapselt. Mikroskopisch erinnerte sie am meisten an
einen „Epithelkörper". Zellstränge und ein reichliches Gefäßnetz erscheinen
räumlich durchflochten, wie dies Abb. 203 zeigt. Die Zellbalken waren wechselnd

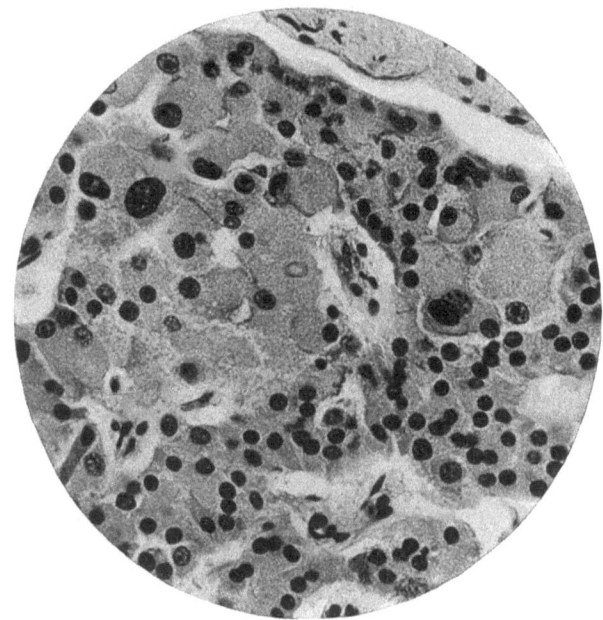

Abb. 204. Große Zellelemente in der eigenartigen Geschwulst des Pankreasschwanzes.
(Beobachtet von PRIESEL.)

breit, sie bestanden aus auffallend großen, feingranulierten, epithelialen Zellen,
die eine gewisse Ähnlichkeit mit Leberzellen besaßen. An der Peripherie waren
solche Gebilde in Verbänden geordnet in das Kapselgewebe verlagert. Da
PRIESEL die Zellkerne vielfach in Teilung begriffen fand, und da überdies
die Kerne eine gewisse Vielgestaltigkeit zeigten, schloß er auf ein rascheres
und bereits aggressives Wachstum in der letzten Zeit, ja er dachte an die
Möglichkeit einer „beschränkten Bösartigkeit" des ursprünglich gutartigen
Gewächses.

PRIESEL vermochte diese Geschwulst nicht zu deuten. Er überlegte, ob eine
Bildung aus Pankreaselementen vorläge oder ein dystopisches Gewächs supra-
renaler Herkunft, oder ob das Gewächs aus versprengten Lebergewebskeimen
erstanden sein könnte; der morphologischen Ähnlichkeit nach würde die letztgenannte Möglichkeit, so meint PRIESEL, am meisten für sich haben. —

Hier soll noch eine Bemerkung OBERNDORFERs über Gewebswucherungen
im Pankreas nach Art intrakanalikulärer Fibroadenome Platz finden, obschon

---

[1] Virchows Archiv **267**; S. 354; 1928.

vielleicht diese Erscheinungen ins Gebiet der sog. „Retentionszysten" der Bauchspeicheldrüse gehören. OBERNDORFER führte aus, es kämen Obliterationen mit dem endlichen Bild eines an ein Corpus candicans erinnernden Körpers als Endstadien mancher Formen intrakanalikulärer Fibroadenome des Pankreas vor; die Fibrome füllten das ganze Lumen allmählich aus, komprimierten und zerstörten das Epithel; ihr Bindegewebe werde hyalin und schrumpfe.

2. Bösartige Geschwulstbildungen.

Über die Häufigkeit bösartiger Neubildungen in der Bauchspeicheldrüse liegen allerlei Feststellungen vor; sie sind in folgender Tabelle zusammengestellt:

Sektionsstatistik des Pankreaskrebses.

Autor	Ort	Zahl der Sektionen	Krebse überhaupt (Ca und Sa)	Pankreaskrebse			Bemerkungen
				in absoluter Zahl	Beziehung zur Gesamtzahl der Sektionen	Beziehung zur Gesamtzahl der Krebse	
					$^0/_0$	$^0/_0$	
FÖRSTER	Wien	639	—	11	1,7	—	angef. n. DIECKHOFF
BIACH	Wien	24011	2005	29	0,12	= 1,4	angef. n. KÖRTE
SEGRÈ	Mailand	11472	—	129[1]	1,1	—	angef. n. KÖRTE
SOYKA	Prag	313	—	3	1,0	—	
EPPINGER		1314	308	19	1,5	= 6,1	angef. n. MAYO ROBSON u. CAMMIDGE
RHODE	Kiel	5952	—	16[1]	0,27		angef. n. KÖRTE
FELDNER	Göttingen 1852—1907	9289	836	8	0,09	= 0,96	
EGENOLF	Göttingen 1921—1927	—	201	4	—	= 2,0	
CHIARI HANNS	Straßburg 1906—1916	10000	?	19	0,19		
SCHAMONI	Dortmund	4168	296	9	0,21[2]	= 3,1	
LUBARSCH[3]	Dtsch. Reich 1920—1921	?	9829	224		= 2,3	
GRUBER GG. B.	Mainz 1917—1923	3134	246	9	0,29	= 3,7	
GRUBER GG. B.	Innsbruck 1869—1927	17164	2125	39	0,23[2]	= 1,8	

Die Angaben schwanken. Das mag davon herrühren, wie MAYO ROBSON und CAMMIDGE betont haben, daß früher das entzündliche indurierte Pankreas mit dem skirrhösen Krebs verwechselt wurde, wohl aber auch davon, daß man zwischen Primär- und Sekundärkrebs nicht immer streng schied. In den Angaben von FELDNER, EGENOLF, CHIARI, GRUBER, SCHAMONI und LUBARSCH sind nur Primärkrebse berücksichtigt.

Weitere Angaben entnehme ich FELDNER:

nach RIECKELMANN macht das Pankreaskarzinom 2,67% aller Krebsfälle aus.
nach BUDAY   „   „   „   2,46% „   „   „
nach KRASTING   „   „   „   1,76% „   „   „
nach RIECK   „   „   „   0,66% „   „   „

Was die Beteiligung der Geschlechter am Krebsleiden des Pankreas betrifft, so ergaben sich folgende Zahlen:

---

[1] Darunter 2 Sarkome.
[2] Darunter 3 Sarkome.
[3] Zahlen der dtsch. Sammelstatistik, erstellt an den Leichenbefunden der pathologischen anatomischen Institute.

Geschlechtshäufigkeit des Pankreaskrebses.

Autor	Gesamtzahl für den Pankreaskrebs	Pankreaskrebs[1]		Bemerkungen
		bei ♂	bei ♀	
MIRAILLIÉ	113	69	37	
FELDNER	8	$3 = 0{,}61\%$	$5 = 1{,}47\%$	
EGENOLF	4	2	2	
CHIARI	19	13	6	
SCHAMONI	9	$4 = 2{,}7\%$	$5 = 4{,}8\%$	
LUBARSCH	224	$136 = 2{,}4\%$	$88 = 1{,}9\%$	
GRUBER GG. B. (Mainz)	9	$5 = 4{,}0\%$	$4 = 3{,}3\%$	Gallensteingegend!
GRUBER GG. B. (Innsbruck)	39	$24 = 2{,}25\%$	$15 = 1{,}85\%$	
KOLB	104	$54 = 0{,}62\%$	$50 = 0{,}44\%$	Totenscheinstatistik!

Die Zahlen für die Anfälligkeit der Geschlechter zeigen größere Schwankungen. Das hängt wohl mit den zum Teil recht kleinen Ausgangszahlen der obigen Statistiken zusammen. Merkwürdig ist die relativ große Beziehungszahl an Pankreaskrebsen, welche ich in Mainz feststellen konnte. Da jene Gegend reich an Gallensteinerkrankungen ist, mag des Vergleiches wegen folgende Liste bemerkenswert sein, in der für Mainz und für die Reichssammelstatistik von LUBARSCH die Häufigkeit der Pankreaskrebse und der Gallenwegskrebse aufgeführt wird. Die Prozentzahlen beziehen sich jeweils auf die geschlechtsgebundene Krebshäufigkeit, bzw. auf die Gesamtkrebszahl.

Häufigkeit des Pankreaskrebses und des Gallenkrebses.

	Pankreaskrebse			Gallenkrebse		
	♂	♀	Gesamt	♂	♀	Gesamt
Dtsch. Reich	$136 = 2{,}4\%$	$88 = 1{,}9\%$	$224 = 2{,}3\%$	$152 = 3{,}0\%$	$418 = 9{,}2\%$	$580 = 5{,}9\%$
Mainz . . .	$5 = 3{,}9\%$	$4 = 3{,}4\,,,$	$9 = 3{,}7\,,,$	$7 = 5{,}6\,,,$	$12 = 9{,}9\,,,$	$19 = 7{,}8\,,,$

Das oftmals behauptete starke Überwiegen der Männer (MIRAILLIÉ) geht auch aus der deutschen Sammelstatistik über den Erfahrungsschatz zweijähriger Sektionstätigkeit aller pathologischen Institute hervor. In kleinen Statistiken (SCHAMONI-Dortmund, GG. B. GRUBER-Mainz) verschiebt sich das Bild allerdings bis zur Gleichheit im Befallensein der Geschlechter, ja bei SCHAMONI überwiegt die Frau. Eine Erklärung ist dafür nicht zu geben. Von früheren Forschern hat CLAESSEN mit $59{,}9\%$ männliche Beteiligung $40{,}1\%$ weibliche Fälle unter 322 Vorkommnissen von Pankreaskrebs gezählt. ROGER WILLIAMS fand unter einer Gesamtbeobachtungszahl von 21 Fällen, 14 männliche und 7 weibliche. GILMER hat in einer Zusammenstellung aus Beobachtungen verschiedener Herkunft 971 Fälle von Pankreaskrebs aufteilen können in 604 Männer und 367 Frauen. Im Gegensatz dazu waren 11 Pankreaskarzinomfälle von HELLY im Verhältnis 4:7 zwischen Mann und Weib verteilt.

Was die vom Pankreaskrebs befallenen Altersstufen angeht, so läßt sich an Hand der Feststellungen von HANNS CHIARI in Straßburg i. E. und mir in Mainz und Innsbruck ein Bild gewinnen, wie es die nächste Liste zeigt.

Alters-Verteilung des Pankreaskrebses.

Altersstufe in Jahren	in CHIARIs Straßburger Statistik			in GRUBERs Innsbrucker Statistik			in GRUBERs Mainzer Statistik			Gesamtergebnis der drei Statistiken		
	♂	♀	Sa	♂	♀	Sa	♂	♀	Sa	♂	♀	Sa
20—30	—	—	—	—	—	—	—	1	1	—	1	1
31—40	2	—	2	5	1	6	—	—	—	7	1	8
41—50	3	—	3	5	3	8	—	2	2	8	5	13
51—60	1	3	4	5	4	9	1	1	2	7	8	15
61—70	5	2	7	7	3	10	3	—	3	15	5	20
71—80	2	1	3	1	2	3	—	—	—	3	3	6
81—90	—	—	—	1	1	2	1	—	1	2	1	3
Unbekannten Alters	—	—	—	—	1	1	—	—	—	—	1	1
Summen:	13	6	19	24	15	39	5	4	9	42	25	67

[1] In dieser Reihe sind die Prozentzahlen aus der für jedes Geschlecht festgestellten Gesamtzahl von Krebsfällen errechnet.

Obwohl nach der Übersicht über die Sterbefälligkeit in jenem Schatz an Leichenöffnungen die Zeit um das 50. Lebensjahr herum die höchste Beteiligung am Todeseintritt zeigte, ergab sich der Gipfel der Sterblichkeit an Pankreaskrebs um 1—2 Jahrzehnt später. Dies zeigt auch eine nach Jahrzehnten geordnete Altersstatistik von OSER. WOLFF sagt, der primäre Pankreaskrebs sei eine Erscheinung des reiferen Alters, man finde ihn selten vor dem 40. Lebensjahr. Dies wird von der oben angegebenen Zusammenstellung deutlich gestützt. Immerhin gibt es auch Mitteilungen über beträchtlich jüngere Träger des Pankreaskrebses. Abgesehen von zweifelhaften Mitteilungen BERGs (ROKITANSKY) und von HOFMANN [1], nennt WOLFF eine Arbeit von BOHN als Beleg für das Vorkommnis eines Carcinoma simplex pancreatis beim Neugeborenen. Über das Vorkommen des Pankreaskrebses bei Kindern und Jugendlichen gibt die nachfolgende Tabelle Aufschluß:

Pankreaskrebs bei Kindern und Jugendlichen wurde beschrieben von:

Forscher	Alter des Kranken	Bemerkung
KÜHN	$1^1/_4$ a	
SOTOW	$1^1/_2$ a	
LITTEN	4 a	Knabe mit Pankreassarkom
SIMON	13 a	Knabe
DUTIL	14 a	
HARDER	14 a	Von WOLFF als zweifelhaft bezeichneter Fall eines Mädchens.
SCHAMONI	16 a	
LAUPP	21 a	
STRÜMPELL	25 a	
GG. B. GRUBER . . .	26 a	Ca sol. simpl. d. Pankreaskörpers bei einer Frau.

Schließlich sei noch über den Ort des Krebses im Pankreas unter Hinweis auf Mitteilungen im Schrifttum und eigene Wahrnehmungen berichtet. Ich ergänze dabei eine von HELLER gegebene Liste.

Örtliche Verteilung der Geschwulst bei Fällen von Pankreaskrebs.

Forscher	Zahl der Gesamt-Fälle	Pankreaskrebs			
		im Kopf	im Körper	im Schwanz	in allgemeiner Ausbreitung
BIACH	73	19	13	—	3
SEGRÈ	127	35	3	1	19
ANCELET	—	32	5	2	88
BOLDT	53	25	29	—	—
MIRAILLIÉ	78	39	1	4	19[2]
OSER	32	20	2	3	1
LANCERAUX	15	11	2	2	—
HEIBERG	35	23	2	5	5
SSOBOLEW	18	11	2	—	—
LAUPP	19	15	1	1	1
LEIPZIGER Material . . .	14	6	4	5	—
GG. B. GRUBER, Mainz . .	9	8	1	—	—
GG. B. GRUBER, Innsbruck	39	29	2	8[4]	—
HANNS CHIARI, Straßburg .	19	17[3]	1	—	1

[1] Man bedenke, daß die luisch bedingte interstitielle Pankreatitis mit ihren zerstreuten unterentwickelten oder atrophischen Parenchymzügen dem Unbewanderten leicht den Eindruck eines skirrhösen Krebses machen kann!

[2] In 3 Fällen waren Kopf und Körper, in einem Fall Körper und Schwanz, in einem Fall Kopf und Schwanz befallen.

[3] In 2 Fällen waren Kopf und Körper befallen.

[4] In 2 Fällen waren Körper und Schwanz befallen.

Zur Statistik HELLERS ist noch anzumerken, daß sie mit einiger Vorsicht aufzufassen ist. So hat zwar SEGRÈ unter 11 472 Sektionen das Pankreas wohl 127 mal von Krebs befallen gesehen, allein wir lesen gerade in Hinsicht auf SEGRÈ bei OPIE, daß die Zahl von 19 Fällen diffuser krebsiger Erkrankung des Pankreas, von 2 Fällen malignen Befallenseins des Kopfes und von einmaligem Nachweis des primären Krebses im Pankreasschwanz sich nur auf 57 Gesamtfälle primären Krebses der Bauchspeicheldrüse bezögen. Und in der Tat hat SEGRÈ die primären von den sekundären Krebsen nicht getrennt. Immerhin ist die Zahl von 19 Fällen diffusen Krebses unter jener Gesamtzahl und gegenüber den 35 Befunden von Pankreaskopfkrebs erstaunlich und zweifelerregend. Noch mehr gilt dies von ANCELETs Zahlen (88 diffuse Krebse, gegenüber 35 Pankreaskopfkrebsen). Auch in ANCELETs Material scheinen nur 18 Primärkrebse der Bauchspeicheldrüse enthalten zu sein. Unter BOLDTs 53 Fällen bergen sich ebenfalls nur 23 primäre Pankreaskrebse. Ich glaube, daß in der oben gegebenen Liste die Zahlen von BIACH, OSER, LANCERAUX, HEIBERG, SSOBO-LEW, CHIARI und mir, sowie die Leipziger Zahlen der bestehenden Verteilung des Pankreaskrebses weitaus mehr gerecht werden, als jene anderen, und glaube, daß sich allerlei diffus sklerosierende Veränderungen im Material von SEGRÈ, ANCELET und MIRAILLIÉ verbergen, Veränderungen, welche vom primären Krebssitz nicht genügend scharf unterschieden worden sind. Nach HEIBERG ist in $^2/_3$ aller Fälle primären Pankreaskrebses der Kopf der Bauchspeicheldrüse befallen.

Was endlich das Verhältnis der sekundären Krebshäufigkeit im Pankreas gegenüber dem primären Karzinom der Bauchspeicheldrüse betrifft, so verweise ich, abgesehen von den eben angegebenen Zahlen von SEGRÉ, ANCELET und BOLDT auf folgende kleine Liste:

Verhältnis der Befunde der primären und sekundären Krebse im Pankreas.

Forscher	Gesamt-krebsfälle	Pankreaskrebs		Bemerkungen
		primär	sekundär	
LAUPP	—	19	13	
GERMERSHAUSEN	—	26[1]	40[2]	[1] Darunter 1 Sarkom
				[2] Darunter 2 Sarkommetastasen
CHIARI HANNS, Straßburg	—	19	13[3]	[3] Darunter 4 Sarkommetastasen
GRUBER GG. B., Innsbruck	2125[4]	39	69	[4] Karzinome und Sarkome. Im Pankreasmaterial war kein primäres Sarkom enthalten

Die 69 Fälle von sekundärer krebsiger Erkrankung der Bauchspeicheldrüse im Innsbrucker Sektionsmaterial bezogen sich auf Carcinoma metastaticum in 57 Fällen, auf ein Chorionepithelioma malignum in 2 Fällen, auf eine Absiedelung von Sarkom in 10 Fällen — deren Primärgeschwulst entsprechend der Darstellung in der folgenden Liste festgestellt worden war.

Karzinome		Sarkome	
des Magens	38 mal	Lymphosarkom des Mittelfells	. 4 mal
des Dickdarms	5 mal	Melanot. Sarkom der Kopfhaut	. 2 mal
der Speiseröhre	4 mal	Hautsarkom vom Gesicht . . .	. 1 mal
der Gallenblase	2 mal	Sarkom des Gekröses	. 1 mal
des Duodenums	2 mal	Sarkom der Schilddrüse . . .	. 1 mal
der Niere	2 mal		
des Eierstocks	2 mal		
der Gebärmutter	1 mal		
der Ohrspeicheldrüse	1 mal		
der Luftröhrenzweige	1 mal		
Chorionepitheliom der Gebär-mutter	2 mal		

In der Liste sind als Sekundärkrebse auch solche verstanden worden, welche von der Nachbarschaft her, aus anderen Organen in das Pankreas einwuchsen. Für das Heer der Sekundärkrebse in der Bauchspeicheldrüse spielen primäre Herde im Magen, im Gallensystem, in der Speiseröhre und im Duodenum — etwa an der Papilla duodenalis — die größte Rolle (FUCHS, HEIBERG). Entsprechend der größeren Beteiligung des Mannes am

Magenkrebs ist auch die Zahl sekundärer Karzinome des Pankreas beim Mann häufiger als beim Weib.

A. Karzinom der Bauchspeicheldrüse.

Dem anatomischen Verhalten nach kann der Krebs im Pankreas umschrieben, knotenförmig auftreten. Seine Größe schwankt, führt aber oft zur Vergrößerung des befallenen Teiles. So sind taubenei- bis kindskopfgroße Knoten im Pankreas beschrieben worden. Ja, im Fall der Zystenbildung oder der Blutung in erweichte Krebspartien kann die Geschwulst mannskopfgroß werden. Doch darf man darüber das Vorkommnis kleiner Krebse nicht vergessen. Das Pankreas braucht äußerlich keine veränderten Ausmaße zu zeigen, ja es kann als geschrumpft erscheinen und doch der Sitz einer krebsigen Neubildung sein (KÜHN, MOSLER, BARD, PIC eigene Beobachtung).

E. KAUFMANN nennt die Verkleinerung der Bauchspeicheldrüse infolge Entwicklung eines Krebses in ihrem Gewebe häufiger als die Vergrößerung.

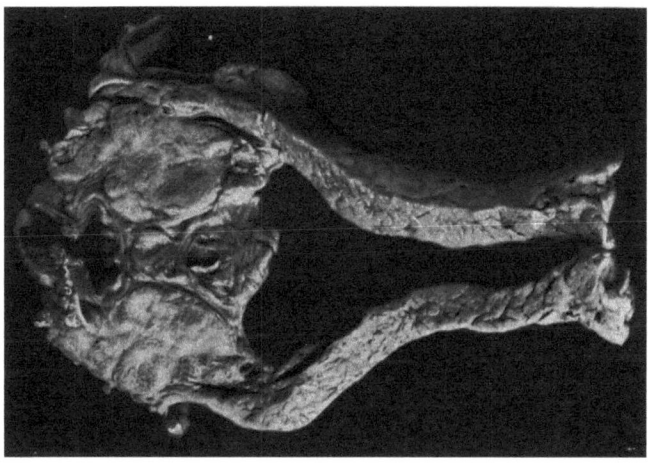

Abb. 205. Knotiger Krebs im Kopf der Bauchspeicheldrüse. (Innsbrucker Beobachtung des Verf.)

Wie oben schon ausgeführt ist, befällt die Neubildung meist nur einen umschriebenen Teil der Drüse, wobei der Kopf bevorzugt ist. Eine diffuse Durchsetzung der ganzen Drüse mit Neubildungsmassen ist selten. Wohl aber ist auch bei beschränkter Ausbreitung des Krebses seine Grenze makroskopisch nicht immer leicht zu erkennen. Das Gewächs kann lappig erscheinen, umgekehrt vermag das Drüsengewebe durch Bindegewebsentwicklung und Induration verändert und verdrängt zu sein, daß es mitunter ohne Hilfe der Vergrößerungsgläser ganz unmöglich scheint, die Ausdehnung der Neubildung zu bestimmen. Freilich kann hier die Farbe der Neubildung mitunter die Bestimmung erleichtern. Gegenüber dem grauroten Ton des Pankreasgewebes ist sie mehr weiß, oder ins gelbweiße spielend.

Nicht immer hilft die Prüfung der Gewebshärte bei der Unterscheidung, ob ein Krebs des Pankreas vorliegt oder nicht. Denn es ist ja die Umgebung einer krebsigen Bauchspeicheldrüse oftmals derb, sklerotisch oder zirrhotisch verändert. Auch kommen, abgesehen von harten, faserreichen Krebsen des Pankreas auch markweiche Krebse vor. Der Skirrhus ist hier allerdings häufiger als der Medullarkrebs.

Durch Erweichung oder durch hämorrhagische Zertrümmerung im Grenzgebiet nekrotisch gewordener Krebsbezirke können, wie dies Abb. 207 für den
Pankreasschwanz zeigt, Höhlungen in der Bauchspeicheldrüse, erfüllt von Zer-
fallsmaterial und erweichten Gerinnungsmassen entstehen, sog. krebsige

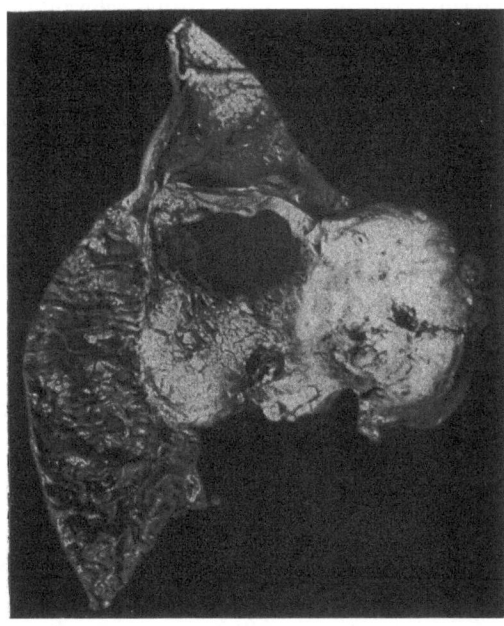

Abb. 206. Karzinom im Körper einer Bauchspeicheldrüse bei angeborener Mißbildung desselben. Die
Cauda pancreatis ist nicht angelegt worden. (Mainzer Beobachtung des Verfassers.)

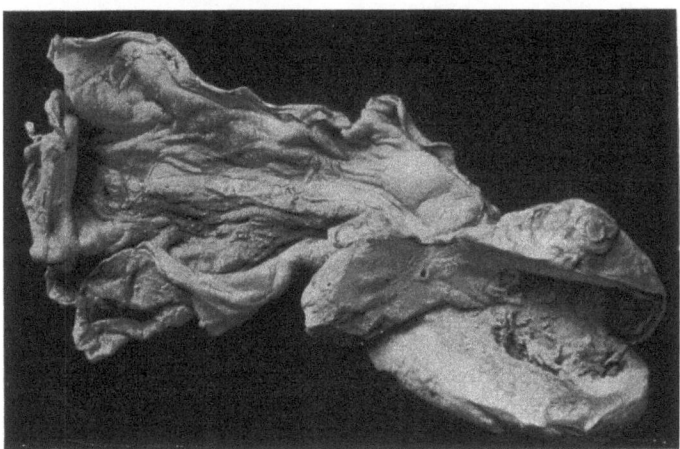

Abb. 207. Solider Pankreaskrebs im Gebiet der Kaüda breit mit dem Magen verwachsen. Der
Krebs ist durchschnitten, die Schnittanteile sind auseinander geklappt; man sieht i.1 eine Erweichungshöhle des krebsigen Schwanzes der Bauchspeicheldrüse hinein. (Mainzer Beobachtung des Verf.)

Pseudozysten ("Karzinom-Zystoide"). Diese ganz unordentliche Höhlenbildung im Gebiet der Bauchspeicheldrüse ist zu trennen von einfachen Gangerweiterungen, wie sie durch den Druck eines proximal im Pankreas sitzenden

Krebsknotens auf den Pankreasgang unter örtlich umschriebener Verlegung seiner Lichtung entstehen muß (Abb. 208). Diese Gangerweiterung entspricht oft dem

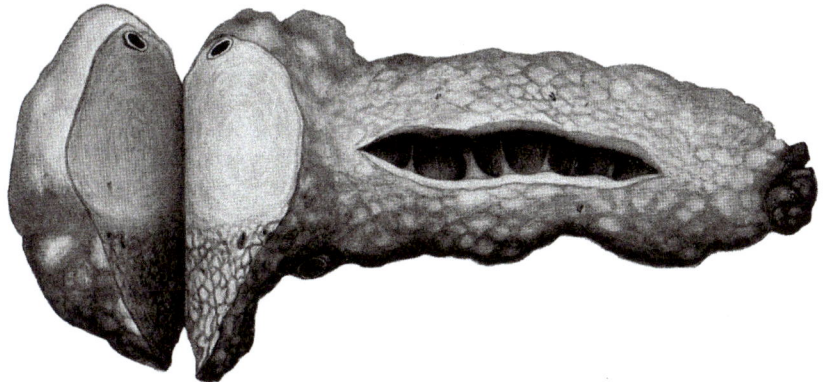

Abb. 208. Erweiterung des Pankreasgangs, hervorgerufen durch Druckverschluß des Ganges im Bereich eines knotig entwickelten Pankreaskopfkrebses. Man kann durch einen Einschnitt in den stark erweiterten Ductus Wirsungianus mit septenartig vorspringenden Wandabschnitten hinein-sehen. (Nach einem Bild von HANNS CHIARI, Straßburg.)

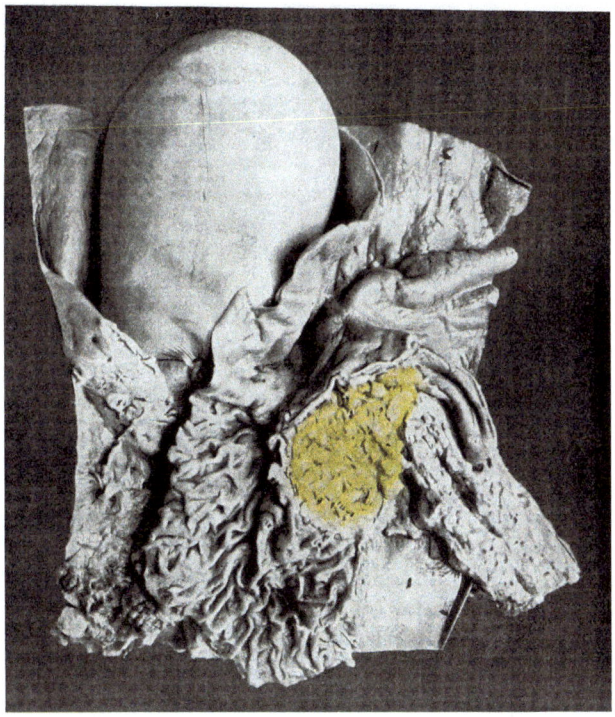

Abb. 209. Lappiger Pankreaskopfkrebs mit Behinderung des Gallenflusses durch Seitendruckwirkung der Neubildung auf den Ductus choledochus. Magen und Duodenum sind eröffnet, das Pankreas ist im Anschnitt von vorne gesehen, Leber und Gallenblase sind hochgeschlagen. Das Pankreas ist im Körperabschnitt durchtrennt, es kam nur seine proximale Hälfte zur Darstellung. (Präparat des pathol.-anat. Institutes in Innsbruck.)

Bild, das R. VIRCHOW von der „Ranula pancreatica" gegeben hat (vgl. Abb. 234).

Endlich können noch echte polyzystische Krebse in der Bauchspeicheldrüse angetroffen werden, deren Vielzahl und Umfang an Gewebsblasen das
Gewächs bis zu außerordentlicher Größe sich entwickeln läßt, ganz ähnlich,
wie dies weiter oben bereits für das einfache Cystadenoma pancreatis ausgeführt
worden ist.

Es ist mitunter schwierig, einen primären Pankreaskrebs zu erkennen, ohne
mikroskopische Gewebsuntersuchungen zu Hilfe zu nehmen. In anderen Fällen
verraten die nachbarlich allerdichtest am Pankreas liegenden Lymphdrüsen,
durch Verhärtung, speckiges Aussehen und derbe Verwachsungen mit dem Pankreas die Unregelmäßigkeit in der Bauchspeicheldrüse selbst. Solche Lymphdrüsen sind oft vergrößert und im Gefolge der den Krebs begleitenden chronischen Entzündung, so innig mit der Capsula pancreatis verwoben, daß durch

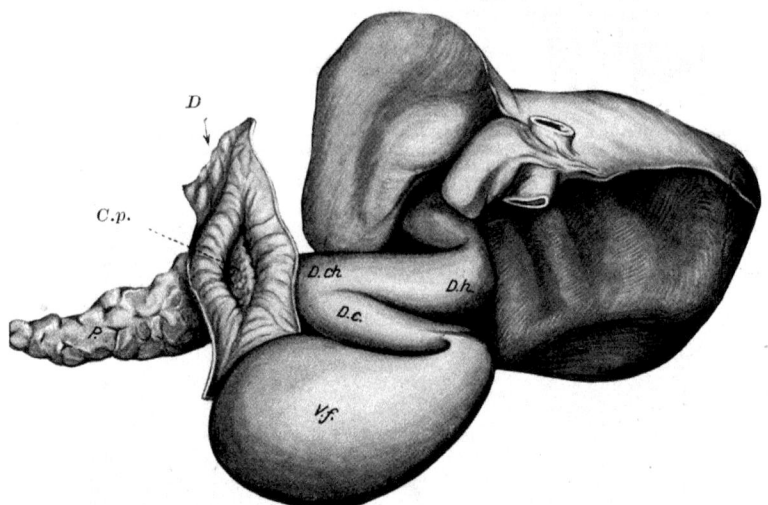

Abb. 210. Gallenstauung infolge Carcinoms des Pankreaskopfes, übergreifend auf die Duodenalpapille bei einer hochbetagten Frau. Leber, Gallenapparat, Duodenum und Pankreas von hinten
gesehen, Duodenum eröffnet. C.p. Carcinoma capitis pancreatis; Verschluß der Gallenleitung im
Duodenum (D); V.f. Gallenblase; D.c. Ductus cysticus; D.h. Ductus hepaticus; D.ch. Ductus choledochus; P Pankreas. (Beobachtet vom Verfasser im pathologischen Institut des Krankenhauses
München r. d. Isar.)

sie das Gesamtpankreas einen unförmigen, viel zu umfänglichen Eindruck erweckt.

Nicht selten geschieht die Entwicklung des Pankreaskrebses vom Kopf der
Bauchspeicheldrüse zum Duodenum hin. Ja, der Krebs greift gelegentlich unmittelbar auf den Zwölffingerdarm im Papillenbereich und höher über. Stenose
des Duodenums, Gallenstauung bis zum höchstgradigen Abschluß der Gallenleitung, Ikterus und Bildung eines mehr oder minder breiten Krebsgeschwürs
im Duodenalbereich kann nachfolgen. Manchmal wird es schwierig sein, ja
selbst unter Anwendung des Mikroskops nicht leicht fallen zu entscheiden,
ob ein primärer Krebs von duodenalen Anteilen der Papilla duodenalis, vom
Pankreasgang und seinen allerersten Anhängen oder von einem in dieser
Gegend submukös in der Duodenalwand gelegenen, versprengten Pankreasteil
vorliegt.

Da nach HELLYs Feststellungen im Mündungsbereich beider Pankreasgänge wie des Gallengangs Anhangsdrüsen und Schleimbecherzellen vorkommen,
kann es unter Umständen unmöglich werden, restlos genau den Ort festzustellen,

aus dem eine in der Papilla duodenalis entwickelte Krebsbildung entsteht; jedenfalls ist es nicht richtig, etwa von vorneherein die Papillenkrebse als nicht zu den Pankreasgeschwülsten gehörig zu bezeichnen. Das muß von Fall zu Fall erst geprüft und entschieden werden.

Weiterhin sind als mögliche unmittelbare Folgen der Krebsausdehnung im Pankreasbereich zu nennen Pylorusstenose[1], Einengung des Magens[2], des Kolons[3], der lienalen, meseraischen und portalen Gefäße[4], Kompression der Aorta und der Vena cava inferior[5]. Thrombose der Pfortader wurde im Gefolge solcher Beeinträchtigung gesehen (WESENER), ebenso wie Leistungsstörungen des Ductus thoracicus. Auch über Ureterkompressionen durch Pankreaskrebs ist berichtet worden[6].

Verwachsungen des krebsigen Gebietes mit den Wänden des Netzbeutels und mit der vorderen Bauchwand, weiterhin geschwürige Krebsdurchbrüche bis in den Hautnabel[7] hinein, Durchbrüche in den Magen[8], durch das Zwerchfell in die Lunge (OGLE), krebsige Einbrüche in die Pfortader[9] und in regionäre Arterien sind im Schrifttum mitgeteilt, das bei DIECKHOFF und bei OSER einzeln aufgeführt ist. Zu den selteneren Komplikationen gehören tödliche Blutungen infolge des Pankreaskrebses (CASH, HUBER). Häufiger sind geschwürige oder abzeßartige Aufbrüche in den Netzbeutel, in die Bauchhöhle oder benachbarte Hohlorgane (SENN). Pankreatitis interstitialis (NATHAN, GERHARDI), parapankreatische Vereiterungen (ROSENBACH) und Pseudozysten des Pankreas (HAGENBACH) spielen im Anschluß an den Pankreaskrebs keine geringe Rolle.

In der Gewebsart der Krebse hat man früher ungemein weitgehende Unterschiede machen wollen. Man unterschied zwischen skirrhösen und medullären Krebsen, sprach von Zylinderzellkrebsen, Gallertkrebsen, alveolären Krebsen und Adenokarzinomen (DIECKHOFF, OSER[10]). Heute zieht man dieser lediglich morphologischen Formeinteilung, die noch dazu gar nicht streng durchführbar ist, da beispielsweise ein Carcinoma cylindrocellulare sehr wohl ein Carcinoma muciferum sein kann und gewiß zu den Adenokarzinomen gehört, eine Einteilung vor, in welcher die Histogenese berücksichtigt ist. Man spricht von Adenokarzinomen des Pankreas und meint damit alle drüsig gebauten Krebse, gleichgültig, ob sie von den Ausführungsgängen oder von den Drüsentubuli ihren Ursprung nahmen; nur setzt man voraus, daß sie den Röhren- oder Säckchenbau von Drüsen erkennen lassen. Der faserreiche, skirrhöse Krebs pflegt aus einem Adenokarzinom hervorgegangen zu sein. Oder man sieht solide Krebse des Pankreas, für welche es schwierig sein kann, eine Ableitung von bestimmten Teilen der Bauchspeicheldrüse durchzuführen. Eine besondere Rolle spielen die sehr seltenen Plattenepithelkrebse der

---

[1] Vgl. BARDELEBEN, KLEMPERER, PILLIET!
[2] Vgl. RAHN, PETIT.
[3] Vgl. BATTERSBY.
[4] Vgl. FAEHNDRICH, MOLANDER und BLIX, WRANY, TEISSIER, ANDRAL, CHOUPIN und MOLLE, BATTERSBY, SANDWITH, WILLIAMS, WESENER, QUADRIO.
[5] Vgl. BOLDT, PIC, TOBOT und GIMBERT.
[6] Vgl. RÉCAMIER, SOYKA, BARD und PIC.
[7] Vgl. v. HAUFF.
[8] Vgl. CAMPBEL, MÜHRY, ALBERS, KOPP.
[9] Vgl. BOWDITSCH, MOLANDER und BLIX, LITTEN.
[10] Nach DIECKHOFF wurde beschrieben Medullarkrebs von HARRIS, ALLEN, v. HAUFF, MOLANDER und BLIX, Zylinderzellkrebs von WAGNER, POTT, STRÜMPELL und WERNER, Gallertkrebs von BRUZELIUS und KEY, LÜCKE und KLEBS, WEYER. Nach OSER wurden alveoläre Pankreaskrebse beschrieben von BRUZELIUS und KEY, sowie von SEEBOHM. Adenokarzinome sind mitgeteilt von SEEBOHM und RUGGI.

Bauchspeicheldrüse, welche letzten Endes nur auf das Epithel der Ausführungsgänge als Ursprungsstelle zurückgeführt werden sollten.

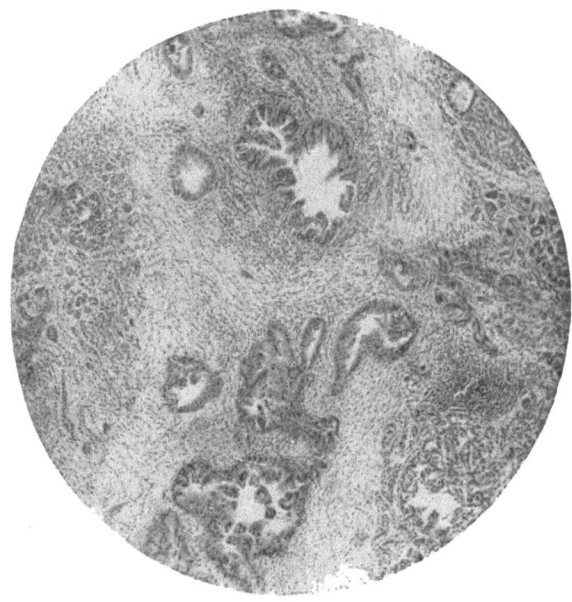

Abb. 211. Zylindrozelluläres papilläres Adenokarzinom des Gangsystems im Pankreaskopf.
(Nach einem Präparat von PAUL SCHNEIDER-Darmstadt.)

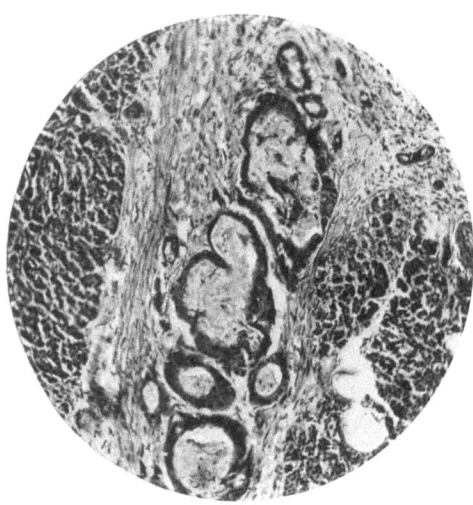

Abb. 212. Schleimbildendes Karzinom des Pankreasganges. (Nach einem Präparat von PAUL SCHNEIDER,
Darmstadt.)

Das Adenokarzinom des
Pankreas kann als ein Krebs
des Speichelgangepithels auftreten
(Abb. 211). SSOBOLEW, BORST,
HÜLST, KOCH, E. KAUFMANN
haben diese Möglichkeit der Ent-
stehungsform besonders gewürdigt.

Schon LUBARSCH und DIECK-
HOFF hatten sich mit diesem Typus
der Ausbildung des Pankreaskrebses beschäftigt. Sie haben für
gewisse, von DIECKHOFF näher
beschriebene Beispiele von Zylinderzellkrebs als Ursprungsort den
Ausführungsgang angesprochen,
zugleich aber betont, daß durch
den weiterschreitenden Wachstumsvorgang der zylindrozelluläre
Ausdruck verloren gehen könne,
ja selbst der drüsige Bau verdeckt
würde, so daß man dann also nicht

mehr imstande sei, die erste örtliche Entwicklung des Gewächses nach seinem
Aufbau und Epitheltypus zu bestimmen.

DIECKHOFF beschreibt das Epithel in seinen Fällen als ein- bis mehrschichtig; ist es hochzylindrisch, dann sind seine Kerne lang gestreckt, schmal. Die Zellen kleiden die Tubuli aus und lassen ein mehr oder minder weites Lumen frei. Gelegentlich kann solch ein medullärer drüsig gebauter Krebs eine deutliche alveoläre Anordnung zeigen. DIECKHOFF sprach zunächst die Ansicht aus, daß drüsige Krebse mit unbestimmten Epithelformen von den Drüsenazini, die mit ausgeprägten und vorwiegend zylindrischen Epithelien von den Ausführungsgängen abstammten, während für eine Anzahl klein-alveolärer Krebse auch bei wenig ausgeprägter Zylinderepithelform ebenfalls ein Ursprung aus den Epithelien der Ausführungsgänge möglich sei. Allein diese Feststellung hat der gleiche Forscher noch während Drucklegung seiner Arbeit ergänzt und erweitert, dadurch, daß er in einem neuen Fall von medullärem Drüsenkrebs trotz des großalveolären Charakters der Anordnung eine Abstammung aus Ausführungsgangepithelien dartun konnte.

Neuerdings haben sich HELLY und sein Schüler RHEINER gerade mit der schleimbildenden Form des duktugenen Drüsenkrebses im Pankreas befaßt. In solchen Fällen findet man an der Grenze des Geschwulstgewebes gewöhnlich eine Vermehrung der Ausführungsgänge, in deren Umgebung sich zahlreiche läppchenartige Gebilde finden, die in ihrem Zentrum ein feines Lumen aufweisen, das an einzelnen Stellen durch kurze Epithelschläuche mit den größeren Gängen in Verbindung zu stehen scheint. ,,Die Zellen sind hochzylindrisch, etwas größer und vor allem höher, wie die Epithelien der Ausführungsgänge und weisen eine blassere, mehr basophile Innenzone und eine hellrote, den querovalen basalständigen Kern enthaltende Außenzone auf", so daß HELLY und RHEINER in ihrem Fall ,,nicht nur eine Vermehrung der Ausführungsgänge, sondern auch der begleitenden Schleimdrüschen annahmen. Die Vermutung, daß es sich hier um eine bloße Knospenbildung von größeren Ausführungsgängen handelt, scheint nicht stichhaltig, da diese Läppchen sich nicht direkt in dieselben fortsetzen, sondern eines andersartigen Verbindungsstückes bedürfen; auch läßt der verschiedene Aufbau und die Färbung des Protoplasmas eine deutliche Schleimproduktion erkennen. Das Geschwulstgewebe selbst, zeigt an zahlreichen Stellen große Ähnlichkeit mit solchen Läppchen, nur sind die Zellen viel unregelmäßiger sowohl hinsichtlich ihrer Größe und Anordnung, als auch ihrer Kernform. Die Trennung des Protoplasmas in eine Innen- und Außenzone tritt noch stärker hervor, das Lumen ist erfüllt von teils homogenem teils etwas streifigem, sich schwach basophil färbendem Inhalt", den HELLY und RHEINER als abgesonderten Schleim deuten möchten. ,,Auch SSOBOLEW beschreibt die Schleimbildung im Pankreaskarzinom und führt sie als Beweis für den Ausgang der meisten Karzinome von den Ausführungsgängen an. Wohl sind auch Becherzellen in den größeren Ausführungsgängen beschrieben worden, denen ebenfalls eine schleimbildende Fähigkeit zukommt, doch finden sie sich seltener wie die von HELLY beschriebenen Schleimdrüschen. Von diesen schleimbereitenden Geschwulstzellen streng zu unterscheiden ist die manchmal in Karzinomen zu beobachtende schleimige Entartung, welche hier nicht vorgelegen hat, da die Karzinomzellen, die gerade in schleimbildender Tätigkeit getroffen wurden, keineswegs Zeichen von Degeneration aufwiesen." So möchten HELLY und RHEINER denn in entsprechenden Fällen die Karzinombildung von den die Ausführungsgänge begleitenden Schleimdrüsen ableiten, eine Genese, die bei den Gallengangs- und Bronchialkarzinomen allgemein anerkannt ist.

HELLY hat noch ergänzend zu diesen Ausführungen folgendes geschrieben: ,,Wenn nun hier von einem Schleimdrüsenkrebs des Pankreas die Rede ist, soll damit nicht eine Beschränkung der Entstehung auf die zu Drüsenkörpern vereinigten schleimsezernierenden Zellen beabsichtigt sein; denn da die im Ausführungsgangepithel eingeschalteten Becherzellen ganz denen der Schleimdrüsen gleichen, kann man sie auch als sozusagen einzellige

Anhangsdrüsen betrachten. Je nachdem nun eine größere Pankreasschleimdrüse als Anhangs-
gebilde des Ausführungsganges besteht, oder eine kleinere gänzlich in dessen Wand gelegen
ist, oder gar nur eine einzellige als Becherzelle sich zwischen den übrigen Gangepithelien
eingeschaltet befindet, mag dementsprechend der Ausgangspunkt des Schleimdrüsen-
karzinoms sich in verschiedener Nähe zum Ganglumen befinden, was aber der genetischen
Auffassung dieser Gewächse weiter keinen Eintrag tut". HELLY bringt diese Schleimdrüsen-
krebse des Pankreas in Gegensatz zu den anderen Pankreaskrebsen, die er als „echte Pankreaskrebse" benennt, und unter denen er anscheinend die aus den Azini hervorgehenden
Gewächse versteht.

Die Krebse, die vom Pankreasgang ihren Ausgang nehmen, wachsen mitunter
stark papillär, indem das Epithel mehr oder minder reichlich von einem kern-
reichen bis kernarmen Bindegewebe getragen in die Lichtung der ungleich
weiten drüsigen und gangähnlichen Schläuche, Knospen und warzige Sprossen

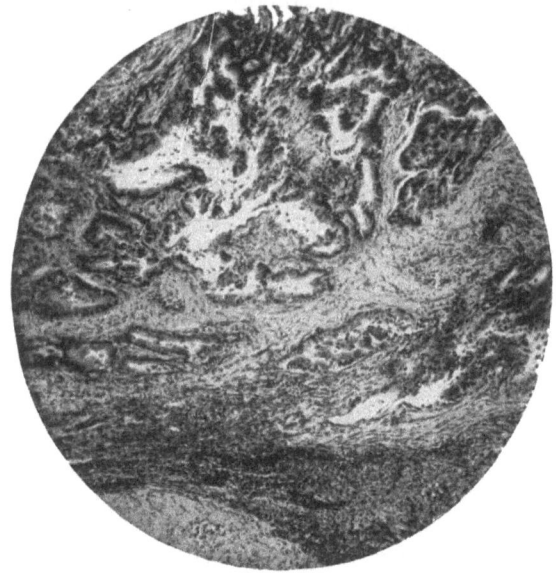

Abb. 213. Papilläres, zylindrozelluläres Adenokarzinom des Pankreaskopfes.
(Mainzer Beobachtung des Verf.)

vortreibt. Es wachsen diese Knospen unregelmäßig, andererseits hat man häufig
genug den Eindruck, daß eine evertierende Ausdehnung schmaler, hochepitheli-
sierender Schläuche zwischen die ordentlichen Anteile der Drüse und auf Kosten
derselben stattfindet.

Hier bestehen natürlich die innigsten Beziehungen zu den im Wachstum
beschränkten, oder doch nicht durch infiltratives Fortwuchern, nicht durch
gelegentlich auftretende Mehrschichtigkeit, nicht durch Absiedelung in das Nachbargewebe und die regionären Lymphdrüsen ausgezeichneten Zystadenomen,
von denen wenige Seiten vorher unter Hinweis auf YAMANEs Ausführungen
schon die Rede war.

Fälle von SOPRANA, PROSOROWSKY und KAUFMANN wurden bereits erwähnt, die hier
einschlägig zu sein scheinen. Die Beobachtung PROSOROWSKYs bot teilweise durchaus
das Bild eines harmlosen Zystadenoms und in der anderen mehr kompakten Hälfte, die
Ausprägung eines Zylinderzellkrebses, der übrigens auch Lebermetastasen gemacht hatte.
„Es kann also", wie YAMANE sagt, „die Epithelproliferation des Zystadenoms offenbar
so intensiv sein, daß die Schranken des Bindegewebes durchbrochen werden und die
Tumorzellen in die Lymph- und Blutgefäße eindringen". Was diese Veränderungen in den

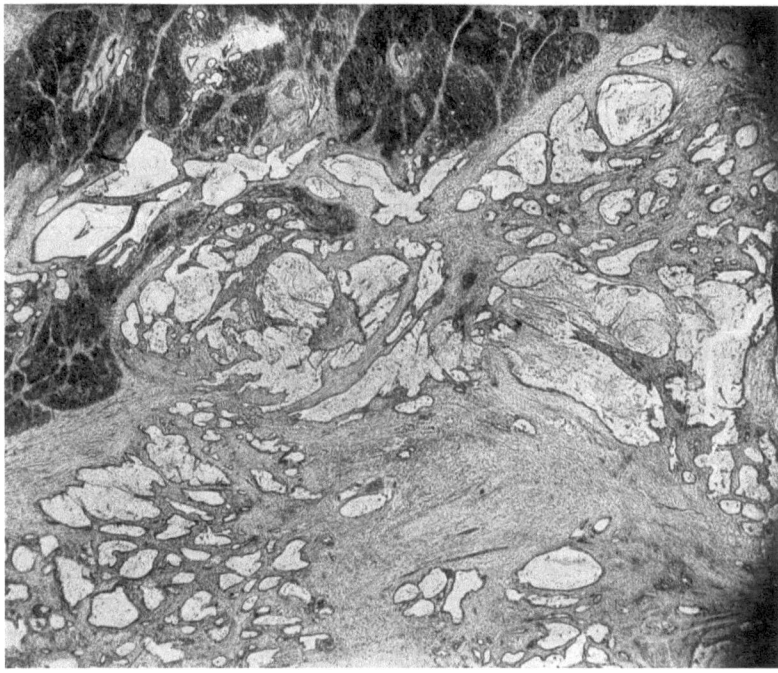

Abb. 214. Lupenvergrößerung eines Schnittes durch ein Adenocarcinoma cysticum des Pankreas-
korpers. (Nach einem Präparat von FRANZ JOS. LANG, Innsbruck.)

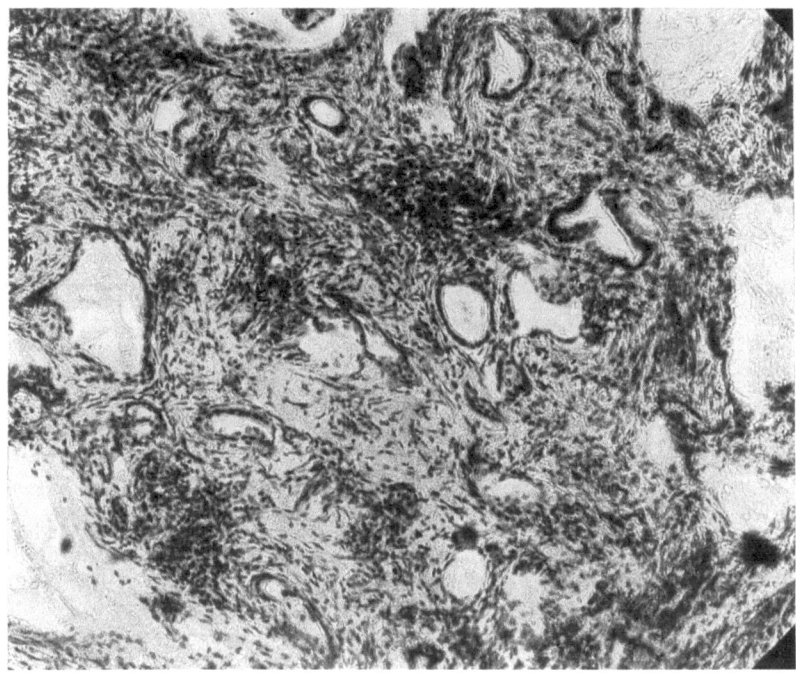

Abb. 215. Stärker vergrößerter Abschnitt aus dem in Abb. 214 abgebildeten Adenocarcinoma
cysticum des Körpers der Bauchspeicheldrüse. 67 a ♂.

biologischen Eigenschaften der Geschwulstzellen herbeiführt, bleibt uns verborgen. Einzelheiten der Beobachtung eines zystischen Adenokarzinoms durch FRZ. JOS. LANG sind in den Abb. 214 und Abb. 215 gezeigt.

Es wäre zumeist an Hand der Schnitte, dieses von LANG beobachteten Falles nicht möglich gewesen, das Karzinom zu erkennen; vielmehr herrschte das Bild des Zystadenoms vor. Freilich drängten sich die Bläschen zwischen die Läppchen des Pankreas vor und da und dort zeigte sich wohl auch ein hochzylindrischer Ausläufer einer Blase, der sich wie ein zugespitzter Sproß im Bindegewebe verlor; die Krebsnatur erhellte vor allem aus den Absiedelungen der Geschwulst innerhalb regionärer Lymphknoten.

Folgendes ist über diese Beobachtung von FRANZ JOSEPH LANG noch zu bemerken: Der Krebs war umfangreich, knollig-blasig. Er hatte den Pankreasgang eingeengt, wodurch der Pankreasschwanz in eine kleinapfelgroße, dickwandige, von schleimig, wässeriger

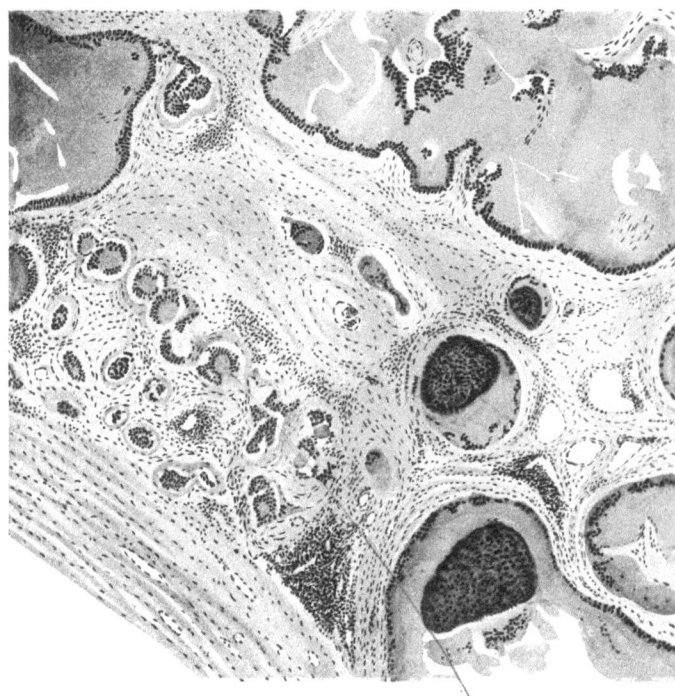

Abb. 216. Abschnitt aus einem Cystadenocarcinoma pancreatis mit Eindickung und Verkalkung des Zysteninhalts. (Nach einem Präparat von OBERNDORFER, München.)

Flüssigkeit erfüllte Hohlraumbildung verwandelt war. In der Wand dieser Hohlraumbildung fand sich atrophisches Drüsengewebe. Das Corpus pancreatis war mit den infiltrierten peripankreatischen und paraaortischen Lymphdrüsen verbacken. Einzelne Drüsen an der großen Magenbiegung zeigten starke Vergrößerung durch Einlagerung abgesiedelten Krebsgewebes. (Innsbruck S. Nr. 410/1928).

Aufmerksamkeit verdient auch Abbildung 216, welche eine Verkalkung des zusammengesinterten, vielfach aus abgestoßenen Zellelementen bestehenden, breiartigen Zysteninhalts aufwies. An anderer Stelle dieses Schnittes ließ sich in dem trüben, leimähnlichen Bläscheninhalt Cholesterin in Tafelform oder doch Lücken nach Ausschmelzung des Cholesterins infolge der technischen Vorbehandlung der Schnitte erkennen. Im übrigen gilt von dem Bläscheninhalt das gleiche, was — von der Füllung der Kammern des einfachen Zystadenoms gesagt worden ist. —

Es ist nicht unwahrscheinlich, daß auch für die Gallertkrebse des Pankreas eine Entstehung aus den Epithelien der Ausführungsgänge und — zwar aus den schleimbildenden Zellen anzunehmen ist. Freilich wird man zwischen Krebsen mit Schleimbildung und erhaltenen Epithelien einerseits und den typischen Gallertkarzinomen mit reichlichem

Untergang der total verschleimenden drüsigen Formen und Zellen andererseits unterscheiden müssen, wie das z. B. HELLY und RHEINER getan haben. E. KAUFMANN, der den Gallertkrebs als seltenes Vorkommnis für das Pankreas betrachtet, betont ausdrücklich, daß über die topische Genese dieser Geschwulstart der Bauchspeicheldrüse eine sichere Feststellung noch nicht besteht. Denkbar ist auch die Möglichkeit der schleimigen Gewächsentartung infolge von Fehldifferenzierung distaler Blastomeren in den Übergangsstücken und Regenerationsstellen der Drüsenbäumchen (Abb. 217).

Was das bindegewebige Gerüst der Zylinderzellkrebse des Pankreas anbelangt, so läßt sich darüber nichts Einheitliches sagen. In weichen Krebsen ist es zierlich, gering. Dadurch, daß mit der Krebsbildung meist eine begleitende interstitielle Pankreatitis Hand in Hand geht, ja, daß es gelegentlich in chronisch

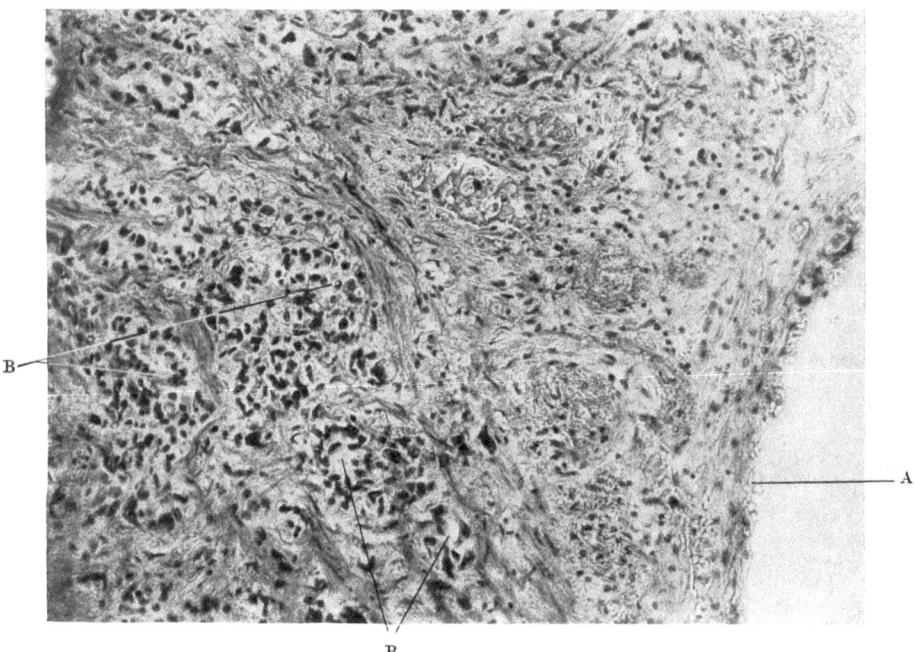

Abb. 217. Gallertbildendes Adenokarzinom des Pankreas in die Wand einer großen Vene der Bauchspeicheldrüse eingedrungen. A Veneninnenwand; B Alveolen des gallertig entartenden Drüsenkrebses.
(Innsbrucker Beobachtung.)

entzündeten Bauchspeicheldrüsen zur Krebsentwicklung kommt, erklärt sich vielleicht die Neigung dieses Organs, derbe Gewächse zu bilden. Die erhöhte Berührungshärte der Geschwülste hängt von vermehrter Bindegewebsentwicklung ab. So sehen wir dann oft genug, wie zwischen derben und straffen Zügen des Gerüstgewebes die drüsigen und hochepithelialen Züge der Geschwulst ihre Form ändern. Die Lichtung der Schläuche wird geringer oder schwindet ganz, wir finden bald geschlossene epitheliale Züge deren Zellen kleiner erscheinen oder gegenüber dem unverhältnismäßig großen, chromatinreichen Kern, einen unscheinbaren Protoplasmaleib besitzen. Diese Zellen können sich wiederum in der Außenlinie den Gerüstspalten, in denen sie sitzen sehr anpassen, was bis zum Ausdruck einer gewissen Polymorphie gesteigert sein kann. So kann es kommen, daß im selben Fall an manchen Stellen des Gewäches der hochzylindrisch- oder kubisch-epitheliale Drüsenkrebs noch wohl erweislich ist, während an anderen Stellen, sei es am Rand, sei es innerhalb des Knotens sich Züge erkennen lassen, die ganz und gar das Wesen eines bindegewebsreichen, harten Faserkrebses, eines Skirrhus pancreatis an sich tragen (Abb. 218).

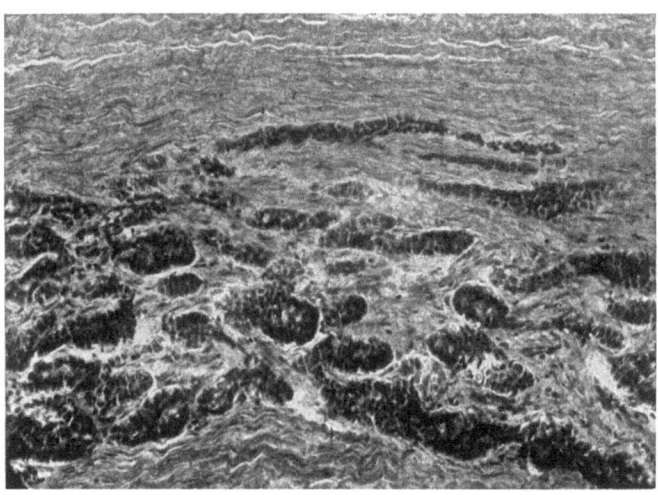

Abb. 218. Adenokarzinombildung des Pankreas mit Übergang in einen Skirrhus bei einer 46jähr. Frau, welche eine Zirrhose der Bauchspeicheldrüse, gekennzeichnet durch bindegewebige Induration, durch Parenchymschwund, Parenchymumbau bis zur Krebsbildung mit Metastasen im Pankreasbett und in der Serosa der Nachbarabschnitte aufwies. (Mainzer Beobachtung des Verfassers, veröffentl. von L. Scholtz.)

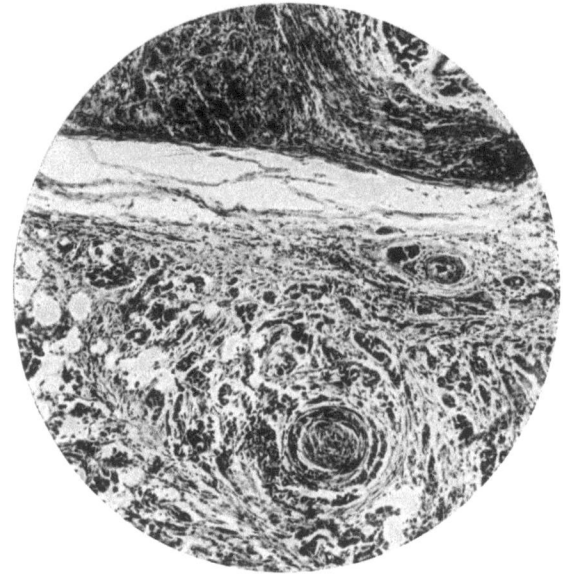

Abb. 219. Metastase eines skirrhösen Adenokarzinoms des Pankreas im pankreatischen retroperitonealen Gewebe. Oben Pankreasgewebe, unten retropankreatisches Gewebe mit perineuraler Krebsinfiltration, sog. „Neuritis carcinomatosa". (Mainzer Beobachtung des Verf.)

In Abb. 219 ist die perineurale Metastasierung eines skirrhösen Krebses der Bauchspeicheldrüse wiedergegeben. Die dabei eintretenden Veränderungen hat WOHLWILL neuerdings genauer gekennzeichnet; dabei führte er aus, daß diese von PAUL ERNST zuerst bemerkte Karzinose der perineuralen Lymphgefäße am häufigsten im Sympathikusgebiet bei Pankreaskarzinom zu finden sei, was aber nicht an ein besonderes Wesen jener Krebse, vielmehr an die innigen Nachbarbeziehungen zwischen Bauchspeicheldrüse, Ganglion coeliacum und Nervus splanchnicus geknüpft sei. —

Ob es wirklich möglich und notwendig ist, wozu eine Geneigtheit besteht alle Adenokarzinome des Pankreas als Abkömmlinge des Gangepithels anzusprechen, andererseits zu behaupten, es fehle den sog. echten Pankreasparenchymkrebsen der drüsige Charakter, erscheint mir zweifelhaft. Und wenn man die neuen Arbeiten aus der Schule des Anatomen HEIDENHAIN über [das histogenetische Werden und die Ausgestaltung der Speicheldrüsen,

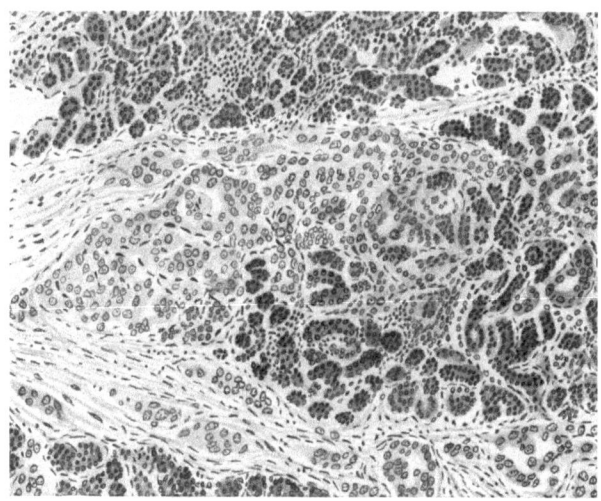

Abb. 220. Drusiger bis solider Krebs des Pankreasdrüsengewebes.
(Mainzer Beobachtung des Verf.)

speziell die Arbeit von NEUBERT über die der Bauchspeicheldrüse kennt, wird man diese Zweifel wahrscheinlich teilen. Es ist vielmehr anzunehmen, daß von den Wachstums- und Erneuerungszonen des Drüsengewebes, jenen Zellen, angefangen im Gangsystem bis zu seiner äußersten Aufsplitterung und Knospung im Azinusgebiet je nach Richtung und Grad der Differenzierung alle Krebsformen des Pankreas entstehen können.

So würde also ein alveolär gebauter oder sogar solid lappig erscheinender Krebs des Pankreasparenchyms nicht besagen, daß er aus einer fertigen Azinuspartie herauswuchs. Nein, er konnte, ebenso wie seine unmittelbar anliegenden gewöhnlich beschaffenen, drüsigen Nachbarbildungen, aus den Indifferenz- und Erneuerungszonen des Drüsenbäumchens herausgebildet werden. Er hängt vielleicht mit seinem wohlgebildeten Nachbargewebe auf das Engste zusammen; aber er ist nicht aus ihm herausgewachsen, sondern entweder mit ihm entstanden oder aufs dichteste in es hinein gewuchert.

Die Zellen der sog. Parenchymkrebse des Pankreas, welche vom drüsigen Bau zu solider epithelialer Wucherung Übergänge zeigen, sind oft polygonal, „rundlich-eckig", wie KAUFMANN sagt, ja sogar mitunter polymorph. Oft findet man sie sehr chromatinreich, andererseits können die Geschwulstzellen denen des Pankreasdrüsengewebes weitgehend ähneln (Hülst).

Diese einfach solid zelligen Geschwülste, die unter Umständen durch weitgehende Vielgestaltigkeit der Zellform, ja durch mehrkernige Riesenepithelien ausgezeichnet sind, erscheinen bei geringerer Ausbildung des faserigen Krebsgerüstes weich und neigen zum Zerfall. In Abb. 221 kann man zahlreiche, schaumig entartete Körperchen an Stellen von Zellen und Zellkernen sehen. Diese waren samt und sonders stark hyperchromatisch. An anderer Stelle wies dieser Krebs weite Zerfallsstrecken auf. Die der Auflösung verfallenen Drüsenzellen waren meist durch beträchtliche Einlagerung feinster sudanophiler Körnchen ausgezeichnet. Daß auch die sog. Parenchymkrebse gelegentlich zu skirrhöser Entwicklung neigen, scheint mir — abgesehen von eigener Beobachtung — die Abbildung von Gross (Abb. 222) zu zeigen.

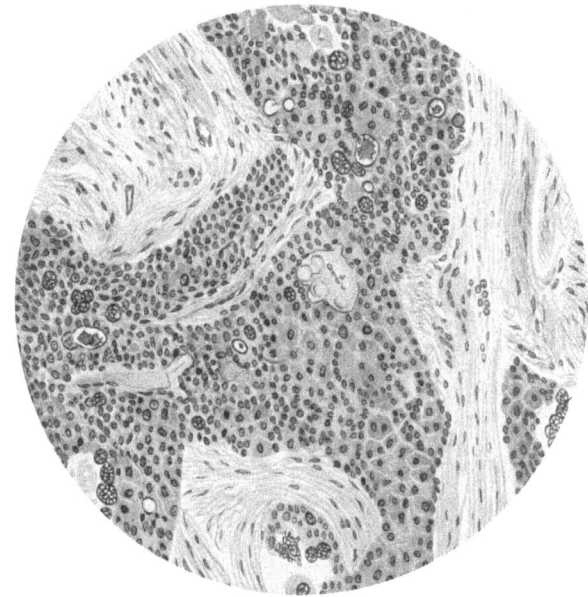

Abb. 221. Polymorphzelliger, solider Krebs des Pankreasdrüsengewebes. Zahlreiche Zellen und Zellkerndegenerationsbilder. (Mainzer Beobachtung des Verf.)

Sehr selten ist eine Form des Pankreaskrebses, die ihren Ausgang bestimmt aus den Speichelgängen nimmt, und zwar aus jenen mehrschichtigen Epithelstellen, die als „prosoplastische" Abänderungen der Auskleidung der Gänge bezeichnet wurde. Ich verweise auf die bei früherer Gelegenheit erfolgte Darstellung dieser teils als Gewebsmißbildung, teils als Fehlregenerat nach Entzündung aufgefaßten Erscheinungen, über welche in allerletzter Zeit Baló und Ballon erneut berichtet haben. Aus solchen Stellen könnten wohl auch Plattenepithelkrebse des Pankreas hervorgehen. (Vgl. die Ausführungen auf S. 282 u. 337!)

Solche Geschwülste sind gelegentlich (unnötigerweise) als „Kankroidbildungen" bezeichnet worden. Derartige Fälle haben Israel, Lewisohn und Herxheimer beschrieben. Auch die von Plenge beschriebene Beobachtung ist hier einschlägig. Israels Beobachtung eines 50jährigen Mannes betraf einen Zylinderzellkrebs der Gallenblase und einen typischen, verhornenden Krebs des Kopfes der Bauchspeicheldrüse, der den Ductus Wirsungianus umwucherte und zerstörte, in die Pfortader einbrach und Metastasen in der Leber machte; dies Gewächs war eine Kombination von Plattenepithel und Zylinderzellkrebs, welche hier und dort ineinander überzugehen schienen. Herxheimer hat in seinem Fall neben einem Adenokarzinom einen Basalzellenkrebs gefunden, von dem er sagte, er sei dem sog. Kankroid strukturell nahe gestanden.

PLENGE beschrieb einen eigenartigen Krebs des Pankreaskopfes eines 58jährigen Mannes. Es handelte sich um eine stark infiltrierend wachsende Geschwulst mit Einwucherung in den Zwölffingerdarm, Metastasen in den regionären Lymphdrüsen, auf der Darmserosa, in der Milzkapsel, im Zwerchfell, in Lunge, Pleura, Leber und Nebenniere. Die histologische Betrachtung tat das primäre Gewachs dar als eine teils aus weichen Strängen bestehende Plattenepithelbildung mit vielfach erfolgter Ausgestaltung sogenannter Hornperlen, teils als adenomatöse Gewebswucherung mit zylindrisch und kubisch epithelisierten Hohlraumwänden. Ein Übergang zwischen beiden Anteilen fehlte, oder wurde doch nicht gefunden. In den Tochterknoten der Leber, des Gekröses und des Bauchfells erkannte man nur Plattenepithelanteile, während die Lymphnoten in der Umgebung des Pankreas rein adenomatöse Krebsmassen aufwiesen. In den Lebermetastasen fanden sich Hornperlen und zahlreiche Plattenepithelien, welche die eigenartigen Protoplasma- und Zellverbindungen der sog. Stachel- und Riffzellen erkennen ließen. PLENGE hat diesen Befund mit ähnlichen Erscheinungen im Fall eines Duodenalkrebses und im Fall eines Kolonkrebses kritisch betrachtet. Daß es sich nicht um zufälliges Zusammentreffen zweier primärer Krebse handelte (nach Art

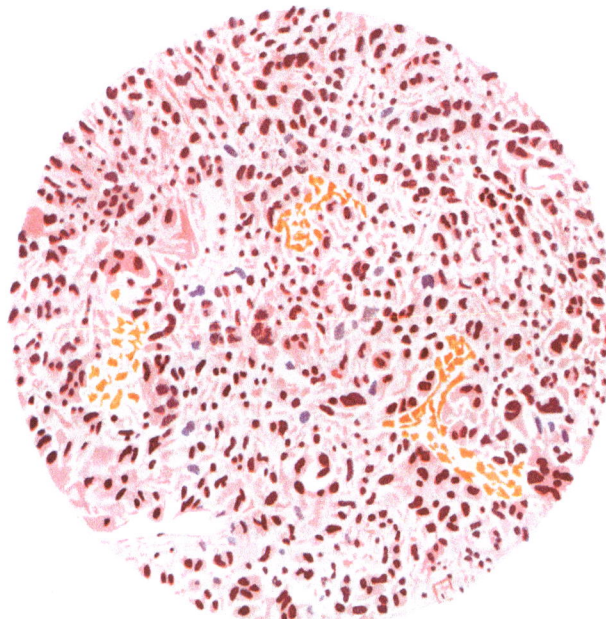

Abb. 222. „Parenchymkrebs" des Pankreas mit reichlich polymorpher Ausgestaltung, sowohl der Krebszuge als der Krebszellen. (Nach GROSS und GULEKE.)

eines Kollisionsgewächses) sei schon auf Grund des makroskopischen Befundes wahrscheinlich gewesen, sei aber unzweifelhaft aus der mikroskopisch erkennbaren, innigen Vermischung der beiden Gewächsanteile, vor allem aus den beschriebenen Übergangsbildern der beiden Epithelarten hervorgegangen. Es handelte sich um ein echtes „Adenokankroid" im Sinne LOEBS, d. h. um ein Gewachs, das zwar zwei Zellarten und Aufbautypen erkennen ließ, welche aber dennoch einer gemeinsamen epithelialen Matrix entstammten. In der weiteren Beurteilung seiner Fälle bespricht PLENGE die Erklarungsversuche über die Entstehung solcher ungewöhnlicher Epithelbildung, welche in Geschwulstwachstum entartete. Er neigt nicht zur Annahme, hier seien aus der Fetalzeit Epithelinseln in unreifem, weithin entwicklungsfähigem Zustand liegen geblieben, die dann in verkehrte Richtung sich differenzierten, hält auch die Annahme einer Art von Metaplasiebegabung sog. „indifferenter" Epithelbezirke in den Grenzstrecken verschiedener Epithelbekleidungen für wenig zusagend, sondern schließt sich LUBARSCH an, wonach die anders gerichtete Entwicklung nicht an bestimmte Zellgruppen, sondern grundsätzlich an alle Zellen gebunden sein könne, wobei aber diese andere Entwicklung an neuen, jungen, sich entfaltenden Zellen und nur unter bestimmten Umständen als atypische Regeneration etwa zum Ausdruck komme, so daß dann schließlich als Ergebnis ein ortsfremdes Epithel vorliege. Dieser Deutung — so unvollständig sie ist —, dieser Anschauung, daß solch eigenartige „Umwandlung" des Epithels einer abweichenden örtlichen Differenzierung im Wellengang der Regeneration zu danken sei, und daß aus solch heterotypisch regenerierten Zellverbänden unter uns unbekannten Umständen geradezu fremdartige Gewächse entkeimten, möchte ich ausdrücklich als der ungezwungensten Meinung zustimmen.

Ferner sei hier an Kawamuras Forschung über den Einfluß der Wurminvasion auf die Regeneration des Pankreasepithels hingewiesen. Er hat ausdrücklich die Bedeutung der durch Distomiasis pancreatica entstandenen plattenepithelialen Fehlregenerate des Ductus Wirsungianus für die Entstehung von Plattenepithelkrebsen der Bauchspeicheldrüse besprochen; bei Fibiger finden sich weitere Hinweise auf die Beziehungen zwischen solchem Parasitismus und Krebsbildung, allerdings nicht für das Pankreas. Einer Arbeit von Ruditzky entnehme ich eine Beobachtung von Savinych über den Befund sibirischer Distomen in einem Nebenpankreas des Duodenums; die ganzen Hohlräume des Nebenpankreas seien von den Parasiten erfüllt gewesen. Rings um die Gänge zeigten sich Wucherungen des interstitiellen Gewebes, sowie eine deutliche Epithelwucherung, welche oft so fortgeschritten war, daß sie die Ganglichtung verschloß. Da diese epithelialen Wucherungen auch ins Nachbargewebe übergingen und dieses durchsetzten, deutete Savinych diese Erscheinung als den Anfang eines Krebses. Ruditzky selbst sah das Vorkommnis eines Leber- und Pankreaskrebses bei schwerer Distomumeinwanderung. Bei der Operation, die vorausgegangen war, hatten sich in der Galle Eier des Opisthorchis felineus gefunden. Die Leichenöffnung ergab im Pankreaskopf eine Zyste mit nekrotischer Wand. Im Zysteninhalt waren ebenfalls Eier des Plattwurms enthalten. Ein primäres Karzinom der Gallenwege hatte in diesem Fall Metastasen im Pankreas gemacht. Es handelte sich um einen zylinderzelligen Krebs, der knapp vor der Papilla Vateri gewuchert war.

Zum Schluß sei noch einer Theorie von Fabozzi gedacht, der 1903 nach Beschreibung von 5 Pankreaskrebsfällen ausführte, daß die Gewächse das Aussehen eines skirrhösen Krebses gehabt hätten; ihre azidophilen Epithelien seien untereinander zu Haufen vereinigt gewesen, umgeben von derbem Bindegewebe. An den Übergangstellen vom Pankreas zur Neubildung habe man eine Vermehrung der Langerhansschen Inseln bemerkt, welche in der ersten Zeit hyperplastisch und an Zahl vermehrt seien, dann untereinander verschmölzen und größere Zellhaufen bildeten, um schließlich mit der Neubildung in Verbindung zu treten und deren histologische Kennzeichen und färberische Eigenschaften zu teilen. Die Drüsen schwänden an den Stellen der Gewächsbildung, man merke keine Hyperplasie der Alveolen, man treffe selten einen kleinen, wohlerhaltenen Teil derselben an. Weiter entfernt von der Geschwulst — also, im Schwanz des Pankreas — sehe man wohlerhaltenes Drüsengewebe mit typischer, färberischer Unterschiedlichkeit gegenüber den ebenfalls wohlerhaltenen hyperplastischen Inseln. Das um die Azini befindliche Bindegewebe sei hyperplastisch, die im inneren der Läppchen liegenden Drüsengänge zeigten keinerlei Wucherungserscheinungen. Fabozzi schloß aus all dem, daß es eine pankreatische Krebsbildung aus dem Gewebe der Langerhansschen Inseln heraus gebe, und hielt diese Form der Krebsentstehung für die Regel.

Schon Hulst machte allerlei Einwände gegen diese Theorie von der insularen Genesis der Pankreaskrebse. Heiberg meint, ein Karzinom werde nur selten seinen Ausgang von den Inselzellen nehmen, man müsse natürlich zugeben, daß atypische Wucherungen aus den in den Inseln vorkommenden adenomatösen Wucherungen möglich seien; doch neige das hochdifferenzierte Inselepithel dazu nur wenig. Im Buch von Gross und Guleke wird die Anschauung Fabozzis hauptsächlich unter Hinweis auf Ssobolew stärkst bezweifelt. Man müsse mit einem Irrtum in der Auslegung Fabozzis rechnen; Ssobolew, der ähnliches gesehen, sagte, jene Gebilde glichen auf den ersten Blick sehr den Langerhnasschen Zellinseln; es sei auch die Verteilung der feinen Haargefäße ähnlich. Immerhin sei in der Polymorphie der Zellen ein Unterschied gegeben. Diese Gewebe seien als atypisch wuchernde Epithelien der Ausführungsgänge anzusprechen, wie eben bei der in normalen Grenzen bleibenden Wucherung nicht nur Schläuche, sondern auch den Inseln ähnliche Formen sich bilden könnten.

Heute kann sogar noch mehr gesagt werden, nämlich, daß aus den Epithelien von Ausführungsgängen wirkliche Inseln neu gebildet werden, daß anderseits in sklerotischen und atropischen Pankreasabschnitten insuläre Zellhaufen sehr reichlich und in guter Verfassung zu treffen sind, also in nächster Nähe von bösartig wuchernden Geschwülsten, denen sie noch dazu sehr lange zu widerstehen scheinen.

GELLÉ führte aus, daß die FABOZZIsche Anschauung das Entstehen der pankreatischen Adenokarzinome recht leicht erklären lasse, vorausgesetzt, wie ich hinzufügen möchte, daß man die LAGUESSEsche Balancementtheorie vom Werden des Parenchyms aus Inseln und umgekehrt für erwiesen und annehmbar hält, wogegen ich mich aber entschieden sträuben muß. Ja, gerade die neuen Untersuchungen von NAKAMURA und NEUBERT (vgl. das erste Hauptstück der Ausführungen über das Pankreas in diesem Handbuch!) haben wiederum und sehr eindringlich gezeigt, wie konstruiert und unwirklich derartige Annahmen sind. Das Inselgewebe ist ein hochdifferenziertes, mit besonderer Leistung begabtes Gewebe, das als Keim- und Regenerationsgewebe gewiß nicht in Frage kommt. Auch E. KAUFMANN äußerte sein Bedenken gegen FABOZZIs Hypothese und RHEINER sagt mit Recht, die Ansicht der Entstehung der meisten Pankreaskarzinome aus den LANGERHANSschen Inseln sei in der neueren Literatur vollkommen fallen gelassen worden.

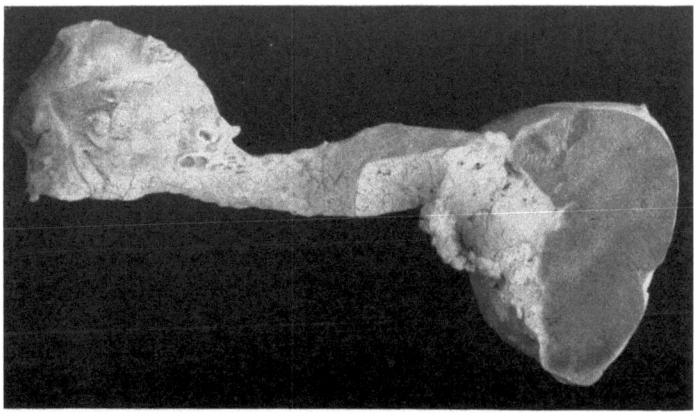

Abb. 223. Tochterkrebs nach Carcinoma uteri im Pankreasschwanz übergreifend auf die Milzpforte und Milzkapsel. (Innsbrucker Beobachtung des Verf.)

Zur Frage nach der Ursache des primären Pankreaskrebses kann man Sicheres durchaus nicht angeben. Bei GROSS und GULEKE wird geraten, und zwar mit Rücksicht auf die Vorgeschichte des kindlichen Falles von SOTOW und auf den Zusammenhang zwischen Alkoholmißbrauch und entzündlich-sklerosierenden Vorgängen an der Speicheldrüse, die mögliche Rolle des Alkoholismus im Auge zu behalten. HULST hat auf die Möglichkeit des zirrhotischen Umbaus, bzw. der Neubildung von Gewebe im Gefolge der Zirrhosis hingewiesen, wie das auch L. SCHOLTZ im Anschluß an GOTTH. HERXHEIMER getan. Jedenfalls scheint man auch im Pankreas voraufgehenden, entzündlichen Unregelmäßigkeiten, zumal in Verbindung mit den chronischen Gallenleiden (Gallensteinen!) eine mögliche Bedeutung für die Krebsbildung zuzumessen.

In dieser Hinsicht ist auch ein Vorkommnis bemerkenswert, das an der Göttinger chirurgischen Klinik, bzw. im pathologischen Institut unserer Universität beobachtet wurde. Ein Mann in mittleren Jahren überstand eine akute Pankreasnekrose. Fünf Jahre später verstarb er an einem Krebs des Pankreaskörpers. Bei der histol. Untersuchung erwies sich die Geschwulst als ein Adenocarcinoma cylindrocellulare, das teilweise solide Züge zeigte, teilweise skirrhös gewachsen war, teilweise auch durch reichliche Schleimbildung auffiel. Im übrigen fand sich ein kaum verändertes Pankreasgewebe. Um den Krebs herum war zunächst die Bindegewebswucherung beträchtlich, weiter entfernt erwies sich aber das

Gewebe der Bauchspeicheldrüse ganz gewöhnlich beschaffen. An den großen Gallenwegen und der Gallenblase ließen sich Zeichen lang überstandener Entzündung feststellen (vgl. auch TAMMANN!).

Auch Entwicklungsfehler werden beschuldigt, selbst das Trauma ist herangezogen worden (HILGERMANN, WAGNER, SCHUPMANN). Über die eben genannten sagte GROSS, dessen Darstellung über die Ursache des Pankreaskrebses ich folge, ihre Angaben gehörten der älteren Literatur an, d. h. sie seien nach Gesichtspunkten gewonnen, die heute nicht ohne Vorbehalt als zuverlässig gelten könnten.

Über den sekundären Krebs der Bauchspeicheldrüse ist in den vorausgehenden Zeilen bereits einiges gesagt worden, was seine Häufigkeit betrifft. Direktes Übergreifen sowohl, als hämatogene Entstehung der Krebsabsiedelungen

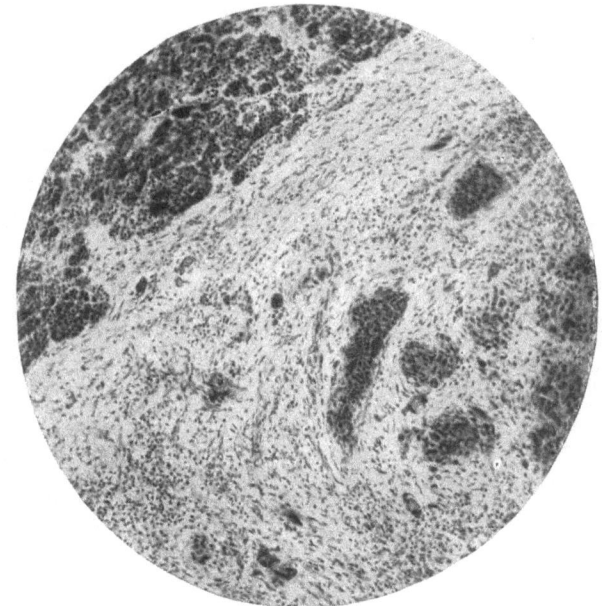

Abb. 224. Ableger eines Carcinoma solidum simplex der Mamma in der Pankreaskapsel.
(Innsbrucker Beobachtung des Verf.)

im Pankreas kommen in Betracht. Mitunter ist das Pankreas von massenhaft vergrößerten und geschwulstig durchsetzten Lymphdrüsen nach oben, vorne und unten hin wie flankiert, während es selbst frei blieb von der Ansiedelung der Geschwulstableger. In Fällen skirrhösen Magenkrebses ist auch nur die Pankreaskapsel von der metastasierenden Neubildung ergriffen befunden worden. Solche Metastasen können mit den sie begleitenden chronischen Entzündungen zu einer äußerst festen Vermauerung des sonst unversehrten Pankreas innerhalb seiner Nachbarorgane führen.

LAUPP hat 1896 — fast möchte man sagen „nebenbei" —, auch die Beobachtung der pankreatischen Metastase eines „Karzinoms der Chorionzotten des Uterus" im Rahmen seiner Beiträge zur Pathologie des Pankreas gebucht. Über den gleichen Fall haben APFELSTEDT und ASCHOFF berichtet. Es handelte sich um einen kirschgroßen Knoten, über den näheres nicht ausgeführt worden ist. Mehrfache Knoten befanden sich auch an der Leberpforte. Ich selbst habe kurz hintereinander in zwei Fällen das Pankreas von den Ablegern eines Chorionepithelioms hochgradig durchsetzt gefunden. Die Bauchspeicheldrüse des einen Falles war geschwollen, dunkel braunrot bis schwarzgrau, gefleckt und grobhöckerig. Auf dem Schnitt ergab sich ein marmoriertes Aussehen. In ihrer Randzone zeigten sich vielfach unscharfe Knoten; bandartige Einlagerungen eines gelbgrauen bis dunkelbraunroten Gewebes wechselten ab mit grauen ungleichmäßigen Partien. Manchmal schied die beiden verschiedenfarbigen Anteile noch eine rotbraune, satt gefärbte blutige Randzone. Die eingelagerten knotigen Massen hatten im Kopfbereich den Pankreasgang derartig gepreßt,

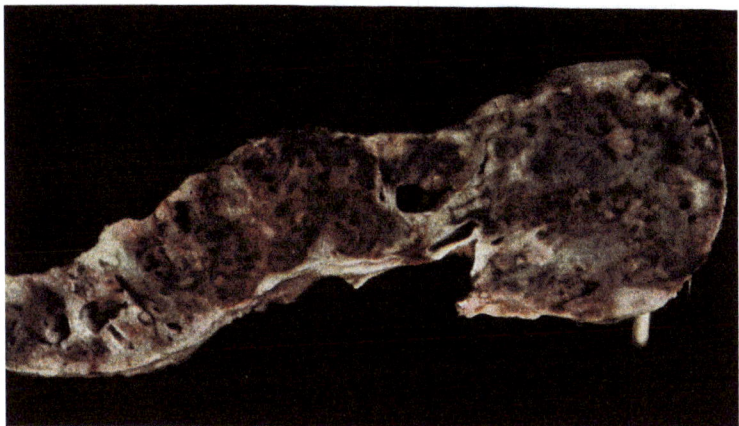

Abb. 225. Langsschnitt durch ein von sekundaren Chorionepitheliommassen stark durchsetztes und vielfach von Blutungen verandertes Pankreas. (Innsbrucker Beobachtung. Vgl. die Arbeit von NEVINNY!)

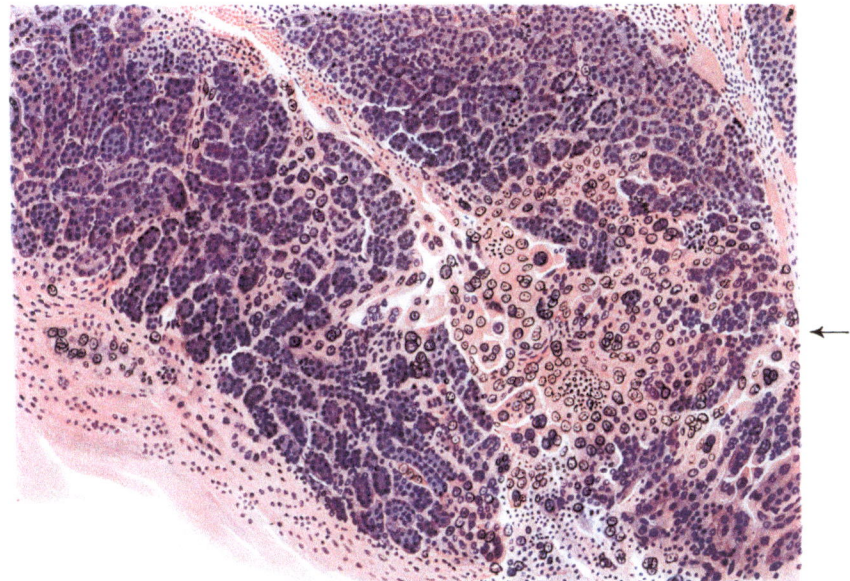

Abb. 226. Vordringen der Wucherungen eines metastatischen Chorionepithelioms zwischen die Drusenlappchen des Pankreas. (Innsbrucker Beobachtung des Verf.)

daß sich im distalen Abschnitt des Ductus Wirsungianus eine Sekretansammlung im erweiterten Gang einstellen mußte.

Die mikroskopische Betrachtung ließ abgesehen von einer enormen Anstauung der venösen Blutgefäße im Pankreas vielfache Blutaustritte erkennen. Diese fanden sich immer im Wirkungsbereich eines wuchernden, fremdartigen Gewebes, das aus mitunter ganz locker zusammenhängenden, mitunter in unregelmäßigen Zügen und Haufen eingedrungenen großen Zellen mit meist stark chromatinhaltigen Kern und Kernkörperchen bestand.

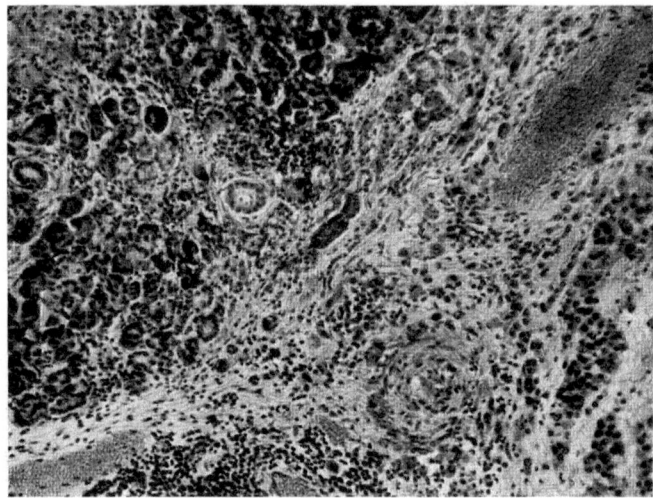

Abb. 227. Pankreas von einem metastatisch wuchernden Chorionepitheliom durchsetzt. Rechts eine Geschwulstinfiltration, oben rechts Gewebsblutung. Eine lockere Leuko- und Lymphozyteninfiltration gesellte sich ziemlich breit der Geschwulstwucherung in ihrem Randgebiet zu. (Innsbrucker Beobachtung des Verf. Vgl. NEVINNY!)

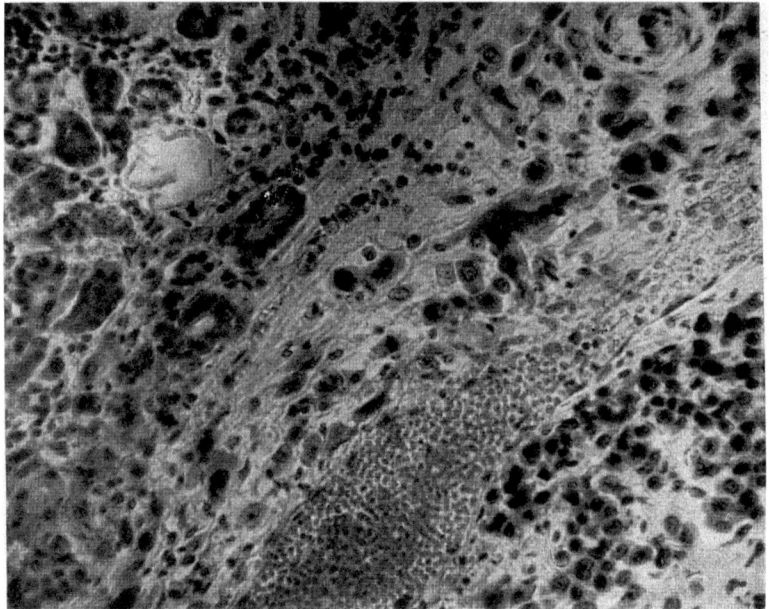

Abb. 228. Metastatische Wucherung eines Chorionepithelioms im Pankreas. (Innsbrucker Beobachtung. Veröffentl. von NEVINNY.)

Bänder synzytial gewucherter Zellen waren teilweise in breiter Anordnung vorhanden. Daneben fielen vor allem große, klumpige Zellen auf, einmal große und rundkernige Elemente, ein andermal Riesengebilde, die wie aus vielen Zellen zusammengeflossen oder zusammen gesintert, mehrkernig oder regellos in der Form erschienen. Diese LANGHANSschen Zellen umlagerten oftmals die Blutgefäße; man sah sie in den Spalten der Adventitia, sah sie auf dem Weg der Gerüstsepten zwischen die Drüsentubuli des Pankreas einziehen. Zonen von Nekrobiose mit Kern- und Zellzerfall — weniger aber vollkommen breite Gewebsnekrose —, fanden sich oft im durchwucherten Gebiet. Ein mächtiges Ödem hatte das Bindegewebe des Pankreas gelockert. Im Randbereich der noch wohl erhaltenen Pankreasabschnitte, gegenüber andringenden Geschwulstzügen, fand man mehr oder weniger lockere Durchsetzung des Bindegewebes mit lymphozytären Zellen und mit eosinophilen Leukozyten. Im zweiten Fall unserer Beobachtung fand sich in den Hauptzügen dasselbe Bild, freilich waren hier die graubraunen und rotbraunen Knoten innerhalb des Pankreas mehr umschrieben. Aber auch hier gaben makroskopisch örtliche Blutfülle und Blutaustritte gebunden an die Gewebswucherung dem ganzen einen höchst eigenartigen Stempel. Außerdem fanden sich hier größere Herde hämorrhagischer Gewebsnekrose, welche Pankreasdrüsengewebe und Gerüstgewebe, einschließlich des Fettgewebes im Sinn einer akuten Pankreasnekrose verändert hatten. Manche eng benachbarte, kleinere Gefäße waren thrombosiert.

Die Unregelmäßigkeit der Wucherung — mikroskopisch betrachtet — hätte in beiden Fällen die Diagnose eines Sarkoms uberlegen lassen, wenn nicht die klinische Vorgeschichte und der übrige Sektionsbefund ganz eindeutig die Natur des Gewächses als einer bösartigen Choriongeschwulst dargetan haben wurden.

B. Sarkom der Bauchspeicheldrüse.

Das Sarkom der Bauchspeicheldrüse kann als eine außerordentliche Seltenheit bezeichnet werden. BOLDT hat gegenüber 58 primären Pankreaskrebsen nur 3 Sarkome der Bauchspeicheldrüse gezählt. v. HALASZ hat unter 7850 Budapester Sektionen gegenüber 18 sonstigen Neubildungen der Bauchspeicheldrüse nur ein Sarkom gefunden. HANNS CHIARI vermißte unter 10000 Straßburger Sektionen das Pankreassarkom ganz, ebenso SCHAMONI unter 4168 Dortmunder Sektionen und ich unter 3134 Mainzer und 17168 Innsbrucker Sektionen ebenfalls.

Während sich in der Zusammenstellung von OSER 1899 nur 11 Einzelfälle aus dem Weltschrifttum gesammelt finden (MAYO[1], LEPINE und CORNIL[2], LITTEN, MACHADO, CHVOSTEK, BRIGGS[3], SCHUELER, ROUTIER, NEVE, ALDOR und LUBARSCH[3], spricht O. GROSS 1924 von 31 Mitteilungen über Pankreassarkom. Ich habe Fälle von folgenden Bearbeitern genannt gefunden: PAULICKI, BONNAMIE, MALCOLM, ROSSI, EHRMANN, OLIVARI, FROWEIN, FAWCETT, EHRLICH, KAKELS, MALHERBE, L'HUILLIER, WEIL, BLIND, STARK, v. HALASZ, SCHIROKOGOROFF, MICHAILOW, CALONZI, MANUILOW, SSOBOLEW, WITZEL, PICCOLI; dazu kommen noch Mitteilungen von RIJSSEL, LOCKWOOD, LIGNERIS, FABBOZZI, CONSTANTINI, KAUFMANN und RÖSSLE. Ich selbst sah ein primäres diffuses Lymphosarkom des Pankreasbettes und der Leberpforte mit Infiltration der Bauchspeicheldrüse. Durch Herrn Prof. OBERNDORFER sind mir ferner Präparate eines Spindelzellensarkoms des Pankreas zur Verfügung gestellt worden. So dürfte mit einer Erfahrung von über rund 50 Vorkommnissen des Pankreassarkoms zu rechnen sein. Der oft als Pankreassarkom zitierte Fall KRÖNLEINs, den RIBBERT als ein hypernephrogenes Angiosarkom diagnostiziert hat, sollte streng genommen nicht zu den Pankreasgewächsen gezählt werden. Nach O. GROSS hat RAVENNA einen ähnlichen Fall beschrieben.

Dem Alter nach kommen Pankreassarkome gelegentlich bei sehr jungen Menschen vor. L'HUILLIER teilt den Fall eines Lymphosarkom des Pankreas bei einem neugeborenen Mädchen mit, LITTEN sowohl als MALCOLM nannten jeweils den Fall eines 4 jährigen Kindes.

Zur Anatomie des Pankreassarkoms hat sich SENN geäußert: entweder es werde das ganze Organ, wie etwa im Fall von ALDOR, oder in dem von LITTEN

---

[1] Erwähnt nach SENN.
[2] Erwähnt bei NIMIER.
[3] Erwähnt bei DIECKHOFF.

befallen; dabei könnten Metastasen fehlen. Oder es sei nur ein Abschnitt der Bauchspeicheldrüse vom Sarkomgewächs befallen; von hier aus erstrecke sich aber die Geschwulst auf die Umgebung und verursache Absiedelungen auch nach entlegenen Organen. Wie GROSS ausführte, scheint der zweite Typ häufiger zu sein, als der erste; dabei wirken sich diese Sarkome noch übler und rascher aus als die Pankreaskrebse. So weit man dies übersehen kann, ist der Kopf viel häufiger Sitz der Geschwulst als der Schwanz der Drüse. Die Knoten sind je nach der geweblichen Eigenart des Sarkoms weicher oder härter, von grauweißer bis gelblicher Farbe, die manchmal durch Einsprengung blutig brauner Flecken ausgezeichnet ist.

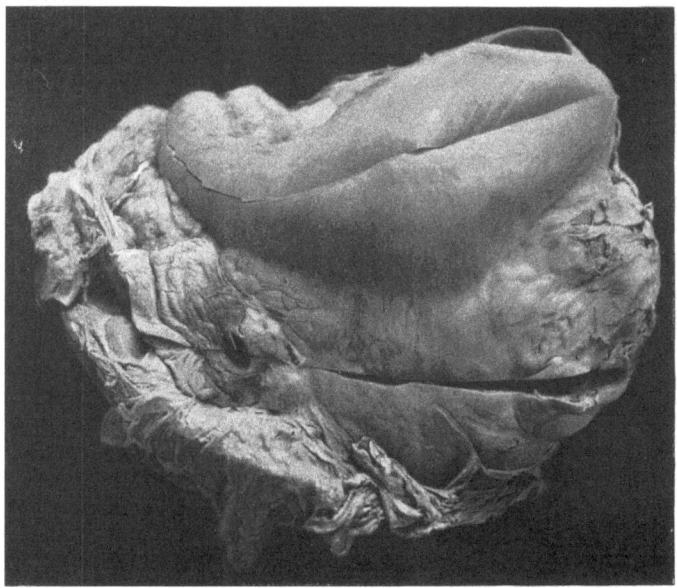

Abb. 229. Lage eines zystoiden Sarkoms des Pankreas in einem Fall von EHRLICH. (Präparat der Sammlung des pathol. Instituts Gießen.) Das Gewächs hat die Bursa omentalis erfüllt und ist zwischen Magen und Colon transversum drainiert worden. Man sieht die Einführungsstelle des Gummirohrs in das zystische Gewächs. (Bearbeitet von EHRLICH.)

In den Fällen von SCHÜLER und von EHRLICH lagen gewaltige pseudozystische Geschwülste von erheblicher Größe vor, deren Wandgewebe sich als Pankreasgewächs erwies.

In SCHÜLERS Fall handelte es sich um ein hämorrhagisches Spindelzellsarkom mit Annagung einer Arteria pancreatica; vom Pankreas war nur ein walnußgroßes Stück erhalten — und in diesem Stück lag wieder ein haselnußgroßes Gewächs. Ein Stück — etwa der Größe eines Gänseeies entsprechend, fand sich unterhalb der Milz. Alles andere war in einer gewaltigen Zyste aufgegangen, welche sich als „blasiger Tumor" bis ins kleine Becken hinein wölbte.

In EHRLICHs erstem Fall lag ein sehr großes, fast die ganze Bauchhöhle erfüllendes „Endotheliom" des Pankreas vor, das klinisch unter dem Bild einer Pankreaszyste auftrat und selbst bei der Operation als solche angesprochen wurde. „Erst nach dem Einschneiden der Zystenwand konnte man am Inhalt erkennen, daß es sich um einen bösartigen Tumor handelte. Der makroskopische pathologisch-anatomische Befund bestätigte — bis zu einem gewissen Grad — die klinische Diagnose. Der Tumor schien in die Wand einer Zyste hineingewachsen zu sein", ähnlich wie dies im Fall FROWEIN gewesen sein soll. Freilich ist der Einwand berechtigt, hier habe eine Erweichungszyste vorgelegen (GROSS). Durch das fragliche Gewächs waren die Nachbarorgane des Pankreas verdrängt worden; inmitten der Neubildung lag eine Höhle mit zerklüfteter Wand, erfüllt von breiigen, rötlichen Zerfalls-

massen, während das Gewebe der Neubildung ein an Gefüge und Farbe mannigfaches —
ein braunrotes, rostfarbenes, bis ockergelbes Aussehen erwies, im wesentlichen aber graurot
war. — Zwischen gekörntem Geschwulstgewebe lagen wieder völlig weiche Abschnitte,
die in Verflüssigung überzugehen schienen. Mikroskopisch deutete EHRLICH diese Geschwulst
als Endotheliom, es hatte zahlreiche Metastasen in den Lungen gemacht.

Im zweiten Fall EHRLICHs lag eine vom Pankreas ausgehende, dieses vollständig ersetzende Neubildung vor, welche 28 cm lang, 21 cm breit und 12 cm dick war. Ein Teil
der Geschwulst lag oberhalb des Magens hinter dem Omentum minus. Die Oberfläche
dieses Geschwulstteiles war grobknollig, glatt, derb und von graugelber Farbe, gleichmäßig vom Peritoneum überzogen. In den Furchen zwischen den Knollen sah man stark
gefüllte Venen. Das Gewebe dieses Teiles erinnerte in Farbe und äußerer Gestaltung sehr
an das normale Pankreas. Die übrigen Teile des Tumors zeigten ungefahr die gleiche Beschaffenheit. Die benachbarten Lymphdrüsen waren in kleine gestielte Tumoren umgewandelt. An der Kuppe der Geschwulst erschien das Peritoneum mehrfach durchbrochen,
unterminiert und die hier rötlich-braune Geschwulstmasse freigelegt. Das Duodenum war
stark nach rechts gedrängt und zog um die rechte Kuppe der Geschwulst. Auf einem Längsschnitt, welcher die Milz, die Fistelöffnung und die Flexura coli dextra traf, bot sich folgender

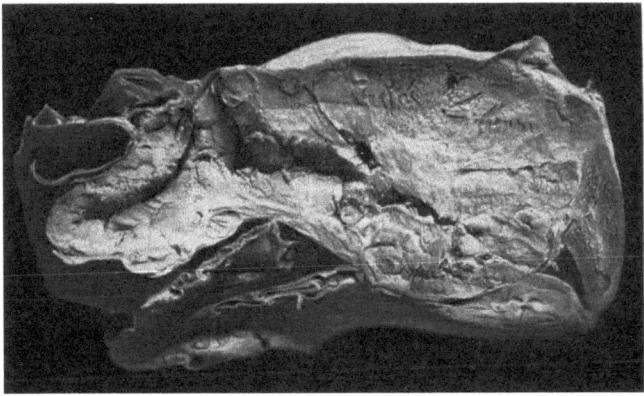

Abb. 230. Dasselbe Gewächs wie in Abb. 229. Längsschnitt durch das mächtig vergrößerte sarkomatöse Pankreas mit seiner zentralen Zerfallshöhle. (Präparat a. d. Samml. d. Pathol. Jnst. Gießen.
Bearbeitet von EHRLICH.)

Befund: Die Fistel führte in eine fast die ganze Geschwulst durchsetzende Höhle von 3—4 cm
Weite, mit unregelmäßigen, höckerigen, teils glatten, teils von Geschwulstfetzen bedeckten
Wänden. Der Hohlraum enthielt eine schmutzig graue, trübe Flüssigkeit, eine membranöse
Auskleidung besaß er nicht. — Die ganze Geschwulst bestand aus einzelnen, dicht aneinander
gedrängten Knoten von verschiedener Größe und Gestalt, aber gleichmäßiger, fester Kon-
sistenz und gelblichweißer Farbe; nur hier und da, sah man rötlichgraue Einlagerungen.
An der Stelle, an welcher das Peritoneum durchbrochen war, erwies sich der Tumor als
erweicht und hämorrhagisch infiltriert. An der Grenze der Höhle fanden sich ockergelbe
Streifen. Die ganze Geschwulst war von einer bindegewebigen Kapsel umgeben, von welcher
Septa zwischen die einzelnen Geschwulstknoten ausgingen. Am oberen vorderen Rand
und an der unteren Fläche des Tumors war normales Pankreasgewebe erhalten. Die Drüsenläppchen erschienen zusammengedrückt und von gelblicher Farbe. Die Geschwulst wog
nahezu 3000 g. Nach Eröffnung des Magens zeigte sich das Gewächs in diesen durchgebrochen. Im übrigen bot der Befund der Baucheingeweide nichts Besonderes, außer daß
dem Duodenum anliegend, dem Verlaufe des Ductus pancreaticus folgend, noch Reste der
normalen Drüsen vorhanden.

Mikroskopisch ergab sich das Bild des Spindelzellensarkoms. Ferner hat durch die
mikroskopische Untersuchung, die aus der makroskopischen Betrachtung sich ergebende
Annahme, daß die Geschwulst allseitig mit Resten von Pankreasgewebe umgeben sei,
bestatigt werden können. Nur an der Stelle, wo der Tumor in dem Magen durchgebrochen
war und an der hämorrhagisch erweichten Stelle fehlten diese Reste. Vgl. Abb. 229 und 230!

Der histologischen Zusammensetzung nach kommen Rundzell-
sarkome (PICCOLI, SCHIROKOGOROFF), Spindelzellensarkome (MANILOW, SCHÜLER,

SSOBOLEW, WITZEL), Riesenzellensarkome (VAN RIJSSEL), gemischtzellige und polymorphzellige Sarkome (KACKELS, V. HALASZ) in Frage. Nicht gar so selten scheinen Lymphosarkome zu sein (BONNAMIE, MALHERBE, LITTEN, NEVE,

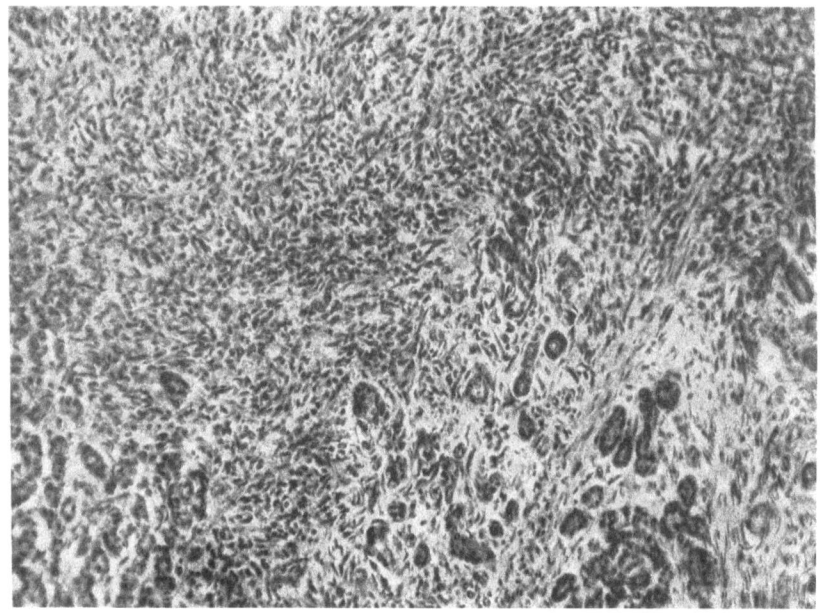

Abb. 231. Spindelzellsarkom des Pankreas. (Nach einem Präparat von S. OBERNDORFER-München.)

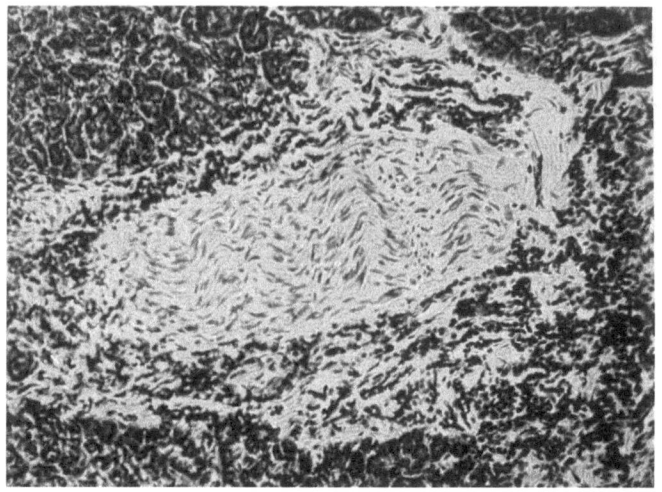

Abb. 232. Lymphosarkominfiltrat im Randgebiet des Pankreas um einen Nerven. (Innsbrucker Beobachtung des Verfassers.)

POUTIER, FAWCETT, L'HUILLIER, FABOZZI, BING, SCHIROKOGOROFF, LIGNERIS, eigene Beobachtung). Endotheliome haben EHRLICH und TANCRÉ beschrieben. Angiosarkome wurden von LUBARSCH, DIECKHOFF und von KRÖNLEIN-

RIBBERT genannt, wenn man KRÖNLEINS Fall als im Pankreasbereich ent-
standenes Gewächs aus versprengter Nebenniere hier mit aufführen will.

Als einzigartiges Vorkommnis hat MICHELSOHN eine Kombinationsgeschwulst
des Pankreas, ein Karzinosarkom, beschrieben.

HEIBERG und GROSS machen darauf aufmerksam, daß wie bei den Krebsfällen des Pankreas auch sarkomatös erkrankte Drüsen zumeist ein auffallend
gutes Erhaltensein der LANGERHANNSschen Inseln zeigen.

Was schließlich das Vorkommen von Sarkom-Metastasen im Pankreas
anbelangt, so ist dies häufiger als der Befund des primären Sarkoms.   In 10000

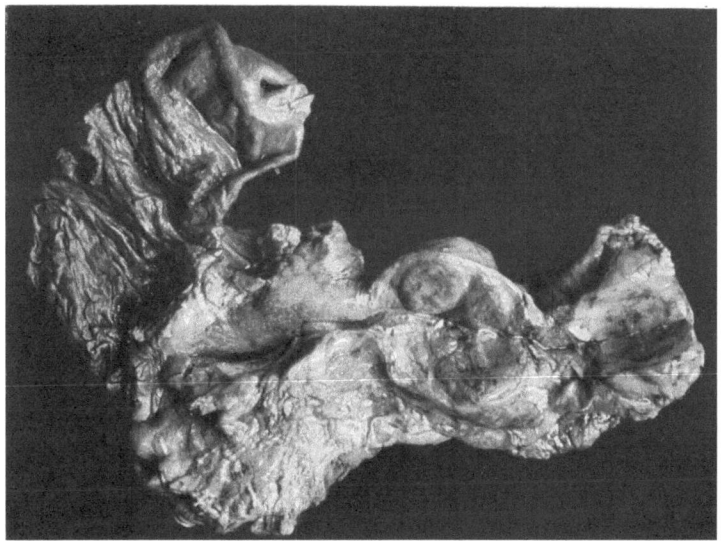

Abb. 233. Metastatische Sarkomknoten im Pankreas. (Nach FRANZ JOS. LANG, Innsbruck.)

Sektionsberichten CHIARIs fanden sich 19 primäre Pankreaskrebse, kein primäres Pankreassarkom, 13 sekundäre Krebsknoten und 4 sekundäre Sarkom-
entwicklungen im Pankreas.   Durch HANNS CHIARI ist auch auf das umfängliche
Angehen von Absiedelungen melanotischer Sarkome in der Bauchspeicheldrüse
aufmerksam gemacht worden.

Über die Ursache des Pankreassarkoms gibt es so wenig sichere Anhaltspunkte, wie über die Ursache des Krebses. Im Fall von BRIGGS soll das Sarkom
des Pankreasschwanzes in der Organhülle eines zystischen Echinokokkus entstanden sein (OSER). CONSTANTINI ist für die Möglichkeit der Sarkomentstehung
aus dem sklerotisch veränderten oder zirrhotisch umgebauten Pankreas eingetreten. Ohne dies etwa durchaus leugnen zu wollen, sei daran erinnert, daß
die Pankreassarkome jüngere Leute zu befallen pflegen, als die Pankreaskrebse;
dies spricht nicht sehr zu gunsten der CONSTANTINIschen Anschauung!

XI. Gangerweiterungen, Blasenbildungen und zystenähn-
liche Veränderungen im Bereich der Bauchspeicheldrüse.

Die Einteilung der „Pankreaszysten" im weitesten Sinn, so wie sie in den
nachstehenden Zeilen zur Geltung kommt, stammt von WEGELIN und YAMANE.

Diese gründeten ihre Einteilungen auf frühere Bearbeitungen von Körte und von Wyss, indem sie zu den Gruppen der Retentionszysten, Proliferationszysten und Pseudozysten noch die Gruppe der dysontogenetischen Zysten fügten. Es ist nicht nötig, hier all jene früheren Versuche aufzuzählen, eine Einteilung der blasigen, sog. „echten" und „unechten" zystischen Veränderungen der Bauchspeicheldrüsen zu geben, da dies Beginnen von Yamane in allen Einzelheiten durchgeführt ist. Hier sei nur auf diejenigen Forscher hingewiesen, welche sich bemühten, Klarheit in das vorliegende Bild zu bringen, nämlich auf Rud. Virchow, le Dentu, Klebs, Friedreich, Tilger, Quenu, Dieckhoff, Oser, Körte, Lazarus, Wyss-Kaufmann, Hippel, Heiberg.

Nach der Unterscheidung von Wegelin und Yamane umfaßt unser Gebiet 4 Gruppen, nämlich

1. Dysontogenetische Zysten,
2. Zystadenome,
3. Retentionszysten,
4. Pseudozysten.

In den folgenden Abschnitten werden nur die beiden letzten Gruppen behandelt, da die dysontogenetische Zystenbildung bereits im Hauptstück über die Entwicklungsstörungen, die zystischen Adenome im Kapitel der geschwulstartigen Neubildungen der Bauchspeicheldrüse dargestellt worden sind.

1. Retentionszysten des Pankreas.

Yamane, auf dessen Ausführungen ich mich in den folgenden Abschnitten breitest stütze, bezeichnet im Gegensatz zu Lazarus die Retentionszysten als die häufigste Erscheinung unter den blasigen Auftreibungen im Pankreasbereich.

Er hat selbst unter 17 149 Sektionen, welche von 1866—1920 in Bern anfielen, 8 Vorkommnisse von Pankreaszysten verzeichnet gefunden; von diesen sind allem Anschein nach 4 Retentionszysten gewesen, 3 gehörten zu den Pseudozysten, 1 Fall entsprach einem Adenozystoma. Auch in dem Innsbrucker Sektionsmaterial von 17 164 Fällen fanden sich insgesamt nur 7 Zystenvorkommnisse. Von diesen betrafen sicher 4 Beobachtungen Erweiterungszysten des Gangsystems; einmal lag ein Zystadenom vor, in einem Fall handelte es sich um eine dysontogenetische Zyste und ein Fall blieb in der Klarlegung unsicher. Hanns Chiari hat im Schatz seiner Straßburger Erfahrungen, über etwa 10 000 Sektionen 7 Zystenfälle vermerkt, von denen je 1 Fall einem angeborenen Bildungsfehler und einem Zystadenom und einer Pseudozyste entsprach, während 4 Beobachtungen als Retentionszysten angesprochen werden mußten.

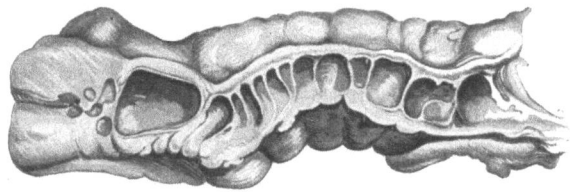

Abb. 234. Ranula pancreatica. (Abb. von Rud. Virchow.)

Nach den Ausführungen von Wyss muß man die Retentionszysten einteilen in einfache rosenkranzartige Erweiterungen des Pankreasganges („Ranula pancreatica" nach Rud. Virchow), in Zysten infolge Verengerung der intraazinösen Gänge (Acne pancreatica nach Klebs) und in große kugelige Zysten, infolge teilweise erfolgter Gangerweiterung.

Es ist schon in den vorausgehenden Abschnitten dargetan worden, daß solchen Erweiterungen eine chronische Pankreatitis zugrunde liegen kann. Schwielenbildungen vermögen die Wand der Gangabschnitte zu zerren, ihre Lichtung da und dort zu beengen. Infolge der Entzündung wird auch wohl das Sekret verändert; ob es, wie DIECKHOFF sagt, zäher wird, dürfte noch in den Einzelheiten zu untersuchen sein; sicherlich kann ihm ein reicher Zellgehalt beigemengt erscheinen; es finden beträchtliche Epithelabschuppungen, ja Ablösungen ganzer Streifen der Innenhaut der Gänge statt, so daß örtliche Verstopfungen feiner Gänge verständlich sind. Wie schon im Hauptstück über die entzündlichen Vorgänge im Pankreas gesagt wurde, führt die Sialangitis

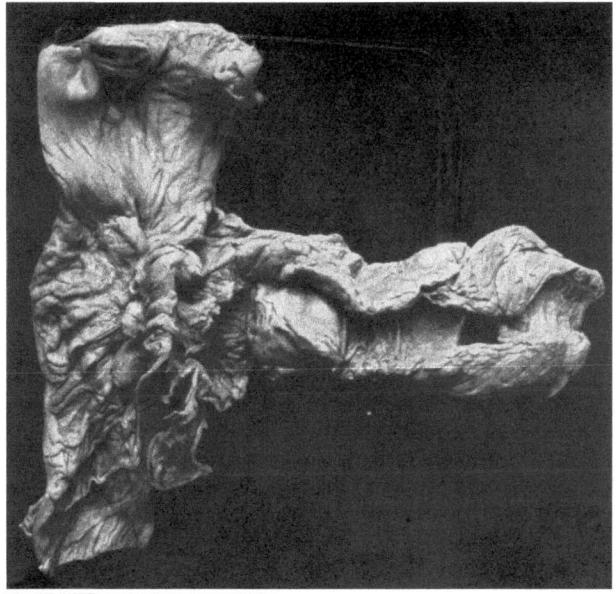

Abb. 235. Papillitis duodenalis chronica mit Erweiterung der distalen Abschnitte des Pankreasganges. (Beobachtung des path.-anat. Instit. Innsbruck.)

leicht zur Sekretstauung und Konkrementbildung; die dort gegebenen Abbildungen zeigen auch Gangerweiterungen bei Pankrealithiasis. Wie entzündliche Vorgänge im Endstück des Pankreasganges oder im Papillenbereich eine Gangerweiterung bedingen, das zeigt die Abb. 235. Die gleiche Wirkung folgt einer im proximalen Drüsenabschnitt den Speichelgang beengenden Gewächsbildung nach. DIECKHOFF nennt schließlich noch eine Reihe außerhalb des Pankreas gelegener Umstände, welche zur Gangerweiterung führen können, z. B. Schwielen und Verwachsungen in der Umgebung des Kopfes, Gallensteine im distalen Ductus choledochus-Abschnitt, benachbarte Gewächse oder Lymphdrüsenschwellungen.

Die Retention allein reicht aber schwerlich zu solcher Zystenbildung oder Ektasie aus, wie namentlich SENN, KÖRTE und LAZARUS in Tierversuchen erwiesen haben, und wie später im Verlauf mannigfacher Versuche, die man aus Gründen der Regenerationsfrage und der Inselgewebs- und Inselfunktionsklärung unternommen hatte, bestätigt worden ist. Hinweise auf dies Schrifttum gibt im einzelnen YAMANE (S. 40 seines Buches), der weiterfährt: ,,Freilich erwähnen einzelne Autoren, wie PENDE, daß man in der ersten Zeit (2—3 Monate) nach der

Unterbindung eine starke Erweiterung der Ausführungsgänge beobachten könne, welche sich jedoch später zurückbildet, indem die Wand sich verdickt und das atrophische Epithel der Degeneration anheimfällt. MASSAGLIA berichtet ebenfalls über eine Erweiterung des Ductus Wirsungianus und bildet auch kleinere, leicht erweiterte Ausführungsgänge ab. Ferner möchte ich noch auf die Befunde von LÖWENFELD und JAFFÉ hinweisen, welche nach 5 Tagen eine sehr starke Erweiterung des Hauptganges, aber auch eine deutliche Dilatation der mittleren und kleinsten Ausführungsgänge vorfanden. In den letzteren und in den mittleren Ausführungsgängen war es zu „pseudopapillären Wucherungen, resp. Fältelungen" des Epithels unter mitotischer Teilung der Zellen gekommen. Nach 10, 17 und 30 Tagen ist die Erweiterung der Ausführungsgänge immer noch deutlich und ihr Epithel befindet sich in lebhafter Wucherung". Es sollen aber nun die menschlichen Pankreaszysten von den im Tierversuch erhaltenen Veränderungen ziemlich abweichen.

Mit Ausnahme der Ranula pancreatica VIRCHOWS, jener immerhin seltenen Erscheinung, welche noch am meisten einer reinen Rückstauungsfolge des Bauchspeichels entsprechen würde, (BÉCOURT, CRUVEILHIER, ENGEL, MÖCKEL, HANNS CHIARI), einer Erscheinung, die aber, wie YAMANE mit Recht betont hat, durchaus nicht immer der proximalen Verlegung des Pankreasganges nachfolgt, kann man nicht annehmen, daß nur infolge der Retention jene Zysten zustandekommen.

„Was zunächst die großen kugeligen Zysten betrifft, welche durch eine partielle Erweiterung des Ductus pancreaticus entstehen sollen, so würde es sich wohl hauptsächlich um Einzelzysten handeln. Hierher werden Fälle von VIRCHOW, GOULD, v. RECKLINGHAUSEN, PEARSON, STRUNK, PEPPER und RICHARDSON gerechnet. Eine zweifache zystische Erweiterung des Ductus Wirsungianus fand sich in den Fällen von DIXON, HAGENBACH und LAZARUS. Ein sicherer Zusammenhang mit dem Ductus Wirsungianus wurde jedoch nur in den Fällen von GOULD, v. RECKLINGHAUSEN, STRUNK, RICHARDSON, DIXON, HAGENBACH und LAZARUS nachgewiesen. Besonders lehrreich ist der Fall v. RECKLINGHAUSENs, bei welchem nach Verlegung des Ductus pancreaticus durch einen bohnengroßen Stein eine kindskopfgroße, kugelige, seitliche Aussackung des Ductus pancreaticus entstanden war. Unsicher ist der Fall von REMY, bei welchem nach Exstirpation einer Pankreaszyste bei der Sektion eine frei Ausmündung des Ductus pancreaticus in die durch die Operation geschaffene Höhle konstatiert wurde. Möglicherweise gehören außer den obengenannten noch weitere Fälle in diese Reihe, vielleicht auch solche, welche nur chirurgisch behandelt wurden. Aber es ist klar, daß nur die sezierten Fälle hier beweisend sind, denn erst die Autopsie erlaubt, die genaueren Beziehungen der Zysten zum Ductus pancreaticus festzustellen" (YAMANE).

„Wollte man nun bei diesen großen kugeligen Zysten eine neue Sekretretention als Ursache der Zystenbildung annehmen, so stieße man auf beträchtliche Schwierigkeiten, denn die kugelige Form der Zysten läßt sich nicht als die Folge einer rein passiven Erweiterung des Duktus auffassen, sie muß vielmehr mit besonderen Wachstumsverhältnissen der Duktuswand zusammenhängen. Wäre die Sekretstauung allein ausschlaggebend, so käme es nur zu einer gleichmäßigen zylindrischen Erweiterung des Duktus ohne kugelige Auftreibungen. Im übrigen ist es wohl möglich, daß in einzelnen Fällen die kugelige Aussackung des Duktus erst sekundär durch Blutungen oder Erweichungsprozesse in der Wand des Duktus entstanden ist; denn eine epitheliale Auskleidung der Zystenwand scheint in keinem der oben angeführten Fälle nachgewiesen worden zu sein" (YAMANE).

Die von KLEBS als „Acne pancreatica" bezeichnete Form vielfältiger Zystenbildungen, welche von den kleine n Gängen innerhalb der Azini oder von den Endbläschen der Drüse selbst ausgehen und den Ductus Wirsungianus unverändert lassen, ist von O. WYSS, HJELT, DIECKHOFF, PHULPIN, KÖRTE, OPIE, LAZARUS, POSSELT, wohl auch von VAN LOGHEM beschrieben worden. YAMANE macht darauf aufmerksam, daß diese Blasen sehr groß werden könnten und daß darum wohl die Möglichkeit vorläge, manche der chirurgisch angegangenen, raumbeengenden Zysten des Pankreas hier einzurechnen.

Es wird am operativ erfaßten Material immer schwer sein, die Natur der Pankreaszysten zu klären. Dazu ist eine umfängliche anatomische Betrachtung nötig. Es ist daher verständlich, wenn sich Chirurgen wie E. v. REDWITZ und HEINRICH MÜLLER auf eine Einteilung beschränken in „wahre Zysten" und in „Pseudozysten", unter denen die traumatischen Zysten eine besondere Rolle spielen.

HEINRICH MÜLLER hat in Ergänzung der von KÖRTE und von GULEKE gemachten Zusammenstellungen über Fälle von Pankreaszysten das Schrifttum auf einschlägige Vorkommnisse gesichtet und zu den 260 von GULEKE (1912) gezählten Fällen etwa 200 neue Beobachtungen gefunden. Allein diese vielen Zystenvorkommnisse sind eingehend pathologisch-anatomisch nur gelegentlich untersucht worden, was eine Folge des gebräuchlichen Operationsverfahrens ist. Und gerade die Beschaffenheit der Zystenwand, ihre epitheliale Auskleidung und ihre histologischen Nachbarschaftsverhältnisse, wären sehr wichtig, wollte man den fraglichen Schatz von Mitteilungen kritisch werten. So hat beispielsweise YAMANE die Einreihung der von ZWEIFEL, LUDOLPH, PONCET und HIPPEL (1. Fall) beschriebenen Zystenvorkommnisse unter die Retentionszysten beanstandet, weil sie in der Wand einer größeren exstirpierten Blase vielfache kleine epitheliale Bläschen zeigten. YAMANE trat deshalb mit anderen Bearbeitern dafür ein, hier von Zystadenomen zu sprechen.

Was die Größe der Blasenbildung im Fall der Retentionszysten betrifft, so ist sie, wie YAMANE sagt, nicht bedeutend. Meistens werde angegeben, daß die Zysten erbsen- bis haselnußgroß seien. In dem Fall von LAZARUS hätte allerdings eine Zyste die Größe einer Maulbeere gehabt und bei dem Fall von DIECKHOFF scheine die Hauptzyste noch größer gewesen zu sein, da sie zuerst operativ angegangen worden und deutlich palpapel gewesen sei. Der Inhalt der Zysten werde z. T. klar serös, z. T. als braungrüne, kolloidartige Masse von gallertiger Konsistenz geschildert. VAN LOGHEM spreche deshalb von „Kolloidzysten des Pankreas".

Es sei wohl möglich, in diese Gruppe auch noch Fälle einzureihen, bei welchen es nur zu einer ganz geringen Dilatation der kleinen intralobulären Ausführungsgänge mit mörtelartiger und puriformer Eindickung des Sekrets gekommen, wie dies VIRCHOW und KLOB beschrieben hätten. Diese Fälle verdienten eigentlich am ehesten die Bezeichnung einer „Acne pancreatica", doch stehe es bei dem Mangel einer eingehenden mikroskopischen Untersuchung nicht fest, ob hier tatsächlich wahre Zysten mit epithelialer Auskleidung bestanden hätten oder ob etwa kleine Nekrosen zu dem Bilde der Akne geführt. Die Angabe von KLOB, daß Fettsäurekristalle in dem Inhalt gefunden wurden, scheine eher für die letztere Annahme zu sprechen (YAMANE).

Auch die Entstehung dieser Zystenform ist nicht ganz klar. Wohl weiß man, daß die kleinen intraparenchymatösen Gänge als Ursprungsstellen in Frage kommen. Aber experimentell gelang es nur, eine vorübergehende Erweiterung dieser Abschnitte oder nur eine sehr vorübergehende Dilatation, nicht aber eine wirkliche Zystenbildung zu erreichen. OSER meinte nun, es hänge dies mit den langsamen, d. h. ganz allmählich eintretenden Voraussetzungen der Sekretstauung im menschlichen Fall zusammen; DIECKHOFF nahm als vielleicht ungenügenden Umstand den unvollständigen Abschluß mit Erschwerung des Sekretstromes an. Beide Meinungen zielen dabei auf eine Fortdauer der Sekretion aus nicht völlig atrophisch gewordenen Drüsenläppchen, während von SENN, DIECKHOFF und LAZARUS auch die Möglichkeit behinderter Sekret-rückresorption infolge der starken Bindegewebsentwicklung durch chronische interstitielle Pankreatitis ins Treffen geführt wird; wenn unter solchen Umständen die Zellen fort und fort sezernierten, ohne daß Sekret abfließen könnte und zurück gesaugt würde, dann müßte eben notwendigerweise der Azinusabschnitt der fraglichen Gänge sich ausweiten, blasig werden.

Man hat daran gedacht, daß die Beschaffenheit des Sekretes hier von Bedeutung sein könnte. So spricht, wie schon erwähnt, VAN LOGHEM — und mit ihm stimmte HANNS CHIARI überein — von einer kolloidalen Beschaffenheit des Sekretes; in ihr sieht er die Voraus-setzung der Zystenbildung. Mit Recht, so scheint mir, widerstrebt YAMANE diesem Er-klärungsversuch. Er tut es zwar nur für seine eigene Beobachtung, ich glaube aber, man dürfe diese Ablehnung verallgemeinern und in der leimähnlichen Eindickung des Sekretes eine Folge, nicht die erste Ursache des behinderten Sekretabflusses sehen — etwa in dem Sinn, als dies bei Besprechung der katarrhalischen Sialangitis in einem früheren Hauptstück bereits geschehen ist. Auch YAMANEs Feststellung einer schleimigen muzikarminpositiven Masse in den erweiterten und zystischen Pankreasgängen, eine Feststellung, welche der Erfahrung von v. RECKLINGHAUSEN, CRUVEILHIER, DIXON und RICHARDSON entspricht, verweist auf die Rolle des primären chronischen Katarrhs, unter dessen Wirkung die von HELLY als physiologisches Vorkommnis festgestellten, von YAMANE und anderen bestätigten Schleimbecherzellen des Ductus pancreaticus und seiner Verzweigung an Zahl und Größe zuzunehmen pflegen.

Weiterhin führte YAMANE folgendes aus: „Für die Entstehung der Zysten erscheint es mir nun wichtig, daß bei Verfolgung der Serienschnitte von den größeren Zysten Drüsenschläuche abgehen, welche sich öfters verzweigen und zu kleineren Zysten ausweiten. Diese Schläuche besitzen dasselbe Epithel wie die Zysten. Ferner findet man zwischen zwei benachbarten Zysten oft nur kleine Öffnungen als Kommunikationen, so daß uns die Zysten als ein sehr kompli-ziertes System von zusammenhängenden Hohlräumen mit bald sehr weiten, bald ganz engen Strecken vorstellen müssen. Dabei kann die Beschaffenheit des Stromas für die Weite des Lumens nicht verantwortlich gemacht werden, da sie überall gleich straff ist. Dies scheint dafür zu sprechen, daß im wesentlichen das ungleichmäßige Wachstum des Epithels die Zystenbildung herbeiführt und daß die Sekretretention mehr eine nebensächliche Rolle spielt. Auch LAZARUS spricht sich dahin aus, daß das Wachstum der Zysten nur durch eine Neubildung der epithelialen und bindegewebigen Elemente zustande kommt, denn „schließlich beruht ja jedes Zystengebilde sensu stricto auf einem Neu-bildungsprozeß".

Nun scheine ja freilich die — gelegentlich gesehene — starke Abplattung des Epithels dafür zu sprechen, daß die Sekretretention und nicht die Epithel-neubildung die Hauptsache bei der Zystenbildung ist, aber man könne doch hier und da kleinere und größere Zysten antreffen, in welchen das Epithel überall hochzylindrisch sei, und in anderen ließe sich ein allmählicher Übergang des abgeplatteten in kubisches oder zylindrisches Epithel nachweisen.

YAMANE glaubt also, daß in den älteren Zysten die Epithelneubildung nach-lasse oder völlig zum Stillstand komme, daß hier also die Sekretretention zur Ab-plattung des Epithels führe, wobei auch eine Erweiterung der Zysten durch Dehnung der Bindegewebes hinzutreten könne. In den größeren Zysten komme es wahrscheinlich auch deshalb nicht mehr zur Schleimansammlung, weil die stark abgeplatteten Epithelien nicht mehr zur Schleimsekretion befähigt seien und infolgedessen dann nur noch ein rein seröses Sekret lieferten. Es wäre aber auch möglich, daß die Zysten mit den stark abgeplatteten Epithelien direkt aus den Schaltstücken hervorgingen, denn diese besäßen ja, wie die zentro-azinären Zellen ein abgeplattetes Epithel. Auch finde man in den Schnitt-serien von LANGERHANSschen Inseln in der Umgebung der Zysten ausgehend, schmale Stränge von platten oder kubischen Zellen, welche dem Zysten-epithel völlig entsprächen und hier und da mit ihm zusammenhingen. Dies ließe sich ebenfalls in dem Sinn deuten, daß die Zysten z. T. aus den Schaltstücken hervorgingen.

Die Rolle, welche die Sekretretention bei der chronischen Pankreatitis spielt, liegt nach YAMANEs Ansicht darin, daß das nach außen sezernierende Parenchym nach der Verstopfung oder Obliteration der kleinen Ausführungsgänge ganz oder größtenteils zugrunde gehe und daß dann das Epithel der kleineren Ausführungsgänge, nachdem es vom Hauptgang abgeschnürt sei, selbständig zu wuchern beginne. Dieses Wachstum dürfe wohl im wesentlichen als regenerativ aufgefaßt werden. Dafür sprächen auch Fältelungen und papilläre Wucherungen des Epithels, die in ihrer Ausprägung im Gesamtbild solcher Zystenpankreata geradezu an die sog. Mastitis chronica cystica (RECLUSsche Krankheit) erinnerten.

RUDITZKY hat über eine Zyste im Pankreaskopf berichtet, deren Inhalt die Eier des Opisthorchis felineus enthielt. Da zugleich Krebswucherungen im Gallensystem und Tochterknoten im Pankreas vorhanden waren, scheint es fraglich, ob jene Zyste, deren Wände übrigens nekrotisch waren, auf die Distomiasis, auf die Krebsmetastasen im Pankreas oder auf die Seitenpressung der krebsigen Wucherung im großen Gallengang zu beziehen sei.

Wenn gelegentlich solche Zysten multilokulär auftreten, so denkt YAMANE nicht so sehr an ein Einreißen von Septen zwischen zwei oder mehr Blasen, sondern hauptsächlich an ein ungleichmäßiges Wachstum der Zystenwand. Es könnten in demselben Gangsystem ganz große, variköse Erweiterungen auftreten, die durch enge Öffnungen miteinander verbunden seien. YAMANE habe in Schnittserien stets Übergänge einer weiten Blasenlichtung in engere Kanäle nachweisen können; nur ließe sich nicht sagen, ob hier Teilstücke alter Ausführungsgänge vorlagen, oder ob es sich um sekundäre Wandsprossen der Zysten handelte; ein völlig flaches Epithel spreche für die erstere Möglichkeit, ein hohes Zylinderepithel dagegen würde an Aussprossung denken lassen.

Gelegentlich kämen Zysten und Gänge zur Veröding, es entstünden bindegewebig hyaline, elastikareiche Körper, ähnlich den Corpora albicantia des Ovariums, ein Ergebnis, das für den speziellen Fall einer dysontogenetischen Zystenbildung von YAMANE in seiner Abhandlung bildlich dargestellt worden ist. OBERNDORFER hat das Vorkommen solcher Bildungen im Pankreas bestätigt, die an Corpora candicantia des Ovariums gemahnen; er hat sie allerdings auf intrakanalikuläre Fibroadenome des Pankreas zurückgeführt. Auch hier scheinen mir Anklänge an Erfahrungen über die RECLUSschen Krankheitsveränderungen in der Mamma zum Ausdruck gekommen zu sein.

Bei dem Chirurgen HEINRICH MÜLLER finden wir eine Zusammenstellung über die epithelialen Wandverhältnisse und über den Sitz der Zysten im Pankreas. Indes bezieht sich diese Zusammenstellung nicht ausgesprochen auf Retentionszysten allein. Gleichwohl seien seine Ausführungen hier wörtlich wiedergegeben:

Unter 24 Mitteilungen über histologische Untersuchung der Zystenwand sei 7mal das Vorhandensein eines zylindrischen oder kubischen Epithels erwähnt worden (FRANCISCO, HEYMANN, LABBÉ, ESAU, v. REDWITZ, STEINDL und MANDL, CHOLMELEY). Diese werden wohl als wahre Zysten gelten dürfen, wobei aber offen bleibt, wie viele derselben als Zystadenome, wie viele als Retentionszysten anzusprechen sind. In allen übrigen fehlte die epitheliale Auskleidung, der meist als dünn und zerreißlich bezeichneten bindegewebigen Wand.

Den Sitz der Zyste fand MÜLLER nur 21mal angegeben. Am häufigsten (12mal) war der Kopf betroffen (IPSEN, DUSCHL, HESSE, STEINDL und MANDL, GILBRIDE, BETHAM, LORENZ, COHN, HEYMANN, DITTRICH, ROIC, ROMAN).

Die nächst häufige Lokalisation im Schwanz fand sich 4mal (HESSE, CARSLAW, MAROGNA, METZLER).

Der Körper wurde dreimal als betroffen vermerkt (HESSE, v. REDWITZ, WILLIS und BUDD).

In einem Fall (ZANISI) saß die Zyste im Körper und Schwanz, in einem anderen Fall (MOST), nahm sie die ganze Drüse ein.

Bei den als Zystadenomen sicher gestellten Fällen finden wir ebenfalls die häufigste Lokalisation im Kopf (6mal) gegen je 1malige Lokalisation im Schwanz und im ganzen Pankreas, während seinerzeit LAZARUS unter 20 Fällen 15mal einen Ausgang vom

Pankreasschwanz und bei den übrigen 5 noch 2mal einen Ausgang vom Schwanz und Körper gefunden hatte. Mangels entsprechender Mitteilungen in den Berichten können wir leider keine eingehende Zusammenstellung bringen.

Eine seinerzeit von KÖRTE angegebene Zusammenstellung von Pankreaszysten verschiedener Art ergab dagegen ähnliche Werte, wie die von uns angegebenen (16mal Kopf, 12mal Schwanz, 12mal Körper und Schwanz, 7mal Körper befallen).

Ein Zusammenhang der Zyste mit dem Ausführungsgang ist nur 2mal erwähnt (LEO und JENCKEL).

In der Regel wurde 1 Zyste gefunden; mehrfache Zysten erwähnen FRANCISCO, LORENZ, HEYMANN, METZLER, MOST, LABBÉ, SPESE, SIMON.

Schließlich sei hier noch einer von YAMANE erhobenen Feststellung gedacht. Man müsse vielleicht daran denken, daß für die Entstehung von sog. Rententionszysten des Pankreas das Lebensalter eine besondere Disposition bilde; denn es sei auffällig, daß die Mehrzahl solcher Beobachtungen Menschen jenseits des 5. Lebensjahrzehntes beträfe; davon machten nur ganz wenige Fälle eine Ausnahme, z. B. die von DIECKHOFF, KÖRTE und VAN LOGHEM, wobei die letztgenannte Beobachtung allenfalls den Einwand zuließe, überhaupt keine Retentionszyste zu sein, sondern ins Gebiet der Entwicklungsfehler zu gehören.

2. Pseudozysten (Zystoide des Pankreas).

Der Gegenstand dieses Abschnittes, die nach LAZARUS als „Pseudozyste" benannte Erscheinung ist den Chirurgen geläufiger, als den pathologischen Anatomen.

Nach der Herkunft der krankhaften Hohlraumbildung handelt es sich auch hier nicht um eine einzige, einheitliche Gruppe, sondern um verschiedenartige Bildungen. Wesentlich und allen Unterarten gemeinsam ist nur, daß es sich nicht um primär epithelbekleidete Hohlräume handelt. So kann man drei Gruppen unterscheiden deren erste schon im Kapitel der Geschwülste erwähnt wurde und mit Bildern des pankreatischen Sarkomfalles von EHRLICH belegt worden ist, nämlich die Zystoidbildung durch zentrale Geschwulsterweichung in der Bauchspeicheldrüse. Wir haben dasselbe bei einem Pankreasschwanzkrebs gesehen. Als einschlägige Beobachtungen benennt YAMANE auch von ROUX und von MALTHE gemeldete Befunde.

Der Chirurg HEINRICH MÜLLER hat in einer tabellarischen Zusammenstellung einen Fall von DAVID angeführt, der offenbar hierher gehört. Der betreffende Kranke hatte einen rasch wachsenden Tumor im Leib, dessen Punktion 4 Liter blutige Flüssigkeit entleeren ließ. Die Operation offenbarte eine zystische Geschwulst mit knotiger, dicker Wandung. Infolge Blutung in den Hohlraum des Gewächses verstarb der Kranke. Die Leichenöffnung hat zwar keine Metastasen aber „ein bösartiges" zystisches Gewächs ergeben.

REINHARDT hat über die anderen Pseudozysten des Pankreas gesagt, sie entstünden im Anschluß an eine Schädigung, die einen kleineren oder größeren Abschnitt des Organs befiel, sei es nun ein Trauma oder eine akute hämorrhagische Pankreatitis oder geringere, umschriebene Pankreasentzündung oder irgendeine andere Pankreasveränderung, welche Austritt von Pankreassaft und Blutung im Gefolge habe.

Nach Traumen könnten mit dem eingerissenen Pankreas in Verbindung stehende Hämatome entstehen, in denen Pankreasferment vorhanden sei und welche sich durch Organisation der Randpartien und Bildung eines von der Umgebung gelieferten fibrösen Granulationsgewebes abkapselten und schließlich durch allmähliche Zersetzung oder durch Verdäuung des Blutes (Trypsin!) zu Zysten mit einer fibrösen, durch Blutfarbstoff pigmentierten Wand ohne Epithelauskleidung umgestalten könnten. Solche traumatischen Pseudozysten lagen den Mitteilungen von BRAUN, LILIENSTEIN, PAYR, SUBBOTIC, RUSSOW, DICK, SCHMITT-HONIGMANN u. a. zugrunde. Stumpfe Gewalteinwirkung gegen den Leib, gegen das Hypochondrium und das Hypogastrium sind in erster Linie für solche Wirkung geeignet. Hufschlag, Überfahrungsschäden, Sturz auf kantige Gegenstände spielen dabei eine besondere Rolle.

Aus der durch Herrn Kollegen v. REDWITZ mir zur Verfügung gestellten tabellarischen Zusammenstellung von HCH. MÜLLER lese ich folgende Verhältnisse ab: Es fanden sich unter 38 Vorkommnissen von Pseudozysten 4 Fälle von Überfahrung[1], 3 Fälle von Verunglückung mit dem Kraftwagen[2], 3 Fälle von Hufschlag[3], 4 Fälle von Sturz vom Pferd oder Stoß und Druck durch ein Pferd[4], 3 Vorkommnisse von Fall gegen die linke Seite[5], je 2 Fälle von Schlag, Stoß oder Fall gegen den Oberbauch[6], je ein Fall von Deichselstoß[7], und von Sturz auf eine Eisenbahnschiene[8]. Mehrfach ist ein unbestimmtes Trauma gegen die Magengegend genannt worden[9]. Einmal wurde die Gewerbearbeit eines Sattlers benannt[10], der sein Gerät bei der Arbeit teilweise gegen den Leib zu drucken pflegte; auch

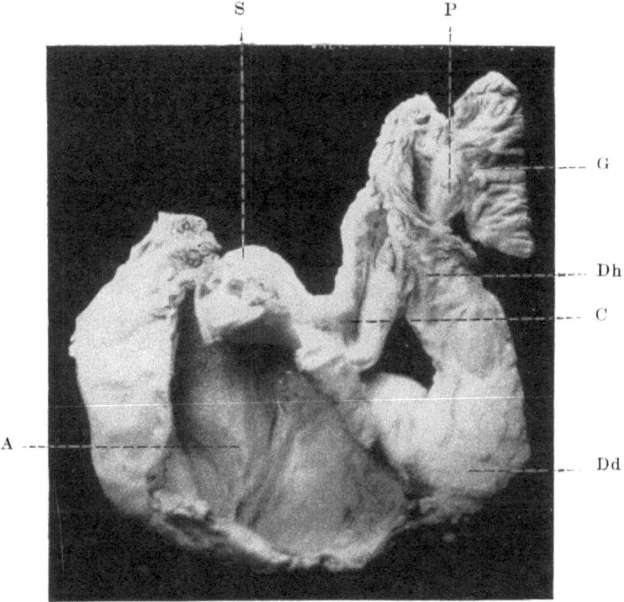

Abb. 236. Pseudozyste des Pankreas vom unteren Rand der Kauda aus retrogastisch entwickelt. Die Innenwand des Zystoids war von Hämosiderin braungelb gefärbt, die mehr als faustgroße Zystenwand etwa 1 cm dick, mit der Magenrückwand verwachsen. Das Pankreas zeigte im übrigen eine Sialangitis mit Gangerweiterung und Sialolithiasis. ♀ 47 Jahre. S. Nr. 143/1928 des Krankenhauses München r. d. Isar. (Beobachtung von H. DUERCK, Munchen, der das Präparat dem Verfasser freundlichst überlassen hat.)
P Pankreaskopf, C Pankreaskörper, S Pankreasschwanz, A Pseudozyste des Pankreas, G Magen, Dh Duodenum, pars horizontalis, Dd Duodenum, pars descendens.

das Aufheben ungewohnt schwerer Last[11], etwa beim Säckeaufnehmen stand hier in Frage. Abgesehen von solchen Vorkommnissen stumpfer Gewaltauswirkung ist auch durch Bauchschüsse gelegentlich eine solche Zystenbildung hervorgerufen worden[12]) HESSE).

[1] BECLEY, DELATOUR, DRENNEN, EARLE H. JONES.
[2] LINDEMANN, L. BAZY, v. REDWITZ.
[3] HOLSTI, DUSCHL, MOQUOT.
[4] IPSEN, BONNEAU, CHUTRO, PLUMMER und HAMILTON.
[5] FRANKAU, CASTROY, R. A. RIVAROLA, GELPKE.
[6] MOORHEAD, CHIARUGI, WENDEL.
[7] STEINDL und MANDL.
[8] PETRASCHEWSKAJA.
[9] WENDEL.
[10] HÖRHAMMER.
[11] BOLJARSKY.
[12] Weitere Beispiele über traumatische Pankreasschädigung mit einer gegebenenfalls angeschlossenen Möglichkeit der Pseudozystenbildung sind in dem früheren Hauptstück über Verletzungen der Bauchspeicheldrüse angedeutet worden.

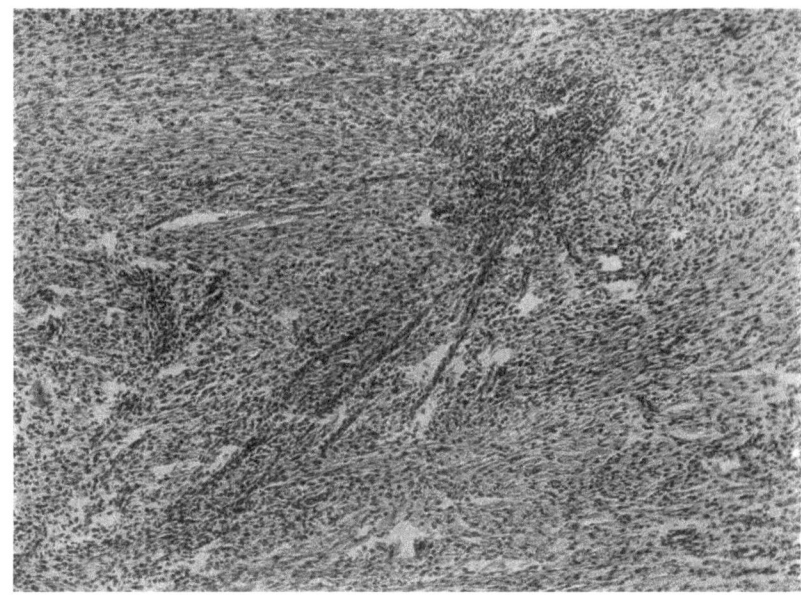

Abb. 237.

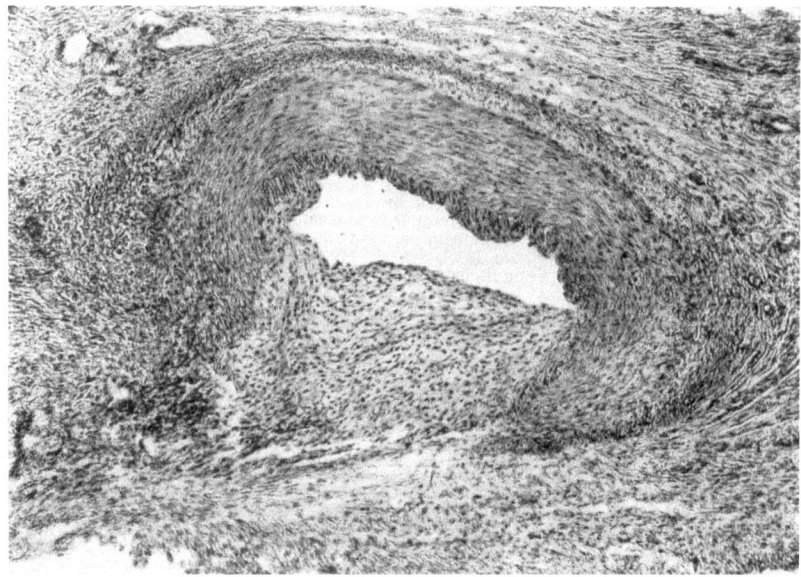

Abb. 238.

Abb. 237 und 238. Mikroskopischer Schnitt aus einer Wandstelle der Pseudozyste des Pankreas in der voraufgehenden Abb. 236. Zur Schwielenbildung neigendes, an Hämosiderineinlagerung reiches Granulationsgewebe. An einem benachbarten Ort der Pseudozystenwand fand sich ein ehemals durch den Autodigestionsprozeß geschädigte Arterie von 1,5 mm Lichtung. An der entsprechenden Stelle war durch Entwicklung eines subintimalen und intimalen Polsters der Wanddefekt der Arterie ausgeglichen worden. (Abb. 238.)

Die Entwicklung traumatischer Pseudozysten des Pankreas kann ziemlich rasch erfolgen. Man bemerkte sie im Fall von SCHMITT schon nach einer Woche, in dem Fall von RUSSOW nach 11 Tagen, in den Fällen von HONIGMANN und DICK nach etwa einem Monat und in dem Fall von PAYR nach 2 Monaten. In dem Fall von SUBBOTIC lag allerdings das Trauma schon 2 Jahre zurück. Aber nach der Anamnese war schon kurze Zeit nach dem Trauma eine schmerzhafte Geschwulst im Hypochondrium aufgetreten. Zweifelhaft ist der Fall von ANGER, bei welchem im 72. Lebensjahr die Sektion eine kindskopfgroße bluthaltige Zyste im Schwanz des Pankreas aufdeckte, während das Trauma in der Jugend stattgefunden hatte. Von LAZARUS wird auch der Fall von TILGER, bei welchem 10—15 Jahre vorher ein Trauma auf die Magengegend eingewirkt hatte, zu den traumatischen Zysten gerechnet. Ganz sicher ist jedoch auch dieser Fall nicht, ebensowenig, wie YAMANEs Fall 6, bei welchem das Trauma 27 Jahre vor der Aufklärung stattgefunden hatte. Jedenfalls muß man bei der Annahme einer traumatischen Zyste eine gewisse Vorsicht walten lassen, in dem Sinne, daß das Intervall zwischen Trauma und Feststellung der Zyste nicht zu groß sein und höchstens einige Monate betragen sollte (YAMANE).

Experimentell das traumatische Pankreaszystoid zu erzeugen, ist KÖRTE nicht gelungen, wohl aber LAZARUS, der beim Hund das Organ quetschte und durch Injektion von Jodtinktur schädigte; er hält die chronische sklerosierende Entzündung in der Umgebung der Schädigung für sehr wichtig, weil durch sie die Resorption des Blutergusses und der Gewebstrümmer erschwert werde.

Spielen bei solchen traumatischen Zystenbildungen Blutungen in das Pankreas oder Blutungen aus dem Pankreasgewebe und seinen Gefäßen um die Drüse herum, etwa in die Bursa omentalis hinein eine gewisse Rolle neben Erguß von Pankreassaft und tryptischen Verdauungsvorgängen, mit nachfolgender entzündlicher Abkapselung, so erinnert YAMANE, daß auch massige Pankreasblutungen ohne Trauma der Bauchspeicheldrüse selbst vorkämen. So hat STIEDA eine Pseudozyste auf den Bruch einer sklerotischen Arterie zurückgeführt. Auch ein Fall von SCHÜLER sei hier vielleicht einschlägig; indes scheint mir dies ganz und gar nicht bewiesen.

Da SCHÜLER übrigens auch die Möglichkeit einer primären Ischämie und nachfolgender Nekrose des Pankreasgewebes überlegt hat, wobei der Gefäßbruch und die Blutung als weitere Folge zustande gekommen sein müßte, möchte ich doch annehmen, daß diese Art der Pankreasnekrose, äußerst selten ist. Man hat ja eine Zeitlang diese Möglichkeit überschätzt, als vermeintliche Ursache akuter hämorrhagischer Pankreasnekrose. WÄCHTER hat nun diese Theorie auch auf den Fall der Entstehung von Erweichungszysten im Pankreas angewandt. Ich glaube, man darf das nur nach allersorgfältigster Untersuchung des Pankreas und seiner Gefäße in histologischen Schnitten tun, die weit ins Gesunde hinausgreifen. Auch verweise ich in dieser Hinsicht auf das Hauptstück der Kreislaufstörungen und der akuten nekrosierenden Erkrankung der Bauchspeicheldrüse, wo die Folgen der Arteriosklerose, der Arteriolosklerose (ENGEL) und der periarteriitisch bedingten Gefäßverschlüsse im Pankreasbereich besprochen und gewertet sind. Ferner vergleiche man die Beobachtung anämischer, blander Infarkte im Pankreas durch RÖSSLE. Auch er sprach die ungemein große Seltenheit solcher Vorkommnisse aus. Übrigens war in RÖSSLEs Fall die fibroplastische Umwallung autolytisch oder fermentativer erweichter nekrotischer Gewebszonen nach Art beginnender Zystenbildung deutlich erkennbar.

Wie man sich die Entstehung von Pseudozysten nach primärer oder nichttraumatischer Blutung denken muß, darüber lesen wir bei YAMANE folgende Ausführung: In ähnlicher Weise wie bei den Folgen der Hirnblutung seien auch bei Blutungen im Pankreasgewebe Erweichungen von ausschlaggebender Bedeutung, wobei wohl für diese Prozesse die Fermente des Pankreas verantwortlich zu machen wären. Denn es würde bei den Traumen, welche zu Blutungen

im Pankreasgewebe führten, stets auch eine Läsion des Drüsengewebes und evtl.
eine Zerreißung von Ausführungsgängen erfolgen. Nun sei ja freilich der Pankreassaft innerhalb des Ductus Wirsungianus nach den Anschauungen der Physio-
logen inaktiv und erst im Darme finde die Aktivierung des Trypsins durch die
Enterokinase statt. Man müsse jedoch nach den Erfahrungen der Pathologen
eine Aktivierung auch noch auf anderem Wege, z. B. durch untergehendes Gewebe als höchst wahrscheinlich annehmen (WOHLGEMUTH), sowie durch Leukozyten und Lymphozyten (OHNO). [Über diese Möglichkeiten der Aktivierung

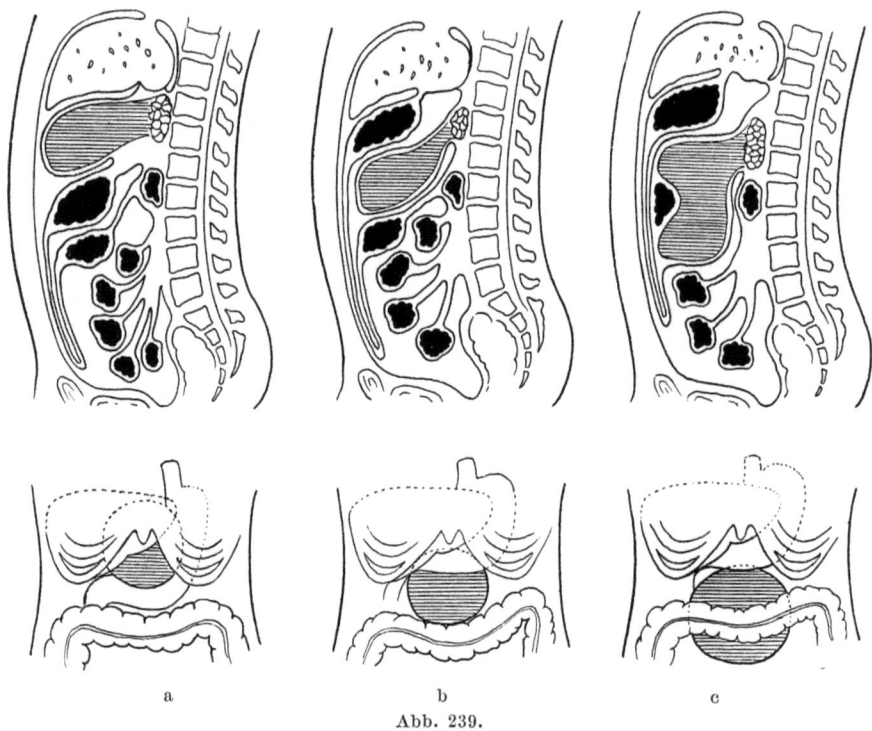

a   b   c
Abb. 239.

des Bauchspeichels am unrichtigen Ort ist in einem früheren Abschnitt gehandelt worden. Vgl. S. 486 ff. !]
     Häufiger als die traumatischen Pseudozysten sind wohl diejenigen Zystoide,
welche im Anschluß an eine akute nekrosierende Pankreaserkrankung entstehen,
die also im chirurgischen Schrifttum auch als hämorrhagisch entzündliche Pseudozysten der Bauchspeicheldrüse benannt werden. Bei einer derartigen Erkrankung
ist, wie REINHARDT schrieb, das Pankreasgewebe blutig durchsetzt und geht in
den erkrankten Stellen teilweise oder ganz unter; daher entstehen durch die
verdauende und fettlösende Wirkung des ausgetretenen Pankreassaftes Gewebsnekrosen und Blutungen. In gewissen Fällen kann sich die Blutung und die Gewebsnekrose hauptsächlich im Bereich der Bursa omentalis oder in ihrer Nachbarschaft ausbreiten, so daß die meist enorme Ansammlung von Blut, nekrotischem Fettgewebe und gelöstem Fett in dem Raume hinter dem Magen zustande kommt, was wahrscheinlich dann eintritt, wenn gleich im Beginn der
Erkrankung ein größerer Ausfluß von Pankreassaft und Blut von dem in
solchen Fällen meist erkrankten Schwanzteil in die Bursa stattgefunden hat.

Es können sich gewaltige blutig-fettige nekrotische Massen in der Bursa ansammeln und sich bei noch größerer Ausdehnung bis zur Nierenkapsel in das
Mesokolon, hinter das Colon ascendens erstrecken, so daß man nach der Eröffnung in einen sehr ausgedehnten Hohlraum gelangt. Die anliegenden Organe
können korrodiert und manchmal auch perforiert werden; durch Arrosion von
Gefäßen kann der Bluterguß in die Höhle stark vermehrt werden. Einige

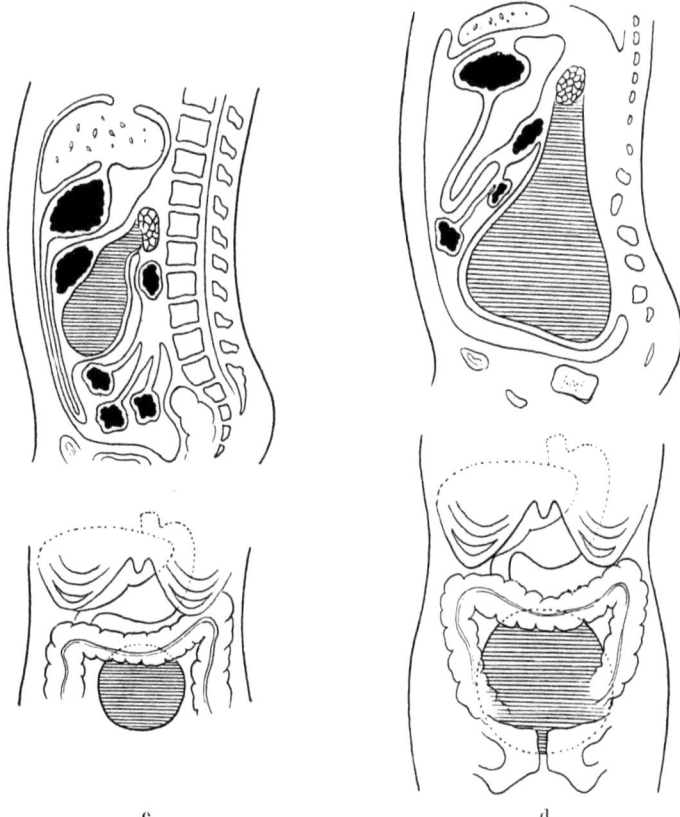

c   d

Abb. 239. Lagemöglichkeiten von Pankreaszystoide. Schematische Darstellung in sagittaler und
frontaler Ansicht. Abb. a−d nach KÖRTE, Abb. e nach PRIMROSE.

a Zyste zwischen Leber und Magen. b Zyste zwischen Magen und Colon transversum. c und d
Zyste zwischen den Blättern des Mesocolon transversum. d Zyste vom Kolon überdacht. e Zyste
des Pankreasschwanzes retroperitoneal unter Verdrängung der Intestinalorgane nach vorne bis ins
kleine Becken ausgedehnt.

Beispiele dieser Art hat REINHARDT selbst beschrieben, zahlreiche Beispiele
enthält die klinische Literatur; es sei in dieser Hinsicht verwiesen auf KÖRTES
und GULEKES Ausführungen, ebenso wie auf YAMANE[1].

Es sei zur Erleichterung der räumlichen Vorstellung über Erscheinungsort
und Ausdehnung solcher Zystoide eine größtenteils nach KÖRTES lehrreichen

---

[1] YAMANE verweist auf folgende Gewährsmänner: ANGER, ISRAEL, STIEDA, TILGER,
PAYR, RANDALL, SUBBOTIC, RUSSOW, DICK, LAZARUS, SCHÜLER, SCHMITT, ADLER, KÜSTER,
HONIGMANN, WAECHTER und REINHARDT, abgesehen von einer eigenen Beobachtung
(Fall 4).

Schemen gefertigte Abbildungsreihe von SCHMIEDEN und SEBENING hier wiedergegeben (Abb. 239 a bis e).

Über Zahl, Größe und Form der Pseudozysten ist zu sagen, daß
es sich fast immer um Einzelzysten handelt, wenn auch kleine Nebenzysten
nicht ausgeschlossen sind oder durch den Druck einer großen Zyste nachbarliche Rückstauungserweiterungen, ja im entzündlich veränderten Bereich der
Umgebung eine Bildung von Retentionsblasen, also von echten epithelialen
Zysten nicht ausgeschlossen sein kann. Nach SUBBOTIC und WÄCHTER
sollen auch mehrere (2 oder 3) Pseudozysten in einer Bauchspeicheldrüse vorkommen können. Ihre Größe schwankte zwischen der eines Taubeneies bis zur
Mannskopfgröße, wie sie KÜSTER und REINHARDT wahrgenommen, und wie
auch BOECKEL und HANNS CHIARI ein retrokolisch zwischen den Blättern
des Mesokolons entwickeltes pankreatisches Zystoid beobachtet, aber meines
Wissens nicht veröffentlicht haben.

Dieser von BOECKEL operierte, von CHIARI pathologisch-anatomisch untersuchte Fall[1]
betraf eine 53jährige Frau, welche seit 1 Jahr eine Zunahme ihres Leibes bemerkt hatte.
BOECKEL entfernte das Kolon vom Ileum angefangen bis zur Flexura sigmoidea. An diesem
Darmstück hing eine mannskopfgroße Zyste, die ziemlich dickwandig war und eine stinkende
trübe Flüssigkeit enthielt. Diese Flüssigkeit war braunschwarz, dünn und enthielt nekrotische Bröckel. An der Innenwand der Zyste erkannte man noch nekrotische Masse, sowie
Kalkherde und rötliche bis bräunliche Flecken. An einer Stelle der hinteren Zystenwand
fand sich ein 10 cm großer, flach gedrückter Anteil des Pankreasdrüsengewebes. Die
Zystenwand war durchschnittlich 1 cm dick; größtenteils erwies sie sich bindegewebig;
an einzelnen Stellen nahm ihre Dicke bis 4 cm zu; auch wies sie gelegentlich papilläre Wucherungen nach innen hin auf. Feinanatomisch erwies sich das Gewebe der Zystenwand als
ein zur Schwielenbildung neigendes Granulationsgewebe; dort, wo das Pankreasgewebe
angrenzte, fand man hochgradige Atrophie der Drüse und gut erhaltene Inseln. Kleinere
Zystchen in der Wand der großen Zyste, die ganz vereinzelt vorkamen, zeigten im Gegensatz
zu der epithelfreien Wandung der großen Kammer ein kubisches bis hochzylindrisches
Epithel mit kleinen, warzigen Vortreibungen. Die Wand der großen Zyste war zum Teil
geschwürig verändert. Kristallbildungen, Riesenzellen um dieselben und stellenweise warzige
Vorwucherungen von Granulationsgewebe zeigten sich im Grund solcher Stellen. — Die
Kranke überlebte den gewaltigen Eingriff nur 3 Tage. Bei der Leichenöffnung erwiesen
sich die meseraischen Venen, die Pfortader und die Milzvene frisch thrombosiert. Der Kopf
des Pankreas war allein erhalten, er erwies sich frei von Nekrosen und war geweblich gut
ausgebildet.

Liegen mehrere Pseudozysten vor, dann wird die einzelne Pseudozyste
natürlich kleiner sein.

Die Form der Pseudozysten wird meist als kugelig bezeichnet. Wie
YAMANE schreibt, sei meist deutliche Fluktuation an ihnen vorhanden. Ihre
Wand sei 1—12 mm dick und bestehe aus Bindegewebe, welches bald derb,
bald weiß und zerreißlich sei und hier und da einen lamellären Bau erkennen
lasse. In Fällen von ISRAEL, STIEDA, TILGER, SUBBOTIC, LAZARUS, SCHÜLER,
YAMANE fiel schon makroskopisch eine gelbliche oder graue Pigmentation auf.
Die Innenfläche mancher Zysten sei glatt gewesen (ISRAEL, LAZARUS, Fall 9
und 10, SCHÜLER, HONIGMANN, ADLER Fall 2). Sie könne aber auch rauh
(ADLER Fall 1) oder höckerig sein (TILGER, REINHARDT Fall 2, CHIARI).
Mehrfach sei angegeben, daß Teile des Pankreasgewebes oder nekrotisch
hämorrhagische Massen in das Zystenlumen vorsprangen (ISRAEL, HONIG-
MANN, WÄCHTER, CHIARI). Besonders charakteristisch sei in dieser Beziehung
der Fall von ISRAEL gewesen, bei welchem Körper und Schwanz des Pankreas
in total nekrotischem Zustande in das Zystenlumen hineinragten und im Zysteninhalt flottierten.

Ein von E. O. SCHMIDT an das Göttinger pathol. Institut eingesandte Untersuchungsmaterial betraf eine 30jährige Frau, die Mitte November 1928 ein Kind gebar, 3 Wochen

---

[1] Museum des path. Instit. Straßburg i. E. Nr. 6731. S. Nr. 391 vom 18. 5. 09.

später aber heftige Schmerzen vorn im Oberbauch verspürte. Diese Schmerzen kamen und gingen anfallsweise. Im Januar 1929 trat eine Schwellung im Epigastrium auf, die Mitte Januar faustgroß befunden wurde. Am 8. Febr. 1929 fand sich bei der Operation eine drei mannsfaustgroße, zystische Geschwulst, welche den Hohlraum unter dem kleinen Netz ziemlich ausfüllte, bis an die Leber reichte, mit der Rückwand des Magens schwielig verwachsen war und sich bis zur Aortengegend zu erstrecken schien. Die ganze Bursa omentalis war von dem zystischen Tumor ausgefüllt. Er enthielt 2 Liter trüber Flüssigkeit und einen völlig in Nekrose übergegangenen, abgestoßenen Gewebsteil, den ich mikroskopisch als Pankreassequester feststellen konnte. Die Wand der zystischen Geschwulst (Abb. 240) bestand aus einem an derben Bindegewebsfasern reichen Granulationsgewebe ohne allen epithelialen Einschlag, es handelte sich also um eine Pseudozyste nach Pankreas- und Pankreasfettgewebsnekrose (Path. Institut Göttingen, E. Nr. 436—437, 1929).

Was den Inhalt der Pseudozysten anbelangt, so ist von einer klaren, serumartigen Beschaffenheit zu einer dunklen, grauschwarzen Schmiere und zu bröckeligen Teilen sequestrierter Drüsensubstanz der ganze Farbenreichtum

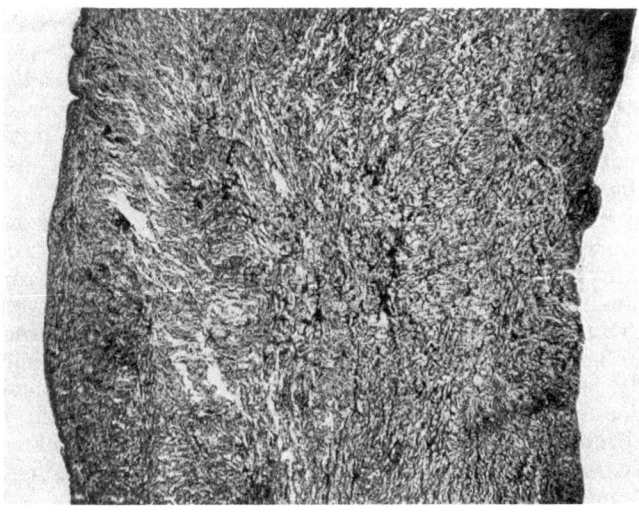

Abb. 240. Wandung der Pseudozyste, entstanden im Gebiet der Bursa omentalis bei sequestrierender Pankreasnekrose. (Göttinger Beobachtung des Verf. — E. Nr. 437 ao 29.)

der Übergänge möglich von Graugelb in Schwarzbraun und Grünbraun. Infolge der Blutbeimengungen und der Umsetzung des Blutfarbstoffes erklären sich Tönungen ins Rotbraune. Auch frisches oder frisch geronnenes Blut fand man (ANGER, STIEDA, REINHARDT). Der Zysteninhalt ist meist geruchlos; stinkt er, wie im oben genannten Fall von BOECKEL und CHIARI, dann ist irgendeine Infektion des Zysteninhaltes — gegebenenfalls vom Dickdarm her — erfolgt.

Sehr merkwürdig ist eine Mitteilung von RÖSSLE, der mit COLMERS zusammen folgende Beobachtung gemacht hat. Bei einer 37jährigen Frau fand COLMERS gelegentlich einer Laparotomie eine über Bauchwand und Gekröse ausgebreitete Fettgewebsnekrose und trübe, blutige Ausschwitzung in die Bauchhöhle. Nach wechselvollem Verlauf starb die Kranke 42 Tage post operationem. Die Leichenöffnung ließ außer einer durch das Zwerchfell vom Pankreas her durchgebrochene Eiterung im Gebiet des linken Pleuraraums eine große Höhle an Stelle des Pankreas feststellen. Links und rechts der Wirbelsäule fanden sich große, retroperitoneale Abszesse. RÖSSLE, der die Leichenorgane eingehend untersuchte, fand eine erweichte Masse, wo sonst das Pankreas liegt, so daß eine große Höhle vom Pankreaskopf bis zum Milzhilus vorhanden war, eine Höhle, welche mit flockigen, trüben Massen, fetzigen Sequestern und gelblichen trüben Bröckeln erfüllt war. Im Netz und Gekröse, auch im retroperitonealen Fettgewebe fanden sich zerstreute Fettgewebsnekrosen.

Im Grunde des an Stelle der Bauchspeicheldrüse entstandenen Hohlraumes lagen Reste
abgestorbenen Pankreasgewebes. Der mittlere und hintere Teil des ursprünglichen Drüsenkörpers war eingenommen von einer walnußgroßen, eitcrerfüllten, ganz glattwandigen
Zyste, die außer Eiter talgartige, weiße Kugeln enthielt. Sie stand in Verbindung mit einem
subphrenischen Abszeß am oberen Milzpol. Mikroskopisch ließ sich ersehen, daß jedenfalls
diese Zyste nicht aus einer Blutung entstanden war. Genaueres konnte wegen der Vereiterung nicht erhoben werden. Die Zyste war vermutungsweise älter als der letzte Krankheitsprozeß. Sie zeigte keine Epithelauskleidung. Die Talgkugeln bestanden aus Neutral-
fett in Tropfen, Fettsäurekristallen, Myelinen und Fettkörnchenzellen. Doppelbrechende
Substanzen und Cholesterinkristalle waren im Zysteninhalt nicht vorhanden. Neben der
Zyste fanden sich Reste von Pankreasgewebe ohne Entzündung und mit gut erhaltenen
Inseln (RÖSSLE).

Diese Beobachtung der Talgkugeln mag vielleicht OBERNDORFERs Befund nahestehen,
der gelegentlich in einer Pankreaszyste Bildungen von „Myxoglobulose" festgestellt hat.

Der örtlichen Anordnung nach liegen oft die Pseudozysten des
Pankreas zum Teil, ja manchmal als sog. „peripankreatische Zystoide"
ganz außerhalb der eigentlichen Bauchspeicheldrüse. Auch die endopankrea-
tischen Pseudozysten sind meist nicht allseitig von Pankreasgewebe umwandet.
Der Pankreasschwanz scheint als Ort der Zystoidbildung bevorzugt (ANGER,
RANDALL, STIEDA, TILGER, SCHULER, SUBBOTIC). Nie dürfte der Kopf allein
befallen werden. Im Körper allein fand sie SCHMITT, Körper und Schwanz
war in die Zyste einbezogen in den Fällen von RUSSOW und BOECKEL-CHIARI,
WAECHTER teilte eine Beobachtung mit, in der sowohl im Kopf als im Schwanz
eine Pseudozyste entwickelt war.

Der Ductus pancreaticus scheint, soweit dies überhaupt geprüft wurde,
von der Pseudozyste meist unabhängig gewesen zu sein. So liest man es wenigstens bei YAMANE. Ich möchte hier aber zweifelnd auf die geringe Zahl der
Untersuchungen hinweisen. DICK hat eine offene Verbindung zwischen Pseudozyste und Gang gefunden. Und wenn SUBBOTIC angibt, der Ductus Wirsungianus habe im Kopfbereich geendet, so dürfte die Vermutung naheliegen, hier
sei sekundär eine Verlegung oder Verödung einer Gangstrecke eingetreten,
zumal distale Gangteile erweitert und mit Schleim erfüllt waren. Jene Pseudozysten, in die der Schwanz oder Körper und Schwanz des Pankreas aufgingen,
hatten in den ersten Phasen ihrer Entstehung wohl sicher eine offene Verbindung
mit dem Hauptgang der Bauchspeicheldrüse.

Über das mikroskopische Bild der Pseudopankreaszysten sei wörtlich das angeführt, was YAMANE aus der Betrachtung des Schrifttums und aus
eigener Eefahrung niedergelegt hat. „Wir haben eingangs erwähnt, daß als
charakteristisches Merkmal der Pseudozysten der Mangel einer epithelialen
Auskleidung gelten kann. Die eigentliche Zystenwand besteht allein aus Bindegewebe, welches meistens arm an Zellen ist und stellenweise sogar nekrotisch
sein kann. Es wird im allgemeinen als derb und grobfaserig geschildert. In
YAMANEs Fall war dem Bindegewebe eine feinkörnige Detritusmasse aufgelagert.
Darunter war das Bindegewebe ähnlich, wie in dem Fall von RUSSOW stark
aufgelockert. Manchmal zeigt das Bindegewebe einen beträchtlichen Gehalt
an Blutgefäßen, welche z. T. stark gefüllt sind. Die Intima der größeren Gefäße,
besonders der Arterien, kann stark verdickt sein (STIEDA, SUBBOTIC, WÄCHTER).
Wie schon aus der Beschaffenheit des Zysteninhaltes hervorgeht, sind Hämorrhagien in der Zystenwand eine häufige Erscheinung. Ältere Blutungen lassen
in dem Bindegewebe der Zystenwand ihre Spuren in Form einer mehr oder
minder reichlichen Pigmentablagerung zurück."

„Dieses Pigment ist meistens gelbbräunlich und amorph. Kristallinisches Pigment ohne
Eisenreaktion wird nur von ISRAEL und KÜSTER angeführt, es handelte sich dabei um
Hämatoidin. Auch WÄCHTER und SCHÜLER erwähnen Hämatoidin, aber sie sahen es nur
in Form von Körnern und Schollen. In den anderen Fällen scheint es sich hauptsächlich
um Hämosiderin gehandelt zu haben. In dem Fall von SCHÜLER war es neben Hämatoidin

zu finden. In YAMANES Fall waren die braunen Körnchen größtenteils in Bindegewebszellen eingeschlossen. RUSSOW gibt ferner eine Infiltration mit Lymphozyten an."

„Wenn nun auch die direkte Begrenzung des Zystenlumens stets von Bindegewebe gebildet wird, so liegt doch sehr oft Pankreasgewebe in unmittelbarer Nachbarschaft der Zysten und wenn die bindegewebige Schicht sehr dünn ist, so kann das Pankreasgewebe einen Teil der Zystenwand, gleichsam eine äußere Schicht derselben bilden."

„Nur selten ist dieses Pankreasgewebe völlig normal [STIEDA, ADLER (Fall 1)]. Sehr häufig ist es in nekrotischem Zustand [ISRAEL, LAZARUS, DICK, KÜSTER, HONIGMANN, ADLER (Fall 2), WÄCHTER, REINHARDT (Fall 2)]. In den Fällen von ISRAEL, ADLER und WÄCHTER ragte das nekrotische Pankreasgewebe stark in das Zystenlumen vor und bildete gelblichbraune oder schwarz pigmentierte Massen. Die dunkle Pigmentierung ist auch hier eine Folge der Hämorrhagien, welche das nekrotische Pankreasgewebe infiltriert haben. Aber noch andere Veränderungen des Pankreasgewebes kommen in unmittelbarer Umgebung der Zysten vor. WÄCHTER erwähnt z. B. noch hyaline Degeneration und Verkalkung. Ferner befindet sich das Drüsengewebe oft in mehr oder minder vorgeschrittener Atrophie [KÜSTER, RANDALL, RUSSOW, HONIGMANN, SUBBOTIC, REINHARDT (Fall 2)], wobei meistens auch das Bindegewebe in und zwischen den Läppchen eine Zunahme erfahren hat (TILGER, SUBBOTIC). Auch lymphozytäre Infiltrate (SUBBOTIC, WÄCHTER), sowie Ablagerungen von Blutpigment können in dem atrophischen Pankreasgewebe vorhanden sein. Fettgewebsnekrosen waren in den Fällen von DICK und REINHARDT (Fall 2) zwischen den nekrotischen Pankreasläppchen zu finden".

„Endlich sei noch nachgetragen, daß in einigen Fällen auch der Zysteninhalt mikroskopisch untersucht wurde. Bei frischen Blutungen können natürlich gut konservierte rote Blutkörperchen in großer Zahl gefunden werden, während in einem mehr serösen Inhalt hauptsächlich Trümmer von roten Blutkörperchen in Form von bräunlichen Pigmentkörnchen vorhanden sind. Letztere können auch Eisenreaktion geben (TILGER). Ferner erwähnt TILGER Prismen und Nadeln, welche er als TEICHMANNsche Kristalle bezeichnet hat. Von anderen kristallinischen Bestandteilen sind Leuzin und Tyrosinkristalle (TILGER), Fettsäurenadeln (HONIGMANN), Cholesterinkristalle (SCHÜLER, KÜSTER) gesehen worden. Außerdem kommen Fetttröpfchen (HONIGMANN, SCHMITT) vor und von zelligen Elementen verfettete Leukozyten, Fettkörnchenzellen, Pigmentkörnchenzellen und nekrotische Epithelien. Die Fettkörnchen und Pigmentkörnchenzellen können natürlich verschiedenen Ursprungs sein, denn es kann sich um umgewandelte Leukozyten, Bindegewebszellen oder Epithelzellen handeln. Das letztere ist zwar bei dem Mangel an einer epithelialen Auskleidung der Zysten sehr unwahrscheinlich, höchstens könnten die Epithelien aus nekrotischen Pankreasläppchen stammen" (YAMANE).

Hier sei einer anderen unveröffentlichten Beobachtung gedacht, welche HANNS CHIARI ebenfalls an einem Kranken der Abteilung BOECKELs in Straßburg i. E. gemacht hat [1].

Der 53jährige Mann wies eine gänseeigroße Cystis caudae pancreatis auf, welche eine zwischen 3 und 5 mm schwankende Wanddicke ohne Epithelbelag zeigte. Die Innenfläche der Pseudozyste war mit Kalkmassen inkrustiert. So umschloß die verhärtete Wand eine gelbe krümelige, zum Teil flüssige Masse. Die äußeren Wandschichten des Zystoids waren bindegewebig, vielfach von faserreichen Granulationen durchsetzt. Die weitere Umgebung der Drüse erschien ohne Veränderung. Bei der Mikroskopie des Inhalts der Pseudozyste fanden sich teils hyaline Massen, teils Cholesterintafeln, teils braunpigmentierte Schollen teils kalkige, amorphe Brocken und Scherben, endlich viel Detritus.

Der Genese nach hat YAMANE die nichttraumatischen zunächst unblutigen Pseudozysten geschieden in

1. Erweichungen nekrotischer Herde auf entzündlicher Basis;
2. Erweichungen nekrotischer Herde auf anämischer Basis;
3. Erweichungen auf dem Boden von Fettgewebsnekrosen;

---

[1] Mus. des pathol. Institut in Straßburg Nr. 6592, S. Nr. 794. 6. 11. 08.

aber er kommt doch schließlich zu der Aussage, daß sich Blutung, Parenchym-
nekrose und Fettgewebsnekrose vereinen und zur Pseudozystenbildung führen
können. So wird wohl in vielen, ja in den meisten Fällen eine sichere Entscheidung über den allerersten Vorgang kaum getroffen werden können, der zur Pseudozystenbildung führte. Zum mindesten wird solche Entscheidung am nur chirurgisch oder nur pathologisch-anatomisch beobachteten Material recht unsicher
sein. Hier ist die klinische und Leichenuntersuchung zusammen vonnöten.

Aus Vorgeschichte, klinischer Betrachtung, Operationsbefund und feinana-
tomischer Gewebsbetrachtung, gegebenenfalls auch aus der Leichenfeststellung,
die auf die nähere und weitere Umgebung der Pseudozysten achten wird, sind
die Schlüsse über das erste Werden solcher Zystoide der Bauchspeicheldrüse
in den einzelnen Fällen zu ziehen.

So klingt also der Abschnitt über die Pseudozysten des Pankreas in eine
gewisse Zurückhaltung aus. Darin liegt eine Erkenntnis der Grenzen unserer
Einsicht in die Diagnostik dieser Dinge und in das Wesen ihres Werdens, ihrer
Entfaltung.

Diese Erkenntnis gilt übrigens nicht nur für die Pseudozysten. Auch um die
übrigen zystischen Bildungen in der Bauchspeicheldrüse mit hinlänglicher
Sicherheit zu erfassen, wäre es jeweils nötig, das ganze Organ, ja noch mehr,
die Nachbarorgane, den Gesamtbefund des Körpers zu prüfen. YAMANE sagt
das ausdrücklich und mit vollem Recht! Aber trotz solchen Bemühens, darauf
hat v. LEDEBUR hingewiesen, ist es manchmal kaum möglich, eine scharfe Trennung der Zysten durchzuführen. Bestehen doch zwischen dysontogenetischen
Zysten und Zystadenomen fließende Übergänge, andererseits zeigen „Retentions-
cysten" mitunter so viel wuchernde, epitheliale Bildungen, daß die Brücke zum
Adenom und Adenofibrom geschlagen ist. So ließen sich histologisch nur die
Pseudozystenfälle scharf abtrennen; aber man vergesse nicht, daß auch Pankreata vorkommen (vgl. den ersten Fall von BOECKEL und HANNS CHIARI), in
denen Erscheinungen echter Zystenbildung neben jener der Pseudozystenbildung gemischt zutage treten können. (Vgl. MARZIANI, Nachtrag S. 620 dieses
Bandes.)

(Über Zystenbildung durch parasitäre Wirkung ist im nächsten Hauptstück gehandelt.)

XII. Parasiten im Bereich der Bauchspeicheldrüse.

1. Nematoden.

Vor wenigen Jahren hat CARLY SEYFARTH [1] im Zentralblatt für Bakteriologie eine so vollständige Zusammenstellung über die Parasiten im Pankreas
veröffentlicht, daß jede spätere Behandlung des gleichen Gegenstandes auf
sie zurückgehen muß und nur in geringen Punkten das dort Niedergelegte erweitern kann. Die nachfolgenden Ausführungen stützen sich größtenteils, auch
wo es nicht ausdrücklich angemerkt ist, auf die Darstellung von SEYFARTH.

Zweifellos ist der Satz richtig, es seien die Pankreaserkrankungen durch hel-
minthische Einwirkung häufiger, als gemeinhin angenommen werde. Dies scheint
mir insbesondere von den Askariden zu gelten, welche neben den zystischen
Echinokokkus und der Distomiasis als die öftest bemerkten Parasiten der Bauchspeicheldrüse anzusprechen sind. Seltener ist die Einwanderung von Zestoden.

---

[1] SEYFARTH, CARLY: Zentralbl. f. Bakteriol., 1. Abt. Orig. Bd 85, Heft 1). Vgl. ferner:
ALTMANN, FRANZ: Über Askariden: Cholangitis und Pankreatitis. Wien. med. Wochenschr.
Bd. 79, S. 428. 1929.

A. Askaridosis.

Rein grobanatomische Feststellungen über Anwesenheit von Würmern im Pankreas, die man als Askariden mit größter Wahrscheinlichkeit ansprechen darf, finden sich bei BARTHOLINUS (1644), GMELIN und MAUCHART (1738) und LIEUTAUD (1767). LIEUTAUD, der zwei einschlägige Beobachtungen gemacht hat, bringt für jede noch einige Kunde, welche für die pathologische Betrachtung wertvoll ist. Einmal fand er den Pankreasgang von dem eingedrungenen Wurm (,,lumbricus'') geradezu verstopft, im anderen Fall boten sich im Ductus pancreaticus außer dem noch lebenden Wurm einige schwarz aussehende Steine dem Sekanten dar.

Weiterhin nennt SEYFARTH die Mitteilungen über Askariden im Pankreas (ohne Angabe über das Verhalten der Gallenwege), welche von HELLER, NASH, TRUHART, DAVAINE, KLEBS, RAILLIET und MOROT (bzw. BONET), KUBO und NAKAYAMA gemacht worden sind. Auch die Mitteilungen von VIERORDT, NUGUCHI und TAKAGICHI (erwähnt bei TSUJIMURA), NOVIS und RIGBY sind hier einschlägig. In Fällen, welche HAYNER (1818), ROKITANSKY (1830), ENGEL (1840) SICK (1865 bzw. 1901), KIRMS (zit. nach TRUHART und ALTMANN) beobachteten, fanden sich Askariden zugleich in der Gallenleitung als im Pankreasgang. Schon HAYNER und ROKITANSKY betonten die Mehrzahl der Würmer in den Gallenwegen, desgleichen ENGEL. Daß auch im Pankreas die Askariden in mehrfacher Zahl vorkommen, das haben GMELIN und MAUCHART erstmalig betont; ihm folgten in dieser Hinsicht ROKITANSKY, ENGEL, DAVAINE und KLEBS und ALTMANN.

In DAVAINEs Fall hatten 7 Askariden sich im ampullenartig erweiterten Pankreasgang aufgehalten. Und bei KLEBS' Befund handelte es sich um 6 Würmer, 3 männliche und 3 weibliche, die im mäßig erweiterten Gang steckten; teils waren sie mit dem Kopfende gegen die Cauda pancreatis, teils gegen das Duodenum gewendet. ALTMANN fand mehrere, vielfach eingerollte Würmer im WIRSUNGschen Gang, der bis zu seinem besonders stark erweiterten Schwanzteil von den Parasiten erfüllt war; das umgebende Drüsengewebe sei verschmälert, weißlich verfärbt, sehr derb gewesen.

SEYFARTH knüpft an die Aufzählung obiger Befunde die Feststellung, daß, viele Beobachter angenommen hätten, die Wurmeinwanderung ins Pankreas sei erst nach dem Tod erfolgt. ,,Sie vermögen nicht zu glauben, daß ein Askaris in der Bauchspeicheldrüse leben könne. Sie hätten auch keine entzündlichen Erscheinungen an dieser bemerkt.'' Mit Recht hat SEYFARTH sich diesen Anschauungen nicht angeschlossen. Er hält die postmortale Einwanderung für ein gelegentlich in Betracht kommendes Ereignis und betont, daß gewiß kleinere Askariden ohne nennenswerte krankhafte Erscheinungen beim Träger zu veranlassen, in das Pankreaseindringen und im Ductus Wirsungianus parasitieren können. Ein von SEYFARTH selbst beobachteter Fall, der einen 35 jährigen, an einem Krebs der Duodenalpapille verstorbenen türkischen Soldaten betraf, spricht vielleicht hierfür; freilich war der Pankreasgang, an dessen Ende der 37 mm lange Spulwurm hauste, beträchtlich erweitert, seine Lichtung mit z. T. zelligen, im ganzen und großen eingedickten Massen erfüllt.

Daß die Spulwürmer längere Zeit verhältnismäßig schadlos auch im Pankreas leben können, ist offenbar in Analogie einer Erfahrung aus der Leberpathologie erschlossen; denn das dort viel häufigere Vorkommnis der Askaridosis hat sich in Einzelfällen über Monate verfolgen lassen, bis man operativ den Parasitismus erst richtig erkannte und zu beseitigen trachtete. Jedenfalls muß man für den Träger der Parasiten eine Askaridosis des Pankreas für gefährlicher halten, als

die der Gallenwege zu sein braucht. Ja, eigene Erfahrungen tun klar, daß schon
die Askaridosis des Divertikulums Vateri — ohne Wanderung des Wurmes in
das Pankreas — eine erhebliche Gefährdung für die Bauchspeicheldrüse darstellen kann.

Als Beispiele von Pankreaserkrankung infolge der Askaridosis führt SEYFARTH
die Beobachtungen von BRERA, KINAY, GHEDINI, DRASCHE, SHEA, DURANTE,
SIMMONDS und VIERORDT an. Dazu kommen weiterhin noch Mitteilungen von
SABRAZES, PARCELIER und BONIN, YAMAOUCHI MASAO, EBERLE, SCHMIDT,
REICH, PFANNER, SCHMIEDEN und SEBENING und Befunde über die GG. B.
GRUBER berichtet hat.

In einem Teil der Fälle bot die Bauchspeicheldrüse lediglich das Bild der
Pancreatitis interstitialis; einzelne berichten auch nur von einer Verhärtung der
Drüse (BRERA, E. SCHMIDT, GHEDINI). Ebenso, wie im Fall VINAYs war in
dem von GHEDINI der Gang des vergrößerten und verdichteten Pankreas mit
Spulwürmern so erfüllt, daß man den Eindruck einer Gangverstopfung haben
konnte. DRASCHA fand bei einem jungen Mann, der 65 Tage nach plötzlich
einsetzenden „Magenschmerzen" und fieberhafter Erkrankung mit Meteorismus
verstarb, eine Peritonitis, welche von Abszessen des Pankreas hergeleitet werden
konnte. Einer dieser Abszesse, der sich in der Mitte der Bauchspeicheldrüse
und nahe der thrombotisch verstopften Milzgrenze fand, enthielt einen Spulwurm.
Auch SHEAs Patientin ließ einen Abszeß der vergrößerten und harten Bauchspeicheldrüse erkennen, in deren Ductus Wirsungianus sich ein festgekeilter
Wurm vorfand, welcher z. T. noch ins Duodenum hinausing.

Für gewöhnlich sind die Erscheinungen im Pankreas recht kompliziert,
d. h. es finden sich neben Zeichen der akuten eitrigen Entzündung nachbarlich gelegene oder ganz unabhängig davon nekrobiotische und nekrotische Veränderungen der Drüse, Blutungen, ja infarktartige, blutige Durchsetzungen und
typische Herdchen von Fettgewebsnekrose. VIERORDT, der schon zu Lebzeiten
seines Kranken, die Askaridosis der Leber und des Pankreas angenommen hatte,
fand einen Wurm im Pankreasgang, während die Kauda zerfallen und eiter-
umspült war.

SIMMONDS stellte eine Fettgewebsnekrose nach Verstopfung des Ductus
pancreaticus durch einen Spulwurm fest. PFANNERs erster Fall ließ Hämorrhagien im Pankreas, Vereiterungen und Fettgewebsnekrose erkennen, während
im stark erweiterten Ductus Wirsungianus ein kräftiger, den Gang ausfüllender
Spulwurm steckte. Die Beobachtung von SABRAZES, PARCELIER und BONIN
betraf einen 31jährigen Mann, der eine blutige Nekrose der Bauchspeicheldrüse,
ja eine vollständige hämorrhagische Infarzierung, sowie nachbarliche Fettgewebsnekrose aufwies; seine Milzvene war thrombotisch verlegt, selbst in
der Milz war noch frische Infarktbildung erfolgt, alles bedingt durch einen im
Ductus Wirsungianus steckenden Ascaris lumbricoides, der den Sekretzufluß
behinderte.

Ein ähnlicher Fall von Askaridosis des Pankreas wurde vor kurzem von SCHMIEDEN
und SEBENING erwähnt und abgebildet. Es handelte sich um einen Operationsfall, der
6½ Stunden nach Beginn rasender Schmerzen, unstillbarem Erbrechen und „initialem
Schockzustand" unter dem Verdacht einer akuten Pankreasnekrose dem Leibschnitt unterworfen wurde; dabei fanden sich noch keine Fettgewebsnekrosen, aber ein in ganzer Ausdehnung blaurot verfärbtes Pankreas, das den Eindruck eines einzigen, großen hämorrhagischen Infarktes machte. In der Bauchhöhle befand sich ein „typisches, hämorrhagisches
Exsudat". 14 Stunden nach der Operation trat der Tod ein. Bei der Leichenöffnung wurden
ausgedehnte Fettgewebsnekrosen in Netz und Mesenterium gefunden, ferner blutige Durchtränkung des Pankreas mit beginnenden, mikroskopisch feststellbaren Nekroseherden.
Ein Spulwurm füllte den Ductus Wirsungianus aus; mit seinem Schwanzteil ragte er eben
noch aus dem Lumen des VATERschen Divertikels in den Zwölffingerdarm hinein; an seinen
Bewegungen erkannte man noch bei der Sektion, daß er lebte.

Indes kann es auch zur Pankreaserkrankung kommen, ohne daß Spulwürmer unmittelbar im Pankreasgang stecken — oder auch nachdem sie nur vorübergehend dort geweilt. Ich verfüge über Beispiele für beide Möglichkeiten.

Hier ist zunächst ein am Straßburger pathol. Institut unter Hanns Chiari sezierter Fall eines 8½ Jahre alten Mädchens einschlägig, das plötzlich aufs allerschwerste leber- und gallenkrank wurde. Bei seiner Leichenöffnung fanden sich im Ductus choledochus 3 Spulwürmer, welche teilweise durch die Papilla Vateri in das Duodenum hinausragten. Für das freie Auge war das Pankreas und seine Umgebung völlig unverändert.

Allein bei der später vorgenommenen mikroskopischen Untersuchung in der Umgebung der nicht erweiterten Gänge des Kopfteils konnte ich in einzelnen Läppchen eine eiterig entzündliche Infiltration neben Desquamation des Epithels der Gänge und Ödem des ganzen Gerüstgewebes erkennen.

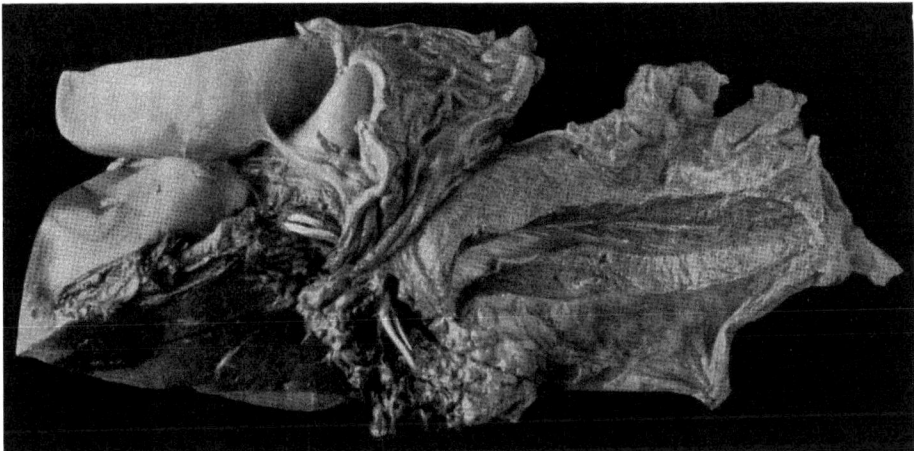

Abb. 241. Pancreatitis acuta bei Verstopfung des Diverticulums Vateri durch Askariden. Fall 2 von Pfanner. (Präparat des pathol. anat. Inst. Innsbruck.)

Sehr sprechend ist der zweite Fall Pfanners, der im Innsbrucker pathologischen Institut seziert und nachträglich von mir histologisch durchmustert wurde:

Ein 54jähriger Bauernknecht erkrankte plötzlich bei der Feldarbeit mit allerheftigsten krampfartigen Schmerzen in der Magengegend; als man andern Tags zur Operation schritt, verstarb der Kranke bei Beginn der Narkose, noch ehe der Bauch eröffnet war. Die Sektion ließ zwei Askariden feststellen, welche aus dem Duodenum, in das sie noch ein Stück weit hinaushingen, in die Papilla Vateri und in die großen Gallenwege vorgekrochen waren, während der Ductus pancreaticus bei der Sektion frei und kaum als erweitert anzusprechen war; dabei erwies sich das Pankreas etwas mißfarben, geschwollen, dunkel, trübe. Auf dem Durchschnitt wies es für das freie Auge zahlreiche kleine Blutungen, kleinste weißgelbe Nekroseherde und umschriebene Eiterungsbezirke auf; und mikroskopisch fand man eine ganz unverkennbare eiterige Entzündung in verstreuten Herden, Pankreasnekrose und Fettgewebsnekrose. Der Pankreasgang der vielleicht ein wenig weiter war als gewöhnlich, war von geronnenen Eiweißmassen und abgeschuppten Epithelien erfüllt.

War in den beiden letztgenannten Fällen durch das Vordringen der Würmer in das Duodenaldivertikel und in die Gallengänge allein schon die Vorbedingung für eine vielleicht toxische Schädigung des angrenzenden Pankreasgewebes bei Behinderung des Speichelabflusses gegeben — möglicherweise auch für eine aufsteigende Infektion —, so zeigt das nächste Beispiel, daß die Würmer auch imstande sind, das geschädigte Pankreas — ebenso wie wohl auch die Gallengänge wieder zu verlassen.

Ein 44jähriger Schaffner war vor Jahresfrist wegen „Magenbeschwerden" operiert
worden, wobei man nichts Greifbares feststellen konnte. Nun kam er wieder zur Aufnahme
wegen plötzlich einsetzender heftigster Schmerzen im Oberbauch. Dabei bestand langsamer,
voller Puls, kein Fieber. Man dachte an eine akute Pankreaserkrankung, öffnete den Leib
und fand einen trüben, sterilen Erguß in die Bauchhöhle und Fettgewebsnekrosen im
Pankreasbett, sowie eine inter operationem einsetzende heftige Blutung im Bett des Pankreasschwanzes nahe dem Milzhilus. Etwa 40 Stunden nach Beginn dieser akuten Erkrankung
ist der Mann gestorben[1]. Bei der Leichenöffnung ergab sich neben der schon in vivo
erkannten akuten Pankreatitis und Fettgewebsnekrose eine klaffende weite Papilla Vateri,
ein auffallend weiter Ductus choledochus und ein so weiter Ductus pancreaticus major,
daß ich mit der Knopfsonde sofort mühelos bis ins Gebiet der Cauda pancreatis eingehen
konnte. Um die Vena portae und die Vena meseraica herum fanden sich verschiedentlich
gelblich-grüne Streifen und Flecken, so auch im Pankreasgewebe, außerdem enthielt der
Ductus Wirsungianus bis zu seinem Ende gallig gefärbte Flüssigkeit; von seiner Wand aus
war die gelbgrüne Farbe auf angrenzende Parenchymteile im Kopfbereich übergegangen.

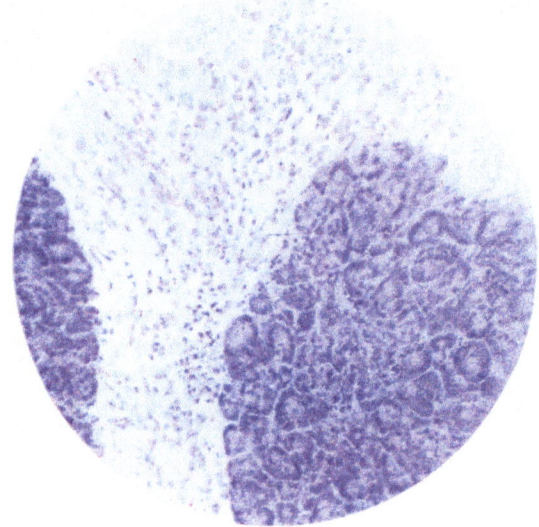

Abb. 242. Akute entzündliche Infiltration des Pankreas bei Ascaridosis des Diverticulum Vateri.
(Eigene Beobachtung des Verf.)

Jedoch waren im ganzen Gallenwegs- und Pankreasbereich keine Askariden zu sehen.
Dagegen fanden sich 7 Spulwürmer im Magen, einer steckte noch wie eingeklemmt im
Pylorus, so daß sein Ende in das Duodenum hineinragte (Gallensteine waren nicht vor-
handen!).

Die histologische Untersuchung bestätigte durchwegs die grobanatomische
Feststellung. Wichtig erscheint, daß auch hier abseits der Herde von Pankreasfettgewebsnekrose und Pankreasnekrose eine eitrig entzündliche Infiltration
interstitieller Abschnitte der Drüse erkannt worden ist. Offenbar war hier ein
Wurm in den Pankreasgang geraten, steckte eine Zeit, um dann vor oder nach
dem Tod, jedenfalls lange vor der Leichenöffnung sich aus dem Bereich der
Bauchspeicheldrüse des Vaterischen Divertikels und des Duodenums gegen
den Magen hin zu entfernen.

Schließlich ist hier anzumerken, daß nicht jede Wurmwanderung durch die
Papilla duodenalis eine erkennbare Pankreaserkrankung zur Folge haben muß;

---

[1] Paul hat diesen Fall gelegentlich in einer Sitzung der Innsbrucker Ärzte-Gesellschaft
vom klinischen Standpunkte aus besprochen. Vgl. Wien. klin. Wschr. **1924**, 1101. (Ber.
der wissensch. Ärzte-Ges. Innsbruck.)

denn es sind etwa fünfmal mehr Bekundungen über Askaridosis der Leber und Gallenwege niedergelegt als Mitteilungen über Askaris-Schädigungen des Pankreas vorliegen; freilich ist damit nicht gesagt, daß die Bauchspeicheldrüse ganz schadlos blieb; denn wie der Fall des unter CHIARI beobachteten $8^1/_2$ jährigen Mädchens zeigte, können auch morphologische Pankreasveränderungen vorliegen, die nur mikroskopisch erfaßbar sind.

Andererseits berichtet REICH über einen Fall von MÖNCKEBERG der im Pankreas eines Menschen 6 Askariden fand, ohne daß eine Reaktion der Umgebung erkannt worden wäre.

Die Natur der entzündlichen Veränderungen in der Umgebung von Askariden-erfüllten Bauchspeichelgängen ist verschieden gedeutet worden. ALTMANN konnte auf festgestellte Begleitbakterien verweisen, welche die wandernden Würmer verschleppt hatten. Andererseits schrieb er der Sekretstauung eine gewisse, unterstützende Rolle zu. Dagegen überlegte er, ob man eine Nekrose der oberflächlichen Wandschichten nicht auf die Wirkung toxischer Stoffwechselprodukte der Parasiten zurückführen müßte, zumal durch TAKEUCHI und durch GERLACH solche toxische Wirksamkeit der Würmer gegenüber der Darmschleimhaut angenommen worden sei. ALTMANN sprach weiterhin die Meinung aus, wobei er L. CUNHA MOLTA zustimmte, es komme den Würmern selbst anscheinend keine Tendenz zur Abszeßbildung zu; diese sei Folge verschleppter Darmbakterien; vielmehr regten die Würmer eine granulierende Entzündung an, welche alsbald zu fibröser Umrandung führe.

Sehr eigenartig ist eine von MUROYA erstmalig veröffentlichte Erscheinung. Weibliche Askariden legen mitunter ihre Eier in den Pankreasgang ab. Infolge der Sekretstauung kommt es zur Erweiterung des ganzen Gangsystems bis in die feinen Seitenzweige. Dabei können, wenn sich das Muttertier bewegt, natürlich die Eier auch in die feinen Seitenwege gedrängt werden. Wie MUROYA vom Fall einer japanischen Frau berichtet, gibt diese Eiablage (zusammen mit der Sialangitis infolge der Wurmschädigung und der Speichelstauung) zu interstitiellen Wucherungen und zu Fremdkörpertuberkeln um die Eier in den des Epithels entblößten Speichelgängen, bzw. an ihren Wänden Anlaß. Gelegentlich werden die Eier von Riesenzellen aufgenommen. Das durch Probeexzision aus dem Pankreas bei jener Japanerin gewonnene Gewebsmaterial zeigte solche Herde zerstreut in der ganzen Bauchspeicheldrüse, oft dicht nebeneinander liegend. Die benachbarte Drüsensubstanz war mitunter atrophisch, auch kam es in der Nachbarschaft der Herdchen gelegentlich zu umschriebenen Nekrosen. (Riesenzellen, welche sich an Askarideneier anlagerten oder sie umschlossen, hat YAMANOUCHI sehr schön abgebildet.) IZUMI hat ebenfalls über chronische Pankreatitis im Zusammenhang mit abgelegten Askarideneiern berichtet. Daß aber, wie dies PFANNER anzunehmen geneigt ist, diese Eier der Askariden embolisch ins Pankreas verschleppt seien, das ist durchaus unwahrscheinlich, ja nach dem heute erkannten Zirkulus, den die Askaridenentwicklung nehmen muß, sicher irrig (vgl. FÜLLEBORN!). Wenn man die histologischen Befunde der chronischen Sialangitis pancreatica und ihre Folge kennt, dann kann man sich auch jene Wurmeier-Tuberkel und ihre Folgen erklären, die scheinbar inmitten des Pankreas gefunden worden sind und keine leicht ersichtliche Verbindung zu einer Ganglichtung zeigte.

B. Trichinosis.

Im Stadium der Auswanderung und der Verteilung der Jungtrichinellen mit dem Blutstrom nach allen Körpergegenden gelangen diese Tierchen — die früher fälschlich als Trichinen-Embryonen bezeichnet wurden[1] auch in andere

---

[1] Vgl. GG. B. GRUBER, Trichinellen, Trichinose und ihre Abwehr. Erg. Hyg. 8 (1926).

Organe, als nur in die quergestreifte Skelettmuskulatur. Sie können in den Haargefäßen dieser anderen Organe liegen bleiben und auch durch deren Wand austreten, kleine Blutungen, oder lokale Kapillarthrombosen veranlassen und schließlich den Mittelpunkt kleinster herdförmiger Entzündung bilden. FROTHINGHAM CHANNING hat ein solches Vorkommnis für das Pankreas eines an akuter Trichinellenerkrankung verstorbenen jungen Mannes mitgeteilt. Ich habe in drei Fällen akuter menschlicher Trichinose vergeblich versucht, den gleichen Befund zu erheben.

2. Trematoden. Distomiasis.

Nach der Zusammenstellung von SEYFARTH hat man in den Pankreasgängen des Menschen verschiedene Arten der Leberdistomen gefunden. Die Distomiasis des Pankreas ist vor allem eine Erkrankung der tropischen und subtropischen (indochinesischen und japanischen) Zonen. Jedoch haben RINDFLEISCH und ASKANAZY das Vorkommen eines Parasitismus von Plattwürmern in der Bauchspeicheldrüse auch für unsere gemäßigte Zone (nämlich für Königsberg in Ostpreußen) dargetan, ebenso wie NENCIONI eine solche Beobachtung in Italien machte. (Vgl. auch den Befund sibirischer Distomen im Nebenpankreas durch SAVINYCH!)

In den Fällen von ASKANAZY, RINDFLEISCH, NENCIONI und RUDITZKY handelte es sich um das Distomum felineum (Opisthorchis felineus.) Tausende solcher Würmer können die Pankreasgänge neben den Gallenwegen heimsuchen. Dadurch war bei einem Kranken von RINDFLEISCH und ASKANAZY, der an einem Karzinom des Pankreaskopfes und der großen Gallenwege verstorben war, die Gänge der Bauchspeicheldrüse stark erweitert; sie enthielten ein Gemisch von Bauchspeichel, Leukozyten, Blut, Epithelien, Wurmeiern und schwärzlichem Pigment. Ihre Wände waren entzündlich ummantelt, da und dort auch durch epitheliale Wucherung verdickt. Ja, ASKANAZY denkt an die Möglichkeit eines Zusammenhanges des der Distomiasis mit der krebsigen Erkrankung in Gallengang und Pankreaskopf. Der zweite Kranke von RINDFLEISCH und ASKANAZY ließ eine wesentliche stärkere Schädigung des Pankreas wahrnehmen. Bei einer inter- und intraazinösen fibrösen Induration („Zirrhose") zeigten die stark erweiterten Pankreasgänge eine auffallend drüsige Wucherung. Neben diesem Bild interstitieller Pankreatitis fielen Nekrosen des Drüsengewebes, Fettgewebsnekrosen des Pankreasbettes und Blutungen auf. Die stark erweiterten Speichelgänge enthielten, abgesehen von den Parasiten, deren Eier und eine schleimige Speichelmasse. Selbst im Stroma waren Parasiteneier vorhanden.

Etwas anders lagen die Verhältnisse in dem von RUDITZKY mitgeteilten Fall. Hier zeigte der von Clonorchis felineus heimgesuchte Kranke ein Gallenwegskarzinom. Die Papilla Vateri war verschont davon. Aber unmittelbar davor und darunter fanden sich krebsige Wucherungen, ebenso wie das Pankreas von metastatischer Krebsbildung befallen war. Im Pankreaskopf wurde eine Zyste mit nekrotischen Wänden und Wurmeiern im Zysteninhalt festgestellt. — SSAVINYCH hat bei Distomiasis eines Nebenpankreas des Duodenalbereichs eine derartig ins Nachbargewebe fortschreitende epitheliale Wucherung des Gangepithels, reich an Mitosen und Amitosen festgestellt, daß er von einem beginnenden Krebs sprechen könnte.

An Distomum spathulatum (Clonorschis sinensis) leiden in Ostasien viele Menschen. So liegen auch aus Japan und chinesisch Indien Mitteilungen über Distomiasis des Pankreas durch KATSURADA, INOUYE, NUMOKAWA, NAKAMURA, KAWAMURA, SAMBUC und BEAUJEAN, sowie durch Low vor. KATSURADA schildert die Pankreasveränderungen folgendermassen: Vielfach erzeugen die Parasiten eine Erweiterung der großen und kleinen Pankreasgänge und gleichzeitig gewöhnlich eine Verdickung der Wände, außerdem wohl auch in der

Umgebung der Pankreasgänge zwischen den Drüsenläppchen und sogar inner-halb derselben eine entzündliche Infiltration und Gewebswucherung. Als weitere Komplikation nennt Katsurada Atrophie und Degeneration des Drüsengewebes, ja in einem Fall Verhärtung und zystische Umwandlung von Speichelgang-abschnitten. Kawamura, der im Pankreasgang zahlreiche Distomen fand, beschreibt ebenfalls das Bild einer interstitiellen, meist perikanalikulären chro-nischen Pankreassklerose mit Erweiterung des Hauptganges und seiner Zweige. In Nunokawas Fall bestand ferner eine reiche Rundzellinfiltration. (Über eine Besonderheit der Beobachtungen von Nunokawa, Nakamura und Kawamura ist später noch zu berichten.)

Low berichtet über Vergrößerung und Verhartung des Pankreas infolge der Distomiasis. Schließlich muß noch die Angabe von Looнs erwähnt werden, nach der auch das Disto-mum pulmonale (Paragonimus Westermannii) im Pankreas vorkommen kann; dadurch würden Abszesse erfüllt mit Wurmeiern, wenn nicht mit Würmern im Gewebe der Bauch-speicheldrüse hervorgerufen.

Zur Ergänzung sei angefügt, daß Katsurada und Saito über ein besonderes Distomum pancreaticum berichtet haben, daß bei Rindern, und zwar aus-schließlich im Pankreas schmarotzen soll. Jedenfalls leuchtet die Erfahrung jener Autoren ein, daß die Veränderungen der Bauchspeicheldrüse um so größer seien je größer die Zahl der im Pankreas ansässigen Würmer befunden werde. Übrigens kommen auch Distomum hepaticum, felineum und spathulatum im Rinderpankreas vor. Seyfarth schreibt von solchen Befunden in zwei Fällen, daß er Erweiterung, Verdickung und granulierte Innenfläche des Speichel-ganges beobachtet habe; in jenen zwei Fällen hätten 92 bzw. 137 Distomen vorgelegen einmal sei es zu bandförmiger Wucherung im Ausführungsgang gekommen, einmal zur Steinbildung; daneben wurde Schrumpfung der Drüsen-zellen und Bindegewebswucherung festgestellt.

Ähnlich, wie bei der Askaridosis pancreatis durch reichliche Eiablage in den Ductus Wirsungianus entzündliche produktive Veränderungen möglich sind, haben Nunokawa, Nakumura und Kawamura von einer kleinen Anzahl Be-obachtungen Kunde gegeben, in denen neben Distomen (Dist. spathul.) zahl-reiche Distomumeier in den Pankreasgängen lagen, Eier, deren eines Ende oval, das andere zugespitzt und mit einem Deckelchen versehen war; diese Eier füllten zusammen mit desquamierten Epithelzellen und Leukozyten die Lichtung der Gänge aus. Dazu kam noch in den Fällen von Nunokawa und Kawamura eine stellenweise — innerhalb der Entzündungsbereiche gelegene Umänderung des Wandepithels im Hauptgang; das hochzylindrische Epithel ging insel-artig in ein mehrschichtiges Epithel über. Kawamura hat das als Beispiel typischer „Epithelmetaplasie" beschrieben und auf die merkwürdige Tatsache aufmerksam gemacht, daß im gleichen Fall trotz schwerer Distomiasis der Gallenwege eine ähnliche Metaplasie des Ductus choledochus nicht vorgefunden werden konnte. —

Daß Patienten mit Distomiasis pancreatis und dem Befund einer indura-tiven bzw. atrophischen Pankreaserkrankung die Zeichen des Diabetes mellitus darboten, ist von Katsurada und von Yamagiro, bzw. Inouye berichtet worden. Seyfarth sprach die Ansicht aus daß in diesen Fällen ein Pankreas-diabetes vorlag, der letzten Endes dem Einwandern der Parasiten verdankt worden sei.

3. Zestoden.

A. Echinokokken des Pankreas.

Über die Echinokokkuserkrankung der Bauchspeicheldrüse verdanken wir Hanser eine sehr kritische Zusammenstellung. Seyfarth hat sie später noch

durch weitere Hinweise ergänzt, so daß man etwa 40 Fälle von Pankreasechinokokkus kennt. Diese sind aber durchaus nicht gleichwertig nach Art, nach
Sitz und Zahl der Echinokokken.

Was den Echinococcus hydatidosus betrifft so hat HANSER 27 Fälle aus dem
Schrifttum gesammelt, einschließlich seiner eigenen Beobachtung, welche auch
W. MÜLLER kurz mitgeteilt hat und welche in der Abb. 243 wiedergegeben
ist. HANSER spricht sich über die Häufigkeit des Pankreasechinokokkus vorsichtig aus. Die TEICHMANNsche Zahl, nämlich, daß $0,12\%$ der Echinokokkusfälle den alleinigen Sitz im Pankreas oder die Mitleidenschaft dieser Drüse an der
Larvenverbreitung erkennen liessen, ist durchaus ungenau. COLOMBANI gab an,
daß unter 147 operierten Echinokokkusfällen die Leber 89mal, das Pankreas
2mal beteiligt erkannt worden sei. HANSER drückt sich vorsichtig aus: Er

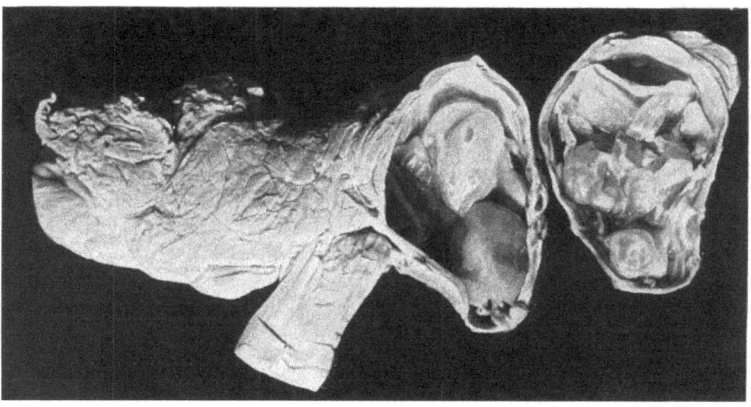

Abb. 243. Echinococcus hydatidosus des Pankreasschwanzes von hinten gesehen. (Präparat und
Aufnahme des pathol.-anat. Instituts in Rostock; Fall von W. MÜLLER und ROB. HANSER.)

sagt, daß die Zahl der nachweisbaren Beteiligung des Pankreas an der Echinokokkuserkrankung, die sich sonst in einzelnen Ländern so verbreitet und
häufig erwiesen habe, recht klein erscheine.

Jene 27 Fälle von HANSER knüpfen sich an die Namen CLAESSEN, MASSERON,
CHAMBON, MONTAUX, PORTAL, ENGEL, SEIDEL, THOMAS, NADESDHIN, PERIČIČ
und LALIČ, COLOMBANI, PÉAN, BOBROW, VEGAS Y CRANWELL, MARTIN, VILLAR,
JONNESCU, MOKOWSKY, RIBERA, LEJARS, BRIGGS (bzw. MAYO ROBSON),
HUNTER, TURNER, SUBBOTIC, HILDEBRAND und RICARD. Von diesen Beobachtungen nennt HANSER diejenigen HUNTERs und TURNERs als abseitig,
da es sich nur um Zysten handelte, welche von der Nachbarschaft sekundär
auf die Pankreasoberfläche übergegriffen hätten. Auch in SUBBOTICs Fall ist
vielleicht der Echinokokkus vom Mesokolon auf das Pankreas hinübergeraten —
es könnte aber auch umgekehrt gewesen sein. Die von RICARD und von HILDE-
BRAND gesehenen Zysten betrafen nur die Pankreasgegend. SEYFARTH weist
noch auf Beobachtungen durch CHUTRO, VERDELET, PETERS CRAGLIETTO,
PARLAVECCHIO, RIGHETTI, PHILIPPS und GRAHAM-SIDNEY hin [1].

---

[1] Fälle von SHIWOPIRZEFF und BOBROFF, sowie PLATES haben HANSER, wie SEYFARTH
nach anderen Autoren zitiert. Vgl. I. F. ALEXINSKY: Über den Echinokokkus der Bauchhöhle 1899 und KASCHIN: Über die Blasenwürmer oder Hydatiden in den verschiedenen
Organen des menschlichen Körpers. Moskau 1862. —

Nach HANSERs Zusammenstellung ist der Pankreasechinokokkus als Teil einer multiplen parasitären Erscheinung in den Fällen von SEIDEL (MASSERON Nr. 64), PERIČIČ und v. LALIČ, und VILLAR aufgefunden worden, in allen übrigen Fällen habe er einzig und allein das Pankreas heimgesucht, wobei allerdings in den Fällen von THOMAS, NADESHDIN und COLOMBANI eingehendere Angaben in dieser Hinsicht fehlen [1].

Als Ort des Echinokokkus im Pankreas scheint der Kopf häufiger in Frage zu stehen (PERIČIČ und v. LALIČ, VEGAS Y CRANWELL, JONNESCU, MOKROWSKY, CRAGLIETTO, PHILIPPS, GRAHAM SIDNEY), als der Schwanz (SEIDEL, HANSER). Der Pankreaskörper war befallen bei den Kranken von LEJARS und von PETERS.

Über den Weg, auf dem die Echinokokkuslarven nach den Bauchspeicheldrüsen gelangen — abgesehen vom nachbarlichen Übergreifen per contiguitatem —, nennt HANSER die Lymph-Blutbahn, wenn die Larven aus den Lymphgefäßen des Darmes, dem Duct. thoracicus, dem Venenblut in den kleinen Kreislauf und durch diesen ins linke Herz geraten, mögen sie mit dem arteriellen Blutstrom auch dem Pankreas zuströmen. Dabei hält er aber die Annahme durchaus für möglich, daß auch eine Larvenwanderung vom Darm her nach dem Pankreasgang stattfinden könne; diese Erklärung, die SEYFARTH stark in den Vordergrund rückt, erscheint namentlich für den isolierten Echinokokkus des Pankreaskopfes recht naheliegend.

Im allgemeinen scheint der Hydatidenechinokokkus der Bauchspeicheldrüse eine klinisch diagnostisch ganz unsichere, prognostisch in Operationsfällen eine sehr vielversprechende Erscheinung zu sein.

Besondere Erwähnung muß ein viel umstrittener Fall von BRIGGS finden, der vielleicht eine seltene Erschwerung der Echinokokkenerkrankung in sich schließt und von ROTON, KÖRTE und HANSER sehr angezweifelt wurde, während SEYFARTH die Beobachtung im vollen Umfang gelten läßt — und zwar dies wohl mit Recht [2]. BRIGGS fand nämlich bei einer 45jährigen Frau einen Bauchtumor, den er punktierte; die dabei erhaltene dunkelkaffeebraune Flüssigkeit enthielt Echinokokkushaken. Der Tumor, welcher operativ aus der Schwanzgegend des Pankreas entfernt werden konnte, erwies sich zum Teil als zystisch, z. T. als dicht und fest und ergab mikroskopisch in diesem Abschnitt das Bild eines Spindelzellsarkoms.

Über eine Pankreaserkrankung durch Echinococcus alveolaris findet sich nur bei MELNIKOW-RASWEDENKOW eine Angabe; dabei handelt es sich um eine sekundäre Beteiligung des Pankreas, da der Echinokokkus im rechten Leberlappen saß, von wo er als eine derbe, faustgroße Bildung auf die rechte Nierenkapsel, auf das Colon ascendens und auf den Pankreaskopf übergegriffen hatte. Auf dem Durchschnitt bestand die parasitische Geschwulst aus einem derben Bindegewebe mit zahlreichen, teilweise käsige, teilweise verkalkte Massen umschließenden, größeren und kleineren Hohlräumen. Diese konnten im Leberbereich als Echinokokkenbläschen sichergestellt werden.

---

[1] Der Chirurg HEINRICH MULLER hat in seiner Arbeit „Zur Lehre von den Pankreaszysten" auch den Echinokokkuszysten des Pankreas einen Abschnitt gewidmet. Dabei fügte er den bei HANSER aufgezählten Meldungen aus der Literatur noch die Mitteilungen folgender Autoren an, deren Veröffentlichungsort er meist genau erwähnt. ALBO, AUYRAY, DELBET, KOCH, PUTZU und SIMONCELLI.

[2] Man denke in diesem Sinn nur an das heute in Amerika oft geübte Experiment, bei Ratten durch Verfütterung von Katzentaenien eine Zystizerkosis der Leber und zugleich Sarkombildung im Nachbargewebe der Leberzystizerken nach dem Vorgang von BULLOK und CURTIS zu erzeugen, denen dieser Versuch zuerst gelungen ist.

B. Taenia saginata [1].

Als eine ungemein große Seltenheit ist der Befund an Taenien im Pankreasbereich anzusprechen. Zuerst haben wohl A. STIEDA und NAUWERCK an Hand
einer Beobachtung an der Leiche einer 68jährigen Frau auf die Möglichkeit
hingewiesen, daß eine Art von Durchbohrung der Duodenalwand und des
Pankreasgewebes durch Taenien vorkomme. Beim Aufschneiden des Duodenums
jener am Pyloruskrebs gestorbenen Frau fand man in der Darmlichtung eine
Taenia saginata (mediocanellata). Diese verschwand durch einen engen Schlitz
in der Wand des Duodenums. Der fragliche Schlitz war quer gestellt, 4 mm breit,
er umschloß die durchtretenden Bandwurmglieder sehr eng. Die Stelle des

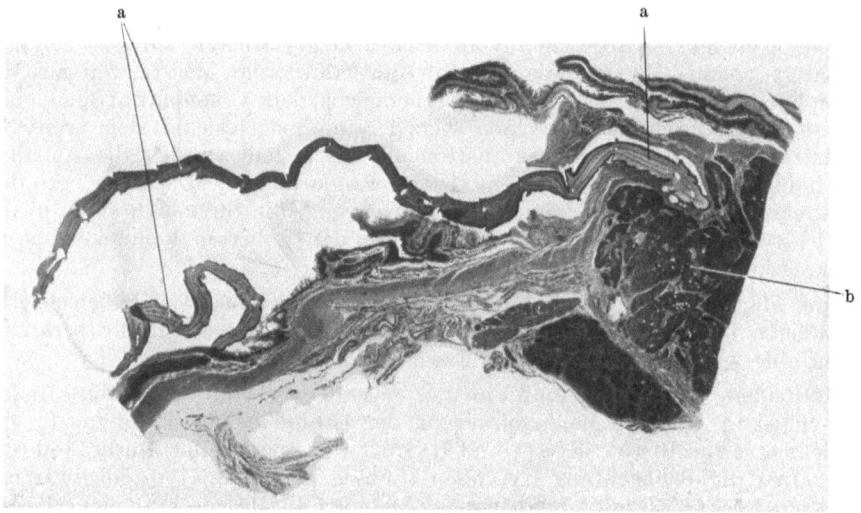

Abb. 244. Taenia saginata aus dem Duodenum in das Pankreas einbrechend. a Taenia, b Pankreas
kopf. (Fall von NAUWERCK-STIEDA, Photogramm von L. PICK, Berlin-Friedrichshain.)

Schlitzes war 2,5 cm kranial und links gelegen von der Papilla Vateri des Zwölffingerdarms. Der obere Lippenanteil des Schlitzes wies eine schmale saum-
förmige, hellrote Blutung auf. Die in warmes Wasser verbrachten, abgerissenen
Glieder des Bandwurms führten lebhafte Bewegungen aus. Die Annahme, der
Bandwurm wäre in einen der ins Duodenum mündenden Drüsengänge geraten,
erwies sich beim Aufschneiden des Ductus choledochus und des Ductus pancreaticus falsch. Eine Klärung der Verhältnisse brachte erst die feinanatomische
Untersuchung des Pankreas und des anschließenden Duodenums an Scheiben
des vorsichtig gehärteten Präparates. Das Ergebnis ist von NAUWERCK ausdrücklich in einem zweiten Aufsatz über das gleiche Untersuchungsmaterial
unter Beigabe ganz eindeutiger Mikrophotogramme bestätigt und ergänzt worden.
Hier berichte ich darüber mit den Worten FÖLSCHs, der in einer Behandlung
der Frage „Können Bandwürmer den Darm von Menschen und Tieren durchbohren?" folgende Verhältnisse des STIEDA-NAUWERCKschen Falles wiedergegeben hat.

1. Auf einer Platte, die 7 mm dick und 1 cm breit in der Längsrichtung des Darmes
mit dem dahinter gelegenen Pankreas, dieses durchsetzend, herausgeschnitten wird, und

---

[1] Nach HERXHEIMER-SCHMAUS käme auch Taenia solium als Parasit des Pankreas in
Frage. Jedoch fehlt an jener Stelle eine eingehende Mitteilung darüber.

auf einer zweiten parallel und nach rechts von der ersten gelegenen 3 mm dicken Platte sieht man die Taenia so hindurchziehen, daß sie die Schleimhaut schräg durchbohrt in der Tiefe zweier KERKRINGschen Falten, darauf zuerst oberflächlich, dann etwas tiefer nach rechts sich zieht, sich immer weiter von der Darmwand entfernend; Darmzotten an den gegen den Bandwurm hin gerichteten Teilen der beiden Falten vielfach nekrotisch, zum Teil ganz zerstört. Hier finden sich frische Hämorrhagien, sowie entzündliche Infiltrationen in der Submukosa. Die Taenie stülpt Teile der Muskularis sowie des zwischen Darm und Pankreas gelegenen Bindegewebes vor sich her in das Pankreas hinein.

2. Auf einer dritten einige Millimeter breiten, weiter nach links entnommenen Scheibe erkennt man, daß der Wurm eine Wendung nach links macht; und zwar bildet er mitten im Pankreas einen Knäuel und wendet sich dann nach links hin zum hinteren oberen Rand des

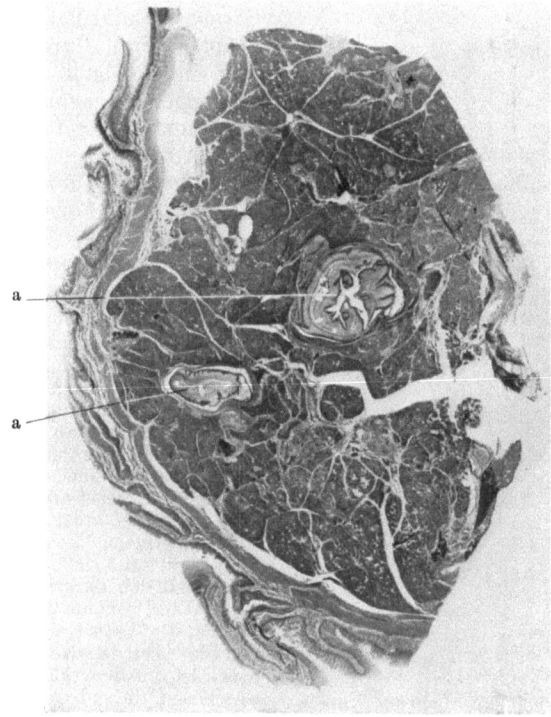

Abb. 245. Taenia saginata im Pankreasgewebe (a). (Fall von NAUWERCK-STIEDA; Photogramm von L. PICK, Berlin-Friedrichshain.)

Pankreaskopfes. Hier bildet die Taenie in dem Binde- und Fettgewebe an der Rückfläche des Pankreas ein unregelmäßiges rundliches Konvulut von $1/2$ cm Durchmesser, welches von dem Karzinomknoten noch $1/2$—1 cm entfernt ist.

3. In einem vierten Stück, welches als 1 cm dicke, nach rechts von den beiden ersten Stücken gelegene Scheibe herausgeschnitten wird, findet sich der Kopf der Taenie, schräg vom Darm abgewandt, im Pankreasgewebe, $1/2$ cm von der Rückseite desselben und 2 cm von der Wand des Duodenums entfernt.

4. Zusammenfassend wird über die Lage der Taenie in der Bauchspeicheldrüse folgendes gesagt: An der Eintrittsstelle ins Pankreas ist der Wurm von einer dicken Schicht Bindegewebes umschlossen und liegt der Außenwand eines Ausführungsganges seitlich an, ohne diesen zu benutzen. An folgenden Schnitten liegt der Wurm unmittelbar im Pankreasgewebe. Besonders am hinteren oberen Rand der Drüse liegt die Taenie mitten im Parenchym. Die Drüsenläppchen in der Umgebung sind nekrotisch. Dagegen liegen Kopf, Halsteile und jüngste Glieder in vorgebildeten Hohlräumen, und zwar in Sekretausführungsgängen so, daß diese durch den Wurmkörper stark erweitert werden unter teilweisem Verlust des Wandepithels. In einmündende Seitenkanäle ist nekrotisches zusammengekehrtes Material,

besonders Epithelien, von der Taenie hineingedrückt. Der Wurm macht während seiner Wanderung sehr scharfe Ecken und Biegungen. In dem Binde- und Fettgewebe, das an der Rückseite des Pankreaskopfes den Wurm begrenzt, sieht man kleinzellige entzündliche Infiltrationen.

MARCHAND hatte Zweifel gegen die Richtigkeit der Deutung STIEDAs ausgedrückt, was NAUWERCK zu der oben erwähnten nochmaligen, eingehenden Befunderhebung und Deutung veranlaßte. Die beigegebenen Abbildungen 244 bis 247 stammen von jener NAUWERCK-STIEDAschen Beobachtung.

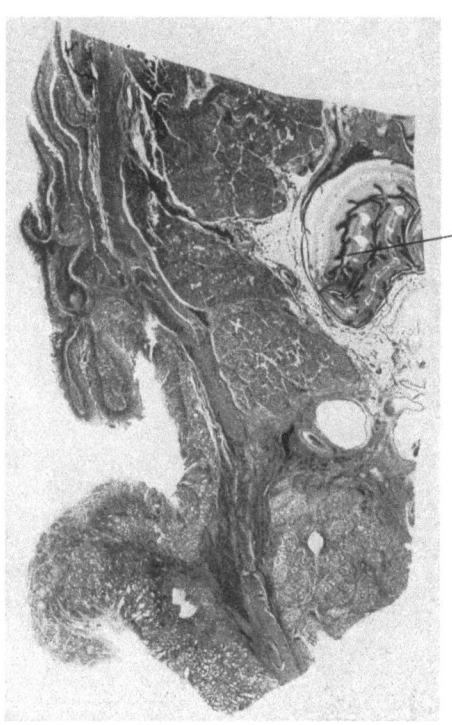

Abb. 246. Taenienabschnitt innerhalb des pankreatischen Fettgewebes (bei a). (Fall von NAUWERCK-STIEDA; Photogramm von L. PICK, Berlin-Friedrichshain.)

Läßt schon NAUWERCKs eingehende Schilderung keinen Zweifel, daß kurz vor dem Tode der Bandwurm Dünndarmwand und Pankreasgewebe der kranken Frau durchsetzt hatte, so gibt im übrigen eine zweite einschlägige Beobachtung durch LUDWIG PICK eine treffliche Bestätigung der Auffassung von NAUWERCK-STIEDA. Der PICKsche Fall wurde ebenfalls von FÖLSCH in seiner bereits genannten Dissertation eingehend berücksichtigt [1].

74jähriger Mann, der nach einer Kontusion des Schädels und Thorax an Bronchopneumonie innerhalb von 9 Tagen verstorben war. Leichenbefund über den Befund im Zwölffingerdarm:

„Bei der Eröffnung des Duodenums stößt man alsbald auf einen an der Wand festsitzenden oder vielmehr durch eine ganz enge Öffnung in sie eintretenden Wurm. Aus der Darmwand ragen weißliche, schmale, aber bereits etwas gestreckte Glieder hervor, die länger als breit sind und sich ohne weiteres als Taenienglieder darstellen. Der Eintritt in die Wand scheint ungefähr der Gegend der Papilla Vateri zu entsprechen. Das von der Duodenalwand herabhängende Stück ist von dem übrigen Teil der Taenie abgerissen, die sich im unteren Dünndarm vorfindet. Darm im übrigen ohne Befund, ebenso die Leber. Die Leber wird abgetrennt und das die in die Duodenalwand tretende Taenie enthaltende Objekt — Magen, Duodenum und Pankreas — in natürlichen Farben (nach L. PICK) konserviert. Beschreibung des Präparates:

Die Magenschleimhaut ist blaß, ein wenig verdickt, ganz leicht warzig. Die Schleimhaut des Zwölffingerdarms ist im obersten Abschnitt diffus injiziert, ohne Erosionen oder Ulzera, nachher blaß. Die Papilla Vateri ist frei. In diese ist die Taenie nicht eingetreten. Von der Papille aus läßt sich sowohl der Ductus choledochus, wie der Ductus Wirsungianus unschwer sondieren; weder der eine noch der andere ist erweitert.

Ihre Schleimhaut ist glatt und frei. Die Eintrittsstelle des Wurms in die Darmwand liegt von der Papille aus 3 cm nach oben und links, an der hinteren Wand in der Tiefe zwischen zwei KERKRINGschen Falten, und stellt sich als ein ganz schmaler von oben nach unten gerichteter Schlitz dar. Aus der Eintrittsstelle ragen 5 als solche eindeutig charakteristische Glieder der Taenie mit zum Teil deutlichem Geschlechtsporus an dem Seitenrand der Glieder. Ob etwa an dieser Stelle eine präformierte Öffnung an der Darmwand (Ductus pancreaticus

---

[1] L. PICK hat darüber auf der vierten Tagung des Kongresses für Verdauungs- und Stoffwechselkrankheiten berichtet. Vgl. die Verhandlung jener Versammlung, erschienen 1925, bei Julius Springer, Berlin. S. 40.

accessorius Santorini) besteht, ist makroskopisch nicht zu entscheiden. Besondere Reaktionen an der Eintrittsstelle, die den Wurmkörper dicht umschließt, fehlen. Das Pankreas ist fast 21 cm lang und über 4 cm breit, ziemlich derb. Der Wurm verschwindet durch die Darmwand hindurchtretend, in seiner Substanz.

Nach der Härtung werden, um den Verlauf des Wurmes womöglich makroskopisch feststellen zu können, durch die ganze Substanz des Pankreas bis an das retroperitoneale Fettgewebe eine Anzahl Schnitte vom Kopfteil des Organs angefangen sagital parallel nebeneinander gesetzt. In der Tat gelingt es auf diese Weise, den Situs des Wurmes in der Pankreassubstanz für das bloße Auge zu demonstrieren und den Parasiten bis zu seinem Kopfteil zu verfolgen. Man erkennt hier in den ersten Schnitten, die nach links hin von der Eintrittsstelle des Wurms gelegen sind, daß der bereits in der Pankreassubstanz befindliche Wurm in einem anscheinend präformierten kreisrunden Gang, der auf 4 mm Durchmesser ausgedehnt ist, so gelegen erscheint, daß die platten Glieder entsprechend dem runden Kontur

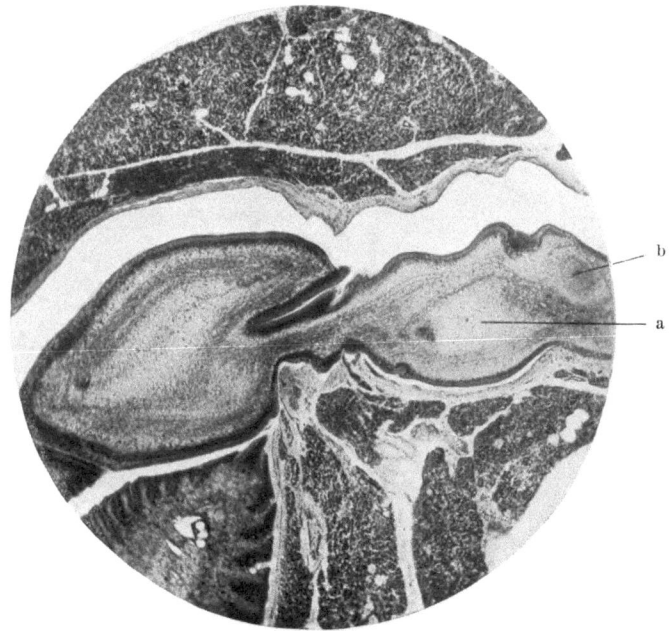

Abb. 247. Taenia saginata im Zwischengewebe des Pankreaskopfes. a Taenienkopf; b ein Saugnapf des Taenienkopfes. (Fall von Nauwerck-Stieda; Photogramm von L. Pick, Berlin-Friedrichshain.)

des Kanals sich eingefaltet haben. Das Pankreasgewebe ist hier, wie an den anderen Stellen, graubräunlich, ohne makroskopische Reaktion in der Umgebung des Kanals. Dieser liegt auf dem ersten Sagittalschnitt in der oberen Hälfte der Bauchspeicheldrüse mehr nach vorn als nach hinten. Auf allen weiteren Schnitten läßt sich dieses Verhältnis feststellen, wobei allmählich nur der Gang seine Lage wechselt: er zieht von vorne und oben mehr nach vorn und unten. Das zusammengeknäuelte Kopfende findet sich 9 cm hinter der Eintrittsstelle ziemlich nahe der vorderen Fläche, vom unteren Rand des Pankreas 15 mm entfernt, wiederum in kreisrunder Umschließung im Pankreasgewebe. Auf den weiter kaudalwärts angelegten Sagittalschnitten ist vom Wurm nichts mehr zu sehen; insbesondere ist eine im Abstand von 4 mm links von dieser Stelle angelegte Sagittalschnittfläche schon frei vom Wurm. Das vorher erwähnte freie, im Dünndarm befindliche, abgerissene Wurmstück entspricht dem vollkommenen Typus der Taenia mediocanellata.

Die hier beigegebene Abbildung (Abb. 248) hat L. Pick an Hand des Musealpräparates nachträglich anfertigen lassen.

Über das Ergebnis der mikroskopischen Untersuchung lesen wir bei Fölsch:

Um zunächst festzustellen, ob der Wurm etwa in einem präformierten Kanal, d. h. also in einen akzessorischen Pankreasgang eingetreten sei, wird die Öffnung mit scharfer

Schere erweitert und aus der Wandung des Tunnels ein Stück so exzidiert, daß es die Duodenalwand bis in den Kanal hinein umfaßt. Es ergibt sich, daß hier eine besonders differenzierte Wand des Kanals sicherlich nicht besteht. Man sieht weder Epithel, noch sonstige
charakteristisch angeordnete Gangelemente, sondern lediglich die auseinandergeschobenen
äußeren Lagen der Duodenalwand unmittelbar in die Pankreassubstanz übergehend. Zwischen den Pankreasläppchen ist das Bindegewebe auseinandergedrängt, so daß lediglich

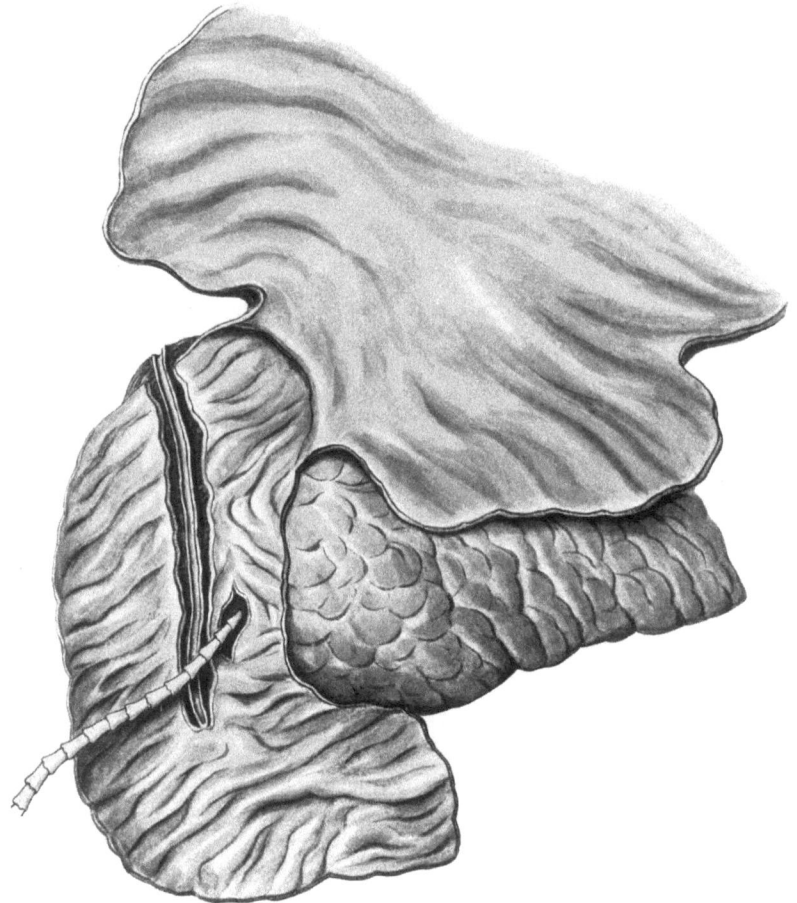

Abb. 248. Taenia saginata drang durch die Duodenalwand in das Pankreasgebiet vor. Ductus choledochus aufgeschnitten, leer. (Praparat des stadt. Krankenhauses Friedrichshain-Berlin, Prof.
Dr. L. PICK.)

eine platte Lage, deren Faserung offenbar durch den Druck des Wurms selbst eine einigermaßen parallele Lagerung bekommen hat, den Tunnel auskleidet. Eine Reaktion fehlt
auch mikroskopisch im Gewebe. Die die Tunnelwand bildende kernarme Bindegewebs-
substanz ist sehr dünn und zart, dort wo sie genau senkrecht zur Oberfläche geschnitten
ist, etwa 40: 45 μ dick; es folgt dann gleich das Pankreasgewebe.
    Des weiteren wird Material von den vorgenannten Stellen untersucht, in denen der Wurm
auf dem Innern des Pankreas zu Tage trat. Hier ist in der Tat kein Zweifel, daß er in einen
präforierten Gang, und zwar einen Ast des Ausführungsganges gedrungen ist. Man kann an
denjenigen Stellen, wo ein anderer Zweig in den wurmhaltigen dilatierten Ast einmündet und
so einen Vergleich ermöglicht, leicht erkennen, daß durch den Wurm eine nicht unerhebliche
Abplattung der bindegewebigen Wand des Gangkanals bewirkt ist. Während die Wanddicke
an den durch aufgestautes Sekret gleichfalls etwas erweiterten, größeren Seitenästen bis

über 60 μ beträgt. Das Gangepithel fehlt um den Wurm herum. Keine vitale Reaktion in dem sonst kaum veränderten Pankreasgewebe. Einzelne kleine Fetträubchen zwischen den Läppchen. Bakterien irgendwelcher Art lassen sich auf der Wurmoberfläche, bzw. der Innenfläche der Tunnelwand innerhalb des Pankreasgewebes nicht nachweisen.

Weitere Untersuchungen wurden, um das Präparat für die makroskopische Besichtigung nach Möglichkeit zu erhalten, nicht vorgenommen, zumal die wesentlichsten Fragen entschieden waren; nämlich:

1. Daß der Wurm unabhängig von der VATERISchen Papille die Duodenalwand durchbohrt hatte;

2. daß er bis zu seinem Kopfende innerhalb der Pankreassubstanz gelegen war und auf seinem ganzen Wege durch sagittale Schnitte in seiner Lage innerhalb des Pankreasgewebes mit bloßem Auge verfolgt werden konnte;

3. daß er bald nach seinem Eintritt in das Pankreas, d. h. also nach direkter Durchsetzung der Duodenalwand in einen Ast des Ausführungsganges gelangt war. Dieses Gangsystem hatte er dann offenbar, in der Richtung des geringsten Widerstandes sich zur Kauda des Pankreas hin vorschiebend, nicht mehr verlassen, und es erschien darum im Pankreas selbst auf den Durchschnitten als eine kreisrunde von ihm ausgefüllte Lichtung.

Die Frage, ob der Parasit seine Wanderung noch zu Lebzeiten des Patienten vollführt habe, wird von dem Beobachter, bzw. von FÖLSCH nach dem pathologisch-anatomischen Gesamtbefund so beantwortet, daß aus der Sekretstauung im Pankreas auf der einen Seite, aus der fehlenden entzündlichen Reaktion auf der anderen, die Annahme eines aktiven Wurmdurchbruches aus dem Darm in das Pankreas kurz vor dem Tod des Kranken berechtigt sei.

Über die Einzelheiten eines solchen Durchbruches d. h. über Vorgänge in der Beziehung zwischen Skolex und Darmwand hat FÖLSCH unter eingehender Beibringung von Literatur sich noch weiterhin verbreitet; auf ihn sei hier verwiesen.

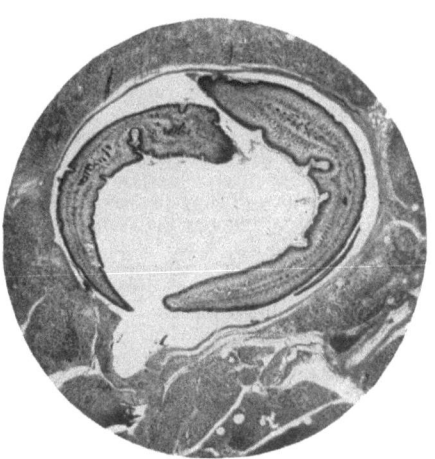

Abb. 249. Bandwurmglieder in einem Pankreasgang angetroffen. (Nach einem Präparat von L. PICK, Pathol. Institut des Krankenhauses Friedrichshain-Berlin.)

Natürlich wäre es einfacher denkbar, daß auch Taenien direkt ihren Weg durch den Ductus Wirsungianus in die Bauchspeicheldrüse nähmen, so wie dies LANGERHANS z. B. vom Ductus choledochus berichtet hat. Indes scheinen derartige Befunde bisher noch zu fehlen.

(Wie weit eine Arbeit von ALVAREZ Y ALENNAR mit dem Titel ,,Una tenia causante de glycosuria'' Mitteilungen über eine weitere Pankreasbeeinträchtigung macht, kann ich bei der Unmöglichkeit, in jene Stelle des Schrifttums Einsicht zu nehmen, nicht ermessen.)

C. Cysticerus cellulosae.

Über das Vorkommen der Taenia solium im Bereich des Pankreas liegen mit Ausnahme eines kurzen Hinweises von G. HERXHEIMER im SCHMAUSSchen Grundriß der pathol. Anat. (14. Aufl.) keine Mitteilungen vor. Wohl haben aber RAILLIET und MOROT über den Befund von Cysticerus cellulosae im Pankreas des Menschen berichtet. SEYFARTH merkt an, daß im Hundepankreas solche Zystizerken ungleich häufiger beobachtet worden seien.

Schrifttum.

Quellen für das Schrifttum über die Bauchspeicheldrüse und ihre Pathologie.
(Zusammenfassende Werke.)

ALBRECHT, FANNY: Pathologie der Bauchspeicheldrüse. Erg. Path. **15**, 2. Abt. (1911). — ANCELET: Etudes sur les maladies du pancréas. Paris 1866. — ASCHOFF: Lehrbuch der pathologischen Anatomie, 6. Aufl. 1923 u. 7. Aufl. 1928.

CLAESSEN: Krankheiten der Bauchspeicheldrüse. Köln 1842.

DIECKHOFF: Beitrag zur pathologischen Anatomie des Pankreas mit besonderer Berücksichtigung der Diabetesfrage. Med. Inaug.-Diss. Rostock 1895.

EICHHORST: Bauchspeicheldrüse in EULENBURGs Realenzyklopädie, 1. Aufl. Bd. 2. 1880.

FRIEDREICH: Krankheiten des Pankreas. ZIEMSSENS Handbuch der speziellen Pathologie und Therapie, 2. Aufl. Bd. 8. 1878.

GROSS und GULEKE: Die Erkrankungen des Pankreas. Berlin: Julius Springer 1924. — GULEKE: (a) Die neueren Ergebnisse in der Lehre der akuten und chronischen Erkrankungen des Pankreas usw. Erg. Chir. **4**, 468 (1912). (b) Die Chirurgie des Pankreas. Verh. 4. Tagg Verdgskrkh. 22.—26. Okt. 1924. Berlin: S. Karger.

HEIBERG: Die Krankheiten des Pankreas. Wiesbaden 1914.. — HERXHEIMER: Pankreas. In HIRSCHs Handbuch der inneren Sekretion. Bd. 1. Leipzig 1927.

KAUFMANN: Lehrbuch der speziellen pathologischen Anatomie, 7. u. 8. Aufl. 1922. — KLEBS: Handbuch der pathologischen Anatomie. Bd. 1, 2. Aufl. Berlin: August Hirschwald 1876. — KÖRTE: Die chirurgischen Krankheiten und die Verletzungen des Pankreas. Dtsch. Chir. Lief. 45 d.

LAUP: Beiträge zur Pathologie des Pankreas. Med. Inaug.-Diss. Göttingen 1896.

NAKAMURA: Untersuchungen über das Pankreas bei Feten, Neugeborenen, Kindern und im Pubertätsalter. Virchows Arch. **253** (1924).

OPIE: Diseases of the Pancreas, its cause and nature. Philadelphia a. London 1910. — OSER: Die Erkrankungen des Pankreas. NOTHNAGELS Handbuch der speziellen Pathologie u. Therapie. Bd. 18. Wien 1898.

ROBSON MAYO und CAMMIDGE: The Pancreas; its surgery and pathology. Philadelphia u. London 1907.

SCHMIEDEN und SEBENING: Chirurgie des Pankreas. Arch. klin. Chir. **148** (1927). — SCHMINCKE: Pathologische Anatomie des Pankreas im Handbuch der allgemeinen Pathologie und der pathologischen Anatomie des Kindesalters von BRÜNING und SCHWALBE. Bd. 2, 3. Abt. München 1924. — SEITZ: Blutung, Entzündung und brandiges Absterben der Bauchspeicheldrüse. Z. klin. Med. **1892**, 1. — SEYFARTH, C.: Neue Beiträge zur Kenntnis der LANGERHANSschen Inseln im menschlichen Pankreas. Jena 1920. — SOBOTTA: Anatomie der Bauchspeicheldrüse. Handbuch der Anatomie des Menschen. Bd. 6, 3. Abtg., 1. Teil.

TRUHART: Pankreaspathologie I. Wiesbaden 1902.

UMBER: Erkrankungen des Pankreas. Handbuch der inneren Medizin von MOHR und STAEHELIN, 1. Aufl. Bd. 3, 1. Teil. Berlin 1914.

I. Namengebung, Entwicklungsgeschichte, Anatomie und Physiologie, Abnutzung und Erneuerung — einschließlich der Regeneration nach Unterbindung, Verletzung und Verpflanzung. Leichenerscheinungen.

ABDERHALDEN: Lehrbuch der Physiologie. Berlin: Urban und Schwarzenberg 1925. — ALBRECHT, FANNY: Pathologie der Bauchspeicheldrüse. Erg. Path. II **15** (1911). — ALESSANDRINI: Einpflanzung lebender erwachsener oder embryonaler Gewebe in einige Organe des Körpers. Policlinico 1898. Ref. Zbl. **9**, 309 (1898). — ARNOLD, GEORG: Die Rolle der Chondriosomen in den Zellen des Meerschweinchenpankreas. Arch. Zellforschg **8**, 252 (1912). — ASSMANN: Zur Kenntnis des Pankreas. Virchows Arch. **111**, 269 (1888). — BARDELEBEN: Lehrbuch der systemat. Anatomie 1906. — BARTELS, P.: Über die Lymphgefäße des Pankreas. Arch. f. Anat. **1904**, **1906** u. **1907**. — BENSLEY: (a) Studies on the pancreas of the guinea pig. Amer. J. Anat. **12**, 297 (1911). (b) Structures and relationship of the islets of Langerhans. The Harvey's Lectures, Series X. 1914—1915. — BERNARD, CLAUDE: Mémoire sur le pancréas. C. r. Acad. Sci. **1856**, Suppl. 379. — BICKERT: Über Fermentuntersuchungen im Dienste der Pankreasdiagnostik. Inaug.-Diss. Frankfurt a. M. 1925. — BISCHOFF, E.: Einige Gewichts- und Trockenbestimmungen der Organe des menschlichen Körpers. Z. ration. Med., III. Reihe, **20**, 75 (1863). — BIZZOZERO und VASSALE: Über den Verbrauch der Drüsenzellen der Säugetiere. Med. Zbl. **1885**. — BRAUS: Anatomie des Menschen. 1921—1924. — BOEHM, G.: Beiträge zur vergleichenden Histologie des Pankreas. Diss. Berlin 1904. — BÜNGNER, v.: Zur Anatomie und Pathologie der Gallenorgane und des Pankreas. Wien. med. Presse **1902**, 1784 u. Beitr. klin. Chir. **39**, 131 (1903).

CAJAL, RAMON Y and SALA: Termination de los nervios y tubos glandulares del pancreas. Barcelona 1891. (Zitiert nach OPIE, bzw. LAGUESSE). — CEELEN, W.: Über das Vorkommen von VATER-PACINIschen Körperchen am menschlichen Pankreas. Virchows Arch. **208**, 460—472 (1912). — CHIARI, HANNS: (a) Über Selbstverdauung des menschlichen Pankreas. Z. Heilk. **18** (1896). (b) Über die Beziehungen zwischen der Autodigestion des Pankreas und der Fettgewebsnekrose. Verh. dtsch. path. Ges. **5** (1902). (c) Beitrag zur Lehre von der intravitalen Autodigestion des menschlichen Pankreas. Prag. med. Wschr. **25**, Nr 14 (1900). — CHIEWITZ: Beiträge zur Entwicklungsgeschichte der Speicheldrüsen. Arch. f. Anat. **1885**, 400—436. — CLARK, ELBERT: The number of islands of Langerhans in the human pancreas. Anat. Anz. **43**, 81 (1913).

DALE: The islets of Langerhans of the Pancreas. Philos. Trans. London 1904. — DEBEYRE Les premières ébauches du pancréas chez l'embryo n humain. Bibliogr. Anat. **14**, H. 5, 249 (1909); C. r. Assoc. Anat. 11. Réun. Nancy 1909 u. Biobliogr. Anat. **19**, H. 5, 242 (1910). — DIAMARE, V.: (a) Sul valore anatomico e marfologico delle isole di Langerhans. Anat. Anz. **16**, Nr 19, 481—487 (1899). (b) Cisti epiteliali nel cosidetto pancreas dei Petromizonti. Monit. zool. ital. **12**, Nr 7, 194—195 (1901). — DOGIEL: Zur Frage über die Ausführungsgänge des Pankreas des Menschen. Arch. f. Anat. **1893**, 117.

EBSTEIN, ERICH: Aus der Geschichte der Zuckerkrankheit mit besonderer Berücksichtigung der Bauchspeicheldrüse. Arch. Verdgskrkh. **33**, H. 3 (1924). — ELSE: Ein Beitrag zum Studium der LANGERHANSschen Inseln des Pankreas. Wien. klin. Wschr. **26**, Nr 28, 1157—1159 (1913). — ENGEL, DESIDERIUS: Sind die Karzinoide Progonoblastome. Virchows Arch. **244**, 38 (1923).

FAHR: Diabetes-Studien. Virchows Arch. **215**, 247 (1914). — FISCHER, BERNHARD: Pankreas und Diabetes. Frankf. Z. Path. **17**, 245 (1915). — FISCHER, H.: Über Regeneration und Transplantation des Pankreas von Amphibien. Arch. mikrosk. Anat. **77**, 1 (1911.) — FLINT, JOSEPH MARSHALL: Das Bindegewebe der Speicheldrüsen und des Pankreas und seine Entwicklung in der Glandula submaxillaris. Arch. f. Anat. **1903**, H. 2/4, 61. — FRIEDREICH, N.: Die Krankheiten des Pankreas. Handbuch der speziellen Pathologie und Therapie vom ZIEMSSEN. Bd. 8, II. Hälfte, S. 199. 1875.

GANG und KLEIN: (Pankreasdiagnostik). Med. Klin. **1914**, Nr 16. — GELLÉ, E.: Über die Entwicklung der LANGERHANSschen Inseln bei den Wirbeltieren in normaler, experimenteller und pathologischer Hinsicht. Erg. Anat. **20** II, 1042—1085 (1911). Wiesbaden 1912. — GENTES, B.: Note sur les terminaisons nerveuses des îlots de Langerhans du pancreas. C. r. Soc. Biol. Paris **54**, Nr 6, 202 (1902). — GLASER, MAXIMILIAN: (a) Tyroxinversuche an weißen Mäusen. Z. Anat. **80**, 704 (1926). (b) Über die Veränderung im Pankreas der weißen Maus nach Thyroxininjektionen. Arch. Entw.mechan. **107**, 98 (1926). — GOLGI: (a) Apparato reticolare interno. Arch. ital. de Biol. **30** (1898). (b) Apparato reticolare interno. Verh. anat. Ges. **1900**. (c) Arch. ital. de Biol. **49** (1908). — GONTHIER DE LA ROCHE: Zitiert in Schwalbe Jahresber. Physiol. u. Anat. N. F. **8**, 3 (1902). — GÖPPERT: Die Entwicklung und das spätere Verhalten des Pankreas der Amphibien. Morph. Jb. **17** (1891) u. **20** (1894). — GUTMANN: Beiträge zur Histologie des Pankreas. Virchows Arch. **177**. Suppl., 1 (1904).

HAMBURGER, O.: Zur Entwicklung der Bauchspeicheldrüse. Anat. Anz. **7**, Nr 21/22, 707—711 (1892). — HANSEMANN, v.: (a) Die Beziehungen des Pankreas zum Diabetes. Z. klin. Med. **26**, H. 3, 191—224. Berlin 1894. (b) Über die Struktur und das Wesen der Gefäßinseln des Pankreas. Verh. dtsch. path. Ges. 4. Tagg **1901**, 187—197. Berlin 1902. (c) Pankreasveränderungen bei Diabetes. (Vortr. Med.-Ges. Berlin 27. März 1912.) Berl. klin. Wschr. **1912**, Nr 20, 927—930. — HASSE, C.: Die Ausführungsgänge der menschlichen Bauchspeicheldrüse. Anat. Anz. **29**, Nr 1/2 (1906). — HÉDON: (a) Greffes sous-cutanés du pancréas; ses resultates au point de vue de la théorie du diabétes pancréatique. C. r. Soc. Biol. **1892**, 678. (b) Greffes sous-cutanés du pancréas. C. r. Soc. Biol. **1892**, 307. — HEIBERG, K. A.: (a) Die Inseln in der Bauchspeicheldrüse. Erg. Anat. **19**, H. 2, 948 (1911). (b) Weitere Beiträge zur Kenntnis der Anzahl der LANGERHANSschen Inseln im Pankreas. Anat. Anz. **37**, Nr 21/22 (1910). (c) Die Erkrankungen des Pankreas. Wiesbaden: J. F. Bergmann 1914. — HEIDENHAIN, M.: Über die teilungsfähigen Drüseneinheiten ohne Adenomeren usw. Berlin: Julius Springer 1921. — HEIDENHAIN, R.: (a) Beiträge zur Kenntnis des Pankreas. Arch. f. Physiol. **10** (1875). (b) Physiologie der Absonderungsvorgänge. Handbuch der Physiologie von HERRMANN. Bd. 5. 1880. — HELLY, K.: (a) Beitrag zur Anatomie des Pankreas und seiner Ausführungsgänge. Arch. mikrosk. Anat. **52**, 773 (1898). (b) Die Schließmuskulatur an den Mündungen der Gallen- und Pankreasgänge. Arch. mikrosk. Anat. **54**, 614 (1899). (c) Zur Entwicklungsgeschichte der Pankreasanlagen und Duodenalpapillen des Menschen. Arch. mikrosk. Anat. **56**, 291 (1900). (d) Zur Pankreasentwicklung der Säugetiere. Arch. mikrosk. Anat. **57**, 271 (1901). (e) Studien über LANGERHANSsche Inseln. Arch. mikrosk. Anat. **67**, 124 (1905). — HENDRICKSON: (a) On the musculature the of duodenal portion of the common bile duct and of the sphincter. Anat. Anz. **17**, 197 (1900). (b) A study of the musculature of the entire extrahepatic biliary system including that of the duod. port. of the common bile duct and of the sphincter. Hopkins Hospit. Bull. **1898**. — HENLE, J.: Handbuch der Eingeweidelehre des Menschen. Bd. 2

des Handbuchs der systemat. Anatomie. Braunschweig 1866. — Herxheimer, G.: (a) Über eine eigentümliche Veränderung des Pankreas. Verh. dtsch. path. Ges. 7. Tagg **1904**, 215—217. (b) Über Pankreaszirrhose (bei Diabetes). Virchows Arch. **183**, 228—341 (1906). (c) Zur Pathologie des Pankreas. Verh. dtsch. path. Ges. 13. Tagg **1909**, 276—286. (d) Pankreas. Handbuch der inneren Sekretion von Max Hirsch. Bd. 1, S. 25. 1926. — Hess: Die Ausführungsgänge des Hundepankreas. Pflügers Arch. **118** (1907). — Höfler, M.: Krankheitsnamenbuch. München 1899. — Holdefreund: De pancreatis morbis. Diss. Hal. 1713. — Hoppe-Seyler, G.: Pankreasveränderungen bei Arteriosklerose. Zbl. Path. **34**, 615 (1924) u. Münch. med. Wschr. **1924**, Nr 9. — Hoppe-Seyler, G., K. Heesch und H. Waller: Über die chemische Zusammensetzung des Pankreas bei Krankheiten und ihre Beziehung zum anatomischen und klinischen Bild. Dtsch. Arch. klin. Med. **145**, H. 3/4 (1924). — Hoven, Henri: Contribution à l'étude du fonctionnement des cellules glandulaires. Arch. Zellforschg. **8**, 555 (1912) u. Anat. Anz. **37**, 343 (1910). — Hyrtl, Joseph: Lehrbuch der Anatomie des Menschen. 17. Aufl. Wien 1884.

Ingalls, N. W.: Beschreibung eines menschlichen Embryo von 4,9 mm. Arch. mikrosk. Anat. **70**, 506 (1907).

Jankelowitz, A.: Zur Entwicklungsgeschichte der Bauchspeicheldrüse. Arch. mikrosk. Anat. **46**, H. 4, 702 (1895). — Jarotzky, A. J.: Die Abhängigkeit der Zellstruktur des Pankreas von ihrer Funktion und Ernahrung. Bolnitschnaja Gaz. **1898**, Nr 41. — Joessel, G.: Lehrbuch der topographischen chirurgischen Anatomie. Teil II. Bonn 1899.

Karakascheff, K. J.: Über das Verhalten der Langerhansschen Inseln des Pankreas bei Diabetus mellitus. Dtsch. Arch. klin. Med. **82**, 60—88 (1905). — Katsch: (a) Vom Pankreas. Jber. ärztl. Fortbildg. **16**, H. 3, 1 (1925). (b) Zur Klinik der Pankreaserkrankungen. 4. Tagg Verh. Ges. Verdgskrkh. **1924**, 95. — Katsch und Friedrich: Pankreasspeichelfluß. Klin. Wschr. **1**, Nr 3 (1922). — Keibel und Elze: Normentafeln zur Entwicklungsgeschichte des Menschen. Jena 1908. — Keibel und Mall: Handbuch der Entwicklungsgeschichte des Menschen. Bd. 2. Leipzig 1911. — Keyl: Über Lappenbildung menschlicher Bauchspeicheldrüsen. Z. mikrosk.-anat. Forschg **5**, 185 (1925). — Kirkbride: The islands of Langerhans after ligations of pancreatic ducts. J. of exper. Med. **15**, 101 (1912). — Koch, Karl: (a) Über die Bedeutung der Langerhansschen Inseln im menschlichen Pankreas. Virchows Arch. **211**, 321—331 (1913). (b) Beiträge zur Pathologie der Bauchspeicheldrüse. Virchows Arch. **214**, 180—206 (1913). (c) Ein Adenom aus Inselzellen im Pankreas eines Nichtdiabetikers. Virchows Arch. **216**, 25—34 (1914). — Koelliker-Ebner: Handbuch der Gewebelehre 1902. — Kollmann: Atlas der Embryologie 1907. — Kopsch, Fr.: (a) Binnengerüst, Endopegma in Krause, Enzyklopädie der mikroskopischen Technik. Wien und Berlin: Urban und Schwarzenberg. (b) Das Binnengerüst in den Zellen einiger Organe des Menschen. Z. mikrosk.-anat. Forschg **5**, 221 (1926). — Krause: Handbuch der menschlichen Anatomie. Bd. 2. 1879. — Kühne-Lea: (a) Beobachtungen über die Absonderung des Pankreas. Untersuchungen aus dem physiologischen Institut zu Heidelberg Bd. 2. 1882. (b) Über die Absonderung des Pankreas. Verh. med. naturwiss. Ver. Heidelberg N. F. 1 (1875). — Küster, H.: Zur Entwicklungsgeschichte der Langerhansschen Inseln im Pankreas beim menschlichen Embryo. Arch. mikrosk. Anat. **64**, 158—172 (1904). — Kyrle: Über die Regenerationsvorgänge im tierischen Pankreas. Arch. mikrosk. Anat. **72**, 141 (1908).

Laguesse, E.: (a) Sur l'évolution des îlots endocrines dans le pancréas de l'homme adulte. Arch. d'Anat. microsc. **11**, T. 1, 1—93. Paris, Juni 1909. (b) Importance des îlots endocrines et de leur cycle évolutif. Presse méd. Paris, 18. Juni 1910, 449—453. (c) Preuve expérimentale du balancement dans les îlots endocrines du pancréas. J. Physiol. et Path. gén. **13**, 5—18 (1911). (d) Le pancréas. Partie pemière: La glande exocrine. Rev. gén. Histol. **1** (1905). (e) Recherches sur l'histologie du pancréas chez le mouton. J. Anat. et Physiol. **32** (1896). (f) Le Pancréas. Revue Générale d'Histologie publiée par les soins de J. Renaut et de A. Regaud. Lyon 1906. [Hier wertvolles Literaturverzeichnis seiner früheren Arbeiten.] Vgl. ferner C. r. Soc. Biol. Paris **65**, 139 (1908) u. **67**, 94 (1909) u. **68**, 367 (1910). (g) Sur l'évolution des îlots endocrines dans le pancréas de l'homme adulte. Arch. d'Anat. microse. **11**, H. 1, 1—93. (h) Développement du pancréas chez les poissons osseux. C. r. Soc. Biol. Paris **1**, Nr 41, 341 IX. s. (1889). — Langerhans: Beitrag zur mikroskopischen Anatomie der Bauchspeicheldrüse. Inaug.-Diss. Berlin 1869. — Legouis: Recherches sur les tubes de Weber et sur le pancréas des poissons osseux. Ann. des Sci. natur., V. s. Zoologie, **17** (1873). — Letulle und Nathan-Larrier: Region Vatérienne du duodenum et ampoule de Vater. Bull. Soc. Paris. **78**, 491 (1898). (b) Region Vatérienne du duodenum et ampoule du Vater. Bull. Soc. Paris, V. s. **12** (1898). — Lewaschew: Über eine eigentümliche Verwendung der Pankreaszellen warmblütiger Tiere bei starker Absonderungstätigkeit der Drüse. Arch. mikrosk. Anat. **26** (1885). — Liebig: Pankreasgewicht. Arch. Anat. u. Physiol. **1874**. — Loeschke und Otto: Methoden der morphologischen Untersuchung des Verdauungsapparates und Pankreas usw. Handbuch der biologischen Arbeitsmethoden von Abderhalden. Bd. 8, 1. Teil, S. 661. Verlag Urban und Schwarzenberg. — Löwenfeld

u. JAFFÉ, Beiträge zur Kenntnis der LANGERHANSschen Inseln im Pankreas. Virchows Arch. **216**, 10—25 (1914). — LUSCHKA, H.: Zur Anatomie des menschlichen Bauches. (Anatomie des Menschen Bd. 2.) Tübingen 1863.

MARCHAND: Nachtrag zur Arbeit KARAKASCHEFFs. Dtsch. Arch. klin. Med. 87, 312—314. Leipzig 1906. — MATHIAS: Zur Lehre von den Progonoblastomen. Virchows Arch. **236**, 424 (1922). — MARTINOTTI: Über Hyperplasie und Regeneration der drüsigen Elemente in Beziehung auf ihre Funktionsfähigkeit. Ref. Zbl. Path. 1890, 633. — MIRONESCU, V.: Über die Entwicklung der LANGERHANSschen Inseln bei menschlichen Embryonen. Arch. mikrosk. Anat. **76**, 322—328 (1910). — MOLDENHAUER, J.: Über das Verhalten des Pankreas, insbesondere der LANGERHANSschen Zellinseln nach Gangunterbindungen. Diss. med. vet. Bern 1909. — MOURET, J.: (a) Contribution à l'étude des cellules glandulaires (pancréas). J. Anat. et Physiol. **31** (1895). — (b) De la sclérose, des greffes du pancréas chez le chien. C. r. Soc. Biol. Paris 1895, 201.

NAGEL: Handbuch der Physiologie des Menschen. Bd. 2, S. 571. 1907. — NAUWERCK: Sektionstechnik 1912, S. 228. — NEUBERT: Bau und Entwicklung des menschlichen Pankreas. Wilh. Roux' Arch. **111**, 29 (1927). — NICOLAIDES et MELLISSINOS: Untersuchungen über einige intra- und extranukleare Gebilde im Pankreas der Säugetiere und ihre Beziehungen zu der Sekretion. Arch. f. Physiol. 1881, 317. — NUSSBAUM: Über den Bau und die Tätigkeit der Drüsen. Arch. mikrosk. Anat. **21**, 296 (1882).

ODDI, R.: D'une disposition a sphincter speciale de l'ouverture du canal coledoque. Arch. di Biol. **8** (1887). — OGATA, M.: Die Veränderungen der Pankreaszellen bei der Sekretion. Arch. f. Physiol. **1883**. — OHLMAKER: The relation of the islands of Langerhans to disease of the liver etc. Amer. J. med. Sci., August **1904**. Ref. Zbl. Path. **1905**, 195. — OHNO, RYO: Studien über die Aktivierungsfähigkeit der Lymphozyten in bezug auf die Verdauungskraft des Pankreassaftes. Mitt. med. Fak. **9**. Fukuoka 1924. — OPIE: (a) Anatomy of the pancreas. Hopkins Hosp. Bull. **14**, 229 (1903). (b) Histology of the glands of Langerhans of the pancreas. Hopkins Hosp. Bull. **11**, 203 (1900). (c) Pathological changes affecting the islands of Langerhans of the pancreas. J. Boston Soc. med. Sci. **4** (1900). (d) Diseases of the pancreas. Philadelphia u. London 1910. (e) Of the histology of the islands of Langerhans of the pancreas. Hopkins Hosp. Bull. **1900**. (f) The relations of diabetes mellitus to lesions of the island of Langerhans. J. of exper. Med. **1901**, 527. (g) On the relations of chronic interstitial pancreatitis to the islands of Langerhans. J. exper. Med. **1901**, 397. (h) The anatomy of the pancreas. Hopkins Hospit. Bull. **150** (1903). — OPPEL: (a) Lehrbuch der vergleichenden mikroskopischen Anatomie der Wirbeltiere 1900. (b) Lehrbuch der vergleichenden mikroskopischen Anatomie. III. Mundhöhle, Speicheldrüse und Leber. Jena 1900. — ORTH: Lehrbuch der speziellen pathologischen Anatomie. Bd. 1, S. 899. 1887.

PEARCE, R. M.: The development of the islands of Langerhans in the human embryo. Amer. J. Anat. **2**, 445—455 (1902/03). — PENSA, A.: Osservazione sulla distribuzione dei vasi sanguini e dei nervi nel pancreas. Boll. Soc. med.-chir. Pavia 1904. (b) Internat. Mschr. Anat. u. Physiol. **22**, 90 (1905). — PERNKOPF: Entwicklung des Magendarmkanals. Z. Anat. **1924** u. **1925**. — PFÖRRINGER: Über die Selbstverdauung des Pankreas. Virchows Arch. **158** (1899). — PISCHINGER: Beiträge zur Kenntnis des Pankreas. Diss. München 1895. — PODWYSSOTZKI: Die Gesetze der Regeneration der Drüsenepithelien unter physiologischen und pathologischen Bedingungen. Fortschr. Med. **5**, 433—444. — PRATT: The funktional diagnosis of pancreatic diseases. Amer. J. med. Sci. März **1912**. — PRATT und MURPHY: Pancreatic transplantation in the spleen. J. of exper. Med. **17**, 252 (1913).

RAUBER-KOPSCH: Lehrbuch der Anatomie. 9. Aufl. Bd. 4. Leipzig 1911. — REITMANN: Beitrag zur Pathologie der menschlichen Bauchspeicheldrüsen. 2. Die physiologische De- und Regenerationsvorgänge. Z. Heilk. **26**, 6 (1905). — ROSENBERG: Pankreas und seine Sekret. OPPENHEIMERs Handbuch der Biochemie. Bd. 3, 1. Hälfte, Juni 1910. — RÖSSLE: (a) Bedeutung und Ergebnisse der Kriegspathologie. Jber. ärztl. Fortbildg. München 1919, Jan.-H. (b) Beiträge zur Kenntnis der gesunden und der kranken Bauchspeicheldrüse. Beitr. path. Anat. **69**, 163 (1921). — RUGE: Beitrag zur chirurgischen Anatomie der großen Gallenwege und des Ductus pancreaticus. Arch. klin. Chir. **87**, 47 (1908).

SAPPEY: Traité d'anatomie descriptive. Paris 1873. — SATA: Über das Vorkommen von Fett in der Haut und in einigen Drüsen. Beitr. path. Anat. **27**. — SAUERBECK, E.: (a) Die LANGERHANSschen Inseln des Pankreas und ihre Beziehung zum Diabetes mellitus. Erg. Path. 8 II, 538—697 (1902). (b) LANGERHANSsche Inseln und Diabetes. Verh. dtsch. path. Ges. 7. Tagg **1904**, 217—228. — SAUERBECK: (c) Die LANGERHANSschen Inseln im normalen und kranken Pankreas des Menschen, insbesondere bei Diabetes mellitus. Virchows Arch. **177**, Suppl., 1 (1904). — SCHIRMER: Beitrag zur Geschichte und Anatomie des Pankreas Med. Inaug.-Diss. Basel 1893. — SCHMIDT, M. B.: Über die Beziehungen der LANGERHANSschen Inseln des Pankreas zum Diabetes mellitus. Münch. med. Wschr. **1902**, 51. — SCHMIEDEN und SEBENING: Chirurgie des Pankreas. Arch. klin. Chir. **148**, 350 (1927). — SCHMINCKE, ALEXANDER: Methoden zum Studium der Pathologie des Wachstums und der

Entwicklung. Handbuch der biologischen Arbeitsmethoden von E. ABDERHALDEN. Bd. 8, 1. T., S. 697. Verlag Urban und Schwarzenberg. — SCHULZ: Über den Kieselsäuregehalt der menschlichen Bauchspeicheldrüse mit Bemerkungen über die Gewichtsverhältnisse der Drüse in den verschiedenen Lebensaltern. Biochem. Z. **70**, 465 (1915). — SCHWANN: Pankreasgewicht. Mem. Acad. Bruxelles **16** (1843) u. **17** (1844). — SEYFARTH: Neue Beiträge zur Kenntnis der LANGERHANSSchen Inseln im menschlichen Pankreas und ihrer Beziehung zum Diabetes mellitus. Jena: Gustav Fischer 1920. — SIEBOLD, J. B.: Historia systemat. salivalis etc. Med. Inaug.-Diss. Jena 1797. — SIEGLBAUER, FELIX: Lehrbuch der normalen Anatomie des Menschen 1927. — SKLAWUNOS: Echte diffuse Pankreashyperplasie. Zbl. Path. **32**, 260 (1922). — SOBOTHA, J.: Anatomie der Bauchspeicheldrüse. Handbuch der Anatomie des Menschen. Bd. 6, 3. Abtg., 1. Teil. — SOEMMERRING, S. TH.: Eingeweidelehre usw. S. 156 f. Frankfurt a. M. 1796. — SSOBOLEW, L. W.: Zur normalen und pathologischen Morphologie der inneren Sekretion der Bauchspeicheldrüse. Virchows Arch. **168**, 91 (1902). (b) Zur Innervation der Bauchspeicheldrüse des Menschen. Anat. Anz. **41**, 462. (c) Beiträge zur Pankreaspathologie. Zbl. path. Anat. **23**, 907—910 (1912) u. **24**, 341—343 (1913). (d) Zur normalen und pathologischen Morphologie der inneren Sekretion der Bauchspeicheldrüse. (Die Bedeutung der LANGERHANSSchen Inseln.) Virchows Arch. **168**, 91—128 (1902). — STANGL, EMIL: Zur Histologie des Pankreas. Wien. klin. Wschr. **14**, 964 (1901). — STOERK, OSKAR: Über Pankreasveränderungen bei Lues congenita. Zbl. Path. **16**, 721 (1905). — SUZUKI, SHIGENOBU: Zur Frage der Selbständigkeit der LANGERHANSSchen Inseln. Diss. Würzburg 1914.

TESTUT: Traité d'anatomie. 5. Aufl., Bd. 4. 1905. — THIROLOIX: Greffe pancréatique. C. r. Soc. Biol. Paris **1892**, 966. — TOLDT, C.: Lehrbuch der Gewebelehre mit vorzugsweiser Berücksichtigung des menschlichen Körpers, 3. Aufl., 1888.

UKAI, SATORU: Morphologisch-biologische Pankreasstudien. III. Regenerationsphänomene nach Kauterisation und Verwundung. Mitt. path. Instit. Sendai. **3**, 65 (1926). (b) Morphologisch-biologische Pankreasstudien. IV. Transplantationsversuche bei Kaninchen. Mitt. path. Inst. Sendai. **3**, 89 (1926). (c) Morphologisch-biologische Pankreasstudien. V. Einige kritische Bemerkungen. Mitt. path. Inst. Sendai. **3**, 173 (1926). (d) Morphologisch-biologische Pankreasstudien. I. Über die feinere Struktur des Pankreas bei verschiedenen Tieren. Mitt. path. Inst. Sendai. **3**, 1 (1926). (e) Morphologisch-biologische Pankreasstudien. II. Regenerationsphänomene nach der Unterbindung und Durchschneidung des Ductus pancreaticus. Mitt. path. Inst. Sendai. **3**, 27 (1926).

VIERORDT, HERMANN: Anatomische, physiologische und physikalische Daten und Tabellen zum Gebrauche für Mediziner. Jena 1888.

WEBER, E. H.: Beobachtungen über die Struktur einiger konglomerierter und einfacher Drüsen und ihrer ersten Entwicklung. Arch. Anat. u. Physiol. 1827. — WEICHSELBAUM und KYRLE: Über das Verhalten der LANGERHANSSchen Inseln des menschlichen Pankreas im fetalen und postfetalen Leben. Arch. mikrosk. Anat. **74** (1909). — WEICHSELBAUM-STANGL: (a) Zur Kenntnis der feineren Veränderungen des Pankreas beim Diabetes mellitus. Wien. klin. Wschr. **1901**, 969. (b) Weitere histologische Untersuchungen des Pankreas bei Diabetes mellitus. Wien. klin. Wschr. **1902**, 969. — WESTPHAL, KARL: Muskelfunktion, Nervensystem und Pathologie der Gallenwege. Z. klin. Med. **96**, 23 (1923). — WIDEROE: Über die anatomische Reziprozität der Organe mit innerer Sekretion. Dtsch. med. Wschr. **1910**, Nr 43, 1999. — WOLFF: Die Lehre von der Krebskrankheit. Bd. 2. Jena 1911. — WYSS: Zur Ätiologie des Stauungsikterus. Virchows Arch. **36**, 454 (1866).

ZIMMERMANN: (a) Die Bauchspeicheldrüse. Handbuch der mikroskopischen Anatomie von MOELLENDORFF. Bd. 5, 1. Teil, S. 215. 1927. (b) Beitrag zur Kenntnis einiger Drüsen und Epithelien. Arch. mikrosk. Anat. **52**, H. 3 (1898).

II. Pankreasmißbildungen.

ABDRACHMANOFF: Contribution à l'anat. pathol. du pancreas diabetique. Thèse de Genève **1912**. — ALBRECHT, EUGEN: (a) Ein Fall von Pankreasbildung in einem MECKELSchen Divertikel. Sitzgsber. Ges. Morph. u. Physiol. München **1901**, 52. (b) Über physiologische Funktionen von Tumoren. Sitzgsber. Ges. Morph. u. Physiol. **17**, 78 (1902). (c) Ein Fall von Pankreasbildung in einem MECKELSchen Divertikel. Sitzgsber. Ges. Morph. u. Physiol. **17**, 52 (1902). — ALBRECHT und ARZT: Über die Darmdivertikel mit dystopischem Pankreas. Frankf. Z. Path. **4**, 167 (1910). — ALBURGER: Aberrant pancreas in wall of jejunum. Proc. path. Soc. Philad. **7** (Juni 1904). — ANCELET: Essai analytique sur l'anatomie pathol. du pancréas. Thèse de Paris **1856**. — ANCELOT: Études sur les maladies du pancréas. Paris 1866. — ANDERS: Die Genese der angeborenen Stenosen und Atresien des menschlichen Darmkanals im Lichte der vergleichenden Entwicklungsgeschichte. Erg. Anat. **26**, 343 (1925). — ANSCHÜTZ und KONJETZNY: (a) Die Geschwülste des Magens. Dtsch. Chir., Liefg. 46, 1, 1 (1921). (b) Die Geschwülste des Magens. Stuttgart 1921. —

ASKANAZY: (a) Zur Pathogenese der Magenkrebse und über ihren gelegentlichen Ursprung aus angeborenen epithelialen Keimen der Magenwand. Dtsch. med. Wschr. **1923**, Nr 1/2. (b) Veränderungen der Luftwege (Epithelmetaplasie) bei Influenza. Korresp.bl. Schweiz. Ärzte **1919**, 49.

BALDWIN: (a) The duct. pancr. accessor. in man. Anat. Rec. **1**, 66 (1907). (b) A specimen of annular pancreas. Anat. Rec. **4**, Nr 8, 299 (1910). (c) The ductus pancreaticus accessor. in man. Amer. J. Anat. **6**, Nr 3, 66 (1908). (d) On adult human pancreas, showing an embryological condition. Anat. Rec. **4**, Nr 1, 21 (1910). — BALEN BLANKEN, G. C. VAN: Bijdrage to de kennis der anatomie van pancreas en lymphatenstelsel der Primaten. Amsterdam 1913. — BALÓ, JOSEF: Der Zusammenhang zwischen der Lipomatose des Pankreas und der allgemeinen Fettsucht. Verh. dtsch. path. Ges. 24. Tagg 343. — BALÓ, JOSEF und HARRY BALLON: Cells in the ducts of the pancreas. Arch. of Path. **7**, 27 (1929). — BÉCOURT: Recherches sur le pancréas. Straßburg 1830. — BENEKE, R.: (a) Kongenitale Atresie der großen Gallenwege. Marburg 1907. (b) Über Bauchlunge und Hernia diaphr. spuria. Verh. dtsch. path. Ges. Meran **1905**, 202. — BENJAMIN: Access. Pancreas with intussusception. Ann. Surg. **1918**, Nr 3, 293. — BERBLINGER: Zur Auffassung von der sog. v. HIPPELschen Krankheit der Netzhaut. Graefes Arch. **110**, 395 (1922). — BEUTLER: Über blastomatöses Wuchern von Pankreaskeimen in der Magenwand. Virchows Arch. **232**, 341 (1921). — BIMAR: Sur une disposition anomale du conduit excréteur du pancréas. Gaz. hebd. Montpellier **1887**, 232. — BIZE: Etudes anatomique-cliniques des pancr. access. situé à la extrémité d'un diverticul intestinal. Rev. d'Orthop. **1904**, 149. — BODIMIER: Terminaison du canal pancréatique dans le duodenum à 4 centimetres au dessus du canal choledoque. Bull. Soc. Anat. Paris **1843**, 262. — BORRMANN: Geschwülste des Magens und ihre Beziehungen zu ortsfremdem Pankreasgewebe. Handbuch der pathologischen Anatomie und Histologie. Bd. 4, 1. Teil, S. 819 u. ff. — BRANDT: Zur Frage der Angiomatosis retinae. Graefes Arch. **106**, 127 (1921). — BROMAN und RIETZ: Dtsch. Südpolarexpedition. Bd. 14. 1913. — BUDDE: Akzessorisches Pankreas ist auch verantwortlich für die idiopathische Choledochuszyste. Dtsch. Z. Chir. **157**, H. 5/6 (1926). — BÜNGNER, O. v.: (a) Zur Anatomie und Physiologie der Gallenwege und des Pankreas. Bruns' Beitr. **39**, 131 (1903). (b) Wien. med. Presse **1902**, 1784. — BURGHARD, E.: Pankreaserkrankungen im Säuglingsalter. Klin. Wschr. **4**, H. 48 (1925).

CARBONE: Über Adenomgewebe im Dünndarm. Beitr. path. Anat. **5**, 217 (1889). — CARTELLIERI: Beitrag zur Lehre von den Zwerchfellsmißbildungen. Virchows Arch. **263**, 599 (1927). — CAWARDINE: The surgic. significance of the accessory Pankreas. Ann. Surg. **57**, 653 (1913). — CAWARDINE and SHORT: Nebenpankreas! Ann. Surg., Mai **1913**. — CHARPY: Variétés et anomalies des canaux pancréatiques. J. Anat. et Physiol. **34**, 720 (1898); (zitiert nach KEIBEL-MALL). — CLAESSEN: Krankheiten der Bauchspeicheldrüse. Köln. Dumont-Schauberg 1842. — CLAIRMONT: Zur Anatomie des Ductus Wirsungianus und des Ductus Santorini usw. Dtsch. Z. Chir. **159**, 251 (1920). — CLARA, MAX: Über frei im Bindegewebe liegende LANGERHANSsche Zellhaufen in einem sonst normalen menschlichen Pankreas. Anat. Anz. **55**, 402 (1922). — COHEN: Beitrag zur Histogenese der Myome, des Uterus und des Magens. Virchows Arch. **158** (1898). — CORDUA: Über einen Fall von solitärer Dünndarmzyte bei einem 8jährigen Knaben. Festschrift für ORTH. August Hirschwald 1903. — CORDS, ELISABETH: Ein Fall von ringförmigen Pankreas nebst Bemerkungen über die Genese dieser Anomalie. Anat. Anz. **39**, 33 (1911). — CUNNINGHAM: Pankreaslage. Manual of practical Anatomy 1893.

DEBEYRE: Le bourgeons pancréatiques accessoires tardifs. Thèse de Lille **1904**. Lub.-Ostert. 9. — DELHOUGNE, FRANZ: Über Pankreaskeime im Magen. Arch. klin. Chir. **129**, 116 (1924). — DOGIEL: Zur Frage der Ausführungsgänge des Pankreas. Arch. Anat. u. Physiol. **1893**, 117. — DUPARC: De quelques anomalies de structure de la paroi stomacale, pancréas accessoire aberrant, glandes de Brunner aberrantes. Thèse de Doctorat en méd. Paris 1900. — DUSCHL: Ein Beitrag zu den Pankreasmißbildungen. Fehlen des Pankreaskörpers und -schwanzes. Münch. med. Wschr. **1923**, Nr 46, 1388.

ECKER: Bildungsfehler des Pankreas und des Herzens. Z. ration. Med. **14**, 354. (1862). — ENDRES: Beiträge zur Entwicklungsgeschichte und Anatomie des Darmes, des Darmgekröses und der Bauchspeicheldrüse. Arch. mikrosk. Anat. **40** (1892). — ENGEL: (a) Über Krankheiten des Pankreas und seiner Ausführungsgänge. Medizinisches Jahresbuch k. k. österreichischen Staates. Bd. 32. 1840. (b) Nachtrag zu den Krankheiten des Pankreas und seiner Ausführungsgänge. Medizinisches Jahresbuch des k. k. österreichischen Staates. Bd. 33. 1841. (c) Zur Genese der Darmkarzinoide. Z. angew. Anat. **7**, 385 (1921). — ENGEL, DESIDERIUS: Sind die Karzinoide Progonoblastome? Virchows Arch. **244**, 38 (1923). — ESTES: Pankreasverlagerung bei Wandermilz. Med. News. 29. Juli 1882.

FRAENKEL, STADELMANN und BENDA: Pankreashyperplasie. Dtsch. med. Wschr. **1901**. — FRAENKEL, H.: Zur Pathogenese der Gehirnzysten. Virchows Arch. **230**, 477 (1921). — FRIEDREICH, N.: Die Krankheiten des Pankreas. Handbuch der speziellen Pathologie und Therapie von ZIEMSSEN. Bd. 8, 2. Hälfte, S. 199. 1875. — FRIEDRICH, H.,

H. STIEHLER: Ein Hämangioendotheliom der Medulla oblongata. Dtsch. Z. Nervenheilk. **73**, 158 (1922).
GANDY et GRIFFON: Pancréas surnuméraire. Bull. Soc. Anat. Paris, VI. s. **76**, Nr 7, 451. — GARDINER: Nebenpankreas. J. amer. med. Assoc. **49**, 1598 (1907). — GARFUNKEL: Zum Krankheitsbild des Eunuchoidismus auf Grund pathologisch-anatomischer Untersuchung. Beitr. path. Anat. **72**, 475 (1924). — GEGENBAUR: Ein Fall von Nebenpankreas in der Magenwand. Reicherts u. Du Bois-Reymonds Arch. **1863**, 163. — GEIPEL, PAUL: (a) Weitere Beiträge zum Situs transvers. und zur Lehre von den Transpositionen der großen Gefäße des Herzens. Arch. Kinderheilk. **35**, 111 u. 222 (1902). (b) Ein Beitrag zum Situs transversus. Festschrift zur Feier des 50jährigen Bestehens des Stadtkrankenhauses zu Dresden-Friedrichstadt. 373. Dresden 1899. — GENESICH: Seltene Anomalien des Pankreas. 10. Internat. med. Kongr. Berlin. **2** III, 141 (1890). — GERLACH: Über die Abgrenzung der echten Karzinome des Wurmfortsatzes von den sog. Karzinoiden oder kleinen Appendix-karzinomen. Frankf. Z. Path. **24**, H. 3 (1920). — GHON und ROMAN: Ein Fall von Miß-bildung des Pankreas mit Diabetes mellitus. Prag. med. Wschr. **1913**, Nr 38. — GIBBES: On some points of the micr. structur of the pancreas. Quart. J. microsc. Sci. **24**, 183—185 (1884). — GIARDI, MICHAEL: J. D. Santorini anatomici summi XVII. Tabulae. Parma 1775. — GLANG: Geburtshindernis infolge von beiderseitigen Zystennieren, verbunden mit Pankreaszyste und Situs invers. Med. Inaug.-Diss. Leipzig 1904. — GLASER, MAXIMILIAN: (a) Thyroxinversuche an weißen Mäusen. Z. Anat. **80**, 704 (1926). (b) Über die Verände-rung im Pankreas der weißen Maus nach Thyroxininjektionen. Arch. Entw.mechan. **107**, 98 (1926). — GLINSKY: Zur Kenntnis des Nebenpankreas und verwandter Zustände. Virchows Arch. **104**, 132 (1901) u. Przegl. lek. **1899**, Nr 26. — GOSSET et MASSON: Tumeurs endocrines de l'appendice. Presse méd. **1914**, Nr 25. — GÖSSNITZ, v.: Sechs Fälle von linksseitigem Zwerchfellsdefekt. Jena. Z. Naturwiss. **38** (1904). — GRIEP: Zur Kasuistik und Klinik des akzessorischen Pankreas in der Magenwand. Med. Klin. **1920**, Nr 34, 877. — GROSS, FRITZ: Pankreasatrophien im Säuglings- und Kindesalter. Jb. Kinderheilk. **1926**, 251. — GRUBER, GG. B.: (a) Über einige Akardier. Beitr. path. Anat. **69**, 517. (b) Über das Ringpankreas. Münch. med. Wschr. **1920**, 676. (c) Über kongeni-tale Pylorusstenose bei Erwachsenen. II. Pathologisch-anatomischer Teil. (Nebenpankreas). Dtsch. Z. Chir. **179**, 365 (1923). (d) Mißbildungen des Zwerchfells. SCHWALBE-GRUBER, Morphologie der Mißbildungen. Bd. 3, 3. Teil. 1927. (e) Zur Frage der neuenterischen Öff-nung bei Früchten mit vollkommener Wirbelspaltung. Z. Anat. **80**, 433 (1926). (f) Unge-wöhnliche neurenterische Kommunikation bei Rhachischisis anterior und posterior. Vir-chows Arch. **247**, H. 2 (1923). (g) Lipomatosis des Pankreas von Greisen. Münch. med. Wschr. **1929**, Nr 22. Ber. med. Ges. Göttingen 12. Feb. 1929. — GRUBER, GG. B. und H. EYMER: Beiträge zur Kenntnis der Dizephalie; Festschrift für PAUL ERNST. Beitr. path. Anat. **77** (1927). — GRUBER, WENZEL: Abhandlung eines Falles mit Mesenterium commune usw. Virchows Arch. **47** (1869).
HALFF, JOSEPH: Ein Fall von Situs viscer. inversus des Magens, Duodenums und der Milz bei einem 63jährigen weiblichen Individuum. Münch. med. Wschr. **1904**, Nr 51, 2287. — HAMBURGER: Zur Entwicklung der Bauchspeicheldrüse des Menschen. Anat. Anz. **7**, 707 (1912). — HAMMAR: Ein Fall von Aplasie der Gallenblase und des Pankreas ventrale, sowie von Überentwicklung der primären Gallengangsplatte bei einem 7,2 mm langen Menschen-embryo. Z. mikrosk.-anat. Forschg **5**, 90 (1926). — HARTOCH: Zystenpankreas beim Affen. Zbl. Path. **41**, Nr 2, 49 (1927). — HASEGAWA: Über Karzinoide des Wurmfortsatzes und des Drüsendarmes. Virchows Arch. **244**, 8 (1923). — HASSE: Die Ausführungswege der menschlichen Bauchspeicheldrüse. Anat. Anz. **32**, 417 (1908), zitiert nach LEWIS 1911. — HEDROY, N. v.: Nebenpankreas in der Gallenblasenwand. Bruns' Beitr. **132**, 570. — HEIBERG: Die Krankheiten des Pankreas. Wiesbaden 1914. — HEIBERG, K. A.: Ein Fall von fehlender Cauda pancreatis (bei einem Diabetiker). Zbl. Path. **22**, 676 (1911). — HEINRICH, v.: Ein Beitrag zur Histologie des sog. akzessorischen Pankreas. Virchows Arch.**198**, 392 (1909). — HEINRICIUS: Pankreasverschieblichkeit. Arch. klin. Chir. **54**, 417 (1907). — HELLY: Der akzessorische Ausführungsgang des Pankreas. Verh. physiol. Klub Wien des Zbl. Physiol. **12**, H. 23, 778 (1899). — HELLY (ZUCKERKANDL): Beiträge zur Anatomie des Pankreas und seiner Ausführungsgänge. Arch. mikrosk. Anat. **52**, 773 (1898). — HENLE: Handbuch der Anatomie des Menschen. Bd. 2. Braunschweig 1873. — HENNES, PAULA: Über angeborene Darmverengerungen. Virchows Arch. **270**, 764 (1929). — HENNIG: Ein Fall von Geburtshindernis infolge von beiderseitiger, kongenitaler Zystenniere. Med. Inaug.-Diss. Halle-Wittenberg 1907. — HERXHEIMER, GOTTHOLD: (a) Über Zysten-bildung in den Nieren und den abführenden Harnwegen. Virchows Arch. **185**, 52 (1906). (b) Gewebsmißbildungen. SCHWALBEs Morphologie der Mißbildungen. Anhang, 2. Kap. 1913. (c) Pankreas. Handbuch der inneren Sekretion von MAX HIRSCH. Bd. 1, S. 25. 1926. (d) Über Pankreaszirrhose. Virchows Arch. **183** (1906). — HESS, ALFRED H.: A consideration of the pancreas and ists Ducts in congenital obliteration of the bile ducts. Arch. int. Med. **10**, 37 (1912 Juli). — HEYMANN: Pankreasbeweglichkeit. Dtsch. med.

Wschr. **1922**, 484. — Hickel und Nordmann: Le rôle du système excréteur du pancréas. dans la genèse des îlots de Langerhans. Trav. de l'inst. d'anat. path. de Strasbourg. Ann. Anat. path. méd. chir. **3**, Nr 6 (1926). — Hickmann: Situs viscer. invers. partialis. Trans. path. Soc. Lond. **20**, 88 (1869). — Hironka: Nebenmilz in der Cauda pancreatis. Organ d. Mediz. Gesellsch. Kyoto. Bd. 5, S. 3. 1908. — Hofer: Zur Kenntnis der Hernia diaphr. congenita. Arch. Gynäk. **114**, 610 (1921). — Hyrtl: (a) Ein Pancreas accessorium und ein Pancreas divisum. Sitzgsber. Akad. Wiss. Wien, Math.-naturwiss. Kl. I, **52**, 275 (1865). (b) Ein Pancreas accessorium in der hinteren Wand der Bursa omentalis. Sitzgsber. Akad. Wiss. Wien, Math.-naturwiss. **1866**, 275. — Holzweissig: Ein Pankreasdivertikel im Dünndarm. Beitr. path. Anat. **71**, 702 (1923). — Hülst: Über einen in einem Darmdivertikel gelegenen Pankreaskeim. Zbl. Path. **20**, 12 (1909).

Israel: Pankreasbeweglichkeit, zitiert nach Melchior und Klauber.

Jahn: Die Genese der angeborenen Zwerchfellhernien usw. Z. Anat. **61** (1921).

Kanamori: Nebenpankreas. Tokio med. Wschr. **1898**. — Katsurada: Über Nebenpankreas. Tokyo med. J. **1898**, Nr 1049. — Kaufmann: (a) Nebenpankreas, Milzgewebe im Pankreas. Lehrbuch der speziellen pathologischen Anatomie. 8. Aufl., Bd. 1, S. 797. (b) Zystenpankreas. Lehrbuch der speziellen pathologischen Anatomie, S. 724. Berlin 1901.— Kanshiro Sugawara und Shibata: Fol. anat. jap. **3**, H. 4/5 (1925), (erwähnt nach Smetana). Kawamura: Beitrag zur Frage der Epithelmetaplasie. Virchows Arch. **203** (1911). — Kegel, Georg: Über den Situs inversus totalis. Z. Konstit.lehre **10**, H. 6, 885 (1925). — Keitler: Pankreasbeweglichkeit. Wien. klin. Wschr. **1899**, 764. — Keyl: Über die Beziehungen des Santorinischen Ganges zum Zwölffingerdarm und zum Wirsungschen Gang. Gegenbaurs Morph. Jb. **55**, 345 (1925). — Keyl, Rudolf: Ein Fall von Ringpankreas. Anat. Anz. **58**, 210 (1924). — Kipper: Beitrag zur Kenntnis des „Situs transversus". Med. Inaug.-Diss. Marburg a. L. 1896. — Klob: Pankreasanomalien. Z. Wien. Ärzte **1859**, Nr 46. — Konjetzny: Vgl Anschütz und Konjetzny. — Körte: Die chirurgischen Krankheiten des Pankreas. Dtsch. Chir. Liefg. 45 d. Stuttgart 1898. — Kriss: Zur Kenntnis der Hypoplasie des Pankreas. Virchows Arch. **263**, 591 (1927). — Krönlein, U.: Klinische und topographisch-anatomische Beiträge zur Chirurgie des Pankreas. Bruns' Beitr. 14, H. 3, 663 (1895). — Kuntschick und Salzer: Pankreasläppchen in der Milz junger Katzen. Arch. Entw.mechan. **103**, 430 (1924). — Kurozowa: Mitt. med. Ges. Tokyo **36**, 10 (1923), (zitiert nach Smetana).

Lacher: Zwerchfellbrüche. Dtsch. Arch. klin. Med. **27**, 268. — Lang, F. J.: Über einige Geschwulstbildungen des Pankreas. Virchows Arch. **257**, 235 (1925). — Lauche: Die Heterotopien der ortsgehörigen Epithels im Bereich des Verdauungskanals. Virchows Arch. **252**, S. 39 (1924). — Laupp: Beitrag zur Pathologie des Pankreas. Med. Inaug.-Diss. Göttingen 1896. — Lecco: Zum Cordsschen Fall von Pancreas annulare. Anat. Anz. **39**, 535 (1911). — Lecco, Thomas M.: Zur Morphologie des Pancreas annulare. Sitzgsber. Akad. Wiss. Wien. **119**, 391 (1910). — Ledebur, v.: Über Pankreaszysten. Inaug.-Diss. Jena 1926. — Lerat, P.: Contribution chirurgicale à l'étude du pancréas annulare. Bull. Acad. Méd. belg. **1910**. — Letulle: Pancréas surnuméraire. C. r. Soc. Biol. Paris **52**, Nr 10 233—235 (1900). — Lewis: The bilobated form of the ventral pancreas in mammals. J. Anat. **12**, 389. — Lewis und Thyny: Amer. J. Anat. **7**, 505 (1908). — Leydig: Lehrbuch der Histologie, S. 352. 1857. — Lindau, Arvid (a) Zur Frage der Angiomatosis retinae: und ihrer Hirnkomplikation. Acta ophthalm. (København.) **1927**, 193. (b) Studien über Kleinhirnzysten. Acta. path. scand. (København.) **1926**, Suppl. 1. — Loghem, van: Über Kolloidzysten im Pankreas. Z. Heilk. **26**, 133 (1905). — Lubarsch: (a) Hyperplasie und Geschwülste. Erg. Path. II 4, 330 (1895) u. **6**, 993. (b) Pankreasgewebe in der Milz. Virchows Arch. **254**, 880 (1925).

Magnus-Alsleben: Adenomyome des Pylorus. Virchows Arch. **173**, 137 (1903). — Mathias: Zur Kasuistik seltener Geschwulstbildungen. Berl. klin. Wschr. **1920**, Nr 17, 398. — Mathias, Ernst: (a) Zur Lehre von den Progonoblastomen. Virchows Arch. **236**, 424 (1922). (b) Die Abgrenzung einer neuen Gruppe von Geschwülsten. Berl. klin. Wschr. **1920**, Nr 19, 444. — Mayer, O.: Über Hernia diaphragmatica congenita. Med. Inaug.-Diss. Berlin 1891. — Mayo, Robson: Nebenpankreas. Lancet, 23. Dez. 1905. — Mayo, Robson and Cammidge: The pancreas, its surgery and pathology. Philadelphia and London: W. B. Saunders Comp. 1907. — Melchior und Klauber: Zur Frage der Beweglichkeit des Pankreas. Dtsch. Chir. **186**, 41. — Merkel: Nebenpankreas. Münch. med. Wschr. **1905**. — Meusburger: Ein Fall von Duodenumatresie mit Defekt des mittleren Ösophagus und des untersten Rektums, sowie mehrfachen anderen Mißbildungen. Virchows Arch. **199**, 401 (1910). — Meyenburg, v.: Über die Zystenleber. Beitr. path. Anat. **64**, 477 (1918). — Meyer, R.: (a) Über einen Holoacardius acephalus. Virchows Arch. **192**, 371 (1908). (b) Zur Kenntnis der embryonalen Gewebseinschlüsse und ihrer pathologischen Bedeutung. Z. Geburtsh. **1912**, 221 u. Erg. Path. 9 u. 15. — Morel und Duval: Manuel de l'anatomiste, 1883. Zitiert nach Charpy. — Moyse: Étude historique et critique sur les fonctions et les maladies du pancréas. Thèse de Paris 1852. — Müller: Accessory Pancreas in posterior wall of stomach. Proc. path. Soc. Philad., Juni 1904. — Müller, Fr. W.: Untersuchungen über die Topographie der Rumpfeingeweide. Z. Anat. 67, 1 (1923). — Müller, G.: Access. Pancreas in post. wall of stomach. Proc. path. Soc. Philad. 7 (1904). — Müller, P.: Beitrag zur Histologie und Pathogenese des Ulcus pepticum innerhalb und außerhalb des Magens. Bruns' Beitr. 123, 1 (1921). — Münch, H.: Pankreaskeime im Pylorus. Mitt. Grenzgeb. Med. Chir. 38, H. 4. — Murchison: Diseases of the liver. 1885, S. 422.

Nakamura: Untersuchungen über das Pankreas bei Feten, Neugeborenen, Kindern und im Pubertätsalter. Virchows Arch. 253, 286 (1924). — Nauwerck: Nebenpankreas. Beitr. path. Anat. 12, 29 (1893). — Nauwerck, C.: Ein Nebenpankreas. Beitr. path. Anat. 12, H. 1, 29—32 (1892). — Neumann, E.: Nebenpankreas und Darmdivertikel. Arch. Heilk. 11, 200—201 (1870).

Oberling: Métaplasie pavimenteuse stratifiée des conduits excréteurs du pancréas. Bull. Assoc. franç. Étude Canc., März 1921. — Oberndorfer: Situs viscerum inversus des Magens, der Leber, der Milz, des Duodenums mit Mißbildung des Pankreas und des Duodenums. Sitzgsber. Ges. Morph. u. Physiol. München 1900. — Opie: (a) Diseases of the pancreas, 2. Aufl. Philadelphia u. London: J. B. Lippincott Comp. 1910. (b) The anatomy of the pancreas. Hopkins Hosp. Bull. 150 (1903). — Oppel: Lehrbuch der vergleichenden mikroskopischen Anatomie der Wirbeltiere. 1900. — Oser: Die Erkrankungen des Pankreas. Nothnagels spezielle Pathologie und Therapie. Bd. 18, Teil 2, Wien 1898. — Ott, Emil: Über die ringförmige Umschnürung des Duodenums durch Pankreasgewebe. Inaug.-Diss. München 1909.

Passini: Pankreaserkrankung als Ursache des Nichtgedeihens von Kindern. Dtsch. med. Wschr. 1919, H. 31, 851. — Pernkopf: (a) Der partielle Situs inversus der Eingeweide beim Menschen. Z. Anat. 79, 577 (1926). (b) Kritik der morphogenetischen Analyse eines Falles von angeblicher Inversion des Duodenums. Wien. klin. Wschr. 1926, Nr 26. — Pförringer: Beitrag zum Wachstum des Magenkarzinoms. Bruns' Beitr. 41, 687 (1904). — Priesel: (a) Beiträge zur Pathologie der Bauchspeicheldrüse. Frankf. Z. Path. 26, 453 (1922). (b) Pankreas annulare. Wien. klin. Wschr. 1923, 407. (c) Bildungsanomalien des Pankreas. Wien. klin. Wschr. 1923, 407. — Prior: Akzessorisches Pankreas in Magen und Darm. Med. Inaug.-Diss. Bonn 1917. — Pye-Smith: Cist of the cerebellum. Trans. path. Soc. Lond. 36 (1885).

Quensel: Nebenpankreas, zitiert nach Lubarsch. Erg. Path. 6.

Rahn: Scirrhorum pancreatis diagnosis. Med. Inaug.-Diss. Göttingen 1796. — Reinhardt, Adolf: Zur Kenntnis der Pankreaszysten und Pseudopankreaszysten. Münch. med. Wschr. 1916, Nr 40, 1413. — Reitmann, Karl: Beitrag zur Pathologie der Bauchspeicheldrüse. Z. Heilk. 26, 1 (1905). — Rendeger: Akzessorisches Pankreas. J. amer. med. Assoc. 1903, 40. — Rettig: Über angebliche Nabelschnurbrüche. Med. Inaug.-Diss. Berlin 1894. — Reynier, P. et Masson: Stenose pylorique due à une lobule pancréatique aberrant. Bull. Acad. Méd. 1909, Nr 30. — Risel: (a) Ein Fall von Situs transversus partialis. Med. Inaug.-Diss. Freiburg i. Br. 1904. (b) Über zwei Fälle von partiellen Situs inversus der Bauchorgane. Dtsch. path. Ges. 13. Tagg Leipzig 1909. (c) Die Literatur des partiellen Situs inversus. Zbl. Path. 20, 673 (1909). — Ritter: Zum klinischen Bild und Sitz versprengter Pankreaskeime. Bruns' Beitr. 124, 157 (1927). — Roessle: Die Hypertrophie des Pankreas. Beitr. path. Anat. 69, 172 (1921). — Rolleston: Diseases of the liver. 1905. — Ruge: Beitrag zur chirurgischen Anatomie der großen Gallenwege und des Ductus pancreaticus. Arch. Chir. 87, 47 (1908). — Runge: Wandermilz und Pankreaslage Berl. klin. Wschr. 1895, 16.

Saltykow: (a) Über die Genese der karzinoiden Tumoren usw. Beitr. path. Anat. 54, 559 (1912). (b) Verh. dtsch. path. Ges. 15 (1912). — Salvioli: Contribuz. allo studio degli adenomi. Osservat. Gazetta delle Cliniche di Torino 1876. (Zitiert nach Carbone). — Sandras: Contribution à l'étude de la topographie et de la chirurgie du pancréas. Thèse de Lyon 1897. — Santorini: Anatomici summi XVII tabulae etc. Parma 1775. — Santos: Ringpankreas. Med. Congr. Lisbon 1906 (zitiert nach Mayo Robson und Cammidge). — Sappey: Traité d'anat. descr. 3. Edition 1879. — Schaetz: (a) Beitrag zur Morphologie des Meckelschen Divertikels. Beitr. path. Anat. 74, 115 (1925). (b) Die Magenepithelheterotopien des menschlichen Vorderdarms. Zugleich ein Beitrag zum Vorkommen von Magenschleimhaut in Meckelschen Divertikeln. Virchows Arch. 241, 214 (1923). — Schirmer: Beitrag zur Geschichte und Anatomie des Pankreas. Med. Inaug.-Diss. Basel 1893. — Schmauser: Pankreasdivertikel. Med. Inaug.-Diss. Kiel 1891. — Schmidt, B.: Nabelbruch mit Pankreas als Inhalt. Dtsch. Chir. Liefg. 47. Stuttgart: Ferdinand Enke bezw. Pitha-Billroth Bd. 3, Abtg. 2, S. 31. 1882. — Schmidt, Hans: Ädenom eines akzessorischen Pankreas des oberen Jejunums. Path. Zbl. 30, Nr 19, 499 (1921). — Schmidt, M. B.: (a) Über multiple kleine Darmkarzinome. Vortrag im ärztlichen Verein Marburg. Münch. med. Wschr. 1911, 2250. (b) Diskussion zu Saltykow. Verh. dtsch. path. Ges. 15 (1912). — Schmincke, Alexander: Pathologische Anatomie der Leber, der Gallengänge, der Gallenblase und des Pankreas. Handbuch der allgemeinen Pathologie und der pathologischen Anatomie des Kindesalters. München 1924. — SCHNYDER: Lebergewebe in der Milz einer Frühgeburt. Zbl. Path. **37**, Nr 2 (1926). — SCHOBER: Zur Auffassung der sog. Karzinoide der Appendix als Progonoblastome. Virchows Arch. **232**, 325 (1921). — SCHOLTZ, L.: Beiträge zur Pankreaspathologie. Virchows Arch. **247**, 467 (1924). — SCHUEPPEL: Arch. Heilk. **1870**, 78. — SCHÜRMAN: Infantilismus. Virchows Arch. **263** (1927). — SCHUBACK, ALBR.: Über die Angiomatosis des Zentralnervensystems (LINDAUsche Krankheit). Z. Neur. **110**, 359 (1927). — SCHUSTER, HELENE: Über angeborene Gallengangsatresie. Frankf. Z. Path. **33**, 513 (1926). — SHIBATA: Tokyoer med. Wschr. **1924**, 2368; erwähnt nach SMETANA. — SIMON: Beitrag zur Kenntnis der abgesprengten Pankreaskeime. Med. Inaug.-Diss. Erlangen 1905. — SIMON, RICHARD: Pankreolithiasis mit akzessorischen Pankreas am Pylorus. Med. Inaug.-Diss. Heidelberg 1925. — SKLAWUNOS: Echte diffuse Pankreashyperplasie. Zbl. Path. **32**, 260 (1922). — SMETANA, HANS: Ein Beitrag zur Kenntnis der Mißbildungen des Pankreas. Beitr. path. Anat. **80**, 1 (1928). — SOBOTTA: Anatomie der Bauchspeicheldrüse. Handbuch der Anatomie des Menschen. Bd. 6, 3. Abtg., 1. Teil, S. 23ff. 1914. — STURGIS, M. G.: Nebenpankreas. Zbl. Chir. **1918**, Nr 28. — SUMMA: Ringpankreas. J. Anat. et Physiol. **19**, 292 (1885). — SUSUKIDA: Tokyoer med. Wschr. **1924**, 2396; erwähnt nach SMETANA. — SYMINGTON, J.: Note on a rare abnormality of the pancreas. J. Anat. Physiol. **19** (1884).

TANNENBERG: Über die Pathogenese der Syringomyelie, zugleich ein Beitrag zum Vorkommen von Kapillarhämangiomen im Rückenmark. Z. Neur. **92**, 119 (1924). — TESTUT: (a) Traité d'anatomie humaine. 3. Bd. Paris 1894. (b) 5. Edit. 4, 348 (1905). — TEUSCHER: Über die kongenitale Zystenleber mit Zystennieren und Zystenpankreas. Beitr. path. Anat. **75**, 459 (1926). — THASHER: Ringpankreas. Med. Rec. **1893**. — THELEMANN: Nebenpankreas. Dtsch. Z. Chir. **85** (1906). — THOMSON, J.: Congenital obliteration of the bile ducts. 1892. — THOREL: Histologisches über Nebenpankreas. Virchows Arch. **173**, 281 (1903). — THÜR: Demonstration eines Falles von Pankreas annulare. Ver.igg path. Anat. Wien. 27. Feb. 1928. Wien. klin. Wschr. **1928**. — THYNG: Models of the pancreas of the piz, rabbit, cat and man. Amer. J. Anat. **7** (1908). — TIEKEN:Annular pankreas. Trans. path. Soc. Chicago 4, Okt. 1899 bis Juni 1901. Ref. Zbl. Path. **14**, 287. — TIEDEMANN, FRIEDR.: Über die Verschiedenheiten des Ausführungsganges der Bauchspeicheldrüse bei dem Menschen und den Säugetieren. Dtsch. Arch. Physiol. (Meckels Archiv) 4, 403 (1818). — TRAPPE: Über geschwulstartige Fehlbildungen von Niere, Milz, Haut, Darm. Frankf. Z. Path. **1** (1907).

VERNEUIL: Mémoire sur quelques points de l'anatomie du pancréas. Gaz. Méd. Paris Nr 25/26 u. Bull. Soc. Biol. Paris **3**, 133 (1851). — VIDAL:Quelque cas de chir. pancreatique. 18. Kongr. Chir. Paris **1905**, 745. — VÖLKER: Über die Verlagerung der Mündung des dorsalen Pankreas beim Menschen. Arch. mikrosk. Anat. **62**.

WACKERLE: Zur Frage der Zystenleber. Virchows Arch. **262**, 508 (1926). — WAGNER, E.: Akzessorisches Pankreas in der Magenwand. Arch. Z. Heilk. **3**, 283 (1862). — WEICHSELBAUM: Nebenpankreas in der Wand des Magens und Duodenums. Bericht d. Rudolfstiftung 1883—1885. — WEGELIN: Zur Genese und Einteilung der Pankreaszysten. Verh. dtsch. path. Ges. **18** (1921). — WEIDMANN: Aberrant pancreas in the spleen capsule. Anat. Rec. **7**, 133. — WEISSHAUPT, ELISABETH: Über Adenomyome und Pankreasgewebe im Magen und Dünndarm usw. Virchows Arch. **223**, 24 (1917). — WRIGHT: Pankreasgewebe in einer Fistula umbilicalis. Boston Soc. med. Sci. **5** (1901). — WURM, HANS: Ulcus duodeni mit Pankreasentwicklungsstörung bei einem 7 Wochen alten Säugling. Z. Kinderheilk. **43**, 286 (1927). — WYSS: Zur Ätiologie des Stauungsikterus. Virchows Arch. **36**, 454 (1866). — WYSS, A.: Beitrag zur Kenntnis der zystischen Pankreastumoren. Med. Inaug.-Diss. Basel 1904.

YAMANE: Beiträge zur Kenntnis der Pankreaszysten. Bern 1921.

ZEISSLER, GERHARDT: Studie über Wechselbeziehungen zu den Lebergefäßen und der Eingeweidelage. Z. Anat. **79**, 538 (1926). — ZENKER: Nebenpankreas in der Darmwand. Virchows Arch. **21**, 369 (1861). — ZIMMERMANN: Die Bauchspeicheldrüse. Handbuch der mikroskopischen Anatomie von v. MOELLENDORFF. Bd. 5, 1. Teil, S. 215. 1927. — ZOJA: Rare varietà dei condotti del pancreas. R. Ist. Lombardo di scienze Milano Vol. 16 p. 384. 1883.

III. Kreislaufsstörungen des Pankreas.

AMIDON: A case of haematoma of the pancreas. Boston med. J. **115** (1886). — ANCELET: Etude sur les maladies du pancréas. Paris 1866. — ARMBRUSTER: Über Ätiologie der Pankreashämorrhagien. Diss. Tübingen 1896. — ASCHOFF, L.: Arteriolosclerosis pancreatica. Aussprache mit HERXHEIMER. Verh. dtsch. path. Ges. 15. Tagg **1912**, 211.

BÄHR: Periarteriitis nodosa. Proc. N. J. Path. Soc. Act., Dez. **1919**, 131. — BALÓ: Über eine Häufung von Periarteriitis nodosa-Fällen nebst Beiträgen zur Polyneuritis infolge von P. n. Virchows Arch. **259**, 773 (1926). — BEITZKE: Über einen Fall von Periarteriitis nodosa Berl. klin. Wschr. **1908**, 1381. — BEITZKE und HUBER: Über akuten Pankreastod. Charité-

Ann. **28**, 8. — BENDA: (a) Sektionsstatistik der Pankreaserkrankungen in KÖRTES chirurgische Krankheiten und Verletzungen des Pankreas. Dtsch. Chir. **45** d (1891). (b) Die Gefäße. Aschoffs Lehrbuch der pathologischen Anatomie. 3. Aufl., Bd. 2, S. 71, 81 u. 86. 1913. (c) Über die sog. Periarteriitis nodosa. Berl. klin. Wschr. **1908**, 353. — BLUME: Zur Frage der intravitalen Selbstverdauung des Pankreas. Beitrag zur wissenschaftlichen Medizin, dargeboten den ärztlichen Teilnehmern an der 69. Versammlung deutscher Naturforscher und Ärzte vom herzogl. Braunschweigischen Staatsministerium, herausgegeben von R. Beneke, Braunschweig 1897.

CEELEN: VATER-PACINIsche Körperchen im Pankreas und über eine krankhafte Veränderung derselben. Virchows Arch. **208**, 460 (1912). — CHALLAND und RABOW: Pankreasblutung. Bull. Soc. méd. Suisse romande 1877, 345. — CHIARI, HANNS: (a) Sequestration des Pankreas. Wien. klin. Wschr. **1876**, Nr 13. (b) Beitrag zur Lehre von der intravitalen Autodigestion des menschlichen Pankreas. Prag. med. Wschr. **1900**, Nr 14. — CHRISTELLER, ERWIN: Über die Lokalisation der Periarteriitis nodosa besonders in den Bauchorganen. Arch. Verdgskrkh. **37**, 249 (1926). — COOPER: Lancet 21. Dez. 1839 (Leith, Edler).

DATNOWSKI: Über Periarteriitis nodosa. Wien. klin. Rdsch. **1911**, 469. — DAWYDOWSKIE: Fleckfieber. Erg. Path. **20**, 682 (1924). — DITTRICH: Über einen Fall von genuine Pankreasentzündung nebst Bemerkungen über die anatomische und forens. Bedeutung der Pankreasblutungen. Vjschr. gerichtl. Med. N. F. **52**, 43 (1890). — DRAPER: (a) Pancreatic hemorrhage and sudden death. Trans. Assoc. amer. Physicians **1**, 743. Ref. Zbl. med. Wiss. 1887, 506. (b) Pancreatic haemorrhage and sudden death. Boston med. J. **115**, Nr 17 (1886). (c) Pancreatic hemorrhage and sudden death. Boston med. **1886**, 393. (d) Pankreasblutung, zitiert nach KÖRTE. — DURAND, VIKTOR: De la maladie dite hémorrhagie pancréatique. Thèse de Paris **1896**. Kongr. path. Anat. **1895**, 913.

EICHHORST: Bauchspeicheldrüse in EULENBURGS Realenzyklopädie. 1. Aufl. 1880. — ENGEL, THEODOR: Zur Pathologie der Fettgewebs- und Pankreasnekrose. Med. Inaug.-Diss. Frankfurt a. M. 1922.

FAHR: Über Gefäßveränderungen des Pankreas. Verh. dtsch. path. Ges. 16. Tagg **1913**, 295. — FIEDLER: Über Pankreasblutungen. Münch. med. Wschr. **1904**, Nr 3, 135. — FLEINER: Pankreasfettgewebsnekrose mit Gefäßthrombosen. Berl. klin. Wschr. **1894**, Nr 2. — FRAENKEL, EUGEN: Periarteriitis nodosa. Münch. med. Wschr. **1917**, 1538. — FRANKE: Beitrag zur Kenntnis der abdominalen Fettgewebsnekrose. Med. Inaug.-Diss. Rostock 1903. — FRANZ, ILSE: Kasuistischer Beitrag zur Periarteriitis nodosa. Frankf. Z. Path. **33**, 521 (1926). — FRIEDREICH, N.: Pankreaserkrankungen in ZIEMSSENS Handbuch. Bd. 8, I. Hälfte, S. 144. 1875.

GADE: Apoplexia pancreat. Norsk Mag. Laegevidensk. Christiania **1892**, 903. — GIESELER WALTER: Ein Beitrag zur Kenntnis der Periarteriitis nodosa mit besonderer Berücksichtigung des Nervenbildes. Med. Inaug.-Diss. Hamburg 1919. — GLAHN u. CHOBOT: The histological alterations of the pancreas in chronic congestion. Amer. J. Path. **1**, Nr 4, 373 (1925). — GLAUS: Pankreastuberkulose und Milzvenenthrombose. Berl. klin. Wschr. **1919**, Nr 23. — GLOOR: Kurze neue Beiträge und Bemerkungen zur Periarteriitis nodosa. Zbl. Path. **37**, Nr 8, 337 (1926). — GOHRBANDT, P.: Beitrag zur Pathologie der Periarteriitis nodosa. Virchows Arch. **263**, 246 (1927). — GOLDMANN: Zitiert nach TRUHART. — GROSS, FRITZ: Pankreasatrophie im Säuglingsalter. Jb. Kinderheilk. **1926**, 251. — GRUBER, GG. B.: (a) Zur Lehre über das pept. Duodenalgeschwür (Fall 38). Mitt. Grenzgeb. Med. u. Chir. **25**, 482 (1913). (b) Über die Pathologie der Periarteriitis nodosa. Zbl. Herzkrkh. **9**, H. 5/9 (1917). (c) Kasuistik und Kritik der Periarteriitis nodosa. Zbl. Herzkrkh. **18**, H. 8—14 (1926). (d) Periarteriitis nodosa. Wien. klin. Wschr. **1928**, Nr 31 (Vereinsbericht). — GULDNER: Zwei neue Beobachtungen von Periarteriitis nodosa beim Menschen und beim Hausrind. Virchows Arch. **219**, 366 (1915). — GULEKE, NIKOLAUS: Die akuten und chronischen Erkrankungen des Pankreas mit besonderer Berücksichtigung der entzündlichen Veränderungen. Erg. Chir. **4**, 408 (1912).

HABERDA: Der plötzliche natürliche Tod und seine Ursachen. Wien. klin. Wschr. **1924**, Nr 17. — HALASZ, v.: Über Veränderungen des Pankreas bei Zuckerkranken usw. Wien. klin. Wschr. Nr 42 (1909) u. Orv. Hetil. (ung.) Ref. Dtsch. med. Wschr. **1908**, 1114. — HALLER und KLOB: Ein Fall von Entzündung des Pankreas. Z. Ges. Ärzte Wien **1859**, Nr 37. HARBITZ: (a) Unknown forms of Arteriitis, with spezial reference to relation to syphilitic. arteritis and periarteritis nodosa. Amer. J. med. Sci. **165**, Nr 2 (1922, Febr.). (b) Periarteriitis nodosa. Kasuistik meddelelse. Kristiania 1917 u. Norsk. Mag. Laegevidensk. **78** (1917). — HARRIS: (a) Haemorrhage into the pancreas. Boston med. J. **1881**, Nr 25, 593. (b) Pankreasblutung; zitiert nach KÖRTE. — HART: Die Mesoperiarteriitis (Periarteriitis nodosa). Berl. klin. Wschr. **1908**, 1305. — HOWKINS: Case of pancreat. haemorrhage and fatnecrosis. Lancet 1893; S. 358. — HEDRÉN: Bauchverletzungen bei Neugeborenen, (zitiert nach REUSS). Ref. J. amer. med. Assoc. **70** (1888). — HELLER: Zitiert nach TRUHART. HERXHEIMER, GOTTHOLD: (a) Über Arteriolosklerose der Nieren. Virchows Arch. **251**, 709 (1924). (b) Niere und Hypertonie (Arteriolosklerose der Pankreasgefäße). Verh.

dtsch. path. Ges. 15. Tagg Straßburg 1912, 211. (c) Über Pankreaszirrhose. Virchows Arch. 183, 228 (1906). — HILTY: Ein Fall von akuter hämorrhagischer Pankreatitis. Schweiz. Korresp.bl. 7, Nr 22. 666 (1877). — HLAVA: (a) Pankreasnekrose. Arch. bohèm. 4, 139 (1890). (b) Bull. internat. Acad. Sci. Bohème 1898. (c) Zbl. Path. 1897, 793. — HOFFMANN: Lehrbuch der gerichtlichen Medizin 1891, S. 358. — HOMANS: Haemorrhage into the Pancreas. Boston med. J. 25, 592 (1881). — HOPPE-SEYLER: (a) Über chronische Veränderungen des Pankreas bei Arteriosklerose und ihre Beziehungen zum Diabetes mellitus. Dtsch. Arch. klin. Med. 81, 119 (1904). (b) Pankreasveränderungen bei Arteriosklerose. Path. Zbl. 34, 615 (1924). — HUDSON, RUYS: Lancet 1950 (zitiert bei DURAND).

IPSEN, CARL: (a) Über Pankreasblutung in ihrer Beziehung zum Tode Neugeborener. Verh. 3. Tagg dtsch. Ges. gerichtl. Med. gelegentl. 79. Verslg dtsch. Naturforsch. Dresden 1907. (b) Pankreasblutungen. Verh. 71. Verslg dtsch. Naturforsch. München 1899 II, 552.

JAUN: Ind. Ann. med. Sci. 3 (1855) (bei LEITH). — JORES: Wesen und Entwicklung der Arteriosklerose. Wiesbaden 1903. — JUNG: Beiträge zur Pathogenese der akuten Pankreatitis im Anschluß an einen Fall dieser Erkrankung. Med. Inaug.-Diss. Göttingen 1895.

KASAHARA, M.: Über das Bindegewebe des Pankreas bei verschiedenen Krankheiten. Virchows Arch. 143, 111 (1896). — KASPAR, FRITZ: Beitrag zur Kenntnis des Verschlusses im Pfortaderstamm usw. Dtsch. Z. Chir. 15, 1 (1920). — KAUFMANN, E.: Lehrbuch der speziellen pathologischen Anatomie, 7. Aufl. 1922 I, 798. — KEEGEN, J. JAY: Primary vascular nephritis or renal periarteritis nodosa? Arch. int. Med. 36, 189 (1925). — KIRSTE: Pancreatitis haemorrhagica. Nürnberg. med. Ges. 18. Dez. 1902 (erwähnt nach LATTES). — KLEBS: Handbuch der pathologischen Anatomie. 1. Bd., 2. Abtg. 1876. — KLOB: Zur pathologischen Anatomie des Pankreas. Österr. Z. prakt. Heilk. 1860, Nr 33. — KLOTZ, OSKAR: Periarteriitis nodosa. J. med. Res. 37, Nr 164, 1—49 (1917). — KNAPE: Untersuchungen über die Pankreashämorrhagie usw. Virchows Arch. 207, 277 (1912). — KOLLMANN: Über Hämorrhagie des Pankreas. Verh. physik.-med. Ges. Würzburg; Ärztl. Intell.bl. 1880, 421. — KÖRTE: Die chirurgischen Krankheiten und die Verletzungen des Pankreas. Dtsch. Chir. Liefg. 45 d. Stuttgart 1898. — KÖTSCHAU: Zitiert nach GULEKE. — KRATTER: (a) Über Pankreasblutungen und ihre Beziehungen zum plötzlichen Tod. Vjschr. gerichtl. Med., 23, 13 (1902). (b) Pankreasblutungen. Verh. Naturforsch.verslg München. Leipzig 1899 II, 550. (c) Lehrbuch der gerichtlichen Medizin. 2. Aufl., 1. Teil, S. 362. — KROETZ: Zur Klinik der Periarteriitis nodosa. Dtsch. Arch. klin. Med. 135, 311 (1921). — KÜNNE: Über Mesoperiarteriitis. Frankf. Z. Path. 5, 107 (1910). — KUSE: Einige Fälle von Fettgewebsnekrose. Med. Inaug.-Diss. Kiel 1899. — KUSSMAUL und R. MAIER: Über eine bisher nicht beschriebene eigentümliche Arterienerkrankung (Periarteriitis nodosa, die mit Morbus Brightii und rapid fortschreitender allgemeiner Muskellähmung einhergeht. Dtsch. Arch. klin. med. 1, 484 (1866).

LA FLEUR: Multiple capillary haemorrhage and fatty degeneration of the pancreas. Med. News Philad. 1 u. 3, 80 (1888). — LAMB, ALB. R.: Periarteriitis nodosa. Arch. int. Med. 14, 481 (1914). — LANDO: Über Veränderungen des Pankreas bei Leberzirrhose. Z. Heilk. 27, H. 1 (1906). — LAUPP: Beiträge zur Pathologie des Pankreas. Inaug.-Diss. Göttingen 1896. — LAUX: Zur Klinik der Periarteriitis nodosa. Mitt. Grenzgeb. Med. u. Chir. 38, 537 (1925). — LE GROS CLARK: Zitiert nach TRUHART. — LEITH-ANNANDALE: Zitiert nach TRUHART. — LEMOINE et LANOIS: Arch. Méd. expér. 3, Nr 1 (zitiert nach KASAHARA). — LÉPINE: Pankreasembolie. Lyon méd. 30 X, 302 (1892). — LESSER: Zitiert nach TRUHART. — LEWIT, WOLF: Über Pankreasnekrose durch experimentelle Ischämie. Med. Inaug.-Diss. Königsberg 1906. — LINHARDT, ST. v.: Beitrag zur Kenntnis der akuten Pankreasnekrose. Frankf. Z. Path. 33, 14 (1925). — LISSAUER: Pathologische Veränderungen des Pankreas bei chronischem Alkoholismus. Dtsch. med. Wschr. 1912, 1972. — LOEWENBERG, WALTER: Beitrag zur Klinik der Periarteriitis nodosa. Med. Klin. 1923, 217 (vgl. CHRISTELLER). — LONGCOPE, WARFIELD: Periarteriitis nodosa. Bull. Ayer clin. Labor. Pennsylvania Hosp. 5. Dez. 1908, 1 (gut illustriert). — LUBARSCH: Über Pigmentablagerungen in der Bauchspeicheldrüse. Virchows Arch. 254, 532 (1925).

MADER: Gangrän des Pankreas und Thrombose der Vena lienalis. Bericht der Krankenanstalt Rudolfstiftg. in Wien 1884. Erschienen 1885, 371 u. 435. — MANGES und BAEHR: Periarteriitis nodosa. Amer. J. med. Sci. 152, Nr 2, 162 (1921 Aug.). — MARCHAND: Störungen der Blutverteilung. Handbuch der allgemeinen Pathologie von MARCHAND und KREHL. Bd. 1, S. 306. — MAYER, ARTHUR: (a) Experimentelle und klinische Untersuchungen über aszendierende und metastatische Infektion der Bauchspeicheldrüse. Z. exper. Path. 20, H. 2 (1920). (b) Veränderungen der Bauchspeicheldrüse bei WEILscher Krankheit. Dtsch. med. Wschr. 44 (1918). — MERTENS, EMIL: Über Periarteriitis nodosa mit Massenblutungen im Nierenlager. Klin. Wschr. 1922, Nr 37, 1841. — MOLLIÈRE: Pankreasblutung, v. EICHHORST: Eulenburgs Realenzyklopädie. Bd. 2, S. 435. — MOSES: Über Periarteriitis nodosa mit Bekanntgabe eines Falles. Inaug.-Diss. München 1920. — MÜLLER, ERNST:

Zur Statistik der Aneurysmen. Med. Inaug.-Diss. Jena 1902. — MÜLLER, HEINRICH: Zitiert von GG. B. GRUBER.

NAKAMURA: Untersuchungen über das Pankreas bei Feten, Neugeborenen, Kindern im Pubertätsalter. Virchows Arch. 253, S. 286 (1924). — NATUS, MAXIMILIAN: (a) Versuch einer Theorie der chronischen Entzündung auf Grund von Beobachtungen am Pankreas des lebenden Kaninchen usw. Virchows Arch. 202, 417 (1910). (b) Beiträge zur Lehre von der Stase nach Versuchen am Pankreas des lebenden Kaninchens. Virchows Arch. 199, 1 (1910). — NIMIER: Haemorrhagies du pancréas. Rev. Méd. 10. Mai 1894, 353. — NOBILING: Pankreasblutungen. Verh. Ges. dtsch. Naturforsch. 71. Verslg München 1899 II, 552. — NORMAN MOORE: Pathol. Observ. on the Pancreas. St. Barth. Hosp. Rep. 18, 207; (zitiert nach SENN).

OPPOLZER: Pankreasblutung. Medizin Neuigkeiten. 1859, S. 105. — ORTH: Pankreasembolie. Lehrbuch der speziellen pathologischen Anatomie. 1887. — OSER: Die Erkrankungen des Pankreas. Nothnagels spezielle Pathologie und Therapie. Bd. 18, II. Teil. Wien 1898. — OTANI, SADAO: Zur Frage nach dem Wesen der sog. Periarteriitis nodosa. Frankf. Z. Path. 30, 208 (1924). — OTIS: Med. and surg. history of the war of the rebellion. (Amerikan. Bürgerkrieg.) Bd. 2, Teil II, S. 158 ff.

PACCHIONI: Das Pankreas bei Infektionskrankheiten der Kinder. Wien. klin. Wschr. 1901, Nr 6. — PALTAUF: Gallenwege und Pankreas. Erg. Path. 3 I, 337 (1896). — PANUM: Experimentelle Beiträge zur Lehre von der Embolie. Virchows Arch. 25 (1862). — PAUL, FRITZ: (a) Über einen Fall von Aneurysmen der Bauchaorta auf kongenital syphilitischer Grundlage. Virchows Arch. 240, 59 (1922). (b) Haemorrhagie aigne du pancréas. Boston med. J. 4 I, 8 (1894). — PAYR: Pankreaszyste, seltene Topographie, Operation und Heilung. Wien. klin. Wschr. 1898, 629. — PEPPER: Verblutung bei Pankreastuberkulose. Med. News 16. Dez. 1882. — POGGENPOHL: Leberzirrhose und Pankreasveränderungen. Virchows Arch. 196, 466 (1909). — PRZEWOSKI: Über ödematöse Schwellung PACINIscher Körperchen. Virchows Arch. 65, 363.

RASUMOVSKY: Apoplexia pancreatis. Arch. klin. Chir. 59, 568 (1899). — ROCHE: De hémorrhagie du pancreas. Gaz. Hôp. 1898, Nr 86, 797. — ROSENBACH: Zur Pankreaschirurgie. Arch. klin. Chir. 89, 2 (1909). — REHM: Aus der gerichtsärztlichen Praxis. Tod durch Erwürgen, gleichzeitiger Stoß in die linke Oberbauchgegend; dadurch Bluterguß in das Pankreas. Friedreichs Blätter gerichtl. Med. 1883, 34 Tagg, 325—332. — REUBOLD: (a) Über Pankreasblutungen vom gerichtsärztlichen Standpunkt. Leipzig: Wilh. Engelmann 1887. (b) Pankreasblutungen. Festschrift f. A. KÖLLICKER. Leipzig 1887. — REUBOLD und DITTRICH: Zitiert nach KÖRTE. — REUSS: Pathologie des Neugeborenen. Halban-Seitz, Biologie des Weibes. Bd. 8, 2. Teil, S. 742. 1927. — RICKER, G.: (a) Zusatz über die Folgen der Unterbindung des Ausführungsganges der Bauchspeicheldrüse und anderer Drüsen. Virchows Arch. 207, 321 (1912). (b) Über die hämorrhagische Infarzierung des Nierenlagers und anderer kapillärer Diapedesisblutungen großen Umfangs an und in Organen der Bauchhöhle. Beitr. path. Anat. 50 (1911). — ROSSBACH: Zur Kasuistik der Pankreashämorrhagie. Med. Inaug.-Diss. Erlangen 1900. — RÖSSLE: Anämisch blande Pankreasinfarkte. Beitr. allg. Path. 69, 181 (1921).

SACKI, FRITZ: Zur Klinik der Periarteriitis nodosa. Med. Klin. 1924, Nr 2, 44/45. — SCHMIDT und TEICHMANN: Ein Fall von sog. Pankreasapoplexie bei kryptogenetischer Sepsis. Virchows Arch. 234 (1921). — SCHMINCKE: (a) Handbuch der allgemeinen Pathologie und der pathologischen Anatomie des Kindesalters von BRÜNING und SCHWALBE. Bd. 2, 3. Abtg, S. 1281. 1924. (b) Über Neuritis bei Periarteriitis nodosa. Verh. dtsch. path. Ges. 18, 287 (1921). — SCHMORL: Diskussion zu BENDAs Vortrag über Aneurysma und Syphilis. Verh. dtsch. path. Ges. 6. Tagg 1903, 203 u. 204. — SCHULTZE, W.: Über 2 Aneurysmen von Baucheingeweidearterien, zugleich ein Beitrag zur Ätiologie der Pankreasblutungen. Beitr. path. Anat. 38, 374 (1905). — SEITZ: Blutung, Entzündung und brandiges Absterben der Bauchspeicheldrüse. Z. klin. Med. 1892, 1. — SENN, NIKOLAUS: Die Chirurgie des Pankreas, gestützt auf Versuche und klinische Beobachtungen. Sammlg klin. Vortr. 1888, Nr 313 u. 314. — SEYFARTH: Pankreasblutung bei Malaria. Handbuch der pathologischen Anatomie und Histologie von HENKE-LUBARSCH. Bd. 1, S. 224. 1926. — SIMMONDS: Über Lithiasis pancreatica. Fortschr. Röntgenstr. 30 (1923). — SIMPSON: Edinburgh med. J. 1897 II, 245. — SPIESS: Pankreasblutung. Frankf. med. Ver. Jber. 1866. S. J. 134, 270. — STERN, MAX: Über einen besonders akut verlaufenen Fall von Arteriolonekrose der Nieren mit dem makroskopischen Bild der „großen, bunten Niere". Virchows Arch. 251, 718 (1924). — STEWARD: Sudden death from pancreatic hemorrhage. Brit. med. J. 1909, 1491. — STOJANOWITS: De l'apoplexie pancréatique. Thèse de Paris 71, Nr 86 (1893). — STÖRCK: Annus medicus 1836, S. 244 (LEITH-EDLER).

TRAVERS: Lancet 23. Juni 1827 (LEITH-EDLER). — TRUHART: Ätiologie und Pathogenese der Pankreashämorrhagien. Wien. med. Wschr. 1906, Nr 43. — TSCHAMER, FRITZ: Ein weiterer Beitrag zur Kenntnis der Periarteriitis nodosa. Frankf. Z. Path. 23, 344 (1921).

Versé: (a) Über Periarteriitis nodosa. Münch. med. Wschr. **38**, 1809 (1905).
(b) Periarteriitis nodosa und Arteriitis syphilitica cerebralis. Beitr. path. Anat. **40**, 407
(1907). — Virchow, Rudolf: (a) Therapie der Pankreaszysten. Berl. klin. Wschr. 1887,
Nr 9. (b) Pankreasblutungen. Berl. klin. Wschr. **1887**, Nr 3.
Wagstaff: Zitiert nach Truhart. — Walter, Herman: Beiträge zur Histopatho-
genese der Periarteriitis nodosa. Frankf. Z. Path. **25**, 306 (1921). — Weichselbaum: Über
chronische Pankreatitis bei chronischem Alkoholismus. Wien. klin. Wschr. **1912**, Nr 1. —
Whitney: Haemorrhage into the pancreas. Boston med. J. 1881. — Wilks und Moxon:
Pathological Anatomy. III. Edit., S. 491 (bei Leith). — Wohlwill: Periarteriitis nodosa.
Münch. med. Wschr. **1917**, 1649 u. Berl. klin. Wschr. **1918**, 94. — Wolff: Pankreasblu-
tungen. Verh. 71. Verslg dtsch. Naturforsch. München **1899** II, 550. — Wurm, Hans:
Zur Genese pylephlebitischer Prozesse. Dtsch. Arch. klin. Med. **155**, H. 1/2 (1927).
Zahn: Über drei Fälle von Blutungen in die Bursa omentalis und ihre Umgebung.
Virchows Arch. **124**, 238 ff. (1891). — Zenker: (a) Über tödliche Pankreasblutung. Dtsch.
Z. prakt. Med. **1874**, Nr 41. (b) Hämorrhagien des Pankreas als Ursache plötzlichen Todes.
Tagebl. 47. Verslg dtsch. Naturforsch. Breslau 18.—24. Sept. **1874**, 211. — Zöpffel: Das
akute Pankreasödem eine Vorstufe der akuten Pankreasnekrose. Arch. klin. Chir. **175**, 301.

IV. Pankreasentartungen.

Allen: (a) Pankreasdiabetes. J. med. Soc. **159**. 160 (1920). (b) Investig. and scient.
phases of the diab. question. Boston med. J. **174**, 319 (1916) u. N. Y. med. J. **103**, 314
(1919). (c) Stud. concern. glycosur and diab. Cambridge Harvard Univ. press. 1913. —
d'Amato: Il pancr. nella cirrosi volg. del fegato. Riforma med. **1903**.
Baló: (a) Über Nekrose des Hypophysenvorderlappens und ihre Folgen. Beitr. pathol.
Anat. **72**, 599 (1924). — (b) Der Zusammenhang zwischen der Lipomatose des Pankreas
und der allgemeinen Fettsucht. Verh. dtsch. path. Ges. 24. Tagg **1929**, 343. — Baló,
Josef und Harry C. Ballon: Metaplasia of basal cells in the ducts of the pancreas: its
consequences. Arch. of Path. 7, No 1, 27. — Balser, W.: Über Fettnekrose, eine zuweilen tödliche Krankheit des Menschen. Virchows Arch. **90**, 520 (1882). — Benda: Eine
makro- und mikrochemische Reaktion der Fettgewebsnekrose. Virchows Arch. **161**, H. 1.
Bosch, Chr.: Ein Fall von Magen und Darmphlegmone bei Pigmentzirrhose von Leber
und Pankreas. Med. Inaug.-Diss. Tübingen 1924. — Buss: Ein Fall von Diabetes mellitus
mit Leberzirrhose, Pankreasatrophie und allgemeiner Hämochromatose. Med. Inaug.-Diss.
Göttingen 1894. — Butterfield: The pancreas in amyloid disease. The Physician and
surgeon 1905.
Cecil: A study of the pathol. anat. of the pancr. in ninety cases of diab. mell. J. of
exper. Med. **11**, 266 (1909). — Chiari, Hans: Beitrag zur Lehre von der intravitalen Autodigestion des menschlichen Pankreas. Prag. med. Wschr. **1900**, Nr 147, 14. — Chiari,
Hanns: (a) Über Selbstverdauung des menschlichen Pankreas. 67. Verslg dtsch. Naturforsch. Lübeck **1895** II. Z. Heilk. **17**, 69 (1896). (b) Über zwei neue Fälle von Sequestration des Pankreas. Wien. med. Wschr. 1880, 139. (c) Über einen Fall von Sequestration des Pankreas
nach Perforation des Magens. Wien. med. Wschr. **1876**, Nr 292. (d) Über die sog. Fettnekrose. Prag. med. Wschr. **1883**, Nr 30, 284. (e) Necrosis of the pancreas (Lectures on
the Herter Foundation). Hopkins Hosp. Bull. **22**, Nr 239 (1911, Feb.). (f) Über die Beziehungen zwischen der Autodigestion des Pankreas und der Fettgewebsnekrose. Verh.
dtsch. path. Ges. Breslau 5, 107. — Curtis et Gellé: (a) L'histogénése de la sclérose amorphe
dissoc. du panc. C. r. Soc. Biol. **57**, 943 (1905). (b) De la sclérose amorphe dissoc. et de la
frequence des formes de transit des îlots de L. dans certaines lésions du pancr. diab. C. r.
Soc. Biol. **57**, 942 (1905) u. Soc. méd. du Nord **1905**.
Dieckhoff: Beiträge zur pathologischen Anatomie des Pankreas. Med. Inaug.-Diss.
Rostock 1894.
Ebstein, Erich: Aus der Geschichte der Zuckerkrankheit. Arch. Verdgskrkh. **33**,
H. 3/4 (1923). — Eichhorst: Bauchspeicheldrüse in Eulenburgs Realenzyklopädie. —
Fahr: Diabetesstudien. Virchows Arch. **215**, 247 (1914) u. **223**, 193 (1917). — Fischer,
B.: Pankreas und Diabetes. Frankf. Z. Path. **17**, H. 1—3 (1915). — Fraenkel, Eugen:
Zur Fettgewebsnekrose. Münch. med. Wschr. **1904**, Nr 33. — Frerichs: (a) Über den
Diabetes. Berlin: August Hirschwald 1884. (b) Klinik der Leberkrankheiten. Bd. 1,
S. 153. 1858. — Friedreich: (a) Einige Fälle von ausgedehnter amyloider Erkrankung.
Virchows Arch. **11**, 389 (1857). (b) Krankheiten des Pankreas in Ziemssens Handbuch
der speziellen Pathologie und Therapie 1875. Bd. 8, Teil 3, S. 199 f.
Gellé: (a) Contr. à l'étude des lésions du pancr. dans le diab. Thèse de Lille **1905**.
(b) Le pancr. dans le diab. gras. Echo méd. du Nord **1906**, 111. (c) Les pancreatites chron.
diabétogènes et nondiabétogènes. I. Le pancr. dans le diab. pancréat. Bull. Soc. Anat.
1910. II. Le pancr. dans les pancréatites chron. non-diabétogènes etc. Bull. Soc. Anat.
1911. — Glaevecke: Über die Ausscheidung und Verteilung des Eisens im tierischem

Organismus nach Injektion von Eisensalzen. Med. Inaug.-Diss. Kiel 1883. — GLASER, MAXIMILIAN: Über die Veränderungen im Pankreas der weißen Maus nach Thyroxininjektionen. Arch. Entw.mechan. 107, 98 (1926). — GRUBER, GEORG B.: Lipomatosis des Pankreas von Greisen. Götting. med .Ges. 21. Feb. 1929. Münch. med. Wschr. 1929, Nr 23. — GUTMANN: (a) Beitrag zur Histologie des Pankreas. Virchows Arch. 177, Suppl. 128 (1904). (b) Beitrag zur Pathologie des Pankreas bei Diabetes. Virchows Arch. 172, 493 (1903).

HALASZ, V.: Beitrag zur Kenntnis der histologischen Veränderungen des Pankreas bei Pankreasdiabtes. Orv. Hetil. (ung.) 1903. Ref. Zbl. Path. 1, 28 (1904). — HANDFIELD, JONES: Observ. respecting degeneration of the pancreas. Trans. med.-chir. 38, 195 (1855). — HANOT et CHAUFFARD: Bronzediabetes. Rev. Méd. 1882, 385. — HANSEMANN, V.: Pankreasveränderungen bei Diabetes. Berl. klin. Wschr. 1912, 927. — HANSEMANN, D. V.: Die Beziehungen des Pankreas zum Diabetes. Z. klin. Med. 26, H. 3/4, 191 (1894). — HEIBERG: Die Krankheiten des Pankreas. Wiesbaden 1914. — HEINE: Über ein eigenartiges Krankheitsbild diffuser Sklerose der Haut und der inneren Organe. Virchows Arch. 262, 351 (1926). — HENNINGS: Zur Statistik und Ätiologie der amyloiden Erkrankung (zitiert nach OSER). — HERZOG: (a) Pathologisch-anatomische Beiträge zur Kenntnis der Pilzvergiftungen. Frankf. Z. Path. 21, 301 (1918). (b) In der Diskussion zu GRÄFF, „Knollenblätterschwammextraktvergiftung beim Tier. Verh. dtsch. path. Ges. 22. Tagg 1927, 287. (c) Zur Histologie und Pathologie des Pankreas beim Diabetes mellitus. Virchows Arch. 168, 83 (1902). — HERXHEIMER, G.: (a) Über Pankreaszirrhose bei Diabetes. Virchows Arch. 183, 228 (1906). (b) Zur Pathologie des Pankreas. Verh. dtsch. path. Ges. 13, 276 (1909). (c) Weitere Untersuchungen am Pankreas von Diabetikern. Verh. dtsch. path. Ges. 9, 263 (1905). (d) Über eine eigentümliche Veränderung des Pankreas. Verh. dtsch. path. G s. 7, 215 (1904). — HOPPESEYLER: (a) Über chronische Veränderungen des Pankreas bei Arteriosklerose und ihre Beziehung zum Diabetes mellitus. Dtsch. Arch. klin. Med. 81, 119 (1904). (b) Beitrag zur Kenntnis der Beziehungen der Erkrankungen des Pankreas und seiner Gefäße zum Diabetes mellitus. Dtsch. Arch. klin. Med. 52, 171 (1893). (c) Über anatomische und chemische Pankreasveränderungen bei Diabetes infolge von Arteriosklerose und von Syphilis. Münch. med. Wschr. 1924, Nr 9. — HOPPE-SEYLER, HEESCH und WALLER: Über die chemische Zusammensetzung des Pankreas bei Krankheiten und ihre Beziehungen zum anatomischen und zum klinischen Bild. I. Pankreaserkrankungen ohne Diabetes. Dtsch. Arch. klin. Med. 145, H. 3/4 (1924).

KAMIMURA: Über die Bedeutung der LANGERHANSschen Inseln für den Kohlenhydratstoffwechsel. Mitt. med. Fak. Tokyo 17, 95 u. 127 (1911). — KARAKASCHEFF: (a) Über die Verhältnisse der LANGERHANSschen Inseln des Pankreas bei Diabetes mellitus. Dtsch. Arch. klin. Med. 82, 60 (1904). (b) Neue Beiträge usw. Dtsch. Arch. klin. Med. 87, 291 (1906) u. Verh. dtsch. path. Ges. 8, 166 (1904). — KASAHARA: Über das Bindegewebe des Pankreas bei verschiedenen Krankheiten. Virchows Arch. 143, 111 (1896). — KAUFMANN, E.: Lehrbuch der pathologischen Anatomie. 7. Aufl., Bd. 1, S. 896. 1922. — KIRKBRIDE: The islands of Langerhans after ligation of pancreatic ducts. J. of exper. Med. 15, 101 (1912). — KLIPPEL: Formes anatom. des hépato-pancréatites tub. Revue de la Tbc. II. s. 8, 321 (1911). — KLIPPEL et LEFAS: Le pancr. dans les cirrhoses veneuses du foie. Rev. Méd. 13 (1903) u. 1903, 242. — KOOPMANN: Beitrag zur Epithelkörperchenfrage unter bes. Berücksichtigung der Azidophilie der Zellen. Frankf. Z. Path. 25, 342 (1921). — KRAUS, E. J.: (a) Zur Pathogenese der diffusen Sklerodermie. Virchows Arch. 253 (1924). (b) Die morphologischen Veränderungen der endokrinen Organe beim Diabetes mellitus. Verh. dtsch. path. Ges. 21. Tagg Göttingen 1923. — KYBER: (a) Untersuchungen über die amyloide Degeneration. 1. Abtg. Dorpat 1871. (b) Weitere Untersuchungen über die amyloide Degeneration. Virchows Arch. 81, 420 (1880). — KYRLE: Über die Degenerationsvorgänge im tierischen Pankreas. Arch. mikrosk. Anat. 72, 141.

LAGUESSE et GONTIER DE LA ROCHE: Les îlots de Langerhans dans le pancréas. C. r. Soc. Biol. 1902, 854. — LANDO: Die Veränderungen des Pankreas bei der Leberzirrhose. Z. Heilk. 27, 1 (1906). — LANE: The cytological characters of the areas of Langerhans. Amer. Anat. 7, 409 (1907—1908). — LAPIERRE: Pankreasatrophie. Thèse de Paris 1879. — LAUPP, FRITZ: Beiträge zur Pathologie des Pankreas. Med. Inaug.-Diss. Göttingen 1896. — LEFAS: (a) Etude anat. de la tub. du pancr. Arch. gén. Méd. 1900. (b) Le pancr. dans les cirrhoses. Arch. gén. Méd. 1900. — LEMOINE et LANNOIS: (a) Beitrag zur Pathologie und Therapie der Pankreaserkrankung. Z. klin. Med. 51 u. 53 (1904). (b) Contribut. à l'étude des lésions du pancr. dans le diab. Arch. Méd. expér. et anat. path. s. I 3, 33 (1891). — LÉPINE: (a) Die Beziehungen des Diabetes zu Pankreaserkrankungen. Wien. med. Presse 1892. (b) La pathogénie du diab. Rev. Sci. 1891, 273. (c) Rapports entre le diab. et les lésions du pancr. Nouv. théorie du diab. Lyon méd. 62, 308 u. 619 (1889) u. 63, 183 u. 284 (1890). — LIEPMANN: Über BENDAsche Reaktion auf Fettnekrosen. Virchows Arch. 169, 532 (1902). — LISSAUER: Pathologische Veränderungen des Pankreas bei chronischem

Alkoholismus. Dtsch. med. Wschr. **1912**, 1972. — LOMBROSO: Observations histologiques sur la structure du pancréas des chiens après ligature et résection des conduits pancreatiques. C. r. Soc. Biol. **1904**, 610. — LÖWENFELD und JAFFÉ: Beiträge zur Kenntnis der LANGERHANSschen Inseln im Pankreas. Virchows Arch. **216**, H. 10 (1914). — LUBARSCH: (a) Zur Kenntnis des makrophagen, retikulo-endothelialen Systems. Verh. dtsch. path. Ges. 18. Tagg **1921**. (b) Über Pigmentablagerungen in der Bauchspeicheldrüse. Virchows Arch. **254**, 532 (1925).

MANKOWSKI: Über die makroskopischen Veränderungen des Pankreas nach Unterbindung einzelner Teile usw. Arch. mikrosk. Anat. **59**, 286 (1901) u. Diss. Kiew 1900. — MASSAGLIA: Die LANGERHANSschen Inseln und die Pathogenese des Pankreasdiabetes. Frankf. Z. Path. **26**, 65 (1915). — MAYER, ARTHUR: Experimentelle und klinische Untersuchungen über aszendierende und metastatische Infektion der Bauchspeicheldrüse. Z. exper. Path. u. Ther. **20**, H. 2, (1920). — MEYER, ERICH (WIENSTEDT). Untersuchungen über den Fettgehalt des Pankreas. Med. Inaug.-Diss. Göttingen 1926. — MILNE and PETERS: Atrophy of the pancreas after occlusion of the pancreatic ducts. Amer. J. med. Res. **26**, 405 (1912). — MINKOWSKI: Totalstirpation des Duodenums. Dtsch. med. Wschr. **1908**, 45. MOLDENHAUER: Über das Verhalten des Pankreas insbes. der L. Zellinseln nach Gangunterbindungen. Diss. Bern. 1909.

NAKAMURA: Untersuchung über das Pankreas bei Feten, Neugeborenen, Kindern und im Pubertätsalter, mit einem Anhang: Fälle mit Diabetes und Glykosurie. Virchows Arch. **253**, 286 (1924). — NAUNYN: Der Diabetes mellitus. Nothnagels spezielle Pathologie und Therapie Bd. 7. 1898. — NIKOLADES: Über den Fettgehalt der Drüsen. Arch. Anat. u. Physiol. **1898**. — NOODT, KLARA: Zum Vorkommen von proteinogenem Pigment im Eingeweidegefäßsystem des Menschen. Virchows Arch. **258**, 184 (1925).

OERTEL, HORST: The essential atrophy of the pancreas. J. med. Res. **40**, Nr 3, 289 (1919). — OPIE: (a) The relat. of diab. mell. to lesions of the pancr. Hyaline degener. of the isl. of L. J. of exper. Med. **5**, 393 (1901). (b) The causes and varieties of chron. interstit. pancreatitis. Amer. J. med. Sci. **1902**. (c) On the relat. of chron. interstit. pancreatitis to the isl of L oud to diab. mell. J. of exper. Med. **5**, 393 (1901). — OSER: Die Erkrankungen des Pankreas. Nothnagels spezielle Pathologie und Therapie. Bd. 18, I. Teil. Wien 1898.

PASSINI: Pankreaserkrankung als Ursache des Nichtgedeihens von Kindern. Dtsch. med. Wschr. **45**, H. 31 (1919). — PENDE: Zitat nach MORPURGO. — PFÖRRINGER: Über die Selbstverdauung des Pankreas. Virchows Arch. **158**, 126 (1899). — PILLIET: Sclérose de Pancreas et Diabet. Progrès méd. **21** (1889). — PIRONE: Chronische Entzündung des Pankreas und Zirrhose der Leber. Wien. med. Wschr. **22/23** (1903). — POGGENPOHL: Zur Frage der Veränderungen des Pankreas bei Leberzirrhose. Virchows Arch. **196**, 466 (1909). PRIESEL: Beiträge zur Pathologie der Bauchspeicheldrüse. Frankf. Z. Path. **26**, 453 (1922).

RECKLINGHAUSEN, v.: Über Hämochromatose. Verh. Verslg dtsch. Naturforsch. Ärzte Heidelberg 1889. — REITMANN: (a) Beiträge zur Pathologie der menschlichen Bauchspeicheldrüse. Z. Heilk., Abtg. f. path. Anat. **26**, 1 (1905) u. **27** (1906). (b) Die physiologische Deund Regenerationsvorgänge des Pankreas. Z. Heilk. **26**, 6 (1905). (c) Heilungsvorgänge bei und an Fettnekrosen **27** (1906). — RHODE: Sekundäre Pankreasnekrose mit großem Bluterguß in die Bauchhöhle. Dtsch. med. Wschr. **45**, H. 37 (1919). — RODINOW: Zur pathologischen Anatomie der Bauchspeicheldrüse. St. Petersburg 1883, (zitiert nach LANDO). — ROKITANSKY: Lehrbuch der pathologischen Anatomie. Bd. 3, S. 313 u. 396. 1861. — ROSENBERGER: Die Ursachen der Glykurie. München 1911. — RÖSSLE: Einige seltene pathologische Befunde am Pankreas (lipomatöser Schwund des Pankreas). Beitr. path. Anat. **69**, 178 (1921).

SACERDOTE: Zitat nach LOMBROSO. — SATA: Über das Vorkommen von Fett in der Haut und in einigen Drüsen. Beitr. path. Anat. **37**. — SAUERBECK: Die LANGERHANSschen Inseln des Pankreas und ihre Beziehung zum Diabetes mellitus. Erg. Path. 8, II, 538 (1902). [1904]. — SCHMIDT, M. B.: Über die Beziehungen der LANGERHANSschen Inseln des Pankreas zum Diabetes mellitus. Münch. med. Wschr. **51** (1902). — SCHMINCKE: Pankreas. Handbuch der allgemeinen Pathologie und der pathologischen Anatomie des Kindesalters von BRÜNING und SCHWALBE. Bd. 2, 3. Teil. 1924. — SCHULZE: Die Bedeutung der LANGERHANSschen Inseln im Pankreas. Diss. Rostock 1900 u. Arch. mikrosk. Anat. **56**, 491 (1900). — SCHUPPISSER, HEINRICH: Über Eiseninkrustation der Bindegewebssubstanzen bei Hämochromatose und bei lokalen Blutungen. Virchows Arch. **239**, 320 (1922). — SEYFARTH: (a) Neue Beiträge zur Kenntnis der LANGERHANSschen Inseln im menschlichen Pankreas und ihre Beziehungen zum Diabetes mellitus. Jena: Gustav Fischer 1920. (b) Pankreas und Diabetes mit pathologisch-anatomischen Betrachtungen zur Insulinfrage. Berl. klin. Wschr. **1924**, 1085. — SHIMURA: Experimentelle Untersuchungen über die Ablagerung, Ausscheidung und Rückresorption des Hämoglobins im Organismus. Virchows Arch. **251**, 414 (1924). — SIMMONDS: (a) Über Bronzediabetes und Pigmentzirrhose. Berl. klin. Wschr. **1909**, Nr 12. (b) Pankreasveränderungen bei Diabetes. Dtsch. med. Wschr. **1912**, 1020. — SSOBOLEW:

(a) Zur normalen und pathologischen Morphologie der inneren Sekretion der Bauchspeichel-drüse. Virchows Arch. **168**, 91 (1902). (b) Über die Struktur der Bauchspeicheldrüse unter gewissen pathologischen Bedingungen. Zbl. Path. **11**, 202 (1900). (c) Beiträge zur Pankreaspathologie. Zbl. Path. **23**, 907 (1912). — STANGL: Zur Histologie des Pankreas. Wien. klin. Wschr. **1901**, 964. — STEFANOWITSCH: Ein Fall von spontaner Heilung der Pankreas und Fettgewebsnekrose. Inaug.-Diss. Zürich 1921. — STEINHAUS: Über das Pankreas bei Leberzirrhose. Arch. klin. Med. **74**, 537 (1902). — SYMMERS: The ocurrence of fat in the isl. of Langerhans. Arch. int. Med. **3**, 279 (1909).

THOREL: (a) Über die BENDASche Reaktion der Fettgewebsnekrose. Zbl. allg. Path. **1903**, 322. (b) Ein Fall von Lipomatosis des Pankreas. Münch. med. Wschr. **1905**, 1851. — TIBERTI: (a) Sur les fines altérat. du pancr. consécut. à la ligat. du conduit de Wirsung. Arch. di Biol. V. s. **38** (1902) u. Sperimentale **1902**. (b) Intorno al modo di compartars delle isole di L. in seguito alla ligat. del condotto pancr. Sperimentale **62** (1908) u. Archi di Biol. **1** (1908). (c) Intorno alla rigeneraz. del pancr. Arch. di Fisiol. **5** (1908). — TOKU-MITSU: Über eine neue Funktion der Nebennierenrinde. Mitt. path. Inst. Sendai **1**, 161 (1920). — TROISSIER: Bronzediabetes. Bull. Soc. Anat. **1871**, 231. — TROUSSEAU: Clin. méd. 2. Edit. 627. — TRUHART: Zum ersten Ursprung der modernen Inseltheorie bei Diabetes mellitus. Petersburg. med. Wschr. **1904**, Nr 52. — TSCHASSOWNIKOW: Über die histolo-gischen Veränderungen der Bauchspeicheldrüse nach Unterbindung des Ausführungsganges; zur Frage über den Bau und die Bedeutung der LANGERHANSSchen Inseln. Arch. mikrosk. Anat. **67**, 758 (1906). — TSUNODA, T.: Über das Vorkommen von Riesenzellen in amyloiden Organen und die Beziehung zwischen dem ischämischen Infarkt und der Amyloidose. Vir-chows Arch. **202**, 407 (1910).

VASSALE: (a) Zitat nach MASSAGLIA. (b) Ric. microsc. e sperim. sull' alteraz. del pancr. cousec. alla legat. d. dutto di Wirsung. Reggio Emilia 1889/91; zitiert nach BIEDL bzw. HERXHEIMER. — VIRCHOW, RUDOLF: Verh. physik.-med. Ges. Würzburg **2**, 53 u. **3**, 368 (1852).

WEICHSELBAUM: Über die Veränderungen des Pankreas bei Diabetes. Sitzgsber. Akad. Wiss. Wien. Math.-naturwiss. Kl. **1910**, 119. — WEICHSELBAUM und STANGL: (a) Zur Kennt-nis der feineren Veränderungen des Pankreas bei Diabetes mellitus. Wien. klin. Wschr. **1901**, 968, Nr 41. (b) Weitere histologische Untersuchungen des Pankreas bei Diabetes mellitus. Wien. klin. Wschr. **1902**, Nr 38, 969. — WILLE: Die aliment. Glykosurie und ihre Beziehungen zu Pankreasaffektionen. Arch. klin. Med. **63**, 546 (1899). — WINDLE: Pan-kreasatrophie. Dublin. J. med. Sci. **76**, 122 (1883). — WITT, DE: Morphology and Physio-logy of areas of Langerhans in some vertebrates. J. of exper. Med. **8**, 193 (1906). — WULF: Zur Fettgewebsnekrose. Berl. klin. Wschr. **1902**, Nr 31.

ZUNZ et MEYER: Zitat nach LOMBROSO.

V. Entzündung des Pankreas.

ALBU, A.: (a) Beiträge zur Diagnostik der inneren und chirurgischen Pankreaser-krankungen. Halle 1911. (b) Slg. Verdgskrkh. H. 3. Halle 1912. — ALLEN, F. M.: Experi-ment. Studies in Diabetes. Ser. III. J. metabol. Res. **1**, Nr 2 (1922). — D'AMATO: Il pancreas nella cirrosi volg. del fegato. Riforma med. **1903**, Nr 36—37. — ANCELET: (a) Études sur les maladies du pancr. Paris 1866. (b) Sur les maladies du pancreas. Gaz. méd. Lyon **1864**, 81. (c) Essai analytique sur l'anat. pathol. du pancr. Paris 1856. — ANSCHÜTZ: Über den Diabetes mit Bronzefärbung der Haut, zugleich ein Beitrag zur Lehre von der allgemeinen Hämochromatose und der Pankreasschrumpfung. Dtsch. Arch. klin. Med. **62**, 411 (1899). — ARNSPERGER, LUDWIG: (a) Die Entstehung der Pankreatitis bei Gallensteinen. Münch. med. Wschr. **1911**, 729. (b) Über Pathologie und Chirurgie der Pankreatitis. Ärztl. Mitteilg. aus und für Baden. 1924. Nr. 20, S. 156/160. (c) Über die mit Gallensteinsymptomen ver-laufende chronische Pankreatitis. Bruns' Beitr. **43**, 235 (1904). (d) Zur Pathologie und Chirurgie der akuten Pankreatitis. Dtsch. Z. Chir. **189**, 190 (1925). (e) Akute Pankreatitis. Klin. Wschr. **1924**, Nr 17, 739. — ASSMANN, H : Röntgenographischer Nachweis von Pan-kreassteinen. Fortschr. Röntgenstr. **18**, 242 (1912). — ATKINSON und HIRSCH: Pancreatic lithiasis with chronic interstitial Pancreatitis. Amer. J. med. Sci. **2**, 543 (1907).

BAILLIE: Akute Pankreatitis. Morbid-Anatom. 1833. S. 221. — BALDONI, A.: Beitrag zur Chemie der Pankreassteine. Untersuchungen zur Naturlehre des Menschen und der Tiere begründet von J. MOLESCHOTT. Bd. 17, H. 1 u. 2. Gießen 1900 — BATTISTINI, F.: Pancreatite cronica con calcolosi pancreatica. Giorn. roy. Accad. Med. Torino. IV. s. **14**, 317 (1908). — BAUMEL: Pancréas et diabète. Montpellier méd. **1894**, Nr 45 (1881, Mai). — BECK, KARL: Über einen Fall von Pankreasfibrose inf. von postoper. narbigem Verschluß des Ductus Wirsungianus gelegentlich einer Duodenalresektion. Med. Inaug.-Diss. Heidel-berg 1923. — BECOURT: Rech. sur le pancréas. Straßburg 1830. — BIRCH-HIRSCHFELD, F.: Lehrbuch der pathologischen Anatomie. Bd. 2, 2. Hälfte. Leipzig 1895.

CAPELLI: Contributo clinico alla chirurgia del pancreas. Policlinico, sez. chir. **16**, 7 u. 8 (1909). — CARNOT und AMET: (a) De l'hypertr. d. ilôts de Langerhans dans le hépat alcool. C. r. Soc. Biol. **60**, Nr 3 (1906). (b) De la dégénerat. d. ilôts de Langerhans en dehors du diabète. C. r. Soc. Biol. **59**, 359 (1905). — CARRIER, M.: Lithiase pancréatique. Lyon méd. **99**. Lyon 1902. — CAYLEY: Acute Pancreatitis. Brit. med. J. **2**, 1 (1896). — CHVOSTEK: (a) Krankheiten des Pankreas. Wien. med. Bl. **1879**, 791. (b) Fall von Syphilis des Pankreas. Wien. med. Wschr. 1877, Nr 33. — CIPRIANI, A.: Ein Fall von Lithiasis pancreatica. Therap. Mh. herausgeg. von Osc. Liebreich. **12**, 617 f. Berlin 1898. — CLAESSEN, H.: Die Krankheiten der Bauchspeicheldrüse. Köln 1842. — COHNHEIM, P.: Die Erkrankungen des Pankreas und ihre Behandlung. Ther. Gegenw. **54**, 142 f. (1913).

DEAVER, B.: Über pankreatische Lymphangitis und chronische Pankreatitis. Wien. klin. Wschr. **1913**, Nr 1, 723. — DELAGÉNIÈRE: (a) Des kystes glandulaires. Arch. prov. de Chir. **1900**, Nr 4. (b) Contributions à l'étude de la chirurgie du pancréas d'après 10 Observations. Arch. prov. de Chir. **1906**, Nr 4/5. — DESJARDINS: Étude sur les pancréatites. Thèse de Paris **1905**. — DILLON: Mitteilung zweier Fälle von Glykosurie bei Atrophie des Pankreas (Steinpankreas). Bull. Ayer clin. Labor. Pennsylvan. Hosp. **1924**, Nr 8, 35. — DREESMANN: (a) Diagnose und Behandlung der Pankreatitis. Med. Klin. **1908**, Nr 38/40. (b) Fall von akuter Pankreatitis. Münch. med. Wschr. **1908**, Nr 31. — (c) Diagnose und Behandlung der akuten Pankreatitis. Münch. med. Wschr. **1908**, 708. — DITTRICH: Fall von genuiner akuter Pankreasentzündung. Vjschr. gerichtl. Med. **1890**, 43.

EICHHORST, H.: Über Pankreassteine. Internat. Beitr. inn. Med. **2**, 59 f. Berlin 1902. — EINHORN: Zur Klinik der Pankreassteinkolik. Berl. klin. Wschr. **1**, 110 (1916). — EINHORN, M.: Observations on pancreas stone colic. Med. Rec. **88**, Nr 17, 681 f (1915). — ENGEL: Über Krankheiten des Pankreas und seines Ausführungsganges. Med. Jb. österr. Staates. **32** u. **33** u. N. F. **23** u. **24** (1840 u. 1841).

FISCHER, BERNHARD: Pankreas und Diabetes. Frankf. Z. Path. **17**, 218 (1915). — FITZ: Acute pancreatitis. N. Y. med. Rec. **1889**, Nr 8—10. Boston med. J. **1892**. — FLEINER: Zur Pathologie der kalkul. und arteriosklerotischen Pankreaszirrhose und der entsprechenden Diabetesformen. Berl. klin. Wschr. **1894**, 5 f. — FOURNIER: J. Méd. Chir. et Pharmacol. 1776 bei CLAESSEN. — FRANK, JOSEPH: Praxeos medicae universae praecepta. Vol. 2. 1843. — FRÄNKEL, E.: (a) Fall subakuter Pankreasentzündung. Z. klin. Med. **1882**, 277. (b) Über Fettnekrose. Münch. med. Wschr. 1. u. 8. Sept. 1896. — FREYHAN: Diabetes inf. von Pankreassteinen. Berl. klin. Wschr. **1893**, 129. — FRIEDLÄNDER: Operierter Pankreasstein. Wien. med. Wschr. **1911**, 913. — FRIEDMANN, G. A.: A case of chronic Pankreatitis with polycythemia (clinical diagnosis: pancreatic lithiasis). Med. Rec. **82**, 930 (1912). — FRIEDREICH: Die Erkrankungen des Pankreas in ZIEMSSEN Handbuch der speziellen Pathologie und Therapie. Bd. 8. 1875. — FUCHS: Cholelithiasis und Pankreaserkrankungen. Dtsch. med. Wschr. **1902**, Nr 46.

GALLAUDET: Abscess of Pancreas. Ann. Surg. **2**, 30. Philadelphia 1899. — GIUDICEANDREA: Sulla calcolosi del pancr. Policlinico **1896**, 33 u. 126. — GLAESSNER, K.: Über Pankreassteine. Wien. klin. Wschr. **1913**, 494. — GLAESSNER, K. und J. SIGEL: Organtherapeutische Versuche bei Pankreaserkrankungen. Berl. klin. Wschr. **1904**, 440. — GOULD, P.: Pancreatic calcul. Brit. med. J. **2**, 1816 (1898). Clin. Soc. Lond. **9**, 12 (1898). — GROSS, OSKAR: Klinische Beobachtungen zur Pankreaspathologie (Pankreassteine und chronische Pankreatitis). Virchows Arch. **229**, 97 (1921). — GRUBER, GG. B.: (a) Über Pankreaspathologie. Münch. med. Wschr. **1923**. (Mainzer Ärzte Verein 13. Aug. 1923). (b) Zur Lehre über das peptische Duodenalgeschwür. Mitt. Grenzgeb. Med. u. Chir. **25**, 465 (1912). (c) Über die pathologische Anatomie der Zweihöhlenschüsse mit Zwerchfellsverletzung. Mitt. Grenzgeb. Med. u. Chir. **32**, 129 (1920). — GULEKE: (a) Über Diagnose und Therapie der chronischen Pankreatitis. Arch. klin. Chir. **1912**, 121. (b) Die Chirurgie des Pankreas. Verh. 4. Tagg. Verdgskrkh. 22.—26. Okt. 1924. Berlin: S. Karger. (c) Die neueren Ergebnisse in der Lehre der akuten und chronischen Erkrankungen des Pankreas, mit besonderer Berücksichtigung der entzündlichen Veränderungen. Erg. Chir. **4**, 408 (1912). — GUILLAIN: Sclérose hepatopancr. hypertr. avec hypersplénomégalie. Rev. Méd. **20**, 701 (1900). — GUTMANN: Beitrag zur Histologie des Pankreas. Dieses Arch. Suppl. zu **177** (1904).

HAGGARD: (a) Pankreatitis. Med. News **1904**, Nr 1664. (b) Pancreatitis in its relation to gallstone disease. J. amer. med. Assoc. 1. Aug. 1908. (c) Tbc. etiology and pathogenesis of pancreatitis. Surg. etc. **7**, Nr 6 (1908). — HAIDLEN: Akute Pankreatitis im Wochenbette. Zbl. Gynäk. **1884**, Nr 39. — HANDFIELD, JONES: Observation respect degeneration of the pancr. Trans. med.-chir. Soc. **38**, 195 (1855). — HANSEMANN: Über die Struktur und das Wesen der Gefäßinseln des Pankreas. Verh. path. Ges. Hamburg 4. Tagg **1901**, 187. — HANSEMANN, D.: Die Beziehungen des Pankreas zum Diabetes. Z. klin. Med. **26**, H. 3. Berlin 1894. — HARTIG, K.: Über einen operierten Fall von Steinbildung und Karzinom des Pankreas. Med. Klin. **1916**, 616 f. — HEIBERG: Die Krankheiten des Pankreas. Wiesbaden 1914. — HELLY: Pathologie der Pankreassekretion. Krehl-Marchand Handbuch der allgemeinen Pathologie. Bd. 2, 2, S. 483. — HERXHEIMER, GOTTHOLD: (a) Pankreas.

Hirschs Handbuch der inneren Sekretion. 1. Bd. 1927. (b) Über Pankreaszirrhose bei Diabetes. Virchows Arch. 183, 228 (1906). — HESS, OTTO: Pankreasnekrose und chronische Pankreatitis. Mitt. Grenzgeb. Med. u. Chir. 19 (1909). — HOLLÄNDER: Zur Pankreaschirurgie, Pankreasstein in der Papille, Pankreasretentionszyste und Gallenverschluß. Sitzgsber. freien Verngg. Chir. Berlin. Dtsch. med. Wschr. 2, 1657, (1905). 1905, 7. — HOLZMANN: Zur Diagnose der Pankreassteinkolik. Münch. med. Wschr. 1894, Nr 20.

JACOBSTHAL: Pankreassteine. Demonstration im ärztlichen Verein in Frankfurt a. M. 2. Dez. 1907. Münch. med. Wschr. 1908, 935. — JANKER: Die Diagnose der Pankreasbeteiligung beim Icterus catarrhalis und bei der Cholelithiasis durch die quantitative Bestimmung der Diastase. Dtsch. Z. Chir. 202 (1927).

KANEWSKAJA: Zur Frage über die Ausschließung der äußeren Sekretion der Bauchspeicheldrüse. Path. Zbl. 32, 529 (1922). — KATSCH: (a) Vom Pankreas. Jahresk. ärztl. Fortbildg. 16, H. 3 (1925). (b) Zur Klinik der Pankreaserkrankungen. Verh. 4. Tagg Verdgskrkh. 22.—26. Okt. 1924. (c) Die Diagnose der leichten Pankreatitis. Klin. Wschr. 4, Nr 7. — KATZENSTEIN: Chronische Pankreatitis. Med. Inaug.-Diss. Greifswald 1914. — KEHR: Über Erkrankungen des Pankreas unter besonderer Berücksichtigung der bei der Cholelithiasis vorkommenden Pancreatitis chronica. Mitt. Grenzgeb. Med. u. Chir. 20, 45 (1909). — KEUTHE, W.: Ein Fall von Pankreasatrophie. Berl. klin. Wschr. 1909, 47. — KLOB: Zur pathologischen Anatomie des Pankreas. Österr. Z. prakt. Heilk. 1860, Nr 33. — KINNICUTT, P.: Pancreatic lithiasis with report of a case. Trans. Assoc. amer. Physicians 17, 81 f. Philadelphia 1902. — KÖRTE: (a) Die chirurgischen Krankheiten und die Verletzungen des Pankreas. Dtsch. Chir. Liefg. 45 d. 1898. (b) Über den Zusammenhang der Erkrankungen der Gallenwege und der Pankreasentzündung. Verh. dtsch. Chir.-Kongr. 1904. — KOREFF: Diss. sist. theoret. considerationem icteri novis quibusdam camis simul superstructam (Steinpankreas). Med. Inaug.-Diss. Hallensis 1763. — KRAFT: Hämorrhagische Pankreatitis. Hosp. tid. (dän.) 1894, 805. — KRETZ, R.: Über Gallen- und Pankreassteine. Handbuch der allgemeinen Pathologie, herausgegeben von L. KREHL und F. MARCHAND. 2. II Leipzig 1913.

LABBÉ, M. et G. FITRY: Lithiase pancréatique et diabète avec dénutrition. Bull. Soc. med. Hôp. Paris. III. s., 29, 829 (1910). — LANCERAUX: Steine im Pankreasdiabetes. Bull. Acad. Méd. 1877, 1224 u. 1888, 8, 5. — LANDO: Über Veränderungen des Pankreas bei Leberzirrhose. Z. Heilk. 1906, H. 1. — LAZARUS: Beitrag zur Pathologie und Therapie der Pankreaserkrankungen mit besonderer Berücksichtigung der Zysten und Steine. Z. klin. Med. 51 u. 52, — LAZARUS, P.: Beitrag zur Pathologie und Therapie der Pankreaserkrankungen mit besonderer Berücksichtigung der Zysten und Steine. Berlin 1904. — LEFAS: Le Pancréas dans les Cirrhoses. Arch. gén. Méd., N. F. 1900. — LEHMANN, C. G.: Lehrbuch der physiologischen Chemie. 2, 108. Leipzig 1850. — LEICHTENSTERN, O.: Behandlung der Krankheiten der Bauchspeicheldrüse. Penzoldt-Stintzing, Handbuch der Therapie der Erkrankungen der Verdauungsorgane. Bd. 4, S. 953. Jena 1898. — LEMOINE und LANNOIS: Contribution à l'étude des lésions du pancr. dans le diabète. Arch. Méd. expér. 3, 1 (1891). — LICHTHEIM: Zur Diagnose der Pankreasatrophie durch Steinbildung. Berl. klin. Wschr. 1894, 185 f. — LINK: The treatment of chronic pancreatitis by pancreatostomy. Ann. Surg. Juni 1911, 768. — LISSAUER: Pathologische Veränderungen des Pankreas bei chronischem Alkoholismus. Dtsch. med. Wschr. 1912, 1972. — LOGHEM, VAN: Über Kolloidzysten des Pankreas. Z. Heilk. 26, 133 (1903). — LUSSAC, M.: Contribution à l'étude de la lithiase pancréatique. Thèse de Lyon 1901.

MARTINA: Über chronische interstitielle Pankreatitis. Dtsch. Z. Chir. 87, 499 (1907). — MATTANI: Pankreassteine. Gion. Med. Venezia. 4, 174. — MAYER, ARTHUR: Experimentelle und klinische Untersuchungen über aszendierende und metastatische Infektion der Bauchspeicheldrüse. Z. exper. Path. u. Ther. 20, H. 2 (1920). — MAYO: Pancreatitis resulting from gallstone disease. J. amer. med. Assoc. 11. April 1908. — MAYO-ROBSON: Pancreatic catarrh and interstitial pancreatitis. Surg. etc. 6, 1 (1908). — MAYO-ROBSON and CAMMIDGE: The pancreas, its surgery and pathology. W. W. Saunders u. Co. 1907. — MINNICH, W.: Ein Fall von Pankreassteinkolik. Berl. klin. Wschr. 1894, 187 f. — MÖCKEL: Über Lithiasis pancreatica mit vier eigenen Fällen. Frankf. Z. Path. 24, 78 (1921). — MOOSER: Ein Fall von endogener Fettsucht mit hochgradiger Osteoporose (Pankreasfettgewebsnekrose). Virchows Arch. 229, 247 (1921). — MOYNIHAN, A.: On pancreatic calculus with notes on a case. Lancet 1902 II, 355. — MÜLLER, F.: Untersuchungen über Ikterus. Z. klin. Med. 12, 45 (1887), herausgegeben von LEYDEN. — MÜLLER, G. P.: A case of pancreatic calculus, stone removed by operation. Proc. roy. Soc. Med. Lond. 1911/12 o. Surg. Sect. 131—136.

NAUNYN: Diabetes mellitus. Nothnagels Handbuch der speziellen Pathologie und Therapie. Bd. 7. — NAUNYN, B.: Klinik der Cholelithiasis. Leipzig 1892. — NIMIER, H.: Lithiase pancréatique. Rev. Méd. 14. Paris 1894. — NOGUCHI: Zitiert nach KATSCH.

OPIE: On the relat. of chron. intest. pancreatitis to the islands of Langerhans etc. J. of exper. Med. 5, 393 (1901). — OPIE, L.: On the relations of chronic. interstitial pancreatitis to the islands of Langerhans and to Diabetes mellitus. J. of exper. Med. 5, 397. New York

1900/01. — Opitz, K.: Über Konkretionen im Pankreas. Diss. Kiel 1900/01. — Orth, O.: (a) Vortragsdiskussion auf der 3. alpenländ. Chirurgentagung in Innsbruck 1927 (vgl. Schmieden u. Sebening Abl. 39!). (b) Lehrbuch der pathologischen Anatomie 1887. — Oser: Die Erkrankungen des Pankreas. Nothnagels spezielle Pathologie und Therapie. Bd. 18, I. Teil. Wien 1898.

Peičič, Robert: Akute eitrige Pankreatitis mit subkutanen Fettgewebsnekrosen. Dtsch. Z. Chir. 159, 362 (1920). — Pende: Experimentelle Beiträge zur Bildung von Pankreaskonkretionen. Ref. Münch. med. Wschr. 2, 1412 (1905). — Pforringer: Ein Fall von Pankreasstein. Fortschr. Röntgenstr. 19, 74; herausgegeben von Albers-Schönberg Hamburg. — Phillips: Some affections of the pancreas. Lancet 1907, 418 u. 503. — Phillips, S.: A case of fibroid disease of the Pancreas with calculi. Trans. clin. Soc. Lond. 1904, 96 f. — Pirone: Chronische Entzündung des Pankreas und Zirrhose der Leber. Wien. med. Wschr. März 1903. — Poggenpohl, S. M.: Zur Frage der Veränderungen des Pankreas bei Leberzirrhose. Virchows Arch. 196, 466 (1909). — Pollack: De pancreate ejusque inflammatione. Diss. Prag 1835. — Portal: (a) Pankreassteine und Nekrose. Observations sur la nat. des malad. du foie 1813. (b) Abszeß des Pankreas. Anat. méd. 5, 353 (1804) bei Seitz. — Pratt: (a) Relation of the pancr. to diabetes. N. Y. med. J. 92, 1296 (1910). (b) The function. diagnosis of the pancr. J. amer. med. Assoc. 59, 322 (1912). — Pusinelli: Über die Beziehungen zwischen Diabetes und Leberzirrhose. Berl. klin. Wschr. 1896, Nr 33.

Quénu et Duval: Pancréatite et lithiase biliaire. Rev. de Chir. 32, 401 (1905).

Recklinghausen, v.: Concretionen, Ektasie des Ductus pancreaticus Diabetes. Virchows Arch. 30 362 (1864). — Recklinghausen, F. v.: Auserlesene pathologisch-anatomische Beobachtungen. Virchows Arch. path. Anat. u. Physiol. u. f. klin. Med. Berl. 1864, 360. — Reitmann: Beitrag zur Pathologie der menschlichen Bauchspeicheldrüse. Z. Heilk. 27, 163 (1906). — Renant: Chronische Pankreatitis. C. r. Acad. Sci. 1879, 247. — Riedel: (a) Pankreasstörungen bei Cholelithiasis. Penzoldt u. Stintzings Handbuch der speziellen Therapie. Bd. 4. (b) Über entzündliche, der Rückbildung fähige Vergrößerungen des Pankreaskopfes. Berl. klin. Wschr. 1896, 1. — Rindfleisch, W.: Kasuistischer Beitrag zur Kenntnis der Steinbildung im Pankreas. Mitt. Grenzgeb. Med. u. Chir. 18, 5, 782 (1908). — Robson: (a) Pancreatic catarrh and interstitial pancreatitis. Surg. etc. 6, 1 (1908). (b) Die entzündlichen Affektionen des Pankreas unter besonderer Berücksichtigung des Pankreaskatarrhs und der chronischen Pankreatitis. Med. Klin. 1905, Nr 35—36. — Robson-Mayo: (a) Pancreatitis with especial reference to chronic pancreatitis. Lancet 29. Juli 1900. (b) The Pathologie and Surgery of certain diseases of the pancreas. Lancet 1904, I, S. 911. — Rodinow: Zur pathologischen Anatomie der Bauchspeicheldrüse. St. Petersburg 1883. — Rohde, H.: Zur Pathologie des Pankreas. Diss. Kiel 1890. — Rosenbach: Gallenstauung im Ductus Wirsungianus durch Stein in der Papilla Vateri als Ursache einer akuten Pankreasnekrose. Münch. med. Wschr. 1918, 185. — Rosenthal, Georg: Über einen Fall von chronischer, interstitieller Pankreasentzündung. Z. klin. Med. 29, H. 3/4. — Rosenthal, Max: Ein Beitrag zur Kenntnis der Lithiasis pancreatica. Arch. Verdgskrkh. 20, H. 6 (1914).

Samter: Über seltene Komplikationen bei Cholelithiasis. Med. Klin. 1910, 1486. — Sauerbeck: Pathologie des Pankreas. Virchows Arch. 1904. Suppl. zu 177. — Schade, H.: Beiträge zur Konkrementbildung. Münch. med. Wschr. 1, 3 u. 77 (1909). — Scheunert, A. und Bergholz B.: Zur Kenntnis der Pankreaskonkremente. Z. physiol. Chem. 52, 338 (1907). — Schmackpfeffer: Observat. de quibusdam pancreat. morbis. Diss. Halle 1817. — Schmieden und Sebening: Chirurgie des Pankreas. Arch. klin. Chir. 148, 319 (1927). — Schoening: Beitrag zur Lehre von der Pankreatitis. Mitt. Grenzgeb. Med. u. Chir. 34 (1921). — Scholtz, L.: Beiträge zur Pankreaspathologie. Virchows Arch. 247, 484 (1924). — Schulz, Hugo: Über den Kieselsäuregehalt der menschlichen Bauchspeicheldrüse mit Bemerkungen über die Gewichtsverhältnisse der Drüse in den verschiedenen Lebensaltern. Biochem. Z. 70, 463 f., redigiert von C. Neuberg. — Schupmann: Geschichte einer zirrhösen Hypertrophie der Leber und des Pankreas. Hufelands J. prakt. Heilk. 92, 4. Stück, 41. — Seyfarth: Neue Beiträge zur Kenntnis der Langerhansschen Inseln im menschlichen Pankreas. Jena 1920. — Shattock, S. G.: Calculi of calcium oxalate from a pancreatic cyst. Brit. med. J. Lond. 1, 1034 (1896). — Simmonds, M.: Lithiasis pancreatica. Fortschr. Röntgenstr. 30, 81 (1923). — Simon, Richard: Pankreassteine und Nebenpankreas. Med. Inaug.-Diss. Heidelberg 1925. — Sistrunk: The surgical removal of pancreatic stones. Ann. Surg. 74, Nr 3, 380 (1921). — Skaller: Konkremente im Pankreas als Ursache von Magenkrampf. Klin. ther. Wschr. 15, 1009 (1908). — Sotta: Pankreasstein. Bull. Soc. Anat. 5, 635 bei Nimier. — Ssobolew: Zur Morphologie des Pankreas bei Unterbindung des Ductus Wirsungianus bei Diabetes und einigen anderen Erkrankungen. Diss. St. Petersburg 1901. — Staehlin, E. and Roeber: Clinical and operative reports of cases of biliary and pancreatic calculi. N. Y. med. J. 2, 904 (1905). — Steinhaus: Über das Pankreas bei Leberzirrhose. Dtsch. Arch. klin. Med. 74, 537 (1902). — Strümpell: Verh. Ges. dtsch.

Naturforsch. Nürnberg 1893. — SYMMERS: The occurrence of fat in the isl. of Langerhans. Arch. int. Med. **3**, 279 (1909).

TAYLOR, J. G.: A case of syphilis of the pancreas with a pancreatic calculus in the duct. Lancet 2, 1816 (1909). — THIROLOIX: (a) Le diabète pancréatique. 1892. (b) Karzinom des Pankreas. Thèse de Paris **1892**. — THIROLOIX et MANGERET: Zitiert nach GULEKE. — THOREL: Lipomatose des Pankreas. Münch. med. Wschr. **38**, 1851 (1905). — TONELLÉ: Eitrige Pankreatitis. Arch. gén. Méd., April **1830**. — TRUHART: Pankreaspathologie I. Wiesbaden 1902.

VAUTRIN: Traitement de la pancréatite chronique, compliquée d'obliteration de cholédo-que. Rev. de Chir. **37**, 589 (1908). — VIGOUROUX, A. et NAUDASCHER: Lithiase pancréati-que et diabète maigre chez un paralytique général. Bull. Soc. Anat. Paris. 83. s. **10**, 232 (1908). — VILLAR, M.: La chirurgie du pancreas. Dix huitième Congrès de Chirurgie. Paris 4. Okt. 1905. Procès-verbeaux mémoires et discussions. Paris 1905. — VIRCHOW, RUDOLF: (a) Verh. physik.-med. Ges. Würzburg **1851**, Nr 4, 53 u. Nr. 3, 366. (b) Pankreaszysten. Würzburg. Verh. 2, 53 u. **3**, 368 (1852). (c) Über Ranula pancreatica. Berl. klin. Wschr. 1887, 248. (d) Zur Chemie des Pankreas. Virchows Arch. **1853**, 580.

WALZEL, PETER: (a) Die Pankreatitis. Wien. med. Wschr. **1926**, Nr. 50—52. (b) Über die postoperative Reaktion des Pankreas nach Operation an seinen Nachbarorganen. Arch. klin. Chir. **137**, 512 (1925). — WEICHSELBAUM: Über chronische Pankreatitis bei chronischem Alkoholismus. Wien. klin. Wschr. **1912**, Nr. 1. — WEICHSELBAUM und STANGL: (a) Weitere histologische Untersuchungen des Pankreas bei Diabetes mellitus. Wien. klin. Wschr. **1902**. (b) Zur Kenntnis der feineren Veränderungen des Pankreas bei Diabetes mellitus. Wien. klin. Wschr. **1901**. — WILLE: Mitteilungen aus den Hamburgischen Staatskranken-anstalten. 1 (1897). — WILSON, J. A.: An account of a case of extensiv disease of the pancreas. Trans. med.-chir. Lond. **1842**, 42. — WOHLGEMUTH: Biochem. Z. 9, H. 1 (1908) u. Klin. Wschr. **1923**, 2208.

ZAHN: Über drei Fälle von Blutungen in die Bursa oment. Virchows Arch. **124,** 238 bis 252. — ZESAS, G.: Beiträge zur Diagnostik der Lithiasis pancreatica. Zbl. Grenzgeb. Med. u. Chir. 6, Nr 21, 801. Jena 1903. — ZIEGLER, E.: Lehrbuch der speziellen pathologischen Anatomie. Jena 1906. — ZOEPFFEL: Das akute Pankreasödem, eine Vorstufe der akuten Pankreasnekrose. Arch. klin. Chir. **157**, 301.

VI. Spezifische Infektionsfolgen am Pankreas.

ABEILLE: Un cas de tuberculose pancréatique. Marseille méd. **43**, 401 (1906). — ARAN: Observat. d'abscès tubercul. du pancréas. Arch. gén. Méd. Sept. **1846**, 61.

BAB: Bakteriologie und Biologie der kongenitalen Syphilis. Geburtsh. **60** (1907). — BANDMANN, A.: Beitrag zur Kenntnis der Pankreastuberkulose. Diss. Jena 1899. — BAR-LOW, T.: On a case of tubercle of the pancreas. Trans. path. Soc. Lond. **27**, 173—175 (1875 bis 1876). — BAUMGARTEN: Ein Fall von kongenitaler Darmsyphilis. Virchows Arch. **97**, 40 (1884). — BECK: Syphilis des Pankreas. Prag. med. Wschr. **9**, 258 (1884). — BENDA: Spirochätennester. Berl. klin. Wschr. **1906**, 428. — BIRCH-HIRSCHFELD: (a) Hereditäre Syphilis der Bauchspeicheldrüse. Arch. Heilk. **16**, 174 (1875). (b) Lues des Pankreas. Gerhardts Handbuch der Kinderkrankheiten. 4 II, 753 (1880). (c) Lehrbuch der patholo-gischen Anatomie. 3. Aufl. 1887. — BUSCHKE und FISCHER: Pankreas-Lues. Arch. f. Dermat. **82**, 63 (1906). — BUSS: Ein Fall von Diabetes, Pankreasatrophie und allgemeiner Hämochromatose. Med. Inaug.-Diss. Göttingen 1894.

CARNOT: Recherches expérimentales et cliniques sur le pancréas. Thèse de Paris **1898**. — CASTELLANI, A. and J. G. WILLMORE: Glycosuria of malarial origin. Brit. med. J. 20. Aug. **1921**, 286. — CASTENS: Beitrag zur pathologischen Anatomie und Statistik der Syphilis congenitalis. Med. Inaug.-Diss. Kiel 1898. — CEELEN: Fleckfieber. Erg. Path. 19, I(1919). — CHABROL: La tuberculose du pancréas. Revue de la Tbc. II. s. 8. Paris 1911. — CHEINISSE: Semaine méd. **1912**, 85. — CHIARI, HANNS: Pseudotuberkulose. Prag. med. Wschr. **31**, 425. — CHRELITZER: Ein Fall von Pancreatitis luetica. Beitr. Dermat. Festschrift J. NEUMANN 1900, 77—86. — CHVOSTEK, F.: Ein Fall von Syphilis der Nebenniere, des Pankreas der Leber. Wien. med. Wschr. 1877, 793. — CHVOSTEK: Pankreastuberkulose. Wien. med. Bl. **1879**, Nr 33 f. — CORONINI, CARMEN: Über das PALTAUF-STERNBERGsche Lymphogranulom. Beitr. path. Anat. **80**, 405 (1928). — CRUVEILHIER: Anat. pathol. du corps humain. Tome I, Livr. XV, Pl. 2. 1829—1835. — CULP: Über großknotige Leber-tuberkulose kombiniert mit Leberzirrhose unter dem Bild einer Lebervergrößerung. Beitr. Klin. Tbk. 46, 219 (1912).

D'ALESANDRO, F.: Il pancreas nella tubercolosi. Morgagni. Bd. 56, Teil 1, S. 321—344. Mailand 1914. — DAWYDOWSKY: Fleckfieber. Erg. Path. **20**, 682 (1924). — DEMEL: Lues pancreatis. Vschr. Dermat. **36**, 309 (1896). — DICK, W.: Ein Beitrag zum Hydrops congenitus. Med. Klin. **1925**, Nr 37, 1389.

EBSTEIN, WILHELM: Syphilis des Pankreas. Handbuch der Geschlechtskrankheiten von FINGER und JADASSOHN. Bd. 3, I, S. 357. 1913. — EDGECOMBE: Metastatic affection of the pancreas in Mumps. Practitioner 1908. — EHRMANN: Über einen schweren Diabetes infolge syphilitischer Infektion. Dtsch. med. Wschr. 1908, 1303. — ENTZ: Kongenitale Pankreaslues. Arch. f. Dermat. 81 (1906).

FABIAN, E.: Über die diffuse infiltrierende Form der Leukämie und des Lymphsarkoms. Beitr. path. Anat. 53 (1912). — FALCI, EMILIO: Über die angeborene Syphilisniere und über das Treponema pallidum. Virchows Arch. 247, H. 1, 164 (1923). — FARNAM: Pancreatitis following mumps. Amer. J. med. Sci. Juni 1922. — FAROY: Pankreaslues. Thèse de Paris 1909. — FIBIGER, J. und C. O. JENSEN: Übertragung der Tuberkulose des Menschen auf das Rind. Berl. klin. Wschr. 41, 131 (1904). — FINIZIO: Pankreatitis bei Mumps. Arch. Kinderheilk. 54, 461 (1910). — FLU, P. C.: Einige interessante Fälle aus der Tropenpraxis. Arch. Schiffs- u. Tropenhyg. 14, 207—214 (1910). — FRANKE, MARGOT: Pancreatitis gummosa. Frankf. Z. Path. 34, 443 (1926). — FRERICHS, E.: Beiträge zur Lehre von der Tuberkulose. S. 44 u. S. 104. Marburg 1882. — FRIEDJUNG, JOS. K.: Parotitis epidemica als schwere Krankheit. Münch. med. Wschr. 1927, 1959. — FRIEDREICH: Krankheiten des Pankreas. Ziembßens Handbuch 2. Aufl. Bd. 8, S. 144. 1875. — FROHWEIN: Spirochäten-befund. Med. Klin. 1906, Nr 17, 439.

GALDI, FR.: Malaria e diabete. Riforma. med. 39, Nr 42, 988—991 (1923). — GIERKE: Spirochätenbefund. Münch. med. Wschr. 1906, Nr 9. — GILBERT und WEIL: Tbc du foie et du pancréas. Arch. Méd. expér. 14, 729 (1902). — GLAUS, A.: Isolierte Miliartuberkulose bei Tuberkulose des Pankreas und der Vena lienalis. Berl. klin. Wschr. 1919, Nr 23. — GOSS-MANN: Über das tuberkulöse Magengeschwür. Med. Inaug.-Diss. München 1913. — GROS, H.: Sur quelques manifestations rares du paludisme. Le Caducée. Paris Tome 3, p. 157—160. 20. Juni 1903. — GROSS: Klinische Beobachtungen zur Pankreaspathologie. Virchows Arch. 229 (1920).

HANSEMANN, V.: Leukämie und Pankreas. Dtsch. med. Wschr. 1907, 1193. — HARRI-SON, G. A.: Glycosuria of malarial origin. Brit. med. J. 22. Okt. 1921, 630. — HAUSMANN, TH.: Die luetischen Erkrankungen der Bauchorgane. Slg. Verdgskrkh. 4, H. 5. Halle 1913. — HEIBERG: Die Krankheiten des Pankreas. Wiesbaden 1914. — HERXHEIMER: (a) Syphilis der Speicheldrüsen (Pankreas). Erg. Pathol. I 11, 285 (1906). (b) Über Pankreaszirrhose. Virchows Arch. 183. (c) Pathologische Anatomie der kongenitalen Syphilis. Erg. Pathol. 12, 499 (1908). — HERZENBERG, H.: Zur Frage der Heteropie des Knochenmarkes. Virchows Arch. 239, 152 (1922). — HESS-THAYSEN: Über die Lymphosarkomatosen der Tränen- und Speicheldrüsen. Beitr. pathol. Anat. 50 (1911). — HEUBNER: Syphilis hereditaria 1896. S. 33. — HIRSCHFELD: Weitere Beiträge zur Ätiologie des Diabetes. Berl. klin. Wschr. 1911, Nr 5, 198—204. — HÜBSCHMANN: Spirochätenbefund. Berl. klin. Wschr. 1906, Nr 24, 796. — HUBER, K.: Syphilis des Pankreas. Arch. Heilk. 19, 430. Leipzig 1878.

ITALIA: (a) Pankreas und Tuberkulosewirkung des Tuberkelbazillus auf das Pankreas-gewebe usw. Riforma med. 1 (1902). Ref. Zbl. Path. 1903, 702. (b) Pancreas e tuber-culosi. Policlinico 1901, H. 36.

JEBENS, O.: Über Lebererkrankungen und Glykosurie bei latenter Malaria. Med. Klin. Berlin 1920, 1234—1236. — JESIONEK: Pankreaslues. Handbuch der Geschlechts-krankheiten von FINGER. Bd. 3, S. 388.

KASAHARA: Über das Bindegewebe des Pankreas bei verschiedenen Krankheiten. Vir-chows Arch. 143, 111 (1896). — KIMLA: Kongenitale latente Hypoplasien der drüsigen Organe bei kongenitaler Syphilis. Wien. med. Wschr. 31 (1905). — KIRSCH: Über tuberkulöse Leberzirrhose, tuberkulöse Schrumpfnieren und analoge Erscheinungen granulierender tuberkulöser Entzündung in Pankreas und Mundspeicheldrüsen. Virchows Arch. 225, 129 (1918). — KLEBS: Handbuch der pathologischen Anatomie. 3 (1870). — KLIPPEL: Le pancréas infectieux. Arch. gén. Méd., Nov. 1887. — KLIPPEL und CHABROL: (a) Sur la tuberculose expérim. du pancréas. C. r. Soc. Biol. 69, 347 (1910). (b) Formes anatomiques des hépato-pancréatites tuberculeuses. Revue de la Tbc., II. s. 8, 321 (1911). (c) Recherches expérimentales sur la tuberculose du pancréas. Revue de la Tbc. II. s. 8, 193 (1911). — KOCH: Beiträge zur Pathologie der Bauchspeicheldrüse. Virchows Arch. 214, 180 (1913). — KUDREWETZKY: Über Tuberkulose des Pankreas. Z. Heilk. 13, 101 (1892). — KUSUNOCKI, MASANOBU: Zur Ätiologie der Lymphomatosis granulomatosa. Virchows Arch. 215, 184 (1914).

LANCERAUX: Traité des maladies du foie et du pancréas. 831—835. Paris 1899. — LAUPP: Beitrag zur Pathologie des Pankreas. Med. Inaug.-Diss. Göttingen 1896. — LEFAS, E.: Etude anatomique de la tuberculose du pancréas. Arch. gén. Méd., IV. s. 186, 312 (1900). — LEMOINE et LEPASSET: Mumps und Pankreatitis. Bull. Soc. méd. Hôp. 7. Juli 1905. Se-maine méd. 1905, 332. — LEVADITI et SAUVAGE: Spirochaeta pallida. Soc. de Biol. Paris. Sitzg 28. Okt. 1905. C. r. Soc. Biol. 59, 344 (1905). — LEVADITI-ROCHÉ: La Syphilis. Paris: Masson et Comp. 1909. — LEURET et SECOUSSE: Sur un cas de syphilis tertiaire du pancréas. Gaz. Sci. méd. Bordeaux. 35, 104 (1914). — LIGNERIS: Über diffuse Lymphosarkomatose des Pankreas. Berl. klin. Wschr. 1916, Nr 23. — LOHÉAC: Tuberculose du pancréas. Thèse de Paris 1892. — LUBARSCH, O.: Über Pigmentablagerung in der Bauchspeicheldrüse. Virchows Arch. 254, 532 (1925).

MARTIN: Über chronische interstitielle Pankreatitis. Dtsch. Z. Chir. 87, 499 (1907). — MASON, J. M. and E. M. MASON: A tuberculous cyst, probably of pancreatic origin. Surg. etc. 16, 96—98. Chicago 1913. — MAYO und WILSON: Pankreastuberkulose. Outlines of Human Pathology. p. 410. (Zitiert nach SEN.) — MELLER: Lymphomatosen der Tränendrüsen. Graefes Arch. 62, Z. Augenheilk. 15 (1906) u. 31 (1908) u. klin. Mbl. Augenheilk. 44 (1906) u. 45 (1907). — MEYER, OSKAR: Lymphogranulomatose. Frankf. Path. 8, 343 (1911). — MILLER: Lues des Pankreas. Jb. Kinderheilk. 37, 113 (1894). — MRACZEK: Pankreaslues. Vjschr. Dermat. 1883, 1887 u. 1893. — MÜLLER, G. P.: A case of pancreatic lithiasis with atrophy and lipomatosis of the pancreas, associated with pulmonary tuberculosis. Proc. path. Soc. Philad. N. S. 7, 88—90 (1904). — MÜLLER, R.: Beitrag zur pathologischen Anatomie der Syphilis heredit. des Neugeborenen. Virchows Arch. 92 (1883).

NAKAMURA: Untersuchungen über das Pankreas bei Feten, Neugeborenen, Kindern und im Pubertätsalter. Virchows Arch. 253, 286 (1924). — NEURATH: Pankreatitis Symptome bei Mumps. Wien. klin. Wschr. 1911.

OEDMANSON: Pankreaslues. Arch. f. Dermat. 52. — OPIE: Kongenitale Pankreaslues. J. of exper. Med. 5 (1901). — ORTH: (a) Pathologisch-anatomische Diagnostik. 8. Aufl., S. 632. 1917. (b) Lehrbuch der speziellen pathologischen Anatomie. 1 (1887). — OTTO, M.: Über Thymus- und Pankreastuberkulose. Jahrb. d. Hamburger Staatskrankenanstalten. 1897—1898. Bd. 2, S. 29—34. Leipzig 1900.

PALLIER, E.: Tuberculose du pancréas. Thèse doct. Paris 1892. — PEARCE: Lues cong. des Pankreas. Amer. J. Anat. 2, 445 (1903). — PEPPER, WILLIAM: Pankreastuberkulose. Med. News 16. Dez. 1882. — PETERSEN: Lues des Pankreas. Mh. prakt. Dermat. 1891. — POZLIARISKI, J. F.: Primäre Tuberkulose des Pankreas. (Russisch) Obshtschestvo Russk. Vrach. v. pam. Pirogova. Trudi IX. syezda. 1, 192—198. St. Petersburg 1904. — PRIONE: Malaria und Pancreatitis chronica interstitialis. Wien. med. Wschr. 1903; (zitiert nach MARTINA).

REITMANN: Beitrag zur Pathologie der Bauchspeicheldrüse. Z. Heilk. 26, 1 (1905). — REUTER: Pankreaslues. Z. Hyg. 54, 49 (1906). — ROKITANSKY: Lehrbuch der pathologischen Anatomie. Bd. 3. 1861. — ROSENTHAL: Pankreaslues (Lit). Z. klin. Med. 1892, 21. — ROSENTHAL, G.: Über einen Fall von chronischer interstitieller Pankreasentzündung. Z. klin. Med. 21, 401—411 (1892). — ROSS, W. G. and C. W. DANIELS: Haemorrhagic pancreatitis in acute malaria. J. trop. Med. 15. Feb. 1902, 50.

SALLIS, WALTER: Tuberculose primitive du pancréas. Revue de la Tbc. II. s. 11, H. 2, 114—127 (April 1914). — SALAMON et HALBRON: (a) Lésions du pancréas dans la tuberculose humaine et expériment. Assoc. franç. pour l'avancement des sciences. Reims, 16. Aug. 1907. (b) Etude comparé des réactions des îlots de Langerhans et des organes lymphoides dans la tuberculose expérimentell. J. Physiol. et Path. gén., Jan. 1911. — SCHLAGENHAUFER: (a) Pankreasgumma. Ein Fall von Pancréatitis syphilitica indurativa et gummosa acquisita. Arch. f. Dermat. 31 (1895). (b) Viscerale Syphilis. Arch. f. Dermat. 59 (1902). — SCHLESINGER: Die Erkrankung des Pankreas bei hereditärer Lues Virchows Arch. 154, 501 (1898). — SCHLEUSSING, HANS: Beiträge zu den sogenannten Anämien der Neugeborenen. Verh. dtsch. path. Ges. 21, 371 (1926). — SCHMACKPFEFFER: Observ. de quibusdam pancreatis morbis. Diss. Hall. 1817. — SCHMINCKE: Pankreas. Handbuch der allgemeinen Pathologie und der pathologischen Anatomie des Kindesalters von BRÜNING und SCHWALBE. Bd. 2, 3. Abtg. S. 1271. 1924. — SCHNEIDER, P.: (a) Kongenitale Lues. Referat von der dtsch. pathol. Gesellsch. 1928 in Wiesbaden. Verh. dtsch. path. Ges. 23 (1928). (b) Zur pathogenetischen Einheitlichkeit der Miliarsyphilome. Verh. dtsch. path. Ges. 18. Tagg 1921, 135. (c) Spirochaeta pallida im Gewebe kong. luet. Kinder. Heidelberg naturhist. med. Ver. 8. Mai 1906 (zitiert von SCHWALBE), Zbl. Path. 1906, 438. Vgl. Dtsch. med. Wschr. 1906, Nr 33. — SCHOLTZ, LILI: Beiträge zur Pankreaspathologie. Virchows Arch. 247, 467 (1924). — SENDLER, P.: Zur Pathologie und Chirurgie des Pankreas. Dtsch. Z. Chir. 44, H. 3/4, 329—345 (1896) u. Münch. med. Wschr. 1896, Nr 48, 1193 u. 1194. — SENN, N.: Die Chirurgie des Pankreas. Kap. XIII. Tuberkulose des Pankreas. Volkmanns Slg klin. Vortr. Nr 313/314 (Chirurgie Nr 98), 3016—3018 (1886—1890). — SEYFARTH: Neue Beiträge zur Kenntnis der LANGERHANSschen Inseln im menschlichen Pankreas. Jena: Gustav Fischer 1920. — SEYFARTH, CARLY: Die Malaria. Handbuch der pathologischen Anatomie und Histologie von HENKE-LUBARSCH. Bd. 1, S. 224. 1926. — SIMMONDS: Über den diagnostischen Wert des Spirochätenbefundes bei Syphilis congenita. Münch. med. Wschr. 1906, Nr 19, 939. — SIMONIN: Mumps des Pankreas. Semaine méd. 1903, 248. — SKOLOMOVICH, A.: Primäre Tuberkulose des Pankreas. (Russisch) Kazan. Med. J. 4, 573—582 (1904). — SLOBOZIANO, H.: Le pancréas dans la maladie de Hodgkin et dans le diabète sucré des vieillards. Ann. Méd. 9, Nr 5 (1921). — SSOBOLEW: Beiträge zur Pathologie des Pankreas. Beitr. path. Anat. 47 (1910). — STEELE, J. D.: Chronic interstitial pancreatitis of syphilitic origin. Proc. path. Soc. Philad., N. S. 5, 330 (1902). — STEINHAUSEN: Pankreaslues. J. Méd. Bruxelles 12, H. 13, 205. — STOERCK: Über Pankreasveränderungen bei Lues congenita. Z. Path. 16, Nr 18 (1905). — STOLPER: Beiträge zur Syphilis visceralis. Bibl. med. 1896. — STRAUSS, H.: Hochgradige Pankreasatrophie bei Diabetes infolge Syphilis. Berl. klin. Wschr. 1911, Nr 1, 40.

TAYLOR, J.: A case of syphilis of the pancreas with pancreatic calcules in the duct. Lancet London 1909, II, 1816. — TEUSCHER: Blutbildungsherde im Pankreas. Beitr. path. Anat. 75, 459 (1926). — THOMSEN, O.: (a) Studien über die durch angeborene Syphilis bei Totgeborenen und Neugeborenen verursachten pathologisch-anatomischen Veränderungen. 1912 (bei Jakob Lund in Kopenhagen) 122 u. ff. (b) Studier over den medfodte Syfilis. Kopenhagen 1912. (c) Pathologisch-anatomische Veränderungen über die kongenitale Syphilis bei dem Fetus und dem neugeborenen Kind. Kopenhagen-Leipzig 1928. — THOMSEN und CHIEWITZ: Bibl. Laeg. (dän.), April 1906. — THOREL: Über viszerale Syphilis. Virchows Arch. 158, 271 (1899). — TRINKLER: Zur Diagnose der syphilitischen Affektionen des Pankreas. Dtsch. Z. Chir. 75 (1904). (b) Über Syphilis visceralis. Mitt. Grenzgeb. Med. u. Chir. 10, 726 (1902). — TRUHART: Pankreaspathologie, Fettgewebsnekrose, Lues. S. 375. Wiesbaden 1902.

VERSÉ: Die Spirochaeta pallida in ihren Beziehungen zu den syphilitischen Gewebsveränderungen. Med. Klin. 1906, Nr 24, 626; Nr 25, 653 u. Nr 26, 682. — VILLARET et CHABROL: La pancréatite tuberculeuse à forme ictérique. Paris Méd. 1910/11, 545—548 u. Rev. internat. Tbc. Paris 21, 5—9 (1912).

WALKO: Pankreaslues. Arch. Verdgskrkh. 13 (1907). — WALTER-SALLIS, J.: Syphilis du pancréas. Ann. de Dermat. V. s. 4, 657—668, Paris 1913; u. Arch. des Mal. de l'appar. digest. 6, 140—148. Paris 1912. — WEGNER: Über hereditäre Knochensyphilis bei jungen Kindern. Virchows Arch. 50, 305 (1870). — WEHLAND: Seltener Fall von doppelseitigem Nierensarkom. Med. Inaug.-Diss. Tübingen 1895. — WOLFF, E. K.: Kasuistischer Beitrag zur Frage der sarkomatös-leukämischen Erkrankungen. Virchows Arch. 264, 158 (1927).

VII. Pankreasverletzungen.

ADEVOINE: Indian med. Gaz. Calcutta. 1, 183 u. 329 (1866). — ALLEN: Amer. Med. Weekly, 5, 305—306. Louisville 1876 u. ibidem. 6, 56—57 (1877).—ARNDT: Pankreasverletzung. Korresp.bl. Schweiz. Ärzte 1907, 12. — AUVRAY: Zitiert nach GULEKE.

BARDELEBEN, v.: Pankreasverletzungen. Bruns' Beitr. 112. — BARKER: Traumatische Pankreaszyste. Clin. Soc. 10. März. Ber. Wien. med. Wschr. 1899, Nr 37. — BAUERMEISTER: Fall von Pankreasapoplexie. Mschr. Unfallheilk. 1898. — BECKER: Isolierte Schußverletzung des Pankreas durch Operation geheilt. Bruns' Beitr. 44, 748 (1904). — BERGMANN, v.: Über die Todesursache bei akuten Pankreaserkrankungen. Z. exper. Path. u. Ther. 3, 401 (1906). — BERGMANN und GULEKE: Zur Theorie der Pankreasvergiftung. Münch. med. Wschr. 1910, 1673. — BERENDES: Pankreasschuß. Freie chir. Verngg Berlin. 12. Dez. 1910. — BERNER: Subkutan fedtvaersnekrose. Norsk. Mag. Laegevidensk. 1908/10 u. dtsch. Ber. Z. Chir. 1909, Nr 6. — BERTRAM: Penetrierende Bauchwunden. Med. Inaug.-Diss. Jena 1893. — BIONDI, D.: Contributo clinico e sperimentale alla chirurgia del pancreas. Cagliari-Sassari 1896. — BLECHER: Über Kontusionsverletzungen der Bauchspeicheldrüse. Veröff. Mil. San. Wes. 1906, 35.—BLISS: Case of President Garfield. Med. Rec. 20, 393 (1881). — BOEHLER: Pankreasverletzung. Med. Klin. 1915, Nr 45. — BOESCH: Pankreasverletzungen beim Kinde mit wanderndem Erguß in der primitiven Bursa omentalis. Dtsch. Z. Chir. 167, 282 (1921). — BORCHARD: Schußverletzungen des Pankreas und akute hämorrhagische Pankreatitis. Berl. klin. Wschr. 1904, Nr 3/4 — BORST: (a) Einwirkung der Schußverwundung und andere Kreigsbeschädigungen auf die einzelnen Körpergewebe in BORCHARDT-SCHMIEDENs Lehrbuch der Kriegschirurgie. Leipzig: J. A. Barth 1917. (b) Pathologisch-anatomische Erfahrungen über Kriegsverletzungen. Sgl. klin. Vortr. Chirurgie 1917, Nr 201. — BRUGNATELLI: Esperienze sulla patogenesi della sindrome da necrosi pancreatica. Boll. Soc. med.-chir. Pavia 1910. — BUNDSCHUH: Zur Kenntnis der Pankreasschädigung bei Duodenalresektion wegen Ulkus. Arch. klin. Chir. 136, 414 (1925). — BURKHARDT und LANDOIS: Pankreasverletzung. Bruns' Beitr. 103, H. 1/2. — BUSCH: Pankreasverletzungen. Arch. klin. Chir. 109.

CALDWELL: Pankreasvorfall nach Stichverletzung. Transsylv. J. Med. 1828 (zitiert nach SENN). — CHIARI, HANNS: (a) Über Selbstverdauung des menschlichen Pankreas. Z. Heilk. 1896, 69. (b) Über die Beziehungen zwischen dem Pankreas und der Fettgewebsnekrose. 15. Congr. internat. Méd. Lisbonne 1906. — CLAIRMONT: (a) Die interlobäre Pleuritis. Arch. klin. Chir. 111, 1 (1919). (b) Über Pankreasschädigungen bei und nach der Duodenalresektion wegen Ulkus. Schweiz. med. Wschr. 53, Nr 12 (1923). — CLARK, GROS LE: Lectures on the principles of surgical, Diagnosis. 1870, p. 298 (LEITH). — CONNEL: Hunsbot wound of the pancreas. Ann. Surg. 41, 724 (1905). — COOMBS and NASH: A case of pancreatic cyst or effusion into the lesser peritoneal cavity. Lancet 29. Juni 1901. — COOPER: Lancet

21. Dez. 1839 (Leith, Edler). — Cowen: Case of subcutaneous injury of the pancreas operation; recovery. Brit. med. J. 4. März **1907**. — Cushing: Traumatic rupture of the pancreas. Boston med. J. 1, 429 (1898).
DARGAN: Pankreasvorfall nach Stichverletzung. Philad. med. a. surg. Rep. 22. Aug. **1874**. — Devergie: Ruptur des Pankreas durch Überfahrung (bei Otis). Méd. lég. 2, 44. — Diamant: Subkutane Verletzung des Pankreas. Diss. Freiburg 1908. — Dick: Zur Kasuistik traumatischer Pankreaszysten. Inaug.-Diss. Heidelberg 1902. — Diehl: Über Pankreasschußverletzungen. Bruns' Beitr. 73, 206 (1911). — Dierksens: Über einen Fall von Pankreaszyste nach Trauma. Inaug.-Diss. München 1905. Behandelt den Fall von Schmitt; bei Dierksens Literatur. — Dietrich, Albert: Die Schußverletzungen der Bauch- und Beckenhöhle im Handbuch der ärztlichen Erfahrungen im Weltkrieg. Bd. 8. 1914/18. Path. Anat. **1921**, 495. — Doberauer: (a) Über die Todesursache bei akuter Pankreatitis. Arch. klin. Chir. **79**, 4 (1906) u. Chir.-Kongr. 1906. (b) Über die sog. akute Pankreatitis usw. Bruns' Beitr. **48**, 456 (1906). — Dönitz: Zitiert bei Körte. — Donth: Beitrag zur Pankreaschirurgie. Prag. med. Wschr. **1905**, Nr 45. — Dreesmann: Über Pankreatitis und Unfall. Z. ärztl. Fortbildg **9**, 5 (1912). — Dreifuss: Beiträge zur Pankreaschirurgie. Dtsch. Z. Chir. **93**, H. 4/5, 432 (1908).
EARL: Amer. Med. Weekly. **6**, 106 (1877). — Ebner: Stumpfe Bauchverletzung mit Pankreasverletzung. Dtsch. med. Wschr. **1907**, 363 (Vereinsbeilage). — Edler: Die traumatischen Verletzungen der parenchymatösen Unterleibsorganen. Arch. klin. Chir. **34**. — Ehrhardt: Über Resektionen am Pankreas. Dtsch. med. Wschr. **1908**, 14. — Eloesser: Die in den letzten 10 Jahren an der Heidelberger Klinik beobachteten Fälle von Pankreaserkrankungen. Grenzgeb. der Med. u. Chir. **18**, 195 (1907). — Enderlen: (a) Pankreasriß durch stumpfe Gewalt. Med. Ges. Basel 17. März **1907**. — (b) Pankreasschußverletzung. Bruns' Beitr. **98**, 423. — Engel: Zur Pathologie der Fettgewebs- und Pankreasnekrose. Inaug.-Diss. Frankfurt a. M. **1922**. — Eppinger: Zur Pathogenese der Pankreasfettnekrose. Z. exper. Path. u. Ther. **2**, 216 (1905). — Exner: Pankreaszyste nach Trauma. Wien. klin. Wschr. **1905**, Nr 11, 293.
FEIST: Isolierte subkutane Pufferverletzung. Med. Klin. **1926**, Nr 10. — Fontoynont: Plaie perforante de l'abdomen, hernie du pancréas. Arch. prov. de Chir. **1902**, Nr 9. — Fowelin: Isolierte Stichverletzung des Pankreas. Arch. klin. Chir. **1911**, 95. — Friedreich, N.: Die Krankheiten des Pankreas. Handbuch der speziellen Pathologie und Therapie von Ziemssen. Bd. 8, II. Hälfte, S. 199. 1875.
GARRÉ: (a) Totaler Querriß des Pankreas durch Naht geheilt. Beitr. klin. Chir. **46**, 233 (1905). (b) Zwei Fälle von Pankreaszysten. Vorstell. i. d. med. Sektion d. Schles. Gesellsch. f. vaterl. Kultur. Allgem. med. Zztg 9. Feb. **1907**, Nr 6, 90. (c) Demonstration eines Patienten, bei dem er eine totale Querzerreißung des Pankreas durch die Naht vereinigt hatte. Dtsch. med. Wschr. **1905**, Nr 38. (d) Totaler Querriß des Pankreas durch Naht geheilt. Beitr. klin. Chir. **46**, H. 1, 233. Dort Literatur der ersten 8 Fälle. — Gaylord. The case of president Mc Kinley. Amer. Med. 19. Okt. **1901**. — Geill: Die Ruptur innerer Organe durch äußere Gewalt. Vjschr. gerichtl. Med. 18, 206 (1899). — Gelpke: Subkutane Pankreasverletzungen. Rev. Suisse des accid. du travail **1914**, 214. — Gerschuni, B. E.: Über subkutane Pankreasrupturen. Praktisch. Wratsch **1908**/22 u. Ber. Ä. S. V. Z **1908**, 445. — Ghon: Pankreas. Aschoffs Lehrbuch der pathologischen Anatomie. 7. Aufl., Bd. 2, S. 920. **1928**. — Gobiet: Über Schußverletzungen des Pankreas. Wien. klin. Wschr. **1907**, 4, 100. — Groeningen: Darmverletzungen. (Veröffentl. a. d. Garnisonlazaretten). Berlin: Mittler u. Sohn 1890. — Gruber, Georg, B.: (a) Über Zweihöhlenschüsse usw. Mitt. Grenzgeb. Med. u. Chir. **32**, 129 (1920). (b) Über Verletzungen bei Sturz aus großen Höhen (Fliegerverletzungen). Kriegspath. Tagg Berlin 26.—27. April 1916. Zbl. Path. **27**, Beih. 33. — Guleke: (a) Die Chirurgie des Pankreas. Verh. 4. Tagg. Verdgskrkh. 22.—26. Okt. 1924. Berlin: S. Karger. (b) Über die experimentelle Pankreasnekrose und die Todesursache bei akuten Pankreaserkrankungen. Arch. klin. Chir. 78, 44 (1906) u. 85, 43 (1908). (c) Über subkutane Pankreasverletzung. Münch. med. Wschr. **1910**, Nr 2, 75. (d) Die akuten und chronischen Erkrankungen des Pankreas. Erg. Chir. **4**, 408 (1912). — Guleke und G. v. Bergmann: Zur Theorie der Pankreasvergiftung. Münch. med. Wschr. **1910**, 1673.
HABERER, v.: Pankreasfistel nach ausgedehnter Duodenalresektion mit Ausgang in Heilung. Mitt. Grenzgeb. Med. u. Chir. **29**, 424 (1916). — Hadra: Rupture of the pancreas. N. Y. med. Rec. 1896 u. Amer. J. med. Sci. 1, 111 (1897). — Hagen: Über die Bauchverletzungen des Friedens. Beitr. klin. Chir. **51**, 529 (1906). — Hagenbach: Über komplizierte Pankreaskrankheiten und deren chirurgische Behandlung. Dtsch. Z. Chir. **27**, 110 (1887). — Hedrén: Bauchverletzungen bei Neugeborenen (zitiert nach Reuss). Ref. J. amer. med. Assoc. 70 (1888). — Heineke: (a) Zur Behandlung der Pankreasfisteln. Zbl. Chir. **1907**, Nr 10, 266. (b) Über Pankreasrupturen. Arch. klin. Chir. 84, 1112 (1907). — Hess: (a) Experimentelle Beiträge zur Ätiologie der Pankreas- und Fettgewebsnekrose. Münch. med. Wschr. **1905**, 1903. (b) Pankreasnekrose und chronische Pankreatitis. Mitt. Grenzgeb. Med. u. Chir. **19**, 637 (1909). — Hildebrand: Neue Experimente zur Erzeugung von Pan-

creatitis haemorrhagica und Fettgewebsnekrose. Arch. klin. Chir. 1898, 57. — HILGER-MANN: Ein Beitrag zu den traumatischen Erkrankungen des Pankreas. Virchows Arch. 181, 276. — HINZ: Beiträge zur Pankreaschirurgie. Dtsch. med. Wschr. 9, 399 (1912). — HIPPEL: Zur Pathogenese der Pankreaszysten. Inaug.-Diss. Greifswald 1908. — HLAVA: Sur la pancréatite hémorragique. C. r. 12. Congr. internat. Méd. Moscau 1897, III. sect. 106. — HOFMEISTER: Zur Therapie des Ulcus duodeni. Ges. Chir. 52, 91 (1913). — HOH-MEYER: Isolierte, subkutane Querzerreißung des Pankreas durch Operation geheilt. Münch. med. Wschr. 41, 2036 (1907). — HONIGMANN: Zur Kenntnis der traumatischen Pankreaszysten. Dtsch. Z. Chir. 80. Zbl. Path. 1906, 377.

IPSEN: Über Pankreasblutung in ihrer Beziehung zum Tode Neugeborener. Verh. 3. Tagg dtsch. Ges. gerichtl. Med. gelegentl. 79. Verslg. dtsch. Naturforsch. Dresden 1907.

JAUN: Ind. Ann. med. Sci. 3 (1855) (bei LEITH). — JEPHSON: Zitiert bei CONNEL.

KAREWSKI: (a) Subkutane Verletzung des Pankreas. Münch. med. Wschr. 1906, Nr 7. (b) Über subkutane Verletzungen des Pankreas und deren Behandlung. Berl. med. Ges. Ges. 30. Ber. Münch. med. Wschr. 1907, 349. (c) Über isolierte, subkutane Verletzungen des Pankreas und deren Behandlung. Berl. klin. Wschr. 1907, Nr 7, 187. — KASCHKE: Über den Zusammenhang zwischen Traumen und Erkrankung der parench. Unterleibsorgane. Inaug.-Diss. Berlin. 1897. — KAUFMANN, C.: Handbuch der Unfallmedizin. Bd. 1, S. 413. 1919 u. Bd. 2, S. 608. 1925. — KELLACK: A case of traumatic pancreatic pseudocyst. Trans. chir. Soc. Lond. 39. Ber. Z. Chir. 1907, 5. — KINDT: (a) Über einen Fall von disseminierter Fettgewebsnekrose infolge Schußverletzungen des Pankreas. Münch. med. Wschr. 1905, 457. (b) Pankreasschußverletzungen. Gaz. Hôp. 4. April 1905. — KIRCH-HEIM: Über die Giftwirkung des Trypsins und seine Fähigkeit, lebende Gewebe zu verdauen. Arch. f. exper. Path. 66, 352 (1911). — KÖRTE: Die chirurgischen Erkrankungen und die Verletzungen des Pankreas. Dtsch. Chir. Liefg. 45 d. Stuttgart 1898. — KRASKE: Isolierte Pankreasruptur. Ärztl. Sachverst.ztg 1895, 194. — KRATTER: Über Pankreasblutungen und ihre Beziehung zum plötzlichen Tode. Vjschr. gerichtl. Med. VII. F. 23, H. 1, 13—33 (1902). — KROIS: Ein Beitrag zur Behandlung der subkutanen Duodenum- und Pankreaszerreißung. Beitr. klin. Chir. 76, 477 (1911). — KRONER: Zitiert nach GULEKE. — KÜTTNER: Durch Naht geheilte Stichverletzung des Pankreas. Beitr. klin. Chir. 32, 244 (1902).

LABORDERIE: Angeblicher Pankreasvorfall, Stichverletzungen. Gaz. Hôp. 1856, Nr 2 u. Nr 9. — LAEWEN: Pankreasverletzungen. Erg. Chir. 10, 756. — LATTES: (a) Sull'attivazione del secrete pancreatico. Ibid. 1912. (b) Sulla patogenesi dell intossicazione pancreatica. Pathologica 1912. (c) Sull' azione tossica del succo pancreatico. Arch. Farmacol. sper. 1912, 13. (d) Eine Methode zur Herstellung kontinenter Pankreasdauerfisteln. Z. biol. Technik u. Methodik. 1912. — LATTES, LEONE: Über Pankreasvergiftung. Virchows Arch. 211, 1 (1913). — LAZARUS: (a) Zur Pathogenese der Pankreaszysten. Z. Heilk. 22, H. 6 u. 10 (1902). (b) Trauma und Pankreaszyste. Sonderabdruck a. d. v. Leyden-Festschrift. — LEITH: Ruptures of the Pancreas. Brit. med. Journ. 13. Feb. 1895, S. 81; Edinburgh med. J., Nov. 1895 u. Lancet 28. Sept. 1895. — LENOIR: Les contusions du pancréas. Thèse de Paris 1911. — LIEK: Pankreasverletzungen. Arch. klin. Chir. 107, 609. — LILIEN-STEIN: Kasuistischer Beitrag zur Ätiologie (Trauma) und Symptomatologie der Pankreaszyste. Münch. med. Wschr. 34, 1686 (1907). — LOUXEMBOURG: Über Pankreasschußverletzungen. Dtsch. Z. Chir. 117, 284. — LÜKEN: Pankreasverletzungen. Bruns' Beitr. 106, 3.

MANN: Schußverletzung des Pankreas. Amer. Med. 19. Okt. 1901. — MAUCLAIRE: Zitiert nach GULEKE. — MELCHIOR und KLAUBER: Zur Frage der Beweglichkeit des Pankreas. Dtsch. Z. Chir. 186, 41. — MIKULICZ: Über den heutigen Stand der Chirurgie des Pankreas mit besonderer Rücksicht auf die Verletzung und Entzündungen des Organs. Mitt. Grenzgeb. Med. u. Chir. 1903, 12.

NOGUCHI: Über die Fermentdiagnose bei Pankreasverletzungen. Arch. klin. Chir. 98 (1912). — NORDMANN: Zitiert nach GULEKE. — NEUGEBAUER: Isolierte, subkutane Pankreasruptur. Med. Klin. 1919, 29. — NIEMANN: In MEYER, Leberwunden; zitiert nach KÖRTE. — NINNI: Il primo intervento operatorio nelle ferite del pancreas. Riforma med. April 1901 u. Zbl. Chir. 1901, Nr 41, 1024.

OPIE und MEAKINS: Data concerning the etiology and pathology of hemorrhagic necrosis of the pancreas (acute hemorrh. pancreatitis). J. exper. Med. N. Y. 1909, 561. — OSER: Die Erkrankungen des Pankreas. Nothnagels spezielle Pathologie und Therapie. 18. Bd., II. Teil. Wien 1898. — OTIS: Med. and surg. history of the war of the rebellion (amerikan. Bürgerkrieg). Vol. 2, Part. II, p. 158 ff.

PAYR: Pankreaszyste, seltene Topographie, Operation und Heilung. Wien. klin. Wschr. 1898, 26. — PEIČIČ: Akute eitrige Pankreatitis mit subkutaner Fettgewebsnekrose nach Duodenalresektion wegen Ulkus, Heilung. Dtsch. Z. Chir. 159, 362 (1920). — PEREIRA-GUIMARAES: Hernie traumatique du pancr. Progrès méd. 1896, 236. — PERTHES: Pankreasverletzung. Münch. med. Wschr. 1915, Nr 13/14 (Feldbeil). — PETERMANN: Pankreasverletzungen. Med. Klin. 1916, Nr 43 u. 1917, Nr 11 (ferner pers. Mitteilg. an KÖRTE). —

PIQUARD: Rupture isolée du pancréas par contusion abdominale. Bull. Soc. Anat. **1907** nach HILDEBRAND: Jber. Chir. Wiesbaden: J. F. Bergmann 1909. — PICQUÉ: Contusion isolée du pancréas, pancréatectomie au 6 ième jour. Bull. Soc. Chir. **1908**, 20. — POLYA: (a) Zur Pathogenese der akuten Pankreasblutung und Pankreasnekrose. Berl. klin. Wschr. **1906**, 49. (b) Die Wirkung des Trypsins auf das lebende Pankreas. Pflügers Arch. **121**, 483 (1908). (c) Über die Pathogenese der akuten Pankreaserkrankungen. Mitt. Grenzgeb. Med. u. Chir. 24. Jan. **1911**. — PRESSEL: Pankreasverletzungen. Med. Inaug.-Diss. Berlin 1895.

REHN und COBET: Pankreasverletzungen. Arch. klin. Chir. **112**, 337. — REINHARDT: Zitiert bei LAEWEN. — REISINGER: Über Pankreasnekrosen (nach Trauma). Ärztl. Kreisver. Mainz 27. Aug. 1923. Vereinsbericht Münch. med. Wschr. **1923**. — REUBOLD: Über Pankreasblutung vom gerichtsärztlichen Standpunkte. Festschrift für ALBERT V. KOELLIKER. Leipzig 1887. — REUSS: Pathologie des Neugeborenen. HALBAN-SEITZ, Biologie des Weibes Bd. 8, 2. Teil, S. 742. 1927. — ROHDE: Zur Pathologie des Pankreas. Inaug.-Diss. Kiel 1890. — ROCHS: Pankreaserkrankungen mit Coma diabeticum als Folge von Granatverletzung. Berl. klin. Wschr. **1918**, Nr 38. — ROOSEN-RUNGE: Über die Bedeutung des Traumas in der Ätiologie der disseminierten Fettgewebsnekrose. Z. klin. Med. **45**, 56 (1901). — ROSE, EDMUND: Dtsch. Z. Chir. **34**, 36. — RUPP: Stumpfe Pankreasverletzungen. Med. Klin. **1917**, Nr 28. — RUPPANNER: Pathologie der akuten Pankreasnekrose. Verh. Schweiz. Ges. Chir. 12.—23. Juni 1926. Schweiz. med. Wschr. **1927**, Nr 22/23.

SANITÄTSBERICHT des deutschen Heeres über den Krieg 1870—1871. — SCHMIDT: Münch. med. Wschr. **19**, 640 (1900). — SCHMIEDEN: Schußverletzung. Bruns' Beitr. **96**, 519. — SCHMIEDEN und SEBENING: Chirurgie des Pankreas. Arch. klin. Chir. **148** (1927). — SCHMITT, ADOLPH-München: Einige Fälle von Bauchkontusion ohne Darmverletzung. Münch. med. Wschr. **1904**, 1784. — SCHNEIDER: Subkutane isolierte Zerreißung des Pankreas. Zbl. Chir. **1904**, 1470. — SCHWARZKOPF: Zur Kasuistik der Pankreaspseudozysten. Prag. med. Wschr. **1915**, Nr 19, 219. — SEEFISCH: Traumatische Pankreaszyste nach einer Mitt. freie Verngg Chir. Berlin **1904**. — SEIDEL: (a) Klinische und experimentelle Erfahrung der akuten Pankreatitis, Fettgewebsnekrose und Immunisierung gegen Pankreassaft. 38. Verslg. dtsch. Ges. Chir. Berlin **1909**. (b) Bemerkungen zu meiner Methode der experimentellen Erzeugung der akuten hämorrhagischen Pankreatitis. Zbl. Chir. **1910**, 51. — SELBERG: Traumatische Pankreasnekrose. Berl. klin. Wschr. **1901**, Nr 36. — SENN: Die Chirurgie des Pankreas. Slg. klin. Vortr. **1887**, Nr 301/303. — SIMMONDS: (a) Demonstration eines Falles von disseminierter Fettgewebsnekrose nach Pankreaszerreißung. Dtsch. med. Wschr. **1902**, 23 u. A. V. in Hamburg 27. Nov. 1901. (b) Über Trauma und Fettgewebsnekrose des Peritoneums. Biol. Abt. ärztl. Ver. Hamburg, Sitzung 20. Feb. 1900. Münch. med. Wschr. **1900**, 16. (c) Disseminierte Fettgewebsnekrose nach Pankreaszerreißung. Münch. med. Wschr. **1898**, Nr 6, **1896**, 169. — SIMON: Pankreasverletzungen. Brun's Beitr. **98**, 312 u. **116**, 523. — SLAVSKY: Schußverletzungen des Pankreas. Russk. Wratsch, 31. Juli 1904. — STEINTHAL: Pankreasverletzungen. Münch. med. Wschr. **1919**, Nr 7. — STERN: Isolierte Pankreasverletzungen. Vjschr. gerichtl. Med. **1899**; 275. — STICH: (a) Pankreasapoplexie. Münch. med. Wschr. **1901**, Nr 9. (b) Subkutane Pankreasruptur. Dtsch. med. Wschr. **9**, 437 (1913). (Vereinsbericht). — STÖRK: Annus medicus. 1836, p. 244 (LEITH-EDLER). — SYDNEY: Traumatische Pankreaszyste. Clin. Soc. 11. Jan. **1901**. Ber. Wien. med. Wschr. **1901**, Nr 31.

THIEM: Handbuch der Unfallkrankheiten Bd. 2, 2. Teil, S. 542 (1910). — THÖLE: Ein durch Tamponade geheilter Fall von isolierter Zertrümmerung der abnorm gelagerten Bauchspeicheldrüse. Dtsch. Z. Chir. **84**, 45 (1906). — TRAVERS: Lancet 23. Juni 1827 (nach LEITH-EDLER). — TRUHART: Pankreaspathologie. Wiesbaden 1902.

UNGE: Ulcus chron. duodeni und Pylorusstenose; Resektio, Pankreasfistel, Genesung. Hygiea (Stockh.) **62**, 655 (1900).

VILLIÈRE: Rupture traumatique du pancreas. Bull. Soc. Anat. Paris **70**, 241 (1895).

WAGNER, A.-Stettin: Pankreas- und Fettgewebsnekrose als Unfallsfolge? Mschr. Unfallheilk. **1910**, Nr 5. — WAGSTAFF: A case of traumatic intraperitoneal haemorrhage. Lancet **16**, 404 (1. Feb. 1895). — WALJASCHKOW: Traumatische Pankreaszyste. Russ. Chir. 1903. Ber. Z. Chir. **1904**, Nr 3. — WALTHER: Contusion du Pancréas. Bull. Soc. Chir. **1908**, 22 u. Ber. 18. franz. Chir. Kongr. dtsch. Z. Chir. **1905**, 731. — WALZEL, PETER. Über die postoperative Reaktion des Pankreas nach Operationen an seinen Nachbarorganen. Arch. klin. Chir. **137**, 512 (1925). — WILKS and MOXON: Pathological Anatomy. III. Edit. p. 491. (bei LEITH).

ZAHN: Pankreasblutung durch Fall. Virchows Arch. **124**, 252 (1891). — ZENKER: Über tödliche Pankreasblutung. Dtsch. Z. prakt. Med. **1874**, Nr 41. — ZIMMERMANN-Straßburg: Zur Entstehung von Pankreaszysten durch Trauma. Beitr. klin. Chir. **45**, H. 3 (1905).

VIII. Nekrose des Pankreas.

ADAMSKI, JOHANN: Lebernekrosen bei Pankreasfettgewebsnekrose. Inaug.-Diss. München 1912. — ADLER: (a) Zwei Fälle von Pankreaszyste. Virchows Arch. 177, Suppl. (b) Die transpleurale Operation des vom Pankreas ausgehenden subphrenischem Abszesses. Arch. klin. Chir. 92, 919 (1910). — ÅKERLUND, ABE: Duodenaldivertikel und gleichzeitige Erweiterung des VATERschen Divertikels bei einem Fall von Pankreatitis. Fortsch. Röntgenstrahlen 25 (1918). — ANDERSON, HORACE, B.: Akute Pankreatitis bei Kindern. J. amer. med. Assoc. 80 (1923). — ARNAUD: Pancréatite hémorrhagique. Lyon méd. 25, 1269 (1909). — ARND: Pankreasverletzung. Korresp.bl. Schweiz. Ärzte. 12 (1907). — ARNSPERGER, LUDWIG: (a) Über Pathologie und Chirurgie der Pankreatitis. Ärztl. Mitt. aus u. für Baden. 1924, Nr 20, 156/160. (b) Die Entstehung der Pankreatitis bei Gallensteinen. Münch. med. Wschr. 1911, 729. (c) Zur Pathologie und Chirurgie der akuten Pankreatitis. Dtsch. Z. Chir. 189, 189 (1924). (d) Zur Entstehung der akuten Pankreatitis. Verh. dtsch. Ges. Chir. 42. Kongreß 1913. (e) Chirurgische Behandlungen der Pankreatitis. Klin. Wschr. 3, Nr 17 (1924). — ARON: Transformations dégénératives du pancréas pendant la grossesse. C. r. Soc. Biol. 83, 1920.

BABITZKY: Die asept. Form der sog. Pancreatitis haemorrh. acuta. Arch. klin. Chir· 97 (1912). — BALCH und SMITH: 21 cases of acute pancreatitis. Boston med. J. 1910, 384. — BALSER: Über Fettnekrose, eine zuweilen tödliche Krankheit des Menschen. Virchows Arch. 90, 520 (1882). 11. Kongreß inn. Med. 1892. — BARDENHEUER und FRAUNE: Ein Beitrag zur Lehre von den Pankreaszysten. Festschrift zur Eröffnung der Akademie in Köln 1905. — BEITZKE, H.: Über einen Fall von multipler abdominaler Fettgewebsnekrose. Wien. klin. Rdsch. 45 (1905). — BENDA: Virchows Arch. 161, 194 (1900). — BENDA und STADELMANN: Dtsch. med. Wschr. 1896, Vereinsbeil. 138. — BENEKE: (a) Verh. Ges. Naturforsch. 82. Versammlung 1910. (b) Pankreasfettgewebsnekrose. Aussprache zum Vortrag von HANNS CHIARI: „Über Selbstverdauung des menschlichen Pankreas" auf der Verslg. dtsch. Naturforsch. Lübeck 1985. Verh. 2. Teil, 2. Hälfte. (c) Pankreasnekrose bei Polyp der Papilla Vateri. Ref. Münch. med. Wschr. 1910, 433. — BERGMANN, G. v.: Die Todesursache bei akuten Pankreaserkrankungen. Z. exper. Path. u. Ther. 3, 401 (1906). — BERGMANN, v. und GULEKE: Zur Theorie der akuten Pankreasgiftwirkung. Münch. med. Wschr. 1900, 1673. — BERGMANN, v. und MEYER: Berl. klin. Wschr. 1908, 37, Mcd. Klin. 1909, 50. — BERKELEY und MOYNIHAN: Zyanose. Ann. Surg., Jan. 1925, 132. — BERNER: (a) Histologische Untersuchungen der Organe bei Fettgewebsnekrose. Virchows Arch. 1907, 187. (b) Subkutane Fettgewebsnekrose. Virchows Arch. 193, 510. — BEYER: Über einen Fall von Pankreasfettnekrose mit Zystenbildung, totaler Nekrose der Milz und Verschluß der Leberarterie. Diss. Greifswald 1912. — BICKERT, WILHELM: Über Fermentuntersuchungen im Dienste der Pankreasdiagnostik. Inaug.-Diss. Frankfurt a. M. 1925. — BLAD: Studien und die gallige Peritonitis ohne Perforation der Gallenwege. Arch. klin. Chir. 109, 101. — BLECHER: Über Kontusionsverletzungen der Bauchspeicheldrüse. Veröff. Milit.san.wes. 1906, H. 35. — BLUME: Zur Frage der intravitalen Selbstverdauung des Pankreas. Beitr. wiss. Med. Festschrift für die 69. Verslg. Naturforsch. Braunschweigs 1897. — BOEHM: Klinische Beiträge zur Kenntnis der Pankreasnekrose. Bruns' Beitr. 43, 694 (1904). — BORCK: Ein Fall von Pankreas- und Nebennierennekrose. Klin. Wschr. 1927, 279. — BORELIUS: Zur Kasuistik der akuten Pankreasaffektionen. Bruns' Beitr. 73, 261 (1911). — BRENTANO: Subphrenischer Abszeß nach Pankreasnekrose. Ref. Zbl. Chir. 1899, 1357 u. Dtsch. med. Wschr. 1899. — BROCQ: Quelques idées nouvelles sur la pancréatite hémorrhagique. J. de Chir. 25 (1925). — BROCQU, PIERRE: Les pancréatites aigues chirurgicales. Paris: Masson et Cie. 1926. — BRUNN, v.: Die Pankreasfettnekrose. Zbl. Path. 1903 (Sammelreferat). — BRUTT: Gasbazilleninfektion des Pankreas und Pankreasnekrose. Virchows Arch. 246 (1923). — BUNDSCHUH: Zur Kenntnis der Pankreasschädigung bei Duodenalresektion wegen Ulcus. Arch. klin. Chir. 136, 414 (1925). — BUNGART: Zur Pathologie und Klinik der akuten hämorrhagischen Pankreatitis. Dtsch. Chir. 125 (1913).

CAHN, ARNOLD und CHIARI HANNS: Über einen Fall von Sequestration des Pankreas. Straßburg. med. Ztg 1911, H. 5. — CALZAVARA, D.: (a) Le Pancreatiti. Bologna: Licinio Cappelli 1924. (b) Cefalopancreatite cronica e steatonecroso. Arch. ital. Chir. 5 (1922). — CARO und WINKLER: Ausgedehnte hämorrhagische Pankreasnekrose mit Azidose. Dtsch. Arch. klin. Med. 125, 147. — CASPERSOHN: Ein Fall von Pankreasblutung, Pankreasnekrose und Fettnekrose. Zbl. Chir. 1894. — CHIARI, HANNS: (a) Sequestration des Pankreas nach Perforation des Magens durch Ulcera rotunda. Wien. med. Wschr. 26, Nr 13, 292 (1876). (b) Über die sog. Fettnekrose. Prag. med. Wschr. 1883, Nr 30, 284. (c) Über Selbstverdauung des menschlichen Pankreas. Z. Heilk. 1896, 69. (d) Zur Kenntnis der tryptischen Digestion. Verh. dtsch. path. Ges. 13, 301 (1909). (e) Necrosis of the Pancreas. (Lectures on the Herter Foundation). Hopkins Hospit. Bull. 32, Nr 239 (Febr. 1911). (f) Auto-digestionsnekrose des Pankreas. Straßburg. med. Ztg. 1911, H. 2. (g) Le pancréas et la

Nécrose du Tissu adipeuse. 15. Congrés internat. Méd. Lisbonne Avril **1906**. (h) Über die Beziehungen zwischen der Autodigestion des Pankreas und der Fettgewebsnekrose. Verh. dtsch. path. Ges. **5**, 107 (1902). (i) Über Selbstverdauung des menschlichen Pankreas. Vortrag Verslg. dtsch. Naturforsch. Lübeck **1895**. (Verh. 2. Teil, 2. Hälfte.) (k) Über zwei neue Fälle von Sequestration des Pankreas. Wien. med. Wschr. **30**, Nr 6, 139 (1880). (l) Beitrag zur Lehre von der intravitalen Autodigestion des menschlichen Pankreas. Prag. med. Wschr. **25**, Nr 14 (1900). (m) Über einen Fall von Sequestration des Pankreas nach Perforation des Magens durch Ulcera rotunda. Wien. med. Wschr. **1876**. — Christ, Andreas: Über akute Pankreatitis. Inaug.-Diss. Basel 1925 u. Schweiz. med. Wschr. **1925**, Nr 24. — Clairmont: Zur Anatomie des Ductus Wirsungianus und Ductus Santorini; ihre Bedeutung für die Duodenalresektion wegen Ulcus. Dtsch. Z. Chir. **159**, 251 (1920). — Clairmont, P.: Über Pankreasschädigungen bei und nach der Duodenalresektion wegen Ulkus. Schweiz. med. Wschr. **53**, Nr 12 (1923). — Clairmont und Haberer: Gallige Peritonitis ohne Perforation der Gallenwege. Mitt. Grenzgeb. Med. u. Chir. **122**, 154 (1911). — Clairmont und Schinz: Zur Diagnose und Chirurgie der Duodenaldivertikel. Dtsch. Z. Chir. **159** (1920). — Coombs and Nash: A case of pancreatic cyst or effusion into the lesser peritoneal cavity. Lancet 29. Juni 1901. — Cowen: Case of subcutaneous injury of the pancreas, operation recovery. Brit. med. J. 4. Mai 1907.

Desplas, Bernard et Ebrard: Pancréatite hémorrhagique d'origine lithiasique sans cytosteatonécrose. Soc. Chir. **2**, Nr 4, 127 (1904). — Dettmer: Experimenteller Beitrag zur Lehre von den bei Pancreatitis haemorrhagica beobachteten Fettgewebsnekrosen und Blutungen. Inaug.-Diss. Göttingen 1895. — Dick: Zur Kasuistik traumatischer Pankreaszysten. Inaug.-Diss. Heidelberg 1902. — Dieckhoff, Christian: Beiträge zur pathologischen Anatomie des Pankreas. Med. Inaug.-Diss. Rostock 1894. — Diehl: Über Pankreasschußverletzungen. Bruns' Beitr. **73**, 206 (1911). — Dietrich: Pancreatitis acuta. Beitr. klin. Chir. **92** (1914). — Doberauer: (a) Über die sog. akute Pankreatitis. Bruns' Beitr. **48**, 290 (1906). (b) Über die Todesursache bei akuter Pankreatitis. Arch. klin. Chir. **79** (1906). — Draper: Pancreatic hemorrhage and sudden death. Boston med. J. **115**, 393 (1886). — Dreesmann: (a) Über Peritonitis pancreatica. Verh. dtsch. Ges. Chir. 43. Kongreß **1914**. (b) Über Pankreatitis und Unfall. Z. ärztl. Fortbildg. **1912**, Nr 5. (c) Fall von akuter Pankreatitis. Münch. med. Wschr. **1908**, Nr 31. (d) Diagnose und Behandlung der Pankreatitis. Med. Klinik. **1908**, Nr 38/40, 708. (e) Die Behandlung der akuten Pankreatitis. Med. Klin. **1911**, 993. (f) Die chirurgische Therapie der akuten Pankreatitis. Dtsch. Z. Chir. **129** (1914). — Dreifuss: Beiträge zur Pankreaschirurgie. Dtsch. Z. Chir. **93**, 432 (1908). — Dressel, Friedrich: Über die Fettgewebsnekrose des Pankreas. Inaug.-Diss. Gießen 1897. — Dunn, Fatscher und Woodwark: Diabetes as sequela to acute pancreatitis. Lancet 1926, 595.

Ebner: Pankreatitis und Cholelithiasis. Volkmanns klin. Vortr. 1907. Chir. 128—129 u. 452—453. — Enderlen: Contribución al estudio de las afeciones pancréaticas. Vox med. (Berl.) **4**, Nr 4 (1924). — Engel, Theodor: Zur Pathologie der Fettgewebs- und Pankreasnekrose. — Fettgewebsnekrose nach Pankreasverletzung; Pankreasnekrose auf arteriosklerotischer Basis. Med. Inaug.-Diss. Frankfurt a. M. 1922. (Nur im Maschinenschriftsatz vorhanden.) — Ehrlich: Münch. med. Wschr. **1903**, Nr. 9. — Eloesser: Die in den letzten 10 Jahren an der Heidelberger Klinik beobachteten Fälle von Pankreaserkrankungen. Mitt. Grenzgeb. Med. u. Chir. **18**, 195 (1907). — Eppinger: Zur Pathogenese der Pankreasfettgewebsnekrose. Z. exper. Path. u. Ther. **2**, 216 (1905). — Ernst: Tod und Nekrose. Handbuch der allgemeinen Pathologie von Krehl und Marchand II 3 (1921). — Exner: Apoplexie des Pankreas. Münch. med. Wschr. **1917**, Nr 29.

Faykiss, v.: Über die akute Entzündung des Pankreas. Beitr. klin. Chir. **82**, 596 (1913).— Fischler, F.: Weitere Mitteilungen zu den Beziehungen zwischen Leberdegenerationen und Pankreasfettgewebsnekrose an Tieren mit Eckscher Fistel und über die Möglichkeit ihrer Verhütung. Dtsch. Arch. klin. Med. **103**, 156 (1911) u. **1910**, 100 u. 103. — Fitz: (a) Akute Pankreatitis. A consideration of pancreatic hemorrhage, hemorrhagic, suppurative and gangrenous pancreatitis and of disseminated fat necrosis. Boston med. J. **35**, 197, 225 u. 253 (1889). (c) Akute Pankreatitis. The Middleton-Goldsmith Lecture per 1889. Boston. Zitiert nach Langerhans. — Flexner: (a) On the occurenze of the fat splitting ferment in peritonal fat nekrosis and the histology of these lesions. J. of exper. Med. **2** (1898). (b) Experimental pancreatitis. Hopkins Hosp. Rep. **9** (1900). — Fraenkel: Über den gegenwärtigen Stand der Lehre von der Fettgewebsnekrose. Münch. med. Wschr. **1896**, Nr 35. — Franke: Diabetes mellitus, veranlaßt durch eine Pankreasverletzung. Pancreatitis haemorrhagica. Diss. (Leipzig) Berlin 1902. — Fritsch: Das Ulcus ventriculi perforans als Ätiologie der Pankreasnekrose. Beitr. klin. Chir. **1910**. — Fürth, v. und Schütz: Über den Einfluß der Galle auf die fett- und eiweißspaltenden Fermente des Pankreas. Beitr. chem. Physiol. u. Path. **9**, 28 (1907).

Gilbert et Chabrol: Hémorragies pancréatiques et stéatonécroses expérimentales, rôle de l'hypertension portale. C. r. Soc. Biol. **1909**, 256. — Grawitz: Demonstration eines

Falles von Fettnekrose und Pankreasnekrose. Dtsch. med. Wschr. **1899**. — GREY und TURNER: Local discoloration of the abdomin. wall as a sign of acute pancreatitis. Brit. J. Surg. **7**, Nr 27, 394. — GRÖNDAHL: Om Pankreas-og Fedtvaevsnekrose efter Galdestensanfald. Norsk. Mag. Laegivdensk. **1907**, 467. — GROSS: Klinische Beobachtungen zur Pankreaspathologie. Virchows Arch. **229** (1921). — GROSS und GULEKE: Die Erkrankungen des Pankreas. Berlin 1924. — GRUBER, GEORG, B.: (a) Zur Lehre über das peptische Duodenalgeschwür. Mitt. Grenzgeb. Med. u. Chir. **25**, 482 (1912). (b) Über Pankreaspathologie. Ärztl. Kreisver. Mainz 23. Aug. 1923). Vereinsber. Münch. med. Wschr. **1923**. — GUIEYSSE-PELLISIER et LECLERC: Deux cas de Pancréatite avec stéatonécrose. Bull. Soc. Chir. Paris **45** (1919). — GULEKE: (a) Die neueren Ergebnisse in der Lehre der akuten und chronischen Erkrankungen des Pankreas usw. Erg. Chir. **4**, 408, (1912). (b) Über experimentelle Pankreasnekrosen und die Todesursache bei akuter Pankreatitis. Arch. klin. Chir. **79** (1906). — GULEKE, NIKOLAUS: (a) Die Chirurgie des Pankreas. Verh. 4. Tagg Ges. Verdgskrkh. 22.—26. Okt. 1924. Berlin: S. Karger.

HABERDA: Der plötzlich natürliche Tod und seine Ursachen. Wien. klin. Wschr. **1924**, Nr 17. — HABERER, v.: (a) Akute Pankreasnekrose. Med. Klinik 1913, Nr. 38, S. 1532. Beitrag zur akuten Pankreasnekrose. Mitt. Grenzgeb. Med. u. Chir. **29**, 431 (1917). — HAHN: Über die operative Behandlung bei Pancreatitis haemorrhagica acuta. Dtsch. Z. Chir. **58**, 1 (1900). — HALSTED: Retrojection of bile into the pancreas a cause of acute hemorrhagic pancreatitis. Hopkins Hosp. Bull. **12**, Nr 121—123 (1901). — HANSEMANN: Berl. klin. Wschr. **1889**, 1115. — HARMS: Über die Erzeugung einer passiven Giftfestigkeit gegen die Trypsinvergiftung bei der akuten Pankreasnekrose. Bruns' Beitr. **138**, H. 1, 148 (1926). — HEIBERG, K. A.: Die Krankheiten des Pankreas. Wiesbaden: J. F. Bergmann 1914. — HEINEKE: Über Pankreasrupturen. Arch. klin. Chir. **84**. — HELLWIG: Zur Kenntnis der akuten hämorrhagischen Pankreatitis. Med. Klin. **1912**, 2102. — HERZOG, ERNST: Akute hämorrhagische Pankreasnekrose bei einem zweijährigen Kind. Münch. med. Wschr. **1929**, 200. — HESS: (a) Experimenteller Beitrag zur Ätiologie der Pankreas- und Fettgewebsnekrose. Münch. med. Wschr. **1903**, Nr 44. (b) Experimentelles zur Pankreas- und Fettgewebsnekrose. Münch. med. Wschr. **1905**, Nr 14. (c) Experimentelle Beiträge zur Anatomie und Pathologie des Pankreas. Med.-naturwiss. Arch. **1** (1907). — HILDEBRAND: (a) Über Experimente am Pankreas zur Erzeugung von Fettnekrosen. Zbl. Chir. **1895**, Nr 12. — (b) Neue Experimente zur Erzeugung von Pancreatitis haemorrhagica und von Fettnekrosen. Arch. klin. Chir. **57** (1898). (c) Zur Frage der zentralen Läppchennekrose der Leber und deren etwaiger Beziehungen zur Pankreasfettgewebsnekrose. (Auf Grund experimenteller Chloroformvergiftung. Mitt. Grenzgeb. Med u. Chir. **24**, 652 (1912). — HLAVA: (a) Pankreasnekrose beim Greis. Wien. klin. Wschr. **1897**, Nr 35. (b) Pancréat. haemorrh. et la necrose de tissu adipeuse. Arch. bohem. **4** (1890). Zitiert nach KATZ und WINKLER. (c) Haemorrhagie inflammatio et gangrène du pancréas. Bull. internat. Acad. Sci. Bohème **1897**. (d) Pancreatitis haemorrhagica et la necrose du tissu adipeux. Festschrift zur Feier des 100jährigen Bestehens der k. u. k. allg. Krankenhauses in Prag 1890 (tschechisch; erwähnt nach CHIARI). HOCHHAUS: Weitere Beiträge zur Pathologie der Pankreasnekrose und -blutung. Münch. med. Wschr. **1904**, Nr 15. — HOFMANN: Über den hämorrhagischen Infarkt der Bauchspeicheldrüse. Zbl. Chir. **1910**, 1153. — HOFSTÄTTER: Zeichen von BRUINE-GROENRELDT. Arch. klin. Chir. **140**, 613. — HOLTEN: Akute Pankreasnekrose. Coma diabeticum. Dtsch. med. Wschr. **1924**, 237. — HOTZ: Ergebnisse der Gallensteinchirurgie. Verh. dtsch. Ges. Chir. 47. Kongreß **1923**. — HUBER, F. O. und H. BEITZKE: Über akuten Pankreastod. Charité-Ann. **28**.

JAEKEL: Ein Fall von Pankreatitis mit Fettnekrose. Inaug.-Diss. Greifswald 1898. — JANKER: Die Diagnose der Pankreasbeteiligung beim Icterus catarrhalis und bei der Cholelithiasis durch die quantitative Bestimmung der Diastase. Dtsch. Z. Chir. **202**, H. 5/6 360 (1927). — JENCKEL: Zur Pathologie und Therapie der akuten Pankreasnekrose. Dtsch. Z. Chir. **131** (1914). — JONG, J. H. DE: Akute Pankreasnekrose. Academische Proefschrift. Amsterdam: Scheltema u. Holkemas Boekhandel 1925. — JOSEPH und PRINGSHEIM: Zur Frage der Immunität gegen Pankreasnekrose. Mitt. Grenzgeb. Med. u. Chir. **26**, 290 (1913). — JUDD and STAW: Condition of the commun duct after cholecystectomy. J. amer. med. Assoc. **81**, Nr 9, 704 (1923). — JUNG: Über akute Pankreatitis. Beitr. klin. Chir. **102** (1916). — JUNG, A.: (a) Beitrag zur Pathogenese der akuten Pankreatitis. Inaug.-Diss. Göttingen 1895. — JUNG, RENÉ: Über akute Pankreatitis. Inaug.-Diss. Basel, Tübingen 1916.

KAESTNER: Zur akuten Pankreasnekrose. Verh. dtsch. Ges. Chir. 49. Kongreß **1925**. — KAISERLING: Leber und Nebennierennekrose bei Pankreaserkrankungen. Verh. dtsch. path. Ges. 15.Tagg. Straßburg i. E. **1912**, 440. — KATSCH, G.: (a) Zur Klinik der Pankreaserkrankungen. Verh. 4. Tagg. Verdgskrkh. 22.—26. Okt. **1924**, 89. (b) Vom Pankreas. Jkurse ärztl. Fortbild. **16**, H. 3 (1925). (c) Die Diagnose der leichten Pankreatitis. Klin. Wschr. **4**, Nr 7, 289. (d) Zur duodenalen Pankreasdiagnostik. Klin. Wschr. **2**, Nr 39, 1804 (1923). (e) Über 50 Fälle von Pankreatitis. Verh. dtsch. Ges. Chir. 49. Kongreß **1925**.— KATSCH und v. FRIEDRICH: Klin. Wschr. **1922**, Nr 3. — KATZ und WINKLER: (a) Die multiple

Fettgewebsnekrose. Arch. Vergskrkh. **4** (1899). (b) Experimentelle Studien über die Fettgewebsnekrose des Pankreas. Arch. Vergskrkh. **4**, H. 3 (1898). — King: Akute Pankreatitis. Amer. J. med. Sci. **144**, 221 (1912). — Kirchheim: Über chronische interstitielle Pankreatitis und akute Pankreasnekrose. Münch. med. Wschr. **1909**, 1819. — Kitt: Pathologische Anatomie der Haustiere. Bd. 1, 3. Aufl. Stuttgart 1905. — Knape: (a) Untersuchungen über Pankreashämorrhagie, Pankreas und Fettgewebsnekrose. Virchows Arch. **207**, 277—320 (1912). (b) Die Pankreashämorrhagie. Dtsch. Z. Chir. **121** (1913). (c) Die Pankreashämorrhagie. Dtsch. Z. Chir. **121**, 471 (1913). (d) Untersuchungen über Pankreashämorrhagie, Pankreas- und Fettgewebsnekrose. Virchows Arch. **207** (1912). — Knoflach: Pankreasatrophie und Lipomatose. Virchows Arch. **261**. — Kolisko: Lehrbuch der gerichtlichen Medizin. Berlin und Wien 1909. — Körte: (a) Die chirurgische Behandlung der akuten Pankreatitis. 3. Congres Soc. internat. Chir. **1911**. (b) 2 Präparate von Pankreasnekrose. Verh. dtsch. Ges. Chir. **1845**. (c) Zur chirurgischen Behandlung der Pankreaseiterung und Pankreasnekrose. Arch. klin. Chir. **1897**. (d) Diskussionsbemerkung. Ref. Zbl. Chir. **1914**, Nr. 51, 1470. — Körte, W.: (a) Die chirurgische Behandlung der akuten Pankreatitis. Arch. klin. Chir. **96** (1911). (b) Die chirurgischen Krankheiten und die Verletzungen des Pankreas. Dtsch. Chir. 45. d. **1898**. (c) Chirurgie des Pankreas. Handbuch der praktischen Chirurgie 1907, S. 3. — Köster: Über den Zusammenhang zwischen Cholelithiasis und Fettnekrose. Diss. Greifswald 1901. — Kroger: Acute pancreatitis complicating pregnancy. Ann. Surg. **73**. — Krone: Über einen Fall von Pankreatitis mit Fettnekrose und Durchbruch nach der linken Pleurahöhle. Diss. Leipzig 1903. — Kummer, Robert, H.: (a) Pathogénie de la pancréatite aigue hémorragique. Verh. Schweiz. Ges. Chir. **13** (1927); Schweiz. med. Wschr. **1927**, Nr 22 u. 23. (b) Pancréatite aigue hémorragique. Verh. Schweiz. Ges. Chir. **13** (1927); Schweiz. med. Wschr. **1927**, Nr 22 u. 23. — Kuse, Ernst: Einige Fälle von Fettgewebsnekrose. Inaug.-Diss. Kiel 1899. — Küttner: Über zirkumskripte Tumorbildung durch abdominale Fettnekrose und subkutane Fettspaltung. Berl. klin. Wschr. **1913**, Nr 1, 9.

Langerhans, R.: (a) Über multiple Fettgewebsnekrose. Virchows Arch. **122**, 252 (1890). (b) Experimenteller Beitrag zur Fettgewebsnekrose. Festschrift der Assistenten für Virchow 1891. — Lanz: Traumatische Fettnekrose. Zbl. Chir. **1898**, 1253. — Lattes: (a) La pathogenesi della intossicazione pancreatica. Pathologica 4, 577 (1912). (b) Über Pankreasvergiftungen. Virchows Arch. **211**, 1 (1913). — Laupp: Beiträge zur Pathologie des Pankreas. Inaug.-Diss. Göttingen 1896. — Lazarus: (a) Zur Pathogenese der Pankreaszysten. Z. Heilk. **22**, H. 6 u. 10 (1902). (b) Trauma und Pankreaszyste. v. Leydens Festschrift 1902. — Lecène: Bull. Soc. Chir. Paris **45** (1919). — Lecène et Moulongnet: La cytostéatonécrose ou saponification intracellulaire du tissu celluloadipeux sous-cutané. Ann. Anat. path. Méd. Chir. **2**, Nr 3 (1925). — Leclerc: Pancréatite hémorragique foudroyante. Soc. Chir. Paris, Juli **1919**. — Leriche: Sur la pancréatite hémorrhagique. Rev. de Gynec. **1909**. — Lewit: (a) Pankreasnekrose infolge Gefäßerkrankung. Med. Inaug.-Diss. Königsberg 1906. (b) Über Pankreasnekrose durch experimentelle Ischämie. Diss. Königsberg 1906. — Liek: Zur Chirurgie der Pankreaserkrankungen. Dtsch. med. Wschr. **1911**, Nr 49, 2280. — Linhardt, v.: Beitrag zur Kenntnis der akuten Pankreasnekrose. Frankf. Z. Path. **33**, 14 (1925). — Lossen: Zur traumatischen Entstehung der Pankreasapoplexie. Ärztl. Sachverst.ztg 18, 449 (1912). Ref. nach Kongreßbl. inn. Med. **4**, 392 (1912).

Mader: Gangrän des Pankreas und nekrosierende Thrombose der Vena lienalis. Ber. Krankenanst. Rudolfstiftg. Wien **1884**. Erschienen 1885, 371 u. 435. — Madelung: Chirurgische Behandlung der Verletzungen und Erkrankungen der Bauchspeicheldrüse. Handbuch der gesamten Therapie von Guleke, Penzoldt und Stintzing, 6. Aufl., Bd. 2, 1926. — Man, Frank und Girodano: The bile factor in pancreatitis. Proc. Soc. exper. Biol. a. Med. **19**, Nr 7, 353. — Mann und Giordano: The bile factor in pancreatitis. Arch. Surg. **6** (1923).— Maragliano: Le causa della morte per necrosi pancreatica. Policlinica, sez. chir. **19**, 2. 60. — Mathias: Ausdehnung der Fettgewebsnekrose auf das Knochenmark. Zbl. Path. **33** (1922).— Maynard und Fitz: Erwähnt bei Seitz. — Mayo Robson and Cammidge: The Pancreas, its surgery and pathology. Philadelphia and London 1907. — Mehliss: Über akute Pankreatitis. Münch. med. Wschr. **1915**, Nr 13. —Milisch: Experimenteller Beitrag zur Lehre von dem Zusammenhang der entzündlichen Pankreaserkrankungen mit Nekrose des Fettgewebes. Diss. Berlin 1897. — Moench: Akute Pankreatitis mit Arrosion der Milzarterie und tödliche Blutung. J. amer. med. Assoc. **82** (1924). — Maisescu: Über eine schwere spontan ausgeheilte Pankreasnekrose. Wien. klin. Wschr. **1926**, Nr 7. — Mommer: Über Pancreatitis haemorrh. acuta. Korresp.bl. Schweiz Ärzte **1911**, Nr 7. — Monnier: Über Pancreatitis hamorrhagica acuta. Korresp.bl. Schweiz. Ärzte **1911**, Nr 7. — Moynihan: (a) The present portion of our knowledge of diseases of the pancreas. Practitioner Aug. **1903**. (b) The value and significance of certain signs and symptoms of pancreatic disease. Brit. med. J. **1904**, 1740. (c) Akute Pankreatitis. Ann. Surg. **81**, 132 (1925). — Müller: Akute hämorrhagische Pankreasnekrose. Beitr. klin. Chir. **126** (1922).

NATHER: Die subphrenischen Abszesse. Erg. Chir. 18 (1925). — NEUMANN: Zur Diagnose der Pankreaserkrankungen. Dtsch. Z. Chir. 74, 298 (1904). — NEUTRA: Erkrankungen der Mesenterialgefäße. Zbl. Grenzgeb. Med. u. Chir. 5 (1902). — NOGUCHI: Über die Ferment-diagnose bei Pankreasverletzungen. Arch. klin. Chir. 98, H. 2 (1912). — NOLL: Über Pankreasnekrose. Diss. Marburg 1903. — NORDMANN: Experimente und klinische Betrachtungen über die Zusammenhänge zwischen akuter Pankreatitis und Erkrankungen der Gallenblase. Verh. dtsch. Ges. Chir. 42. Kongreß 1913.

OCHSNER: The diagnosis of pancreatitis. Surg. usw. 7, Nr 6 (1908). — OEHLER: (a) Über einen geheilten Fall von Pankreasnekrose (zugleich ein Beitrag zur Frage des Pankreas-diabetes). Beitr. klin. Chir. 1912, 77. (b) Gehäuftes Auftreten von akuter Pankreatitis mit Fettgewebsnekrose. Zbl. Chir. 1924, Nr 7. — OESTREICH: Fettgewebsnekrose im Pankreas mit gleichartigen Lebernekrosen. Zbl. Path. 19, 145 (1908). — OHNO, RYOZO: (a) Studien über die Verdauungskraft des Pankreassaftes mit besonderer Berücksichtigung der Verdauungskraft der Profermente im Pankreassaft. Mitt. med. Fak. Kyushu-Universität. 7 (1923). (b) Studien über die Ätiologie der akuten hämorrhagischen Pankreasnekrose. Mitt. med. Fak. Kyushu-Universität. 7 (1923). (c) Studien über die Aktivierungs-fähigkeit der Lymphozyten in bezug auf die Verdauungskraft des Pankreassaftes und Leucopedesis enterica. Mitt. med. Fak. Kyushu-Universität. 9, H. 2 (1924). — OPIE: (a) The relation of cholelithiasis to disease of the pancreas and to fat necrosis. Amer. J. med. Sci. 1901. (b) Experimental disseminated fat necrosis. Hopkins Hosp. Rep. 9 (1900). (c) The Etiology of acute hemorrhag. pancreatitis. Bull. Hopkins Hosp. 12 (1901). (d) Disease of the pancreas. Philadelphia u. London 1903, 2. Ed. 1910. — OPIE und MEAKINS: Date concerning the aetiology and pathology of hemorrhagic necrosis of the pancreas. J. exper. Med. 1909, 561. — ORTH: Seltener Verlauf einer Pankreaserkrankung. Dtsch. med. Wschr. 1918, Nr 31. — ORTHNER: Monatsversammlung der Ärzte vom Oberösterreich in Linz am 1. Juli 1925. Ref. Wien. klin. Wschr. 1925, Nr 38, 1050. — OSER: Die Erkrankungen des Pankreas. Spezielle Pathologie und Therapie von NOTHNAGEL. 18 II (1898).

PAUL, E.: Akute Pankreatitis und Pankreasnekrose. Wien. klin. Wschr. 1924, 1101. — PAYR und MARTINA: Experimentelle Untersuchungen über die Ätiologie der Fettgewebs-nekrose und Leberveränderungen bei Schädigungen des Pankreasgewebes. Dtsch. Z. Chir. 83, 189 (1906). — PEIČIČ: Akute eitrige Pankreatitis mit subkutanen Fettgewebsnekrosen (nach Duodenalresektion wegen Ulkusheilung). Dtsch. Z. Chir. 159, H. 1—6, 362 (1920). — PEISER: Zur Kenntnis der Pankreasnekrose. Dtsch. Z. Chir. 65 (1902). — PELS-LEUSDEN: Beitrag zur Pathologie und Therapie der akuten Pankreaserkrankungen nebst Mitteilung zweier durch Laparotomie geheilter Fälle. Dtsch. Z. Chir. 70, 184 (1903). — PFANNER: Askaridiasis und Pankreatitis. Dtsch. Z. Chir. 187. — PFÖRRINGER: Über die Selbstver-dauung des Pankreas. Virchows Arch. 158 (1899). — PICQUÉ: Contusion isolée du pancréas, pancréatectomie au 6 ième jour. Bull Soc. Chir. 1908, 20. — PIQUAUD: Rupture isolée du pancréas par contusion abdominale. Bull. Soc. Anat. 1907, 7. — PÓLYA: (a) Zur Pathogenese der akuten Pankreasblutung und Pankreasnekrose. Berl. klin. Wschr. 1906, Nr 49. (b) Über die Pathogenese der akuten Pankreaserkrankungen. Mitt. Grenzgeb. Med. u. Chir. 1911, 24. — PONFICK, E.: (a) Diabetes und Fettgewebsnekrose des Pankreas. Verh. dtsch. path. Ges. 5. Tagg 1902 (1903). (b) Lehre von der Fettgewebsnekrose. Bibl. Med. C. H. 12. Stuttgart: Erwin Nägele 1902. (c) Zur Pathogenese der abdominalen Fettnekrose. Berl. klin. Wschr. 1896, Nr 17.

RANZI: Diskussion zu Vortrag WALZEL. Verh. dtsch. Ges. Chir. 49. Kongreß 1925. — REDWITZ, V.: Die Chirurgie der Bauchspeicheldrüse. Münch. med. Wschr. 1924, Nr 45. — REISINGER, MICHAEL: Über akute Pankreasnekrose. (Ärztl. Ver. Mainz 27. Aug. 1923). Vereinsber. Münch. med. Wschr. 1923. — REUTER: Ausgedehnte disseminierte Fettgewebs-nekrose der Bauchhöhle ohne Erkrankung des Pankreas. Münch. med. Wschr. 33, 1473 (1904). — REUTERSKIÖLD: Zwei Fälle von Pankreasblutung. Hygiea (Stokh.) 1904, 457. — RHODE: Sekundäre Pankreasnekrose mit Bluterguß in die Bauchhöhle. Dtsch. med. Wschr. 45, H. 37 (1919). — RICKER: Zusatz über die Folgen der Unterbindung des Ausführungsganges der Bauchspeicheldrüse und anderer Drüsen. Virchows Arch. 207, 321 (1912). — RIESE: Die Chirurgie des Pankreas; in „Die Chirurgie" von KIRSCHER und NORDMANN 1925. 3. Lief. — RITTER Beitrag zur Kasuistik der Pankreaserkrankungen. Beitr. klin. Chir. 117 (1919). — RODRIGUEZ: Acute Pancreatitis with fat necrosis complicated by diabetic coma. J. amer. med. Assoc. 82, Nr 3, 203 (1924). — ROLLMANN: Pancreatitis acuta. Dtsch. Z. Chir. 128, 116 (1914). — ROLOFF: Zur Diagnostik der akuten Pankreasnekrose durch Diastase-bestimmung im Harn. Dtsch. med. Wschr. 1927, Nr 25. — RONA: Zitiert nach BICKERT und nach KATSCH. — ROSENBACH: (a) Gallenstauung im Ductus Wirsungianus durch Stein in der Papilla Vateri als Ursache einer akuten Pankreasnekrose mit galliger Peritonitis. Münch. med. Wschr. 1918, Nr 7. (b) Akute Pankreaserkrankungen. Charité-Ann. 1910, 24. (c) Experimentelle Studien über trypt. Digestion. Arch. klin. Chir. 94, H. 2, 403 (1911). — ROSENTHAL, GEORG: Über einen Fall von chronischer interstitieller Pankreasentzündung. Z. klin. Med. 21, H. 3/4. — ROSTOCK: Verbreitungswege der Pankreasfettgewebsnekrose.

Beitr. klin. Chir. 138, 171. — Rudolf: Über Leberdegenerationen infolge Pankreasnekrosen. Dtsch. Arch. klin. Med. 87. — Ruppanner: Pathologie der akuten Pankreasnekrose. Schweiz. med. Wschr. 57, 505, Nr 22 (1927).

Sabrazès, Parcelier, Bomine: Lombricose du canal de Wirsung Pancréatite haemorrhagique. Ann. Anat. path. Med.-Chir. 2, Nr 5 (1925). — Schlegel: Beitrag zur Erkenntnis der chirurgischen Pankreaserkrankungen im Sinne der Degeneration. Beitr. klin. Chir. 133 (1925). — Schmidt, M. B.: Über das Verhältnis der Fettgewebsnekrose zu den Erkrankungen des Pankreas. Münch. med. Wschr 19, 640 (1900). — Schmidt, W.: (a) Ein Fall von Pankreasfistel nach operierter Pancreatitis haemorrhagica. Dtsch. med. Wschr. 38, 1543 (1906). (b) Erkrankungen des Pankreas. Spezielle Pathologie und Therapie innerer Krankheiten von Kraus und Brugsch 1916. — Schmidt und Teichmann: (a) Sog. Pankreasapoplexie bei kryptogenetischer Sepsis. Virchows Arch. 234 (1921). (b) Ein Fall von sog. Pankreasapoplexie bei kryptogenetischer Sepsis. Virchows Arch. 234 (1921). — Schmieden und Sebening: Chirurgie des Pankreas. Arch. klin. Chir. 148 (1927). — Schnitzler: Pankreassequester. Protokoll Ges. Ärzte Wien, Sitzg 18. Juni 1926. — Schoemaker: 3. Congres Soc. internat. Chir. 1911. — Schott: Pankreasnekrose beim Diabetikerkoma, Insulin. Münch. med. Wschr. 1926, Nr 29, 1185. — Schottmüller: Über peripankreatische Fettgewebsnekrose infolge von Gallensteinklemmung im Divert. Vateri. Dtsch. med. Wschr. 49, H. 4 (1923). — Schülein: Doppelseitiger retroperitonealer Abszeß der Lumbalgegend als Endausgang einer akuten Pankreasnekrose. Beitr. klin. Chir. 123 (1921). — Schweizer, R.: (a) Zur Pathogenese der akuten Pankreasfettgewebsnekrose. Schweiz. med. Wschr. 1923, Nr 16. (b) Über einen Fall von Fettgewebsnekrose im Abdomen bei Perforation der Gallenblase. Schweiz. med. Wschr. 1924, Nr 11. (c) Kritische Bemerkungen zur Pathogenese der akuten Pankreasnekrose auf Grund eines Falles mit Lumbalabszeß. Schweiz. med. Wschr. 1922, Nr 15. (d) Zur Klinik der akuten Pankreasnekrose. Verh. Schweiz. Ges. Chir. 13 (1926); Schweiz. med. Wschr. 1927, Nr 22 u. 23. — Sebening, Walter: (a) Untersuchungen über Kohlenhydratstoffwechselstörungen nach akuter Pankreasnekrose. Zbl. Chir. 1926, Nr 16, 1004. (b) Beiträge zur Klinik der akuten Pankreasnekrose. Klin. Wschr. 4, Nr 16, 749 (1925). (c) Folgezustände nach akuter Pankreasnekrose. Med. Klin. 1927, Nr 15. — Seeber, Friedrich: Über akute Pankreatitis bei Gallensteinen. Inaug.-Diss. Heidelberg 1913. — Seidel: (a) Akute hämorrhagische Pankreatitis, Fettgewebsnekrose und Immunisierung gegen Pankreassaft. Chirurgen-Kongreß 1909. (b) Bemerkungen zu meiner Methode der experimentellen Erzeugung der akuten hämorrhagischen Pankreatitis. Zbl. Chir. 1910, 1601. — Seitz: Blutung, Entzündung, brandiges Absterben der Bauchspeicheldrüse. Z. klin. Med. 20 (1892). — Selberg: Traumatische Pankreasnekrose. Berl. klin. Wschr. 1901, Nr 36. — Simmonds: (a) Zur Ätiologie der Fettgewebsnekrose. Münch. med. Wschr. 1898, Nr 6 u. Über Trauma und Fettgewebsnekrose des Peritoneums. Ibidem 1900, Nr 16. (b) Pankreasnekrose und Fettgewebsnekrose nach Schußverletzung durch den Leib. Münch. med. Wschr. 1896. — Sohn: In den Choledochus perforierter Pankreasabszeß als Komplikation von Cholelithiasis. Beitr. klin. Chir. 136 (1926). — Spiess: Pankreasnekrose und Pankreasblutung. Frankf. med. Ver. 1866; Schmidts Jb. 134. — Ssobolew: Beiträge zur Pankreaspathologie. Zbl. Path. 23, 907 (1912). — Stich: Pankreasapoplexie. Münch. med. Wschr. 1901, Nr 9. — Streissler: Zur chirurgischen Behandlung der akuten Pankreatitis von rückwärts. Arch. klin. Chir. 131 (1924). — Sysak und Nakamura: Zur Frage der Leberveränderungen bei akuter hämorrhagischer Pankreasnekrose. Med. Klin. 21, Nr 8, 281 (1925).

Thévenot: Du rôle de l'infarctus hémorrhagique dans la genèse des pancréatites hémorrhagiques. Rev. Méd., Okt. 1911, 798. — Thévenot et Bouget: Pancréatite hémorrhagique par infarctus hémorrhagique du pancréas. Bull. méd. 13. Mai 1911. — Thöle: Ein durch Tamponade geheilter Fall von isolierter Zertrümmerung der abnorm gelagerten Bauchspeicheldrüse. Dtsch. Z. Chir. 84, 45 (1906). — Traum: Pankreatitis und Cholelithiasis. Diss. Heidelberg 1925. — Truhart: (a) Pankreaspathologie. (Multiple abdominale Fettgewebsnekrose). Wiesbaden 1902. (b) Pankreaspathologie 1. Teil. Multiple abdominale Fettgewebsnekrose. Wiesbaden: J. F. Bergmann 1902. — Tscherning: Zur Klinik der Pankreasnekrose. Arch. Verdgskrkh. 35, H. 1/2, 103 (1925). — Turner: Local discoloration of the abdominal wall a sign of acuts pancreatitis. Brit. J. Surg. 7, 394 (1920).

Umber: (a) Entwicklung eines insulären Diabetes als Folge einer schweren Pankreasnekrose. Berl. Ges. Chir. Sitzg 15. Juni 1925. Ref. Zbl. Chir. 1925, Nr 33. (b) Erkrankungen des Pankreas. Handbuch der inneren Medizin von Mohr-Stähelin, 2. Aufl. 3 II (1926).

Versé: (a) Völlige Nekrose des Pankreas. Ärztl. Ver. Marburg 25. Nov. 1925. Münch. med. Wschr. 1925, Nr 51, 2215. (b) Zur Pathologie des Pankreas. Mitteldtsch. Ärztebl. 1926, Nr 22. — Vogel: Erfahrungen über Pancreatitis acuta. Dtsch. Z. Chir. 185, 71 (1924).

Wagner: Zur Kasuistik der Pankreasnekrose und abdominellen Fettgewebsnekrose. Bruns' Beitr. 26, 161 (1900). — Walzel: (a) Die postoperative Pankreasnekrose. Verh. dtsch. Ges. Chir. 49. Kongreß 1925. (b) Über die postoperative Reaktion des Pankreas nach Operationen an seinen Nachbarorganen. Arch. klin. Chir. 137 (1925). — Walzel,

PETER: (a) Einige aktuelle Fragen zum biliären Typus der akuten Pankreasnekrose. Wien. klin. Wschr. **40**, Nr 15 (1927). (b) Die Pankreatitis. Wien. med. Wschr. **1926**, Nr 50/52. (c) Über das Symptom der flecken- und gitterförmigen Zyanose bei akuter Pankreasnekrose. Wien. klin. Wschr. **1927**, Nr 7. — WARTHIN: The minute pathology of acute hemorrhagic pancreatitis associated with multiple fat-necrosis. Philad. med. J. **2** (1898). Nach WILLIAMS, The morbid anatomy and etiology of fat necrosis. Rep. Labor. Path. Univ. Buffalo **1900**, Nr 1. WESTPHAL, KARL: (a) Muskelfunktion, Nervensystem und Pathologie der Gallenwege. Z. klin. Med. **96**, H. 1—3, 22 (1923). (b) Die durch Dyskinese der Ausführungsgänge bedingten Pankreasfermentschädigungen an den Gallenwegen und der Leber. Z. klin. Med. **109**, H. 1/2, 55 (1928). — WHITHNEY: Haemorrhagie into the pancr. Boston med. J. **1894**, 379. Zitiert nach KATZ und WINKLER. — WILLIAMS: (a) Experimental fat necrosis. The action of pancreatic tissne upon subcutaneous adipose tissue. J. of exper. Med. **3** (1898), (b) Experimental production of fatnecrosis. Boston med. J. 15. April 1897. Zitiert nach KATZ und WINKLER. — WILMS: Die Seltenheiten der akuten Pankreatitis während der Kriegszeit. Münch. med. Wschr. **1918**, Nr 8. — WOHLGEMUTH: (a) Pathologische Fermentwirkung. Berl. klin. Wschr. **1910**, 2249. (b) Pankreasferment. Biochem. Z. **9**, 1 (1911) u. **21**, 447 (1908). (c) Grundriß der Ferment. Methoden. Berlin 1913. — WOHLGEMUTH und NOGUCHI: Experimentelle Beiträge zur Diagnostik der subkutanen Pankreasverletzung. Berl. klin. Wschr. **1912**, Nr 23. 1069. — WOLF: Ein Beitrag zur Klinik der akuten Pankreasnekrose. Klin. Wschr. **1925**, Nr 24. — WOLPIANSKY: Beiträge zur Kenntnis der abdominalen Fettgewebsnekrose. Diss. Zürich 1906. — WURM, HANS: Zur Genese pylephlebitischer Prozesse. Dtsch. Arch. klin. Med. **155**, H. 1/2, 97 (1927).

YAMANE: Beiträge zur Kenntnis der Pankreaszysten. Bern 1921.

ZAHN: Über drei Fälle von Blutungen in die Bursa omentalis und ihre Umgebung. Virchows Arch. **124**, 238 (1891). — ZENKER: Haemorrhagie des Pankreas als Ursache plötzlichen Todes. Tagebl. 47. Verslg. dtsch. Naturforsch. Breslau **1874**, 211. — ZOEPFFEL: (a) Über die Rolle der Blutungen und der Blutbahnen im Bild der akuten Pankreasnekrose. Dtsch. Chir. **163**, 24 (1921). Das akute Pankreasödem usw. Dtsch. Z. Chir. **175**, 301 (1922). (b) Vorstufen der akuten Pankreasnekrose, zugleich ein Beitrag zur Zweckmäßigkeit der Frühoperation bei Gallensteinleiden. Klin. Wschr. **1922**, Nr 24. (c) Das akute Pankreasödem eine Vorstufe der akuten Pankreasnekrose. Dtsch. Z. Chir. **175** (1922).

IX. Verlagerungen des Pankreas.

ADEOVINE: Erwähnt nach KÖRTE. Ind. med. Gaz. Calcutta. **1**, 183 u. 329 (1866). — ALLEN: Exsection of the pancreas. Amer. Weekly **1876**, 305. — ALONSO: Pankreasverlagerung. Arch. Med. espagñ. y etrangue 1846. — ANCELET: Etudes sur les maladies du pancréas. Paris 1866.

BABERIN: Ein Fall von Darmeinklemmung bedingt durch die wandernde Milz. Allg. Wien. med. Ztg **22**, 347 (1877). — BAUD: Observ. (extraite du recueil d'observations des hôpit. de la marine au port de Brest) sur une invagination du duodenum etc. dans le colon desc. dans le rectum. J. gén. Méd. **24**, 20 (1805). — BECOURT: Recherches sur le pancréas, ses fonctions et ses altérations organiques. Thèse de Strasbourg 1830.

CAVALIER: Observations sur les lesions du diaphragme. Paris 1804 (erwähnt nach CLAESSEN). — CALDWELL: Pankreasverletzungen. Transsylvania J. Med. **1**, 116 (1828) (erwähnt nach SENN). — CHIARI, HANNS: Über einen Fall von Eventration in eine rechtsseitige Skrotalhernie mit Einlagerung der Pars pylorica ventriculi und eines Teiles des Duodenums in den Bruchsack. Prag. med. Wschr. **1888**, Nr 14. — CLAESSEN: Krankheiten der Bauchspeicheldrüse. Köln 1842. — CORRENSEN: Quelques recherches sur les deplacements de la rate. Thèse des Paris 1876. — CRUVEILLIER: Traité d'anatomie pathol. gén. Paris 1849 (erwähnt nach FOGT).

DARGAN: Pankreasverletzungen. Med. surg. Report 22. Aug. 1874, (erwähnt nach SENN). — DOBRYCKI: Fall von beweglicher Bauchspeicheldrüse. Medycyna 1878 (erwähnt nach KÖRTE); F. Canstatt Jahresber. 1878, ref. von OETTINGEN.

EARL: Pankreasverletzungen. Amer. Med. Weekly. **6**, 106 (1877), (erwähnt nach KÖRTE). ENGEL: Die Wirkungen des Schnürleibes (eine anatomische Skizze). Wien. med. Wschr. **1860**, Nr 34 u. 35. ESTES: Wandermilz? Kongenitale Verlagerung. Med. News 29. Juli **1882**.

FOGT: Über Verlagerung des Magens in Skrotalhernien, nebst Mitteilung eines neuen Falles. Münch. ärztl. Intell.bl. **1884**, Nr 26. — FONTOYNONT: Plaie perforant de l'abdomen, hernie du pancréas etc. Arch. prov. de Chir. **1902**, Nr 9. — FRY: Dislocations and malformations of the pancreas. Texas med. a. surg. Rec. **1881**, 325, (erwähnt nach CHIARI).

GRUBER, GG. B.: Über die pathologische Anatomie der Zweihöhlenschüsse mit Zwerchfellsverletzung. Mitt. Grenzgeb. Med. u. Chir. **32**, 129 (1920).

HELM und KLOB: Fall einer plötzlich entstandenen, sehr rasch verlaufenden Locomotion der Milz. Wbl. Z. Ges. Ärzte Wien **2**, 597 (1856). — HELMERSHAUSEN: Pankreasverlagerung. Nov. act. nat. cur. **6**, Obs. 27. — HERTZ, PAUL: Abnormitäten in der Lage und Form der Bauchorgane bei dem erwachsenen Weibe, eine Folge des Schnürens und Hängebauches. 1894. Berlin: S. Karger.

KLEEBERG: Penetrierende Bauchwunde. Vorfall des Pankreas. Arch. klin. Chir. 1868, 523. — KLEBS: Handb. d. path. Anat. 1. Bd., 2. Ahlg., **1876**. — KLEIN: Wandermilz im kleinen Becken. Münch. med. Wschr. **1889**, Nr 44. — KÖRTE: Die chirurgischen Krankheiten und die Verletzungen des Pankreas. Dtsch. Chir., Lief 45 d. **1898**.

LABORDERIE: Pankreasverletzungen. Gaz. Hôp. 1856, Nr 2 u. 9, (erwähnt nach KÖRTE). LACHER: Über Zwerchfellshernien. Dtsch. Arch. klin. Med. **27**, 268 (1880). — LALLEMAND: Pankreasverlagerung. J. de Corvisart 1801, (erwähnt nach FOGT) u. Arch. gén. Malad. **22**. — LEDDERHOSE: Die chirurgischen Erkrankungen der Bauchdecken und der Milz. Dtsch. Chir., Lief. 45 b, **1890**. — LUBARSCH: Wandermilz; Pathologische Anatomie der Milz. Handbuch der speziellen pathologischen Anatomie und Histologie, HENKE-LUBARSCH. Bd. 1, 2. Abtg. 1927.

MELCHIOR und KLAUBER: Zur Frage der Beweglichkeit des Pankreas. Dtsch. Z. Chir. **186**, 41. — MONTUORO: Die Wandermilz und ihre Beziehungen zur Geburtshilfe und Gynäkologie. Z. Geburtsh. **73**, 702 (1913). — MÜLLER, F. W.: Untersuchungen über die Topographie der Rumpfeingeweide bei verschiedenen Stellungen des Körpers. Ztschr. f. Anat. u. Entwicklungsgesch. **67**, 1923.

OBERNDORFER: (a) Zwerchfellschüsse und Zwerchfellhernien. Münch. med. Wschr. **1918**, Nr 65, 1426. (b) Atlas pathologisch-anatomischer Situsbilder. München: J. F. Lehmann.

PEREIRA-GUIMARAES: Hernie traumatique du pancr. Progrès méd. **1896**, 236.

RAHN: Scirrhorum pancreatis diagnosis. Inaug.-Diss. Göttingen 1796. — ROKITANSKY: Über die wandernde Milz. Z. Ges. Ärzte Wien **16**, 33 (1860). — ROSE: Nach brieflichen Mitteilungen an KÖRTE. — RUNGE: Exstirpation einer Wandermilz mit Achsendrehung des Stieles. Berl. klin. Wschr. **1895**, Nr 16, 346.

SCHIEFFERDECKER: Pankreasverlagerung. Zitiert nach CHARPY 1901. — SCHMIDT, B.: Die Unterleibsbrüche. Pitha-Billroth Bd. 3, 2. Abtl. 1882. — SCHMIDT, MEINHARD: Ein Fall von Gastrocele scrotalis. Berl. klin. Wschr. **1885**, Nr 1.

THOMAN: Der Magenbruch. Wien. med. Jb. **1885**, 41.

X. Pankreasgeschwülste.

ADLER: Zwei Fälle von Pankreaszysten. Virchows Arch. **177**, Suppl. — AIGNER: Vier Fälle von Pankreaskarzinom. Med. Inaug.-Diss. München 1896. — ALBERS: Einfacher Krebs des Pankreas. Med. Korresp.bl. rhein. Ärzte 1843, Nr 8. 131 u. 144—244. — ÁLDOR: Beitrag zur Kasuistik der Pankreasgeschwülste. Gyógyászat (ung.) **1895**. — ALEZAIS et PEYRON: Adénome Langerhansien, provenant du Pancréas exocrine. C. r. Soc. Biol. Paris **1** (1911). — ALLEN: Pankreaskarzinom. Philad. med. times 1875 u. Trans N. Y. path. Soc. **3**, 40 (1879). — ANCELET: Études sur les maladies du pancréas. Paris 1866. — ANDRAL: (a) Cancer du pancr. Arch. Sci. méd. **27**, 117. (b) Cancer du pancréas simulant un aneurysma de l'aorte abdom. Gaz. Hôp. **1831**, 61. — APFELSTEDT und ASCHOFF: Über bösartige Tumoren der Chorionzotten. Arch. Gynäk. **50**, H. 3. — ASKANAZY: (a) Pankreaskopfkrebs. Séance Soc. Méd. Inst. Path. 21. Juni 1923. Rev. Méd. Suisse romande. **I**, 44, Nr 1 (1924). 3. Demonstrationsfall. (b) Zur Pathogenese der Magenkrebse und über ihren gelegentlichen Ursprung aus angeborenen epithelialen Keimen in der Magenwand. Dtsch. med. Wschr. **1923**, Nr 1/2. — AUBERY: Cancer primitif du pancréas. Loire méd. St. Etienne 1900.

BAMBERGER: Sekundärer Krebs im Pankreasbereich. Virchows Handbuch der speziellen Pathologie und Therapie. Bd. 6, Abtl. 1, S. 628. 1864. — BARO und PIC: Contribution à l'étude clinique et anatomo-pathol. du cancer primitif du pancr. Rev. de Méd. **8**, 257 (1888) (Ureterkompression). — BARDELEBEN: Carcinom des Pancreas. Dissertation von ROSENTHAL 1891. — BATTERSBY: (a) Two cases of scirrhus of the pancreas. Dubl. J. med. Sci. **25**, 219 (1844). (b) Sur le diagnost. des malad. du pancr. Gaz. méd. Paris 1844, 219, 617. — BAUDACH: Über Angioma myxomatosum des Pankreas (Zylindroma), ein Beitrag zur Kasuistik der Pankreaszysten. Inaug.-Diss. Freiburg i/Br. 1885. — BÉRARD: Kystes uniloculaires du pancréas. Presse méd. **1900**, Nr 57. — BERGSTRAESSER, MAX: Ein Fall von Karzinom des Pankreas. Inaug.-Diss. München 1904. — BERNER: Die Zystenniere. Studien über ihre pathologische Anatomie. Jena 1913 (Monographie). — BIACH: Über Karzinom des Pankreas. Wien. med. Bl. **1883**, Nr 6. — BIONDI: Contrib. clinica e sperimentale alla Chirurgia di Pancreas. Clin. Chir. **1896**, Nr 4. — BLIND: Sarcoma de la queue du pancréas. Bull. Soc. Anat. Paris. 21. Dez. 1895. — BNÓB: Beitrag zur Pathologie der Pankreasgeschwülste. Inaug.-Diss. Zürch. — BÖHM und DAVIDOFF: Lehrbuch der Histologie des Menschen. Wiesbaden 1903. — Bohn: (a) Carcin. pancreat. simpl. Jb. Kinderheilk. **23**, 143 (1885). (b) Pankreaskrebs bei Neugeborenen. Jb. Kinderheilk. **23**, 143 (1885). — Boldt: Statistische Übersicht der Erkrankungen des Pankreas nach Beobachtungen der letzten 40 Jahre. Diss. Berlin. 1882. — Bonnamy: Erwähnt nach Gross und Guleke. — Borst: Die Lehre von den Geschwülsten. 1902. — Bowditsh: Carcinoma pancreat. Boston med. J. **25**, 8 (1852). — Boyd: Sarcoma of the pancreas. J. amer. med. Assoc. **25**, 5 (1901). Trans. path. Soc. Chicago **4** (1899). Ref. Zbl. Path. **14**, 288 (1903). — Boye: Ein Fall von Karzinom des Pankreas. Med. Inaug.-Diss. Kiel 1900. — Bozemann: Zyste des Pankreas. N. Y. med. Rec. 1882, 46. — Brackel, v.: Zur Kenntnis der Pankreaszysten. Dtsch. Ztg. Chir. 49. — Briggs: (a) Erwähnt bei Nimier. (b) Sarcoma pancreatis. St. Louis, med.-chir. J. **58**, 154 (1890). — Bruzelius und Key: Karzinom des Pankreas. Dtsch. Z. prakt. Med. 1878, Nr 32. — Buday, K.: Statistik. Z. Krebsforschg. **6**, H. 1 (1907).

Calonzi: Un caso di sarcoma. Policlinico **1909**. — Campbell: Scirrhous degen. of pancr. South. med. J. **1848**, 336. — Charette, de: Contribution à l'étude du cancer du corps du pancréas. Thèse de Lyon **1909**. — Cash-Mitgley: Pankreaskarzinom und Blutung. Brit. med. J. **1888**, 132. — Cecil: Pankreasinseladenom. J. of exper. Med. **11** (1909). — Cesaris-Demel: Di un adenoma acinoso del Pankreas con pancreatite indurativa d'origine sifilitica. Arch. Sci. med. **29**, Nr 12. — Chauffard: (a) Cancer du corps du pancréas. Bull. Acad. Méd. **33**, 242 (1908). (b) Dermo fibromatose pigmentaire. Mort par adenome des capsules surrenales et du pancreas. Gaz. Hôp. **1896**, Nr 142. (c) Hypernephroide Geschwulst im Pankreas. Erwähnt nach Wyss. — Chiari, Hanns: Umfängliches metastatisches Sarcoma melanodes des Pankreas. Prag. med. Wschr. **1883**. — Choupin und Molle: Pankreaskarzinom. Loire méd. **15**, Heft 3, 62, 141 (1893). — Chvostek: Krankheiten des Pankreas. Wien. med. Bl. **1879**, 791. — Claessen: Die Krankheiten der Bauchspeicheldrüse. 1842. — Comte: Étude clinique sur le cancer primitif du pancréas. Thèse de Montpellier **1901**. — Constantini: Il sarcoma primitiva del pancreas. Tumori **1**. Roma 1912. — Courvoisier: Casuist. statist. Beiträge zur Chirurgie der Gallenwege. 1890.

Dahms, Wilhelm: Ein Karzinom des Pankreas mit ungewöhnlicher Generalisation. Med. Inaug.-Diss. Würzburg 1902. — Davidsohn: Über Krebs der Bauchspeicheldrüse. Inaug.-Diss. Berlin 1872. — Degny: Cancer du pancréas. Bull. Soc. Anat. Paris 18. März 1898. — Dieckhoff: Beiträge zur pathologischen Anatomie des Pankreas. Med. Inaug.-Diss. Rostock 1896. — Dutil: Cas de cancer prim. du pancréas. Gaz. Méd. Paris **1888**, Nr 38.

Ebstein, Wilhelm: Dtsch. med. Wschr. **1899**, Nr 5. — Edling: Zur Kenntnis der Kystadenome des Pankreas. Virchows Arch. **182**, 110 (1905). — Egenolf: Krebsstatistik des pathologischen Instituts in Göttingen 1921—1928. Persönliche Mitteilung. — Ehrlich: Ein Beitrag zur Kasuistik der Pankreasgeschwülste. Münch. med. Wschr. **1903**, 9, 368. — Ehrmann: Sarkom des Pankreas. J. Amer. Med. Assoc. 12. Dez. 1896. — Eloesser: Die in den letzten 10 Jahren an der Heidelberger chirurgischen Klinik behandelten Fälle von Pankreaserkrankungen. Med. Inaug.-Diss. Jena 1907. — Eppinger: Krebsstatistik. Prag. Vjschr. Heilk. **114**.

Fabozzi: Di un linfosarcoma primario del pancreas. Giorn. Assoc. Napoli Med. e Nat. **14** (1904). — Fähndrich: Karzinom des Pankreas. Diss. Freiburg 1891. (Kompress. d. Vena portae). — Fawcett: Sarcoma of the pancreas associated with pseudolipaemia. Lancet, Mai **1904**. — Feldner, Otto: Krebsstatistik des pathologisch-anatomischen Instituts Göttingen 1852—1908. Med. Inaug.-Diss. Göttingen 1908. — Fibiger, Johannes: Untersuchung über eine Nematode und deren Fähigkeit papillomatöse und karzinomatöse Geschwulstbildungen im Magen der Ratte hervorzurufen. Z. Krebsforsch. **13**, 275 (1913). — Frowein: Über ein Sarkom des Pankreas. Med. Inaug.-Diss. Gießen 1897. — Fuchs: Über karzinomatöse Erkrankung der Bauchspeicheldrüse. Med. Inaug.-Diss. Breslau 1904.

Gerhardi: Pankreaskrankheiten und Ileus. Virchows Arch. **1886**, 303. Inaug.-Diss. Zürich 1886. — Gilmer: Über das primäre Karzinom des Pankreas. Med. Inaug.-Diss. München 1899. — Gimbert: Le cancer du pancréas à forme pseudo-anéurysmatique. Thèse de Lyon **1902**. — Ginestous: Cancer du pancréas. Méd. Bordeaux 8. Aug. 1897. — Griffon: Cancer du pancréas. Bull. Soc. Anat. Paris 4. Juli **1896**. — Guleke, Nikolaus: Neuere Ergebnisse in der Lehre der akuten und chronischen Erkrankungen des Pankreas, mit besonderer Berücksichtigung der entzündlichen Veränderungen. Erg. Chir. **4**, 408 (1912). — Gussenbauer: Zur operativen Behandlung der Pankreaszysten. Arch. klin. Chir. **29**, 355 (1883). — Gutmann: (a) Pankreasadenom. Virchows Arch. **177**, Suppl. (b) Beiträge zur Histologie des Pankreas. Virchows Arch. **177**, Suppl.

Hadley: A case of multilocular cystic disease (Cystadenoma) of the pancreas. Brit. med. J. **1914**, 1112. — Hagenbach: Komplizierte Pankreaskrankheiten und deren chirurgische Behandlung. Dtsch. Z. Chir. **27**, 110 (1887). — Halasz: Primäres Sarkom der Bauchspeicheldrüse. Wien. klin. Wschr. **52**, 1807 (1908). — Hale, White: Diseases of the pancreas. Guys Hosp. Rep. **4**, 17 (1900). — Harder: Erwähnt bei Claessen. — Harbitz: Über das gleichzeitige Auftreten mehrerer selbständiger Geschwülste. Beitr. path. Anat. **62**, 351 (1916). — Hauff, v.: Primäres Pankreaskarzinom. Württemberg. Korresp.bl. **1876**.

HEIBERG: (a) Die Krankheiten des Pankreas. Wiesbaden 1914. (b) Beiträge zur Klinik des Pankreaskarzinoms. Z. klin. Med. **72**, H. 5/6 (1911). (c) Über Zuckerkrankheit und Krebs in der Bauchspeicheldrüse. Dtsch. Arch. klin. Med. **102**, 619. Leipzig 1911. (d) Zwei verschiedenartige Fälle von fehlendem Pankreasferment in den Fázes. Wien. klin. Wschr. **22**, Nr 52 (1910). (e) Ein Fall von Adenom in den LANGERHANSSchen Inseln, in der Bauchspeicheldrüse bei einem Diabetiker. Zbl. Path. **22**, Nr 12, 532 (1911). — HEINRICIUS: Über die Zysten und Pseudozysten des Pankreas und über ihre chirurgische Behandlung. Arch. klin. Chir. **54**, 389 (1897). — HELLY: (a) Aussprache zu WEGELINS Vortrag über die Genese und Einteilung der Pankreaszysten. Verh. dtsch. path. Ges. Jena 12.—14. April **1921**. (b) Das Schleimdrüsenkarzinom des Pankreas. Virchows Arch. **261**, 68 (1926). — HELMHOLTZ: Pankreasadenom. Bull. Hopkins Hôsp. **18**, 185 (1907). — HERRINGHAM: St. Barth. Hosp. Rep. **30**. — HERXHEIMER, GOTTHOLD: (a) Über Pankreaszirrhose. Virchows Arch. **183** (1906). (b) Über heterologe Kankroide. Beitr. path. Anat. **41**, 348 (1907). (c) Zur Frage des Verhaltens der LANGERHANSSchen Zellinseln im Pankreas bei Diabetes mellitus. Festschrift für ORTH. Berlin: August Hirschwald 1903. — HEYMANN: Über einen gutartigen Pankreastumor. Dtsch. med. Wschr. **1922**, 48. — HILGERMANN: Ein Beitrag zu den traumatischen Erkrankungen des Pankreas. Virchows Arch. **181**, H. 2 (1905). — HILLIER and GOODAL: The pancreas in cases of carcinoma. Arch. Middlesex Hosp. **2** (1904).— HINTZE: Über einen Fall von gleichzeitig im Pankreas auftretendem Karzinom mit Steinbildung. Med. Inaug.-Diss. Berlin 1907. — HIPPEL: Zur Pathogenese der Pankreaszysten. Inaug.-Diss. Greifswald 1908. — HOFMANN, K.: Pankreaskrebs beim Neugeborenen. Wien. med. Wschr. **1866**, 943. — HOLSCHER: Langjähriges Leiden des Pankreas und Tod durch Perforation des Duodenums. Hannov. Ann. ges. Heilk. **1840**, 354. — HUBER: (a) Plötzlicher Tod bei Pankreaserkrankung. Dtsch. Arch. klin. Med. **15**, 455 (1875). (b) Syphilis des Pankreas. Arch. Heilk. **1878**, 430. — HUCHARD, H.: Cancer du pancréas. Bull. méd. 6. Jan. **1895**. — L': HUILLIER, Über einen Fall von kongenitalen Lymphosarkom des Pankreas. Virchows Arch. **1904**, 178. — HULST: Zur Kenntnis der Genese des Adenokarzinoms und des Karzinoms des Pankreaskopfes. Virchows Arch. **180**, 288 (1905).

ISRAEL: Demonstration zweier primärer Krebse in demselben Individuum. Wien. klin. Wschr. **1896**. — ITALIA: Sarcoma del pancreas. Policlinico 1900.

JABOULAY: Kyste du pancréas. Soc. chir. Lyon 18. Juli **1901**. Nach WYSS.

KAKELS: A Contribution to the Study of primary sarcoma of the tail of the pancreas. Amer. J. med. Sci. **123**, 471—480 (1902). — KAWAMURA: Beitrage zur Frage der Epithelmetaplasie. Virchows Arch. **203**, 420 (1911). — KASSEL, F.: Beitrag zur Statistik des Krebses des Pankreas. Inaug.-Diss. Leipzig 1900. — KAUFMANN, EDUARD: Lehrbuch der speziellen pathologischen Anatomie. 7. Aufl. 1922, S. 811. — KEITLER: Zur Kasuistik der Pankreaszysten. Wien. klin. Wschr. **1899**, Nr 29, 764. — KELLERMANN: Über Pankreaskrebs. Inaug.-Diss. München 1894. — KLEINSCHMIDT: Beitrag zur pathologischen Anatomie und Klinik der Kystadenome des Pankreas. Med. naturwiss. Arch. **1**, 177 (1908). — KLEMPERER: Magenerweiterung durch Pankreaskrebs. Dtsch. med. Wschr. **1889**, 742. — KOCH, KARL: (a) Beiträge zur Pathologie der Bauchspeicheldrüse. Virchows Arch. **214**, 180 (1913). (b) Ein Adenom aus Inselzellen im Pankreas eines Nichtdiabetikers. Virchows Arch. **1914**, 216. — KOCK, W.: Primärkrebs der Bauchspeicheldrüse. Inaug.-Diss. Kiel 1899. — KOLB: Krebshäufigkeit. Z. Krebsforsch. **8**. — KOOTZ: Operation einer Pankreaszyste mit Einheilung des umfangreichen Zystensacks in die Bauchwunde während der Schwangerschaft. Inaug.-Diss. Marburg 1886. — KOPP: Denkwürdigkeiten aus der ärztlichen Praxis. **1**, 232 (1830) u. **4**, 293 (1839). — KÖRTE: Exstirpation eines Fibroms des Pankreas. Dtsch. med. Wschr. **1909**, Nr 49, 2153. — KRASTING: Beiträge zur Statistik und Kasuistik metastatischer Tumoren bes. der Karzinommetastasen. Inaug.-Diss. Basel 1906. Dtsch. Z. Krebsforschg **4**, 2 (1906). — KRÖNLEIN: Klinisch und topographisch-anatomische Beiträge zur Chirurgie des Pankreas. Beitr. Chir. **14**, 663 (1895). — KÜHN: (a) Über primäres Pankreaskarzinom im Kindesalter. Berl. klin. Wschr. **1887**, Nr 27. (b) Acht Fälle von Pankreaskarzinom. Med. Inaug.-Diss. Leipzig 1902.

LANCERAUX: (a) Mal du foie et du pancréas. Bull. Acad. Méd. Paris Nr 19, 1888 u. Wien. med. Bl. **1888**, 716. (Zitiert nach GROSS-GULEKE). (b) Erwähnt bei THIROLOIX (Karzinom des Pankreas). Thèse de Paris **1892**. — LANG, FRZ. JOS.: Über einige Geschwulstbildungen des Pankreas. Virchows Arch. **257**, 235 (1925). — LAUPP: Beiträge zur Pathologie des Pankreas. Med. Inaug.-Diss. Göttingen 1896. — LAZARUS: Zur Pathologie der Pankreaszysten. Z. Heilk. **22**, 165 (1901). — LECOMTE: Adenomata of the islands of Langerhans. J. med. Res. **29** (1913/14). — LEDEBUR, JOACHIM v.: Über Pankreaszysten. Inaug.-Diss. Jena 1926. — LÉPINE und CORNIL: Contribution à l'anatomie path. du pancréas, cas de lymphome du pancréas et de plusieurs autres organs. Gaz. méd. Paris **1874**, Nr 50, 624. — LERICHE: Klinische Studie über das Karzinom des Corpus pancreatis. Arch. klin. Chir. **92**, 1048 (1910). — LEUBE: Ziemßens Handbuch der speziellen Pathologie und Therapie. — LEWISOHN: Über zwei seltene Karzinomfälle. Z. Krebsforsch. **3** (1905). — LIGNERIS, MAX DE: Über diffuse Lymphosarkomatose des Pankreas. Berl. klin. Wschr. **1916**, Nr 23. — LITTEN:

(a) Pankreassarkom. Dtsch. med. Wschr. 1888. — (b) Primäres Sarkom des Pankreas bei einem vierjährigen Knaben. Dtsch. med. Wschr. 1888, Nr 44; vgl. Charité-Ann. 1878, 181. — LOCKWOOD: Tumor of the pancreas (Lymphosarkoma). J. amer. med. Assoc. 77 (1921). — LORRAIN: Lymphadénomes multiples. Soc. Anat. 31. März 1905. (Erwähnt nach DE LIGNERIS). — LOTHEISSEN: Pankreastumor mit Duodenalstenose und schwerem Ikterus. Wien. klin. Wschr. Nr 19, 409. — LUBARSCH: Krebsstatistik des Pankreas. (Persönliche Mitteilung.) LÜCKE und KLEBS: Karzinom. Virchows Arch. 41, 9 (1867).

MACHADO: Pankreassarkom. Correio medico Lisb. 1883. p. 61. — MALHERBE: Tumeur du duodenum et du pancreas (Lymphosarcome). Bull. Soc. Anat. Nantes 1880. (Erwähnt nach DE LIGNERIS). — MANUILOW: Zur Frage der Geschwülste des Pankreas. Wratsch 1900, Nr 51. — MARIANI: Carcinom des Pankreas. Rev. Méd. 1889, 7. — MARTIN: Ein Fall von Pankreaszyste. Virchows Arch. 120, 230 (1890). — MAYER, W.: Ein Fall von Pankreaskarzinom. Wien. med. Presse 1899, 15. — MAYO: Pankreaszyste. Med. Rec. 1894, 168. — MENZE, HERBERT: Zystoides Adenofibrom des Pankreas. Wahrscheinlich aus LANGERHANSschen Inseln entstanden. Inaug.-Diss. 1913. Straßburg i/E. — MICHELSOHN: Ein Fall von primärem Sarko-Karzinom des Pankreas. Med. Inaug.-Diss. Würzburg 1894. — MIRALLIÉ: Cancer primitif du pancréas. Gaz. Hôp. 64, Nr 94 (1893). — MOLANDER und BLIX: Cancer capitis pancr. Hygiea (Stockh.) 1876. (Compr. d. Vena portae). — MOELLENDORFF, V.: Stöhrs Lehrbuch der Histologie, 21. Aufl. 1928. — MONDIÈRE: Recherches pour servir à l'histoire pathol. du panc. (Karzinom, akute Pankreatitis). Arch. gén. Méd. 1836, 36, 265. — MORSE: Pankreasadenom. J. amer. med. Assoc. 51 (1908). — MOYNIHAN: Pancreatic cyst. The med. chronicle 1901—1902. — MOSLER: Fall von Gallertkrebs des Pankreas. Dtsch. Arch. klin. Med. 28, 493 (1881). — MUSCHENBECK: Primäres Karzinom des Pankreasschwanzes. Med. Inaug.-Diss. Marburg 1902. — MÜHRY: Markschwammbildung im Pankreas. Caspers Wschr. 1835, Nr 10; bei FRIEDREICH.

NAKAMURA: Untersuchungen über das Pankreas bei Feten, Neugeborenen und Kindern usw. Virchows Arch. 253 (1924). — NATHAN: Total obstruction of intestine from disease of the pancreas. Med. Tim. a. Gaz. 2, 238 (1870). — NATHANBLUT, J.: Beitrag zur Klinik und pathologischen Anatomie der Pankreaskarzinome. Inaug.-Diss. Leipzig 1906. — NAUWERCK: Ein Nebenpankreas. Beitr. path. Anat. 12, 29 (1893). — NEVE: (a) Sarkom des Pankreas. Lancet 19. Sept. 1891. (b) On the morb. anat. of the pancreas. Pankreasadenom. Lancet 1891 II, 659 (erwahnt nach MENZE). — NEUBERT: Bau und Entwicklung des menschlichen Pankreas. Roux Arch. 111, 29 (1927). — NICHOLS: Pankreasadenom. J. med. Res. 3, 385 (1902). — NIMIER: L'intervention opératoire dans les affect. du pancréas. Arch. gén. Méd. 1887, 309.

OBERNDORFER: Intrakanalikuläres Fibroadenom des Pankreas. Verh. dtsch. path. Ges. 18. Tagg. Jena 1921, 137 (Aussprache zu WEGELINs Vortrag). — O'HAVA: Weicher Krebs des Pankreas. Philad. med. Tim. 1875, 206. — OLIVARI: Su un caso di tumore primitivo della testa del pancreas. Chir. Clin. 1902. — OLIVIER: Etude sur le développement du cancer pancréatique. Beitr. path. Anat. 15 (1894). — ORTH: Pankreasadenom. Charité-Ann. 35 (1911). — OSER: Die Erkrankungen des Pankreas. Nothnagels spezielle Pathologie und Therapie. Bd. 18. Wien 1898.

PAULICKI: Primäres Sarkom im Kopfe des Pankreas. Allg. med. Ztg 90 (1868). — PETIT, A.: Pankreastuberkulose. Journ. de Leroux, Boyer et Corvisart. Bd. 22, S. 406. (CLAESSEN, 345). — PIC und TOLOT: Des formes anomales du cancer primit. du pancréas. Prov. méd. 1900, Nr 24—26. — PICCOLI: Über Sarkombildung im Pankreas. Beitr. path. Anat. 22, 105 (1897). — PILLIET: Sclérose du panc. et diabète. Progres méd. 1889, Nr 21. — PONCET: Gros Kyste glandulaire de la queue du pancréas. Gaz. Hôp. 1896, Nr 34, 347. — POTT, R.: Fall von primärem Pankreaskarzinom. Dtsch. Z. prakt. Med. 1878, Nr 16. — PRIESEL: Beitrag zur Pathologie der Bauchspeicheldrüse. Frankf. Z. Path. 26, H. 3, 453—518 (1922). — PROSOROWSKY: Über Pankreasadenome. Frankf. Z. Path. 13 (1913).

QUADIO: Contrib. alla studio clinico del carcinoma primitivo della testa del pancreas. Malpighi Gaz. med. Roma. 1. Aug. 1908.

RAHN: Scirrh. pancreat. mit Kompression der Kardia. Göttingen 1796. — RAVENNA: Contributo allo studio dei sarcome del pancreas. Policlinico 16. — RÉCAMIER: Karzinom mit Ureterkompression. Rev. Méd. 1830. — REINKE, WILH.: Ein Fall von primärem Pankreaskarzinom. Inaug.-Diss. Rostock 1904. — REITMANN: Pankreasadenom. Z. Heilk. 26 (1905). — RHEINER: Ein Beitrag zur Pathologie der Pankreasschleimdrüsenkarzinome. Med. Inaug.-Diss. Zürich 1925. — RHODE: Zur Pathologie des Pankreas. Med. Inaug.-Diss. Kiel 1890. — RIBBERT: Das Karzinom des Menschen. Das Karzinom des Pankreas 1911. S. 106. — RIECK: Krebsstatistik. Med. Inaug.-Diss. München 1904. — RIEDEL: Ein Fall von Pankreaszyste. Arch. klin. Chir. 32, 995 (1885). — RIJSSELL, van: Sarkom des Pankreas. Nederl. Tijdschr. Geneesk. (Erwähnt nach KAUFMANN.) — ROGER, WILLIAMS: Subclavicul. Drüsenschwellungen bei intraabdominalen Krebs. Lancet 3. Aug. 1895. — ROKITANSKY: Pankreaskrebs beim Neugeborenen. Handbuch der pathologischen Anatomie. Bd. 3,

S. 397. 1842. — Rollet: Über ein reines Adenom des Pankreas. Frankf. Z. Path. **10**, 268 (1912). — Roman: Zur Kasuistik der Pankreastumoren. Virchows Arch. **209**, 234 (1912). — Rosenbach: Einige bemerkenswerte Laparotomien. Zbl. Chir. **1882**, Nr 29. Beilage. Verh. 24. Kongr. dtsch. Ges. Chir., 115 (1895). — Rossi: Sarcoma de corpo dell pancreas. 16. Congr. ital. Chir. Roma **1902**. — Rössle: (a) Sarkom des Pankreaskopfes mit fast ausschließlichen und zahlreichen Metastasen der peripheren Nerven. Korresp.bl. allg. ärztl. Ver. Thüringen. 1921. (b) Beitr. path. Anat. **69**, 183 (1921). — Rotgans: Pankreaszysten. Nederl. Tijdschr. Geneesk. **1892**. Nr 9. Nach Jber. ges. Med. **2**, 443 (1892). — Routier: Rev. Chir. **13**, 723 (1892). — Ruggi: Intorno ad un cancro primitivo del pancr. Giorn. internat. delle Sci. med. **1890**.

Salomon: Karzinom des Pankreas. Charité-Ann. **1877**, 144. — Sandwith: Case of scirrhous pancr. Edinburgh. med. surg. J. **1820**, 380. — Sauerbeck: (a) Die Langerhansschen Inseln des Pankreas usw. Erg. Pathol. 8. II (1902). (b) Die Langerhansschen Inseln im normalen und kranken Pankreas des Menschen, insbes. beim Diabetes mellitus. Virchows Arch. **177**, (Suppl.) 1 (1904). — Schaffer: Histologie und Histogenese. 1920. — Schilling, Fr.: Primitives Pankreaskarzinom. Münch. med. Wschr. **1899**, 148. — Schirokogoroff: Primäres Sarkom des Pankreas. Virchows Arch. **193**, 395. — Schlüter, A.: Pankreaskrebs. Inaug.-Diss. München 1897. — Schlesinger: Adenomartige Wucherungen der Gänge bei Pankreaslues Neugeborener. — Schmidt, Hans: Adenom eines akzessorischen Pankreas des oberen Jejunums. Zbl. Path. **30**, Nr 19, 499 (1921). — Scholtz, Lily: Beiträge zur Pankreaspathologie. Virchows Arch. **247**, 467 (1924). — Schuele: Ein Fall von Sarcoma pancr. haemorrhag. Med. Inaug.-Diss. Greifswald 1899. — Seebohm: Zwei Fälle von primärem Pankreaskarzinom. Dtsch. med. Wschr. **1888**, 777. — Segrè, Remo: Studio clin. sui tumori del pancreas. Ann. Univ. Med. Chir. **283**, 5 (1885). — Senn: (a) Surgical treatment of cyst of pancreas. Amer. J. med. Sci. Juli **1885**. (b) Die Chirurgie des Pankreas. Volkmanns Slg klin. Vortr. Nr 313. — Shigemura: Primäres Sarkom des Pankreas. Med. Z. Univ. Fukuoka **1** (1908). — Skibniewski: Zystisches Adenom des Pankreas. Polska Gaz. lek. **5**, H. 2, 28. — Simon: Über ein Pankreaskarzinom bei einem 13jährigen Knaben. Med. Inaug.-Diss. Greifswald 1899. — Soprana: Adeno-cistoma papillifero del pancreas. Arch. Sci. med. **30**, Nr 9 (1906). — Sotti: (a) Adenocistoma papillif. del Pancreas. Arch. Sci. med. **1906**. (b) Sotow: Pankreaskrebs bei Jugendlichen. Mitt. med. Akad. Petersburg **1903**. — Soyka: (a) Krebsstatistik. Prag. med. Wschr., Okt. **1876**. (b) Primäres Pankreaskarzinom (Ureterkompression). Prag. med. Wschr. **1876**, Nr 42. — Ssobolew: Beiträge zur Pankreaspathologie. Beitr. path. Anat. **47**. — Stansfield: Pankreaskarzinom. Brit. med. J. **6**, 2 (1890). — Starck: Zwei Fälle zystischer Pankreasgeschwülste. Bruns' Beitr. **29**, 713, H. 3 (1901). — Strümpell: Primäres Karzinom des Pankreas. Dtsch. Arch. klin. Med. **22**, 226 (1878).

Tabozzi: Über die Histogenese des primären Krebses des Pankreas. Beitr. path. Anat. **34**, 199. — Tancré: Endotheliom des Pankreas. Med. Inaug.-Diss. Königsberg 1916. — Tanner: Karzinom. Prov. med. J. **1842**. — Teissier: Karzinom. J. méd. Lyon. 1847, 801 bei Mirallié. — Thierfelder: Atlas der pathologischen Histologie. Tafel XIX, Fig. 7. — Thiroloix: Carcinome du pancreas. Thèse de Paris 1892. — Tilger: Beiträge zur pathologischen Anatomie und Ätiologie der Pankreaszysten. Virchows Arch. **137**, 348 (1894). — Tolot: Vgl. Pic.

Vecchi: Adenoma maligno dell' isole di Langerhans di un pancreas aberrante. Arch. Sci. med. **38**, Nr 12. — Versé: Demonstration zur Pankreaspathologie; Karzinom mit Gangverschluß. Münch. med. Wschr. **1925**, Nr 51, 2215.

Wagner: Fall von primärem Pankreaskrebs. Arch. Heilk. **186**, 285. — Walz: Zwei Demonstrationen. (Hämangiom des Pankreas.) Zbl. Pathol. **34**, 620 (1924). — Ward: Two cases of cancereous disease of pancr. Lancet **2**, 66 (1863). — Wegelin: Zur Genese und Einteilung der Pankreaszysten. Verh. dtsch. path. Ges. 12.—14. April **1921**, 169. — Wehland: Ein seltener Fall von diffusem doppelseitigem Nierensarkom. Med. Inaug.-Diss. Tübingen 1895. — Weichselbaum: Über die Regeneration der Langerhansschen Inseln im menschlichen Pankreas. Sitzgsber. Wien. Akad. Wiss. III 117 (1908). — Weil: Primäres Riesenzellensarkom des Pankreas. Prag. med. Wschr. **1905**, 563. — Wesener: Fall von Pankreaskarzinom. Virchows Arch. **93**, 386 (1883). — Weyer: Fall von Gallertkrebs des Pankreas. Greifswald 1881. — Williams: (a) Scirrhous tumor of stomach and pancr. Med. a. Surg. Rep. Philad. **1868**, 274. (b) Cancer of pancr. Med. Times a. Gaz. **1852**, 131. — Witzel: Beiträge zur Chirurgie der Bauchorgane. Dtsch. Z. Chir. **24**, (1886). — Wolff, Jacob: Die Lehre von der Krebskrankheit. II. Teil. Jena 1911. — Wrany: Sektionsergebnisse der Prager pathologisch-anatomischen Anstalt. Prag. Vjschr. **1867**, 8. — Wyss, Alb. Ad.: Beiträge zur Kenntnis der zystischen Pankreastumoren. Med. Inaug.-Diss. Basel 1904.

Yamane: Beiträge zur Kenntnis der Pankreaszysten. Bern: Paul Haupt. Buchhandl. **1921**.

ZEMANN und OSER: Nach SALZER Z. Heilk. **7**, 19 (1886). — ZUKOWSKY: Große Zyste des Pankreas. Laparotomie. Tod. Wien. med. Presse **1881**, Nr 45, 1414. — ZWEIFEL, Exstirpation einer Pankreaszyste. Heilung der Kranken. Zbl. Gynäk. **18**, 641 (1894).

XI. Pankreaszysten.

ADLER: Zwei Fälle von Pankreaszysten. Virchows Arch. **117**, Suppl. **154** (1904). — ANGER: Kyste sanguin du pancréas. Bull. Soc. Anat. Paris **1865**, 192. BECLEY, F. A.: Traumatische Pankreaszyste. Z. org. Chir. **1914**, 132. — BÉCOURT: Recherches sur le pancréas. Straßburg **1830**, 47. — BETHAM, H. ROBINSON: Wahre Zysten. Brit. med. J. **1914**, 700. — BOGAJEWSKY: Traumatische Pankreaszyste. Ref. Z. org. Chir. **1914**, 744. — BOLJARSKI: Traumatische Pankreaszyste. Ref. Zbl. Chir. **1925**, 331. — BOLJARSKY: Traumatische Pankreaszyste. Ref. Z. org. Chir. Nr 28. 476. — BONNEAU, M. RAYMOND: Traumatische Pankreaszyste. Presse méd. **30**, 65, 701 (1922). — BRAUN, W.: Pankreasverletzung durch Hufschlag. Dtsch. med. Wschr. **1904**, Nr 10. — BRUZELIUS und KEY: Karzinom des Pankreas. Dtsch. Z. prakt. Med. **1878**, Nr 32.

CARSLAV: Zysten nichttraumatischen Ursprungs. Lancet **1921**, 132. — CASTRO, M.: Traumatische Pankreaszyste. J. R. A. Rivarola. Ref. Z. org. Chir. **1909**, 225. — CHIARUGI, M.: Traumatische Pankreaszyste. Ref. Zbl. Chir. 1913, S. 588. — CHOLMELEY: Wahre Zysten. Ref. Z.org. Chir. **1913**. (Erwähnt nach HCH. MÜLLER). — CHUTRO: Traumatische Pankreaszyste. Ref. Z.org. Chir. **1924**, 367. — CIBERT: Gros Kyste glandulaire de la queue du pancréas, contenant 3 litres de liquide hématique. Ablation complète de la poche guérison. Gaz. méd. Hôp. **1896**, 347. — COHN: Wahre Zysten. Bruns' Beitr. klin. Chir. **127**, H. 1, 197. — CRUVEILLIER: Traité d'anatomie. Tome 3, p. 366. 1856. Atlas d'anat. pathol. (Nach OSER).

DELATOUR: Traumatische Pankreaszyste. Ref. Z.org. Chir. **1922**, 445. — DENTU, LE: Pankreaszysten. Bull. Soc. Anat. Paris **1865**. Nach KÖRTE. — DICK: Zur Kasuistik traumatischer Pankreaszysten. Inaug.-Diss. Heidelberg 1902. — DIECKHOFF: Beiträge zur pathologischen Anatomie des Pankreas. Leipzig 1895. (Monographie). — DITTRICH: Wahre Zysten. Ref. Z.org. Chir. **1924**, 288. DIXON: Cystic degeneration of the pancreas. N. Y. med. Rec. **15**, 3 (1884, März). (Nach LUDOLPH). — DRENNEN, EARLE: Traumatische Pankreaszyste. Ref. Z.org. Chir. **20**, 539. — DUSCHL: Traumatische Pankreaszyste. Münch. med. Wschr. **1917**, Nr 37, 1202.

ENGEL: Krankheiten des Pankreas. Med. Jb. österr. Staat. **32**, 411 (1840) u. **33**, 193 (1841). Nach KLEBS. — ENGEL, TH.: Zur Pathologie der Fettgewebs- und Pankreasnekrose. Fettgewebsnekrose nach Pankreasverletzung. Med. Inaug.-Diss. Frankfurt a. M. 1922. (Nur in Maschinenschriftsatz vorhanden.) — ESAU: Wahre Zysten. Fortschr. Röntgenstr. **23**, H. 3, 358 (1925).

FRANCISCO: Wahre Zysten. Riforma med. **1912**, Nr 8, 206. — FRANKAU: Traumatische Pankreaszyste. Lancet **1913**, 519. — FRIEDREICH: Pankreaszysten. Ziemßens spezielle Pathologie und Therapie 8, 2. Chylopoet. Apparat II Bd. 2, S. 266 1878.

GELPKE: Traumatische Pankreaszyste. Ref. Zbl. Chir. **1915**, 928. — GILBRIDE, JOHN: Zysten nichttraumatischen Ursprungs. Erwähnt nach HCH. MÜLLER. — GOULD: Anatomical museum of the Boston society. Boston 1847, S. 174. (Nach STRUNK). — GULEKE: Die akuten und chronischen Erkrankungen des Pankreas usw. Erg. Chir. **4**, 408 (1912).

HAGENBACH: Über komplizierte Pankreaskrankheiten und deren chirurgische Behandlung. Dtsch. Z. Chir. **27**, 110 (1888). — HEIBERG: Die Krankheiten des Pankreas. Wiesbaden 1914. (Monographie). — HESSE: Traumatische Pankreaszyste. Münch. med. Wschr. **1917**, Nr 45, 1452. — HEYMANN: Wahre Zysten. Dtsch. med. Wschr. **1922**, Nr 15, 484. — HIPPEL: Zur Pathogenese der Pankreaszysten. Inaug.-Diss. Greifswald 1908. — HJELT: Fall von Ikterus auf interstitieller Bindegewebsneubildung im Pankreas mit sekundärer Zystenentartung beruhend. Schmitts Jb. **157**, 132 (1873). Finska Läksällsk. Handb. **14**, H. 4, 61 (1872). — HOLSTI, V.: Traumatische Pankreaszyste. Dtsch. Arch. klin. Med. **1913**, H. 1/2, 48. — HONIGMANN: Zur Kenntnis der traumatischen Pankreaszysten. Dtsch. Z. Chir. **80**, 19 (1905). — HÖRHAMMER: Traumatische Pankreaszyste. Münch. med. Wschr. **1916**, Nr 31, 1126.

IPSEN, JOHS: Traumatische Pankreaszyste. Ref. Zbl. Chir. **1915**, 688. — ISRAEL: Zwei Fälle von Nekrose innerer Organe bei Diabetes mellitus. Virchows Arch. **83**, 181 (1881).

JENKEL: Zysten mit bösartigen Tumoren. Münch. med. Wschr. **1917**, Nr 48, 1563. — JONES, H.: Traumatische Pankreaszysten. Ref. bei Mc. Whorter. Arch. Surg. **1925**, 619.

KAHLKE: Traumatische Pankreaszyste. Ref. bei Mc. Whorter (erwähnt nach HCH. MÜLLER). — KAUFMANN, E.: (a) Lehrbuch der speziellen pathologischen Anatomie 1911. (b) Über sog. fetale Rachitis. Berlin 1892. Monographie S. 13 u. 14. — KLEBS: Pathologische Anatomie. Bd. 1, Abt. 2. 1876. Die Veränderungen des Pankreas, S. 529. — KÖRTE: (a) Die chirurgischen Krankheiten des Pankreas. Stuttgart 1898. Dtsch. Chir. Lief. 45 d. (Monographie). (b) Zur Behandlung der Pankreaszysten und Pseudozysten. Dtsch. med.

Wschr. **1911**, Nr 12.—KUESTER, E.: Zur Diagnose und Therapie der Pankreaszysten. Dtsch. med. Wschr. **1887**, Nr 10, 189 u. Nr 11, 215. — KÜSTER, H.: Beitrag zur pathologischen Anatomie der Zysten am Pankreas. Dtsch. Z. Chir. **72**, 117 (1904).

LABBÉ: Wahre Zysten. Ref. Z.org. Chir. **30**, 189. — LAZARUS: Zur Pathologie der Pankreaszysten. Z. Heilk. **22**, 165 (1901). — LEO: Wahre Zysten. Ref. Zbl. Chir. **1922**, 299. — LILIENSTEIN: Kasuistischer Beitrag zur Ätiologie und Symptomatologie der Pankreaszysten. Münch. med. Wschr. **1907**, Nr 34, 1686. — LINDEMANN: Traumatische Pankreaszyste. Wien. J. Ref. Z.org. Chir. **1923**, 45. — LOGHEM, VAN: Pankreaskolloidzysten. Z. Heilk. **26** (1905). — LORENZ: Wahre Zysten. Wien. klin. Wschr. **1921**, Nr 28 u. Dtsch. med. Wschr. **1921**, Nr 42, 1282. — LUDOLPH: Über operativ behandelte Pankreaszysten. Inaug.-Diss. Bonn 1890.

MALTHE: Carcinoma gigantocellulare caudae pancreaticae. Heibergs Festschrift November 1895. (Erwähnt nach GADE). — MAROGNA, PIETRO: Zysten nichttraumatischen Ursprungs. Arch. ital. Chir. **7**, 113 (1923). — MASSAGLIA: Die LANGERHANSschen Inseln und die Pathologie des Pankreas bei Diabetes mellitus. Frankf. Z. Path. **16**, 216 (1915). — METZLER: Wahre Zysten. Arch. klin. Chir. **134**, 772 (1925). — MOCQUOT: Traumatische Pankreaszyste. Ref. Z.org. Chir. Nr 26. — MOORHEAD, T. and GILLMANN, R. ATKINSON STONEY: Traumatische Pankreaszyste. Ref. Z.org. Chir. **1913**, 133. — MOST: Wahre Zysten. Zbl. Chir. **1925**, 1983. — MÜLLER, HEINRICH: Akute hämorrhagische Pankreasnekrose. Beitr. klin. Chir. **126**, (1922).

OBERNDORFER: (a) Myxoglobulosis in einer Pankreaszyste. Verh. dtsch. path. Ges. 18. Tagg Jena 12.—14. April **1921**, 171. (Aussprache zu WEGELIN). (b) Intrakanalikuläre Fibroadenome des Pankreas. Verh. dtsch. path. Ges. 18. Tagg Jena. 12.—14. April **1921**, 137. (Aussprache zu WEGELINs Vortrag). — OPIE: Disease of the pancreas. Philadelphia u. London 1903, sec. Ed. 1910 (Nach MASSAGLIA).— OSER: Die Erkrankungen des Pankreas. Nothnagels spezielle Pathologie und Therapie. Bd. 18, 2. Teil 1898.

PARSON: Fall von Pankreaszyste. Brit. med. J. 6. Juni 1857. Nach Schmidts Jb. Med. **97**, 151 (1858). — PAYR: Pankreaszyste, seltene Topographie, Operation und Heilung. Wien. klin. Wschr. **1898**, Nr 26, 629. — PENDE: Nach MASSAGLIA. — PEPPER: Hämatom des Pankreas. Zbl. med. Wiss. 18. **9**, 156. — PETRASCHEWSKAJA, G. T.: Traumatische Pankreaszyste. Ref. Zbl. Chir. **1912**, 1432. — PHULPIN: Bull. Soc. Anat. **1892**, 9 (Nach OSER). PLUMMER und HAMILTON: Traumatische Pankreaszysten. Ref. bei Mc. Whorter Arch. of Surg., Okt. **1925**, 619. — PONCET: Siehe CIBERT. — POSSELT: Ein Fall von chronischer, indurierender Pankreatitis mit zystöser Entartung (multiplen Zysten) des Pankreas. Prag. med. Wschr. **1900**, Nr 12, 133. — PRIMROSE: Pancreatic cyst and pseudocyst. Surg. etc. **34**, Nr 4, 431.

RANDALL: Erwähnt nach HONIGMANN. Lancet 24. Dez. **1898**. — RECKLINGHAUSEN, V.: Konkretionen. Ektasie des Ductus. Diabetes. Virchows Arch. **30**, 362 (1864). — REDWITZ, V.: (a) Die Chirurgie der Bauchspeicheldrüse. Münch. med. Wschr. **1924**, Nr 45. (b) Zysten traumatischen Ursprungs. Arch. klin. Chir. **140**, 501 (1926). — REDWITZ, E. v.: Traumatische Pankreaszyste. Eiselsberg Festschrift 1926. — REINHARDT: Zur Kenntnis der Pankreaszysten und Pseudopankreaszysten. Münch. med. Wschr. **1916**, Nr 40, 1413. — REMY: Beiträge zur Kenntnis der Pankreaszysten. Inaug.-Diss. Göttingen 1901. — RICHARDSON: A case of pancreatic cyst treated by drainage. Boston med. J. 21. März **1895**.— RICHTER, H.: Traumatische Pankreaszysten. Ref. bei Mc. WHORTER. (Erwähnt nach H. MÜLLER). — ROIC, WLADIMIR: Zysten nichttraumatischen Ursprungs. Wien. klin. Wschr. **1914**, Nr 12, 294. — ROMAN: Wahre Zysten. Virchows Arch. **209**, H. 2, 234. — RÖSSLE: (a)Anämische, blande Infarkte des Pankreas. Beitr. path. Anat. **69**, 179 (1911). (b) Pankreaszyste mit Fettkugeln und ungewöhnlich langsam verlaufender Fettgewebsnekrose des Pankreas. Beitr. path. Anat. **69**, 179 (1921). — ROUX: Cancer et Kystes du pancréas. Paris 1891. (Nach BEUST). — RUSSOW: Zyste der Bauchspeicheldrüse. Jb. Kinderheilk. **53**, 345 (1901).

SCHMITT: Einige Fälle von Bauchkontusion ohne Darmverletzung. Münch. med. Wschr. **1904**, Nr 40, 1784. — SENN: Die Chirurgie des Pankreas gestützt auf Versuche und klinische Beobachtungen. Volkmanns Slg. klin. Vortr. **1886—1890**, 2281. — SIMON: Zysten mit bösartigen Tumoren. Zbl. Chir. **1925**, 1369. — SPESE: Wahre Zysten. Ref. Zbl. Chir. **1925**, 240. — STEINDL und MANDL: (a) Wahre Zysten. Dtsch. Z. Chir. **1920**, 285. (b) Zysten traumatischen Ursprungs. Dtsch. Z. Chir. **156**, 285 (1920). (c) Zysten nichttraumatischen Ursprungs. Dtsch. Z. Chir. **156**, 285 (1920). — STIEDA: Eine Pankreaszyste. Zbl. Path. **4**, 449 (1893). — STRUNK: Zystische Erweiterungen des Pankreasganges. Inaug.-Diss. Kiel 1895. — SUBBOTIC: Beitrag zur Kenntnis der hämorrhagischen Pankreaszysten. Dtsch. Chir. **59**, 197 (1901).

WÄCHTER: Beitrag zur Pathologie und Genese der Pankreaszysten. Inaug.-Diss. Zürich 1914. — WEGELIN: Über Pankreaszysten. Zur Genese und Einteilung der Pankreaszysten. Verh. dtsch. path. Ges. 18. Tagg Jena, April **1921**. — WENDEL: (a) Traumatische Pankreaszyste. Münch. med. Wschr. **1914**, Nr 6, 336. (b) Traumatische Pankreaszyste. Münch. med. Wschr. **1913**, Nr 21, 1176. — WILLIS und BUDD: Zysten nichttraumatischen Ursprungs. Zbl. Chir. **1915**, 1000. — WOHLGEMUTH: (a) Pankreasferment. Biochem. Z. **9**,

1 (1911) u. **21**, 447 (1908). (b) Grundriß der Fermentmethoden. Berlin 1913. — WYSS, A.: Beitrag zur Kenntnis der zystischen Pankreastumoren. Inaug.-Diss. Basel 1904. — WYSS, O.: Zur Ätiologie des Stauungsikterus. Virchows Arch. **36**, 455 (1866).

YAMANE, Dr. MASAHARU: Beiträge zur Kenntnis der Pankreaszysten. Akad. Buchhandl. Bern: Paul Haupt 1921. (Monographie).

ZANINI: Zysten nichttraumatischen Ursprungs. Erwähnt nach HCH. MÜLLER. — ZWEIFEL, Exstirpation einer Pankreaszyste. Heilung der Kranken. Zbl. Gynäk. **18**, 641 (1894).

XII. Parasiten des Pankreas.

ASKANAZY, M.: Die Ätiologie und Pathologie der Katzenegelerkrankung des Menschen. Dtsch. med. Wschr. **1904**, 689—691. — ALVAREZ y ALENNAR: Una tenia causante de glucosuria. Rev. balear. de cien. méd. Palma de Mallorca. **24**, 73—75 (1903). — AUVRAY: Kystes hydatiques du pancréas. Bull. Acad. méd. Paris **94** (1925).

BARTHOLIN, T.: Epistolarum medicinalium. Cent. I. Epistola LXII. 1644. — BRERA, V. L.: Memorie fisico-med. sopra i princip. vermi del corp. umano. Crema 1811. — BRIGGS: Sarcoma pancreatis. St. Louis med.-chir. J. **58**, 154—155 (1890).

CHAMBON DE MONTAUX: Hydatiden im Pankreas. Observ. clin. 1789. Obs. 55, p. 99. — CHUTRO: Sobre un caso de quiste hidatico del pancreas. Rev. Soc. Méd. Argent. **1909**. — COLOMBANI, FILIPPO: Die Echinokokkenkrankheit. Wien. klin. Wschr. **1909**, 1413—1415. — CRAGLIETTO, V.: Echinococco solitario della testa del pancreas. Clin. chir. Milano. **21**, 725—778 (1913).

DAVAINE, C.: Traité des entozoaires et des maladies vermineuess de l'homme et des animaux domestiques. 2. Aufl. 1877. p. 783—818. — DRASCHE: Pankreasabszeß. Bericht d. k. k. Krankenanstalt Rudolphstift Wien 1868. S. 301. — DURANTE: Pankreaszyste durch Ascaris bedingt. Kongr. ital. Chir. 1893; Riforma med. **4**, 359 (1893).

EBERLE: Zur Askarideneinwanderung in die Leber und in die Bauchspeicheldrüse. Schweiz. med. Wschr. **1920**, 1110. — ENDERLEN: Pankreasechinokokkus. Würzburger Ärzte-Abend 13. Dez. 1911. — ENGEL: Krankheiten des Pankreas. Med. Jb. österr. Staates **1840**, 411 u. **1841**, 193.

FÖLSCH: Können Bandwürmer den Darm von Menschen und Tieren durchbohren? Med. Inaug.-Diss. Berlin 1922. — FRIEDREICH, N.: Die Krankheiten des Pankreas. Handbuch der speziellen Pathologie und Therapie von ZIEMSSEN. Bd. 8, II. Hälfte 1875 S. 144. 1875. — FROTHINGHAM, CHANNING: A contribution to the knowledge of the lesions cansed by trichina spiralis in man. J. med. Res. **15**, 483 (1906). — FÜLLEBORN: Über den Infektionsweg der Askaris. Klin. Wschr. **1922**, Nr 20.

GHEDINI: Wanderung von Spulwürmern aus dem Darm in den Pankreasgang mit nachfolgender Pancreatitis interstitialis. Gazz. Osp. **1904**, Nr 136. — GMELIN, P. F.: Sub praes. Mauchart, B. D. Lumbrici teretes in ducto pancreatic reperti. Diss. Tübingen 1738. — GOEBEL, FRITZ: Die heutige Auffassung über die Rolle der Eingeweidewürmer in der Pathogenese kindlicher Krankheiten. Arch. Kinderheilk. **55**, 52. — GRUBER, GG. B.: Zur Frage der akuten Pankreaserkrankungen. 3. Tagg. alpenländ. Chir.vereinig. Innsbruck 26. Nov. **1927**. Ber. Chir. Zbl.

HANSER: Über Echinokokken des Pankreas. Bruns' Beitr. **77**, 361 (1912). — HAYNER: Nasses Z. psychiatr. Ärzte. 3. Vierteljahrsheft Leipzig 1818. S. 514—520. — HELLER: Darmschmarotzer. v. Ziemssen H., Handbuch der speziellen Pathologie und Therapie. 2. Hälfte, S. 624. Bd. 7. Leipzig 1876. — HOSEMANN: Cyst. echinococcus. Neue dtsch. Chir. **1928**.

INOUYE, Z.: Über das Distomum spathulatum. Arch. f. Verdgskrkh. **9**, 107—146 (1903). IZUMI, G.: Über die durch Askarideneier verursachte Pankreatitis. Nippon-Geba-Gakkai-Zoni **14**, Nr 3 (1913); Ref. Zbl. ges. Chir. **4**, 93 (1914). — JONNESCU, T.: Kyste hydatique du pancréas; opération, guérison. Bull. Soc. chir. Bucarest **8**, 5 (1905—06).

KAHLUKOFF: Multiple Echinokokken der Bauchhöhle. Arch. klin. Chir. **78**, 97. — KATSURADA: Beitrag zur Kenntnis des Distomum spathulatum. Beitr. path. Anat. **28**, 479 (1900). — KATSURADA, F. und C. SAITO: (a) Über eine Distomumart im Pankreas der Rinder (Distomum pancreaticum). Beitr. path. Anat. **39**, 501 (1906). — Über Pankreasdistomen. Z. med. Ges. Tokyo **12**, 1—6 (1898). — KAWAMURA: Beiträge zur Frage der Epithelmetaplasie. Virchows Arch. **203**, 420 (1911). — KLEBS, E.: Handbuch der pathologischen Anatomie. **1**, 553. Berlin 1876. — KÖRTE: Die chirurgischen Krankheiten und die Verletzungen des Pankreas. Dtsch. Chir. Lief. 45 d. — KOSTIĆ: Echinokokkus des Pankreas. Zbl. f. Chir. **1926**, Nr 48. — KUBO: Ein Fall von eingewanderten Spulwürmern im Ausführungsgang des Pankreas. Med. News (jap.) **23**, Nr 4 (1903).

LANGERHANS, P.: Verh. dtsch. path. Ges. 3. Tagg **1901**, 82. (Diskussion zu NAUWERCK). — LEHMANN: Weiterer Beitrag zur Statistik des Echinococcus hominis in Pommern. Med. Inaug.-Diss. Greifswald 1894. — LIEUTAUD, J.: Historia anatomico-medica. Herausgeb.

v. J. C. F. SCHLEGEL. Bd. 1, S. 87 u. 312. 1796. — LOOSS, A.: Würmer und die von ihnen hervorgerufenen Erkrankungen, in Menses Handbuch der Tropenkrankheiten, 2. Aufl., Bd. 2, S. 311 ff. 1914. — LOW, R. B.: Fasciolidae in pancreate. J. trop. Med. 12, 208—209 (1909). — LOZANO: Über die Echinokokkenkrankheit. Münch. med. Wschr. 1923.

MARCHAND: Handbuch der allgemeinen Pathologie. Bd. 1, S. 352. 1908. — MASSERON, P.: Des kystes hydatiques multiples de la cavité abdominale. Thèse de Paris 1882. — MELNIKOW-RASWEDENKOW: Studien über den Echinococcus alveolaris sive multilocularis. Beitr. path. Anat. 1901, 62, 4. Suppl.-H. (Fall 18). — MAKROWSKY, P. P.: Zur Kasuistik des Echinokokkus. Verh. dtsch. Ges. Chir. 41. Kongr. Berlin 10.—13. April 1912, 207/208. — MÜLLER, HEINRICH: Zur Lehre von den Pankreaszysten. Arch. klin. Chir. 143, 285 (1926). — MÜLLER, W.: Pankreasechinokokkus. Verh. dtsch. Ges. Chir. 41. Kongr. Berlin 10.—13 April 1912, 207 u. 208. — MUROYA, S.: Über die Fremdkörpertuberkel des Pankreas, verursacht durch eingewanderte Askariseier. Dtsch. Z. Chir. 119, 21—30 (1912).

NADESHDIN: Zur Frage der Echinokokkenkrankheit in Rußland. Russk. chir. Arch. 1895, (zitiert nach HOSEMANN). — NAKAMURA: Beitrag zum Distomiasis spathulata. Med. Wschr. Kyoto (jap.) 5, H. 1 (1908). — NAKAYAMA: Ascaris lumbricoides im Eileiter. Z. Med. Fukuoka (jap.) 2 (1908). — NASH, J. P.: Lumbricus in pancreate. Brit. med. J. 2 770 (1883). — NAUWERCK: (a) Perforation des Darms und des Pankreas durch eine Taenie. Verh. dtsch. path. Ges. 3, 81 (1900). (b) Nochmals die Durchbohrung des Duodenums und des Pankreas durch eine Taenie. Zbl. Bakter. I Orig. 69, 434 (1913). — NENCIONI, C.: Cirrosi pancreatica da Distoma felineum. (Contributo alla patologia comparata del pancreas). N. Ercolani 11, 26, 45, 65 (1906). — NITTA, N.: Über Distoma im Pankreas der Rinder. Z. med. Ges. Tokyo 11, 909—911 (1897). — NUNOKAWA: Über einen Fall von Distomiasis spathulata. Jjischinbun (jap.) 1906, Nr 702.

OSER: Die Erkrankungen des Pankreas. Nothnagels spezielle Pathologie und Therapie. Bd. 18, II. Teil. Wien 1898.

PARLAVECCHIO, G.: Di un caso rarissimo d'idatide del pancreas guarita colla marsupializzazione. Pensiero med. Milano. 3, 385—387 (1913). — PERIČIČ und LALIČ: Beiträge zur Kenntnis der Echinokokkenkrankheit des Menschen. Wien. med. Presse 1897, Nr 30—32. — PETERS, G. A.: Hydatid cyst. of the tail of the pancreas Canad. Pract. et Rev. Toronto. Vol. 26. 1901. p. 75—78; Amer. J. Surg. a. Gynec. St. Louis 14 (1900). — PFANNER, W.: Ascaridiasis und Pancreatitis acuta. Dtsch. Z. Chir. 187, 125 (1924). — PHILLIPS, C. E.: Echinococcus cyst. of the pancreas, removal and recovery. J. amer. med. Assoc. 6 II, 1981/82 (1913). — PORTAL: Cours d'anatomie médicale. Tome 5, p. 352. — POSSELT: Alveol. Echinokokkus. Neue dtsch. Chir. 1928.

RAILLIET et MOROT: Ascaride dans le pancréas d'un porc. C. r. Soc. Biol. Paris, IX. s. 5, 407/408 (1893). — REICH: Über Spulwurmerkrankung der Speiseröhre, der Gallenwege und der Leber. Bruns' Beitr. 126, H. 2/3 (1922). — RIBERA y SANS: Betrachtungen über 88 chirurgisch behandelte Echinokokkusfälle. Rev. de Med. y Chir. pract. 1905. — RIGHETTI, C.: Due casi di echinococco a sede rara (pancreas e mammalla). Atti Accad. med.-fis. Firent. 1913, 73—82 (1914). — RINDFLEISCH, W.: Über die Infektion des Menschen mit Distomum felineum. Z. klin. Med. 69, 1—31 (1909). — ROKITANSKY, C.: Lehrbuch der pathologischen Anatomie. 3. Aufl. Bd. 3, S. 287. Wien 1861. — RÖSSLE: Ascaridosis pancreatis. Erwähnt bei RUPPANNER. — ROTON J. A.: Les kystes hydatiques du pancréas. Thèse de Bordeaux 1905.

SABRAZÈS, PARCELIER et BONIN: Ascaridiasis des Ductus Wisungianus; haemorrh. Pancreatitis. Ann. d'Anat. path. 2, H. 5 (1925). — SAITO, C. und H. KATSURADA: Über eine Distomumart im Pankreas der Rinder. Z. med. Ges. Tokyo 11, 529—553 (1897). — SAMBUC, E. et R. BAUJEAN: Un cas de cachexie acqueuse chez l'homme (distomatose hépato-pancréatique, avec syndrome pseudo-béribérique. Bull. Soc. méd.-chir. Indochine. 4, 33, 33—413 (1913). — SCHMIDT, E. J.: Askaris im Pankreas. Mittelrhein. Chir.-Verigg 7. Juni 1913 Marburg. Zbl. Chir. 1913, Nr 30, 1179. — SEYFARTH: Parasiten im Pankreas. Zbl. Bakter. I Orig. 85, H. 1, 27 (1921). — SHEA, J.: Abscess of the pancreas with large lumbricus obstructing the pancreatic duct. Lancet 2, 791 (1881). — SICK, C.: Über Spulwürmer in den Gallenwegen. Diss. Tübingen 1901. — SIMMONDS: Fettgewebsnekrose des Pankreas. Berl. klin. Wschr. 1915, 561. — STIEDA: Durchbohrung des Duodenums und des Pankreas durch eine Taenie. Zbl. Bakter. I Orig. 28, 430 (1900).

THOMAS: Hydatid. disease in Australia. Lancet 1879, 247. — TREUTHARDT: Kyste â echinocoques du pancréas. Korresp.bl. Schweiz. Ärzte 45, 826 (1915). — TRICOMI: Le cisti del pancreas. Gazz. Osp. 1892, 894. — TRUHART, H.: Über Entozoen im Pankreas. Petersburg med. Wschr. 30, 237—241 u. 251—255 (1905).

VEGAS y CRANWELL: Les kystes hydatiques du pancréas Rev. Méd. argent. 1906. — VERDELET, L.: Un cas de kyste hydatique pancreatique. J. Méd. Bordeaux 39, 7 (1909). — VIERORDT, O.: (a) Tödliche Askaridiasis mit Leber und Pankreasabszessen. Naturw.-med. Ver. Heidelberg Sitz. 16. Dez. 1912 u. Münch. med. Wschr. 1903, 443. (b) Die Askaridenerkrankung der Leber und Bauchspeicheldrüse. Volkmanns Slg. klin. Vortr. **1904**; Inn. Med. Nr. 111 (375), 209—246. — VILLAR, F.: (a) Kyste hydatique du pancréas; double kyste hydatique de la rate; kystes hydatiques de l'epiploon et du mésentère. Bull. Soc. méd.-chir. Bordeaux **1902**, 353—358 (1903). (b) Traitement des kystes hydatiques du pancréas. Proc. Assoc. franç. Chir. Paris **1905**, 695—698. (c) Kyste hydatique du pancréas. J. méd. Bordeaux **1908**. — VINAY: Ictère généralisé, tenant à la présence de lombrics dans les voies biliaires. Lyon méd. **1**, 251 (1869.)

XÉMARD, G.: Migration des ascarides lombricoides dans la foie et le pancréas. Thèse de Lyon **1908**.

YAMAOUCHI, MASAO: Über Gewebsveränderungen insbesondere Granulationsgeschwülste durch Askariden. 4. Wanderung von Askariden in den Ductus hepaticus und pancreaticus. Mitt. Grenzgeb. Med. u. Chir. **37**, 469 (1924).

ZNAMENSTIJ: Echinokokken des Pankreas. Klin. Med. (russ.) **3**, Nr 7, 221 (1925).

Nachtrag.

Über die Papilla Santorini hat sich FEYRTER im Zusammenhang mit einer Bearbeitung des Nebenpankreas jüngstens ausgesprochen. Durch das Studium dieser Papille könne man in kürzester Zeit ein erschöpfendes Bild von den morphologischen Möglichkeiten eines Nebenpankreas oder eines Adenomyoms erhalten. Über das Epithel des Ductus pancreaticus accessorius (SANTORINI) sagt FEYRTER, man finde es gebildet von hohen Zylinderzellen, dem Becherzellen (HELLY), PANETHsche Zellen und epitheliale Pigmentzellen beigemengt seien. Schleimliefernde Drüsen mündeten in den SANTORINIschen Gang; das Ausmaß ihrer Entwicklung, ihr Bau und ihre Form seien sehr wechselnd und schwer zu beschreiben. Mit zunehmendem Alter könne man herdförmige Wucherungen der Pankreasdrüsen und des Oberflächenepithels des Pankreasganges ersehen. Dabei komme es zu einem eindrucksvollen Gegensatz der Gangwucherung zum Drüsengewebe, wenn dieses der Atrophie anheimgefallen sei, wie es im höheren Alter öfter vorkomme. Die Gangepithelwucherung sei von der Atrophie des Parenchyms abhängig. Die von HELLY beschriebenen Pankreasläppchen im Bereich der SANTORINIschen Papille hat FEYRTER für mehr als die Hälfte aller untersuchten Pankreata bestätigt.

Über die Häufigkeit des Nebenpankreas teilt FEYRTER eine Tabelle mit, welche er aus den Ergebnissen einer fortlaufenden und planmäßigen Untersuchung von 1100 menschlichen Mägen und Därmen aufbauen konnte. Die Zusammenstellung wird hier wiedergegeben:

Alter in Lebensjahren	Zahl der untersuchten Fälle		Nebenpankreas						
	♂	♀	Magen (Pars pylorica)	Duodenum	Jejunum	Ileum	Summe der Beobachtungen	Prozentzahl der Beobachtungen	Mittlerer Fehler $\sqrt{\frac{p\,(100-p)}{n}}$
0—14	200		2	1	1	1	5	2,5	1,1
		187	2	4	5	4	11*	5,9	1,7
15—50	127		—	3	1	—	4	3,2	1,6
		156	—	—	1	—			
51—	227		—	1	2	—	3	1,3	0,8
		203	—	1	1	—	2	1,0	0,7
Summe	1100		4	10	10	5	25*	2,3	0,5

* Einer dieser Fälle, ein 4 Tage altes Mädchen wies im ganzen 4 Nebenpankreata (2 im Leerdarm, 2 im Krummdarm) auf; ein anderes Kind ($+5^{1}/_{2}$ Monate alt) trug ein Nebenpankreas im Magen, ein anderes im Krummdarm.

Das Nebenpankreas zeigt nach FEYRTER im allgemeinen keine baulichen Abweichungen gegenüber der Hauptdrüse, namentlich wenn man die Verhältnisse an der Papilla Santorini zum Vergleich heranziehe, wo z. B. Gangverödungen nicht ganz selten seien. Die Buntheit der histologischen Bilder, welche das Nebenpankreas biete, werde übersichtlich, sobald man die einzelnen Fälle nach Altersgruppen ordne. Stelle im Säuglings- und Kleinkindesalter das Nebenpankreas entsprechend dem übersichtlich angeordneten Ausführungsgang und dem lappigen Drüsenbau eine leicht übersehbare zwerghafte Bauchspeicheldrüse dar, so weise das Nebenpankreas des Alternden gerne Zeichen der Atrophie und des Schwundes auf.

Rudimentäre Nebenbauchspeicheldrüsen vom Bau der Adenomyome des Pankreas hat FEYRTER unter 1100 Leichenöffnungen 17 gefunden, nämlich 9 im Duodenum, 4 im Jejunum, 4 im Ileum. Auch diese Bildungen unterlägen einer Altersveränderung, auch hier könne es neben Schwund zu einer Gangwucherung kommen. So sah FEYRTER bei einem 81jährigen Mann geradezu eine geschwulstmäßige Umwandlung. Die Nebenpankreata, ebenso wie die rudimentären Nebenspeicheldrüsen sind nach FEYRTER zur Zeit der Geburt schon sichtbar. Es seien kleine Organe oder Organoide, welche mit dem Körper zunehmend wüchsen. Man müsse sie von den Pigmentmälern des Darmes, den OBERNDORFERschen Karzinoiden zu scheiden.

Über Pankreasatrophie beim Hund hat LASOWSKY einen Beitrag geliefert. Um einen Einblick in die Entstehung der Pankreasinseln zu gewinnen, sei die Erforschung atrophischer Veränderungen der exokrinen Bauchspeicheldrüse von Wert. Gelegentlich eines zu anderen Zwecken unternommenen Hundeversuchs fiel auf, daß an der Stelle, wo das Pankreas des Tieres sein sollte nur ein dünnes Gekröseblättchen mit stark entwickelten Gefäßen vorlag; freilich fanden sich stellenweise längs der Gefäße solidere Herde vom Durchmesser eines halben Zentimeters hellrosa oder grau in der Farbe. LASOWSKY untersuchte diese kümmerlichen Teile histologisch und fand eine fibröse Atrophie der Drüse vor, deren Ursache nicht zu ermitteln war. Was die Inselentstehung anbelangt, so glaubt LASOWSKY „eine stark ausgeprägte Umbildung der Zellen des Pankreasparenchyms zu sog. Übergangszellen" festgestellt zu haben, zu Übergangszellen, „die ihrem Bau nach den Zellen der LANGERHANSschen Inselchen nahestehen". Eine weitere Staffel der Umwandlung der Übergangszellen in typische Inselzellen konnte er indes nicht wahrnehmen.

K. BORK hat im Rahmen einer Abhandlung über die allgemeine Hämochromatosis auch der Rolle gedacht, die dabei das Pankreas spielen kann. Zunächst sei der Abgrenzung des Begriffes wegen angeführt, daß BORK die allgemeine Hämochromatose ausgezeichnet sein läßt durch eine hochgradige allgemeine Hämosiderose und eine allgemeine braune Pigmentierung der glatten Muskelfasern, in manchen Fällen auch vieler Bindegewebszellen und der Oberhaut. Die Hämosiderosis sei die Folge einer mangelhaften Verarbeitung, einer Speicherung und einer verminderten Ausscheidung des Eisens infolge einer toxischen Zellschädigung. Das übermäßig angehäufte Eisenpigment schädige allein oder im Verein mit giftigen Stoffen — oder auch diese allein schädigten die Organzellen, so daß es zur Gewebsentartung, zum Zellzerfall und zur Bindegewebswucherung komme. So entwickelte sich in der Leber das Bild der Zirrhose, im Pankreas das der Granularatrophie, was eine Entwicklung von Diabetes zur Folge haben könne. In manchen Übergangsfällen seien nur die Arterien von Leber, Milz und Pankreas, sowie die Oberhaut durch braune Pigmentierung ausgezeichnet.

Wie weit Leberzirrhose und Pankreasatrophie Folge einer mit Hämosiderinablagerung einhergehenden Entartung der Leber- und Pankreaszellen seien, hat BORK in Listen festgelegt, die folgendermaßen beschaffen waren:

Beobachtungen von Leberzirrhose nach Zahl der Fälle	Hämosiderin-ablagerung	Bindegewebs-vermehrung
61	hochgradig	hochgradig
3	gering	gering
8	hochgradig	keine
4	wenig	reichlich
1	keine	hochgradig
34	Verhältnis nicht zu ersehen	

Beobachtungen von Pankreasatrophie nach Zahl der Fälle	Hämosiderin-ablagerung	Bindegewebs-entwicklung
42	reichlich	stark
10	reichlich	gering
12	mäßig viel	mäßig viel
1	keine	hochgradig
46	Nicht ersichtlich	

Es zeigte sich also bei dieser Erhebung daß Leber und Pankreas sich im Verhältnis zur Hämosiderose ziemlich gleich verhalten.

BORK hat auch das Verhältnis des Diabetes mellitus zur Hämosiderose und zur Induration der Bauchspeicheldrüse geprüft; dabei erhielt er folgende Übersicht:

Diabetes nach Zahl der Fälle	Pankreas	
	Hämosiderin-ablagerung	Bindegewebs-entwicklung
36	reichlich	reichlich
1	hochgradig	keine
1	keine	reichlich
2	mäßig viel	mäßig viel
15	Nicht ersichtlich	

Ferner ergaben 35 Vorkommnisse von Pankreasatrophie ohne Diabetes folgende Verhältnisse:

Pankreasatrophie ohne Diabetes nach Zahl der Fälle	Pankreas	
	Hämosiderin-ablagerung	Bindegewebs-vermehrung
6	reichlich	reichlich
5	ziemlich stark	keine oder geringe
9	gering	gering
15	Nicht angegeben	

BORK hat aus dieser Vergleichsuntersuchung den Schluß gezogen, daß der Diabetes oft Folge einer Granularatrophie der Bauchspeicheldrüse sei. Er meint als Erklärung zu der ersten Zeile der letzten der soeben wiedergegebenen Aufstellungen: Daß sechsmal trotz ausgesprochener Pankreaszirrhose kein Diabetes festgestellt worden, entspreche wohl der Tatsache, daß in den Endstadien der Zuckerharnruhr öfter kein Zucker im Urin gefunden werde.

Bei Bearbeitung des bösartigen Wachstums der Lymphogranulomatosis hat FREIFELD für einen 15jährigen Burschen und einen 39 Jahre alten Mann die Beteiligung des Pankreas am Krankheitsvorgang erwähnt. Bei diesem zeigten sich abgesehen von breiteren Verwachsungen mit Nachbarorganen Verhärtung und Schwellung des parapankreatischen Lymphdrüsengewebes, bei jenem war die Bauchspeicheldrüse in ihrem mittleren Teil etwas verhärtet. Histologisch fand FREIFELD bei seiner zweiten Beobachtung eine kleinzellige, lymphoide Durchsetzung des pankreatischen Stützgewebes; in erweiterten Lymphgefäßen und Venen waren STERNBERGsche Riesenzellen und runde Zellen vorhanden, die auch sonst in dem gleichfalls erkrankten Lymphknoten am Pankreaskopf gefunden worden sind und die fernerhin das Fettgewebe des Pankreasbettes, das Netz, das Bauchfell und die Milz durchsetzten. Eine Verwachsungsstelle zwischen Magen und Pankreas war ebenfalls von derartigen Wucherungen bei teilweise ausgesprochener Nekrose ortseigenen Gewebes erfüllt.

HARALD SIEBKE beschrieb kürzlich zwei Beobachtungen an Frauen in den besten Jahren, welche unter einem Krankheitsbild litten, das zunächst akutmyeloische, dann perniziös-anämische Anzeichen aufwies. In beiden Fällen lagen Streptokokken-Infektionen vor. SIEBKE schildert an Hand der Leichenöffnungsbefunde und der histologischen Durchmusterung der Körpergewebe die Zellreaktion, welche hier den Infekten gefolgt war und reiht die Krankheitsbilder in die umstrittene Gruppe der Leukanämie ein. Die eine der beiden Beobachtungen ist deshalb von besonderem Interesse für unsere Darstellung, weil sich im Pankreas, und zwar im Bindegewebsgerüst der Ausführungsgänge kleine Herde fanden, welche aus farblosen Blutzellen bestanden. Diese Herdchen, und andere in der Nebennierenkapsel will SIEBKE mit einer als Ursache der perniziösen Anämie angeschuldigten Schwäche und erhöhten Durchlässigkeit der Wand des Verdauungskanals und mit gesteigerter Aufsaugung giftiger Stoffe in Zusammenhang gebracht wissen.

Zur Frage der Unterscheidung der verschiedenen Arten von zystischer Veränderung des Pankreas hat ROSARIO MARZIANI kürzlich — bei Zustimmung zu dem Einteilungsbestreben von WEGELIN-YAMANE — betont, daß es doch immerhin recht schwer sei, ja häufig nicht bis zur Klarheit gelinge, das makroskopische und besonders das mikroskopische Bild des einzelnen Falles einzuordnen. Eine neue Beobachtung MARZIANIs, gewonnen an einer 68jährigen Frau ließ an dem gewöhnlich langen Pankreas eine taubeneigroße, kugelförmige Vortreibung des Kopfes von blasigem Aussehen und dünner Wand, mit wässerigem, klarem Inhalt erkennen; daneben hätten 2 erbsengroße Zysten gelegen. Auf dem Durchschnitt durch das Gewebe der Bauchspeicheldrüse fanden sich zahlreiche, teils einzelne, teils in Gruppen vereinigte, verschieden große, oft kaum mit freiem Auge erkennbare Zystchen; einige waren gekammert, einige enthielten gallertige Masse. Die histologische Prüfung verschiedener Gewebsorte ergab das Vorhandensein von adenomatös, zystisch-papillären Herden, zu denen all jene Blasen in Beziehung standen. — Sicherlich lag hier keine Pseudozystombildung vor. Auch die Möglichkeit der Zystenbildung infolge Retention schließt MARZIANI auf Grund der sonstigen histologischen Befundverhältnisse aus. Schließlich reiht er seinen Befund unter die geschwulstartigen Zystenbildungen ein und erklärt sie als eine **fortschreitende, polyzentrische, zystisch-papilläre Adenomatosis pancreatis.** Die Entstehung dieser Geschwulst sei dunkel. Für ihre Formdeutung sei es wesentlich, in den epithelialen Gestaltungen der Bläschen eine Anaplasie des zymogenen Epithels zu ersehen, so daß dessen Zellen wieder der Charakter von Elementen der Ausführungsgänge zukomme.

Nachtrag zum Schrifttum.

BORK, KURT: Allgemeine Hämochromatose. Virchows Arch. **268**, 178 (1928).

FEYRTER, FRIEDRICH: Nebenpankreas und Adenomyom des Darmes. Wien. med. Wschr. **1929**, Nr 14. — FREIFELD: Bösartiger Wachstum bei Lymphogranulomatose. Virchows Arch. **270**, 179 (1928).

LASOWSKY, J. M.: Zur Morphologie des atrophischen Prozesses der Bauchspeicheldrüse beim Hunde. Virchows Arch. **268**, 209 (1928).

MARZIANI, ROSARIO: Fortschreitende, polyzentrische, zystisch-papilläre Adenomatosis des Pankreas. Virchows Arch. **271**, 625 (1929).

SIEBKE, HARALD: Zur Pathologie der Leukanämie. Krkh.forschg **4**, H. 2, 120 (1928).

3. Die pathologisch-anatomischen Veränderungen des Pankreas beim Diabetes mellitus.

Von

Erik Johannes Kraus-Prag.

Mit Benützung eines Manuskriptes aus dem Jahre 1914 von

weiland Prof. A. Weichselbaum.

Mit 26 Abbildungen.

I. Die Orthologie der LANGERHANSschen Inseln[1]. (L. I.)

Im Jahre 1869 waren von LANGERHANS eigentümliche Zellgruppen im Pankreas beschrieben worden, die später nach diesem Autor als LANGERHANSsche Inseln bezeichnet wurden, denen man aber zunächst keine besondere funktionelle Bedeutung zuschrieb. Erst LAGUESSE stellte im Jahre 1893 die Behauptung auf, daß sie wahrscheinlich ein inneres Sekret erzeugen, während vom Drüsenparenchym das äußere, in den Darm gelangende Sekret geliefert wird. Er war der Ansicht, daß die LANGERHANSschen Inseln keine stabilen Gebilde seien, da sie sich fortwährend in Tubuli[2] des Drüsenparenchyms und diese wiederum in Inseln umwandeln, so daß also ein ständiges morphologisches und funktionelles „Balancement" stattfinde. In der folgenden Zeit entstand nach und nach eine sehr umfangreiche Literatur besonders über die Frage nach der morphologischen und funktionellen Selbstständigkeit dieser Gebilde, mit deren Entwicklungsgeschichte Verfasser beginnen möchte.

A. Entwicklungsgeschichte der LANGERHANSschen Inseln.

Sehr bald nach dem Auftreten der ersten Drüsentubuli im Pankreas lassen sich beim menschlichen Embryo die ersten Anfänge der Inselbildung feststellen. Der Zeitpunkt ihres ersten Auftretens wird von den Untersuchern verschieden angegeben, was teils auf individuelle Verschiedenheiten, teils auf die ungleiche Untersuchungsweise zurückzuführen sein dürfte.

Der jüngste Fetus, bei dem Inselbildung beobachtet worden ist, war 39 mm lang und stammt aus dem Untersuchungsmaterial von HAMMAR. — SIWE sah die Umwandlung gewisser Teile der Drüsengänge in Inseln erst im 50-mm-Stadium, ebenso SEYFARTH, der Vorstufen der Inselbildung als kleine, halbkugelige Verdickungen des Gangepithels, die aus 10 — 12 Zellen bestehen,

---

[1] Die Orthologie des exkretorischen Drüsenparenchyms siehe Kapitel „Bauchspeicheldrüse" von Prof. Dr. G. B. GRUBER.
[2] Da nach den Untersuchungen v. EBNERs das Pankreas eine tubulöse Drüse ist, so soll auch hier die Bezeichnung „Tubuli" gebraucht werden.

beschreibt, während er deutliche Stadien der Inselbildung erst bei einer Scheitelsteißlänge von 68 mm beobachten konnte. PEARCE sah die erste Inselbildung bei einem 54 mm langen Embryo, WEICHSEL-BAUM und KYRLE sowie jüngst erst KARDASEWITSCH bei Embryonen von 80 mm Länge und NAKAMURA erst bei einer Länge von 82 mm.

Der Mutterboden der L.I. sind, wie übereinstimmend die meisten Untersucher angeben, sowohl beim Menschen, als auch beim Säugetier die primären Drüsengänge, wenngleich ein kleiner Teil der Forscher, unter ihnen LAGUESSE und in neuester Zeit NEUBERT eine Inselbildung auch durch Umwandlung der sogenannten Drüsenbeeren an-nimmt; und zwar sollen nach LAGUESSE die „îlots primaires" aus soliden Zellsträngen der Pankreasanlage und aus den Wandungen der primären Pankreastubuli, die „îlots secon-daires" dagegen durch Umwand-lung von absondernden Drüsen-enden entstehen.

In sehr anschaulicher und durch gute Abbildungen reich beleuchteter Weise schildert in jüngster Zeit NEUBERT die Ent-stehung der L.I., die nach sei-nen Untersuchungen ebenso von dem indifferenten Wand-belag der primitiven Drü-sentubuli und von den Drüsengängen als auch vom Epithel der sezernie-renden Drüsenenden ihren Ausgang nehmen.

Nach ihm, aber auch nach älteren Darstellungen haben wir die Anlagen der L.I. in zapfenartigen oder halbkugeli-gen Zellgruppen zu erblicken, die dem Drüsengeäste weit verbreitet aufsitzen, wobei durch Verschmelzung mehre-rer solcher Zapfen eine ein-zelne Insel entsteht.

Bei einwandfreier Konser-vierung und richtiger Färbung lassen sich leicht die ersten

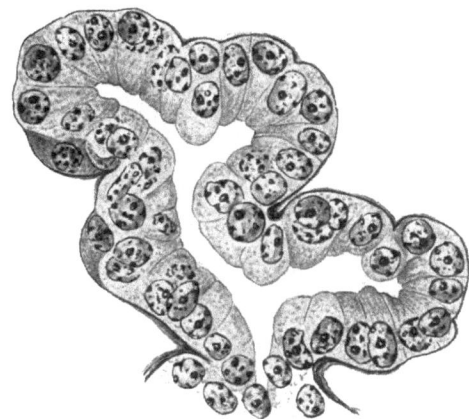

Abb. 1. Inselentwicklung. Zwei Zellen des indiffe-renten Drüsenepithels haben sich in Inselzellen (links) verwandelt und sind nach außen unter die Basal-membran abgewandert. (Nach NEUBERT.)

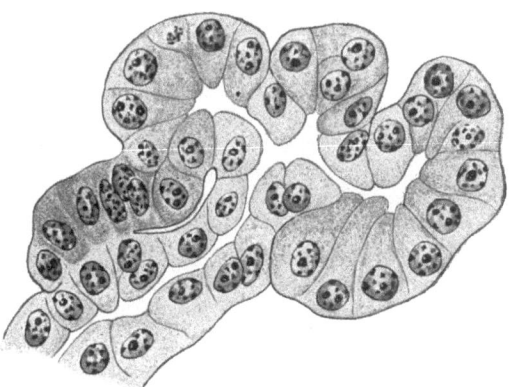

Abb. 2. Aus dem Pankreas eines 20 cm langen mensch-lichen Embryo. Links ein junger Inselzellstrang. (Nach NEUBERT.)

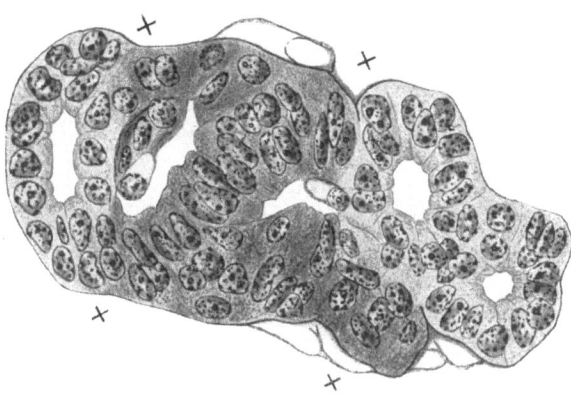

Abb. 3. Aus dem Pankreas eines 13 cm langen menschlichen Embryo. Inselentwicklung. Junge LANGERHANSsche Insel an mehreren Stellen (×) mit benachbarten Drüsentubuli in Zusammenhang. (Nach NEUBERT.)

Anfänge der Inselbildung feststellen. Das Protoplasma der Zelle — sei es eine indifferente Gangzelle, sei es eine funktionstüchtige Drüsenzelle — belädt sich mit feinen, stark gefärbten Körnchen, wodurch sie das trübe Aussehen erhält, das allen Inselzellen eigen ist. — Allmählich löst sich die Zelle aus dem Verband ihres Mutterepithels und wandert nach außen ab, um dann zwischen der Epitheloberfläche und der Basalmembran als plattes Zellschüppchen liegen zu bleiben (Abb. 1). — Durch wiederholte Zellteilung entstehen aus solchen Zellen zapfenartige oder halbmondförmige Zellnester, die sich derart gruppieren, daß es nach NEUBERT nur mehr eines geringen Längenwachstums bedarf, damit eine kleine Insel zustande kommt (Abb. 2). — Während sich die Inselzapfen in die Länge strecken, erfahren sie stets eine seitliche Abbiegung, so daß sie bogen- oder hakenförmig gekrümmt erscheinen, was SEYFARTH bewogen hat, von einer spiraligen Aufrollung zu sprechen, ein Vorgang, der von NEUBERT durchaus in Abrede gestellt wird. — Nach der Vereinigung unmittelbar benachbarter Inselsprossen erfolgt das weitere Wachstum so, daß eine einheitliche Zellmasse entsteht, bei welcher eine Unterscheidung der einzelnen Teile nicht mehr möglich ist.

In die mesenchymalen Bestandteile der Inseln werden bereits bei der Anlage von den jungen Zellsträngen infolge ihrer Durchflechtung und Verschmelzung Blutgefäße und Bindegewebszüge eingeschlossen und zu bleibenden Bestandteilen der L.I. gemacht.

Die weitere Vergrößerung der Inseln erfolgt nun nach NEUBERT so, daß in erster Linie von den Drüsenzweiglein in der nächsten Umgebung der Zellhaufen neue Inselzapfen ausgehen, sich an die bereits vorhandenen anlegen und mit diesen verschmelzen. — (Abb. 3). Die Trennung des Zusammenhangs zwischen Inselbalken und Drüsenepithel, von der nach NEUBERT allerdings nur wenig zu beobachten ist, geschieht unter dem Bilde einer allmählichen Abhebung des neugebildeten Zellbalkens von seinem Mutterepithel, wobei sich Blutgefäße und Bindegewebszüge derart zwischen beide Teile einlagern, daß schließlich jede Spur des ursprünglich vorhandenen Zusammenhange verloren geht. — Das weitere Wachstum der Inseln erfolgt durch mehrfach sich wiederholende Anschichtungen neuer Zellbalken und neuer Gefäße, wodurch die Zellmassen eine konzentrische Anordnung und rundliche oder eiförmige Gestalt annehmen. —

Aus den sehr exakten Untersuchungen von NEUBERT geht hervor, daß der Aufbau der Inseln durch eine Synthese erfolgt, die darin besteht, daß ursprünglich getrennte Formbestandteile, die Inselbalken, unter Mitbeteiligung des Mesenchyms zu einer Einheit höherer Ordnung, dem LANGERHANSschen Zellhaufen, zusammengefügt werden. Somit ist das charakteristische Bild der L.I. mit den innigen Durchflechtungen von Zellsträngen und Blutgefäßen das Ergebnis eines einheitlichen Zusammenwirkens, einer Zusammenentwicklung von Epithel und Mesenchym im Sinne von HEIDENHAIN.

Bei allen in der Ausbildung fortgeschrittenen Inseln — so bei Embryonen aus dem 4. und 5. Monat — lassen sich nach NEUBERT 2 Zellarten unterscheiden, und zwar mit stark färbbaren Körnchen massenhaft beladene, „trübe" Zellen in den am Rand gelegen, der Entstehung nach jüngeren Zellbalken und „helle" Zellen mit Körnchen, die ihre Färbbarkeit verloren zu haben scheinen, in den mittleren Teilen, ein Unterschied, der übrigens schon früheren Untersuchern, so vor allem WEICHSELBAUM und KYRLE aufgefallen ist. Die hellen Zellen faßt NEUBERT als ausdifferenzierte Gebilde auf, wofür die weitgehende Ähnlichkeit mit reifen Inselzellen spricht, während die trüben Zellen deren Vorstufen darstellen.

Bei Feten von ungefähr 34 bis 35 cm Länge liegen die Inseln noch gewöhnlich in der Nähe der Gänge und hängen manchmal mit ihnen zusammen, und zwar unmittelbar oder mit einem deutlichen Stiel, durch den ein feines Blutgefäß hindurchzieht. — In diesem Stadium sind die Inseln, von denen die größten den Umfang der Inseln eines erwachsenen Menschen erreichen, im allgemeinen von recht ungleicher Größe und die 2 Arten von Epithelien, aus den sie zusammengesetzt sind, noch deutlich zu unterscheiden. Bei einem Neugeborenen liegen die Inseln vorwiegend in den mittleren Teilen der Läppchen eingeschlossen, ein Teil der Inseln liegt jedoch frei im Zwischengewebe und zeigt noch vielfach unmittelbare Verbindung mit kleinen Drüsengängen (WEICHSELBAUM und KYRLE, NAKAMURA) (Abb. 4).

Die Entwicklung der L.I. nimmt weit in das postnatale Leben ihren Fortgang, besonders stark während des ersten Lebensjahres, während vom 4. Jahre an in der Neubildung von Inseln ein allmählicher Rückgang erfolgt (NEUBERT).

Mit fortschreitender Entwicklung sinkt die Zahl der Inseln für die Flächeneinheit mehr und mehr, da nunmehr der exkretorische Teil des Pankreas immer stärker zur Ausbildung gelangt, während nach NEUBERT die Entwicklung der Inseln noch vor Abschluß der Wachtumsperiode im wesentlichen zum Stillstand kommt [1].

Von WEICHSELBAUM und KYRLE wurden Neubildungen von Inseln zu allen Lebzeiten beobachtet, da offenbar während des ganzen Lebens gewissermaßen durch Abnützung Inseln zugrunde gehen und durch neue ersetzt werden müssen. — Die Neubildung erfolgt nach diesen Verfassern dann ebenso von den Ausführungsgängen wie in der Embryonalzeit. — Zu dem gleichen Ergebnis gelangt auch SEYFARTH, sowie in jüngster Zeit NAKAMURA, dieser allerdings mit der Einschränkung, daß — pathologische Zustände ausgenommen — die Inselbildung nach dem 4. Lebensjahre nur gering ist (Abb. 5).

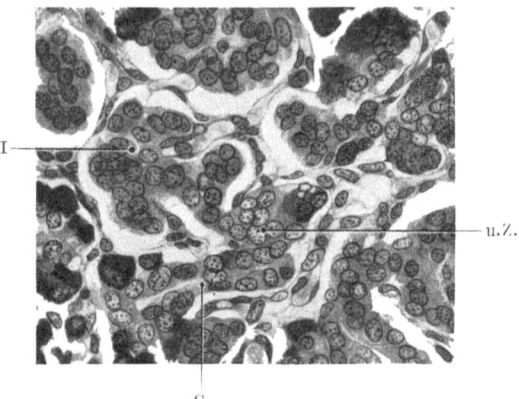

Abb. 4. Aus dem Pankreas eines achttagigen Kindes. Vergr. 556fach. Verbindung einer L.I. (I) mit einem kleinen Ausführungsgang (G) durch undifferenzierte Zellen (u.Z.). (Nach NAKAMURA.)

Während KÜSTER der Meinung ist, daß die Insel nach der Geburt in Größe und Bau unverändert bleiben, behauptet HEIBERG, daß die Inseln von der Geburt an nicht nur an Zahl, sondern auch an Größe derart abnehmen, daß schon bei Kindern ihre Größenverhältnisse jenen bei Erwachsenen ähnlich sind. Im Gegensatz dazu steht die Angabe KARAKASCHEFFs, daß die Inseln nach der Geburt bedeutend größer werden. NAKAMURA findet bei Kindern in Übereinstimmung mit anderen Forschern L.I. nicht nur innerhalb des Parenchyms, sondern auch frei im Zwischenbindegewebe, vor allem in der Nähe der Ausführungsgänge. — Diese freien Inseln, die zum Teil am Rande der Drüsenläppchen liegen, nehmen mit steigendem Alter zahlenmäßig ab, um nach NAKAMURA im 4. Lebensjahre zu verschwin-

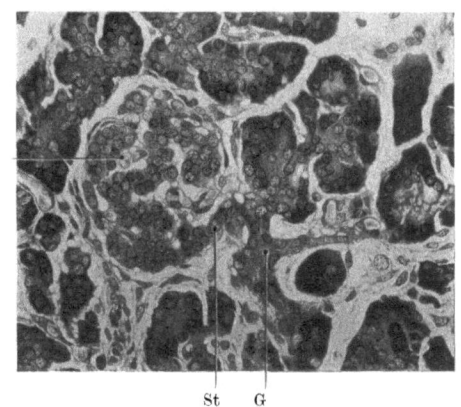

Abb. 5. Aus dem Pankreas eines einmonatigen Kindes. Vergr. 390fach. Inselentwicklung. Direkte stielförmige Verbindung (St.) einer L.I. (I) mit einem kleinen Ausführungsgang (G) (Nach NAKAMURA.)

den. Die vorhin erwähnten 2 Zellformen, aus denen die Inseln des Embryo zusammengesetzt sind, lassen sich nach diesem Forscher noch in den ersten Lebensmonaten, weniger oft in den späteren nachweisen, wobei im Zentrum der Inseln die großen, hellgefärbten Zellen, meist schon in typischer bandförmiger Anordnung liegen, während die am Rande der Inseln gelegenen

---

[1] Damit will NEUBERT nicht leugnen, daß namentlich unter pathologischen Bedingungen auch über diese Zeit hinaus eine Neubildung von Inseln möglich ist.

Zellen klein und dunkelgefärbt sind und keine bandförmige Anordnung erkennen lassen.

B. Normale Histologie der LANGERHANSschen Inseln.

Die L.I., welche sich nicht nur bei Menschen, sondern auch bei allen Säugetieren sowie bei Vögeln, Fischen, Reptilien und Amphibien vorfinden[1], stellen beim Erwachsenen rundliche oder häufiger unregelmäßige Zellhäufchen dar, deren Zahl und Größe nicht nur bei den verschiedenen Einzelwesen, sondern

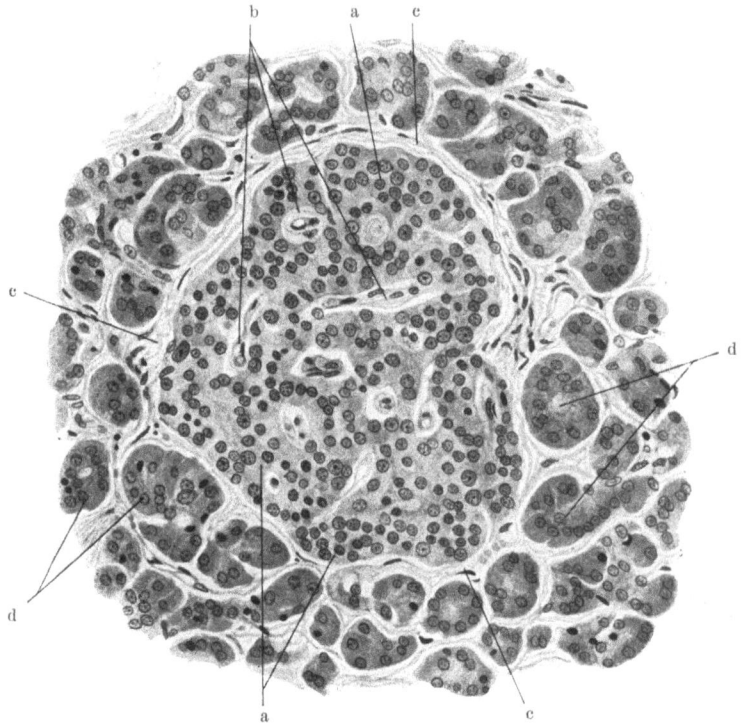

Abb. 6. LANGERHANSsche Insel samt angrenzendem Drüsenparenchym. Normale Verhältnisse.
240fache Vergrößerung. a Zellbalken der Insel; b interstitielles Bindegewebe mit Kapillaren;
c Kapsel der Insel; d Tubuli des Drüsenparenchyms.

auch in den verschiedenen Abschnitten des Pankreas (Kopf, Körper, Schweif) bedeutenden Schwankungen unterliegt.

Sie stellen beim Erwachsenen, wie sich NEUBERT ausdrückt, das fixierte Endstadium der Entwicklung des inkretorischen Anteils des Pankreas dar. Ihre Zellstränge sind mit einander derart innig verschmolzen, daß sie eine einheitliche Masse darstellen, in deren Innerem lediglich Gefäßkanäle freigelassen sind. An der Peripherie der Inseln kann sich eine regelrechte Zellschale bilden, die bis auf einige Lücken für durchtretende Gefäße die Inseln nach außen abschließt, während im Inneren der Inseln ein dichtes Kapillarnetz eine vollständige Verschmelzung der Zellstränge verhindert. (Abb. 6.) — Die einzelnen Kapillaren werden hierbei von den Epithelzellen derart umfaßt, daß

---

[1] Ihr Vorkommen bei allen Wirbeltieren wurde zuerst von DIAMARE nachgewiesen.

das Inselgewebe in Form eines epithelialen Röhrensystems die Verästelungen des von ihm umschlossenen Kapillarnetzwerkes wiederholt (NEUBERT), wodurch besonders günstige Bedingungen für den Stoffaustausch geschaffen werden.

Nach WEICHSELBAUM zeigen die Inselepithelien — wenn man von den ganz neugebildeten Inseln absieht, — eine vieleckige Form, während NEUBERT ihre Form als hochzylindrisch oder als kubisch bezeichnet. — Die Inselepithelien, deren Zellhöhe NEUBERT mit 10 bis 20 und deren Breite und Tiefe mit 4—8 μ bewertet, finden sich meist in radiärer Stellung um die Kapillaren herum angeordnet und besitzen verschiedene Größe und runde oder längliche, mit einem feinen Chromatinnetz versehene Kerne, die gelegentlich so groß werden, daß man von Riesenkernen sprechen kann (PISCHINGER, NEUBERT). — Am häufigsten finden wir für die Kerne der Inselepithelien den Durchschnittswert von 5—6 μ, daneben kommen kleinere Kerne von etwa 4 μ vor und größere mit einem Durchmesser von 10 μ und mehr. Die Riesenkerne können selbst 9 mal 20 μ erreichen (NEUBERT).

Die Epithelien der L.I. liegen unmittelbar nebeneinander und sind durch keine Membrana propria von der Kapillarwand getrennt. Von den Epithelien des Drüsenparenchyms unterscheiden sie sich noch dadurch, daß sie etwas kleiner sind, daß ferner ihr Protoplasma heller ist und feinere Granula besitzt als das der Drüsenepithelien, und daß diese Granula sich auch gegenüber Farbstoffen anders verhalten. Während nämlich die Granula der Drüsenepithelien, die sog. Zymogenkörnchen, durch Behandlung nach der ALTMANNschen Methode leuchtend rot gefärbt werden, nehmen hierbei die Granula der Inselepithelien nur eine leichte Rosafärbung an.

Auch gegenüber der von LANE und von KIRKBRIDE angegebenen Färbung mit Neutralgentianaviolett sowie gegenüber der UNNA-PAPPENHEIMschen Färbungsmethode (Methylgrün-Pyronin) verhält sich der Leib der Inselepithelien anders als der des Drüsenepithels; bei letzgenannter Methode erscheint nämlich der Leib der Inselzellen blaßrosa (mit blaugrünem Kern), der der Drüsenepithelien dagegen tiefdunkelrot.

Bei Anwendung der Methode von LEVADITI macht sich nach der Angabe von PIAZZA ein Unterschied insofern bemerkbar, als die Granula der Inselepithelien schwarz, die Zymogenkörnchen gelb gefärbt werden. Bei Verwendung der Azanmethode färbt sich das Protoplasma der Inselepithelien zart blaurot, gelegentlich auch gelblich und enthält große Mengen chromophiler, grauer Körnchen. Ihnen entsprechen nach NEUBERT die vom 4. Schwangerschaftsmonat auftretenden „hellen Inselzellen" des Embryo, während Zellen mit stark gefärbten Körnchen, wie sie von einigen erwähnten „trüben Zellen" des Embryos darstellen, nach diesem Forscher beim Erwachsenen nicht festzustellen sind. — Indes kommen „trübe Zellen", die wachsenden Inselepithelien entsprechen, nach NEUBERT auch bei Erwachsenen vor, jedoch nur bei Regeneration von Inselgewebe oder bei krankhaften Zuständen.

Nachdem bereits von STANGL, SSOBOLEW, SCHULZE, DIAMARE und anderen Granula in den Epithelien der Inseln beschrieben worden waren, konnte LANE mittels einer besonderen Färbung neben größeren, basophil granulierten Zellen, kleinere Zellen mit azidophiler Körnelung nachweisen. BENSLEY glaubte 4 Jahre später (1911) neben diesen α- bzw. β-Zellen benannten Formbestandteilen noch eine 3. Zellart, die γ-Zelle, unter den Inselepithelien feststellen zu können. Diese Befunde, die von HOMANS sowie MARTIN bestätigt werden konnten, veranlaßten die amerikanischen Forscher 2 voneinander unabhängige Zelltypen mit gesonderter Funktion innerhalb der L.I. anzunehmen, zumal, wie HOMANS zeigen konnte, beim experimentellen Diabetes nur die Beta-Zellen ihre Körner verlieren und degenerieren, während die Alpha-Zellen mit ihrer normalen Körnelung bestehen bleiben.

Als Fixierung dient bei der Darstellung der 2 genannten Zelltypen entweder wässerige Chrom-Sublimatlösung:

Sublimat . . . . 5 g
Kaliumbichromat . . . . 2,5 g
Destilliertes Wasser . . . . 100 ccm

oder ZENKERsche Lösung oder auch alkoholische Chrom-Sublimatlösung (gesättigte 95% alkoholische Lösung von Sublimat zu gleichen Teilen mit 2,5% wässeriger Kaliumbichromatlösung). In dieser Lösung wird das am besten ganz frische Pankreasgewebe 2 bis 4 Stunden fixiert und die womöglich nur 3 μ dicken Schnitte entweder mit neutralem Äthylviolett-Azofuchsin oder neutralem Äthylviolett-Orange gefärbt.

Bei der erstgenannten Färbung wird basisches Äthylviolett im Verhältnis 2 zu 1 mit saurem Azofuchsin, beide in wässeriger Lösung gemischt. Der Niederschlag wird abfiltriert, mit destilliertem Wasser gewaschen und an der Luft getrocknet. Ein Milligramm des Farbstoffes auf 100 ccm 20% Alkohol gibt eine wirksame Farblösung. — Man färbt die Schnitte 24 Stunden, wäscht sie nachher in Azeton und differenziert sie unter dem Mikroskop mit Azeton bis sich die Zymogenkörnchen purpurrot gegen den rosagefärbten Hintergrund abheben. Die Aufhellung erfolgt in Toluol, der Einschluß in Balsam. — Die Granula der α-Zellen sind tief violett, die der β-Zellen rot.

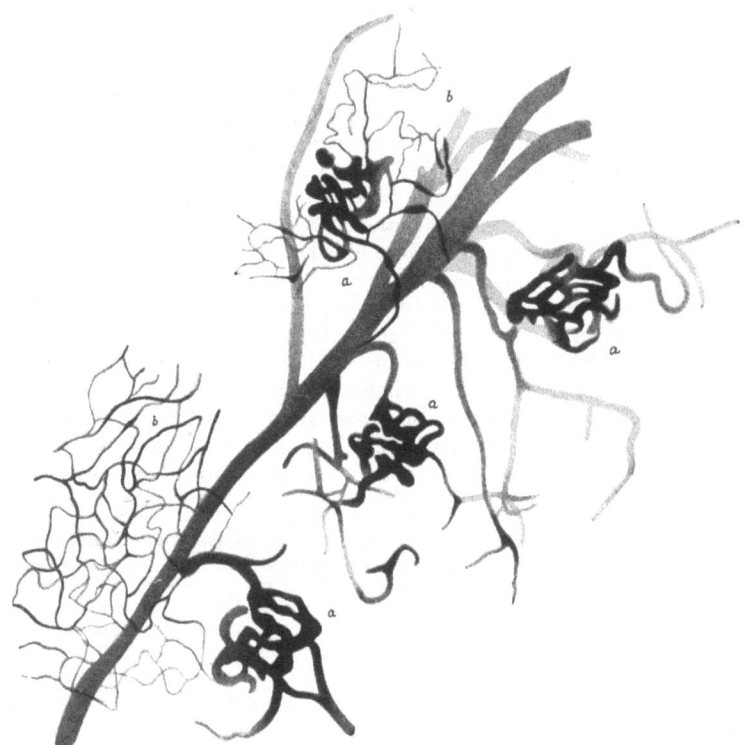

Abb. 7. Injizierte Gefäße aus dem Pankreas des Kaninchens mit glomerulusartigen Geflechten innerhalb der Langerhansschen Inseln. (Nach Neubert.)

Bei der zweiten Färbung mit Neutraläthylviolett-Orange G wird ähnlich verfahren, nur nimmt man 2 mg Farbstoff auf 100 ccm 20% Alkohol. Die Zymogenkörnchen sind purpurrot gefärbt auf gelbem Grund, die α-Zellen gelb, die β-Zellen blau oder violett.

Im Gegensatz zu den amerikanischen Forschern erblickt Seyfarth in den zwei sich verschieden färbenden Zelltypen bloß verschiedene Absonderungsphasen derselben Zellart.

Außer den erwähnten feinsten Körnchen enthalten die Epithelien der L.I. nach den Untersuchungen von Stangl beständig kleinste Fetttröpfchen, die gegen das Ende des ersten Lebensjahres auftreten, während Fetttröpfchen in den Tubuluszellen schon in der zweiten Hälfte der Embryonalperiode nachweisbar sind. — Die Fetttröpfchen, die in beiden Epithelarten mit fortschreitendem Alter an Zahl und Größe zunehmen, werden in den Inselepithelien nie so groß wie im Drüsenparenchym, weichen voneinander wenig in der Größe ab und nehmen bei Osmiumbehandlung stets Ringform an, was bei den Fetttröpfchen des exkretorischen Drüsenparenchyms niemals der Fall ist. — Von Symmers wird entgegen den Angaben Stangls das Vorkommen von Fett in den Inselepithelien des Säuglingspankreas bestritten, doch konnte auch Nakamura in Übereinstimmung mit Stangl Lipoidtröpfchen oft schon in den ersten Lebensmonaten in den Inselepithelien feststellen.

Sie verhalten sich isotrop und sind nach diesem Untersucher nicht in allen Fällen zu finden; immerhin nimmt die Zahl der positiven Fälle im allgemeinen mit dem Alter des Individuums zu, ebenso wie die Menge der nachgewiesenen Lipoide. — Im Gegensatz zum Kindesalter fand NAKAMURA in der Reifezeit in 10 Fällen zwischen 16 und 20 Jahren stets feintropfiges Lipoid in den Inselzellen. — Ein Zusammenhang zwischen Lipoidgehalt und bestimmten Krankheitszuständen war nach NAKAMURA nicht festzustellen.

Die Blutversorgung der Inseln geschieht durch weite, dünnwandige Kapillaren, die an Füllungspräparaten regelrechte Knäuelbildung erkennen lassen (NEUBERT). Daneben finden sich aber auch größere Gefäße, die mit den Gefäßen des umgebenden Drüsengewebes in Zusammenhang stehen (Abb. 7).

Ebenso reichlich versorgt erscheinen die L.I. mit Nervenfasern, die längs der Gefäße und zwischen den Zellsträngen ein dichtes Netzwerk bilden (GENTES, PENSA, SSOBOLEW, DE CASTRO).

Beim Embryo konnte NEUBERT in Übereinstimmung mit VAN CAMPENHOUT, der Schafembryonen untersuchte, ausgedehnte Verschmelzung der L.I. mit sympathischen Ganglien nachweisen, doch lehnt er die Ansicht des letztgenannten Untersuchers ab, daß diesen Verbindungen eine ursächliche Bedeutung für die Inselentwicklung zuzuschreiben sei, denn es ließe sich leicht nachweisen, daß die erste Anlage und der Aufbau einer Insel stets in gleicher Weise erfolgt, einerlei, ob nun eine solche sympathiko-insuläre Verbindung vorhanden ist oder nicht. Damit erscheint es aber nach NEUBERT auch überflüssig, lediglich wegen dieser entweder vorhandenen oder fehlenden Zusammenhänge zwischen „îlots primaires" und „îlots secondaires" besonders unterscheiden zu wollen.

C. Zahl und Größe der LANGERHANSschen Inseln.

Da für die Beurteilung der Funktionstüchtigkeit des Inselapparates neben der Beschaffenheit auch die Menge der Inseln von größter Bedeutung ist, erscheint die Kenntnis der normalen Inselzahl des Pankreas und die Methoden zu deren Berechnung sowie die Kenntnis ihrer normalen Größenverhältnisse dringend geboten.

Wie bereits im Vorhergehenden erwähnt wurde, ist die Zahl und Größe der L.I. in den verschiedenen Abschnitten des Pankreas nicht unbedeutenden Schwankungen unterworfen.

Die Größe der Inseln bewegt sich beim erwachsenen Menschen zwischen 100 und 300 μ, wenngleich es auch sogenannte Rieseninseln gibt, die 400 μ und mehr im Durchmesser betragen. Am reichlichsten finden wir Inseln mittlerer Größe mit einem Durchmesser von 100 bis 200 μ.

HEIBERG fand bei der Untersuchung von 6 Bauchspeicheldrüsen, daß der längste Durchmesser der Inseln am häufigsten zwischen 76 und 125 μ betrug. Er berechnete auch das perzentuelle Verhältnis des Flächeninhaltes der Inseln zum Gesamtflächeninhalt der untersuchten Gesichtsfelder und stellte fest, daß es zwischen 1% und 3,2% schwankte.

WEICHSELBAUM fand bei seinen diesbezüglichen Untersuchungen von 10 Bauchspeicheldrüsen — die betreffenden Individuen waren zumeist an chronischen, mit Marasmus verbundenen Krankheiten gestorben — das erwähnte Verhältnis zwischen 1,61% und 26,46%. Bei Außerachtlassung eines Falles, in welchem sehr zahlreiche und auffallend große Inseln vorhanden waren, schwankte das genannte Verhältnis zwischen 1,61% und 11,73%.

Nach übereinstimmenden Angaben der Untersucher sind die Inseln im lienalen Anteil zahlreicher und größer als im mittleren Teil oder im Kopf, wenngleich auch in diesen Teilen gelegentlich Inseln in größerer Menge vorkommen können.

Der erste, der sich mit der ausführlichen Zählung der L.I. beschäftigt hat, war OPIE, der in Kopf, Körper und Schwanz auf 50 qmm durchschnittlich 18,3, 18 und 34 Inseln ermitteln konnte.

Höhere Werte erhielt SAUERBECK sowie HEIBERG, der die Frage der Inselzählung an einem großen Material geprüft hat. Während nach SAUERBECK der Kopf des Pankreas 66,5 und der Schweif 77 Inseln auf 50 qmm enthielt, konnte

HEIBERG in gesunden Bauchspeicheldrüsen erwachsener Menschen von normalem Ernährungszustand durchschnittlich 130 Inseln auf 50 qmm (im Kopf ungefähr 80) als normal ermitteln.

Anfangs gab HEIBERG die Inselzahl pro 50 qmm im Kopf mit 24 bis 150, im Körper mit 44 bis 339 und im Schweif mit 99 bis 315 an, so daß also beispielsweise im Schweif die Zahl der Inseln auf je 1 qmm zwischen 2,2 und 4,3 schwankte. — Eine später mitgeteilte Tabelle, welche die Ergebnisse sämtlicher in den Jahren 1905 bis 1909 von HEIBERG ausgeführten Inselzählungen auf 50 qmm bei erwachsenen Nichtdiabetikern wiedergibt, enthält folgende Angaben:

Vom Schweife des Pankreas zeigten Proben von 50 Individuen folgende Inselzahlen:

	bis 25 Inseln inkl.	26—50 Inseln	51—75 Inseln	76—150 Inseln	über 150 Inseln
	—	—	5	32	13
davon bei 14 Individuen über 70 Jahre folgende Anzahl von Proben	—	—	1	10	3

Vom Körper zeigten Proben von 18 Personen folgende Inselzahlen:

	bis 25 Inseln inkl.	26—50 Inseln	51—75 Inseln	76—150 Inseln	über 150 Inseln
	—	2	5	9	2
Davon bei einem Alter über 70 Jahre	—	—	1	2	—

Vom Kopfe zeigten Proben von 31 Individuen folgende Inselzahlen:

	bis 25 Inseln inkl.	26—50 Inseln	51—75 Inseln	76—150 Inseln	über 150 Inseln
	—	12	6	11	2
Davon bei einem Alter über 70 Jahre	—	—	—	6	1

Die Angabe der durchschnittlichen Zahl von 130 Inseln auf 50 qmm im Pankreas eines normalen erwachsenen Menschen, wie sie aus den Zählungen von HEIBERG hervorgeht, konnte SEYFARTH durchaus bestätigen.

Zur Methode der Zählung der L.I. sei folgendes kurz erwähnt: Um zu wissen, wie viele Gesichtsfelder man zu zählen hat, damit eine Gesamtfläche von 50 qmm durchmustert wird, ist es erforderlich, vorerst die Größe eines Gesichtsfeldes für ein bestimmtes Objektiv und Okular bei einer gewissen Tubuslänge zu berechnen. Die Vergrößerung darf nicht zu stark, aber auch nicht zu schwach gewählt werden, da im erstgenannten Falle zuviele Gesichtsfelder ausgezählt werden müssen, während im entgegengesetzten Falle kleinere Inseln leicht übersehen werden können. — Am günstigsten erscheint ein Gesichtsfeld von ungefähr einem Quadratmillimeter Flächeninhalt. Die Bestimmung des Flächeninhaltes eines Gesichtsfeldes geschieht mit Hilfe eines Objektmikrometers, mit dem man erst den Durchmesser des Gesichtsfeldes, dessen Größe man nach der Formel $r^2 \pi$ berechnet, genau feststellt.

Um verläßliche Werte zu bekommen, empfiehlt es sich nach SEYFARTH nachstehende Punkte bei der Inselzählung zu berücksichtigen:

1. Muß ausschließlich frisches, gut gehärtetes Material und zur Färbung der Paraffinschnitte womöglich Methylgrün-Pyronin verwendet werden, da der bei dieser Färbung auftretende Gegensatz zwischen Inseln und Tubuli das Erkennen der kleinsten Inseln ermöglicht.

2. Dürfen miteinander nur Zählungen aus den gleichen Teilen des Pankreas zum Beispiel aus Kopf oder Mitte oder Schweif verglichen werden.

3. Sind möglichst viele Schnitte aus dem betreffenden Pankreasteil durchzuzählen und aus den gefundenen Werten die Mittelzahl zu ziehen[1].

4. Müssen Gesichtsfelder mit viel Zwischengewebe bei der Zählung außer Betracht gelassen werden. Bei bindegewebsreichen Drüsen empfiehlt es sich vor der Zählung mittels schwacher Vergrößerung einen möglichst zusammen-

---

[1] Ein Unterschied in der Inselzahl an der Oberfläche und in der Tiefe des Organs ist, wie auch HEIBERG fand, nicht festzustellen.

hängenden Abschnitt Drüsengewebe auszusuchen und hier die Inselzählung vorzunehmen.

So wertvolle Ergebnisse die Inselzählung besonders für die Beurteilung der Funktionstüchtigkeit des Inselapparates liefert, so erscheint es nach HERX-HEIMER, der sich darin SEYFARTH anschließt, immerhin zweifelhaft — wenn nicht pathologischerweise ganz auffallende Zahlunterschiede bestehen — auf die Zählung allzu weitgehende Schlüsse aufzubauen. Wie sehr schon normalerweise die Durchschnittszahl der Inseln im gesunden Pankreas schwankt, beweisen Berechnungen von CLARK, denen zufolge sich die Zahl der Inseln pro Gramm Pankreas zwischen 2700 und 25 250 bewegen soll.

Bei Feten und Neugeborenen ist die Zahl der Inseln pro Flächeneinheit größer als im postnatalen Leben, vor allem größer als beim erwachsenen Menschen. Nach SEYFARTHs Zählungen steigt die Inselzahl des fetalen Pankreas von geringen Schwankungen abgesehen gleichmäßig an. In der 26. bis 32. Woche hat sie ihren Höhepunkt erreicht, indem zu dieser Zeit im lienalen Teil des Pankreas 600 bis 700 Inseln auf 50 qmm gezählt werden können. Von nun ab nimmt die Inselzahl bis zur Geburt langsam wieder ab, so daß ausgetragene Neugeborene durchschnittlich 550 Inseln auf 50 qmm aufweisen. Nach der Geburt sinkt die Zahl der Inseln ständig, am stärksten im 1. Lebensjahr und bleibt bei größeren Kindern ungefähr vom 5. Lebensjahr an auf der für normale Erwachsene durchschnittlichen Zahl von 130 pro 50 qmm (im kaudalen Teile) stehen. — Entsprechende Verhältnisse findet SEYFARTH im Kopfteil des Pankreas, nur daß hier die Zahl der Inseln durchschnittlich etwas geringer erscheint, eine Tatsache, die auch von anderen Autoren (OPIE, WEICHSEL-BAUM, NAKAMURA usw.) festgestellt werden konnte. Mit den Angaben von SEYFARTH stimmen die Durchschnittszahlen, die NAKAMURA bei Feten ermitteln konnte, fast ganz überein. Inselzählungen bei Kindern sind schon vor SEYFARTH von WILMS vorgenommen worden, von dessen Ergebnissen sich die des erstgenannten Autors im großen ganzen nicht wesentlich unterscheiden.

Die sehr genauen Zählungen von NAKAMURA ergeben zwar für die ersten 4 Lebensjahre gewisse Abweichungen von den Zahlenwerten, die WILMS und SEYFARTH ermitteln konnten, zeigen jedoch in Übereinstimmung mit den Angaben der genannten Untersucher sehr deutlich das ständige Absinken der Inselzahl von der Geburt gegen das 5. Lebensjahr, zu welcher Zeit schon annähernd Zahlenverhältnisse wie beim Erwachsenen Platz greifen (SEYFARTH, NAKAMURA).

II. Die Frage der Selbständigkeit der LANGERHANSschen Inseln.

Eines der am meisten umstrittenen Probleme in der Morphologie und Physiologie des Pankreas ist die Frage nach der Selbständigkeit der L.I., die mit der noch immer nicht einhellig gelösten Frage der Umwandlungsfähigkeit der Inseln eng verknüpft erscheint.

Der Nachweis einer die Inseln allseitig umschließenden Kapsel, das Vorkommen etwaiger Übergänge zwischen Inselepithel und Tubuli, die Ergebnisse der Gangunterbindung und anderer Versuche wurden zur Lösung des genannten Problems nicht weniger herangezogen als die Entwicklungsgeschichte und vergleichende Anatomie des Organs.

A. Die Kapselfrage.

Die Frage einer allseitigen, bindegewebigen Umgrenzung der L.I. wird sehr verschieden beantwortet. Während FLINT, GENTES, OPIE, PEARCE, v. EBNER, NERLICH, MAC CALLUM, HELLY, HEIBERG, LÖWENFELD und JAFFÉ usw. eine von allen Seiten geschlossene bindegewebige Kapsel um die L.I. annehmen, leugnen andere Autoren, so LAGUESSE, SAUERBECK, DIAMARE, v. HANSEMANN, KARAKASCHEFF, HERXHEIMER, HERTEL, M. FRÄNKEL, SCHAFFER, SEYFARTH, NAKAMURA, NEUBERT u. a. das Vorhandensein einer solchen.

WEICHSELBAUM konnte sich zwar in etlichen Fällen, in welchen bei oberflächlicher Betrachtung keine Kapsel um die Inseln zu sehen war, bei sehr genauer Untersuchung doch von dem Vorhandensein einer (freilich sehr zarten) Faserlage zwischen Insel und Drüsenparenchym überzeugen, gibt aber dennoch zu, daß sich auch Inseln finden, die nur teilweise oder gar nicht durch eine Bindegewebshülle vom Drüsenparenchym abgegrenzt sind, so daß die Inselepithelien unmittelbar an die Epithelien der Tubuli anstossen.

Nach HERXHEIMER trägt das Bindegewebe in und um die L.I. durchaus keinen anderen Charakter als das interazinöse Bindegewebe. Wenngleich sich das Bindegewebe vielfach um die Inseln stärker anhäuft, besteht doch keine echte, ununterbrochene Kapsel, zu welchem Ergebnis auch die Schüler HERXHEIMERs, HERTEL und MOLDENHAUER sowie in letzter Zeit OTANI gelangen.

In Übereinstimmung mit diesen Forschern fand auch SEYFARTH in der Regel keine geschlossene Bindegewebskapsel um die Zellinseln und hält das um diese oft scheidenartige gelegene Bindegewebe nicht für eine Bildung eigner Art, sondern nur für das gewöhnliche, manchmal auseinandergedrängte, interazinöse Bindegewebe, das die Inseln nicht vollständig umgibt, sondern diese an vielen Stellen und auf breiten Flächen unmittelbar an das tubuläre Gewebe anstossen läßt.

Zu ganz demselben Ergebnis bezüglich der Abgrenzung der Inseln gelangen in jüngster Zeit NAKAMURA und NEUBERT.

Nach OTANI, der 46 Bauchspeicheldrüsen erwachsener Menschen histologisch untersucht hat, besitzen die Inseln keine eigene Kapsel, sondern werden durch die Basalmembranen oder durch interlobuläres Bindegewebe mehr oder weniger abgegrenzt. OTANI unterscheidet 3 Typen von Inseln, und zwar solche, die ununterbrochen mit dem übrigen Drüsengewebe zusammenhängen, dann Inseln, die im Zusammenhang mit Ausführungsgängen stehen und endlich Inseln, die vom übrigen Gewebe vollständig getrennt sind. Mit dieser Feststellung schließt sich OTANI in der Frage der Abgrenzbarkeit der Inseln den vorhin genannten Verfassern an.

B. Die Frage der Umwandlungsfähigkeit der Inseln.

Noch größere Unstimmigkeit herrscht in der Frage der Umwandlungsfähigkeit von Inselgewebe in Drüsenparenchym und umgekehrt.

Bekanntlich hat LAGUESSE und seine Schüler auf Grund des Nachweises von Übergangsbildern zwischen Inseln und Tubuli die Lehre aufgestellt, daß die L.I. aus dem Drüsenparenchym hervorgehen und sich wiederum in dieses zurückverwandeln, und daß ein ständiges ,,Balancement'' zwischen diesen zwei Formationen stattfindet [1].

Auch andere Forscher stellten mit Bestimmtheit oder Wahrscheinlichkeit die Ansicht auf, daß die Inseln nach der Geburt einem ständigen Wandel unterworfen seien. Während die einen aber, wie HERXHEIMER, BENDA, v. HANSEMANN, MAC CALLUM, M. FRÄNKEL, GUTMANN, OHLMACHER, K. KOCH u. a. behaupten, daß die Inseln fortwährend aus dem Drüsenparenchym hervorgehen, halten andere, wie MARCHAND, VINCENT und THOMPSON, SEYFARTH usw. sowohl den Übergang von Inseln in Drüsenparenchym als auch den umgekehrten Vorgang für möglich. Auch HERXHEIMER und K. KOCH wollen den Übergang von Inseln in Drüsenparenchym nicht völlig ausschließen.

[1] Bereits LEWASCHEW glaubte im Jahre 1886 Übergänge zwischen tubulärem Gewebe und L.I. gesehen zu haben.

Die Umformung von Inselgewebe in Tubuli im diabetischen Pankreas wurde von M. B. Schmidt (wenn auch mit Vorsicht), dann von Gutmann, Tschassowni-kow, Vincent u. a. behauptet.

Karakascheff ist der Ansicht, daß sich sowohl beim Embryo als auch nach der Geburt Inseln in Drüsenparenchym umwandeln. Hierbei nehmen die Insel-zellen einerseits Zymogengranula auf, andererseits bilden sie durch ihre Ver-mehrung eine ungleichmäßige Verdickung und kölbchenförmige Auftreibung; indem weiterhin die Zellen sich strahlig um eine in der Mitte stehende Lichtung anordnen, komme es zur Ausbildung eines Azinus [1]. Nach vollendeter Ent-wicklung des Pankreas bleiben, wie Karakascheff weiterhin behauptet, die noch erhaltenen Inselreste als ruhende Inseln bestehen, welche bei Abnützung und Zugrundegehen von Drüsenparenchym einen Ersatz für dieses durch Bildung neuer Azini schaffen können; sie seien also gewissermaßen als Reserveorgane anzusehen.

Die Befunde von Karakascheff konnte Marchand, der auch eine Umwandlung von Pankreasgewebe in L.I. beobachtet zu haben glaubt, durchaus bestätigen. — Auch v. Hansemann, dem sich Benda anschließt, nimmt an, daß sich jederzeit aus dem Drüsen-gewebe des Pankreas L.I. bilden können.

Herxheimer, der im diabetischen Pankreas immer wieder Übergänge zwischen exkretorischem Parenchym und L.I. beobachten konnte, beruft sich unter anderem auf seine Befunde bei Diabetes, indem bei dieser Krankheit die vergrößerte Zahl von Inseln und ihr oft isoliertes Erhaltenbleiben, ja ihre gewaltige Vergrößerung an Stellen, wo das Parenchym zugrunde gegangen ist, auf eine Vergrößerung und Neubildung der Inseln hinweist, so daß bei den gerade an diesen Stellen besonders häufig gefundenen Übergangsbildern die Entstehung der Inseln aus Drüsengewebe mit größter Wahrscheinlichkeit anzunehmen ist. Dieser Autor hält die Umwandlung von zymogenem Gewebe in Inseln und umgekehrt auf Grund entwicklungsgeschichtlicher Tatsachen für durchaus verständlich. Im Gegensatz zu der Balancementtheorie von Laguesse faßt Herxheimer diese Umwandlungen als eine nur unter pathologischen Beding-gungen stattfindende Transformation manchmal in der einen Richtung, manch-mal in der anderen Richtung auf.

Auch nach Koch, der die L.I. gleich v. Hansemann für nicht sezernierendes Drüsen-parenchym hält, gibt es Übergänge von einer Zellart in die andere, so daß eine scharfe Trennung zwischen Tubuli und Inseln nicht bestehen soll.

Übergangsbilder zwischen den zwei genannten Formationen hat auch Martius und Fahr beobachtet, ferner Gellé, van Herwerden (dieser bei Tieren); gute Abbildungen von Übergangsformen zwischen Inseln und Tubuli bringen Potter und Milne, sowie Schaffer in seinen „Vorlesungen über Histologie".

Seyfarth schließt sich den ebengenannten Autoren an, indem er die Be-hauptung aufstellt, daß Übergänge zwischen beiden Zellarten sowohl unter physiologischen als auch pathologischen Verhältnissen vorkommen. Die von vielen Seiten gemachten Einwände, daß die beobachteten Übergangsbilder auf einer zufälligen Schnittrichtung oder Zellüberlagerung an der Peripherie der Inseln vorgetäuscht werden, weist Seyfarth entschieden zurück. Er faßt das Ergebnis seiner ausführlichen Untersuchungen mit den Worten zusammen, daß die Entstehung des größten Teils der Drüsenacini aus den Inseln im fetalen Pankreas wie auch während des ganzen Lebens ebenso vorkommt, wie eine Rückwandlung von erschöpften oder nicht funktionierenden Tubuluszellen in Inselgewebe.

---

[1] Dieses Lumen ist nicht, wie Karakascheff glaubt, das Lumen eines neuen Azinus, sondern gehört dem erhalten gebliebenen Reste jenes Drüsenganges an, aus welchem die Insel entstanden ist.

In der Tatsache, daß die Anzahl der L.I. im fetalen Pankreas bis 5 mal größer ist als im Pankreas des Erwachsenen, erblickt Seyfarth mit einen Beweis dafür, daß sich die L.I. in Drüsenazini umwandeln und so gewissermaßen Vorstufen des eigentlichen sekretorischen Drüsenparenchyms darstellen.

Auch die Befunde im Pankreas syphilitischer Feten wurden von Seyfarth als Beweis herangezogen, daß sich die Tubuli aus den Inseln entwickeln. Bekanntlich setzt die entwicklungstörende, interstitielle Bindegewebswucherung bei der angeborenen Lues oft schon sehr frühzeitig im intrauterinen Leben ein, wobei es im Pankreas bemerkenswerterweise zwar zu völliger Ausdifferenzierung der L.I. kommt, das exkretorische Parenchym dagegen unter Umständen fast vollständig fehlen kann. Seyfarth erblickt in dieser Veränderung den Ausdruck einer Hemmung in der normalen Entwicklung der Tubuli aus den L.I., die in solchen Drüsen fast durchweg noch in Verbindung mit den Gängen stehen. Die Umbildung von Inseln in Tubuli bleibt wahrscheinlich aus, da die Inseln von einer festen Bindegewebsmasse umgeben sind, welche die weitere Umwandlung (nämlich in Inselgewebe) verhindere.

Die Rückbildung von Tubuli in Inselgewebe, die Seyfarth bei einem an Inanition verstorbenen Kinde, ferner in 4 Fällen von schwerer Pankreasatrophie durch Steine und in diabetischen Bauchspeicheldrüsen beobachten konnte, beginnt nach ihm mit einer Wucherung der zentroazinären Zellen, die bekanntlich im Lumen der Drüsenendkammern liegen, ein lichtes Protoplasma besitzen und sich ohne jede Grenze in das Epithel der engen Schaltstücke fortsetzen. Im weiteren Verlauf der Rückbildung sieht man in solchen Tubuli Zellen auftreten, die eine mehr unregelmäßige Form aufweisen, keine Zymogengranula besitzen, mit Pyronin jedoch leuchtend rot gefärbt erscheinen. Die folgenden Zellen zeigen nach Seyfarth eine immer schwächer werdende Rotfärbung und gehen allmählich in Zellen über, die von den gewöhnlichen Inselzellen nicht mehr zu unterscheiden sind.

Die Lehre von der Umwandlungsfähigkeit der Inseln und Tubuli, deren wichtigste Vertreter im Vorstehenden Erwähnung gefunden haben, wird von den Anhängern der „Inseltheorie", namentlich von Weichselbaum und seinen Schülern auf das heftigste bekämpft.

Nach Weichselbaum und seiner Schule gehen Parenchym und Inseln niemals ineinander über und sind immer voneinander zu trennen. Die L.I. sind durchaus nicht als unselbständige, wandelbare Organe anzusehen, sondern als Gebilde eigener Art, eine Ansicht, der außer Weichselbaum und seinen Schülern (Kyrle, Else) eine große Reihe von Forschern huldigt (Massari, Gianelli, Vigliani, Diamare, v. Ebner, Jarotski, Schultze, Opie, Ssobolew, Helly, Suzuki, Rennie, Heiberg, Pensa, Sauerbeck, Piazza, Löwenfeld und Jaffé, Nakamura, Neubert, Verfasser u. a. m.). Die Gründe, auf die sich Weichselbaum als eifrigster Verfechter der Inseltheorie, die die Selbständigkeit und Unwandelbarkeit der L.I. lehrt, stützt, sind folgende:

Erstens lasse sich wie schon von früheren Forschern (Vassale, Diamare, Helly, Pearce, Rennie, Heiberg u. a.) hervorgehoben wurde, mikroskopisch niemals ein Übergang von Inseln in Drüsenparenchym oder umgekehrt in einwandfreier Weise feststellen, und zwar gilt dies nicht bloß für die Fetalperiode, sondern auch für die spätere Lebenszeit. Die entgegengesetzte Beobachtung der früher genannten Untersucher dürfte zum Teil darauf beruhen, daß man die Inseln nicht immer durch eine deutliche Kapsel vom Drüsenparenchym abgegrenzt findet, und ihre Epithelien dann unmittelbar an jene des Drüsenparenchyms stoßen oder zu stoßen scheinen, und daß ferner Drüsentubuli innerhalb von Inseln gesehen werden können. Solche Bilder scheinen tatsächlich für einen Übergang, und zwar ebenso gut der Inseln in Drüsentubuli, sowie dieser in Inseln zu sprechen. Nach WEICHSELBAUM kann man sich aber in nicht wenigen derartigen Fällen bei genauer Untersuchung überzeugen, daß entweder doch eine, wenn auch sehr zarte Kapsel vorhanden ist, oder daß das Auftauchen von Drüsentubuli innerhalb der Inseln nur ein Trugbild darstellt, welches durch eine besondere Schnittrichtung bedingt ist und dann entsteht, wenn die Inseln nicht reine Kugelform haben, sondern Fortsätze zwischen die angrenzenden Drüsentubuli aussenden; hierdurch kann nämlich der Eindruck entstehen, als würden letztere innerhalb der Inseln liegen und Übergänge der einen in die anderen vorhanden sein. WEICHSELBAUM weist auf Untersuchungen von LÖWEN-FELD und JAFFÉ hin, die in derartigen Täuschungsfällen durch fortlaufende Schnittreihen den Zusammenhang solcher in Inseln eingeschlossener Tubuli mit dem angrenzenden Drüsenparenchym in ganz unzweifelhafter Weise fest-stellen konnten. Die Möglichkeit, eine Inselkapsel mit Sicherheit nachzuweisen, kann nach WEICHSELBAUM auch darauf beruhen, daß entweder die Inseln bzw. das Drüsenparenchym in Wachstum und Vergrößerung begriffen sind und hier-durch die Zellen dieser Gebilde so aneinander gepreßt werden, daß man die sie trennende, zarte Kapsel nicht mehr zu erkennen vermag, oder daß die Inseln, solange sie wachsen und sich vergrößern, überhaupt keine oder wenigstens keine allseitig geschlossene Kapsel besitzen. WEICHSELBAUM beruft sich hierbei auf Befunde von PIAZZA, der nachgewiesen hat, daß die Inseln und ihre Epithelien während der Absonderung größer werden und erstere dann die vorhandene Kapsel zusammendrücken, wodurch diese undeutlich werden kann. Jedenfalls müsse man bei der Deutung der sogenannten Übergangsbilder, wie auch HERX-HEIMER betont, sehr vorsichtig sein [1].

C. Die Frage der Inselneubildung.

Die von WEICHSELBAUM und seinen Schülern ausgeführten Untersuchungen haben nicht bloß gelehrt, daß keine Umwandlung von Inseln in Drüsenparen-chym oder umgekehrt festzustellen ist, sondern daß nach der Geburt und im späteren Leben die Neubildung bzw. Regeneration von Inseln in ähnlicher Weise erfolgt wie in der Fetalperiode, nämlich aus den Ausführungsgängen des Pankreas. Sie ist in der ersten Zeit nach der Geburt noch ziemlich reichlich, wird aber später viel spärlicher und dürfte nach WEICHSELBAUM dadurch ver-anlaßt sein, daß Inseln fort und fort, gewissermaßen durch Abnützung zugrunde gehen.

Die Neubildung der Inseln beginnt mit einer Wucherung des Epithels kleinerer oder mittelgroßer Ausführungsgänge, wobei das gewucherte Epithel eine auf-fallend hohe Zylinderform zeigt. Es kommt weiterhin teils zur Bildung solider, von der Wand der Gänge ausgehender Zellfortsätze oder Zellknospen, teils zur Entstehung kürzerer oder längerer Ausbuchtungen der Ausführungsgänge.

Diese Erscheinungen sind offenbar die Vorstadien der Neubildung sowohl von Gängen als auch von Inseln, was daraus geschlossen werden kann, daß man an anderen Stellen teils in kleinen Gruppen stehende und mit einem hohen Zylinder-epithel versehene Gänge antrifft, teils Inseln findet, welche mit solchen Gängen direkt zusammenhängen, und zwar mit einem soliden Zellfortsatze oder einer Ausbuchtung oder einem neuen Zweige derselben. Diese Verbindungsbrücken gehen weiterhin kontinuierlich in Inselschleifen über, welche nach WEICHSEL-BAUM offenbar durch fortgesetzte Verzweigung von Gangfortsätzen entstanden sind, wofür auch die Tatsache spricht, daß die Zellschleifen solcher Inseln genau

---

[1] Über die NEUBERTsche Auffassung der sog. Übergangsbilder siehe diesen Teil Kapitel F. Die Theorie von NEUBERT. S. 641.

dieselbe Epithelform wie die betreffenden Ausführungsgänge und die Verbindungsbrücken, nämlich ein exquisit zylindrisches, einreihiges Epithel mit mittel-
ständigen, ovalen, palisadenförmig angeordneten Kernen besitzen (Abb. 8, a).

Auch ein weiterer Befund spricht hierfür, nämlich, daß man in den betreffenden
Inseln mitunter noch deutliche Gangreste wahrnimmt, die ein leeres oder mit
Sekret erfülltes und von einem zylindrischen Epithel umsäumtes Lumen auf-
weisen, eine Erscheinung, welche auch während der embryonalen Entwicklung

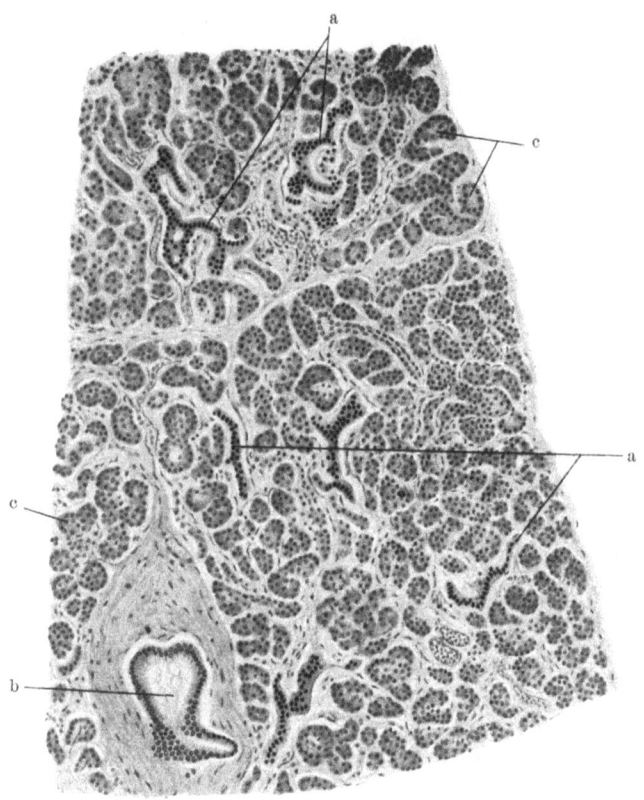

Abb. 8. Neubildung von Inseln. 100fache Vergrößerung. a Neugebildete, rudimentäre Inseln mit
zum Teile einreihigen Zellbalken und zylindrischen Epithelien. b Ausführungsgang. c Normale Tubuli.

der Inseln und nach Kyrle auch nach Transplantation von Pankreasstückchen
in die Milz beobachtet werden kann. Sie vermag auch die Angabe verschiedener
Autoren (Gianelli und Giacomini, Dale, Laguesse, Vincent und Thompson)
über das Vorkommen von Lumina in den Inseln gewisser Fische und Reptilien
und vielleicht auch die Behauptung Lewaschews und Mankowskis, daß man
die Inseln bei Säugetieren von den Ausführungsgängen aus injizieren könne,
aufzuklären.

Ein weiteres Stadium der Inselneubildung stellen Inseln dar, die zwar die
gleiche Form und Anordnung ihres Epithels wie die früher beschriebenen Inseln
besitzen, nur nicht mehr mit Ausführungsgängen zusammenhängen, aber noch
in großer Nähe von diesen liegen. Es handelt sich hier um Inseln, die offenbar
auch aus Ausführungsgängen entstanden sind, sich aber von diesen bereits

abgeschnürt und zwischen die Tubuli des Drüsenparenchyms mehr oder weniger weit vorgeschoben haben.

An anderen Stellen konnte WEICHSELBAUM ein noch weiter vorgerücktes Stadium der Inselneubildung studieren. Es sind dies Inseln von wechselnder Größe in verschiedener Entfernung von Ausführungsgängen, deren Zellbalken nicht mehr wie in den früheren Stadien aus einreihig angeordneten, deutlich zylindrischen Epithelien bestehen, sondern ihr Epithel bildet bereits zwei oder mehrere Reihen und verliert auch die zylindrische Gestalt, bis schließlich Inselformen zum Vorschein kommen, die sich in keiner Weise von den gewöhnlichen, normalen Inseln unterscheiden.

Mehrere Forscher haben die Frage der Inselneubildung im Tierversuch geprüft, indem sie nach ausgedehnter Pankreasresektion den stehen gebliebenen Organrest in verschiedenen Zwischenräumen einer genauen histologischen Untersuchung unterzogen (KYRLE, FAHR, HELLY, HERXHEIMER).

Nach KYRLE, der seine Versuche an Hunden und Meerschweinchen angestellt hat, sind beide Gewebsarten, sowohl die L.I. als auch die Tubuli befähigt, reparatorisch aus ihren eigenen Zellbeständen neues, gleichartiges Material zu schaffen. KYRLE beobachtete, daß bei diesen Tieren nach traumatischen Läsionen oder Zugrundegehen von Pankreas im Epithel sowohl des Drüsenparenchyms als auch der Inseln Mitosen auftreten, woraus er schloß, daß die genannten Gebilde aus sich selbst regeneriert werden können. Aber auch im Epithel der Ausführungsgänge sah er Mitosen, die zu Wucherungen des Epithels und zur Bildung von Epithelsprossen und neuen Gängen führen, aus denen schließlich entweder neues Drüsenparenchym oder neue Inseln entstehen. KYRLE fand übrigens auch ohne vorausgegangene traumatische Schädigungen bei sehr jungen Hunden Mitosen sowohl in den Tubuli als auch im Epithel der Ausführungsgänge; die gleiche Beobachtung wurde von ihm und WEICHSELBAUM auch bei jungen Meerschweinchen gemacht. Es können also im tierischen Pankreas die Drüsentubuli und die Inseln teils aus sich selbst, teils aus den Ausführungsgängen regeneriert werden, wobei aber die zweite Art in viel höherem Maße in Betracht kommt, als die erste. Eine Entstehung von Drüsenparenchym aus Inseln oder von Inseln aus Drüsenparenchym konnte dagegen KYRLE bei seinen Untersuchungen niemals beobachten.

Da von WEICHSELBAUM und KYRLE auch im menschlichen Pankreas in den ersten Wochen nach der Geburt Kernteilungsfiguren in den Gängen, Tubuli und Inseln, in diesen gelegentlich noch in späteren Lebensabschnitten aufgefunden wurden, liegt nach Ansicht der genannten Autoren kein zwingender Grund vor, für das tierische und für das menschliche Pankreas einen Übergang von Inseln in Drüsenparenchym und von Drüsenparenchym in Inseln anzunehmen. Dagegen besteht nach WEICHSELBAUM die Behauptung zurecht, daß die Inseln und die Tubuli sowohl aus sich selbst, als auch aus den Ausführungsgängen regeneriert werden können, nur daß die letztere Art die häufigere sein dürfte.

Zu anderen Ergebnissen gelangten FAHR sowie HERXHEIMER (FAHR bei Hunden, HERXHEIMER bei Hühnern), indem sie die im zurückgelassenen Pankreasstück vermehrt und vergrößert angetroffenen Inseln durch Umwandlung aus dem exkretorischen Drüsenparenchym entstanden wissen wollen. In gleichem Sinne äußern sich v. HANSEMANN, MANKOWSKI, DALE, MOLDENHAUER u. a. auf Grund ihrer Befunde nach Gangunterbindung.

Die Zahl jener Forscher, welche die Entstehung von Inseln aus Drüsenparenchym, sowie den umgekehrten Vorgang in Abrede stellen, hat in letzter Zeit stetig zugenommen; aber auch bei den Gegnern dieser Ansicht finden

sich einzelne Angaben, welche mit WEICHSELBAUMs Schilderung von der Neubildung oder Regeneration der Inseln in Einklang gebracht werden können.

So spricht KARAKASCHEFF davon, daß in den zu Tubuli sich umwandelnden Inseln die
Zellen mitunter eine zylindrische und ihre Kerne eine mehr längliche Form annehmen und
sich später strahlig um ein Lumen anordnen, welches selbst Schleim enthalten kann. Freilich erklärt er das Auftreten eines solchen Lumens mit der Annahme, daß aus den Inseln
Gänge entstanden seien, die erst später mit den alten Gängen in Verbindung treten. Er
spricht ferner von Inseln, die in der Nähe von Drüsengängen in Gruppen angeordnet sind
und aus ein- oder mehrreihigen, zylindrischen Zellen bestehen.

MAC CALLUM beobachtete in 2 Fällen von Diabetes eine Anzahl von Inseln, deren Epithelien einreihig angeordnet waren und mit ihrer Längsachse senkrecht zum Zellbalken
standen, während ihre Kerne in der Mitte der Zellen lagen. Er hält es für wahrscheinlich,
daß diese Inseln neu gebildet waren, nimmt aber an, daß sie aus dem Drüsenparenchym
entstanden seien.

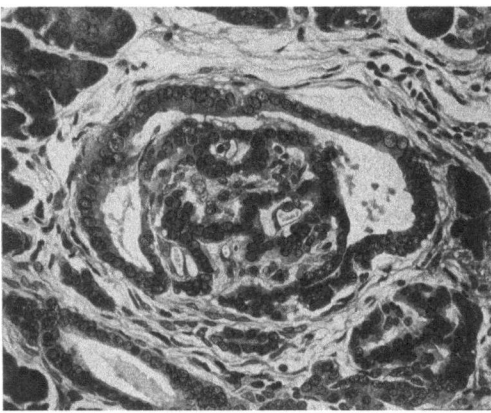

Abb. 9. Intrakanalikuläre Inselbildung. 11monatiges
Kind. Vergr. 320fach. (Nach NAKAMURA.)

Die Beobachtungen WEICH-
SELBAUMs und KYRLEs über die
Art der Regeneration der Inseln
wurden seither von mehreren
Untersuchern bestätigt, so von
SSOBOLEW, RUSSEL L. CECIL,
SALTYKOW, B. FISCHER, SEY-
FARTH u. a.

SSOBOLEW nimmt auch eine Regeneration der Inseln (und Tubuli)
aus sich selbst an, hält aber diese
Art für eine unvollkommene, weil
die Zellen der genannten Gebilde nur
wenige Mitosen zeigen. In viel ausgedehnterem Maße erfolge aber die
Regeneration der Inseln aus dem
Epithel der Ausführungsgänge; allerdings glaubt er, daß die auf diese
Weise neugebildeten Inseln infolge
unvollständiger Differenzierung ihrer
Zellen oder weil sie in keiner nahen

Verbindung mit den die Funktion der normalen Inseln regelnden Nerven stehen, minderwertig seien und daher die normalen Inseln nicht ersetzen können.

Diese Einschränkung macht aber R. L. CECIL nicht, vielmehr stimmt seine Behauptung und Schlußfolgerung ganz mit unserer obigen Darstellung überein. Er sieht auch
in der Art der Regeneration der Inseln einen Beweis für ihre anatomische und funktionelle
Unabhängigkeit.

SALTYKOW konnte die Neubildung von Inseln aus den Ausführungsgängen am deutlichsten in der Umgebung von Nebenmilzen verfolgen, welche er wiederholt im Schweife
des Pankreas eingeschlossen fand. Die Neubildung erfolgt in der von WEICHSELBAUM
beschriebenen Weise.

Nach SEYFARTH erfolgt die Regeneration der Inseln beim Diabetes aus den
kleinen Ausführungsgängen, wobei mitunter eine ungeheure Vermehrung,
ja adenomartige Wucherung der kleinen Ausführungsgänge zu beobachten ist.
Auch den zentroazinären Zellen fällt nach SEYFARTH bei der Neubildung der
Inseln eine wesentliche Rolle zu.

E. J. KRAUS glaubt bezüglich der Neubildung von Inseln aus zentroazinären
Zellen SEYFARTH zustimmen zu müssen, zumal diese Zellen zum Ausführungssystem gehören und die Neubildung von Inseln aus dem Epithel der Gänge
unbedingt sichergestellt ist. — Neubildung von Inseln aus Tubuli hat E. J. KRAUS
nie mit Sicherheit beobachten können. Ein „Balancement" im Sinne der Lehre
von LAGUESSE ist nach seiner Ansicht durchaus nicht bewiesen; auch gestatten Übergangsbilder zwischen L.I. und Tubulusepithel nicht,
auf ein Entstehen der einen Formation aus der anderen mit Sicherheit zu schließen.

Von OGATA, KAWAKITA und OKA werden die zentroazinären Zellen geradezu als „Keime der L.I." bezeichnet, eine Anschauung, der sich HICKEL und NORD-MANN anschließen.

Einen bisher nirgend erwähnten Befund von Inselneubildung bringt NAKA-MURA, der eine wohl ausgebildete Insel mit typischer bandförmiger Anordnung ihrer Zellen und dem für die Inseln charakteristischen Interstitium innerhalb eines Ausführungsganges und in Zusammenhang mit der Wand desselben fand (Abb. 9). Da die Inseln Abkömmlinge des Gangepithels sind, ist nach NAKA-MURA eine solche, in der Richtung umgekehrte Entwicklung wohl zu verstehen.

D. Weitere Belege für die Selbständigkeit der Inseln.

Gegen die Annahme eines Überganges von Drüsenparenchym in Insel-gewebe sowie eines umgekehrten Vorganges, kann ferner die Tatsache ange-führt werden, daß die Inseln nicht nur eine eigene Gefäß- und Nervenversorgung besitzen, sondern, daß sie auch bezüglich des Verhaltens ihres Bindegewebes, bezüglich Gestalt und Färbbarkeit ihrer Epithelien sowie deren Verhalten zu den Blutgefäßen vom Drüsenparenchym gänzlich verschieden sind, ja daß sogar die Fettablagerung in ihnen eine ganz andere Form zeigt als in den Tubuli. Übrigens würde ein Übergang von Inseln in Tubuli und umgekehrt einen solchen Gegensatz zum Verhalten der Inseln während der Fetalperiode bilden, wie er bei anderen Gewebsarten bisher noch nie beobachtet werden konnte.

Für die oben behauptete Selbständigkeit der Inseln läßt sich nach WEICHSEL-BAUM noch die Tatsache anführen, daß ihre Erkrankungen ganz unabhängig von jenen des Drüsenparenchyms, sowie von dessen Beschaffenheit auftreten können, und daß auch ihre Widerstandsfähigkeit gegen gewisse Schädigungen von der des Drüsenparenchyms verschieden ist. So beobachtet man, wie bei bösartigen Neubildungen im Pankreas die Inseln im Gegensatz zum Drüsen-parenchym oft lange verschont bleiben, so daß sie selbst inmitten von krebsigen Wucherungen noch ganz unversehrt anzutreffen sind.

Ferner wurde zur Stütze der Inseltheorie auf das Vorkommen von echten Adenomen der L.I. hingewiesen und aus diesem Vorkommnis der Schluß auf die Selbständigkeit der Inseln gezogen (STÄMMLER, LANG). In dem Um-stand, daß es Adenome der L.I. gibt, erblickt Verfasser allerdings keinen zwingenderen Beweis für die Selbständigkeit der Inseln als in der Entwicklungs-geschichte des Inselgewebes, die uns die Entstehung der Inseln vom Gang-epithel so deutlich vor Augen führt [1].

Die Anhänger der Lehre von der Veränderlichkeit der Inseln führen als Stütze ihrer Ansicht die Beobachtungen einer Anzahl von Autoren an, denen zufolge die Inseln bei Einwirkungen verschiedener Schädlichkeiten auf den Organismus Veränderungen ihrer Größe, Zahl, ihres Baues und dgl. erfahren. Wir wollen hier der Kürze wegen bloß die Versuche v. HANSEMANNs und LAGU-ESSEs anführen. Jener will beobachtet haben, daß bei Tieren die Inseln im nüchternen Zustande groß, während der Verdauung aber klein und weniger scharf begrenzt erscheinen und daß sie das gleiche Verhalten auch nach Ein-spritzung von Atropin bzw. von Pilokarpin, zeigen, und LAGUESSE behauptet, daß bei Tauben im Hungerzustand eine bedeutende Vermehrung, nach Fütterung dagegen eine starke Verminderung der Inseln einträte. Diesen Beobachtungen stehen aber die Versuchsergebnisse anderer Forscher entgegen, von denen eben-falls der Kürze halber bloß folgende angeführt werden sollen.

---

[1] SEYFARTH erblickt in den Adenomen der L.I. Hemmungsbildungen, in den sich die Inseln nicht weiter in Tubuli differenziert und sich durch Bildung immer wieder neuer Inselzellen zu Rieseninseln bzw. zu kleinen Tumoren entwickelt haben.

ELSE stellte in WEICHSELBAUMS Institute genau dieselben Versuche an, wie sie von HANSEMANN beschrieben hatte, konnte aber dessen Befunde durchaus nicht bestätigen.

LÖWENFELD und JAFFÉ beobachteten bei Pilokarpinvergiftung weder eine Verminderung der Zahl der Inseln noch eine Umwandlung in Tubuli, und auch nach Atropinvergiftung verhielten sich die Inseln wie die des normalen Pankreas.

RUSSEL L. CECIL konnte schließlich weder einen Einfluß des Hungers noch der Einspritzung von Phloridzin oder Sekretin auf die Inseln nachweisen.

Übrigens würden Größen- und Formveränderungen der Inseln unter den angeführten Einwirkungen noch kein Beweis für die Veränderlichkeit und Unbeständigkeit der Inseln sein, weil sie nach den Untersuchungen von PIAZZA dadurch bedingt werden können, daß sich die Inseln im Stadium der Sekretion oder Exkretion befinden. Nach PIAZZA läßt sich nämlich die sekretorische Tätigkeit der Inseln durch gewisse Agentien beeinflussen, ohne daß das Drüsenparenchym irgend eine Veränderung erleidet. So fand er, daß bei Kaninchen, Meerschweinchen und Hunden nach Infektion mit dem Diplococcus pneumoniae oder mit dem Kolibazillus alle Inseln bei der mikroskopischen Untersuchung gleichmäßig das Bild einer Zwischenform zwischen stärkster Sekretion und Exkretion zeigten, während das Drüsenparenchym unverändert blieb. Nach Einverleibung von Diphtherie- oder Tetanustoxin war in den Inseln von Meerschweinchen eine rasch eintretende Exkretion zu beobachten, während die Inseln von Kaninchen nach kurz andauerndem Hungern mikroskopisch eine gleichmäßig erhöhte Tätigkeit, nach länger dauerndem Hungern aber Zeichen von Exkretion erkennen liessen; bei Hunden war nach dreitägigem Hungern keine Vermehrung der sekretorischen Tätigkeit zu beobachten.

E. Die vergleichende Anatomie als Stütze der Lehre von der Selbständigkeit der LANGERHANSschen Inseln.

Zur Lösung der Frage nach der Selbständigkeit der L.I. und ihrer Funktion wurden außer den Ergebnissen der Entwicklungsgeschichte auch die der vergleichenden Anatomie des Pankreas herangezogen. Während das morphologische Studium des Pankreas bei den meisten Wirbeltierklassen Befunde zu Tage förderte, die infolge ihrer weitgehenden Übereinstimmung mit den Verhältnissen im menschlichen Pankreas für eine Klärung der genannten Frage ungeeignet erschienen, ergab die Untersuchung bei den Knochenfischen wichtige Anhaltspunkte für die Selbständigkeit der L.I., da bei dieser Klasse vielfach eine vollständige Trennung von Inselgewebe und exkretorischem Parenchym besteht.

Das Pankreas stellt bei diesen Tieren kein kompaktes Organ dar, sondern breitet sich in Gestalt von dünnen Strängen dem Darmschlauch entlang aus, sofern es nicht ganz oder teilweise in die Leber verlagert erscheint (Hepatopankreas).

Die L.I. liegen bei einzelnen Fischgruppen im tubulären Apparat eingebettet, wie sich STÄMMLER beim Aal überzeugen konnte, bei dem die Inseln durch ihre beträchtliche Größe und scharfe Abgrenzung von der Umgebung besonders abstechen. Bei anderen Arten wieder finden sich Inseln in demselben Fettgewebe eingelagert, in dem auch der exkretorische Teil des Pankreas beherbergt ist. Daneben kommen bei einer Reihe von Fischen Körperchen vor, die nur aus Inselgewebe aufgebaut sind und keinen Zusammenhang mit dem übrigen Pankreas aufweisen. Diese Körperchen, die von BROCKMANN und STANNIUS entdeckt worden sind, finden sich bei den meisten Knochenfischen wieder, liegen gewöhnlich in der Nähe der Leberpforte oder in der Milzgegend oder an der Gallenblase und sind im allgemeinen um so stärker entwickelt, je weniger Inselgewebe das Pankreas selbst enthält. Sie werden bis erbsengroß und sind von einer bindegewebigen Kapsel umschlossen, in der sich meistens geringe Mengen von tubulärem Parenchym in Form einer dünnen Schale nachweisen lassen, andererseits gibt es aber auch Körperchen an gleicher Stelle, so zum Beispiel beim Kabliau, die ganz aus einem Gemisch von tubulärem und insulärem Drüsengewebe zusammengesetzt sind (STÄMMLER).

Von den Anhängern der Inseltheorie wird nun die räumliche Trennung von Inselgewebe und Tubuli, wie sie bei manchen Arten vorkommt, mit Recht als ein weiterer Beweis für die Selbständigkeit der L.I. angesehen (KRÜGER, SUZUKI, STÄMMLER), während von den Gegnern der Inseltheorie (HERXHEIMER, SEYFARTH) darauf hingewiesen wurde, daß Inseln auch im Hauptpankreas der Fische, wenn auch nur klein und in geringer Menge, vorkommen, ferner, daß die BROCKMANN-STANNIUSschen Körperchen bei vielen Fischen mit dem Hauptpankreas zusammenhängen und auch die ganz isoliert gelegenen Körperchen noch zum Teil von tubulärem Drüsengewebe durchsetzt oder von einer Schichte desselben mantelartig umgeben sind.

Es könne daher, wie HERXHEIMER ausführt, ein grundsätzliches Bedenken gegen den engen Zusammenhang und eine eventuelle Umwandlungfähigkeit zwischen Inselgewebe und exkretorischem Drüsenparenchym hierauf nicht begründet werden, zumal bei allen höheren Tieren beide Gewebsarten ein und derselben Anlage entstammen.

Demgegenüber spricht nach STÄMMLER sowohl das morphologische Verhalten des Inselgewebes bei den Knochenfischen, als auch die Tatsache, daß es MACLEOD gelungen ist, gerade aus den BROCKMANN-STANNIUSschen Körperchen Insulin herzustellen (während das übrige Pankreas dieser Fische kein Insulin ergab), mit großer Wahrscheinlichkeit dafür, daß das Inselgewebe ein sowohl in morphologischer, als auch in physiologischer Hinsicht selbständiges Organ darstellt.

F. Die Theorie von NEUBERT.

Die Ursache der Meinungsverschiedenheiten in der Frage der Selbständigkeit und Abgrenzbarkeit der L.I. vom übrigen Drüsenparenchym dürfte, wie aus den Untersuchungen der letzten Zeit hervorgeht, wohl in erster Linie darin zu suchen sein, daß die histologischen Bilder im Pankreas zum Teil nicht richtig gedeutet werden. In der Tat scheint ja nach den sehr gründlichen Untersuchungen von NEUBERT und anderen Forschern eine Verbindung der L.I. mit dem umgebenden Drüsengewebe — sowohl den Drüsengängen als auch den sezernierenden Drüsenenden — zu bestehen, da, wie NEUBERT ausführt, selbst beim Erwachsenen nur ganz selten sämtliche Epithelstränge einer L.I. den Zusammenhang mit ihrem Mutterboden aufgeben. Dabei ist nach NEUBERT das Inselgewebe mit den sezernierenden Enden, den Adenomeren häufiger verbunden als mit den Ausführungsgängen, eine Tatsache, die allerdings von den Anhängern der strengen Inseltheorie in Abrede gestellt wird. In letzter Zeit haben den Zusammenhang von Inselgewebe und Tubuli eine Reihe von Untersuchern feststellen können (SEYFARTH, SCHAFFER, CLARA, UKAI, NEUBERT, OTANI), nachdem ein solcher schon in früherer Zeit von LAGUESSE und seinen Schülern, von TSCHASSNIKOW u. v. a. behauptet worden war (Abb. 10).

Das Zustandekommen des Zusammenhangs zwischen endokrinem und exokrinem Gewebe erklärt sich nach NEUBERT aus der Inselentwicklung, deren Endstadien mit dem Aufhören der Entwicklungsvorgänge als solche fixiert werden. Das, was man beim Erwachsenen vorfindet, sind nach NEUBERT die „permanent gewordenen Bilder der ausgehenden Entwicklungsperiode".

Die erwähnten Zusammenhänge zwischen Inseln und Tubuli, die von so zahlreichen Untersuchern mit Bestimmtheit gesehen worden sind, dürfen nicht als ein Zeichen der Umwandlungsfähigkeit der einen Gewebsart in die andere aufgefaßt werden, am wenigsten im Sinne eines ständigen „Balancements", sondern — wie gesagt — nur als fixierte Entwicklungsstadien, die die Abstammung des Inselgewebes vom Epithel der Gänge bzw. den sezernierenden Enden (NEUBERT) noch erkennen lassen.

Dessen ungeachtet wird von NEUBERT die Möglichkeit, daß unter pathologischen Bedingungen auch nach Abschluß der eigentlichen Inselentwicklung eine Neubildung von endokrinem Gewebe in der genannten Weise erfolgen kann, durchaus nicht in Abrede gestellt.

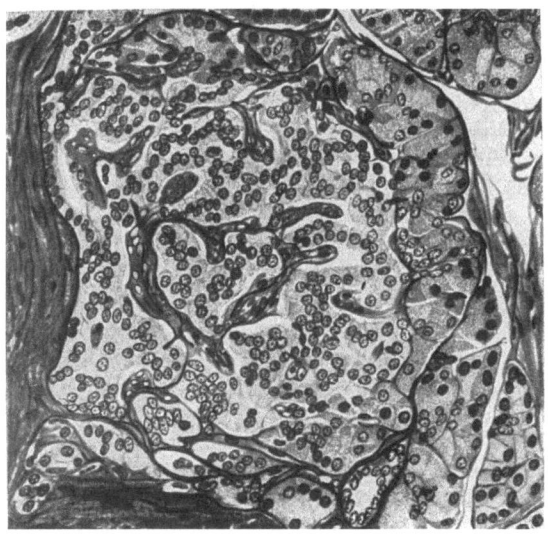

Abb. 10. LANGERHANSsche Insel. In der Peripherie mehrfache Zusammenhänge zwischen Insel- und Drüsenepithel. (Nach NEUBERT.)

Durch diese Auffassung NEUBERTs, der sich Verfasser anschließen möchte, dürfte das Inselproblem in befriedigender Weise gelöst sein, indem Wesen und Bedeutung der viel umstrittenen „Übergangsbilder" zwischen Inseln und Tubuli richtig erkannt und gedeutet erscheint.

Schon aus den bisherigen Ausführungen kann gefolgert werden, daß die Inseln nicht etwa wandelbare, unselbständige Organe sind, sondern daß sie vielmehr Gebilde sui generis darstellen.

Dieser Satz erhält noch eine weitere Stütze in den Ergebnissen der zahlreichen, von verschiedenen Autoren angestellten Versuche von Unterbindung des Ductus pancreaticus (oder Ausfüllung desselben mit Fett oder anderen unlösbaren Substanzen), die dahin lauten, daß nach solchen Eingriffen, wenn sie mit der erforderlichen Genauigkeit ausgeführt werden, das Drüsenparenchym vollständig oder nahezu vollständig zugrunde geht, während die Inseln erhalten bleiben bzw. nach einer vorübergehenden Veränderung wieder zur Norm zurückkehren oder regeneriert werden. (Näheres darüber siehe III. Teil. Die inkretorische Funktion des Pankreas. Seite 646.)

III. Die inkretorische Funktion des Pankreas.
(Ergebnisse der Gangunterbindung und anderer Versuche. Das Insulin.)

Nachdem schon im Jahre 1788 COWLEY einen Fall von Diabetes bei Steinbildung im Pankreas beschrieben hatte, und in der Folge noch einige ähnliche Fälle bekannt geworden waren, hat im Jahre 1845 BOUCHARDAT auf Grund von Obduktionsbefunden mit größerer Bestimmtheit die Ansicht ausgesprochen, daß dem Diabetes mellitus eine Erkrankung des Pankreas zugrunde liege, welcher Ansicht auch noch eine Anzahl anderer Forscher, wie LANCEREAUX, LAPIERRE, BAUMEL, FRERICHS zustimmte.

Eine feste Grundlage erhielt jedoch diese Ansicht erst durch die im Jahre 1889 erfolgte Mitteilung v. MERINGs und MINKOWSKIs, der zufolge es ihnen gelungen war, bei Hunden durch Exstirpation des Pankreas die Erscheinungen eines schweren Diabetes mit Hyperglykämie, Glykosurie, Polyurie, Polydipsie, Polyphagie und eine zum Tode führende Abmagerung zu erzeugen.

Der Nachweis, daß der Diabetes mellitus durch eine Störung der inneren Sekretion des Pankreas bedingt sei, wurde aber erst im Jahre 1892 von MINKOWSKI erbracht, wenngleich die Vermutung einer inneren Sekretion der Bauchspeicheldrüse schon früher von LÉPINE geäußert worden war.

Den Schluß, daß das Auftreten von Diabetes nach Exstirpation des Pankreas auf den Ausfall einer spezifischen, den Zuckerverbrauch im Organismus vermittelnden Funktion des Pankreas, die mit der Bildung eines äußeren Sekretes nicht im Zusammenhang stehe, zu beziehen sei, gestattete nachstehender Versuch MINKOWSKIs.

Bei einem Hunde wurde zuerst ein Stück des Pankreas so unter die Bauchhaut verpflanzt, daß es noch eine Zeitlang in Gefäßverbindung mit der Bauchhöhle verblieb; hierbei entstand kein Diabetes. Nachdem dieses Stück fest eingeheilt war, wurde der in der Bauchhöhle zurückgebliebene Rest des Pankreas reseziert; doch auch jetzt entstand kein Diabetes. Erst wenn noch das überpflanzte Stück des Pankreas entfernt wurde, traten die Erscheinungen eines schweren Diabetes auf. Das gleiche Ergebnis erhielten später auch HÉDON, THIROLOIX und andere Autoren.

v. HANSEMANN nannte die früher erwähnte spezifische Funktion des Pankreas die positive Funktion, während er als negative Funktion die Bildung des äußeren Sekretes bezeichnete, wobei er von der Ansicht ausging, daß jedem sekretorischen Organ diese zwei Funktionen zukommen[1].

MINKOWSKI führte nicht bloß den experimentellen Diabetes auf den Ausfall oder auf Störung einer spezifischen Funktion des Pankreas zurück, sondern erklärte auch das Zustandekommen des menschlichen Diabetes in gleicher Weise; er hielt auch die Möglichkeit, daß in allen Fällen von Diabetes des Menschen das Pankreas in irgendeiner Weise beteiligt sei, solange nicht für ausgeschlossen, als bis eine andere Art der Entstehung mit gleicher Sicherheit nachgewiesen sein werde.

Die Entstehung von Glykosurie nach Exstirpation des Pankreas hatte fast zu gleicher Zeit wie v. MERING und MINKOWSKI, aber unabhängig von ihnen DE DOMENICIS beobachtet, nur hielt er die Glykosurie nicht für eine ständige Folge der Entfernung des Pankreas, sondern glaubte, daß infolge des Wegfalles des äußeren Pankreassekretes im Darme eine Zersetzung der Nahrungsstoffe unter Bildung von Giften entstehe, welche nach ihrer Resorption eine bis zur Glykosurie führende Schädigung der Gewebe bewirken. Er behauptete auch, daß man durch Einspritzung von Duodenalsekret, wenn es von pankreaslosen Hunden stammt, eine dauernde Glykosurie erzeugen könne.

Der oben angeführte Versuch v. MERINGs und MINKOWSKIs wurde im Laufe der Zeit von zahlreichen Forschern und mit gleichem Erfolge wiederholt. Er gelang aber nicht bloß bei Hunden und verschiedenen Säugetieren (Katzen, Schweinen, Kaninchen, Affen), sondern auch bei fleischfressenden Vögeln und

---

[1] Der Ausdruck „innere Sekretion" des Pankreas bürgerte sich erst später ein, nachdem nämlich BROWN-SÉQUARD den Hoden die Bildung eines inneren Sekretes zugeschrieben hatte.

selbst bei Kaltblütlern (Fröschen, Schildkröten und gewissen Fischen). Einzelne abweichende Beobachtungen können dadurch erklärt werden, daß bei den betreffenden Versuchen nicht das ganze Pankreas entfcrnt worden war; wenn man nämlich bei der Operation den vierten oder fünften Teil zurückläßt, so entsteht kein Diabetes. Bleiben noch kleinere Reste zurück, so kommt es häufig zu einem leichten Diabetes, bei welchem nur nach kohlenhydrathaltiger Nahrung mit dem Harn Zucker ausgeschieden wird (Sandmeyerscher Diabetes); es kann sich aber daraus ein schwerer Diabetes entwickeln, falls nämlich das zurückgelassene Pankreasstück allmählich zugrunde geht.

Homans will beobachtet haben, daß bei Katzen die Herausnahme von mehr als $^3/_4$ des Pankreas gewöhnlich einen Schwund der Sekretgranula in den L.I. im Gefolge hat, welcher wahrscheinlich mit einer Hyperfunktion des Inselgewebes ohne Entstehung von Diabetes verbunden ist, daß aber gelegentlich der gleiche Eingriff zu einer Degeneration der Inseln führt, die ohne Alteration des zurückbleibenden Drüsenparenchyms mit einem tödlichen Diabetes einhergeht.

In großen Versuchsreihen konnte F. M. Allen den Nachweis erbringen, daß bei Hunden beim Verbleiben von höchstens $^1/_9$ Pankreas im Körper ein schwerer, bei Zurückbleiben von $^1/_8$ bloß ein leichter Diabetes zustande kommt.

Einen neuen Beweis, daß das Auftreten von Diabetes durch eine Verminderung der inneren Sekretion des Pankreas bedingt sei, lieferte Biedl, dem es gelang, durch Unterbindung des Ductus thoracicus beim Hunde Diabetes zu erzeugen, und Gley, der durch Unterbindung aller Venen des Pankreas zu dem gleichen Ergebnis kam.

Unter besonderen Versuchsbedingungen wurden Pankreasexstirpationen von Forschbach ausgeführt, der sich der Parabiose bediente, um zu zeigen, daß der Diabetes eine Folge ungenügender innerer Sekretion des Pankreas sei. Forschbach exstirpierte bei 2 in Parabiose befindlichen Hündinnen das Pankreas des einen Tieres und konnte zeigen, daß der Diabetes des pankreaslosen Hundes durch das künstliche Zusammenleben mit dem normalen Tier verhütet bzw. ausgeheilt wurde.

Noch beweisender sind die Versuche von Carlson und Drennan und Ginzburg. Sie entfernten bei hochträchtigen Hunden dass Pankreas kurze Zeit vor dem Wurfe, ohne daß es zu einem Diabetes kam; dagegen stellte sich nach Trennung der Feten vom Muttertiere, sei es durch die normale Geburt oder durch Kaiserschnitt, ein schwerer Diabetes ein.

Ähnliche Versuche wurden jüngst von Pitamada, Aron und F. M. Allen nicht ohne widersprechende Ergebnisse ausgeführt.

Für eine innere Sekretion des Pankreas sprechen ferner die Versuche von Martina und von Hédon, die durch Einpflanzung von Pankreasstückchen in die Milz den Diabetes der pankreektomierten Versuchstiere zumindest abschwächen und die Lebensdauer der Tiere verlängern konnten. Trotzdem die verpflanzten Pankreasstückchen ihrer Nerven und Gefäßverbindungen beraubt waren, besaßen die dennoch eine ausgesprochene antidiabetische Wirkung.

Durch die im Vorhergehenden angeführten Versuche war der sichere Beweis erbracht, daß das Pankreas die Bildungsstätte eines Hormons sei, dessen Ausfall zu Diabetes mellitus führt, und dessen Zufuhr beim zuckerkranken Tier antidiabetisch wirkt, doch war durch diese Erkenntnis die Frage nicht gelöst worden, in welchem Teile des Pankreas das spezifische Hormon erzeugt würde.

Zwar wiesen die Ergebnisse der morphologischen Forschung in unverkennbarer Weise auf die L.I. als Bildungsstätte des antidiabetischen Hormons hin, doch fehlte für diese Annahme der endgültige Beweis. Erst neue Versuche am Tier mit geänderter Technik sollten — wie weiter unten eingehend ausgeführt werden wird — die Entscheidung herbeiführen.

Wir haben im morphologischen Teil die Frage nach der Selbständigkeit und Stabilität der Inseln deshalb ausführlicher behandelt, weil mit ihr die Frage nach der Funktion der Inseln und nach ihrer Bedeutung für den menschlichen Diabetes in innigem Zusammenhang steht. Tatsächlich haben auch jene Forscher, welche sich für die Selbständigkeit und Beständigkeit der Inseln aussprachen, die Behauptung aufgestellt, daß die Inseln ein inneres Sekret liefern, welches für den Kohlehydratstoffwechsel und für die Entstehung des Diabetes von großer Bedeutung sei, während die Vertreter der Ansicht von der Wandelbarkeit der Inseln eine besondere Leistung dieser leugnen oder ihnen, wie HARRIS und GOW, GIBBES, GIANELLI und GIACOMINI bloß die Beteiligung an der Bildung des äußeren Pankreassekretes, insbesonders des diabetischen Fermentes, zuerkennen.

Doch gibt es auch unter den Anhängern der Theorie von der Wandelbarkeit der Inseln einige, welche den Inseln eine Rolle bei der Bildung eines inneren Sekretes zuschreiben. So hat LAGUESSE, welcher doch als erster die Ansicht vom „Balancement" also von der Variabilität der Inseln aufgestellt hatte, auch als erster behauptet, daß die Inseln wahrscheinlich ein inneres Sekret liefern. Ferner nimmt HERXHEIMER an, daß die aus dem Drüsenparenchym sich entwickelnden Inseln die äußere Sekretion verlieren, während ihre innere zunimmt, und auch FAHR ist der Anschauung, daß die Inseln mit der Regelung des Zuckerstoffwechsels in Beziehung stehen, glaubt aber, daß diese Regelung noch von anderen, unbekannten Einflüssen abhängig sei. Endlich stellte LOMBROSO die Theorie auf, daß die Inseln und das Drüsenparenchym sowohl ein inneres als auch ein äußeres Sekret liefern.

Eine Anzahl von Forschern nimmt die Bildung eines den Zuckerstoffwechsel irgendwie beeinflussenden Stoffes im Pankreas an, ist aber bezüglich der Natur und der Wirkungsweise desselben sehr verschiedener Meinung. So sprach LÉPINE von einem glykolytischen Ferment, später von einem die Glykolyse begünstigenden, inneren Sekret und noch später von einem Proferment. Auch RAHEL HIRSCH nimmt ein Proferment bzw. eine Kinase an, während DE MEYER an eine sensibilisierende Substanz denkt, durch welche ein in den weißen Blutkörperchen enthaltenes Proferment aktiviert wird. PFLÜGER spricht von einem antidiabetischen Ferment, THIROLOIX von einem die Zuckerbildung hemmenden Sekrete, desgleichen VON NOORDEN, während CHAUVEAU und KAUFMANN dem betreffenden Sekrete einfach die Regulierung des Zuckerstoffwechsels zuschreiben. Hierbei verlegen aber bloß DE MEYER und v. NOORDEN die Bildungsstätte dieser Substanz oder dieses Sekretes in die Inseln, während die übrigen Forscher schlechtweg von dem inneren Sekrete des Pankreas sprechen, und PFLÜGER sogar ausdrücklich sagt, daß dieses Sekret — er bezeichnet es als antidiabetisches Ferment — vom Drüsenparenchym geliefert werde. Immerhin stimmen die Forscher darin überein, daß es sich bei der fraglichen Substanz um ein inneres Sekret handelt.

Betrachten wir nun den mikroskopischen Bau des Pankreas, so muß es uns sehr unwahrscheinlich vorkommen, daß das tubuläre Drüsenparenchym außer dem äußeren, in den Darm gelangenden Sekret noch ein inneres liefere, da doch die Inseln ganz jene Verhältnisse zeigen, wie wir sie überhaupt bei den Organen mit innerer Sekretion antreffen. Sie haben keine Ausführungsgänge, hängen auch nicht mit den Ausführungsgängen des Drüsenparenchyms zusammen, sind aber sehr reich an Blutgefäßen, deren Wandungen die Epithelien fast unmittelbar aufsitzen. In letzteren hat PIAZZA auch eine regelmäßig abwechselnde Zu- und Abnahme der Protoplasmagranula gesehen, also Veränderungen, wie sie auch bei der sekretorischen Tätigkeit anderer Drüsenepithelien wahrgenommen werden können. Da wir die Inseln überdies als selbständige und konstante Gebilde kennen gelernt haben, so können wir mit vollem Rechte behaupten, daß sie es sind, welche jenes innere Sekret bilden, dem die Autoren den maßgebenden Einfluß auf den Zuckerstoffwechsel zuschreiben oder mit anderen Worten: die Funktion der Inseln besteht in der Bildung eines inneren, den Zuckerstoffwechsel regelnden Sekretes, dessen Darstellung in Form des Insulins nach mühevollen Versuchen glücklich gelungen ist.

Ein beachtenswerter Versuch, aus dem morphologischen Verhalten der zwei differenten Parenchymbestandteile des Pankreas unter Berücksichtigung physiologischer Tatsachen einen Rückschluß auf die Funktion derselben zu ziehen, findet sich bei Nakamura.

Die Tatsache nämlich, daß im Pankreas der Neugeborenen und Säuglinge im Vergleich zum Pankreas des erwachsenen Menschen so viele Inseln vorhanden sind, möchte Nakamura mit der größeren physiologischen Inanspruchnahme erklären. Die Assimilationsgrenze für Zucker ist beim Säugling $3\frac{1}{2}$ bis 4mal höher als beim Erwachsenen, denn sie beträgt beim Säugling im allgemeinen $3\frac{1}{2}$ bis 4 g Milchzucker pro kg, beim Erwachsenen dagegen nur 1g. Es ist somit das Pankreashormon, wie Nakamura ausführt, für den Säugling viel notwendiger als für den Erwachsenen und da es als inneres Sekret der Bauchspeicheldrüse für den Zuckerstoffwechsel von den L.I. gebildet wird, müssen diese beim Säugling stärker entwickelt sein als beim erwachsenen Menschen. Andererseits erklärt nach Nakamura die schwächere Entwicklung des Drüsenparenchyms beim Säugling die Tatsache, daß für den Säugling fettreiche Speisen schwerer verträglich sind, da das äußere Sekret des Drüsenparenchyms für die Fettspaltung und Fettresorption im Darm eine wichtige Rolle spielt.

Der endgültige Beweis, daß das den Zuckerstoffwechsel regelnde Hormon des Pankreas in den L.I. gebildet wird, wurde durch die Beobachtung erbracht, daß nach Unterbindung des Ductus pancreaticus nicht bloß die Inseln allein erhalten bleiben, während der exkretorische Teil des Pankreas zugrunde geht, sondern daß bei den so operierten Tieren keine Glykosurie auftritt.

Nachstehende Autoren waren es, die die Inselfrage mittels der Gangunterbindung oder Ausfüllung des Ausführungsganges mit Fett und anderen unlöslichen Stoffen angingen: Vassale, Hédon, Katz und Winkler, Mankowski, Schultze, Ssobolew, Laguesse, Laguesse und Goutier de la Roche, Gellé, Zunz und L. Mayer, Lombroso, Lazarus, Dale, Pende, Diamare, Happel, Dewitt, Tiberti, Marassini, Sauerbeck, Hess, Visentini, Herxheimer und Moldenhauer, Pratt, Spooner, Niemann, Rosenberg, v. Hansemann, MacCallum, Kirkebride, Löwenfeld und Jaffé, Massaglia, Milne und Peters, Potter und Milne, Piazza, Kamimura, Bensley, Mansfeld, Tokumitsu u. a.

Obzwar die Ergebnisse der von so vielen Forschern ausgeführten Versuche keineswegs dieselben waren — was vor allem durch die verschiedene Versuchsanordnung, die ungleiche Versuchsdauer und das bei den verschiedenen Tierarten differente Verhalten des Pankreas und seiner Ausführungsgänge bedingt sein dürfte — so stimmen doch die meisten Forscher darin miteinander überein, daß die Tubuli nach der Gangunterbindung atrophieren, während die Inseln erhalten bleiben, ja gelegentlich sogar auffallend groß werden und daß durch den genannten Eingriff kein Diabetes hervorgerufen wird.

So fand Laguesse 3 bis 4 Jahre, nachdem er bei 2 Kaninchen die Ausführungsgänge zwischen Unterbindungen ausgeschnitten hatte, die Inseln vollkommen normal, während das Drüsenparenchym geschwunden war; im Harne konnte niemals Zucker nachgewiesen werden. Mac Callum trennte einen Teil des Pankreas eines Hundes von dem übrigen Organ und unterband den Ausführungsgang des ersteren. In diesem Teile trat eine ausgedehnte Atrophie ein, und der Rest bestand bloß aus vergrößerten Inseln und Verzweigungen des Ausführungsganges. Es wurde hierauf der übrige, nicht atrophierte Teil des Pankreas herausgenommen und der Hund schied jetzt auch nach großen Zuckergaben keinen Zucker aus. Erst als der atrophierte und nur aus Inseln bestehende Teil des Pankreas entfernt worden war, trat sofort starke Glykosurie auf.

LÖWENFELD und JAFFÉ beobachteten in ihren Versuchen, daß anfangs auch Inseln zugrunde gingen; später fand aber eine sehr reichliche Neubildung von Inseln aus den Ausführungsgängen statt. Diabetes wurde von ihnen nur bei einem der Versuchstiere, welches 30 Tage nach der Unterbindung getötet worden war, beobachtet, und zwar in den letzten Tagen, was damit zusammenhängen könnte, daß die neugebildeten Inseln, welche die genannten Autoren auch als minderwertig betrachten, teilweise sekundär der Atrophie verfielen. — Daß es sich hier um neugebildete Inseln handle, hat schon vorher GONTIER DE LA ROCHE betont.

SAUERBECK, TIBERTI u. a. beobachteten bei der Gangunterbindung nach mehreren Wochen das Auftreten von Diabetes, der aber wieder verschwand, was SAUERBECK durch die Annahme erklärt, daß um diese Zeit auch die Inseln in ihrem Bestande beeinträchtigt würden, während sich später wieder eine Regeneration einstelle. Diese Annahme konnte auch von SSOBOLEW bestätigt werden, da er nach Unterbindung des Ausführungsganges zwischen dem 30. und 120. Tage meistens auch Veränderungen der Inseln nachzuweisen vermochte. — MASSAGLIA fand, daß nach Unterbindung des Ductus pancreaticus das Drüsenparenchym durch Bindegewebsneubildung zerstört werde, während die Inseln und die Ausführungsgänge dem sklerosierenden Prozesse längere Zeit widerstehen, hält es aber für wahrscheinlich, daß die Inseln schließlich auch zugrunde gehen. —

Besonders von französischen Forschern wurde anstatt der Unterbindung die Verlegung des Ductus pancreaticus mit verschiedenartigen Stoffen geübt. So spritzte HÉDON, einem Gedanken CLAUDE BERNARDS folgend, in den Ductus Wirsungianus Paraffin und erzeugte so eine Sklerose des tubulären Anteils; SCHIFF bediente sich des gleichen Mittels neben Fett und erzielte dieselbe Wirkung, ohne damit einen Diabetes zu erzeugen, GLEY verwendete Öl, Glyzerin, Gelatine und andere Mittel und sah bloß eine vorübergehende Glykosurie nach diesem Eingriff auftreten, allerdings trieb das Pankreas die eingespritzte Masse wiederum hinaus. — THIROLOIX, der Kohlenstaub und Pech, deren Farbe das gefüllte Pankreasgebiet anzeigte, verwendete, erreichte mit dem Verfahren eine vollständige Atrophie des Organs, ohne daß die Tiere je glykosurisch geworden wären.

HERXHEIMER und MOLDENHAUER verwendeten für die Gangunterbindung Hühner, eine Tierart, die bis dahin zu diesem Zwecke nicht herangezogen worden war. — Sie unterbanden teils einen, teils die beiden Gänge des Mittelteiles, während derjenige des Kopfes nicht unterbunden wurde, und stellten nach einer Beobachtungsdauer von 7 bis 60 Tagen fest, daß die Inseln nunmehr die des normalen Huhnes um ein Mehrfaches an Größe übertrafen. — Die beiden Verfasser zogen ferner den Schluß, daß die zahlreichen hypertrophischen Inseln nicht einfach erhaltene Inseln sind, sondern zu allermeist neugebildete Inseln darstellen, und zwar neugebildet durch unmittelbare Umwandlung aus tubulärem Drüsenparenchym. — Wenngleich diese Befunde nach HERXHEIMER deutlich zeigen, daß es die Funktion der L.I. ist, die das Auftreten des Diabetes verhindert, und daß somit die Inseln die Hauptträger der inneren Sekretion des Pankreas sind, so sprächen sie doch entschieden gegen die von den Anhängern der „reinen" Inseltheorie aufgestellte Behauptung, daß die L.I. absolut selbständige, unwandelbare Gebilde seien, die nicht einmal unter pathologischen Bedingungen aus dem übrigen Drüsenparenchym hervorgehen können. — Die nach der Gangunterbindung beim Huhn auftretenden hypertrophischen Inseln, die HERXHEIMER Riesenzellinseln nennt, zeigen insofern ein eigentümliches Verhalten, als die Kerne der Inselzellen von den Kapillargefäßen abgekehrt und der Zelleib trotz scheinbar homogener Beschaffenheit große Mengen feinster Körnchen, die in geringer Zahl auch in den Inselzellen normaler Hühner vorkommen, enthält, was nach HERXHEIMER der Ausdruck einer besonders ausgesprochenen Tätigkeit sein könnte.

In besonders überzeugender Weise deuten die in jüngster Zeit gemachten Beobachtungen von MANSFELD, HERXHEIMER, ALPERN und LEITES auf die L.I. als die Bildungsstätte des antidiabetischen Hormons hin.

So konnte MANSFELD bei Hunden nach teilweiser Gangunterbindung mit Schonung der Gefäße eine Erhöhung der Zuckertoleranz feststellen und HERX-

HEIMER fand bei Hühnern nach der Gangunterbindung Herabsetzung des Blut-zuckers der Tiere, von denen das eine, bei dem der Blutzuckergehalt 5 Wochen nach der Operation stark abgefallen war, offenbar hypoglykämische Krämpfe bekam und bei der Sektion nur noch spärliche Reste ganz atrophischen Paren-chyms, dagegen geradezu ungeheuere Zellinseln besonders im lienalen Teil erkennen ließ. — Die chemische Untersuchung dieses Pankreasrestes ergab 5mal soviel Insulin als die Vergleichsorgane normaler Hühner.

Die Ergebnisse der Unterbindungsversuche von MANSFELD und von HERXHEIMER wurden von ALPERN und LEITES bestätigt, während WOHLGEMUTH und SEO bei ihren Ver-suchen ein Ansteigen des Blutzuckerspiegels fanden und diese Erscheinung auf eine Schädi-gung der nach Atrophie des exkretorischen Parenchyms übrigbleibenden Inseln durch den Druck des sie umgebenden Bindegewebes zurückführen.

Den oben angeführten Forschern steht eine Reihe von Experimentatoren (v. HANSEMANN, LOMBROSO, LOMBROSO und SACERDOTE, PENDE, PRATT und SPOONER u. a.) gegenüber, welche bei ihren Unterbindungsversuchen besonders bezüglich des Schicksals des exkretorischen Teiles zu anderen Ergebnissen ge-kommen waren, zu Resultaten, welche entweder den vorhin angeführten geradezu entgegengesetzt sind oder wenigstens von ihnen mehr oder weniger abweichen.

Die Erklärung dieser Tatsache kann darin gesucht werden, daß entweder, wie HESS und SINN annehmen, in den betreffenden Fällen überzählige Aus-führungsgänge vorhanden waren, oder daß, wie VISENTINI meint, die unter-bundenen Gänge wieder durchgängig wurden, oder daß sich sonst neue Aus-führungswege bildeten. Um diese Fehlerquelle auszuschalten, legte SSOBOLEW 2 Monate nach der ersten Unterbindung, als er bei der Eröffnung der Bauchhöhle den Ausführungsgang durchgängig und das Pankreas normal gefunden hatte, eine zweite Unterbindung an; als er nun nach einiger Zeit eine dritte Ligatur anbringen wollte, erwies sich das Drüsenparenchym als atrophisch.

Eine besondere Stellung nehmen die Versuche LOMBROSOS ein. Er fand nämlich, daß bei Kaninchen nach Unterbindung des Ductus pancreaticus sich nicht nur kein vollständiger Schwund des Drüsenparenchyms einstellte, sondern daß auch die Inseln gewisse Veränderungen erfuhren, daß ferner Glykosurie entweder gar nicht oder nur in vereinzelten Fällen auftrat und daß, was von ihm besonders hervorgehoben wurde, die Nahrungsresorption unverändert blieb, wobei z. B. die Fettresorption etwa 80% der zugeführten Menge betrug. Bei Hunden zeigte nach Unterbindung und Durchschneidung der Ausführungs-gänge das Drüsenparenchym gar keine Atrophie und überhaupt keine wesent-lichen Veränderungen. LOMBROSO folgert aus den bisher vorliegenden Unter-bindungsversuchen, daß sowohl das Drüsenparenchym als auch die Inseln sich an der Produktion des inneren Pankreassekretes beteiligen, welches nicht nur auf den Zuckerstoffwechsel, sondern auch auf die Resorption der Nahrungs-stoffe einen Einfluß ausübt.

VISENTINI schloß sich später dieser Ansicht zum Teile an, und auch FLECKS-EDER zieht aus seinen Versuchen den Schluß, daß das Aufsaugungsvermögen der Darmschleimhaut von der inneren Sekretion des Pankreas abhängig sei. Als besonders beweisend für diese Behauptung gilt ein Versuch JANSENs, welcher darin bestand, daß einem Hunde das Pankreas entfernt und hiervon ein Teil unter die Bauchhaut überpflanzt wurde; obwohl auf diese Weise kein Pankreas-sekret mehr in den Darm gelangen konnte, wurden doch beiläufig 80% des Nahrungsfettes aufgesaugt.

Den eben angeführten Versuchen treten aber sowohl HESS als auch BURK-HARDT und MINKOWSKI entgegen; jener fand nämlich bei allen Hunden, wenn ihnen sämtliche Ausführungsgänge unterbunden wurden, Störungen der

Fettresorption, während die beiden letztgenannten Forscher betonen, daß die Leistung des Pankreas für die Fettresorption nur auf der Bildung eines äußeren Sekretes beruht.

Nach SEYFARTH geht aus allen diesen Versuchen einwandfrei hervor, daß die L.I. mit der inneren Sekretion in Zusammenhang stehen müssen, doch kann er sich nicht der Ansicht anschließen, daß die L.I. diese Funktion des Pankreas allein besorgen sollen. Der genannte Autor, der sowohl die anatomische als auch funktionelle Selbständigkeit der L.I. für unbewiesen hält, mißt gerade den vorhin erwähnten Unterbindungsversuchen von LOMBROSO die größte Bedeutung bei, da sie von der gemeinsamen Beteiligung der zwei verschiedenen Anteile des Pankreasparenchyms an der inneren Sekretion Zeugnis ablegen. Die Frage, welche Bestandteile der Drüsenläppchen eine den L.I. gleiche Funktion ausüben dürften, glaubt SEYFARTH dahin beantworten zu können, daß es in der Hauptsache die zentroazinären Zellen sind, die den Inselzellen in Form und feinerem Bau vollkommen gleich sind.

Nicht minder als die Versuche mit Gangunterbindung vermögen die Rolle der L.I. im Zuckerstoffwechsel die Ergebnisse der bei der Erforschung der Pankreasfunktion so vielfach geübten Pankreasresektion zu beleuchten.

Bekanntlich kommt es nach Resektion großer Teile des Pankreas zu reichlicher Neubildung von Inseln im zurückgebliebenen Teil des Organs, was in vielen Fällen genügt, das Auftreten eines Diabetes zu verhüten, selbst dann, wenn fast das ganze Pankreas entfernt worden war. So sah FAHR bei Hunden nach starker Verkleinerung des Pankreas Zunahme der Inseln an Zahl und Größe und schloß aus der Tatsache, daß mit dieser Vergrößerung und Vermehrung der Inseln oft ein Ausbleiben des Diabetes Hand in Hand ging, auf eine zuckerstoffwechselregelnde Funktion des Inselapparates.

E. J. KRAUS fand bei einer Katze, der er so gut wie das ganze Pankreas entfernt hatte, 74 Tage nach der Operation, 2 hanfkorngroße Knötchen von Pankreasgewebe am Duodenum, die genügt hatten, das Tier — wie aus der 8 mal mit negativem Ergebnis ausgeführten Harnuntersuchung hervorging — vor Diabetes zu schützen. Die histologische Untersuchung deckte dann reichliche Neubildung von Inselgewebe in dem winzigen Pankreasrest auf.

Ähnlich sah HERXHEIMER bei Hühnern, denen er das Pankreas bis auf ein Stück des Kopfes entfernt hatte, im zurückgelassenen Teil um das Mehrfache vergrößerte Inseln und konnte trotz ständiger Blutzuckerkontrolle nicht nur keine Vermehrung, sondern sogar eine Verminderung des Blutzuckers feststellen, was er genau wie bei seinen Unterbindungsversuchen auf eine vermehrte Hormonbildung seitens der hypertrophischen Inseln bezog.

Als ein Beweis für die Selbständigkeit der Inseln und ihrer Funktion kann ferner die Tatsache angesehen werden, daß KULIABKO und DIAMARE bei Scorpaena scropha und Lophius piscatorius das Inselgewebe vom übrigen Pankreas vollkommen isolieren und nach Einwirkung des ersteren auf Zuckerlösungen eine Invertierung des Traubenzuckers konstatieren konnten; weiters die Beobachtung HELLYs, daß bei Solea vulgaris und Monichir impar nach Entfernung der vom übrigen Pankreas isolierbaren Inseln das Glykogen aus der Leber in der gleichen Weise wie beim Diabetes schwindet.

Ob eine entsprechende Bedeutung auch der Beobachtung JAROTZKIs, daß in den Inselepithelien nach reichlicher Zufuhr von Kohlenhydraten eine erhöhte sekretorische Tätigkeit erfolgt, zuzuschreiben ist, bleibt dahingestellt. Ebenso ist es mit der Beobachtung von LÖWENFELD und JAFFÉ, der zufolge das Pankreas der Karnivoren zwar relativ größer, aber ärmer an Inseln sei als jenes der Herbivoren, deren Kohlehydratstoffwechsel die stärkere Ausbildung des Inselepithels bedinge. Die Behauptung von DIAMARE und von MARASSINI, daß eine länger dauernde Zufuhr von Zucker eine Hypertrophie der Inseln im Gefolge hat, wurde von anderen Seiten bestritten. Auch B. FISCHER konnte bei Kaninchen, denen er monatelang große Zuckermengen einverleibte, keinerlei Veränderungen an den Inseln beobachten.

GRINEW fand bei Ratten und Meerschweinchen nach Glukoseverabreichung Zahl und Größe der Inseln vermehrt, bei Hunden stark vermindert. Da er überall Übergangsformen zwischen Tubulusepithel und Inselgewebe beobachten konnte, schloß er, daß die L.I. nur ein Teil des Drüsenparenchyms sind, der sich in einem bestimmten Funktionszustand befindet.

Es hat auch nicht an Versuchen gefehlt, die L.I. durch pharmakologische Stoffe zu beeinflussen, wobei namentlich Pilocarpin und Atropin Verwendung fanden (LEWASCHEW, v. HANSEMANN, LÖWENFELD und JAFFÉ, ELSE, FALTA, NEWBURGH und NOBEL usw.); doch führten diese Versuche vielfach zu widersprechenden Befunden und brachten keinen besonderen Fortschritt in der Erforschung der Inselfunktion.

Das Insulin.

Gegen die Bedeutung einer inneren Sekretion des Pankreas für den Diabetes wurde vor der Entdeckung des Insulin von manchen Autoren eingewendet, daß man mit der Verfütterung von frischem oder getrocknetem Pankreas oder mit der subkutanen Injektion von Pankreasextrakt weder beim experimentellen Diabetes noch beim spontanen Diabetes des Menschen einen unzweifelhaften Erfolg erzielen konnte. Von den zahlreichen Autoren, die sich noch vor der Insulinära um die Lösung des Problems, den Diabetes durch Zufuhr von Pankreashormon günstig zu beeinflussen, bemüht hatten, seien nur wenige genannt, so RENNIE, DIAMARE und KULIABKO, GLEY und ZUELZER. Die drei erstgenannten Forscher waren bei ihren Versuchen insofern auf dem richtigen Wege, als sie Extrakte aus dem isolierten Inselapparat der Knochenfische verwendeten, wenngleich der erwartete Erfolg vor allem wegen der Verabreichung per os ausgeblieben war.

GLEY benützte die Methode von CL. BERNARD, durch Einbringung von Öl in den Ausführungsgang des Pankreas den tubulären Anteil zu zerstören, und konnte bei intravenöser Einverleibung des aus solchen Drüsen gewonnenen Extraktes die Zuckerausscheidung des pankreasdiabetischen Hundes wesentlich vermindern und auch die übrigen Erscheinungen der Krankheit bessern.

Nach GLEY war es ZUELZER, der ein wirksames Pankreaspräparat hergestellt hat, mittels dessen er die Zuckerausscheidung des pankreasdiabetischen Hundes stark herabzusetzen vermochte. Bei Anwendung stärker wirksamer Präparate bekamen die Tiere Krämpfe, die auf Grund unserer heutigen Kenntnis vom hypoglykämischen Symptomenkomplex als Beweis dafür dienen können, daß ZUELZER ein dem heutigen Insulin entsprechendes oder diesem ähnliches Pankreaspräparat in der Hand gehabt hat.

Damit wird ZUELZER der unmittelbare Vorgänger der amerikanischen Forscher BANTING und BEST, der Entdecker des Insulins.

Die Untersuchungen von BANTING und BEST, die am MACLEODschen Institut in Toronto ausgeführt worden waren, führten vor allem zu dem Ergebnis, daß der Extrakt aus dem Pankreas, dessen exkretorischer Teil durch Unterbindung des Ausführungsganges atrophiert ist, bei Einspritzung unter die Haut bei pankreasdiabetischen Hunden eine Herabsetzung des Blut- und Harnzuckers bedingt, und daß das innere Sekret des Pankreas durch das äußere zerstört wird. Gerade auf diesen Umstand hat BANTING das Scheitern der früheren Versuche, ein wirksames Pankreaspräparat zu erhalten, bezogen und daher nur weitgehend isoliertes Inselgewebe zur Herstellung des von ihm als „Insulin" bezeichneten Pankreashormons verwendet. Neben Bauchspeicheldrüsen mit angereicherten Inseln und verödeten Tubuli infolge Gangunterbindung benützte er wegen des geringen Gehaltes an eiweißverdauendem Ferment Drüsen von Rinderfeten und endlich (nach dem Beispiele von MACLEOD) Inselgewebe von Fischen, das, wie erwähnt wurde, bei vielen Arten vom exkretorischen Teil des Pankreas völlig abgesondert liegt.

Mit der Entdeckung des Insulins war der endgültige Beweis erbracht, daß das den Zuckerstoffwechsel regelnde Hormon des Pankreas aus den L.I. stammt, und damit wohl die wertvollste Stütze für die Richtigkeit der namentlich von WEICHSELBAUM und seinen Schülern verfochtenen Inseltheorie geschaffen.

Was die Bahn betrifft, auf welcher das innere Sekret des Pankreas in den Kreislauf gelangt, so gehen in diesem Punkte die Meinungen der Forscher auseinander.

BIEDL äußert sich dahin, daß das innere Sekret des Pankreas, das sog. Pankreashormon, durch den Lymphstrom ins Blut gelangt, da er, wie er angibt, nach Unterbindung des Ductus thoracicus am Halse oder nach Ableitung seiner Lymphe durch eine Fistel nach außen in der großen Mehrzahl der Versuche eine dauernde Glykosurie eintreten sah. In späteren, mit OFFER ausgeführten Versuchen konnte er feststellen, daß die Lymphe des Ductus thoracicus hemmend auf das Adrenalin wirkt, und daß durch subkutane Einverleibung dieser Lymphe oder durch Verstärkung ihrer Absonderung die sog. Adrenalinglykosurie verhindert oder wenigstens vermindert wird. Auch beim experimentellen Diabetes von Hunden wurde durch diese Lymphe die Glykosurie verringert, besonders wenn wegen Zurücklassung kleiner Pankreasreste die Stoffwechselstörung keine höchstgradige war. — LÉPINE konnte diese Beobachtungen bestätigen, FALTA dagegen nicht.

Nach HÉDON gelangt das innere Sekret des Pankreas unmittelbar in dessen Blutgefäße, entfaltet aber seine Wirkung nur auf dem Wege des Pfortaderkreislaufes, und zwar unter Mithilfe der Leber. Diese Behauptung stützt HÉDON auf folgende Versuche. Es wurde die Arteria carotis und die Vena jugularis eines pankreaslosen Hundes mit einer Arterie und Vene des Pankreas eines normalen Hundes verbunden, worauf die Glykosurie fortbestand; wurde aber das Pankreas eines normalen Hundes mit der Arteria und Vena lienalis eines pankreaslosen Hundes verbunden, so hörte die Glykosurie des letzteren nach wenigen Stunden auf, um nach Lösung der Verbindung wieder aufzutreten. — BIEDL hält aber diese Versuche nicht für maßgebend, weil trotz der Verminderung oder Aufhörens der Glykosurie die Hyperglykämie fortbesteht oder sogar zunimmt.

Wenn wir aber berücksichtigen, daß die L.I. es sind, welche das innere Sekret des Pankreas liefern, und daß ihre Epithelien mindest an einer Seite zu der Wand der Kapillaren in unmittelbarer Beziehung stehen, so ist anzunehmen, daß zwischen ihnen und dem Blute ein direkter Austausch von Stoffen stattfindet, bzw. ein von den Inselepithelien gebildetes Sekret geradewegs in die Kapillaren gelangt, somit die gleichen Verhältnisse bestehen wie bei den Drüsen mit innerer Sekretion überhaupt.

Über die feineren Vorgänge bei der inneren Sekretion der Inseln geben die von PIAZZA bei Menschen und Säugetieren angestellten Untersuchungen Aufschluß. Während der Phase der Sekretion vermehren sich die Granula im Protoplasma der Inselepithelien, wodurch deren Größe zunimmt und jenen der Epithelien des Drüsenparenchyms gleichkommt. Das Bindegewebe innerhalb der Inseln wird hierbei undeutlicher, die Inseln selbst vergrößern sich auch, drücken die Inselkapsel zusammen, pressen sich in das benachbarte Drüsenparenchym ein oder schieben sich zwischen die Tubuli des Parenchyms vor. Sobald die Inselepithelien mit Granula erfüllt sind, beginnt die exkretorische Phase; die Granula nehmen an Zahl ab, die Epithelien werden kleiner und ihre Grenzen undeutlich, während das intrainsuläre Bindegewebe an Deutlichkeit zunimmt. Es können alle Inseln im gleichen Stadium der Sekretion sich befinden, oder es lassen sich in einem und demselben Abschnitte des Pankreas verschiedene Sekretionsphasen nachweisen [1].

---

[1] Es sei hier hervorgehoben, daß die Inseln keine Sekretwege besitzen und mit den Ausführungsgängen des Drüsenparenchyms in gar keiner Verbindung stehen, weshalb bei vorsichtiger künstlicher Füllung der letzteren auch keine Füllungsmasse in die Inseln eindringt (KÜHNE und LEA, v. EBNER, DOGIEL, ROSSI), wenngleich von einzelnen Forschern (LEWASCHEW, MANKOWSKI) die Injektionsfähigkeit der Inseln behauptet wurde.

IV. Das Wesen des Diabetes mellitus. Wirkung des Insulins.

Das Wesen des Diabetes mellitus wird nicht durch das Vorkommen von Traubenzucker im Harn, sondern durch den abnorm hohen Gehalt des Blutes an Traubenzucker bedingt.

Die Hyperglykämie, die der Zuckerausscheidung zugrunde liegt, zu erklären, machen sich seit ungefähr 50 Jahren 2 Theorien den Vorrang streitig. Die eine Theorie führt die Hyperglykämie auf das Unvermögen des diabetischen Organismus zurück, den Zucker in normaler Weise abzubauen; die andere behauptet, daß eine zu große Zuckerproduktion die Ursache der Hyperglykämie bilde.

Bekanntlich entsteht der Traubenzucker im Körper durch Umwandlung des Glykogens (in welcher Form die Kohlehydrate der Nahrung in der Leber abgelagert werden) mittels eines diastatischen Fermentes. Der gebildete Traubenzucker wird dann nach Maßgabe des Bedarfes in den Kreislauf überführt.

Über die Art und Weise, wie in der Norm der Zuckerverbrauch erfolgt, sind verschiedene Ansichten geäußert worden. So stellte sich Lépine zuerst vor, daß vom normalen Pankreas ein glykolytisches Ferment erzeugt wird, welches durch den Ductus thoracicus ins Blut gelangt und daselbst den Blutzucker zerstört. Wenn mit der Herausnahme des Pankreas die Bildung dieses Fermentes aufhört, kann der Blutzucker nicht mehr zerstört werden, so daß es dann zur Hyperglykämie und Glykosurie kommt. Später änderte Lépine seine Ansicht, indem er annahm, daß der Organismus einen die Glykolyse hemmenden Stoff erzeuge, welcher durch das normale Pankreas zerstört werde, und noch später sprach er sich dahin aus, daß das Pankreas ein inneres Sekret liefere, welches die Glykolyse begünstige. Nachdem er gefunden hatte, daß die glykolytische Wirkung eines wässerigen Pankreasextraktes durch Zusatz einer Säure erhöht werde, nahm er an, daß das normale Pankreas ein Proferment erzeuge, welches erst durch Zusatz einer Säure in das glykolytische Ferment umgewandelt würde. Auch andere Forscher schrieben dem Pankreas bloß die Bildung eines Profermentes oder einer das glykolytische Ferment aktivierenden Substanz zu.

Über den Ort der Zuckerzerstörung bestehen bei den Forschern ebenfalls verschiedene Meinungen, indem ihn die einen ins Blut, die anderen in das Pankreas, noch andere in die Leber oder in die Muskeln verlegen. Was speziell die Zuckerzerstörung im Blute betrifft, so ist de Meyer der Ansicht, daß diese durch ein in den weißen Blutkörperchen gebildetes Proferment geschieht, welches aber erst durch einen von den L.I. gebildeten sensibilisierenden Stoff wirksam werde. —

Der Erste, der die Theorie des Nichtverbrauches von Zucker als Ursache für die Hyperglykämie beim Diabetes klar ausgesprochen hat, war Seegen, der an den Arbeiten von Külz eine wesentliche Stütze fand.

Diese, namentlich von Minkowski und einer Reihe von amerikanischen Forschern verteidigte Lehre besagt, daß der Blutzucker beim Diabetes von den Geweben nicht aufgenommen und verbrannt werden könne und sich deshalb im Blute ansammle, um dann mit dem Harn ausgeschieden zu werden, wobei trotz der Hyperglykämie der „Zuckerhunger" der Gewebe fortbestünde.

Diese Ansicht, zu deren Anhängern eine Zeitlang auch v. Noorden zählte, wurde in der letzten Zeit nicht nur von ihm, sondern auch von vielen anderen Autoren zugunsten der zweiten Theorie, der von der übermäßigen Bildung von Zucker beim Diabetes, verlassen.

Diese Theorie läßt die Hyperglykämie aus einer Übererzeugung von Traubenzucker entstehen, indem aus der Nahrung, dem Eiweiß oder dem Fett entstammender Zucker nicht in der Leber festgehalten wird, bis das Gewebe ihn benötigt, sondern infolge einer Regulationsstörung in zu großer Menge in die Blutbahn geleitet und den Geweben zugeführt wird. Das Unvermögen der Leber, den Zucker in Form von Glykogen festzuhalten, soll durch die Funktionsstörung des Pankreas bedingt sein. Die Gewebe, die sich zwar die Fähigkeit normale Zuckermengen zu verbrennen bewahrt haben, können den im Übermaß gebildeten Zucker nicht verbrennen und es kommt infolgedessen zur Hyperglykämie.

Gegen diese Theorie sind namentlich von BOUCHARD gewichtige Einwände erhoben worden, denen sich HIJMANS VAN DEN BERG anschließt, wenn er darauf hinweist, daß es nicht einzusehen sei, warum der kohlehydratfrei ernährte Diabetiker, der weiterhin 50 g Zucker täglich ausscheidet, nicht imstande sein soll, diese geringe Menge Zucker zu oxydieren, wenn seine Fähigkeit zur Ausnützung der Kohlehydrate nicht gestört wäre.

Die Theorie der Überproduktion von Zucker beim Diabetes knüpft an den Erklärungsversuch CLAUDE BERNARDs über die sog. Piqûre an. Dieser hatte gezeigt, daß nach Verletzung einer bestimmten Stelle der IV. Hirnkammer (Zuckerstich, Piqûre) eine vorübergehende Glykosurie entsteht, und zwar nach seiner Annahme in der Weise, daß von der verletzten Stelle durch den Sympathikus eine Erregung auf die Leber übertragen wird, wodurch es zur Mobilisierung des in der Leber aus den Kohlehydraten der Nahrung gebildeten Glykogens, zur Umwandlung dieses in Traubenzucker und zur Überschwemmung des Blutes mit diesem, also zur Hyperglykämie und Glykosurie kommt. Diese Lehre wurde von CHAUVEAU und KAUFMANN noch weiter ausgebaut und auch auf die Entstehung des menschlichen Diabetes angewendet. Nach ihnen geht die Zuckerbildung ebenfalls in der Leber vor sich, wird aber vom Pankreas durch Vermittlung von zwei nervösen Zentren, einem Hemmungszentrum in der Medulla oblongata und einem Reizungszentrum im Halsmarke, in der Weise geregelt, daß das Pankreas durch ein inneres, mit der Blutbahn der Leber zugeführtes Sekret reizend auf das Hemmungs- und hemmend auf das Reizungszentrum wirkt. Mit der Entfernung des Pankreas hört die Reizung des Hemmungszentrums und die Hemmung des Reizungszentrums auf, und da dieses nun eine erhöhte Tätigkeit entfalten kann, so kommt es zur Steigerung der Zuckerbildung und hierdurch zur Hyperglykämie und Glykosurie.

Der Einfluß des Nervensystems auf die Entstehung des Diabetes wurde insbesondere von PFLÜGER in den Vordergrund gestellt. Er führt den nach Exstirpation des Pankreas entstehenden Diabetes auf Nervenverletzungen bei dieser Operation zurück und behauptet, daß man bei Fröschen schon durch Resektion des Duodenums oder durch Durchschneidung des Mesenteriums zwischen Pankreas und Duodenum oder dadurch, daß man die in dem genannten Mesenterium verlaufenden Nerven funktionsunfähig macht, einen schweren Diabetes hervorrufen könne. Auch er nimmt an, daß der Zuckergehalt des Blutes unter dem Einfluß von 2 entgegengesetzten Kräften stehe, von welchen die eine im verlängerten Marke, die andere, die „antidiabetische Arbeitskraft", aber im Pankreas sitze. Die erstere wirke anregend auf die Zuckerbildung in der Leber und steigere hierdurch den Zuckergehalt des Blutes, während die andere auf die Zunahme des letzteren hemmend wirke und mit Hilfe von Nerven erzeugt werde, welche vom Duodenum zum Pankreas ziehen. Doch schreibt er auch der Drüsensubstanz des Pankreas eine wichtige Rolle zu, indem er annimmt, daß sie vielleicht ein antidiabetisches Ferment an das Blut abgebe.

Eine Reihe von Forschern hat durch Tierversuche die PFLÜGERsche Theorie zu stützen gesucht. Aber von anderer Seite konnten die Ergebnisse dieser Versuche durchaus nicht bestätigt werden, wie auch bezüglich des von PFLÜGER bei Fröschen erzeugten Diabetes von LÖWIT nachgewiesen wurde, daß er nur dadurch entstanden war, daß PFLÜGER die operierten Frösche, um sie länger am Leben zu erhalten, auf Eis gelegt hatte; denn Frösche werden schon durch Abkühlung allein glykosurisch. Gegen die Richtigkeit der PFLÜGERschen Theorie spricht übrigens noch die oben erwähnte, von MINKOWSKI, HÉDON u. a. ausgeführte Überpflanzung des Pankreas, da bei der Entfernung des transplantierten Pankreaslappens, nach welcher erst der Diabetes auftritt, keine Nervenverletzungen gesetzt werden.

Eine wesentliche Stütze erhält die Theorie von der Übererzeugung von Zucker beim Diabetes durch die Arbeiten von PORGES und SALOMON, die auf Grund ihrer Untersuchungen an pankreasdiabetischen Hunden, denen sie die Leber entfernt hatten, zu dem Schluß kommen, daß beim Diabetes mellitus die Zuckerverbrennung nicht gestört sei, was durch das Ansteigen des respiratorischen Quotienten nach der Leberausschaltung bewiesen werde.

Demgegenüber bezweifelt MINKOWSKI, ob man aus den Versuchen von PORGES und SALOMON, die von diesen gezogenen Schlüsse ableiten darf. Er bezweifelt, ob man beweisen könne, daß der diabetische Organismus den Zucker so zu verbrauchen vermöge, wie unter normalen Verhältnissen. Auch gegenüber der Lehre von der wechselseitigen Beeinflussung der Drüsen mit innerer Sekretion beim Diabetes verhält er sich sehr skeptisch, wenn er auch zugeben will, daß bei der Regelung des Zuckerstoffwechsels außer dem Pankreas noch andere Organe tätig sein können und somit eine Beeinflussung der diabetischen Glykosurie auch durch andere Organe möglich sei.

v. NOORDEN erblickt in der übermäßigen Zuckerbildung die Ursache der Zuckerüberschwemmung des Blutes und des Harns, wobei zunächst die normalen Zuckerquellen in Betracht kommen. Als normaler Zuckerbildner dient zunächst das Glykogen der Leber und auch der Muskeln. v. NOORDEN bezeichnet mangels einer genaueren Einsicht in die feinen Zusammenhänge den Vorgang, der zur Hyperglykämie führt, ˙als Übererregung, den Krankheitszustand beim Diabetes als Übererregbarkeit des zuckerbildenden Apparates der Leber. Zur Hyperglykämie trägt weiterhin die Unfähigkeit des Muskels bei, das Glykogen festzuhalten.

Nicht die Polymerisation von Traubenzucker zu Glykogen, sondern die Fixation in den Zellen sei beim Diabetes gestört. — Krankhaft verändert, und zwar im Sinne einer S t e i g e r u n g , ist nach v. NOORDEN die Zuckerbildung, also derjenige Vorgang, welcher der Zuckerversorgung der Gewebe dient. Das normalerweise eingeschaltete „Wehr, das sofortigen Wiederzerfall von Glykogen zu Zucker und Abfluß des letzteren in die Blutbahn regelt, je nach Bedarf sich öffnend und schließend, ist undicht geworden und hindert die Füllung des Staubeckens". — Der Wegfall der Hemmung ist nach v. NOORDEN die Ursache des Glykogenschwundes.

Mit diesem Inhalt deckt sich zum Teil die von NAUNYN aufgestellte Lehre von der „Dyszoamylie", die die Ursache der Hyperglykämie sein soll. Unter „Dyszoamylie" versteht er die Unfähigkeit diabetischer Gewebe, und zwar vor allem der Leber und der Muskeln Dextrose zu Glykogen zu polymerisieren und abzulagern.

Die Lehre von der Übererzeugung des Zuckers beim Diabetes erfuhr durch die Untersuchungen über die funktionellen Beziehungen der verschiedenen Drüsen mit innerer Sekretion, insbesondere der Nebennieren zum Zuckerstoffwechsel eine wichtige Modifikation.' An diesen Untersuchungen haben sich in hervorragendem Maße Schüler v. NOORDENs beteiligt, weshalb wir bei der Darstellung der modifizierten Theorie den Ausführungen v. NOORDENs folgen wollen.

Die Kohlehydrate der Nahrung gelangen zuerst in die Leber, in deren Zellen sie in der Form von festen Glykogenschollen abgelagert werden. In dem Maße, als in den verschiedenen Geweben ein Verbrauch von Zucker erfolgt, wird das Glykogen durch ein diastatisches Ferment in Traubenzucker umgewandelt und ins Blut übergeführt, so daß in diesem der Zuckergehalt stets auf gleicher Höhe bleibt. Die Leber hängt aber bei der Regelung des Zuckerstoffwechsels von zwei Organen ab, vom Pankreas, welches durch ein inneres, wahrscheinlich von den L.I. stammendes Sekret als Dämpfer auf die Zuckerbildung in der Leber wirkt, und von den Nebennieren, welche durch ihr inneres Sekret, das Adrenalin, die Zuckerbildung in der Leber steigern. Unter normalen Verhältnissen halten sich die beiden Organe das Gleichgewicht. Nach Entfernung des Pankreas kann aber die Leber die Kohlehydrate in Form von Glykogen nicht mehr zurückhalten, weshalb schrankenlos Zucker gebildet und ins Blut übergeführt wird. Nach Herausnahme der Nebennieren nimmt dagegen, weil der erregende Einfluß des Adrenalins auf die Zuckerbildung in der Leber wegfällt und die dämpfende Wirkung des Pankreas das Übergewicht erhält, der Blutzucker stark ab, während nach Einspritzung von Adrenalin das Leberglykogen mobilisiert wird und hierdurch Hyperglykämie und Glykosurie (Adrenalin-Glykosurie) entsteht.

Pankreas und Nebennieren sind aber bei ihrer Einwirkung auf die Zuckerbildung in der Leber noch von anderen Drüsen mit innerer Sekretion abhängig. So wirkt auf das Pankreas die Schilddrüse ein, indem ihr inneres Sekret auf dem Blutwege ins Pankreas gelangt und dessen hemmenden Einfluß auf die Zuckerbildung herabsetzt, woraus sich die Tatsache erklärt, daß bei Morbus Basedowii, also bei Hyperthyreoidismus, sowie bei Zufuhr von Thyreoidin eine alimentäre Glykosurie auftritt.

In ähnlicher Weise soll die Hypophyse auf das Pankreas wirken, daher das häufige Auftreten von Diabetes bei Akromegalie, während die Epithelkörperchen im entgegengesetzten Sinne wirken. Bei der Piqûre wird nicht, wie man früher annahm, die vom Zuckerstichzentrum ausgehende Erregung durch den Grenzstrang des Sympathikus direkt auf die Leber, sondern durch den linken Nervus splanchnicus auf die linke und von dieser auf die rechte Nebenniere übertragen, wodurch die Adrenalinzufuhr verstärkt und die Zuckerbildung in der Leber gesteigert wird; die Glykosurie nach dem Zuckerstiche ist daher nichts anderes als ein Nebennieren-Diabetes. Auch eine Anzahl von Giften kann dadurch Glykosurie hervorrufen, daß diese auf das Zuckerstichzentrum oder auf den Sympathikus oder auf die Nebennieren einwirken und hierdurch eine gesteigerte Bildung von Adrenalin verursachen. Weil auf die Zuckerbildung in der Leber vorwiegend das Pankreas und die Nebennieren Einfluß nehmen, kann nach v. NOORDEN durch Erkrankungen oder Minderwertigkeit dieser Organe Diabetes entstehen; es können aber die genannten Organe auch durch Fernwirkung der früher genannten Drüsen mit innerer Sekretion erregt oder gelähmt werden. (Näheres siehe VIII. Teil, S. 709.)

Nach der eben entwickelten Anschauung v. NOORDENs wird also der Diabetes nicht, wie die erste Theorie besagt, ausschließlich durch Erkrankungen des Pankreas hervorgerufen, sondern es können Schädigungen der verschiedensten Organe, des Zentralnervensystems, des Sympathikus, der Nebennieren, der Schilddrüse, der Hypophyse, des Pankreas zum Diabetes führen. Allerdings läßt v. NOORDEN in den meisten Fällen von echtem Diabetes Anomalien des Pankreas (und zwar am häufigsten funktionelle) die beherrschende Rolle spielen, wobei aber diese Anomalien nicht immer durch eine primäre Minderwertigkeit der Pankreaszellen, sondern recht häufig eben durch Fernwirkungen anderer Organe bedingt werden. Bei den akuten, vorübergehenden Glykosurien schreibt v. NOORDEN den Nebennieren die Hauptrolle zu, nur sei es unsicher, ob es einen echten chronischen Nebennieren- oder neurogenen Diabetes gebe, da wahrscheinlich auch diese Fälle in letzter Linie pankreatogenen Ursprungs seien, und nur der Wegfall der Dämpfung den Zutritt der neurogenen Erregungen zum zuckerbildenden Apparate erleichtere [1].

Aus den letzten Sätzen können wir ersehen, daß v. NOORDEN an der früher erwähnten Ansicht, der zufolge Schädigungen verschiedener Organe Diabetes verursachen können, nicht in starrer Weise festhält, sondern in letzter Linie doch der Lehre von der pankreatogenen Natur des Diabetes mellitus zuneigt.

Auch FALTA, ein Schüler v. NOORDENs zweifelt, ob bei der neurogenen Form des Diabetes keine Veränderungen des Pankreas vorhanden sind; er hält auch die Frage, ob die Ursache der Hyperglykämie in einer Übererzeugung von Zucker in der Leber oder in einer Herabsetzung bzw. Aufhebung der Zuckerverbrennung zu suchen sei, noch für unentschieden. In Anlehnung an v. NOORDENs Lehren nimmt FALTA gleichfalls mehrere diabetogene Organe an, und zwar schreibt er in dieser Beziehung innerhalb des endokrinen Organsystems außer dem Pankreas noch der Schilddrüse und Hypophyse eine wichtige Rolle in dem oben erwähnten Sinne zu.

Nach Ansicht FALTAs soll der Hyperthyreoidismus imstande sein, eine Insuffizienz des Pankreas hervorzurufen, wofür auch die Tatsache spricht, daß nach Eindämmen des Hyperthyreoidismus die Glykosurie wieder verschwindet. Die diabetische Glykosurie bei der Akromegalie und dem Riesenwuchs hält FALTA für die Folge einer organischen Erkrankung des Pankreas, doch läßt sich auch bei echten diabetischen Glykosurien in seltenen Fällen von Akromegalie ein ähnliches Verhalten wie bei echten thyreogenen Glykosurien beobachten, in dem die Glykosurie nach einiger Zeit wiederum einer normalen Assimilationsfähigkeit Platz macht. — Ferner bemerkt FALTA, daß über die Art der Einwirkung der Schilddrüse und der Hypophyse auf den Zuckerstoffwechsel noch wenig Klarheit bestehe und nicht mit Sicherheit zu entscheiden sei, ob hierbei der Weg hauptsächlich oder gar auschließlich über das Pankreas gehe. Allerdings ist er nicht der Meinung, daß Veränderungen des Pankreas die einzige Ursache des menschlichen Diabetes seien, weil sich dieser vom experimentellen Diabetes wesentlich unterscheide.

Nach E. J. KRAUS ist der genuine Diabetes mellitus nicht eine Erkrankung eines einzigen Organs, sondern eine Erkrankung des ganzen Zuckerstoffwechselapparates. Die Insuffizienz der L.I. im Pankreas, deren exakte pathologisch-anatomische Untersuchung bisher in allen Fällen von echtem Diabetes mellitus ein positives morphologisches Substrat geliefert hat, bildet die letzte Ursache der offenkundigen Zuckerstoffwechselstörung, gleichviel, ob die Veränderung im Pankreas primär ist oder durch hypophysäre, thyreoidale oder nervöse Antriebe abnormer Art sekundär bedingt erscheint. Somit sei letzten Endes jeder echte Diabetes doch pankreatogener Natur, wenngleich zugegeben werden muß, daß bei der Entstehung des Diabetes neben der Pankreasveränderung sicherlich noch andere Umstände mitspielen. (Näheres siehe Teil VIII, S. 709 und Teil IX, S. 726).

Eine dritte Theorie über die Entstehung der Hyperglykämie und Glykosurie erklärt als Ursache dieser eine verminderte Glykogenbildung. Zu den wenigen Anhängern dieser Theorie gehören I. BANG, welcher der Meinung ist, daß beim Diabetes in erster Linie die Glykogenbildung gestört sei, und NISCHI, welcher die Ansicht vertritt, daß die Leber nach Entfernung des Pankreas die Fähigkeit verliert, Glykogen zu binden oder das bereits gebildete Glykogen festzuhalten.

Aus den bisherigen Ausführungen können wir sehen, daß die Beweiskraft der zugunsten dieser oder jener Theorie verwerteten Experimente von verschiedenen Seiten angezweifelt wird; die Frage nach der Ursache der Hyperglykämie muß deshalb vorläufig unentschieden bleiben. Leider hat sich auch die Hoffnung, daß das Insulin die Lösung dieser Frage bringen wird, bisher als eitel herausgestellt.

---

[1] EPPINGER und FALTA nehmen an, daß das sympathische Nervensystem die Mobilisierung und das autonome Nervensystem die Verbrennung der Kohlenhydrate regele, und daß der Diabetes entweder durch Steigerung der Mobilisierung oder durch ungenügende Verbrennung der Kohlenhydrate oder durch beides entstehen könne. Nach den genannten Forschern gibt es mehrere diabetogene Organe, weshalb sie diesen entsprechend eine pankreatogene, neurogene und thyreogene Glykosurie unterscheiden.

Die Wirkung des Insulins.

Beim gesunden Menschen führt die Einspritzung von Insulin unter die Haut schon nach wenigen Minuten zum Sinken des Blutzuckers. Das gleiche geschieht beim Diabetiker, nur ist der Absturz des Blutzuckers bei diesem im Allgemeinen stärker als beim Gesunden. Sinkt der Blutzucker unter der Insulinwirkung allzustark, dann kommt es zum hypoglykämischen Insult, der sich in Muskelschwäche, tetanischen Krämpfen und bei höchsten Graden in einem tödlichen, kardio-vaskulären Kollaps äußert. Die Ursache des hypoglykämischen Symptomenkomplexes dürfte in der mangelhaften Ernährung und den infolgedessen unzulänglichen Oxydationsvorgängen in den bulbären Zentren zu suchen sein. Der Angriffspunkt des Insulins ist in die Leber zu verlegen, woselbst eine Verminderung der Zuckerabgabe und beim pankreasdiabetischen Tier (Hund) Glykogenablagerung bewirkt wird. Vieles spricht dafür, daß das Insulin auch an der Muskulatur angreift und daselbst den Glykogenzerfall hemmt, wenn auch viel weniger als in der Leber.

Das Sinken des Blutzuckers nach Insulin wird von den einen durch Blokkierung der Übererzeugung von Zucker in der Leber, von den anderen durch sofortiges Wiedereinsetzen des vor dem irgendwie gestörten Zuckerverbrauch in den Geweben zu erklären versucht. So findet sich auch hier wiederum der Gegensatz zwischen den Anhängern der zwei oben erörterten Theorien, von denen jeder in den Insulinversuchen eine Stütze für seine Auffassung zu finden glaubt. —

V. Die morphologischen Veränderungen des Pankreas beim Diabetes mellitus.

A. Geschichtliches[1].

In einem der früheren Kapitel war hervorgehoben worden, daß schon im Jahre 1845 von BOUCHARDAT auf Grund von Obduktionsbefunden ein Zusammenhang des Diabetes mit Erkrankungen des Pankreas angenommen wurde, und daß später auch noch andere Forscher dieser Ansicht, welche freilich erst durch die experimentellen Untersuchungen v. MEYRINGs und MINKOWSKIs eine feste Grundlage erhielt, beipflichteten. Obwohl von jetzt an die pathologischen Anatomen in Fällen von Diabetes das Pankreas einer genauen Untersuchung unterzogen, so konnten zunächst nur in einer gewissen Anzahl von Fällen unzweifelhafte Veränderungen, und zwar am häufigsten Atrophie des Pankreas besonders infolge von Steinbildung in den Ausführungsgängen, nachgewiesen werden, während in anderen Fällen das genannte Organ ganz normal zu sein schien. Freilich wurden andererseits wiederum Fälle beobachtet, in welchen bei der Obduktion das Pankreas recht bedeutende Schädigungen erkennen ließ, ohne daß während des Lebens Diabetes bestanden hatte.

v. HANSEMANN fand bei seinen ersten Untersuchungen über Diabetes als häufigste Veränderung eine bloß das Drüsenparenchym betreffende und schon von vornherein mit einer Verminderung der positiven Funktion der Parenchymzellen verbundene Atrophie, welche er als spezifische, entzündliche oder genuine Granularatrophie bezeichnete.

Da aber nach den von MINKOWSKI u. a. bei der Überpflanzung des Pankreas erhaltenen Ergebnissen ein direkter Zusammenhang zwischen der das äußere Sekret liefernden Funktion des Drüsenparenchyms und der den Zuckerstoffwechsel regelnden Funktion des Pankreas ausgeschlossen erschien, so konnte die bei Diabetes bisher so häufig gefundene Atrophie

---

[1] Vgl. auch die Lehrbücher der Pathologischen Anatomie von KAUFMANN, ASCHOFF und RIBBERT sowie HELLY im Handbuch der allgemeinen Pathologie von KREHL und MARCHAND und HERXHEIMER im Handbuch der inneren Sekretion.

des Drüsenparenchyms die Entstehung dieser Krankheit nicht in ausreichender Weise erklären, weshalb man nun andere Veränderungen zur Erklärung heranzog. So wollten Lemoine und Launois in der bei Diabetes öfters vorgefundenen Sklerose der Pankreas-arterien das wichtigste ursächliche Moment erblicken, indem sie ich vorstellten, daß durch diese Gefäßerkrankung der Übertritt des von den Pankreaszellen nebst dem Trypsin ge-lieferten glykolytischen Fermentes ins Blut behindert werde.

Hoppe-Seyler erklärte sich den Einfluß der erwähnten Gefäßerkrankung in anderer Weise, indem er annahm, daß diese zu einer Verdickung des Bindegewebes und weiterhin zur Degeneration und zum Schwunde der Drüsenzellen führe. Die Frage aber, ob auch Veränderungen der L.I. bei der Entstehung des Diabetes eine Rolle spielen, hatten weder die zuletzt genannten Autoren noch v. Hansemann in Betracht gezogen.

Einen wichtigen Wendepunkt in dieser Beziehung bildete eine im Jahre 1893 erschienene Arbeit von Laguesse, in welcher behauptet wurde, daß die L.I. ein inneres Sekret liefern, welchem zwei Jahre später von Schäfer und in noch bestimmterer Form im Jahre 1899 von Diamare ein Einfluß auf den Zuckerstoffwechsel zugeschrieben wurde. Von jetzt an dehnten die Forscher die mikroskopischen Untersuchungen des Pankreas bei Diabetes auch auf die Inseln aus.

Ohne die Arbeit von Laguesse zu kennen, hat Lubarsch 1893 die Aufmerksamkeit auf die L.I. gelenkt und seinen Schüler Dieckhoff veranlaßt, der Frage nachzugehen. Dieck-hoff veröffentlichte die Befunde 1894. Er beobachtete in einem Falle von Diabetes, daß die Inseln klein waren und ihre Epithelien nahe beieinander lagen; in einem zweiten Falle spricht er von eigentümlichen, chronischen Veränderungen der Inseln und in einem dritten Falle konnte er überhaupt keine Inseln mehr auffinden. Er gewann aber trotzdem nicht die Überzeugung, daß der Pankreasdiabetes in bezug auf die Inseln etwas Besonderes darbiete.

Auch Ssobolew gibt in einer vorläufigen Mitteilung (1900) an, daß er in zwei Fällen von Diabetes keine Inseln auffinden konnte.

Opie (1901), welcher zwei Formen von chronischer Entzündung des Pankreas, eine interlobuläre und eine interazinöse, unterscheidet, stellte in einem Falle von Diabetes ein Übergreifen der erst erwähnten Entzündungsform auf die Inseln fest und in zwei weiteren Fällen von Diabetes das Vorhandensein der zweiten Entzündungsform, welche nach seiner Angabe immer auch die Inseln befällt, wobei entlang den Kapillaren der Inseln grobe Züge faserigen, die Reihen der atrophischen Inselepithelien voneinander trennenden Bindegewebes auftreten. In einem dieser 2 Fälle fanden sich überdies in allen Teilen des Pankreas schmale Felder, in welchem die Parenchymzellen durch eine hyaline, den Kapillaren dicht anliegende Masse ersetzt waren; die Felder entsprachen nach ihrer Größe häufig den Inseln oder waren noch größer.

In einer zweiten Arbeit berichtete Opie über einen Fall von Diabetes, in welchem nach seiner Ansicht der ursächliche Zusammenhang zwischen der Veränderung der Inseln und dem Diabetes noch viel deutlicher nachzuweisen war. Das Zwischenbindegewebe des Pankreas zeigte nur hier und da eine geringe Vermehrung; in den Inseln fanden sich mit der Wand der Kapillaren zusammenhängende, rundliche oder unregelmäßige, hyaline und durch Eosin sich färbende Massen, die zum Teil die Epithelien ersetzten, während die übrigen Epithelien schmal erschienen oder schon größtenteils verschwunden waren, oder die hyaline Masse nahm bereits die ganze Insel ein. — Opie nimmt mit einiger Zurück-haltung an, daß es sich bei der geschilderten Veränderung um eine hyaline Degeneration der Inselepithelien handle.

Im Jahre 1902 berichtete Opie über 29 von ihm untersuchte Fälle von chronischer, interstitieller Pankreatitis, bei welcher vorwiegend das interlobuläre und nur sekundär das interazinöse Bindegewebe ergriffen und die Inseln verschont geblieben waren. Werden auch diese befallen, so ist meistens Diabetes vorhanden. Opie teilt zwei solche Fälle mit.

Weichselbaum und Stangl konnten fast gleichzeitig mit Opie im Jahre 1901 in 17 Fällen von Diabetes nebst Verminderung der Zahl der Inseln in diesen deutliche Ver-änderungen nachweisen. Ein Jahr später (1902) berichteten sie über weitere 13 Fälle von Diabetes mit entsprechenden Inselveränderungen, von welchen sie, von der gleichzeitig nachgewiesenen Verminderung der Inselzahl abgesehen, drei Formen unterschieden: eine einfache Atrophie, eine Vakuolisation (hydropische Degeneration?) der Inseln und eine Wucherung des Inselbindegewebes; die beiden erstgenannten Veränderungen waren am häufigsten. Die noch vorsichtig gehaltene Schlußfolgerung der beiden Forscher ging dahin, daß die bisherigen Untersuchungen über die Veränderungen der Inseln bei Diabetes sehr zugunsten der Ansicht sprechen, derzufolge der Pankreasdiabetes durch eine Erkrankung der L.I. verursacht werden könne.

Zwischen der ersten und zweiten Mitteilung Weichselbaums und Stangls sind noch von anderen Untersuchern Veröffentlichungen über die Veränderungen des Pankreas bei Diabetes erschienen. Von diesen schloß sich Herzog auf Grund seiner Untersuchung von 5 Diabetesfällen im allgemeinen der eben erwähnten Ansicht über die Natur der Ver-änderungen in den Inseln an.

Auch WRIGHT und JOSLIN bekannten sich zur Meinung, daß Veränderungen der L.I. einen wichtigen Faktor in der Pathologie des Diabetes bilden.

M. B. SCHMIDT hatte unter den 23 von ihm untersuchten Fällen von Diabetes in 8 Fällen gar keine, in weiteren Fällen keine namhaften, in noch anderen Fällen aber schwere Veränderungen im Pankreas beobachtet, und zwar einmal eine hyaline Degeneration der Inseln, einmal eine fast isolierte kleinzellige Durchsetzung der Inseln — in einzelnen Fällen waren auch dicke, bindegewebige Scheiden um die Gefäße vorhanden — und in zwei weiteren Fällen die von OPIE als interazinöse Form bezeichnete chronische Pankreatitis, welche auf zahlreiche Inseln übergegriffen hatte. Er meinte, daß diese Befunde gewiß der Bedeutung der Inseln für die Zuckerverbrennung das Wort sprechen, möchte sie aber nicht ganz rückhaltlos anerkennen, weil erstens die Zahl der positiven Beobachtungen noch viel zu klein sei, und weil er in zwei anderen Fällen von Diabetes eine chronische Pankreatitis gefunden hat, bei welcher die Inseln eine Neubildung und Vergrößerung erfahren hatten. Allerdings setzt er hinzu, daß es sich nicht bestimmen lasse, ob die neugebildeten Inseln auch in der Funktion den vorgebildeten gleichkommen, weshalb es schwierig sei, diese Fälle von chronischer Pankreatitis für die aufgeworfene Frage zu verwerten.

SSOBOLEW berichtete in einer ausführlichen Abhandlung über 15 Fälle von Diabetes. In zwei dieser Fälle, in denen der Krankheitsverlauf unbekannt war, wiesen die Inseln keine Veränderungen auf, in 4 Fallen konnten Inseln überhaupt nicht gefunden werden und in den übrigen 9 Fallen wurde eine bedeutende Verminderung der Inselzahl festgestellt, wobei in 2 Fällen die noch vorhandenen Inseln einfache Atrophie mit Pyknose der Kerne und Vakuolisation mit Chromatolyse der Kerne zeigten. Er hatte zum Vergleich auch 17 Fälle von Sklerose des Pankreas mit Atrophie, 1 Fall von Sklerose bei erworbener und 5 Fällen von Sklerose bei angeborener Syphilis untersucht: in allen diesen Fällen waren die Inseln gut erhalten, und während des Lebens hatte auch kein Diabetes bestanden. Er bemerkt schließlich noch, daß seine Befunde mit den von WEICHSELBAUM und STANGL in ihrer ersten Mitteilung beschriebenen Veränderungen vollkommen übereinstimmen.

v. HANSEMANN hat in dem oben erwähnten Zeitraume eine Abhandlung veröffentlicht, in welcher er erklärt, daß die Inselveränderungen mit dem Diabetes gar nichts zu tun haben oder wenigstens nur in einem lockeren Zusammenhange mit ihm stehen. In den 34 von ihm untersuchten Fällen von Diabetes fehlten die Inseln niemals; aber er führt doch an, daß in 6 Fällen die Inseln, nicht alle, von hyalinem Bindegewebe durchsetzt waren und daß ihm eine solche Veränderung ohne Diabetes bisher nicht vorgekommen sei.

HOPPE-SEYLER (1904) hatte das Pankreas älterer Personen einerseits in 9 Fällen von Diabetes und andererseits in 9 Fällen ohne Diabetes untersucht. In beiden Gruppen von Fällen fand er Sklerose der Arterien in verschiedener Stärke und Ausbreitung, ferner Wucherung des Bindegewebes, im wesentlichen vom Charakter einer chronischen, meist interazinösen und oft mit Fettinfiltration verbundenen Entzündung nebst nachfolgender Atrophie des Drüsenparenchyms, welche in den Diabetesfällen stärker ausgesprochen war als in den Fällen ohne Diabetes. Besonders hervorstechend war aber der Unterschied bezüglich des Verhaltens der Inseln. Diese zeigten nämlich bei Diabetes stets Veränderungen, und zwar je nach der Stärke der Stoffwechselanomalie in verschiedenem Grade und Ausdehnung. In den schweren Fällen waren die Inselepithelien im Zerfall begriffen oder zugrunde gegangen, während das Bindegewebe in und um die Inseln vermehrt erschien. In den ausgesprochensten Fällen waren die Inseln oft ganz sklerotisch oder mit hyalinen Massen „gefüllt".

Um einen Überblick über die Häufigkeit der Glykosurie bei Arteriosklerose zu gewinnen, prüfte HOPPE-SEYLER eine Reihe von einschlägigen Fällen auf alimentäre Glykosurie. Hierbei zeigten von den Personen, welche an Arteriosklerose litten, aber keine Säufer waren, $28,5^0/_0$ alimentäre Glykosurie; war zugleich ein chronischer Alkoholismus vorhanden, so stieg die Zahl auf $34^0/_0$. Dagegen zeigten Potatoren ohne Arteriosklerose bedeutend geringere Werte.

SAUERBECK, welcher im Jahre 1904 eine sehr genaue Zusammenstellung des Schrifttums über Diabetes verfaßte, kommt auf Grund fremder und eigener Untersuchungen zu dem Schlusse, daß kein Anlaß vorliege, die sog. Inseltheorie aufzugeben. Solange die Inseln bei der experimentellen Zerstörung des Drüsenparenchyms erhalten bleiben, trete kein Diabetes auf; werde aber das noch Inseln enthaltende Pankreas herausgenommen, so entstehe Diabetes. Auch pathologisch-anatomisch könne sich das Drüsenparenchym stark verringert erhalten, ohne daß Diabetes auftrete. Schwere Veränderungen der Inseln seien fast ausnahmslos nur in Fällen von Diabetes beobachtet worden; in der Mehrzahl der Diabetesfälle werden leichtere oder schwerere Veränderungen der Inseln gefunden. Da es aber Fälle von Diabetes gebe, in denen das Drüsenparenchym allein erkrankt ist, und auch Fälle, in welchen Drüsenparenchym und Inseln normal sind, lasse sich die Annahme eines Diabetes, der auf einer rein funktionellen Störung beruht, nicht umgehen.

Aus der Zusammenstellung Sauerbecks ist zu entnehmen, daß schon damals (1904) eine reiches Schrifttum über den Diabetes mellitus bestand, das in den folgenden Jahren noch einen beträchtlichen Zuwachs erhielt. Aber auch in diesem neueren Schrifttum finden wir bezüglich der Anschauung über die Rolle der Inseln beim Diabetes den alten Gegensatz unter den Verfassern, d. h. wir sehen diese auch jetzt noch in zwei Lager gespalten; das eine Lager umfaßt die Anhänger der sog. Inseltheorie, also jene Forscher, welche den Veränderungen der Inseln den allein maßgebenden Einfluß auf die Entstehung des Diabetes zuschreiben, während sich in dem anderen Lager die Gegner dieser Theorie finden. Schließlich kann man noch eine dritte Gruppe von Forschern unterscheiden, nämlich jene, welche zwischen den beiden gegensätzlichen Anschauungen eine vermittelnde Stellung einnehmen.

Was die seit 1904 von den Anhängern der Inseltheorie veröffentlichen Abhandlungen über die Veränderungen des Pankreas, insbesondere der Inseln, bei Diabetes betrifft, so soll hier nur auf folgende näher eingegangen werden.

Mac Callum, welcher 2 Fälle von Diabetes mikroskopisch untersucht hatte, fand einerseits Inseln von gewöhnlicher Größe, aber mit einem durchsichtigen Protoplasma ihrer Epithelien, in welchem oft schmale, rundliche Körperchen lagen, andererseits vergrößerte Inseln, in welchen die Epithelien bloß einreihig angeordnet waren und mit ihrer Längsachse senkrecht zu den Zellbalken standen; an vielen Stellen waren solche Zellbalken ganz für sich in das Drüsenparenchym eingeschaltet. Mac Callum ist der Ansicht, daß man die Entstehung des Diabetes in seinen 2 Fällen entweder durch eine außerhalb des Pankreas gelegenen Ursache erklären könne, welche den Inseln eine übermäßige Leistung auferlegte und hierdurch eine ausgleichende Vergrößerung und wahrscheinlich auch eine Neubildung der Inseln aus dem Drüsenparenchym veranlaßte, oder die wenigen normalen Inseln in den beiden Fällen sind der nach dem Untergange der meisten Inseln übrig gebliebene Rest, wodurch es zum Diabetes, weiterhin auch zu einer Regeneration von Inseln aus dem Drüsenparenchym kam. Obwohl Mac Callum, wie man sieht, zu jenen Forschern gehört, die eine Neubildung von Inseln aus dem Drüsenparenchym annehmen, so kann er doch zu den Anhängern der Inseltheorie gezählt werden, weil er die Ursache des Diabetes entweder in einer übermäßigen Inanspruchnahme der Inseln oder in dem Zugrundegehen der meisten von ihnen erblickt. Von Interesse ist seine Beobachtung auch insofern, als er einerseits eine Veränderung in den Inselepithelien schildert, welche der von Weichselbaum bei Diabetes häufig angetroffenen hydropischen Degeneration sehr ähnlich ist, andererseits als neugebildete Inseln Formen beschreibt, die jenen Inseln gleichen, von welchen Weichselbaum seinerzeit nachwies, daß sie durch Regeneration aus dem Epithel von kleinen Ausführungsgängen entstehen bzw. als rudimentäre Inseln anzusehen sind.

v. Halász stellte von neuem die Behauptung auf, daß beim Diabetes älterer Leute oft auffällige Veränderungen der Inseln (hyaline Degeneration, Sklerose, Blutungen, Atrophie, Verminderung der Inselzahl) vorhanden sind, welche an einen ursächlichen Zusammenhang mit dem Diabetes denken lassen. Außer den Inseln war zwar auch jedesmal auch das Drüsenparenchym erkrankt, aber die Erkrankung der Inseln war stets überwiegend. Beim Diabetes älterer Leute fand v. Halász ferner Arteriosklerose, die entweder isoliert und dann meist auf die Inseln beschränkt vorkam oder alle Arterien ergriffen hatte. Er sieht die Gefäßsklerose als die Ursache der Krankheit an. Beim Diabetes jugendlicher Personen waren aber die Veränderungen des Pankreas so unbedeutend, daß man eher an eine angeborene Anomalie, und zwar an eine Hypoplasie der Inseln denken könnte.

Lubarsch schließt aus seinen Untersuchungen von 50 Diabetesfällen und zahlreichen Vergleichsuntersuchungen, daß Diabetes nur bei jenen Veränderungen des Pankreas entsteht, welche die Inseln treffen und nicht mit Hypertrophie oder Regeneration dieser einhergehen. Wenn es bei schweren Veränderungen des Pankreas nicht zum Diabetes kommt, so ist dies darauf zurückzuführen, daß noch eine Hypertrophie oder eine fast adenomartige Wucherung der Inseln möglich war. Das geht auch aus einer Beobachtung Ohlmachers hervor, welcher in einem Falle $^4/_5$ der Inseln hyalin degeneriert, die übrigen Inseln aber hypertrophisch fand, ohne daß Diabetes aufgetreten war.

Ssobolew fand in gewissen Fällen von Diabetes nicht nur keine Verminderung der Inselzahl, sondern sogar sehr zahlreiche und große Inseln, welche durch Wucherung des Epithels der Ausführungsgänge entstanden waren. In solchen Fällen könne man nach Ssobolew eine Minderwertigkeit, ein mangelhaftes Arbeiten der neugebildeten Inseln annehmen, sei es infolge einer unvollständigen Ausbildung ihrer Zellen, oder weil die neugebildeten Inseln in keiner nahen Verbindung mit den die Funktion der normalen Inseln regelnden Nerven stehen.

Von besonderer Wichtigkeit sind die Untersuchungen von Russel L. Cecil, Saltykow und Heiberg, denen noch aus jüngerer Zeit die bedeutsamen Untersuchungen von B. Fischer und von Martius anzureihen sind.

Der Erstgenannte kam bei seinen Untersuchungen von 90 Diabetesfällen zu folgenden Ergebnissen:

Nur in 12% der untersuchten Fälle bestanden keine Veränderungen des Pankreas; aber in beiläufig der Hälfte dieser negativen Fälle war die Größe des Pankreas oder die Zahl der Inseln geringer als in der Norm. In 75% der Fälle mit negativem Befund betrug das Lebensalter weniger als 30 Jahre.

In den übrigen Fällen waren beständig Veränderungen der Inseln vorhanden (Sklerose, hyaline Degeneration, leukozytäre Infiltration, Hypertrophie). Der Untergang der Inseln kann mit ausgleichender Vergrößerung der anderen Inseln verbunden sein.

In 37% der Fälle bestand auch eine interazinöse Pankreatitis, die fast immer mit Arteriosklerose verbunden war.

Saltykow, der 9 Fälle von Diabetes untersucht hatte, fand hierbei stets Veränderungen in den Inseln, und zwar teils Sklerose, teils hyaline Degeneration. Als besonders für die Inseltheorie sprechend führt er einerseits einen Fall von sehr schwerem Diabetes an, in welchem das Pankreas makroskopisch unverändert erschien, mikroskopisch aber die Inseln teils hyaline Degeneration, teils Sklerose und Atrophie zeigten, andererseits einen Fall ohne Diabetes, in welchem das Pankreas eine sehr hochgradige Sklerose (infolge Verlegung des Ausführungsganges durch einen Stein) aufwies, während die Inseln in reichlicher Menge vorhanden und vergrößert waren. Schließlich teilt er einen Fall mit, in welchem er vermutet, daß der Diabetes nach Regeneration der Inseln geschwunden war. Er hält die Inseltheorie noch nicht für vollkommen bewiesen, erklärt es aber für unberechtigt, von einem krassen Widerspruche zwischen den Ergebnissen des Tierversuches und den Befunden beim Menschen zu sprechen.

Heiberg, welcher schon früher, wie an einer anderen Stelle mitgeteilt wurde, eine exakte Methode zur Bestimmung der Inselzahl angegeben hatte, erwarb sich ein besonderes Verdienst durch den Nachweis, daß bei Diabetes die Zahl der Inseln sehr häufig verringert ist, so daß in solchen Fällen auf Grund des „quantitativen Defektes" der Inseln allein die Diagnose auf Diabetes mit großer Sicherheit gestellt werden könne; dies gilt nach Heiberg besonders für jene Fälle, die man früher als jeder Untersuchung trotzend angesehen hatte, weil in derartigen Fällen im Pankreasschweife, welcher für die Inselzählung der geeignetste Abschnitt ist und normalerweise per 50 qmm etwa 130 Inseln enthält, die Inselzahl durchschnittlich auf 30—40 herabsinken kann.

Von qualitativen Inselveränderungen erwähnt Heiberg die Einlagerung einkerniger Rundzellen, welche die Inseln nicht nur umgeben, sondern auch in ihr Inneres entlang den Gefäßen eindringen können, und ferner eine die Mitte zwischen der hydropischen und der hyalinen Degeneration haltende Veränderung, bei welcher die Epithelien im Zentrum der Inseln zugrunde gegangen sind, ohne daß aber diese Stelle das homogene Aussehen und die Färbung des Hyalins aufweist.

Nach Heiberg gelingt es immer in Fällen, die an Diabetes mellitus gestorben sind, Veränderungen der Bauchspeicheldrüse nachzuweisen, man könne aber nur bei der Form der Pankreasveränderungen, bei der das exkretorische Drüsenparenchym unbeschädigt ist, mit Sicherheit den pathologisch-anatomischen Beweis führen, daß es die L.I. sind, die den Einfluß auf den Zuckerstoffwechsel ausüben.

In seinem Werke „Die Krankheiten des Pankreas" behandelt Heiberg die pathologische Anatomie und die Ursachen des Diabetes in sehr eingehender Weise und von einem ganz neuen Gesichtspunkte, welchen er teils durch seine eigenen, teils durch die Untersuchungen von Weichselbaum gewonnen hat; auf die geringen Unterschiede, welche in diesem Werke zwischen seinen und Weichselbaums Anschauungen hervortreten, soll später eingegangen werden. Mit besonderem Nachdruck betont Heiberg — und dies mit Recht — daß es beim Diabetes nicht so sehr auf das Vorhandensein gewisser spezifischer Inselveränderungen ankommt, sondern es entstehe der Diabetes dann, wenn die Inselerkrankung, gleichgültig welcher Art sie sei, einen gewissen Grad und Umfang erreicht hat. Es ist also nicht die Art, sondern die Menge der Inselveränderungen maßgebend. Kommt es zu Neubildung oder Hypertrophie der Inseln, so bleibt der Diabetes unter Umständen aus oder kommt zur Ausheilung.

(Über die Bewertung der numerischen Verhältnisse der L.I. bei Diabetes siehe diesen Teil, Kapitel C, „Die Verminderung der Zahl und Größe der L.I." auf S. 685.)

Thoinot und Delamare fanden unter 7 Fällen von Diabetes 5 mal Veränderungen in den Inseln (Plasmolyse der Inselepithelien, Pyknose ihrer Kerne, Sklerose der Inseln und Verminderung ihrer Zahl) und neigen daher der Ansicht zu, daß die Ursache des Diabetes in einer Insuffizienz der Inseln liege.

Visentini, welcher zwar in Fällen ohne Diabetes die Inseln normal und in Fällen mit Diabetes verändert gefunden hatte, hält es doch für verfrüht, mit voller Sicherheit zu behaupten, daß die Inseln bei der Pathogenese des Diabetes eine Rolle spielen, glaubt aber, daß eine solche Annahme in ernste Erwägung gezogen werden müsse.

Simmonds fand bei einem Material von 150 Diabetesfällen, daß in $90^0/_0$ der Diabetiker eine krankhafte Veränderung des Pankreas nachweisbar war. Von 58 makroskopisch unveränderten Bauchspeicheldrüsen zeigten histologisch 44 Läsionen, die, abgesehen von inter- und intralobulärer Bindegewebswucherung, vor allem die L.I. betrafen. Simmonds betont das häufige Zusammenvorkommen von Arteriosklerose und Diabetes mit der hyalinen Degeneration der Inseln, welche Veränderung aber auch bei nichtdiabetischen Individuen mit Gefäßsklerose vorkommt. Aus dem regelmäßigen Befallensein der L.I. beim Diabetes schließt Simmonds auf die große Bedeutung dieser Gebilde für die innere Sekretion.

B. Fischer stellt sich in seiner Abhandlung bezüglich aller wichtigen Punkte auf Seite der Anhänger der Inseltheorie. Auch von seinen pathologisch-anatomischen Erfahrungen behauptet er, daß sie durchaus für die Inseltheorie sprechen. Sehr lehrreich ist der zweite der von ihm am Schlusse seiner Abhandlung mitgeteilten beiden Diabetesfälle. Er betrifft einen jungen Mann, bei welchem der Krankheitsverlauf sich über mehrere Jahre unter häufigen Remissionen hingezogen hatte. Es waren (so wie im ersten Falle) nur die Inseln verändert, und zwar zeigten sie teils eine ungemein starke Vermehrung und Vergrößerung, teils Sklerosierung und hyaline Degeneration nebst ausgedehnter Verkalkung; die Neubildung der Inseln ging in unzweifelhafter Weise von den Ausführungsgängen aus.

Der Autor kommt auf Grund seiner eigenen Beobachtungen, sowie des gesamten bisher vorliegenden Untersuchungsmateriales zu dem Schlusse, daß „durch unsere gesamten experimentellen, chemischen und histologischen Kenntnisse die Pankreasinseltheorie des Diabetes heute als die nach allen Richtungen best fundierte gelten muß".

Martius hat 35 Fälle von Diabetes meist schwerer Art untersucht und überdies 8 Fälle von Patienten, bei denen „nur vorübergehend längere oder kürzere Zeit ein Diabetes festgestellt war oder bei denen vor dem Tode Zucker im Urin gefunden wurde, ohne daß es sich um einen ausgesprochenen Diabetes handelte". — In allen Fällen fand Martius in einer Reihe von Inseln histologische Veränderungen, und zwar vornehmlich der 3 Gruppen: Sklerose, hyaline und hydropische Degeneration. Die Beschreibung dieser Veränderungen stimmt im wesentlichen mit der seiner Zeit von Weichselbaum gegebenen überein. In einer Reihe von Diabetesfällen konnte Martius auch eine starke Abnahme der Inselzahl nachweisen. Da Martius in den meisten Fällen auch bei schwerem Diabetes neben veränderten auch ganz normale Inseln nachweisen konnte, glaubt er, daß die Behauptung, der Diabetes beruhe auf einer Veränderung oder Erkrankung der Inseln, zu weitgehend sei, zumal auch bei Pankreasdrüsen von Nichtdiabetikern zuweilen eine gleichstarke Abnahme der Zahl der L.I. vorkomme. Darum könne auch aus der Anzahl der Inseln kein Schluß auf das Bestehen eines Diabetes gezogen werden.

E. J. Kraus untersuchte anläßlich seiner systematischen Studien über die Veränderungen der Hypophyse und der übrigen endokrinen Organe beim Diabetes in 38 Fällen (bei Individuen von 14 bis 77 Jahren) das Pankreas histologisch und fand in allen Fällen Art- und Mengenveränderungen an den Inseln, nur in einem Falle, der einen 77jährigen Diabetiker betraf, waren die Inseln so gut wie nicht verändert und schienen auch nicht vermindert zu sein[1]. Die histologischen Veränderungen an den Inseln in diesen 38 Fällen bestanden 18mal in hydropischer Degeneration in verschiedener Ausdehnung, zum größten Teil mit nachfolgender Atrophie, und zwar bei Diabetikern aller Altersstufen, wenngleich weit häufiger und ausgebreiteter bei jüngeren Individuen. Ausschließlich Atrophie der L.I. (ohne Zeichen dafür, daß dieselbe aus einer hydropischen Degeneration hervorgegangen wäre) konnte E. J. Kraus in 12 Fällen nachweisen, wobei immer wieder größere, mit unversehrtem Epithel versehene, offenbar regenerierte Inseln auffielen. Diese anscheinend „primäre" Atrophie war vor allem bei jungen Diabetikern anzutreffen. So zeigten von 7 Diabetikern im Alter von 14 bis 18 Jahren nicht weniger als 5 lediglich Zeichen von Atrophie der Inseln und nichts von hydropischer Degeneration, was E. J. Kraus auch veranlaßt hat, neben der konsekutiven, aus der hydropischen Degeneration der Inseln hervorgehenden Atrophie eine primäre Atrophie des Inselapparates anzunehmen, welche Annahme mit der Auffassung Weichselbaums insofern übereinstimmt, als auch dieser Autor die Möglichkeit nicht ausschließen will, daß die Inselatrophie in einem oder dem anderen Falle auch durch einen anderen Prozeß als die hydropische Degeneration hervorgerufen werden kann. Hyaline Degeneration fand Kraus nur in 4 Fällen bei Individuen von 54 bis 64 Jahren, von denen bei 3 neben der hyalinen Degeneration auch einfache Atrophie der Inseln feststellbar war. In 3 Fällen (bei Individuen von 46 bis 61 Jahren) zeigten die Inseln intrainsuläre bzw. auch periinsuläre Bindegewebswucherung mit Atrophie des Inselepithels, in einem Fall neben hydropischer Degeneration, in einem anderen Falle neben einfacher Atrophie der Inseln.

[1] Eine Zählung der Inseln wurde in diesem Falle allerdings nicht vorgenommen, sondern der Gehalt an Inseln nur schätzungsweise bestimmt.

Veränderungen an den Tubuli im Sinne einer Atrophie zeigten von 38 Fällen aller Altersstufen 35, wenngleich die Atrophie in den meisten Fällen eine nur partielle war, und neben dem atrophischen auch noch verschieden reichlich wohlerhaltenes Drüsengewebe vorlag. Ein durch das Alter der Leute verursachter Unterschied bestand nur insoferne, als Vermehrung des Zwischenbindegewebes und besonders des Fettgewebes bei den Diabetikern der hohen Altersklassen im allgemeinen viel häufiger nachweisbar und mächtiger entwickelt war als bei den jüngeren Diabetikern.

Ausgesprochene bzw. hochgradige Lipomatose zeigten 13 Diabetiker, von denen der jüngste 49 Jahre alt war.

Bemerkenswert erscheint, wie aus den Protokollen von E. J. KRAUS hervorgeht, wie häufig sich beim Diabetes junger Menschen eine akute bzw. chronische interstitielle Pankreatitis nachweisen läßt. So fand KRAUS eine serös-zellige Infiltration des Interstitiums (mit Rundzellen) bei einem 14jährigen Knaben, eine serös-zellige Pankreatitis mit eosinophilen und neutrophilen Leukozyten und mit Lymphozyten bei einem 16jährigen Knaben, eine chronische interstitielle Pankreatitis mit Bindegewebsvermehrung bei einem 17jährigen, rundzellige Infiltration des Interstitiums bei einer 25jährigen Frau, eine seröse bis serösleukozytäre Pankreatitis bei einem 26jährigen und eine serös-zellige Infiltration des Interstitiums (mit reichlichen einkernigen Zellen) bei einem 33jährigen Manne. — Bei älteren Individuen von 46 Jahren aufwärts fand sich unter den Fällen von KRAUS 3mal eine chronische Pankreatitis interstitialis mit Fibroblastenwucherung und rundzelliger Infiltration.

In 10 Fällen fand E. J. KRAUS die von WEICHSELBAUM beschriebenen azidophilen Zellen, meist in Gruppen angeordnet, ohne Bevorzugung einer bestimmten Altersstufe, wobei das jüngste Individuum mit dem Befund azidophiler Zellen 17, das älteste 63 Jahre zählte.

Die Frage, ob die Erkrankung der Inseln allein für den Diabetes verantwortlich zu machen ist, oder, wie besonders von SEYFARTH und HERXHEIMER angenommen wird, eine Erkrankung des ganzen Pankreas, möchte E. J. KRAUS im Sinne der Inseltheorie von WEICHSELBAUM beantworten. Aus dem Umstand, daß in den meisten Fällen von Diabetes auch eine verschieden starke Atrophie der Tubuli besteht, muß nicht unbedingt der Schluß gezogen werden, daß auch die Tubuli in ursächlicher Beziehung zum Diabetes stehen. Angenommen, daß, wie SEYFARTH behauptet, die Inseln Brennpunkte darstellen würden, von denen sowohl im fetalen als auch im postfetalen Leben der allergrößte Teil des Drüsenparenchyms seinen Ausgang nimmt, erschiene es verständlich, daß bei Erkrankung und Untergang der Inseln als Regenerationszentren der Ersatz der verbrauchten Tubuli ausbleibt oder nur mangelhaft vor sich geht, und es daher über kurz oder lang zum Schwund derselben kommen muß, abgesehen davon, daß als Ursache der Tubulusatrophie noch andere Momente in Frage kommen, so die allgemeine Atrophie der Kranken, zirrhotische Prozesse des Pankreas, Lipomatose usw.

NAKAMURA untersuchte 14 Fälle von Diabetes und 2 Fälle von Glykosurie bei Individuen von 24 bis 67 Jahren, 5 Männern und 11 Frauen. Unter den Veränderungen der L. I. nimmt bei den Fällen von NAKAMURA die Atrophie die erste Stelle ein. Ebenso wie E. J. KRAUS fand NAKAMURA Atrophie der Epithelien selbst in großen, hypertrophischen Inseln. Entzündliche Veränderungen an den Inseln fand NAKAMURA in keinem der Fälle. In allen Fällen zeigten die Inselepithelien einfach brechende Lipoide, und zwar im allgemeinen reichlich und in feintropfiger, manchmal aber auch grobtropfiger Form. In den hypertrophischen Inseln waren Lipoide nur spärlich zu finden. Hydropische Degeneration der Inselzellen fand NAKAMURA in zweien seiner Fälle, und zwar bei älteren Individuen (von 65 und 67 Jahren). Bei einer 63jährigen Frau sah NAKAMURA neben hochgradiger Lipomatose des Pankreas eine Reihe von L.I. innerhalb des stark verfetteten Pankreasgewebes mit Veränderungen, die einer Nekrose der Inselzellen glichen. 10 Fälle zeigten eine Verbreiterung des intrainsulären Bindegewebes, worin NAKAMURA eine sekundäre, mit der Atrophie des Inselepithels in Zusammenhang stehende Erscheinung erblicken möchte; in 2 dieser Fälle fand sich außerdem hyaline Degeneration des gewucherten Bindegewebes. In allen Fällen ließ das exkretorische Parenchym Atrophie und eine ungleichmäßige Verbreitung des Zwischengewebes neben Lipomatose verschiedenen Grades erkennen. In einem Fall von extremer Lipomatose fand der Autor isolierte Inseln neben Gefäßen und Nerven innerhalb des Fettgewebes. Der Ansicht von E. J. KRAUS über das Vorkommen einer genuinen primären Atrophie der L.I. bei Diabetes schließt sich NAKAMURA auf Grund eigener Befunde an.

Ein unbedingter Anhänger der Inseltheorie ist ferner ALLEN, der durch den Vergleich des klinischen Bildes mit dem Pankreasbefund zu dem Ergebnis gelangt ist, daß beim fortschreitenden, zum Koma führenden Diabetes vor allem die hydropische Degeneration der Inseln, dagegen bei Fällen, die infolge Intoleranz irgendeiner Diät gewissermaßen an Inanititon gestorben sind, Atrophie oder Sklerose der Inseln vorhanden ist. Besonders betont ALLEN den großen Einfluß des Ernährungsprozesses nicht nur auf den Verlauf und Ausgang des Diabetes, sondern auch auf das morphologische Bild des Pankreas.

Den Einfluß der Kost studierte ALLEN an Hunden, denen er das Pankreas bis auf einen zur Verhütung des Diabetes notwendigen Rest entfernt hatte. Wurden diese Tiere unzweckmäßig ernährt und überfüttert, dann erkrankten sie an Diabetes, und an den Inseln waren als Ausdruck des Zusammenbruches schwere Veränderungen nachweisbar. Nach 4 bis 7 Tagen trat nämlich eine starke Vakuolisierung der Inselepithelien ein, die zum vollständigen Untergang der Inseln führte, wenn die funktionelle Überbelastung weiter anhielt. Wurde dagegen rechtzeitig eine Entlastung des Zuckerstoffwechsels herbeigeführt, so bildeten sich die Veränderungen an den Inselepithelien wiederum zurück. — Nach ALLEN sollen es bloß die β-Zellen sein, die von der Veränderung ergriffen werden, so daß die übrig bleibenden Inseln nur noch aus wenigen α-Zellen bestehen, woraus ALLEN schließt, daß nur die β-Zellen das Hormon für den Kohlenhydratstoffwechsel liefern.

Die von ALLEN erzeugten Veränderungen der L.I. seien nicht die Ursache, sondern nur die Folge bzw. der Ausdruck des Diabetes[1].

Von den wichtigsten, in den letzten 25 Jahren veröffentlichten Arbeiten der Gegner der Inseltheorie sind folgende hervorzuheben:

KARAKASCHEFF fand bei Fortsetzung seiner früheren Untersuchungen in 5 Fällen von Diabetes nebst Atrophie des Drüsenparenchyms zwar gewisse Veränderungen in den Inseln, kommt aber zu dem Schlusse, daß nicht die Inseln allein, sondern das ganze Drüsenparenchym in ursächlicher Beziehung zum Diabetes stehe. Von den Inseln unterliege nur ein Teil den gleichen Veränderungen wie das Drüsenparenchym, während der größte Teil der Schädigung Widerstand leiste und sogar Veränderungen eingehe, welche in Bildung neuer Azini bestehen und die Bedeutung eines vikariierenden Ersatzes des zugrunde gegangenen Parenchyms haben. Die neugebildeten Azini verfallen aber den gleichen Veränderungen wie die zuerst geschädigten, so daß kein vollständiger Ersatz zustande kommen könne.

HERXHEIMER bezeichnet den Prozeß, welcher in den von ihm untersuchten Fällen dem Diabetes zugrunde lag, als Pankreaszirrhose. Das Wesen dieser liege in einer Degeneration mit starker Bindegewebsvermehrung und in zahlreichen Zeichen von Regeneration; die letzteren bestehen wieder in der Umbildung des atrophischen Drüsenparenchyms in Inseln und in der Entstehung von Gängen, teils aus alten Gängen, teils atrophischen Tubuli, teils aus Inselschleifen. HERXHEIMER schreibt dem Pankreas eine äußere und eine innere Sekretion zu. Den Zellen der Tubuli wohnt nach HERXHEIMER von Haus aus außer den Eigenschaften, welche die exkretorische Tätigkeit bedingen, auch eine innere, den Zuckerstoffwechsel regelnde Sekretion inne. ,,Die aus der gleichen Matrix stammenden Zellinseln verpassen infolge des Zusammenhangsverlustes mit Ausführungsgängen gewissermaßen den Anschluß an die äußere Sekretion". Infolgedessen könne sich eine vikariierende, physiologische Hypertrophie der anderen Tätigkeit, nämlich der inneren Sekretion in ihnen entwickeln, wozu die Inseln um so befähigter erscheinen, als sie mit reichlichen Gefäßen in Zusammenhang stehen. Nach der Auffassung HERXHEIMERs kommt also die Kohlenhydratstoffwechselkontrolle beiden Gewebsbestandteilen des Pankreas zu, sowohl den Inseln als auch den Tubuli, wenngleich bei dem den Diabetes bedingenden Funktionsausfall die Zellinseln die größere Rolle spielen. Von ausschlaggebender Bedeutung beim Zustandekommen eines Diabetes sei ferner die Regenerationsfähigkeit und ersetzende Neubildungsfähigkeit der Inseln.

Eine ähnliche Ansicht wird von M. FRAENKEL und von GUTMANN vertreten.

GELLÉ unterscheidet bei Diabetes zwei Formen von chronischer Pankreatitis. Die eine Form gehe von den Ausführungsgängen aus und führe zu schweren Veränderungen sowohl des Drüsenparenchyms als auch der Inseln, während die zweite Form von den Blutgefäßen ausgehe und Drüsenparenchym und Inseln zugleich befalle; in beiden Fällen finden sich angeblich Übergangsformen zwischen Inseln und Azini. GELLÉ erblickt im Diabetes den Ausdruck des vollständigen Versagens des Pankreas.

LABBÉ vermochte sich bei der Untersuchung von 16 Diabetesfällen zwar von der Häufigkeit der Inselveränderungen zu überzeugen, aber sie waren nicht in allen Fällen vorhanden. Er könne sich auch schwer vorstellen, wie in Fällen, in welchen nicht alle oder die allermeisten Inseln erkrankt sind, ein Diabetes entstehen solle, da im Tierversuch schon $^1/_3$ des Pankreas das Zustandekommen eines Diabetes verhindere. Man müsse daher in der Deutung der Veränderungen bei Diabetes noch sehr zurückhaltend sein. —

Den bisher angeführten Autoren kann noch PIAZZA insofern angereiht werden, als er, wie an anderer Stelle auseinandergesetzt worden ist, die mit der Diabeteslehre innig zusammenhängende Frage, ob die innere Sekretion des Pankreas an die Inseln allein oder zugleich an das Drüsenparenchym gebunden sei, unentschieden lassen will.

---

[1] Nach HEIBERG dürfte man die Ergebnisse der ALLENschen Untersuchungen nicht schlechtweg auf den Menschen übertragen, vor allem weil die Verhältnisse beim spontanen Diabetes des Menschen mit dem experimentell erzeugten Zustand beim Hunde nicht identisch sind.

BLEIBTREU greift, gestützt auf 2 von ihm untersuchte Fälle von Diabetes, auf die Pflügersche Theorie zurück, indem er behauptet, daß in dem einen Fall von Diabetes mit Fettgewebsnekrose des Pankreas diese die Nervenverbindung zwischen Duodenum und Pankreas aufgehoben habe, und in dem anderen Falle infolge Arteriosklerose starke Veränderungen in der Ernährung der Nervenzentren des Duodenums und der hiervon ausgehenden Nervenfasern hervorgerufen worden seien.

C. KOCH konnte in den 22 von ihm untersuchten Fällen von Diabetes keine spezifischen Veränderungen finden[1]. Er beobachtete 14mal Atrophie des Pankreas, 19mal Bindegewebssklerose, 14mal Lipomatose, 14mal Veränderungen der Größe und Gestalt der Inseln, 15mal Übergangsformen zwischen Azini und Inseln, 3mal hyaline Degeneration, 3mal zellige Infiltration, 3mal Blutungen und 5mal bösartige Gewächse des Pankreas. Er ist der Ansicht, daß die Inseln nur insofern eine Rolle bei Diabetes spielen, als sie sich bei insuffizient werdendem Drüsenparenchym an der Regeneration beteiligen, wodurch das bei Diabetes so häufige Vorkommen von Übergangsformen, von unfertigen Inselneubildungen und Inselvergrößerungen erklärt werden könne.

v. HANSEMANN, der entschiedenste Gegner der Inseltheorie, unterscheidet bei Diabetes 2 Gruppen von Veränderungen des Pankreas. Die erste umfaßt die Polysarzie, die Entzündung bei Steinbildung und verschiedene Formen der interstitiellen Entzündung. Alle diese Veränderungen führen aber nicht notwendig zum Diabetes, sondern erst in höherem Grade. In die erste Gruppe gehört auch die akute Pankreatitis und der Pankreaskrebs; wenn es bei letzterem nicht immer zum Diabetes kommt, so beruhe dies darauf, daß die Krebszellen die den Pankreasepithelien zukommende innere Sekretion bis zu einem gewissen Grade beibehalten können. Zur zweiten Gruppe rechnet v. HANSEMANN jene Veränderungen, welche er seinerzeit als Granularatrophie des Pankreas bezeichnet hatte. Hierher gehört die Mehrzahl der Diabetesfälle bei jungen Leuten und die Fälle des sog. Diabète maigre, auch ganz besonders die familiär auftretenden Diabeteserkrankungen. Das Pankreas erscheint hierbei verkleinert, seine Epithelien sind kleiner, stark granuliert, oft in Fettmetamorphose oder Auflösung; weiterhin kommt es sekundär zur Wucherung des Bindegewebes, die sich selbständig weiter fortsetzen und an der Zerstörung des Parenchyms beteiligen kann, so daß schließlich nur spärliche Reste von Parenchym übrig bleiben. An den Inseln, welche v. HANSEMANN bekanntlich als keine selbständigen Gebilde ansieht, konnte er bei Diabetes zwar viele der von WEICHSELBAUM beschriebenen Veränderungen beobachten, aber es gibt, wie er behauptet, Fälle von Diabetes, bei denen das Parenchym stark verändert und die Inseln ganz unversehrt sind, während man andererseits bei manchen Zwischenbindegewebswucherungen ohne Diabetes starke Veränderungen an den Inseln beobachten kann. Er schließt daher, daß man bei Diabetes regelmäßig Veränderungen des Drüsenparenchyms findet, daß aber die Inseln für die innere Sekretion von keiner Bedeutung sind, weil sie veränderliche Gebilde darstellen.

FAHR, der in 26 Fällen von Diabetes (teils mit raschem, tödlichen Verlauf, teils mit langsamem Verlauf, bei dem die Leute an einer interkurrenten Krankheit gestorben waren) das Pankreas untersucht hat, fand 18mal die HANSEMANNsche Atrophie, 10mal Atrophie und Verminderung der Inseln, 4mal hyaline Degeneration der Inseln, 2mal intrainsuläre Bindegewebsentwicklung und 2mal Blutungen. FAHR nimmt insofern eine vermittelnde Stellung zwischen v. HANSEMANN und den Anhängern der Inseltheorie ein, als er weder den HANSEMANNschen Standpunkt teilt, noch den Anhängern der strengen Inseltheorie, wie es WEICHSELBAUM und HEIBERG ist, beipflichten kann und zu dem Schlusse gelangt, daß weder das Parenchym allein, noch die Inseln allein die Regulierung des Zuckerstoffwechsels besorgen, sondern daß beide Teile, Parenchym und Inseln, bei der Erledigung dieser Aufgabe in Frage kommen.

SEYFARTH, der einen ähnlichen Standpunkt wie KARAKASCHEFF, HERXHEIMER, GELLÉ und FAHR einnimmt, untersuchte das Pankreas in 24 Fällen von Diabetes, von denen 18 dem jugendlichen Typus angehörten, während die übrigen 6 ältere Leute betrafen. — Erwähnenswert erscheint von den morphologischen Ergebnissen SEYFARTHs, die im allgemeinen von den anderen Autoren nicht abweichen, u. a. die Angabe, daß er in den allermeisten Fällen von Diabetes, besonders bei schwerer Inselerkrankung, eine sehr starke Wucherung der zentroazinären Zellen feststellen konnte, worin er zum Unterschied von WEICHSELBAUM, der diesem Befund bei Diabetes keine besondere Bedeutung beilegt, den Ausdruck einer Regeneration erblicken möchte[2]. Gleich anderen Forschern (KARAKASCHEFF,

---

[1] Auch WARREN und FOOT, die 26 Fälle von Diabetes mit einer Krankheitsdauer von 2 Monaten bis zu 30 Jahren pathologisch-anatomisch untersucht haben, halten die Veränderungen der Inseln gleichfalls für nicht spezifisch.

[2] E. J. KRAUS fand eine auffallend starke Vermehrung der zentroazinären Zellen in 2 von 38 untersuchten Diabetesfällen; in einem Fall mit Übergängen zu neugebildeten Inseln, anscheinend einer Neubildung von Inseln aus zentroazinären Zellen entsprechend.

Fahr usw.) sah auch Seyfarth fast in der Hälfte seiner Fälle Wucherungen der azidophilen Zellen von Weichselbaum.

In 2 Fällen glaubt er eine anscheinend selbständige Atrophie der Inseln gesehen zu haben, da Inseln mit hellen, protoplasmareichen Zellen nicht vorhanden waren, sondern nur Inseln mit dicht gelagerten, an Lymphozyten erinnernden Kernen. — Auffallend erscheint die Angabe Seyfarths, daß er hypertrophische Inselbildungen, die nach anderen Untersuchern recht häufig in diabetischen Bauchspeicheldrüsen anzutreffen sind, trotz reichlicher Regenerationsvorgänge nur selten zu Gesicht bekommen hat. In allen Fällen von Diabetes konnte Seyfarth die Neubildung von Inseln aus kleinen Ausführungsgängen beobachten, wobei von besonderer Wichtigkeit für die Regeneration die bei Diabetes mitunter ungeheure Vermehrung, ja adenomartige Wucherung der kleinen Ausführungsgänge erscheint. Die anatomische Grundlage des Diabetes bilden nach Seyfarth nicht ausschließlich die L.I., sondern das gesamte Drüsenparenchym stehe in kausaler Beziehung zu diesem. Erkrankungen sowohl des sezernierenden Parenchyms allein, als auch ausschließlich der L.I., meistens aber wohl die Schädigung beider Gewebsteile können die Entwicklung eines Diabetes zur Folge haben, wobei aber den Inseln eine bedeutendere Rolle beim Zustandekommen des Diabetes zugesprochen werden muß. Die allein ausschlaggebende Rolle, wie es die Inseltheorie will, kommt ihnen aber dabei nach Seyfarth nicht zu.

Ganz eigentümlich ist die Auffassung Seyfarths, daß es von den Formbestandteilen der Azini vor allem die zentroazinären Zellen sein dürften, deren Schädigung zum Diabetes führen soll. — An den bei Diabetes häufigen Übergangsbildern will Seyfarth erkennen, daß die Inseln besonders lebhaft neue Azini bilden, welche einen Ersatz für die zugrunde gegangenen darstellen sollen. — Die nach diesem Forscher sehr häufige Umwandlung des Drüsenparenchyms in Inselgewebe ist als ein reparatorischer Vorgang aufzufassen, vielleicht als Ausdruck des Bestrebens, die wichtige innere Sekretion möglichst zu erhalten. Dabei kommt den zentroazinären Zellen eine ganz besondere Rolle zu, und zwar im Sinne einer den Inseln, denen sie auch morphologisch völlig gleichen, entsprechenden Leistung. —

Eine Sonderstellung nimmt Hinselmann ein, indem er, wohl als einziger, die Ansicht vertritt, daß der Pankreasdiabetes ausschließlich auf den Mangel des äußeren Pankreassekretes im Darme zurückzuführen und durch eine der Menge nach ungenügende Nahrungsresorption zu erklären sei.

B. Makroskopische Beschaffenheit des Pankreas beim Diabetes mellitus.

Das Pankreas zeigt beim Diabetes für das freie Auge mitunter gar keine Abweichung von der Norm; in vielen Fällen sind aber Veränderungen deutlich wahrnehmbar.

Die auffallendste Veränderung besteht in der Atrophie des Organs, die sich durch Verschmälerung und Verkürzung des Pankreas und Verkleinerung der Läppchen bemerkbar macht. Mitunter erreicht die Atrophie einen sehr hohen Grad. Die Konsistenz des Pankreas ist hierbei unverändert oder aber vermehrt. Der Atrophie entspricht auch eine Herabsetzung des Gewichtes, welche nicht selten recht bedeutend ist, namentlich bei Personen zwischen 20 und 40 Jahren; so betrug in den von Weichselbaum untersuchten Diabetesfällen das geringste Gewicht (bei Personen über 20 Jahren) bloß 28 g, während das Gewicht eines normalen Pankreas des Erwachsenen nach Vierordt durchschnittlich mit ungefähr 97 g angenommen wird [1]. Herxheimer fand in den allermeisten Fällen von Diabetes ein Pankreasgewicht von 40 bis 50 g und als niedrigsten Wert ein Gewicht von 20 g, v. Halazs ein solches

---

[1] Einer Arbeit von Rössle „Beiträge zur Kenntnis der gesunden und kranken Bauchspeicheldrüse" sind nachstehende Gewichtswerte, wie sie von verschiedenen Untersuchern ermittelt worden sind, entnommen: Nach Krause beträgt das Gewicht des Pankreas 67—105 g, nach Testut beim Manne 70, bei der Frau 60 g, nach Clark 80—100 g, nach Joessel 60—70 g, nach Schirmer 162 g. Nach Vierordt beträgt das Gewicht des Pankreas beim Neugeborenen 3,5 g, beim Erwachsenen 97,6 g. In den Lehrbüchern finden sich folgende Zahlen: Bei Orth und Kaufmann 90—120 g, bei Sternberg (im Lehrbuch von Aschoff) 90—100 g. Heiberg führt Poirier an mit 70 g für das 20. bis 30. Jahr, mit 80 g für das 30. bis 50. Jahr, für das spätere Alter mit 60 g; bei Frauen 5—10 g weniger.

von 19 g. Wie hochgradig die Atrophie des Pankreas bei Diabetes werden kann, beweist ein Fall von SEYFARTH, in dem bei einer 73 jährigen Frau von 32 kg Körpergewicht vom Pankreas nurmehr der weite und bis an das äußerste Ende gut sondierbare Ausführungsgang übrig geblieben war. Von diesem Falle abgesehen fand SEYFARTH unter 289 Diabetesfällen als niedrigsten Wert das Gewicht von 23 g bei einer 50 jährigen Frau.

E. J. KRAUS hat in 46 Fällen von Diabetes bei Individuen beiderlei Geschlechtes im Alter von 14 bis 77 Jahren das Gewicht des Pankreas bestimmt und sehr wechselnde Werte erhalten. Das niedrigste Gewicht, nämlich von 19 g, zeigte eine 41 jährige Frau mit hochgradiger allgemeiner Atrophie. In der Mehrzahl der Fälle von sog. jugendlichen Diabetes war das Gewicht des Pankreas auf die Hälfte oder noch stärker herabgesetzt; doch fehlte es nicht an Fällen, in denen sich auch normale oder fast normale Werte ergaben. So hatte ein 17 jähriger Mann ein Pankreasgewicht von 72 g, ein 20 jähriger ein solches von 95 g und ein 26 jähriger ein Pankreasgewicht von 81 g, trotzdem histologisch atrophische Veränderungen sowohl an den Inseln als auch an den Läppchen vorhanden waren. Daß unter den Altersdiabetikern, deren Pankreas sehr oft infolge starker Fettgewebswucherung beträchtlich vergrößert war, auch ein vermehrtes Gewicht festgestellt wurde, erscheint fast selbstverständlich. Das höchste Gewicht, nämlich von 115 g, zeigte ein 61 jähriger Mann, bei dem Lipomatose des Pankreas, hydropische Degeneration, Atrophie und Sklerose der Inseln und eine akute hämorrhagische Pankreatitis im Kopf und Körper des Pankreas nachgewiesen wurde.

Erscheint das Zwischenbindegewebe stark vermehrt, dann zeigt das Pankreas eine Konsistenzvermehrung, die allerdings bei ganz frischem Material infolge der schon normalerweise nicht unbeträchtlichen Härte des Organs oft nicht deutlich hervortritt. Derbe Konsistenz eines bereits autolytisch veränderten Pankreas läßt dagegen auf eine stärkere Wucherung des Bindegewebes mit ziemlicher Sicherheit schließen. Eine absolute Vermehrung des interstitiellen Bindegewebes führt entweder zu einer Vergrößerung des Organs oder bei nachfolgender Schrumpfung auch zu Verkleinerung.

Die Atrophie des Pankreas mit Vermehrung des Bindegewebes bezeichnete v. HANSEMANN, der diesen Befund unter 40 Fällen von Diabetes 36 mal erheben konnte, als „Granularatrophie", ein Ausdruck, der wegen des Fehlens jeglicher Granulierung derartig veränderter Bauchspeicheldrüsen als irreführend vermieden werden sollte und durch die von FAHR und SEYFARTH verwendete Bezeichnung „HANSEMANNsche Atrophie" zu ersetzen wäre. Kennzeichnend ist nach v. HANSEMANN für die von ihm beschriebene Veränderung die scharfe Trennung der einzelnen Läppchen neben der derben Beschaffenheit des Organs.

HERXHEIMER und REITMANN schlagen in Analogie mit der Bezeichnung „Leberzirrhose" für die infolge von Bindegewebswucherung verhärteten Bauchspeicheldrüsen den Ausdruck „Pankreaszirrhose" vor, eine Bezeichnung, die sich unter den Pathologen immer mehr und mehr einzubürgern beginnt. In Übereinstimmung mit anderen Autoren betont HERXHEIMER, daß bei der Pankreaszirrhose ebensogut wie Bindegewebe auch Fettgewebe in der Bauchspeicheldrüse wuchern kann, wobei bald die eine Veränderung, bald die andere überwiegt.

In manchen Fällen von Diabetes findet sich eine Pankreaszirrhose mit einer auffallenden, rostbraunen oder ockerfarbenen, durch überreichliche Ablagerung von Hämosiderin bedingten Pigmentierung des Organs, die oft eine Teilerscheinung einer allgemeinen Hämochromatose darstellt und mit einer Pigmentzirrhose der Leber vergesellschaftet ist (Bronzediabetes)[1].

---

[1] Näheres siehe Teil V, Kapitel F. „Der Bronzediabetes (Seite 699).

Bei älteren Diabetikern, zwischen 50 und 80 Jahren, findet sich im Pankreas oft eine mehr oder weniger starke Fettgewebswucherung mit oder ohne Bindegewebsvermehrung, wobei das Organ von Fettgewebe teils umhüllt, teils derart durchwachsen ist, daß die einzelnen Läppchen durch das Fettgewebe oft weit auseinandergedrängt erscheinen (Lipomatosis pancreatis). Gewöhnlich ist in solchen Fällen das Gewicht des Pankreas vermehrt, mitunter wie in einem Fall von SEYFARTH, in dem das in eine Fettgewebsmasse umgewandelte Organ über 250 g wog, sogar sehr bedeutend. Meist handelt es sich bei dieser Veränderung um fettleibige Menschen, bei denen die Lipomatose des Pankreas eine Teilerscheinung einer allgemeinen Fettsucht darstellt.

Wie groß gegenüber den Fällen mit positivem Sektionsbefund die Zahl der Fälle ist, in denen das Pankreas makroskopisch nichts Krankhaftes erkennen läßt, geht aus einer Mitteilung SIMMONDS hervor, der bei 150 Diabetikern 92mal das Pankreas bei der Sektion unverändert fand. Unter den makroskopischen Veränderungen war am häufigsten die einfache Atrophie und zwar 45mal, dann starke Fettdurchwachsung (32 mal), seltener eine gröbere Induration (nur 12 mal) anzutreffen. Unter den Fällen mit Induration befanden sich 4, in denen ein Erweiterung der Ausführungsgänge und Steinbildung zu narbiger Verödung des Organs geführt hatte.

Der Verschluß des Ductus pancreaticus bzw. seiner Mündung oder eines seiner Hauptäste durch Steine oder Neubildungen (Karzinom, Sarkom) bildet verhältnismäßig selten die Ursache eines Diabetes.

So findet sich unter WEICHSELBAUMs 183 Fällen von Diabetes ein Verschluß des Ductus pancreaticus durch Steine nur 2mal, und unter 100 Fällen von HEIBERG war Steinatrophie des Pankreas 3 mal vorhanden; dagegen berichtet v. HANSEMANN 12 mal von Steinbildung unter 72 Fällen von Diabetes. Die Lithiasis pancreatis ist nach LANCEREAUX in $30\,^0/_0$, nach OSER in $34^0/_0$, nach LAZARUS in $45\,^0/_0$ und nach MÖCKEL, der bei seiner Berechnung nur genaue Angaben berücksichtigt hat, in $55^0/_0$ aller Fälle von Diabetes (bzw. Glykosurie) begleitet.

Der Ausführungsgang und seine Äste zeigen in solchen Fällen eine gewöhnlich sehr bedeutende zylindrische oder rosenkranzförmige Erweiterung, nebst chronischem Katarrh und mehr oder weniger hochgradige Verhärtung und Atrophie des Organs (chronische interstitielle Pankreatitis), die oft mit Lipomatose verbunden ist.

Fälle von Lithiasis pancreatitis mit Diabetes sind u. a. auch von GROSS, ATKINSON und HIRSCH, LABBÉ und VITRY, ein Fall mit vorübergehender Glykosurie von E. J. KRAUS beschrieben.

Nur in einem verhältnismäßig kleinen Teil der Fälle beobachtet man bei ausgedehnter Zerstörung des Pankreas durch bösartige Gewächse (z. B. Karzinom oder Sarkom) oder durch eitrige Pankreatitis einen echten Diabetes. So zeigten unter 107 von v. GERMERSHAUSEN zusammengestellten Fällen von Karzinom des Pankreas nur 4 Diabetes, während nach älteren französischen Untersuchern der Prozentsatz bedeutend höher sein soll (10 bis $25\,^0/_0$). Der Grund für das seltene Auftreten von Diabetes bei Pankreaskrebs bzw. bei Sarkom liegt darin, daß in solchen Bauchspeicheldrüsen die Inseln trotz des Tumors oft gut erhalten sind und zugrunde gegangene Inseln durch Neubildung zahlreicher großer Inseln wiederum ersetzt werden. (PEARCE, WEICHSELBAUM, SSOBOLEW, K. KOCH, v. HALÁSZ, SCHIROKOGOROFF, LANG usw.) Äußerst selten bilden gutartige Gewächse die Ursache für einen Diabetes, wie in einem Fall von KOCH, in dem der größte Teil des Pankreas von einem Lymphangioma cysticum ersetzt war.

Viel häufiger findet sich als Ursache einer Glykosurie oder eines echten Diabetes die akute hämorrhagische Pankreasnekrose oder Folgezustände nach einer solchen (Abszeß, Pseudozyste), wobei in der Regel um so eher eine Störung im Zuckerstoffwechsel zustande kommen wird, je mehr Pankreasgewebe der Nekrose bzw. Sequestrierung zum Opfer gefallen ist (KÖRTE, FRANKE, BENDA und STADELMANN, OEHLER, CARO und WINKLER, HEIBERG, HOLTIN, SCHOTT, SEBENIG usw.). (Über die Veränderungen des Pankreas syphilitischer und tuberkulöser Natur als Ursache des Diabetes siehe IX. Teil, Seite 723.)

Äußerst selten bilden Folgezustände nach unmittelbaren Pankreasverletzungen die pathologisch-anatomische Unterlage eines Diabetes. So berichtet FRANKE über einen Fall von Diabetes mellitus nach Pankreasverletzung und WELLS über posttraumatische Verkalkung des Pankreas mit Diabetes. ROCHS beschreibt einen Fall von Diabetes, der bei einem 26jährigen Pionier einige Monate nach einer Granatsplitterverletzung der linken Brusthälfte aufgetreten war. Bei der Sektion fanden sich ausgedehnte Verwachsungen zwischen der linken Lunge, Pleura, Zwerchfell, Milz und Pankreas, Narbenbildung in der Milz und bindegewebige Verhärtung des Pankreas mit weit fortgeschrittener Atrophie des Drüsenparenchyms.

Selten finden sich bei Diabetes Entwicklungsstörungen des Pankreas, die in einem ursächlichen Zusammenhang mit dem Leiden stehen (Fälle von GHON und ROMAN, DUSCHL u. a.). Bei den Fällen der genannten Verfasser handelte es sich um Leute mit Diabetes mellitus, bei denen eine Unterentwicklung des Pankreas oder genauer gesprochen eine mangelhafte Bildung einer der Pankreasanlagen wenn auch nicht unmittelbar zum Diabetes geführt hat, so doch infolge verminderter Leistungsfähigkeit des Organs das Zustandekommen der Zuckerstoffwechselstörung zumindest begünstigt haben dürfte.

Die Beobachtung von GHON und ROMAN betrifft ein 14jähriges idiotisches Kind mit Diabetes, bei dessen Sektion abgesehen von einer Reihe von Mißbildungen Körper und Schwanz der Bauchspeicheldrüse fehlte. Makroskopisch zeigte der vorhandene Teil, der einem hypertrophischen Pankreaskopf entsprach, im übrigen keine besonderen Veränderungen, histologisch dagegen hydropische Degeneration der L.I. mit nachfolgender Atrophie, Sklerosierung der Inseln und Vermehrung sowie rundzellige Infiltration des Zwischenbindegewebes. GHON und ROMAN, die die Mißbildung aus dem Mangel der dorsalen Pankreasanlage erklären, sind der Meinung, daß es sich um eine Insuffizienz der Drüse gehandelt hat, die jedoch bis zur Reifezeit kompensiert war, mit dem Eintreten der Geschlechtsreife und der damit gegebenen starken Inanspruchnahme aber in Erscheinung trat und zum Diabetes, der erst kurz vor dem Tode aufgetreten war, geführt hat.

Der zweite Fall, der von DUSCHL stammt, betrifft einen 21jährigen, immer gesund gewesenen Mann, bei dem nach Grippe Zeichen von Diabetes aufgetreten waren. — Bei der Sektion der stark nach Azeton riechenden Leiche ließ sich ein vollständiges Fehlen des mittleren und linealen Teiles der Bauchspeicheldrüse feststellen, wobei der vorhandene Kopfteil 3 zu 4 zu $^3/_4$ cm betrug. — Die histologische Untersuchung zeigte eine deutliche Zunahme des Zwischenbindegewebes mit partieller Hyalinisierung und an verschiedenen Inseln, die nicht vermindert waren, eine geringe Sklerosierung des peri- und intrainsulären Stützgewebes. — Der Diabetes trat in diesem Falle in Erscheinung, als infolge Schädigung durch eine akute Infektion das minderwertig angelegte Organ versagte.

Auch WEBER berichtet über einen Fall von jugendlichem Diabetes bei Unterentwicklung des Pankreas.

In einem Fall von HEIBERG fand sich eine ähnliche Veränderung des Pankreas, das einen wohl erhaltenen Kopfteil und ein von diesem nach links abgehendes kleines Korpusrudiment zeigte, doch wird die gleichzeitig vorhandene Glykosurie des 72jährigen Mannes von HEIBERG ursächlich nicht auf die genannte Entwicklungsstörung bezogen.

In mehreren von PRIESEL beobachteten Fällen von Bildungsanomalie des Pankreas, zum Teil von der gleichen Art wie in den oben erwähnten Fällen, waren keine Zeichen von Funktionsstörung seitens des Pankreas nachweisbar, ebensowenig in 2 entsprechenden, von KRISS beschriebenen Fällen.

Diesen bezüglich einer Störung des Zuckerstoffwechsels negativen Fällen vermag Verfasser einen selbst sezierten Fall gegenüberstellen, bei dem eine Anomalie des Pankreas von ganz der gleichen Art wie im Falle von GHON und ROMAN mit einem schweren, zum Tode führenden Diabetes mit starken Veränderungen an den Inseln vergesellschaftet war.

C. Mikroskopische Veränderungen beim Diabetes mellitus.

Die mikroskopischen Veränderungen der Inseln bei Diabetes treten nicht etwa in einer einzigen Form auf, sondern wir können mehrere Arten unterscheiden, denen gemeinsam ist, daß sie im Laufe der Zeit zu einer schweren Erkrankung, ja zu völligem Untergange der Inseln führen. Nachstehende 4 Formen der Inselveränderung kommen dabei in Betracht:

a) die hydropische Degeneration mit nachfolgender Atrophie (das elektive Inselleiden von WEICHSELBAUM);

b) die einfache Atrophie von SEYFARTH (primäre, genuine Atrophie von E. J. KRAUS);

c) die hyaline Degeneration und

d) die chronische peri- und intrainsuläre Entzündung (Inselsklerose).

a) Die hydropische Degeneration der Inseln.

Es ist dies jene Veränderung, welche WEICHSELBAUM und STANGL bereits im Jahre 1901 beschrieben und als Vakuolisation und Verflüssigung bezeichnet hatten. Die genannten Verfasser hielten es aber damals noch für fraglich, ob man die Bezeichnung ,,hydropische Degeneration'' gebrauchen dürfe, und erst in der im Jahre 1910 erschienenen Abhandlung von WEICHSELBAUM wählte dieser, nachdem er die Einzelheiten der betreffenden Veränderungen in zahlreichen Fällen untersucht hatte, mit Bestimmtheit den Ausdruck ,,hydropische Degeneration''.

Sie befällt einzelne oder viele oder alle Epithelien der Inseln und äußert sich anfangs darin, daß die Granulierung des Protoplasmas der Epithelien, welche normalerweise sehr zart und dicht ist, gröber wird, bzw. die Granula in größeren Abständen voneinander liegen, was durch Verflüssigung einer gewissen Zahl von Körnchen erklärt werden kann. Beim Fortschreiten dieser Verflüssigung wird schließlich der ganze oder fast der ganze Zelleib durchsichtig, so daß der Kern gewissermaßen nackt in der Zelle liegt. Von einer schleimigen oder hyalinen Degeneration unterscheidet sich die beschriebene Veränderung dadurch, daß die für jene kennzeichnenden Färbungen hier negativ ausfallen. Bevor es zur völligen Verflüssigung kommt, sieht man in der Regel im durchsichtigen Protoplasma einzelne, ungleich große, runde oder unregelmäßige Körner, welche bei Behandlung mit Hämalaun-Eosin eine schmutzig rötliche Farbe annehmen. Diese Körner können als charakteristisch für die hydropische Degeneration bezeichnet werden, da sie bei dieser niemals fehlen, und man aus ihrem Vorhandensein auch in diagnostisch schwierigen Fällen — z. B. wenn die durchsichtige Beschaffenheit des Zelleibs aus irgendeinem Grunde, etwa wegen stärkerer, durch Fixierung oder Härtung bewirkter Schrumpfung weniger deutlich hervortritt — die Diagnose auf die genannte Degeneration stellen kann (Abb. 11).

Der weitere Verlauf dieser Degeneration kann sich etwas verschieden verhalten. In einer Anzahl von Fällen geht auch der Kern zugrunde, und indem auf diese Weise in den Inseln mehr oder weniger zahlreiche Epithelien verschwinden, entstehen größere oder kleinere, runde oder unregelmäßige Hohlräume, die

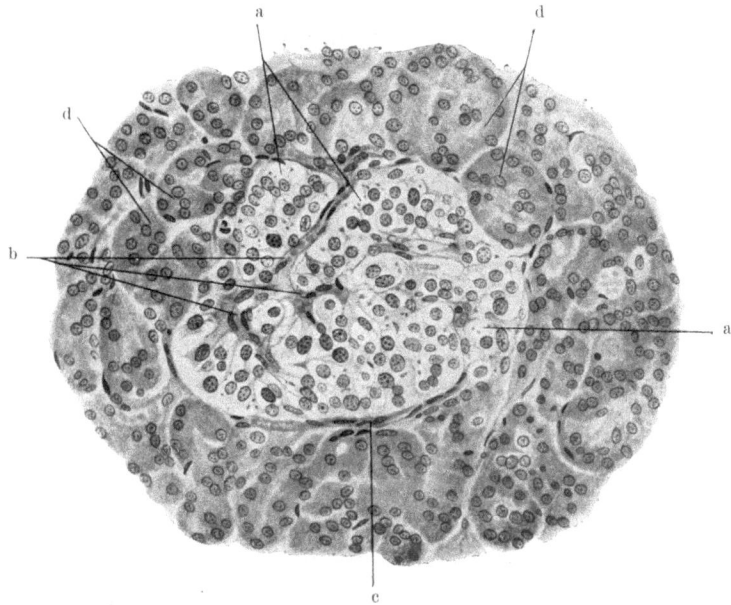

Abb. 11. Hydropische Degeneration einer Insel. 240fache Vergr. a Hydropisch degenerierte Insel-epithelien, deren durchsichtiges Protoplasma einzelne Körnchen enthält; b interstitielles Bindegewebe der Insel; c ein Teil der Inselkapsel; d normale Tubuli.

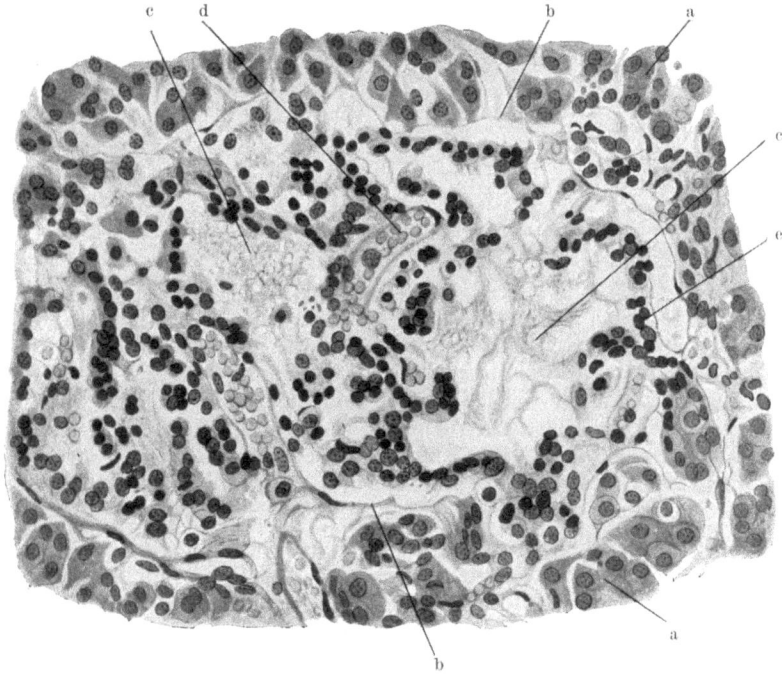

Abb. 12. Hydropische Degeneration einer LANGERHANSschen Insel. 400fache Vergrößerung. a Normale Tubuli; b Bindegewebe; c durch Verflüssigung vieler Inselepithelien entstandene Hohl-räume mit einer fadigen Inhaltsmasse; d ein stark mit Blut gefülltes Capillargefäß; e atrophische Zellbalken der Insel.

noch einzelne Körnchen oder Fädchen enthalten können (Abb. 12). Sie dürfen
aber nicht mit jenen unregelmäßigen Hohlräumen verwechselt werden, welche
bei unzweckmäßiger Fixierung des Pankreas oder bei unrichtiger Behandlung
der Paraffinschnitte durch Schrumpfung und Retraktion von Inselepithelien
entstehen können. In anderen Fällen gehen die Kerne der Inselepithelien zwar
nicht zugrunde, aber sie verkleinern sich mehr und mehr unter gleichzeitiger
Zunahme ihrer Färbbarkeit und kommen infolge des gänzlichen oder teilweisen
Schwundes des Protoplasmas auch einander näher zu liegen (Abb. 13). In einem
gewissen Stadium der Verkleinerung der Inselepithelien zeigen diese fast ganz
die Größe und das Aussehen von Lymphozyten. Wenn sich die Kerne noch mehr
verkleinern, so verschwindet schließlich ihr Chromatinnetz, so daß sie sich nun
ganz gleichmäßig und sehr stark färben, während ihre Form länglich oder eckig

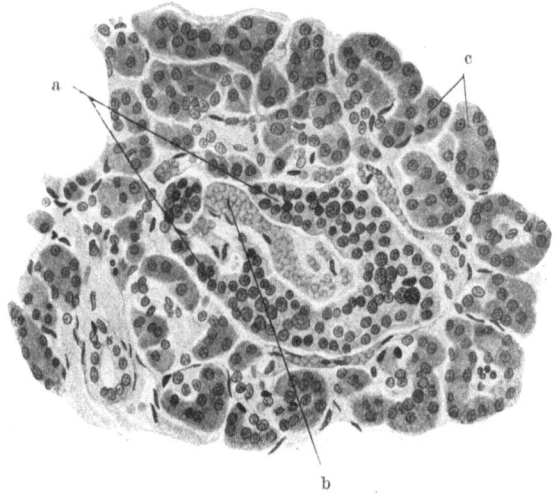

Abb. 13. Atrophie einer Insel nach hydropischer Degeneration mit Erweiterung der Capillaren.
240fache Vergrößerung. a Atrophische Zellbalken einer stark verkleinerten Insel; b erweitertes
Capillargefäß; c normales Drüsenparenchym.

wird (Pyknose). In diesem Stadium sprechen wir, da durch den Untergang
einzelner oder vieler Epithelien oder durch deren Verkleinerung die Inseln an
Größe mehr und mehr abnehmen, von Atrophie der letzteren. Die Zellbalken
der atrophischen Inseln werden immer schmäler und bestehen weiterhin nur
aus einer Reihe von Epithelien; solche Inseln zeigen nicht selten eine zackige
oder strahlige Form, und da ihre Epithelien auch nach und nach zugrunde gehen,
schrumpfen sie zu einem ganz kleinen, nur aus wenigen Zellen bestehenden
Gebilde zusammen, welches schließlich ganz verschwindet.

Die eben beschriebene Atrophie muß als eine Folge der hydropischen Degeneration angesehen werden, weil man in vielen Fällen die Erscheinungen der hydropischen Degeneration und der Atrophie nebeneinander in einem und demselben
Schnitte, bzw. in einem und demselben Abschnitte oder wenigstens in einem
und demselben Pankreas beobachten und selbst deutliche Übergänge zwischen
hydropischer Degeneration und Atrophie sehen kann. Allerdings gibt es auch
Fälle, in denen in den untersuchten Schnitten bloß Inseln in der zuvor beschriebenen Form von Atrophie zu finden sind, so daß man dann an die Möglichkeit
denken muß, daß diese Atrophie in anderer Weise als durch eine vorausgegangene

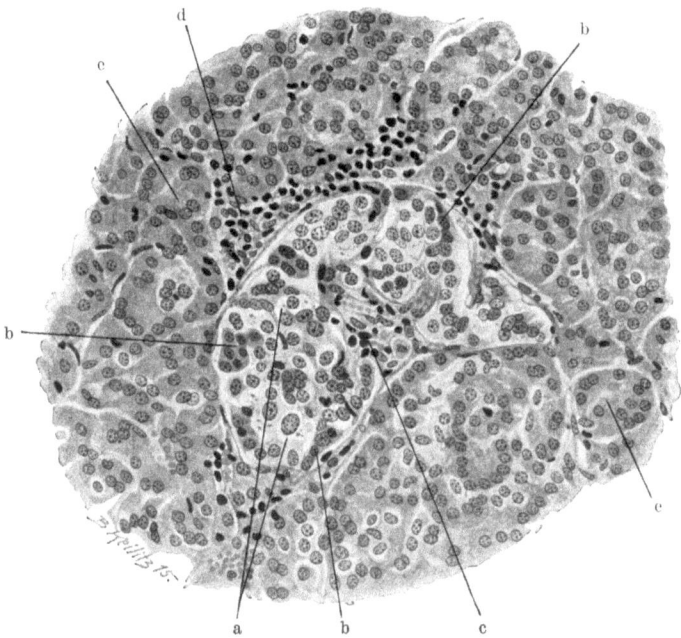

Abb. 14. Beginnende Atrophie einer hydropisch degenerierten Insel mit kleinzelliger Infiltration. 240fache Vergrößerung. a Hydropisch degenerierte Inselepithelien mit kleinen Körnchen im durchsichtigen Protoplasma; b atrophische Inselepithelien; c kleinzellige Infiltration des intrainsularen Bindegewebes: d kleinzellige Infiltration des periinsulären Bindegewebes; e normale Tubuli.

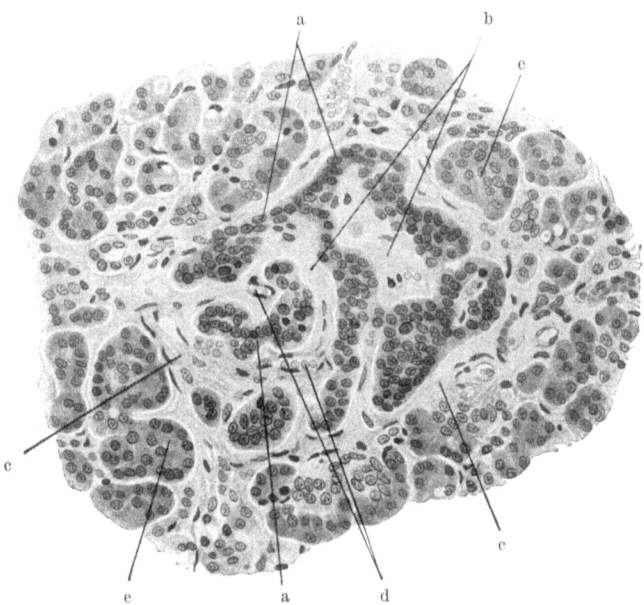

Abb. 15. Atrophie einer Insel nach hydropischer Degeneration mit Wucherung des peri- und intrainsularen Bindegewebes. 240fache Vergrößerung. a Atrophische Zellbalken der Insel; b Verbreiterung des intrainsulären Bindegewebes; c Verbreiterung der Inselkapsel: d Kapillaren der Insel: e normales Drusenparenchym.

hydropische Degeneration entstanden sei. Aber andererseits darf nach WEICHSEL-
BAUM die Möglichkeit nicht ganz außer Acht gelassen werden, daß in den erwähnten
Fällen das Stadium der hydropischen Degeneration bereits abgelaufen ist und
daher nur mehr Inseln im Stadium der Atrophie vorhanden sind, abgesehen von
einer anderen Möglichkeit, daß nämlich in anderen, aber zufällig nicht untersuchten Abschnitten des Pankreas das Stadium der hydropischen Degeneration
gefunden worden wäre. Immerhin hält es WEICHSELBAUM nicht für unmöglich,
daß es Fälle gibt, in welchen die vorgefundene Atrophie der Inseln in anderer
Weise als durch hydropische Degeneration entstanden ist. —

Zu Beginn der Atrophie der Inseln kann man ziemlich häufig eine lymphozytäre Infiltration des peri- und intrainsulären Bindegewebes und beim Fortschreiten der Atrophie eine mehr oder minder deutliche Verbreiterung dieses
Bindegewebes oder eine Erweiterung der Inselkapillaren, mitunter sehr beträchtlichen Grades beobachten. Die kleinzellige Durchsetzung dürfte nach WEICHSEL-
BAUM wohl als der Beginn der später nachzuweisenden Verbreiterung des Bindegewebes, als erstes Stadium der Wucherung des peri- und intrainsulären Bindegewebes, und diese wiederum, ebenso wie die Erweiterung der Kapillaren,
als Folgezustände der Atrophie der Inselzellen sein (Abb. 14 und 15).

Die hydropische Degeneration und die darauf folgende Atrophie der Inseln
ist nach WEICHSELBAUM eine der häufigsten Veränderungen der Inseln bei
Diabetes; er konnte sie unter 183 Fällen von Diabetes 98mal, also in fast
53% der Fälle beobachten, wobei die Inseln meistens nur diese eine Veränderung
aufwiesen.

(Bis hierher ist der Abschnitt „Die hydropische Degeneration der Inseln"
bis auf die einleitenden Zeilen fast wörtlich dem WEICHSELBAUMschen Manu-
skript entnommen.)

Andere Forscher, die allerdings kein so riesiges Material wie WEICHSELBAUM
untersucht haben, gelangen zu geringeren Prozentzahlen. So findet MARTIUS
das elektive Inselleiden von WEICHSELBAUM bloß in 40% der Fälle, SEYFARTH
von 24 Fällen 9mal (=37,5%), E. J. KRAUS von 37 Fällen 18mal (= 48,6%)
und NAKAMURA von 14 Fällen 2mal (=14,2%).

Bemerkenswert ist das Verhältnis der hydropischen Degeneration zum
Lebensalter. In den von WEICHSELBAUM untersuchten Fällen war sie zumeist
bei jugendlichen Personen zwischen $4^1/_2$ und 40 Jahren zu finden. Ein
etwaiger Zusammenhang mit Veränderungen der Pankreasschlagadern war nicht
zu bemerken. Es bestand zwar in den oben erwähnten 98 Fällen dreimal eine
Arteriosklerose (bei Individuen von über 30 Jahren) doch war dann neben der
hydropischen Degeneration noch eine hyaline Degeneration vorhanden, eine Veränderung, welche allerdings, wie wir später zeigen werden, von der genannten
Gefäßerkrankung abhängig sein dürfte.

Zu einem etwas anderen Ergebnis bezüglich der Verteilung der hydropischen
Degeneration auf die verschiedenen Altersklassen gelangt E. J. KRAUS, der
diese Veränderung gerade bei jugendlichen Diabetikern häufig vermißte, während
er sie bei Altersdiabetikern verhältnismäßig oft antraf, jedenfalls öfter als
WEICHSELBAUM. Ebenso fand auch NAKAMURA, der allerdings nur ein kleines
Material verarbeitet hat, die hydropische Degeneration der Inseln gerade bei
2 Altersdiabetikern (von 65 bzw. 76 Jahren), während er bei den jugendlichen
Kranken lediglich atrophische Veränderungen an den Inseln nachweisen konnte.

Allen sah unter 15 Fällen von Diabetes die hydropische Degeneration der
Inseln nur 3mal.

Es mag auffällig erscheinen, daß die eben beschriebene und von WEICHSEL-
BAUM, MARTIUS, E. J. KRAUS, SEYFARTH usw. so häufig beobachtete hydropische Degeneration von anderen Untersuchern entweder gar nicht oder nur

flüchtig erwähnt wird. So macht KARAKASCHEFF bloß bei einigen der von ihm untersuchten Fällen von Diabetes eine Angabe, die auf eine hydropische Degeneration von Inselepithelien bezogen werden könnte.

THOINOT und DELAMARE sprechen bloß von Karyolyse und Plasmolyse der Inselepithelien, und nur MAC CALLUM gibt eine Beschreibung von Inselveränderungen, welche am meisten WEICHSELBAUMs obiger Schilderung nahekommt, da er von einem äußerst zarten oder durchsichtigen Protoplasma spricht, in welchem oft schmale rundliche, eine schwache Kernfärbung annehmende Körperchen liegen.

SAUERBECK erwähnt, daß Veränderungen im Leib von Inselzellen, wie sie von WEICHSELBAUM und STANGL als charakteristisch für Diabetes beschrieben wurden, ihm beim Diabetes nicht mehr als sonst aufgefallen seien.

Wenn mit diesen Veränderungen, die SAUERBECK beobachtet hat, die hydropische Degeneration gemeint sein soll, so muß demgegenüber bemerkt werden, daß man auch bei Personen ohne Diabetes zwar Inseln finden kann, in denen das Protoplasma der Epithelien sehr zart oder selbst durchsichtig ist, diese Veränderung erreicht aber wohl nur selten jenen Grad, wie bei der oben beschriebenen hydropischen Degeneration. Besonders das Vorkommen der beim Diabetes so charakteristischen körnigen Einschlüsse im Protoplasma der Inselepithelien und vor allem die nachfolgende Atrophie der Inseln bei Nichtdiabetikern wird von WEICHSELBAUM entschieden in Abrede gestellt. Und gerade diese ist von maßgebender Bedeutung; denn durch die hydropische Degeneration allein wird die Funktion der Inseln nicht so stark beeinträchtigt, aber durch die darauffolgende Atrophie muß sie in hohem Maße geschädigt werden, wozu noch kommt, daß die Atrophie weiterhin zum Untergange der Inseln zu führen pflegt.

Schließlich ist noch zu betonen, daß das Vorkommen von hydropischer Degeneration außerhalb des Diabetes nicht gegen die Bedeutung dieser Veränderung für den Diabetes spricht; denn wie noch später auseinander gesetzt werden wird, und auch von HEIBERG und von SALTYKOW hervorgehoben wurde, kommt es beim Diabetes nicht so sehr auf die Art als auf die Ausdehnung der Inselveränderungen, nicht so sehr auf die Besonderheit als auf den Grad derselben an. Der Grund, weshalb die hydropische Degeneration so vielen Untersuchern entgangen ist, dürfte zum Teil darin liegen, daß bei ungeeigneter Fixierung und Härtung des Pankreas der Leib der hydropisch degenerierten Epithelien eine starke Schrumpfung erfahren kann, wodurch er dann seine charakteristische Beschaffenheit verliert. Ein anderer Grund kann in der ungleichen Verteilung der hydropisch degenerierten Inseln im Gesamtpankreas gesucht werden. Wir dürfen nämlich nicht erwarten, daß die genannte Degeneration — es gilt dies auch für die anderen Inselveränderungen bei Diabetes — gleichmäßig über das ganze Pankreas verbreitet ist; ein Abschnitt desselben kann hiervon noch ganz frei sein, während in einem anderen Abschnitte der Vorgang bereits wieder abgeklungen ist. Wenn man daher zufällig bloß Schnitte aus solchen Teilen untersucht, so entgeht die hydropische Degeneration der Wahrnehmung.

Eine kleinzellige Infiltration des Inselbindegewebes, wie sie WEICHSELBAUM ziemlich häufig zu Beginn der Atrophie gefunden hatte, haben auch andere Forscher beobachtet, so HOPPE-SEYLER, M. B. SCHMIDT, v. HALÁSZ, R. L. CECIL, HEIBERG, FISCHER usw., ohne daß sie sich aber mit Ausnahme von HEIBERG über ihre Bedeutung in bestimmter Weise äußerten. HEIBERG ist nun der Ansicht, daß die erwähnte Infiltration in einigen Fällen sicherlich als Zeichen einer rein exsudativen und nicht einer proliferierenden Entzündung aufgefaßt werden müsse. Auch FISCHER hält sie (in dem von ihm untersuchten Falle) für eine entzündliche Infiltration, in deren Folge große Teile der betroffenen Inseln zugrunde gingen. Weichselbaum kann zugunsten seiner oben geäußerten Auffassung noch auf eine Angabe M. B. Schmidts hinweisen, in dessen Falle außer den kleinzelligen Infiltraten noch dicke Bindegewebsscheiden um die Inselgefäße ausgebildet waren. Auch Hoppe-Seyler führt an, daß das Binde-gewebe in den Inseln und um dieselben vermehrt war. Nichtdestoweniger will Weichselbaum die Möglichkeit nicht in Abrede stellen, daß die kleinzellige Infiltration in manchen Fällen eine andere Bedeutung hat, als die von ihm früher angegebene. So beobachtete er in einem Falle von Diabetes, in dessen Verlaufe eine krupöse Entzündung des Isthmus faucium und eine akute Peri-karditis aufgetreten war, nicht nur eine starke kleinzellige Infiltration der Kapsel mehrerer Inseln, sondern auch des perivaskulären Bindegewebes in einigen

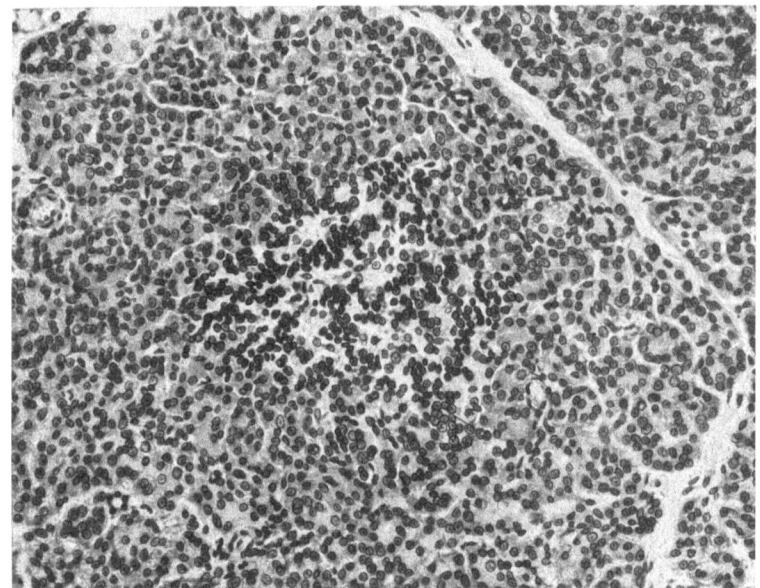

Abb. 16. Hochgradige Atrophie einer Langerhansschen Insel mit lymphozytenähnlichen Epithelien.

Drüsenläppchen. In diesem Falle mag es sich um eine hämatogene, akute Ent-zündung sowohl einiger Inseln, als auch einiger Drüsenläppchen gehandelt haben.

Übrigens ist die Frage nach der Bedeutung der Lymphozytendurchsetzung der Inseln nur von geringer Wichtigkeit; wichtig ist doch nur die Tatsache, daß es im Anschlusse an die hydropische Degeneration zur Atrophie der Inseln kommt, welche, wie schon zuvor betont wurde, die Leistung der Inseln in hohem Grade schädigen muß.

b) Die einfache Atrophie der Langerhansschen Inseln von Seyfarth (genuine primäre Atrophie von E. J. Kraus).

Bereits Weichselbaum hat sich die Frage vorgelegt, ob die Atrophie der L.I. die einen so häufigen Befund beim Diabetes darstellt, stets nur die Folge des von ihm beschriebenen elektiven Inselleidens sei, oder ob nicht in seltenen Fällen die Atrophie durch einen anderen Vorgang verursacht sein kann. Da er jedoch einen solchen niemals entdecken konnte, läßt er diese Frage unentschieden.

Allerdings muß der Inselatrophie durchaus keine besondere Veränderung, die erst später, wie es bei der hydropischen Degeneration der Fall ist, zu Atrophie führt, vorangehen, vielmehr könnte vom Beginn der Erkrankung das Wesen der Inselveränderung in einer Atrophie beruhen und somit eine primäre, einfache Atrophie der L.I. vorliegen.

Eine solche nahm wohl als erster SEYFARTH an, als er in seiner Arbeit über die L.I. beim Diabetes einen Absatz „Die einfache Atrophie der L.I." betitelte. Kurz nach SEYFARTH, der diese Veränderung vor allem bei Jugendlichen gefunden hat, teilte E. J. KRAUS in einer Reihe von Diabetesfällen, vorwiegend bei jungen Leuten Befunde mit, auf Grund derer er es für gerechtfertigt hielt,

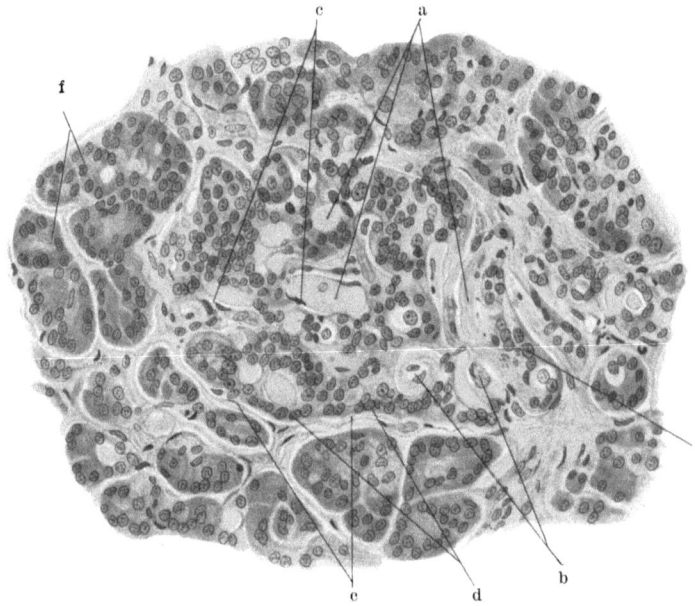

Abb. 17. Hyaline Degeneration einer Insel im Beginn. 240fache Vergrößerung. a Verbreitertes, größtenteils hyalin degeneriertes Bindegewebe; b Kapillargefäße der Insel im Querschnitt; c spindelförmige Zellkerne von Kapillaren oder intrainsulärem Bindegewebe; d atrophische Zellbalken der Insel; e Kapsel der Insel; f normale Tubuli.

das Vorkommen einer genuinen, primären Atrophie der L.I. als histologisches Substrat beim Diabetes mellitus, speziell junger Menschen anzunehmen, worin ihm NAKAMURA in einer jüngst erschienenen Arbeit voll beipflichtet.

Wie häufig die primäre Atrophie der Inseln beim Diabetes zu sein scheint, geht daraus hervor, daß E. J. KRAUS diese Veränderung unter 7 jugendlichen Diabetikern beiderlei Geschlechtes im Alter von 14 bis 18 Jahren nicht weniger als 5mal angetroffen hat, wobei er nur dann einen primären Inselschwund annahm, wenn er trotz genauester Untersuchung mehrerer Stücke aus verschiedenen Teilen des Pankreas keine anderen Veränderungen, vor allem keine hydropische Degeneration an den Inseln nachweisen konnte. Das Schicksal der L.I. bei der primären, genuinen Atrophie ist letzten Endes das gleiche wie bei der hydropischen Degeneration, indem die Inseln bis auf kleine, oft an einen Lymphozytenhaufen erinnernde Gebilde zusammensintern (Abb. 16).

c) Die hyaline Degeneration der Inseln.

Sie wurde zuerst von Opie beschrieben, aber zu gleicher Zeit auch von Weichselbaum und Stangl beobachtet, ohne daß diese von der betreffenden Veröffentlichung Opies Kenntnis hatten. Sie nannten diese Veränderung damals Sklerose oder Induration, da sie der Meinung waren, daß es sich hierbei um eine Wucherung des intrainsulären Bindegewebes handle, welches zuerst aufquelle und nachher schrumpfe. Später aber überzeugte sich Weichselbaum, daß die Veränderung in einer eigentümlichen Degeneration besteht, die, entgegen der Ansicht Opies und anderer Untersucher, nicht von den Inselepithelien,

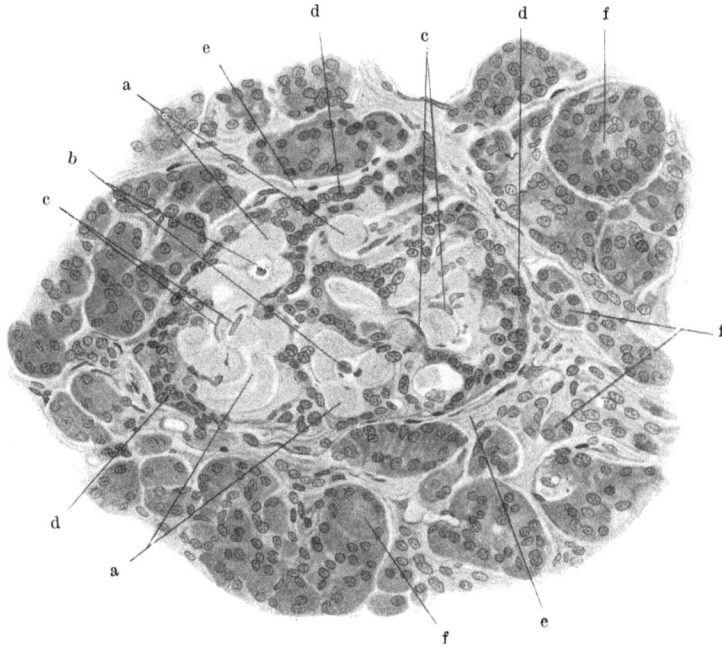

Abb. 18. Hochgradige hyaline Degeneration einer Insel. 240fache Vergrößerung. a Hyalin degenerierte Inselpartien; b noch erhalten gebliebene, quer durchschnittene Kapillaren; c spindelförmige Zellkerne von Kapillaren oder intrainsulärem Bindegewebe; d atrophische Zellbalken der Insel; e Kapsel der Insel; f atrophische Tubuli.

sondern von der Wand der Inselkapillaren oder, was noch wahrscheinlicher ist, von dem unmittelbar an die Kapillarwand angrenzenden Bindegewebe ausgeht (Abb. 17). Jedenfalls bleiben die Endothelien der Kapillaren noch längere Zeit erhalten, während das die Kapillaren begleitende Bindegewebe, das unter normalen Verhältnissen kaum sichtbar ist, durch die Degeneration mehr und mehr aufquillt und homogen wird. Die spindelförmigen Bindegewebskerne, die anfangs noch zu erkennen sind, verschwinden später, während das aufquellende Bindegewebe allmählich an Umfang zunimmt und die Zellbalken der Inseln derart zusammendrückt, daß ihre Epithelien sich stark zusammendrängen und immer schmäler werden, bis schließlich an Stelle der Inseln ein kernarmes oder kern- und gefäßloses, homogenes Bindegewebe zurückbleibt, in welchem es manchmal auch zur Kalkablagerung kommt. Bei Verwendung der Malloryschen Bindegewebsfärbung werden die hyalin degenerierten

Inselteile ebenso stark blau oder nur etwas blasser als das nicht degenerierte Bindegewebe und bei Färbung nach VAN GIESON oder mit Hämalaun-Eosin blaßrötlich bzw. grauweiß mit einem Stich ins Rötliche gefärbt. (Abb. 18.)

Die hyaline Degeneration der Inseln kommt bei Diabetes ziemlich häufig vor; WEICHSELBAUM konnte sie in $28^0/_0$ der von ihm untersuchten Diabetesfällen nachweisen, MARTIUS in etwa $1/_3$ der Fälle bei einem Material von 43 Diabetikern. SEYFARTH, der allerdings vorwiegend jugendliche Fälle untersucht hat, findet die genannte Inselveränderung in ungefähr $20^0/_0$, ALLEN unter 15 Fällen 3mal und E. J. KRAUS unter 38 Fällen aller Altersstufen bloß 4mal gewöhnlich mit einfacher Atrophie der Inseln vergesellschaftet, was einem Hundertsatz von 10,5 entspricht.

Die hyaline Degeneration stellt jene Inselveränderung bei Diabetes dar, welche von den verschiedenen Autoren, auch von den Gegner der Inseltheorie am häufigsten beobachtet worden ist. Der Grad und die Ausdehnung dieser Veränderung kann aber sehr wechseln. Während das eine Mal bloß die Anfangsstufen der Degeneration zu finden sind, erscheinen ein anderes Mal die betroffenen Inseln ganz oder fast ganz degeneriert. Während in dem einen Falle nur wenige Inseln ergriffen sind, zeigen in einem anderen Falle sehr viele oder fast alle Inseln die genannte Degeneration. Bemerkenswert ist die Tatsache, daß neben der hyalinen Degeneration sehr häufig noch andere Inselveränderungen zu finden sind, und zwar am häufigsten die später zu besprechende chronische peri- und intrainsuläre Entzündung bzw. Sklerose. Auch eine Verbindung mit hydropischer Degeneration kann gelegentlich beobachtet werden.

Wichtig ist ferner das Verhältnis der hyalinen Degeneration zum Lebensalter. In den von WEICHSELBAUM untersuchten Fällen mit hyaliner Degeneration war das Alter meistens über 50 Jahre und reichte bis zum 78. Jahre; nur in wenigen Fällen war das Alter zwischen 27 und 50 Jahren. Aber in diesen Fällen stellte gewöhnlich nicht die hyaline Degeneration, sondern die gleichzeitig vorhandene hydropische Degeneration die hauptsächlichste Inselveränderung dar. Auch nach den Untersuchungen von E. J. KRAUS gehört die hyaline Degeneration der Inseln in erster Linie dem höheren Alter an.

Endlich ist noch das Verhältnis der hyalinen Degeneration zur Arteriosklerose hervorzuheben. In den von WEICHSELBAUM untersuchten Fällen bestand nämlich sehr häufig eine mehr oder minder bedeutende Sklerose der Pankreasarterien mit Ausnahme von jenen wenigen, soeben angeführten Fällen, in welchen es sich um jüngere Individuen handelte, bei denen die vorherrschende Inselveränderung in einer hydropischen Degeneration bestand. In welchem Zusammenhang die Arteriosklerose zur hyalinen Degeneration stehen dürfte, wird erst später erörtert werden. Es soll nur noch bemerkt werden, daß die hyaline Degeneration der Inseln, entgegen der Ansicht HERXHEIMERs, nicht der Arteriosklerose der Inselgefäße gleichgestellt werden darf; denn die beiden Veränderungen unterscheiden sich voneinander dadurch, daß die hyaline Degeneration, selbst wenn sie von den Inselgefäßen ausgehen sollte, immer auf das angrenzende Bindegewebe übergreift und sich innerhalb der Insel mehr und mehr ausbreitet, während die Atherosklerose auf die Gefäßwand beschränkt bleibt, und daß weiters die hyalin degenerierten Inselteile durch Hämalaun-Eosin oder durch die v. GIESONsche Methode anders gefärbt werden, als die durch Atherosklerose veränderte Gefäßwand.

Während die meisten Autoren annehmen, daß bei der hyalinen Degeneration die Inselepithelien sekundär, von den hyalinen Massen erdrückt, zugrunde gehen, glaubt GELLÉ die Ursache dieser Veränderung in einer Degeneration sowohl des Bindegewebes, als auch der Inselepithelien erblicken zu dürfen.

d) Die chronische peri- und intrainsuläre Entzündung (Sklerose der Inseln).

Diese Entzündung darf nicht mit jener früher beschriebenen Bindegewebswucherung verwechselt werden, welche in den nach hydropischer Degeneration

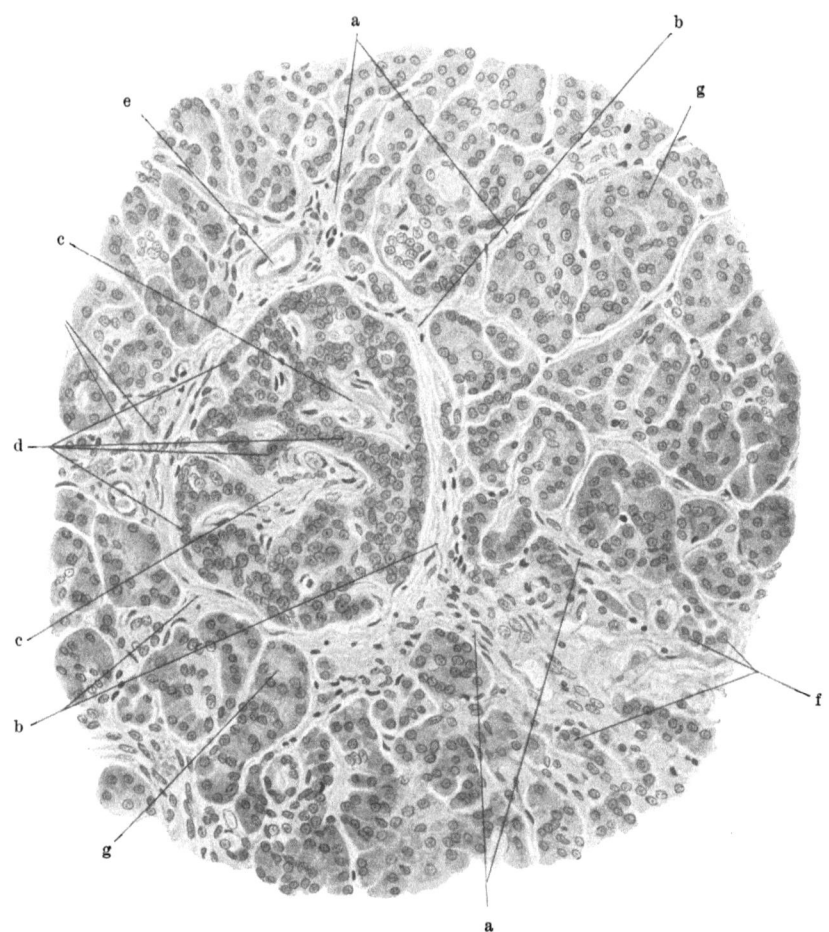

Abb. 19. Chronische, interstitielle Pankreatitis, auf eine Insel übergreifend. 240fache Vergrößerung. a Verbreitertes, intertubuläres Bindegewebe (chronische, interstitielle Pankreatitis). b Verbreiterung der Inselkapsel, durch Übergreifen der chronischen interstitiellen Pankreatitis auf die Insel entstanden. c Verbreiterung des intrainsulären Bindegewebes, in gleicher Weise entstanden. d Atrophische Zellbalken der Insel. e Eine kleine Arterie mit Verdickung ihrer Wand (Arteriosklerose). f Atrophische Tubuli. g Normale Tubuli.

atrophisch gewordenen Inseln auftreten kann, sondern es handelt sich bei ihr um einen Vorgang, welcher von einer chronischen, interstitiellen Pankreatitis auszugehen und auf die Inseln überzugreifen pflegt.

Wir finden bei ihr die Kapsel bzw. die periphere Bindegewebsschicht der Inseln in wechselndem Grade verdickt und zugleich das die Inselkapillaren begleitende, intrainsuläre Bindegewebe mehr oder minder stark verbreitert, mitunter in solchem Grade, daß die Zellbalken der Inseln hierdurch weit aus-

einander gedrängt oder geradezu auseinander gesprengt werden, und so der
Eindruck entsteht, als wenn solche Inseln aus mehreren, ganz oder teilweise
getrennten Stücken bestünden. Das gewucherte Bindegewebe zeigt entweder
einen deutlich faserigen Bau und einkernige Rundzellen und Spindelzellen, oder
es ist sehr kernarm oder auch ganz homogen. Die Inselzellbalken erscheinen

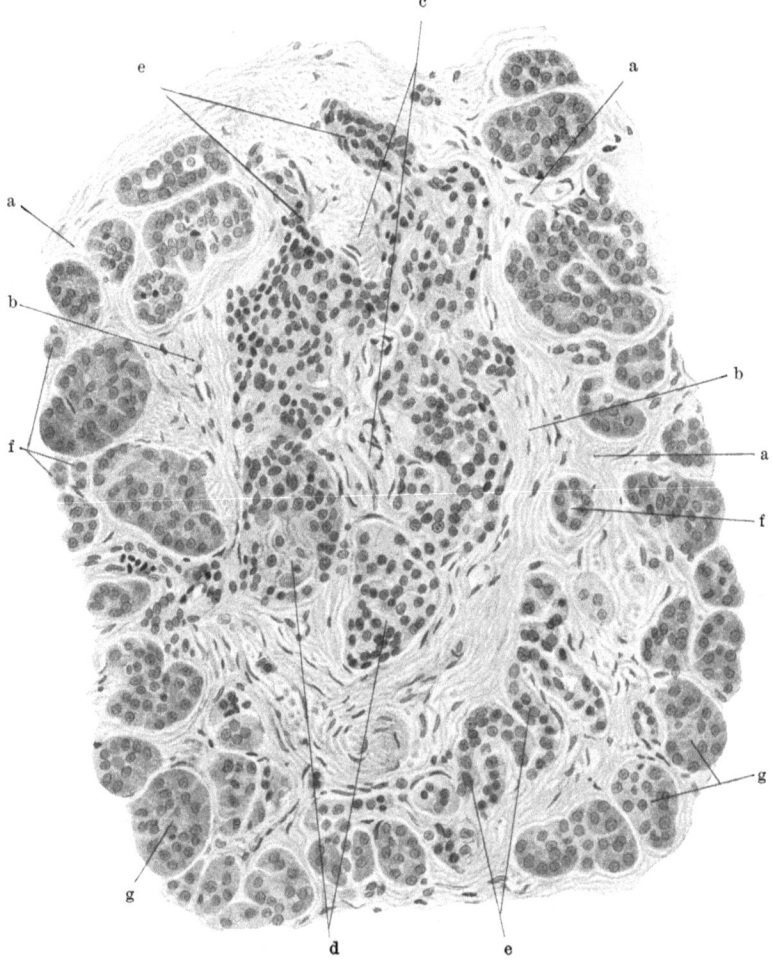

Abb. 20. Chronische peri- und intrainsuläre Entzündung (Inselsklerose) bei chronischer interstitieller
Pankreatitis. 240fache Vergrößerung. a Verbreiterung des intertubularen Bindegewebes. b Starke
Verbreiterung des mit dem gewucherten, intertubulären Bindegewebe im Zusammenhang stehenden,
periinsularen Bindegewebes. c Verbreiterung des intrainsulären Bindegewebes. d Atrophische und
auseinandergedrängte Inselzellbalken. e Atrophische Inselzellbalken, von den übrigen weit
abgedrangt. f Atrophische Tubuli. g Normale Tubuli.

bei höheren Graden des Prozesses verschmälert, die Epithelien und ihre Kerne
verkleinert und mehr zusammengedrängt. Die weitere Folge der beschriebenen
Veränderung ist die Atrophie und der schließliche Untergang der befallenen
Inseln (Abb. 19). Neben den eben geschilderten Veränderungen der Inseln
findet man stets noch die Zeichen einer chronischen, interstitiellen Pankreatitis, einer Pankreaszirrhose, von welcher am häufigsten das interlobuläre
und das intertubuläre Bindegewebe zusammen, seltener das eine allein ergriffen

ist. In erstgenanntem Falle findet man das Zwischenbindegewebe überall oder bloß stellenweise in wechselndem Grade verbreitert, dabei entweder von lockerem Bau und reich an Rund- und Spindelzellen oder aber von derbem Gefüge und zellarm. Weiter erscheinen entweder mehrere Läppchen des Drüsenparenchyms zusammen von den verbreiterten Bindegewebszügen eingeschlossen, oder es sind auch die Scheidewände zwischen den Läppchen verbreitert. Endlich sieht man sehr häufig von dem gewucherten interlobulären Bindegewebe mehr oder minder breite Fortsätze in das Innere der Drüsenläppchen hineinziehen, die auch entweder locker gebaut und zellreich oder mehr sklerotisch sind.

Ist die chronische Entzündung auf das intertubuläre Bindegewebe beschränkt, so erscheint die Bindegewebswucherung am stärksten in der Umgebung der

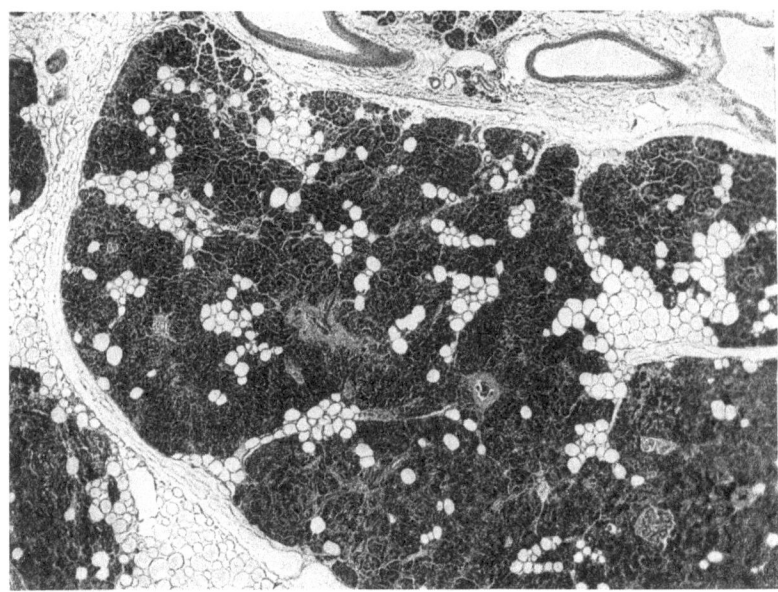

Abb. 21. Lipomatose des Pankreas neben chronischer interstitieller Pankreatitis.
(Fall von Altersdiabetes.)

kleinen Ausführungsgänge, also im Zentrum der Läppchen und in der Nähe der Inseln; man sieht dann das gewucherte Bindegewebe von der Läppchenmitte gegen den Rand ausstrahlen, wobei es zugleich allmählich schmäler wird. Ein ähnliches Bild kann man übrigens auch nicht selten in jenen Fällen sehen, in welchen nicht nur das intertubuläre, sondern auch das interlobuläre Bindegewebe ergriffen ist. Das Übergreifen der Bindegewebswucherung auf die Inseln ist häufig in sehr deutlicher Weise zu beobachten. Man kann nämlich sehen, wie das wuchernde intertubuläre Bindegewebe sich gegen die Inseln vorschiebt und diese in Form eines breiten Ringes einschließt, oder wie die Wucherung auch das intrainsuläre Bindegewebe ergriffen und zur Verbreiterung desselben geführt hat (Abb. 20).

In vielen Fällen von chronischer peri- und intrainsulärer Entzündung — in den von WEICHSELBAUM untersuchten Fällen war es mehr als die Hälfte — ist noch eine mehr oder minder hochgradige Lipomatose des Pankreas vorhanden, d. h. es erscheint das die Oberfläche des Organs einhüllende, sowie das interlobuläre und mitunter sogar das intertubuläre Bindegewebe teilweise oder ganz in Fettgewebe umgewandelt, wobei man zwischen den Fettzellen nicht selten auch mehr oder minder zahlreiche, einkernige Rundzellen eingestreut finden kann. Häufig ist die Lipomatose des Pankreas mit einer allgemeinen Fettsucht verbunden (Abb. 21).

Die Fälle von Lipomatose des Pankreas können deshalb zum Teil in den Rahmen der chronischen, interstitiellen Pankreatitis einbezogen werden, weil man häufig Übergänge zwischen den beiden Veränderungen festzustellen in der Lage ist. Neben der chronischen, peri- und intrainsularen Entzündung kann man ziemlich häufig noch eine hyaline Degeneration der Inseln beobachten; in den von WEICHSELBAUM untersuchten Fällen war sie fast in der Hälfte derselben vorhanden.

Über die Häufigkeit der Inselsklerose beim Diabetes geben nachstehende Angaben Aufschluß: WEICHSELBAUM fand die Veränderung in $43^0/_0$ der Fälle, MARTIUS in $^1/_4$ seiner Fälle, SEYFARTH in $50^0/_0$, E. J. KRAUS nur 3mal unter 37 Diabetikern verschiedener Altersklassen. Darin stimmen die Angaben aller Untersucher überein, daß die Inselsklerose in erster Linie eine Veränderung des höheren Alters darstellt.

e) Blutungen in den Inseln.

Sie kommen im allgemeinen zwar nicht sehr selten vor, betreffen aber gewöhnlich nur wenige oder einzelne Inseln; hierbei nimmt die Blutung entweder nur einen kleinen Abschnitt der Inseln ein, oder es ist der größte Teil der Inseln zerstört.

WEICHSELBAUM fand sie bei seinen Untersuchungen sowohl bei der hydropischen Degeneration, als auch bei der chronischen, peri- und intrainsulären Entzündung. Da es sich bei dieser um ältere Individuen handelt, so könnte man in diesen Fällen an Atherosklerose der Pankreasgefäße als Ursache denken, was freilich für die Fälle mit hydropischer Degeneration, die häufiger bei jüngeren Personen vorkommt, nicht statthaft wäre. Bezüglich dieser Fälle ist aber vielleicht die Tatsache von Belang, daß die Blutgefäße in den atrophischen Inseln eine starke Erweiterung erfahren können, so daß man darin einen veranlagenden Umstand für die Blutung erblicken könnte.

Nach WEICHSELBAUM wurden Blutungen in den L.I. bei Diabetes von vielen anderen Untersuchern beobachtet, so von MARTIUS, C. KOCH, FAHR, SEYFARTH, ALLEN, NAKAMURA usw.

f) Die Verfettung der Inselepithelien.

Lipoid in den Epithelien der L.I. bei Diabetes mellitus wurde schon von SSOBOLEW, sowie von WEICHSELBAUM und STANGL beobachtet, doch sei daran erinnert, daß ein gewisser Grad von Verfettung der L.I. einen normalen Befund darstellt.

HERXHEIMER fand stets reichliches Lipoid in den Inselzellen, doch sah er nie bei Diabetes eine Vermehrung desselben, andererseits konnte SYMMERS bei Diabetikern überhaupt kein Fett in den L.I. nachweisen.

Nach einer Angabe von SEYFARTH kommt starke Verfettung der Inselepithelien besonders beim Diabetes nach chronischem Alkoholismus vor. Bei einer 58jährigen Frau, die mehr als 6 Jahre an Diabetes gelitten hatte, fand SEYFARTH ein sehr kleines Pankreas mit starren, atherosklerotischen Gefäßen und ausgedehnter, feinkörniger Verfettung der Inselepithelien bei gut erhaltenen Zellkernen. — NAKAMURA konnte in allen Fällen von Diabetes einfach brechende Lipoide, und zwar im allgemeinen reichlich und in feintröpfiger, manchmal auch in grobtröpfiger Form in den L.I. nachweisen, dagegen waren in den großen, hypertrophischen Inseln Lipoide nur spärlich oder sehr sparlich zu finden.

Da eine mit dem Alter zunehmenden Verfettung der L.I. etwas Physiologisches darstellt, ist HERXHEIMER unbedingt beizupflichten, wenn er warnt, von einer fettigen Degeneration der L.I. beim Diabetes zu sprechen.

g) Die Nekrose und Verkalkung der Inseln.

Schon im älteren Schrifttum finden sich Angaben über Pankreasnekrose bei Diabetes und ein besonders charakteristischer Fall ist von O. ISRAEL im Jahre 1881 mitgeteilt worden.

Nekrose der L.I. beobachtete NAKAMURA bei einer 63jährigen Frau mit Diabetes bei hochgradiger Lipomatose des Pankreas und allgemeiner Fettsucht und Arteriosklerose. Eine Reihe von L.I., die innerhalb eines stark lipomatösen Pankreasteiles gelegen waren, zeigten Erscheinungen von Karyolyse und Karyorhexis (Abb. 22).

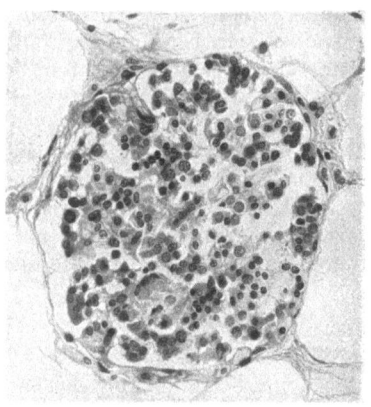

Abb. 22. LANGERHANSSche Insel in der vollständig lipomatosen Cauda pancreatis mit Nekrose der Epithelien. Vergrößerung 280fach. 63jähr. Frau mit Diabetes. (Nach NAKAMURA.)

Nekrose der Inseln erwähnt auch HEIBERG in einem Falle von Diabetes.

Einen Fall von ausgedehnter Inselverkalkung beschreibt B. FISCHER bei einem 18jährigen Diabetiker. Makroskopisch war das Pankreas von gewöhnlicher Größe und erschien deutlich von zahlreichen, winzig kleinen, weißen Pünktchen durchsetzt. Histologisch zeigte es sich, daß die sehr stark vermehrten L.I. bis zu Rieseninseln, ja Adenomen vergrößert waren und zum großen Teil isoliert verkalkt erschienen. Bezüglich der Genese der Verkalkung glaubt B. FISCHER, daß derselben, abgesehen von der vielfach nachgewiesenen Sklerosierung und hyalinen Entartung der Inseln, vielleicht auch eine Nekrose der Inseln vorausgegangen ist (Abb. 23). Nekrose innerhalb der Inseln sah B. FISCHER auch bei einem

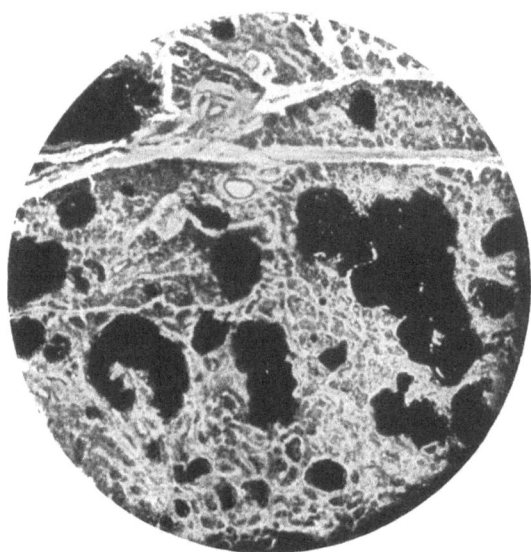

Abb. 23. Verkalkung der LANGERHANSSchen Inseln bei Diabetes mellitus. (Nach B. FISCHER.)

diabetischen Kinde, bei dem die Inseln durch eine entzündliche, rundzellige Infiltration schwer geschädigt waren.

h) Die rundzellige Infiltration der Inseln.

Gelegentlich kann man beim Diabetes innerhalb der L.I. bzw. um die Inseln herum isolierte Herde von Lymphozyten oder einkernigen Zellen beobachten, wie dies die Fälle von M. B. Schmidt, v. Halász, Cecil, Weichselbaum, Heiberg B. Fischer u. a. beweisen. Auf ihr Vorkommen im Gefolge der hydropischen Degeneration wurde bereits hingewiesen.

M. B. Schmidt beschreibt eine fast isolierte, kleinzellige Infiltration der Inseln. — In dem Falle von B. Fischer war bei einem $6^1/_2$jährigen Kinde mit schwersten Diabetes das Drüsenparenchym fast frei von Veränderungen, während die Inseln von kappenförmigen Rundzellansammlungen, die längst der Septen in das Innere der Inseln eingedrungen waren, umgeben erschienen. Die Folge dieser nach B. Fischer entzündlichen Infiltration war der Untergang, seltener eine hyaline Degeneration und Sklerosierung der L.I. Auch ausgleichend gewucherte, hypertrophische Inseln waren derselben entzündlichen Durchsetzung verfallen.

(Über das verhältnismäßig häufige Vorkommen einer entzündlichen Infiltration der Inseln bei kindlichem Diabetes siehe Teil V. Kapitel E „Pankreasbefunde bei kindlichem Diabetes" auf Seite 696).

i) Die Verminderung der Zahl und der Größe der Langerhansschen Inseln.

Die bisher besprochenen Inselveränderungen, insbesondere die hydropische und hyaline Degeneration sowie die Inselsklerose führen, wie bereits an den entsprechenden Stellen hervorgehoben wurde, in ihrem Verlaufe zur Atrophie und schließlich zum Untergange der Inseln, so daß in solchen Fällen sowohl eine Verminderung der Größe als auch der Zahl der Inseln festzustellen ist. Diese stellt die allerhäufigste Veränderung bei Diabetes dar. In sehr vielen Fällen ist die Verminderung der Inselzahl eine so bedeutende, daß sie schon ohne Vornahme einer Zählung erkannt werden kann. Während man nämlich unter normalen Verhältnissen fast in jedem Drüsenläppchen mindestens eine Insel antrifft, muß man in solchen Fällen oft sehr viele Läppchen absuchen, bis man eine einzige Insel findet. In anderen Fällen ist die Verminderung nicht so auffällig, oder sie ist nur stellenweise ganz offenkundig, während sie an anderen Stellen minder ausgesprochen ist oder sogar einer Vermehrung der Inseln Platz gemacht hat; dieses dann, wenn an diesen Stellen eine Neubildung von Inseln stattgefunden hatte.

Bei einer Abschätzung der Inselzahl darf man selbstverständlich nicht vergessen, daß normalerweise im Kopfe und im Körper des Pankreas die Inselzahl geringer ist als im Schweife, und daß auch die Verteilung der Inseln eine ungleichmäßige sein kann. Zu einem ganz sicheren Urteil über die Verminderung der Inselzahl kann man aber nur auf dem Wege der Zählung kommen, vorausgesetzt, daß feststehende Mittelzahlen für die verschiedenen Abschnitte des normalen Pankreas bekannt sind und sehr ausgedehnte Zählungen vorgenommen werden. Die bisher von verschiedenen Untersuchern ausgeführten Zählungen haben ganz bemerkenswerte Ergebnisse gehabt.

Sauerbeck hat, wie eingangs erwähnt wurde, für das normale Pankreas auf 1 mm durchschnittlich 1 Insel berechnet. In jenen 9 Fällen von Diabetes, in welchen er Zählungen vornahm, blieben die gefundenen Zahlen tatsächlich hinter der Normalzahl 1 zurück; für den Schweif beispielsweise schwankten die Zahlen zwischen 0,15 und 0,9.

Die von Heiberg für das nichtdiabetische Pankreas gefundenen Zahlenwerte sind, wie schon früher gezeigt worden war, durchweg höher als jene von Sauerbeck, indem sie sich beispielsweise für den Schweif zwischen 2,2 und 4,3 auf 1 qmm bewegen. Wenn man nun die von Weichselbaum bei Diabetes gefundenen und in der Tabelle 1 verzeichneten Zahlen mit den Normalzahlen Heibergs vergleicht, so sieht man, daß sie bedeutend niedriger sind als letztere. Sie sind ferner bezüglich des Kopfes und Körpers fast immer und bezüglich des Schweifes sehr häufig niedriger als die Normalzahl Sauerbecks. Zur Tabelle 1 ist noch zu bemerken, daß in jenen Fällen, in welchen in einem Abschnitte des Pankreas, meistens im Kopfe, die Inselzahl gegenüber den anderen Fällen höher ist, eine Neubildung von Inseln stattgefunden hatte, die wohl zur Erhöhung der Inselzahl beigetragen haben wird.

Tabelle 1.

Kopf	Körper	Schweif	Anmerkung
0,6	—	0,6	Wegen der hochgradigen Fettsucht war die Zählung keine vollständige.
0,3	0,6	0,6	
0,6	0,5	1,0	
0,4	0,6	0,9	
0,7	0,7	1,6	
0,6	0,7	1,6	Im Schweife hatte eine Regeneration der Inseln stattgefunden.
0,06	0,5	0,25	
—	0,3	0,4	
0,3	—	0,16	
0,5	0,4	0,8	
1,4	1,5	1,4	In diesem Falle scheint der Diabetes nur geringgradig gewesen zu sein.
0,8	0,5	1,0	
0,7	0,5	1,0	
0,6	0,6	1,0	
0,2	0,4	0,4	
0,6	0,5	1,2	
1,3	0,7	0,7	
1,3	1,1	1,0	Im Kopf hatte eine Regeneration der Inseln stattgefunden.
0,7	1,0	1,4	Es hatte eine Regeneration von Inseln stattgefunden.
0,4	0,4	0,4	
0,8	0,6	1,0	
0,7	0,5	0,4	
0,2	0,4	0,6	
0,3	0,4	0,8	
0,4	0,6	0,8	
1,5	0,6	0,8	Im Kopf hatte eine Regeneration von Inseln stattgefunden.
0,7	0,8	0,7	
1,0	0,6	1,0	Im Kopf Regeneration von Inseln.
0,8	0,5	1,1	
1,0	0,9	etwas über 1	
1,3	0,9	0,7	
0,3	0,6	0,8	
1,0	0,6	1,0	Im Kopf hatte eine Regeneration von Inseln stattgefunden.
0,6	1,0	0,9	
0,4	0,7	1,8	

Heiberg stellt den bei nicht diabetischen Personen pro 50 qmm gefundenen und in seiner schon oben auf Seite 630 angeführten Tabelle verzeichneten Inselzahlen folgende Zahlen bei 28 Diabetikern, unter welchen 14 über 70 Jahre alt waren, gegenüber.

Tabelle 2.

Aus dem Schweife des Pankreas hatten:

b is zu 25 Inseln	zwischen 26 und 50 Inseln	zwischen 51 und 75 Inseln	zwischen 76 und 150 Inseln	über 150 Inseln
8 Diabetiker	15 Diabetiker	2 Diabetiker	3 Diabetiker	—
	aus dem Körper des Pankreas hatten:			
—	2 Diabetiker	5 Diabetiker	9 Diabetiker	2 Diabetiker
	aus dem Kopfe des Pankreas hatten:			
—	12 Diabetiker	6 Diabetiker	12 Diabetiker	2 Diabetiker

Indem HEIBERG die von WEICHSELBAUM bei 35 Diabetikern gefundenen Zahlen auf die von ihm angenommene Flächeneinheit von 50 qmm umrechnete, erhielt er folgende Ergenbisse:

Tabelle 3.

Es hatten bis zu 25 Inseln	zwischen 26 und 50 Inseln	zwischen 51 und 75 Inseln	zwischen 76 und 150 Inseln
im Schweife 6 Personen	22 Personen	4 Personen	3 Personen
im Körper 13 ,,	18 ,,	2 ,,	—
im Kopfe 12 ,,	17 ,,	5 ,,	—

Wie man sieht, zeigt der Vergleich der von WEICHSELBAUM und der von HEIBERG für den Schweif des Pankreas bei Diabetes gefundenen Inselzahlen tatsächlich eine große Übereinstimmung.

An dieser Stelle sei noch darauf hingewiesen, daß nach den Untersuchungen von WEICHSELBAUM, HEIBERG, v. HALÁSZ usw. auch im diabetischen Pankreas der lienale Teil in der Regel reicher an Inseln erscheint, als das übrige Organ.

Es ist das Verdienst HEIBERGs, die große Bedeutung der exakten Inselzählung für die Beurteilung der Funktionstüchtigkeit des Inselapparates dargetan zu haben. Denn nur durch genaue Inselzählungen konnte der sichere Beweis erbracht werden, daß nicht nur Art-, sondern im hohem Maße auch Mengenveränderungen des Inselapparates für die Entstehung des Diabetes von ausschlaggebender Wichtigkeit sind. Zur Vermeidung einer gewissen Willkür in der Beurteilung dessen, was man als eine Inselerkrankung „von hinreichender Ausdehnung", wie HEIBERG sagt, auffassen kann und was nicht, erscheint es wohl dringend geboten, sich auf die Ergebnisse einer genauen Inselzählung stützen zu können. Die niedrige Zahl gibt dann selbst in solchen Fällen eine Erklärung für die herabgesetzte Funktion, wo die qualitativen Veränderungen der Inseln nur verhältnismäßig gering oder von geringer Ausdehnung sind.

So wertvoll die Ergebnisse einer exakten Inselzählung für die histologische Diagnose des Diabetes mellitus auch sind, so kann man doch HEIBERGs Behauptung nicht restlos beipflichten, daß sich die Diagnose des Diabetes auf Grund des quantitativen Defektes am Inselapparat allein mit Sicherheit stellen läßt. Andererseits sind die vielfach im Schrifttum enthaltenen Angaben über negative Befunde am Inselapparat beim Diabetes in erster Linie damit zu erklären, daß man auf die Zahl der Inseln nicht geachtet hat, und anderseits gewisse qualitative Veränderungen der Inseln (z. B. die hydropische Degeneration) bei weniger guter Technik oder bei nicht frischem Material leicht übersehen werden können.

Martius zählte die Inseln in 27 seiner Diabetesfälle, wobei er zur Zählung die inselreichsten Präparate verwendete. Es fanden sich dabei in 50 qmm:

In 5 Fällen . . . . . . 11—20 Inseln	In 3 Fällen . . . . . . 61— 70 Inseln
„ 3 „ . . . . . . 21—30 „	„ 5 „ . . . . . . 71— 80 „
„ 3 „ . . . . . . 31—40 „	„ 1 Fall . . . . . . 81— 90 „
„ 1 Fall . . . . . . 41—50 „	„ 2 Fällen . . . . . . 91—100 „
„ 4 Fällen . . . . . . 51—60 „	

In gleicher Weise ging Seyfarth vor und fand in 24 Fällen bei Einhaltung aller Vorschriften Heibergs:

In 3 Fällen . . . . . 11—20 Inseln	In 1 Fall . . . . . . 61— 70 Inseln
„ 3 „ . . . . . . 21—30 „	„ 5 Fällen . . . . . . 71— 80 „
„ 5 „ . . . . . . 31—40 „	„ 1 Fall . . . . . . 81— 90 „
„ 3 „ . . . . . . 41—50 „	„ 2 Fällen . . . . . . 91—100 „
„ 1 Fall . . . . . . 51—60 „	

somit nur in 11 von 24 Fällen ein Absinken der Inselzahl unter den Wert von 40 pro 50 qmm.

Die Ergebnisse der 2 eben genannten Untersucher stehen somit nicht ganz im Einklang mit den Ergebnissen Heibergs, der gefunden hat, daß die Zahl der Inseln des normalen Menschen zu der des Diabetikers durchschnittlich im Verhältnis von 130:30—40 stehe.

Nachstehende Tabelle gibt einen Überblick über die von E. J. Kraus bei 20 Diabetikern beiderlei Geschlechtes im Alter von 14—69 Jahren durchschnittlich pro 50 qmm gefundenen Inselzahlen:

Zahl	Alter und Geschlecht	Gewicht des Pankreas	Durchschnittliche Zahl der Inseln pro 50 qmm
1	14 a ♀	35 g	64
2	16 a ♂	33 g	12
3	17 a ♂	72 g	41
4	18 a ♂	50 g	75
5	18 a ♀	49 g	8,7 (nur 1 Stück untersucht)
6	24 a ♂	31 g	49
7	26 a ♂	81 g	13
8	30 a ♀	46 g	27
9	34 a ♀	52 g	76
10	41 a ♀	19 g	66
11	49 a ♂	45 g	128 (!)
12	51 a ♂	76 g	28
13	34 a ♂	79 g	20,6
14	56 a ♀	51 g	37
15	58 a ♀	70 g	55
16	61 a ♂	115 g	37
17	64 a ♂	95 g	66
18	64 a ♂	87 g	22
19	65 a ♀	43 g	93
20	69 a ♀	61 g	82,5

Somit beträgt die durchschnittliche Inselzahl in den Fällen von E. J. Kraus 54,1 pro 50 qmm und das Verhältnis zwischen dem normalen Durchschnittswert und dem bei Diabetes 2,4 zu 1. Es gelangt also auch E. J. Kraus zu einer etwas größeren Durchschnittszahl der Inseln beim Diabetes als Heiberg. Noch größere Zahlen erhält Nakamura, der den geringsten Durchschnittswert mit 49 Inseln pro 50 qmm angibt und in einem Falle sogar einen fast normalen Durchschnittswert nämlich von 128 Inseln pro 50 qmm berechnen konnte.

Die Angabe, daß beim Diabetes mellitus die Zahl der Inseln vermindert ist, finden wir schon vor der Einführung der Inselzählung, so bei KASAHARA, SSOBO- LEW, HERZOG u. a., ja einige der älteren Autoren wollen in Fällen von Diabetes überhaupt keine Inseln gesehen haben (DIECKHOFF, SSOBOLEW, BENCE, POTTER- MILNE).

Die Verschiedenheit in den Angaben über die Inselzahl beim Diabetes dürfte teils auf rein äußere Umstände bei der Zählung, teils auf das in der Tat sehr verschiedene Verhalten des Inselapparates beim Diabetes zurückzuführen sein. Daß das Verhalten des Inselapparates, vor allem seine Regenerationsfähigkeit von der Schwere des Leidens, von seiner Dauer, vom Alter und der Ernährung des Diabetikers und wahrscheinlich auch von konstitutionellen Einflüssen ab- hängen dürfte, kann als wahrscheinlich angenommen werden. Besonders die Regenerationsfähigkeit des Inselapparates ist für die jeweilige Inselzahl von größter Bedeutung, da durch reichliche Neubildung der Ausfall an Inseln z. T. wenigstens wettgemacht werden kann. Eine Auffüllung des gelichteten Inselbestandes auf das normale Maß hat Verfasser trotz nachgewiesener Insel- neubildung nie beobachten können, denn wenn die durchschnittliche Inselzahl pro 50 qmm in seinen Fällen selbst annähernd normal war, so mußte die Gesamt- zahl der Inseln angesichts der Kleinheit des oft sehr atrophischen Pankreas doch nur als stark vermindert angenommen werden.

Für die Beurteilung des Einflusses der Inseln auf die Entstehung des Dia- betes kommt aber nicht allein ihre Zahl sondern auch ihre Größe, bzw. das Verhältnis ihres Umfanges zu jenem des Drüsenparenchyms in Betracht. Aus diesem Grunde und angeregt durch die Ausführungen HEIBERGs ließ WEICHSEL- BAUM durch einen seiner Schüler (Dr. F. NEUMANN) volumetrische Messungen der Inseln vornehmen. Sie geschahen nach dem Vorgange HEIBERGs folgender- maßen:

Es wurden je 50 Gesichtsfelder von Kopfe, Körper und Schweife auf Inseln abgesucht und diese mittels des OBERHÄUSERschen Zeichenapparates abge- zeichnet. Hierauf erfolgte die Bestimmung des Flächeninhaltes der einzelnen Inseln mittels des Polarplanimeters, und durch Addition der so gewonnenen Zahlen wurde dann der Gesamtflächeninhalt der Inseln in jedem der drei Ab- schnitte des Pankreas berechnet. Dann wurde der Flächeninhalt eines Gesichts- feldes — es war immer ein gleich großes Gesichtsfeld gewählt worden — bestimmt und die Zahl mit 50 multipliziert, was den Gesamtflächeninhalt der in jedem der drei Abschnitte des Pankreas untersuchten Gesichtsfelder ergab. Durch eine einfache Proportionsrechnung konnte schließlich das prozentuelle Ver- hältnis des Flächeninhaltes der Inseln zu jenem der Gesamtfläche der Gesichts- felder ermittelt werden. Um in dieser Beziehung einen Vergleich mit dem Pan- kreas bei Nichtdiabetikern anstellen zu können, wurde zunächst bei diesen in 10 Fällen und dann in ebenso vielen Fällen bei Diabetikern das prozentuelle Verhältnis festgestellt; das Ergebnis ist aus den Tabellen 4 und 5 ersichtlich. Die Zahlen geben an, wieviel Prozent vom Gesamtflächeninhalt der Gesichts- felder der Flächeninhalt der Inseln beträgt.

Die Tabellen 4 und 5 (S. 690) zeigen, daß in den meisten Fällen von Diabetes die Inseln in stärkerem Maße an Volumen eingebüßt hatten als das Drüsenparenchym. In den Fällen 5, 8 und 9 der Tabelle 5 finden die etwas höheren Zahlen für die Inseln des Kopfes bzw. des Schweifes vielleicht in der Neubildung von Inseln eine Erklärung. Aus der Tabelle 4 ersieht man noch, daß, obwohl in einigen Fällen (besonders Nr. 5, 6, 8 und 10) das Drüsenparenchym in viel stärkerem Maße als die Inseln an Volumen verloren hatte, es doch nicht zum Diabetes gekommen war, was nicht zugunsten jener Ansicht spricht, der zufolge bei der

Tabelle 4.

Nichtdiabetiker.

Nr.	Ge-schlecht	Alter Jahr	Krankheit	Gewicht des Pankreas g	Prozentuelles Verhältnis der Inseln des			Anmerkung
					Kopfes %	Körpers %	Schweifes %	
1	männl.	32	chron. Tbk. der Lungen und des	79	2,64	2,86	2,80	
2	weibl.	49	Darmes	70	3,38	4,47	4,29	
3	,,	14	Leptomeningitis acuta	58	3,44	2,14	3,23	
4	männl.	59	chron. Tbk. der Lungen	48	2,89	3,03	4,00	
5	,,	24	Karzinom des Gehirns	40	5,98	7,03	5,39	
6	,,	30	chron. Tbk. der Lungen und des Darmes	20	5,63	2,76	9,90	
7	,,	53	chron. Tbk. der Lungen	62	3,53	2,58	3,26	
8	weibl.	55	Szirrhus des Magens	40	26,46	4,05	13,55	im Schweif u. besonders im Kopfe sehr zahlreiche u. auffallend große Inseln.
9	,,	77	chron. Tbk. der Lungen	60	2,41	1,61	2,94	
10	,.	23	Sklerodermie; Erysipel	starke Atrophie des Drüsenparenchyms	5,82	7,21	11,73	

Tabelle 5.

Diabetiker.

Nr.	Ge-schlecht	Alter Jahr	Gewicht des Pankreas g	Prozentuelles Verhältnis der Inseln des			Anmerkung
				Kopfes %	Körpers %	Schweifes %	
1	männl.	26	54	2,73	0,57	0,35	
2	,,	33	70	0,45	0,35	0,70	
3	,,	35	50	1,91	1,28	3,18	
4	,,	55	155	0,51	1,28	0,47	
5	,,	28	56	2,29	2,69	1,37	Im Kopfe Regeneration von Inseln.
6	weibl.	24	40	0,99	0,70	1,27	
7	männl.	15	47	0,91	0,50	1,45	
8	weibl.	30	53	3,19	0,77	1,47	Im Kopfe sind durchwegs neugebildete Inseln, teils rudimentäre, teils atrophische.
9	männl.	15	30	2,05	0,54	2,34	Im Kopfe und im Schweife Regeneration von Inseln.
10	,.	39	80	0,18	0,05	0,31	

Entstehung des Diabetes ausschließlich oder vorwiegend der Untergang von Drüsenparenchym von Bedeutung sei. Allerdings darf man hier wegen der geringen Zahl der volumetrischen Messungen keine weitgehenden Folgerungen ziehen.

Es sei noch hinzugefügt, daß die Bilder der Inseln, welche der Zeichenapparat lieferte, deutlich zeigten, wie unregelmäßig die Umrisse der Inseln sowohl bei Diabetikern als bei Nichtdiabetikern zu sein pflegen, und wie oft und wie sehr sie von den Umrissen eines Kreises abweichen (WEICHSELBAUM).

j) Die Regeneration und Hypertrophie der Inseln.

Eine Regeneration von Inseln kommt bei Diabetes häufig vor. In den von WEICHSELBAUM untersuchten 183 Diabetesfällen konnte sie 58mal beobachtet werden, und zwar am häufigsten im Kopfe des Pankreas und bei der

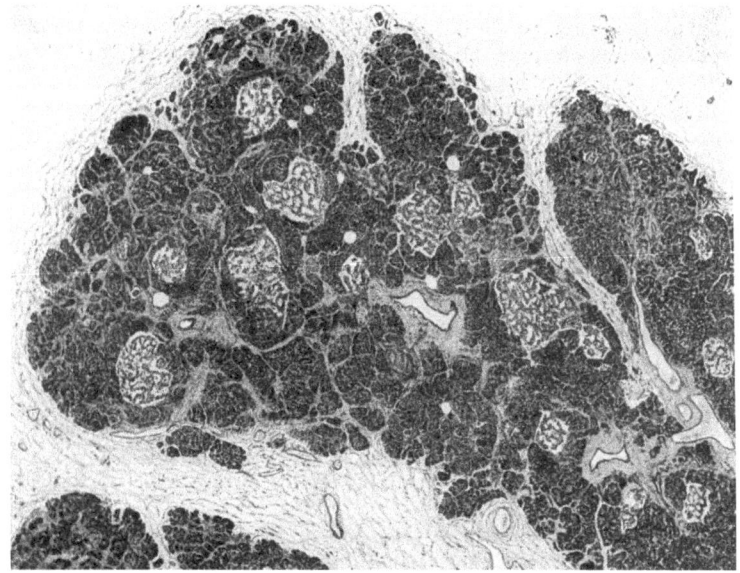

Abb. 24. Zahlreiche regenerierte und zum Teil hypertrophische Inseln in einem sehr atrophischen Pankreas bei Diabetes mellitus.

hydropischen Degeneration der Inseln. Besonders das jugendliche Alter erscheint bevorzugt, da in diesem Alter Regenerationsvorgänge in allen Organen eher möglich sind als bei älteren Personen. Die feineren Vorgänge bei der Regeneration der Inseln während des Diabetes stimmen mit denjenigen überein, welche schon früher bei der unter den verschiedensten Umständen erfolgenden Neubildung von Inseln beschrieben wurden. Bei Diabetes können durch Regeneration so zahlreiche Inseln entstehen, daß diese dicht nebeneinander zu liegen kommen oder in kleineren und größeren Haufen angeordnet sind, wobei einzelne Inseln selbst untereinander verschmelzen können (Abb. 24). Eine für den Diabetes charakteristische Erscheinung besteht darin, daß nicht selten viele von den neuen Inseln auffallend klein bleiben, nur aus einem einzigen oder aus wenigen, kurzen, einreihigen Zellbalken bestehen und auch der Blutgefäße entbehren können, so daß man solche Inseln als rudimentär bezeichnen muß (siehe Abb. auf Seite 636). Doch kommt

44*

bei Diabetes ebensowenig wie unter normalen Verhältnissen eine Neubildung von Inseln aus dem Drüsenparenchym vor, wie auch der umgekehrte Vorgang niemals mit Sicherheit wahrzunehmen ist (Weichselbaum, E. J. Kraus).

Eine Regeneration von Inseln bei Diabetes ist auch von Ssobolew beobachtet worden. Er fand, daß sie durch eine Wucherung des Epithels der Ausführungsgänge erfolgt, glaubt aber, wie schon an anderer Stelle angeführt wurde, daß die auf diese Weise entstandenen Inseln minderwertig seien.

Auch Mac Callum dürfte, wie aus seiner Beschreibung hervorzugehen scheint, eine Regeneration von Inseln bei Diabetes gesehen haben, ebenso R. L. Cecil, da er angibt, bei Diabetes Inseln mit einer ähnlichen Anordnung ihrer Zellbalken gefunden zu haben, wie sie Mac Callum beschrieben hat.

Nach Seyfarth kommt eine Neubildung von Inseln aus kleinen Ausführungsgängen in allen Fällen von Diabetes vor. — Die Bedeutung der zentroazinären Zellen für die Neubildung von Inseln beim Diabetes, auf die besonders von Seyfarth und E. J. Kraus hingewiesen wurde, ist bereits auf S. 638 erwähnt worden.

Die Hypertrophie der Inseln, welche neben der Inselregeneration oder auch für sich vorkommen kann, trifft man im diabetischen Pankreas viel weniger häufig an als die Regeneration. Dies gilt allerdings nur dann, wenn man zur Hypertrophie lediglich jene Fälle rechnet, in welchen über die Vergrößerung der Inseln gar kein Zweifel bestehen kann. Da schon in der Norm die Größe der Inseln bedeutend schwankt, muß man, um mit voller Sicherheit die Diagnose auf Hypertrophie stellen zu können, jene Größenverhältnisse genau kennen, welche noch in den Bereich des Normalen fallen. Im allgemeinen wird es dem subjektiven Ermessen des Einzelnen anheimgestellt bleiben, bei welcher Größe der Inseln die Bezeichnung „Hypertrophie" zu gebrauchen ist. Da Heiberg im Pankreas von 2 Hingerichteten am häufigsten einen zwischen 76 und 125 μ schwankenden Inseldurchmesser und nur äußerst selten einen Durchmesser über 276 μ fand, läßt Weichselbaum bei seinen Untersuchungen über Diabetes nur jene Inseln als hypertrophisch gelten, deren Durchmesser über 300 μ beträgt; in einem der untersuchten Fälle fand sich eine Insel mit einem besonders großen Durchmesser, nämlich von $555 \times 500 \ \mu$.

Eine Hypertrophie der Inseln bei Diabetes wurde ferner von Mac Callum und von R. L. Cecil beschrieben.

Auch von Saltykow, Ohlmacher, Opie, Gellé, Herxheimer, Allen, Nakamura, Verfasser u. v. a. wurden in diabetischen Bauchspeicheldrüsen hypertrophische Inseln beobachtet.

Nach Herxheimer kann die Hypertrophie der Inseln auf Vergrößerung aus ihrer eigenen Substanz, aber auch auf Vereinigung mehrerer Inseln beruhen, ebenso wie nach diesem Autor eine Umbildung von Azinusgewebe zu hypertrophischen Inseln vorkommen soll.

Reichliche Regeneration von Inseln mit starker Vermehrung derselben neben Hyperplasie der zentroazinären Zellen fanden Boyd und Robinson bei einem durch einen Unglücksfall verstorbenen Knaben von 9 Jahren, bei dem seit dem zweiten Lebensjahr ein Diabetes bestanden hatte, der jedoch mit Insulin sehr erfolgreich behandelt worden war.

Nicht zu verwechseln mit hypertrophischen Inseln sind Gruppen mit erhaltenen Inseln, die sich nicht selten in solchen Teilen des Pankreas finden, die kein oder fast kein Parenchym mehr enthalten und vorwiegend aus Bindegewebe oder Fettgewebe bestehen. Derartige Bilder sind beschrieben von M. B. Schmidt, Gutmann, Sauerbeck, Karakascheff usw.

k) Die Adenombildung der Langerhans'schen Inseln.

Erreicht die Größe hypertrophischer Inseln besonders hohe Grade, dann spricht man von einer Struma der L.I. oder von einem Adenom, wenngleich es mehr als fraglich erscheint, ob diese Bildungen auch immer wirklich

Adenome, also echte Blastome, darstellen. Da zwischen hyperplastischen und adenomatösen Veränderungen gerade auch bei Drüsen mit innerer Sekretion fließende Übergänge bestehen, wird es kaum möglich sein, eine scharfe Grenze zwischen beiden zu ziehen. Besonders NUBOER, der eine größere Zahl von Adenomfällen aus dem Schrifttum zusammengestellt hat, wendet sich gegen die Auffassung dieser Bildungen als echte Blastome.

Der erste, der bei Diabetes ein Adenom bzw. eine Struma der L.I. beschrieben hat, war SSOBOLEW, ihm folgten SAUERBECK, CECIL, HERXHEIMER, MAC CALLUM, NUBOER u. a. Von den meisten Untersuchern werden diese Adenome gleich den beim Diabetes so häufig beobachteten hypertrophischen Inseln für eine ausgleichende Wucherung angesehen, die durch den Untergang zahlreicher Inseln hervorgerufen wird. Indessen sind derartige Adenome auch häufig bei Nichtdiabetikern gesehen worden, so daß die Ansicht ROLLETTs, der sich auch KOCH anschließt, es liege dieser Veränderung eine Entwicklungsstörung zugrunde, vieles für sich hat. Bei Annahme einer zweifachen Entstehungsmöglichkeit der Adenome, nämlich durch kompensatorische Hypertrophie bei ausgedehntem Inselausfall und durch eine Wucherung auf Grundlage einer Entwicklungsstörung, besonders bei sonst unverändertem Pankreas, wird beiden Auffassungen Genüge getan.

Der Auffassung SEYFARTHs, der in den Adenomen der L.I. Hemmungsbildungen erblickt, in denen sich die Inseln nicht weiter in Tubuli differenziert haben, wird man wohl kaum beipflichten können [1].

D. Mikroskopische Veränderungen des Drüsenparenchyms beim Diabetes mellitus.

a) Die Atrophie des Drüsenparenchyms.

Sie wird bei Diabetes zwar sehr häufig, aber nicht in allen Fällen beobachtet; sie betrifft sowohl die Drüsenläppchen als auch die Tubuli selbst. Diese erscheinen dann in wechselndem Grade, mitunter sehr bedeutend verschmälert. In diesem Falle sind die Drüsenepithelien nicht nur kleiner, sondern ihr Protoplasma besitzt keine Zymogenkörnchen mehr oder ist ganz homogen. Die Atrophie kann sehr gleichmäßig auftreten. Oft erscheinen am Läppchenrande die Tubuli am stärksten atrophisch, während die in der Mitte gelegenen wenig oder gar nicht verschmälert, ja sogar auffallend breit sein können; in anderen Fällen sieht man aber die atrophischen Tubuli ganz regellos zwischen den nicht atrophischen verteilt. Sind in einem solchen Läppchen viele Tubuli atrophisch geworden, so wird auch jenes verkleinert erscheinen. Sehr hohe Grade von Atrophie kann man bei Verschluß des Ductus pancreaticus durch Steine oder Gewächse beobachten, wobei das Zwischenbindegewebe im hohen Grade vermehrt erscheint.

---

[1] In letzter Zeit sind von amerikanischer Seite Fälle von Krebs der L.I. allerdings nicht mit Diabetes, sondern im Gegenteil mit Hypoglykämie infolge eines „Hyperinsulinismus" beschrieben worden. — So veröffentlichten WILDER, ALLAN, POWER und ROBERTSON einen Fall von Krebs der L.I. bei einem 40jährigen Kranken, bei dem die Krebszellen morphologisch durchaus den Inselzellen glichen. Extrakte aus den metastatischen Leberknoten ergaben etwa ein Viertel bis die Hälfte der Insulinmenge, die aus normalem Pankreasgewebe bei gleicher Methode zu gewinnen ist. Extrakte aus krebsfreien Leberabschnitten erwiesen sich als insulinfrei.

Über einen ähnlichen Fall berichten THALHIMMER und MURPHY, nur schwankt die Diagnose der genannten Forscher zwischen einem Adenom und einem Krebs der L.I.

Dies dürften die ersten Fälle sein, in denen eine krankhafte Funktionssteigerung der L.I. entsprechend der Hyperfunktion anderer endokriner Gewebe (eosinophile Zellen der Hypophyse, Schilddrüse usw.) mit den dadurch bedingten Folgezuständen nachgewiesen werden konnte.

Die Atrophie des Drüsenparenchyms ist durchaus keine ganz beständige Veränderung beim Diabetes; sie kann ganz oder fast ganz fehlen, was nach WEICHSELBAUM am häufigsten in Fällen von hydropischer Degeneration der Inseln zu beobachten ist. In manchen Fällen der genannten Degeneration, wenn sie bereits zur Atrophie der Inseln geführt hat, ist aber nicht nur eine Atrophie des Drüsenparenchyms vorhanden, sondern es sind hiervon am stärksten gerade jene Läppchen betroffen, in denen die kleinsten Inseln vorkommen, so daß man einen Zusammenhang zwischen beiden Veränderungen vermuten könnte, sei es in dem Sinne, daß die Atrophie des Parenchyms eine Atrophie der Inseln nach sich zog, oder daß der umgekehrte Vorgang stattfand. Aber diese Vermutung wird durch die Tatsache widerlegt, daß man an anderen Stellen oder in anderen Fällen entweder stark atrophische Inseln in unveränderten Drüsenläppchen oder noch wenig verkleinerte Inseln in stark atrophischen Läppchen antreffen kann. Atrophie des Drüsenparenchyms und Atrophie der Inseln scheinen also voneinander ganz unabhängig zu sein.

b) Die fettige Degeneration des Drüsenparenchyms. Azidophilie. Zentroazinäre Zellen.

Mehrere Untersucher, unter anderen v. HANSEMANN, haben das häufige Vorkommen von fettiger Degeneration der Tubuli bei Diabetes betont. Dem ist aber entgegenzuhalten, daß, wie STANGL nachgewiesen hat, im Pankreas schon unter normalen Verhältnissen in den Epithelien der Tubuli und Inseln Fett, welches mit dem Alter an Menge zunimmt, in Form von einzeln liegenden, feinen Körnchen oder von Körnchenkonglomeraten zu finden ist, und daß bei Diabetes die Menge des abgelagerten Fettes eine sehr wechselnde ist, und man durchaus nicht behaupten kann, daß bei der genannten Krankheit ein höherer Grad von Fettablagerung vorhanden sei, als in den Fällen ohne Diabetes. Wenn man ferner in atrophischen Tubuli und Inseln oft mehr Fett antrifft als in nicht atrophischen, was durch die Verkleinerung und die dichtere Aneinanderlagerung der Epithelien bedingt wird, so ist selbst dieses Verhalten kein konstantes, da gelegentlich atrophische Tubuli und Inseln weniger Fett enthalten können als nicht atrophische.

SEYFARTH spricht von einer fettigen Degeneration der Tubuluszellen beim Diabetes, bei der die Zellkerne meist gut erhalten sind, das Protoplasma mit den Zymogenkörnchen aber fast vollständig verdrängt erscheint. Es kann die Fettanhäufung sogar so mächtig werden, daß die Kerne von den Fetttröpfchen völlig verdeckt werden. Die Azini werden infolge der fettigen Degeneration mitunter atrophisch und unregelmäßig geformt. Diese Parenchymveränderung findet sich nach SEYFARTH vor allem beim chronischen Alkoholismus.

HERXHEIMER, der bei seinen Fällen ständig mit Fettfarbstoffen gefärbt hat, konnte dagegen eine auffallende Lipoidvermehrung in den Zellen des exkretorischen Drüsenparenchyms nicht feststellen.

OPIE hatte seinerzeit eine besondere Art von Epithelien des Drüsenparenchyms beschrieben, nämlich Zellen mit einem homogenen, durch Eosin stark färbbaren Leib und einem zentral gelagerten Kern, welche er bei Diabetes etwas häufiger vorfand als unter normalen Verhältnissen. WEICHSELBAUM hat diese Zellen, die er azidophile Epithelien benannte, wiederholt bei Diabetes gesehen, aber ebenso oft in Fällen ohne Diabetes. Gewöhnlich sind ihrer mehrere in einem Tubulus, oder es besteht dieser fast ausschließlich aus ihnen, wobei sie auch um eine deutliche, mitunter sekrethaltige Lichtung angeordnet sein können. Es muß aber vorläufig unentschieden bleiben, ob diesen Zellen irgendeine Bedeutung für den Diabetes zukommt.

KOOPMANN fand Übergänge von gewöhnlichen Parenchymzellen zu azidophilen Zellen, welch letztere in diabetischen Bauchspeicheldrüsen auch von anderen Untersuchern, so von KARAKASCHEFF, FAHR, SEYFARTH, E. J. KRAUS u. a. gesehen und beschrieben worden sind.

Oft stößt man beim Diabetes auf eine besonders große Zahl von zentro-azinären Zellen, doch läßt sich nicht behaupten, daß sie beim Diabetes reichlicher vorkommen als in Fällen ohne Diabetes. Nach SEYFARTH können sich die zentroazinären Zellen beim Diabetes auch verkleinern und bekommen dann ein getrübtes und granuliertes Aussehen. Auf die Bedeutung, die SEY-FARTH diesen Zellen besonders in funktioneller Hinsicht zuschreibt, wurde auf S. 649 hingewiesen.

c) Die Veränderungen am Zwischengewebe.

Die Verdickung des Zwischenbindegewebes, sowohl des interlobulären als auch des intertubulären, stellt beim Diabetes einen häufigen Befund dar. Dieses erscheint entweder bloß vermehrt oder vermehrt und hyalin umgewandelt oder vermehrt und von Rundzellen durchsetzt, entsprechend einer chronischen, interstitiellen Pankreatitis. Während die Bindegewebsvermehrung im Pankreas jugendlicher Diabetiker weniger oft und meist nur in geringem Ausmaße vorkommt, nimmt mit zunehmendem Alter die Zahl der Fälle zu, in denen die Bindegewebs-wucherung und vor allem auch die Fettgewebswucherung stärker in den Vordergrund tritt. Dort, wo sich rundzellige Durchsetzung des gewucherten Zwischengewebes nachweisen läßt, ist die Diagnose einer chronischen Pankrea-titis gerechtfertigt, soweit diese Veränderung eines parenchymatösen Organs überhaupt auf einen entzündlichen Vorgang schließen läßt; wo sich dagegen bloß Vermehrung des Bindegewebes findet ohne kleinzellige Infiltration, ist die Entscheidung unmöglich, ob es sich hier um die Reste einer abgelaufenen Ent-zündung handelt oder ob das Bindegewebe sekundär, im Anschluß an die Ge-websatrophie gewuchert ist.

Während eine akute interstitielle Pankreatitis (simplex) beim Diabetes im allgemeinen selten vorkommt (2 Fälle beschreibt E. J. KRAUS bei jugendlichem Diabetes), findet sich die chronische Form unvergleichlich häufiger. Die Bezeichnung Pankreaszirrhose, die von HERXHEIMER für die chronische Pan-kreatitis vorgeschlagen wurde, erscheint besonders dann am Platze, wenn ähnlich wie bei der Leberzirrhose Untergang von Parenchym einerseits und Regeneration andererseits zu einem Umbau des Organs geführt hat. In solchen Fällen sieht man neben atrophischem hypertrophisches Parenchym und ge-wucherte kleine Ausführungsgänge in dem verdickten, oft von Fettgewebe durchsetzten Zwischengewebe. Der Ansicht HERXHEIMERs, daß die gewucherten Gänge durch Umbildung aus atrophischem Parenchym entstehen sollen, werden die Anhänger der Inseltheorie nicht beistimmen können. Nähere Angaben über die Veränderung im Zwischengewebe diabetischer Bauchspeicheldrüsen finden sich bei WEICHSELBAUM, OPIE, HERXHEIMER-REITMANN, LEMOINE-LAUNOIS, nach welch letzteren sich die Bindegewebsvermehrung vor allem im Anschluß an die Gefäße, besonders Venen und Lymphgefäße entwickelt, dann bei LÉPINE, HOPPE-SEYLER, CECIL, SAUERBECK, KARAKASCHEFF, GELLÉ, CURTIUS, E. J. KRAUS, L. SCHOTZ u. a.

d) Die Veränderungen an den Ausführungsgängen. Fettgewebsnekrose.

Von jenen Fällen abgesehen, in welchen der Hauptausführungsgang durch einen Stein oder ein Gewächs verschlossen wird und hinter dieser Stelle eine starke Erweiterung des Ganges und seiner Äste nebst einem chronischen Katarrh besteht, kann man in einer Anzahl von Diabetesfällen eine mäßige Erweiterung der mittelgroßen und kleinen Gänge nebst Sekretstauung und chronischem Katarrh beobachten, ohne daß sich eine unzweifelhafte Ursache der Sekret-stauung nachweisen liesse. Allerdings kann in mehreren dieser Fälle zugleich eine chronische Pankreatitis nachgewiesen werden, welche dann als Ursache der Sekretstauung gelten könnte; aber mit demselben Rechte ist auch die gegenteilige Annahme zulässig, nämlich, daß erst die Sekretstauung zu einer interstitiellen Entzündung geführt hat. In mehreren von WEICHSELBAUM untersuchten Diabetesfällen war eine Fettgewebsnekrose des Pankreas nebst einer akuten Entzündung vorhanden; als Ursache jener konnte eine Sekretstauung nachgewiesen werden. Da aber gleichzeitig auch die eine oder die andere der früher beschriebenen Inselveränderungen vorgefunden wurde, so kann die Fettgewebsnekrose entgegen der Anschauung von BLEIBTREU als Ursache des Diabetes nicht angesehen werden.

Eine akute, hämorrhagische Pankreatitis im Kopf und Körper des Pankreas ohne nachweisbare Ursache erwähnt E. J. KRAUS bei einem 61 jährigen Diabetiker.

e) Die Regeneration des Drüsenparenchyms.

Während man, wie oben angeführt wurde, eine Regeneration von Inseln bei Diabetes ziemlich häufig beobachten kann, findet sich eine Regeneration von Drüsenparenchym, obwohl dieses bei Diabetes sehr häufig von Atrophie befallen wird, im ganzen ziemlich selten, und zwar nur bei chronischer, interstitieller Pankreatitis mit oder ohne Fettgewebszunahme. Die Regenerationsbilder zeigen viel Ähnlichkeit mit den Befunden, welche KYRLE bei Tieren nach Verletzungen des Pankreas erhoben hat. Auch im menschlichen Pankreas geht die Regeneration vom Epithel der Ausführungsgänge aus; man sieht in diesen teils Wucherung und Verdickung des Epithels, teils knospenartige Auswüchse und neben größeren, buchtigen oder verzweigten Gängen mit hohem Zylinderepithel Gruppen von kleineren Gängen, die offenbar aus ersteren entstanden sind. Die Regeneration bleibt aber meistens bei der Bildung von Gängen stehen, so daß es zur Neubildung von Tubuli entweder gar nicht oder nur im beschränkten Maße kommt.

Besonderes Augenmerk widmete der Frage der Regeneration des Drüsenparenchyms SEYFARTH, dessen Darlegungen jedoch die Anhänger der Inseltheorie nicht in allem werden folgen können.

Nach SEYFARTH sieht man beim Diabetes meist eine sehr lebhafte Regeneration von exkretorischem Drüsenparenchym aus noch gut erhaltenen L.I., wobei an sehr vielen Inseln die Umbildung der Inselschleifen und die schließliche Auflösung ganzer Inseln in Drüsenazini zu verfolgen sein soll. Da bei Erkrankung vieler Inseln die Regeneration der Azini aus diesen nicht genügt, finde außerdem noch eine Neubildung aus kleinen Ausführungsgängen statt, doch beharrt diese Regeneration meistens bei der Bildung von Gängen, und nur in beschränktem Maße kommt es zur Bildung von Tubuli. SEYFARTHs Anschauung von der Umwandlung des sezernierenden Parenchyms in Inselgewebe auf dem Wege über eine Wucherung der zentroazinären Zellen wurde bereits an einer anderen Stelle erwähnt.

Von älteren Untersuchern betont KARAKASCHEFF die Neubildung von zymogenem Gewebe aus Inselzellen, auch MARCHAND und HERXHEIMER halten dies für möglich. Dieser beruft sich in seiner neuesten Abhandlung über das Pankreas im Handbuch der inneren Sekretion auf die Untersuchungen von E. KOCH, dem es mittels der Methylgrün-Pyronin-Färbung gelungen sein soll, das Hervorgehen von Inseln aus den Tubuli genau zu beobachten, ferner auf die Untersuchungen von FAHR und auf die oben erwähnten Befunde von KARAKASCHEFF und SEYFARTH.

E. Pankreasbefunde bei kindlichem Diabetes.

Wenngleich sich die pathologisch-anatomischen Veränderungen des Pankreas bei kindlichen Diabetikern nicht grundsätzlich von denen bei jugendlichem Diabetes überhaupt unterscheiden, erscheint es doch gerechtfertigt, diese in einem eigenen Abschnitt kurz zu behandeln.

Da der Diabetes im ersten Lebensjahrzehnt eine verhältnismäßig seltene Erkrankung darstellt [1], findet sich im allgemeinen nur bei denjenigen Autoren eine etwas größere Zahl diesbezüglicher Pankreasbefunde, denen ein großes Diabetikermaterial zur Verfügung gestanden hat. Hier ist vor allem WEICHSEL-BAUM zu nennen, der unter 183 Diabetesfällen 8 mal Veränderungen im Pankreas bei Kindern von $4^1/_2$—14 Jahren beschreiben konnte. In allen Fällen war die Zahl der L.I. stark vermindert, in 5 Fällen fand sich hydropische Degeneration mit nachfolgender Atrophie. Fast in allen Fällen konnte WEICHSELBAUM verkleinerte, unregelmäßig geformte Inseln nachweisen, deren Zellbalken nur aus einer einzigen Reihe von Epithelien aufgebaut waren. Diese zeigten dabei ein sehr schmales oder kaum sichtbares Protoplasma und dicht liegende, runde, längliche oder eckige, stark gefärbte Kerne, die entweder noch ein Chromatingerüst erkennen ließen oder ganz gleichmäßig dunkel gefärbt waren (Pyknose). Es unterliegt keinem Zweifel, daß es sich bei diesen Bildungen um regenerierte, wenngleich rudimentäre Inseln handelt, wie überhaupt namentlich im Kopf des Pankreas Inselneubildung bei kindlichen Diabetikern oft nachgewiesen werden kann.

In 2 Fällen fand WEICHSELBAUM rundzellige Infiltration der Inseln teils in der Kapsel, teils auch im Inneren der Inseln, in 3 Fällen auch im Zwischengewebe des tubulären Anteils. Bei 2 Kindern waren Blutungen in den Inseln nachweisbar. In der Mehrzahl der Fälle war auch das exkretorische Parenchym mehr oder weniger atrophisch.

Auffallend erscheint, wie häufig beim kindlichen Diabetes rundzellige, nach Ansicht der meisten Forscher entzündliche Infiltration der L.I. beobachtet wird. Abgesehen von den eben erwähnten Fällen von WEICHSELBAUM findet dieser Befund auch noch bei einer Reihe anderer Autoren ausdrückliche Erwähnung.

Ganz besonders stark erschienen die Inseln in einem Falle von B. FISCHER bei einem $6^1/_2$ jährigen Kinde von Lymphozyten infiltriert, wobei die entzündliche Infiltration, die nach FISCHER für den Untergang der Inseln verantwortlich zu machen ist, sowohl die Kapsel als auch das Innere der Inseln betraf. Einen ähnlichen Befund konnte M. B. SCHMIDT bei einem 10 jährigen Kinde mit Diabetes beobachten, und HEIBERG sah eine mononukleäre Infiltration der L.I. bei einem 3 Monate alten Säugling eine geringe rundzellige Infiltration, allerdings nur einzelner Inseln bei einem Kinde von $1^1/_4$ Jahren. In jüngster Zeit beschrieb WARREN in einigen Fällen von kindlichem Diabetes Lymphozytendurchsetzung des Inselgewebes.

Ob dieser Befund als ein Beweis einer entzündlichen Entstehung des Inselunterganges anzusehen ist oder ob die Rundzelleninfiltration lediglich eine Folgeerscheinung, die erst im Verlauf der regressiven Inselveränderung auftritt, darstellt, wird nicht in allen Fällen mit Sicherheit zu entscheiden sein.

Neugebildete, rudimentäre Inseln vielfach mit Zeichen von Atrophie, wie sie WEICHSELBAUM wiederholt bei Kindern beobachtet hat, sind auch von ALLEN in einigen Fällen von kindlichem Diabetes unter dem Namen ,,pseudo-islands" beschrieben worden. Die hydropische Degeneration der L.I. sah ALLEN bei Kindern im Vergleich zu WEICHSELBAUM viel seltener und nur in geringer

---

[1] Nach FRERICHS fällt auf das erste Lebensjahrzehnt $1^0/_0$, nach SEEGEN $0,5^0/_0$, nach SCHMITZ $0,83^0/_0$, nach PAVY $0,58^0/_0$, nach KÜLZ $1^0/_0$ nach v. NOORDEN $1,43^0/_0$ aller Diabetesfälle (zit. nach WEILAND, Klin. Wschr. 1923, 737). KÜLZ berichtet über 127 Fälle von Diabetes mellitus bei Kindern von 14 Tagen bis 15 Jahren, von denen 75 mit Sicherheit an dieser Erkrankung gestorben waren. STERN konnte 117 Fälle unter 16 Jahren sammeln, SAUNDBY 151 tödlich verlaufende Fälle von kindlichem Diabetes. WEGELI sammelte 108 Fälle, von denen 64 gestorben waren (angef. nach JOHANNSEN, Münch. med. Wschr. 1923, 1323). Mit zunehmendem Alter der Kinder nimmt die Seltenheit des Diabetes ständig ab. Von 522 Diabetesfällen im Alter von 0 bis 10 Jahren hatten nach MORSE 197 das 5. Jahr nicht erreicht. Unter 6496 tödlich verlaufenden Fällen von Diabetes mellitus in England kamen nur 8 auf das erste Lebensjahr (gleich $0,11^0/_0$).

Ausdehung, um so häufiger erwähnt er dagegen die Atrophie und Fibrose der deutlich verminderten Inseln bei seinen kindlichen Diabetikern.

Rudimentäre Inseln mit Epithelien in Schleifen und Strängen angeordnet neben zahlreichen, großen, annähernd normalen Inseln beschreibt bei einem 12jährigen Diabetiker Martius; die Gesamtzahl der Inseln war vermindert, die Tubuli atrophisch.

Verfasser untersuchte das Pankreas in 3 Fällen von kindlichem Diabetes, und zwar bei einem 4^1/$_2$jährigen Kinde und bei zwei Kindern von 14 Jahren[1]. Bei den zwei älteren Kindern war in dem einen Falle hydropische Degeneration der stark verminderten Inseln mit nachfolgender Atrophie, im anderen Falle nur Atrophie der Inseln nachweisbar; in beiden Fällen war auch das tubuläre Parenchym stellenweise atrophisch, das Zwischengewebe in dem einen Falle zum Teil ödematös und stellenweise von Rundzellen durchsetzt, in dem anderen Falle verdickt und hyalinisiert. Bei einem 4^1/$_2$jährigen Kinde konnte Verfasser einen Befund ermitteln, der sich bis auf die hydropische Degeneration vollkommen mit den von Weichselbaum bei vielen seiner kindlichen Diabetiker erhobenen deckt, insbesondere bezüglich der reichlichen Neubildung rudimentärer Inseln.

Histologische Befunde mit genauer Inselzählung bei kindlichen Diabetikern stammen von Heiberg. Er fand bei einem 1^1/$_4$ Jahre altem Kinde das Pankreas makroskopisch normal, die Inseln klein und zum Teil mit geringer Bindegewebsvermehrung, jedoch ohne Zeichen einer Zerstörung. Trotzdem Zeichen eines Inseluntergänges nicht nachweisbar waren, erschienen die Inseln stark vermindert (10 Inseln pro 50 qmm im Kopfteil, 58 im Schweif des Pankreas). Das Entscheidende für das Zustandekommen des Diabetes erblickt Heiberg in diesem Falle in der ungewöhnlich geringen Inselzahl und nicht in den qualitativen Veränderungen der Inseln. Heiberg teilt noch einen zweiten Fall mit, und zwar bei einem 12jährigen Mädchen, bei dem gleichfalls die Verminderung der Inselzahl die Hauptveränderung am Inselapparat dargestellt hat, während die qualitativen Veränderungen bloß in hydropischer Degeneration einiger Inseln bestanden.

Bei der Beantwortung der Frage, auf welche Weise die abnorm geringe Inselzahl in diesen Fällen zustande gekommen ist, äußert Heiberg seine Ansicht dahin, daß der Inselschwund einem früheren Inselleiden zuzuschreiben wäre, zumal Reste eines solchen an einzelnen Inseln noch wahrzunehmen waren. Die Annahme einer hypothetischen, angeborenen Unterentwicklung des Inselapparates lehnt Heiberg ab, im Gegensatz zu Warren, der in einem seiner 10 Fälle von kindlichem Diabetes, bei dem sehr viel weniger Inseln vorhanden waren, als der Norm entspricht, eine angeborene Unterentwicklung des Inselapparates für die geringe Inselzahl verantwortlich macht.

Wenig Glauben dürfte bei den Anhängern der Inseltheorie die Angabe Seyfarths finden, daß bei einem 10^3/$_4$ jährigen Kinde mit Diabetes, dessen Pankreas er untersuchte, die spärlichen, zum Teil hydropisch degenerierten Inseln (im lienalen Teil 34 pro 50 qmm) „in voller Umwandlung in Acini" angetroffen wurden.

Einen seltenen Befund beschreibt Arndt bei einem 3 Monate alten diabetischen Säugling, dessen Pankreasparenchym hochgradig durch Fettgewebe ersetzt war, wobei fast nur die Inseln erhalten geblieben waren. Die Gesamtzahl der Inseln war vermindert, die einzelnen Inseln dabei hypertrophisch. Als Ursache der Verödung des exkretorischen Parenchyms nimmt Arndt eine Anomalie des Gangsystems an.

Eine große Seltenheit stellt ein Fall, den Feldmann in allerjüngster Zeit beschrieben hat, dar. Es handelt sich um ein 45 cm langes, ungeborenes Kind einer an Diabetes verstorbenen, 32jährigen Frau, bei dem im Blasenharn Zucker gefunden worden war. Die Untersuchung des kindlichen Pankreas ergab eine ausgedehnte interstitielle Pankreatitis (sicher nicht syphilitischer Natur) mit hydropischer Quellung und Ödem der L.I. Feldmann nimmt einen gemeinsamen diabetogenen Faktor an, der während der Schwangerschaft sowohl den Diabetes der Mutter als auch den des Kindes erzeugt hat.

Für die nahen Beziehungen zwischen dem Zuckerstoffwechsel der Mutter und dem des ungeborenen Kindes spricht auch die seltene Beobachtung von Gray und Feemster, die bei einem frühgeborenen Kinde einer diabetischen Mutter 4 Tage nach der Geburt eine sehr erhebliche, offenbar kompensatorische

---

[1] Diabetiker von mehr als 14 Jahren sind in diesem Abschnitt nicht berücksichtigt.

Hyperplasie und Hypertrophie der L.I. in dem 3 g schweren Pankreas feststellen konnten. Rieseninseln bei einem Neugeborenen einer an Glykosurie leidenden Mutter beschreiben auch DUBREUIL und ANDERODIAS.

Auch die Versuchsergebnisse PITAMADAS, denen zufolge die Entfernung des Pankreas bei Hündinnen in den letzten Wochen der Trächtigkeit bemerkenswerterweise keinen Diabetes hervorruft — eine Erscheinung, die PITAMADA mit der Rückwirkung des fetalen Pankreas auf den mütterlichen Organismus erklärt — sprechen in demselben Sinne.

Mitteilungen über kindlichen Diabetes stammen, abgesehen von den genannten Verfassern, von BEGLARIAN, BOYD und ROBINSON, CUNO, GHON und ROMAN, HAGENBACH, HEIBERG, JOHANNSEN, KLEINSCHMIDT, LANGACKER, DE LANGE, LION und MOREAU, v. NOORDEN, PASSINI, PRIESEL und WAGNER, RIESMAN, SALOMON, SAUNDBY, SOEKNICK und THOENES, STARK, STERN, WARREN u. a.

F. Der Bronzediabetes.

Die ersten Autoren, welche dieses ziemlich seltene Krankheitsbild zusammenhängend beschrieben haben, waren HANOT und CHAUFFARD. Sie nannten die Erkrankung, die mehrere Jahre früher bereits TROISIER beobachtet und als „Cirrhose pigmentaire dans le diabéte sucrè" bezeichnet hat, Diabète bronzé, ein Name, der sich in deutscher Übersetzung allgemein in unserem Schrifttum eingebürgert hat. Die hervorstechendsten Veränderungen bei dieser Erkrankung sind die ausgedehnten Pigmentablagerungen in den verschiedensten Organen, die Leber- und Pankreaszirrhose sowie der im Gefolge des Pankreasleidens auftretende Diabetes.

Bei der Pigmentierung handelt es sich teils um eine Hämosiderose, und zwar in den Epithelien drüsiger Organe, im interstitiellen Bindegewebe, in den Endothelien der Gefäße, im Plexus chorioideus und nicht selten auch in der quergestreiften Muskulatur besonders des Herzens, teils um die Ablagerung eines eisenfreien Pigmentes [1] in den glatten Muskelfasern des Verdauungsschlauches, der Gefäße, der Prostata, Samenblasen, Nebenhoden und in den Bindegewebszellen mancher Organe. In den Epithelien gewisser Organe, in den Nervenzellen, den Herzmuskelfasern findet sich eine Vermehrung des normalerweise hier vorhandenen eisenfreien Pigmentes, in der Epidermis speziell eine Vermehrung des Melanins. Besonders die Epithelien der drüsigen Organe enthalten eisenfreies und eisenhaltiges Pigment nebeneinander, wobei das eisenhaltige Pigment in der Regel überwiegt. Die Pigmentierung der Haut wird in einem großen Teil der Fälle vermißt, dagegen fehlt so gut wie nie die mächtige Hämosiderose der Leber und des Pankreas sowie der Lymphknoten, in erster Linie der portalen, peripankreatischen und retroperitonealen. Geringer erscheint in manchen Fällen die Pigmentierung der Milz. Verhältnismäßig seltener und weniger pigmentiert sind die Nieren und das Knochenmark. In hochgradigen Fällen hingegen findet sich kaum ein Organ, das von der Pigmentierung verschont bleibt.

Während man früher die Hämochromatose, die jedem Bronzediabetes zugrunde liegt, auf einen vermehrten Blutzerfall zurückführen wollte, stehen heute wohl die meisten Untersucher auf dem Standpunkte, das es sich um eine Störung des physiologischen Eisenstoffwechsels handle, bei der das Eisenmolekül gleichviel, ob es aus dem Hämatin oder aus der Nahrung stammt, von dem irgendwie (vielleicht toxisch) geschädigten Gewebe nicht assimiliert, sondern gespeichert wird.

---

[1] Nach HUECK zu den Lipofuszinen, nach LUBARSCH zu der Melaningruppe gehörig, zu der nach ihm auch die Abnützungspigmente zählen.

Nach Lubarsch besteht neben der Eisenstoffwechselstörung, die zur Hämosiderose führt, auch eine Störung des Eiweißstoffwechsels, die für die eisenfreie Pigmentablagerung verantwortlich zu machen ist.

Die Zirrhose der Leber und des Pankreas ist vielfach als die Folge der mächtigen Pigmentablagerung, die zu der rostbraunen Verfärbung der genannten Organe führt, angesehen worden, eine Annahme, die aber wenig Wahrscheinlichkeit besitzt, da Hämosiderose allein, wie die Leberbefunde bei der perniziösen Anämie lehren, keine zirrhotische Veränderung erzeugt. Vielmehr ist
anzunehmen, daß die gleiche Schädlichkeit (nach Weichselbaum, Simmonds
u. a. der Alkoholabusus), die die Störung im Eisen- und Eiweißstoffwechsel
bedingt, auch die Zellen der Leber und Bauchspeicheldrüse schädigt und die
genannten Organe im Sinne einer Zirrhose verändert [1]. Daß die überreichliche
Pigmentablagerung in den 2 genannten Organen den chronischen Reiz erhöht
und mit an der schweren Veränderung Schuld trägt, soll damit nicht geleugnet
werden.

Das morphologische Bild der Pigmentzirrhose des Pankreas wird in
typischen Fällen sowohl makroskopisch als auch mikroskopisch von der gewaltigen
Pigmentierung des Organs beherrscht. Die eisenhaltigen Pigmentmassen liegen
teils in dem gewöhnlich stark gewucherten inter- und intralobulären Bindegewebe, teils in den Epithelien der Tubuli und der Ausführungsgänge, weniger
im Epithel der L.I. Diese sind oft durch das Übergreifen der entzündlichen
Bindegewebswucherung sklerosiert, hyalin degeneriert, atrophisch, vor allem
vermindert, doch finden sich neben solchen auch normale und gelegentlich
hypertrophische Inseln. Das Pigment liegt in den Inseln teils im Epithel, teils
in dem vermehrten intrainsulären Bindegewebe. Häufig sind Tubulus- und
Inselzellen von vermehrtem Lipoid durchsetzt (Bork). Lipomatose verschiedenen Grades und sklerotische Veränderungen an den Gefäßen vervollständigen
häufig das morphologische Bild. Zum Diabetes führt die Veränderung des
Pankreas bei der Hämochromatose dann, wenn der zirrhotische Prozeß auf die
L.I. übergreift, und auf diese Weise ein großer Teil des Inselapparates von der
Funktion ausgeschaltet wird.

Was die Häufigkeit des Diabetes bei der Hämochromatose anbelangt, so
konnte Bork in einer jüngst erschienenen Arbeit aus dem Lubarschschen
Institut unter 111 Fällen 41 Kranke herausfinden, bei denen die Diagnose
Bronzediabetes gerechtfertigt war.

Über das Verhältnis der Pankreasveränderung zum Diabetes geben folgende,
aus der Borkschen Arbeit entnommene Tabellen Aufschluß.

Von 55 diabetes-positiven Fällen von Hämochromatose zeigten:

	Hämosiderinablagerung	Bindegewebsvermehrung
36	reichlich	reichlich
1	hochgradig	keine
1	keine	reichlich
2	mäßig viel	mäßig viel
15	nicht ersichtlich	

Von 35 diabetes-negativen Fällen zeigten:

	Hämosiderinablagerung	Bindegewebsvermehrung
6	reichlich	reichlich
5	ziemlich reichlich	keine oder geringe
9	gering	gering
15	nicht angegeben.	

Das Ergebnis dieser Tabellen kann dahin zusammengefaßt werden, daß
wohl in allen Fällen von Bronzediabetes eine Zirrhose des Pankreas (so gut

---

[1] In einem Falle von Rosenberg dürfte eine chronische Bleivergiftung in ursächlichem
Zusammenhang mit der Erkrankung gestanden haben.

wie immer mit Pigmentablagerung) vorhanden ist, daß jedoch in einer großen Zahl der Fälle die gleiche Veränderung des Pankreas nicht zu Diabetes führt, da, wie in jedem anderen Falle, die Schädigung des Inselapparates erst einen bestimmten Grad erreicht haben muß, um eine Störung im Zuckerhaushalt hervorzurufen.

Das hier abgebildete Präparat stammt von einem 49jährigen Mann mit typischem Bronzediabetes. Die Sektion ergab an wesentlichen Veränderungen eine Pigmentzirrhose der Leber mit einem Gewicht von 3150 g, Atrophie des Pankreas mit starker Hämosiderose (Gewicht 57 g), Hyperplasie der portalen, peripankreatischen und paraaortalen Lymphknoten mit starker Hämosiderose, geringe Hyperplasie der inguinalen und axillaren Lymphknoten mit schwacher Hämosiderose. Chronischer Milztumor (470 g) mit fleckiger Hämosiderose der zum Teil verdickten Kapsel. Nephropathia diabetica. Schleimige Gastritis.

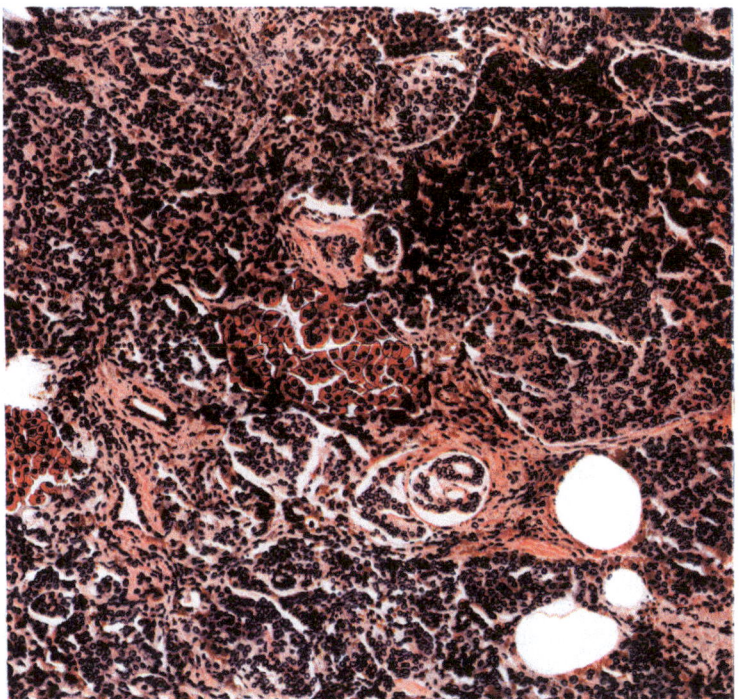

Abb. 25. Pigmentcirrhose des Pankreas mit Herden aus acidophilen Zellen.
(Die nähere Beschreibung siehe weiter unten.)

Ödem des Gehirns. Geringe Sklerose der Aorta. Osteoporose mit Fettmark in den langen Röhrenknochen, rotem Mark in den Rippen. Allgemeine Atrophie. Dunkelbraune Pigmentierung der Haut an den Unterschenkeln, Fußrücken und am Skrotum. Spärliche Gesichts- und Körperbehaarung.

Histologisch zeigte das Pankreas reichlich eisenhaltiges Pigment, vorwiegend in dem überall deutlich verdickten inter- und intralobulären Bindegewebe, weniger reichlich in den zum großen Teil atrophischen Tubuluszellen, anscheinend gar nicht in den sehr spärlichen, aus kleinen protoplasmaarmen Zellen zusammengesetzten Inseln. Reichlich fanden sich verschieden große Herde azidophiler Zellen von Weichselbaum, das interlobuläre Bindegewebe erschien ziemlich stark von Fett durchwachsen.

Bei einem zweiten Fall, den der Verfasser seziert hat, handelte es sich um einen 45jährigen Mann mit einer Pigmentzirrhose des Pankreas (Pankreasgewicht 67 g), einer glatten Pigmentzirrhose der Leber (Gewicht 2210 g), chronischem Milztumor, Hämosiderose der portalen, peripankreatischen, weniger der paraortalen, am wenigsten der mesenterialen Lymphknoten. Fettmark im Femur. Sehr geringe Gefäßsklerose. Allgemeine Atrophie. (Belanglose Veränderungen sind nicht erwähnt.)

Arbeiten über Bronzediabetes stammen u. a. von Anschütz, Beattie, Bernouilli, Bork, Brault und Gaillard, Buss, Calmette, Cecil, Daunic, Dutournier, Eppinger, French, Futcher, Gouget, Hanot und Chauffard, Hanot und Schachmann, Hartwich, Heller, Hess und Zurhelle, Hirsch, Lépine, Mallory, Margain, Marsh, Martineck, Murri, Palma, Parker, Preiswerk, Potter-Milne, Rosenberg, Rössle, Scholtz, Simmonds, Troisier, Ubert, Ungeheuer, Weichselbaum, Wohlwill.

Vl. Die Begleit- und Folgeerscheinungen des Diabetes mellitus.

(Ausschließlich der Veränderungen im endokrinen System.)

Neben den bei Diabetes beständig vorkommenden Veränderungen an den L.I. können wir bei den Obduktionen von Diabetikerleichen sehr häufig noch Veränderungen in anderen Organen nachweisen, nur daß sie keine regelmäßigen Befunde bei Diabetes darstellen, weshalb sie bloß als Begleit- bzw. Folgeerscheinungen dieser Krankheit anzusehen sind.

Unter diesen finden sich allerdings gewisse Veränderungen, die mit einer so großen Regelmäßigkeit immer wieder bei der einen oder anderen Form des Diabetes anzutreffen sind, daß man eigentlich berechtigt ist, sie mit zum Bilde des Diabetes oder genauer gesprochen der betreffenden Diabetesform zu zählen.

Während wir beim sog. jugendlichen Diabetes[1], bei dem die Pankreasveränderung in der Regel dem elektiven Inselleiden von Weichselbaum oder der primären, genuinen Atrophie im Sinne von E. J. Kraus entspricht, in einem großen Teil der Fälle asthenischen Habitus, schwere Tuberkulose, Abmagerung und allgemeine Atrophie, Status hypoplasticus, Status lymphaticus und zahlreiche Anomalien nachweisen können, finden wir bei Altersdiabetikern, deren Pankreas meist hyaline Degeneration der Inseln und Veränderungen im Sinne einer Zirrhose oder Lipomatose aufweist, gewöhnlich Atherosklerose der Gefäße und ihre Folgeerscheinungen, besonders im Gehirn und in den Nieren, dann Fettleibigkeit, Cholelithiasis und chronische Cholezystitis, große lipoidreiche Nebennieren, Gangrän, Karbunkel usw. Daneben kommen allerdings immer wieder Fälle vor, die auf Grund ihres Alters in der Mitte zwischen den 2 genannten Typen stehen und bei welchen die Sektion weder die für den einen, noch die für den anderen Typus charakteristitischen „Komplikationen" erkennen läßt.

Von Veränderungen, die bei beiden Typen, wenn auch nicht gleich verteilt, vorkommen, ist die Nephropathia diabetica und bei den im Koma verstorbenen das Ödem des Gehirns und der Azetongeruch der Organe zu nennen.

Weichselbaum, der wohl das größte Diabetesmaterial (183 Fälle) verarbeitet hat, findet folgende Veränderungen als Komplikationen des Diabetes besonders häufig:

1. **Atherosklerose des Arteriensystems.** Diese fand sich in den von ihm untersuchten Fällen in etwas mehr als 21%.

2. **Gangrän der unteren oder oberen Extremitäten.** In den meisten dieser Fälle bestand zugleich eine allgemeine oder auf die Arterien der betreffenden Gliedmassen beschränkte Atherosklerose, welche als Ursache der Gangrän bezeichnet werden konnte. Doch will Weichselbaum nicht ausschließen, daß auch der Diabetes als solcher auf die Entstehung der Gangrän irgendeinen

---

[1] Eine Bezeichnung, die deshalb nicht glücklich gewählt ist, weil es unter den Diabetikern dieses Typus genügend Fälle gibt, die auf Grund ihres Alters nicht mehr als jugendlich bezeichnet werden können.

Einfluß nimmt, so wie es auch Fälle von Gangrän gibt, in welchen keine Atherosklerose besteht, so daß der Diabetes allein als Ursache der Gangrän zu beschuldigen wäre.

3. **Allgemeine Fettsucht.** Sie war in den Fällen von WEICHSELBAUM nicht
sehr selten zu beobachten und dann immer mit Lipomatose des Pankreas kombiniert.

4. **Tuberkulose,** insbesondere der Lungen, wie erwähnt, eine ziemlich häufige
Komplikation des Diabetes, fand WEICHSELBAUM in seinen Beobachtungen in
etwa 21% der Fälle, und zwar zumeist bei der hydropischen Degeneration
der Inseln, was darin seine Erklärung finden dürfte, daß die genannte Degeneration und die Lungentuberkulose häufiger im jugendlichen Alter vorkommt.

5. **Leberzirrhose,** fand WEICHSELBAUM in 11 Fällen, von welchen 2 einen
Bronzediabetes hatten.

6. **Gehirnerkrankungen.** Diese konnte WEICHSELBAUM bei seinen Untersuchungen über Diabetes nur 6 mal nachweisen, und zwar 1 mal ein Gliom des
Gehirns, 2 mal eine ältere Enzephalomalazie, 1 mal eine progressive Paralyse,
1 mal einen älteren Blutungsherd und 1 mal ein bösartiges Gewächs der Hypophyse mit Akromegalie; außerdem wurde von ihm noch 1 Fall von Akromegalie
bei Diabetes, aber ohne eine Geschwulst der Hypophyse, beobachtet. WEICHSEL-
BAUM betont, daß in allen diesen Fällen bedeutende Veränderungen in den
L.I. vorhanden waren, und zwar 3 mal eine von einer chronischen, interstitiellen
Pankreatitis abhängige Sklerose der Inseln, 3 mal eine hydropische Degeneration (2 mal bei gleichzeitig bestehender Akromegalie) und 1 mal eine hyaline
Degeneration.

7. Von Erkrankungen der **Nieren** erwähnt WEICHSELBAUM als Komplikation
die Nephritis, die er aber nur in wenigen Fällen von Diabetes, und zwar als
chronische oder subakute Entzündung oder als Pyelonephritis nachzuweisen
in der Lage war.

Trotz der Größe des Materiales, die WEICHSELBAUM zur Verfügung gestanden
hat, findet sich unter seinen Diabetesfällen kein einziger mit Gicht, trotzdem
v. NOORDEN unter 6000 seiner Diabetiker nicht weniger als 230 mal Gicht
nachweisen konnte. Zahlreicher finden sich Mitteilungen über das Zusammentreffen von Diabetes und Gicht in dem englischen und französischen Schrifttum, was vor allem mit der großen Zahl von Gichtkranken namentlich in England zusammenhängt.

E. J. KRAUS sah bei einem Material von 48 Diabetesfällen, daß er anläßlich
seiner Studien über die morphologischen Veränderungen im endokrinen System
genau untersucht hat, als häufigsten Befund die Nephropathia diabetica mit der
typischen, gelbroten Farbe der oft deutlich vergrößerten Nieren, und zwar in 24
Fällen, was genau 50% entspricht, wobei diese Veränderung häufiger bei jugendlichen als bei Altersdiabetikern anzutreffen war. Ungleich seltener und vielleicht
nur als zufällige Komplikation fanden sich andere Nierenveränderungen und zwar
subakute bzw. chronische Nephritis (in 4 Fällen) und vaskuläre Schrumpfniere
(in 2 Fällen), beide Veränderungen lediglich bei Altersdiabetikern.

In 3 Fällen von Diabetes, die im Coma diabeticum mit Insulin behandelt
und unter den Zeichen einer Urämie gestorben waren, fanden E. J. KRAUS und
SELYE eine eigenartige Veränderung der Nieren, welche die beiden
Verfasser als eine besondere Form der akuten Nephritis, und zwar in ihren ersten
Anfängen aufgefaßt haben, wenngleich die Möglichkeit, daß es sich in diesen
Fällen um eine besondere, bisher unbekannte, nicht entzündliche Erkrankung
der Nieren handle, zugegeben werden muß.

An Häufigkeit steht an zweiter Stelle in den Fällen von E. J. Kraus das akute Hirnödem, das wohl zum Wesen des Coma diabeticum gehört und in 17 Fällen (meist bei jüngeren Leuten) makroskopisch nachweisbar war.

In 16 Fällen von Altersdiabetes fand sich eine mehr oder weniger schwere Atherosklerose der Gefäße, 9mal beim gleichen Typus Fettleibigkeit[1], 8mal Cholelithiasis[2] evtl. mit Cholezystitis, 7mal Atrophie des Gehirns mit oder ohne chronischen Hydrozephalus und 1mal Enzephalomalazie.

Von weiteren Begleit- bzw. Folgeerscheinungen des Diabetes sah E. J. Kraus bei den älteren Diabetikern 5mal Gangrän der unteren Extremitäten, 2mal Karbunkel, 5mal Prostatahypertrophie, 5mal chronisches substantielles Lungenemphysem, 3mal Leberzirrhose[3] (davon 1 Fall von Fettzirrhose) und 2mal eitrige Pneumonie. Schwere Tuberkulose als Komplikation fand E. J. Kraus nur bei jugendlichen (meist asthenischen) Diabetikern, und zwar in 10 Fällen, also in mehr als 20 von Hundert[4].

Diabetische Katarakt zeigten bei E. J. Kraus 4 jugendliche Diabetiker; Lipämie mit der bekannten großzelligen Wucherung der Retikulumzellen der Milz und Verfettung der Kupfferschen Sternzellen der Leber fand sich einmal, Hypertrophie der Blase ohne Miktionshindernis 2mal.

Bemerkenswert ist in dem von E. J. Kraus bearbeiteten Material von jugendlichen Diabetikern der sehr häufige Befund von Anomalien und Entwicklungsstörungen. 4 Fälle zeigten Hypoplasie des Genitales, 1 junges Mädchen zystische Degeneration der Ovarien, 2 Diabetiker infantile Körper- bzw. mangelhafte Gesichtbehaarung. Aorta angusta ist 2mal erwähnt, Hypoplasie des Herzens 1mal, Hyperplasie des Waldeyerschen Rachenringes 7mal (bei älteren Diabetikern nur 1mal), Thymushyperplasie 2mal. Abnorme Lappung der Lungen und embryonale Lappung der Nieren sah E. J. Kraus bei jugendlichen Diabetikern in je 5 Fällen, abnorme Länge der Appendix in 4 Fällen, sonstige Anomalien (an den Gefäßen, Milz, Nieren usw.) 7mal. Multiple pigmentierte Naevi in der Haut zeigten von den Kraussschen Fällen 4 jugendliche Diabetiker.

Eine diffuse Struma (davon 1mal Struma basedowiana) fand sich nur bei jugendlichen Diabetikern und zwar 5mal, eine Struma nodosa 6mal (dagegen 9mal bei den älteren Diabetikern).

Zwei Altersdiabetiker zeigten größere Adenome der Hypophyse aus chromophoben Zellen, 1 Fall Verkäsung der Hypophyse und 1 Fall ein Cholesteatom an der Basis des Zwischenhirns. (Näheres über die Veränderungen der endokrinen Organe beim Diabetes einschließlich der Keimdrüsen siehe

---

[1] Während die Mehrzahl der jugendlichen Fälle starke Abmagerung und überhaupt Zeichen allgemeiner Atrophie aufwiesen.

[2] Bouchard fand bei 10% seiner Diabetiker Gallensteine, Jones in 19%, eine Zahl, die v. Noorden für maßgebend hält (angeführt nach v. Noorden: „Die Zuckerkrankheit und ihre Behandlung", Berlin 1927).

[3] Unter v. Noordens Diabeteskranken fand sich eine echte Zirrhose der Leber nur in 2,6% der Fälle, zumeist auf alkoholischer oder syphilitischer Grundlage. Demgegenüber sind die Zahlen anderer Autoren zum Teil wesentlich höher, indem Weichselbaum unter 183 Fällen von Diabetes 11mal, Heiberg unter 112 Fällen 8mal und Cecil unter 90 Fällen 7mal Leberzirrhose angibt.

Die Tatsache, daß in vielen Fällen von Zirrhose der Leber und des Pankreas keine Störung des Zuckerstoffwechsels vorliegt, glaubt Herxheimer mit dem Hinweis erklären zu können, daß zum Auftreten eines Diabetes mellitus eine funktionierende Leber Voraussetzung ist.

[4] Der Kombination von Diabetes und Tuberkulose begegnete v. Noorden in seinem Wiener Wirkungskreise im ganzen bei 27% der Fälle. Frerichs fand Lungentuberkulose unter 55 Fällen 21mal, Windle unter 220 Fällen 136mal, Rauch unter 42 Fällen 18mal, Naunyn unter 49 Fällen 22mal, Muryama und Yamaguchi in Japan unter 49 sezierten Fällen 11mal usw. (angeführt nach v. Noorden).

im nächsten Teil.) Endlich sah Verf. als äußerst seltenen Befund eine sehr
ausgedehnte anämische Nekrose der Zunge bei einer älteren Frau, die
im Coma diabeticum gestorben war.

Von weiteren Veränderungen, die gelegentlich bei Diabetes gesehen werden,
sei noch erwähnt die Lungengangrän, die Pneumonomycosis aspergillina, Soor
der Mund- und Rachenhöhle und des Ösophagus, Karies der Zähne, Alveolar-
pyorrhöe, an der Haut außer Karbunkeln Furunkel, Phlegmone, Xanthome
und Xanthelasmen. Selten findet sich als Folge der Polyphagie eine Magenerweiterung, häufiger ist chronischer Magenkatarrh, nicht selten Pharyngitis
und Zystitis. Von Veränderungen im Auge sind zu nennen — abgesehen von
der bereits erwähnten Katarakt — die Lipaemia retinalis und die Retinitis
diabetica.

Veränderungen ausgesprochen mikroskopischer Natur sind abgesehen
von der bereits genannten lipoidzelligen Hyperplasie in der Milz und der Verfettung der KUPFFERschen Sternzellen in der Leber bei lipämischen Diabetikern die von B. FISCHER nachgewiesene Vermehrung und Verdickung der
Gitterfasern in der Leber, die er als eine für die Diabetesleber ziemlich charakteristische Veränderung ansieht, ferner die von ASKANAZY und HÜBSCHMANN beschriebene Glykogenschwellung der Leberzellkerne und endlich die Glykogen-
speicherung in den Endteilen der Hauptstücke und in den HENLEschen Schleifen
der Nieren[1].

Was das Glykogen in der Leber anbelangt, so kommt es, wie namentlich HELLY hervorhebt, beim menschlichen Diabetes nicht immer zu einem Schwund bzw. zu einer starken
Verminderung des Glykogens daselbst, besonders, wenn den Diabetes keine schweren Komplikationen begleiten. Bei Hunden aber konnte HELLY, wenn er bei ihnen durch eine bereits
von THIROLOIX und JAKOB geübte Methode einer partiellen Resektion des Pankreas, (bei
welcher ein kleiner, darmständiger Rest des Pankreas in natürlicher Verbindung mit seiner
Mündung zurückgelassen wird), einen länger dauernden Diabetes erzeugt hatte, bloß eine
mäßige Verminderung des Glykogens in der Leber nachweisen[2].

VII. Die Veränderungen der endokrinen Organe beim Diabetes mellitus.

Der erste, der systematisch an einem großen Material sämtliche endokrine
Organe beim Diabetes mellitus histologisch untersuchte, war E. J. KRAUS.
Während er — abgesehen vom Pankreas — anfangs nur etwaigen Veränderungen
der Hypophyse beim Diabetes mellitus seine Aufmerksamkeit geschenkt hat,
dehnte er später seine Untersuchungen auf das ganze endokrine System aus.

Die Veränderungen der Hypophyse bestehen nach E. J. KRAUS in einer
Verminderung des durchschnittlichen Gewichtes, Verminderung der Zahl und
Größe der eosinophilen Zellen, regressiven Veränderungen vor allem Pyknose
der Eosinophilen, ferner, wie aus den zum Teil gemeinsam mit O. TRAUBE ausgeführten Untersuchungen hervorgeht, in einer Verminderung der basophilen
Zellen, wobei in erster Linie die schweren Fälle bei jüngeren Leuten positive
Befunde geben. In einem kleinen Teil der Fälle fand E. J. KRAUS ganz bestimmte
regressive Veränderungen an den basophilen Zellen, und zwar im Sinne einer
bis zum Untergang der Zellen führenden hydropischen oder vakuolären Degeneration. Nicht selten konnte er in der Hypophyse von Diabetikern eigen-

---

[1] Die Hyperämie und die Verfettung sind in typischen Fällen schon mit bloßem Auge
wahrnehmbar und bedingen die charakteristische, gelbrote Farbe der Nieren beim Diabetes.

[2] Deshalb faßt HELLY in Gegensatz zu anderen Forschern den Glykogenschwund in der
Leber, falls er im Verlaufe des menschlichen oder experimentellen Diabetes auftritt, bloß
als eine Sekundär- oder Parallelerscheinung dieser Krankheit, nicht aber als eine notwendige
Grundbedingung für ihr Zustandekommen auf.

artige, an Infarktnarben erinnernde fibrös-atrophische Herde, die möglicherweise auf die von BALÓ bei Diabetes beschriebenen anämischen Nekrosen zurückzuführen sind, beobachten. Viel häufiger als sonst sah E. J. KRAUS bei Diabetikern umschriebene Wucherungsherde der seinerzeit von ihm beschriebenen „fetalen Zellen" im Vorderlappen der Hypophyse.

Die beschriebenen regressiven Veränderungen an den beiden chromophilen Zellarten und die offenbar damit zusammenhängende Verkleinerung des ganzen Organs stellen nach E. J. KRAUS eine sekundäre, durch den Diabetes hervorgerufene Erscheinung dar und stehen somit in keinem ursächlichen Zusammenhang mit dem Leiden. Sie bilden vor allem in ihrer Gesamtheit keinen beständigen Befund in der Hypophyse von Diabetikern, immerhin sind sie in der Mehrzahl der Fälle bei genauer Untersuchung und Einhaltung der von KRAUS angegebenen Technik in mehr oder weniger ausgeprägter Form nachweisbar.

Die Befunde von E. J. KRAUS konnten von VERRON und SCHWAB nicht, von SAKAKIBARA nur teilweise bestätigt werden, während KIYONO, wie aus den Niederschriften seiner Fälle hervorgeht, ungefähr die gleichen Veränderungen wie E. J. KRAUS fand.

Die Zirbeldrüse zeigt nach E. J. KRAUS bis auf eine geringe Verminderung des durchschnittlichen Gewichtes und das sehr spärliche Vorkommen bzw. Fehlen der runden, homogenen Kerneinschlüsse in den Pinealzellen bei jüngeren Diabetikern keine besonderen Veränderungen.

Die Befunde in der Schilddrüse, die sehr oft strumöse Veränderungen zeigte (bei jugendlichen Diabetikern meistens diffuser Art) sind zum Teil bereits im Kapitel „Die Begleit- und Folgeerscheinungen des Diabetes mellitus" auf Seite 704 erwähnt worden[1]. Hinzugefügt sei, daß E. J. KRAUS häufig in Schilddrüsen von Diabetikern Atrophie der Bläschen und Verdickung des Zwischengewebes fand. Eine chronische Thyreoiditis zeigten 2 jugendliche Diabetiker, die beide in der Kindheit Scharlach überstanden hatten.

Die Epithelkörperchen sind bei den Diabetikern des jugendlichen und mittleren Alters — wie aus den Untersuchungen von E. J. KRAUS hervorgeht — zum großen Teil sehr klein und meist durch auffallende Protoplasmaarmut der Hauptzellen ausgezeichnet. Die oxyphilen Zellen sind spärlich oder fehlen ganz, während sie bei Altersdiabetikern, deren Epithelkörperchen oft stark von Fettgewebe durchwachsen sind, reichlich vorkommen.

Der Thymus zeigte in 3 Fällen von jugendlichen Diabetes keine bemerkenswerten Veränderungen.

Die Befunde am Inselapparat des Pankreas, die E. J. KRAUS in seinen Fällen erheben konnte, sind bereits im V. Teil, Kapitel A „Die morphologischen Veränderungen des Pankreas beim Diabetes mellitus" erwähnt worden.

Bei den Nebennieren fiel vor allem der beträchtliche Unterschied zwischen dem Gewicht beim jugendlichen und beim Altersdiabetes auf. Während das durchschnittliche Gewicht der Nebennieren bei der erstgenannten Diabetesform keine Abweichung von der Norm erkennen ließ, zeigte die andere Form ein durchschnittliches Nebennierengewicht von 13,27 g. In den meisten Fällen fanden sich bei jugendlichen Diabetikern in der Rinde histologisch Zeichen von Atrophie.

Die Keimdrüsen fand E. J. KRAUS bei beiden Geschlechtern in verschiedenem Grade geschädigt. Während die Hoden entweder keine Veränderungen

---

[1] SEYFARTH sah unter 289 Diabetesfällen 19 mal strumöse Veränderungen in der Schilddrüse.

aufwiesen oder bloß herabgesetzte Spermatogenese[1], zeigten die Ovarien entweder völlige oder partielle Vefödung des Follikelapparates und dementsprechend keine Corpora lutea. Weder an den Zwischenzellen noch an der sog. interstitiellen Eierstocksdrüse ließ sich ein auffälliger Befund erheben.

Nicht nur die von E. J. KRAUS in der Hypophyse beschriebenen Veränderungen, sondern auch die Veränderungen in den anderen endokrinen Drüsen — mit Ausnahme des Inselapparates — sind sekundärer Natur, als eine Folge des Diabetes anzusehen[2], eine Feststellung, die um so mehr hervorgehoben zu werden verdient, als es nicht an Autoren fehlt, die den Diabetes mellitus als eine pluriglanduläre Erkrankung hinzustellen versuchen. (Näheres siehe im Teil VIII ,,Kritische Beleuchtung der Veränderungen der L.I. und des Drüsenparenchyms des Pankreas sowie der Veränderungen in den anderen Organen''.)

E. J. KRAUS faßt das Ergebnis seiner Untersuchungen über die Veränderungen des endokrinen Systems bei den 2 Formen des Diabets mellitus dahin zusammen, daß die Miterkrankung des ganzen oder fast des ganzen endokrinen Systems beim jugendlichen Diabetes im Gegensatz zum Greisendiabetes so gut wie in allen Fällen nachweisbar ist und für diesen Typus wenngleich nicht spezifisch, so doch charakteristisch zu sein scheint.

VIII. Kritische Beleuchtung der Veränderungen der LANGERHANSschen Inseln und des Drüsenparenchyms des Pankreas, sowie der Veränderungen in den anderen Organen. Die Frage des hypophysären und thyreogenen Diabetes.

Zunächst wäre hier die Frage zu erörtern, ob der Diabetes mellitus ausschließlich auf Veränderungen im Pankreas beruhe, oder ob auch Veränderungen in anderen Organen zu einem echten Diabetes führen können. Bekanntlich ist von verschiedenen Forschern angenommen worden, daß der Diabetes keine einheitliche Entstehungsweise besitze, sondern daß ihm einmal Veränderungen im Pankreas, ein andermal Veränderungen im Nervensystem (Zentralnervensystem, Sympathikus) oder in der Leber, in den Nieren, Nebennieren, in der Hypophyse oder Schilddrüse zugrunde liegen können, daß man daher außer einem Pankreas-Diabetes noch einen neurogenen, hepatogenen, nephrogenen, suprarenalen, hypophysären und thyreogenen Diabetes unterscheiden müsse, eine Ansicht, welche durch die Ergebnisse der früher mitgeteilten Untersuchungen vielleicht eine gewisse Stütze zu erhalten scheint. Besonders die Frage, ob der Diabetes mellitus eine pluriglanduläre Entstehung besitze, wurde schon mehrfach erörtert und soll darum an dieser Stelle zusammenfassend besprochen werden.

Vorerst einige Worte darüber, was unter pluriglandulärer Entstehung des Diabetes zu verstehen wäre. Es könnte dies heißen, daß mehrere endokrine Organe, jedoch jedes für sich allein, Diabetes zu erzeugen imstande sei (etwa im Sinne der von FALTA angenommenen Multiplizität diabetogener Organe),

---

[1] Nach LOTZ und JAFFÉ findet sich beim Diabetes relativ selten eine Schädigung der Spermatogenese, häufiger eine Vermehrung der Zwischenzellen. Die Lipoidsubstanzen schwinden aus dem Keimgewebe mehr oder weniger vollständig, während unter den extratubulären Lipoiden nur die Phosphatide und Zerebroside abnehmen.

[2] Ursächlich kommt hier vielleicht auch die Störung im Eiweißstoffwechsel und im Wasserhaushalt, sowie die in vielen Fällen von jugendlichem Diabetes hochgradige allgemeine Atrophie in Betracht.

oder aber man will darunter die Entstehung des Diabetes infolge einer gleichartigen, ursächlich einheitlichen Erkrankung mehrerer endokriner Organe im Sinne einander pathologisch gleichstehender Veränderungen verstehen. Endlich wäre es möglich, von einer pluriglandulären Entstehung des Diabetes zu sprechen im Hinblick auf die Tatsache, daß bei diesem Leiden fast immer eine ganze Reihe endokriner Organe verändert gefunden wird, unbekümmert, ob diese Veränderungen einander ursächlich gleichgeordnet sind oder nicht, sofern sie nur beständig und zum pathologisch-anatomischen Bilde des Diabetes mellitus gehörig erkannt werden.

Die Beantwortung der Frage, ob es eine pluriglanduläre Entstehung des Diabetes mellitus gibt, muß daher verschieden lauten, je nachdem, was wir unter pluriglandulärer Entstehung verstehen wollen. Entsprechend unserer Auffassung von der Entstehungsweise echter pluriglandulärer Erkrankungen, wie es die multiple Blutdrüsensklerose von Falta und ein von Lindemann beschriebener Fall ist, indem eine allgemeine primäre Atrophie des endokrinen Systems das pathologisch-anatomische Substrat der pluriglandulären Insuffizienz gebildet hat, wäre man berechtigt, nur dann von pluriglandulärer Genese des Diabetes mellitus zu sprechen, wenn es sich herausstellen sollte, daß die Veränderungen im endokrinen System, die zum Diabetes führen sollen, auf einer gleichartigen und ätiologisch einheitlichen Erkrankung mehrerer Glieder beruhen, die Veränderungen einander also gleichgeordnet sind[1].

Da nun die Veränderungen im endokrinen System beim Diabetes mellitus mit Ausnahme der im Pankreas, wie aus den Untersuchungen von E. J. Kraus hervorgeht, rein sekundärer Natur sind, so kann auf Grund dessen, was eben über den Begriff einer echten pluriglandulären Erkrankung gesagt wurde, von einer pluriglandulären Entstehung des Diabetes nicht gesprochen werden (E. J. Kraus).

Die Frage der Genese des Diabetes mellitus erscheint besonders schwierig, schon deshalb, weil der genuine Diabetes mellitus sicherlich nicht eine Erkrankung eines einzigen Organs, z. B. nur des Pankreas, sondern eines ganzen großen und sehr verwickelt angelegten Stoffwechselapparates darstellt, an dem außer einem Teil des endokrinen Systems und des Nervensystems auch noch die Leber und andere Gewebe beteiligt sind.

Daß dem Pankreas beim Diabetes mellitus organätiologisch eine ganz besonders wichtige Rolle zukommt, wird heute wohl kaum von jemandem bestritten, wohl dagegen die Ansicht, daß die Erkrankung des Pankreas allein in allen Fällen von Diabetes mellitus die Ursache desselben darstellt. Fälle von echtem Diabetes mellitus mit bloß geringen Veränderungen im Pankreas waren es in erster Linie, die gewisse Zweifel entstehen liessen, ob der Diabetes mellitus stets nur durch die Pankreaserkrankung bedingt sein muß, ob es nicht vielmehr auch Fälle von Diabetes mellitus mit anderer Entstehungsursache gibt, was so viel heißen würde, daß der Diabetes mellitus eine Erkrankung ist, die vielleicht überhaupt keine einheitliche Genese besitzt.

Der auf den glänzenden Versuchen von v. Mering und Minkowski aufgebauten Lehre, daß der Diabetes mellitus stets auf eine Pankreaserkrankung zurückzuführen ist, wurde in erster Linie von v. Noorden entgegengetreten, nach dessen Ansicht an verschiedenen Stellen des Körpers, im Zentralnervensystem, im Sympathikus, in den Nebennieren, der Schilddrüse, der Hypophyse, im Pankreas und vielleicht noch an anderen Orten der Sitz der primären Schädigung sein kann. In seinem Werk über die Zuckerkrankheit und ihre Behandlung

---

[1] Jede andere Auffassung des Begriffes der „pluriglandulären Genese" des Diabetes mellitus kann eigentlich unberücksichtigt gelassen werden, da sie nicht dem entspricht, was man auf Grund pathologisch-anatomischer Erkenntnis unter dem Begriff der pluriglandulären Natur einer endokrinen Erkrankung zu verstehen hat.

gibt zwar v. NOORDEN die Einheitlichkeit der Entstehung dieser Erkrankung zu und meint, daß wenigstens in der Mehrzahl der Fälle der Diabetes mellitus auf eine Abschwächung bzw. auf einen Ausfall der spezifisch internen Pankreasfunktion zurückzuführen sei, glaubt aber, die Möglichkeit zulassen zu müssen, daß die primäre Störung auch an anderen Stellen des Zuckerstoffwechselapparates einsetzen kann. Solche Angriffspunkte der primären diabetischen Störung im Bereiche des endokrinen Organsystems wären die Schilddrüse (z. B. bei den mit Morbus Basedowi kombinierten Fällen von Diabetes), dann die Hypophyse (beim Diabetes der Akromegalen) und das Nervensystem beim neurogenen Diabetes, wenngleich es, wie v. NOORDEN betont, dahingestellt sein muß, ob es überhaupt einen neurogenen Diabetes mellitus gibt, ebenso wie ja auch das Vorkommen eines Nebennierendiabetes durchaus nicht bewiesen ist.

FALTA nimmt in Anlehnung an v. NOORDENs Lehren gleichfalls mehrere diabetogene Organe an, und zwar schreibt er in dieser Beziehung innerhalb des endokrinen Organsystems außer dem Pankreas noch der Schilddrüse und Hypophyse eine wichtige Rolle in dem oben erwahnten Sinne zu. Nach Ansicht FALTAs soll der Hyperthyreoidismus imstande sein, eine Insuffizienz des Pankreas hervorzurufen, wofür auch die Tatsache spricht, daß nach Eindämmen des Hyperthyreoidismus die Glykosurie wieder verschwindet. Die diabetische Glykosurie bei der Akromegalie und dem Riesenwuchs hält FALTA für die Folge einer organischen Erkrankung des Pankreas, doch lasse sich auch bei echten diabetischen Glykosurien in seltenen Fallen von Akromegalie ein ähnliches Verhalten wie bei echten thyreogenen Glykosurien beobachten, indem die Glykosurie nach einiger Zeit wiederum einer normalen Assimilationsfähigkeit Platz macht.

Selbst bei der Annahme v. NOORDENs und seiner Schule, daß nicht nur eine primäre Pankreaserkrankung Diabetes mellitus zu erzeugen imstande wäre, dieser vielmehr auch durch Störungen in anderen endokrinen Drüsen (Hypophyse, Thyreoidea) ausgelöst werden kann, darf hier doch von einer pluriglandulären Genese des Diabetes mellitus nicht gesprochen werden, da es sich auch bei dem sog. hypophysären und thyreogenen Diabetes doch letzten Endes um die Folge einer Schwächung oder Schädigung des der Leber als Dämpfer der Zuckerbildung vorgelagerten Pankreas durch Überbelastung seitens der die Zuckerbildung fördernden Blutdrüsen handelt, zum Unterschied von dem Diabetes, bei dem primär eine Erkrankung oder Funktionsschwäche des Pankreas vorliegt und unbeeinflußt von den übrigen Teilen des Zuckerstoffwechselapparates zur Entwicklung gelangt.

Nach BRUGSCH kann der Diabetes mellitus sowohl auf insulärer als auch hypophysärer Basis entstehen. BRUGSCH spricht von einem insulären und einem hypophysären Typus, wobei er den Diabetes bei der Akromegalie sowie Fälle von Diabetes mellitus mit geringem Zuckergehalt, aber starker Polyurie zum hypophysären Typus zählt, ohne jedoch diese Klassifizierung der Diabetesfälle pathologisch-anatomisch genügend zu fundieren.

Die Existenz eines hypophysären Diabetes ist von einigen Autoren angenommen worden, so von CUSHING, der einen hypophysären Diabetes ohne erkennbare Erkrankung des Pankreas für möglich hält, wobei er sich unter anderem auf Experimente, die er mit WEED und JACOBSON an Kaninchen ausgeführt hat, stützt. Die Nachprüfung dieser Versuche durch BRUGSCH, DRESEL und LEWY ergab jedoch, daß das Experiment keinen Anhaltpunkt für die Annahme eines hypophysären Diabetes biete, dessen Vorkommen beim Menschen jedoch von BRUGSCH angenommen wird.

Aus der Tatsache, daß Verabreichung von Hypophysenpräparaten in einigen Fällen von Diabetes mellitus günstige therapeutische Erfolge gezeitigt hat, schloß KOOPMAN, daß es einen hypophysär bedingten Diabetes geben dürfte.

Von pathologisch-anatomischer Seite wurde anscheinend nur von VERRON das Vorkommen eines hypophysären Diabetes behauptet, und zwar auf Grund dreier Fälle, in denen der Autor eine Unterbrechung oder Reizung des Hypophysenstiels als die Ursache des Diabetes mellitus angenommen hat. Da jedoch in den Fällen Verrons das Pankreas entweder gar nicht oder nicht in der unbedingt zu fordernden Weise (Gewichtsbestimmung des Organs, Inselzählung, Untersuchung zahlreicher Schnitte aus verschiedenen Teilen des Pankreas) untersucht worden war, fehlt den Fällen Verrons für die Annahme eines hypophysären Diabetes die nötige Beweiskraft, wenngleich zugegeben werden soll, daß durch Reizung der Hypophyse bei einem geschädigten oder von Haus aus minderwertigen Inselapparat die Entstehung von Glykosurie oder Diabetes mellitus begünstigt oder gar ausgelöst werden kann.

Der wesentliche Grund, warum die Existenz eines hypophysären Diabetes immer wieder von verschiedenen Autoren angenommen oder vermutet wird, liegt vor allem in der auffallenden Tatsache, daß die Akromegalie in einem so hohen Prozentsatz mit Diabetes mellitus vergesellschaftet ist. Da man bei Hypophysentumoren ohne Akromegalie nur selten Diabetes mellitus beobachtet (von 51 Fällen mit Hypophysengeschwülsten, die Kollarits zusammengestellt hat, bestand in keinem Falle Diabetes), ist wohl die Annahme gestattet, daß es speziell die zu Akromegalie führende eosinophile Hypophysengeschwulst ist, die vielleicht weniger durch die Reizung des im Boden des III. Ventrikels vielfach angenommenen Zuckerzentrums als durch ihre die Zuckerbildung fördernde Fähigkeit das funktionelle Übergewicht über den antagonistischen Inselapparat gewinnt und diesen mit der Zeit zur Erschöpfung bringt und in histologisch erkennbarer Weise schädigt (E. J. Kraus).

Soweit das Pankreas bei diabetischen Akromegalen verläßlich untersucht worden ist (v. Hansemann, Weichselbaum, E. J. Kraus, Steiger, Westedt u. a.) fanden sich augenscheinlich konstant mehr oder weniger schwere Veränderungen desselben[1], jedenfalls schwer genug, um im Verein mit dem die Zuckerbildung fördernden eosinophilen Hypophysentumor den Diabetes mellitus zu erklären. Die Existenz eines rein hypophysären Diabetes bei morphologisch intaktem Pankreas erscheint bis heute nicht bewiesen.

Trotzdem also beim sog. hypophysären Diabetes mindestens zwei endokrine Drüsen an der Zuckerstoffwechselstörung beteiligt sind, kann nach der oben erwähnten Auffassung der pluriglandulären Entstehung einer endokrinen Erkrankung von einer solchen hier nicht gesprochen werden.

Mit der Frage des hypophysären Diabetes vom rein morphologischen Standpunkte befassen sich in einer eigenen Arbeit E. J. Kraus und Reisinger. Zur Untersuchung gelangten teils Fälle von Diabetes mit mehr oder weniger schwerer Hypophysenläsion (tuberkulöser Verkäsung, Adenom, Kompression durch ein Cholesteatom der Hirnbasis), teils Fälle mit schwerer Hypophysenerkrankung ohne Diabetes und zwar 2 Fälle mit Akromegalie und 1 Fall mit einem gemischtzelligen, vorwiegend chromophoben Adenom ohne nachgewiesene endokrine Störung. Da in allen Fällen von Diabetes und gleichzeitiger Hypophysenerkrankung schwere Veränderungen im Pankreas, namentlich im Inselapparat, nachgewiesen werden konnten, erscheint es nicht gerechtfertigt, in derartigen Fällen kurzerhand die Hypophysenstörung für den Diabetes verantwortlich zu machen, zumal bei den 3 anderen Individuen, von denen 2 an Akromegalie litten, selbst bei beträchtlichen regressiven Veränderungen im Inselapparat kein Diabetes bestanden hat.

Die letzgenannten 3 Fälle würden darauf hinweisen, daß der Diabetes, wie Falta mit Recht betont, eine Erkrankung des ganzen Zuckerstoffwechselapparates zu sein scheint, daß die Pankreaserkrankung unter Umständen ebensowenig genügt, um einen Diabetes zu erzeugen, wie ein noch so ausgesprochener Hyperpituitarismus selbst bei geschädigtem Pankreas eine manifeste Störung

---

[1] Hydropische Degeneration und Atrophie der Inseln, Verminderung der Inselzahl sowie Sklerose der Inseln und des übrigen Parenchyms usw.

im Zuckerstoffwechsel, wie es diese Fälle dartun, hervorzurufen braucht. Damit sei den Veränderungen des Pankreas beim Diabetes die pathogenetische Bedeutung durchaus nicht abgesprochen; vielmehr bleibt die Inseltheorie von WEICHSELBAUM weiter zurecht bestehen, vor allem in dem Sinne, daß ein echter Diabetes bei intaktem Inselapparat nicht existiert oder zumindest nicht bewiesen ist.

Über Diabetes bei Akromegalie haben außer den oben bereits genannten nachstehende Autoren geschrieben: AMSLER, AUSCH, BORCHARDT, CARNOT, RATHERY et DUMONT, CYRAN, DALTON, FINK, FRÄNKEL, STADELMANN und BENDA, GRENET et TANON, v. HANSEMANN, HUISDALE, LABBÉ et LANGLOIS, LAUNOIS et ROY, LORAND, NORRIS, PINELES, STRÜMPELL und YATER.

Außer der Hypophyse wurde auch die Schilddrüse besonders von der Schule v. NOORDEN zu den diabetogenen Organen gezählt. Ihr großer Einfluß auf die Zuckerbildung in förderndem Sinne ist namentlich durch zahlreiche Experimente erwiesen, und so erscheint es verständlich, daß ihre Hyperfunktion, auch wenn sie nicht zu BASEDOWscher Krankheit führt, bei einem minderwertigen, mit geringer Funktionsbreite ausgestatteten Pankreas oder bei einer bereits bestehenden Erkrankung desselben leicht eine Störung im Zuckerstoffwechsel herbeiführen kann[1].

Nach unserer Vorstellung ist die Glykosurie oder der Diabetes, der sich im Anschluß an einen Basedow einstellt, ebenso wie die Glykosurie und der Diabetes bei den Akromegalen, letzten Endes doch pankreatogener Natur, wenngleich der Anstoß zu der Zuckerstoffwechselstörung von einem anderen endokrinen Organ, nämlich der Schilddrüse ausgegangen sein mag. Trotz der verschiedenen Angriffspunkte des krankheitserregenden Agens hängt das Entstehen des Diabetes mellitus doch nur letzten Endes vom Zustand des Pankreas ab, wofür ja die zahlreichen Fälle von BASEDOWscher Krankheit und Akromegalie zu sprechen scheinen, in denen trotz der Überbelastung des Pankreas durch den Hyperthreoidismus bzw. Hyperpituitarismus kein Diabetes vorhanden ist (E. J. KRAUS sowie E. J. KRAUS und REISINGER). Erst wenn der Inselapparat des Pankreas unter der übermäßigen Belastung seitens der in erhöhtem Maße tätigen Hypophyse bzw. Schilddrüse zusammenbricht, dürfte es zum Ausbruch des Diabetes kommen[2]. Dasselbe würde mutatis mutandis vom

---

[1] Über Fälle von Diabetes mit Zeichen einer Hyperfunktion der Schilddrüse, jedoch ohne Basedow berichten CARNOT und RATHERY, die in vier Schilddrüsen von Diabetikern eine „hyperplasie thyroidienne" mit Proliferation von Epithelien (allerdings neben sklerotischen Veränderungen) fanden, sowie BERGSTRAND, der in 6 Fällen von Diabetes mellitus, dreimal Schilddrüsenvergrößerung geradezu vom Charakter einer Basedowstruma nachweisen konnte. Bemerkenswerterweise lassen sich analoge Veränderungen in der Schilddrüse experimentell erzeugen, wie aus den Untersuchungen von MARTINI, LORAND, LICINI und E. J. KRAUS hervorgeht. Die drei erstgenannten Autoren sahen nach Exstirpation des Pankreas beim Hunde Hypersekretion und Kolloidvermehrung in der Schilddrüse, und E. J. KRAUS nach demselben Eingriff bei der Katze Vergrößerung der Schilddrüse mit Zeichen gesteigerter Tätigkeit, die in einem histologisch an die Basedowstruma erinnernden Bilde zum Ausdrucke kam.

[2] Eine Übersicht über das Zusammentreffen von Diabetes und Akromegalie sowie Diabetes und BASEDOWscher Krankheit bringt HERXHEIMER im Handbuch der inneren Sekretion. Danach fand HUISDALE in 10,8% bei Akromegalen Diabetes, v. HANSEMANN in 12,4% und BORCHARDT in 35,5%. LOEB sammelte 19 solche Fälle und LAUNOIS und ROY 17. Nach v. NOORDEN kommt auf 1000 Diabetiker 1 Fall von ausgesprochenem Morbus Basedowi, nach TESCHEMACHER auf 100 Diabetiker 1 Basedowkranker. Unter den 289 Fällen von Diabetes mellitus, die SEYFARTH untersuchte, fand sich 1 Fall von Morbus Basedowi, ebenso unter den 48 Fällen von Diabetes, in denen E. J. KRAUS das Verhalten des endokrinen Systems geprüft hat.

Nebennierendiabetes gelten, falls sich dessen Existenz als tatsächlich erweisen sollte.

Übrigens halten auch manche Anhänger der Lehre von der nicht einheitlichen Entstehungsweise des Diabetes nicht starr an ihrem Standpunkte fest. So behauptet v. Noorden, wie wir schon an anderer Stelle gehört haben, daß in den weitaus meisten Fällen von echtem Diabetes Anomalien des Pankreas die beherrschende Rolle spielen; er hält es auch für unsicher, ob es einen echten chronischen Nebennieren- oder neurogenen Diabetes gibt und meint, daß selbst die akuten, transitorischen Glykosurien in letzter Linie wahrscheinlich pankreatogenen Ursprungs seien. Auch Falta will nicht behaupten, daß z. B. bei der neurogenen Form des Diabetes keine Veränderungen im Pankreas vorkommen; er beruft sich überdies auf Naunyn, der bei Fällen von neurogenem Diabetes nicht mit Sicherheit das vorherige Bestehen eines leichten Diabetes ausschließen konnte.

In neuester Zeit hat Heiberg, welcher die Lehre von der pankreatogenen Entstehung des Diabetes mit aller Entschiedenheit vertritt, darauf hingewiesen, daß eine ,,unstreitbare, nervöse, chronische Irritation niemals mit Sicherheit als alleinige Ursache von chronischer Glykosurie, von echtem Diabetes gesehen worden ist". ,,Bei echtem Diabetes kann man stets auf ein Pankreasleiden schließen, wodurch auch immer die Glykosurie im einzelnen Falle ausgelöst wird, und was auch immer der am meisten dominierende Faktor bei ihrem Auftreten ist." ,,Für die Glykosurie bei Morbus Basedowi, Akromegalie u. a. bilden wahrscheinlich Störungen der Pankreasfunktion das Zwischenglied." ,,Die nervös bedingten oder nervös ausgelösten chronischen Glykosurien haben in demselben Maße an Gebiet verloren, wie die experimentellen und pathologisch-anatomischen Untersuchungen als Stütze für den pankreatogenen Ursprung gewonnen haben".

Die Richtigkeit des vorletzten Satzes geht aus der Tatsache hervor, daß in allen mit Diabetes einhergehenden Fällen von Akromegalie bzw. Morbus Basedowi schwere Veränderungen an den L.-I. des Pankreas festgestellt werden können. Ja selbst in solchen Fällen von Akromegalie und Basedowscher Krankheit, in denen kein Diabetes bestanden hat, kommen, wie E. J. Kraus zeigen konnte, oft erhebliche Veränderungen am Inselapparat vor. So zeigte das Pankreas einer 39 jährigen Frau mit Morbus Basedowi jedoch ohne Diabetes oder Glykosurie ein Gewicht von 37 g (!) und eine typische hydropische Degeneration der Inseln zum Teil mit konsekutiver Atrophie bei einer Durchschnittsinselzahl von 112 pro 50 qmm. In einem andern Fall von E. J. Kraus (bei einer 47 jährigen Frau) mit Basedow, jedoch gleichfalls ohne Diabetes fand sich in dem bloß 37 g schweren Pankreas neben Rieseninseln eine typische hydropische Degeneration der Inseln mit nachfolgender Atrophie bei einer Inselzahl von 148 pro 50 qmm. Aber nicht nur E. J. Kraus, sondern auch andere Autoren (Holst, Pettavel, Landau usw.) haben bei Basedowkranken regressive Veränderungen im Pankreas beschrieben, so Verminderung des Organgewichtes, Verminderung der Inselzahl, Atrophie der Inseln, Degeneration, Nekrose derselben usw.

Die Erklärung für diese bemerkenswerte Tatsache wäre nach E. J. Kraus wohl darin zu suchen, daß durch die Hyperfunktion der dem Inselapparat antagonistischen Schilddrüse das Pankreas überbelastet und infolgedessen mit der Zeit geschädigt wird. Die Störung im Kohlenhydratstoffwechsel wird erst manifest, wenn die Schädigung des Inselapparates namentlich in quantitativer Hinsicht einen gewissen Grad erreicht hat, wobei hier vielleicht noch andere Momente, so die konstitutionelle Disposition, der Zustand des vegetativen Nervensystems, die Ernährung des Kranken usw. von Einfluß sein dürften. —

Gegenwärtig wird wohl von den meisten Autoren angenommen, daß das Pankreas durch ein inneres Sekret den Zuckerstoffwechsel beeinflusse; da aber diese Sekretion, die, wie schon früher auseinandergesetzt wurde, von den L.I. geleistet wird und wie jede andere Sekretion unter dem Einflusse von Nerven stehen muß, so ist die Vorstellung, daß Alterationen dieser Innervation zu einer Störung des Zuckerstoffwechsels bzw. zur Glykosurie führen können, gewiß nicht abzuweisen. In diesem Sinne kann man daher auch von einer nervösen Glykosurie bzw. von einem neurogenen Diabetes sprechen, aber immer mit dem Zusatze, daß dieser Diabetes kein echter Diabetes ist. Ebenso ist die Vorstellung zulässig, daß Alterationen der Innervation der Inseln oder dieser selbst durch verschiedene Momente, und zwar nicht nur durch direkte Schädigungen des Nervensystems, sondern vielleicht auch durch Störungen innerhalb gewisser endokriner Drüsen, wie es beim sog. hypophysären Diabetes der Fall sein dürfte, bedingt werden können. Doch auch bei dem auf diese Weise entstandenen Diabetes handelt es sich letzten Endes um eine Schädigung des Pankreas, die auch wiederholt morphologisch nachgewiesen werden konnte, so daß ein solcher Diabetes wie jeder andere doch nur als pankreatogen bezeichnet werden muß.

Eine weitere Frage ist, ob die Veränderungen im Pankreas beim Diabetes bloß die L.I. oder bloß das Drüsenparenchym oder beide zusammen betreffen, und ob sie stets anatomischer Natur sind, oder ob auch rein funktionelle Störungen einen echten Diabetes hervorrufen können.

Die Beantwortung dieser Frage ergibt sich zunächst aus der Tatsache, daß beim Diabetes, wie wir früher gesehen haben, nur in den L.I. konstant Veränderungen zu finden sind, während das Drüsenparenchym zwar auch Veränderungen, nämlich Atrophie, aber durchaus nicht in allen Fällen aufweist. Es unterliegt keinem Zweifel, daß es Fälle von echtem und schwerem Diabetes gibt, in denen das Drüsenparenchym ganz intakt erscheint, während die Inseln hochgradige Veränderungen zeigen. Andererseits kommen nicht selten Fälle ohne Diabetes vor, in welchen das Drüsenparenchym sehr schwere Veränderungen, so z. B. hohe Grade von Atrophie, erkennen läßt, die Inseln aber keine ihre Funktion herabsetzende Veränderungen aufweisen, ja sogar vergrößert oder vermehrt sind.

Besonders WEICHSELBAUM hatte Gelegenheit, eine große Zahl von Fällen der letzterwähnten Art einer genauen mikroskopischen Untersuchung zu unterziehen, und auch von anderen Autoren liegen Untersuchungen solcher Fälle vor. Es waren dies einerseits Fälle, in welchen eine durch Kachexie bedingte Atrophie des Drüsenparenchyms vorhanden und das Gewicht des Pankreas sehr bedeutend, bei Erwachsenen selbst bis auf 20 g herabgesunken war, andererseits Fälle, in welchen infolge einer starken Bindegewebswucherung, wie sie bei Verschluß des Ductus pancreaticus bzw. seiner Mündung durch Steine oder Tumoren auftritt, das Drüsenparenchym sehr hohe Grade von Atrophie zeigte, oft noch viel höhere Grade, als man sonst bei Diabetes sehen kann. In den Fällen der beiden Kategorien waren aber die Inseln ganz unverändert oder wie bei der zweiten Kategorie sogar teilweise hypertrophisch oder neugebildet.

Über einen lehrreichen Fall, der die ausschließliche Bedeutung der L.I. für den Zuckerstoffwechsel beweist, berichtet E. J. KRAUS.

In diesem Falle von Lithiasis des Pankreas bei einem 43 jährigen Manne bestand vorübergehend Glykosurie, jedoch kein Diabetes. Das Pankreas war makroskopisch vollständig in einen länglichen Fettkörper umgewandelt, der von mächtig dilatierten und zum Teil mit Konkrementen verstopften Ausführungsgängen durchzogen war. Histologisch fanden sich keine Tubuli in etlichen Schnitten aus mehreren Teilen des Organs, dagegen in Fettgewebe eingebettet ziemlich reichliche Inseln, die allerdings nicht als ganz normal bezeichnet werden konnten, da das Protoplasma der Inselepithelien auffallend licht, fast farblos und die Zellkerne etwas verkleinert und dunkel gefärbt erschienen. Trotz des anscheinend völligen Mangels an Tubuli bestand kein Diabetes. (Abb. 26).

Der Unterschied zwischen den Fällen mit Atrophie des Drüsenparenchyms ohne Diabetes und den Fällen mit Atrophie des Drüsenparenchyms aber mit Diabetes besteht nach WEICHSELBAUM darin, daß in den ersteren nur unveränderte oder sogar hypertrophische bzw. neugebildete Inseln zu finden sind, während in den Fällen mit Diabetes die Inseln stets bedeutende und ihren Untergang nach sich ziehende Veränderungen aufweisen.

Ein sehr prägnantes Beispiel bietet hierfür das Karzinom des Pankreas dar, von welchem es bekannt ist, daß es das einemal zum Diabetes führt, das anderemal

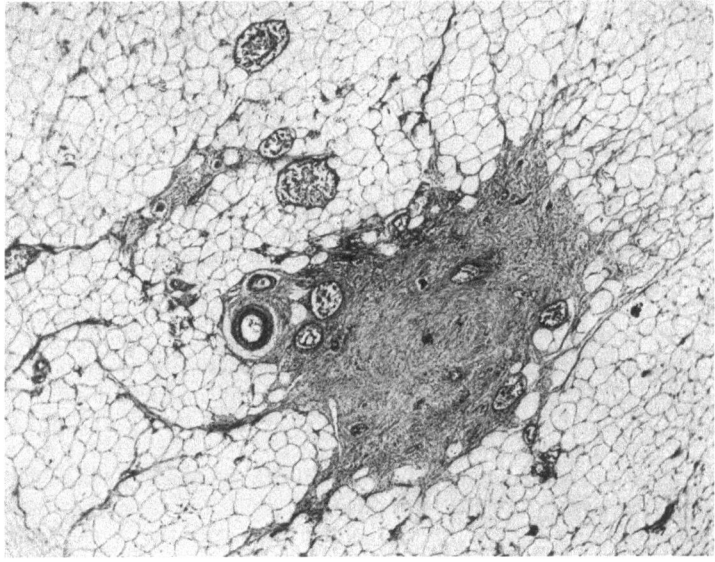

Abb. 26. Fall von Lithiasis pancreatis mit transitorischer Glykosurie. Das exkretorische Drüsenparenchym ist völlig von Fettgewebe substituiert. Erhalten erscheinen lediglich die LANGERHANS-schen Inseln, teils inmitten des Fettgewebes, teils in dem stark verdickten, interstitiellen Bindegewebe.

aber nicht. In beiden Fällen gehen durch das Karzinom und die sich anschliessende Bindegewebswucherung Drüsenparenchym und Inseln zugrunde; aber in den Fällen ohne Diabetes finden wir in den vom Karzinom freien Abschnitten des Pankreas, ja nicht selten inmitten des Krebses selbst noch eine große Zahl unveränderter oder hypertrophischer bzw. neugebildeter Inseln, während in den Fällen mit Diabetes die Inseln einerseits durch das Karzinom ersetzt erscheinen oder von einer durch Übergreifen der das Karzinom begleitenden Bindegewebswucherung entstandenen Sklerose befallen sind, andererseits aber weder eine Hypertrophie noch eine Regeneration aufweisen (WEICHSELBAUM).

Ähnliche Beobachtungen beim Karzinom des Pankreas sind auch von anderen Untersuchern, insbesondere von PEARCE und von SSOBOLEW gemacht worden. Es bedarf somit zur Erklärung des wechselnden Verhaltens des Pankreaskarzinoms, welches einmal mit, einmal ohne Diabetes einhergeht, durchaus nicht der schwer zu beweisenden Annahme v. HANSEMANNS, daß die Zellen des Pankreaskrebses die den Drüsenepithelien des Pankreas zukommende, innere Sekretion bis zu einem gewissen Grade beibehalten können.

Auf Grund der bisherigen Ausführungen sind wir berechtigt, entgegen der Annahme jener Forscher, welche den Veränderungen des Drüsenparenchyms des Pankreas die maßgebende Rolle bei der Entstehung des Diabetes zuschreiben, die Behauptung aufzustellen, daß der Diabetes nicht auf irgendwelchen Veränderungen des Drüsenparenchyms beruhen könne. Mit diesen Worten ist selbstverständlich auch die Abweisung der Theorie HINSELMANNs ausgesprochen.

Auch die Annahme jener Forscher, welche die Ursache des Diabetes in Veränderungen des Drüsenparenchyms und der Inseln zusammen erblicken, kann nicht aufrecht erhalten werden, weil es, wie schon oben erwähnt, Fälle von Diabetes gibt, in welchen das Drüsenparenchym ganz unverändert erscheint, und nur die Inseln Veränderungen aufweisen. Wir kommen also schon durch Ausschluß zu der Ansicht, daß nur Veränderungen der L.I. letzten Endes die Ursache des Diabetes sein können. Hierfür spricht aber noch eine Reihe anderer, wichtiger Tatsachen, und zwar erstens, daß in allen Fällen von Diabetes Inselveränderungen nachzuweisen sind, während in Fällen ohne Diabetes solche Veränderungen, wenigstens ausgedehntere oder höhergradige, vor allem mit Schwund der Inseln einhergehende in den meisten Fällen vermißt werden. Und selbst, wenn in gewissen Fällen schwerere qualitative Inselveränderungen gefunden werden, ohne daß ein Diabetes vorhanden war, beweist dies nichts gegen die Inseltheorie, da abgesehen von der konstitutionellen Disposition des betreffenden Individuums und abgesehen von dem Zustand der übrigen endokrinen Drüsen sowie des vegetativen Nervensystems und anderer Momente, vor allem die Ausdehnung der Inselschädigung für das Entstehen eines Diabetes ausschlaggebend ist.

Von den Gegnern der Inseltheorie, wenigstens von mehreren derselben, wird zwar zugegeben, daß bei Diabetes gelegentlich Inselveränderungen vorkommen, und zwar am häufigsten die hyaline Degeneration, aber in anderen Fällen von Diabetes sollen nach diesen Autoren die Inseln ganz normal sein.

Dem stehen aber nicht bloß WEICHSELBAUMs an einem großen Material gewonnenen Untersuchungsresultate, sondern auch die Untersuchungen anderer Forscher gegenüber, von denen namentlich R. L. CECIL, SALTYKOW, HEIBERG, LUBARSCH, BERNH. FISCHER, MARTIUS[1], ALLEN, SEYFARTH, E. J. KRAUS, NAKAMURA usw. anzuführen sind, die ebenfalls in zahlreichen Fällen von Diabetes ständig Inselveränderungen nachweisen konnten.

Die Erklärung der Tatsache, daß eine Anzahl von Autoren bei Diabetes nicht regelmäßig oder nicht häufig Inselveränderungen fand, mag einerseits darin liegen, daß diese Veränderungen nicht gleichmäßig über das ganze Pankreas verbreitet sein müssen, und daher unter Umständen bloß von Inselveränderungen freie Abschnitte des Pankreas zur Untersuchung gelangen, anderseits darin, daß eine der häufigsten Veränderungen, nämlich die hydropische Degeneration übersehen oder verkannt werden kann, sei es, weil sie in dem untersuchten Pankreas bereits abgelaufen und nur mehr ihr Folgezustand, die Atrophie der Inseln, vorhanden ist, sei es, daß das Protoplasma der degenerierten Inselepithelien infolge ungeeigneter Härtung eine starke Schrumpfung

---

[1] Martius erklärt allerdings, daß ihm, wie schon oben angeführt worden war, der Schluß, daß der Diabetes auf einer Veränderung der Inseln beruhe, „zunächst als zu weitgehend erscheint", da er in den meisten der von ihm untersuchten Diabetesfälle neben den veränderten Inseln auch ganz normale Inseln nachweisen konnte. Dieser Argumentierung kann WEICHSELBAUM aber nicht zustimmen, denn man beobachte ja auch bei Erkrankungen anderer Organe, daß Funktionsstörungen derselben oder gewisse Krankheitssymptome auftreten können, ohne daß das ganze Organ oder alle wichtigen Teile desselben verändert sein müssen, ebenso wie bei einer akuten Nephritis nicht alle Glomeruli oder alle Harnkanälchen affiziert sein mussen, damit Störungen in der Harnsekretion entstehen.

erlitten hat. Im Einklang mit dieser Erklärung steht auch die Tatsache, daß sehr viele von den Diabetesfällen, in welchen keine Inselveränderungen gefunden wurden, jugendliche Personen betrafen, also ein Lebensalter, welches mit Vorliebe von der hydropischen Degeneration befallen wird.

Die Gegner der Inseltheorie führen als weiteres Gegenargument dann auch die Tatsache an, daß man in Fällen von Diabetes nicht nur die Inseln unverändert finden kann, sondern daß diese sogar eine Hypertrophie oder Neubildung zeigen können. Letztgenannte Tatsache ist allerdings richtig, und wir selbst haben schon angeführt, daß bei Diabetes oft eine Regeneration, seltener eine Hypertrophie von Inseln beoabachtet werden kann. Wir erblicken aber in diesem Befund sogar eine Stütze für die Inseltheorie, da die Regeneration beweist, daß Inseln zugrunde gegangen sein müssen. Es wurde jedoch oben betont, daß die neugebildeten Inseln bei Diabetes häufig unvollkommen entwickelt sind und deshalb nicht als ein vollwertiger Ersatz für die zugrunde gegangenen Inseln angesehen werden können. Auch die Hypertrophie kann nur dann als ein ausreichender Ersatz betrachtet werden, wenn festgestellt wird, daß das durch Hypertrophie entstandene Inselgewebe dem zugrunde gegangenen an Menge und Beschaffenheit gleichkommt, eine Feststellung, die allerdings nicht leicht sein dürfte.

Da wir aus den Tierversuchen wissen, daß bei der Exstirpation des Pankreas, wenn $^1/_4$ oder $^1/_5$ des Organs zurückbleibt, kein Diabetes auftritt, so können wir auch für den menschlichen Organismus annehmen, daß für das Nichtauftreten des Diabetes nicht das Vorhandensein und die normale Beschaffenheit sämtlicher Inseln des Pankreas notwendig ist, sondern daß hierfür auch das Vorhandensein einer geringeren, uns dermalen allerdings unbekannten Zahl von normalen Inseln genügt. Auch PIAZZA behauptet, wie schon früher erwähnt wurde, daß für den Organismus unter normalen Verhältnissen nur die Funktion einer gewissen Anzahl von Inseln notwendig ist, und daß falls ein Teil der Inseln erkrankt, die übrigen Inseln vikariierend eintreten können. Wenn daher in einem konkreten Falle soviele Inseln erkrankt oder zugrunde gegangen sind, daß die restierenden normalen Inseln für den ungestörten Ablauf des Zuckerstoffwechsels nicht mehr ausreichen, so wird es zum Diabetes kommen, gleichgültig, ob noch eine gewisse Anzahl von Inseln unverändert geblieben ist, oder ob eine Regeneration bzw. Hypertrophie von Inseln, aber in unvollkommener Weise und in unzureichendem Maße stattgefunden hat.

Andererseits wird uns das Ausbleiben des Diabetes in jenen oben erwähnten Fällen nicht befremden, in welchen zwar ein großer Teil des Drüsenparenchyms zugrunde gegangen ist, aber sehr viele Inseln unverändert geblieben sind, oder eine ausgiebige Neubildung von normal beschaffenen Inseln bzw. eine ausreichende Hypertrophie von Inseln stattgefunden hat. Es kommt also beim Diabetes nicht allein auf das Quale, sondern auch auf das Quantum der Inselveränderungen an.

Zur Bestätigung des eben Gesagten soll noch auf einen von SALTYKOW mitgeteilten Fall hingewiesen werden, in welchem er vermutet, daß nach Regeneration von Inseln der Diabetes geschwunden sei.

Bei einer alten Frau mit Arteriosklerose, welche 2 Jahre vor dem Tode sicher diabetisch, bei der letzten Aufnahme im Spital aber zuckerfrei war, fand sich bei der Obduktion nebst Lipomatose und chronischer, interstitieller Pankreatitis eine hyaline Degeneration oder Sklerose vieler Inseln; aber es waren außerdem zahlreiche, auffallend große, adenomartig gewucherte Inseln und zahlreiche Übergangsformen vorhanden.

Hierher gehört auch der Fall von BOYD und ROBINSON, der einen 9jährigen Knaben betraf, bei dem seit dem 2. Lebensjahr ein mit Insulin erfolgreich behandelter Diabetes bestanden hatte. Der Knabe kam durch einen Unfall ums Leben und die Untersuchung seines Pankreas ergab eine reichliche Regeneration der Inseln mit starker Vermehrung, sowie eine Hyperplasie der zentroazinären Zellen.

Was ein weiteres, von den Gegnern der Inseltheorie angeführtes Argument betrifft, daß man nämlich auch in Fällen ohne Diabetes Inselveränderungen finden kann, so muß zwar die Richtigkeit dieser Behauptung im allgemeinen, nicht zuletzt im Hinblick auf die Pankreasbefunde von E. J. KRAUS bei Kranken mit Morbus Basedowi und Akromegalie ohne Diabetes zugegeben werden, doch spricht dies aus den vorhin erwähnten Gründen weder gegen die Bedeutung der L.I. für den Zuckerstoffwechsel, noch gegen die Bedeutung der Inselschädigung für die Entstehung des Diabetes. Denn ebenso wenig, wie wir in jedem Falle von chronischer Nebennierentuberkulose einen Morbus Addisoni auftreten sehen, sondern nur dann, wenn die Zerstörung der Nebennieren durch die Tuberkulose sehr weitgehend ist, ist jede Schädigung des Inselapparates von einem Diabetes gefolgt[1].

Die Gegner der Inseltheorie haben schließlich noch einen Grund ins Treffen geführt, indem sie behaupten, daß die L.I. wechselnde Gebilde seien; wir haben aber diese Behauptung bereits in einem früheren Abschnitte widerlegt. Hingegen lassen sich zugunsten der Inseltheorie noch folgende zwei Tatsachen anführen.

Die erste ist die außerordentlich häufige Verminderung der Zahl der Inseln bei Diabetes, da sie beweist, daß Inseln durch irgend eine Erkrankung zugrunde gegangen sind. Von ähnlicher Bedeutung ist auch die Abnahme des Volumens der Inseln, welche besonders WEICHSELBAUM in den von ihm untersuchten Fällen einwandfrei nachzuweisen vermochte.

Der Verminderung der Inselzahl legt namentlich HEIBERG in diagnostischer Beziehung eine sehr große Wichtigkeit bei, indem er behauptet, daß nicht nur im Einzelfalle, wenn von 4 Proben aus dem Schweife eines verhältnismäßig bindegewebsarmen Pankreas 3 Proben eine unter 60 und die vierte Probe eine nicht über 100 Inseln betragende Inselzahl (auf 50 qmm) ergeben, die Diagnose auf Diabetes gestellt werden kann, sondern daß überhaupt nur ein „Inseldefekt" die sichere Diagnose auf Diabetes gestattet. Er ist nämlich der Ansicht, daß es Fälle von Diabetes gibt, in welchen man keine qualitativen Veränderungen mehr an den Inseln konstatieren kann, sondern bloß eine Abnahme der Inselzahl, weil die akuten Veränderungen bereits abgelaufen sind[2].

Als zweite Tatsache, die unbedingt zu gunsten der Inseltheorie spricht, ist die Übereinstimmung des klinischen Befundes mit dem mikroskopischen Befunde des Pankreas in den von WEICHSELBAUM untersuchten Diabetesfällen anzuführen, indem bei leichteren Graden von Diabetes geringere Veränderungen in den Inseln gefunden wurden, eine Beobachtung, die allerdings nicht von allen Autoren bestätigt werden konnte. Im allgemeinen kann aus WEICHSELBAUMs Untersuchungen entnommen werden, daß die schwereren Fälle von Diabetes, also jene, in welchen die Zuckermenge im Harn beträchtlich, oder der Krankheitsverlauf ziemlich rasch war, oder in denen beides zutraf, gewöhnlich bei jüngeren Personen vorkamen, und daß gerade in diesen

---

[1] Trotzdem wird niemand an der Bedeutung des Nebennierenausfalles für die Pathogenese der ADDISONschen Krankheit auch nur den leisesten Zweifel hegen.

[2] MARTIUS hat in 27 Diabetesfällen Inselzählungen vorgenommen und für einige seiner Fälle die Angaben HEIBERGs bezüglich des Inseldefektes bestätigt gefunden; doch kam er nicht zu der Auffassung, daß die Feststellung des Inseldefektes für die Erkennung des Diabetes von Bedeutung sei. Nach WEICHSELBAUMs Dafürhalten wird die diagnostische Bedeutung des „Inseldefektes" von HEIBERG etwas überschätzt, von MARTIUS aber zu sehr unterschätzt.

Gleich MARTIUS kommt auch SEYFARTH zu dem Schlusse, daß Veränderungen der Inseln in bezug auf ihre Zahl für die Erkennung des Diabetes nicht von entscheidender Bedeutung sind. Auch fänden sich keine zahlenmäßig festlegbaren Beziehungen zwischen der Schwere des klinischen Verlaufes und der Zahl der Inseln.

Fällen auch die schwereren Inselveränderungen, nämlich die hydropische Degeneration mit konsekutiver Atrophie und starker Verminderung der Inselzahl, nachgewiesen werden konnten. Die leichteren Formen von Diabetes mit geringer Zuckermenge und relativ längerer, mitunter sogar recht langer Krankheitsdauer wurden von WEICHSELBAUM gewöhnlich bei Personen über 50 Jahren beobachtet, und in diesen Fällen waren auch die Inselveränderungen in der Regel geringgradig. Es handelte sich hierbei gewöhnlich um eine von einer chronischen, interstitiellen Pankreatitis mit oder ohne Lipomatose abhängige Inselsklerose, die sich offenbar nur langsam entwickelt und auch zu keiner sehr starken Verminderung der Inselzahl geführt hat. War aber die Inselsklerose noch mit hyaliner Degeneration vieler Inseln verbunden, oder war letztere allein in hohem Grade vorhanden, so lag auch eine schwere Form von Diabetes vor (WEICHSELBAUM).

Auch HOPPE-SEYLER konnte eine gewisse Kongruenz der Inselveränderungen mit der Schwere des Diabetes beobachten. ALLEN fand die hydropische Degeneration der Inseln in erster Linie beim progredienten, zum Koma führenden Diabetes. Ebenso erklärt MARTIUS, daß die Schwere der Inselveränderungen häufig der Schwere bzw. der Dauer des Diabetes entspricht, während nach SEYFARTH ein häufiger Parallelismus zwischen der Intensität der anatomischen Inselveränderungen und der Schwere des klinischen Krankheitsbildes nicht besteht, eine Ansicht, die auch FAHR vertritt, wenn er sagt, daß es möglicherweise Fälle gibt, bei denen der Diabetes nicht dadurch zustande kommt, daß das Pankreashormon nicht ausreichend gebildet wird, sondern aus irgendwelchen unbekannten Gründen nicht in entsprechender Weise zur Wirkung kommt.

Eine weitere Übereinstimmung zwischen dem Krankheitsbild und dem morphologischen Zustand der L.I. zeigte sich bei dem Material von WEICHSELBAUM auch darin, daß in einer Anzahl von Fällen, in welchen während des Krankheitsverlaufes der Zuckergehalt des Harns sich ein- oder mehrmals stark verringerte oder ganz schwand, eine Regeneration oder Hypertrophie von Inseln festzustellen war [1]. Dagegen muß hervorgehoben werden, daß bei WEICHSELBAUMs Untersuchungen in einigen Fällen, in welchen das Drüsenparenchym gar keine oder fast keine Atrophie oder sonstige Veränderungen erkennen ließ, doch eine schwerere Form von Diabetes bestanden hatte; allerdings waren in den Inseln starke Veränderungen vorhanden.

Wenn wir uns nun zum Schlusse noch einmal vergegenwärtigen, daß beim Diabetes nur die Inseln konstant Veränderungen zeigen, nicht aber das Drüsenparenchym des Pankreas, daß die Inselveränderungen solche sind, welche die Funktion der Inseln schwer schädigen und selbst zu ihrem Untergange führen, daß bis zu einem bestimmten Grad eine Übereinstimmung zwischen der In- und Extensität der Inselveränderungen und der Schwere des Diabetes besteht, daß ferner die Inseln keine inkonstanten oder wandelbaren Gebilde darstellen, daß sie einen für die endokrinen Drüsen charakteristischen Bau besitzen und sich durch diesen sowie durch ihr Verhalten gegen Noxen vom Drüsenparenchym scharf unterscheiden, und endlich — wie vor allem aus der Insulinforschung hervorgeht — allein, d. i. ohne Beteiligung des Drüsenparenchyms, befähigt sind, jenes innere Sekret zu liefern, welches nach dem Urteile fast aller Forscher von ausschlaggebendem, spezifischen Einflusse auf den Zuckerstoffwechsel ist, so müssen wir logischerweise die Folgerung ziehen, daß für die Entstehung eines echten Diabetes nur die Erkrankung der L.I. von Bedeutung ist.

---

[1] Vergleiche die Fälle von SALTYKOW und BOYD und ROBINSON (S. 716).

Die Atrophie des Drüsenparenchyms des Pankreas, welche zwar nicht konstant, aber doch sehr häufig bei Diabetes vorkommt, dürfte nur als ein Folgezustand des Diabetes anzusehen sein. —

Die aus Tierversuchen gewonnene Anschauung ALLENs, daß die hydropische Degeneration der Inseln beim Diabetes die Folge des Diabetes und nicht die Ursache sei, erscheint nach Ansicht des Verfassers durchaus nicht zwingend. Die Tatsache, daß in dem zurückgelassenen Pankreasrest die hydropische Degeneration der Inseln erst dann eintritt, wenn das Tier mit einer ungeeigneten Kost gefüttert wird, läßt auch eine andere Deutung zu, nämlich, daß der in seinem Bestande stark reduzierte Inselapparat den an ihn gestellten erhöhten Anforderungen nicht nachzukommen in der Lage ist und infolge der Überbelastung krankhaft verändert wird, was in der hydropischen Degeneration der Inselepithelien seinen Ausdruck findet. Erst infolge der Inselerkrankung kommt es dann zum Diabetes, während bei zweckmäßiger Ernährung der Pankreasrest mit seinen Inseln funktionstüchtig erhalten und die Störung im Zuckerstoffwechsel vermieden wird.

Nach der Ansicht des Verfassers haben die Versuche ALLENs für die Behauptung, das elektive Inselleiden WEICHSELBAUMs wäre nur die Folge des Diabetes und nicht die Ursache, keine genügende Beweiskraft. Wohl steht es heute fest, daß die hydropische Degeneration der Inseln keine ätiologisch einheitliche und für den Diabetes durchaus nicht spzifische Veränderung ist, ebenso wenig wie alle übrigen Veränderungen des Inselapparates, die zu Diabetes führen. Aber darauf kommt es hier ja gar nicht an, sondern nur auf die Feststellung, daß alle diese Veränderungen Ursache eines Diabetes werden können, sofern ein genügend großer Teil des Inselapparates dadurch von der Funktion ausgeschaltet wird. Selbst wenn man sich auf den von manchen Autoren (v. NOORDEN, E. J. KRAUS, usw.) vertretenen Standpunkt stellt, daß der Diabetes mellitus eine Erkrankung des ganzen Zuckerstoffwechselapparates darstellt, so bleibt doch nur die letzte Ursache der zum Diabetes führenden Störung im Kohlehydratstoffwechsel der Zusammenbruch und das Versagen des Inselapparates, wobei es wahrscheinlich weniger auf die qualitativen als auf die quantitativen Veränderungen der Inseln ankommt.

IX. Überblick über die Arten und Ursachen der Inselveränderung beim Diabetes.

Wie dem vorhergehenden Abschnitte zu entnehmen ist, kommen beim Diabetes hauptsächlich vier Arten von Inselveränderungen vor, nämlich die hydropische Degeneration, die primäre, genuine Atrophie, die chronische peri- und intrainsuläre Entzündung oder Inselsklerose und die hyaline Degeneration [1].

Es ist zu bemerken, daß bei den einzelnen Fällen von Diabetes nicht immer nur eine einzige Art von Inselveränderung zu finden ist, sondern gelegentlich neben der vorherrschenden Art noch eine andere nachgewiesen werden kann.

Die erste Art ist jene, bei welcher die Inselveränderung in einer hydropischen Degeneration und darauffolgender Atrophie besteht, und die als das elektive Inselleiden von WEICHSELBAUM bezeichnet wird. Sie wird sehr häufig von einer meist ungleichmäßigen Atrophie des Drüsenparenchyms begleitet, mit welcher aber die Inselatrophie in ihrer räumlichen Verteilung

---

[1] Von den Blutungen in den Inseln können wir hier absehen, weil sie bei Diabetes nicht häufig sind und gewöhnlich nur wenige Inseln betreffen.

nicht immer parallel geht, da ihre höheren Grade zwar häufig, jedoch nicht konstant in jenen Drüsenläppchen zu sehen sind, deren Parenchym am meisten von Atrophie befallen ist. Diese Veränderung bevorzugt das jugendliche Alter, ist jedoch bei älteren Diabetikern durchaus nicht selten. Ihr entsprechen die klinisch schweren und schwersten Fälle von Diabetes, was durch die starke Schädigung der Inseln, insbesondere durch deren Atrophie und durch die oft sehr bedeutende Verminderung der Inselzahl bedingt ist. Ihr gehören der sog. Diabète maigre und höchstwahrscheinlich auch der „reine" Diabetes Naunyns, sowie jene in der Literatur mitgeteilten Diabetesfälle an, in welchen trotz der Intensität der Krankheit bei der mikroskopischen Untersuchung keine Inselveränderungen gefunden werden konnten, was dadurch erklärt wird, daß die dieser Form zukommende hydropische Degeneration aus den schon früher erwähnten Gründen übersehen wurde (Weichselbaum). Diese Form ist noch dadurch charakterisiert, daß bei ihr zwar ziemlich häufig eine Regeneration von Inseln stattfindet, daß aber die neuen Inseln sehr oft rudimentär bleiben; aus letzterer Tatsache erklärt sich auch der ungünstige Verlauf der Krankheit.

Die zweite Art der Inselveränderung, die primäre, genuine Atrophie der Inseln von E. J. Kraus, ist, wie der Name sagt, dadurch gekennzeichnet, daß hier die Atrophie nicht die Folge einer vorangehenden, andersartigen Veränderung ist, sondern offenbar vom Beginn der Inselerkrankung an als solche besteht. Gleich der hydropischen Degeneration befällt die primäre, genuine Inselatrophie vorwiegend jugendliche Diabetiker und bildet das histologische Substrat eines schweren Diabetes, wie er eben für das jüngere Alter bezeichnend ist.

Die dritte Art der Inselveränderung beim Diabetes ist durch eine von einer chronischen, interstitiellen Pankreatitis ausgehende Sklerose der Inseln gekennzeichnet; das Drüsenparenchym weist hierbei eine von dem Grade der interstitiellen Bindegewebs- oder Fettgewebswucherung abhängige, mitunter sehr bedeutende Atrophie auf. Heiberg hegt die Vermutung, daß in jenen Fällen, in welchen die Inselsklerose mit einer Verminderung der Inselzahl verbunden ist, nicht sie das primäre Leiden darstellt, sondern daß ihr eine spezifische, nicht näher bezeichnete, zum Untergange der Inseln führende Erkrankung vorangeht, während in jenen Fällen, in welchen die Inselsklerose wirklich das primäre Leiden ist, die Inselzahl ganz oder fast ganz unverändert bleibt. Demgegenüber muß aber darauf hingewiesen werden, daß die Inselsklerose nicht nur zur Atrophie, sondern auch zum Untergang der Inseln führt, weshalb kein Grund vorliegt, nicht sie, sondern eine andere, unbekannte Affektion der Inseln als das primäre Leiden anzunehmen.

Die dritte Art der Inselveränderung ist im Gegensatz zur ersten und zweiten dem höheren, 50 Jahre übersteigenden Alter eigen. Bei ihr findet sich auch sehr häufig eine Sklerose der Arterien des Pankreas, die nicht selten eine Teilerscheinung einer allgemeinen Atherosklerose der Gefäße bildet. Wenn neben der chronischen, interstitiellen Pankreatitis, wie dies sehr häufig der Fall ist, noch eine Fettinfiltration des interstitiellen Bindegewebes, eine Lipomatose des Pankreas besteht, so tritt diese bei höheren Graden als auffälligste Erscheinung in den Vordergrund und ist dann gewöhnlich mit allgemeiner Fettleibigkeit kombiniert.

Der dritten Art des Inselleidens entsprechen in klinischer Beziehung meist leichtere Fälle, in welchen nur geringe Zuckermengen mit dem Harn ausgeschieden werden und der klinische Verlauf ein sehr protrahierter sein kann; auch der sog. Diabète gras gehört hierher.

Was die Ursache der bei Diabetes vorkommenden chronischen, interstitiellen Pankreatitis betrifft, so kommt nach WEICHSELBAUM zunächst der chronische Katarrh des Ductus pancreaticus und seiner Äste in Betracht, ferner der Verschluß derselben durch Pankreassteine oder durch einen Tumor (Karzinom, Sarkom) oder durch einen im Ductus choledochus steckenden Gallenstein; in diesen Fällen besteht übrigens gewöhnlich auch ein chronischer Katarrh der Ausführungsgänge [1]. Ferner kann bei länger dauernder Stauung im Gebiete der Pfortaderwurzeln, z. B. bei Leberzirrhose, sowie im Gebiete der unteren Hohlvene und der Lebervenen, wie z. B. bei Mitralstenose, eine chronische interstitielle Pankreatitis entstehen (WEICHSELBAUM). —

Ferner kann sich, wie WEICHSELBAUM seinerzeit nachgewiesen hat, im Verlaufe des chronischen Alkoholismus eine chronische, interstitielle Pankreatitis entwickeln; allerdings erreicht diese nicht sehr oft einen höheren Grad, sowie auch ein Übergreifen des Prozesses auf die Inseln nur in einer beschränkten Anzahl von Fällen — unter 25 Fällen WEICHSELBAUMs nur 9mal — stattfindet.

Endlich ist noch an die Möglichkeit zu denken, daß die Lues [2] und die Atherosklerose der Pankreasarterien eine ätiologische Rolle spielen. Bezüglich der letzteren Erkrankung ist die Tatsache bemerkenswert, daß in den 74 von WEICHSELBAUM beobachteten Fällen von chronischer, interstitieller Pankreatitis bei Diabetes, in welchen keine der zuerst angegebenen Ursachen vorhanden waren, 63 mal, also in $85^0/_0$ der Fälle eine Atherosklerose der Arterien des Pankreas festgestellt werden konnte. Dieser Befund läßt immerhin die Annahme plausibel erscheinen, daß zwischen der Atherosklerose und der chronischen, interstitiellen Pankreatitis ein ursächlicher Zusammenhang bestehen dürfte. Zugunsten dieser Annahme kann noch die Tatsache angeführt werden, daß in den meisten der von WEICHSELBAUM untersuchten Fällen von chronischer, interstitieller Pankreatitis bei Diabetes das Lebensalter über 50 Jahre betrug und selbst bis zum 80. Jahre reichte. In vielen Fällen bleibt jedoch die Ursache der Pankreaszirrhose unklar.

Da bei starker Lipomatose des Pankreas in der Regel eine allgemeine Fettsucht besteht, so ist anzunehmen, daß diese Pankreasveränderung eine Teilerscheinung der Fettsucht darstellt. Hierher gehören offenbar alle jene Fälle von Diabetes, welche KISCH unter der Bezeichnung „lipogener Diabetes" zusammenfaßt und als deren Ursache er entweder die eigentliche Mastfettleibigkeit oder die konstitutionelle Fettsucht bezeichnet.

Bei der dritten Art der Inselerkrankung kommt auch Regeneration oder Hypertrophie von Inseln vor, so daß in manchen Fällen Besserung, Stillstand oder selbst Heilung der Krankheit eintreten kann. Dies wird wenigstens zum Teile davon abhängen, ob die Inselveränderungen durch die Regeneration bzw. Hypertrophie von Inseln teilweise oder ganz kompensiert werden können.

Als vierte Art der Inselveränderung bei Diabetes kann jene hingestellt werden, bei welcher die Inseln hyalin degeneriert sind. Auch sie bevorzugt das höhere Alter und ist auch sehr häufig mit Sklerose der Arterien des Pankreas vergesellschaftet. In sehr vielen Fällen findet man nebst hyalin degenerierten Inseln auch Inseln mit Sklerose, so daß man diese vierte Form als eine Unterart

---

[1] Ist ein vollständiger Verschluß des Ductus pancreaticus vorhanden, so kann es infolge der hierdurch bewirkten, hochgradigen Bindegewebswucherung zu einer gänzlichen Veröderung des Drüsenparenchyms kommen, während die Inseln intakt bleiben können; in letzterem Falle entsteht kein Diabetes.
[2] Über Lues als ätiologisches Moment beim Diabetes mellitus siehe weiter unten S. 723.

der dritten bezeichnen kann und dies auch deshalb, weil, wie es scheint, der hyalinen Degeneration eine Sklerose der Inseln vorausgehen kann[1].

In klinischer Beziehung entsprechen der vierten Form der Inselveränderung etwas schwerere Fälle als der dritten Form, wenngleich man auch bei ihr Regeneration und Hypertrophie von Inseln beobachten kann.

Was den Zusammenhang der Arteriosklerose mit der hyalinen Degeneration der Inseln betrifft, so spricht die Tatsache, daß die Gefäßsklerose auch bei dieser Form der Veränderung sehr häufig zu beobachten ist, zugunsten der Annahme eines kausalen Verhältnisses. Unklar bleibt es nur, in welcher Weise die Arteriosklerose auf die Entstehung der hyalinen Degeneration Einfluß nimmt; in jenen Fällen, in welchen vor der hyalinen Degeneration eine Sklerose der Inseln bestanden hatte, könnte man sich vorstellen, daß die Arteriosklerose zuerst eine, wenn auch geringe Wucherung des Inselbindegewebes verursacht hat, die erst später hyalin degeneriert ist. Die Annahme, daß die Arteriosklerose bei der Entstehung des Diabetes überhaupt, bzw. bei der Entstehung der dritten und vierten Form der Inselerkrankung eine nicht unbedeutende Rolle spiele, stimmt auch mit den Angaben von Lemoine und Launois, von Hoppe-Seyler, Fränkel, Herxheimer, Fahr, Seyfarth, v. Halász, E. J. Kraus, Nakamura u. a. überein, ebenso mit der von Heiberg in seinem Handbuche mitgeteilten englischen und französischen Literatur der Diabetestodesfälle, welche zeigt, daß die Häufigkeit des Diabetes von Dezennium zu Dezennium zunimmt, daß also der Diabetes eine ausgeprägte Krankheit jenes Alters ist, in welchem die Arteriosklerose am häufigsten vorzukommen pflegt. Auch die Kliniker Naunyn, v. Noorden, v. Strümpell u. a. nehmen einen Zusammenhang von Diabetes und Arteriosklerose an. Hiermit soll selbstverständlich nicht behauptet werden, daß die Arteriosklerose etwa als einziger oder ausschlaggebender, ätiologischer Faktor bei der Entstehung des Diabetes im höheren Alter in Betracht komme, da es bekanntlich genug Fälle gibt, in denen trotz hochgradiger Arteriosklerose kein Diabetes entsteht.

Gegen die etwaige Annahme eines mehr zufälligen Zusammentreffens von Diabetes und Gefäßsklerose, die bei der Häufigkeit der letztgenannten Erkrankung im höheren Alter immerhin voll berechtigt wäre, hebt Herxheimer hervor, daß es gerade die Veränderung der kleinsten Arterien und der Kapillaren, die Arteriolosklerose ist, die in den Fällen von Pankreassklerose und den bei älteren Diabetikern vorkommenden Inselveränderungen im Vordergrunde steht und die doch keineswegs als eine ständige Alterserscheinung bezeichnet werden kann.

Bekanntlich steht bei der Verteilung der Arteriolosklerose auf die einzelnen Organe nach der Niere das Pankreas an erster Stelle und genau so wie in der Niere vermag die Arteriolosklerose auch im Pankreas eine Schrumpfung und Sklerosierung herbeizuführen, für welchen Zustand Herxheimer den Namen „Pancreatocirrhosis arteriolosclerotica" geprägt hat. In den Fällen von Diabetes, in den neben der Arteriolosklerose der Niere und einer Hypertonie entsprechende Gefäßveränderungen (hyaline, sehr reichlich von Lipoid durchsetzte, stark verdickte Gefäße kleinsten Kalibers mit hochgradiger Verengung der Lichtung) auch im Pankreas gefunden werden, ist der Gefäßprozeß nach Herx-

---

[1] Heiberg beschreibt eine sowohl bei kurz- als auch bei langdauernden Diabetesfällen vorkommende Inselveränderung, die er weder zur hyalinen noch zur hydropischen Degeneration rechnen will. Es zeigen hierbei die Inseln in ihrer Mitte eine oder mehrere strukturlose, nicht glänzende Partien von runder Form; diese Veränderung kann so ausgesprochen sein, „daß nur eine Reihe Kerne wie ein Kranz in der Peripherie der Inseln erhalten bleibt."

HEIMER das primäre und die Pankreas- bzw. Inselveränderung, somit der Diabetes das sekundäre.

Die Bedeutung der Arteriosklerose für die Entstehung des Diabetes hebt in letzter Zeit besonders SEYFARTH[1] hervor, indem er betont, daß alle Blutgefäßerkrankungen des Pankreas, ganz besonders aber die Atherosklerose Veränderungen in dieser Drüse hervorrufen, die zum Diabetes führen können. Man kann mit SEYFARTH übereinstimmen, wenn er infolge der Gefäßsklerose im Pankreas Ernährungsstörungen und als weitere Folge Degeneration und Atrophie sowohl der Inseln, als auch des exkretorischen Parenchyms annimmt, doch wäre anderseits die Vorstellung SEYFARTHs, daß durch die Gefäßsklerose die weitere Ausbildung und Umwandlung der L.I. in Azini behindert wird, aus mehrfach erörterten Gründen wohl abzulehnen.

Hält man an der Annahme eines Einflusses der Gefäßsklerose auf die Entstehung des Diabetes fest, so müssen in ursächlicher Beziehung alle jene Einflüsse in Betracht gezogen werden, welche man in irgendwelche ursächliche Beziehungen zur Arteriosklerose überhaupt zu bringen pflegt. Daß zu diesen unter anderen auch der chronische Alkoholismus gehört, wird von vielen Seiten behauptet oder wenigstens für wahrscheinlich gehalten. Dieser kann bei der Entstehung des Diabetes auch noch insofern eine ätiologische Rolle spielen, als er eine chronische Pankreatitis hervorzurufen imstande ist, von welcher ja oben gezeigt wurde, daß sie zu Sklerose der Inseln führen kann.

Ferner wäre die ursächliche Bedeutung der Syphilis für die Entstehung des Diabetes zu erwähnen. Da Veränderungen erworbener Lues nach autoptischen Untersuchungen beim Diabetes nur in einem geringen Prozentsatz vorkommen, wird dieser Form der Lues von den meisten Pathologen keine große Rolle in der Ätiologie des Diabetes zugeschrieben. Allerdings sind die Angaben über die Häufigkeit syphilitischer Veränderungen bei Diabetikerleichen recht verschieden, indem SIMMONDS unter 300 Fällen nur in 6,5 % Zeichen von Lues nachweisen konnte, während SEYFARTH unter 289 Diabetesfällen in 26 Fällen Veränderungen dieser Erkrankung fand. Eine Zusammenstellung v. NOORDENs, die bis zum Jahre 1912 reicht, ergibt, daß bei männlichen Diabetikern zwischen 10 und 20 Jahren in 1,2% der Fälle Syphilis nachweisbar war, bei männlichen Diabetikern über 20 Jahre in 7,1% und bei Diabetikern jeden Alters in 2,3%. Die WASSERMANNsche Reaktion war bei Männern über 20 Jahre (65 Fälle) in 19% positiv, bei Frauen über 20 Jahre (35 Fälle) in 6% positiv. JOSLIN fand (unter 3200 Diabetikern) nur in 1,7%, WILLIAMSON und HIRSCHFELD in etwa 6% Zeichen von Syphilis und umgekehrt sahen PINARD und VELLNOT unter 1000 Syphilitikern 23 mal Diabetes.

Was die sekundär-syphilitische Veränderung des Pankreas als Ursache des Diabetes anbelangt, liegen keine autoptischen Befunde vor. Doch sind etliche Fälle bekannt, wo im Anschluß an eine frische Lues Diabetes aufgetreten war, der nach antiluetischer Behandlung wiederum verschwand, so daß in diesen Fällen eine spezifische Erkrankung der Bauchspeicheldrüse angenommen werden darf (EHRMANN). Welcher Art diese Veränderungen sind, darüber ist nichts Sicheres bekannt.

Besser unterrichtet sind wir über die in seltenen Fällen von Diabetes gefundenen tertiär-syphilitischen Veränderungen des Pankreas, die häufiger als diffuse, sklerosierende Pankreatitis (syphilitische Zirrhose), seltener als Gumma des Pankreas auftreten. Sichere, durch Sektion beglaubigte Fälle von Diabetes infolge tertiär-syphilitischer Veränderungen des Pankreas sind selten (HOPPE-

---

[1] Bei den 289 im Leipziger Pathologischen Institut sezierten Diabetikern fanden sich nach SEYFARTHs Angabe 164 mal atherosklerotische Veränderungen in den Arterien.

SEYLER, UMBER, HIRSCHFELD, SEYFARTH usw.), häufiger sind klinisch beobachtete Fälle, bei denen auf Grund einer durch antiluetische Behandlung
erzielten Besserung oder Heilung des Diabetes ein syphilitischer Prozeß im
Pankreas mit Sicherheit angenommen werden durfte (UMBER, GROSS, HEMPTEN-
MACHER, GULEKE usw.).

Die Veränderung des Pankreas bei Syphilis mit Diabetes betrifft die Inseln,
Tubuli und das Zwischengewebe. Nach HOPPE-SEYLER, der von einer Insulo-
Pankreatitis syphilitica spricht, zeigen die Inseln Sklerose, hyaline, aber auch
hydropische Degeneration und Atrophie, daneben jedoch Regeneration und
selten Hypertrophie. Das Interstitium zeigt eine entzündliche Wucherung,
die von außen in die Pankreasläppchen eindringt und Teile des Parenchyms
umschlingt und erdrückt. In frischeren Fällen findet man eine starke, kleinzellige Infiltration des Zwischenbindegewebes, sehr selten Gummabildung.
Hier wie bei der Arteriosklerose nimmt man nach HOPPE-SEYLER besonders an
den Arteriolen Verdickung der Gefäßwand bis zur Obliteration der Gefäßlichtung war. In mehreren Fällen von Diabetes bei Syphilis war nach HOPPE-
SEYLER der ganze kaudale Teil des Pankreas, manchmal auch die Mitte in eine
dünne Bindegewebsmasse umgewandelt und nur der Kopf teilweise erhalten.
Da im Schwanzteil die Hauptmasse der Inseln liegt, kam es in diesen Fällen
zum Diabetes.

UMBER bildet ein Pankreas mit syphilitischer, interstitieller Pankreatitis bei einem
schweren Diabetiker ab. CARNOT und HARVIER beschreiben seltene Fälle von gummöser
Pankreatitis bei Diabetes. Einen Fall von Pankreatitis gummosa bei einer 39 jährigen Frau
mit Diabetes mellitus bringt SEYFARTH. Das Gumma zeigte keilförmige Gestalt, maß an
der Basis 1,6—1,7 cm und lag in der Mitte des Korpus.

Eine größere Rolle als die erworbene Syphilis spielt für die Entstehung
des Diabetes die Lues congenita. So beobachtete v. NOORDEN, daß unter
Kindern, die vor dem 5. Lebensjahre an Diabetes erkrankten, einige (5 unter 20)
von Vätern stammten, die zur Zeit der Zeugung an einer noch relativ frischen
und ungeheilten Lues litten. Mehrfach sind Fälle von kindlichem Diabetes
beschrieben, bei denen unter antisyphilitischer Behandlung der Diabetes ausgeheilt ist.

Sektionsbefunde liegen ganz vereinzelt vor; so von LANGDON-BROWN, der
bei einem 16 jährigen Diabetiker eine syphilitische Pankreatitis sah (zit. nach
SEYFARTH). Gerade dieser Autor (SEYFARTH) betont die Bedeutung der kongenitalen Lues für die Pathogenese des Diabetes, indem er auf den so häufigen
Befund syphilitischer Veränderungen im Pankreas kongenital luetischer Feten
und Neugeborener hinweist [1].

Die Möglichkeit, daß auf der Grundlage einer kongenitalen Syphilis des
Pankreas sich später eine Pankreassklerose mit Diabetes entwickelt, ist in der
Tat nicht von der Hand zu weisen und ist bereits von HEIBERG in Erwägung
gezogen worden. Weitere Arbeiten über Diabetes und Syphilis stammen von
BARACH, BEGUIER, DIEKHOFF, LEMONNIER, STEINHAUS, TROLLER, WARTHIN
und WILSON, WILLIAMS usw.

Auf die Häufigkeit der Tuberkulose bei Diabetes, vor allem bei der bösartigen Form junger Menschen, wurde bereits im VI. Teil „Die Begleit- und
Folgeerscheinungen des Diabetes mellitus" hingewiesen. Wenngleich aus den

---

[1] Histologisch findet sich im Pankreas angeboren syphilitischer Feten und Neugeborener
eine verschieden starke Bindegewebsinduration mit reichlicher Gefäßbildung, während das
Drüsenparenchym im allgemeinen sehr schwach entwickelt ist. Die Tubuli sind oft nur
spärlich; um so reichlicher finden sich an ihrer Stelle kleinere und größere Ausführungsgänge. Die Inseln sind sehr zahlreich und oft recht groß. Häufig sind kleine Nekrosen und
Gummen.

dort mitgeteilten Zahlen hervorgeht, daß das Zusammentreffen dieser 2 Erkrankungen besonders bei asthenischen Individuen durchaus kein seltenes Vorkommnis ist, so erscheint es doch fraglich, ob der Tuberkulose — wie manche Forscher annehmen — ursächlich eine Rolle beim Diabetes mellitus zukommt.

In der Mehrzahl der Fälle, in denen man bei jugendlichen Diabetikern (die bekanntlich meist dem asthenischen Konstitutionstypus angehören) eine Tuberkulose findet, dürfte es sich bei den 2 Erkrankungen wohl um koordinierte Veränderungen handeln, von denen ja feststeht, daß sie mit Vorliebe asthenische Menschen befallen.

Eine andere Frage ist die, ob bei einem tuberkulösen Menschen entweder infolge tuberkulöser Erkrankung des Pankreas oder infolge Schädigung desselben durch Toxine ein Diabetes entstehen kann. Wenngleich tuberkulöse Prozesse im Pankreas kein so seltenes Vorkommnis sind, wie man in früheren Zeiten angenommen hat, so sind die Fälle, in welchen eine Tuberkulose dieses Organs zur Ursache eines Diabetes wird, doch äußerst selten.

Einen solchen Fall beschreibt SEYFARTH, nach dessen Ansicht die Tuberkulose eine größere Rolle bei Pankreaserkrankungen und somit für den Diabetes spielt, als ihr bisher zugesprochen wird. In SEYFARTHs Falle handelte es sich um einen 23jährigen Diabetiker, bei dessen Sektion gleichmäßig über das Pankreas verteilte, käsige Herde, die sich histologisch als Tuberkel erwiesen, gefunden wurden; Inseln fanden sich nur ganz vereinzelt.

Die Möglichkeit, daß bei der Tuberkulose eine durch Toxine hervorgerufene, sklerosierende Pankreatitis zu Diabetes führt, kann nicht in Abrede gestellt werden, doch wird der Beweis, daß diese Pankreasveränderung mit Sicherheit auf die Tuberkulose zurückgeht, schwer zu erbringen sein. Gegen eine größere Bedeutung der tuberkulösen Infektion bei der Entstehung des Diabetes mellitus sprechen u. a. die Untersuchungen von WEICHSELBAUM, der unter 73 Bauchspeicheldrüsen (z. T. mit Amyloidose der Gefäße), die von tuberkulösen, nicht diabetischen Menschen stammten, nur in einem Falle in einzelnen Inseln eine hyaline Degeneration nachweisen konnte.

Nicht nur Syphilis und Tuberkulose, sondern auch andere Infektionskrankheiten sind als Ursache des Diabetes mellitus angenommen worden. Besonders HIRSCHFELD betont die Bedeutung akuter Infektionen in der Entstehungsgeschichte des Diabetes und nennt Fälle, wo bei erblich mit Zuckerkrankheit belasteten Männern durch eine Grippe oder Angina Anfälle von Diabetes ausgelöst worden sind. B. FISCHER und ALLEN denken gleichfalls bei der Entstehung des Diabetes an Infektionskrankheiten bzw. akute, entzündliche Prozesse als ursächliches Moment.

Einen ursächlichen Zusammenhang zwischen Infektionskrankheiten und Diabetes nimmt auch v. NOORDEN an, da selbst bei Nichtdiabetikern infektiöses Fieber vorübergehende Störungen des Zuckerhaushaltes verursachen kann, und Infektionskrankheiten verschiedener Art — besonders Influenza und Streptokokkeninfektionen — ungemein häufig wesentliche Verschlechterungen bei Diabetikern hervorrufen. Von anderen Infektionskrankheiten, die als ursächlicher Faktor beim Diabetes angeführt werden, seien genannt Erysipel, Pneumonie, Mumps [1], Scharlach, Malaria u. a. [2].

E. J. KRAUS weist auf die Tatsache hin, daß in seinem Material von 11 vorwiegend jungen Diabetikern in der Vorgeschichte 4mal Scharlach, 2mal Masern, 2mal Schafblattern, 1mal echte Blattern, 1mal Mumps, 1mal Diphtherie und 1mal Keuchhusten verzeichnet ist, und daß ein schädigender Einfluß auf das

---

[1] Metastatische Pankreatitis kommt bei Mumps bekanntlich in seltenen Fällen vor (Literatur bei O. GROSS.)

[2] Literatur siehe bei v. NOORDEN.

Pankreas bzw. den ganzen Zuckerstoffwechselapparat durch diese Erkrankungen nicht von der Hand zu weisen wäre. —

Endlich sei noch einiges über die Beziehungen zwischen Diabetes und Nervenkrankheiten angeführt. Ihre Annahme fußt nicht nur auf klinischen Beobachtungen, sondern vor allem auf der von CL. BERNARD entdeckten Piqûre und dem ASCHNERschen Hypothalamus-Zuckerstich, sowie auf der Tatsache, daß durch Reizung von sympathischen Ganglien und des dem sympathischen System zugehörigen Nebennierenmarkes Glykosurie erzeugt werden kann. Hier erscheint die von v. NOORDEN konstruierte Möglichkeit, wie zentral-zentrifugalnervöse Erregungen zu echtem Diabetes führen können, beachtenswert. Nach v. NOORDEN kann man sich den Zusammenhang so vorstellen, daß neurogene Reize auf der Bahn: Zentralnervensystem — Sympathikus — chromaffines System — Blut — Leber — die „Zuckerwerkstatt" in der Leber immer neu erregen, und daß die zur Dämpfung dieser Erregungen benötigte Hormonüberproduktion seitens des Pankreas einen minderwertigen Inselapparat mit der Zeit zur Erschöpfung bringt. v. NOORDEN nimmt aber außerdem noch die Möglichkeit einer neurogenen Gefäßschädigung durch·lokale Spasmen und allgemeine Hypertonie mit schließlicher Auswirkung in Sklerose der Pankreasarterien und daraus folgender Schädigung der Inseln an.

An abnorme Zustände im Nervensystem denkt auch E. J. KRAUS in denjenigen Fällen von Diabetes, in denen die Veränderungen im Pankreas geringer sind, als in Fällen, die keinen Diabetes zeigen, und in denen auch die dem Inselapparat antagonistischen Blutdrüsen keine Zeichen von Hyperfunktion aufweisen.

Zum Schluß sei auf die nicht geringe Rolle, die die erbliche Belastung bei der Entstehung des Diabetes spielt, hingewiesen. So berichtet v. NOORDEN in 18,5% seiner Fälle von Heredität und in 6,9% von Familiarität des Diabetes; bei JOSLIN lauten die entsprechenden Zahlen 15 und 7%, während WEICHSELBAUM der Nachweis der Heredität in 25% der Fälle gelang.

Auf den sog. Nierendiabetes oder besser gesagt die renale Form der Glykosurie, von der man versucht hat, 2 Typen aufzustellen, nämlich den normoglykämischen Diabetes der Jugendlichen und die renale Schwangerschaftsglykosurie, braucht hier nicht näher eingegangen zu werden, da bei dieser Erkrankung das Pankreas als nicht pathologisch verändert angesehen wird und die Ursache der Glykosurie, der in der Regel keine Hyperglykämie zugrunde liegt, lediglich in einer abnormen Durchlässigkeit der Nieren für Zucker gelegen ist (KLEMPERER).

X. Rückblick.

Auf Grund umfassender Untersuchungen ist WEICHSELBAUM beizupflichten, daß der echte Diabetes mellitus stets pankreatogener Natur ist, wenngleich zuzugeben sei, daß die Pankreasschädigung allein ohne unterstützende Momente nicht in allen Fällen genügt, um Diabetes zu erzeugen. Abgesehen von der Pankreasläsion dürfte es sehr auf den Zustand der übrigen Organe des Zuckerstoffwechselapparates ankommen, ob, unbekümmert um die Schwere der Veränderungen im Pankreas, ein echter Diabetes überhaupt entstehen wird. Solange der Beweis nicht erbracht ist, daß ein echter Diabetes bei einem morphologisch völlig normalen Inselapparat möglich ist, besteht kein Grund, die von WEICHSELBAUM vertretene und durch äußerst exakte Untersuchungen fundierte Inseltheorie des Diabetes mellitus zu verlassen.

Außer dem Pankreas noch anderen Organen mit innerer Sekretion eine diabetogene Bedeutung zuzusprechen, haben wir nur insofern Veranlassung, als gewisse Blutdrüsen, so besonders die Hypophyse und die Schilddrüse, bei abnorm gesteigerter Funktion den aus irgendwelcher Ursache geschädigten oder von Geburt aus schwachen Inselapparat möglicherweise durch Erschöpfung schädigen und den Ausbruch des Diabetes hervorrufen können (E. J. KRAUS).

Ohne Wägung des Pankreas, Zählung der L.I. und genaue histologische Untersuchung zahlreicher Schnitte aus verschiedenen Teilen des gut fixierten Organs sollte man sich überhaupt enthalten, ein Urteil über die Funktionstüchtigkeit des Pankreas abzugeben. Die Intaktheit der Inseln allein, wenn ihre absolute Zahl zu gering ist, genügt nicht, um einen Diabetes zu verhindern. Es können daher in der Literatur diejenigen Fälle von Diabetes, bei denen die Inseln histologisch zwar normal oder sogar „vermehrt" gefunden wurden, ohne daß ihre Zahl und das Pankreasgewicht festgestellt worden wäre, nicht als beweiskräftig angesehen werden.

Bei Menschen mit einem bisher intakten Zuckerstoffwechselapparat wird es schwererer Veränderungen bedürfen, um einen Diabetes zu erzeugen; dagegen werden weit geringere Veränderungen genügen bei Menschen, bei denen sich gewisse, die Zuckerbildung fördernde und dem Pankreas antagonostische Blutdrüsen im Zustande gesteigerter Tätigkeit befinden (die Hypophyse bei der Agromegalie und die Schilddrüse beim Morbus Basedowi), oder bei Menschen, bei denen abnorme, organisch oder auch nur funktionell bedingte Reizzustände in den nervösen Zentren und Bahnen des Zuckerstoffwechselapparates aus irgendwelcher Ursache vorliegen (E. J. KRAUS). Daß eine gesteigerte Funktion des chromaffinen Systems, das dem Pankreas antagonistisch gegenübersteht, hier gleichfalls in Betracht kommen kann, ist einleuchtend und sogar wahrscheinlich, doch ist dies in keinem Falle einwandfrei als ätiologisches Moment für einen echten Diabetes bewiesen.

Abgesehen von den erwähnten Faktoren spielt in der Pathogenese des Diabetes mellitus eine wesentliche Rolle die konstitutionelle Disposition, für die allerdings der pathologische Anatom kein morphologisches Substrat zu finden imstande ist.

Schrifttum.

ABRACHMANOFF: Contribution à l'anat. pathol. du panc. diabète. Thèse de Genève 1912. — ACCHARD, RIBOT et BINET: L'épr. de l'hyperglycém. provoqué dans les altération pancréat. expérim. C. r. Soc. Biol. 82, 1232 (1919). — ALBERTYN: Liab. and. pancreat. secret. Dublin J. med. Sci. 1911. — ALBRECHT: Pathologie der Bauchspeicheldrüse. Erg. Path. 15 II, 783 (1912). — ALBU: Beiträge zur Diagnose der inneren und chirurgischen Pankreaserkrankungen. Slg. Abh. Verdgskrkh. Halle 1912. — ALDEHOFF: Tritt auch bei Kaltblütlern nach Exstirpation des Pankreas diabetes auf? Beitr. path. Anat. 28, 293 (1894). — ALESSANDRINI: Obs. sur le pancr. d. poissons. Ann. Soc. natur. 29, 193 (1831). — ALEXANDER und EHRMANN: Untersuchungen über Pankreasdiabetes, besonders über das Blut der Vena pancreatico-duodenalis. Z. exper. Path. u. Ther. 1908, 367. — ALEZAIS et PEYRON: Adenome Langerhansienne prov. du pancr. exocrin. C. r. Soc. Biol. 1911 I. — ALLAN, BOWIE, MACLEOD and ROBINSON: Brit. J. exper. Path. 5, 75 (1925). — ALLEN: (a) Stud. concern. glycosur. and diab. Cambridge Harvard Univ. press. 1913. (b) Histolog. changes in the isl. of Langerhans in diab. anim. Proc. N. Y. path. Soc. 14, 147 (1914). (c) Amer. J. med. Sci. 153 (1917). (d) Investig. and scient. phases of the diab. question. Boston med. J. 174, 319 (1916) u. N. Y. med. J. 103, 314 (1919). Ref. Endocrinology 1919, 550. (e) Exper. stud. on diab. Ser. 1. J. of exper. Med. 31, Nr 4 u. 5 (1920). (f) Exper. stud. on diab. Ser. 2. Amer. J. med. Sci. 160, (1920); 161 u. 165, 530 (1921). (g) Exper. stud. on diab. Ser. 3. J. metabol. Res. 1 (1922). (h) J. of Physiol. 54, 375 (1920). (i) J. med. Sci. 159, 160 (1920). (k) The pathology of diabetes. The influence of circulatory alterations upon experimental diabetes. Zit. nach Zbl. path. Anat. 32, 603. — ALLEN and WISHART: (a) Exper. on carbohydr. metab. and diab. J. of biol. Chem. 42, 415 u. 43, 129 (1920). (b) J. metabol. Dis. 1 (1922). — ALPERN und BESUGLOW: Beobachtungen über die Hyperfunktion des Inselapparates der Bauchspeicheldrüse. Experimentelle Untersuchungen. Klin. Wschr. 1928, Nr 13, 586. —

Alpern und Leites: Über den Einfluß der Unterbindung des Ductus pancreaticus auf den Blutzucker. Klin. Wschr. 1925, Nr 4, 1551. — d'Amato: Il pancr. nella cirrosi volg. del fegato. Riforma med. 1903. — Amsler: Zur Lehre der Splanchnomegalie bei Akromegalie. Berl. klin. Wschr. 1912, Nr 34, 1600. — Ancelet: Etudes sur les maladies du pancréas. Paris 1866. — Anschütz: Dtsch. Arch. klin. Med. 62, 411 (1899). — Apolant: Beiträge zur Pathologie des Pankreas. Virchows Arch. 212, 188 (1913). — Arimna: Die histologischen Veränderungen des Pankreas infolge der chronischen Atropinvergiftung bei Tieren. Arch. f. exper. Path. 83, 157 (1918). — Arndt: (a) Pankreasdiabetes beim Säugling. Zbl. path. Anat. 1926, Nr 38, 589. (b) Vergleichende histologische Beiträge zur Kenntnis des Leberglykogens. Virchows Arch. 253 (1924). — Arnozan et Vaillard: Lés. provoquées par la ligat. du canal de Wirsung. Arch. de Physiol. 1884. — Aron: (a) Zur Ätiologie der Gefäßerkrankungen beim Diabetes. Berl. klin. Wschr. 1913, 878. (b) C. r. Soc. Biol. 1923—1924. — Aron, M.: (a) Sur l'histogen. des ilots de Langerhans chez cert. mammif. C. r. Soc. Biol. 83, 631 (1920). (b) Hématisat. dans les ilots de Langerhans du pancr. embryon. C. r. Soc. Biol. 83, 1119 (1920). (c) Sur les développ. des ilots de Langerhans fonction dans le pancréas embryon. C. r. Soc. Biol. 83, 1445 (1920). (d) De la concommitance entre l'apparit. des ilots des Langerhans fonction. chez l'embryon et l'etabliss. de la fonction. glycogène du foie. C. r. Soc. Biol. 83, 1448 (1920). — Arthus: Glycolyse dans le sang et ferm. Glycolyt. Arch. de Physiol. 1890, 425. — Askanazy und Hübschmann: Über Glykogenschwellung der Leberzellkerne, besonders bei Diabetes. Zbl. Path. 18, 641 (1907). — Atkinson und Hirsh: Pancreatic lithiasis with chronic interstitial pancreatitis followed by diabetes. Amer. J. med. Sci. 133, 543 (1907). — Aubertin: L'Insuline. Paris: Gaston Doin et Comp. 1926. — Ausch: Akromegalie mit intensivem Diabetes und Wechsel der Haarfarbe. Med. Klin. 1918.

Balint und Molnár: Einfluß des Pankreaspreßsaftes auf den Blutkreislauf. Zbl. Path. 11, 333 (1912). — Baló: Über Nekrosen des Hypophysen-Vorderlappens und ihre Folgen. Beitr. path. Anat. 72, H. 2, 599 (1924). — Baltzer, Grafe und Partsch: Beiträge zur Kenntnis der Insulinwirkung. 2. Mitteilung. Untersuchungen bei diabetischen Tieren. Arch. f. exper. Path. 120, 359 (1927). — Bang: (a) Der Blutzucker. Wiesbaden 1913. (b) Diabetic lipoidemia. Biochem. Z. 94, 359 (1919). — Banting and Best: The intern. secr. of the pancr. J. Labor. clin. Med. 7, 251 u. 464 (1922). — Banting, Best, Collip, Macleod and Noble: (a) The effect of pancr. extr. (Insulin) on norm. rabbits. Amer. J. Physiol. 62, 162 (1922). (b) The effect of Insulin on the precent. of fat and glycogen in the liver of diabet. anim. Trans. roy. Soc. Canada, Sect. 5, 3. s. 16, 39 (1922). — Banting, Best and Macleod: The intern. secrets of the pancr. Amer. J. Physiol. 50, 479 (1922). — Barach: (a) Constitutional and heriditary traits in diabetics. Amer. J. med. Sci. 172, S. 243. (b) Diabetes mellitus and syphilis. Boston med. J. 176, 58 (1917). — Barba: Sulla glycosuria surrenale. Riforma med. 1902. — Barbieri: Pancreatit. subac. e glicosur. secund. etc. Gazz. Osp. 1909. — Barge: Eine seltene Variation des Pankreas. Anat. Anz. 56, 417. — Baron: Diabetes suprarenalis. Utschennija Sapiski, emp. Zit. nach Landau 1906. — Barr-Pic: Contrib. à lé'tude clin. et anat.-pathol. du cancer primit. du pancr. Rev. Méd. 257 u. 363 (1888). — Barron: The relat. of the islots of Langerhans to diab. with spec. ref. to cases of pancreat. lithiasis. Surg. etc. 31, 437, Chicago 1920. — Bartels: (a) Über die Lymphgefäße des Pankreas. Arch. f. Anat. 1904, 1906, 1907. — (b) Das Lymphgefäßsystem in v. Bardelebens Anatomie IV 3 (1909). (c) De la glycosur. dans les cancer primit. Rev. Méd. 1897, 929. — Bates: Diabetes mellitus complicated with lipaemia and xanthome 1917. Ref. Endocrinology 5, 101 (1921). — Baum, Kuhn und Wacker: Insulinwirkung und Totenstarre. Münch. med. Wschr. 1924, Nr 6. — Baumel: (a) Pancréas et diabète. Montpellier méd. I. s. 47, u. 48 (1882). (b) Nouv. théorie pancr. du diabète sucré. Montpellier méd. II. s. 13, 314 (1889). — Baumgarten: (a) Ein Beitrag zur Kenntnis des Diabetes. Z. exper. Path. u. Ther. 2. (b) Weiteres zur Kenntnis des Diabetes mellitus. Z. exper. Path. u. Ther. 8, 206 (1910). — Beattie: Haemochromatosis with diabetes mellitus. J. Path. 1903/1904, 117. — Beck: Hypoglykämie mit tödlichem Ausgang. Klin. Wschr. 1927, Nr 5, 212. — Becker: Über vorübergehende Glykosurien bei phlegmonösen Erkrankungen. Münch. med. Wschr. 1911, Nr 39. — Beglarian: Über Diabetes mellitus im Kindesalter. Diss. Zürich 1895. — Beguier: Considérations sur le diabète syphilitic. Thèse de Paris 1919. Ref. Endocrinology 5 (1921). — Bence: Untersuchungen an einem Fall von Pancreatitis und Hepatis interstitialis chronica luetica nach Beseitigung der Pfortaderstauung durch reichliche Kollateralenbildung. Wien. klin. Wschr. 1907, Nr 24, 721. — Benda und Stadelmann: Dtsch. med. Wschr. 1896, Vereinsbeil. 138. — Benedicenti: L'azioni dell adrenalina sulla secrezione pancreatica. Giorn. Accad. Med. Torino 1906 und Arch. ital. Biol. 45 (1906). — Bensley: Amer. J. Anat. 12, 297 (1911—1912). — Bergstrand: Zitiert nach Münch. med. Wschr. 1922, Nr 46. — Berkeley: Some recent work on the pancreas in relation to diabetes mellitus. Med. Rec. 91, 355 (1917). — Bernard, Claude: (a) Nouv. fonction du foie comme organe product. de matière sucré chez l'homme et les animaux. Paris 1853. (b) Mém. sur l'exstirpat. du pancréas. C. r. Acad. Sci. 1856.

(c) Vorlesungen über Diabetes. Berlin 1878. — BERNOUILLI: Korresp.bl. Schweiz. Ärzte **1910**, Nr 19. — BERNSTEIN und FALTA: Besteht beim Diabetes mellitus eine Steigerung der Zuckerbildung oder eine Störung des Zuckerverbrauches? Dtsch. Arch. klin. Med. **127**, 1 (1918). — BERTELLI, FALTA und SCHWEEGER: Über die Wechselwirkung der Drüsen mit innerer Sekretion. 3. Mitteilung. Über Chemotaxis. Z. klin. Med. **71** (1910). — v. BEUST: Beitrag zur Kasuistik der adenomatösen Pankreasgeschwülste. Virchows Arch. **219**, 191 (1915). — BIEDL: (a) Über eine neue Form des experimentellen Diabetes. Zbl. Physiol. **12**, S. 624 (1898). (b) Innere Sekretion. Berlin, 3. Aufl. **1916**. (c) Über die Abführwege des Pankreasinkrets und die Bedeutung des Insulins für die Theorie des Pankreasdiabetes. Dtsch. med. Wschr. **1923**, 937. — BIEDL und OFFER: Über Beziehungen der Duktuslymphe zum Zuckerhaushalt usw. Wien. klin. Wschr. **1907**, Nr 49. — BIERRY: (a) Capsules surrénales et glykémie. Presse méd. **47**, 468 (1913). (b) Marche de la glycosurie chez le chien dans les premières heures, qui suivent l'ablation totale du pancréas. C. r. Soc. Biol. **82**, 305 (1919). — BIERRY et GATIN-GRUZEWSKA: L'adrénaline produit-elle la glycosurie par son action sur le pancréas? C. r. Soc. Biol. **58**, 904 (1904). — BIERRY et KOLLMANN: (a) Activité exocrine du pancréas et îlots de Langerhans. C. r. Soc. Biol. Paris **99**, 456 (1928). (b) La fonction endocrine du pancréas est-elle localisée uniquement dans les îlots de Langerhans? C. r. Soc. Biol. Paris **99**, 459 (1928). — BITTORF: Ist beim Diabetes mellitus eine Überfunktion der Nebennieren nachweisbar? Münch. med. Wschr. **1911**, Nr 42. — BIZZOZERO und VASSALE: Über die Erzeugung und physiologische Regeneration der Drüsenzellen usw. Virchows Arch. **110**, 155 (1887). — BLEIBTREU: (a) Über Beziehungen von Fettgewebsnekrosen und Arteriosklerose zum Diabetes mellitus. Pflügers Arch. **124**, 52 (1908). (b) Beitrag zur Lehre von der Entstehung des Diabetes mellitus. Berl. klin. Wschr. **1908**, 1727. — BLIX: Studies on diabetics lipemia. Acta med. scand. (Stockh.) **64**, H. 2/3, 142. — BLODGETT: Diabetes mellitus. Boston med. J. **181**, 422 (1919). — BLOOR: The lipoids („fat") in the blood in diabetes. J. of biol. Chem. **26**, 417 (1916) u. J. amer. med. Assoc. **69**, 375 (1917). — BLUM: (a) Über Nebennierendiabetes. Dtsch. Arch. klin. Med. **71**, (1901). (b) Weitere Mitteilungen zur Lehre von dem Nebennierendiabetes. Pflügers Arch. **90**, 617 (1902). — BÖHM: Beiträge zur vergleichenden Histologie des Pankreas. Diss. Berlin 1903. — BONDI: Über Habitus im allgemeinen und den Habitus des Diabetikers im besonderen. Wien. klin. Wschr. **1919**, Nr 20 u. Münch. med. Wschr. **1920**, 544. — BONN: Glykogengehalt der Leber bei nüchternen Kaninchen nach großen Dosen Insulin. Med. Klin. **1925**, Nr 9. — BORCHARDT: (a) Die Hypophysenglykosurie und ihre Beziehung zum Diabetes bei der Akromegalie. Z. klin. Med. **66**, 332 (1908). (b) Experimentelles über den Diabetes bei der Akromegalie. Dtsch. med. Wschr. 1908, 946. (c) Funktion und funtionelle Erkrankungen der Hypophyse, Erg. inn. Med. **3**, S. 288 (1909). — BORK: Zur Lehre von der allgemeinen Hämochromatose. Virchows Arch. **269**, H. 1, 178 (1928). — BOUCHARDAT: (a) De la glycosourie en diabète sucré. Paris 1883. (b) Monographie sur le diabète. Paris 1875. (c) De la glycosurie ou diabète sucré. Paris 1875. — BOWERS: Nasengangrän als Komplikation von Diabetes. J. amer. med. Assoc. **82** (1924). — BOYD und ROBINSON: Zeichen von Pankreasregeneration bei einem mit Insulin behandelten Diabetesfall. Amer. J. Path. **1**, H. 2 (1925). — BRAULT et GAILLARD: Cas de cirrhose hypertrophique pigmentaire dans le diabète sucré. Arch. gén., Jan. 1888. — BROMAN: Normale und abnorme Entwicklung des Menschen. Wiesbaden 1911. — BROOKS: Arteriosclerosis of the pancréas. N. Y. City Hosp. Repts. 1909. — BROWN: Lect. on diabet. in relat. to the ductless glands. Brit. med. J. **1920**, 687. — BRUGSCH: (a) Pankreasdiabetes. J. Heilk. **7**, 476 (1909). (b) Diskussionsbemerkung. Berl. klin. Wschr. 1910, 2265. (c) Die Frage des Diabetes in organ-ätiologischer Beziehung. Z. f. exper. Path. **18**, 269 (1916). — BRUGSCH und DRESSEL: Renale hereditäre Glykosurie (sog. renaler Diabetes). Med.Klin. **1919**, Nr 40. — BRUGSCH, DRESEL und LEWY: Experimentelle Beiträge zur Frage des hypophysären Diabetes. Münch. med. Wschr. **1922**, 796. — BÜRGER und REINHART: (a) Über Xanthosis diabetica. Z. exper. Med. **7**, (1918). (b) Über die Genese der Xanthosis diabetica. Dtsch. med. Wschr. **1919**, 430. — BURKHARDT: Über die Leistungen verlagerter Pankreasstücke für die Ausnützung der Nahrung im Darm. Arch. f. exper. Path. **58**, 251 (1908). — BUSS: Diabetes mellitus mit Leberzirrhose, Pankreasatrophie und allgemeiner Hämochromatose. Inaug.-Diss. Göttingen 1894.

CABOT: Diagnostic pitfalls identified during a study of 3000 autopsies. J. amer. med. Assoc. **59**, 2295 (1912). — CALMETTE: Contribution à l'étude de la cirrhose de diabète broncé. Thèse de Paris **1896**. — CAPARELLI: (a) Sur les fonct. du pancr. et sur le diabète pancr. Arch. ital. Biol. **18** (1893). (b) Zur Frage des experimentellen Pankreasdiabetes. Biol. Zbl. **1893**, 495. — CARLSON, DRENNAN and GÜNZBURG: (a) The control of pancr. diab. in pregnancy by the passage of the intern. secret. of the pancr. of the fetus to the blood of the mother. Amer. J. Physiol. **28** (1911). (b) Amer. J. Physiol. **36**, (1916). — CARNOT: (a) Diabète après injection de culture bactérique dans le conduit pancréatique. C. r. Soc. Biol. 1894. (b) De la sclérose tub. du pancréas. C. r. Acad. Sci **125**, 1135 (1897). (c) Rech. expér. et clin. sur les pancréatites. Thèse de Paris 1898. Maladies du pancréas. Paris 1908. — CARNOT et AMET: De la dégénéresc. des ilots de Langerhans en dehors de diabète. C. r. Soc. Biol.

1905. — CARNOT et HARVIER: Diabète syphilitique par pancréatite sclérogommeuse. Bull. Soc. méd. Hôp. Paris **1920.** — CARNOT et RATHÉRY: zitiert nach E. J. KRAUS. — CARNOT, RATHÉRY et DUMONT: Acromégalie, diabète, tumeur hypophysaire. Bull. Soc. méd. Hôp. Paris **1913,** Nr. 15. — CARO und WINKLER: Ausgedehnte hämorrhagische Pankreasnekrose und Diabetes mit Azidose. Dtsch. Arch. klin. Med. **125,** 147 (1918). — CARRARO: Sur la regenerazione del pancr. Sperimentale **1909,** H. 6. — DE CASTRO: Trav. Labor. de rech. Biol. Univ. Madrid 21, 1923. — CAVAZZANI: (a) Ulter. contrib. allo stud. delle alteraz. consec. alla estirpaz. del pancr. Rif. Clin. ital. **32,** 493 (1889). (b) Le funz. del pancr. ed i loro repp. colla patogenesi del diabet. Venezia 1892. (c) I nuovi debatti sul diab. pancr. Arch. Farmacol. sper. **7** (1908). — CEDRANGOLO: Sopro un caso di diabete magro senza lezioni del pancreas. Riforma med. **1911,** Nr 29 u. 30. — CECIL: (a) A study of the pathol. anat. of the pancr. in 90 cases of diab. mell. J. of exper. Med. **11,** 266 (1909). (b) A case of tumor of the pancr. Proc. N. Y. path. Soc., N. S. **10,** 135 (1910). (c) Concerning adenomata originat from the isl. of Langerhans. J. of exper. Med. **13,** 595 (1911). (d) The effect of cert. exper. proced. on the isl. of Langerhans. J. of exper. Med. **16,** 1 (1912). (e) Hyaline degenerat. of the isl. of Langerhans in non-diab. condit. Amer. J. med. Sci. **147,** 726 (1914). — CEELEN: Über das Vorkommen von VATER-PACINISchen Körperchen am menschlichen Pankreas usw. Virchows Arch. **208,** 460 (1912). — CHABROL: (a) Les pancréatites dans les altérations du foie. Thèse de Paris **1910.** (b) Les scléroses du pancréas. Gaz. Hôp. **1907,** 543. (c) La tuberculose du pancréas. Rev. de la Tbc. 8 II, 279 (1911). — CHAUVEAU et KAUFMANN: (a) Sur la pathogénie du diabète etc. Mém. Soc. Biol. **45,** 17 (1893). (b) Le pancréas et les contres nerveux régulat. de la fonct. glyc. Mém. Soc. Biol. **45,** 29, **1893.** (c) Pathogénie du diabète. C. r. Acad. Sci. **117,** 226 (1893). — CLARA: (a) Eine Studie zur Kenntnis der Langerhansschen Inseln. Z. mikrosk.-anat. Forschg 1, H. 4 (1924). (b) Das Pankreas der Vögel. Anat. Anz. **57** (1924). — CLARK: The number of isl. of Langerhans in the human pancreas. Anat. Anz. **43,** 81 (1913). — CLAUDE: Sur l'origine et l'évolut. des ilots de Langerhans. Congres Soc. Anat. 11, Nancy 1909. — MC CLURE, VINCENT and PRATT: The absorpt. of fat in partially and in complet. depancreatized dogs. J. of exper. Med. **25,** 381 (1917). — COHN und PEISER: Einige Störungen der inneren Sekretion bei Pankreaserkrankungen. Dtsch. med. Wschr. **1912,** Nr 2. — LE COMTE: Adenomata of the islands of Langerhans. J. med. Res. **29,** 251 (1913). — MC CORMICK: (a) The distrib. and struct. of the islands of Langerhans in certain fresh water and marine fishes. Trans. roy. Soc. Canad. **1924.** (b) Insulin from fish. Bull. Biol. board Canada, Dec. **1924.** — MC CORMICK and MACLEOD: Infl. of insulin on glycog. format. in norm. anim. Trans. Roy. Soc. Canada, Sect. V., 17, 63 (1923). — COWLEY: London med. J. **13,** 219 (1788). — CRAMER: Brit. J. exper. Physiol. **1923,** Suppl., Nr 98. — CRUICKSHANK: On the prod. and utilis. of glycogen in norm. and diab. animals. J. of Physiol. **47,** 1 (1913). — CUNO: Pankreasdiabetes bei einem dreiwöchentlichen Säugling. Dtsch. med. Wschr. **1910,** 967. — CURTS: Arch. Méd. expér. et Anat. path. **1905.** — CURTIS et GELLÉ: (a) De la sclérose amorphe dissoc. de la frequence des formes de transit. des ilots de Langerhans dans certaines lésions du pancréas diabète. C. r. Soc. Biol. **57,** 942 (1905) u. Soc. Méd. du Nord **1905.** (b) L'histogénese de la sclérose amorph. dissoc. du pancréas. C. r. Soc. Biol. **57,** 943 (1905). (c) De l'import. des formes de transit. acino-insul. ou insulo-acinique dans l'interprétat. des lésions du pancréas diabète. C. r. Soc. Biol. **57,** 966 (1905). (d) Congr. méd. Paris **1907.** Echo méd. du Nord **1907.** — CYRAN: Beziehungen der Akromegalie zum Diabetes mellitus. Diss. Breslau 1918.

DALE: The islands of Langerhans of the pancreas. Proc. roy. Soc. Lond. **73,** 84 (1904). — DALTON: A case of acromegaly with diabetes. Trans. path. Soc. 48 (1887). — DAUNIC: Contribution à l'étude de la cirrhose pigmentaire et du diabète broncé. Gaz. hebdom. **1895,** Nr 28. — DEUSCH: Über Beziehungen zwischen der inneren und äußeren Sekretion des Pankreas. Münch. med. Wschr. **1927,** Nr 16, 703. — DEWITT: Morphology and physiol. of the areas of L. in some vertibrates. J. of exper. Med. 8, 193 (1906). — DIAMARE: (a) Sul valore anat. e morfol. delle isole di L. Anat. Anz. **16,** 481 (1899). (b) Studii compar. sulle isole di L. del pancr. Internat. Mschr. Anat. **16,** 155 (1899). (c) Studii compar. sulle isole di L. 2. mem. Internat. Mschr. Anat. **22,** (1905). (d) Zur vergleichenden Physiologie des Pankreas usw. Zbl. Physiol. **19** (1905). (e) 2. Mitteilung über die physiologische Bedeutung der Langerhansschen Inseln im Pankreas. Zbl. Physiol. **19** (1905). (f) Vergleichende anatomisch-physiologische Studien über den Pankreasdiabetes. 3. Mitteilung. Zbl. Physiol. **21,** Nr 26 (1908). (g) Sulla funz. endocrin. del pancr. e sugli elementi che la disimpegnano. Arch. di Fisiol. **5,** 253 (1908). (h) La secrezione intern. del pancr. Il Tomasi **1909.** (i) Le isole di L. nel periode fet. e postfet. ed il loro significato. Anat. Anz. **35,** (1909 u. 1910). (k) Sur le diabète pancréas chez les hétérothermes. Arch. ital. Biol. **55** (1911). — DIAMARE und KULIABKO: Zur Frage nach der physiologischen Bedeutung der Langerhansschen Inseln im Pankreas. Zbl. Physiol. 18 (1905). — DIECKHOFF: Beitrag zur pathologischen Anatomie des Pankreas mit besonderer Berücksichtigung der Diabetesfrage. Diss. Rostock 1894 u. Festschrift für Thierfelder, Leipzig 1895. — DILLON: Mitteilung zweier Fälle von Glykosurie bei Atrophie des Pankreaskopfes. Zit. nach Zbl. path. Anat. **35,** 388 (1924/1925). —

DOGIEL: Zur Frage über die Ausführungsgänge des Pankreas des Menschen. Arch. f. Anat.
117 (1893). — DE DOMINICIS: (a) Studii sperim. intorno agli effetti delle estirpaz. del pancr.
Giorn. internat. Sci. med. **801** (1889) u. Atti Congr. internat. **3**, 391, Roma 1894. (b) Noch
einmal über den Pankreasdiabetes. Münch. med. Wschr. **1891**, 717. (c) Esperim. intorno
alla glicosur. ed al diab. Accad. med.-chir. (Napoli) **1898**. (d) Patogenesi della glicosur.
che segue all' esportaz. del pancr. Accad. med.-chir. (Napoli) **1908**. — DORNER: Indurative
Pankreatitis infolge von Narbenbildung ohne Diabetes usw. Dtsch. Arch. klin. Med. **118**,
72 (1915). — DRESEL: (a) Pankreasdiabetes und Pankreasresorptionsstörung. Dtsch.med.
Wschr. **1920**, 1154. — (b) Ein Fall von absoluter Pankreasinsuffizienz. Ref. Münch. med.
Wschr. **1920**, Nr 32. — DUBREUIL et ANDERODIAS: Ilots de Langerhans géants chez un
nouvau-né issu de mère glycosur. C. r. Soc. Biol. **83** (1920). — DUBS: Rech. histol. sur le
pancréas diab. et non-diab. Thèse de Paris **1907**. — DUSCHL: Ein Beitrag zu den Pankreasmißbildungen: Fehlen des Pankreaskopfes und Schwanzes. Münch. med. Wschr. **1923**,
1388. — DUTOURNIER: Contribution à l'étude de diabète bronzé. Thèse de Paris **1895**.

EBATA: (a) Beiträge zur Kenntnis der Pathologie des Pankreas. Trans. jap. path. Soc.
15, 189 (1925). (b) Entwicklungsgeschichtliche Untersuchungen über die Langerhansschen
Inseln des Pankreas bei Hühner-, Kaninchen- und Menschenembryonen. Trans. jap. path.
Soc. **17**, 343 (1927). — v. EBNER: Über die Anfänge der Speichelgänge in den Alveolen der
Speicheldrüsen. Arch. mikrosk. Anat. **5**, 481 (1869). — EBSTEIN: Aus der Geschichte der
Zuckerkrankheit mit besonderer Berücksichtigung der Bauchspeicheldrüse. Arch. Verdgs-
krkh. **33**, 215 (1924). — EBSTEIN, W.: Die Drüsenepithelnekrosen beim Diabetes mellitus
mit besonderer Berücksichtigung des diabetischen Koma. Dtsch. Arch. klin. Med. **28**, 143. —
EDELMANN: Über den Einfluß des Insulins auf den Glykogengehalt in Leber, Herz und
Skeletmuskulatur. Beitr. path. Anat. **75**, 589. — EDGAR: Diabetes mellitus. N. Y. m. J.
110, 612 (1919). — EHRMANN: (a) Über den Einfluß der Ausschaltung des Zwölffingerdarms
auf die Zuckerausscheidung. Pflügers Arch. **119** (1907). (b) Über schweren Diabetes infolge
syphilitischer Infektionen. Dtsch. med. Wschr. **1908**, 1303. — EHRMANN und JACOBY:
(a) Dtsch. med. Wschr. **1924**, 138. (b) Hämorrhagien besonders in den Lungen und Gehirn
nach Insulinbehandlung. Dtsch. med. Wschr. **50**, H. 5 (1924). — EKKERT: Zur Pathogenese
des Diabetes mellitus. (Russisch.) Ruski Wratsch **1914**, Nr 8, 271. — ELBERT: The numbers
of islands of Langerhans in the human pancreas. Anat. Anz. Bd. **43**, S. 81 (1913). — ELSE: Ein
Beitrag zum Studium der Langerhansschen Inseln des Pankreas. Wien. klin. Wschr. **1913**,
1157. — EMBDEN und ALMAGIA: Über Zuckerausscheidung pankreasloser Hunde nach Alanin-
darreichung. Hofmeisters Beitr. **7**, 298 (1905). — EPPINGER: Die hepatolienalen Erkrankungen. Enzykl. klin. Med. **1920**. — EPPINGER, FALTA und RUDINGER: Über die
Wechselwirkungen der Drüsen mit innerer Sekretion. Z. klin. Med. **1** (1908). — EPSTEIN:
Die generalisierenden Affektionen des histiozytären Zellensystems. (Histiozytomatosen.)
Med. Klin. **1926**, Nr 40 u. 41. — EPSTEIN and ROSENTHAL: Studies on the relat. of the
extern. to the intern. secret. of the pancreas. I. Biochem. study on the nat. of the action
of trypsin on insulin. Amer. J. Physiol. **70**, 225 (1924). II. The effect of trypsin on insulin
and its bearing on the causation of diab. Amer. J. Physiol. **71**, 316 (1925). — ERNST: Con-
dyloma acuminatum bei Diabetes mellitus. Dtsch. med. Wschr. **51**, H. 29 (1925). — ERVIN:
The relation of glycogen to the pathol. changes in pancr. diab. J. Labor. a. clin. Med. **5**,
146 (1919).

FABOZZI: Über die Histogenese des primären Krebses des Pankreas. Beitr. path. Anat.
34, 199 (1903). — FAHR: (a) Herkunft des Glykogens in der Diabetikerniere. Zbl. path.
Anat. **22** (1911). (b) Gefäßveränderungen am Pankreas. Verh. path. Ges. **16**, 295 (1913).
(c) Experimenteller Beitrag des Pankreasdiabetes. Verh. path. Ges. **16**, 289 (1913) u. Prag.
med. Wschr. **421** (1913). (d) Diabetesstudien. Virchows Arch. **215**, 247 (1914) u. **223** 193
(1917). (e) Untersuchungen zur Glykogenfrage. Dtsch. med. Wschr. **1916**, 1337. (f) Zur
Frage des Xanthoms. Zbl. path. Anat. **30**, Nr 21, 609 (1920). — (g) Zur Frage des diabetischen
Xanthoms. Dermat. Wschr. Nr 50 **1919**. — FALTA: (a) Über die physiologische Bedeutung
des Pankreas. Wien. klin. Wschr. **1907**, 559. (b) Über die Bedeutung der Blutdrüsen in
der Pathologie des Diabetes mellitus. Prag. med. Wschr. **1910**. (c) Die Krankheiten der
Blutdrüsen. Berlin 1913. — FAROY: (a) Le pancréas et la parotite dans l'hérédo-syphil.
du foetus et du nouveau-né. Thèse de Paris **1909**. (b) Rech. anat. sur l'hérédo-syphil. du
pancréas. Ann. Inst. Pasteur **23**, 567 (1909). — FELDMANN: Diabetes intrauterina. Zbl.
path. Anat. **42**, 435 (1928). — FINK: Ein Fall von Akromegalie mit Diabetes mellitus. Diss.
Berlin 1913. — FISCHER, B: (a) Über Veränderungen des Pankreas und der Leber bei Diabetes
mellitus. Virchows Arch. **172**, 30 (1903). (b) Pankreas und Diabetes. Frankf. Z. Path. **17**,
218 (1915). — FISCHER, H.: (a) Über die Langerhansschen Inseln im Pankreas von Amphibien. Arch. mikrosk. Anat. **79**, 276 (1911). (b) Über Regeneration und Transplantation des
Pankreas von Amphibien. Arch. mikrosk. Anat. **77**, 1 (1911) u. Diss. Bonn 1912. — FISHER:
(a) Amer. J. Physiol. **67**, 634 (1924). (b) Regeneration des Pankreas vom Pankreasgang
aus. J. amer. med. Assoc. **83**, Nr 7 (1924). — FLECKSEDER: Über die Rolle des Pankreas
bei der Resorption der Nahrungsstoffe aus dem Darm usw. Arch. f. exper. Path. **1908**. —

Flint: Das Bindegewebe der Speicheldrüsen und des Pankreas usw. Arch. f. Anat. 61 (1903). — Forschbach: (a) Parabiose und Pankreasdiabetes. Dtsch. med. Wschr. 1908. (b) Zur Pathogenese des Pankreasdiabetes. Arch. f. exper. Path. 60, (1909). — Frank, Hartmann und Nothmann: Über Glykogenanreicherung in der Leber hungernder Normaltiere und den Einfluß des Insulins. Klin. Wschr. 1925, 1067. — Franke: Diabetes mellitus veranlaßt durch Pankreasverletzung. Diss. (Leipzig) Berlin 1902. — Fränkel: Die Bedeutung der Langerhansschen Inseln in ihrer Stellung zum übrigen Pankreasgewebe und ihre Beziehung zum Diabetes. Würzburg. Abh. 8, H. 11 (1908). — Fränkel, Stadelmann und Benda: Klinische und anatomische Beiträge zur Lehre von der Akromegalie. Dtsch. med. Wschr. 1901, 513, 536 u. 564. — Frassi: Le lesioni traum. isolate del pancr. Milano: A. Cordani 1922. — French: Bronzed diabetes. Lancet 1910. — Frerichs: (a) Klinik der Leberkrankheiten 1 (1858). (b) Beiträge zu der Lehre von der Tuberkulose. Marburg 1882 44 u. 104. (c) Über den plötzlichen Tod und über Koma bei Diabetes mellitus. Z. klin. Med. 6 (1883). (d) Über den Diabetes. Berlin 1884. — Frugoni e Stradiotti: Intorno alla funz. dell' isole del L. Sperimentale 1909 u. Arch. ital. Biol. 51, 186 (1909). — Fry, H. J. B.: The pituitary gland in diabetes mellitus and disorders of gland of internal secretion. Quart. J. Med. 8, 277 (1915). — Futcher: Hemochromatosis with diabetes mellitus. J. med. Sci. Jan. 1907.

Gaglio: Sul diabete, che segue all estirpazione del pancreas. Riforma med. 1891. — Gastaud: Le diabéte dans le syndrome de Basedow. Thèse de Paris 1913. — Geipel: Über Glykogenbefund bei Diabetes. Zbl. path. Anat. 35, 182 (1924). — Geissler: Zur Theorie des Diabetes mellitus. Russk.Wratsch 1907, Nr 33. Ref. Münch. med. Wschr. 1908, 250. — Gellé: (a) Contribution à l'étude des lésions du pancréas dans le diabète. Thèse de Lille 1905. (b) Le pancréas dans le diabète gras. Echo méd. du Nord 111 (1906). (c) J. Physiol. et Path. gén. 1908. (d) Du rétentissement des lésions canalicul. sur le parenchyme pancr. et leurs import. dans la genèse diabète. J. Physiol. et Path. gén. 10, 645 (1908). (e) A propos des zones periinsul. Echo méd. du Nord 1908. Soc. franç. Avancement Sci. Lille 1909. (f) Congres int. Méd. Sect. anat., Budapest 1909. (g) Les pancreatites chron. diabètogènes et non-diabètogènes. I. Le pancr. dans les diab. pancréat. Bull. Soc. Anat. 1910. II. Le pancr. dans les pancréatites chron. non-diabètogènes etc. Bull. Soc. Anat. 1911. (h) Biophys. Zentralbl. 3, 592. (i) Über die Entwicklung der Langerhansschen Inseln bei den Wirbeltieren in normaler, experimenteller und pathologischer Hinsicht. Erg. Anat. 20,II, 1042 (1912). — Gellé et Leclercq: Le pancréas dans la syphil. héréd. Echo méd. du Nord 1908. — Gellé et Pelissier: Echo méd. du Nord 1908. — Gellé et Thiers: Diabète et lésions pancr. Bull. Soc. méd. Hôp. Paris 35, 784 (1913). — Gellé et Watzuld: C. r. Congres. franç. Méd. Liège 1905. — Gentes: (a) Morph. et struct. des ilots de Langerhans chez quelques mammifères; évolut. et significat. des ilots en général. Thèse de Bordeaux 1901. (b) Ilots de Langerhans du pancréas. C. r. Soc. Biol. 54, 535 u. 55, 334 (1903). (c) Note sur les terminat. nerveuses des ilots de Langerhans du pancrèas. C. r. Soc. Biol. 54, 202 (1902). — v. Germershausen: Kasuistische und statistische Beiträge zur Lehre vom Pankreaskarzinom. Diss. München 1904. — Gerschuni: Russ. Arch. Chir. 1908. Ref. Zbl. Chir. 1908, Nr 46. — Ghedini: Contrib. all'anatom. patolog. del pancr. Riforma med. 20 (1904). — Ghon und Roman: Ein Fall von Mißbildung des Pankreas mit Diabetes mellitus. Prag. med. Wschr. 1913, 524. — Gianelli: (a) Sullo sviluppo del pancr. R. accad. fisiocr. Ser. 4, 10, Siena 1898. (b) Sol modo di comportasi dei condotti excret. del pancr. e del fegato negli anfibii etc. R. accad. fisiocr. Siena 1899. (c) Sul valore morfol. degli accumuli di L. Monit. zool. ital. 12 (1900). (d) Sulla disposiz. degli accumuli di L. nel pancr. degli anfibii urodeli. R. accad. fisiocr. Siena 1899 u. Monit. zool. ital. 12, 207 (1900). (e) Ricerche istol. sul pancr. degli uccelli. Monit. zool. ital. 13 (1902) u. Arch. ital. Anat. 7, H. 4. — Gianelli et Giacomini: Ricerche istologiche sul tubo digerente dei rettili. 3 nota. Intestina media e terminale fegatopancreas. R. accad. fisiocr. Siena 1896. — Gibbes: On some points in the minute structures of the pancreas. Quart. J. microsc. Sci. 24, 183 (1884). — Gilbert et Chabrol: (a) Histogenèse et pathogénie des pancreatites au cours de l'hypertension experim. C. r. Soc. Biol. 67, 513 (1909). (b) Sclérose expér. du pancréas à la suite de ligatures vascul. du système porte. C. r. Soc. Biol. 1909, H. 127. (c) Les pancréatites au cours de l'hypertension porte. Arch. Méd. expér. et Anat. path. 22, 860 (1910). — Gilbert, Ballet et Laignel-Lavastin: Diabète maigre par sclérose atrophique du pancréas. Presse méd. 1912. — Gilbert et Weil: Etude anat.-pathol. compar. de la tub. du fois et du pancr. Arch. Méd. expér. 14, 729 (1902). — Glaser: Über die Veränderungen im Pankreas der weißen Maus nach Thyroxininjektionen. Arch. Entw.mechan. 107, 454 (1925). — Glaser: Diabetes mellitus and concomitant leukemia. J. amer. med. Assoc. 88, Nr. 21 (1927). — Gley: (a) Sur le diabète alimentaire chez les animaux privé du pancréas. C. r. Soc. Biol. 1891, 752. (b) Act. de extr. du pancr. sclérosé sur le chien diab. C. r. Soc. Biol. 87, 1322 (1922). — Gley et Gherrin: Diabète expérimental. C. r. Soc. Biol. 1893, 836. — Goetsch, Cushing and Jakobson: Carbohydrate tolerance and the posterior lobe of the hypophysis cerebri. Bull. Hopkins Hosp. 22, (1911), Juni. — Gold-

ZIEHER: Über Fettmetastase bei Diabetes mellitus. Virchows Arch. **263**, 769 (1927). — GONTIER DE LA ROCHE: Modif. histol. du pancr. après exclusion partielle chez le cobaye. Biol. Anat. **11**, 282 (1902) u. Thèse de Lille **1903**. — GOUGET: Gaz. Hôsp. **1910**. — GRAM: Basedows syndrom. Testskrift fra Köbenhavens Universitet 1911. — GRAY und FEEMSTER: Kompensatorische Hypertrophie und Hyperplasie der Langerhansschen Inseln beim Kinde einer diabetischen Mutter. Arch. of Path. **1** (1926). — GRENET et TANON: Acromégalie et diabète. Rev. névr. **15**, 84 (1907). — GREVENSTUK und LAQUEUR: Insulin. München: J. F. Bergmann 1925. — GRINEW: Structure et fonctions des iles de Langerhans. Arch. de Biol. St. Petersbourg **17**, 13 (1912). — GROSS: (a) Einiges zur Diagnostik und Pathologie der Pankreaskrankheiten. Med. Klin. **1919**, Nr 33, 811. (b) Klinische Beobachtungen zur Pankreaspathologie. Virchows Arch. **229**, S. 90 (1920). (c) Pankreasatrophien im Säuglings- und Kindesalter. Jb. Kinderheilk. **1926**. — GROSS und GULEKE: Die Erkrankungen des Pankreas. Berlin: Julius Springer 1924. — GRUBER und LANG: Knotige Hyperplasie und vielfache Adenombildung der Gewebsinseln des Pankreas. Zbl. path. Anat. **36**, 224 (1925). GRUND: Zur Pathologie der Pankreaszysten und des Pankreasdiabetes. Mitt. Grenzgeb. Med. u. Chir. **17** (1907). — GULEKE: Die neueren Ergebnisse in der Lehre der akuten und chronischen Erkrankungen des Pankreas usw. Erg. Chir. **4**, 408 (1912). — GUTMANN: (a) Beiträge zur Pathologie des Pankreas bei Diabetes. Virchows Arch. **172**, 493 (1903). (b) Beiträge zur Histologie des Pankreas. Virchows Arch. **177**, Suppl., 128 (1904). — GUNDERSEN: Id diabetes of infectious origin? J. inf. Dis. **41**, 197 (1927).

HAGENBACH: zitiert nach JOHANNSEN. — v. HALASZ: (a) Beitrag zur Kenntnis der histologischen Veränderungen des Pankreas bei Pankreasdiabetes. Orv. Hetil. (ung.) **1903**. Ref. Zbl. path. Anat. **1**, 28 (1904). (b) Primäres Sarkom der Bauchspeicheldrüse. Wien. klin. Wschr. **1908**, 1807. (c) Laktosurie bei Krankheiten des Magens. Dtsch. med. Wschr. **1908**, 818. (d) Die Veränderungen des Pankreas bei Zuckerkranken unter Berücksichtigung ätiologischer Momente und des klinischen Verlaufes. Wien. klin. Wschr. **1909**, 1480 u. Internat. med. Kongreß Budapest **1909**. — HAMBURGER: Zur Entwicklung der Bauchspeicheldrüse des Menschen. Anat. Anz. **7** (1892). — HAMMAR: A quelle époche de la vie foetale de l'Homme apparaissent le premiers signes d'une activité endocrine? Uppsala Läk.för. Förh. N. F. **30** (1925). (Zit. nach NEUBERT). — HANNEMA: Xanthosis- diabetica. Nederl. Mschr. Geneesk. **1**, 318 (1920). Ref. Endocrinology **5**, 250 (1921). — HANOT et CHAUFFARD: Cirrhose hypertrophique. Rev. de Méd. **1882**, 385. — HANOT et SCHACHMANN: Sur la cirrhose pigmentaire dans le diabète sucré. Arch. Physiol. norm. et Path. **1886**, Nr 1. — v. HANSEMANN: (a) Die Beziehungen des Pankreas zum Diabetes. Klin. Med. **26**, 191 (1894). (b) Berl. klin. Wschr. **1897**, 417. (c) Über die Struktur und das Wesen der Gefäßinseln des Pankreas. Verh. dtsch. path. Ges. **4**, 187 (1901). (d) Pankreas- veränderungen bei Diabetes. Berl. klin. Wschr. **1912**, Nr 20. (e) zitiert nach STEIGER. Z. klin. Med. **84** (1916). — HAPPEL: Über die Folge der Unterbindung der Ausführungs- gänge des Pankreas beim Hunde. Diss. Marburg 1906. — HARLEY: Pathogenesis of pan- creatic diabetes. Brit. med. J. **1892**. — HARRIS: Boston med. J. **465** (1899). — HARRIS and GOW: Note upon one or two points in the comparat. histology of the pancreas. J. of Physiol. **15**, 349 (1894). — HARTWICH: Beiträge zur Frage des sog. Bronzediabetes. Diss. Berlin 1919. — HASSE: Die Ausführungsgänge der menschlichen Bauchspeicheldrüse. Anat. Anz. **1908**, Nr 17/18. — HECKER: Über kongenitale Syphilis. Münch. med. Wschr. **1898**, 874. — HÉDON: (a) Sur la product. du diabète après l'exstirpation du pancréas. C. r. Soc. Biol. **42**, 571 (1890). (b) Extirpation du pancréas; les effets sur la nutrit. génér. Arch. Méd. expér. et Anat. path. V. s. **3**, 788 (1891). (c) Contribution à l'étude des fonct. du diab. pancr. expérim. Arch. Méd. expér. et Anat. path. V. s. **3**, 341 u. 526 (1891). (d) Diabète expér. Nouv. Montpellier méd. **27** (1892). (e) Greffe sous-cutanée du pancréas; son importance dans l'étude du diabète pancr. Arch. de Physiol. V. s. **4**, 617 (1892). (f) Greffe sous-cutanée du pancréas. Arch. Méd. expér. et Anat. path. **617** (1892). (g) Sur la pathogénie du diabète consec. à l'extirpat. du pancréas. Arch. de Physiol. V. s. **4**, 245 (1892). (h) Sur la pathogénie du diabète pancr. etc. C. r. Soc. Biol. **44**, 919 (1892). (i) Pathogénie du diabète maigre. Arch. med. expér. et Anat. path. **1892**. (k) Quel- ques faits relat. à la pathogénie du diab. pancr. etc. Arch. Méd. expér. Anat. path. V. s. **5**, 695 (1893). (l) Influence de la piqure etc. Arch. de Physiol. **1894**. (m) Diab. pancréat. Nouv. Montpellier méd. **1897**, Nr 6. (n) Diabète pancréatique. Paris 1898 und in Richet, Dict. de Physiol. **4** (1900). (o) Sur la technique de l'extirpation du pancréas chez le chien pour réaliser le diabète sucré. C. r. Soc. Biol. **66**, 621 (1909). (p) Expériences des transfusion réciproque par circulation carotidienne croisée entre chiens diabétiques et chiens normaux. C. r. Soc. Biol. **66**, 609 u. **67**, 792 (1909). (q) Diabète par extirpation du pancréas après section de la moelle cervico dorsale. C. r. Soc. Biol. **68**, 650 (1910) u. Arch. internat. Physiol. **11**, 195 (1911). (r) Sur la sécrétion interne de pancréas. C. r. Soc. Biol. **71**, 124 (1911). (s) Transfusion sanguine réciproque de carotide à jugulaire entre chiens diabétique et chien normal. C. r. Soc. Biol. **72**, 584 (1912). (t) Sur la sécrétion interne du pancréas et la pathogénèse du diabète pancr. Arch. internat. Physiol. **13**, 4 u. 256 (1913). (u) Le sang vénieux pancréatique possède -t-il une propriété antidiabetique. C. r. Soc. Biol. **74**, 238 (1913). (v) Effets de la supression de la fonct. d'une greffe pancréat. chez un chien dépancréat. Arch. internat. Physiol. **21**, 8 (1923). — HÉDON et GIRAUD: Relat. entre le pancr. et les capsules surrenales au point de vue de diabète. C. r. Soc. Biol. **83** (1920). — HEIBERG: (a) Beiträge zur Kenntnis der Langerhansschen Inseln im Pankreas nebst Darstellung einer neuen mikroskopischen Messungsmethode. Anat. Anz. **29**, 49 (1906). (b) Ein Verfahren zur Untersuchung der Bedeutung der Langerhansschen Inseln im Pankreas. Z. physik. Chem. **49**, 243 (1906). (c) Hypertrophie der Langerhansschen Pankreasinseln. Münch. med. Wschr. **1907**. (d) Über einige Probleme des Pankreas. Zbl. Stoffwechs. **2** (1907). (e) Zur pathologischen Anatomie des Diabetes mellitus. Mikroskopiske Untersegelser over Bugspytkirtelens normale og pathologiske Anatomie hoorunder Forholdene veden del Titfaelde af Sukkersige. Monogr. Kopenhagen: Höst & Sön 1910. (f) Bidrag til pancreascarcinomets Klinik. Verh. med. Ges. Kopenhagen. Hosp. tid. (dän.) **1910**. (g) Die Inseln in der Bauchspeicheldrüse (Langerhanssche Inseln) nebst kurzer Übersicht über einige andere neuere Pankreasarbeiten. Erg. Anat. **19** (1909). (h) Weitere Beiträge zur Kenntnis der Anzahl der Langerhansschen Inseln im Pankreas usw. Anat. Anz. **37**, 545 (1910), (i) Die pathologische Anatomie des Diabetes mellitus. Autoreferat Zbl. path. Anat. **1910**. 749. (k) Ein interessanter Fall zur Beleuchtung der Pathogenese und der pathologischen Anatomie des Diabetes mellitus. Zbl. Stoffwechs. **5**, 609 (1910). (l) Beitrag zur Klinik des Pankreaskarzinoms. Zbl. klin. Med. **72**, 463 (1911). (m) Ein Fall von gleichzeitigem Diabetes insipidus und Diabetes mellitus. Zbl. klin. Med. **73** (1911) u. Beitr. path. Anat. **51**, 178 (1911). (n) Studien über die pathologisch-anatomische Grundlage des Diabetes mellitus. Virchows Arch. **204** (1911). (o) Die Entstehungsweise der Inselveränderungen und ihr Verhalten bei Diabetes mellitus. Beitr. path. Anat. **51**, 178 (1911). (p) Über Zuckerkrankheit und Krebs in der Bauchspeicheldrüse. Arch. klin. Med. **102** (1911). (q) Bemerkungen über einige vermeintliche, durch Intoxikation und Leberleiden hervorgerufene Veränderungen der Langerhansschen Inseln. Z. exper. Path. u. Ther. 8, 660 (1911). (r) Über Diabetes bei Kindern usw. Arch. Kinderheilk. **56**, 403 (1911). (s) Ein Fall von Adenom in den Langerhansschen Inseln der Bauchspeicheldrüse bei einem Diabetiker. Zbl. path. Anat. **22**, 532 (1911). (t) Ein Fall von fehlender Cauda pancr. (bei einem Diabetiker). Zbl. path. Anat. **22**, 676 (1911). (u) Om aliment, og spont. glykoseudskillelse ved leverzirrhose og dette symptoms forhold til pankr. Hosp. tid. (dän.) **1912**. (v) Über Atrophie der gewöhnlichen Pankreasdrüsenzellen bei Diabetes. Zbl. path. Anat. **25**, 437 (1914). (w) Die Krankheiten des Pankreas. Wiesbaden: J. F. Bergmann 1914. (x) Der gegenwärtige Stand der Pathologie und Prophylaxe des Diabetes mellitus. Slg. Abh. Verdskrkh. 5, (1914). (y) Zur Bewertung der numerischen Verhältnisse der Pankreasinseln bei Diabetes. Zbl. path. Anat. **27**, 49, 169 (1916). (z) Ulcus ventriculi (perforans), das nicht auf das Pankreas übergegriffen hatte, bei einem Diabetiker. Norsk. Mag. Lagevidensk. **1915**, Nr 2. (aa) Polyglandular insufficiency thyreogenic obesity and diabetes. Bibl. Laeg. (dän.) **108**, 339 (1916). (bb) Bemerkungen zum erblichen Diabetes. Dtsch. med. Wschr. **1916**, Nr 9. (cc) Untersuchungen über den Pankreaskopf unter normalen Verhältnissen und bei Diabetes. Zbl. path. Anat. **27**, Nr 8 (1916). (dd) Das Verhalten des Pankreas beim Diabetes größerer Kinder sowie Untersuchungen über den normalen Bau der Drüse in diesem Alter. Arch. Kinderheilk. **65**, 388 (1916). (ee) Diabetes mellitus and the pancreas. Nord. med. Ark. (schwed.) **50**, 663 (1918). (ff) On the base for the development of the diab. and the chief types of this disease (with a few remarks as to cert. changes of the pancr. in dogs). Nord. med. Ark. (schwed.) **50**, (1921). (gg) Diabetes in moderner Betrachtung. Dtsch. med. Wschr. **1922**, 731. — HEIBERG, HEESCH und WALLER: Über die chemische Zusammensetzung des Pankreas bei Krankheiten und ihre Beziehungen zum anatomischen und klinischen Bild. Dtsch. Arch. klin. Med. **1924** u. Münch. med. Wschr. **1924**, 260. — HELLER: Über Hautveränderungen beim Diabète broncé. Dtsch. med. Wschr. **1907**, 1216. — HELLY: (a) Zur Frage der primären Lagebeziehungen beider Pankreasanlagen des Menschen. Arch. mikrosk. Anat. **63**, (1904). (b) Demonstration eines Hundes mit partieller Pankreasexstripation. Sitzungsber. physik.-med. Ges. Würzburg **1912**. (c) Zur Inseltheorie der Zuckerkrankheit. Sitzgsber. physik.-med. Ges. Würzburg **1912**. (d) Studien über die Langerhansschen Inseln. Arch. mikrosk. Anat. **67**, 124 (1906). (e) Experimentelle Glykosurie und menschlicher Diabetes. Dtsch. Naturforsch. Verslg allg. Path. **181** (1913). (f) Entspricht der experimentelle Pankreasdiabetes des Hundes dem natürlichen des Menschen? Dtsch. Naturforsch.-Verslg allg. Path. **29** (1912). (g) Pathologie der Pankreassekretion. KREHL-MARCHANDs Handbuch der allgemeinen Pathologie 2, 2, 483. Leipzig: S. Hirzel 1913. (h) Leberglykogen und Diabetes mellitus. Z. exper. Path. u. Ther. **15**, 464 (1914). HELMHOLZ: An Adenoma of islands of Langerhans. Bull. Hopkins Hosp. **18**, 185 (1907). — HEMPTENMACHER: zitiert nach v. NOORDEN. — HENRY und WOLLHEIM: Einige Beobachtungen über das Pankreassekret usw. Pflügers Arch. **14**, (1877). — HERLITZKA: Contrib. allo stud. d. Diab. duoden. di Pflüger. Giorn. roy. Accad. med. Torino **71**, 57 (1908). — HERTEL: Beitrag zur normalen und pathologischen Anatomie der Langerhansschen Inseln des Pankreas. Diss. Gießen 1909. — HERTER: On adrenalin glycosuria and allied forms of glycosuria etc. Med. news **865** (1902) u. Amer. J. med. Sci. **46** (1903). — HERTER und WAKEMANN: Über Adrenalin-glykosurie und verwandte durch die Wirkung reduzierender Substanzen und anderer Gifte auf die Pankreaszellen hervorgerufenen experimentellen Glykosurien. Virchows Arch. **169**, 479 (1902). — VAN HERWERDEN: Über die Beziehungen der Langerhansschen Inseln zum übrigen Pankreasgewebe. Anat. Anz. **42**, 430 (1912). — HERXHEIMER: (a) Zur Frage des Verhaltens der Langerhansschen Zellinseln im Pankreas bei Diabetes. Festschrift für ORTH 1903. (b) Pankreas und Diabetes. Dtsch. med. Wschr. **1906**, Nr 21. (c) Über Pankreas-zirrhose bei Diabetes. Virchows Arch. **183**, 228 (1906). (d) Über eine eigentümliche Ver-änderung des Pankreas. Verh. dtsch. path. Ges. **7**, 215 (1904). (e) Weitere Untersuchungen am Pankreas von Diabetikern. Verh. dtsch. path. Ges. **9**, 263 (1905). (f) Zur Pathologie des Pankreas. Verh. dtsch. path. Ges. **13**, 276 (1909). (g) Sammelreferat über Syphilis. Erg. Path. **1908**. (h) Niere und Hypertonie. Verh. dtsch. path. Ges. **15** (1912). (i) Der jetzige Stand der Pathogenese des Diabetes mit besonderer Berücksichtigung des Pankreas. Dtsch. med. Wschr. **1920**, Nr 19. (k) Pankreaszellinseln und Insulin nach Unterbindung der Ausführungsgänge der Bauchspeicheldrüse. Klin. Wschr. **1926**, Nr 49, 2298. (l) Insulin-mehrbildung bei Unterbindung der Pankreasgänge. Dtsch. med. Wschr. **1927**, Nr 17, 715. (m) Pankreas. Handbuch der inneren Sekretion. Berlin: Max Hirsch. — HERX-HEIMER und CARPENTIER: Über das Verhalten der Langerhansschen Inseln des Pankreas und die Insulinbildung nach Gangunterbindung. Beitr. path. Anat. **76**, 270. — HERZEN-BERG: Über Hämochromatose. Virchows Arch. **260**, 110 (1926). — HERZOG: Zur Histologie und Pathologie des Pankreas beim Diabetes mellitus. Virchows Arch. **168**, 83 (1902). — HESS: (a) Beiträge zur Anatomie und Pathologie des Pankreas. Med.-naturwiss. Arch. **1**, 161 (1908). (b) Die Ausführungsgänge des Hundepankreas. Pflügers Arch. **118**, 536 (1907). (c) Experimentelle Beiträge zur Pathologie und Anatomie des Pankreas. Münch. med. Wschr. **1907**, 1505. (d) Pankreasnekrose und chronische Pankreatitis. Mitt. Grenzgeb. Med. u. Chir. **19**, 637 (1909). — HESS und POLLAK: Zur Kenntnis der Innervation des Pankreas. Z. exper. Med. **48**, 724 (1926). — HESS und ZURHELLE: Klinische und patho-logisch- anatomische Beiträge zum Bronzediabetes. Z. klin. Med. **57**, 344 (1905). — HICKEL et NORDMANN: (a) Bull. Soc. Anat. Paris **93**, 82, 185 (1923). Zitiert nach SEYFAHRT. (b) Über die Bedeutung des exkretorischen Systems in der pathologischen Anatomie des Pankreas. Zbl. path. Anat. **40**, 476 (1927). — HIJMANS V. D. BERGH: Vorlesungen über die Zuckerkrankheit. Berlin 1926. — HINDENLANG: Pigmentinfiltration von Lymphdrüsen, Leber und anderen Organen in einem Fall von Morbus maculosus Werlhofer. Virchows Arch. **79**, (1880). — HINSDALE: Amer. med. J. **1898**. — HINSELMANN: (a) Über das Wesen des Pankreasdiabetes. Berl. klin. Wschr. **1909**, Nr. 38. (b) Glykogenabbau und Zucker-bildung in der Leber normaler und pankreasdiabetischer Hunde. Z. physiol. Chemie. **61**, 265 (1909). — HIRATA: Über die Einwirkung des Arsens auf das Pankreas von Meer-schweinchen. Diss. Greifswald 1909 u. Arch. internat. Pharmaco-Dynamie **19** (1909). — HIRSCH: Über einen Fall von Bronzediabetes. Med. Klin. **1926**. — HIRSCH, M.: Hand-buch der inneren Sekretion 1 u. 2. Berlin. — HIRSCHFELD: (a) Über die infektiöse Ent-stehung der chronischen Pankreatitis und des Diabetes. Berl. klin. Wschr. **1908**, Nr 11, 537. (b) Die Pankreaserkrankungen während des Diabetes. Berl. klin. Wschr. **1905**, 1609. (c) Die Zuckerkrankheit. Leipzig 1902. (d) Zur Entstehung des Diabetes. Dtsch. med. Wschr. **1909**, Nr 4. (e) Weitere Beiträge zur Ätiologie des Diabetes. Berl. klin. Wschr. **1912**, Nr 5, 198. — HJÄRRE, A.: Sektionsbefund beim Diabetes mellitus des Hundes und der Katze. Arch. wiss. u. prakt. Tierheilk. **57**, 1—76 (1928). — HOFFMANN: (a) Über weitverbreitete Hautxanthomatose bei hochgradiger diabetischer Lipämie. Dtsch..med. Wschr. **44**, H. 38 (1918). (b) Beitrag zur akuten Pankreasnekrose. Med. Klin. **1927**, Nr 3. — HÖFLING: Diss. Kiel 1909. — HOLST: Kohlenhydratstoffwechselanomalien und Pankreasveränderungen bei Morbus Basedowi. Schweiz. med. Wschr. **1923**, Nr 31. — HOLTEN: Akute Pankreasnekrose-Coma diabeticum. Dtsch. med. Wschr. **50**, H. 8 (1924). — HOMANS: (a) The relat. of the isl. of L. to the pancr. acini under various condit. of secret. activity. Proc. roy. Soc. London, Ser. B. **86**, 73 (1913). (b) Degene-ration of the isl. of L. associated eith exper. diab. in the cat. J. med. Res. **30** (1914). (c) A study of exper. diab. in the canine and its relat. to human. diab. J. med. Res. **33**, 1 (1915). — HOPPE-SEYLER: (a) Beiträge zur Kenntnis der Beziehungen der Er-krankungen des Pankreas und seiner Gefäße zum Diabetes mellitus. Dtsch. Arch. klin. Med. **52**, 171 (1893). (b) Über chronische Veränderungen des Pankreas bei Arteriosklerose und ihre Beziehungen zum Diabetes mellitus. Dtsch. Arch. klin. Med. **81**, 119 (1904). (c) Über anatomische und chemische Pankreasveränderungen bei Diabetes infolge von Arteriosklerose und von Syphilis. Münch. med. Wschr. **1924**. — HERGAN: J. Labor. clin. Med. **5**, 429 (1920). Zitiert nach ALLEN. — HÜBSCHMANN: (a) Über Glykogenablagerung in den Leberzellkernen, besonders bei Diabetes. Verh. dtsch. path. Ges. **11**, 35 (1907). (b) Spiroch. pall. (Schaudinn) und Organerkrankungen bei Syphilis congen. Berl. klin.

Wschr. **1906**. — HUECK: Pigmentstudien. Beitr. path. Anat. **1912**, Nr 54, 68. — HUIS-
DALE: zitiert nach HERXHEIMER.

ISRAEL, O.: Zwei Fälle von Nekrose innerer Organe bei Diabetes mellitus. Virchows
Arch. **83**, 181. — ISSEKUTZ: Beiträge zur Wirkung des Insulins. 2. Mitteilung. Insulin-
Adrenalin-Antagonismus. Biochem. Z. **183**, 283 (1927).

JACKSON: (a) On the topography of the pancreas in the human foetus. Anat. Anz.
1905. (b) J. med. Res. **2**, 141 (1922). — JAKOBY: Theorie des Diabetes mellitus. Dtsch.
med. Wschr. **1916**, Nr 16. — JANSEN: Über den Fettstoffwechsel beim Fehlen des Pankreassekretes im Darmrohr. Zbl. Physiol. **25**, 105 (1911). — JAROTZKY: Über die Veränderungen
in der Größe und im Bau der Pankreaszellen bei einigen Arten der Inanition. Diss. St. Petersburg 1898 u. Virchows Arch. **156**, 409 (1899). — JOHANNSEN: Ein Fall von echtem Diabetes
mellitus bei einem 1½ jährigen Kind. Münch. med. Wschr. **1923**, Nr 43, 1323. — JONES:
zitiert nach v. NOORDEN. — JONEWAY und OERTEL: Bemerkungen zur Pathologie der
Zuckerharnruhr. Virchows Arch. **171**, 547 (1903). — JORDANOWA: Les ilots de Langerhans sont-ils des formations fonct. autonomes? Thèse de Genève **1913**. — JÖRGENSEN:
Amer. vet. med. Assoc. **58**, 718 (1921). Zitiert nach ALLEN. — JORNS: (a) Über das Verhalten
der endokrinen Pankreasfunktion nach Unterbindung des Ausführungsganges. Klin. Wschr.
1926, Nr 52, 2434. (b) Die Sklerose des Pankreas nach Unterbindung des Ausführungsganges und die Transplantation des sklerotischen Gewebes. Bruns' Beitr. klin. Chir. **139**,
325 (1927). — JOSLIN: Treatment of Diabetes. New York 1923 und zitiert nach v. NOORDEN.

KAMIMURA: Über die Bedeutung der Langerhansschen Inseln für den Kohlenhydratstoffwechsel. Das Verhalten des Blutzuckers nach Unterbindung des Ductus pancreaticus
bei Kaninchen. Mitt. med. Fak. **17**, 95 (1917). — KANEKO: Über die Glykogenablagerung
in den Leberzellkernen bei verschiedenen Krankheiten. Zbl. path. Anat. **40**, 82 (1927). —
KANEWSKAJA: (a) Zytolytisches Immunserum der Pankreasinseln. Mitt. med. Fak. Tokyo
17, 127 (1917). b) Über den Einfluß der Kastration auf die Bauchspeicheldrüse. Zbl.
path. Anat. **32**, 530 (1922). (c) Zur Frage über die Ausschließung der äußeren Sekretion
der Bauchspeicheldrüse. Zbl. path. Anat. **32**, 529 (1921/1922). — KARDASEWITSCH: Embryologie der Langerhansschen Inseln des menschlichen Pankreas. Z. Anat. **83**, 793 (1927). —
KARAKASCHEFF: (a) Über das Verhalten der Langerhansschen Inseln des Pankreas bei
Diabetes mellitus. Dtsch. Arch. klin. Med. **82**, 60—88 (1905). (b) Neue Beiträge usw. Dtsch.
Arch. klin. Med. **87**, 291—314 (1906). — KASAHARA: Über das Bindegewebe des Pankreas
bei verschiedenen Krankheiten. Virchows Arch. **143**, 111 (1896). — KASARNOWSKAJA:
Über die Veränderungen im endokrinen Apparat der Bauchspeicheldrüse unter dem Ein-
fluß tuberkulöser Toxämie. Beitr. Klin. Tbk. **65**, 777 (1927). — KATZ und WINKLER: Experimentelle Studien über Fettgewebsnekrose des Pankreas. Arch. Verdgskrkh. **4**, 289
(1898). KAUFMANN: (a) Sur le diabète et le mechanisme de régulat. de la glycémie normale.
Arch. Physiol. norm. et Path. **1895**, 209. (b) Sur la pathogénie du diabète sucré. Semaine
méd. **1895**, Nr 4. — KAUSCH: Über den Diabetes der Vögel nach Pankreasexstirpation.
Arch. f. exper. Path. **37**, 274 (1896). — KEIBEL und MALL: Handbuch der Entwick-
lungsgeschichte des Menschen. **2**, 418 (1911) Leipzig. — KEUTHE: Ein Fall von
Pankreasatrophie. Med. Klin. **1908**, Nr 49 u. Berl. klin. Wschr. **1909**, Nr 2. — KIRK-
BRIDE: The isl. of Langerhans after ligat. of the pancr. ducts. J. of exper. Med. **15**, 101
(1912). — KISCH: Endokrine Lipomatosis. Prag. med. Wschr. **169** (1914). — KIYONO:
Die Histopathologie der Hypophyse. Virchows Arch. **262**, H. 1 (1926). — KLEBS und
MUNK: Dtsch. Naturforsch.-Verslg Innsbruck **1869**. — KLEINSCHMIDT: Diabetes mellitus
im Kindesalter. Med. Klin. **1916**, 1277. — KLEMPERER: (a) Über regulatorische Glykosurie
und renalen Diabetes. Berl. Ver. inn. Med. 18. Mai 1896. (b) Über diabetische Lipämie.
Dtsch. med. Wschr. **1910**, 2373. — KLEMPERER und UMBER: Kenntnis der diabetischen
Lipämie. Z. klin. Med. **65** (1907). — KLIPPEL: Le pancréas infectieux. Arch. gén. Méd.
536 (1897). — KLIPPEL et CHABROL: (a) Sur la tub. expér. du pancréas. C. r. Soc. Biol.
69, 347 (1910). (b) Rech. expér. sur la tub. du pancréas. Revue de la Tbc., II. s. 8, 193
(1911). (c) Formes anatom. des hépato-pancréatitis tub. Revue de la Tbc., II. s. 8, 321
(1911). — KLIPPEL et LEFAS: Le pancréas dans les cirrhoses denusse du foie. Rev. Méd.
13 u. 242 (1903). — KNOFLACH: Pankreasatrophie und Lipomatose. Virchows Arch. **261**,
666. — KNOWLTON and STARLING: On the nature of pancreatic diab. Lancet **183**, 812
(1912). — KNOX: Diabetes in earley infancy. Bull. Hopkins Hosp. **24**, 274 (1913). Zitiert
nach JOHANNSEN. — KOCH: (a) Über die Veränderungen des Pankreas bei Diabetes und
anderen Erkrankungen. Mitt. Hamburg. Staatskrkanst. **12**, 16 (1911). (b) Über die Bedeutung der Langerhansschen Inseln im menschlichen Pankreas usw. Virchows Arch. **211**,
321 (1913). (c) Beiträge zur Pathologie der Bauchspeicheldrüse. Virchows Arch. **214**,
180 (1913). (d) Ein Adenom aus Inselzellen im Pankreas eines Nichtdiabetikers usw. Virchows
Arch. **216**, 25 (1914). (e) Über ein makul. Exanthem bei Diabetes mellitus. Arch. f. Dermat.
124, S. 845. (f) Elektive Verfettung der Langerhansschen Inseln bei akuter Pankreatitis
ohne Diabetes. Frankf. Z. Path. **35**, H. 1, 107 (1927). — KOCH, W.: Provinzielle Ausbreitung
und Charakter der Arteriosklerosen im röntgenanatomischen Bilde. Zbl. path. Anat. (Ref.)

43, S. 29. — Kochmann: Wirkung des Arsens auf das Pankreas. Dtsch. med. Wschr. **1909**, 2192. — Kogan: Antagonismus und Korrelation zwischen Pankreas, Nebennieren und Hypophysis. Z. klin. Med. **104**, S. 457—472. — Kollarits: Hypophysentumoren ohne Akromegalie. Dtsch. Z. Nervenheilk. **28**, 88. — Kollmann: Handatlas der Entwicklungsgeschichte des Menschen. Jena: Gustav Fischer 1907. — Kolossow: (a) Über Interzellularbrücken. Arch. mikrosk. Anat. **52**, 1 (1898). (b) Über die morphologische Bedeutung der Langerhansschen Inseln (der Einfluß des Zuckers auf die Inselelemente). Z. mikrosk.-anat. Forschg. **11**, S. 43 (1927). — Koopmann: (a) Hypophysealdiabetes. Endocrinology **3** (1919). (b) Beitrag zur Epithelkörperchenfrage unter besonderer Berücksichtigung der Azidophilie der Zellen. Frankf. Z. Path. **25**, 342 (1921). — Körte: Die chirurgischen Krankheiten und die Verletzungen des Pankreas. Dtsch. Chir., Lief. 45 d. Stuttgart 1898. — Kostičch: Echinokokkus im Pankreas. Zbl. Chir. **1926**, Nr 48, 3042. — Kraus: Z. klin. Med. **21**, 315 (1892). — Kraus, E. J.: (a) Zur elektiven Darstellung der eosinophilen Zellen der Hypophyse. Frankf. Z. Path. 10, 2, 161 (1912). (b) Die Beziehungen der Zellen des Vorderlappens der menschlichen Hypophyse zueinander unter normalen Verhältnissen und in Tumoren. Beitr. pathol. Anat. **58**, 159 (1914). (c) Hypophyse und Diabetes mellitus. Virchows Arch. **228**, 67 (1920). (d) Pankreas und Hypophyse. (Eine tierexperimentelle Studie.) Beitr. path. Anat. **68**, 258 (1921). (e) Zur Pathogenese des Diabetes mellitus auf Grund morphologischer Untersuchung der endokrinen Organe. Virchows Arch. **247**, H. 1, 1 (1923). (f) Die morphologischen Veränderungen der endokrinen Organe beim Diabetes mellitus. Verh. dtsch. path. Ges. Tagg Göttingen, April 1923, 230. (g) Zur Pathologie der basophilen Zellen der Hypophyse. Zugleich ein Beitrag zur Pathologie des Morbus Basedowii und Addisonii. Virchows Arch. **247**, H. 2, 421 (1923). (h) Zur Frage der pluriglandulären Genese des Diabetes mellitus. Dtsch. med. Wschr. **1924**, Nr 45 u. Nr 46, S. 1559—1600. (i) Zur Pathogenese der Dystrophia adiposogenitalis. Med. Klin. **1924**, Nr 37—38, 1292 u. 1330. (k) Zur Frage der Hypophysenveränderung beim Diabetes mellitus. Zbl. Pathol. **34**, Nr 5, 113 (1923). (l) Bemerkungen zu Kiyonos Nachtrag zu der Arbeit „Die Histopathologie der Hypophyse". Virchows Arch. **262**, H. 1. (m) Über die Bedeutung der basophilen Zellen der menschlichen Hypophyse. Verh. dtsch. path. Ges. 22. Tagg Danzig, Juni **1927**, 196. (n) Über die Bedeutung der basophilen Zellen des menschlichen Hirnanhanges auf Grund morphologischer Studien. Med. Klin. **1928**, Nr 16/17. (o) Heterosexuelle Umstimmung bei einer Frau mit Diabetes mellitus. Wien. klin. Wschr. **1928**, 1031. — Kraus, E. J. und Reisinger: Zur Frage des hypophysären Diabetes. Frankf. Z. Path. **30**, 68 (1924). — Kraus, E. J. und Traube: Über die Bedeutung der basophilen Zellen der menschlichen Hypophyse. Virchows Arch. **268**, H. 2, 315. — Kraus, E. J. und Selye: Über die Veränderungen der Niere beim insulinbehandelten Coma diabeticum mit Ausgang in Urämie. Klin. Wschr. **1928**, Nr 35, 1627. — Kriss: Zur Kenntnis der Hypoplasie des Pankreas. Virchows Arch. **263**, H. 3, 591. — Krüger: Untersuchungen über das Pankreas der Knochenfische. Wiss. Meeresunters., N. F. 8, 57, Abt. Kiel 1905. — Krumbhaar: Spont. diab. in a dog. J. of exper. Med. **24**, 361 (1916). — Kuczynski: Von den körperlichen Veränderungen bei höchstem Alter. Krkh.forschg 1, 85 (1925). — Kudrewetzky: Über Tuberkulose des Pankreas. Z. Heilk. **13**, 101 (1892). — Külz: Beiträge zur Kenntnis des Glykogens. Marburg 1890. — Kusnetzow: Über die innere Sekretion der Bauchspeicheldrüse. Z. exper. Med. **45**, 114 (1925). — Küster: Zur Entwicklungsgeschichte der Langerhansschen Inseln im Pankreas beim menschlichen Embryo. Arch. mikrosk. Anat. **64**, 158 (1904.) — Kyrle: Über die Regenerationsvorgänge im tierischen Pankreas. Arch. mikrosk. Anat. **72**, 141 (1908).

Labbé: (a) Le métabolisme d'un chien partiell. dépancréaté. Thèse de Paris **1911**. (b) Recherches sur dépancréat. Rev. Méd. **32**, 257 u. 379 (1912). (c) De l'influance du régime aliment. sur les ilots de Langerhans. Bull. Soc. méd. Hôp. Paris **28**, 142 (1912). (d) Le pancréas de diabétiques. Bull. Soc. méd. Hôp. Paris **35**, 848 (1913). (e) Diabète et goître exophthalmique. Bull. Soc. méd. Hôp. Paris **43**, 955 (1919) u. Ann. Méd. **7** (1920). (f) Le diabète pancr. Ann. Méd. **6**, 204 (1919). — Labbé et Laglois: Acromégalie et diabète. Bull. Soc. méd. Hôp. **43**, 222 (1919). — Labbé et Thaon: Modificat. des ilots de Langerhans du cobaye sous l'influance de l'alimentat. C. r. Soc. Biol. **69**, 228 (1910) u. J. Physiol. et path. gén. **14**, 1154 (1912). — Labbé et Vitry: Lithiase pancreatique et diabète avec dénutrition. Bull. Soc. méd. Hôp. **1910**. — Laguesse: (a) Les ilots de Langerhans. C. r. Soc. Biol. **45**, 819 (1893). (b) Struct. et dévélopp. du pancr. d'après les travaux récents. J. Nat. et Physiol. **30**, 70, 591 u. 731 (1893). (c) Sur quelques détails du pancréas humain. C. r. Soc. Biol. **667** (1894). (d) L'histogénèse du pancréas chez le mouton. J. Anat. et Physiol. **31**, 475 (1895) u. **32**, 171 u. 209 (1896). (e) Sur la variabilité du tissue endocr. dans le pancréas. C. r. Soc. Biol. **900** (1899). (f) Sur la structur du pancréas chez quelques ophid. et particulièrement sur les ilots endocr. Arch. d'Anat. microsc. **4**, 157, 190 u. **5**, 265 (1902). (g) Structure d'une greffe pancr. chez le chien. C. r. Soc. Biol. **54**, 853 (1902). (h) Ilots de Langerhans et secret. int. C. r. Soc. Biol. **59** II, 368 (1905). (i) Sur la structure du pancréas chez le galeus canis. Bibliogr. anat. **10**, 260 (1902). (k) Sur la numération des ilots endocr. dans

738 Erik Johannes Kraus: Die path.-anat. Verändergn. d. Pankreas b. Diabetes mellitus.

le pancréas humain. C. r. Soc. Biol. **405** (1905). (l) Lobules et tissu conjonct. dans le pancréas de l'homme. C. r. Soc. Biol. **539** (1905). (m) Ilots endocr. et formes de transit. dans le lobule pancr. C. r. Soc. Biol. **542** (1905). (n) Étude d'un pancr. de lapin etc. Arch. d'Anat. microsc. **9**, 90 (1906). (o) Le pancr. Rev. générale de l'histol. publiée par les soins de I. Renaut et de A. Regaud. Lyon 1906/1907. (p) Nouv. formes de transit. dans les ilots endocr. du pancréas de l'homme. C. r. Soc. Anat. **9**, Lille 1907. (q) Sur les rapports des ilots endocr. avec l'arbre excret. dans le pancréas de l'homme adulte. C. r. Soc. Biol. **65**, 139 (1908). (r) Sur l'évolution des ilots endocr. dans le pancréas. Arch. d'Anat. microsc. **11**, 1 (1908). (s) Les ilots de Langerhans. Congres. int. Méd., Anat. Abt. Budapest **1909**. (t) Preuves expériment. du balancement dans les ilots endocr. du pigeon. C. r. Soc. Biol. **67**, 94 (1909). (u) Importance des ilots endocr. et le leur cycle évolutif. Presse méd. **449** (1910). (v) Preuves expér. du balancement dans les ilots endocr. du pigeon. Nouv. démonstration expériment. du balancement dans les ilots endocr. du pancréas chez le pigeon. C. r. Soc. Biol. **68**, 367 (1910). (w) Sur quelques formes primitifs des ilots endocr. dans le pancréas des sélaciens et des ophids. C. r. Assoc. Anat. Montpellier **14** (1902). (x) Preuves expériment. du balancement dans les ilots endocr. du pancréas. J. Physiol. et Path. gén. **13**, 5 (1911). (y) Resultats eloignés de la resection du canal pancréat. chez le lapin. J. Physiol. et Path. gén. **13**, 673 (1911). (z) Examen de deux pancr. de lapin trois à quatre ans après la résection du canal. C. r. Soc. Biol. **1911**. (aa) Sur la viariabilité de la glande endocr. du pancr. et ses consequences patholog. Scalpel **73**, 85 (1920). — Laguesse et Gontier de la Roche: Les ilots de Langerhans dans le pancréas du cobaye apres ligature. C. r. Soc. Biol. **54**, 584 (1902). — Lampe und Papazolu: Untersuchungen bei Morbus Basedowii, Nephritis und Diabetes mellitus. Münch. med. Wschr. **1913**, 1533. — Lancereaux: (a) Notes et réflexions à propos de 2 cas de diabète sucré avec l'ateration du pancréas. Bull. Acad. Méd., II. s. **6**, (1877) u. VII. s., 1215 (1877). (b) Nouv. faits de diabète sucré avec altération du pancréas. Bull. Acad. Méd. **1888**. (c) Traité des maladies du foie et du pancréas. Paris 1899. — Lancereaux et Thiroloix: Le diabète pancr. C. r. Acad. Sci. **115**, 341 (1892). — Landau: Münch. med. Wschr. **1911**, 1213. — Lando: Veränderungen des Pankreas bei Leberzirrhose. Z. Heilk. Abt. path. Anat. **27** (1906). — Lane: The cytolog. caract. of the areas of Langerhans. Amer. J. Anat. **7**, 409 (1907/1908). — Lang: (a) Makroskopische und mikroskopische Demonstration einiger seltener Pankreasgeschwülste. Wissenschaftl. Ärztegesellsch.· in Innsbruck 5. Dez. 1924, s. Klin. Wschr. **1925**, 474. (b) Über einige Geschwulstbildungen des Pankreas. Virchows Arch. **257**, 235 (1925). — Langacker: 5 Todesfälle an Diabetes mellitus bei Geschwistern im Alter von 4—12 Jahren. Dtsch. med. Wschr. **1911**. — Langdon-Brown: (a) Practitioner **1905**, 233. (Zitiert nach Seyfarth). — de Lange: Morbid. anatomy in a case of diabete with oneset at the age of eight month. Amer. J. Dis. Childr. **31**, 840 (1926). — Langfeld: The part. pancreatect. Acta med. scand. (Stockh. (**53**, 1 (1920). — Langendorff: Versuche über die Pankreasverdauung der Vögel. Arch. f. Physiol. **1879**. — Langerhans: Beiträge zur mikroskopischen Anatomie der Bauchspeicheldrüse. Diss. Berlin 1869. — Lapierre: Sur le diabète maigre dans ses rapports avec les altérations du pancréas. Thèse de Paris **1879**. — Lasowsky: Zur Morphologie des atrophischen Prozesses der Bauchspeicheldrüse beim Hunde. Virchows Arch. **269**, 209 (1928). — Launois: Glycosurie et hypophyse. Arch. gén. Méd. **1903**. — Launois et Roy: (a) Gigantisme et infantilisme. Nouv. Icon. Salpêtr. **15** (1902). (b) Gigantisme et castration. Rev. int. Méd. **1903**. (c) Études biologiques sur les géants. Paris 1904. — Lauter und Hiller: Diabetes mellitus und Diabetes insipidus im Anschluß an Schwangerschaft. Dtsch. Arch. klin. Med. **146**, 5—6 (1925). — Lauwens: Exstirpation des Duodenum. Pflügers Arch. **120**, 623 (1907). — Lazarus: (a) Beiträge zur Pathologie und Therapie der Pankreaserkrankungen mit besonderer Berücksichtigung der Zysten und Steine. Z. klin. Med. **51/52** (1904). (b) Experimentelle Hypertrophie der Langerhansschen Pankreasinseln bei der Phloridzinglykosurie. Münch. med. Wschr. **1907**, Nr 45, 51 u. 52. — van Leersum und Polenaar: Ist Phloridzin imstande, Hypertrophie und Hyperplasie der Langerhansschen Pankreasinseln hervorzurufen? Arch. d. exper. Path. **62**, 266 (1910). — van Leeuwen: Xanthelasma diabeticorum. Nederl. Tijdschr. Geneesk. (Haarlem) **64 II**, 2085 (1920). — Lefas: (a) Étude anat. de la tub. du pancr. Arch. gén. Méd. **1900**. (b) Le pancréas dans les cirrhoses. Arch. gén. Méd. **1900**. — Legouis: Recherches sur les tubes de Weber et sur le pancréas des poissons osseux. Ann. Soc. natur. zool. **17** (1873). — Lemoine et Launois: (a) Contribution à l'étude des lésions du pancréas dans le diabète. Arch. Méd. expér. et Anat. path., I. s. **3**, 33 (1891). (b) Beiträge zur Pathologie und Therapie der Pankreaserkrankungen. Z. klin. Med. **51** u. **53** (1904). — Lemonnier: (a) Diab. syphil. Ann. de Dermat. **9**, 398 (1888). (b) Diab. hérédo-syphil. Arch. Méd. Enf. **167** (1901). — Lépine: (a) Extirpation du pancréas et diabète. Lyon méd. **1889**. (b) Rapports entre le diabète et les lésions du pancréas. Nouv. théorie du diabète. Lyon méd. **62**, 308 u. 619 (1889) u. **63**, 83 u. 284 (1890). (c) Sur la pathogénie du diabète consécut. à l'extirpat. du pancréas. Arch. Méd. expér. **3**, 222 (1891) u. **4**, 148 (1892). (d) La pathogénie du diabète. Rev. scient. **1891**, 273. (e) Etiol. et pathogénie du diabète sucré. Arch. Méd.

expér. et Anat. path. **1891**. (f) Die Beziehungen des Diabetes zu Pankreaserkrankungen. Wien. med. Presse **1892**. (g) Le ferment glycolyt. et la pathogénie du diabète. Sur l'extirpation du pancréas. Arch. Méd. **3** (1891). (h) Pathogénie de la glycosurie. Arch. Méd. expér. **4** (1892). (i) Des relations exist. entre le diabète et les lésions du pancréas. Rev. Méd. **1892**, 402 u. 481. (k) Diabète pancr. expér. Lyon méd. 74, 415 (1893). (l) Étiologie et pathogénie du diabète sucré. Congres Méd. int. Lyon **1894** u. Rev. Méd. **17** (1894). (m) Étiologie et pathogénie du diabète sucré. Rev. Méd. 14, 876 (1894). (n) Sur la glycosurie et hyperclycémie consécut. à l'ablt. du pancras. C. r. Acad. Sci. **121**, 457 (1895). (o) De la glycolyse dans ces rapports avec le diabète sucré. Semaine méd. **1903**. (p) Sidérose et diabète. Lyon méd. **1903**, 593. (q) Etat du pancréas dans cert. glycosuries toxiques; intégrité des ilots de Langerhans. C. r. Soc. Biol. **55**, 161 u. 1288 (1903). (r) Über die Rolle der Sekretion in der Pathogenese des Diabetes mellitus. Dtsch. Arch. klin. Med. **89** (1907). (s) Le diabète sucré. Paris 1909. (t) Récents travails sur le diabète. I. Sur la sécrétion int. du pancréas. Rev. Méd. **1910**, 420. (u) Deux cas de diabète pancr. avec lésions des ilots de Langerhans. Lyon méd. **101**, 623 (1903). (v) Le diabète et les lésions du pancréas. Rev. Méd. **12** (1892). — LÉPINE et BARRAL: De la glycolyse dans le sang norm. et dans le sang diab. C. r. Acad. Sci. **1893**. — LESCHKE: (a) Die Pankreastherapie des Diabetes. Münch. med. Wschr. **1911**. (b) Die Wechselwirkungen der Blutdrüsen bei der Basedowschen Krankheit, dem Diabetes mellitus und dem Verjüngungsproblem. Wien. med. Wschr. **1921**, 27. — LESSER: (a) Die Pathogenese des Diabetes. Krankheit und Forschung 2, H. 6,500. (b) Über das Wesen des Pankreasdiabetes. Münch. med. Wschr. **1920**, 302. (c) Die innere Sekretion des Pankreas. Jena: Gustav Fischer 1924. — LEWASCHEW: (a) Über die Bildung des Trypsin im Pankreas und über die Bedeutung der BERNARDschen Körnchen in seinen Zellen. Pflügers Arch. **37** (1885). (b) Über eine eigentümliche Veränderung der Pankreaszellen usw. Arch. mikrosk. Anat. **26**, 453 (1886). — LICINI: Der Einfluß der Exstirpation des Pankreas auf die Schilddrüse. Zbl. Chir. **101**, 522 (1909). — LIEUTAUT: Die Lehre von der Krebskrankheit. Zitiert bei WOLFF 2, 752 (1911). — LINDBLOM: Ein Fall von schwerem Diabetes mit multiplen endokrinen Störungen. Hygiea (Stockh.) 78, 721 (1916). — LINDEMANN: Über die multiple sog. Blutdrüsensklerose. Virchows Arch. **240**, 11 (1922). — LION et MOREAU: Diabète infantil familial. Arch. Méd. Enf. **12**, 21 (1909). — LISSAUER: Pathologische Veränderungen des Pankreas bei chronischem Alkoholismus. Dtsch. med. Wschr. **1912**, 1972. — LOEB: (a) Hypophysis cerebri und Diabetes mellitus. Zbl. inn. Med. **1898**. (b) Beitrag zur Lehre vom Diabetes mellitus. Zbl. inn. Med. **1898**, Nr 35. — LOEWIT: Diabetesstudien. Arch. f. exper. Path. **60**, 420 (1909) u. **62**, 47 (1909). — LOTZ und JAFFÉ: Die Hoden bei allgemeinen Erkrankungen. Z. Konstit.lehre H. 1 (1924). — LÖWENFELD und JAFFÉ: (a) Beiträge zur Histiologe des normalen Pankreas. Verh. dtsch. Naturforsch. **85**, 174 (1913). (b) Über Pankreasinselverhalten bei experimenteller Läsion. Verh. dtsch. Naturforsch. **85**, 176 (1913). (c) Beitrag zur Kenntnis der Langerhansschen Inseln im Pankreas. Virchows Arch. **216**, 10 (1914). — LOMBROSO: (a) Sul diab. speriment. e la secrez. pancr. est. Giorn. roy. Accad. Med. Torino **1902**. (b) De l'influence des phénom. lipolyt. dans l'absorption des graisses chez les chiens dépancr. C. r. Soc. Biol. 55, 400 (1904). (c) Observat. histol. sur la struct. du pancr. du chien après ligat. et resect. des conduits pancr. C. r. Soc. Biol. **57**, 610 (1905). (d) Observat. histol. sur la struct. du pancr. du pigeon après ligat. et resect. des conduits. C. r. Soc. Biol. **57**, 611 (1905). (e) Sui fenom. consec. all' estirpaz. del pancr. non più funzionante regolarmento. Giorn. roy. Accad. Torino **11** (1905). (f) Sur la struct. histol. du pancréas après ligat. et sect. des conduits pancr. J. Physiol. et Path. gén. **1905**. (g) Sugli elem. che participano alla funz. intern. del pancr. Arch. di Fisiol. **3**, 215 (1906). (h) Über die Rolle des Pankreas bei der Verdauung und Resorption der Kohlenhydrate. Hofmeisters Beitr. **8**, 51 (1906). (i) A proposito della nota del Dott. VISENTINI: Sulla funz. del pancr. Gazz. Med. ital. Pavia 1907. (k) Zur Beantwortung von O. HESS: Die Ausführungsgänge des Hundepankreas mit Bezug auf die Fettresorption. Med.-naturwiss. Arch. **1** (1907). (l) Zur Frage über die innere Funktion des Pankreas mit besonderer Berücksichtigung des Fettstoffwechsels. Arch. f. exper. Path. 58, 357 (1907). (m) Sugli elem. che compiono la funz. intern. del pancr. Arch. farmacol. sper. **5**, 201 (1909). (n) Kann das nicht in den Darm sezernierende Pankreas auf die Nährstoffe einwirken? Arch. f. exper. Path. **60**, 99 (1909). (o) Infl. di un segm. di pancr. completamente separato dai sui norm. rapp. nerv. Boll. Assoc. Sci. Med. **1908**. (p) Sulla teoria umorale degli „ormoni". Il mecanismo della secrez. pancr. ed intestin. Sperimentale **1908**. (q) Zur Frage der Beziehung zwischen innerer Pankreasfunktion und Nervenwirkung. Fol. neurobiol. **3** (1909). (r) La secrezione interna del pancr. Il Tomasi 1909. (s) Die Gewebselemente, welche die innere Funktion des Pankreas besorgen. Erg. Physiol. **1** (1909). (t) Sulla secrezione di un segm. dei pancr. completamente separato dei suoi norm. rapp. nerv. Rend. Accad. Lincei **1910** u. Arch. Farmacol. sper. **9**, 446 (1910) u. Arch. di Biol. **55**, 75 (1910). (u) Sulla funz. del pancr. non segregata nell' intest. nell assorbim. aliment. Arch. de Physiol. **8**, 209 (1910). — LOMBROSO e SACERDOTTE: Sulle modificaz. istol. del pancr. di coniglio dopo la ligatura del dutto di Wirsung. Rend. Accad. Lincei **17** (1908) u. Arch.

740 ERIK JOHANNES KRAUS: Die path.-anat. Verändergn. d. Pankreas b. Diabetes mellitus.

di Biol. **49** (1908). — LORAND: (a) Les rapports du pancréas (ilots de Langerhans) avec la thyroide. C. r. Soc. Biol. **56**, 488 (1904). (b) Pathogénie du diabète dans l'acromégalie. C. r. Soc. Biol. **56**, 554 (1904). (c) On the bloodglands as pathogenic factors in the production of diabetes and obesity. Trans. path. Soc. Lond. **57**, 13 (1906). (d) Klinische Beiträge zur Frage über die Beziehungen der Schilddrüse zum Diabetes. 79. Verh. dtsch. Naturforsch. 40. — LUBARSCH: (a) Das chromaffine Gewebe; Pathologie des Diabetes. J. Fortbildg Jan. **1911**. (b) Über Pigmentablagerungen in der Bauchspeicheldrüse. Virchows Arch. **254** (1925). (c) Über das sog. Lipofuszin. Virchows Arch. **239** (1922). — LUCIEN et PARISOT: Tuberculose de l'hypophysis et diabète sucré. Rev. de Neur. **1909**, 970.

MAC CALLUM: (a) Hypertrophy of the islands of Langerhans in diab. mell. Amer. J. med. Sci. **133**, 432 (1907). (b) On the relat. of the islands of Langerhans to glycosur. Bull. Hopkins Hosp. **20**, 265 (1909). (c) The intern. secret. of the pancreas. J. Amer. med. Assoc. **56**, 655 (1911). — MACLEOD: (a) Diabetes: its pathological physiology. London 1913. (b) The soucre of insulin A Study of the effect produced by extr. of the pancr. and princip. isl. of fishes. J. metabol. Res. **2**, 149 (1922). (c) Insulin. Lancet **198** (1923). — MACLEOD and BANTING: The antidiab. funct. of the pancreas. Beaumont Foundat. Annual lect. course **11**, 23 (1923). — MAGNUS-LEVY: Diabetes. In KRAUS-BRUGSCH Handbuch der speziellen Pathologie **1** (1914). — MAJOR: The pathology anatomy of the pancreas in diab. J. med. Res. **31**, 313 (1914). — MALCOLM: Removal of a sarcomat. tumor from the tail of the pancr. Lancet 1902. — MALLORY: The relation with chronic poisoning with cooper to haemochromatosis. Amer. J. Path. **1**, 117 (1925). — MANKOWSKI: (a) Nouv. données sur la microphysiol. du pancréas, le rôle des ilots de Langerhans. 13. Congres int. Méd. Paris **3**, 302 (1900). (b) Über die makroskopischen Veränderungen des Pankreas nach Unterbindung einzelner Teile usw. Arch. mikrosk. Anat. **59**, 286 (1901) u. Diss. Kiew 1900. — MANN and MAGATH: The effect. of total removal of the liver after pancreatect. on the blood sugar level. Arch. int. Med. **31**, 797 (1923). — MANSFELD: Versuch zu einer chirurgischen Behandlung des Diabetes. Klin. Wschr. **1924**, 2378. — MARASSINI: Sur les modifications des ilots de Langerhans du pancréas consécut. à la ligat. du conduit de Wirsung et à l'hyperglyc. expér. Arch. di Biol. **48** (1907). — MARCUSE: Über die Bedeutung der Leber für das Zustandekommen des Pankreasdiabetes. Z .klin. Med. **26**, 225 (1894). — MARGAIN: Observation d'un cas de diabète bronzé. Rev. Méd. **25**, 214 (1905). MARSH: Hemosiderosis: A case of ,,bronze diabetes" with endocrine disturbances (sexual regression). Endocrinology **8**, Nr 6, 795 (1924). — MARTIN: (a) Neutr. stains as applied to the granul. of the pancr. isl. cells. Anat. Rec. **9**, 475 (1915). (b) Granule stains of the islands of Langerhans of the diab. and non-diab. pancr. J. metabol. Res. **1**, 43 (1922). — MARTINA: (a) Diskussionsbemerkung zu MINKOWSKI: Totalexstirpation des Duodenum. Dtsch. med. Wschr. **45** (1908). (b) Über chronische interstitielle Pankreatitis. Dtsch. Z. Chir. **87**, 499 (1907). MARTINECK: Charité-Ann. **33**. — MARTINI: Sur les altérations du corps thyr. dans différ. états expér. et clin. Rev. de Chir. **33**, 171 (1913). — MARTIUS: Die LangerhansschenInseln des Pankreas beim Diabetes. Frankf. Z. Path. **17**, 276 (1915). — MASSAGLIA: (a) Le isole di Langerhans e la patogenesi del diabete mellito pancreatico. Boll. Soc. med.-chir. Modena **1913**. (b) Contributo alla conoscence della patogenesi dell diabete mellito. Boll. soc. med.-chir. Modena **16**, 107 (1914). (c) Beitrag zur Pathogenese des Diabetes mellitus. Zbl. pathol. Anat. **26**, 65 (1914). (d) Die Langerhansschen Inseln und die Pathogenese des Pankreasdiabetes mellitus. Frankf. Z. Path. **16**, 216 (1915). (e) Contribution à la connaisance de la pathogénie du diabète sucré. Arch. Biol. **64**, 361 (1916). — MASSAGLIA e ZANNINI: Contributo allo studio diabete mellito nel cane. Path. **4**, 557 (1912). — MASSARI: Sul. pancr. dei pesci. Rend. Accad. Lincei **7**, 134 (1898). — MAYER: Untersuchungen über Erkrankungen der Bauchspeicheldrüse bei Tuberkulose. Z. exper. Path. u. Ther. **22**, 235 (1921). — MENDEL: Von den Korrelationen der Drüsen mit innerer Sekretion. Münch. med. Wschr. **1925**, Nr 6. — v. MERING: (a) Über experimentellen Diabetes. V. 5. C. M. 1886. (b) Über Diabetes mellitus. Z. klin. Med. **14** u. 16 (1889). — v. MERING und MINKOWSKI: Über Diabetes mellitus nach Pankreasexstirpation. Zbl. inn. Med. **1889**, 393 u. Arch. f. Path. **26**, 371 (1890). — v. MEYENBURG: Morphologisches zum Insulinproblem. Schweiz. med. Wschr. **1924**, Nr. 49, 1121. — DE MEYER: (a) Contribution à l'étude de la sécrétion int. du pancréas et de l'utilisation du glycose dans l'organisme. Ann. Soc. roy. Bruxelles **15**, 155 (1905). (b) Act. de la sécrétion int. du pancréas sur differents organes et en particulier sur la sécrétion rénale. Arch. internat. Physiol. **7**, 96 (1909). (c) Recherches sur le diabète du pancréas etc. Trav. Labor. physiol. Inst. Solvay Bruxelles **1909**. (d) Recherches sur la signification et la valeur int. du pancréas. Thèse de Liège **1910**. (e) Observat. sur le pancréas d'anim. injecté de serum antipancr. et sur les formes de transit. acino-insulaires du pancréas du chien. Arch. internat. Physiol. **11**, 131 (1911). — MICHAELIS: Die vitale Färbung usw. Arch. mikrosk. Anat. **55**, 588 (1900). — MILNE and PETERS (a) Observat. of the glycolyt. power of the blood and tissues in norm. and diab. condit. J. med. Res. **25**, 415 (1912). (b) Atrophy of the pancr. after occlus. of the pancr. duct. J. med. Res. **26**, 405 (1912). — MINKOWSKI: (a) Untersuchungen über den Diabetes mellitus nach Exstirpation des Pankresa. Arch.

f. exper. Path. **31**, 85 (1893). (b) Weitere Mitteilungen über den Diabetes mellitus nach Exstirpation des Pankreas. Kongreß int. Med. **1892** u. Berl. klin. Wschr. **1892**, Nr 5. (c) Störungen des Pankreas als Krankheitsursache. Erg. Path. 1 1896). (d) Diabetes nach Pankreasaffektionen. Berl. klin. Wschr. **1899**. (e) Bemerkungen über den Pankreasdiabetes zur Abwehr gegen E. PFLÜGER. Arch. f. exper. Path. **53**, 331 (1905). (f) Zur Kenntnis der Funktion des Pankreas beim Zuckerverbrauch. Arch. f. exper. Path. Suppl. **1908**. (g) Die Totalexstirpation des Duodenums. Arch. f. exper. Path. **58**, 271 (1908) u. Dtsch. med. Wschr. **1908**, 45. (h) Die neueren Anschauungen über den Diabetes mellitus. Med. Klin. **1911**, Nr. 27. — MIRALLIÉ: Cancer primit. du pancréas. Gaz. Hôp. **19**, 8 (1893). — MIRO-NESCU: Sur les lésions histol. des organes dans la coma diab. C. r. Soc. Biol. **66**, 992 (1909). — MIYAIRI: (a) Veränderungen des Pankreas durch langdauernde Insulininjektion und beim Hunger. 16. Tagg jap. path. Ges. Tokio **1926**. (b) Über das Verhalten der Langerhansschen Inseln des Pankreas gegen verschiedene Chemikalien. Trans. jap. path. Soc. **15**, 190 (1925). — MÖCKEL: Über Lithiasis pancreatica mit vier eigenen Fällen. Frankf. Z. Path. **24**, 78 (1926. — MODRAKOWSKI: (a) Zur Innervation des Pankreas. Pflügers Arch. **114**, 487 (1906). (b) Über das gegenseitige Verhältnis der Wirkung von Atropin und Physostigmin auf das Pankreas. Pflügers Arch. **118**, 62 (1907). — MOGILNITZKI: Zur Frage der pathologischen Veränderungen des vegetativen Nervensystems bei Erkrankungen der endokrinen Drüsen. Virchows Arch. **1925**, 257. — MOLDENHAUER: Über das Verhalten des Pankreas insbesonders der Langer-hansschen Zellinseln nach Gangunterbindungen. Diss. Bern 1909. — MOLLARET: Recher-ches sur les ilots de Langerhans de diab. Thèse de Paris **1904**. — MONTGOMERY: Diabetes mellitus and tuberculosis. Amer. J. exper. Med. **1912**. — MONTUORI: Sull' importanza del fegato nel diab. pancr. Gazz. Osp. **1895**. — MOOSER: Ein Fall von endogener Fettsucht mit hochgradiger Osteoporose usw. Virchows Arch. **229**, 247 (1920). — MORSE: (a) Diabetes in Infancy and Childhood. Boston med. J. **1913**, 530. (b) Two adenomata of the islands of Langerhans. J. amer. med. Assoc. **51**, 1075 (1908). — MOURET: (a) Tissu lymphoide du pancréas et cellule centro-acineuse. C. r. Soc. Biol. **46**, 731 (1894). (b) Contribution à l'étude des cellules gland. (pancr.) J. Anat. et Physiol. **1895**. (c) Dégénerescence du pancréas chez le lapin consecut. à la ligat. du canal de Wirsung. C. r. Soc. Biol. **1895**. (d) Lésions du pancréas produites par l'injection d'huile dans le canal de Wirsung. C. r. Soc. Biol. **23** u. **132** (1895). (e) Sclérose des greffes du pancréas chez le chien. C. r. Soc. Biol. **1895**, 221. — MÜLLER: Das Verhalten der Langerhansschen Inseln beim Diabetes mellitus. Diss. Berlin 1905. — MURRI: Wien. klin. Rundschau 1914. — MURYAMA und YAMAGUCHI: zitiert nach v. NOORDEN.

NAGY: Beitrag zur Diagnostik der akuten Entzündung des Pankreas. Wien. klin. Wschr. **1913**, 327. — NAKAMURA: Untersuchungen über das Pankreas bei Feten, Neugeborenen, Kindern und im Pubertätsalter, mit einem Anhang: Fälle mit Diabetes und Glykosurie. Virchows Arch. **253**, 286 (1924). — NAUNYN: Diabetes mellitus. In Nothnagels Handbuch 2. Aufl. 7 (1906). — NERLICH: Untersuchungen über den Bau und Funktion der Langer-hansschen Inseln. Diss. Breslau 1910. — NEUBAUER: Über Hyperglykämie bei Hochdruck-nephritis und die Beziehungen zwischen Glykämie und Glykosurie beim Diabetes mellitus. Biochem. Z. **25**, 284 (1910). — NEUBERT: (a) Über die synthetische Morphologie des mensch-lichen Pankreas. Klin. Wschr. **1928**, Nr 7, 332. (b) Beiträge zum mikroskopischen Aufbau und zur Entwicklung des menschlichen Pankreas. Anat. Anz. Erg. zu **61**, 243. (c) Bau und Entwicklung des menschlichen Pankreas. Beitr. **12**. Roux Arch. **111**, 29 (1927). — NEU-MANN: Über das Zusammentreffen von Gravidität und Diabetes mellitus. Z. klin. Med. **69** (1909). — NICHOLS: (a) Case of pancr. cyst. N. Y. med. J. 1888. (b) J. med. Res. **3**, 385 (1902). — NICOLAS et GUEUDEVILLE: Rech. et expér. méd. et clin. sur le diabète sucré ou la phthisurie. Paris 1803. — v. NOORDEN: (a) Über Theorie und Therapie des Diabetes mellitus. Med. Klin. **1911**, Nr 1. (b) New aspects of diabetes pathology and treatment. New York 1912. (c) The theory and treatment of diabetes. Amer. J. Sci. **145**, 1 (1913). (d) Die Zuckerkrankheit und ihre Behandlung. 6. Aufl. **1912**, 7. Aufl. **1917** u. 8. Aufl. **1927**. — NORRIS: A case of acromegalia. Proc. N. Y. path. Soc., N. S. 7, 19 (1907) und zitiert nach E. J. KRAUS. Virchows Arch. **1920**, 228. — NUBOER: Hypertrophie der Langerhansschen Inseln. Zbl. Path. **34**, 585 (1924). — NUSSBAUM: Entstehung der Langerhansschen Inseln. Dtsch. med. Wschr. **1910**, 591.

OEHLER: Über einen geheilten Fall von Pankreasnekrose. Beitr. klin. Chir. 77 (1912). — OERTEL: (a) Lancet 1, 687 (1924). Zitiert nach EPSTEIN und ROSENTHAL. J. med. Res. **30**, 289 (1919). — OERTEL, MILLNE and PETERS: Lancet 1, 695 (1924) u. Nature 126 (1924). — OGATA, KAWAKITA und OKA: Verh. jap. path. Tagg 10, Tokio 1920. — OHLMACHER: The relat. of the isl. of Langerhans to disease of the liver. Transact. Chicago path. Soc. **1904** u. Amer. J. med. Sci. **1904**. — OPIE: (a) On the histol. of the islands of Langerhans of the pancr. Bull. Hopkins Hosp. **11**, 205 (1900). (b) On the relat. of chron. interstit. pancreatitis of the islands of Langerhans and to diab. mell. J. of exper. Med. **5**, 393 (1901). (c) The relat. of diab. mell. to lesions of the pancreas. Hyaline degenerat. of the islands of Langerhans. J. of exper. Med. **5**, 527 (1901). (d) The causes and varieties of chron. interstit. pancreatitis.

Amer. J. med. Sci. **1902**. (e) Diseases of the pancreas. Philadelphia and London, II. edit. 1910. — Orru: Sviluppo d'isolotti del Langerhans nel gongylus ocellatus. Monit. zool. ital. **2**, 199 (1900). — Osawa: Bemerkungen über die intertubulären Zellhaufen des Pankreas. Anat. Anz. **43**, 476 (1913). — Oser: Die Erkrankungen des Pankreas. In Nothnagels spezieller Pathologie und Therapie **18**, 2 (1898). — Otani: Studies on the islands of Langerhans in human pancreas. Amer. J. Path. **3** (1927). — Oitto: Über Thymus- und Pankreastuberkulose. Jb. Hamburg. Staatskrkanst. **2**, 29 (1900).

Palma: Diabète bronzé. Berl. klin. Wschr. **21**, 8 (1893). — Parper: (a) J. med. Res. **40**, 471 (1919). Zitiert nach Allen. (b) Case of bronzed diabetes. Brit. med. J. **1903**, 1052. — Passini: Pankreaserkrankung als Ursache des Nichtgedeihens von Kindern. Dtsch. med. Wschr. **1919**, Nr 45, H. 31. — Paulesco: Le glycogène dans le diabète par l'extirpation du pancréas. C. r. Soc. Biol. **83**, 562 (1920). — Pavy: (a) Carbohydrate metabolism and diabetes. London 1905. (b) Three lectures on the pathology and treatment of diabetes. Lancet **1908**. — Pawlow: Folgen der Unterbindung des Pankreasganges beim Kaninchen. Pflügers Arch. **16**, 123 (1878). — Pawlow und Smirnow: Die Regeneration des Pankreas beim Kaninchen. Jber. Anat. u. Physiol. **19** (1890). — Pearce: (a) Cancer of the pancreas and glycosuria. Amer. J. med. Sci. **1904**. (b) The development of the islands of Langerhans in the human embryo. Amer. J. Anat. **2**, 445 (1902/1903). — Pellegrini: Contributo allo studio della patogenesi delle ciste del pancr. Riv. Méd. **1910**, Nr 3. — Pende: (a) Contribut. alla fisiopathol. del pancr. con spec. riguardo agli isolotti di Langerhans. Policlinico **12** (1905). (b) Le modificaz. del pancr. dopo l'occlusione dei canali pancr. Riv. Labor. Anat. Roma **1907**. (c) Ulteriore contribut. alla questione dei rapporti fra pancr. e diab. Il Tommasi 1907. (d) Ancora sulla teoria insulare del diab. Path. **1**, 593 (1909). — Pensa: Osservaz. sulla distribuz. dei vasi sanguini e nervi del pancr. Boll. soc. med. chir. Pavia 1904 u. Internat. Mschr. Anat. u. Physiol. **22**, (1905). — Pettavel: (a) Beitrag zur pathologischen Anatomie des Morbus Basedowii. Dtsch. Z. Chir. **116** (1912). (b) Weiterer Beitrag zur pathologischen Anatomie des Morbus Basedowii. Mitt. Grenzgeb. Med. u. Chir. **27** (1914). — Pflüger: (a) Ob die Totalexstirpation des Pankreas mit Notwendigkeit Diabetes bedingt? Pflügers Arch. **106**, 181 (1905). (b) Ein Beitrag zur Frage nach dem Ursprung des im Pankreasdiabetes ausgeschiedenen Zuckers. Pflügers Arch. **108**, 115 (1905). (c) Prof. Minkowskis Abwehr gegen meine ihn treffende Kritik. Pflügers Arch. **110**, 1 (1905). (d) Über die durch chirurgische Operationen angeblich erzeugten Glykosurien usw. Pflügers Arch. **111**, 144 (1906). (e) Das Glykogen und seine Beziehungen zur Zuckerkrankheit, 2. Aufl. Bonn 1906. (f) Untersuchungen über den Pankreasdiabetes. Pflügers Arch. **118**, 267 (1907). (g) Über Parabiose und Pankreasdiabetes. Pflügers Arch. **124**, 633 (1908). (h) Über den Duodenaldiabetes der Warmblüter. Pflügers Arch. **122**, 267 (1908). (i) Durch neue Experimente gestützte Bemerkungen zu den jüngsten Arbeiten über den Duodenaldiabetes des Hundes. Pflügers Arch. **123**, 323 (1908). (k) Über die durch Resektion des Duodenum bedingten Glykosurien. Pflügers Arch. **124**, 1 (1908). (l) Die Aufklärung, welche Ericco de Renzi und Enrico Reale soeben über ihre den Duodenaldiabetes betreffenden Versuche gegeben haben. Pflügers Arch. **124**, 529 (1908). (m) Experimentaluntersuchungen über den Darmdiabetes. Pflügers Arch. **126**, 136 (1909). — Piazza: (a) Sulla fin. strutt. del connet. pancr. Anat. Anz. **36**, 24 (1910). (b) Sulle viriaz. morfo-fisiol. dell isolotte di Langerhans. Anat. Anz. **38**, 127 u. 167 (1911). (c) La ghiandola endocr. del pancr. nell infez. Pathologica **4**, 591 (1912). (d) Sulla fisiol.-patol. della ghiandola endocr. del pancr. Ann. Clin. med. e Med. sper. **3**, 261 (1913) s. Pathologica **5**, 652 (1913). (e) Sulla secrez. intern. del pancr. e gli elemt. che vi participano. Ann. Clin. med. **5**, 109 (1914). — Pilliet: Scléroses du pancréas etc. Progres méd. **9** (1889). — Pinard et Vellnot: L'origine syphilique du diabète. Bull. Soc. méd. Hôsp. Paris **1921**, 760. — Pineles: (a) Über die Beziehungen der Akromegalie zum Diabetes mellitus. Jb. Wien. Krkanst. **1899**. (b) Jb. Wien. Krkanst. **2**, 27 (1895) u. Volkmanns klin. Beitr. **1899**, Nr 242 u. Allg. Wien. med. Z. **1897**. Zitiert nach Heiberg. (c) Tetaniestar-Zuckerstar-Altersstar. Wien. klin. Wschr. **1906**. — Pirera: Sui rapporti tra tiroide e pancr. Giorn. internat. Soc. Med. **1905**, Nr 1. — Pirone: Chronische Entzündung des Pankreas und Cirrhose der Leber. Wien. med. Wschr. **1903**, Nr 22/23. — Pischinger: Beitrag zur Kenntnis des Pankreas. Diss. München 1895. — Pitamada: Folia med. Napoli 9, 1923 u. zitiert nach Siegmund und Mahnert, Münch. med. Wschr. **1928**, Nr 43, 1835. — Planchu et Japiot: Diabète et grossesse. Lyon méd. **1910**, Nr 20. — Pochon: Beitrag zur Kenntnis der Langerhansschen Inseln des Pankreas. Arch. wiss. u. prakt. Tierheilk. **34**, 581 (1908) u. Diss. Bern 1908. — Podwyssotzki jun.: Beitrag zur Kenntnis des feineren Baues der Bauchspeicheldrüse. Arch. mikrosk. Anat. **21**, 765 (1882) u. Verh. Univ. Kiew 1881/1882. — Poggenpohl: Tur Frage der Veränderungen des Pankreas bei Leberzirrhose. Virchows Arch. **196**, 466 (1909). — Poirier: zitiert nach Heiberg. — Pollak: (a) Experimentelle Studien über Adrenalindiabetes. Arch. f. exper. Path. **61**, 149 (1909). (b) Kritisches und Experimentelles zur Klassifikation der Glykosurien. Arch. f. exper. Path. **1909**, 157. — Popper: Das Verhältnis des Diabetes zu Pankreasleiden und Fettsucht. Österr. Z. prakt. Heilk. **1868**, Nr 11. — Porges und Salomon: (a) Über die

Oxydationen nach Leberausschaltung. Wien. med. Wschr. **1909**, 1141. (b) Über den Respirationsquotienten pankreasdiabetischer Hunde nach Ausschaltung der Abdominalorgane. Biochem. Z. **27**, 143 (1910). — POTTER and MILNE: Bronced diabetes. Amer. J. med. Sci. **143** (1912). — PRATT: (a) Relation of the pancreas to diabetes. N. Y. med. J. **92**, 1296 (1910). (b) The intern. funct. of the pancreas. J. amer. med. Assoc. **59**, 322 (1912). (c) The funct. diagnosis of pancr. diseases. Amer. J. med. Sci. **143**, 313 (1912). — PRATT and MURPHY: Pancr. transplantat. in the splen. J. of exper. Med. **17**, 252 (1913). — PREISWERK: Über allgemeine Hämochromatose. Inaug.-Diss. Basel 1905. — PRELLER: Über Diabetes beim Pferd. Diss. Bern 1908. — PRIESEL: (a) Beitrag zur Pathologie der Bauchspeicheldrüse usw. Frankf. Z. Path. **26**, 453 (1922). (b) Wien. klin. Wschr. **1923**, H. 22, 407. — PRIESEL und WAGNER: (a) Die Beeinflussung des Blutzuckerspiegels durch Unterbindung der Ausführungsgänge der Bauchspeicheldrüse beim Hunde. Klin. Wschr. **1926**, Nr 21, 932. (b) Körperbau, Wachstum und Entwicklung diabetischer Kinder. Z. Kinderheilk. **41** (1926). — PUGNAT: Recherches sur l'histologie du pancréas des oiseaux. J. Anat. et Physiol. **33**, 267 (1897).

RASCK: The plasmodium of diabetes mellitus. Nikolai Olsens Boktrykkeri, Kristiania 1920. — RATH: Zitiert nach LOEB. Zbl. inn. Med. 1898. — RAUCH: Zitiert nach v. NOORDEN. — REITMANN: Beiträge zur Pathologie der menschlichen Bauchspeicheldrüse. Z. Heilk. (Abt. path. Anat.) **26**, 1 (1905) u. **27** (1906). — RENAUT: Sur les organes lympho-glandul. et le pancr. des vertebrés. C. r. Acad. Sci. **89**, 247 (1879) u. Traité histol. prat. Paris 1897. — RENNIE: (a) Über die physiologische Bedeutung der Langerhansschen Inseln im Pankreas. Quart. J. mikroskop. Sci. **48** (1908). (b) On the relation of the islands of Langerhans to the alveoli of the pancreas. Internat. Mschr. Anat. u. Physiol. **26** (1909). — RENNIE and FRASER: The islands of Langerhans in relation to diabetes. J. of biol. Chem. **2** (1907). — DE RENZI und REALE: Über den Diabetes mellitus nach Exstirpation des Pankreas. Berl. klin. Wschr. **1892**. — RETTERER: Evolution et hématiformation dans les ilots de Langerhans. J. Anat. et Physiol. **49**, 489 (1913). — RETTERER et LELIÈVRE: Origine et évolution des ilots de Langerhans. C. r. Soc. Biol. **75**, 4 (1913). — RIBBERT: Die anatomischen Veränderungen bei erblichen Krankheiten, besonders beim Diabetes. Dtsch. med. Wschr. **1915**, 1002. — RICHTER: Über die Struktur und Bedeutung der Langerhansschen Inseln im Pankreas der Amphibien. Diss. Berlin 1902. — RICHTER, E.: Zur Frage der Diabetesgrenze. Berl. klin. Wschr. **1920**, 1077. — RIESMANN: Mild diabetes in children. Amer. J. med. Sci. **151**, 40 (1916). Ref. Endocrinology **3**, 551 (1919). — RITTER und WEILAND: Kohlenhydratstoffwechsel bei Erkrankungen der Drüsen mit innerer Sekretion. Z. f. exper. Path. **1917**, 118. — ROCHS: Über eine Pankreaserkrankung (mit Tod im Coma diabeticum) als Folge einer Granatsplitterverletzung des Pankreasschwanzes. Berl. klin. Wschr. **1918**, Nr 38. — ROLLETT: Über ein reines Adenom des Pankreas. Frankf. Z. Path. **10**, 268 (1912). — ROLLO: (a) On diabetes mellitus. London 1797. (b) Traité du diabète; des affect. gastriques et des maladies qui en dépend. (Traduction) Paris 1799. — ROLLY und DAVID: Handelt es sich bei dem Diabetes mellitus des Menschen um eine primäre Überproduktion von Zucker? Münch. med. Wschr. **1914**, 169. — ROSENBERG: (a) Über den Einfluß des Pankreas auf die Resorption der Nahrung. Pflügers Arch. **70** (1898). (b) Pankreas und Diabetes. Biochem. Zbl. **1**, 777 (1903). (c) Zur Frage des Duodenaldiabetes. Pflügers Arch. **121**, 358 (1908). (d) Weitere Untersuchungen zur Frage des Duodenaldiabetes. Dtsch. med. Wschr. **1908**, 2148 u. Biochem. Zbl. **18**, 95 (1909). (e) Das Pankreas und sein Sekret. Oppenheimers Handbuch für Biochemie **3**, 1. Jena: Gustav Fischer 1910. (f) Über experimentellen Diabetes und seine Beziehungen zu den Drüsen mit innerer Sekretion. Med. Klin. **1912**, Nr 42, 43. (g) Über Ikterus bei der hereditären Syphilis. Dtsch. med. Wschr. **1912**, 756. (h) Über den Antagonismus Insulin-Thyreoidin auf den Kohlenhydratstoffwechsel. Klin. Wschr. **1927**, Nr 14, 630. (i) Bronzediabetes und Blei (1 Fall). Klin. Wschr. **1928**, Nr. 11, 505. ROSENBERG und MEYER: Klinischer Beitrag zur Pathogenese des extrainsulären „Diabetes". Dtsch. med. Wschr. **51**, H. 3 (1925). — ROSENBLOOM: (a) The relation between diabetes mellitus and clinical syphilis. J. amer. med. Assoc. **68**, 1232 (1917). (b) Influence of menstruation on the food tolerance in diabetes mellitus. J. amer. med. Assoc. **76**, 1742 (1921). — ROSSI: Di alcune propriéta microchim. delle isole di Langerhans. Monit. zool. ital. **10**, (1899) u. **13**, 205 (1902) u. Sperimentale **56**, 4, 570 (1902). — RÖSSLE: (a) Über Phagozytose von Blutkörperchen durch Parenchymzellen. Beitr. path. Anat. **41**, 181 (1907) (b) Die Leber beim Diabetes. Verh. dtsch. path. Ges. **11** (1907) u. Beitr. path. Anat. **41**, 181 (1907). (c) Beitrag zur Kenntnis der gesunden und der kranken Bauchspeicheldrüse. Beitr. path. Anat. **69**, 163 (1921). — RUSSEL, L.: A study of the pathological anatomy of the pancreas in ninty cases of diabetes mellitus. J. of exper. Med. **11**, 266 (1909).

SAKAKIBARA: Über die Frage der spezifischen diabetischen Veränderungen der Hypophyse. Virchows Arch. **258**, 430 (1925). — SALOMON: Juveniler Diabetes. Mitt. Ges. inn. Med. Wien **1913**, 219. — SALOMON et HALBRON: (a) Lésions du pancréas dans la tub. humain. expér. Assoc. franç. pour l'avancement des sc. Reims 1907. Rev. Méd. **1910**. (b) Lésions du pancréas dans les gastroenteritis infant. C. r. Soc. Biol. **1908**, 1018. (c) Études compar.

des réact. des ilots de Langerhans et des organes lymphoides dans la tub. expér. Rev. Méd. **449** (1910) u. J. Physiol. et Path. gén. **1911**. — Saltykow: Über Pankreasdiabetes. Korresp.bl. Schweiz. Ärzte **39**, (1909). — Sandmeyer: Die Folgen der Pankreasexstirpation beim Hund. Beitr. path. Anat. **29**, 86 (1893) u. **31**, 12 (1894). — Sauerbeck: (a) Die Langerhansschen Inseln des Pankreas und ihre Beziehung zum Diabetes mellitus. Virchows Arch. **177**, Suppl. 1 (1904). (b) Die Langerhansschen Inseln des Pankreas und ihre Beziehung zum Diabetes mellitus. Erg. Path. II 8, 538 (1902, 1904). (c) Neue Experimente zur Frage nach der Bedeutung der Langerhansschen Inseln. Verh. dtsch. path. Ges. **8**, 217 (1904). — Saundby: zitiert nach Johannsen. — Savagnone: Contributo allo studio della fisiolog. patol. delle cellule pancr. Riforma med. **1908**, Nr 50/51. — Saviotti: Untersuchungen über den feineren Bau des Pankreas. Arch. mikrosk. Anat. **5**, 404 (1869). — Schabad: (a) Über den klinischen und experimentellen Diabetes mellitus pancreaticus. Z. klin. Med. **24**, 108 (1894). (b) Über Diabetespankreas. Diss. Moskau 1895. Ref. Virchow-Hirschs Jb. **1895**. — Schäfer: On internal secretion. Brit. med. Assoc. s. Lancet **321** (1895) u. Brit. med. J. **2** (1895). — Schirmer: Beitrag zur Geschichte und Anatomie des Pankreas. Diss. Basel 1893. — Schirokorogoroff: Primäres Sarkom des Pankreas. Russk. Wratsch **1908**, Nr 21 u. Virchows Arch. **193**, 395 (1908). — Schisto-witsch: Sklerose des Pankreas mit Steinen im Ausführungsgang nach Diabetes mellitus. Russk. Wratsch. Ref. Dtsch. med. Wschr. **1908**, Nr 16. — Schlagenhaufer: Ein Fall von Pancreatitis syphilit. indurat. et gummosa acquis. Arch. f. Dermat. **31**, 43 (1895). — Schlesinger: Die Erkrankungen des Pankreas bei hereditärer Lues. Virchows Arch. **154**, 501 (1898). — Schmidt, M. B.: Über die Beziehungen der Langerhansschen Inseln des Pankreas zum Diabetes mellitus. Münch. med. Wschr. **1902**, 51. — Schmidtmann: Über die intrazelluläre Wasserstoffionenkonzentration. Klin. Wschr. **1925**, 759, u. Z. exper. Med. **45**, 714 (1925). — Schmincke: Pankreas. In Brüning-Schwalbes Handbuch der allgemeinen Pathologie und der pathologischen Anatomie des Kindesalters. 1271. München: J. F. Bergmann 1924. — Schmitz: Cystitis als Komplikation bei Diabetes. Berl. klin. Wschr. **1890**, Nr 23. — Scholtz: Beiträge zur Pankreaspathologie. Virchows Arch. **247**, 467 (1923). — Schöndorff: Über die lipoidzellige Hyperplasie der Milz bei diabetischer Lipämie. Virchows Arch. **258** (1925). — Schott: Pankreasnekrose bei Diabetikerkoma; Insulin. Münch. med. Wschr. **1926**, 1185. — Schroeder: Doppelseitiges Nebennieren-paragangliom. Zbl. path. Anat. **41**, 483 (1928). — Schulze: Die Bedeutung der Langerhansschen Inseln im Pankreas. Diss. Rostock 1900 u. Arch. mikrosk. Anat. **56**, 491 (1900). — Schütz: Die Epithelveränderungen am parietalen Blatt der Glomeruluskapsel beim Diabetes mellitus. Virchows Arch. **251**, 669 (1924). — Schwab: (a) Über das Strukturbild der menschlichen Hypophyse beim Diabetes mellitus. Zbl. path. Anat. **33**, 482 (1923). (b) Zur Frage der Strukturbildänderung im Hypophysenvorderlappen beim Diabetes mellitus. 2. Mitteil. Zbl. path. Anat. **35**, 426 (1924/1925). — Scott: Obstruction atrophy of the pancreas. J. of Path. 1907. — Sebenig: Folgezustände nach akuter Pankreasnekrose. Med. Klin. **1927**, Nr 15, 551. — Seegen: (a) Der Diabetes mellitus, 1. Aufl. 1870, 3. Aufl. Berlin 1893. (b) Wien. klin. Wschr. **1892**, Nr 14/15. — Seelig: Beitrag zum Diabetes pancreaticus. Berl. klin. Wschr. **1892**. — Senn: Die Chirurgie des Pankreas gestützt auf Versuche und klinische Beobachtungen. Volkmanns Vortr. 1888, Nr 313/314. — Seo: Über das Vorkommen von Lipämie und die Menge der Lipoidsubstanzen in Blut und Leber bei Pankreasdiabetes. Arch. f. exper. Path. **61**, 1 (1909). — Sereni: Sulla presenza e distribuzione del grasso nei diversi elementi cellul. del pancr. Policlinico **12**, 14 (1905). — Sey-farth: (a) Die Beziehungen des Pankreas zum Diabetes mellitus. Verh. 32. Kongreß inn. Med. **1920**, 178. (b) Neue Beiträge zur Kenntnis der Langerhansschen Inseln im menschlichen Pankreas und ihre Beziehungen zum Diabetes mellitus. Jena: Gustav Fischer 1920. (c) Pankreas und Diabetes mit pathologisch-anatomischen Betrachtungen zur Insulinfrage. Berl. klin. Wschr. **1924**, 1085. — Shigemura: Primäres Sarkom des Pankreas. Med. Z. Univ. Fukuoka 1 (1908). — Silvestrini e Nesti: Diab. famil. con sclerosi del pancreas. Riforma crit. clin. Méd. **1901**, 565. — Simmonds: (a) Über Bronzediabetes und Pigmentzirrhose. Berl. klin. Wschr. **1909**, Nr 12, 531. (b) Pankreasveränderungen bei Diabetes. Dtsch. med. Wschr. **1912**, 1020. (c) Diabetes und Syphilis. Arch. f. Dermat. **132**, 235 (1921). — Sinn: Der Einfluß der experimentellen Pankreasunterbindung auf die Nahrungs-resorption. Diss. Marburg 1907. — Siwe: Pankreasstudien. Gegenbauers morphol. Jb. **57**, 84. — Sklawunos: Echte diffuse Pankreashyperplasie. Zbl. Path. **32**, 260 (1921/1922). — Sloboziano: Le pancréas dans la maladie de Hodgkin et dans le diabète sucré des vieillards. Ann. Méd. **9**, Nr 5 (1921). — Smetana: Defektbildungen des Körpers und Schweifes des Pankreas. Wien. klin. Wschr. **1928**, Nr 28, 1028. — Sobotta: Anatomie der Bauchspeicheldrüse. In v. Bardelebens Handbuch der Anatomie des Menschen, Jena 1914. — Soeknick und Thoenes: Über familiäre Pankreasinsuffizienz, ein Beitrag zur Pankreaspathologie des frühen Kindesalters. Jb. Kinderheilk. **115**, 315. — Sokoloff: Über die Bauchspeicheldrüse in verschiedenen Phasen ihrer Tätigkeit. Diss. Petersburg 1883 sowie Jb. Anat. u. Physiol. **13**, 240 (1884). — Spitzer: Berl. klin. Wschr. **1894**, Nr 42. — Ssobolew:

(a) Über die Struktur der Bauchspeicheldrüse unter gewissen pathologischen Bedingungen. Zbl. path. Anat. **11**, 202 (1900). (b) Zur normalen und pathologischen Morphologie der inneren Sekretion der Bauchspeicheldrüse. Virchows Arch. **168**, 91 (1902). (c) Über die Struma der Langerhansschen Inseln der Bauchspeicheldrüse. Virchows Arch. **177**, Suppl., 123 (1904). (d) Beitrag zur Pankreaspathologie. Beitr. path. Anat. **47**, 399 (1910). (e) Zur Innervation der Bauchspeicheldrüse des Menschen. Anat. Anz. **41**, 462 (1912). — STAEMMLER: (a) Zur Pathologie des sympathischen Nervensystems, besonders über seine Bedeutung für die Entstehung der Arteriosklerose. Beitr. path. Anat. **71**, 388 (1923). (b) Die Pathologie des Pankreas. Path. Anat. (Das Inselproblem.) Verh. 4. Tagg Verdgskrkh. 22.—26. Okt. 1924. Berlin: S. Karger. — STANGL: Zur Histologie des Pankreas. Wien. klin. Wschr. **1901**. — STANNIUS: Über das Pankreas der Fische. Arch. f. Anat. 1848. — STARK: Diabetes mellitus im Anschluß an Pertussis. Münch. med. Wschr. **1912**, 1317. — STATKEWITSCH: Über Veränderungen des Muskel- und Drüsengewebes sowie der Herzganglien beim Hungern. Arch. f. exper. Path. **33** (1894). — STAUB: (a) Insulin. Klin. Wschr. **1923**, Nr 45, 2089. (b) Insulin, 2. Aufl. Berlin: Julius Springer 1925. — STEELE: A case of chron. interstit. pancreatitis with involvment of the islands of Langerhans in a diabetic. Amer. J. med. Sci. **124** (1902). — STEIGER: Fünf Fälle von Akromegalie und ihre Beziehung zur Hypophyse und zu anderen endokrinen Drüsen. Z. klin. Med. **84** (1916). — STEINHAUS: (a) Über das Pankreas bei Leberzirrhose. Arch. klin. Med. **74**, 537 (1902). (b) Un cas de glycosourie par Syphil. pancréat. Soc. d'Anat. et de Path. de Bruxelles. J. Méd. Bruxelles **12**, 205. — STERN: Diabetes mellitus bei Kindern. Diss. Berlin 1889. — STIÉNON: Significat. anatom. des éléments constit. du pancréas. Arch. de Biol. 1923. Zitiert nach NAKAMURA. — STIFFLER: Anatomisch-histologische Eigenartigkeiten des Baues des Pankreas usw. Russk. Wratsch. **1913**, Nr 30, sowie Zbl. path. Anat. **25**, 31 (1914). — STOERK: (a) Über Pankreasveränderungen bei Lues congenitalis. Zbl. Path. **16**, 721 (1905). (b) Ein Fall von hochgradiger Lipämie bei juvenilem Diabetes. Wien. med. Wschr. **1911**. — STOTZER: Zur Symptomatologie der Pancreatitis haemorrhagica. Schweiz. med. Wschr. **1926**, Nr 32, 713. — STRÜMPELL: Akromegalie und Diabetes. Dtsch. Z. Nervenheilk. **11** (1897). — SUNNER, PI und TURRO: Inkonstantes Auftreten der Glykosurie nach Pankreasexstirpation. Gaz. med. Katalon 1909. Ref. Münch. med. Wschr. **1909**, Nr. 16. — SUZUKI: Zur Frage der Selbständigkeit der Langerhansschen Inseln. Diss. Würzburg 1914. — SYMMERS: The ocurrence of fat in the isl. of Langerhans. Arch. int. med. **3**, 279 (1909).

TAKAHASHI: Über Silberreaktion in den Langerhansschen Inseln. Trans. jap. path. Soc. **17**, 65 (1927). — TANNHAUSER: Zur Frage des sog. renalen Diabetes. Z. klin. Med. **105**, S. 448/463. — TERPLAN: Zur Frage histo-pathologischer Veränderungen in den sympathischen Ganglien und deren Bedeutung. Virchows Arch. **262**, 431 (1926). — TESCHEMACHER: (a) Pankreaserkrankung und Diabetes. Münch. med. Wschr. **1902**, 657. (b) Ein nachweislich 10 Jahre lang geheilt gebliebener Fall von Diabetes mellitus. Dtsch. med. Wschr. **1910**, 401. (c) 2700 Fälle von Diabetes mellitus. Ahrweiler 1912. — THALHIMER and MURPHY: Carcinoma of the islands of the pancreas. J. amer. med. Assoc. **91**, Nr 2 (1928). — THIROLOIX: (a) Le diabète pancr. Bull. Soc. Anat. **62** (1891) u. Thèse de Paris 1892. (b) Étude sur les effets de la supression lente du pancréas. C. r. Soc. Biol. **44**, (1892). (c) Note sur le rôle de l'alimentat. dans le diabète pancr. expér. C. r. Soc. Biol. **44**, 297 (1892). (d) Greffe pancr. C. r. Soc. Biol. **44**, 966 (1892). (e) Note sur la physiol. du pancréas etc. Rôle dans le diabète. Arch. de Physiol. S.V.T. **4**, 716 (1892). (f) Données expér. pour servier à éclairer la pathogénie du diabète sucré. Gaz. méd. Hôp. **1894**. — THIROLOIX et JACOB: (a) Diabète pancréatique expérimental sans amaigrissement. Diabète pancréatique experimental à durée prolongée. Bull. Soc. méd. Hôp. **1910**. (b) Formes prolongées du diab. pancr. expérimental. C. r. Acad. Sci. **154**, 377 (1912). — THOENES: Über familiäre Pankreasinsuffizienz. Münch. med. Wschr. **1926**, Nr 47, 2002. — THOINOT et DELAMARE: Étude sur le pancr. diab. Arch. Méd. expér. **19**, 176 (1907). — THOMAS: Tr. soc. exper. biol. and med. **21**, 92 (1923). Zitiert nach EPSTEIN und ROSENTHAL. — THOMPSON: Zitiert nach SEYFARTH. — THOMSEN: Studier over den medfødte Syfilis. København 1912. — TIBERTI: (a) Sur les fines altérat. du pancr. consécut. à la ligat. du conduit de Wirsung. Arch. di Biol. S.V.T. **38** (1902) u. Sperimentale **1902**. (b) Ulteriore ricerche sperim. intorno alle isole di Langerhans. Sperimentale **62**, Nr 4 (1908). (c) Intorno all' estirpaz. totale del duodeno. Sperimentale **62**, 479 (1908) u. Arch. di Biol. **51** (1909). (d) Intorno al modo di comportarsi delle isole di Langerhans in seguito alla ligat. del condotto pancr. Sperimentale **62** (1908) u. Arch. di Biol. **1** (1908). (e) Intorno alla rigeneraz. del pancr. Arch. di Fisiol. **5** (1908). — TIBERTI e FRANCHETTI: Sugli effetti della estirpazione parziale et totale del pancreas nei cane. Sperimentale **62**, 81 (1908) u. Arch. di Biol. **51**, 127 (1909). — TOKUMITSU: Über eine neue Funktion der Nebennierenrinde. Mitt. path. Inst. Sendai **1**, H. 2 (1921). — TROISIER: Bull. Soc. Anat. **1871**, 231. — TROLLER: Le diabète sucré syphilitique. Thèse doct. Paris **1905**. — TRUHART: (a) Pankreaspathologie. Teil I. Die multiplen abdominalen Fettgewebsnekrosen. Wiesbaden: J. F. Bergmann 1902. (b) Zum ersten Ursprung der modernen Inseltheorie bei Diabetes mellitus. Petersburg. med. Wschr.

1904, Nr 52. — TSCHASSOWNIKOW: Über die histologischen Veränderungen der Bauch-speicheldrüse nach Unterbindung des Ausführungsganges usw. Arch. mikrosk. Anat. **67** (1906). — TSCHAUSSOW: Bemerkungen über die Lagerung der·Bauchspeicheldrüse. Anat. Anz. **11**, 352 (1896).

ÜBERT: Hämochromatolyse und Pankreasatrophie. Inaug.-Diss. Zürich 1902. — UKAI: Morphologisch-biologische Pankreasstudien. Mitt. Path. Sendai (Japan) **3**, 1. — ULESKO: Über den Bau der Speicheldrüsen in den Zuständen der Ruhe und der Tätigkeit. Russk. Wratsch **1883**, Nr 21. Ref. Jb. Fortschr. anat. Physiol. **13**, 242 (1884). — UMBER: (a) Pancreatitis syphilitica mit Diabetes und ihre Heilung durch Salvarsan. Münch. med. Wschr. **1911**, Nr 47, 2499. (b) Diabetes mellitus. In Ernährungs- und Stoffwechselkrankheiten. 3. Aufl. Berlin 1925. (c) Erkrankungen der Leber und des Pankreas. Handbuch der inneren Medizin **2**, 3, Berlin 1925. (d) Pankreasnekrose mit temporärer Glykosurie. Berl. Ges. Chir. **6**, 15 (1925), sowie Klin. Wschr. **1925**, 1664. — UNGEHEUER: Ein Fall von Bronze-diabetes mit besonderer Berücksichtigung des Pigmentes. Virchows Arch. **216** (1915).

VANNI: Sugli effetti dell' estirpaz. del pancr. Arch. ital. clin. Med. **1894**, 157. — VASSALE: Ric. microsc. e sperim. sull' alteraz. del pancr. consec. alla legat. d. dutto di Wirsung. Reggio, Emilia 1889/91, zitiert nach BIEDL. — VERRON: Über die Bedeutung der Hypophyse in der Pathogenese des Diabetes mellitus. Zbl. f. path. Anat. **31**, 521 (1921). — VIERORDT: Daten und Tabellen, 3. Aufl. Jena 1906. — VIGIE e JOTTI: Die alcune alteraz. anat.-patol. nella morte per insulina. Pathologica **1924**. — VIGLIANI: Contributo allo studio della funzione del pancreas. Sperimentale **1904**, 583. — VILLARET et CHABROL: La pancréatite tub. à forme icterique. Paris méd. **1910/11**, 545 u. Revue de la Tbc. **21**, 5 (1912). — VINCET, SWALE: (a) Innere Sekretion und Drüsen ohne Ausführungsgang. Erg. Physiol. **9**, 451 (1910) u. **11** (1911). (b) Lancet **1**, 947 (1924). — VINCET, DODDS and DICKENS: Lancet **2**, 115 (1924). — VINCET and THOMPSON: (a) J. of Physiol. **34** (1906). (b) On the relat. between the islands of Langerhans and the zymog. tubules of the pancreas. Internat. Mschr. Anat. u. Physiol. **24** (1908). — VISENTINI: (a) Sulla funzione del pancreas. Marelli succ. Pavia 1907. (b) Osser-vaz. sul. compart. delle isole del Langerhans nel diab. ed in altri stati patol. Boll. Soc. med.-chir. Pavia **1907**, No 3 u. Morgagni **1908**. (c) Zur Frage der Duodenalglykosurie. Med. Klin. **1908**, 1613 u. Morgagni **1908**, Nr 8. (d) Über das Verhalten des Pankreas nach Unterbindung und Durchschneidung seiner Ausführungsgänge. Arch. f. Physiol. **1908**, Suppl. (e) Über die anatomische und funktionelle Wiederherstellung der unterbundenen und durchschnittenen Pankreasausführungsgänge. Virchows Arch. **195**, 555 (1909). (f) Über eine Methode zum Nachweis der Durchgängigkeit der pankreatischen Ausführungs-gänge. Arch. f. exper. Path. **62** (1910). (g) Sulla funzione del secreto pancr. nella digestione e nell' assorbim. intestin. dei grasso. Arch. di Fisiol. **8**, 144 (1910). (h) La fonction du pan-créas et ses rapports avec la pathogénèse du diabète. Internat. Mschr. Anat. u. Physiol. **31**, 427 (1915).

WALTER-SALLIS: (a) Syphilis du pancréas. Arch. des Mal. Appar. digest. **6**, 140 (1912) u. Arch. de Dermat., V. s. **4**, 657 (1913). (b) Tuberculose primit. du pancréas. Revue de la Tbc., II. s. **11**, 114. — WALZ: Über Basalzellentumoren des Pankreas. Zbl. path. Anat. **37**, 481 (1926). — WARFIELD: Acute pancreatitis followed by diabetes. J. amer. med. Assoc. **89**, 654 (1927). — WARKANY: Über Störungen des Kohlenhydratstoffwechsels bei zirrhotischen Leberveränderungen im Kindesalter. .Z. Kinderheilk. **43**, S. 305. — WARREN: Pathologie des kindlichen Diabetes. Zbl. path. Anat. **39**, 435 (1927). — WARREN und FOOT: (a) Pathologie des Diabetes mit besonderer Berücksichtigung der Pankreas-regeneration. Amer. J. Path. **1**, H. 4 (1925). (b) Lipoidhaltige Zellen der Milz bei diabetischer Lipämie. Amer. J. Path. **2**, H. 1 (1926). — WARTHIN and WILSON: The coincidence of latent syphilis and diabetes. Amer. J. med. Sci. **1916**. — WEBER: Ein Fall von Pankreas-hypoplasie bei jugendlichem Diabetes. Diss. Bonn 1920. — WEED, CUSHING and JAKOB-SOHN: Further studies of the role of the hypophysis in the metabolism of carbohydrats. Amer. J. Physiol. **31** (1921). — WEGELI: Kasuistische Beiträge zur Kenntnis des Diabetes mellitus im Kindesalter. Arch. Kinderheilk. **19**, 1 (1896). — WEICHSELBAUM: (a) Über die Regenera-tion der Langerhansschen Inseln im menschlichen Pankreas. Sitzgsber. Akad. Wien., math.-naturw. Kl. (Abt. 3) **117**, 211 (1908). (b) Über die Veränderungen des Pankreas bei Diabetes mellitus. Sitzgsber. Akad. Wien. math.-naturw. Kl. **119**, 73 (1910) u. Wien. klin. Wschr. **1911**, Nr 5. (c) Über chronische Pankreatitis bei chronischem Alkoholismus. Wien. klin. Wschr. **63** (1912). — WEICHSELBAUM und KYRLE: Über das Verhalten der Langer-hansschen Inseln des menschlichen Pankreas im fetalen und postfetalen Leben. Arch. mikrosk. Anat. **74**, 223 (1909). — WEICHSELBAUM und STANGL: Zur Kenntnis der feineren Veränderungen des Pankreas bei Diabetes mellitus. Wien. klin. Wschr. **968** (1901 u. 1902). WEILAND: (a) Glykosurie und Diabetes bei chirurgischen Erkrankungen. Münch. med. Wschr. **740** (1919) u. Mitt. Grenz. Med. u. Chir. **31**, 473 (1919). (b) Diabetes mellitus bei Jugendlichen. Klin. Wschr. H. 16, 737 (1923). — WEINTRAUD: Pankreasdiabetes der Vögel. Arch. f. exper. Path. **34**, 303 (1894). — WELLS: Posttraumat. Calcification of the pancreas with diabetes. J. med. Sci. **164**, 479 (1922). — WESTEDT: Anthropometrische

Untersuchungen an Akromegalen. Z. Konstit.lehre **14**, 356 (1928). — WILDER, ALLAN, POWER, ROBERTSON: Carcinoma of the islands of the pancreas. J. amer. med. Assoc. **89**, 348 (1927). — WILLE: (a) Ärztl. Ver. Hamburg 23. Febr. 1897. (b) Die alimentäre Glykosurie und ihre Beziehungen zu Pankreasaffektionen. Arch. klin. Med. **63**, 546 (1899). — WILLIÁMS: (a) A study of the significance of heredity and infection in diabetes mellitus. Amer. J. med. Sci. **154**, 396 (1917). (b) Syphilis as a cause of diabetes mellitus. Amer. J. med. Sci. **70**, 365 (1918). — WILLIAMS and DRESBACH: A fatal case of diabetes mellitus associated with largecell hyperplasia. Amer. J. med. Sci. **153**, 65 (1917). — WILLIAMSON: (a) zitiert nach SEYFARTH. (b) Lancet **1892**. Diabetes mellitus and its treatment. Edinburgh-London 1898. Zitiert nach HEIBERG. — WILMS: Die Langerhansschen Inseln des kindlichen Pankreas mit besonderer Berücksichtigung ihrer Zahl. Diss. Bonn 1912. — WINDLE: (a) The morbis anatomy of diabetes mellitus. Dublin J. med. Sci. **76** (1883) und zitiert nach v. NOORDEN. — WISHART and PRITCHETT: Amer. J. Physiol. **54**, 382 (1920). — WOHLGEMUT und KOGA: Zur Frage der inneren Sekretion des Pankreas. Klin. Wschr. **2**, 386 (1823). — WOHLGEMUT und SEO: Über experimentell erzeugte chronische Sympathikotonie. Klin. Wschr. **1925**, 1443. — WOHLWILL: Über Bronzediabetes. Verh. dtsch. path. Ges. 20. Tagg Würzburg **1925**, 207. — WRIGHT: (a) J. Boston Soc. med. Sci. **5**, 497 (1901). (b) Hyaline degeneration of the islands of Langerhans in nondiabetics. Amer. J. Path. **3**, Nr 5 (1927). — WRIGHT and JOSLIN: Degeneration of the islands of Langerhans of the pancreas in diabetes mellitus. J. med. Res. **6**, 360 (1901).

YAMAGUCHI: (a) Studien über die Mundspeicheldrüse. II. Über das Glykogen mit besonderer Berücksichtigung der Ausscheidung von Zucker und Glykogen. Beitr. path. Anat. **73**, 123—141 (1925) und zitiert nach v. NOORDEN. — YAMANE: Beitrag zur Kenntnis der Pankreaszysten. Bern: F. Haupt 1921. — YATER: Akromegalie und Diabetes. Arch. int. Med. **41**, 6.

ZAGOROWSKY: Zur Frage von den gegenseitigen Beziehungen zwischen Nervensystem und Zuckerkrankheit. Z. exper. Path. u. Ther. **15**, 167 (1914). — ZUELZER: Neuere Untersuchungen über den experimentellen Diabetes. Dtsch. med. Wschr. **1908**. — ZUNZ: A propos du mode d'action de la sécrétine sur la sécrét. pancr. Arch. internat. Physiol. 8, S. 181 (1910). — ZUNZ et DE MEYER: Sur les effets de la ligat. des canaux excrét. du pancréas chez le chien. Bull. Acad. Méd. Bruxelles **19** (1905).

4. Gallenblase und Gallenwege.

Von

Robert Hanser - Ludwigshafen a. Rh.

Mit 35 Abbildungen.

Zur Frage der Entwicklung der Gallenblase und größeren Gallenwege, wie sie bei Ausführungen über die Entwicklung der Leber [1] unumgänglich ist, ist im Rahmen nachstehender Besprechungen von Interesse, daß sowohl die Gallenblase als auch der Ductus choledochus bei Embryonen bis zur Größe von 6,75 mm Länge völlig solid sind. Danach kommt es zur Lumenbildung im Ductus choledochus, erst später in der Gallenblase. Bei einem Embryo von 16 mm finden sich gegen den Ductus hepaticus hin unregelmäßige Aufteilungen des Lumens, während das distale Ende der Gallenblase vorerst noch solide ist, Ductus cysticus und choledochus jedoch bereits ein gut begrenztes Lumen haben. Auch der Ductus hepaticus ist bis zu einer Embryolänge von 10 mm solide (FR. T. LEWIS).

Die Anschauung anderer Autoren geht dahin, daß sämtliche extrahepatische Gallenwege von Anfang an hohl sind, aber in früheren Embryonalstadien ein solides Stadium durchlaufen, um nachher in der Reihenfolge Ductus choledochus, hepaticus, cysticus und zuletzt Gallenblase ein Lumen zu bekommen (RIETZ).

In kurzer Zusammenfassung würde sich also — soweit dies für das Verständnis späterer Ausführungen notwendig ist —, die Entwicklungsgeschichte der in Frage kommenden Teile folgendermaßen abspielen: Der Abschnitt des Vorderdarmes, der für die Entwicklung der Leber bestimmt ist, ist relativ groß; er bildet das sog. Leberfeld, in dessen Bereich die primitiven Leberzellsprossen in das ventrale Mesogastrium vordringen. Infolge der Abschnürung des Leberfeldes vom Vorderdarm entsteht der primitive Gallengang, der allseitig mit Parenchymbalken besetzt ist. Während diese sich zurückbilden und zu den späteren Choledochusdrüsen werden, entspringen vom Grund dieses Hohlgebildes die primitiven Ductus hepatici in der Regel in der Zweizahl. Sie sind primär sekretorische Abschnitte und nehmen erst sekundär dadurch den Charakter von Ausführungsgängen an, daß aus ihnen wieder die unmittelbar ihnen anliegenden Zellbalken zu den an der Leberpforte gelegenen Hepaticusdrüsen werden. Die Ductus hepatici sind demnach ebenso wie der primitive große Gallengang Erzeugnis eines Reduktionsvorganges.

Die Gallenblase ist in ihrer ersten Anlage eine Ausweitung des primitiven Choledochus, mithin ein Abkömmling des Vorderdarmes und ebenfalls mit Parenchymsprossen besetzt. Während diese der Rückbildung verfallen, sproßt an einer Stelle der ursprünglichen Gangausweitung eine zunächst solide Zellmasse hervor. In ihr entstehen voneinander getrennt Vakuolen, die später zusammenfliessen und einen einheitlichen Hohlraum bilden. Der ursprünglich zum Choledochus gehörende Teil des Gallenbehälters wird zum Zystikus und

---

[1] Siehe Kapitel Mißbildungen der Leber.

kennzeichnet seine Herkunft dadurch, daß er ebenso wie sein Ausgangsgebilde mit tubulös verästelten Drüsen als Resten früher vorhandenen Leberparenchyms besetzt ist. Im Gegensatze dazu ist die eigentliche Gallenblase als das Erzeugnis dieses sekundären Zellsprossungsvorganges normalerweise drüsenfrei. Die Schleimhaut nimmt an Oberfläche viel stärker zu als die zugehörige mesodermale Wand; sie legt sich deshalb einerseits durch invertierendes Wachstum in zahlreiche Falten, andererseits entstehen durch evertierendes Wachstum, die sog. LUSCHKA'schen Gänge, die keine Drüsen, sondern Ausbuchtungen der Innenwand gegen die Serosa hin sind. Ihre Deckzellenschicht ist der der Gallenblasenlichtung völlig gleich. Nur unter krankhaften Bedingungen bilden sich in der Gallenblase echte Drüsen (ASCHOFF, BACMEISTER, BUDDE). Nach Ausführungen von PRIESEL bilden Gallenblase und Ductus cysticus zunächst eine solide Knospe bzw. einen kompakten Epithelstrang, der von breitem Mesenchymlager umgeben ist. Ductus choledochus, hepaticus und cysticus erhalten verhältnismäßig früh eine Lichtung, zu einer Zeit, wo die Gallenblase noch kein Lumen aufweist. In der Mitte des zweiten Fetalmonates bekommt auch diese eine zunächst nicht einheitliche Lichtung. Es entsteht eine größere Anzahl unzusammenhängender Hohlräume, die sich erst später vereinigen. Ein Fetus von 12 mm besitzt eine Gallenblase in Form eines soliden Zapfens. Ein Fetus von 10 mm Länge zeigte im Gegensatze hierzu im Endstück, d. h. an der Stelle der Anlage der Gallenblase bereits mehrere Lücken. Ein 27 mm langer Fetus, also etwa am Ende des 2. Monats, hatte noch kaum eine Andeutung von Lumenbildung im Endabschnitt, während ein anderer von gleicher Länge vielfache, zum Teil parallel laufende, über große Strecken verfolgbare Lichtungen aufwies. Bei einem 19 mm großen Fetus war der Zystikus bereits mit Lumen versehen; in der Gallenblase waren zahlreiche Hohlräume festzustellen. Erst im 3. Monat wird die Lichtung der Gallenblase einheitlich, doch finden sich sekundäre intraepitheliale Zysten und leistenartige Erhebungen als Vorstufen des späteren Innenreliefs.

Aus diesen Ausführungen geht hervor, daß der Ablauf in der Entwicklung von Gallenblase und großen Gallenwegen in zeitlicher Hinsicht beträchtliche individuelle Schwankungen darbietet, ein Umstand, der die Festlegung des teratogenetischen Terminationspunktes für Mißbildungen, insbesondere Hemmungsbildungen, außerordentlich erschwert.

Das normal-anatomische Bild zeigt die Gallenblase als birnförmiges Organ in eine flache Grube, die sog. rechte vordere Längsfurche der Unterfläche der Leber, eingebettet. Der Blasenfundus ragt meist etwas über den vorderen Leberrand hervor. Der Blasenhals geht in den spiralig gedrehten (Valvula spiralis s. Heisterii), manchmal aber auch glatten (KUNZEL) oder ausgebuchteten Ductus cysticus über, der seinerseits zusammen mit dem Ductus hepaticus, den er unter wechselndem Winkel trifft, den Ductus choledochus bildet; dieser mündet im Ligamentum hepato-duodenale lateral herabsteigend an der Konkavität der Duodenalkrümmung in diesem Darmabschnitt aus. Die Einmündungsstelle des Ductus cysticus in die Gallenblase ist ampullenförmig erweitert (HARTMANN, Cassinet de la vesicule). Die in der Regel mit dem Ductus pancreaticus bestehende gemeinsame Ausmündung in den Darm bildet hier die VATERsche Papille mit einer dicht vor der Ausmündung befindlichen Erweiterung dem VATERschen Divertikulum. Die Papille kann bis nahe an den Pylorus verschoben sein. Vereinigungsstelle und -winkel von Ductus cysticus und hepaticus zeigen große Verschiedenheiten. Manchmal besteht ein teilweise paralleler Verlauf beider Gänge; seltener findet sich ein rechtsgewundener Spiralverlauf des Zystikus und des Hepatikus (RUGE), auch Verdoppelung in der der Gallenblase benachbarten Hälfte ist beobachtet worden. Der Ductus hepaticus kann aus 2, 3 selbst 5 Ästen bestehen. Die Wand der Gallenblase besteht aus 5 Schichten, Mukosa, Muskularis, Tunica fibrosa externa, Tunica subserosa und Serosa (ASCHOFF, BACMEISTER, OTTEN). Die Schleimhaut ist gefältelt, die Falten des Fundus sind flach und breit, die des Kollum steil und schmal. Das Epithel ist bei wechselnder Höhe zylindrisch, es zeigt gewöhnliche Epithelien und Becherzellen. Zum Verständnis histologisch-pathologischer Bilder ist ferner die Kenntnis der Schleimdrüsen und der sog. LUSCHKAschen Gänge erforderlich. Erstere finden sich in wechselnder Zahl nur im Halsteile der Gallenblase und werden als versprengte Schleimdrüsen des Ductus cysticus aufgefaßt, der besonders in seinem unteren Abschnitt reichlich große Schleimdrüsen enthält. Die LUSCHKAschen Gänge sind epithelbekleidete spaltförmige Einsenkungen der Mukosa, die in der Muskulatur (ERHAARDT) manchmal verzweigt oder mit kolbigem Enden bis in die Tunica fibrosa reichen. Ihre Zahl wechselt ebenso wie der Grad ihrer Ausbildung. Sie finden sich ohne besondere Prädilektion in der Schleimhaut der ganzen Gallenblase (ASCHOFF und BACMEISTER, Zürich).

Die normale Anatomie der extrahepatischen Gallenwege hat in den letzten Jahren vor allem durch ASCHOFF und seinen Schüler LÜTKENS eine eingehende Bearbeitung erfahren. Insbesondere ist hier die monographische Darstellung LÜTKENS über „Aufbau und Funktion der extrahepatischen Gallenwege" zu nennen.

ASCHOFF unterscheidet folgende acht Abschnitte:

1. Die eigentliche Gallenblase.
2. Das Kollum der Gallenblase.
3. Den valvulären Zystikus oder die Pars valvularis des Zystikus.
4. Den glatten Zystikus oder die Pars glabra des Zystikus.
5. Den Choledochus mit Sphinkter.
6. Den Hepaticus communis.
7. Die zwei Hepatici I. Ordnung, durch deren Zusammenfluß (Confluens hepaticorum) der Hepaticus communis gebildet wird.
8. Die Hepatici II. und III. Ordnung usw., wobei die Hepatici III. Ordnung bereits in der Regel intrahepatisch liegen.

„Die eigentliche Gallenblase wird auch als Eindickungssystem bezeichnet, Hepatikus und Choledochus werden als Leitungssystem und die diese beiden Systeme verbindenden Gangabschnitte, Kollum, valvulärer und glatter Zystikus als Verbindungssystem zusammengefaßt" (LÜTKENS).

Die Gallenblase im engeren Sinne gestattet eine Einteilung in Fundus, Korpus und Infundibulum. Der letztgenannte Abschnitt imponiert mit dem Kollum zusammen als einheitlicher Komplex. In Berücksichtigung der Stromrichtung werden während des Entleerungsaktes die Falten des Kollum als „Initialfalte", „1.", evtl. „2." und „3. Intermediärfalte" und „Terminalfalte" bezeichnet, wobei die Initialfalte des Kollum gegen die eigentliche Gallenblase, die Terminalfalte gegen den Zystikus abgrenzt. Infundibulum, Kollum und Zystikus zeigen in ihrem Verlaufe die Form eines S.

KARLMARK spricht an der Grenze zwischen Infundibulum und Kollum von zwei großen Kollumklappen, zwischen denen sich eine Intermediärklappe befindet. Im sog. Arkus unterscheidet er zwei bis sechs Klappen, „Arkusklappen", die sich von den Kollumklappen durch Größe, Lage und Zusammenhang der Klappen unterscheiden.

Das Kollum der Gallenblase ist als eigenartiger selbständiger Abschnitt im extrahepatischen Gallenwegssystem anzusehen. Gegenüber dem in seinem Bau relativ konstanten valvulären Zystikus fallen in der Ausbildung des Kollum und des glatten Zystikus weitgehende Variationen auf.

Mikroskopisch weist die Gallenblase nach LÜTKENS alle Merkmale auf, die ein resorbierendes Epithel (Zotten) charakterisieren, während die Schleimhaut des Hepatikus und Choledochus als sezernierendes Epithel (Drüsen) zu gelten hat. Bei genauer Untersuchung der Muskelverteilung findet sich, daß am Übergang des Kollum in den Zystikus eine ausgesprochene Anhäufung von Muskulatur festzustellen ist. Dieser Kollum-Zystikus-Sphinkter und die Kollummuskulatur bilden gegenüber der Muskelschicht der eigentlichen Gallenblase eine Einheit. Es wäre demnach neben dem Sphinkter Oddi an der Mündung des Choledochus in das Duodenum (Papilla Vateri) noch eine zweite Sphinkterstelle im extrahepatischen Gangsystem vorhanden.

Die Gallenblase ist in der Regel 8—10 cm lang. Sie enthält eine geflechtartige Anordnung der Muskulatur. Am kräftigsten ist sie am Fundus entwickelt; die elastischen Fasersysteme treten fast völlig zurück. Die mit zierlichen, sich eng kreuzenden Falten versehene Schleimhaut trägt so gut wie keine Drüsen. Dagegen finden wir die sog. LUSCHKAschen Gänge, die die Muskelwand tief durchsetzen. Der Trichterteil der Gallenblase ist von dem Halsteile zu trennen. Das eigentliche Kollum beginnt erst da, wo die erste HEISTERsche Falte auftritt und endigt, wo der enge Blasengang aus ihm hervorgeht. Der Gallenblasengang, dessen Länge schwankt, besitzt keine irgendwie geschlossene Muskularis, ist aber reich an elastischen und nervösen Elementen. Der proximale Teil ist besonders eng und besitzt ein sich kreuzendes grobes Faltensystem, das bei Füllung ein korkzieherartiges Aussehen bedingt. Der distale Teil ist im Gegensatze hierzu fast glatt. Dieser entbehrt ebenso wie der Hepatikus und Choledochus fast völlig der glatten Muskulatur, besteht vielmehr aus Bindegewebe, elastischen Fasern und reichlich spezifischen Drüsen.

Die Länge des Hepatiko-Choledochus schwankt beim Erwachsenen zwischen 8 und 12 cm. Der Choledochus zerfällt in einen suprapankreatischen, pankreatischen und duodenalen Abschnitt. Der letztere „ist durch stärker entwickelte Längsmuskulatur und eine selbständige, aus dem Darmmuskel entspringende Ringmuskulatur zu dem bekannten ODDISCHEN Sphinkter umgebaut" (ASCHOFF), wobei „wichtig ist, daß wir auf Grund pharmakologischer Experimente an ihm einen Sphinkter im engeren Sinne und ein Antrum unterscheiden müssen (WESTPHAL)".

Die Lage der erwähnten Systeme zueinander und zur Leber zeigt besonders „in der Anheftung der Blase an das Leberbett, in der Entwicklung des Halsteiles, der Winkelstellung desselben zum Trichter, der Stärke der Klappen, der Länge und der Verlaufsrichtung des Zystikus, dessen Zusammenflußstelle mit dem Hepatikus" zahlreiche Variationen, die insbesondere den Chirurgen interessieren müssen (KEHR, KÖRTE, HABERLAND u. a.). Eine Festlegung der Grenze des normalen ist äußerst schwierig.

Auch lassen sich Konstitutionstypen der Gallenblase aufstellen, wobei ein Normaltyp einem bindegewebsreichen und einem bindegewebsschwachen oder ptotischen Typ gegenüber gestellt wird (LÜTKENS). Unterschiede in den Form- und Strukturverhältnissen männlicher und weiblicher Gallenblasen sind nicht festzustellen.

Hinsichtlich der funktionellen Bedeutung der einzelnen Abschnitte ergibt sich für die Gallenblase die Aufgabe eines Reservoirs, das dank seiner resorbierenden Eigenschaften seinen Inhalt stark eindickt und dadurch für die Leberzellen und die übrigen Gallenwege druck- und spannungsentlastend wirkt. Die von der Gallenblase für die Verdauung gelieferte Galle ist nicht nur relativ gehaltvoller, sondern auch hinsichtlich der Mischungsverhältnisse ihrer Bestandteile anders zusammengesetzt als die Choledochusgalle. Dank der Konzentrationsarbeit auf das Acht- bis Zehnfache vermag die Gallenblase zwischen zwei Verdauungsperioden eine Menge sezernierter Galle zu sammeln, die in den Gallenwegen niemals Platz hätte. Die übrigen extrahepatischen Gallenwegsabschnitte gelten, wie bereits erwähnt, als Verbindungs- bzw. Leitungssystem. Die Schleimhaut des Hepatico-Choledochus ist sezernierend. Der aus der Leber kommenden Galle werden hier Stoffe zugeführt, „durch welche sie wahrscheinlich erst die für ihre Verdauungsfunktionen erforderliche Zusammensetzung erhält. Die Eigenschaft als leitendes Kanalsystem wird durch diese sezernierende Eigenschaft des Hepatiko-Choledochus in keiner Weise beeinträchtigt".

Die Schleimhaut vom glatten Zystikus, valvulären Zystikus und Kollum bildet einen allmählichen Übergang der beiden entgegengesetzt differenzierten Schleimhautarten des Hepatiko-Choledochus und der eigentlichen Gallenblase; die des glatten und valvulären Zystikus ist als hauptsächlich sezernierend, die des Kollum als in erster Linie resorbierend anzusehen.

„Der Übertritt von Choledochusgalle in die Gallenblase ist die Folge des Lebersekretdruckes, des geordneten Zusammenspiels des Kollum-Zystikus-Sphinkters und des zu ihm antagonistisch innervierten Sphinkter Oddi und der passiv-mechanischen Wirksamkeit des Zystikus-Faltensystems. Die von der Leber kontinuierlich sezernierte Galle tritt in die Gallenblase in periodischem Rhythmus schubweise über" (Lütkens). Auf der anderen Seite ist die Austreibung von „Leber-" und Choledochusgalle in das Duodenum, abgesehen vom Lebersekretdruck, lediglich bedingt durch das geordnete Zusammenspiel des Sphinkter Oddi, des zu ihm entgegengesetzt innervierten Kollum-Zystikus-Sphinkters und der gleichfalls zu dem Sphinkter Oddi im engeren Sinne antagonistischen Austreibungsmuskulatur des Leitungssystems, während „die Austreibung von Blasen-Galle in das Duodenum die Folge des sich ergänzenden Ineinandergreifens 1. der rein passiv-mechanischen Wirksamkeit der „Falten"-Bildungen des Verbindungssystems mit 2. dem geordneten Zusammenspiel der in kompliziertester Weise entgegengesetzt innervierten Austreibungs- und Sphinktermuskelgruppen des gesamten extrahepatischen Gallenwegssystems" ist (Lütkens).

Wichtig ist ferner für krankhafte Veränderungen die im Alter ganz allgemein zunehmende Abnahme des elastischen Spannungszustandes der Gallenblase; eine gleiche Altersektasie findet sich auch in den großen Ductus. Die Luschkaschen Gänge sind ein Produkt dieser altersektatischen Veränderungen im Sinne von Pulsionsdivertikeln. Mikroskopisch findet sich dabei oft eine „Alterssklerose" mit Neuproduktion fibrillärer, elastischer und kollagener Elemente. Häufig geht eine Hypertrophie der Muskulatur damit Hand in Hand, selten eine Atrophie.

Mit der Frage des Mechanismus der Gallenblase hat sich auch H. F. O. Haberland beschäftigt. Nach ihm soll — im Widerspruch zu sonstigen Anschauungen — die Gallenblasenwand nur eine passive Rolle spielen. Er beruft sich dabei auf die wohl recht seltene Varietät, wo die Gallenblase ganz oder doch nahezu vollständig von Lebersubstanz umschlossen ist. Mit Recht weist Pfuhl darauf hin, daß auch in diesem Falle die Verbindung mit der Leber eine so lockere sein kann, daß eine Eigenkontraktion ungehindert vor sich gehen kann. Bei starrer Verbindung mit der Lebersubstanz wäre ja auch eine passive Kontraktion nicht möglich. Die Wirkung der Bauchpresse auf die Leber kann nicht zum Erfolge führen. Wenn Haberland eine weitere Stütze seiner Anschauung darin erblickt, daß auch da, wo die Gallenblase mit der Leber verwachsen ist, Muskulatur vorhanden ist, sich also bei Kontraktion von der Leber lösen müßte, so läßt sich auch dieser Befund mit Pfuhl so erklären, daß das dazwischenliegende Gewebe locker ist, so daß auch bei dem genannten

Befunde eine Verschieblichkeit der Gallenblase bestehen bleibt. Die Tatsache einer entsprechend dem Muskelgehalt des Organs eintretenden Zusammenziehung der Gallenblase darf nach WESTPHAL und SCHÖNDUBE als gesichert gelten.

Nach PFUHL ist es nicht statthaft, die Muskulatur der Gallenblase in Parallele zur Darmmuskulatur zu stellen. Im Darm findet sich neben der Tunica muscularis, die nicht zur Schleimhaut gehört, eine Muscularis mucosa, die an der Grenze von Schleim- und Unterschleimhaut liegt. Die erstere wird vom Plexus myentericus (AUERBACH) versorgt, die Innervierung der Muscularis mucosae erfolgt aus dem Plexus submucosus. Schon HELLY hat festgestellt, daß die Muscularis mucosae sich ununterbrochen mit dem Sphinkter ODDI in die Gallengangsmuskulatur fortsetzt, die ihrerseits der Muskulatur der Gallenblase homolog ist. Es ist also nach PFUHL die Gallenblasemuskulatur eine Muscularis mucosae, was auch daraus hervorgeht, daß in der Gallenblase die Muskulatur in die eigentliche Schleimhaut gleichsam eingewebt ist. PFUHL hält daher eine Einteilung in Mukosa, Muskularis und Fibrosa (ASCHOFF, LÜTKENS) nicht für haltbar.

Auch MATSUNO, ebenso GIORDANO und MANN, hat den Muskelverhältnissen des Ductus choledochus besondere Aufmersamkeit geschenkt. Im Bereiche der Mündungsstelle, also an der VATERschen Papille, ist kräftige, größtenteils ringförmig angeordnete Muskulatur nachweisbar. Stromaufwärts nimmt dieser Ring an Breite ab, so daß schließlich manche Stellen des Ganges völlig frei von Muskulatur sind. Im höheren Alter sei überhaupt die Wand des Ganges mehr fibrös, ein Befund, der unter pathologischen Verhältnissen bei Gallensteinleiden in besonders ausgeprägtem Maße zu erheben ist.

Diese Wiedergabe normal-anatomischer und physiologischer Verhältnisse der Gallenblase und Gallenwege, die sich auf neueste Anschauungen und Untersuchungen bezieht, möge an dieser Stelle genügen. Doch sei betont, daß heute keineswegs sämtliche Fragen als gelöst oder doch endgültig beantwortet gelten können. Gerade hinsichtlich der Funktion der Gallenblase finden sich auch im neueren Schrifttum noch weitgehend unterschiedliche Auffassungen. So dient z. B. nach DEMEL und BRUMMELKAMP die Gallenblase lediglich der Regulation des Gallenstromes, während sie als Reservoir oder als Art Windkessel nicht in Betracht komme. Bei erhöhtem Innendruck in der Gallenblase werde die Papilla Vateri durch leichten Vagusreiz geöffnet, durch vermehrte Dehnung der Gallenblasenwand werde die Lebersekretion gehemmt und durch die Tonusänderung der Gallenblasenmuskulatur könne sich die Gallenblase in ihrer funktionellen Tätigkeit auf den jeweiligen Zustand der Lebersekretion einstellen.

Die Mißbildungen

der Gallenblase und Gallenwege lassen grundsätzlich 2 Gruppen unterscheiden. Den Fehlbildungen der Gallenblase, der extrahepatischen Gallenwege oder beider zusammen sind Anomalien der Form und Topographie gegenüberzustellen. In letzterem Falle kann das Gallengangsystem vollständig sein, oder gar überschüssige Teile aufweisen (KONJETZNY).

Völliges Fehlen der Gallenblase (BUBENHOFER, EWERS) ist selten, nach MECKEL (1812) allerdings „keine ganz ungewöhnliche Erscheinung". In diesem Falle hat sich das Leberdivertikel wahrscheinlich in normaler Weise angelegt, aber den Teil nicht entstehen lassen, welcher der Gallenblase ihren Ursprung gibt" (LEWIS). In dem Tierreich ist ein gänzlicher Mangel der Gallenblase als angeborener Zustand keineswegs selten. Ganz allgemein kann gesagt werden, daß die fleisch- und alles fressenden Säuger das Organ häufiger besitzen, die pflanzenfressenden dagegen entbehren. „Eine absolute Gesetzmäßigkeit in dieser Hinsicht etwa nach Lebensweise und Ernährung läßt sich jedoch nicht konstatieren, da innerhalb derselben Familie oder Gattung die Gallenblase trotz gleicher Lebens- und Ernährungsweise der einzelnen Formen, bei einander ganz nahestehenden Arten, ja selbst bei verschiedenen Individuen derselben Tierart, bald vermißt, bald gefunden wird" (KONJETZNY).

Beim Menschen scheinen im Schrifttum diesbezügliche Mitteilungen vorzuliegen, die einer kritischen Beurteilung nicht standhalten (z. B. LEPPINGTON), da sekundäre Befunde als Folgen entzündlicher Vorgänge eine Aplasie vorzutäuschen vermögen (COURVOISIER). Solche Zustände, meist Zufallsbefunde, sind jedoch häufiger als rudimentäre Anlagen. Meist finden sich gleichzeitig andere Mißbildungen. Eine Fossa vesicae felleae kann angedeutet sein (BLAKEWAY). Diese Hemmungsbildungen dürfen also nicht mit scheinbarer Aplasie oder rudimentärer Entwicklung, wie sie als Folge entzündlicher Vorgänge entstanden sein kann, verwechselt werden. Auch eine intrahepatische (intraparenchymatose) Lagerung der Gallenblase ist zu berücksichtigen (LOUGHRAN, LEMON, WIEDER).

BUDDE bezeichnet derartig gelagerte Gallenblasen als „Parenchymgallenblasen". Die Entstehung ist nach ihm auf zweierlei Weise möglich. Zunächst können die ursprünglich angelegten Parenchymabschnitte der Gallenblase erhalten geblieben sein und das zwecks Bildung des Gallenbehälters aktiv vorwuchernde Epithel sich zwischen diesen seinen Weg gesucht haben. Eine solche Annahme sei jedoch abzulehnen. Schon der makroskopische Befund widerspräche, da nämlich nur die eigentliche Gallenblase in das Leberparenchym eingebettet ist, nicht aber der Zystikus und der Hepatikus. Aber gerade von diesen müßte man das verlangen.

Die zweite Annahme geht dahin, daß die sich bildende Gallenblase in das Lebergewebe hinein verirrt sei. Sie kann sich zu voller Größe entwickeln und komme dann an der Leberkonvexität wieder an die Oberfläche. Für gewöhnlich wird sie aber in ihrem Längenwachstum aufgehalten und ist dann anatomisch rudimentär.

Im Gegensatze hierzu steht der Entwicklungsvorgang, daß sich die Gallenblase in die Leberserosa hinein vorschiebt und damit den unmittelbaren Zusammenhang mit dem Parenchym aufgebend zur Wander- oder Pendelgallenblase mit ihren Folgezuständen wird (s. später).

In der Beobachtung WIEDERs zeigt die sonst normale Leber des 14 Tage alten Kindes an der Vorderfläche des rechten Lappens etwas oberhalb des freien Randes und links von der der Gallenblase normalerweise entsprechenden Fissur einen runden zystischen, grünlichen Vorsprung. Dieser entsprach dem Grunde der Gallenblase, der ganz von Lebersubstanz umgeben war, während der übrige Teil der Gallenblase nur tief in der Leber eingebettet, aber nicht völlig von ihr umschlossen war. Im Falle LEMONS handelte es sich um einen Erwachsenen. Der Befund wurde bei einer Gallensteinoperation erhoben. Dabei darf angenommen werden, daß die intrahepatisch gelegene Gallenblase mit ihren starren Wänden und der damit im Zusammenhang stehenden mangelhaften Kontraktionsfähigkeit die Entstehung der Gallensteine begünstigt hat. Kein Zweifel, daß auch der im späteren Leben erhobene Befund als angeboren anzusprechen ist.

Auch KEHR berichtet, daß er viermal bei seinen Operationen intrahepatische Entwicklung der Gallenblase angetroffen hat.

Im Falle LOUGHRANS z. B. schien die Gallenblase völlig zu fehlen. An der Unterfläche der Leber fand sich eine gallig durchtränkte Stelle. Beim Einschneiden konnte eine völlig normal entwickelte rings von Lebergewebe umschlossene Gallenblase freigelegt werden.

Die wahre Aplasie der Gallenblase ist nach KEHR etwa in 30 Fällen beobachtet worden. Schon COURVOISIER hat, wie bereits erwähnt, darauf hingewiesen, daß die Mehrzahl der Fälle von Aplasie entzündliche Schrumpfungen darstellen, daß es sich also nur um ein sekundäres Fehlen der Gallenblase gehandelt habe. Verhältnismäßig häufig sei der Befund, daß nur ein dünner Strang oder ein kaum erbsengroßer Narbenwulst auf die Stelle hinweisen, wo die Blase gelegen habe. Neben Entzündungsrückständen sei in solchen Fällen stets ein Zystikusrest zu finden.

SCHMIDT konnte die Fälle von KEHR um weitere 6 Fälle aus der Literatur (GIULIANI, HERZENBERG, NÄGELI (zwei Fälle) ELPERIN und SCHULZ) vermehren, denen er selbst eine eigene Beobachtung anzureihen vermochte. Es handelte sich um eine 30jährige Frau, die seit 6 Monaten über Kolikschmerzen klagte. Die unter der Diagnose einer Cholelithiasis ausgeführte Operation ergab völliges Fehlen der Gallenblase und des Ductus cysticus; im rechten Leberlappen fand sich ein auch mikroskopisch bestätigtes Gumma.

SCHMIDT folgert aus derartigen Befunden, daß das Fehlen der Gallenblase vom Organismus nicht ausgeglichen wird, daß sich also eine ersetzende Choledochuserweiterung, welche die resorptive und periodisch Galle entleerende Funktion der fehlenden Blase zu ersetzen hätte, nicht ausbildet. Allerdings zeigten die Fälle von GIULIANI, NÄGELI und SCHULZ Erweiterungen des Choledocho-hepaticus: doch waren sie mit primärer Steinbildung im Ductus choledochus verbunden. Auch eine Mitteilung ISHIYAMAS aus dem Jahre 1927 bot diesen Befund.

Ganz allgemein wird man aber sagen können, daß der Gallenblasenaplasie keine pathologische Bedeutung beizumessen ist.

Ein angeborenes Fehlen der Gallenblase kann nach BUDDE entweder dadurch entstehen, daß das sog. Leberfeld sich nicht vom Vorderarm abschnürt, kein eigentlicher Choledochus entsteht und die beiden primitiven Ductus hepatici unmittelbar aus dem Darm entspringen (sog. gedoppelter Choledochus). Es ist verständlich, daß sich hier keine Gallenblase bildet, da sie ja in der Regel in der ersten Anlage eine Auftreibung des Choledochus ist. Oder aber aus dem normal angelegten Choledochus entwickelt sich durch Ausbleiben der Gangaufblähung keine Gallenblase.

Daß es dabei alle Übergänge geben kann, beweisen Fälle von echter angeborener Verkümmerung der Gallenblase. Hierbei ist anzunehmen, daß die erste Anlage stattgefunden hat, daß aber der zur Bildung des eigentlichen Hohlorganes dienende Zellsprossungsvorgang ausgeblieben ist oder aber sich unvollkommen entwickelt hat. „Es ergeben sich daraus eigenartige Fehlbildungen derart, daß die Gallenblase nur eine Auftreibung des Gallenganges, von deren peripherem Ende die beiden Hepatici der Leber zueilen, oder ein ihm seitlich aufsitzendes Divertikel darstellt, das durch eine ganz breite Zugangsöffnung sich mit der Gallengangslichtung verbindet, oder daß schließlich nur ein in der Leberquerfurche blind endigender Zystikus vorhanden ist. „Histologisch tragen derartige Gallenblasen als hervorstechendes Merkmal die den großen Gallengang und den späteren Zystikus kennzeichnenden tubulös zusammengesetzten Drüsen. Durch ihren Nachweis ist die Unterscheidung von der sog. sekundären Schrumpfblase ohne weiteres vorzunehmen, da letztere den Aufbau der regelrechten Gallenblase nur in komprimierter Form aufweist und höchstens einfache tubulöse Drüsen besitzt. Auch stehen derartige Schrumpfblasen durch einen echten engen und gewundenen Zystikus mit dem Choledochus in Verbindung (BUDDE).

Ferner wurde ein Fehlen der Gallenblase einschließlich des Ductus cysticus bei durchgängigem Ductus choledochus beobachtet (ELPERIN). Selbst eine

Mitteilung über Fehlen der Gallenblase mit Defektbildung von Ductus hepaticus, cysticus und choledochus liegt vor (Kirmisson und Hebert).

Waren diese Mißbildungen, — die bei Defekt ohne irgendwelchen Ersatz bleiben — eine für Leben und Gesundheit gleichgültige Veränderung, so bedeutet angeborener Mangel oder Atresie der Gallenwege (Zusammenstellungen u. a. bei Beneke, Flebbe, Frensdorf, Gessner, Giese), für das betroffene Individuum Todesursache. Je nach dem Grad der Veränderung kann ein Dasein bis zu etwa 1 Jahr (Wolf und Friedjung) gefristet werden.

Konjetzny (siehe dort Schrifttum) teilt je nach Lokalisation und Atresie die in der Literatur mitgeteilten Fälle in folgende Gruppen ein:

1. Vollständiges Fehlen oder Verschluß der extrahepatischen Gallengänge,
    a) einschließlich der Gallenblase
    b) mit rudimentärer Gallenblasenanlage
    c) mit vorhandener, teils verkleinerter, teils vergrößerter Gallenblase,
2. eine völlige oder teilweise Obliteration des Ductus choledochus,
3. ein Verschluß des Ductus hepaticus communis,
    a) allein
    b) auf seine Äste übergreifend und verbunden mit Atresie des Ductus cysticus.
4. Ein Verschluß des Ductus hepaticus dexter und des Ductus cysticus.

Sämtliche Beobachtungen in dieses Schema einzureihen, scheitert an der oft nur unvollständigen Klärung des jeweiligen Befundes. In jedem Einzelfalle bedarf es genauester Durchforschung der fraglichen Gegend. Ja es empfiehlt sich, nach Festlegung der makroskopischen Verhälnisse möglichst durch Serienschnittuntersuchung die Besonderheiten des Einzelfalles festzustellen. Bleibt doch die Frage zu entscheiden, ob es sich um tatsächlichen Defekt also Aplasie einzelner Abschnitte oder um Atresie handelt, kann doch das gesamte System in Form eines fibrösen Stranges vorhanden sein, in dem eine mehr oder minder kurze mit Epithel ausgekleidete, aber zusammengehaltene Strecke die ursprüngliche Gallengangsbildung erkennen läßt (v. Meyenburg). Das Auftreten von Ikterus ist ohne weiteres verständlich. Überraschend wirkt jedoch die Tatsache, daß dieses klinische Symptom keineswegs bereits bei der Geburt (Buzik) oder in den ersten Lebenstagen in Erscheinung tritt (v. Meyenburg, Elperin, Böhm), sondern daß selbst Monate (Frensdorf, Feer), bis zum Auftreten der Gelbfärbung von Haut und Skleren vergehen können.

Der Gedanke liegt nahe, daß in allen den Fällen, bei denen der Ikterus erst längere Zeit nach der Geburt in Erscheinung trat, entweder die Atresie auf Gallengangsabschnitte beschränkt war, die auf den Abfluß der Galle ohne Einfluß sind, wie dies beim Ductus cysticus der Fall ist; oder aber es muß angenommen werden, daß bis zu dem Zeitpunkt des Auftretens ikterischer Verfärbungen von Haut und Skleren eine ausreichende Durchgängigkeit der Gallenwege bestand.

Den weiterhin naheliegenden Schluß, daß bei angeborenem Ikterus der Verschluß während der Fetalzeit, in anderen Fällen erst später erfolgt sei, hält Beneke nicht für stichhaltig. Seiner Auffassung nach besteht die Möglichkeit, daß eine bereits intrauterin bestehende Gallenstauung erst gewisse Zeit nach der Geburt in Form ikterischer Verfärbung zum Ausbruch zu kommen braucht, da der Gallenfarbstoff durch die Plazentarzotten in das mütterliche Blut überzutreten vermag.

Beneke verweist in diesem Zusammenhange auf eine Beobachtung Glaisters, die geradezu als beweisend gelten darf; die nach der Geburt normale Hautfarbe wurde zunehmend ikterisch. Das nach 62 Stunden verstorbene Kind wies eine Verödung des Ductus choledochus auf, die auf Grund ihrer

Beschaffenheit zweifellos schon vor der Geburt bestanden haben mußte. Die Mutter war während der Schwangerschaft ikterisch. Nach der Entbindung schwanden die Erscheinungen des Ikterus, eine Tatsache, die BENEKE damit erklärt, daß nunmehr die Aufsaugung der schädlichen Stoffe aus der Plazenta aufgehört hatte.

Die Erklärung mag für Fälle Gültigkeit haben, bei denen der zeitliche Ablauf mit demjenigen der angeführten Beobachtung einigermaßen übereinstimmt. Ungeklärt aber bleiben in dieser Hinsicht Fälle, bei denen der Ikterus erst nach längerer Zeit einsetzt und trotzdem der autoptische Befund eine angeborene Atresie annehmen läßt.

Unter solchen Umständen ist verständlich, daß die Frage der Entstehungsweise bis heute noch Streitfrage (KAUFMANN, KONJETZNY) geblieben ist und höchst wahrscheinlich auch keine einseitige Beantwortung für sämtliche Fälle zuläßt. Naheliegend ist die Annahme einer echten Mißbildung. Man wird hier formal-genetisch auf entwicklungsgeschichtliche Vorgänge zurückgreifen müssen. So verstehen wir z. B. bei völliger Atresie der Hauptwege eine normale Entwicklung der intrahepatischen Gallenwege. Diese häufig erweiterten, mit Gallenthromben gefüllten Gänge sind Abkömmlinge der Lebertrabekel. Es würde sich dann um ein Ausbleiben der Vereinigungen der kleinen intrahepatischen Gallengänge mit den Ästen des Ductus-hepaticus handeln, also um ein Vitium primae formationis (v. MEYENBURG). In andern Fällen zeigen diese intrahepatischen Gänge Zustände der Atrophie verschiedensten Grades (HECHEL). Die Annahme einer aktiven Abschnürung der Leberanlage vom Duodenum vertritt BENEKE. Dabei ist um so eher eine nur kleine Lücke bzw. ein Rest des gestreckten Ductus choledochus zu erwarten, je später im Laufe der embryonalen Entwicklung der mißbildende Vorgang eingesetzt hat. Es können z. B. Unstimmigkeiten zwischen Lebergröße und Größe des Bauchraumes (ELPERIN) rein mechanisch Leberanlage und Duodenum soweit voneinander abrücken, daß der Ductus choledochus nach Dehnung und zunehmender Verdünnung schließlich atretisch wird. Wieder andere Anschauungen gehen dahin, daß es sich um die Folgen eines erhalten gebliebenen Epithelverschlusses handelt, der ja als vorübergehende physiologische Erscheinung von TANDLER auch für die Darmentwicklung sichergestellt und von anderer Seite bestätigt ist (BUZIK, BÖHM, RIETZ, LAVENSON).

Auf der anderen Seite findet sich die Anschauung entzündlicher Entstehung des Verschlusses, wobei selbstredend von Verödung der Gallengänge des späteren Lebens, die mit Bestimmtheit entzündlichen Ursprunges sind, an dieser Stelle abzusehen ist. Einleuchtend ist bei Choledochusverengung die Annahme eines vom Darm her aufsteigenden entzündlichen Prozesses (ROLLESTON und HAYNE), der sich höchst wahrscheinlich während des intrauterinen Lebens abgespielt hat (FORMIGGINI). Auch absteigende Prozesse sind beschuldigt worden (VIX). Periportale Bindegewebswucherung kann durch Druckwirkung einen Verschluß der Gallengänge bedingen (FRENSDORF), eine Auffassung, die ELPERIN entschieden bestreitet. Dabei wird vielfach auf das spezifische (Lues) eines derartigen Wucherungsvorganges hingewiesen (ROLLESTON), wobei es sich um fetale (v. REUSS), aber auch um postnatale Vorgänge (SUGGI) handeln kann. In letzterem Falle wäre ein spätes Auftreten des Ikterus wohl verständlich. Von anderen Forschern wird Lues als Ursache abgelehnt (FLEBBE).

BENEKE geht sogar in seiner Schlußfolgerung so weit, daß er die Anschauung vertritt, „daß die Legende von der luetischen Ätiologie der Choledochusatresie durchaus unbegründet ist und definitiv verlassen werden muß. Diese Atresie ist ebensowenig luetisch wie die typische kongenitale Atresie irgendeines anderen Kanals, etwa eines Ureters oder des Darmes".

Eine stets beobachtete Folge dieser Atresie ist das Auftreten von Leberzirrhose, insbesondere in Form der biliären Zirrhose (THEODOR, FRENSDORF,
v. MEYENBURG, WEEKS und HEINKE u. a.). Diese Tatsache verleitete aber auch
zu der Auffassung, daß diese Zirrhosen als Produkt eines Entzündungsvorganges
erst sekundär die Gallenwege ergreifen und zur Verstopfung (Obliteration)
bringen (A. MEYER) könne.

Je nach Alter des betroffenen Individuums dürfte aber die Entscheidung
dieser Streitfrage keinen Schwierigkeiten begegnen. So fand FEYRTER bei
einem 3 Monate alten Kinde, das von Geburt an gelbsüchtig und unter
hohem Fieber und Zunahme der Gelbsucht bei Acholie des Stuhles verstorben

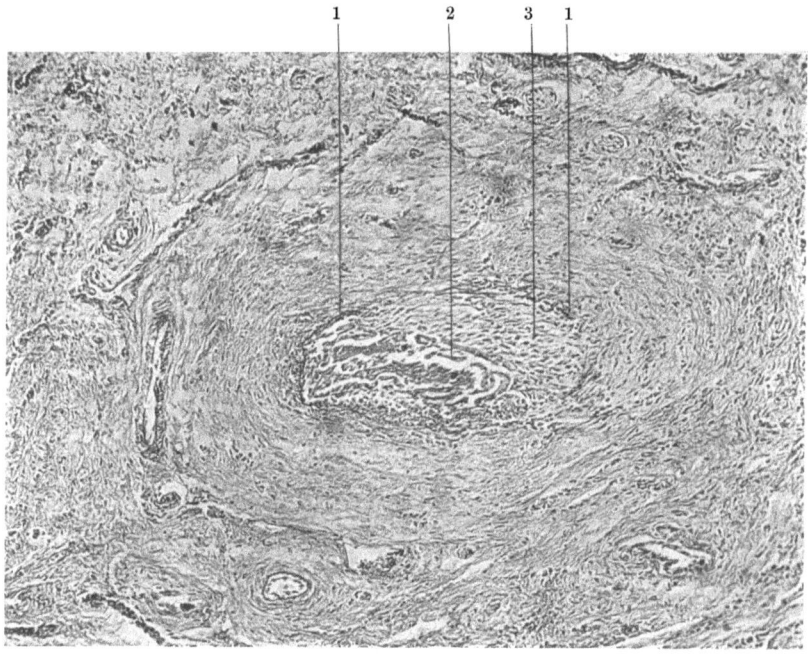

Abb. 1. Mittlere Vergrößerung (Elastikafärbung). Verödender Gallengang im Bereiche der Leberpforte.
1 Elastische Fasern.   2 Epithel.   3 Vorwucherndes Granulationsgewebe. (Nach FEYRTER.)

war, neben zirrhotischer Leber eine mit verödender Entzündung vergesellschaftete Fehlbildung des extrahepatischen Gallenwegsystems. Es war einerseits zur Verödung des Ductus choledochus, des Ductus cysticus und Ductus
hepaticus gekommen, ferner zu einer kümmerlichen Ausbildung einer mehrkammerigen Gallenblase und andererseits zu einer zystischen Erweiterung
der Gallengangsgabelung. Es handelte sich hierbei sicherlich um angeborene
Verhältnisse.

Das histologische Bild (Abb. 1) zeigt die verödende Entzündung, wobei besonders darauf hinzuweisen ist, daß sie sich an einem in seinem geweblichen Aufbau bereits fertigen Gang findet, mithin sekundär abspielt. Der
Fall beweist, wie ungeheuerlich schwer es in vorgerückteren Lebensmonaten
sein wird, die Entscheidung angeboren oder erworben zu treffen, wenn die
klinischen Verhältnisse oder sonstigen pathologisch-anatomischen Befunde
nicht beweisen, daß schon zurzeit der Geburt die Gallenwegsveränderung bestanden hat.

Nach FEYRTER ist der teratogenetische Terminationspunkt wohl nicht in allen Fällen und für jede Einzelheit zu gleicherzeit anzusehen. „Das Gallenwegssystem ist wohl im groben fertig angelegt, bevor die Verödung beginnt". Doch dürfte dieser Satz kaum für sämtliche Fälle zutreffen.

Als weitere Folgeerscheinung kennen wir je nach Sitz der Stenose bzw. Atresie zystische Erweiterung des Ductus choledochus, hepaticus oder cysticus (BÖHM, BUZIK).

In einer Beobachtung LOMERs, die eine Verödung des rechten Ductus hepaticus und des Ductus cysticus bot, zeigte sich der ganze rechte Leberlappen zystisch degeneriert und geschrumpft, die Gallenblase obliteriert, während der linke Lappen normales Aussehen aufwies.

Auch diese Gallengangsverschlüsse sind häufig mit anderen Mißbildungen des betroffenen Individuums verbunden (WÜNSCHE, WITZEL).

Auch SIMMEL betont die große Schwierigkeit der Entscheidung, ob bei festgestellten Atresien der großen Gallenwege ein entzündlich infektiöser Prozeß, z. B. Lues, ursächlich in Frage kommt, oder aber ob eine „Abschnürung aus innerer Ursache" die echte Mißbildung beweist. Die Schwierigkeit dieses Beweises liegt im allgemeinen darin, daß er ein negativer ist; „das Material muß so genau untersucht werden, daß der Schluß: entzündliche Veränderungen wurden nicht gefunden, also waren auch keine solchen vorhanden, gerechtfertigt ist". Doch muß betont werden, daß sich auch bei echter Mißbildung Entzündung sekundär einstellen kann, so daß die Zahl jener Fälle, die auf Grund der SIMMELschen Behauptung eine einwandfreie Beantwortung gestattet, nur klein bleiben wird.

Nach dem genannten Verfasser wurden bisher folgende Voraussetzungen als Beweise der echten Mißbildung aufgeführt:

1. Bei ausreichenden Untersuchungen ein Fehlen jeglicher Anzeichen für eine exogene Schädigung, für einen Verschluß der Wege durch frische oder abgelaufene Entzündung.

2. Der Vorgang ist entsprechend anderen Mißbildungen als zu weit fortgeschrittene Differenzierung an einer Grenzstelle verschiedenartiger Epithelien gleicher Abstammung verständlich oder auch als ausgebliebene Lösung des vorübergehenden physiologischen Verschlusses.

3. Die Fälle sind mit anderweitigen Entwicklungsstörungen verbunden.

4. Gehäuftes Vorkommen in einer Familie.

SIMMEL reiht die Fälle des Schrifttums in Weiterführung der THOMSONschen Tabelle [1] in folgenden Typen ein:

Typus A: Choledochus offen, seine Zweige teilweise oder ganz verschlossen oder fehlend (YLPPÖ, GIESE, SIMMONDS-SCHOTTEN, GESSNER).

Typus B: Choledochus streckenweise verödet oder fehlend (an der Papille meist nachzuweisen) (BUZIK, SIMMEL, ELPERIN).

Typus C: Choledochus fehlt, Hepatikus und Gallenblase lumenhaltig nachzuweisen (BÖHM, SIMMONDS-SCHOTTEN, JOFFE).

Typus D: Gallenblase bzw. außerdem noch geringe Reste des Hepatikus oder seiner großen Zweige nachzuweisen (VANZETTI, MOHR, YLPPÖ, MEYENBURG).

Typus E: alle großen Gallenwege fehlen vollkommen (FEER).

Mit Recht betont SIMMEL, daß infolge von Lücken in der Untersuchung oder Beschreibung häufig eine Einreihung nur mit einer gewissen Wahrscheinlichkeit möglich ist.

---

[1] THOMSON: Edinburgh. med. Journ. **1891**, 523.

Die Tatsache, daß der fragliche Befund bei der Geburt oder doch in den ersten Lebenswochen festgestellt werden kann, beweist noch keineswegs eine echte Mißbildung.

So berichtet z. B. HELENE SCHUSTER über zwei Fälle, für die sie eine entzündliche Entstehung für wahrscheinlicher hält.

Der erste Fall betraf einen 5 Wochen alten Knaben.

Der Ductus choledochus war vollständig verödet. Die höhergelegenen Ductus hepatici hatten noch ein Lumen; ihre Verschließung war jedoch ebenfalls

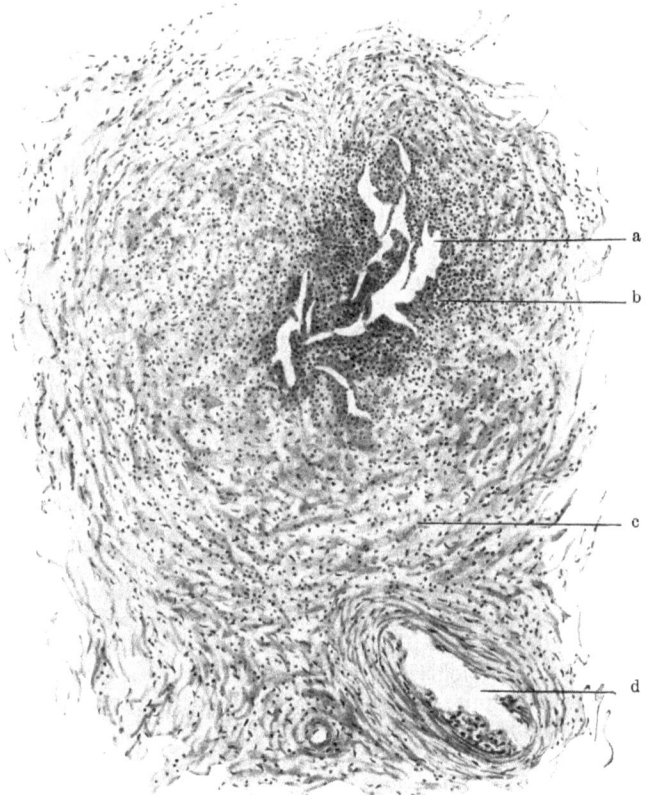

Abb. 2. Fall I: Schnitt aus der nächsten Umgebung des Leberhilus. a Rest des Gallenganglumens. b Entzündliche Infiltrate in der Wand des Gallenganges. c Fibröses Bindegewebe. d Arterie mit verdickter Wand und einem Thrombus. (Nach SCHUSTER.)

im Gange durch einen entzündlichen Prozeß der Umgebung. SCHUSTER nimmt an, daß dieser Vorgang auch die Verödung des Ductus choledochus bedingt hat, wofür eine kleine konzentrische Narbe an Stelle des Ductus, ferner nachweisbare Entzündungsherde und Hämosiderinablagerungen sprachen. Es würde sich demnach um eine chronische Entzündung handeln, die von oben nach unten in und um die Gallengänge fortschreitet. Im Ductus choledochus und cysticus ist der Vorgang bereits abgeschlossen, während die Ductus hepatici hauptsächlich an ihrer Mündungsstelle in die Leber frische, und zwar beträchtliche Entzündungserscheinungen aufweisen, die peripherwärts abnehmen, schließlich fehlen.

Der zweite Fall (Abb. 3), einen bereits 5 Monate alten Knaben betreffend, zeigte bei vorgeschrittener Leberzirrhose keine Entzündungserscheinungen mehr.

Die Frage blieb offen, ob vielleicht ein gleicher Vorgang wie im vorerwähnten Falle bereits abgelaufen war. Es fand sich noch ein fadenartiger Überrest eines Ductus cysticus evtl. choledochus. Vielleicht hätte eine genaue histologische Untersuchung des auf der Gegend der Gallengänge abpräparierten Bindegewebes irgendwelche Überreste desselben ergeben.

Die Zusammenstellung dieser beiden Beobachtungen scheint mir um so bemerkenswerter, als die Annahme einer entzündlichen Entstehung für den ersten Fall als bewiesen gelten darf, daß der zweite Fall durch Vergleich eine gleichartige Entstehung annehmen läßt, so daß also auch Entzündungsfreiheit in späteren Lebensmonaten keineswegs frühere Entzündung ablehnen läßt, also die echte Mißbildung beweisen könnte.

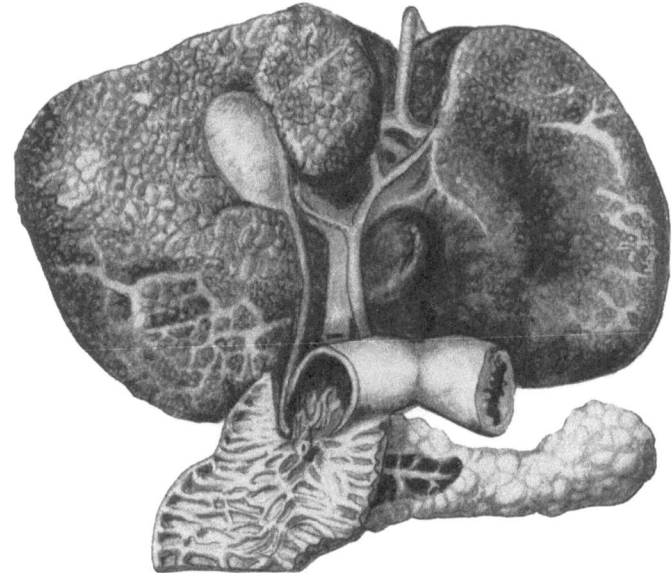

Abb. 3. Fall II: Gallenblase mit dünnem Ductus cysticus. Ductus hepatici und Ductus choledochus fehlen (SCHUSTER).

Allerdings ist auch HELENE SCHUSTER nicht in der Lage, einen ursächlichen Umstand für ihre Befunde anzugeben.

Dieser Gruppe von Mißbildungen lassen sich Überschußbildungen an den Gallenwegen gegenüber stellen. Sie sind verständlich auf Grund der entwicklungsgeschichtlichen Vorgänge.

Tritt z. B. eine aktive Epithelwucherung an zwei Stellen des primitiven Choledochus auf, so leitet sich damit die echte Doppelgallenblase ab (s. später).

Eine septierte Gallenblase entsteht durch Störungen der Hohlraumbildungsvorgänge in der Weise, daß keine einheitliche Lichtung zustande kommt, sondern mehrere bestehen bleiben. Die Trennung der Scheidewände geschieht durch Bindegewebe. Das Septum kann der Lichtungsachse gleichgerichtet verlaufen, so daß unter Umständen eine Zweiteilung zustande kommt, die etwa einem Uterus duplex entspricht. Eine Querteilung kann die Höhle in mehr hintereinanderliegende Räume trennen (LICINI). Bei diesen Vorgängen handelt es sich nach BUDDE um hypoplastische Zustände. Eine Überschußbildung beim Vorgang der Epithelsprosse, die sich mit einer Störung der Lichtungsbildung verbinden kann, führt zum sog. Fundusadenom. Das sog.

Fundusdivertikel (TOIDA) entsteht, wenn an umschriebener Stelle des Fundus ein LUSCHKAscher Gang zu gewaltiger Größe anwächst.

Auch gehören hierher Überschußbildungen, bei denen sich der Vorgang der Epithelsprossung an mehreren hintereinanderliegenden Stellen des primitiven Choledochus abspielt. Es entstehen auf diese Weise zystische Anhangsbildungen. So fand z. B. BUDDE ein intraduodenales Choledochusdivertikel. Am entsprechenden Abschnitt des Gallenganges war eine von Duodenalschleimhaut überkleidete erbsengroße Zyste nachweisbar, deren Lichtung mit einer

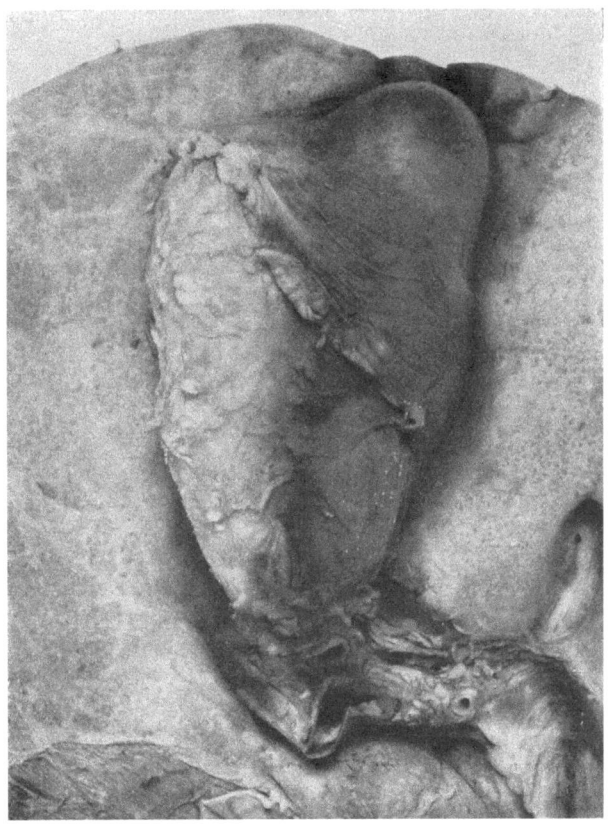

Abb. 4. Verdoppelung der Gallenblase und des Ductus cysticus. (Nach PRIESEL.)

Schleimhaut ähnlich der der Gallenblase ausgekleidet war und in die des Choledochus einmündete. Höhergelegene Zystenbildungen betreffen dann die sog. Choledochuszysten, von denen später die Rede sein soll.

Weitere Mißbildungen finden sich in Form von abnormer Mündung des Ductus choledochus, Verdoppelung dieses Ganges (MECKEL) oder auch des Ductus cysticus (GRUBER, DREESMANN), wobei die getrennt aus der Gallenblase kommenden Gänge sich vor ihrer Mündung in den Choledochus vereinigen, in Form auffallend früher Gabelung des Ductus hepaticus (OEHLER) und dergleichen weitgehender Variationen der physiologischen Verhältnisse.

Ähnliche spielende Übergänge finden wir auch bei Betrachtung besonderer Verhältnisse von

Form und Lage

der Gallenblase. Die bereits erwähnte Verdoppelung von Gallenblase (und Ductus cysticus von v. HABERER) ist beim Menschen größte Seltenheit (BLASIUS). Beobachtungen bei Rindern, Schafen und Katzen (v. HABERER) gelten dagegen als „eine der häufigsten Mißbildungen" (CASPAR). Dabei besitzt in der Regel jede Gallenblase einen eigenen Ausführungsgang, wobei die Gänge nach kurzem Verlaufe in einen gemeinschaftlichen Gang übergehen.

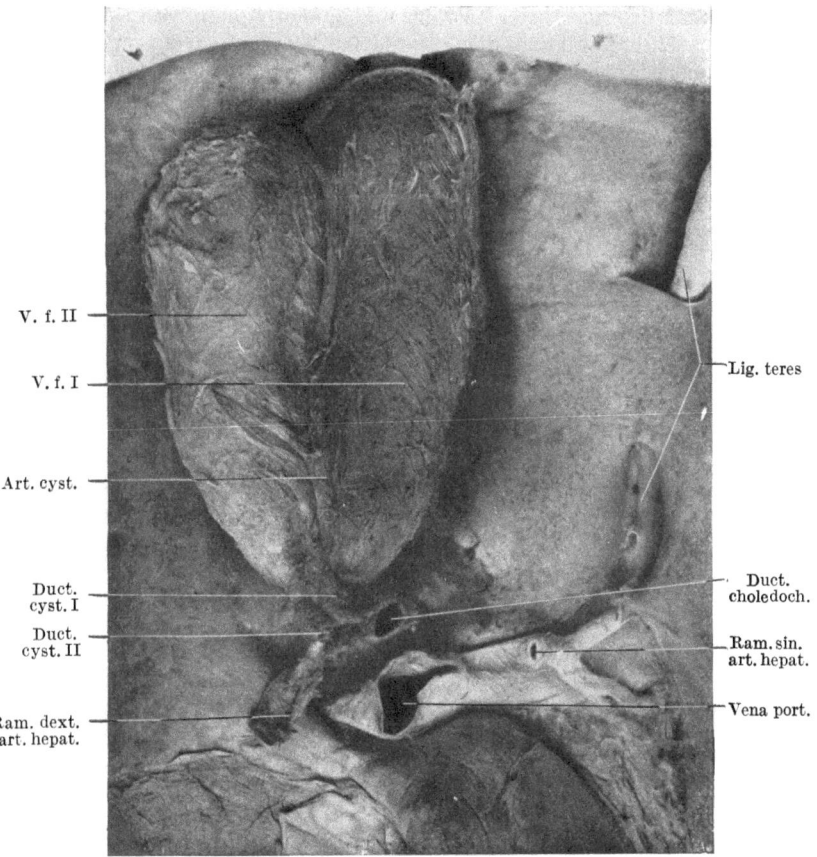

Abb. 5. Verdoppelung der Gallenblase und des Ductus cysticus. Schematische Darstellung. (Nach PRIESEL.)

Eine solche Verdoppelung ist Folge einer primären Doppelsprossung der primitiven Gallenblasenanlage bzw. mechanischer Einflüsse des Mesenchyms (KITT).

Eine ausführlichere Mitteilung über Verdoppelung der Gallenblase beim Menschen aus neuerer Zeit verdanken wir A. PRIESEL. Ausgangsmaterial war für ihn ein bei Obduktion eines 54jährigen Mannes erhobener Zufallsbefund. Von Erkrankungen der Gallenwege war klinisch nichts bekannt. Es fand sich eine vollständige Verdoppelung der Gallenblase und des Ductus cysticus einschließlich seiner Einmündung in den Gallengang.

Die Gefäßversorgung der Blase geschah durch einen starken Arterienast, der vor der rechten Leberarterie an die freie Oberfläche der Organe zog und in der Längsfurche zwischen ihnen verlaufend Äste nach beiden Seiten abgab. PRIESEL folgert aus dieser Tatsache, daß die beiden Blasen schon frühzeitig nebeneinander gelagert waren. Mikroskopisch war das Bild beider Blasen gleich, doch enthielt die medial gelagerte dunkelgrünschwarze Galle, die laterale solche von hellgrüner Farbe.

Die Gallenblase trägt an ihrer Unterfläche eine seichte Furche, welche das Organ gleichsam der Länge nach unterteilt, so daß diese aus einem rechts-gelegenen 6 : 2 : 2 cm Anteil besteht und einem linken von 7 : $2^1/_2$ cm.

KONJETZNY führt Fälle aus dem älteren Schrifttum an (HUBER 1749, CRUVEIL-HIER 1860), bei denen „Gallenblase und Ductus cysticus durch ein längs-gestelltes Septum in zwei Abteilungen gespal-ten waren". Weitere Miteilungen finden sich bei KEHR; sie betreffen Fälle von FOUT, BLASIUS, PURSSER, SHERREN. Besondere Er-wähnung verdient ein Fall, den VISCHNEWSKY mitteilte. Bei einer 31jährigen Frau fand sich anläßlich einer wegen Verdachtes auf Gallenblasenempyem ausgeführten Operation auf der rechten Seite eine normal gelagerte Gallenblase von normalem Aussehen. Von dieser getrennt lag an der Unterfläche des linken Leberlappens eine fluktuierende Ge-schwulst, die in ihrer Größe einer „großen Birne" glich, vorn den Leberrand erreichte und sich mit dem schmalen Ende nach hin-ten verlor. Sie wurde in die Bauchwand ein-genäht, später eröffnet. Es entleerte sich an-fangs stinkender Eiter, in der Folgezeit reich-lich Galle. Nach weiteren zwei Monaten wurde die Geschwulst herausgenommen. Mikrosko-pisch zeigte sich Auskleidung mit Gallen-blasenschleimhaut neben chronisch entzünd-

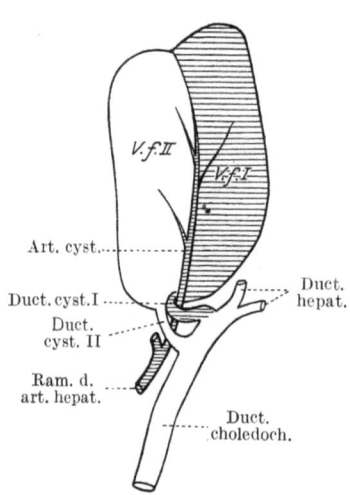

Abb. 6. Verdoppelung der Gallenblase und des Ductus cysticus. (Nach PRIESEL.)

lichen Wandveränderungen. VISCHNEWSKY bezeichnete diesen Befund als „den äußersten und am meisten ausgesprochenen Grad der Anomalie, wobei beide Blasen, die normale und die supplementäre, in einer ziemlichen Entfernung voneinanderliegen und wo eine umfangreiche entzündliche Erkrankung der einen Blase in keiner Weise die andere in Mitleidenschaft zieht".

Der anatomische Zusammenhang von Gallenblase und Leber ist individuell weitgehend verschieden. Wir finden alle Übergänge von völlig intrahepatischer Lagerung der Gallenblase, wodurch Gallenblasenmangel vorgetäuscht werden kann (WIEDER), bis zu jenem Befunde, wo die Gallenblase rings von Bauchfell überzogen mit der Leber nur durch einen Mesenterialstrang in Verbindung steht (LETT). Auf diese Bilder der sog. Wandergallenblase wird später in anderem Zu-sammenhang einzugehen sein. Hinzuweisen ist an dieser Stelle auf bandartige Verbindung der Gallenblase mit dem Colon transversum, einer peritonealen Duplikatur, die als Ligamentum hepatocolicum eine direkte Fortsetzung des Ligamentum hepato-duodenale auf Gallenblase und Colon transversum darstellt. Abknickung des Gallenblasenhalses (klinisch Kolik) oder Abschnürung des Duo-denums (Erscheinungen der Pylorusstenose) können klinisch zu operativen Ein-griffen Veranlassung geben (KONJETZNY). Selten ist auch der Befund, daß die Gallenblase unter dem linken Leberlappen links von der Fissura longitudinalis und dem Ligamentum falciforme liegt (WALTON). Diese Anomalie erklärt sich (HOCHSTETTER) dadurch, ,,daß von den beiden ursprünglich vorhandenen Umbilikalvenen die rechte, nicht wie gewöhnlich die linke, sich stärker entwickelte und die Verbindung mit dem Sinus annularis einging, während die linke, wie sonst gewöhnlich die rechte, vollständig verschwand. Daraus würde sich dann die Lageabweichung der Gallenblase auf die einfachste Weise so erklären, daß die Gallenblase eigentlich an normaler Stelle liegt und die Umbilikalvene eben nur ihre Lage zur Gallenblase geändert hat.''

In allen diesen Fällen ist selbstredend kritisch zu prüfen, inwieweit Folgezustände entzündlicher Vorgänge vorliegen könnten. Von diesen Gesichtspunkten aus wird z. B. dem Befunde einer nach oben umgeknickten auf der Oberfläche des rechten Leberlappens in bindegewebigen Verwachsungen liegenden Gallenblase zu begegnen sein, insbesondere bei normaler Lagerung von Gallenblasenhals und Ductus cysticus (GRIFFON).

Den Befund einer angebornen sanduhrförmigen Gallenblase teilt TOIDA mit. Schließlich sei auf eine eigentümliche Anomalie der Gallenblase hingewiesen, die in einer Abknickung der Kuppe ,,nach Art einer phrygischen Mütze'' besteht. BARTEL führt sie auf entwicklungsgeschichtliche Ursachen zurück und bringt sie als Anzeichen des Bestandes eines früheren Entwicklungsstadiums, einer Unreife des Organes, in Beziehungen zu konstitutionellen Grundlagen der Steinbildung. Andere Lageanomalien der Gallenblase sind Folgeerscheinungen anderweitiger Mißbildungen. So können Situs inversus, Gefäßanomalien u. dgl. Form und Lage der Gallenblase beeinflussen (s. auch Kapitel Mißbildungen der Leber).

Eine Veränderung besonderer Art bedeuten die sog.

idiopathischen Choledochuszysten.

Eine Erweiterung dieses Ganges ist bei Behinderung der Durchgängigkeit durchaus verständlich. In solchen Fällen kommt es aber in der Regel zu einer gleichmäßigen Erweiterung der Gallenwege. Die idiopathische Choledochuszyste hingegen ist Folge einer angeborenen Anomalie. Ein Verschluß durch Tumor-, Stein- oder Narbenbildung kann in solchen Fällen ausgeschlossen werden. Es handelt sich dabei um eine angeborene Schwäche der Duktuswand (MAYESIMA WEISS, WETTWER, WALZEL und WELTMANN,

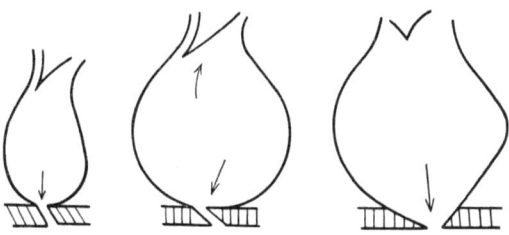

Abb. 7. (Nach ROSTOWZEW.)

MELICHOFF u. a.) infolge Fehlens kontraktiler Teile und späterer Bildung eines intermittierenden Klappenventilverschlusses an einer Abknickung in seinem Verlaufe beim Übertritt ins Duodenum (EBNER, BALLE, DERWISSIEU). Ein solcher Verschluß des Choledochus führt zu Gallenstauung und einer Erweiterung des Ganges. Die schon normal ampullenförmige Gestalt wird durch die gestaute Galle in gleichem Sinne vergrößert. Damit in Zusammenhang steht eine Vergrößerung und Ausziehung der Ecke, an der sich der Gallenstrom bricht, bis schließlich der Druck und die Erweiterung des oberen und mittleren Choledochusabschnittes diese im Circulus vitiosus zu einer Falte ausgezogenen Ecke (Abb. 7) so fest an die gegenüberliegende Wand preßt, daß ein vollständiger Verschluß des Ductus choledochus an dieser Stelle erfolgt. Die Wand des Sackes dehnt sich nun immer weiter aus, der Druck wird größer bis schließlich die Verschlußfalte in die

Mündungsstelle des Choledochus gepreßt wird (Abb. 7) und so der Inhalt der Zyste wenigstens teilweise abfließen kann. Durch die hieraus sich ergebende Verminderung des Druckes und der dadurch bedingten Schrumpfung der Wand werden aber sofort wieder die alten Verhältnisse hergestellt, der Klappenverschluß tritt wieder in Funktion, bis er durch eine allmählich eintretende übermäßige Füllung der Zyste wieder gelöst wird. Infolge dieses Mechanismus ist es klar, daß die Zyste eigentlich nie leer werden kann. Andererseits erklärt er völlig befriedigend den Wechsel im klinischen Symptomenkomplex, das Auftreten und Schwinden ikterischer Zustände, die Schwankungen in der Größe und Spannung der Geschwulst (ROSTOWZEW, HEID, KONJETZNY, BOLLE).

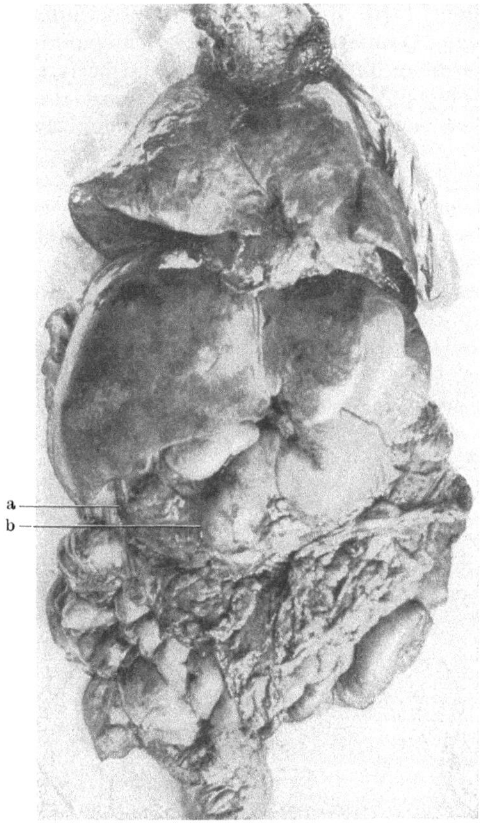

Auch abnormer und auffallend schräger Verlauf des untersten Teiles des Choledochus und abnorme Enge der Durchtrittsstelle werden beschuldigt (SEELIGER), doch kann dieser Befund auch Folge nicht Ursache der Erweiterung sein (LAVENSON). Trauma, auch Schwangerschaft (ELISCHER) sollen das Wachstum beschleunigen. Diese Veränderung befällt nur einen umschriebenen in der Regel den mittleren oder oberen Abschnitt des fraglichen Ganges und steht in einem auffallenden Widerspruch zu der Tatsache, daß von einer Verlegung des Ganges im distal gelegenen Abschnitt nicht die Rede ist. Da mithin eine Funktionsstörung nicht von vornherein einzutreten braucht, handelt es sich nicht ganz selten um Befunde, die erst bei Individuen vorgerückten Alters klinisch ernstlicher in Erscheinung treten (z. B. 20jährig, ELISCHER; 24jährig, DREESMANN; 47jährig, WAGNER; 60jährig FLECHTENMACHER), wobei eine gewisse Zeit unbestimmte evtl. mit Ikterus

Abb. 8. a rechter Rand der Zyste; b rechter Rand des absteigenden Schenkels des Duodenum. (Nach F. FEYRTER.)

(WEISS) verbundene klinische Symptome bestanden haben können. Diese Zystenbildung kann in seltenen Fällen den Choledochus in seiner ganzen Ausdehnung von der Vereinigungsstelle des Ductus cysticus und hepaticus bis zur Einmündungsstelle in den Darm betreffen (SEELIGER) und dabei eine beträchtliche Größe (BROCA, DOUGLAS, HEID, KONITZKY, SCHLOESSMANN, SEYFFERT) bis zu der eines Mannskopfes (ARNOLDS, ELISCHER, BOLLE) erreichen. ROSTOWZEW konnte aus der im Umfange 45 cm großen Zyste $2^1/_2$ Liter Flüssigkeit entleeren. Die Entwicklung vollzieht sich in der Regel für den Träger symptomlos, bis ein irgendwie mechanisch bedingter Verschluß plötzlich zu stürmischen Erscheinungen führt. Histologisch hat die Wand dieser Zysten gewöhnlich die Charakteristika der Duktuswand verloren. Es handelt sich meist nur um bindegewebige Sackbildung ohne epitheliale Auskleidung; doch können

Schleimhautreste vorhanden sein. Steinbildungen fehlen in der Regel; der Zysteninhalt bildet die für Galle charakteristischen Merkmale. Derartige isolierte Zystenbildungen sind als angeborene Anomalie im Bereiche des Ductus cysticus bzw. der Ductus hepatici nicht bekannt. Dagegen sind innerhalb der Leber selbst umschriebene solitäre oder aber multilokuläre Zysten wechselnder Größe als Mißbildungen (siehe dort) auf die intrahepatischen Gallenwege zurückzuführen.

Über eine angeborene zystische Gallengangserweiterung (sog. idiopathische Choledochuszyste) berichtet in allerjüngster Zeit (1929) FEYRTER. Es handelte sich dabei um ein 7jähriges Mädchen, das mit der Diagnose: „Darmverschluß aus unbekannter Ursache" eingeliefert wurde und am folgende Tage an Sepsis verstarb (Abb. 8).

Bei der Sektion fand sich im rechten Oberbauch eine vom rechten Leberlappen zum Teil gedeckte, in den Bauchraum kugelig vorgewölbte, pralle, derbwandige Zyste. Die erweiterte, am vorderen Leberrande quergestellte, den Leberrand in ganzer Ausdehnung überragende Gallenblase ruhte auf der Zyste. Diese war über mannsfaustgroß. Eine Punktion ergab schleimige, graue, leicht grünliche, reichlich mit kleinen mürben, graugelblichen Flocken untermischte Flüssigkeit.

Eine genaue Untersuchung der ganzen Bildung ergab: „in dem Verlauf der extrahepatischen Gallenwege ist eine über mannsfaustgroße zystische Erweiterung – also keine eigentliche Zyste – eingeschaltet, die von dem oberen Abschnitt des Ductus choledochus sowie einem Teil des Ductus cysticus und hepaticus gebildet wird. Ductus hepaticus (proximaler Teil) und Ductus cysticus (distaler Teil) münden schräg von oben in die Zyste. Aus der linken unteren

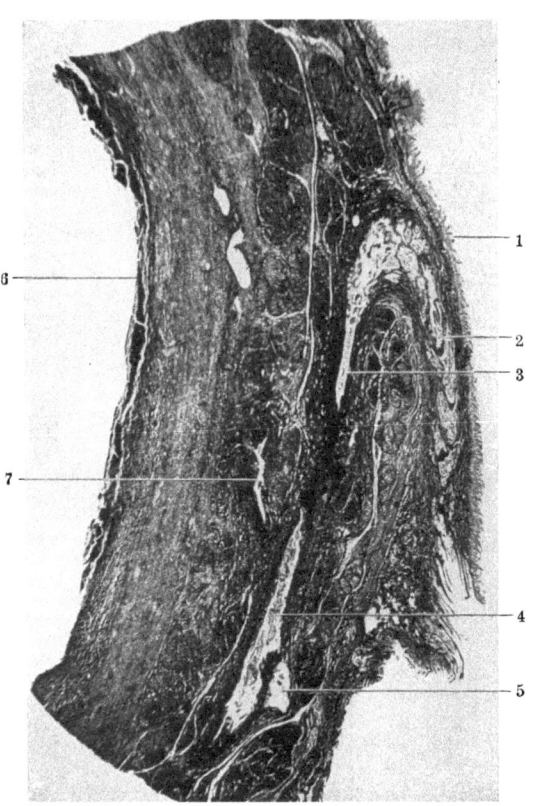

Abb. 9. Meridionaler Schnitt durch die Zystenwand in der Gegend der Papilla major duodeni. Schwache Vergrößerung. 1 Duodenalschleimhaut; 2 aufsteigender Schenkel des „Ductus pancreatico-duodenalis" (VATERsches Divertikel) mit zierlichem Faltensystem; 3 absteigender Schenkel; 4 Ductus pancreaticus Wirsungi; 5 kunstliche Lücke; 6 Zysteninnenfläche; 7 peripherer, enger Abschnitt des Ductus choledochus. (Nach F. FEYRTER.)

Gegend der Zyste geht der verengte untere Abschnitt des Choledochus schräg nach unten ab. Er vereinigt sich in stumpfem Winkel mit dem schräg von rechts unten kommenden Ductus pancreaticus Wirsungi. Der sich anschließende Ductus pancreatico-biliosus besteht aus einem in der Fortsetzung des Ductus pancreaticus verlaufenden, in stumpfem nach rechts offenen Winkel geknickten, aufsteigenden Schenkel, der in spitzem Winkel in einen absteigenden Schenkel übergeht. An den Knickungsstellen sowie an der Vereinigungsstelle des Ductus pancreaticus und Ductus choledochus ist das Lumen zu kleinen Säckchen ausgeweitet. An den Knickungsstellen des Ductus pancreatico-biliosus münden akzessorische Pankreasläppchen."

Die mikroskopische Untersuchung der Wand der zystischen Erweiterung bot bei schon makroskopisch feststellbarer unterschiedlicher Wanddicke im allgemeinen die Zeichen einer chronischen fortschreitenden bzw. rückfälligen ulzerös-proliferativen Entzündung. In der Umgebung der oberen Mündungsöffnung, wo die Geschwürsbildung am wenigsten ausgesprochen war, zeigt die innerste Schicht (Schleimhaut) niedrige, voneinander entfernt stehende Zotten.

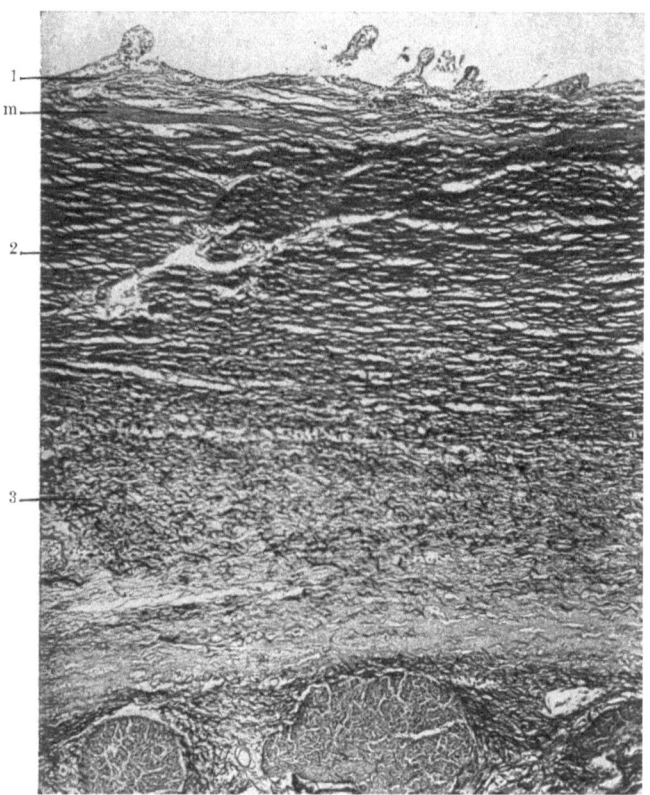

Abb. 10. Schwache Vergrößerung (Gieson). Zystenwand („meridionaler Schnitt"): 1 zottentragende Schleimhaut; 2 fibromuskuläre Schichte; 3 adventitielle Schichte; m Bündel glatter Muskulatur. (Nach F. Feyrter.)

Die tieferen Lagen des subepithelialen Gewebes enthielten ein reichlich entwickeltes Netz in verschiedenster Richtung verlaufender elastischer Fasern. Es folgten nach außen Muskularis und Adventitia.

Hinsichtlich der Entstehung betont Feyrter, daß für eine angeborene Fehlbildung vor allem das ungewöhnliche Verhalten des unteren Abschnittes des Choledochus, des Ductus pancreaticus Wirsungi und des Ductus pancreaticobiliosus spricht. „Ungewöhnlich ist daran zunächst die mehrfache Knickung des Ductus choledochus und pancreaticobiliosus, die abnorm weit vom Darmlumen entfernte Vereinigungsstelle des Ductus choledochus und Ductus pancreaticus Wirsungi (also die auffällige Länge) des „Diverticulum duodenale", der eigenartige Verlauf des Ductus pancreaticus im Bogen nach abwärts, die Einmündung von 4 Pankreasläppchen in den Ductus pancreaticobiliosus und schließlich die nicht nur vergleichsmäßige, sondern auch unbedingte Enge der Lichtung des Choledochus- und Pankreatikusendstückes, die mit kleinen zystischen Ausweitungen der Knickungsstellen vergesellschaftet ist."

Auch die erwähnte ungewöhnliche Lage der Gallenblase spricht in diesem Sinne.

Die sog. idiopathische Choledochuszyste ist jedoch nur die vielleicht eindrucksvollste Teilerscheinung einer durchgreifenden Fehlbildung des extrahepatalen Gallengangssystems. „Wir müssen allgemeiner von einer angeborenen Fehlbildung der extrahepatalen Gallenwege mit Störung der normalen Hohlraumbildung (zystische Ausweitung und Enge) sowie des normalen Gangverlaufes sprechen." FEYRTER teilt unter diesen Gesichtspunkten die im deutschen Schrifttum mitgeteilten Fälle folgendermaßen ein:

Eine erste Gruppe ist gekennzeichnet durch einen gestreckten Verlauf des unteren Abschnittes des Ductus choledochus. In einem Teil der Fälle wird die

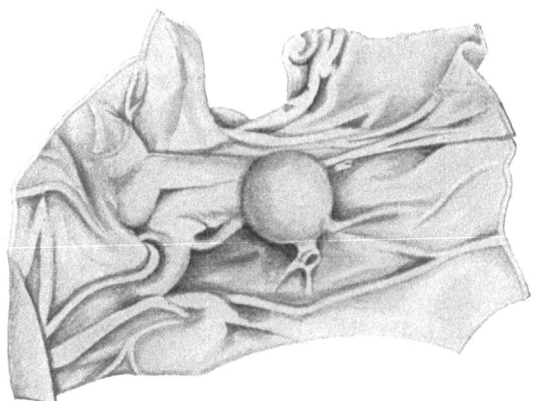

Abb. 11. Choledochusdivertikel. (Nach BUDDE.)

besondere Schrägheit des Verlaufes betont. Die Lichtung ist entweder für die Sonde bequem durchgängig oder sie wird als eng geschildert.

Eine zweite Gruppe ist gekennzeichnet durch einen geknickten Verlauf des unteren Abschnittes des Ductus choledochus. Die Knickung kann einfach oder zweifach sein. Die Lichtung ist entweder für die Sonde gut durchgängig oder läßt sich nur mit einer feinen Borste sondieren.

Die dritte Gruppe, zu der auch der beschriebene Fall von FEYRTER gehört, ist gekennzeichnet durch einen geknickten Verlauf und durch zystische Aussackungen) des unteren Abschnittes des Ductus choledochus, sowie des Ductus pancreaticobiliosus.

Eine vierte Gruppe zeigt eine in der Einzahl vorhandene große zystische Ausweitung, die sowohl die Gabelung der extrahepatalen Gallenwege wie die Gabelung des Ductus pancreaticobiliosus umfaßt.

Eine fünfte Gruppe ist infolge ungenauer Beschreibung nicht zu rubrizieren.

Die genannten Fälle sind mit Fehlbildungen wechselnder Art verbunden. Zu erwähnen ist hier ungewöhnliche Lagerung der Gallenblase, ungewöhnlicher Verlauf und Enge des Ductus cysticus, des Ductus pancreaticus, ferner Gefäßanomalien und schließlich auch Fehlbildungen anderer Organe.

Eine weitere Mitteilung, die hierher gehört, verdanken wir BUDDE. Er berichtet über ein Choledochusdivertikel von ungewöhnlichem Sitz, einen Fall, der bisher in der Literatur keinen Parallelfall aufzuweisen vermag. Er hat mit divertikelartigen Erweiterungen des Choledochus, die durch Steinfüllung des Ganges bedingt in seinem retroduodenalen Abschnitt häufiger angetroffen werden, nichts zu tun. Die 42jährige Frau, die an Gallensteinanfällen litt, zeigte schließlich in der rechten Oberbauchgegend eine apfelgroße Geschwulstbildung. Bei der Operation fand sich eine mit reichlich Steinen gefüllte Gallenblase, die entfernt wurde. Nach Wiedereintritt einer Gallensperrung trat der Tod ein. Die Sektion ergab zahlreiche Abszesse im linken Leberlappen. Nach Eröffnung des Zwölffingerdarmes bot sich ein überraschendes Bild.

Man erkennt die Öffnung der Papille. Oberhalb dieser liegt von dünner Duodenalschleimhaut bedeckt eine erbsengroße Zyste, in die man vom Choledochus aus eine Sonde einführen kann. Nach Eröffnen der Zyste sieht man

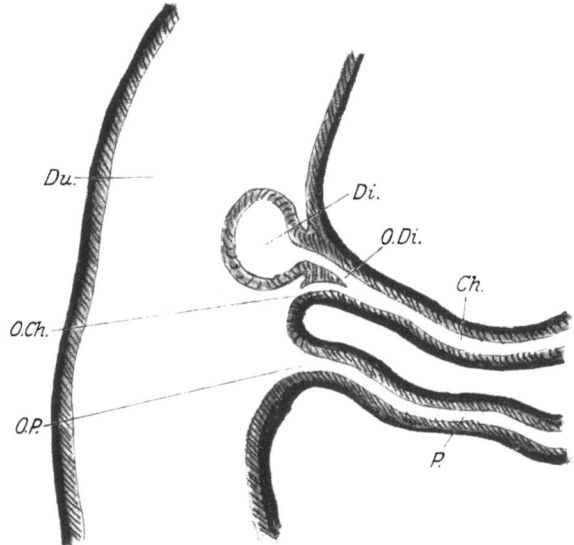

Abb. 12. Choledochusdivertikel. (Nach BUDDE.) Schematische Darstellung.

in deren Grunde den Gallengang durch eine feine Öffnung einmünden. Es gelingt aber nicht weder von der Zyste noch vom Choledochus aus eine Sonde durch die Papille hindurch in das Duodenum vorzuschieben. Sondiert man dagegen den Ductus pancreaticus, so gelangt man ohne weiteres durch die Papille in den Darm.

Durch lückenlose Schnittreihen ergaben sich die in vorstehender Abb. 12 schematisch wiedergegebenen Verhältnisse: Der Ductus pancreaticus mündet in dem unteren Bereiche der Papille, der Choledochus trägt an seinem dorsalen Umfang ein Divertikel, und zwar liegt dieses in gerader Fortsetzung des Gangverlaufes. Der zwischen der Divertikelabgangsstelle bis zur Einmündung in die Papille liegende Choledochusabschnitt ist in der horizontalen Ebene etwas spitzwinklig abgeknickt, ein Befund, der die Schwierigkeiten der Sondierung zu erklären vermag.

Nach BUDDE handelte es sich um eine angeborene Fehl- oder Überschußbildung, die etwa den gewöhnlichen Duodenaldivertikeln, die häufig in der unmittelbaren Nachbarschaft der Papille vorkommen, an die Seite gestellt werden kann. BUDDE glaubt, daß es sich um eine akzessorische Gallenblasenbildung handelt, eine Erklärung, die er selbst jedoch nur als einen Versuch zur Deutung betrachtet.

Schließlich sei noch ein Fall ISELINs erwähnt, der beweist, daß derartige Zystenbildungen auch auf den Ductus pancreaticus übergreifen können. In der oben wiedergegebenen Skizze von ROSTOWZEW hat diese Möglichkeit keine Beachtung gefunden. Aber es ist verständlich, daß bei einem Sitz der Erweiterung an der Duodenaleinmündung mit einer evtl. Beteiligung des Pankreasganges gerechnet werden muß. Wohl verlaufen die Gänge am häufigsten vollkommen oder doch nahezu getrennt. Manchmal aber mündet der Ductus pancreaticus in eine Ausbuchtung des Ductus choledochus ein; geschieht dies verhältnismäßig hoch, so kann der Bauchspeicheldrüsengang in die Zystenwand einbezogen werden. Auf diese Weise kommen Mischformen von Gallen- und Pankreaszysten zustande.

Die Beobachtung ISELINs betraf einen 36jährigen Arbeiter, der stark abgemagert war, starken Ikterus bot und über wiederholte Anfälle zu klagen hatte. Die klinische Untersuchung ergab eine über mannskopfgroße im Epigastrium sichtbare zystische Geschwulst. Bei der Operation fand sich ein dickwandiger Tumor, der mit der Umgebung gefäßreich verwachsen war. Die steinfreie Gallenblase saß als Anhängsel der Zyste auf. Der Hepatikus mündete getrennt vom Zystikus in die Zyste. Eine Punktion ergab etwa $2^1/_2$ Liter einer schleimig-eitrigen, gallig gefärbten Brühe. Nach Spaltung der $^3/_4$ cm dicken Wand konnten die Beziehungen zum Duodenum festgestellt werden. Im duodenalen Grunde waren zwei etwa 2 cm voneinander entfernte Öffnungen nachzuweisen. Eine ließ mühsam eine feine Sonde ins Duodenum eintreten. Die Einmündungsrichtung ins Duodenum verlief schräg, ein Klappenmechanismus war zweifellos vorhanden. Der zweite Gang hatte offenbar eine andere Richtung. Bei der Operation wurde der Hepatikus breitbasig aus der Zystenwand herausgeschnitten und ins Duodenum eingesetzt. Die Wunde heilte, entleerte keine Galle. Dagegen setzte aus Drain und Docht eine starke dünnflüssige Sekretion ein, die sich als Pankreassaft erwies. Der Gallenabfluß war somit geregelt, dafür bestand aber eine Prankreasgangfistel, aus der sich täglich $1^1/_2$ Liter entleerte.

Aus dieser Tatsache durfte geschlossen werden, daß ursprünglich Gallengang und Pankreasgang gemeinsam in der großen Zyste aufgegangen waren.

An dieser Stelle sei noch in dem Vorkommen von Nebenpankreaskeimen in der Gallenblasenwand ein seltener Befund erwähnt. So hat z. B. v. HEDRY bei einer 40jährigen Frau an der Grenze zwischen mittlerem und proximalem Drittel der Gallenblase 2 cm vom Ansatz des Ductus cysticus entfernt, in der Wand ein resistentes Gebilde beobachtet, das bei gelber Schnittfläche sich scharf von der Umgebung abgrenzte. Histologisch fand sich Pankreasgewebe.

Diese in der Darmwand, auch Magenwand und im Mesenterium wohl bekannten Gebilde sind mit der Entwicklung der Bauchspeicheldrüse in Zusammenhang zu bringen. v. HEDRY nimmt für seine Beobachtung an, daß das in der Gallenblase befindliche Nebenpankreas aus einer Abschnürung des rechtsseitigen ventralen Lagers entstanden ist, das seinerseits durch unbekannte Einflüsse mit der Hauptmasse des Organs nicht verschmelzen konnte, sondern isoliert blieb und fern vom ursprünglichen Lager des Hauptorgans sich zur akzessorischen Bauchspeicheldrüse entwickelte. Einschlägige Beobachtungen machten auch GLINSKY, GRIEP, NEUWERK u. a.

Auf der anderen Seite sind Verengerungen der Gallenwege in der Regel Folge entzündlicher Vorgänge, Gewebsbildung o. dgl. Doch scheint es hier Fälle zu geben, bei denen eine weitergehende Verengerung z. B. der Stämme der Ductus hepatici evtl. mit fibröser Verdickung der Wandungen eine Deutung als Mißbildung gestattet. Die fragliche Beobachtung BERGs reicht bis in die

Jugend zurück. Wechselnde Schmerzanfälle vom Typus der Gallenkolik ohne Fieber, mit oder ohne vorübergehenden Ikterus, bildeten die klinischen Symptome.

Wir verlassen nunmehr das Gebiet angeborner Anomalien der Gallenblase und extrahepatischen Gallenwege und wenden uns der Besprechung **erworbener Veränderungen in Größe, Form und Zusammenhalt** der fraglichen Teile zu.

Wir beginnen mit der Erweiterung der Gallenblase und Gallenwege, soweit sie durch irgendwelche Hindernisse im Abfluß der Galle bedingt sind.

Als Ursache kommen alle jene Veränderungen in Betracht, die eine Verlegung bzw. eine Verengerung des abführenden Ganges bedingen. Entzündliche Schwellungen, Narbenbildungen, Steine, Fremdkörper, Parasiten, insbesondere Gewächse sind zu berücksichtigen, Veränderungen, die an anderer Stelle spezielle Behandlung erfahren sollen. Der jeweilige Sitz des auslösenden Momentes wird für die Ausdehnung der sekundären Erweiterung der Gallenwege bestimmend sein.

Eine Verengerung des Ductus choledochus im Bereiche der VATERschen Papille bedingt eine verhältnismäßig gleichmäßige Erweiterung der proximalen Gangabschnitte. Bei langsam zunehmender Stenosierung kann diese einen beträchtlichen Umfang annehmen, ja auf die intrahepatischen Wege übergreifen (BERG, LINDQUIST), auch Ductus cysticus und Gallenblase betreffen (KAUSCH). Selbst in diesen Abschnitten kann es zu ausgesprochenen Dehnungsgeschwüren (eigene Beobachtung), schließlich Zerreißung kommen. PIO FOÀ bildet in seinem Handbuch einen eindrucksvollen Fall von Dehnungsgeschwüren der Gallenwege bei mechanischem Ikterus ab. Es können aber auch Zystenbildungen — wahrscheinlich auf dem Boden angeborener Schwäche der Wand — entstehen, so daß im wesentlichen der Nachweis des auslösenden Hindernisses eine Abgrenzung gegen eine „idiopathische Choledochuszyste" gestattet. Die Größe einer derartigen Zyste kann ganz beträchtlich sein (EVE: vom rechten Rippenrand bis zur Crista ilei, bedingt durch Papillom an der Papille).

Derartige Veränderungen bedingen eine Erschwerung oder völlige Behinderung des Gallenabflusses und somit Ikterus. Diese kann je nach Art der vorliegenden Ursache intermittierenden Charakter zeigen, je nachdem z. B. ein Zerfall von Karzinommassen eine gewisse Durchgängigkeit gestattet oder aber erneutes Geschwulstwachstum völligen Verschluß bedingt. In den ersten Stadien einer derartigen Erkrankung ist die Leber in ihrer Gesamtheit vergrößert. Die proximal der Stenose liegenden Gallengangsabschnitte können gleichmäßig zylindrisch erweitert sein und eine Lumenweite von Fingerdicke und darüber hinaus erreichen, oder aber es handelt sich um mehr umschriebene zystische bzw. variköse (KAUFMANN) Erweiterungen. Selbst intrahepatische Abschnitte können blasige Auftreibungen zeigen, je nach Sitz an der Leberoberfläche sichtbar sein und unter Umständen zum Durchbruch führen. Folge eines derartigen Vorkommnisses ist dann Bauchfellentzündung, da eine dauernd stagnierende Galle in der Regel Spaltpilze enthält (KARILLON). Die in solchen Gängen vorhandene Flüssigkeit erscheint ausgesprochen gallig, mehr oder weniger eingedickt, auch fadenziehend, oder aber allerdings nur in seltenen Fällen dünnflüssig, wässerig, etwa von der Zusammensetzung und dem Aussehen der uns weiter unten beschäftigenden „weißen Galle", wie wir sie bei chronischem Hydrops der Gallenblase häufiger zu sehen bekommen. In schweren Fällen, insbesondere bei länger andauernder Behinderung des Gallenabflusses kann es zu weitgehender Schädigung des Leberparenchyms kommen, dessen Zellen zerfallen, nekrotisch werden. Etwa blutiger Inhalt in so veränderten Gallenwegen und Gallenblase ist Folge der allgemein bestehenden Cholämie, einer Vergiftung des Blutes durch Stoffe, die unter normalen Verhältnissen durch die

Leber ausgeschieden werden. Die hierdurch bedingte hämorrhagische Diathese führt bei Bestehen eines schweren Ikterus, abgesehen von Blutungen in Haut, Schleimhaut und seröse Häute, zu dem eben genannten blutigen Inhalt der erweiterten Gallenwege.

Experimentelle Untersuchungen nach Unterbindung des Ductus chole-dochus (v. DITTMANN, GERHARDT, PICK, STEINHAUS u. a.) ergänzen die am Menschen erhobenen Befunde. Es kommt zu eigenartigen Nekroseherden in der Leber, die wie ausgepinselte Leberläppchen bei erhaltenem Stützgerüst ausschauen (PICK, GERHARDT). Die abgesonderte Gallenmenge ist dabei herab-gesetzt (DITTMANN). Schon nach kurzer Zeit kommt es zu Wucherungsvorgängen im Bindegewebe und an den Gallengängen zu pericholangitischer Bindegewebs-vermehrung und schließlich zu Zirrhose. Bei Hunden und Katzen stellte sich jedoch trotz mehrfacher Unterbindung eine Durchgängigkeit des Ductus chole-dochus wieder her (PICK). Es dürfen also tierexperimentelle Ergebnisse nur mit Vorsicht auf die Verhältnisse am Menschen übertragen werden. Das gleiche gilt wohl auch von der Beobachtung, daß aseptischer Verschluß der großen Gallengänge keineswegs eine aufsteigende biliäre Infektion verhindern, sondern eher befördern soll (HOMÈN).

Ein Verschluß des Ductus hepaticus bedingt in den proximal vor der Ver-engung liegenden Abschnitten gleichartige Veränderungen. Erwähnenswert bleibt jedoch, daß ein Verschluß nur eines Astes des hepatischen Ganges eine atrophische Schrumpfung des zugehörigen Leberabschnittes bedingt, ein Vorgang, den NASSE auch experimentell erzielte.

Kommt es zur Verlegung des Ductus cysticus, wobei unter den genannten Ursachen insbesondere Gallensteine eine Rolle spielen, so ist ein weiterer Zufluß von Galle aus der Leber in die Gallenblase unmöglich. Die Folge davon kann eine Verödung der Gallenblase mit fibröser Umwandlung ihrer Wand sein, der Inhalt wird von eigenartiger eingedickter mörtelartiger Masse gebildet, oder aber es kommt zu dem Bilde des Hydrops vesicae felleae (Cholecystectasis).

Dieser spielt auch im Rahmen des Gallensteinleidens eine beachtenswerte Rolle. Er scheint vielfach bereits durch den primären Anfall zu entstehen, gewissermaßen eine bestimmte Ausheilungsform darzustellen, bei welcher der Solitärstein das Bild beherrscht, während sekundäre Steinbildungen nur selten auftreten (siehe später).

Ein solcher Hydrops kann auf Grund einschlägiger Untersuchungen auch ohne Mitwirkung von Bakterien entstehen. Die hauptsächlichste Vorbedingung ist eine dauernde Sperrung des Zu- und Abflusses der Galle. In der Regel ist ein im Halsteil eingekeilter Stein auslösende Ursache. Überraschend bleibt immerhin, daß z. B. am Hunde Unterbindung und Resektion des Ductus cysticus bei aseptischem Vorgehen keinen Hydrops veranlaßt. Man wird also in den meisten Fällen von Hydrops auf entzündliche Einflüsse zurückgreifen müssen. Diese sind aber in der Regel nur geringgradig. Dafür spricht die Tatsache, daß bei Hydrops infolge eines Verschlußsteines in der Regel dieser Stein der einzige bleibt, während die sog. Pigmentkalksteine als sekundäre Bildungen erst bei chronisch bzw. rezidivierend entzündeten gallegefüllten Gallenblasen entstehen. Sind solche Steine vorhanden, dann ist die Entzündung eine wesent-lich stärkere (auch darüber siehe später).

Die vorhandene Galle wird allmählich aufgesaugt. Es kommt bei gleichzeitig bestehendem Katarrh zu einer vermehrten Schleimsekretion, so daß schließ-lich eine vergrößerte mehr oder weniger prall mit wässerig schleimiger Flüssigkeit gefüllte Gallenblase angetroffen wird. Diese sog. „weiße Galle", die auch im gesamten Gallengangsystem als Hydrops viarum biliferarum angetroffen werden

kann, ist Sekret des absondernden Apparates der Gallenblase und der Gallengänge. Sie kann weder durch Acholie noch durch Insuffizienz der Gallenbildung
erklärt werden. Voraussetzung ihrer Bildung ist ein vollständiger und dauernder
Verschluß der Gallenwege (Brunner, Kausch). Eine Hypersekretion der
Gallengangsschleimhaut braucht nicht vorhanden zu sein, sondern es werden
die vorher erweiterten Gallengänge, in welche wegen des darin bestehenden
Überdruckes die in der Leber gebildete Galle nicht hineinströmen kann,
mit Schleimhautsekret angefüllt (Bertog). Besteht dieser Zustand z. B. bei
Verschluß des Ductus choledochus, also mit Wirkung auf die intrahepatischen
Gänge, so nimmt die Gallenabsonderung der Leberzellen infolge der allgemeinen
Gallenstauung in den Gallengängen allmählich ab. Warum die „weiße Galle"
nur so selten auftritt, während die Gallenstauung so häufig beobachtet wird,
läßt sich nur vermuten. Entweder wird die Galle unter abnorm niedrigem
Druck bei geschlossenem Choledochus abgesondert oder die Sekretion der
Schleimhaut findet unter erhöhtem Druck statt oder es werden die wahren
Gallstoffe abnorm schnell aufgesaugt, sofern nicht mehrere dieser Einflüsse gleichzeitig eine Rolle spielen (Syöquist). In Fällen, wo das Hindernis des Ductus
choledochus soweit darmwärts gelegen ist, daß der Ductus pancreaticus oberhalb desselben einmündet, kann die in den Gallengängen angestaute Flüssigkeit
zum Teil Pankreassaft darstellen (Brunner).

Eine derartige Gallenblase überragt mehr oder weniger weit als tastbare
Geschwulst den unteren Leberrand, fühlt sich prall gespannt, hart und kugelig an.
In der Regel ist in solchen Fällen der Inhalt bakterienfrei. Die Frage, ob ein
derartiger Hydrops nur auf entzündlicher Basis entstehen kann, wird vorerst
noch nicht einheitlich beantwortet. Die vielfach das gewöhnliche Maß weitgehend
überschreitende Flüssigkeitsmenge bleibt begreiflicherweise nicht ohne Folgen
auf die Wandung der Gallenblase. Die normalerweise eigenartig gefältelte
Schleimhaut wird zunehmend geglättet, die Epithelien werden kubisch bis
flach und verfetten. Die immer mehr schwindenden Bestandteile der Muskelschicht werden durch ein Bindegewebe ersetzt. Schließlich kann die Innenwand
einer derartigen Gallenblase, die schließlich papierdünn, durchscheinend geworden
ist, weißlich sehnig erscheinen. In manchen Fällen wird allerdings auch eine
schwielige Verdickung beobachtet.

Erwähnt sei der besondere Befund eines Falles von akut entstandenem
Hydrops, den Montenbruck im Laufe von 10 Tagen im Anschluß an Scharlach
auftreten sah. Die Gallenblase des 5jährigen Kindes war dreifaustgroß, mit
250 ccm grünlicher fadenziehender keimfreier Galle gefüllt.

Die auf solche Weise bedingte Dehnung der Gallenblase kann schließlich
zur Zerreißung führen (v. Arx, Bricka, Braithwaite, Hochenegg,
Machart, in diesem Falle rezidivierend, u. a.); jedenfalls ist ohne weiteres
verständlich, daß derartig veränderte Gallenblasen, am häufigsten bei Gallensteinen, ferner bei Typhus, Cholecystitis necroticans typhosa usw. traumatischen
Einflüssen wenig Widerstand entgegensetzen können. Ganz allgemein sind
„subkutane Rupturen" der Gallenwege bei der geschützten Lage dieser
Teile verhältnismäßig seltene Vorkommnisse (Thöle). In der Regel handelt es
sich dabei um eine Teilerscheinung sonstiger innerer Verletzungen insbesondere
gleichzeitiger Leberzerreißung. Folge ist eine diffuse gallige, meist hämorrhagische Peritonitis. (Über gallige Peritonitis ohne Gallenblasendurchbrechung
siehe später.)

Insbesondere ist es eine stumpfe gegen den Bauch gerichtete Gewalteinwirkung,
die eine Zerreißung auslöst. Am häufigsten ist der Ductus choledochus betroffen
(Battle, Rothfuss, Lewerenz, Just), weniger häufig der Ductus hepaticus
(Meissner). Größte Seltenheit ist eine isolierte Zerreißung des Ductus cysticus

(LESSING). LEWERENZ konnte insgesamt 63 einschlägige Fälle zusammen-stellen, diese betrafen:

24 mal die Gallenblase,
10 mal den Ductus choledochus,
 8 mal einen intrahepatischen Gallengang,
 6 mal einen Ductus hepaticus,
 1 mal den Ductus cysticus,
14 mal blieb die Verletzungsstelle unklar.

Eine weitere größere Statistik verdanken wir AMANTE, der (angef. nach KEHR) 101 Fälle zusammenstellen konnte. Davon betrafen 35 die Gallenblase, 3 den Ductus cysticus, 19 den Ductus choledochus, 10 den Ductus hepaticus; bei weiteren 33 Fällen konnte weder während des Lebens noch bei der Autopsie mit Sicherheit der verletzte Gang aufgefunden werden.

Bei diesen 101 Fällen konnte AMANTE folgende Ursachen feststellen:

Überfahrenwerden	23 mal
Heftige Schläge fester Gegenstände gegen den Bauch .	17 mal
Sturz von einer Höhe	16 mal
Heftiger Stoß mit dem Bauch gegen feste Gegenstande	14 mal
Pufferquetschung	5 mal
Quetschung anderer Art	4 mal
Huftritt	4 mal
Kontusion des Bauches im allgemeinen	4 mal
Gewaltsame Anstrengung	1 mal
Nichtangegebene Gewalteinwirkung	13 mal

AMANTE unterscheidet unter den prädisponierenden Ursachen physiologische und pathologische. Zu jenen rechnet er Alter und Geschlecht, konnte er doch feststellen, daß das jugendliche Alter zu dieser Art Verletzungen einen bedeutenden Prozentsatz liefert. Er bringt dies in Zusammenhang mit der größeren Elastizität und Nachgiebigkeit des Brustkorbes; dieser kann, ohne selber dabei Schaden zu leiden, derart gedrückt werden, daß die tiefliegenden Gallenwege zerreißen.

Das männliche Geschlecht stellt den größeren Anteil, was sich durch die beruflich gebotenen Verletzungsmöglichkeiten erklärt.

Als pathologische veranlagende Ursachen kommen in Betracht erkrankte Gallenblasen, insbesondere gallensteinkranke Blasen, ferner Gallenblasen mit ausgedehnten Verwachsungen, Hydrops der Gallenblase, Veränderungen durch Karzinom und anderen Krankheiten.

Die Zerreißung der größeren extrahepatischen Gallenwege entsteht in der Regel durch Überdehnung, indem sie straff zwischen Porta hepatis und Duodenum ausgespannt sind. Wird nun plötzlich durch irgendeine Gewalt die Leber nach oben in die Zwerchfellkuppe hinein, der Darm nach untenhin gepreßt, so erleidet der Hepatikus und in seiner Fortsetzung der Choledochus eine solche Zerrung, daß er durchreißen kann (HILDEBRANDT). Handelt es sich dabei um nicht-veränderte Gallenwege, so kommt es niemals zu einer eitrigen, meistens nur zu einer serösfibrinösen bzw. adhäsiven Peritonitis. Länger andauernder reichlicher Gallenaustritt führt dagegen teils infolge von Resorption der Gallensäure, teils wegen des Ausfalles eines so wichtigen Verdauungssaftes regelmäßig zu Siechtum und Tod (LEWERENZ). Doch ergibt eine Mitteilung von DAVOLIO MARANI, daß keimfreie gallige Ergüsse lange Zeit ertragen werden können, ohne am Bauchfell wesentliche entzündliche oder toxische Reizungen auszulösen. In dem fraglichen Fall war der Patient nach Kontusion des Epigastriums mit ständig zunehmendem galligem Erguß im Bauchfell erkrankt. Dieser Cholaskos bestand 3 Wochen lang ohne Zeichen der Peritonitis und ohne Fieber. Der Erguß konnte durch Laparotomie entfernt werden.

Nach derartigen Zufällen wird die Gallenblase und das extrahepatische Gallengangsystem im Falle einer Heilung mit den Nachbarorganen durch narbige Bindegewebsbildung in mehr oder weniger innigen Zusammenhang treten. Je nach Art des traumatisch entzündlichen Vorganges kann es aber auch zu fistelartigen Gangbildungen kommen, wodurch das Gallengangsystem mit benachbarten Organen in eine unter Umständen auch klinisch nachweisbare Verbindung tritt. Theoretisch ist überall da eine derartige Komplikation denkbar, wo unmittelbare Nachbarschaft besteht, wo Lageveränderungen dazu geführt haben und vor allem, wo Erkrankungen der unmittelbaren Umgebung die fragliche Verbindungen evtl. Gangbildung gegen die freie Bauchhöhle hin abgeschlossen haben. Voraussetzung ist ein dauerndes Offenbleiben des Durchbruchganges. Leber- und Gallenblasenerkrankung der verschiedensten Art werden derartige Folgen zeigen können. Insbesondere kommen Gallensteine (nach IDO und YASUDO unter 49 Fällen 26mal = 58,06%, SMITH and BIZBY, VISSERING) in Frage, ferner Leberabszesse, Tropendysenterie, Askaridenwanderung, Leberechinokokkus, Trauma (GRAHAM und TYRMAN), evtl. in entgegengesetzter Richtung, etwa — bisher allerdings noch nicht sichergestellt — bei Lungenerkrankungen Durchbruch nach der Leber hin. Die Lokalisation der mit den Organen des Brustraumes in Verbindung stehenden Befunde ist in der Regel rechtsseitig, im vorderen medialen Teil oder in Höhe der Konvexität der Leber, in äußerst seltenen Fällen auch einmal links (CARLEY). Fälle, die das Centrum tendineum betreffen, sind bisher anscheinend nicht zur Beobachtung gekommen.

Das Lumen der Fistel ist je nach Ursache und Verlauf des Prozesses verschieden: eng, weit, ausgebuchtet. Das umgebende Lebergewebe ist oft weitgehend durch fibröses Gewebe ersetzt. Die sekundären Krankheitserscheinungen hängen von der Art der Fistelbildung ab. Pneumonie, Lungengangrän usw. können Todesursache werden; Ikterus, im allgemeinen selten, ist je nach den anatomischen Verhältnissen verständlich. Auf der anderen Seite sind Heilungen durchaus möglich. Operative Erfolge sind im Schrifttum verzeichnet (KLAUBER).

Die häufigste Form ist die Bronchialbiliär, bzw. Biliopulmonalfistel (IDO und JASUDO). Es kann sich dabei um eine Lungen- (CARTER, MACDONALD) bzw. Bronchus-Gallengangsfistel (TYRMAN, HAVILLAND, HALL, ESCHENHAGEN, MORACHOWSKY) oder aber Lungen- (ADAM) bzw. Bronchus-Gallenblasenfistel handeln. Der Ausgangsbronchus kann dabei eine sackförmige Erweiterung zeigen (EICHLER). Die Entwicklung dieser bronchobiliären Fisteln geschieht offenbar etappenweise; die auslösenden pathologischen Veränderungen können verschiedene Wege einschlagen. Bei infiziertem Choledochusverschluß bilden sich infolge von Cholangitis in der Leberkonvexität ein oder mehrere Abszesse, die durch das Zwerchfell in die Pleura oder in die Lunge durchbrechen. Voraussetzung ist dabei, daß Zwerchfell und Lunge schon vorher durch Verwachsung miteinander in Verbindung standen. Das gleiche geschieht bei Abszeßbildung um einen intrahepatischen Stein, wobei Wandusurierung durch den Stein und Überdehnung durch Sekretanhäufung in gleicherweise die Gangbildung vorbereiten können. Häufig ist ein subphrenischer Abszeß in die Gangbildung eingeschaltet.

Aber auch ohne Abszedierung könnten Steine zwischen Verwachsungen von der Gallenblase oder den großen Gallenwegen aus in die Lunge durchbrechen. Oder nach Zerreißung der Gallenblase bildet sich ein subphrenischer Abszeß, der sich dann erst in die Lunge oder Pleura ergießt (SCHLESINGER). Klinisch gelten plötzliche Gallenentleerungen durch die Respirationswege in Begleitung pneumonischer Prozesse als charakteristische Symptome. Ikterus besteht gewöhnlich nicht.

Eine 2. Gruppe bildet die Gastrointestinalbiliärfistel. Beschrieben sind unter anderem Fistelbildungen zwischen Gallenblase und Duodenum, Kolon, Ileum, selbst Jejunum und Wurmfortsatz (TANAKA, ROTH). Perforation in den Magen, insbesondere in den Pylorusteil, ist nicht selten. Auch Fisteln mit verschiedenen anderen Abschnitten der Gallenwege wie Gallenblasehepatikus, Gallenblasecholedochus-, Gallenblaseleberfisteln sind beobachtet (OTTIKER, SCHLOTH u. a.). Einbruch in Nierenbecken, Harnblase, in den offenen Urachus, in die Geschlechtsorgane werden erwähnt; selbst Eröffnung der Gallenblase in die Pfortader (zit. nach TANAKA) kommt vor. Die letztgenannten Formen werden

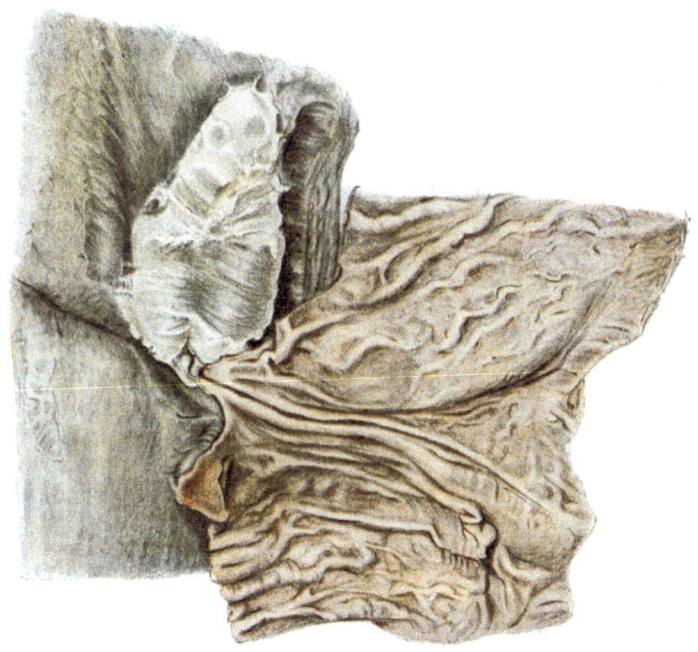

Abb. 13. Gallenblasen-Zwölffingerdarmfistel. Gallenblase stark geschrumpft. Wandung verdickt. Kurzer Ductus cysticus, der unmittelbar in den Zwölffingerdarm mundet.

als urogenitalbiliär bzw. Vaskulärbiliärfisteln bezeichnet (QUINCKE). Verbindungen mit den Bauchdecken sind häufig postoperative Folgen (GUÉPIN). Derartige lange Zeit bestehende Fisteln sind für den Menschen gefährlich, da es entsprechend den tierexperimentellen Ergebnissen PAWLOWS zu osteoporotischen Prozessen kommen kann (SEIDEL). Die Frage evtl. spontaner Heilung hat bisher im Schrifttum keine entscheidende Beantwortung erfahren.

Im Anschluß an die soeben geschilderten Beziehungen des Gallengangapparates zu Nachbarorganen sei auf Verhältnisse hingewiesen, die das Pankreas mit Erkrankungen der Gallenwege bzw. umgekehrt die Gallenwege mit der Bauchspeicheldrüse in Verbindung bringen.

Der Ductus choledochus geht vor seinem Eintritt in das Duodenum fast stets (95%) durch die Substanz des Pankreas hindurch und nur selten am Kopfe desselben vorbei. Choledochus und Wirsungianus vereinigen sich fast nie (nur $1-2\%$), sondern münden fast ausnahmslos getrennt voneinander am Boden des Divertikulums der Papille. Es ist demnach ohne weiteres verständlich, daß Schrumpfung oder pathologische Vergrößerung des Pankreaskopfes auf den Choledochus von Einfluß sind. Verlegung des einen kann gleichzeitig Verstopfung des anderen bedingen. Nur eine Verlegung des Divertikels der Papille zieht beide Gänge in Mitleidenschaft (v. Büngner, Schottmüller). So kann z. B. Gallenstauung im Ductus Wirsungianus durch Stein in der Papilla Vateri Ursache einer akuten Pankreasnekrose mit galliger Peritonitis werden (Rosenbach). Auch die Gallenblase zeigt zur Bauchspeicheldrüse gewisse Beziehungen. Ihre Lymphgefäße sammeln sich in Drüsen, die am Pankreaskopfe rechts neben dem Choledochus, links neben der Arteria hepatica liegen. Bei ihrer Entzündung kann es zu einer Schwellung des Pankreaskopfes kommen (Franke).

Schließlich sei hier in aller Kürze auf die Fülle von Beziehungen hingewiesen, die gleichsam per vias naturales zwischen Gallenblase und Gallenwegen einerseits, dem Darm andererseits gegeben sind. Bei der Frage der Entstehungsweise cholangitischer bzw. cholezystitischer Prozesse wird hierauf zurückzukommen sein. Daß es sich hierbei um eine Infektion gegen den Strom handelt, braucht uns nicht zu stören, haben wir doch im Körper Parallelen genug, bei denen im Falle mäßiger Stauung aufsteigende Prozesse zur Beobachtung kommen. Aber auch abgesehen von dieser Möglichkeit scheint in den Gallenwegen auch ohne Stauung bereits unter physiologischen Verhältnissen eine „rückläufige" Bewegung vorzukommen. Gelingt es doch, per os gegebene Kohle 24 Stunden später in Form feinster Kohleteilchen, in der aus einer Cholezystotomiefistel ausfließenden Galle nachzuweisen (Goldmann).

Kreislaufstörungen und sog. Degenerationen der Gallenblase.

Zu berücksichtigen sind an dieser Stelle Kreislaufstörungen und sog. Degenerationen der Gallenblase und Gallenwege.

Was die ersteren betrifft, so sehen wir bei Orth, daß sie als Stauungshyperämie, bei Stauungsleber, als kongestive Hyperämie bei Entzündungen zu beobachten sind. Es können dabei kleine Blutungen in die Schleimhäute zustande kommen. Kleine Schleimhautblutungen (Ekchymosen) finden sich auch bei den verschiedensten akuten Infektionskrankheiten, bei allen Arten, die in die große Gruppe der sog. hämorrhagischen Diathese fallen (Streptokokkenallgemeininfektion, Endocarditis lenta usw.). Lubarsch (schriftliche Mitteilung) fand sie auch bei Milzbrand von Menschen und Kaninchen, auch bei Weilscher Krankheit und Fleckfieber. Ekchymosen der Serosa findet man auch mitunter bei akuter allgemeiner fibrinöser Peritonitis. In allen Wandschichten kann man kleinere und mittelgroße Blutungen auch bei Gewächs- und Geschwürsbildungen finden. Seltener sind Blutergüsse an die Oberfläche, „doch ist blutiger Inhalt in der Gallenblase gefunden worden, für den nur eine Hyperämie mit Diapedese verantwortlich gemacht werden konnte". „Tödliche Blutungen, wenn auch nicht aus der, so doch in die Gallenblase, können durch Ruptur eines Aneurysma der Arteria hepatica oder cystica (Chiari) bedingt werden; ebenso können große Blutergüsse in die Gallenblase zustande kommen, wenn etwa ein Leberabszeß gleichzeitig ein Blutgefäß und einen Gallengang perforiert hat." Blutarmut, mag sie örtlich bedingt oder Teilerscheinung allgemeiner Blutarmut sein, ist meist durch die gallige Färbung der Schleimhaut verdeckt; nur bei Hydrops der Gallenblase und bei chronischen Gallensteinleiden, wo die Schleimhaut oft in derbes narbiges Bindegewebe umgewandelt ist, tritt die Blutarmut deutlich hervor und die veränderte Schleimhaut kann rein weiß erscheinen, ohne daß auch nur eine Andeutung von Blutgefäßen sichtbar wäre.

Ablagerungen fremder Stoffe, sog. Verfettung, Verkalkung, Pigment, Glykogen-, Hyalin- und Amyloidablagerungen spielen in Gallenblase und Gallen-

wegen keine erhebliche Rolle und werden deswegen auch in den meisten Lehr-
und Handbüchern gar nicht erwähnt. Immerhin würde eine systematische
Untersuchung sehr viel größere Ausbeute bringen, als man meint. Resorption
von Fetten und fettähnlichen Stoffen in der Gallenblasenschleimhaut wurde
schon von KLEBS nach dem grobanatomischen Befund genau beschrieben und
als eine sehr häufige Erscheinung bezeichnet. Er schreibt: „Man findet dann
die dunkelgrüne oder braun gefärbte Schleimhaut von einem zierlichen feinen
Netzwerk durchzogen, welches den Falten derselben entspricht." Ablagerungs-
stätte ist nicht nur, wie schon VIRCHOW erwähnt, das Deckepithel, sondern
man findet die Cholestearinester auch in Bindegewebszellen mitunter sogar
glatten Muskelzellen (s. auch S. 788 Erdbeergallenblase). Bei entzündlichen
Veränderungen sind auch die Entzündungszellen (sowohl Leuko- wie Lymphozyten und Fibroblasten) oft sehr reichlich mit Fetttröpfchen beladen, neben
denen auch in erheblichen Mengen Glykogentröpfchen gefunden werden können.
HERXHEIMER hat auf das Vorkommen großer fetthaltiger Zellen (Pseudo-
xanthomzellen) bei chronischer Cholezystitis hingewiesen. Auch in Epithelien,
Bindegewebs- und Muskelzellen hat LUBARSCH (schriftliche Mitteilung) bei
frischen Entzündungen (Operationsmaterial) Glykogen gefunden.

Von Pigmentierungen kommt in erster Linie die Ablagerung von Eisenpigment in Betracht, die vorwiegend bei Eintritt von Blutungen und Entzündungen in den entzündlichen Zellansammlungen oder in Adventitiazellen von
Blutgefäßen gefunden wird. Eine Beteiligung der Epithelien bei allgemeiner
Hämosiderose und Hämochromatose kommt nur ausnahmsweise vor. LUBARSCH
beobachtete sie nur in sehr geringer Menge in Deckepithelien, etwas stärker
in den Epithelien der LUSCHKASchen Gänge. Auch die Ablagerung des eisenfreien braunen Abnutzungspigmentes ist in Gallenblase und Gallenwegen etwas
Selteneres, besonders enthalten die Deckepithelien nur ganz ausnahmsweise zweifel-
loses braunes Pigment. Etwas reichlicher kommt es in der Muskulatur bei
alten Leuten vor, tritt aber selbst bei allgemeiner Hämochromatose gegenüber der Pigmentierung der Dünndarm-, Magen- und Speiseröhrenmuskulatur
stark zurück. Doch kommen gelegentlich auch sehr mächtige Ablagerungen
von Abnützungspigment vor, wie ein Fall von PRIESEL (s. weiter unten) zeigt.
Auch die Arterienmuskulatur kann an der Pigmentierung beteiligt sein. Bei
Malaria kommt namentlich bei tropischen und chronischen Formen in den Deck-
zellen der Blutgefäße auch Malariamelanin vor. Melanotisches Pigment hat
LUBARSCH gelegentlich bei Zerfall melanotischer Gewächsmetastasen in der
Gallenblasenwand in Rund- und Spindelzellen gefunden.

Hyaline Tröpfchen kann man gelegentlich in Deckepithelien finden, etwas
häufiger sind bei entzündlichen Veränderungen hyaline RUSSELsche Körperchen
gefunden worden (LUBARSCH).

Auch die Beteiligung der Gallenblase und Gallengänge bei der allgemeinen
Amyloidablagerung ist nicht systematisch untersucht worden. LUBARSCH
erwähnt in seiner Arbeit[1] über Fälle von ungewöhnlicher Lokalisation des
Amyloids auch Ablagerungen in der Gallenblasenwand. Bei allgemeiner Amyloidose hat er gelegentlich auch eine Beteiligung kleinerer und mittlerer Arterien
in der Unterschleimhaut und Muskelschicht gefunden.

Über Ablagerungen von salpetersaurem Silber in der Gallenblase berichtet
besonders eingehend KINO. Die Ablagerungen waren in der ganzen Wanddicke vorhanden und bestanden wie gewöhnlich in sehr feinen, runden, ziemlich
gleichgroßen schwarzen Körnchen. In der Schleimhaut waren die tieferen

---

[1] Virchows Archiv **271**.

Bindegewebsschichten und die Wand der kleinen Blutgefäße Sitz der Ablagerung, die Schleimdrüsen blieben aber stets frei.

Die Muskelschicht enthielt nur wenig verstreute Körnchen, während die in ihr verlaufenden größeren Schlagaderäste außerordentlich stark mit schwarzen Körnchen beschlagen waren und in den einzelnen Schichten der Wandungen besonders deutlich eine Anordnung zeigten, wie in fast allen anderen Organen. In den kleinsten Schlagadern war dagegen die Niederschlagbildung besonders mächtig. Die Blutadern enthielten nur sehr spärlich Niederschläge, ebenso Serosa und Subserosa, während in der unmittelbar hinter der Muskelschicht gelegenen elastischen Fasern sehr reichen Bindegewebsschicht die Ablagerung wieder stärker war.

Auch über Verkalkungen kann nur wenig ausgesagt werden. Klebs erwähnt kurz, daß Verkalkung der Schleimhaut, ähnlich wie bei dem atheromatösen Prozeß der Arterien und Verkalkung der Gefäße bisweilen neben Gallensteinen vorkommt. Böttcher (nach Klebs) beobachtete die letztere auf eine ringförmige Zone der Schleimhaut beschränkt.

Überleitend zu den entzündlichen Prozessen der Gallenblase und Gallenwege sei auf das keineswegs seltene Ödem der Gallenblasenwand hingewiesen. Diese im Rahmen allgemeiner Stauung (besonders bei Herzfehlern) oder in Nachbarschaft entzündlicher insbesonderer geschwüriger Prozesse eintretende Veränderung kann die Wand der Gallenblase in eine hochgradig verdickte wässerig-sulzige blaßgelbliche bis weiße Gewebsmasse umwandeln. In der Regel umfaßt das Ödem Schleimhaut und Unterschleimhaut; doch gibt es auch Fälle, in denen es in der Wand selbst sitzend, die Schleimhaut verschont (Kaufmann). Im Falle eines chronischen Zustandes kann eine entsprechende die Wand verdickende Organisation einsetzen. Auf gleicher Ursache beruhen ferner kleine Blutungen, die subserös — auch im Rahmen allgemeiner Sepsis — in der Schleimhaut und auch sonst in den Wandungen der Gallenblase- und Gänge zur Beobachtung kommen. Höchste Grade erreicht diese Veränderung in Form ausgedehnter hämorrhagischer Infarzierung im Falle der sogenannten

Stieldrehung der Gallenblase.

Es handelt sich dabei stets um sog. Wandergallenblasen (Krukenberg). Beim Fehlen sonstiger Bandapparate erfolgt die Drehung, die bis 360 Grad (Fischer) betragen kann, um den Ductus cysticus als Stiel. Das Leiden betrifft meist alte atonische Individuen (Jenckel), wobei Fettverlust, Bänderschwäche u. dgl. begünstigend wirken (Krabbel). Auslösend ist hier unter Umständen stärkere Füllung. Die mehr oder weniger ausgesprochene Abknickung bedingt den klinischen Schmerzanfall. Steine können fehlen (z. B. Kubig, Fischer), können aber auch vorhanden sein (Grunert) und bei Einklemmung in den Ductus cysticus den Grad der Ernährungsstörung beeinflussen (Nehrkorn). Völlige Gangrän kann die Folge sein (Ransohoff, Jenckel). Für die Drehung sind abgesehen von äußerer Veranlassung im Organstiel selbst lokalisierte mechanische Einflüsse verantwortlich zu machen. Unter dem ständigen Druck des Blutes dehnt sich die Vene aus, sie verlängert und schlängelt sich, bäumt sich auf; erfährt dieser Druck aus pathologischer Ursache weitere Zunahme, so überträgt er sich schließlich auf das am Ende gelegene Organ, so daß eine Drehung desselben zustande kommt (Payr).

Vorbedingung für die Drehung der Gallenblase ist ihre abnorme Beweglichkeit. Diese ist dann gegeben, wenn die Gallenblase — überall vom Bauchfell umgeben — nur durch eine schmale Peritonealbrücke an der Leber befestigt ist oder auch völlig frei am Ductus cysticus und den Gefäßen wie an einem Stiele hängt.

BREWER (zit. nach GRUNERT) fand unter 100 Leichen fünfmal ein ausgebildetes „Mesenteriolum der Gallenblase". Häufig ist allerdings in diesen Fällen eine Peritonealfalte vom Gallenblasenfundus zum Colon transversum ausgespannt (Ligamentum cysto-colicum), wodurch die freie Beweglichkeit solcher Pendelgallenblasen eingeschränkt wird.

Wenn infolge der Drehung die Blutzufuhr in den Stielgefäßen unterbrochen wird, dann kommt es zu Gangrän der Gallenblase. Nach KUBIG begünstigt der Schwund der elastischen Fasern der Wand im Alter eine Stieldrehung. Nach PAYR sind die Kreislaufverhältnisse im Stiel, wie bereits erwähnt, für die Drehung von Bedeutung. Doch kann diese „hämodynamische Theorie" PAYRs nur auf reichlich vaskularisierte Stiele Anwendung finden, für die Gallenblase selbst aber kaum in Frage kommen.

Die Stieldrehung der Gallenblase betrifft nach SUTTER vorwiegend Frauen im höheren Lebensalter. Das errechnete Verhältnis zu Männern betrug 4 : 1. Unter insgesamt 18 Fällen fanden sich achtmal Gallensteine.

Besonders beachtenswert ist eine Mitteilung von BUSCH, die eine 75jährige Frau betraf. Man fühlte oberhalb des Nabels zuweilen eine walzenförmige Geschwulst, deren Größe zu wechseln schien und manchmal völlig verschwand, um nach einiger Zeit unter Schmerzen wiederzukommen. In der Annahme eines Darmgewächses wurde der Bauch eröffnet. Man fand eine auf das vierfach vergrößerte, blutig infiltrierte und stielgedrehte Gallenblase. Das Gekröse war sehr lang, die Blase so beweglich, daß sie sich weit nach oben auf die Brust herauslagern ließ. Nach BUSCH unterliegt es „wohl keinem Zweifel, daß es sich hier um eine unvollständige sich häufig wiederholende Stieldrehung gehandelt hat, wie sie auch bei anderen Fällen neben der vollständigen zu rascher Gangrän führenden Drehung beobachtet worden ist."

Akute traumatische Gangrän der Gallenblase mit Verstopfung des Ductus cysticus durch Fibringerinnsel sah SIEGEL. Eine Stieldrehung lag nicht vor.

Die Entzündung der Gallenblase uud Gallenwege

ist ein recht häufig beobachtetes, schon bei Kindern (GREKOFF, STAMMLER) vorkommendes Leiden. Wie auch sonst im Organismus kennen wir akute und chronische Prozesse. Beide wiederholen im wesentlichen jene Vorgänge, die wir für andere mit Schleimhaut ausgekleidete Hohlorgane kennen, wobei nur die Besonderheiten des anatomischen Baues und Lage das Bild beeinflussen. Die Entzündung kann Gallenblase und Gallengänge zugleich betreffen, oder aber auch beide Abschnitte einzeln befallen. Am häufigsten wird der distale Abschnitt des Ductus choledochus als Folge eines primären Magendarmkatarrhs in den Entzündungsprozeß einbezogen, der je nach Art und Virulenz der Erreger verschiedene Formen annehmen kann. Der leichteste Grad im Sinne einer katarrhalischen Entzündung besteht in einer Schwellung der kleinzellig infiltrierten Schleimhaut. Diese veranlaßt eine Verengerung des Lumens. Bei hierdurch bedingter Behinderung des Abflusses der Galle in den Darm kommt es zum sog. Icterus catarrhalis. Da es sich hierbei um eine leichte, oft rasch wiederkehrende Erkrankung handelt, bleibt ein diesbezüglicher Sektionsbefund mehr oder weniger Zufall. Die Schleimhaut ist in solchen Fällen gerötet, weich, geschwollen und mit zähem, durch Leukozyten getrübtem, grauweißem Schleim bedeckt. Bei starkem Druck auf die Gallenblase kann man aus der Papille häufig einen zähen, schleimigen, grauweißen Pfropf ausdrücken (KAUFMANN). Da die Schleimhaut nach dem Tode ihren Turgor verliert, ist der Nachweis eines derartigen Verschlusses oft nicht mehr möglich.

Nach Klebs genügt im unteren Abschnitt des Choledochus schon die Schwellung der Schleimhaut und die klebrige Beschaffenheit ihrer Oberfläche, um einen Verschluß des Gallenganges herbeizuführen, „da man in vielen Fällen von katarrhalischem Ikterus die Schleimhaut dieses Teiles zwar gallenfrei findet, aber auch ohne bemerkbaren Schleimbelag". Inwieweit Krampfzustände der Muskulatur zu einem Verschluß beitragen können, läßt sich begreiflicherweise kaum entscheiden. Für einen länger dauernden Verschluß kommen sie wohl nicht in Frage.

Derartige einfache katarrhalische Entzündungen der Gallenwege dringen gewöhnlich nicht weiter gegen die Leber vor. Erst bei eitrigen, kruppösen, diphtherischen Formen, wie sie im Anschluß an geschwürige Erkrankungen des Darmes wie Typhus, Ruhr auftreten können, ist dies der Fall. Solche Zustände sind selten. Auch ist es oft schwierig, den Zusammenhang mit der Darmerkrankung nachzuweisen. Gerade die Tatsache, daß es sich bei den genannten Erkrankungen um Veränderungen in tiefer gelegenen Darmabschnitten handelt, läßt begreifen, daß die Annahme eines Zusammenhanges der Gallenwegsentzündung mit diesen Darmkrankheiten von manchen Seiten bestritten wurde. Mit Recht weist aber Klebs auf das sprungförmige Fortschreiten entzündlicher Vorgänge in anderen Körpergegenden z. B. in den Harnwegen hin. Das Eindringen irgendwelcher Krankheitserreger in die Gallenwege kann genügen, um hier eine Entzündung in Gang zu bringen. Der ausgeführte Gedankengang erscheint zudem berechtigt, wenn man der Tatsache gedenkt, daß sich die Erkrankung der Gallenwege auf mehr oder weniger umschriebene Bezirke des Gallengangssystems einschließlich der Gallenblase beschränken kann. Daß derartige Befunde nur sehr selten zur Beobachtung kommen, liegt auf der Hand. Auch Aschoff und Bacmeister (die Cholelithiasis) verfügen über keine Fälle von ganz frischen Entzündungen bis dahin nicht infizierter Blasen. In einem derartigen Zeitpunkt der Erkrankung wird in der Regel nicht operiert. Meist kommen Gallenblasen zur Untersuchung, an denen zwar von früher abgelaufenen Vorgängen kaum etwas zu sehen ist, und die daher mit einer gewissen Vorsicht als annähernd normal bezeichnet werden können. Aus diesen Befunden aber läßt sich nach Aschoff und Bacmeister ableiten, „daß die akute Cholezystitis, ganz ähnlich wie die Appendizitis (Aschoff), nicht als reiner Oberflächenkatarrh, sondern als mehr phlegmonöser Prozeß verläuft. Ob reine Oberflächenkatarrhe akuten Charakters überhaupt vorkommen, entzieht sich unserem Urteil. Gesehen haben wir solche Fälle nicht".

Die eitrige Infiltration der Wandungen tritt nicht so stark hervor wie bei der Appendizitis. Es handelt sich vielmehr um ein seröses-eitriges Infiltrat, also um eine Cholecystitis acuta sero-purulenta (Cholecystitis phlegmonosa simplex). In erster Linie werden die intramuskulären Schleimhauteinsenkungen, insbesondere die Luschkaschen Gänge ergriffen. Von hier aus schreitet der Prozeß bis in das subseröse Gewebe fort. Die Leukozytendurchsetzung nimmt gegen die Serosa hin ab. In den äußeren Wandschichten stehen ödematöse Zustände im Vordergrund. Gerade diese Tatsache erklärt die oft zu beobachtende Verdickung der Gallenblasenwand. Die so bedingte Spannung des Bauchfellüberzuges erklärt uns die klinisch feststellbaren Schmerzen. Derartige einfachen Formen von Entzündung können offenbar so weitgehend zurückgehen, daß Spuren vorausgegangener Anfälle kaum aufzufinden sind. Finden sich aber Überreste, so bestehen sie in einer Vermehrung der zelligen Bestandteile, insbesondere Lymph- und Plasmazellen, in den Falten der Schleimhaut und Zellanhäufungen in den intermuskulären Gefäßscheiden und in der Umgebung von Gefäßen des subserösen Gewebes. Daß aus solchen Befunden eine Bindegewebsvermehrung hervorgehen kann, ist ohne weiteres verständlich. Häufig kommt es schon bei akuten Anfällen zu diphtherischen und geschwürigen Zerstörungen (Cholecystitis ulcerosa recens), die zu mehr oder weniger ausgedehnten Narbenbildungen Veranlassung geben können. Bei ganz akutem Verlauf, evtl. hochinfektiöser Krankheiten, kann selbst Gangrän der Blasenwand eintreten (LANGENBUCH).

In den größeren Gallenwegen dürften die Prozesse grundsätzlich gleicher Natur sein.

Schon in dieser leichten Form können häufige Rückfälle oder gar chronische Vorgänge zu einer Erweiterung der Gallenwege führen. Die Wand wird entsprechend verdünnt, hin und wieder wird auch eine polypöse Verdickung der Schleimhaut beobachtet. Noch seltener ist der Befund einer Verödung eines Gallenganges infolge Schrumpfung der entzündeten Wand. Verständlich ist, daß als Folge solcher Katarrhe die unmittelbare Umgebung der betroffenen Gallengänge in Mitleidenschaft gezogen wird. Es kommt zu pericholangitischen Veränderungen, die je nach Charakter mit Abszeßbildung einhergehen oder aber bei mehr oder weniger ausgiebiger Schwielenbildung zu zirrhosenartigen Bildern führen. Eine solche Form interstitieller Hepatitis ist z. B. bei chronischer Phosphorvergiftung (KAUFMANN) beobachtet worden; ist doch insbesondere von Phosphor und Arsen bekannt, daß sie vorzugsweise in den kleineren Gallengängen Katarrhe hervorrufen können. Auch das jeweils vorliegende bakteriologische Verhalten der Galle dürfte für Verlauf der Erkrankung und pathologisch-anatomische Folgen von Bedeutung sein.

Das alleinige Vorkommen intrahepatischer Cholangitis ist oft bezweifelt worden. SIEGMUND konnte über 5 Fälle berichten, die unter dem klinischen Bilde der subakuten Leberatrophie bzw. eines mit Ikterus verbundenen Gallensteinleidens verlaufen waren. Die extrahepatischen Gallenwege waren völlig unversehrt, die Gallenblase war normal. Die Leber bot das Aussehen einer hypertrophischen biliären Zirrhose. Eine Ursache für die Gallenstauung war vorerst nicht erkennbar. Die mikroskopische Untersuchung ergab jedoch eine eitrige Endo- und Pericholangitis, die im wesentlichen auf die kleinsten epithelführenden Gallenwege am Übergange der Leberzellbalken in die Gallengänge beschränkt war. Es bestanden die Zeichen eines Resorptionsikterus.

Die skizzierten Veränderungen unterscheiden sich nach SIEGMUND grundsätzlich von der aufsteigenden Cholangitis. Sie sind hämatogen bedingt. Dabei ist eine gewisse Durchlässigkeit der Kapillarwand, die unter wechselnden Infektionsverhältnissen verschieden ist, maßgebend. Denn nicht jede Bakteriocholie führt zu Cholangitis. Wahrscheinlich spielen auch Stauungen oder Veränderungen in der Beschaffenheit der Galle eine Rolle.

Experimentelle Studien von· UMBER und HEINE zur Cholangiefrage ergaben, daß eine einfache Gallenstauung nicht zur Cholangie führe. Eine solche kann vom Darm und Blut aus (Arterien- und Pfortader) zustande kommen. Bei der infektiösen Cholangie können makroskopische Veränderungen in den großen Gallenwegen völlig fehlen; die intrahepatischen Gallengänge lassen je nach Grad und Dauer der infektiösen Gallenstauung histologische Veränderungen wie Epithelverfettung, Durchwanderung von Leukozyten und pericholangitische Zellanhäufungen erkennen, die einen durchaus umschriebenen Charakter tragen und fleckweise völlig fehlen können. Schon diese infektiöse Cholangie kann Ursache einer Leberschädigung im Sinne einer akuten bzw. subakuten Leberatrophie sein (vgl. Kapitel: Degenerationen). Der Befund ist oft sehr gering. Die Anerkennung oder Ablehnung der klinischen Diagnose eines cholangitischen Infektes durch den Anatomen ist nach UMBER nur auf Grund ausgiebiger Untersuchung der Leber statthaft.

In der Regel leitet der primäre entzündliche Anfall zur chronischen Entzündung über. Nach Kehr hängt die Ausheilung bzw. das Fortbestehen der akuten Cholangitis in erster Linie von dem Verhalten der Papilla duodeni ab.

„Schwillt hier die Schleimhaut ab oder wird der Fremdkörper (Stein, Askaris usw.) in das Duodenum ausgestoßen, so kann mit einem Schlag durch Entleerung der mit Infektionskeimen beladenen zurückgehaltenen Galle Heilung eintreten. Der Ikterus, der bei Cholangitis und Verlegung der Papille fast nie fehlt, schwindet; die Schmerzen, die durch die akute Dehnung der Choledochuswandungen durch das sich ansammelnde Exsudat hervorgerufen werden, lassen nach, das gestörte Allgemeinbefinden bessert sich zusehends. Bleibt das Hindernis am Duodenum bestehen, so kann die Entzündung im Choledochus genau wie in der Gallenblase zu ulzerativen und nekrotischen Vorgängen führen. Auch ohne Anwesenheit von Steinen sind phlegmonöse Prozesse in der Choledochuswand beobachtet worden" (Kehr).

Die Cholangitis in ihren chronischen Formen ist nichts anderes als eine Summe von akuten Entzündungen der Gallenwege, die in Zeiträumen von wenigen Tagen bis Wochen in ziemlicher Regelmäßigkeit auftreten und durch anfängliche Schüttelfröste mit hohen Temperaturen, die ganz rasch abfallen, sich auszeichnen. In der Regel sind dabei Steine im Spiel. Die Gefahr solcher chronischer Cholezystitiden besteht in dem Eintritt einer cholämischen Diathese (Blutung, Koma) und einer Verbreitung der Infektion auf die feineren Lebergänge. Hier kommt es dann zu vielfachen zerstreuten Abszessen in der Leber, die in seltenen Fällen in Form sternförmiger und strahliger Narben ausheilen können. In der Regel bedeuten sie Todesursache, zumal häufig eine allgemeine Blutvergiftung (Sepsis) hinzukommt.

Die mikroskopische Untersuchung derartig erkrankter Gallenwege zeigt keine Besonderheiten, auch dann nicht, wenn die Cholangitis wie z. B. bei Typhus (s. Bakteriologie der Gallenblase und Gallenwege) kulturell als spezifisch gelten kann. Pathologisch-anatomisch beanspruchen die Veränderungen der Gallenblase bei chronischer Entzündung unsere Aufmerksamkeit. Auch hierbei werden wir nicht umhin können, vorwegnehmend auch die Veränderungen bei gleichzeitiger Gallensteinkrankheit zu berücksichtigen, zumal ein irgendwie grundsätzlicher Unterschied nicht besteht.

Ich folge auch hier den maßgebenden Untersuchungen von Aschoff und Bacmeister. Es handelt sich um Bilder rezidivierender Gallenblasenentzündungen. Das oben beschriebene Bild der akuten Entzündung wiederholt sich. Ein Unterschied aber ist insofern festzustellen, als „Verdickungen der Schleimhaut, des intramuskulären, fibrösen und subserösen Bindegewebes auf abgelaufene Prozesse hindeuten". Dazu kommt, daß die entzündlichen Infiltrate stärker zu sein pflegen als bei einer ganz frischen Entzündung. Es besteht das Bild einer Cholecystitis (recurrens) phlegmonosa simplex. In der Regel verbinden sich mit dem erwähnten Befunde Substanzverluste der Schleimhaut, wobei jedoch kritisch zu prüfen ist, inwieweit — insbesondere bei Steinen, ferner bei operativ entfernten Gallenblasen — traumatisch bedingte Verletzungen des Epithels vorliegen. Oft deckt erst die mikroskopische Untersuchung ausgesprochenere Geschwürsbildungen auf, so daß nunmehr gleichsam als Ausdruck einer Steigerung der Erkrankung eine Cholecystitis ulcerosa vorliegt. Eitrige Einschmelzung, blutige Zertrümmerung spielen hier eine Rolle. Ein Zusammenfließen derartiger Herde führt schließlich zu dem Befunde, daß das Schleimhautepithel völlig fehlt oder doch nur noch in den Tiefen der Buchten, insbesondere den Luschkaschen Gängen, nachweisbar ist. Alle Stadien der Schleimhautverschorfung, Schorflösung und Geschwürsbildung können beobachtet werden.

„In solchen Fällen, wo ausgesprochene fibrinöse Pseudomembranen, meist hämorrhagischen Charakters, auf der entzündlich zerstörten Schleimhautoberfläche abgeschieden werden oder stärkere Verschorfungen der Geschwürsbildungen vorausgehen, kann man auch von pseudomembranöser oder diphtherischer Cholezystitis sprechen" (Aschoff und Bacmeister).

Die Geschwürsbildungen nehmen an Ausdehnung zu. Es ergibt sich das Bild einer schweren phlegmonösen Cholezystitis. Insbesondere sind es die oft divertikelartig erweiterten LUSCHKAschen Gänge, die der weiteren Ausbreitung des Vorganges Vorschub leisten. Es kommt zu ausgesprochenen intramuralen Abszeßbildungen. Ein Durchbruch durch die Serosadecke mit nachfolgender Bauchfellentzündung kann die fernere Komplikation dieser schweren Erkrankung sein. Das Bild der Cholecystitis ulcerosa gravis liegt vor.

In allen diesen Stadien kann die Erkrankung Halt machen. Charakteristische Ausheilungserscheinungen, insbesondere Narbenbildungen, sind die Folge. An die Stelle der Leukozytenansammlungen in der Schleimhaut und dem intermuskulären Bindegewebe tritt bei einer phlegmonösen Entzündung eine allmählich zunehmende Auseinanderdrängung der Muskel- und Bindegewebsfasern durch Lymph- und Plasmazellen ein. Fibroblasten und Angioblasten treten auf. Die LUSCHKAschen Gänge sind umrahmt von breiten Infiltraten von Lympho- und Plasmazellen, nicht selten auch ihre Lichtungen davon ausgefüllt. Auch Leukozyten können sich in ihnen finden. Oxyphil gekörnte Zellen sind gewöhnlich nur ganz vereinzelt zu finden oder fehlen ganz. Dagegen treten Mastzellen fast immer in erheblichen Mengen auf. Eisenpigmenthaltige Rund- und vielgestaltige Zellen sind in sehr wechselnder Menge auffindbar; finden sich in manchen Fällen in sämtlichen entzündlichen Schichten teils vereinzelt, teils in Gruppen; in anderen Fällen sind sie auf die Schleimhaut beschränkt oder werden auch ganz vermißt. Bei bestehenden Schleimhautgeschwüren bildet sich ein Granulationsgewebe. Reste von Epithel können zur Neuepithelisierung führen. Oft stehen hierfür nur noch Zellen von LUSCHKAschen Gängen zur Verfügung. Ein normales Schleimhautbild wird nicht mehr erreicht. Netzförmige Verschmelzung benachbarter Falten wird beobachtet; es kommt zu drüsenartigen Einlagerungen. Weitere Pseudodrüsen entstehen durch aktives Einwuchern des Epithels in die granulierende Schleimhaut. Die sezernierende Schleimhaut wird wieder hergestellt, wenn nicht vergrößert. Eine sichtbare Vermehrung der LUSCHKAschen Gänge kommt vor. Dabei erfährt der Charakter des Epithels eine bemerkenswerte Umwandlung. An die Stelle des pseudomuzinführenden Epithels tritt an einzelnen Stellen muzinführendes.

„Daran schließt sich nun zwanglos die dritte Anpassungserscheinung, die Bildung echter alveolär-tubulöser Schleimdrüsen, wie wir sie sonst nur im Kollum beobachten können. In allen Größen und Formen spriesen diese Schleimdrüsen wie kleine Knospen aus den Blindsäcken der epithelialen schlauchförmigen Wucherungen hervor, begleiten vielfach die Wand der neugebildeten LUSCHKAschen Gänge, finden sich aber am reichlichsten in der Mukosa". Dazu kommt noch die Bildung typischer Lymphknötchen.

Im Laufe der Zeit schwinden zellige Wucherungen und Infiltrate. An ihre Stelle treten Narbenbildungen. Solche Gallenblasen sind alsdann verdickt und von festerer Beschaffenheit. Die Schleimhaut hat ihre feine Fältelung verloren. Gröbere Narbenzüge können völlig fehlen. In der Subserosa ist die Zunahme des Bindegewebes am stärksten, ein Befund, der am ehesten gestattet, die Diagnose wiederholter Gallenblasenentzündung zu stellen. Nach schweren geschwürigen Formen der Cholezystitis, bei denen auch die Muskulatur am Boden der Geschwüre unregelmäßig zerstört war, bleiben Reste muskulärer Falten stehen. Mit Abschluß des Heilungsvorganges entstehen infolgedessen charakteristische Veränderungen der Schleimhaut in Form von strahligen, strickleiterartigen Narbenzügen. Je ausgedehnter die Geschwürsbildung, desto stärker die narbige Schrumpfung. Erinnert sei an die förmliche Umklammerung von Steinen.

HERXHEIMER weist auf bemerkenswerte Nebenerscheinungen hin, die sich bei chronisch entzündeten, fast stets mit Gallensteinen kombinierten Gallenblasen feststellen lassen. Die LUSCHKAschen Gänge zeigen ein beträchtliches Tiefenwachstum, wobei sie oft jenseits der Muskelschicht zystische Erweiterung aufweisen. Das Bild erinnert an gleichartige Veränderungen der LIEBERKÜHNschen Krypten, wie sie sich insbesondere bei älteren Ruhrfällen bilden. Es handelt sich dabei um Vorgänge, die der atypischen Wucherung bei Entzündung anderer Gebiete entsprechen. Dabei findet sich nun abgesehen von einer starken Hypertrophie der Muskelschicht in seltenen Fällen auch eine Atypie bzw. eine

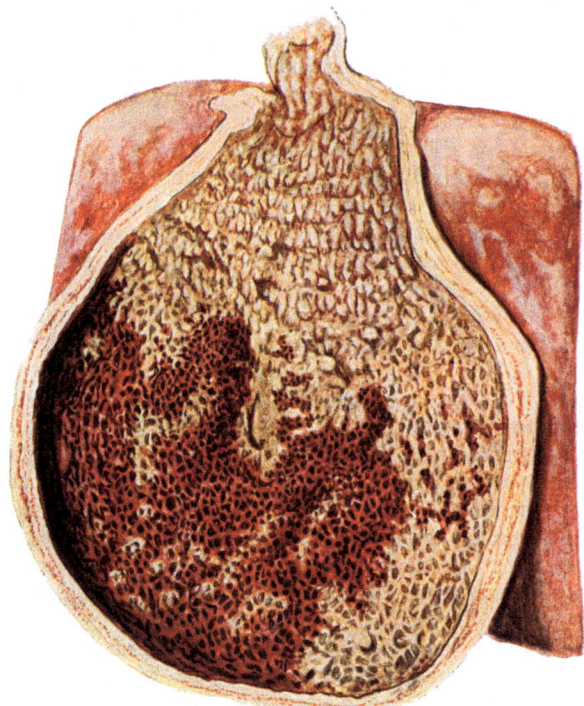

Abb. 14. Cholecystitis haemorrhagica purulenta. Blase stark erweitert. Wand stellenweise dunkel gerötet, trägt mehrere flache Geschwüre. Enthielt etwa 50 kirschgroße Steine. 25 jährige Frau.

solche der Muskelfasern geht mit deren Hypertrophie bzw. Hyperplasie Hand in Hand. Zur quantitativen Abartung kommt hier eine qualitative, so daß HERXHEIMER von einer atypischen Muskelwucherung spricht. Die Muskelschicht ist dabei ziemlich beträchtlich hypertrophisch und besteht aus unregelmäßig gelagerten, zumeist schräg getroffenen Muskellagen von erheblicher über die Norm weit hinausgehender Breite.

An verschiedenen Stellen geben nun die Muskelfaserbündel ein eigenartiges Bild. Sie fallen durch größere Unregelmäßigkeit und insbesondere Häufung ihrer Kerne auf. Mitosen können nachgewiesen werden. Eigentliche Riesenzellen finden sich jedoch nicht.

Solche Veränderungen der glatten Muskulatur bestehen nun vor allem an der Grenze stark entzündlich veränderten Gewebes. Das Gesamtbild rechtfertigt durchaus eine „atypische Wucherung der glatten Muskulatur" anzunehmen.

Ferner weist HERXHEIMER auf die keineswegs seltene Bildung von „Pseudo-xanthomzellen" d. h. mit Fett und besonders Cholesterinestern (Doppelbrechung) gefüllten Zellen hin. Es handelt sich dabei stets um eine resorptive Aufnahme vor allem der Cholesterinester aus der Gallenblase bzw. Bildung dieser nach Cholesterinresorption aus der Galle. Schon makroskopisch läßt sich diese Lipoidresorption an dem Vorhandensein gelber Zöttchen erkennen.

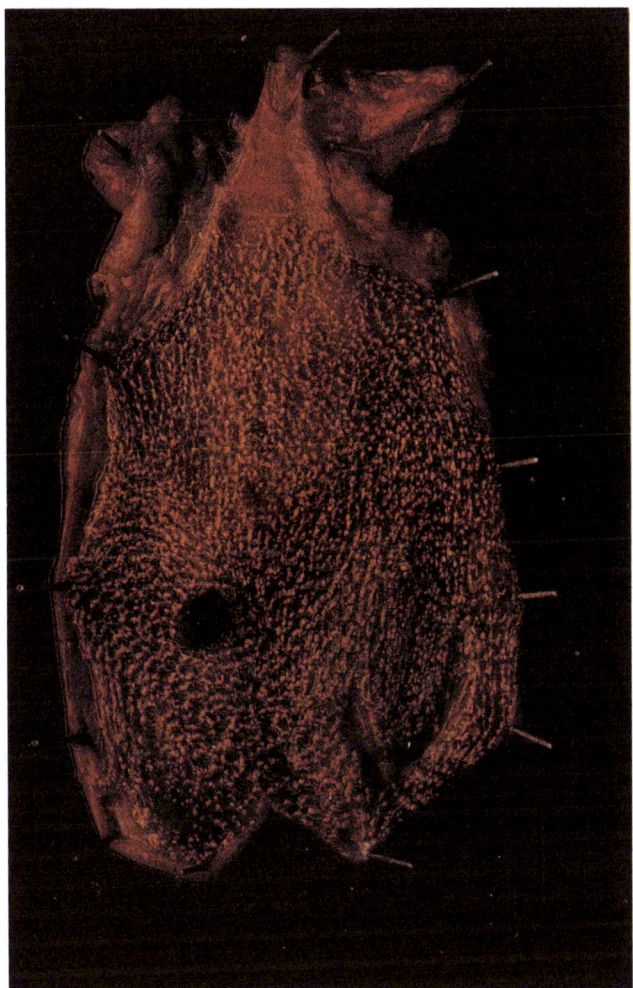

Abb. 15. Erdbeergallenblase mit solitärem Maulbeerstein.

In manchen Fällen kommt es auch zu größeren Herden in tieferen Schichten, die geradezu an Corpera lutea erinnern können. Es handelt sich hier darum, daß Galle in die LUSCHKAschen Gänge eingepreßt wird, und nach Defekten dieser von Zellen, besonders Granulationszellen, Bestandteile der Galle, vor allem Cholesterin zu Cholesterinester verarbeitet, sowie Gallepigment aufgenommen werden.

Ferner sah Herxheimer am Fundus einen jenseits der Muskellage orientierten Herd, der histologisch einem Xanthosarkom bzw. Xanthofibrosarkom entsprach.

An dieser Stelle sei — da nach Auffassung mancher Untersucher entzündlicher Art — der sog. „Erdbeergallenblase" gedacht. In einer erst kürzlich erschienenen Arbeit berichtet Kopp über diese eigenartige Veränderung, die in England, Amerika und Frankreich (Vésicule fraise) wohl bekannt ist, bei uns aber wenig Beachtung gefunden hat. Schon im Jahre 1909 berichtete Moynihan über diese eigentümliche Gallenblasenabweichung, die bei Kranken mit typischen Gallensteinkoliken festgestellt werden konnte. Im Jahre 1910 sprach Maccarty bei Mitteilung von Fällen aus der Mayo-Klinik von „Strawberry gallbladder".

Eine uneröffnete Erdbeergallenblase zeigt von außen in seltenen Fällen nichts Abnormes. Häufiger ist jedoch die schieferblaue Farbe verloren gegangen, die weniger durchsichtig gewordene verdickte Wand hat einen weißen Farbton angenommen. Bei Eröffnung einer solchen Gallenblase kommt durchweg dicke dunkle Galle zum Vorschein, in der oft schon das Cholesterin als kleine glitzernde Kristalle zu erkennen ist. Bei Betrachtung der Innenfläche (Abb. 15) fällt es auf, daß die Schleimhautzeichnung viel deutlicher hervortritt, während je nach der Ausdehnung der Erkrankung die ganze Schleimhautoberfläche oder nur ein Teil derselben mit gelbweißen Tüpfeln und Streifen übersät ist. Das Ergriffensein der Schleimhaut ist durchweg auf die Nähe des Gallenblasenhalses beschränkt, während im allgemeinen die Dichtigkeit der gelbweißen Tüpfelung und Streifen zunimmt, je näher man dem Blasenhals kommt. Eigenartig ist, daß diese gelbweiße Zeichnung kurz vor dem Ductus cysticus mit einer ziemlich scharfen Linie endigt, so daß dessen Schleimhaut und die der übrigen Gallengänge diese Abweichung nicht aufweist. Nur einmal konnte andeutungsweise an der Innenfläche des Ductus choledochus eine gelbweiße Zeichnung beobachtet werden.

Dieses Bild auf dem braunroten Untergrunde der mehr oder weniger entzündeten Schleimhaut erinnert tatsächlich an eine reife Erdbeere. Doch wäre nach Kopp die in der amerikanischen Literatur mehr gebräuchliche Bezeichnung „Cholesterosis" vorzuziehen, da dieser Name andeutet, daß die Erkrankung durch eine Anhäufung von Cholesterin oder Cholesterinestern in den verschiedenen Schichten der Gallenblasenwand verursacht worden ist.

In den frühesten Stadien, den sog. „Formes frustes" findet sich Ödem und Hyperämie der Schleimhautfalten. Diese können zystöses oder bullöses Aussehen zeigen. Ist ferner die Lipoidablagerung sehr ausgesprochen, dann scheint die Schleimhaut wie mit Fischschuppen besät. Bald kommt es zu lokaler oder mehr diffuser Infiltration der Submukosa mit Lymphozyten, die schließlich bis in die Subserosa reichen kann. Anhäufungen polynukleärer Zellen weisen auf eine akute Verschlimmerung hin.

In der normalen Gallenblasenwand sind nur Spuren von Cholesterin bzw. seinen Estern vorhanden; die Erdbeergallenblase enthält diese Stoffe in großen Mengen. Nach Kopp handelt es sich dabei um eine durch Entzündung gestörte Resorption der Gallenblase, infolge deren eine Stockung in dem Abfluß des Cholesterins aus der Gallenblasenwand entstanden ist. Die Erdbeergallenblase ist häufig mit Gallensteinen verbunden. Das Material von Kopp umfaßte 337 Patienten, die wegen Gallenblasenleidens zur Operation kamen; von diesen besaßen 38 eine Erdbeergallenblase, unter diesen wiederum 12 Gallensteine.

Bei Verschluß des Ductus cysticus (z. B. durch Stein) sammelt sich der Eiter im Lumen der Gallenblase. Es entsteht das Empyem derselben.

Die Gallenblase ist — oft beträchtlich — vergrößert, erweitert und in der Regel entsprechend dünnwandig. Die Zerstörung der Wandteile, die bis zur völligen Gangrän (ohne Stein!) führen kann (FRIEDRICH, RIEDEL, SCHWARZ usw.), bedingt entweder Durchbruch mit allgemeiner Peritonitis evtl. auch Durchwanderungsperitonitis oder aber, je nach besonderen Verhältnissen, eine in sich abgeschlossene Entzündung und Eiterung des umgebenden Gewebes (Pericholecystitis purulenta oder phlegmonosa). Fistelbildungen, die auf diese Weise entstanden sein können, sind bereits erwähnt worden. Auch die Gallenwege können gleichwertige Veränderungen aufweisen. Besondere Erwähnung verdienen noch die mit Membranen einhergehenden Entzündungsformen (Cholecystitis pseudomembranacea). Auch hier entspricht der Befund demjenigen anderer Organe (z. B. Harnblase). Annagung eines Gefäßes kann zur Blutbeimengung zum Gallenblaseninhalt (BRUENING) evtl. zur Blutung in die freie Bauchhöhle führen (SCHNYDER).

Alle diese Prozesse können im Falle eines weniger stürmischen Verlaufes und häufig rezidivierender Vorgänge ein chronisches Krankheitsbild bedingen. Dieses wird pathologisch-anatomisch durch die Folgen der Narbenbildungen beherrscht. In diese narbige Umwandlung der Gallenblasenwand wird auch die Schleimhaut einbezogen. Letztere kann z. B. fibrös werden. Sie zeigt narbige, netzartig-bindegewebige Leisten, selbst polypöse Verdickungen oder aber sie wird in ganzer Ausdehnung fibrös, atrophisch, verdünnt. Bei gleichzeitiger fibröser Verdickung der übrigen Wandteile kommt es zu mehr oder weniger starker Schrumpfung. Das Lumen wird immer kleiner. Liegen Steine vor, so kann schließlich ein bindegewebiger Mantel das Konkrement, diesem innig anliegend, umgeben. Völlige Verödung ohne Steinbildung ist nur äußerst selten. Andererseits kann — ebenfalls ohne Konkrementbildung — bei zumeist dickem, schleimigem trübem Inhalt eine weitgehende Hypertrophie der Wand eintreten, während die Schleimhaut von Geschwürsbildungen verschiedenster Form und Größe durchsetzt ist (BLANK). Weiterhin kann der entzündliche Prozeß auf die Umgebung übergreifen (Pericholezystitis bzw. Pericholangitis chronica fibrosa). In der Leber kommt es zu zirrhotischen Vorgängen, falls nicht, wie schon oben betont, selbst abszedierende Vorgänge eine Rolle spielen. Solche chronisch rezidivierende Cholangitiden sind meist mit Milz- und Leberschwellung und leichtem Ikterus vergesellschaftet (BITTORF); auch Aszites wird beobachtet (ALBU). Für derartige Fälle „reiner Cholangitis", d. h. Fälle von Entzündung der Gallenblase ohne Steinbildung ist im Falle einfacher Bakteriocholie in Berücksichtigung des offenkundigen Mangels anatomischer Substrate die Bezeichnung Cholangosen oder Angiacholosen vorgeschlagen worden (NAUNYN), ein Vorgehen, in dem SIEGMUND nichts weiter als eine „bloße Spekulation" erblickt.

Eine Sklerose der Arterien in den verschiedenen Wandschichten konnte W. FISCHER in etwa einem Drittel seiner Beobachtungen feststellen. Der Befund war, wie zu erwarten stand, in höherem Alter häufiger. Es handelt sich nach W. FISCHER um eine Folge der bestehenden Gallenblasenentzündung (auch Gallensteinkrankheit), da bei Annahme eines ursächlichen Momentes diese Veränderung ein regelmäßiges Vorkommnis sein müßte.

Eine besondere Form chronischer Gallenblasenentzündung grenzte BODNAR als Cholecystitis cystica ab. Es handelt sich dabei um Fälle, die in gehäufter Zahl in der Wand Hohlräume aufweisen, die ihrerseits sehr wahrscheinlich aus LUSCHKAschen Gängen hervorgegangen sind. Da aber in der Regel bei chronischer Entzündung ein derartiges Bild nicht angetroffen wird, glaubt BODNAR annehmen zu müssen, daß schon vor Beginn der Entzündung abnorm zahlreiche und vor allem abnorm tiefreichende LUSCHKAsche Gänge bestanden haben; ganz besonders aber müsse eine Wucherungskraft des Epithels derselben vorausgesetzt werden, damit unter dem Einflusse einer chronischen

Entzündung Bildungen zustande kommen können, wie sie in den fraglichen Fällen beobachtet werden konnten. Der Befund kann sehr hochgradig sein, doch geben diese gutartigen Epithelwucherungen zur Verwechslung mit echten Gewächsen kaum Veranlassung, immerhin können sie in der Frage der Entstehung des Gallenblasenkarzinoms zur Aufklärung mit herangezogen werden. Kann es doch sehr wohl unter dem Einflusse chronischer Entzündung evtl. auch Gallensteinen bei dieser gesteigerten Wucherungsfähigkeit des Epithels zu einer Änderung des biologischen Zellcharakters, zur atypischen Wucherung des Epithels und darüber hinaus zur Karzinomentwicklung kommen. (Über Karzinom und Gallensteine siehe später.)

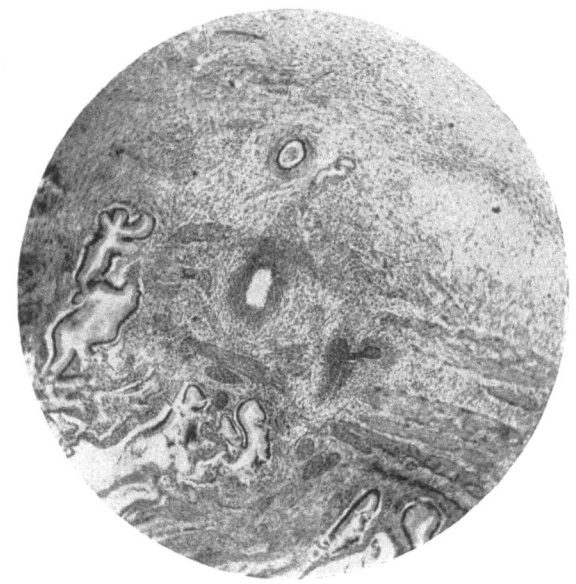

Abb. 16. Periarteriitis nodosa der Gallenblasenwand. Übersichtsbild.

Besondere Behandlung verdient in diesem Rahmen die Beteiligung der Gallenblase am Krankheitsbilde der Periarteriitis nodosa (KUSSMAUL-MAIER-sche Krankheit). Ausführlich auf das Krankheitsbild als solches, dessen Ursache noch ungeklärt ist, einzugehen, würde an dieser Stelle zu weit führen. Man versteht darunter einen histologisch schärfer charakterisierten entzündlichen Ausdruck verschiedenartiger infektiös-toxischer Herkunft, der in unzusammenhängenden Knoten um mittelstarke bis kleinste Schlagaderzweige auftritt. Er ist ausgezeichnet durch Verquellungsnekrose im Bereiche der mediären bis intimalen Schlagaderwandschicht, durch exsudative Vorgänge, welche sich von der Adventitia, in geringerem Maße auch vom Lumen des Gefäßes gegen die Media und Intima vorschieben, endlich durch Bildung von Granulationsgewebe im äußeren Gefäßwandbereich. Dieses Granulationsgewebe leitet zusammen mit einer als Anpassungserscheinung zu beurteilenden subintimalen Gewebswucherung die Vernarbung der periarteritischen Stellen ein, Thrombose, Blutung, Zerreißung, Aneurysma, Verödung, Infarktbildung in vielfacher Ausgestaltung sind Folgen dieser knotigen Arterienwandentzündung. Es handelt sich dabei nicht um eine Krankheitseinheit, sondern um einen hyperergischen

Ausdruck überempfindlich gewordener Arterienstellen im Verlaufe einer längeren infektiösen bzw. toxischen Erkrankung. Trotz einiger weniger genesener Fälle ist die Prognose ungünstig. Marasmus, Anämie, akute innere Blutungen in Lungen, Gehirn, Magen, Darm, Peritoneum oder Nieren sind schließlich die Todesursache (G. B. GRUBER). Erkrankungen grundsätzlich gleicher Art sind auch bei Hunden (BALO), Schweinen (NIEBERLE, JOEST und HARZER) und beim Kalb (GULDNER) beobachtet worden.

G. B. GRUBER hat den bei dieser Erkrankung festzustellenden Veränderungen an der Gallenblase besondere Beachtung geschenkt.

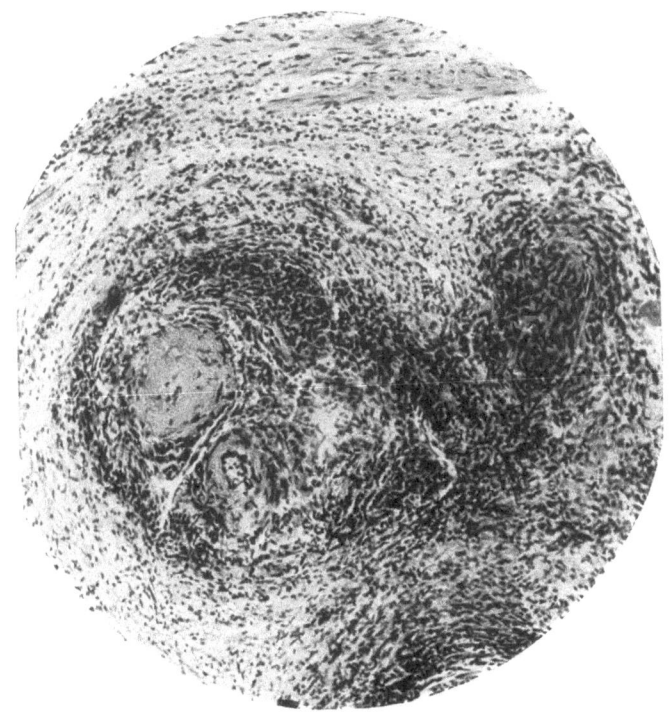

Abb. 17. Periarteriolitis nodosa der Gallenblase. Subintimale Nekrosezonen. Adventitielles Granulationsgewebe gegen die Media und Intima vordrängend. Lockere Infiltration des paravaskulären Gewebes. Oben die Muscularis propria der Gallenblasenwand. Lichtung der Arteriole links durch Verquellung des subintimalen Ringes völlig verlegt; in der Mitte sind Reste der Endothelien.

So fand er bei einem 14 jährigen Knaben eine Gallenblase, deren Wand bis zur Stärke von 0,5 cm verdickt war; zugleich war sie saftreich, ödematös. Die Lichtung war sehr gering; sie enthielt nur einige Tropfen goldgelber Galle. Die Untersuchung der Gefäße ergab eine Erkrankung der feinen Arterien, oft so geringen Kalibers, daß man trotz des entzündlichen Vorganges die Gefäße nicht immer mit freiem Auge als Pünktchen erkennen konnte. Alle drei Schichten der Gefäßwand waren beteiligt; die Media am regelmäßigsten, die subintimale Zone nicht selten. Das Endothel war merkwürdig gut erhalten. Niemals war die Adventitia allein beteiligt. Es handelt sich nach den Ausführungen GRUBERs um einen verwickelten entzündlichen Vorgang, dessen zunächst durch fibrinös-exsudative Vorgänge gekennzeichnete Erscheinung in der wahrscheinlich primär toxisch geschädigten Zone der ganzen Media am auffälligsten ist. Dieser Prozeß setzt sich fort in einer zelligen, leukozytären oder granulierenden Durchdringung der Gefäßwandschichten, besonders auch der Adventitia, bei gleichzeitigem Untergang eines Teiles der funktionstüchtigen muskulären und elastischen Mediateile. Dies ist der Höhepunkt der Periarteriitis nodosa. Bleiben die exsudativen Vorgänge geringgradig, so können sehr bald und durchaus überwiegend reparative Wucherungsvorgänge, vor allem in den inneren Mediabezirken und in den subintimalen Zonen eintreten, Vorgänge, welche ebenso sehr zur Verdichtung der Adventitia und Verschmelzung der Mediazone führen und den Narbenverschluß der befallenen Arterie bedingen können (G. B. GRUBER).

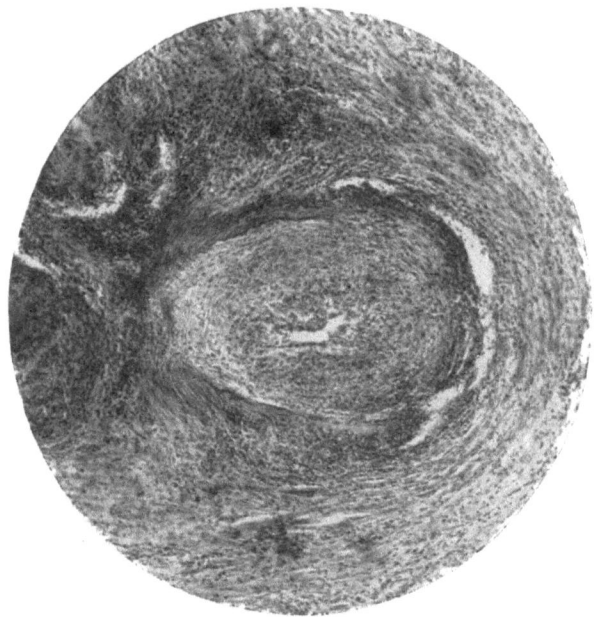

Abb. 18. Periarteriitis nodosa. Reste der zerstörten Lamina elastica interna; innerhalb davon Verdickung durch Wucherung der subintimalen Zone.

Die Beteiligung der Gallenblasenarterien ist bisher nur von einigen Untersuchern betont bzw. überhaupt beachtet worden. Pathologisch-anatomisch bleibt dieser Befund durchaus im Rahmen der Veränderungen, wie sie auch in anderen Organen beschrieben sind. Nur weist GRUBER speziell für die Gallenblase auf phlebitische Bilder in den Wandvenen dieses Organes und Befunde einer zellig infiltrativen Perineuritis im subserösen Gewebe hin.

Auf die klinische Seite der Periarteriitis nodosa kann hier nicht näher eingegangen werden. Doch sei besonders betont, daß GRUBER durch mikroskopische Untersuchung einer bei einem 48jährigen Patienten entfernten Gallenblase (Abb. 17 u. 18) die Diagnose stellen konnte, wodurch der Erkrankungsfall seine Klärung fand. Die damit verbundene ungünstige Prognose bestätigte sich; der Patient starb 5 Monate nach der Operation nach einer Krankheitsdauer von mehr als insgesamt 8 Monaten. Eine weitere hochgradige Beteiligung zeigten die Nieren. In Herzmuskel, Darmgekröse, Samenstrang, Nebenhoden und Skeletmuskulatur fanden sich abgelaufene Veränderungen.

Die bereits gestreifte Frage der

Bakteriologie der Gallenblase und Gallenwege

verdient besondere Würdigung (unter anderen GUNDERMANN, FULD, HUNTE-MÜLLER, POSSELS, E. FRAENKEL).

Die normalen Gallenwege sind zumeist keimfrei (ASCHOFF und BACMEISTER, FRÄNKEL, NAUNYN, GIRODE, TOIDA, MIYAKE, v. HEDRY, BERTONE u. a.). Diese Sterilität kann selbst bei makroskopisch stark getrübter Galle bestehen. Bei Untersuchungen menschlicher Leichengallen ist zu berücksichtigen, daß anscheinend die kurz nach dem Tode noch keimfreie Galle sich nach dem Tode ziemlich rasch infiziert. Jedenfalls sind Untersuchungen, die länger Zeit nach dem Tode vorgenommen werden, nicht zu verwerten (NAUNYN, FRÄNKEL und KRAUSE u. a.).

Auf der anderen Seite sei aber erwähnt, daß GRÖNINGER durch Untersuchungen von 23 Leichengallenblasen die Angaben GUNDERMANNs bestätigen konnte, daß bei negativem bakteriologischem Befunde der Galle selbst verhältnismäßig häufig Staphylokokken und Streptokokken in der eigentlichen Gallenblasenwand festgestellt werden konnten.

Auch hinsichtlich der Lagerung der Spaltpilze erzielten die genannten Untersucher ähnliche Ergebnisse. Bacterium coli und Proteus fanden sich nur an der Oberfläche der Schleimhaut, nicht aber in den Wandschichten oder in den Gefäßen. Im Gegensatze hierzu waren Staphylokokken und Streptokokken sowohl an der Schleimhautoberfläche als auch in der Tiefe nachweisbar. Nur insofern wich GRÖNINGER von GUNDERMANN ab, als er die genannten Kokken innerhalb der Wand stets in Blutgefäßen, nicht aber in Spalträumen liegen sah.

Aus den genannten Befunden wurde geschlossen, daß die hämatogene Infektion der Gallenblase seitens der Staphylo- und Streptokokken, die enterogene seitens des Bacterium coli und Proteus erfolge, daß aber damit keineswegs die Frage nach der Ursache der Cholezystitis als gelöst betrachtet werden darf, da bei den genannten Untersuchungen die Leichengallenblasen entzündliche Veränderungen vermissen ließen. Ja BERTONE konnte feststellen, daß bei keimfreier Galle nicht nur die Gallenblasenwand, sondern darüber hinaus das Gewebe pericholezystitischer Verwachsungen reichlich Keime beherbergen kann.

Wie kritisch die Befunde am Leichenmaterial behandelt werden müssen, beweist z. B., daß KWASNIEWSKY für den Befund von Typhusbazillen in der Gallenblasenwand annimmt, daß die Bazillenherde postmortal eine Vergrößerung erfahren haben können, daß sie aber vorhanden gewesen sein müssen. E. FRAENKEL ist anderer Ansicht. Nach ihm sind die Typhusbazillen postmortal dorthin gelangt (SIMMONDS), eine Annahme, die indirekt auch von KWASNIEWSKY bestätigt wird, da auch dieser bei sofortiger Entnahme der Gallenblase nach dem Tode keine Typhusbazillen gefunden hat. Jedenfalls darf man nach E. FRAENKEL mit unbedingter Sicherheit behaupten, daß die Typhusbazillenhäufchen, die in den Schleimhautfalten beobachtet werden können, Produkt einer postmortalen Vermehrung sind.

Auch wenn der kulturelle Nachweis irgendwelcher Bakterien gelingt, so bedeutet dies noch keineswegs, daß auch gleichzeitig Entzündung vorliegen müßte, geschweige Entzündung spezifischen Charakters. Bekannt ist diese Tatsache vor allem für Typhus und Paratyphusbazillen, die bei den sog. „Bazillenträgern" oder „Dauerausscheidern" oft noch lange Zeit, selbst viele Jahre nach überstandener Krankheit nachweisbar sind, ohne daß selbst mikroskopische Untersuchung histologische Wandveränderung zu ergeben braucht.

Es sind die verschiedenartigsten Erreger (HARTMANN) teils mit, teils ohne HIROKAWA) begleitende Entzündung nachgewiesen worden. Zu nennen sind unter anderem das Bakterium coli commune (vor allem NAUNYN, ferner GIRODE,

GILBERT und DOMINICI, BIGNAMI, LAUBENHEIMER), auf Grund experimenteller
Ergebnisse als selbständiger Eitererreger erwiesen (DMOCHOWSKI und JANOWSKI),
der Influenzabazillus (KNINA), vom Darm her nach Verschlucken influenza-
bazillenhaltigen Sputums (HEYROVSKY), hämophile von Influenzabazillen nicht
zu unterscheidende Stäbchen (KLIENEBERGER), ferner Staphylokokken, auch
Staphylococcus albus (RAUE), Streptokokken, auch Streptococcus viridans
(EICKHOFF, HEDINGER), Mikrococcus tetragenus, Diplococcus pneumoniae
(FELDMANN, HIROKAWA), Bakterium enteritidis Gärtner (BÖHM und RITTER,
UHLENHUTH, HÜBENER), anaerobe Gasbazillen (WAHLBERG), Proteus (GUNDER-
MANN). Auch Pestbazillen (ALBRECHT und GHON) und Cholerabazillen (POSSELT)
werden in entsprechenden Fällen nach überstandener Krankheit längere Zeit
in der Gallenblase und den Gallengängen, oft in Reinkulturen angetroffen.
Die Ansiedelung der Choleraerreger führt zu einer akuten hämorrhagischen
und katarrhalischen Cholezystitis, seltener zu eitriger Cholangitis (KULESCHA).
Und zwar finden sich diese Bakterien, insbesondere Typhus, B. coli, dysenteriae
noch zu einer Zeit in der Gallenblase, da die Keime längst aus der Blutbahn
und den verschiedenen sonstigen Lieblingsstellen metastatischer Ansiedlung
verschwunden sind (DOERR).

Diese Befunde sind uns verständlich, wenn wir unsere Erfahrungen über
die Wirkung der Galle auf das Wachstum der Bakterien heranziehen. Bakterium
coli, typhi, paratyphi A und B, pneumoniae, dysenteriae Flexner erfahren
eine starke, Staphylococcus pyogenes aureus, Bakterium dysenteriae Shiga-
Kruse eine noch gute Vermehrung, während auf Streptococcus pyogenes, Diplococcus lanceolatus eine bakterizide, auf letzteren auch bakteriolytische Wirkung
festzustellen ist (HIROKAWA). Nach anderen Autoren (NEUFELD) wirkt die
Galle auf den Pneumokokkus bakteriolytisch bzw. bakterizid (BRION und KAYSER).
Die Mitteilungen über diese Frage sind noch keineswegs einheitlich. Für die
meisten Spaltpilze darf vielmehr die Galle als so guter Nährboden gelten, daß
sie mit Erfolg zu Anreicherungszwecken Verwendung findet.

Am häufigsten ist der Befund von Typhus und Paratyphusbazillen. Die
Gefahr des Bazillenträgers für seine Umgebung ist eine bekannte Tatsache
und beschäftigt Kliniker und Hygieniker. Hier steht die Frage im Vordergrunde,
gibt es eine echte Cholecystitis typhosa, ist der spezifische Bazillenbefund ein
zufälliges Ergebnis bei sonst bestehender Entzündung anderer Herkunft, oder
aber gibt es tatsächlich positiven Bazillenbefund in Reinkultur bei mikroskopisch
unversehrter Gallenblase. Diese Fragen haben begreiflicherweise bisher eine einheitliche Beantwortung nicht erfahren. Auch dürften die beiden ersten hier angezogenen Fragen eine entscheidende Antwort kaum gestatten. Nur eine positive
Beantwortung der letzten Frage gibt ein verwertbares Ergebnis. Die Anschauungen gehen auseinander. An der Tatsache, daß Typhusbazillen in unveränderter Gallenblase vorkommen, ist nicht zu zweifeln. EUGEN FRÄNKEL bezeichnet
durch Typhusbazillen bedingte entzündliche Veränderungen der Gallenblase oder
Gallenwege auch zu Zeiten von Epidemien geradezu als selten. Die Anwesenheit dieser Bazillen in der Gallenblase (typhöse Bakteriocholie) ist mithin keineswegs gleichbedeutend mit Erkrankung der Gallenblasenwand (Cholecystitis
typhosa). Dieser Befund ist um so bemerkenswerter, als das Vorhandensein von
spez. Bazillen in der Gallenblase bei klinischer Erkrankung als Regel zu gelten
hat (CHIARI). Welche Einflüsse bei dieser Tatsache zur Dauerausscheidung Veranlassung geben, ist uns vorerst nicht bekannt. In der Mehrzahl der Fälle
ist bei einschlägigem Bazillenbefund in der Gallenblase ein vorausgegangener
Typhus in der Vorgeschichte feststellbar. Erscheint dies nicht möglich (z. B. KISS-
KALT), so ist in erster Linie an das ambulante Überstehen eines Typhus zu denken.
Auch bei Aplasie der Gallenblase (ZARZYCKI) konnte spezifische Galleninfektion

nachgewiesen werden, ein Befund, der auch experimentell nach Exstirpation der Gallenblase erzielt werden konnte und die klinisch erwiesene Tatsache bestätigt, daß auch bei Fehlen der Gallenblase in den großen Gallenwegen ein guter Nährboden für ein Dauerdepot von Typhusbazillen gegeben ist.

Diese Tatsache erklärt, daß die Herausnahme der Gallenblase bei Bazillenträgern nicht immer wie z. B. in den Fällen von BERSCH zu dem gewünschten Erfolge führt. SCHOTTMÜLLER und E. FRAENKEL weisen darauf hin, daß die Cholezystektomie keine Sicherheit für die Beseitigung der Typhusbazillen verbürgt, weil vielfach diese Bakterien nicht durch die Gallenblase, sondern durch die Leber und die intrahepatischen Gallengänge ausgeschieden werden. Die Gallenblasenentfernung sei infolgedessen nur dann angezeigt, wenn von der Gallenblase selbst krankhafte, sonst nicht zu behebende Erscheinungen ausgehen. Die Entfernung der Gallenblase bei Typhusbazillenausscheidern mit gesunder Gallenblase sei, ganz abgesehen davon, daß es sich keineswegs um einen gleichgültigen Eingriff handelt, unnötig und unzulässig (v. FISCHER).

Sehr viel häufiger findet sich in dem einschlägigen ungeheuer reichhaltigen Schrifttum[1] die Mitteilung, daß positive Bazillenbefunde mit pathologisch-anatomischen Veränderungen der Gallenblase und Gallenwege einhergehen (BERSCH). Da aber nur genaueste mikroskopische Untersuchung das von FRÄNKEL mitgeteilte Ergebnis gestattet, ist die Zahl veröffentlichter Befunde nicht für die Zahl des tatsächlichen Vorkommens maßgebend, begegnet man doch nicht ganz selten der stillschweigenden Annahme, daß Cholezystitis oder Cholangitis besteht, ohne daß eine histologische Prüfung vorliegt. Selbstredend liegt zu solcher Schlußfolgerung eine gewisse Berechtigung vor, wenn die Reinkultur von Typhusbazillen aus dem Eiter der Gallenblase gezüchtet werden konnte (IMHOFER, KHAUTZ, GIRODE).

Auch der kulturelle Nachweis aus Gallensteinen (REITNER und EXNER, DOERR) berechtigt (hierüber vgl. später) zur Annahme entzündlicher Prozesse. Doch muß dabei kritisch geprüft werden, auf welcher Grundlage die Steinbildung entstanden und wie der Bazillenbefund aus dem Innern des Steines zu beurteilen ist.

Jedenfalls besteht die Tatsache, daß sowohl aus histologisch normaler als auch entzündlich veränderter Gallenblase (unter anderen MESSERSCHMIDT) Typhusbazillen gezüchtet werden können. Es handelt sich dabei nicht nur um ein Fortleben einmal eingewanderter Bazillen, sondern um ein tatsächliches Fortwuchern (FROMME, CHIARI u. a.), so daß bei Bazillenträgern jahrelang (FRÄNKEL) zahllose Keime in das Darmlumen gelangen können (DOERR). Die histologischen Veränderungen sind wechselnd. Insbesondere besteht Verdickung und Infiltration von Schleim- und Unterschleimhaut, evtl. auch aller Wandschichten (HILGERMANN) der Gallenblase. Daneben kann es zu ausgedehnten nekrotisierenden Prozessen kommen, ebenfalls vor allem der innersten Wandschichten (KRAUS, CHIARI). Gramnegative Stäbchen entsprechender Form und Größe können dabei in der Tiefe der Submukosa, auch in der Subserosa (BINDSEIL), ja selbst in der fibrinösen Auflagerung der Serosa (HILGERMANN) nachweisbar sein. In den Schleimhautzotten werden dagegen Bakterien in der Regel nicht festgestellt (BINDSEIL). Die unmittelbare Umgebung dieser Bazillenhäufchen zeigt Nekrosen oder stärkeren Zerfall, so daß schließlich der ganze Inhalt eines Bazillennestes in das Lumen der Gallenblase gelangen kann (KOCH).

In anderen Fällen findet sich das Bild schwerer Phlegmone (SCHLIER).

Zusammenfassend wird man auch feststellen müssen, daß trotz der umfassenden Literatur über die typhöse Infektion der Gallenwege vorerst für Typhus

---

[1] LUBARSCH-OSTERTAG: Ergebnisse, 17, II 777 und 19, I 351.

charakteristische Veränderungen speziell auch innerhalb der Gallengänge nicht bekannt sind (Fraenkel). „Die beschriebenen typhösen Störungen wurden entweder auf Grund von wirklichen Ulzerationen oder auf begrenzte oder diffuse chronische Katarrhe mit Tendenz zur Infiltration in den Wänden oder Bildungen von fibrösen stenosierenden Verdickungen aufgebaut" (Berg).

Die Reinkultur von Typhusbazillen in histologisch entzündeter Gallenblase spricht dafür, daß die Cholezystitis tatsächlich der Wirkung dieser spezifischen Erreger ihre Entstehung verdanken kann. Beweisend ist, wie bereits erwähnt, der Befund der Reinkulturen aus dem Eiter der Gallenblase. Schwierig hingegen ist eine diesbezügliche Entscheidung, wenn die bakteriologische Untersuchung das Vorliegen einer Mischinfektion ergibt, was in zahlreichen Beobachtungen festgestellt werden kann. Staphylokokken, Streptokokken, Bakterium coli, Paratyphus, auch Dysenteriebazillen, Choleravibrionen kommen in Betracht. Ja, es besteht die Möglichkeit, daß die spezifischen Erreger überwunden, schließlich gänzlich verdrängt werden. Aber auch dann erscheint es nicht berechtigt, wie wie z. B. Báron tat, der im Falle einer posttyphösen Cholezystitis im Gallenblaseneiter Fraenkelsche Pneumokokken in Reinkultur fand, dahin zu verallgemeinern, daß heterogene Bakterien allein die posttyphösen Gallenwegeiterungen hervorrufen. Scheint doch im Gegenteil die Regel zu sein, daß die Eiterungen ihre Entstehung einzig und allein der Wirkung der spezifischen Erreger, der Typhusbazillen, verdanken (Posselt).

Es ist einleuchtend, daß das Ausscheiden von Bazillen sich über lange Zeit, nach einer Schrifttum-Zusammenstellung Posselts bis zu 50 Jahren, erstrecken kann. Auch liegt nahe, das Vorkommen von Typhusrezidiven mit solchen typhösen Cholezystitiden in Verbindung zu bringen. Eine Erörterung solcher Fragen würde jedoch an dieser Stelle zu weit führen.

Zu beantworten bleibt schließlich noch die Frage, auf welchem Wege die Typhusbazillen in die Gallenblase bzw. Gallenwege gelangen. Auch diese Frage hat bisher verschiedene Beantwortung erfahren. Naheliegend ist die Annahme einer Infektion vom erkrankten Darme her auf dem direkten Wege durch die Papille, den Ductus choledochus und cysticus; in diesem Falle müßten aber häufiger andere aus dem Darm stammende Bakterien nachweisbar sein (Chiari). In der Regel dürfte eine Infektion vom Blut aus vorliegen, wofür auch tierexperimentelle Erfahrungen sprechen (Koch, Lemierre und Abrami). Doerr konnte z. B. am Kaninchen nachweisen, daß bei stomachaler, intraperitonealer und subkutaner Einspritzung Kaninchengalle stets (!) keimfrei blieb, während bei intravenöser Einspritzung die Bazillen bereits nach drei Stunden in der Galle festgestellt werden konnten.

Die Einwanderung kann direkt durch Vermittlung der Gallenblasengefäße oder aber indirekt von der Leber aus erfolgen (Blumenthal). Eine diesbezügliche Entscheidung ist nicht möglich (E. Fraenkel). Die Tatsache, daß in Tierversuchen bei intravenöser Einspritzung nach vorheriger Unterbindung des Ductus cysticus Typhusbazillen in der Gallenblase nachweisbar sind, spricht für den Blutweg. Ebenso ist lehrreich, daß die Unterbindung des Ductus choledochus nicht verhindert, daß Bazillen in den Darm gelangen. Auch hier scheint der Transport auf dem Wege der Darmwandkapillare vor sich zu gehen. Eine subkutane Impfung von Bazillen ergab niemals Bazillen der Gallenblase (Chiarolanza). Schließlich kann anscheinend auch ein Einwandern direkt durch die Wand der Gallenblase erfolgen, doch scheint dies nur selten der Fall zu sein (Chiari).

Von besonderer Bedeutung für die Kenntnis des Typhus im allgemeinen und der typhösen Organerkrankung im speziellen, dürfte ferner die Tatsache sein, daß typhöse Gallengangsinfektionen als vollkommen primäre Erkrankung vorkommen können. In solchen Fällen bleibt der Darm von spezifischen pathologischen Befunden frei, die sonst übliche erste Etappe wird gewissermaßen übersprungen. Dabei kann man sich etwa vorstellen, daß unter besonderen Verhältnissen die Bazillen bei ihrem Durchtritt im Darmkanal gar keine oder doch nur ganz unbeträchtliche Veränderungen veranlassen und erst in den Gallenwegen mit um so größerer Heftigkeit ihre schädliche Wirkung beginnen. Nach den heutigen Erfahrungen ist jedoch näherliegend, daß von den Bazillen der Blut- und Lymphweg eingeschlagen wird, und daß sich bei Ausbildung einer typhösen Septikämie die Organ- und Gallenwegeschädigung auf dem absteigenden Blutwege entwickelt, ohne daß es hierbei zum Haftenbleiben derselben an den Lieblingsstellen des Darmkanals und zum typischen Darmtyphus kommt (POSSELT). Derartige Fälle sind unter anderem von KÜHNAU, MORRIS, LAEGEL mitgeteilt worden. Selbstverständlich ist etwaiges Fehlen von Typhus in der Anamnese durchaus kein Beweis, daß nicht doch eine spezifische Erkrankung in der üblichen Form vorgelegen hat. Haben wir doch Belege dafür, daß ein Typhus, der anatomisch mit schweren Darmveränderungen einhergeht, klinisch gänzlich unbeachtet bleiben kann, bis etwa — wie eine eigene Beobachtung lehrt — eine tödliche Verblutung aus einem Typhusgeschwür gleichsam überraschend als erstes klinisches Symptom auch sofort den Tod herbeiführt. Oder aber ein vorausgegangenes Krankheitsbild ist als solches nicht richtig erkannt worden, wie es in einem Falle STEINBERGs gewesen sein dürfte, der in der Gallenblase eines plötzlich an Cholelithiasis erkrankten Patienten Typhusbazillen in Reinkultur (auch in den per anum abgegangenen Steinen) nachweisen konnte, nachdem einige Zeit vorher ein unklares als Appendizitis gedeutetes Krankheitsbild vorausgegangen war.

Jedenfalls ergibt sich für die Klinik die wichtige Schlußfolgerung, daß auch bei völligem Mangel irgendwelcher Angaben über vorausgegangenem Typhus oder etwa verdächtige Erkrankung eine solche nicht von vornherein abgelehnt werden darf.

JÜRGENS präzisiert obige Frage im Zusammenhang mit dem Versuche, das Auftreten von Ikterus bei Typhus zu erklären, etwa folgendermaßen. Die Ursache der Gelbsucht bei Infektionskrankheiten beruht auf einer Cholangitis. „Daß zu dieser Erkrankung aber mehr gehört als ein bakterieller Infekt, wird aufs glänzendste durch die Galleninfektion beim Typhus erwiesen. Die Typhusbazillen werden in der Leber vom Blute an die Gallenwege abgegeben, in der Galle finden sich gute Lebensbedingungen und erst in der Galle sind sie daher noch wochenlang nach Ablauf des eigentlichen typhösen Prozesses nachzuweisen. Und doch kommt es zu keiner Erkrankung der Gallenblase und der Gallenwege. Vielleicht gerade deswegen nicht! Denn im Blute hat der Typhusbazillus ein schlechtes Fortkommen und reizt den Organismus zu einer allgemeinen Gegenreaktion, auch im Darm gehen die Bazillen rasch zugrunde und erzeugen durch ihre Gifte eine Enteritis; in der Gallenblase wachsen sie aber unbehindert und wirken daher auch nicht pathogen auf die Gallenblase oder die Gallenwege ein.

Für die Pathologie der Gallenblase hat also die Infektion keine Bedeutung, mit seltener Ausnahme, wo durch Hinzutreten anderer, vorläufig noch unbekannter Ursachen eine Cholangitis entsteht, wohl aber für die Pathologie des Typhus, denn wahrscheinlich erfolgt durch die Galle erst die Infektion des Darmes mit der auf der Höhe der Erkrankung fast immer vorhandenen Enteritis. Kommt es aber einmal tatsächlich zu einer Entzündung der Gallenwege oder der Gallenblase, so ist diese Cholecystitis typhosa nicht als ein Typhussymptom aufzufassen und noch weniger darf man hier von einer besonderen Form oder einer Abart des Typhus sprechen, wie einzelne Autoren es tun, denn

der Typhus ist in seinem ganzen Wesen eine ganz andere Erkrankung und die
Cholezystitis kann zum Typhus hinzutreten oder ihr als eine selbständige Erkrankung nach Jahr und Tag folgen; sie entwickelt sich aus dem Bazilleninfekt,
nicht aber aus dem Typhus."

Für Paratyphusbazillen (Lorey, Blumenthal, Springer, Forster,
Freund, Löwenthal) liegen die Verhältnisse ebenso. Die pathologischen und
anatomischen Befunde sind vorerst wenig bekannt, es gilt dies für Paratyphus A
noch mehr als für Paratyphus B (Fraenkel). Häufig ist der anatomische
Befund völlig negativ (Forster und Kayser, Luksch).

Doch kann eine Paratyphusinfektion (Fleisch- und Wurstvergiftung) zu
Cholangitis, Cholelithiasis, Cholezystitis usw. im Rahmen einer primären para-
typhösen Infektion führen. Auch Suzuki kommt auf Grund ausgedehnter
pathologisch-anatomischer und bakteriologischer Untersuchungen, die 69 Obduktionen paratyphöser Infektion umfaßten, zu dem Ergebnis, daß „an der akute
Entzündung auslösenden Wirkung der Paratyphusbazillen in der Gallenblase
seine ausschließlich an steinfreien Gallenblasen erhobenen Befunde keinen Zweifel"
lassen.

Häufiger ist die Infektion des Paratyphus A. Klinisch besteht des öfteren
Ikterus. So konnten Forster und Kayser in 28 mit Ikterus verbundenen
Fällen 24mal Paratyphus A antreffen, während je 2mal Paratyphus B bzw.
Bakterium Gärtner gefunden wurden. Auch Fraenkel fordert auf, in allen
Fällen von fieberhaftem Ikterus durch bakteriologische Blutuntersuchung und
Agglutinationsversuche etwa vorliegende Erkrankung an Paratyphus festzu-
stellen. Auch Mischinfektionen kommen vor. So berichtet z. B. Gross über
einen Fall von gleichzeitigem Vorkommen von Ruhrbazillen und Paratyphusbazillen, wobei er die letztgenannten Erreger für die Entwicklung der Gallenblasenentzündung verantwortlich macht.

Lehrreich ist auch ein Bericht von Hage über eine anscheinend primäre
Cholezystitis durch Paratyphus B. Der 41jährige Kranke hatte im Jahre 1903
Ruhr, 1910 Malaria. Im Jahre 1918 fand sich neben Erbrechen und Ikterus
Druckempfindlichkeit der Gallenblase. Das Blutserum agglutinierte Paratyphus B 1 : 320; hinsichtlich Paratyphus A war die Vidalsche Reaktion
negativ. Im Stuhl konnten reichlich Paratyphus B-Bazillen nachgewiesen werden,
während die Blut- und Harnkulturen negativ blieben. Es handelte sich nach
Hage um eine durch Paratyphus B hervorgerufene Erkrankung der Gallenblase, ohne daß eine klinisch wahrnehmbare Darmerkrankung an Paratyphus
vorhergegangen war.

Erwähnt sei, daß in 8 Fällen von reiner Paratyphusinfektion, die Gundermann untersuchen konnte, stets ein Empyem der Gallenblase bestand; auch
Muskelabszesse und Wanddurchbrüche waren öfters begleitende Prozesse.

Auch für die Paratyphusinfektion dürfte in erster Linie der Blutweg in
Betracht kommen.

Sehr ausgedehnt ist begreiflicherweise das Schrifttum über Fälle von Cholezystitis und Cholangitis, die mit positivem Befunde von Bakterium coli verbunden
waren (Gundermann, Posselt). Auch bei diesem Erreger bleibt für den einzelnen
Fall die Frage offen, ob der Bakterienbefund für die festgestellten entzündlichen
Veränderungen in Gallenblase und Gallenwegen ursächlich von Bedeutung ist
oder aber als belanglos zu gelten hat (Aschoff). Auch Rohde, der in 35,4%
bei Gallenblasenerkrankungen Bakterium coli und ihm nahestehende Bakterien
nachweisen konnte und deshalb das genannte Bakterium als den Haupterreger
der Cholezystitis anspricht, läßt diese Einschränkung gelten. Die etwa vorhandenen entzündlichen Veränderungen sind sehr wechselnd; von einer die
Infektion durch Bakterium coli charakterisierenden Entzündung kann nicht

die Rede sein. Die Befunde können allerdings zu klinisch schweren Erscheinungen führen. So kann das Bakterium coli bei dem Befunde galliger Peritonitis ohne Wanddurchbruch (KUTSCHA) von Bedeutung sein, ferner bei Bildung von Gallenfisteln im Anschluß an Cholezystitis; schließlich können auch Erkrankungen an Sepsis durch Bakterium coli im Anschluß an Infektionen der Gallenwege und Gallenblase vorkommen (DMOCHOWSKI und JANOWSKI, LENHARTZ, JOCHMANN, BLUMENTHAL und HAMM u. a.).

Auch Ruhrbazillen sind an dieser Stelle besonders zu nennen. Betont sei, daß der Darm von spezifischen Veränderungen frei bleiben kann (GHON und ROMAN, TSCHERNING, KNORR u. a.). Die pathogene Wirkung dieser Erreger ist vor allem von BRÜCKNER betont worden; auch bei Steinbildung können sie von Bedeutung sein (ROHDE). So konnte z. B. POSSELT in einem Falle primärer dysenterischer Cholezystitis und Cholelithiasis ohne vorausgegangene klinische Ruhr bei negativem Darmbefund und positivem Bazillennachweis in der Galle in den Konkrementen bzw. den krümeligen Niederschlagsbildungen, die als Anfänge der Steine gelten konnten, Ruhrbazillen Typ. Flexner in Reinkulturen nachweisen. Ferner sei erwähnt, daß in Analogie mit Typhus und Paratyphus auch Ruhrbazillenträger vorkommen, so daß zum mindesten die Möglichkeit besteht, daß selbst lange Zeit nach Überstehen der akuten Erkrankung auf der Basis des ursprünglichen Ruhrinfektes pathologische Vorgänge der Gallenblase und Gallenwege auftreten.

Hinsichtlich aller übrigen Spaltpilze sei auf die einleitend gegebene kurze Zusammenstellung verwiesen. Bemerkt sei nur, daß WAHLBERG bei systematischen bakteriologischen Untersuchungen neben anderen Bakterien auch den FRAENKELschen Gasbrandbazillus in den Gallenwegen nachgewiesen hat. Eine pathogene Bedeutung kommt ihm jedoch nicht immer zu. ,,Das Vorhandensein der Gasbazillen in der Gallenblase führt wohl zur Cholezystitis, nicht aber immer zum Gasbrand der Gallenblase.''

SMIRNOWA-ZANKOWA wies darauf hin, daß bei Scharlach eine Erkrankung der Mundhöhle und des Magendarmkanals vorliege, daß es sich sozusagen um einen Gastroenteroscharlach handle. Diese Tatsache macht den von der genannten Autorin bei Scarlatina erhobenen Befund von Streptokokken in der Gallenblase verständlich, einen Befund, den unter anderen auch BAGINSKY und SOMMERFELD erheben konnten. Die mikroskopischen Untersuchungen der Gallenblasenwände ergaben ein für Scharlach typisches Bild in Form eines reaktiven Prozesses mit einer großen Menge von Mastzellen, die insbesondere in den tiefen Schichten der Blasenwand lagen. In späteren Stadien können sich Nekrosen einstellen. Bakterioskopisch gelingt manchmal der Nachweis von Streptokokkenkolonien in den Lichtungen der Blutgefäße, in der Regel aber werden diese in den Lymphspalten angetroffen, so daß für das Eindringen in erster Linie der Lymphweg beschuldigt wird. Die Ausscheidung der Streptokokken bei Scarlatina geschieht nach SMIRNOWA-ZANKOWA in der Mehrzahl der Fälle sowohl in früheren als auch späteren Krankheitsstadien durch die Gallenblase bzw. Gallenwege.

Eine Entzündungsform mit spezifisch histologischem Charakter stellt die

Tuberkulose der Gallenblase und Gallenwege

dar. Sie ist außerordentlich selten. KEHR sah unter über 1000 exstirpierten Gallenblasen keinen einzigen Fall sicher gestellter Erkrankung an Tuberkulose. Man unterscheidet 2 Formen: ,,Eine akute, die unter dem Bilde multipler, kleinster, gallig imbibierter, tuberkelbazillenenthaltender Verschorfungen der Gallenblasenschleimhaut auftritt. Diese akute Form tritt in Begleitung einer intrahepatischen Gallengangtuberkulose auf und ist wohl gleich dieser als das Resultat einer Ausscheidungstuberkulose aufzufassen; ferner eine chronische, die wahrscheinlich durch eine tuberkulöse sekundäre Infektion bereits erkrankter Gallenblasen entsteht" (SIMMONDS).

In der Galle phthisischer Personen ist der Nachweis von Tuberkelbazillen ziemlich häufig (FRÄNKEL und KRAUSE). In einem gewissen Gegensatz hierzu steht die Seltenheit spezifischer histologischer Veränderungen. Die bisher vorliegenden Mitteilungen sind infolgedessen spärlich (BEITZKE, DEYCKE, HEDDAEUS, KISCH, KNOTHE, SIMMONDS, G. SCHMIDT).

Gallensteine können gleichzeitig vorhanden sein. Häufig findet sich in der Leber Tuberkulose. Auch im Rahmen miliarer Tuberkulose ist das einschlägige Krankheitsbild beobachtet worden (SIMMONDS). Dementsprechend können die anatomischen Befunde weitgehend wechseln. Die Gallenblase ist in der Regel vergrößert, ihre Wand verdickt. Die Schleimhaut ist dicht besetzt mit hirsekorn- bis hanfkorngroßen grauen bis graugelblichen Knötchen, die ihr ein chagriniertes Aussehen verleihen. Mikroskopisch reicht das tuberkulöse Granulationsgewebe bis tief in die Muskularis (BEITZKE), oder es handelt sich um nur wenige kleine flache scharfrandige Herde (SIMMONDS), oder aber die Gallenblasenwand ist bei gleichzeitigem Übergreifen auf das Nachbargewebe (Leber, Perforationen im Querkolon) ausgedehnt verkäst (KISCH) wobei auch der Inhalt der Gallenblase aus käsigen Zerfallsmassen bestehen kann (ALTMEIER).

Auch bei diesem Leiden wird Infektion auf dem Blutwege angenommen. Bereits bestehende chronische Entzündungen und Stauungshydrops können begünstigend wirken.

Bei intrahepatischer sog. Gallengangstuberkulose dürfte es sich in der Regel um eine Sekundärerkrankung handeln, insofern als ein zufälliges Einbeziehen von Gallengängen in den Bereich tuberkulöser Kavernen anzunehmen ist. Bei Zufuhr infektiöser Stoffe vom Darme her durch die Gallenwege wird das Gallengangsepithel ohne nachweisbare Schädigung durchwandert. Erst im umgebenden Gewebe kommt es zu spezifischen Eruptionen, die dann bei zunehmender Vergrößerung erst wieder sekundär in das Gallengangslumen durchbrechen. Die tuberkulöse Erkrankung der Gallenwege entwickelt sich also ausnahmslos in der Richtung von außen nach innen. Die Bezeichnung „Gallengangstuberkulose" ist daher unberechtigt. SIMMONDS schlägt vor, von einer periangiocholitis tuberculosa zu sprechen. Die fraglichen Befunde sind im Rahmen spezifischer Lebererkrankungen zu erörtern (unter anderem HEGLER).

Zu erwähnen wäre jedoch, daß auf experimentellem Wege auch Befunde erzielt werden können, die eine aufsteigende Form der Infektion annehmen lassen, also ein Fortschreiten des Prozesses von innen nach außen darstellen würden.

Und schließlich sei hervorgehoben, daß Tuberkelbazillen längere Zeit in der Galle verweilen können, färbbar, kulturfähig und virulent bleiben, ohne morphologische und biologische Alterationen zu erfahren (SERGENT).

Über

Syphilis der Gallenblase und Gallenwege

ist nur wenig bekannt; sie ist sehr selten. Soweit es sich um intrahepatische Gallenwege handelt, dürfte eine Beteiligung der Gallengänge ein rein sekundäres Aufgehen in dem Befunde darstellen, den wir als Lebersyphilis in seinen verschiedenen Bildern kennen. Bei angeborener Syphilis wird fibröse Wucherung und Gummenbildung in der Wand und Umgebung der Gallengänge beobachtet, die zu Verengungen und Verödungen Veranlassung geben können.

Nach KEHR erwähnt HOPPE-SEYLER, daß gummöse Infiltrate der Gallenblase und des Ductus cysticus vorkommen. RIEDEL bespricht in mehreren Arbeiten die Cholecystitis luica; so sagt er in seinem Buche „die Pathogenese,

Diagnose und Behandlung des Gallensteinleidens" Jena 1903: „Die Syphilis führt unter Fieber zu praller Füllung der Gallenblase, so daß man deutlich den birnförmigen Tumor fühlt". Mit Recht betont KEHR: „warum soll aber ein Luetiker nicht einmal eine Cholezystitis bekommen, die mit der Syphilis als solcher gar nichts zu tun hat?" KEHR hat in seinem großen Material eine Cholecystitis luica specifica nicht beobachten können, obwohl er bei Kranken, bei denen eine Lues vorausgegangen war, sein Augenmerk ganz besonders auf diese Erkrankung gerichtet hat.

Schließlich berichtet KAUFMANN, daß Erkrankungen der Gallenwege an

Rotz, Lepra und Aktinomykose

sehr selten sind (auch KEHR).

Der Vollständigkeit halber sei ferner darauf hingewiesen, daß STAHR und SYNWOLDT in einem Falle bei

Lymphogranulomatose

eine Mitbeteiligung der Gallenwege sahen. Die runzelige Gallengangswand zeigte in einzelnen flachen tumorartigen Vorwölbungen, die durch Spalten getrennt waren, ein Granulationsgewebe, das in großer Zahl kleinere und größere Riesenzellen enthielt. Es fanden sich zellärmere und zellreichere Abschnitte, diese insbesondere in den tieferen Wandschichten liegend enthielten reichlich Lymphozyten. Vielfach waren alle Schichten durchsetzt. Makroskopisch bestand der Eindruck eines skirrhösen verengenden Krebses der großen Gallengänge.

An dieser Stelle sei noch eines Befundes gedacht, der von A. PRIESEL mitgeteilt wurde. Es handelte sich dabei um Pigmentablagerungen in der Gallenblasenwand, die mit chronischem Alkoholmißbrauch ursächlich in Zusammenhang stehen sollen. Zahlreiche Muskelzellen waren über und über beladen mit einem feinkörnigen, bräunlichgelben Farbstoff, der wohl unterschieden war von einem grobkörnigen oder grobscholligen wesentlich dunkleren Pigment, das an Phagozyten gebunden war (Reste alter Blutung). Das feine Pigment war ausschließlich an glatte Muskulatur gebunden, lagerte in manchen nur in der Umgebung der Zellkerne oder erfüllte das Plasma bei reichlicher Anwesenheit mehr oder weniger vollständig. Besonders viel Farbstoff hatten die inneren, an die Schleimhaut angrenzenden Lagen gespeichert; in den äußeren war etwas weniger vorhanden. Das Bild erinnerte an das bekannte Verhalten der Darmmuskulatur bei Säufern.

Der Farbstoff war gegen starke Mineralsäure und Essigsäure außerordentlich widerstandsfähig, ebenso auch gegen Alkalien. Er wurde von $40^0/_0$iger Kalilauge und Schwefelsäure nicht angegriffen. Mit konzentrierter Salpetersäure trat keine GMELINsche Reaktion ein. Gegen Bleichungsmittel bestand gleichfalls starke Resistenz. Die Bleichung gelang mit Kaliumpermanganat und nachfolgender Behandlung mit Oxalsäure vollkommen erst bei 24—48stündiger Einwirkung. Die Eisenreaktionen waren vollkommen negativ. Gegen Fettfarbstoffe verhielt sich das Pigment fast vollkommen ablehnend. Von Fettlösungsmitteln wurde es nicht angegriffen. Es handelte sich demnach um ein endogenes den sog. Abnutzungspigmenten nahestehendes Pigment. Es stimmt überein mit jenem des Trinkerdarmes, ein Befund, der PRIESEL veranlaßte, auch für seine Beobachtung das gleiche Moment ursächlich zu beschuldigen.

Gallensteinkrankheit (Cholelithiasis).

Unsere Kenntnis des Gallensteinleidens hat in den letzten Jahren weitgehende Vertiefung erfahren. Das Verdienst gebührt in erster Linie neben NAUNYN, ASCHOFF und BACMEISTER, wie überhaupt ASCHOFF und seiner Schule,

die in klarer übersichtlicher Form die verschiedenartig zusammengesetzten
Steinbildungen in ihren heute allgemein anerkannten Beziehungen zur Klinik,
in ihrer Entstehung und ihrem Verhalten zu anatomischen Veränderungen der
Wandung von Gallenblase bzw. Gallenwege dargelegt haben.

Das Leiden ist ein verhältnismäßig häufiges, insbesondere wenn wir die Erfahrung des Pathologen zugrunde legen, der Gallensteinleiden mit und ohne schwer-
wiegende anatomische Veränderungen zu sehen bekommt. Etwa jede 10. Leiche
Erwachsener (nach Lotzin $8,52^0/_0$, nach W. Fischer $7^0/_0$) bietet einschlägige Befunde (Courvoisier), während klinische Symptome nicht annähernd so häufig
sind (Naunyn). Doch bestehen erhebliche Verschiedenheiten in geographischer
Beziehung; so gab Meckel für Berlin die Häufigkeit mit $1^1/_2-2^0/_0$, von Recklinghausen dagegen für Straßburg i. E. mit etwa $15^0/_0$ an. Diese Frage bedarf
aber noch weiterer gründlicher Aufklärung. Meckels Zahlen sind für die jetzige
Bevölkerung Berlins sicher erheblich zu niedrig (Lubarsch). Nach Lotzin sind
$75^0/_0$ von Gallensteinträgern beschwerdefrei. Bei Frauen ist das Leiden wesentlich häufiger als bei Männern (Naunyn, Mizokuchi, Lotzin, Schosserer),
Orth gibt an auf 5 Frauen 2 Männer, Adami und Nichols schreiben: ,,Biliary
calculi are found morse than twice as frequently in females as in males",
eine Tatsache, die unter anderem auf das Schnüren des Leibes (Mosler u.
Fischer zirka $33^0/_0$ sämtlicher Fälle, Bollinger), Schwangerschaft (Naunyn,
Aschoff), Fehlen der Zwerchfellatmung, Hängebauch (Hofbauer, Moser u. a.)
und dergleichen und hierdurch bedingte Gallenstauung zurückgeführt wird.
Bei Greisen dürfte die Atonie der glatten Muskulatur der Gallenblase von Bedeutung sein. Roth fand bei 5403 Sektionen Gallensteine in $5,43^0/_0$ bei Männern,
in $14,57^0/_0$ bei Frauen. Vor dem 30. Lebensjahr ist das Leiden ein seltenes
Ereignis, am häufigsten nach Orth nach den 40. Lebensjahr (Adami und
Nichols ,,usually after middle life"). Doch kamen vereinzelt Beobachtungen vor,
die selbst Kinder in den ersten Lebensjahren betrafen. So konnte Still bei einem
9 Monate alten Kinde 11 Bilirubinsteine, bei einem 8 monatigen Säugling 3 Steine
nachweisen; insgesamt stellte er 24 Fälle zusammen, die Kinder unter 14 Jahren
betrafen. Kaufmann hat sogar beim Neugeborenen Gallensteine gesehen,
Olga Müller bei einer 3 Monate alten Frühgeburt.

Die Gallensteine, die sowohl in der Gallenblase wie in den Gallengängen
vorkommen, manchmal in beiden Teilen zugleich, liegen gewöhnlich im Lumen.
Aber auch divertikelartige Ausbuchtungen, die wahrscheinlich erst durch sie
selbst gebildet wurden, können Sitz der Gallensteine sein. Hin und wieder
gewinnt man den Eindruck, daß sie in der Wand der Wege liegen; doch handelt
es sich hierbei in Wirklichkeit um durch sie bedingte drüsige Ausbuchtungen,
Verengerung und schließlich vollständiger Verschluß auf der Grundlage chronischer Entzündung können zu einem völligen oder fast völligen Abschluß dieser
seitlichen Hohlräume gegen das übrige Lumen führen. Das gleiche kann dann
eintreten, wenn ein Stein am Fundus der Blase liegt. Diese zeigt zuerst eine
Sanduhrgestalt, deren mittlerer Teil sich immer weiter verengt (Orth).

Die Zahl der Steine ist, worauf weiter unten in Berücksichtigung besonderer
Steinformen näher einzugehen ist, sehr verschieden. Man findet nur e i n e n
Stein oder aber mehrere, ja hunderte und tausende. Orth erwähnt, daß in
einem Falle 7800 Steine gezählt werden konnten. Kehr teilt mit, daß er öfters
im Ductus choledochus mehr als hundert Steine gefunden habe. Schon diese
Unterschiede hinsichtlich der festgestellten Zahl vorhandener Steine läßt erwarten, daß auch die Größe einem weitgehenden Wechsel unterworfen ist.
Durchschnittlich findet sich Erbsen- bis Kirschgröße. Häufig wird diese Grenze
nicht erreicht, in anderen Fällen zum Teil beträchtlich überschritten. So hat
z. B. Meckel (nach Orth) einen Stein von 15 cm Länge und 6 cm größter Breite

beschrieben. Das Museum des pathologischen Institutes der Universität Berlin enthält (nach Mitteilung von Herrn Geheimrat LUBARSCH) einen Cholesterin-Pigmentkalkstein, den CEELEN bei einer Sektion fand und der bei Maßen von 6,5 : 4,9 cm 50 g wog. KEHR teilt u. a. mit, daß WILLARD BARTLETT einen Riesenstein aus dem Ductus choledochus eines 45jährigen Mannes entfernte, der bei einer Größe von 10,5 : 1,5 cm 75 g wog. BELL fand bei einer 67jährigen Frau einen Stein in der Gallenblase von 106 g Gewicht; er war bei einem Umfang von 14,5 cm 7,5 cm lang und hatte einen Durchmesser von 4,5 cm. NEHRKORN (KEHR) berichtet von einem Stein, der 101 g wog, 11 cm lang war und einen Umfang von 13 cm aufwies. Es leuchtet ohne weiteres ein, daß bei Vorkommen mehrerer Steine in der Regel Zahl und Größe in einem gewissen Verhältnis zueinander stehen, insofern als mit zunehmender Zahl die Größe der Steine eine geringere ist. Sind die Konkremente sehr klein und körnig, so spricht man von Grieß. Von diesem kristallinischen Grieß bis zur breiig eingedickten Galle bestehen fließende Übergänge (über sog. Mikrolithen siehe später).

Die Gestalt der Steine ist ebenfalls bis zu einem gewissen Grade von ihrer Zahl abhängig. Aber auch die jeweilige Lage spielt eine Rolle. So können sie z. B. in den Gallengängen zylinderförmig sein. Entsprechend dem Verlauf der Gänge kommen auch Verzweigungen vor. Die gewöhnliche Form ist eine rundlich eiförmige, und zwar vornehmlich bei Steinen, die in der Blase liegen, sofern ihre Zahl nur eine geringe ist. Nimmt die Zahl zu, so verändert sich in der Regel auch die Gestalt in der mannigfachsten Weise, so daß man würfelförmige, tetraedrische, trapezförmige, unregelmäßig vieleckige zusammen findet. „Es hat diese Gestalt weder mit der Kristallbildung etwas zu tun, noch hängt sie wesentlich von gegenseitigem Abschleifen der Steine ab, sondern sie wird hauptsächlich dadurch bedingt, daß das Wachstum sich nach den räumlichen Verhältnissen richtet; mit ihren Flächen aufeinanderpassende Steine werden in einem kleineren Raum Platz haben als kugelige. Daß die Steine schon in der Anlage diese Gestalt besitzen, ergibt sich daraus, daß die Schichtung, welche viele auf dem Durchschnitt darbieten, durchaus den Oberflächen parallel geht. Da, wo wirklich ein Abschleifen stattgefunden hat, sind die Schichten durchbrochen und ist außerdem die Farbe eine andere als an den übrigen Stellen. Außer durch Abschleifen kann die meistens glatte, besonders bei isolierten Steinen öfter aber auch fein- oder grobhöckerige Oberfläche auch durch partielle Auflösung der Steinsubstanz Unebenheiten, unregelmäßige Lücken und Gruben darbieten. Solche Steine sehen wie angenagt aus, wie kariöse Zähne" (ORTH). Die Farbe der Gallensteine ist auf der Oberfläche, noch mehr auf dem Durchschnitt, eine verschiedene. Wir kennen Übergänge von weiß, grauweiß über gelb, gelbbraun, grünlich bis schwarzbraun. Auf den Durchschnitten können hellere und dunklere Schichten miteinander abwechseln. Das Aussehen der Oberfläche und Schnitte oder Druckflächen ist bald matt, erdig, bald durchscheinend, seltener glänzend. Auch die Konsistenz wechselt je nach Zusammensetzung der Steine. Harte Steine sind meist brüchiger, bröckeliger als die weichen. Das spezifische Gewicht ist bei den frischen Steinen, mit Ausnahme vielleicht der reinen Cholesterinsteine, größer als das der Galle. Auf diese Feststellungen wird bei Besprechung der besonderen Steinarten unter spezielleren Gesichtspunkten zurückzukommen sein.

An dieser Stelle seien noch allgemeine Erörterungen über die Folgen der Gallensteine angeführt, da diese von der Art und Zusammensetzung der Steine mehr oder minder unabhängig sind. So bemerkt z. B. KEHR in dem Vorworte seiner monographischen Darstellung der „Cholelithiasis" in dem Handbuche der speziellen Pathologie und Therapie von KRAUS und BRUGSCH, daß es eigentlich richtiger gewesen wäre, an die Stelle der Überschrift „Cholelithiasis" zu setzen: Die zur Steinbildung führenden Krankheiten des Gallensystems. Denn die Gallensteinkrankheit ist keine primäre, sondern eine sekundäre Erkrankung; „die primäre Erkrankung ist, wenn wir von der noch strittigen Cholesterindiathese absehen, die Stauung und die Infektion im Gallensystem. Der Stein ist erst das Produkt dieser beiden Krankheitszustände". In ähnlicher Weise schreibt BACMEISTER. „Der Gallenstein ist ein Symptom, in dem weder das Krankheitsbild erschöpft, noch das eigentliche Wesen der Krankheit getroffen ist."

Die Gallensteine als solche d. h. als Fremdkörper machen, wie vielfältige Erfahrung lehrt, in der Regel überhaupt keine Erscheinungen, nur in Verbindung mit bakterieller Infektion rufen sie Beschwerden hervor (KEHR). Hieraus ergeben sich logischerweise für den Kliniker allerlei Folgerungen, die für sein therapeutisches Vorgehen maßgebend sind. Hierauf kann an dieser Stelle nicht weiter eingegangen werden. Sind demnach die Gallensteine stets als Produkt einer Primärerkrankung des Gallensystems aufzufassen, so begünstigen sie doch „als gefährliche Bewohner der Gallenblase nicht nur ein Haften neuer Infektion, sondern sie gestalten auch den Verlauf weiterer Entzündungen besonders schwer" (ASCHOFF). Sie werden mithin mittelbar durch Beihilfe von Bakterien die Ursache des Fortbestehens der Infektion.

Das klinische Anzeichen der Gelbsucht ist uns bei der Gallensteinkrankheit eine wohl bekannte Erscheinung. Ein Stein in den abführenden Gallenwegen wirkt im Sinne eines mechanischen Hindernisses. Ikterus bei einem Stein im Ductus cysticus erscheint von vornherein unverständlich, da die in der Leber gebildete Galle freie Abflußwege nach dem Darme vorfindet. Der Verlauf des Ductus cysticus (Parallel- oder Spiralverlauf), der Winkel seiner Einmündung in den Ductus hepaticus, machen verständlich, daß insbesondere bei Parallellagerung ein Stein im Ductus cysticus auf den benachbarten Ductus hepaticus so einwirkt, daß eine rein mechanische Verengerung von außen in gleicher Weise zur Gelbsucht führt, als liege der Stein im Lebergange selbst. Doch weist KEHR darauf hin, daß in diesen Fällen schon dabei auftretende Schwellung genügt oder doch genügen kann, um einen Ikterus hervorzurufen. Im übrigen sei hinsichtlich der Entstehung des Ikterus auf die allgemeinen Ausführungen im 3. Kapitel dieses Bandes des Handbuches verwiesen.

Bei Fehlen von Steinen im Ductus choledochus kann ebenfalls Gelbsucht auftreten, wenn der Kopf der Bauchspeicheldrüse anschwillt und den duodenalen Teil des Ductus choledochus verlegt. In solchen Fällen wird auf dem Wege der Lymphbahnen die Infektion nach dem Pankreaskopf weitergeleitet. Es kommt zu einer Pancreatitis lymphatica. KEHR konnte ungefähr in 14% der Cholezystitisfälle und in 5% der Cholangitisfälle seines Materials eine Beteiligung des Entzündungsprozesses im Pankreaskopf feststellen. Das Zustandekommen einer Gelbsucht wird insbesondere verständlich, wenn wir uns vergegenwärtigen, daß in fast 90% der Fälle der Ductus choledochus vor seinem Eintritt in den Zwölffingerdarm mitten durch die Bauchspeicheldrüse hindurchzieht. Wir verstehen, daß eine Anschwellung des Kopfes dieses Organes den Ductus choledochus zusammendrückt und damit den Abfluß der Galle stört. Auf der anderen Seite werden wir verstehen, daß nicht gar selten bei Erkrankung der Gallenwege eine sekundäre Erkrankung der Bauchspeicheldrüse die Folge sein wird. Hierauf wird an besonderer Stelle von anderer Seite einzugehen sein.

Unter allgemeinen Gesichtspunkten wäre dann noch darauf hinzuweisen, daß man früher dem Volumen der Steine begreiflicherweise besondere Bedeutung einräumte. Es ist aber festzustellen, daß insbesondere in der Gallenblase die Größe der Steine verhältnismäßig gleichgültig ist. Ein hühnereigroßer Stein in der Gallenblase kann für den Träger klinisch völlig ohne Erscheinung bleiben. Andererseits kann ein kleinstes Konkrement im Ductus cysticus oder choledochus größte Schmerzen bereiten, insofern gleichzeitig eine Infektion der fraglichen Teile besteht. Daß ein unregelmäßig geformter Stein mit Ecken und Kanten bei seinem Durchtritt durch die Gallenwege größeren Schwierigkeiten begegnet, als ein glatter runder Stein, daß ein kleines Konkrement leichter und schneller durchgehen wird als ein großes, bedarf keiner besonderen Betonung. Selbst nach Eintritt in den Darm können die Steine für den Träger verhängnisvoll werden. Es sei nur an das Vorkommen von Darmverschluß infolge Gallensteinen erinnert, wobei häufig eine Querlagerung des Steines angetroffen wird. Daß auch hierbei entzündliche, die Darmwand betreffende Veränderungen, bedeutungsvoll sind, versteht sich von selbst.

Wir sehen, daß Gallensteine auch außerhalb von Gallenblase und Gallenwegen für den Träger verhängnisvoll werden können. In der Regel verlassen Gallensteine den Körper auf natürlichem Wege. Oft aber werden Wege gewählt, die als unnatürlich zu bezeichnen sind und erst als Folge des Zusammenwirkens von Gallensteinleiden und Entzündung zu gelten haben. Wir verstehen, daß je nach Sachlage der Stein am Orte seines Sitzes das Nachbargewebe durch Druck zerstören kann, daß schließlich über eine solche Drucknekrose hinaus ein Druckgeschwür entsteht. Eine etwa eintretende Durchbrechung kann je nach Umständen in den freien Bauchraum, in den Darm oder durch die Haut nach außen (GASTEPY) erfolgen. In jenem Falle kann eine allgemeine oder abgesackte Bauchfellentzündung entstehen, diese unter Umständen mit günstigem Ausgang; auch Darm-Gallenblase- und Gallenblasen-Hautfisteln können zum Abgang der Steine und zur Genesung führen. Daß auch andere Wege in Frage kommen können, wird an anderer Stelle ausgeführt. KLEBS berichtet z. B. über einen Fall, bei dem zwischen Gallenblase und rechtem Nierenbecken eine Fistel entstanden war, wobei mit gallehaltigem Urin neun kleinere und vier größere Gallensteine entleert worden waren.

Der Durchbruch in den Darm betrifft in der Regel den Zwölffingerdarm, seltener den Magen. Voraussetzung ist, daß allmählich vordringende entzündliche Vorgänge eine so vollständige Vernarbung der Ränder bewirken, daß der Durchtritt des Steines durch einen seitlich völlig abgeschlossenen Gang erfolgen konnte. Die Entleerung derartiger in den Darm gelangter Steine kann durch den Mund oder in der Regel durch den After erfolgen. Bleiben sie im Darme stecken, so tritt, wie bereits erwähnt, sofort oder aber nach Anlagerung von Darminhalt, der gefürchtete Darmverschluß ein. Bevorzugte Stellen sind die BAUHINIsche Klappe und der Schließmuskel des Afters.

Am häufigsten erfolgt die Einklemmung des Gallensteines im Ductus cysticus. Es kann zu den Erscheinungen der Gallensteinkolik kommen. Eine Erweiterung des Ganges mit Abflachung der Falten kann die Folge sein. Wird dieser Gangabschnitt überwunden, so bedeutet der duodenale Abschnitt des Ductus choledochus ein neues Hindernis. Auch dieses kann überwunden werden. Verweilen die Steine an dieser Stelle längere Zeit, so kommt es zur Gallenstauung und Erweiterung des Ganges. Aber auch hier können Geschwürsbildungen infolge des Druckes bei gleichzeitiger Entzündung eintreten. Die Folge kann sein, daß der Stein in den Darm austritt. Aber auch ein Durchbruch nach außen kommt vor, sei es in die freie Bauchhöhle oder nach vorausgegangener mit Verwachsungen einhergehender chronischer Entzündung in abgesackte Räume oder Nachbarorgane. Selbst Einbrüche in die Pfortader sind beobachtet worden. Nach KLEBS können zuweilen mehrere und große Steinbildungen im Lumen des Pfortaderstammes oder kleinere in den Leberzweigen angetroffen werden, ohne daß es immer möglich ist, die verbindende Öffnung wahrzunehmen. Diese Feststellung führte früher zu der Annahme, daß in der Pfortader eine Steinbildung aus pigmentierter Galle möglich sei. KLEBS nimmt auf Grund eigener Beobachtungen an, daß zuerst eine Thrombose der Pfortader vorlag, und daß dann erst eine geschwürige Durchbrechung der Wand eintrat, so daß ohne Austritt von Blut Steine und flüssige Galle in das Lumen der Pfortader gelangen konnten.

KEHR erwähnt eine Beobachtung von COURVOISIER. Dieser fand einen Stein, der zur Hälfte im Gallenblasenhals und zur anderen Hälfte in der Pfortader steckte. KEHR selbst erlebte aus einem kleinen Defekt der Hinterwand des

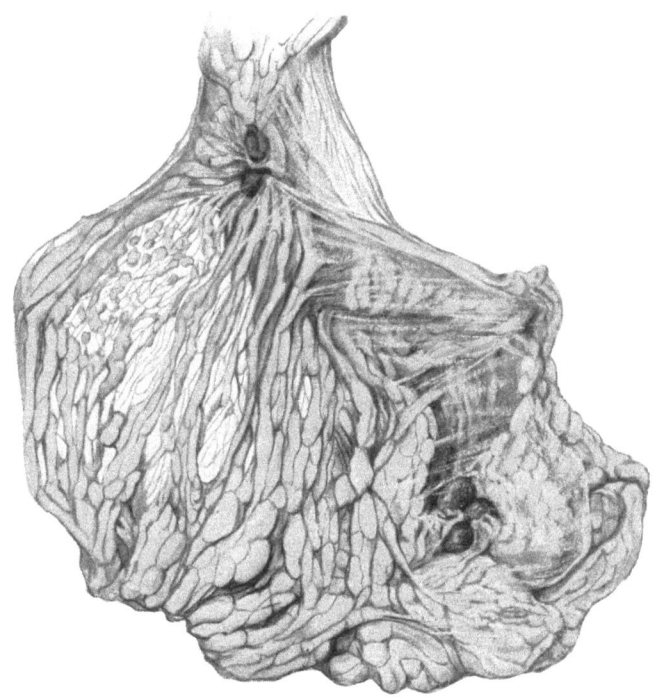

Abb. 19. In das große Netz eingewachsene Gallensteine.

Choledochus eine starke venöse Blutung, die nach Umstechung stand. Er denkt dabei weniger an das Vorliegen einer echten Choledochusfistel als vielmehr an eine Verlötung der Pfortader mit dem Ductus choledochus.

Treten die Steine unmittelbar aus der Blase, vor allem dem Fundusteile, infolge eingetretener Perforation aus, so können sie ja nach vorausgegangener Bildung abschließender Verwachsungen in Zwölffingerdarm, Magen, Dickdarm, Harnwege usw. gelangen. Dabei ist sehr wohl möglich, daß sich die Durchtrittsstelle wieder schließt. In anderen Fällen ist eine allgemeine Bauchfellentzündung tödliche Folge, in wieder anderen bilden sich umschriebene Abszesse, die ihrerseits nach den verschiedensten Seiten u. a. auch durch die äußere Haut durchbrechen können. COURVOISIER (nach KEHR) konnte 1890 189 Fälle von Bauchdeckengallenfisteln zusammenstellen, die nach den verschiedensten Richtungen verliefen und zum Teil mehrfache Durchbruchsstellen aufwiesen.

Schließlich sei noch erwähnt, daß Gallensteine, die auf diese Weise in eine an sich fremde Umgebung gelangt sind, gleichsam einheilen können. So findet man gelegentlich Steine in abgekapselten Räumen, im Netz, im Gekröse usw. Die Abb. 19 und 20 zeigen solche Einheilungen mehrfacher Gallensteine an der Leberunterfläche und im Netz aus dem Matreial des pathologischen Instituts Berlin, die Geheimrat LUBARSCH zur Wiedergabe überließ.

Wenn auch an dieser Stelle die Frage der Entstehung der Gallensteine nicht in allen Einzelheiten besprochen werden kann, insbesondere die zahlreichen Streitfragen nicht aufgerollt werden können, die im Laufe der Jahrzehnte das Problem seiner Lösung nähergebracht haben, so seien jedoch unter Vor-

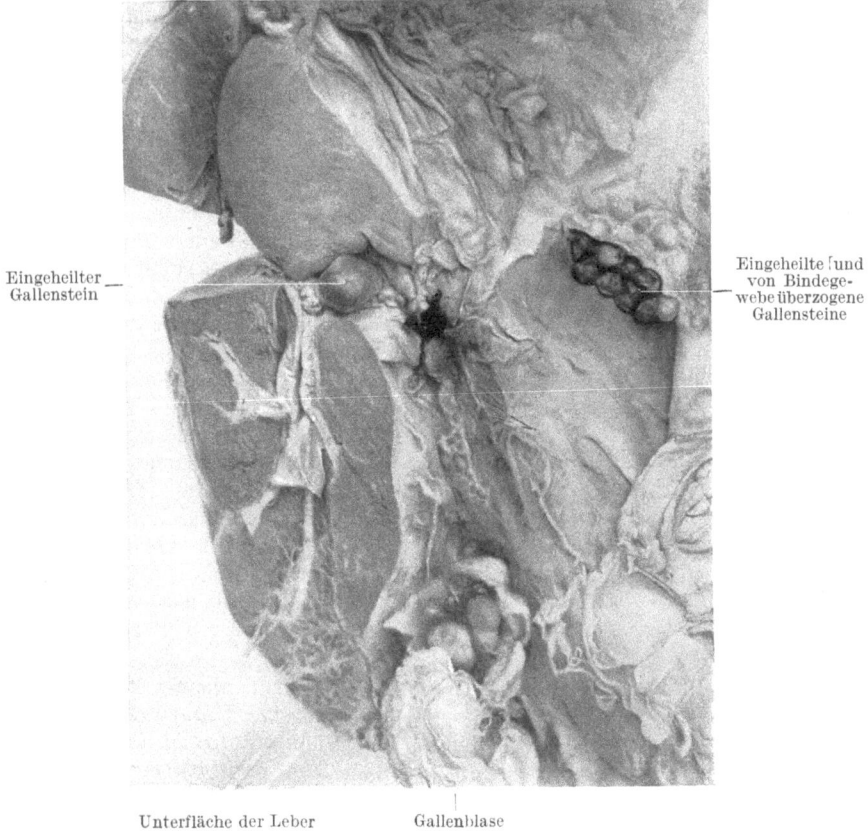

Eingeheilter Gallenstein

Eingeheilte [und von Bindege- webe überzogene Gallensteine

Unterfläche der Leber   Gallenblase

Abb. 20. Einzelne und zu Haufen liegende an der Leberunterflache eingeheilte Gallensteine.

anstellung der neugestalteten Anschauung auch abweichende Auffassungen nicht völlig übergangen. Nach BARTEL scheinen, was die Lösung der Frage erschwert, auch Veranlagungen des Gesamtorganismus, also Konstitutionsanomalien, in Frage zu kommen. Auffallend ist die Neigung Gallensteinkranker zu Fettsucht, zu Atheromatose schwereren Grades, besonders zu lymphatischer Hyperplasie. Zwischen Gallensteinbildung und Tuberkulose scheint ein gewisser Antagonismus zu bestehen, während Gallensteinkranke häufiger an Gewächsen zu erkranken scheinen als andere Individuen (BERSEKE).

Als ein besonderes Ergebnis der ASCHOFF-BACMEISTERschen Untersuchungen darf gelten, daß aus der chemischen Zusammensetzung und dem morphologischen

Aufbau die Entstehungsgeschichte des Gallensteines herausgelesen werden kann (BACMEISTER). Wir werden also in erster Linie nach Chemie und Morphologie der Gallensteine fragen.

Hinsichtlich einer Einteilung der verschiedenen zur Beobachtung gelangenden Steinbildungen in der Gallenblase und den Gallenwegen halte ich mich an die grundlegenden Arbeiten von ASCHOFF und seinen Schülern. Die von ASCHOFF und BACMEISTER gegebene Einteilung, wie sie auch C. STERNBERG[1] wiedergibt, lautet: 1. Radiäre Cholesterinsteine, 2. Geschichtete Cholesterinkalksteine, 3. Cholesterin-Pigment-Kalksteine, 4. zusammengesetzte Steine, 5. Bilirubinkalksteine, 6. Kalkkarbonatsteine.

Diejenige Form, die für das ganze Problem der Entstehung der Cholelithiasis besonders wichtig und lehrreich erscheint, ist der

radiäre Cholesterinstein.

Er stellt ein kugeliges bis ovales, ein wenig abgeplattetes, selten völlig rundkugeliges Konkrement dar, dessen mattglänzende Oberfläche unregelmäßig höckerig ist, eigenartig verschlungene Kristallbänder zeigen kann oder sonst verschiedenartige Vorwölbungen und Buchten zeigt. Seine Größe schwankt zwischen einem Hirsekorn und einer großen Kirsche nach TORINOUMI), doch kommen auch noch größere in Form, Größe und Oberfläche eines kleinen Tannenzapfens vor. Die Bruchfläche erscheint eigenartig glänzend. Kristallinische Massen ordnen sich in radiärer Strahlung um ein einheitliches Zentrum, das aus amorphen dunkel gefärbten, nicht kristallinischen Pigmentmassen besteht. Der jeweilige Reichtum an zentral gelagertem Pigment ist bestimmend für den Farbton des ganzen Steines. Völlige Farblosigkeit, ein reines Weiß oder Übergänge über grauweiße in mehr gelbliche Farbe sind die bestehenden Möglichkeiten. Die radiäre Anordnung reicht bis an die Oberfläche, die durch die unterschiedliche Länge der zum Teil überragenden Bälkchen die erwähnte Unregelmäßigkeit erfährt, balkig-stachelig wird. Chemisch handelt es sich bei den Kristallbalken um reines Cholesterin; die Kristalle sind nie wie beim Cholesterinpigmentkalkstein diffus mit Gallenfarbstoff gefärbt. Dazwischen ist in geringen Spuren Kalk eingelagert. Jedoch tritt der Kalkgehalt derart in den Hintergrund, daß ASCHOFF und BACMEISTER in der gewählten Bezeichnung diesen Bestandteil unberücksichtigt lassen.

Die erwähnten dunkelgefärbten zentral gelegenen Massen hat man als eine Art Kernbildung angesprochen. Bei mikroskopischer Untersuchung ergibt sich jedoch, daß es sich um oberflächliche Überzüge der groben Cholesterinbalken mit Gallenfarbstoff, nicht aber um besondere von dem gröberen Balkensystem des ganzen Steines abweichende Gebilde handelt. Eine Kernbildung liegt demnach nicht vor, was im Hinblick auf die Unterscheidung gegen andere Steinarten besonders hervorgehoben sei. Solche Steine sind außerordentlich leicht und verhältnismäßig weich. Sie haben als „einfache Konkretionsbildung, als primäre Auskristallisation" zu gelten, wobei das Wachstum auf Anlagerung neuen Materials zurückzuführen ist. Dieses Ergebnis läßt ohne weiteres ablehnen, daß solche Steine entsprechend der früheren NAUNYNschen Auffassung aus Cholesterinkalksteinen hervorgegangen sind. Löst man das Cholesterin auf, so bleibt ein zartes, kaum noch nachweisbares Eiweißgerüst zurück. Die große Zartheit der Eiweißsubstanz und ihre strenge Gebundenheit an die Form der groben Cholesterinbalken spricht aber gegen die Annahme, daß hier ein Produkt primärer Eiweißgerinnung vorliegt, in das sich später das Cholesterin eingelagert hat.

---

[1] ASCHOFFs Lehrbuch. Bd. 2, 6. Aufl.

Als wesentlichstes Ergebnis der ASCHOFF-BACMEISTERschen Untersuchung ist nun hervorzuheben, „daß in der einfach gestauten Galle das Cholesterin nicht durch Infektion, sondern durch sterile autochthone Zersetzung der Galle selbst und der in ihr enthaltenen protoplasmatischen Elemente ausfallen kann, und daß unter Umständen das Material zu den Cholesterinsteinen aus der sterilen Galle selbst auskristallisiert''. Sämtliche Bestandteile der fraglichen Steine sind in der nichtinfizierten gestauten Galle vorhanden (BACMEISTER).

Cholesterin (SALKOWSKI), Spuren von Kalk (LICHTWITZ und BOCK), amorphe Gallenpigmentmasse und ein feines Eiweißgerüst bilden die Bestandteile solcher Steine, die in gestauter aseptischer Galle durch Zersetzungsvorgänge des nicht-infizierten Gallenblaseninhaltes entstehen. Die Folge davon ist, daß der chemische Aufbau eines derartigen Steines der Zusammensetzung normaler, nicht entzünd-lich zersetzter Galle entspricht. Die Morphologie des radiären Cholesterin-steines weist auf langsames Auskrystallisieren aus der Galle hin. Besonders hervorzuheben ist, daß der radiäre Cholesterinstein solitär und zwar als sog. Verschlußstein vorkommt. Die ganze Struktur spricht dafür, daß die Kristalli-sation „sozusagen in einem Schube, jedenfalls unter dauernd bleibenden Be-dingungen erfolgt. Wir finden nichts von periodischen Niederschlagsmarken in Gestalt von Schichten, Grenzlinien usw. Alles scheint aus einem Guß, förmlich gleich alt'' (TORINOUMI).

„Und doch ist diese sicher nicht entzündliche Steinbildung, die keine Be-schwerden macht, keine harmlose Begleiterscheinung der Stauung; denn in den meisten Fällen bildet sie nur eine gutartige beschwerdenfreie, nicht entzünd-liche Periode, die das eigentliche entzündliche Gallensteinleiden mit allen seinen Qualen und Komplikationen nach sich zieht'' (ASCHOFF und BACMEISTER).

Was die Zusammensetzung dieses Verschlußsteines betrifft, so entsprechen Pigment und Kalkgehalt der oben ausgeführten Annahme seiner Entstehung. Auch das Eiweißgerüst, das äußerst fein und zart ist, wird verständlich, da jede normale Galle etwas Eiweiß enthält, das aus physiologisch abgestoßenen Epithelien und durchtretenden Wanderzellen stammt. Untersuchungen nach kolloidchemischen Grundsätzen ergeben, daß Bilirubin und Cholesterin durch Eiweiß aus ihren Lösungen gefällt werden können (LICHTWITZ). Zudem häuft sich in der gestauten Galle das Material an (AOYAMA). Das Fibrin bildet beim reinen Cholesterinstein eine dünne Kapselschicht. Dieser ist also im Gegen-satz zu den anderen Steinarten von Anfang an in seiner endgiltigen Form vor-gebildet (KURU).

Der reine Cholesterinstein ist die Folge einer abnormen Zusammensetzung der von der Leber ausgeschiedenen Galle, d. h. die Folge einer allgemeinen Stoff-wechselstörung, einer Dyskrasie. Er stellt kein örtliches Leiden der Gallenblase dar, sondern ist Ausdruck eines Allgemeinleidens, einer vielleicht nur vorüber-gehenden Stoffwechselstörung, während welcher sich der Stein bildet. Inwie-weit besondere Vorgänge wie Schwangerschaft, vor allem auch das Klimakterium eine bedeutungsvolle Rolle spielen können, ist vorerst noch nicht restlos erforscht. TORINOUMI weist in diesem Zusammenhang auf eine Angabe WESTPHALs hin, der feststellte, daß in der Schwangerschaft eine ausgesprochene Hypermotilitäts-neurose des Sphincter Oddi besteht.

Der reine Cholesterinstein kommt stets nur in der Einzahl vor; gegenteilige Angaben haben sich nach ASCHOFF als irrtümlich erwiesen. Das Fehlen eines Kernes ist, wie bereits betont, charakteristisch; findet sich ein solcher, so handelt es sich eben nicht um einen reinen Cholesterinstein.

„Die notwendige für alle Gallensteinbildungen gemeinsame Ursache ist die Stauung (ASCHOFF und BACMEISTER, SCHADE). In den üblichen Hinweisen auf

Schnürung, Druck durch Korsett, Hochstand der Leber bei Schwangerschaft und anderes als ursächliche Momente wird man kaum mehr als unterstützende Faktoren erkennen dürfen. Insbesondere Berg hat dieser Frage seine Aufmerksamkeit zuteil werden lassen. Er erblickt den Hauptgrund der Stase in gewissen, meist angeborenen anatomischen und funktionellen Anomalien der Gallenwege. Wie Aschoff ausführte, glaubt Berg von den physiologischen Variationen bestimmte pathologische Typen abtrennen zu müssen, und zwar sind diese gekennzeichnet „durch stärkere Hervortreibung des Trichters in den Leberhiluswinkel mit gleichzeitiger seitlicher Verschiebung und Abknickung des Halses oder stärkerer Abschnürung des Halses vom Trichter ohne seitliche Verschiebung oder durch mehr horizontale Lage der Blase mit tieferer Einbettung in das Lebergewebe, Verdrängung des Halsteiles und des Zystikus und Kompression des letzteren durch die Arteria cystica, das andere Mal durch abnorm langes Mesenterium, Einbeziehung des Halsteiles in den trichterförmigen Teil der Blase mit mehr geradem Abgang des Zystikus aus dem Halsteile, Erweiterung des Zystikus bis zum Choledochus, eine Form, die sich mit rudimentären Zuständen, Fehlen der Klappen verbinden kann" (Aschoff).

Der Ductus choledochus spielt beim Zustandekommen der Stauung keine allzugroße Rolle.

Rohde legt besonderen Wert auf die verschiedenartigen Eindrücke, welche die weiche nachgiebige Gallenblase seitens des Duodenums am Trichter, seitens des Querkolons am Körper und seitens der vorderen Bauchwand am Fundus erhält. Zu diesen unmittelbaren Beeinflussungen der Gallenwege kommen dann noch mittelbare hinzu, und zwar die Atmung, die Stellung des Zwerchfelles, der Tiefstand desselben beim Altersemphysem, das Nachhintensinken der Leber bei aufrechter Haltung, Behinderung der unteren Thoraxapertur durch Schnürungen, Erschlaffung der Bauchmuskulatur, Verstopfung, Ptosen (Aschoff). Plötzliche Verschlüsse haben das Bild des akuten Anfalles, der dem des echten Gallensteinleidens entspricht, zur Folge.

Das Problem der Gallenstauung ist aber, wie Aschoff ausführt, noch keineswegs gelöst. Die Beurteilung der hier vorliegenden Verhältnisse wird dadurch besonders erschwert, als alle die angeführten Anomalien nach Berg im wesentlichen nur sekundärer Natur sind. Der genannte Autor erblickt die primäre Ursache in einer Dysfunktion des Kollum und des Zystikus. Er unterscheidet zwei verschiedene Erkrankungsformen der extrahepatischen Gallenwege: die Mukostase und die Cholestase.

Jene ist gekennzeichnet durch eine abnorme Schleimbildung in der Gallenblase, besonders im Halsteil einerseits, in der Ampulle des großen Gallenganges andererseits. Bleibt der mukostatische Überdruck auf die Gallenblase beschränkt, so entsteht das Bild des Hydrops. Für ebenso unbewiesen wie diese Mukostase hält Aschoff auch die Cholestase, die darin besteht, daß neben einem besonders schwachen Sphinkter ein in seinen Wandungen nachgiebiges Gallenwegssystem besteht. Mit den genannten beiden Erkrankungsformen bringt Berg die Gallensteinbildung in Zusammenhang. Er glaubt nicht, daß die Stauung allein Steinbildung macht, lehnt auch ab, daß eine Infektion der Gallenwege notwendig sei. Da aber Aschoff bei Durchsicht der Bergschen Präparate entzündliche Veränderungen nachweisen konnte, muß auch diese Stellungnahme Bergs als widerlegt gelten. Aber doch wird man in Berücksichtigung der klinischen Feststellung daran festhalten müssen, daß nicht alle Krampfanfälle durch Steine bedingt sein müssen, sondern daß dyskinetische Anfälle im Gallenblasengebiet anzuerkennen sind. Aschoff unterscheidet dreierlei Formen des sog. Gallenblasensymptomenkomplexes:

1. „Den lithogen bedingten, bei welchem durch Einklemmung eines Steines in den Gallenblasenhals der ganze Krampfanfall ausgelöst wird, der Krampf aber auch das Gebiet des Sphincter Oddi mit betreffen kann;

2. den infektiös bedingten Komplex, der nicht selten mit dem lithogen bedingten in Kombination auftritt, und

3. den dyskinetisch bedingten, welcher für sich allein bestehen, aber natürlich auch mit den beiden anderen kombiniert vorkommen kann.

Hier völlige Klarheit zu schaffen ist Aufgabe der Zukunft.

Was nun das anatomische Bild der sog. „Stauungsgallenblase" betrifft, so ist sie in der Regel größer als die normale; ihre Wand meist etwas dicker, die Schleimhautfältelung zart und deutlich niedriger als normal. Die Muskulatur ist deutlich hypertrophiert, ein Befund, der für die gestaute Gallenblase als charakteristisch und als Folge der erhöhten Arbeit zu gelten hat, die von der Gallenblase zur Überwindung der Abflußstörung geleistet werden muß.

Von besonderer Bedeutung ist im mikroskopischen Bilde der gestauten Gallenblase das Vorliegen kleinzelliger Infiltrate, die insbesondere im Bereich der Schleimhautfalten angetroffen werden. Es handelt sich um Lymphzellen, die Aschoff und Bacmeister mit den gesteigerten Resorptionsvorgängen in Zusammenhang bringen. Die Zelleinlagerungen ziehen mit den Lymphgefäßen nach unten in das subepitheliale Gewebe, ziehen von hier durch die Muskelsepten in die subserösen Schichten, wo sie sich verlieren. Echte Lymphknötchen mit Keimzentren kommen nicht zur Beobachtung. „Diese zellige Infiltration hält sich jedoch stets in mäßigen Grenzen und erreicht niemals die Intensität, wie man sie bei infektiöser entzündlicher Veränderung beobachten kann. Wenn auch die Grenze zwischen der Stauungslymphozytose und der entzündlichen Lymphozytose des Bindegewebsgerüstes nicht scharf zu ziehen ist, so läßt sich doch meist aus dem Fehlen aller übrigen die entzündliche Reizung begleitenden Veränderungen: Vermehrung des faserigen Bindegewebes, besonders der Subserosa, Wucherung des Oberflächenepithels, Schleimdrüsenbildung, der reine Stauungscharakter beweisen" (Aschoff und Bacmeister). Eine Vermehrung bzw. Neubildung von Schleimdrüsen kommt bei der einfachen Stauung nicht vor. Veränderungen der Luschkaschen Gänge, die im wesentlichen in einer Dehnung bestehen, wobei abgestoßene Epithelien Wanderzellen, Detritus in die erweiterten Schläuche eingepreßt werden, lassen sich wie auch sonst die Befunde der Stauungsgallenblase mit der Erhöhung des Druckes in der Blase erklären.

Ursächlich kommen in erster Linie mechanische Einflüsse in Betracht, die zu dauernder oder vorübergehender Stauung Veranlassung geben können. Schnüren des Leibes und Schwangerschaft machen uns das Überwiegen des Leidens beim weiblichen Geschlecht verständlich. Akuten ventilartigen Verschluß des Ductus cysticus beschuldigt Schmieden, wobei das plötzliche Entleeren der übervollen entzündungs- und steinfreien Gallenblase schwere Kolik auslösen kann. In derartig einfach gestauter Gallenblase finden wir dann später den radiären Cholesterinstein, und zwar im Gegensatz zu früheren Anschauungen (insbesondere Naunyn) in nichtinfizierter Gallenblase (Aoyama, Kunika u. a.).

Wir haben schon oben des Vorkommens von Hydrops der Gallenblase gedacht und gesehen, daß eine rein mechanische Entstehung des Hydrops nicht vorliegen dürfte. Denn der Inhalt einer solchen Gallenblase ist ja nicht normale Galle, sondern eine mehr wässerige Flüssigkeit, die ihrerseits auf die Beimengung entzündlichen Exsudates zurückzuführen ist. Ein Abfluß desselben ist infolge des verschließenden Steines nicht möglich. Aschoff und Bacmeister nehmen nun an, daß die in dem Exsudat vorhandenen Spaltpilze oder deren Gifte längere Zeit diese seröse Exsudation unterhalten, ohne daß die Wand der Gallenblase schwerere Veränderungen erleidet. „Das prinzipiell Wichtige ist aber, daß diese Entzündung in einer Gallenblase sich abspielt, welche so gut wie keine Galle mehr enthält". Es kann also auch nicht zu den Folgen kommen, die wir in chronisch entzündeter gallenhaltiger Gallenblase finden.

Eine sekundäre Steinbildung bleibt aus, es kommt mithin zu einem Stillstand in dem Gallenblasenleiden, zu einer Art Heilung. „Das nicht entzündliche Stadium der Steinbildung bei einfacher Stauung wird sozusagen mit einer entzündlichen Attacke abgeschlossen."

In der Regel aber leitet dieser erste entzündliche Anfall zu dem chronisch-entzündlichen Gallenblasenleiden über.

Wir sehen also, daß in nicht entzündeter Gallenblase eine Steinbildung — allerdings besonderer Art — möglich ist. Es drängt sich nun ohne weiteres die Frage auf, ob Gallensteine, die wir in entzündeter Blase finden, Ursache oder Folgen der Entzündung sind. Diese Frage ist an der Hand des Einzelfalles nicht zu entscheiden. Man nimmt heute an, „daß wenigstens die Mehrzahl" (Aschoff und Bacmeister) die Folge der Entzündung ist.

Neben den fast reinen Cholesterinsteinen, die meist aber auch Spuren von Kalk enthalten, hat man früher auch noch die Cholesterin-Pigmentsteine ab-getrennt und ebenfalls als ohne Entzündung entstandene angesehen. Sie stehen den reinen Cholesterinsteinen nahe und treten auch als einzige Steine auf, unter-scheiden sich von ihnen durch den sichtbarer hervortretenden Gallepigment-gehalt, der, wie z. B. in Abb. 21a einen zusammenhängenden Mantel um den Cholesterinstein bilden oder, wie in Abb. 21b mehr in ihm in Form einzelner Klümpchen eingesprengt sein kann. Da sie hinsichtlich Entstehung sich grund-sätzlich nicht von den „reinen" radiären Cholesterinsteinen (die ja auch wenigstens diffus von Gallenfarbstoff durchtränkt sind) unterscheiden, pflegt man sie jetzt meist nicht mehr als eine besondere Gruppe abzusondern; zum Teil rechnet man sie zu den Kombinationssteinen. Dagegen werden die auf entzünd-licher Grundlage entstandenen Cholesterin-Pigment-Kalksteine schon aus diesem Grund gesondert betrachtet.

Es sind das die gewöhnlichen Steine, die gleichsam in jeder Zahl, Größe und Gestalt vorkommen. Ihre Außenfläche ist braun, grünlich-braun, schwarz-braun, manchmal graubraun oder grauweiß, fast rein weiß oder weiß mit schwarz-braun gemischt. Der Wechsel dieses Befundes hängt davon ab, ob die Rinde aus Cholesterin, Pigmentkalk oder kohlensaurem Kalk besteht. In jenem Falle sind die Steine glatt, grauweiß oder perlartig glänzend; bei Pigmentkalk haben sie eine dunkle bis grünlichbraune Farbe, während sie bei einer aus kohlen-saurem Kalk bestehenden Rinde weiß, hart, oberflächlich glatt oder höckerig sind. Die meisten Steine dieser Gruppe sind weich, leicht zerdrückbar. Die Bruchfläche ist konzentrisch geschichtet. Kern, Körper (Schale) und Rinde sind deutlich zu unterscheiden.

Die Eigenschaften derartiger Steine sind demnach so grundverschieden von den genannten Eigenschaften eines stets nur einzeln vorkommenden radiären Cholesterinsteines, daß sich die Annahme einer ganz anderen Entstehungs-ursache und damit auch Entstehungsweise geradezu aufdrängt. Solche Steine sind niemals durchsichtig. Der Farbton ist, wie bereits erwähnt, wechselnd. Sie sind mehr oder weniger deutlich facettiert. Stets findet sich zentral ein Kern. Dieser ist weich, pigmentreich, besitzt häufig einen Hohlraum und ist von der harten, mit Schicht versehenen Rinde scharf getrennt. Die Kristalle dieser Steinart sind im Gegensatz zu den mehr gröberen Balken des radiären Cholesterinsteines feiner gefügt. Es ergeben sich mithin als besondere Merkmale die facettierte Form, die feinkristallinische Schichtung der Rinde und der mit einem Hohlraum versehene Kern.

Aus dem großen Formenreichtum dieser Steingruppe lassen sich zwei Klassen besonders herausheben, „einmal diejenige der großen, runden, walzenförmigen Steine, die sich gewöhnlich nur in beschränkter Zahl in einer Gallenblase finden, und dann die der multiplen facettierten oder maulbeerförmigen Gallensteine, deren Zahl in einem Falle bis in die Tausende gehen kann" (TORINOUMI).

Die Unterschiede beider Steinarten betreffen insbesondere die Rinde. Nicht gehören zu dieser Gruppe — was vor allem im Hinblick auf die nicht so scharfe Begrenzung dieser Formen durch NAUNYN hervorgehoben sei — Steine, die als Kern einen Cholesterinstein aufweisen und auf dieser Basis zu weiterem Wachstum gelangt sind.

Die erstgenannte Gruppe der großen runden walzenförmigen Steine treten niemals in großer Zahl auf, in der Regel handelt es sich um 2—3 Steine. Auch solitäres Vorkommen ist selten. Sie sind kugeligoval oder tonnenförmig, an den

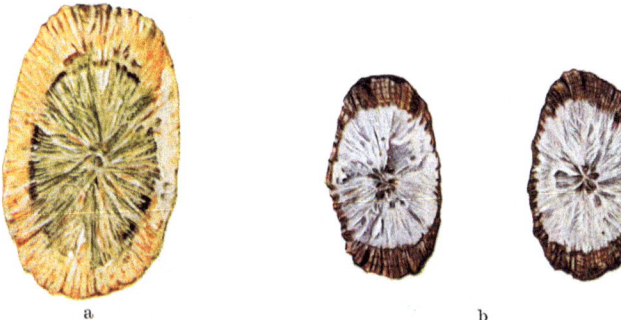

a   b

Abb. 21. Cholesterinpigmentsteine aus der Gallenblase.

Berührungsstellen finden sich deutliche Gelenkflächen. Manchmal liegen zwei oder drei Steine durch Gelenkflächen mit gemeinsamer Achse zylinder- bzw. walzenförmig aneinander gereiht. Die freien Teile der Oberfläche d. h. solche, die nicht Gelenkflächen sind, zeigen ein leicht höckeriges, feinwarziges Aussehen.

Die Gruppe der multiplen facettierten oder maulbeerförmigen Gallensteine tritt in sehr großer Zahl auf. Allgemein läßt sich feststellen, daß Zahl und Größe der Steine im umgekehrten Verhältnis zueinander stehen. So sehr auch die Form der Steine dieser Gruppe wechseln kann, es bleibt die vielfältig bestätigte Tatsache, daß in einem und demselben Falle in der Regel sämtliche Steine dieselbe Gestalt aufweisen. Sie sind bald mehr kugelig, bald mehr pyramidenförmig, morgensternartig, maulbeerförmig oder wie Kieselsteine geformt. Die Facetten werden um so deutlicher, je ausgesprochener eine Kugelform verlassen wird. Die Farbe ist von dem Pigmentgehalt der Oberflächenschichten abhängig, so daß weißes, graues, gelbes, braunes, selbst schwarzes Aussehen vorkommt.

Die große Zahl solcher in Größe, Form und Bau gleichartigen Steine läßt vermuten, daß sie alle gleichzeitig und unter denselben Bedingungen innerhalb der Gallenblase entstanden sind. Nun beobachtet man aber nebeneinander zwei evtl. auch drei sog. Herden (NAUNYN) oder Generationen, wobei sich diese durch Größe und Form voneinander unterscheiden, während innerhalb einer und derselben Generation die oben skizzierte völlige Gleichartigkeit der einzelnen Konkremente besteht. Das Vorkommen solcher Generationen nebeneinander ist sehr selten. So berichtet z. B. KLEINSCHMIDT, daß er zwei Generationen in

14 %, drei Generationen in 3 % seiner Fälle beobachten konnte. Das Material
Torinoumis enthielt in 5 % zwei Generationen. Dabei dürfen selbstredend
sog. Kombinationssteine, die auf der Grundlage eines radiären Cholesterinsteines
entstanden später Schalen von Cholesterinpigmentkalksteinen erhalten haben,
ebensowenig mitgerechnet werden, wie etwa die nicht in der Gallenblase, sondern
in den Gallenwegen entstandenen erdigen Pigmentsteine (s. später). Das Vorkommen dreier Generationen ist als sehr selten zu bezeichnen.

Die Schnittfläche eines solchen Cholesterinpigmentkalksteines zeigt eine
mehr oder weniger deutliche Schichtung der Rinde, deren Dicke an sich wechselt

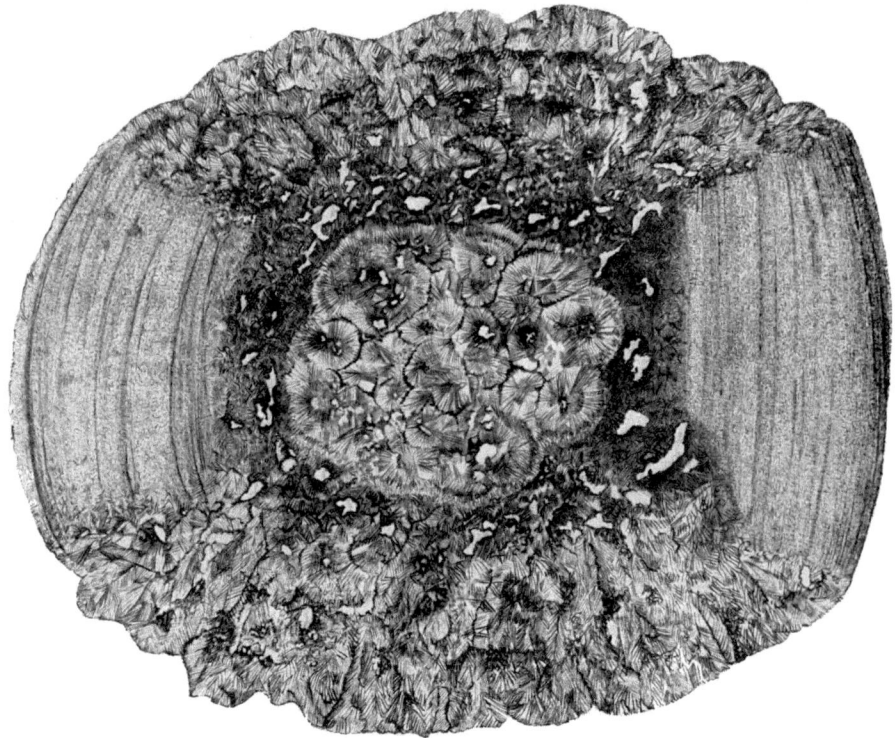

Abb. 22. Ein tonnenförmiger, großer Cholesterin-Pigment-Kalkstein. Schichtenbildung an beiden
Polen. Wachstum durch Rosettenbildung nach den seitlichen Flächen, die mit Höcker versehen sind.
Der Kern besteht aus zahlreichen Rosetten mit kleinem Zentralhohlraum. (Nach Torinoumi.)

und insbesondere an den Kanten kuppenartige Auflagerungen und Verstärkungen
zeigt, Unregelmäßigkeiten, die nicht etwa Folge gegenseitiger Abflachung oder
Abreibung benachbarter Steine sind.

Für die großen walzenförmigen Steine haben die Untersuchungen Torinoumis ergeben, daß sehr oft nur gegen die Pole hin Schichtenbildung besteht,
während an den Flächen, die der Schleimhaut zugekehrt sind, unregelmäßige
cholesterinreiche, fächerförmig vom Kern nach der Oberfläche sich ver-
breiternde Zonen gefunden werden.

Bei den facettierten Steinen ist bemerkenswert, daß sie in der Regel einen
von der Rinde deutlich unterscheidbaren pigmentreichen Kern besitzen. Es
handelt sich dabei um Teile der Rosetten, die in Haufen zusammenliegen, dabei
aber stets so, daß die Oberfläche der Rosette rindenwärts gerichtet ist. Es handelt

sich um farblose bzw. gallig verfärbte radiär geschichtete Bündel von feinen Cholesterinkristallen. Charakteristisch ist dabei, daß im Bereiche dieser Kristallmassen durch stärkere oder schwächere Farbstoffniederschläge bedingte konzentrische Zonen erkennbar sind.

Inmitten dieser das Steinzentrum bildenden Rosetten findet sich nun häufig ein unregelmäßiger spaltförmiger Hohlraum, der bei den facettierten Steinen nie fehlt; er kann wie ein schmaler Riß bis weit in die Rinde hineinreichen, oft findet sich Sternform. Die Ausläufer des Hauptspaltes entsprechen den Berührungsflächen der Rosetten, aus denen der Kern zusammengesetzt ist, ein Beweis für das lockere Gefüge dieser Kernmasse, in der jede Rosette für sich entstanden sein muß. Stets ist die Wand dieses Raumes, der mit klarer oder leicht gelblicher Flüssigkeit gefüllt ist, durch Pigmentmassen stark bräunlich gefärbt. Dieser „Filtrationskanal" NAUNYNs enthält oft feinkristallinische oder plättchenförmige Cholesterinkristalle.

Das Cholesterin dieser Spalten ist ein ganz anderes als das des sonstigen Steines. „Es kann daher auch kein infiltriertes Cholesterin sein, welches aus der Galle stammt. Sonst müßte es dieselbe Form wie die aus der Galle auskristallisierten Cholesterinmassen der Rinde aufweisen. Es muß ein sekundär in Lösung gegangenes Cholesterin sein, welches schließlich in der eigenartigen Form der feingeschwungenen Nadeln auskristallisiert" (TORINOUMI).

Die Bildung dieses Hohlraumes wird auf einen Entquellungsvorgang zurückgeführt. Der anfänglich weiche Kern, der von einer schnell entstandenen immer festeren Schale umgeben wird, gibt allmählich beim Altern sein Quellungswasser ab. Die äußeren Schichten sind unnachgiebig. Es kommt zur Selbstzerreißung der Kernstruktur, zur Bildung von Spalten, die sich mit dem Entquellungswasser füllen. In diesem können dann etwa gelöste Cholesterine in Form von allerfeinsten Nadeln, Büscheln oder Tafeln auskristallisieren. Diesen mit weißem Cholesterin gefüllten, bis zur Oberfläche verfolgbaren Spalt bezeichnet NAUNYN als Cholesterinkanal und verband damit die irrtümliche Vorstellung, daß das Cholesterin der Galle durch den Kanal in das Steininnere vorgedrungen sei.

Diese Entquellungsrisse, die, wie bereits betont, bei zunehmender Wirkung bis auf die Rinde übergreifen, sind insofern bedeutungsvoll als sie einen Selbstzerfall des Steines bedingen können. Solche Teilstücke besitzen stets neben dem Rindenanteil noch ein Stückchen Kern. Die Selbstzersprengung hat im Zentrum begonnen. Eine von außen durch Annagung bedingte Steinzertrümmerung scheint nicht vorzukommen. Da in der Entstehung derartiger Steinteilchen eine Schaffung von neuen Steinkernen (FEDOROFF) anzunehmen ist, kann dieser Vorgang der Selbstzersprengung keineswegs als gleichgültig gelten. Nicht mit Unrecht warnt daher ASCHOFF vor dem Bestreben, den Gallensteinen mit dem Versuche einer Auflösungsbehandlung zu begegnen.

Die Rinde der hier zu besprechenden Steine besteht aus konzentrisch aufeinander gelagerten Schichten von Cholesterinkristallen, die durch ebenfalls konzentrisch angeordnete Adsorptionsschichten von Bilirubinkalk unterbrochen sind. Seltener handelt es sich um eine echte Niederschlagsform des Pigmentkalkes. Dieses System umgibt gewöhnlich den Kern des Steines in ganzer Ausdehnung; manchmal finden sich Unterbrechungen durch sprossenartig vom Kern nach der Rinde hinwachsende, fächerförmig gebaute Cholesterinmassen. An den Kanten sieht man gewöhnlich kuppenartig überschichtete Cholesterinkalkpigmentzonen, die an der sonstigen Oberfläche fehlen. Eine solche Rinde ist gewöhnlich 2—3 mm dick, höchst selten etwas dicker; sie kann ganz dünn sein, wie z. B. bei maulbeerförmigen Steinen völlig fehlen.

Für die Entstehung dieser eigenartigen Schichten und Lamellen sind folgende vier Möglichkeiten in Betracht zu ziehen (TORINOUMI):

1. Eine Schichtenbildung infolge periodisch-rhythmischer Niederschläge von Bilirubinkalk und Cholesterinkristallen auf den Steinkern (Appositions-theorie). Reine Cholesterinschichten wechseln mit solchen von Pigmentkalk.

2. Die Schichten sind als solche nicht aus verschiedenem Material aufgebaut; die Grundmasse bildet immer das Cholesterin. Es wechselt nur der Pigment-gehalt dieses Cholesterins. Außerdem wechselt die Dichte des Eiweißes. Das kristallreiche Gefüge des Cholesterins ist bald lockerer, bald festerer, bald grob, bald feinkristallinisch. Der unterschiedliche Farbton der Schichten ist wahrscheinlich Folge des Unterschieds des die Farbstoffe absorbierenden Ei-weißgerüstes in den einzelnen Schichten. Es würde sich also um Adsorptions-vorgänge (Adsorptionstheorie) handeln (vgl. auch BRÜHL).

3. Die dritte Möglichkeit ist die Schichtenbildung in Form der sog. LIESE-GANGschen Gänge (ASCHOFF, NAUNYN). Um welchen physikalisch-chemischen Vorgang es sich dabei handelt, ist bis heute noch nicht einheitlich beantwortet. Auch beschränkt sich diese Möglichkeit nur auf den Kern resp. die Rosetten. Diese LIESEGANGschen Gänge verdanken von innen nach außen gerichteten Diffu-sionsströmen ihre Entstehung. Für die an den LIESEGANGschen Ringen in den Steinen öfters zu beobachtenden doppelten Rhythmen, bei welchen einige von den Ringen stärker hervortreten und diese kräftiger entwickelten Schichten wieder unter sich in gleichen Abständen stehen, dürfte es sich um chemische Unterschiede zwischen den beiden Liniensystemen handeln. Die LIESEGANG-schen Ringe entstehen schon in den breiigweichen Steinen.

4. Eine vierte Möglichkeit bestünde darin, daß die fertigen Steine von außen her mit gelösten färbenden Stoffen durchtränkt werden, welche beim Ein-dringen in die Steinmassen an bestimmten Dichtungslinien des wechselnd stark auskristallisierten Cholesterins sich stauen und zur Ausfällung gelangen (Imbibitions- und Diffusionstheorie).

Am wahrscheinlichsten bleibt die von Anfang an rhythmisch erfolgende Auskristallisierung des Cholesterins, sowie die rhythmische Fällung oder Adsorp-tion des Farbstoffes, abhängig von der Beschaffenheit der neu zufließenden Galle und der durch die Eiweißkörper bedingten Viskositätsveränderungen derselben in der Gallenblase, in welcher wechselnde Ausfällungsbedingungen rhythmisch erfolgen, so daß keine spätere Umschichtung (NAUNYN) stattfindet.

TORINOUMI, an dessen Ausführungen sich die obige Wiedergabe weitgehend anlehnt, hebt folgende Unterschiede zwischen den freischwimmenden facettierten und den großen ovalen oder tonnenförmigen Steinen hervor.

„Bei den ersteren ist die Zahl der Rosetten gewöhnlich gering; manchmal kann man im Schnitt nur eine, höchstens aber 4—5 sehen. Es handelt sich immer um Teilrosetten. Ihre Form ist gewöhnlich durch die zentralen Spaltbildungen noch weiter verändert, so daß man erst recht keine kreisrunde Rosette erwarten kann. Auffallend viele finden sich dagegen im Kern der großen, ovalen, tonnenförmigen Steine, und zwar in dichten Massen zusammengebacken, meist in vollkommener Rosetten- oder Drusenform. Zwischen den Rosetten ist gewöhnlich viel Pigmentmasse eingelagert. Jede Rosette hat im Zentrum einen kleinen Hohlraum, der von braunen Pigmentmassen umlagert ist und um den die Cholesterinkristalle strahlig angelegt sind. Außerdem findet sich im Gegensatze zum breiten, spaltförmigen Hohlraum bei den facettierten Steinen hier mehr ein zierliches Spaltensystem, welches zwischen den Rosetten entlang läuft und an den Wandungen eben-falls von Pigmentmassen ausgekleidet wird. Auch die Rinde kann hier sehr dick anwachsen; sie ist in der Regel nicht gleichmäßig lamellös, sondern besteht an bestimmten Abschnitten oder sogar ganz aus doldenförmig auf- und ineinandergelagerten Rosetten, in deren Zentrum wenig Pigmentkalk sich findet; findet man Schichtung, so ist diese gewöhnlich an bestimmten Stellen von den bereits erwähnten rosettenförmigen Gebilden unterbrochen, kurz, man kann sagen, daß an diesen Stellen sowohl Rinde wie Kern sehr ähnlich gebaut sind, was bei den facettierten Steinen nie vorkommt. Der höckerige Teil der Oberfläche dieser Steine ist auch durch diese oberflächlich gelegenen Rosetten bedingt, während die Oberfläche an den geschichteten Zonen ganz glatt ist."

Was nun die Frage der Entstehung dieser Art Steine betrifft, so ist eine erste Schwierigkeit der Beantwortung darin zu erblicken, daß man in der Regel den vollausgebildeten Stein vor sich hat, während nur aus dem Befunde eines beginnenden Stadiums Rückschlüsse möglich sind. Heute wissen wir, daß es sich bei diesen Steinen um sog. infektiöse Steinbildungen handelt, die auf das innigste mit einer Entzündung der Gallenblase zusammenhängen. Der oben wiedergegebene mikroskopische Befund dieser Steine ist Grundlage für die Beantwortung der gestellten Frage. Wenn man durch Chloroformäther die kristallinischen Massen entfernt, so bleibt ein Eiweißgerüst zurück, das in derselben Weise radiäre und konzentrische Schichtung aufweist wie der Stein selbst. Ein solches Eiweißgerüst fehlt dem reinen radiären Cholesterinstein so gut wie ganz. Aus dieser Tatsache läßt sich mit Aschoff der wichtige Schluß ziehen, daß der Cholesterinpigmentkalkstein nur in einem eiweißreichen, die grobbalkigen reinen Cholesterinsteine in einem ciweißarmen Medium entstehen. Dazu kommt die Verschiedenheit in der Kristallisationsform des Cholesterins, „hier feinbalkig, dort grobbalkig", ferner die verschiedene Anordnung der kristallisierten Massen, „hier radiärkonzentrisch, dort wirr durcheinander geworfen" (Aschoff). Es muß also eine verschiedene Beschaffenheit des kolloidalen Mediums, innerhalb dessen die Auskristallisierung des Cholesterins vor sich geht, angenommen werden. Bei einer Entzündung der Gallenblase wird nun ein kalk- und eiweißreiches Exsudat in die Gallenblase abgeschieden und die ursprüngliche Galle mit diesem Eiweißgemisch durchsetzt oder von ihm verdrängt. Zur Bildung eines Cholesterinpigmentkalksteines gehört eine Beimengung von Galle. Aschoff nimmt an, daß diese Beimischung wahrscheinlich erst stattfindet, wenn die entzündliche Erkrankung zurückgeht und durch resorptive Eindickung des Blaseninhaltes wieder der Zutritt der Galle möglich geworden ist. Durch diese Veränderung der kolloidalen Löslichkeitsverhältnisse, durch die stärkere Beimischung von Kalk, durch die Anwesenheit zahlreicher Kristallisationszentren in Form von Leukozyten, zerfallenen Epithelmassen usw. sind die Vorbedingungen für eine Auskristallisierung der Galle gegeben. Bei der Entwicklung eines jeden Cholesterinpigmentkalksteines unterscheidet Aschoff drei Zeitabschnitte:

1. Den der Auskristallisierung, d. h. die eigenartige Rosettenbildung;
2. den der Agglutination, d. h. die Zusammenlagerung der Rosetten zu dem sog. Kern;
3. den der Apposition, d. h. die Bildung der Rinde.

Kolloid- und Konzentrationszustand der Galle sind von wesentlichem Einfluß. Man muß annehmen, daß die Zahl der sich bildenden Rosetten um so größer sein wird, je zähflüssiger das Gallengemisch in der entzündeten Gallenblase ist und je reichlicher es Kristallisationszentren enthält.

Bei der Bildung der Rosetten, die bisher noch nicht beobachtet werden konnte, dürfte es sich um eine „Art Entmischung und Bildung einer halbflüssigen Masse handeln, welche durch Entquellungs- und Verdichtungsvorgänge die eigenartige Umkristallisierung in radiärer Ausstrahlung erfährt. Aschoff schreibt darüber weiter:

„Aber ehe oder während diese einsetzt, beginnt schon der Agglutinationsprozeß. Es wird ganz von dem zeitlichen Ablauf der Rosettenbildung einerseits, des Agglutinationsvorganges andererseits abhängen, ob der Kern aus vielen und kleinen Rosetten oder aus wenigen großen Rosetten gebildet wird. Davon hängt aber auch wieder die Zahl der endgültigen Steinkerne ab. Zahl, Größe und Gestalt der Steinkerne bestimmt dann aber wiederum das weitere Wachstum innerhalb der Galle selbst. Man muß dabei berücksichtigen, daß die Appositionsperiode, wie wir die Rindenbildung nennen wollen, gewöhnlich in einem bereits veränderten Milieu erfolgt. Die erste sehr eiweißreiche Gallenmischung ist durch die Kristallisations- und Agglutinationsprozesse mehr oder weniger entlastet, sozusagen gereinigt worden. Die neu zuströmende Galle bekommt immer mehr die Zusammensetzung der normalen Galle. Die Auskristallisierungen erfolgen jetzt langsamer und den veränderten Oberflächen entsprechend in immer dichterer Form; so entsteht eine Rinde von zunehmender Härte, die aber nicht auf stärkerem Kalkgehalt beruht, wie ich das früher annahm. Der Umstand, daß gerade die Niederschläge in der Kristallisations- und Agglutinationsperiode kalkreicher zu sein pflegen als die Niederschläge der Appositionsperiode, sprechen durchaus dafür, daß dieser stärkere Kalkgehalt des Zentrums oder des zentralen Gebietes durch etwas Besonderes, nämlich durch die Beimischung von Exsudat bedingt sein muß" (Aschoff).

Es ist also die Geschichte des Cholesterinpigmentkalksteines als gesetzmäßiges Produkt von Kristallisations-, Agglutinations- und Appositionsvorgängen in einer bestimmten kolloidalen Umwelt anzunehmen, einer Umwelt, die erst durch die entzündlichen Vorgänge geschaffen worden ist. Die Gegenwart von Eiweißstoffen in der Galle bewirkt die Bildung zahlreicher kristallinischer, wahrscheinlich zunächst kolloider Rosetten von mikroskopischer Größe. Der alsdann folgende Agglutinationsvorgang vereinigt mehrere derartige Rosetten bis zu Gebilden von etwa Kleinerbsengröße. Es entsteht so der Kern. Bei großen eiförmigen Steinen sind es zahlreichere Rosetten, die den Kern bilden, während bei den freischwimmenden facettierten Steinen ihre Zahl höchstens 3—6 beträgt. Die Größe der Steine ist mithin bereits im ersten Agglutinationsvorgang bestimmt. Je feinkörniger das agglutinierte Material ist, um so frühzeitiger setzt der Agglutinationsvorgang ein, um so kleiner und um so zahlreicher sind alsdann die Steine. Als dritte Phase folgt die der Apposition. Wir verstehen darunter die Schalenbildung der Rinde. Dabei muß angenommen werden, daß das Medium, in dem die Steine während der Entstehung der Rinde liegen, bedeutend eiweißärmer belegt ist als das, aus dem die Steinkerne gebildet worden sind. Der akute Schub des Entzündungsvorgangs ist in ein chronisches Stadium übergegangen. Die Abnahme entzündlicher Exsudation bedeutet Verringerung des Eiweißgehaltes. In dieser Zeit bildet sich die Schale. Ist die Galle in der Gallenblase wieder völlig normal, so hört das Wachstum der Steine auf, bis etwa ein frischer Nachschub ein weiteres Wachstum veranlaßt.

Das ständige Wachstum eines festsitzenden Steines erklärt sich dadurch, daß das Medium sich dauernd in einem Zustande befindet, das Rosettenbildung ermöglicht. Durch das Fehlen der Epithelbekleidung oder durch sonstige Ursachen kommt es dauernd zu einer Ausschwitzung eiweißreichen Exsudates; die Galle bleibt eiweißhaltig. Die Steine wachsen durch Apposition knospenförmiger Rosetten zu beträchtlicher Größe, was — auf Grund dieser Ausführungen verständlich — bei facettierten Steinen fehlt.

Eine weitere Form von Steinen, die vielleicht auf dem Boden einer Stoffwechselstörung — ähnlich den reinen Cholesterinsteinen — entsteht, ist die der sog.

reinen Pigmentsteine (Bilirubinkalksteine, Pechsteine).

Sie treten stets in mehreren, meist sehr zahreichen Exemplaren auf, finden sich in der Regel in der Gallenblase, sind aber, wenn auch seltener, im Ductus hepaticus und den kleinen Gallengängen gefunden worden[1]. Sie sind maulbeerförmig, seltener facettiert oder kugelig bis eiförmig. Sie erreichen höchstens die Größe einer Erbse; ihre Konsistenz ist hart, spröde; beim Trocknen zerfallen sie zu grobem, schwarzem Sand. Die Schnittfläche ist schwarz, metallisch glänzend. Die Oberfläche ist oft durch eine dünne Cholesterinpigmentkalkschicht, die sich auf die Einsenkungen zwischen den Vorwölbungen und Höckern der Oberfläche beschränkt, von buntem Aussehen.

Dieser Stein besteht mikroskopisch aus kleinen Einzelkonkrementen, die zentrale Hohlräume aufweisen. Eine Schichtenbildung ist nicht zu erkennen,

---

[1] Nach den neuesten Untersuchungen aus dem Aschoffschen Institut von E. Löffler ist ihre Entstehung stets in die Gallenblase zu verlegen.

ebensowenig finden sich Unterschiede im Sinne von Kern und Rinde. BOYSEN vertrat die Anschauung, daß die Einzelkonkremente sich in den Gallengängen der Leber, die warzigen Pigmentsteine in den größeren Gallenwegen bilden. Ursächlich sei an Stase oder eine geringe chemische Reizung zu denken. NAUNYN beschuldigt infektiöse Cholangien als auslösendes Moment. Nach ASCHOFF ist die Entstehung der reinen Pigmentsteine noch nicht geklärt; er denkt an eine dyskrasische Steinbildung, ohne jedoch angeben zu können, worauf diese Dyskrasie beruht. Es handelt sich nach ihm um eine gesteigerte Ausscheidung des Gallenfarbstoffes, z. B. bei Ikterus oder um ein herabgesetztes Lösungsverhältnis desselben durch irgendeine Ursache. In 48 Sektionsfällen konnte TORINOUMI 4 Fälle, unter 89 Operationsfällen 2 Fälle von reinem Pigmentstein feststellen.

Chemisch handelt es sich bei diesen Steinen fast ausschließlich um Pigment und Kalk; Cholesterin ist nur in Spuren nachweisbar. Der Kalkgehalt kann bis 2,35% betragen. Das Pigment kommt in verschiedenen Oxydationsstufen von Bilirubin bis Bilihumin vor. Über den Gehalt an Eiweißstoffen ist vorerst näheres nicht bekannt.

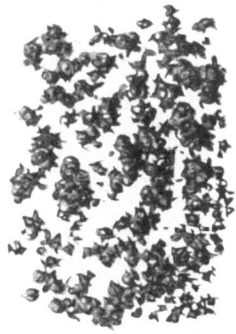

TORINOUMI hat in seinem großen Material intrahepatische Pigmentkalksteinchen nicht finden können, selbst wenn in der Gallenblase solche vorhanden waren. Wohl aber hat er, wenn auch weit seltener als in der Blasengalle, Niederschlagsbildungen in der Gallengangsgalle nachweisen können. Nach ASCHOFF war das Ergebnis dieser Untersuchungen, daß 5 oder 6 verschiedene Arten von Niederschlägen vorkommen.

1. Körnig-kristallinische, meist lebhaft gallig gefärbte Niederschläge, die neben dem Gallenfarbstoff vielleicht auch Cholesterin enthalten.

Abb. 23. Gallensteine aus Pigment (reine Pigmentsteine).

2. Gleichmäßig gallig gefärbte, wachsartige, tropfige bis kuchenförmige Niederschläge.

3. Blasse ungefärbte, einförmige bis wolkige, eiweißartige Niederschläge, mit denen die Bildung hyalinartiger doppelbrechender Tropfen mit Übergängen zu Cholesterinnadeln oder -Tafeln verbunden sein kann.

4. Fertige Cholesterinkristalle.

5. Myelinfiguren.

6. Eigenartige sphärolithische und andersgeformte Kalkniederschläge, die äußerst selten waren und gleich denen von ROUS beschriebenen wahrscheinlich identisch sind.

Alle diese Niederschläge waren aber morphologisch durchaus verschieden von den intrahepatischen Pigmentkalksteinchen, wie sie NAUNYN und BOYSEN beschrieben haben. Auch hat TORINOUMI in 140 Fällen die Gallensteine untersucht. In 82 Fällen handelte es sich um facettierte Cholesterinpigmentkalksteine. Bei diesen wiederum konnte nur in einem einzigen Falle ein typisches Pigmentkalksteinchen als Kern des facettierten Steines nachgewiesen werden. Diese etwa hirsekorngroße schwarzbraune Masse zeigte bei homogenem Bau glatte Oberfläche. Nirgends war ein Bild zu sehen, in dem das Pigment aufgelöst und durch Cholesterinkristalle ersetzt zu sein schien. TORINOUMI glaubt daher annehmen zu müssen, daß eine Entstehung dieser Pigmentsteinchen in den Gallenwegen höchstens als Ausnahme vorkommt, daß vor allem diese Pigmentkalksteinchen entgegen NAUNYN, BOYSEN, ROVSING nicht die ihnen von diesen Forschern zugeschriebene Rolle als Kerne der Steinbildung spielen. Konnte doch auch TORINOUMI niemals Übergänge dieser Steinchen zu den beschriebenen

Kernen der Cholesterinpigmentkalksteine feststellen. Auch lehnt er die Annahme ab, daß die Pigmentsteinchen durch spätere Cholesterinierung unsichtbar werden. Er kommt vielmehr zu dem Ergebnis, daß diese sog. intrahepatischen Bilirubinkalksteinchen als Kerne der Gallensteine keine Bedeutung haben.

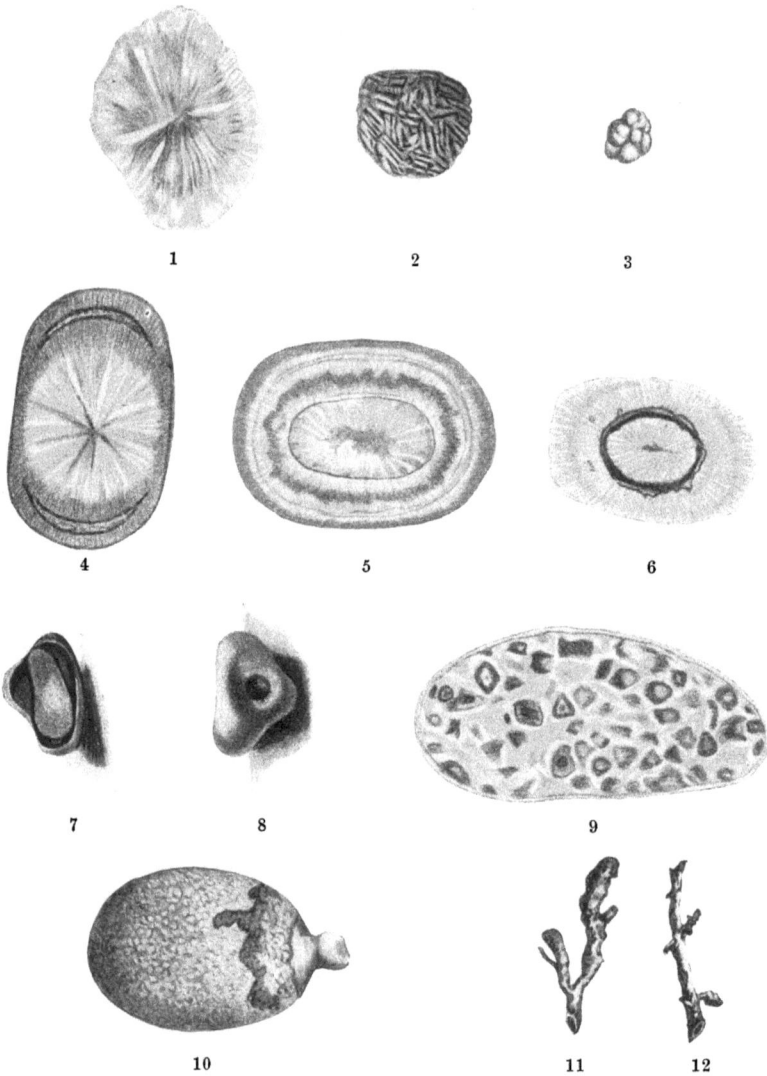

Abb. 24. Verschiedene Formen von Gallensteinen. 1 und 2 radiäre Cholesterinsteine. 3 Bilirubin-Kalksteine. 4—6 Kombinationsteine. 7 und 8 multiple facettierte Cholesterinpigmentkalksteine. 9 Steinbildung infolge Zusammensinterung zahlreicher Einzelsteine. 10 Eingeklemmter Kombinationsstein. 11 und 12 Gallenstein aus Gallengängen (Beobachtung von v. Hansemann).

Der   braune erdige Pigmentstein,

der so gut wie nie allein vorkommt, ist fast stets Folge einer bereits bestehenden andersartigen Gallensteinkrankheit (meist Cholesterinpigmentkalksteine oder Kombinationssteine).

Diese Steine finden sich in der Regel in den Gallengängen, nur ausnahmsweise in der Gallenblase. Sie sind bei meist glatter Oberfläche von gleichmäßig brauner Farbe, bröckelig-erdig bis weich. Ihre Größe schwankt zwischen kaum erkennbaren Gebilden bis zu der einer Kirsche. Sie sind kugeligoval oder wulstförmig, seltener abgeplattet oder pyramidenförmig, gelegentlich facettiert. Mikroskopisch finden sich schöne Lamellen. Das Zentrum läßt einen Kern vermissen; es findet sich vielmehr ein ungeordnetes Gemisch von Bilirubinkalkniederschlägen und Cholesterinkristallen. Die Schichtung ist bedingt durch aufeinandergelagerte Lamellen von Bilirubinkalk und Cholesterinkristallen. Diese sind bald feinnadelförmig in Bündeln liegend, bald locker gefügt, tafelförmig. Die wichtigste Vorbedingung für die Bildung dieser Steine ist die Stauung. Hilfsmomente sind exsudative Prozesse oder Fremdkörper, als welche auch aus der Gallenblase stammende Steine wirken können. Doch können diese Steine auch ohne andere Steine in gestauter und infizierter, also mit Exsudatmassen vermischter Galle im Ductus choledochus bzw. hepaticus entstehen.

Diese bisher beschriebenen Steine — reine Cholesterinsteine, Cholesterinpigmentkalksteine und Pigmentsteine — sind nun durch bestimmte Kombinationsformen miteinander verbunden. Diese entstehen dadurch, daß die eine Steinart von einer anderen schalenartig umschlossen wird. Es verbinden sich also zwei verschiedene Steintypen in einem Stein. Es entstehen die sog.

Kombinationssteine.

Es bestehen nach TORINOUMI vier Möglichkeiten:

1. Ein radiärer Cholesterinstein oder ein reiner Pigmentstein wird von einem Cholesterinpigmentkalkstein umschlossen. Jener ist die gewöhnliche, dieser die seltenste und bisher nicht beschriebene Form der Kombinationssteine. Kombinationsstein 1. Ordnung.

2. Ein Cholesterinpigmentkalkstein wird von einem Pigmentstein umschlossen — zweithäufigste Form des Kombinationssteines.

3. Ein reiner Cholesterinstein wird von einem Pigmentstein (von der zweiten Kategorie — braunerdigem Pigmentstein) umschlossen — dritthäufigste Form der Kombinationssteine. 2. und 3. bilden die Kombinationssteine 2. Ordnung.

4. Ein reiner Cholesterinstein wird von einem Cholesterinpigmentkalkstein und dieser wieder von einer Schale aus Pigmentstein umschlossen. — Seltenste Form der Kombinationssteine. — Kombinationssteine 3. Ordnung.

Dazu 5. Der Kern wird von einem „reinen Pigmentstein", die Schale von braunem erdigen Pigmentstein gebildet (2mal von E. LÖFFLER beobachtet und als 5. Kombinationsform bezeichnet).

Eine Umkehrung der aufgeführten Reihenfolge der Umschichtung kommt nicht vor (ASCHOFF). Der Gang der Ergebnisse ist folgender: „Der Cholesterinstein entsteht auf dem Boden einer vorübergehenden Stoffwechselstörung. Ihr pfropft sich eine Infektion auf, welche zur Bildung eines Mantels aus Cholesterinpigmentkalk führt (Kombinationsstein 1. Ordnung). Bei der Überwanderung eines Cholesterinsteines in die Gallengänge kommt es unter dem Einfluß der Stauung und der Fremdkörperwirkung zur Bildung der Pigmenthülle (Kombinationsstein 2. Ordnung). Ist es aber bereits in der Gallenblase zur Bildung eines Kombinationssteines 1. und 2. Ordnung gekommen, und wandern diese in die Gallengänge ein, so entsteht durch Umschichtung mit erdigem Pigmentmaterial der Kombinationsstein 3. Ordnung" (TORINOUMI).

Am häufigsten ist die Kombination des radiären Cholesterinsteines mit einer Kapsel von Cholesterinpigmentkalk. Solche Steine sind meist in der Gallenblase oder dem Ductus cysticus eingekeilt. Etwa sonst in der Gallenblase vorhandene Steine haben dann den Bau des Mantels dieses Kombinationssteines.

Die Oberfläche ist je nach den Beziehungen zur Umgebung — ob eingekeilt oder freiliegend — höckerig evtl. auch glatt. Auf dem Schnitt findet sich der radiäre Cholesterinstein als Kern. Zwischen ihm und Kapsel sind Rosettenbildungen, manchmal auch Hohlräume nachweisbar, so daß sich tatsächlich die Struktur eines facettierten Steines wiederholt. Die Kapsel selbst ist bald geschichtet, bald mit Rosetten versehen, entspricht also dem für den großen ovalen tonnenförmigen Stein beschriebenen Befunde. Ein solcher Kombinationsstein kann sich stets nur in der Einzahl finden.

Eine weitere Form, die Kombination eines Cholesterinpigmentkalksteines mit einer Kapsel von Pigmentkalksteinen wird in der Regel im Ductus chole-

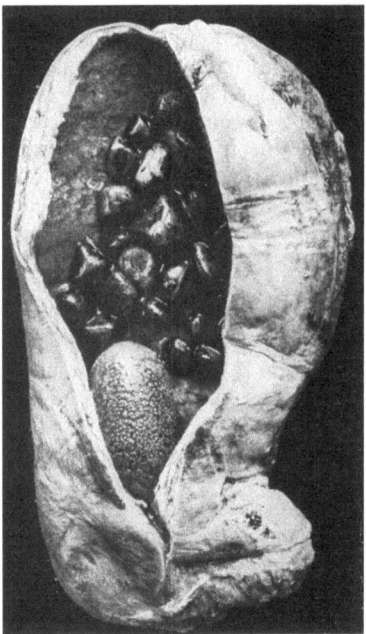

Abb. 25. Verschlußstein und Pigment-
kalksteine in chronisch entzündeter
Gallenblase.

dochus angetroffen, nur selten in der Gallenblase. Stets besteht eine hochgradige Stauung in den Gallengängen, die von entzündlichen Prozessen begleitet ist.

Die dritthäufigste Form ist die Vereinigung eines radiären Cholesterinsteines mit einer aus braunen erdigen Pigmentmassen bestehenden Kapsel. Auch diese Form findet sich vorzugsweise im Ductus choledochus, seltener in der Gallenblase.

Die Kombinationssteine 3. Ordnung werden nur sehr selten festgestellt.

Auch reine Kalksteine kommen vor. Sie bestehen aus kohlensaurem Kalk, sind weiß oder grauweiß, hart und höckerig, schwer. Sie werden nur selten gefunden. Ihr spezifisches Gewicht ist hoch. Die Bruchfläche erscheint kreidig.

Gleichsam als Ergänzung sei noch über eine Mitteilung der jüngsten Zeit berichtet, die wir Askanazy verdanken. Sie betrifft die Frage des Zusammenhanges von Mikrolith und Pigmentkalksteine. Eine gesonderte Besprechung erscheint berechtigt, da die Untersuchung dieser Gebilde auch in chemischer Hinsicht Besonderheiten ergeben hat.

Wenn man von den Größenverhältnissen der Steinbildungen im Körper spricht, so pflegt man mit Grieß- und Sandbildungen zu beginnen, um dann zu den größeren und größten Konkrementen überzugehen. Nach Askanazy empfiehlt es sich jedoch, „in morphogenetischem und chemischem Sinne" mit der Erscheinung der Mikrolithen zu beginnen. Diese stellen gleichsam die mikroskopischen Urformen der Steine dar, wobei jedoch zu berücksichtigen ist, daß nicht der einzelne Mikrolith für sich zum Makrolithen auswächst. Man kann diese kleinsten Gebilde mit dem bloßen Auge vermuten, wenn sie in großen Massen schwärzliche Schlieren bilden, wobei die Feststellung spärlicher Mikrolithen durch Sedimentierung erleichtert werden kann. Der einzelne Mikrolith kann die Größe eines roten Blutkörperchens besitzen, aber auch 60 μ erreichen. Konzentrische Schichtung, radiäre Streifung, Doppelbrechung, Kalkgehalt zeichnen ihn aus. Auch Doppel-Zwillingsbildungen sind zuweilen vorhanden. Seine Färbung schwankt zwischen blassem Grün, Braun und Schwarz; die Mikrolithen können auch farbstofffrei sein. Der Gallensteintypus, der aus diesen Mikrolithen oder dem gleichen Baumaterial hervorgeht, ist der Pigment-Kalkstein. Der Kalkgehalt ist gering. Vorsichtig entkalkte Schnitte der Steine lassen in der Regel die Mikrolithen, noch ungeschichtet oder geschichtet, in den Makrolithen eingebacken erkennen.

Daß zwischen diesen Mikrolithen und den Pigment-Kalksteinen Beziehungen bestehen, schloß ASKANAZY aus der Erfahrung, daß beide Gebilde bei besonderen Krankheitszuständen anzutreffen waren.

In chemischer Hinsicht wurde schon 1865 durch HOPPE-SEYLER bekannt, daß die Pigment-Kalksteine meistens Spuren von Kupfer enthalten. Auch ASCHOFF konnte dieses Ergebnis bestätigen, und SCHÖNHEIMER fand sogar einen verhältnismäßig hohen Kupfergehalt. Auch ASKANAZY berichtet über derartige Ergebnisse, konnte aber in den Mikrolithen einen Kupfergehalt nicht aufdecken. Auch Eisen und gelegentlich Mangan wurde gefunden.

„Bisher scheint es, als ob die Eisen- und Kupferbindung bzw. Adsorption erst nach der Entstehung der verkalkten Mikrolithen erfolgt, was von einer gewissen Bedeutung für die Entwicklung der Konkretionen sein könnte. Auch die gallige Pigmentierung der Mikrolithen kann ja sekundär eintreten." Besondere Beachtung verdient nun die Tatsache, daß Pigmentsteine und Mikrolithen verhältnismäßig häufig bei Leberzirrhose angetroffen werden; wohl finden sie sich auch in zirrhosefreien Lebern.

Es schien daher reizvoll, den Ursachen dieser Leberzirrhosen nachzugehen. Es lag der Verdacht nahe, daß Kupferzufuhr, und zwar durch den (ungeklärten) Wein (Most) als Schädigung der Leber in Betracht kommen könne. In zahlreichen untersuchten zirrhotischen Lebern bestand tatsächlich eine Vermehrung des Kupfergehaltes. Oft war er schon in leichten zirrhotischen Fettlebern ausgesprochen, oftmals starker in Pigmentzirrhosen als in LAENNEC-schen Zirrhosen. Syphilitische großknotige Leberzirrhosen enthielten nur geringe Kupferanreicherungen. ASKANAZY konnte schon 1915 berichten, daß unter 21 gesammelten Zirrhosefällen 15mal Mikrolithen und 9mal Pigment-Kalksteine gefunden wurden. LEMMEL sah bei 62 Zirrhosefallen 21mal Pigment-Kalksteine und 9mal freie Mikrolithen. Beachtenswert ist auch die festgestellte Beziehung der Steinbildungen zu den Lebergewichten. Pigmentkalksteine konnten niemals in normalgewichtigen Lebern angetroffen werden. Stets war das Gewicht herabgesetzt. In Japan, wo ein Überwiegen der Pigmentkalksteine gegenüber anderen Steinformen festzustellen ist, wird auch die Leberzirrhose verhältnismäßig häufig beobachtet.

Eingehende chemische Untersuchungen ergaben, daß schon normale Lebern einen geringen Kupfergehalt aufweisen. Eine so gut wie regelmäßige Vermehrung der Kupfermenge fand sich aber in den Fällen von LAENNECscher Zirrhose und bei Pigmentzirrhose, in denen sich häufig noch höhere Ziffern fanden. Es ist dabei anzunehmen, daß diese Kupferstapelung in der Leber mit der abnormen Kupferzufuhr zum Körper, wohl aber auch mit der nicht parallelgehenden Steigerung oder gar durch Erkrankung der Leberzellen bedingten Herabsetzung der Ausscheidung zusammenhängt. „Da nun die Zirrhosesteine kupferhaltig sind, erhebt sich die Frage, ob nicht nur das Kupfer in ihnen aus der erkrankten Leberzelle stammt, sondern auch weiteres Material zum Aufbau der Pigmentkalksteine, oder ob die Bausteine, besonders das organische Grundgerüst in den Gallengängen zur Abscheidung gelangt".

Die fraglichen Steine finden sich vorwiegend in den Lebergängen und extrahepatischen Kanalteilen, daneben auch in der Gallenblase. Die ersten, noch nicht verkalkten und sich amyloidartig mit Methylviolett färbenden, ungeschichteten runden Körperchen wurden vornehmlich in den kleinen interlobulären Gallengängen angetroffen. Die Pigmentierung geht bald der Verkalkung voraus, bald tritt Verkalkung der noch ungefärbten Urformen auf. Das Cholesterin kann in der betreffenden Galle vermehrt oder vermindert sein, ebenso auch der Kalkgehalt. Die Ausbildung des organischen Grundstoffes der Mikrolithen dürfte in Beziehung stehen zu den meist histologisch nachweisbaren, leichteren entzündlichen Erscheinungen in den Gallenwegen.

ASKANAZY kommt zu dem Ergebnis, „daß Mikrolithen und ihre Konglomerate in den Pigment-Kalksteinen unter dem Einfluß der erkrankten Leber — zu berücksichtigen sind Leberzellerkrankungen, Erschwerung der Gallenströmung, Vitaminzerstörung —, der entzündlich gereizten Gallenwege und der davon abhängigen Galle entstehen".

ASCHOFF bestreitet, daß Mikrolithen und alle Pigment-Kalksteine gleicher Natur und Entstehung seien. Hinsichtlich des Kupfergehaltes weist er darauf hin, daß nach Untersuchungen von SCHÖNHEIMER und OSHIMA auch die Galle und das Lebergewebe reich an Kupfer ist. LUBARSCH hält die Frage der Beziehungen der Kupfervergiftung zur Leberzirrhose und besonders der Pigmentzirrhose für noch durchaus ungeklärt. Auch wendet er sich gegen die Anschauung Mallorys, der in den Jahren 1924/1925 über Befunde bei Leberzirrhose, insbesondere „Pigment"-Zirrhose beim Menschen berichtet hat, die Kupfer in den Körper aufgenommen hatten, daß die Hämochromatose Folge einer chronischen Kupfervergiftung sei. Er weist insbesondere darauf hin, daß Mallory die bei der allgemeinen Hämochromatose bestehende gewaltige Muskelpigmentierung nicht berücksichtigt habe. Schönheimer und Oshima haben mit besonderen Methoden in allerjüngster Zeit den Kupfergehalt von Galle und Leber untersucht. In der normalen Leber schwankt der Kupfergehalt zwischen 1 bis 3 mg im Kilo. In 16 Fällen von Hämochromatose war der Kupfergehalt in den Lebern ganz beträchtlich erhöht und betrug zwischen 10 und 60 mg im Kilo. In drei Fällen von atrophischer Zirrhose wurde normaler Kupfergehalt, in zwei Fällen von hypertrophischer Leberzirrhose etwas erhöhter Kupfergehalt gefunden. Ein großer Teil der Fälle von Hämochromatose hatte reine Pigmentgallensteine, deren Kupfergehalt 0,015 bis 0,2% betrug. Dieselbe Menge Kupfer fand sich auch in gewöhnlichen Cholesterin-Pigmentkalksteinen, in denen das Cholesterin extrahiert worden war.

Schönheimer und Oshima vermeiden es vorerst, aus ihren Untersuchungen Schlüsse auf die Hämochromatose zu ziehen. Diese vorsichtige Stellungsnahme hat sich als sehr berechtigt erwiesen. Denn die auf Veranlassung von Lubarsch in der chemischen Abteilung des Berliner pathologischen Instituts vorgenommenen Untersuchungen Kleinmanns haben ergeben, daß der Kupfergehalt nichtzirrhotischer, überhaupt fast normaler und jedenfalls keine Bindegewebszunahme darbietender Lebern viel höher sein kann, als in zirrhotischen und selbst hämochromatotischen. Der Durchschnittskupfergehalt normaler Lebern war bei Kleinmann durchschnittlich 27 mg Cu auf 1 Kilo und erreichte sogar 49 mg, während einfach zirrhotische Lebern mit 8,7 und 18,3 mg (bei besonders großartiger Hämochromatose 133 mg) auch hämochromatotische mit 3,9 mg gefunden wurde und nur einmal bei höchstgradiger Hämochromatose 133 mg Cu in der zirrhotischen Leber festgestellt werden konnte. Alle Befunde wurden aber übertroffen vom Kupfergehalt der Leber von Feten, Tot- und Neugeborenen, Säuglingen bis 4 Wochen, bei denen der Durchschnittgehalt 324 mg Cu war!

Hinsichtlich der Entstehung von Gallensteinen ist noch die Frage zu beantworten, ob Fremdkörper irgendwelcher Art (Fäden, Parasiteneier oder dgl.) von Bedeutung sind. Schon Naunyn vertrat die Meinung, daß „der Fremdkörper allein nicht als direkte Ursache der Steinbildung zu betrachten ist, da in keinem Falle das Bestehen einer infektiösen steinbildenden Cholangie ausgeschlossen ist".

Steinbildungen, die einen Fremdkörperbestandteil umschließen, fügen sich in Form, Größe, Bau und Zusammensetzung — von eben diesen fremden Körpern abgesehen —, durchaus in die bekannten Steintypen ein. Auch die erforderlichen Begleitumstände sind jeweils in gleicher Weise wie dort vorhanden. Es erklärt sich also der vorhandene Stein zwanglos, so daß dem Fremdkörper, wenn überhaupt, nur eine untergeordnete, niemals aber eine bestimmende Rolle beizumessen ist. So fand z. B. Torinoumi in einer geschrumpften Gallenblase einen bohnenförmigen, glasig durchscheinenden Stein, der sich weich wie Wachs schneiden ließ. Mikroskopisch enthielt er im Zentrum mehrfache Reste eines Seidenfadens, der von großen Mengen Bilirubinkalk umschlossen war bzw. solchen enthielt. Nach außen folgten farblose Cholesterinkalkbündel, die ihrerseits schichtenartige Einlagerungen von Pigmentmassen enthielten, welche dem Verlauf des Seidenfadens parallel angeordnet lagen. Genaue Untersuchung ergab, daß der Stein in einer entzündlich veränderten Gallenblase entstanden war. Die Untersuchung unterschied sich also nicht von gleichartigen Steinbildungen, die einen Fremdkörper nicht enthalten.

Bei Langenbuch (angef. nach Kehr) findet sich folgende Zusammenstellung von Fremdkörpern in Gallensteinkernen:

Buisson fand im Zentrum eines vermutlich erst frisch entstandenen Steines ein Häufchen roter Blutkörperchen und in einem Gallenstein vom Ochsen das Fragment eines Distomum; Lobstein in einem Choledochalstein den Kern von einem vertrockneten Spulwurm. Gautrelet fand in einem per anum entleerten Gallenstein Eier von Distomum haematobium. Die Patientin hatte etwa 20 Jahre vorher 2 Jahre in Ägypten gelebt. Nauche fand in einer geschrumpften Gallenblase eine kleinnußgroße Inkrustation um eine 2 cm lange Nadel,

LACATERIE im Kerne eines Cholesterinsteines bei einem einer Schmierkur unterworfen gewesenen Syphilitiker zahlreiche Quecksilberkügelchen; das gleiche beobachtete BEIGEL. FUCHS und FRERICHS fanden in einem größeren Steine der Göttinger Sammlung einen Pflaumenstein als Kern. Der Stein lag in einem durch Magenperforation entstandenen Leberabszeß und war wohl kein eigentlicher Gallenstein, sondern mehr eine Inkrustation.

HAUGTHON fand in einer mit dem Magen in Verbindung stehenden Gallenblase eine Borste, wahrscheinlich von einer Zahnbürste herstammend.

Das sind, so meint KEHR, lauter Kuriositäten, die keine besondere Bedeutung haben. Wichtiger sind Steinbildungen um Seidenfäden, Watte und Gazeteilchen, wie sie KEHR, FLÖRCKEN u. a. beobachtet haben.

Noch ein Wort zu dem Vorkommen tetraedrischer und würfelförmiger Gallensteine. Nach GOLDSCHMIDT entstehen sie in der Weise, daß in ursprünglich kugelförmigen Steinen etwas vorgeht, wodurch sich das Lumen verkleinert. Dieser Kontraktionsvorgang wirkt derart, daß die einzelnen konzentrischen Schichten, welche den Stein zusammensetzen, sich senkrecht zur Schicht mehr kontrahieren als in der Längsrichtung. Dadurch geht die Verkleinerung des Steines so vor sich, daß das Volumen mehr abnimmt, als seine Oberfläche. Damit nun dennoch die Oberfläche zum Volumen paßt, muß die Kugelform aufgegeben werden und der Stein eine andere Gestalt mit verhältnismäßig großer Oberfläche annehmen. Von allen Körpern hat der Tetraeder, nach ihm der Würfel, die im Verhältnis zum Volumen größte Oberfläche. Es werden also die Steine unter der Wirkung solcher Verdichtungen diesen Formen zustreben.

Was das klinische Verhalten des Gallensteinleidens betrifft, so verstehen wir, daß der radiäre Cholesterinstein sich für den Träger ohne merkbare Erscheinungen entwickeln kann. Schon weniger verständlich erscheint uns die so häufig feststellbare Tatsache bei den anderen Steinformen, bei denen wir zur Entstehung entzündliche Vorgänge und Veränderungen voraussetzen. Wir wissen aber, daß auch dann das Gallensteinleiden in klinischer Hinsicht auf die mehr oder weniger ausgesprochenen kolikartigen Anfälle beschränkt oder überhaupt symptomlos bleiben kann. Daß solche Anfälle durch bereits festere, also ältere Konkrementbildungen, bedingt werden, ist verständlich. Bei dieser Sachlage wird die an sich überraschende Tatsache begreiflich, daß wir nur selten „Frühformen" von Gallensteinen zu sehen bekommen, die sich noch als weiche bzw. knetbare Masse darstellen, bereits aber eine zentrale Kernbildung erkennen lassen. So berichtet WILLICH über zwei Fälle besonderer Art, die imstande sind, die bestehenden Theorien der Entstehung der Gallensteine zu erhärten und zu bestätigen.

Eine 26jährige Frau verspürte plötzlich kolikartige Schmerzen im Oberbauch, die sich etwa ein halbes Jahr später wiederholten. Nach einem weiteren halben Jahr wurde wegen Verdachtes auf Gallensteinleiden eine Probelaparotomie vorgenommen. Bei dieser fand sich eine Gallenblase normaler Größe, die mehrere große Steine enthielt. Außerdem fanden sich in der klaren, goldgelben Galle drei tonartig weiche Konkremente. In jedes dieser Konkremente eingelagert saß an der Oberfläche je ein kleiner, harter, stecknadelkopfgroßer brauner Stein. Die Schleimhaut war unverändert, die Galle keimfrei. Die Steine bestanden aus kohlensaurem Kalk, wenig Gallepigment und reichlich Cholesterin. Die nach Entkalkung angefertigten Schnitte zeigten weder konzentrische Schichtungen noch auch radiäre Anordnung. Es fand sich ein regelloses Durcheinander von strukturlosen Gebilden, dazwischen, bei 400facher Vergrößerung erkennbar, Cholesterinkristalle.

Es handelte sich demnach um Jugendformen ohne Schichtenbau und Schalenbildung, also nach NAUNYN um das eigentliche Magma, noch nicht um Konkremente. Auffällig war dabei, daß jegliche Schichtung fehlte, obwohl diese drei weichen Körper bereits einen Umfang aufzuweisen hatten, daß sie nicht mehr durch die Gallengänge hätten abtransportiert werden können.

Bei einer zweiten 35jährigen Patientin wurde 10 Tage nach Beginn von Beschwerden (kolikartige Schmerzen, danach Druckgefühl) bei der Operation eine auf das doppelte vergrößerte, prall gefüllte Gallenblase angetroffen. Der Inhalt bestand aus zähem, hellem, klarem Schleim neben homogener, reiner, weißer, rahmiger Flüssigkeit. In dieser fanden sich 13 erbsengroße grauweiße Steine, deren jeder wie ein Warenballen aus mehreren gut hirsekorngroßen rundlichen Klumpen zusammengesetzt war. Die Steine waren hart, zum Teil schon facettiert, frei von Gallenfarbstoff. Es handelte sich um radiäre Cholesterin- und Kalksteine. Das Zentrum enthielt gallig gefärbte, krümelige cholesterinhaltige Massen.

In diesem vorwiegend auf Kalkverbindungen bestehenden Brei erblickte WILLICH eine Vorstufe von Konkrementen, wie sie auf der Grundlage einer

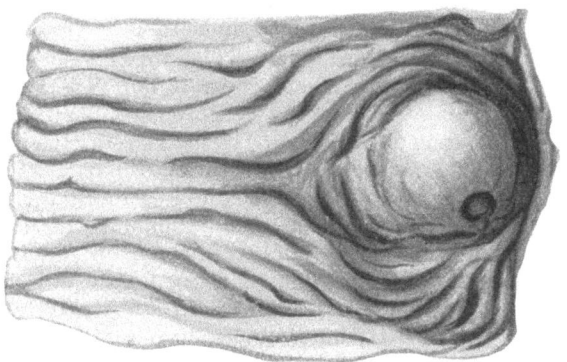

Abb. 26. Gallensteineinklemmung in der Papilla duodenalis. 61 jähriger Mann.

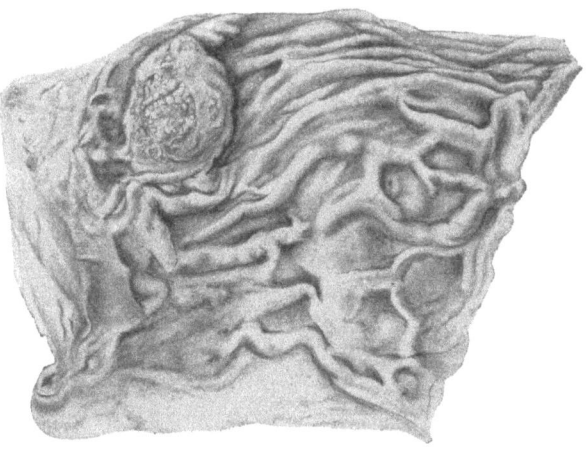

Abb. 27. Einklemmung eines großen Gallensteines in der Papilla duodenalis. Druckgeschwür der Duodenalschleimhaut.

bakteriellen Infektion zu entstehen pflegen. Dieses Nebeneinander von festen Steinen und Brei in einer zweifellos schon lange Zeit schwer entzündlich veränderten Gallenblase, war doch die Schleimhaut entzündet, zum Teil schwielig verändert, deutet auf ein schubweises Fortschreiten des Leidens hin.

Tritt ein Gallenstein oder mehrere aus der Gallenblase in den Ductus choledochus und bleibt hier liegen, sog. Choledochusstein, so kann hier ein weiteres Wachstum stattfinden (STUCKEY). Es kommt dann zu starken Erweiterungen des Ganges und Nekrosen oder chronisch entzündlichen Verdickungen der Wand. so daß die Schleimhaut schließlich dasselbe Aussehen annehmen kann, wie die der Gallenblase bei lang dauerndem Verbleiben von Gallensteinen (Abb. 28). Der völlige Verschluß führt zu Ikterus mit seinen schwerwiegenden Folgen, ein teilweiser Verschluß staut die Galle, so daß es auch im intrahepatischen Gallengangsystem zu Steinbildung kommen kann (NOGUCHI). Es handelt sich dabei entsprechend der stets vorhandenen Entzündung niemals um radiäre Cholesterinsteine, sondern immer um Cholesterinpigmentkalksteine. Das Vorkommen von Choledochussteinen bei angeborenem Fehlen der Gallenblase beobachtete LEOPOLD. Dieses äußerst seltene Ereignis führt er auf Stagnation des Inhaltes bei Erweiterung des Lumens zurück.

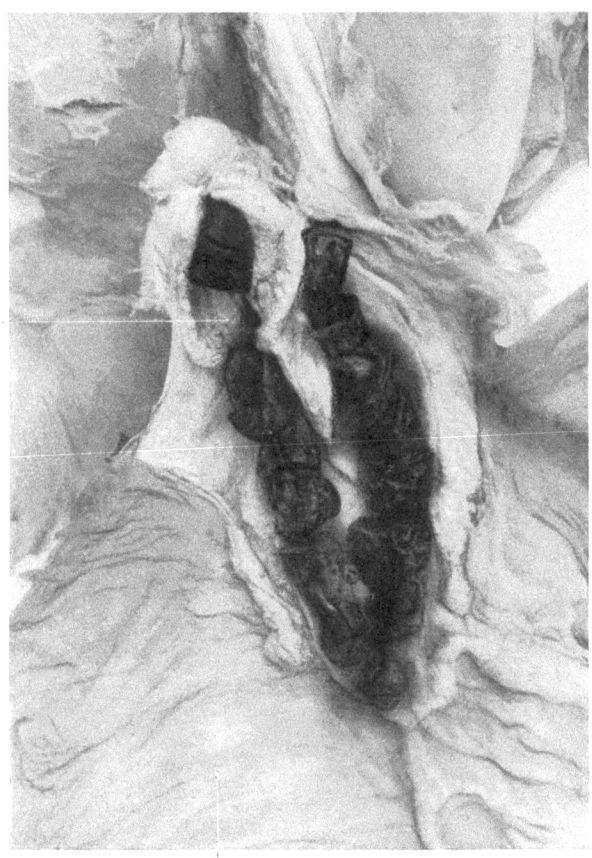

Stark
erweiterter
Choledochus

Duodenum

Abb. 28. Erweiterung des Ductus choledochus durch zahlreiche Gallensteine.
(Präparat d. path. Museums Berlin.)

Die bisherigen Ausführungen über die Entstehung der Gallensteine decken sich mit der heute wohl maßgebenden Anschauung von ASCHOFF und BACMEISTER, der sich RIBBERT auf Grund mikroskopischer Schnitte durch Gallensteine anschloß. Trotzdem wird man die Namen NAUNYN, v. HANSEMANN, KRETZ u. a. in der Geschichte unserer Kenntnis des Gallensteinleidens nicht übergehen dürfen.

Es sei an NAUNYNs „steinbildenden Katarrh" der sämtliche Steinformen umfaßt, erinnert, an die Anschauung von NAUNYN und KRETZ, daß Pigmentkalksteine in Cholesterinsteine übergehen können, da es Steine gibt, deren zentraler reiner Cholesterinkern von geschichteten Cholesterinpigmentkalkmassen umgeben ist, an die Meinung von Kretz, daß nicht Stagnation der Galle, sondern ein langdauernder Wechsel der immer neue ausfällbare Stoffe enthaltenden Galle Hauptbedingung für Entstehung und Wachsen der Konkremente ist. Es sind nach Kretz kolloidchemische Vorgänge, Durchdringung eines flüssigen erst in der Gallenblase geronnenen Kolloids mit kristalloiden Körpern. Schließlich sei noch erwähnt, daß Aufrecht den Ursprung der Gallensteine in die Leberzellen selbst verlegt. Hier entstehen vornehmlich bei Gallen-

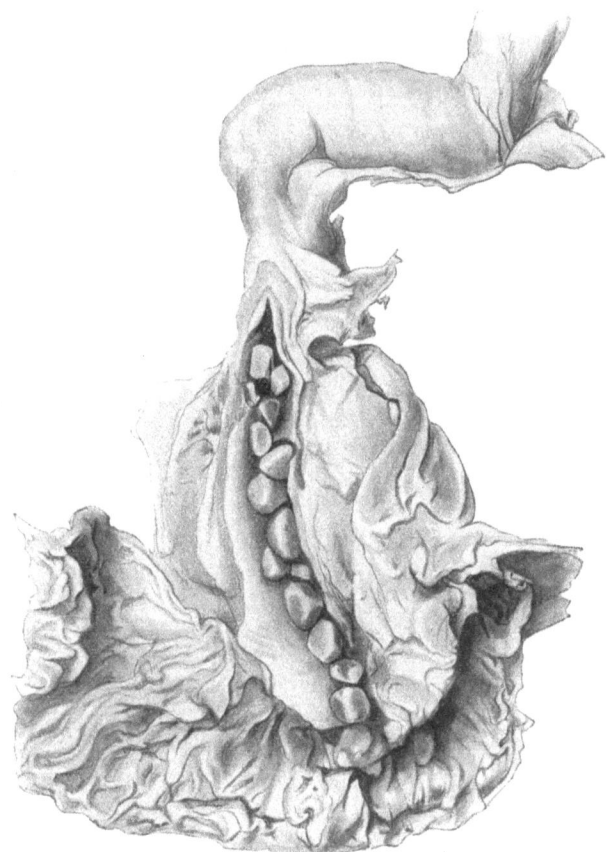

Abb. 29. Gallensteine im Ductus choledochus.

stauung schwärzliche oder bräunliche Pigmente, die von den Leberzellen ausgestoßen in den Gallenkapillaren, weiterhin in den Gallengängen zusammenschmelzen und durch die größeren Gallenwege als Gallengries in den Darm gelangen, von wo sie nach außen befördert werden oder in die Gallenblase geraten und hier den Grund legen bzw. das Zentrum von Gallensteinen bilden, deren übriges Material unter geeigneten Bedingungen von der Galle geliefert wird. Auf alle diese Frage im Rahmen einer speziellen Pathologie einzugehen, würde zu weit führen.

Der Abgang von Gallensteinen per vias naturales, oft mit kolikartigen Schmerzen verbunden, ist eine bekannte Tatsache. Daß aber auch andere Wege in Frage kommen können. ist oben im Rahmen der möglichen Fistelbildungen besprochen worden. Wir können uns sehr wohl vorstellen, wie bei zerstörendem Entzündungsvorgang und pericholecystitischen Veränderungen ein Gallenstein auf selbstgebahntem Wege die Gallenblase verläßt und unter Umständen auf diesem Umwege den Magen oder Darm erreicht. Wir unterscheiden direkte Fisteln bei unmittelbarer Verbindung von Gallenblase und Gallenwegen mit dem betreffenden Organ und indirekte Fisteln, wenn kleinere oder größere Gallenabszesse dazwischen liegen. So kann es kommen, daß die entzündete Gallenblase nach Abgang der anderen Steine schließlich nur noch den eingeklemmten Verschlußstein enthält. Wir verstehen, daß ein solcher Befund die ASCHOFF-BACMEISTERsche Auffassung der Entstehung des radiären Cholesterinsteines in entzündungsfreier Gallenblase nicht zu erschüttern vermag. Die beiden Forscher gehen in ihrer Schlußfolgerung vielmehr so weit, daß sie die Forderung stellen, ,,in den Fällen, wo Steinbefund und Wanduntersuchung kein übereinstimmendes Bild geben, an die Möglichkeit des Abganges sekundär entstandener Steine zu denken und den restierenden Cholesterinstein als falschen Solitärstein aufzufassen".

Der Befund, wie wir ihn beim Vorliegen eines solitären radiären Cholesterinsteines zu erwarten haben, ist bereits oben in Kürze skizziert worden. Die Frage wäre also noch zu beantworten, welche Merkmale beweisen uns den entzündlichen Charakter des Gallensteinleidens, welcher Befund steht mithin in dem oben angeführten Gegensatz zu dem Befunde eines Solitärsteines.

Die Entscheidung wird überall da ohne Schwierigkeiten zu treffen sein, wo es sich um akute Stadien der Entzündung handelt. Wir haben aber oben gesehen, daß ein primärer entzündlicher Anfall, sei es mit oder ohne primären Hydrops, den an sich nicht entzündlichen Anfall sogar im Sinne einer Heilung beschließen kann. Von derartigen Bildern wird also abzusehen sein.

Bei dem entzündlichen Gallensteinleiden handelt es sich aber auch nicht um derartige Bilder eines verhältnismäßig geringen einmaligen entzündlichen Anfalles; wir verstehen darunter vielmehr chronische Veränderungen, die ihrerseits Ausdruck zahlreicher Anfälle, also wiederkehrender Vorgänge, sind. Wir haben demnach in allen jenen Fällen, wo die etwa vorhandene akute Entzündung verhältnismäßig geringe Grade zeigt, auf Merkmale zu achten, die uns vorausgegangene Anfälle bestätigen können. Da sich akute Schübe und Reparationsvorgänge je nach Zahl und Schwere der Anfälle, Virulenz der vorhandenen Spaltpilze mehr oder weniger gegebene Heilungsneigung und eine Fülle beeinflussender Umstände (anderweitige Erkrankung, Diätfehler, Traumen usw.) in den verschiedensten Variationen vereinigen können, werden die mikroskopischen Befunde, die ein zufälliges Zustandsbild betreffen, außerordentlich vielseitige sein können. Wir werden neben den Anzeichen akuter Entzündungsvorgänge vor allem die Zeichen abgelaufener Veränderungen zu beachten haben. Es sind dies vor allem Verdickung der Schleimhaut und narbige Umbildungen des submukösen, interstitiellen muskulären und subserösen Bindegewebes. Sie verstehen sich als Folgezustände der vorausgegangenen akuten Schübe.

Auch diese können mannigfaltig sein. Eine mehr oder weniger diffuse eitrige Infiltration sämtlicher Wandschichten, oft mit Blutungen einhergehend, charakterisiert das Bild einer phlegmonösen Entzündung. Bei diesem beschränkt sich die Veränderung der Schleimhaut auf oberflächliche Defekte. In schwereren Fällen verwickelt sich jedoch das Bild durch ausgesprochene zum Teil tiefreichende geschwürige Vorgänge, die, zuerst auf die Schleimhaut beschränkt, im weiteren Verlaufe auch die tieferen Wandschichten betreffen können. Die oberflächlichen Defektstellen können sich mit Pseudomembranen bedecken. Die Entzündung kann weiter fortschreiten und schließlich zu einer mehr oder

weniger diffusen, bis auf die subserösen Schichten reichenden schweren Phlegmone führen. Bei ihrer Ausbreitung spielen die Luschkaschen Gänge, die
divertikelartige Ausbuchtungen erfahren können, eine bedeutsame, oft verhängnisvolle Rolle. Es kann zu ausgesprochenen Abszessen kommen, die teils
intramural, teils subserös liegen. Im letztgenannten Falle besteht die Gefahr
des Durchbruches mit folgender Peritonitis, die aber auch ohne Durchbruch
entstehen kann. Es kann sich also eine diffuse schwere eitrige Entzündung mit
ausgedehnten Geschwürs- bzw. Abszeßbildungen vergesellschaften. In allen
diesen Stadien wird der Organismus mehr oder minder erfolgreich mit seinen
Wiederherstellungsbestrebungen einsetzen.

Die ursprünglich fast nur aus Leukozyten bestehende Infiltration wird
allmählich durch Lymph- und Plasmazellen ersetzt. Exsudatmassen werden
allmählich resorbiert. Bindegewebsbildungen, Neubildung von Gefäßen setzt
ein, kurzum alle jene Vorgänge, die wir im Rahmen des Ablaufes entzündlicher Vorgänge ganz allgemein im Körper kennen und als Ausheilungsbilder
bewerten. Für die Wiederherstellung der Schleimhaut bleibt maßgebend,
wieweit Reste des ursprünglichen Gewebes erhalten blieben. Oft sind es nur
noch die Epithelien der tieferreichenden Luschkaschen Räume, die zur oberflächlichen Epithelialisierung das Ausgangsmaterial bieten. In der Regel wird
die ehemalige Faltenhöhe nicht mehr erreicht. Häufig wird die Innenfläche
der Gallenblase überhaupt nicht mehr von Epithel ausgekleidet, sondern ein
oft eigenartig netzförmig angeordnetes, sehnig glänzendes Narbengewebe ist an
Stelle der Schleimhaut getreten. Manchmal sind Reste des Epithels in diesem
Granulations- bzw. Narbengewebe in Form drüsiger Bildungen eingelagert, in
anderen Fällen liegt sogar eine merkbare Vermehrung der Luschkaschen Gänge
vor, so daß die absondernde Oberfläche geradezu eine Vergrößerung erfahren
kann. Besonders hervorzuheben ist die Bildung echter alveolärtubulöser Schleimdrüsen, die hinsichtlich Zahl, Gestalt und Ausbreitung weitgehend schwanken
können. Auch polypöse Wucherungen der Schleimhaut werden beobachtet.
Die letztgenannten Bilder sind häufig nur vorübergehende Stadien vor der
bereits skizzierten schweren Vernarbung. Die äußeren Wandschichten zeigen
an Stelle der ursprünglichen Entzündungsherde und Abszesse Narbenbildungen.
Das etwa noch vorhandene Granulationsgewebe kann gallige Massen in Form
lipoider Stoffe resorbiert haben, wodurch xanthomähnliche Zellbilder entstehen
können.

Die Ausheilungsvorgänge, auch bei vorhandener Steinbildung, sind bereits
oben kurz besprochen worden. Zu erwähnen wäre jedoch an dieser Stelle noch
eine eigenartige Form dieses Heilungsprozesses, nämlich die sog.

Durchwachsung der Steine (Aschoff-Bacmeister).

Sie ist die Folge einer ulzerösen Cholecystitis bei Verlegung der Lymphbahnen
durch alte Entzündungen oder bei Steinverschluß des Ductus cysticus. Das eitrige
Exsudat kann nicht resorbiert werden, dickt sich ein, durchtränkt sich mit Kalksalzen und wird zu einer mörtelartigen Masse, in der die Steine eingebettet liegen.
Es kann aber auch zu einer bindegewebigen Organisation kommen. Es entstehen
dann im Lumen der Gallenblase bindegewebige Scheidewände, die verkalken und
die Steine voneinander trennen. Spielt sich dieser Vorgang in gleicher Weise
in den Abszessen der Wand selbst ab (Többen), sei es in denen der Schleimhaut
oder der tieferen Wandschichten, woran die Luschkaschen Gänge besonders
beteiligt sind, verkalkt schließlich auch das hyalinisierte Narbengewebe der
Wand, so wird die Gallenblase zu einem harten Tumor (Kehr). Entstehungs-
geschichtlich anders zu bewerten sind jene Formen von Erstarrung der Gallenblasenwand, bei denen es sich um eine Imprägnierung der einzelnen Schichten

mit Kalksalzen handelt. Die Wandung des Organs kann vollständig versteinert sein (DIENSTFERTIG).

Die Entstehung einer „intramuralen Steinbildung", wobei Cholesterinpigmentkalksteine oder Bruchstücke derselben, in der Wand der Gallenblase gefunden werden, hat NAUNYN dahin erklärt, daß derartige Steine in den LUSCHKAschen Gängen gewachsen seien und ihr Baumaterial direkt von der Schleimhaut bezogen haben. TORINUOMI dagegen glaubt, daß es sich dabei um in der Gallenblase fertig gebildete Steine handelt, die an geschwürig zerfallenen Schleimhautstellen angeklebt, später durch Heilungsvorgänge — Epithelisierung der Geschwüre — von der Schleimhaut abgekapselt oder aber in die LUSCHKAschen Gänge eingepreßt worden sind. Die Hauptmerkmale freischwimmender Gallenblasensteine (s. oben) sind in den Schichtungen der Rinde zu sehen. Mehr oder minder eingekapselte Steine wachsen mit Rosettenbildung. Die typische Lamellierung der Rinde solcher intramural gelegenen Steine spricht daher für ihre Entstehung im Lumen der Gallenblase. Sie sind also erst später von der Gallenblasenwand umschlossen worden.

Besonderer Aufmerksamkeit dürfte die Frage begegnen, in welchen Wechselbeziehungen Gallensteine und Bakterien stehen. Die Bakteriologie der Gallenblase ist bereits oben besprochen worden. Es bleibt aber die Frage, ob Bakterien mit der Bildung von Gallensteinen etwas zu tun haben. Experimentelle Untersuchungen von EXNER und HEYROVSKY haben ergeben, daß Spaltpilze imstande sind, durch ihr Wachstum gallensaure Salze zu zersetzen und den Anstoß zur Gallensteinbildung zu geben. Durch Zersetzung dieser Salze kommt es in der Galle zum Ausfallen des Cholesterins. Einen weiteren Streitpunkt bildete die Frage, ob die Anwesenheit von Bakterien in den Steinen ein Beweis dafür ist, daß sie auch die Steinbildung veranlaßt haben. Besteht doch die Möglichkeit, daß die bereits vorhandenen Steine sekundär infiziert werden, daß also eine Einwanderung der Spaltpilze stattgefunden hat (z. B. Typhusbazillen). BACMEISTER erbrachte experimentell den Beweis der sekundären Bakterieneinwanderung in Gallensteine. Das Vorhandensein von Spaltpilze im Kern der Gallensteine beweist also noch nicht, daß jene schon vor der Steinbildung in den Gallenwegen vorhanden waren (FUNKE). Selbst alte harte Gallensteine sind für Spaltpilze durchlässig (CHAUFFARD). In diesem Zusammenhang ist darauf hinzuweisen, wie außerordentlich selten bei Obduktionen von Typhusleichen frischgebildete Gallensteine gefunden werden, während andererseits nach überstandenem Typhus aus etwa vorhandenen Steinen Typhusbazillen keineswegs selten gezüchtet werden können. Die typhöse Cholezystitis als solche ist für die Steinbildung von Bedeutung, nicht aber die alleinige Anwesenheit von Typhusbazillen. EMMERICH und WAGNER kommen auf Grund ihrer Tierversuche hinsichtlich der Anschauung über die Beziehungen zwischen Gallensteinen und Typhusbazillenträgerschaft beim Menschen zu dem Ergebnisse, daß nicht das Vorhandensein von Gallensteinen zu dauernder Ansiedlung von Typhuskeimen in der Gallenblase veranlagt, sondern daß die Gallensteinbildung beim Typhusbazillenträger etwas sekundäres ist.

Schließlich sei noch der sog.

Gallensteinrezidive

gedacht. Wenn das ursächliche Moment, die Entzündung der Gallenblase, erhalten bleibt, ist eine Wiederholung der Steinbildung durchaus verständlich. Auch in divertikelartig veränderten LUSCHKAschen Räumen werden zurückgebliebene Steinchen klinisch ein Rezidiv bedingen können (EHRHARDT). Von „echtem" Gallensteinrezidiv wird aber nur gesprochen werden können, wenn nach erfolgter

Cholezystektomie Steinbildung beobachtet wird. So sah KLEMPERER nach Exstirpation einer mit etwa 300 Gallensteinen gefüllten Gallenblase etwa 2 Monate später unter heftigen Koliken etwa 60 bis erbsengroße, ausschließlich aus Cholesterin bestehende Steine mit dem Stuhl abgehen.

Von Interesse ist fernerhin, daß nach Entfernung von Gallenblasen, insofern der Ductus cysticus bzw. ein längerer Stumpf erhalten bleibt, eine Regeneration der Gallenblase möglich ist (KEHR, RIEDEL). Es bestätigen dies Tierversuche von HABERER und CLAIRMONT, ODDI, DE VOGT, NASSE. v. STUBENRAUCH sah ein ziemlich großes ausgebildetes Organ von 4,5 : $2^{1}/_{2}$: 2 cm aus einem kleinen Gallenblasenstumpfe hervorgehen. Die histologische Untersuchung ergab, daß die Wand der neugebildeten Blase durchaus den normalen Verhältnissen entsprach, und daß namentlich die Schleimhaut völlig das typische Bild der normalen Gallenblasenschleimhaut bot. Nach WALZEL ist jedoch eine derartige wiedergebildete Gallenblase ohne histologische Bedeutung. In einem Falle FLÖRCKENs enthielt das regenerierte Organ Konkrementbildung.

In neuerer Zeit hat sich E. GOHRBANDT eingehender mit dieser Frage befaßt. „Wollen wir die Frage einer Gallenblasenregeneration entscheiden, so müssen wir genau wissen, ist die ganze Gallenblase entfernt und nur ein Teil des Zystikus stehen geblieben oder sind auch Teile der Gallenblase selbst zurückgelassen worden. Eine makroskopische Beurteilung führt vielfach zu Irrtümern. Die Grenze zwischen Gallenblase und Ductus cysticus ist oft ohne mikroskopische Untersuchung nicht zu erkennen." Nach TOLDT setzt sich der schlanke Gallenblasenhals ohne äußerlich sichtbare Grenze in den Ductus cysticus fort; dieser zeigt hinsichtlich Form, Ausdehnung, Länge und Verlauf weitgehende Schwankungen. Dazu können entzündliche Veränderungen und deren Folgeerscheinungen kommen, wodurch das topographische Bild nur noch unklarer wird. Kurzum, es ist oft unmöglich, genauestens anzugeben, an welcher Stelle die Gallenblase entfernt wurde.

Mit Recht rügt GOHRBANDT, daß in der Regel bei Mitteilungen im Schrifttum die Neubildungen gallenblasenähnlicher Art betreffen, eine mikroskopische Untersuchung, die die Frage, ob Gallenblasenteile oder nur der Ductus cysticus zurückgeblieben waren, unterblieben ist.

Bei Bewertung der oben genannten Tierversuche, auf Grund deren nach HABERER und CLAIRMONT angenommen werden darf, daß es bei stehengebliebenem Ductus cysticus zur Neubildung einer Gallenblase samt Ausführungsgang kommen kann, ergibt sich insofern eine Schwierigkeit, als es sich im Tierversuch, der den Vorzug der Genauigkeit und vielfachen Versuchsanordnung bietet, um normale Verhältnisse handelt, während beim Menschen Entzündungs- und Verwachsungserscheinungen bestehen.

GOHRBAND unterzog die Frage einer experimentellen Prüfung an Hunden. Die Versuchsanordnung wurde in drei Gruppen vorgenommen:

1. Cholezystektomie ohne spätere künstlich gesetzte Stauung;

a) mit Herausnahme des ganzen Zystikus bis zur Mündungsstelle in den Choledochus;

b) mit Zurücklassen eines langen Zystikusstumpfes;

c) mit Zurücklassen des Gallenblasenhalses.

2. Die sämtlichen Versuche wie unter 1. bei künstlicher Gallenstauung durch Einengung des Ductus choledochus.

3. Vergleichende Untersuchungen zwischen Ductus cysticus und einem Ductus hepaticus.

Das Ergebnis war übereinstimmend, daß es zu keiner Neubildung kommt, auch zu keiner Erweiterung, wenn man die Gallenblase mit dem Zystikus bis dicht an den Choledochus abtrennt. Bei Versuchstieren, bei denen ein langer

Zystikusstumpf zurückgelassen wurde, fand sich bei einer Probelaparotomie 4 Wochen später am Zystikusstumpf eine deutlich sichtbare ampullenartige Verdickung, die sich nach weiteren 4 Wochen nicht vergrößert hatte. Der Übergang von dieser ampullenartigen Verdickung zur Einmündungsstelle in den Choledochus war ein ganz allmählicher. Mikroskopisch ergab sich nur Zystikuswand.

Wurde jedoch ebenso, wie es beim Menschen geschieht, eine zweckmäßige Stumpfversorgung durchgeführt, so blieb diese Erweiterung aus; das Ergebnis war eine derbe schwielige Narbe, die jede Ausdehnungsmöglichkeit hinderte. Wurde nun ein kleiner Stumpf von Gallenblase zurückgelassen, so fand sich wechselnd nach 2—6 Monaten tatsächlich eine Gallenblase, die etwa die Hälfte der früheren Größe erreicht hatte. Die Wand dieses neugebildeten Organes

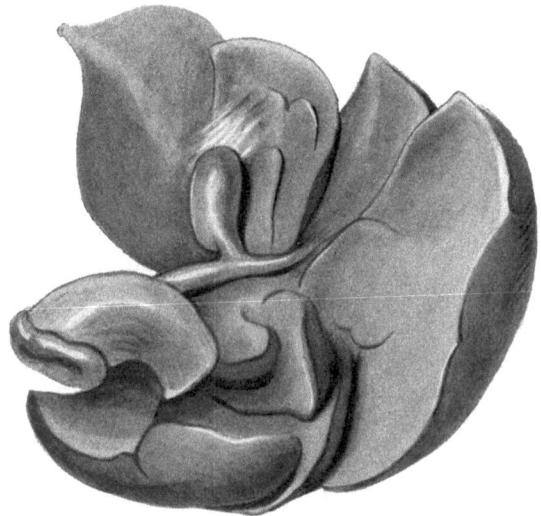

Abb. 30. Gallenblasenexstirpation. Bildung einer neuen Gallenblase aus dem stehengebliebenen Gallenblasenhals bei künstlicher Stauung.

unterschied sich, abgesehen von Narbenveränderungen am Fundus, kaum von der einer normalen Gallenblase. In solchen Fällen könnte es sich also um eine Neubildung handeln. „Wenn wir unter Regeneration die Neubildung eines gleichartigen Gewebes aus dem Muttergewebe verstehen, so kann in den vor-liegenden Fällen von einer Gewebsneubildung, von einer aktiven Regeneration nicht die Rede sein. Es handelt sich mit absoluter Sicherheit um eine rein passive Dehnung eines vorhandenen Hohlorganes oder eines Hohlorganrestes, wie sie uns bei großen Magenresektionen und Teilresektionen aus der Harnblase bekannt ist."

Erwähnt sei an dieser Stelle die Frage der Gallensteinwanderung. Beobachtungen, die einen bindenden Rückschluß gestatten, sind selten. Auf die Frage des Zusammenhanges von Gallensteinen und Krebsentstehung ist später einzugehen. Manchmal gelingt es den Beweis zu erbringen, daß die Gallen-steine vor der Entstehung des Krebses entstanden sein müssen. So fand z. B. Lotzin bei einem völlig verengenden Karzinom des Ductus cysticus 5 facettierte Steine im Ductus choledochus, die denselben Aufbau zeigten wie 125 gleichzeitig vorhandene Steine der Gallenblase. Die Erwähnung dieser

Beobachtung ist berechtigt, da man für diesen Fall wohl mit Sicherheit annehmen darf, daß die im Choledochus gefundenen Steine schon vor Wochen oder vielleicht Monaten von der Gallenblase aus in den Choledochus eingewandert sein müssen. Die Steine besaßen einen Durchmesser von 15 mm; trotzdem aber verzeichnet die Vorgeschichte nichts von Koliken. Dem Einwande, daß es sich um primär in den Gallenwegen entstandene Gallensteine handelt, begegnet LOTZIN mit dem Hinweise auf die gleichartige Beschaffenheit wie die Gallenblasensteine, und die Tatsache, daß facettierte Cholesterinpigmentkalksteine so gut wie niemals primär in den Gallenwegen entstehen.

Daß die Verhältnisse aber anders liegen können, und daß jeder Fall für sich kritisch beurteilt werden muß, zeigt eine Beobachtung von KAUSCH. Bei einer 67jährigen Frau waren die mäßig erweiterten großen Leberwege mit trüber Galle und facettierten bis erbsengroßen Steinen ausgefüllt. Diese waren weit in die Gallengänge der Leber, in denen sie festsaßen, zu verfolgen. 12 Jahre vor dem Tode waren die Gallenblase mit Gallensteinen, 4 Jahre vor dem Tode erneut Steine aus den Gallengängen entfernt worden. KAUSCH nahm an, daß das erste Rezidiv ein echtes war, daß aber bei der zweiten Operation Steine der Leber zurückgeblieben waren. Die bei der Sektion vorgefundenen Steine hatten nun zweierlei Beschaffenheit. In den großen Gallengängen fanden sich harte facettierte Steine, die wie Blasensteine aussahen, während die Lebersteine weich, bröckelig und nicht facettiert waren. Es bestand mithin neben einer Gallensteinwanderung eine primäre Lebersteinbildung. Die Ursache der letzteren ist nach KAUSCH in der Verschleppung des Krankheitsfalles zu sehen. Die erste Operation war 8 Wochen, die zweite 4 Wochen nach dem Auftreten schwerer Erscheinungen ausgeführt worden.

Die Frage einer spontanen Gallensteinauflösung ist noch nicht geklärt. v. HANSEMANN beschrieb sog. ,,Auflösungsformen". Diese zeigten unregelmäßige Gestalt, Defekte, flache Stellen, Aushöhlungen, manchmal auch Perforationen. KAUFMANN bildet aus dem HEDINGERschen Institut stammende ,,spontan aufgelöste Gallensteine" ab, die einer 57jährigen Patientin ohne Gallensteinanamnese entstammten[1]. Die Bilder dürften eine andere Deutung kaum zulassen. Seltene sog. kariöse Steine sind wohl auf Bakterienwirkung zurückzuführen.

Ergebnisse von Tierversuchen (AOYAMA, GLAESSNER, HEDINGER, TSUNODA, EHRES, STOLZ, IWANAGA) sind anscheinend nicht ohne weiteres auf den Menschen übertragbar.

Besondere Erwähnung verdient die Frage des Vorkommens einer

,,galligen Peritonitis ohne Perforation der Gallenwege".

CLAIRMONT und v. HABERER haben zuerst auf dieses Krankheitsbild hingewiesen. Eine mechanische Schädigung war in dem fraglichen Falle nicht nachweisbar. Im Ductus choledochus waren jedoch zwei Steine eingeklemmt, die Wand der Gallenblase war entzündet, mäßig geschrumpft. ,,Nirgends ein Ulkus, nirgends eine Usurierung der Schleimhaut." Es handelt sich mithin um einen Durchwanderungsprozeß bei scheinbar unversehrter Wandbeschaffenheit der Gallenwege, wobei selbstredend die Durchlässigkeit an sich als krankhafter Zustand zu gelten hat. Mit gewissen Einschränkungen hat diese Austrittsmöglichkeit ,,Per diapedesin" Zustimmung erfahren (KÖNIG, MADLENER, ASKANAZY, MACHEFER, WAGNER, JOHANSSON u. a.). Von Bedeutung sind die bis knapp

---

[1] KAUFMANN: Lehrbuch S. 774, 7. bis 8. Aufl. 1922.

an die Serosa heranreichenden LUSCHKAschen Gänge bzw. Divertikelbildungen. Auch spielt die Richtung der Ausbreitung eines entzündlichen Exsudates, das sich in der vom Epithel etwas entblößten Gallenblase gegen das Bauchfell hin entwickelt, eine Rolle. Ferner kommen Gewebsnekrosen in Betracht, die als besonders pigmentgierig Gallenfarbstoff anziehen und weitergeben (ASKANAZY). Sehr wahrscheinlich handelte es sich in manchen Fällen um kleinste Abszeßdurchbrüche, die nur bei mikroskopischer Untersuchung erkannt werden, etwa den bei Appendizitis beobachteten intramuralen Abszessen (ASCHOFF) vergleichbar. Fraglich bleibt jedenfalls, ob ohne Wandnekrose und ohne Beteiligung der LUSCHKAschen Schläuche vom unveränderten Innern der infizierten Gallenwege aus Peritonitis erfolgen kann. Auf der anderen Seite bleibt die Tatsache, daß trotz der Häufigkeit der Gallenblasenentzündungen die Gallenperitonitis ohne nachweisbare Durchbrüche äußerst selten ist (FAVREUL). Und manche von der Gallenblase ausgehende Durchwanderungsperitonitis bleibt ohne gallige Beimengungen. Man wird also zu unterscheiden haben zwischen einer aus Pericholezystitis entstandenen Peritonitis, die ebenso durch bloße Durchwanderung von Spaltpilzen ohne Durchbruch entsteht und ziemlich häufig ist, und zwischen ausgesprochen galliger Peritonitis, bei welcher die im Bauche angesammelte Flüssigkeit nach Farbe, Geruch und chemischer Reaktion nachweisbar Galle ist, ohne daß die Gallenblase oder sonstigen Gallenwege durchbrochen waren. Sie ist nur durch Veränderung der Wände der Gallenwege oder durch Veränderung des Inhaltes bzw. beide Veränderungen zu erklären. Für normale Galle ist eine normale Blasenwand undurchgängig (FIBICH). Die Ursache der Durchlässigkeit der Galle bleibt vorerst unbekannt. Und schließlich ist nicht jede gallige Peritonitis auf krankhafte Veränderungen der Gallenblase bzw. Gallenwege zurückzuführen. Durchbruch bei geschwürigen Prozessen des Duodenums, ja selbst des Magens können gallige Peritonitis bedingen (WOLFF). Es kommen also im engeren Sinne nur solche Beobachtungen in Betracht, bei denen es sich um einen Filtrationsvorgang (WAGNER) der Galle durch die krankhaft veränderte Gallenblasenwand handelt, während erkennbare Durchbrechungen der Gallenwege selbst oder eines Organes, in das sich normalerweise Galle ergießt, wie Duodenum und evtl. auch Magen, auszuscheiden haben. Auch ist der Hinweis berechtigt, daß bei Feststellung einer galligen Peritonitis bei Ausführung einer Operation bzw. Sektion eine jetzt nicht mehr auffällige Perforation vorher bestanden haben kann (NAUWERCK und LÜBKE, LOUROS, RITTER), ganz abgesehen davon, daß eine etwaige Muskelzusammenziehung die Durchbruchsöffnung zum mindesten makroskopisch zu verschließen vermag. Insbesondere sind auch Fibrinbeläge genauestens zu beachten, da sie durchaus genügende Durchtrittsstellen völlig überdecken und unsichtbar machen können (VOGEL). So einleuchtend diese Möglichkeiten sind, ihre Annahme ist nicht unbedingt erforderlich. Zudem wäre ein diesbezüglicher histologischer Nachweis möglich. Eine eigene Beobachtung ergab nämlich, daß selbst ein erkennbares Hervorquellen von Galle aus einer makroskopisch nicht durchbrochenen Gallenblase vorkommen kann. Der Operateur (Prof. TIETZE, Allerheiligenspital Breslau) machte diese Beobachtung bei seinem an der sterbenden Kranken ausgeführten Eingriff. Die autoptisch gewonnene Gallenblase zeigte keine Perforation. Es bestand Cholelithiasis mit Schleimhautgeschwüren und histologisch erkennbaren Wandveränderungen, ohne daß an den makroskopisch am ehesten in Frage kommenden Stellen der vergrößerten Gallenblase ein durchgehender Entzündungs- oder Nekroseprozeß erkennbar gewesen wäre. Sowohl im erweiterten Ductus cysticus als im Choledochus unmittelbar an der Papille waren je ein kirschkerngroßer Stein nachweisbar. Man wird jedenfalls die Forderung stellen müssen, daß nur da von „galliger Peritonitis ohne Perforation" gesprochen wird, wo genaueste histologische

Untersuchung (Serienschnitte!) eine etwaige mikroskopisch erkennbare Durchgangsstelle ausschließen läßt (NAUWERCK und LÜBKE u. a.). Selbst an sonst nicht erkrankter Gallenblase kann eine traumatische (!) Durchbrechung (BRUGNATELLI), die zur galligen Peritonitis führt, makroskopischem Nachweis entgehen. Also selbst in solchen Fällen Serienschnitte! (SICK und FRÄNKEL).

GUNDERMANN hat in einem einschlägigen Falle eine Gallenblase genau untersucht; auch bei Serienschnitten waren keinerlei Nekrosen in der Gallenblasenwand nachzuweisen. Er betont deshalb, daß mit der Auffassung gebrochen werden müsse, daß zur Durchlässigkeit der Wand eine Wandnekrose gehöre. Entzündliche Veränderungen der Blasenwand, wahrscheinlich gemeinsam mit Änderungen in der Zusammensetzung des Blaseninhaltes, scheinen nach GUNDERMANN die Blasenwand für dünne Flüssigkeit durchgängig zu machen. Ob der dieser Flüssigkeit beigemengte Farbstoff Gallenfarbstoff ist, müsse jedoch im Einzelfalle chemisch nachgewiesen werden. Es kann Gallenfarbstoff sein, kann sich aber auch um einen anderen Farbstoff handeln, der nur in der Farbe große Ähnlichkeit mit Gallenfarbstoff hat, dagegen chemisch und physikalisch-chemisch große Abweichungen zeigt. Ferner müsse die Schädigung der Blasenwand rückbildungsfähig sein, „ein Umstand, der ebenfalls gegen eine Wandnekrose sprechen dürfte".

Nach HERXHEIMER ist für die Entstehung der „galligen Peritonitis ohne Perforation der Gallenblase „bedeutungsvoll der Befund von Galle, die in die tiefer gewucherten LUSCHKAschen Gänge, insbesondere bei Steinbildung, eingepreßt ist. Im Gegensatz hierzu erblickt SCHIEVELBEIN in einer gangränösen Entzündung der Wand die Voraussetzung und glaubt, daß die Ausbuchtungen der LUSCHKAschen Gänge die Filtration erleichtern helfen. Ähnlicher Ansicht sind auch FIEBICH, WOLFF u. a. Daß ein Trauma (RISEL) bei einer an sich erkrankten Gallenblase die fragliche Folgeerscheinung auszulösen vermag, versteht sich ohne weiteres, doch liegen auch Beobachtungen vor, die eine solche Ursache nicht feststellen ließen. Jeder infektiöse Vorgang in der Gallenblasenwand, insbesondere bei prallgefüllter Gallenblase, kann dazu führen. So wird insbesondere auf die Wirkung der Typhusbazillen hingewiesen (DOBERAUER, HAGEL).

In manchen, vielleicht den meisten Fällen, dürfte doch wohl eine Durchbruchsbauchfellentzündung vorliegen, mag die Durchlässigkeit der Gallenblasenwand auch nur eine mikroskopisch feststellbare sein (HUGEL, ERMER, VOGEL). Irgendwelche krankhafte Veränderungen bleiben jedenfalls Voraussetzung. So spricht eine Beobachtung SCHÖEMAKERs dafür, daß eine hämorrhagische Entzündung die Wand der Gallenblase derart verändern kann, daß sie auch ohne Durchbrechung den kolloiden Inhalt durchläßt. A priori wird man erwarten dürfen, daß alle pathologischen Vorgänge, die geeignet sind, eine Perforation der Gallenblase zu veranlassen, in ihren ersten Stadien zu galliger Peritonitis veranlagen können. Und solche Umstände finden wir:

1. Infolge Überdehnung mit oder ohne Stein;

2. durch Druck des Steines auf die Wand;

3. infolge von Gangrän nach Thrombose der Gefäße, Unterbrechung des Blutumlaufs durch Druck eines Steines und ulzeröse Infektion der Wand;

4. infolge subperitonealer Durchbrechung der Gallenblase infolge Austrittes von Galle zwischen Peritoneum und Schleimhaut (BRAITHWAITE). Das freie gallige Exsudat kann beträchtlichen Umfang gewinnen.

Eine lehrreiche experimentelle Ergänzung unserer Frage verdanken wir BLAD. An der Hand von Hundeversuchen tat er dar, daß eine Fermentverdauung der

Galle und Gallenblasenwand evtl. in Verbindung mit einer Bakterienwirkung die Erscheinung der Gallenperitonitis ohne Durchbrechung der Gallenwege erklären kann. Als spaltendes Ferment kommt für den Menschen das Trypsin des Pankreas in Frage. Es verdaut den kolloidalen Anteil der Gallenflüssigkeit und macht dadurch der kristalloiden Lösung der Gallenfarbstoffe die Passage durch die makroskopisch unveränderte Gallenblasenwand leicht möglich. Mikroskopisch fanden sich jedoch in der Wandung ausgedehnte oder fleckweise angeordnete Nekroseherde. Die Gallenblasenwand war gleichsam porös geworden, wie ein Schwamm, sie war der Sitz zahlloser mikroskopischer Durchbrüche. Hiermit erklärt sich für den Operateur der bereits oben angedeutete Befund, daß bei Abtupfen derartiger Gallenblasen die Gaze fleckig wird und nach Abtrocknen alsbald wieder Galle nachsickert, ohne daß erkennbare Durchbruchsöffnungen vorliegen werden.

Schließlich sei an dieser Stelle hingewiesen auf die hin und wieder beobachtete Ablagerung eigenartiger Gallenklumpen in den äußeren Muskellagen bzw. der Tunica fibrosa der Gallenblasenwand. Sie enthalten zahlreiche Cholesterinkristalle und sind ringsherum von Riesenzellen in ununterbrochener Reihe umgeben. In der Nachbarschaft solcher Herde finden sich Rund- und Plasmazellen. HERXHEIMER bringt derartige Befunde in Zusammenhang mit der uns hier beschäftigenden Frage.

„Die geringste Perforation der ganz dünnen bedeckenden Serosalage würde genügen, um die Galle ebenso wie das äußere Gewebe der Gallenblasenwandung auch frei in den Abdominalraum gelangen zu lassen. Die geschilderten Verhältnisse stellen also eine wesentliche Etappe zum Austritt der Galle auch in die Bauchhöhle und zum Verständnis dieses Vorganges ohne den Befund einer größeren Perforationsöffnung dar."

Geschwülste der Gallenblase und Gallenwege.

Gutartige Neubildungen und Geschwülste der Gallenblase und Gallenwege sind äußerst selten. Bösartige Ursprungsgewächse sind zwar auch nicht häufig, aber doch bei weitem häufiger, als gutartige. Die Gewächse der Gallenblase sind häufiger als die der Gallenwege.

Lipome, Fibrome, Myome und Myxome sind geradezu Seltenheiten. Lipome der Gallenblase in Form umschriebener Knoten fehlen in der Pathologie der menschlichen Gallenblase. Bei Tieren scheinen sie, wenn auch selten, vorzukommen (KITT). Dagegen wird auf Fettanhäufung als Teilerscheinung einer allgemeinen oder abdominellen Fettsucht (KONJETZNY) hingewiesen. Lipomatöse Wucherungen geringen Umfanges in der Schleimhaut der Gallenblase und großen Gallenwege erwähnt SCHÜPPEL.

Der Befund eines submukösen Fibroms der Gallenblase findet sich einzig und allein bei ALBERS. Auch Myome in der Form der Adenomyome bzw. Adenomyomfibrome (WEIDINGER) stellen keine großen Seltenheiten dar, erreichen aber nur sehr selten erheblichere Größe. LUBARSCH erwähnt ihr Vorkommen an der Spitze der Blase in chronisch-entzündeten als nicht seltenes Vorkommen. Näheres darüber weiter unten bei den Adenomen. Nicht viel anders liegen die Verhältnisse beim Myxom (SCHÜPPEL).

Eingehendere Erwähnung verdienen jene Bildungen, die als Papillome bzw. papilläre Wucherungen (RISAK, SOMMER) beschrieben werden. Da diese Benennung die Frage des histologischen Baues offen läßt, bleibt verständlich, daß das Papillom nicht etwa zu den bisher genannten Neubildungen in scharfem Gegensatz steht oder auch nur als besondere Gruppe diesen an die Seite gestellt werden kann. Die Bezeichnungen können sich vielmehr decken. So war z. B. das

Myxom SCHÜPPELs eine gutartige papilläre Geschwulst (nach PELS-LEUSDEN ein wahrscheinlich bösartiges papilläres Epitheliom). Bei diesen Geschwülsten handelt es sich um fibroepitheliale Bildungen etwa nach Art der bekannten Blasenpapillome. HIERONYMI konnte diese Geschwulstform, die bisher bereits in der Gallenblase des Rindes beobachtet werden konnte, auch beim Hunde nachweisen. Hier wie dort bleibt eine Abgrenzung gegen entsprechend gebaute Karzinome genauester mikroskopischer Untersuchung vorbehalten.

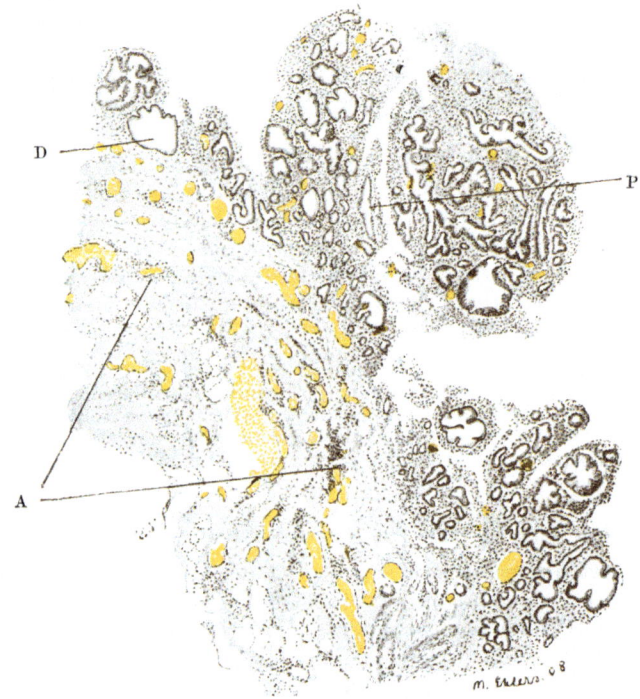

Abb. 31. Chronische polypöse Cholezystitis. A Lymphozyten- und Plasmazellenherde der Submukosa und Muskularis. D Erweiterte Drüse. P Polypöse Drüsenwucherung. Vergr. Zeiß A., Ok. 3.
(O. LUBARSCH.)

Es ist daher nicht angängig, für solche Bildungen ganz allgemein die Bezeichnung „Zottenkrebs" (HESCHL, KLOB) zu wählen, wie das hin und wieder, auch wenn das Krebsige der Wucherung keineswegs erwiesen ist, geschieht.

Derartige feine Auswüchse finden sich als Folge chronischer Cholezystitiden. Die Abgrenzung gegen echte papilläre Geschwulstformen kann im Einzelfalle auf Schwierigkeiten stoßen. So verständlich es ist, einen Zusammenhang mit chronischen Entzündungsvorgängen anzunehmen — sehen wir doch bei chronischer Cholezystitis im mikroskopischen Bilde so gut wie stets feinste Zottenbildungen (Abb. 31) —, so bleibt im Gegensatze hierzu das verhältnismäßig seltene Vorkommnis eigentlicher Fibroepitheliome überraschend. Schon entzündliches Ödem oder Stauungsödem kann zottige Bildungen bedingen, ferner können mechanische Einflüsse, Erweiterungen der Drüsenlumina, echte Schleimhautwucherungen das Bild der Innenfläche der Gallenblase komplizieren. Eindringen von Spaltpilzen, etwaige Gallenstauung, Veränderung der Zusammensetzung der Galle gesellen sich als weitere Reizmomente dazu. Auch die Beziehung zu

Gallensteinleiden verdient erwähnt zu werden. Sehen wir doch hierbei sehr häufig in der Schleimhaut der Gallenblase atypische Epithelwucherungen in der Tiefe und entsprechende papilläre Wucherungen an der Oberfläche. Doch ist offenbar nicht der unmittelbare mechanische Reiz der Gallensteine Ursache dieser Epithelwucherungen. Finden sie sich doch auch dann, wenn der Ductus choledochus, nicht die Gallenblase selbst Sitz des Konkrementes ist (PELS-LEUSDEN). Die Tatsache, daß derartige Epithelwucherungen in hervorragendem Maße zur Karzinomentwicklung veranlagen, soll uns später beschäftigen.

Das histologische Bild ist im wesentlichen gekennzeichnet durch das Vorliegen eines mehr oder minder zarten gefäßführenden Bindegewebsgerüstes, das seinerseits hohes Zylinderepithel, vielfach mit Becherzellen trägt (KELEMEN).

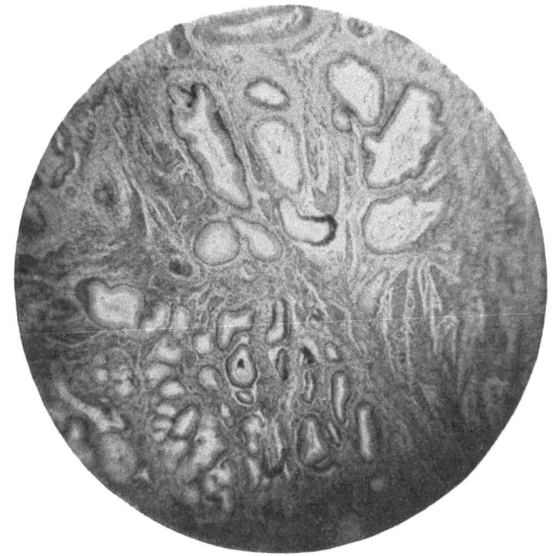

Abb. 32. Adenom der Gallenblase. (Nach Präparat von LUBARSCH.)

Erweiterung und Wucherung der LUSCHKASCHEN Gänge erhöht den Eindruck der zottenförmigen Wucherung. Derartige Auswüchse können als „diffuses Papillom" größere Flächen der Gallenblasenschleimhaut, ja die ganze Innenwand (RINGEL, DOMINICI, in diesem Falle ohne Gallensteine, selten! ebenso in einer Beobachtung von SAND und MAYER) der Gallenblase betreffen. Die einzelnen Zotten, die an den Ductus cysticus heranreichen, können eine Länge von mehreren Millimetern erreichen. Wo die Wucherungen, insbesondere im Fundusteile, mehr umschrieben sind, entstehen blumenkohlartige Bildungen von 1—2 cm Höhe. Auch deutliche Stielbildungen werden beobachtet. Die Gallenblase ist in solchen Fällen vergrößert, ihre Wand, von den Zottenbildungen abgesehen, verdickt, zumal in der Regel eine bis an die Subserosa heranreichende kleinzellige Infiltration besteht. Eine weitergehende Beteiligung des epithelialen Anteiles führt zu Bildungen mit mehr oder minder ausgesprochenen adenomatösen Partien (HAUSSON), die ihrerseits geradezu zystischen Charakter annehmen können (MÖLLE). Bemerkenswert ist, daß diese Wucherungen im Rahmen gutartigen Wachstums auf die Umgebung übergreifen können, mag es sich dabei um eine Auskleidung bzw. Überkleidung mit Epithel handeln, das von sich aus

oder angeregt durch chronisch bestehende Reizwirkung fibroepitheliale Zotten
entstehen läßt; oder aber es handelt sich um Epithel d. h. Schleimhautimplan-
tate mit entsprechender Wucherungstendenz. So zeigte ein Kranker PELS-
LEUSDENS 5 Jahre nach Entfernung papillomatöser Gebilde der Gallenblase in
dem zurückgebliebenen Fistelgang blaurote Zotten, die histologisch durchaus
dem bei der Operation erhobenen Befund der Gallenblasenwand entsprachen.
Eine 2 Jahre später nach dem Tode ausgeführte histologische Untersuchung
ergab für Bösartigkeit keine Anhaltspunkte.

Erwähnt sei ferner das Vorkommen zystischer Gebilde in der Gallenblasenwand. Ihre Deutung als „wahre Balggeschwulst" (WIEDEMANN) verdient vom
geschichtlichen Standpunkt Beachtung. Näherliegend ist die Auffassung, daß

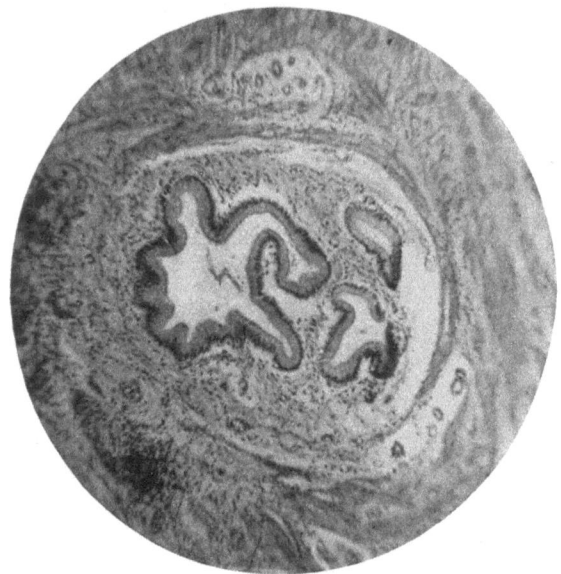

Abb. 33. Adenomyom der Gallenblase. (Mikrophotogramm von LUBARSCH.)

es sich um Cholesterinzysten (ADLER) bzw. Retentionszysten oder abgesackte
Divertikel der Gallenblase (KONJETZNY) handelt.

Als angeborene Gewebsmißbildungen, vergleichbar den Mißbildungen an
der Spitze der MECKELschen Divertikel, bezeichnet ASCHOFF und BACMEISTER
adenomatöse Einlagerungen in die muskuläre Wand des Gallenblasenfundus.
NICOD deutet ein von ihm beschriebenes Adenomyom der Gallenblase als
Hamartom im Sinne ALBRECHTs. NICOD, der aus dem Lausanner Institut
von MEYENBURG 4 Fälle von Adenomyome bei je einem 19-, 54-, 55 und
62jährigen Mann veröffentlicht, will entzündlichen Veränderungen nur eine
sekundäre Rolle zuerkennen („nous n'accorderons à l'inflammation, si elle est
présente, qu'un rôle secondaire) und er will den Hauptnachdruck legen auf
eine besondere Beschaffenheit der Gewebe auf allerlei Reize mit Epithelwucherung zu antworten. Wenn er gegen LUBARSCH, der ein Durchschnittsalter von 55 bis 56 Jahren angegeben hatte, den Fall des 19jährigen
Mannes ausspielt, so ist zu bemerken, daß das Durchschnittsalter seiner
Fälle auch fast 50 Jahr ist. Daß nicht immer Anzeichen entzündlicher

Veränderungen gefunden werden, beweist nicht, daß nicht solche vorhanden waren.

Die Annahme einer angeborenen Anomalie wird deswegen auch keineswegs allseitig anerkannt, darf auch sicher nicht verallgemeinert werden. So hat unter anderem Luschka diese oft schon makroskopisch erkennbaren, eigenartig wabigen Adenombildungen als Folgeerscheinung entzündlicher Prozesse gedeutet. Er fand sie stets in akut oder chronisch entzündeter Gallenblase, konnte sie niemals bei Neugeborenen oder Feten nachweisen, sah sie dagegen vornehmlich bei Individuen höheren Alters, Umstände, die zweifelsohne gegen die Annahme einer embryonalen Entwicklungsstörung sprechen. Diese Bildungen sitzen meist im Fundus der Gallenblase, sind erbsen- bis nußgroß, oft plattenförmig und auf dem Durchschnitt meist wabig. Sie sind nicht sehr selten — Aschoff gibt $3^0/_0$, Lubarsch $5^0/_0$, Nicod allerdings nur $1^0/_0$ an. Mikroskopisch zeigen sie bei drüsenartig zystischem Aufbau (Abb. 32) teils gewöhnliches Gallenblasenepithel, teils deutliche Becherzellen, zum Teil auch Schleimdrüsen. Um die Drüse ist die Muskulatur konzentrisch angeordnet (Abb. 33). Als Extrem einer solchen Bildung deutet Konjetzny ein kindskopfgroßes gutartiges Gallenblasengewächs vom Aufbau eines multilokulären Zystoms (Bishop), dessen Zysten mit hohem, einschichtigem Leberepithel ausgekleidet waren. Noch seltener sind gutartige Neubildungen der extrahepatischen Gallengänge. Im Ductus choledochus fanden sich Fälle von Fibrom (Albers) etwa bohnengroß, von Adenomyom (Mertens und Stahr, Sutherland), von Adenomyofibrom (Vollmer, haselnußgroß), im Ductus cysticus von glandulären Papillomen (Jourdan), im Ductus hepaticus von Fibrom (Holzinger).

Adenomatöse Wucherungen der feineren intrahepatischen Gallengänge entstehen zum Teil auf entzündlicher Basis, kommen dann meist in außerordentlich großer Zahl vor, so daß beispielsweise die Leber von kleineren und größeren gelatinösen Knötchen geradezu besät sein kann (Moschkowitz), teils handelt es sich um echte Gewächse von verschiedener Zahl und Größe und von wechselnder Ausdehnung (von Hippel, Sokolew u. a.). Auf solche Neubildungen ist im Rahmen primärer Geschwülste der Leber näher einzugehen.

Alle diese Geschwülste können als mehr oder minder obturierende Gebilde klinische Bedeutung gewinnen.

Unter den bösartigen Geschwülsten steht an erster Stelle das Karzinom der Gallenblase. Es findet sich durchschnittlich in $5-6^0/_0$ aller zur Sektion kommenden Karzinome (Kaufmann). Nach den von Lubarsch gemachten Angaben über das Ergebnis der Sammelstatistik der pathologischen Institute Deutschlands über den Krebs 1920 und 1921 waren unter 9829 Krebsfällen 580 Krebse der Gallenblase und -wege $= 5,9^0/_0$. Statistische Zusammenstellungen (Konjetzny) ergaben für das Gallenblasenkarzinom keinerlei Besonderheiten. Das befallene Alter liegt, wie es scheint, etwas früher als bei sonstiger Karzinomentwicklung zwischen dem 4. und 6. Lebensjahrzehnt. Hervorzuheben ist die prozentuale auffallend hohe Bevorzugung des weiblichen Geschlechtes.

Bei Konjetzny (S. 802) finden wir hier folgende Zusammenstellung: Nach Courvoisier ist das Gallenblasenkarzinom bei Frauen 5 mal so oft zu finden als bei Männern. Etwa das gleiche Verhältnis ergibt die Zusammenstellung von Siegert u. a. Nach Haberfeldt leiden nur 3 mal soviel Weiber an Gallenblasenkrebs als Männer. Er fand unter seinen 164 Fällen die Geschlechter derart verteilt, daß $45 = 27^0/_0$ auf Männer, $119 = 73^0/_0$ auf Frauen entfielen. Das stimmt ziemlich genau mit Angaben der oben genannten großen Sektionsstatistik — danach fielen von den Krebsen des männlichen Geschlechts $3^0/_0$ auf die Gallenwege, von denen des weiblichen Geschlechts $9,2^0/_0$. Unter den 23 Fällen von Heddäus waren 19 Frauen und 3 Männer Träger des Karzinoms, unter 24 von Friedheim zusammengestellten 21 Frauen und nur 3 Männer. Kaufmann fand das weibliche Geschlecht nach dem Basler Material mit $87,5^0/_0$, Feldner nach dem Göttinger Material sogar mit $91,7^0/_0$ beteiligt. Nach Feilchenfeld kamen auf einen Mann 7,7 Weiber, nach Redlich auf einen Mann 2,4, nach Fries auf einen Mann 4,8, nach Fiedler auf einen Mann 2,9, nach Siegert 6, nach Haberfeld 2,5. Bei Lubarsch betrafen alle 7 Fälle Frauen.

Das Alter der erkrankten Individuen hält sich im allgemeinen innerhalb jener Grenzen, die auch bei sonstiger Krebsentstehung bevorzugt werden, das wäre also etwa im vierten bis sechsten Jahrzehnt. Daß nach beiden Richtungen hin auch Ausnahmefälle vorkommen, dürfte auf Grund allgemeiner Erfahrungen beim Krebsleiden nicht verwundern. So sah z. B. Haberfeld eine einschlägige Erkrankung bei einem 20jährigen Patienten, Heddäus bei einem 27jährigen Individuum, Kehr bei einem 28jährigen Fräulein, das in kürzester Zeit an einem Karzinom des Gallenblasenhalses zugrunde gegangen war. Der letztgenannte Forscher weist in diesem Zusammenhange auf die bekannte Tatsache hin, daß Karzinome bei jungen Leuten rascher verlaufen, wie bei alten. Daß Gallenblasenkarzinome auch in sehr hohem Alter zur Beobachtung kommen können, beweisen u. a. Mitteilungen von Kaufmann und Riedel. Jener fand, wie Konjetzny berichtet, bei einer 95jährigen Frau ein im Blasenhals sitzendes Karzinom; Riedel sah einen 93jährigen Patienten mit Gallenblasenkrebs.

Von speziellem Interesse ist die Frage des topischen Vorkommens dieser Geschwülste in der Gallenblase. Irgendeine Lieblingsstelle besteht nicht. Doch wird auf die prognostischen Unterschiede verschieden orientierter Gallenblasenkrebse hingewiesen (Kaufmann). Das Karzinom des Gallenblasenfundus, das etwas häufiger sein soll (Aschoff und Bacmeister), bleibt längere Zeit lokal, während Krebse des Blasenhalses baldigst mit der Leberpforte in Verbindung treten und zu Metastasierung führen, ebenso wie das Karzinom der hinteren Blasenwand infolge seines ununterbrochenen Einbrechens in das Leberparenchym ungünstigere Verhältnisse bietet.

Mit Rücksicht auf die grob-anatomische Form unterscheidet man zunächst noch die beiden Hauptformen, den gleichmäßig, flächenhaft ausgebreiteten (diffus-infiltrierenden) und den umschrieben, auf eine bestimmte Stelle der Wand zunächst beschränkten Krebs. Bei diesen kann man noch die knotigen-knolligen und den zottigen (papillären) blumenkohlartigen unterscheiden. Diese blumenkohlartigen papillärzottigen Wucherungen sitzen breitbasig oder aber andeutungsweise gestielt der Gallenblasenwand auf. Diese kann sonst durchaus unverändert sein. Häufig findet sich jedoch Hydrops mit entsprechender Verdünnung der Wand. Die mehrknolligen Formen bilden Wandeinlagerungen mit der ausgesprochenen Neigung, nach der Blasenlichtung hin zu zerfallen. Der freie Teil der Gallenblase wird nach außen vorgebaucht. Das Karzinom erreicht bald die Serosa und bricht später durch diese hindurch. Benachbartes Lebergewebe wird durch Übergreifen per continuitatem in die Krebswucherung einbezogen. Auf diese Weise entstehen rasch zahlreiche Knoten (regionäre Metastasen), so daß das Ursprungsgewächs nicht immer deutlich bleibt, ganz abgesehen davon, daß die Metastasen den Ursprungskrebs an Größe um das Mehrfache übertreffen kann. Auch isolierte Knollen kommen zur Beobachtung.

Der diffus-infiltrierte Krebs ist die am häufigsten beobachtete Form (BOUCHARD). Er wächst in der Schleimhaut und den gelockerten Schichten der Gallenblase. Makroskopisch findet sich eine mehr oder minder diffuse auffallend derbe Wandverdickung, die auch auf die großen Gallenwege übergreifen kann. Bei dieser Form ist die Gallenblase meist, wenn auch in wechselnden Graden, geschrumpft. Das Karzinom ergibt sich differential-diagnostisch gegenüber gutartigen narbigen Schrumpfungen oftmals erst durch mikroskopische Untersuchung. In manchen Fällen gestattet das Vorhandensein von Metastasen ohne weiteres Entscheidung mit bloßem Auge. Beachtenswert sind ferner jene Fälle, bei denen an die Stelle der Gallenblase eine derbe, nahezu solide Gewächsmasse getreten ist. Hier entscheiden die topographischen Beziehungen. Manchmal gestattet das Auffinden eingeschlossener Gallensteine diagnostische Rückschlüsse. Auch gelingt es hin und wieder, in solchen Fällen Reste der Gallenblasenwand nachzuweisen. Manchmal ist die Gallenblase als solche erhalten, der Gallenblasenhals aber derart in die Geschwulst aufgegangen, daß eine Isolierung des Ductus cysticus nicht mehr möglich ist. Oftmals verrät auch hier der Nachweis von Steinen das ursprünglich vorhandene Lumen der Gallenblase bzw. ihres Ausführganges. Der Inhalt derartiger Gallenblasen ist nur in den seltensten Fällen rein gallig oder schleimig. In der durch das Karzinom abgeschlossenen Galle kommt es zur Sekundärinfektion. Es findet sich daher in der Regel ein krümelig schmieriger, bald mehr trüb eitriger Inhalt (Empyem) oder aber ein ausgesprochen grünlicher übelriechender Eiter (HEIDENHAIN). Bei Blutbeimengung wird der Inhalt eigenartig schokoladenfarbig (PAGENSTECHER). Auch pericholezystitische Verwachsungen, Abszesse (KOHN), Peritonitiden, unter Umständen bei bestehender Durchbrechung der Gallenblase sind häufige und verständliche Komplikationen.

Nahezu regelmäßig ist nach den Feststellungen KONJETZNYs bei größeren Geschwülsten das ununterbrochene Übergreifen auf die Leber. Auf dem Boden der genannten pericholezystitischen Verwachsungen erfolgt die weitere Ausbreitung auf die benachbarten Organe. In Betracht kommt vor allem Querdickdarm, Zwölffingerdarm, weniger häufig Magen und Bauchspeicheldrüse. Auch die vordere Bauchwand kann dank ihrer nachbarlichen Beziehungen zur Gallenblase in diesen Vorgang einbezogen werden. Auf diese Weise kommt nicht selten ein großes Gewächskonglomerat zustande, das infolge krebsiger Durchsetzung der benachbarten Lymphknoten eine weitere Vervollständigung erfährt. Oft findet man zwischen Leber, Magen, Zwölffingerdarm, Dickdarm, Bauchspeicheldrüse und vorderer Bauchwand eine einheitliche, untrennbare Geschwulstmasse. Die großen Gallengänge, die ebenfalls krebsig erkrankt sind, liegen in dieser Masse eingeschlossen. Es liegt auf der Hand, daß Druck auf die Gallenwege oder gar deren Verschluß schwerste Erscheinungen von Gallenstauung bedingen wird, ebenso wie auch Einwirkungen gleicher Art auf die Pfortader zu folgenschwerer Stauung in diesem Gefäßgebiet Veranlassung geben können. Sehr häufig bedarf es in derart vorgeschrittenen Fällen gründlichster Klarlegung der örtlichen Verhältnisse und Beziehungen der vom Krebs ergriffenen Organe, um letzten Endes den Ausgangspunkt des Karzinoms festzustellen. Manchmal sind die Art des Ergriffenseins der Gallenwege oder Gallenblase, die Ausbreitung in der Wand dieser Gebilde, die Beziehungen zu im Krebsbereiche befindlichen Gallensteinen derart, daß in kritischer Würdigung aller Einzelheiten der Ursprungssitz im Bereiche von Gallenblase oder Gallenwege angenommen werden darf. Selbst bei vorgeschrittenen Fällen kann das Bild bei sekundärem Einbruch deutlich erkennbar bleiben. Jedenfalls erscheint es nötig, daß in jedem Einzelfalle diese Frage kritisch geprüft wird.

Hin und wieder besteht nach dieser und jener Richtung ein besonders bevorzugtes, vielleicht rascheres Wachstum. Es erfolgen Einbrüche in die genannten Nachbarorgane, so daß — häufig als Folge zentralen Zerfalles — fistelartige Verbindungen entstehen. Nach Konjetzny wird man aber in solchen Fällen stets prüfen müssen, ob der eingeschlagene Weg nicht vielleicht durch eine schon früher vorhandene Fistelbildung vorgezeichnet war. Man findet derartige Verbindungen zwischen Gallenblase einerseits, Zwölffingerdarm, Querdickdarm, Magen usw. andererseits.

Bei der metastatischen Ausbreitung werden zuerst die jeweiligen benachbarten Lymphknoten betroffen. Geschwülste, die in dem Halsteil sitzen, führen verhältnismäßig früher zu Tochtergeschwülsten in diesem Lymphknotenbereiche als solche, die im Blasenfundus ihren Sitz haben. Doch gelangen auch Fälle zur Beobachtung, bei denen selbst kleine Funduskrebse schon sehr frühzeitig zu ungeheueren Lymphknotenmetastasen geführt haben. Diffuse Krebsaussaat im Bereiche des Bauchfelles ist verhältnismäßig selten. Dann und wann finden sich auch in den Lungen oder in Organen der Bauchhöhle Tochtergeschwülste.

Auf die klinischen Zeichen der hier besprochenen Erkrankungen soll nicht weiter eingegangen werden. Es sei nur so viel hervorgehoben, daß häufig Gelbsucht als Begleiterscheinung festgestellt wird. Es erscheint verständlich, daß bei Krebs der Gallenwege Gelbsucht sehr frühzeitig eintritt, bei dem der Gallenblase aber nur dann, wenn er entweder auf die Gallenwege drückt, oder diese durch Metastasen eingeengt sind. Es kommt schließlich zu jenem dunkelgrauen Farbton, der für den Melasikterus charakteristisch ist. Eine stete Zunahme spricht für einen krebsigen Verschluß, wenn auch in selteneren Fällen beträchtliche Schwankungen in dem Grade der Gelbsucht zur Beobachtung kommen.

Die histologischen Formen des Gallenblasenkrebses entsprechen den im Darme beobachteten. Wir unterscheiden medulläre und szirrhöse Formen (Bouglé und Pilliet), ferner den Zylinderepithelkrebs (Adenokarzinom) und den Gallertkrebs.

Die hier gegebene Reihenfolge deckt sich mit der Häufigkeit ihres Vorkommens.

Dazu kommen dann noch in einer verhältnismäßig nicht unbeträchtlichen Zahl

Plattenepithelkrebse,

und zwar sowohl von dem Bau der Krompecherschen Basalzellenkrebse als auch, und dies in den meisten Fällen, vom Bau ausgesprochener Kankroide (Awoki, Risack, v. Hansemann u. a.).

Am häufigsten ist das Zylinderzellenkarzinom. Das mehr oder weniger ausgesprochen adenomatöse Bild kann durch Zystenbildung kompliziert werden. Die Form des reinen sog. malignen Adenoms scheint nicht vorzukommen (Lubarsch). Meist bestehen Übergangsbilder zu den am häufigsten beobachteten Formen des medullären bzw. szirrhösen Krebses. Dieser ist oft erst durch mikroskopische Untersuchung des vielleicht unverdächtig erscheinenden Schwielengewebes zu erkennen. Das primäre Gallertkarzinom muß als verhältnismäßig selten bezeichnet werden (Treutlein). Meist handelt es sich dabei um mehr oder minder diffuse Durchsetzungen der Gallenblasenwand mit einem gallertigen, an feinmaschige Kolloidstruma erinnernden Gewebsmaterial. Die Metastasen pflegen in solchen Fällen gleichen Charakters zu sein.

Es besteht der Eindruck einer kleinzystischen Kolloidstruma. Das Gewebe ist porös, maschig und läßt Gallertklümpchen wechselnder Größe aus der Schnittfläche hervorquellen. Mikroskopisch finden sich „teils leicht konzentrisch geschichtete, fädige bis schollige Gallertmassen mit oder ohne zentral gelegene Zellkerne, mit nicht scharf konturiertem oft mächtig gequollenem glasigen Zelleib und einem oder mehreren Kernen — teils diffus infiltrierende Krebszellen mit scharf begrenztem glasigem Zelleib, der einen wie ein flaches Schlüsselchen an die Wand gedrückten Kern aufweist". TREUTLEIN, der diese Beschreibung gibt, erblickt in den Schleimdrüsen der Gallenblasenwand den Ausgangspunkt der Krebsentwicklung (KONJETZNY). Die Häufigkeit dieser Krebsformen im Verhältnis zu den sonstigen Karzinomen der Gallenblase beträgt etwa 9%. Nach LUBARSCH ist jedoch eine geringe Schleimbildung in Gallenblasenkrebsen durchaus keine seltene Erscheinung.

Besondere Beachtung beanspruchen die Plattenepithelkrebse der Gallenblase. KONJETZNY konnte 23 Fälle zusammenstellen. Je einen Fall beschrieben MULOT, WEBER, RHEIN, NEHRKORN, MÖNCKEBERG, FÜTTERER, FIRKET, LANDSTEINER, HERXHEIMER, SPEESE, QUANTE, WÖRNER, BECK, je zwei Fälle OHLOFF und POLLACK, drei Fälle NICHOLSON, vier Fälle DEETZ und LUBARSCH. CECCARELLI[1] konnte, wie AWOKI mitteilt, bis zum Jahre 1923 25 Fälle aus der Literatur zusammenstellen, denen er eine eigene Beobachtung hinzufügt. Hierbei sind aber, wie AWOKI in einer Fußnote seiner Arbeit ausführt, nicht mitgerechnet zwei von LUBARSCH kurz erwähnte und von POLLACK genauer beschriebene Fälle von Kankroiden der Gallenblase[2] und fünf weitere, die LUBARSCH nur in einer Anmerkung[3] erwähnt. In dem Material LUBARSCHs, das bis 1906 22 Gallenblasenkrebse umfaßte, fanden sich 7 Kankroide und Adenokankroide. Bei größerem Material ist später der Anteil der Gallenblasenkankroide geringer geworden. Aber ihr Vorkommen bedeutet doch keineswegs eine Seltenheit; es ist kaum viel seltener als Kankroide der Bronchien und Lungen unter den Krebsen dieser Organe. Die histologische Ausdrucksform unterscheidet sich nicht von den sonst beobachteten Bildern von Karzinomen des fraglichen Epithels. Für die Gallenblase aber liegen die Verhältnisse insofern besonders, als das Vorkommen von Plattenepithel in diesem Organ (AWOKI) allgemeinere Fragen, insbesondere diejenige der Metaplasie, berührt.

Es kann hier nicht der Ort sein, diese Streitfrage unter besonderen Gesichtspunkten zu erörtern; stoßen wir doch bei Betrachtung von Schleimhautveränderung mannigfacher Organe (Bronchien, Portio, Mastdarm usw.) auf dieselbe Fragestellung. Es genüge daher der Hinweis, daß der besondere Befund, der uns hier angeht, von den meisten Forschern als Folge einer chemischen Reizung durch Gallensteine angesprochen wird (NEHRKORN, OHLOFF, WEBER, DEETZ u. a.). Die Annahme versprengter Epithelkeime wird im allgemeinen abgelehnt. Dagegen bleibt die Frage offen, ob das Karzinom von vornherein auf metaplastisch umgewandeltem Boden entsteht oder aber, ob erst die karzinomatös gewordene Zylinderzelle metaplastisch wird (LUBARSCH, HERXHEIMER).

Für die Entstehung des Plattenepithelkarzinoms der Gallenblase kommen nach KONJETZNY die Möglichkeiten in Betracht, die wir auch für die sonst beobachteten heterologen Kankroide zur Erklärung der epidermoidalen Grundlagen heranziehen müssen und das sind:

1. Das Überwachsen von Plattenepithel aus der Nachbarschaft auf die normalerweise Zylinderepithel tragende Schleimhaut.

---

[1] CECARELLI: Arch. ital. di chir. 7, 405.
[2] Arb. aus dem path. Inst. Posen, 1901, S. 49 und S. 157.
[3] LUBARSCH: Ergebn. Jahrg. X, S. 658.

2. Das Einwachsen von echter Epidermis durch Epithelialisierung fistulöser Verbindungen des zylinderepitheltragenden Organes mit der Hautbedeckung von dieser aus.

3. Embryonal bedingte Keimversprengungen.

4. Echte Metaplasie, also eine im späteren Leben aufgetretene Umwandlung des Zylinderepithels und Plattenepithels, die in verschiedener Weise vor sich gegangen sein kann. Es kann hierbei vorliegen:

a) ein direkter Übergang des Zylinderepithels in Plattenepithel, oder

b) ein Ersatz des durch irgendwelche Prozesse vernichteten Zylinderepithels durch Plattenepithel, das in beiden Fällen den Mutterboden für ein Kankroid abgeben kann, oder endlich

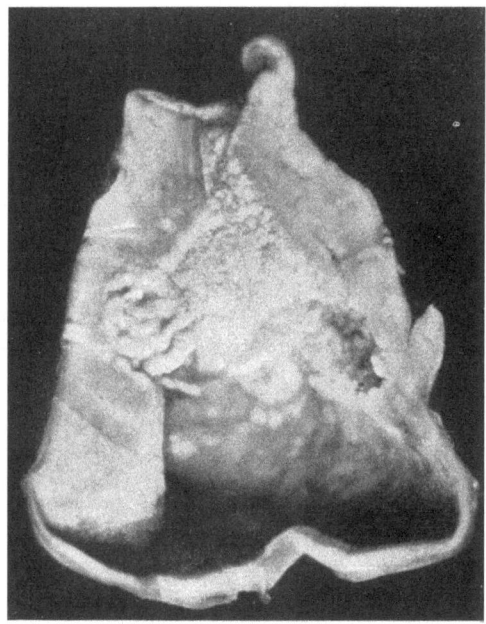

Abb. 34. Makroskopischer Befund.

c) einer Umwandlung der Zylinderzellen eines schon bestehenden Gallenblasenkarzinoms in die Plattenepithelien des Kankroids.

5. Hornkatabiose der Zylinderzellen.

Da in der Nähe der Gallenblase entwicklungsgeschichtlich Pflasterepithel nicht vorkommt, müssen diesbezügliche Erörterungen als unwahrscheinlich gelten. Die Mehrzahl der Forscher nimmt echte Metaplasie an. LUBARSCH (nach KONJETZNY) gibt die Möglichkeit zu, daß die Krebszellen selbst eine Metaplasie durchmachen. Das Karzinom geht primär vom Zylinderepithel der Gallenblasenwand aus, aber die wuchernden Zylinderepithelzellen wandeln sich zu Pflasterepithelien um. Doch ist daran zu erinnern, daß an verschiedenen Stellen der Gallenblasenschleimhaut auch noch Tumorbildung mehrschichtiges verhornendes Plattenepithel vorkommen kann.

Bei der Beobachtung von AWOKI handelte es sich um eine durch Operation gewonnene Gallenblase, die bei einer Größe von $6^{1}/_{2} : 5^{1}/_{2} : 4$ cm mehrere schön facettierte milchweiße Konkremente enthielt. Die Wand des Fundus war durchschnittlich 4 mm breit, ziemlich fibrös, überall von Schleimhaut überkleidet, in welcher kürzere und längere verzweigte Leisten zu sehen waren. Durch diese wurden seichte, grubige Vertiefungen umgrenzt. Gegen den Gallenblasenhals zu wurde die Wand ziemlich unvermittelt sehr breit, erlangte stellenweise eine Breite bis zu $1^1/_2$ cm. In diesen Anteilen bestand sie aus einem derben weißen Gewebe, das ohne deutliche Grenze in eine trockene epidermisähnliche, teilweise auch weichere in das Lumen der Gallenblase verschieden weit vorragende Aftermasse überging. Diese füllte in der Gegend des Gallenblasenhalses das Lumen der Blase vollständig aus und verlegte die Abgangsstelle

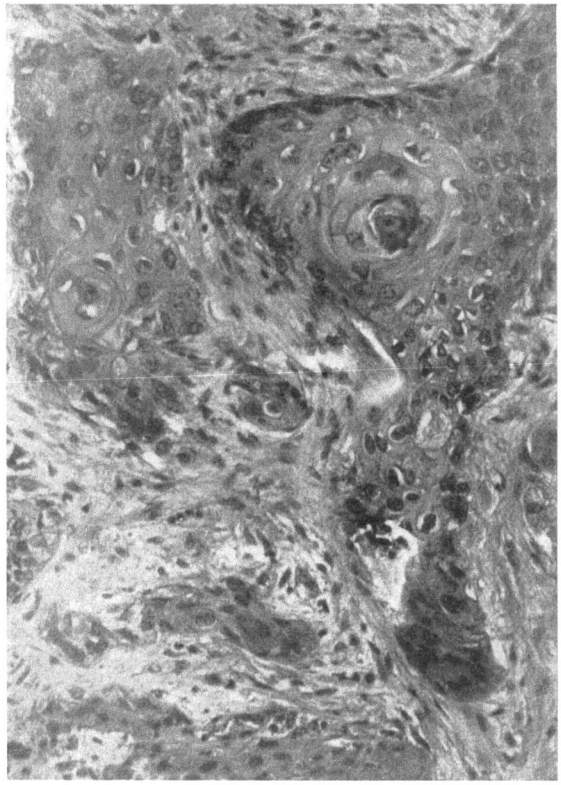

Abb. 35. Starke Vergrößerung.

des Ductus cysticus. An einer Stelle oberhalb des Gallenblasenhalses bildete die gleiche bucklige Aftermasse einen haselnußgroßen, tief in die Wand hineinreichenden Knoten, der sich gegen das umgebende fibröse weiße Gewebe scharf absetzte (Abb. 34).

Das mikroskopische Bild zeigte deutliche Stachelzellen, Epithelfasern und Verhornung (Abb. 35).

Im geschwulstfreien Anteil der Gallenblase fand sich Zylinderepithel, nur in der Nähe des Herdes waren hie und da kleinste Inseln von Plattenepithel mitten zwischen Zylinderepithelien nachweisbar.

Derartige Geschwülste sind bisher nur selten mitgeteilt worden. Awoki vertritt hinsichtlich der Entstehung die Anschauung, daß der verhornende Plattenepithelkrebs in der Gallenblase durch „indirekte Metaplasie", und zwar durch „atypische Regeneration" im Sinne von LUBARSCH oder Wucherungen durch Umdifferenzierung zu erklären ist.

Hinzuweisen ist an dieser Stelle auf das Vorkommen sog. „Mischkrebse" (SIMMONDS) oder „Doppelkarzinome" (BUCHMANN), wobei ein gleichzeitiges Vorkommen von Plattenepithelkrebs (Kankroid) und Zylinderepithelkrebs (Adenokarzinom) zur Beobachtung gelangt. Während DEETZ und MÖNCKE-BERG Doppelkrebse d. h. miteinander verschmelzende Krebse annehmen, entscheidet sich SIMMONDS für eine eigene Beobachtung (aber auch für den Fall BUCHMANNs und den MÖNCKEBERGs) für „Mischkrebs", für den der häufig unmittelbare Übergang kubischen Epithels in geschichtetes Plattenepithel charakteristisch ist. Es ist vielleicht auf indifferent gebliebenes, aus der Embryonalzeit stammendes Epithel zurückzuführen. Als Anstoß zur Entdifferenzierung und Umbildung kommt Cholecystitis und Cholelithiasis in Frage.

Im Rahmen der „Kasuistik primärer Multiplizität maligner Tumoren" erwähnt SCHMINCKE ein Zylinderzellkarzinom der Gallenblase und ein gleichzeitiges Spindelzellsarkom des Uterus; beide Gewächse hatten Metastasen veranlaßt.

Wir kommen damit zur Besprechung der von jeher interessierenden Frage, welche Beziehungen bestehen zwischen den Gallensteinen und der Krebsentwicklung. Die für Entstehung des Plattenepithelkarzinoms herrschende Anschauung gründet sich selbstredend auf die Tatsache, daß nahezu in sämtlichen einschlägigen Fällen (KONJETZNY, ZINSSER) Gallensteine vorhanden waren. Dieser Hinweis gilt aber auch für die übrigen Formen des Gallenblasenkrebses. Fand doch z. B. ZENKER in 84,5% aller Fälle von Gallenblasenkarzinom auch Gallensteine.

LUELSDORF, dessen Feststellungen sich auf das Material der Hamburg-Barmbecker Prosektur stützen, sah in 10 Jahren 56 Karzinome der Gallenblase und 25 Karzinome der Gallengänge unter 11 396 Sektionen. 8 der 25 Gallenwegskarzinome waren mit Steinbildungen vergesellschaftet, denen LUELS-DORF eine erhebliche Rolle bei der Entstehung des Krebses jedoch nicht zuerkennen will. Dagegen fand sich bei den 56 Gallenblasenkrebsen 41 mal Cholelithiasis. Mehrere Male zeigte sich, oft erst durch mikroskopische Untersuchung erwiesen, dort, wo die Gallensteine der Blasenwand unmittelbar anlagen, beginnende Krebsbildung. Unter diesem Eindrucke bekennt sich LUELSDORF dahin, daß der Stein im Sinne der Reiztheorie die Hauptursache des Gallenblasenkrebses darstellt.

Es besteht also die Frage, ob die Entstehung der Gallensteine als primärer oder aber sekundärer Vorgang zu gelten hat. Reizmomente, wie Schnürung der Leber, Korsettdruck (bei Frauen häufiger als bei Männern) usw. begünstigen die Entwicklung von Gallensteinen ebenso wie die von Karzinom. Die Tatsache, daß Primärkrebse fast ausnahmslos mit Gallensteinen vergesellschaftet sind, der Sekundärkrebs nur ausnahmsweise (SIEGERT), spricht für das Gallensteinleiden als präkanzeröse Erkrankung. Auch der nicht ganz seltene Sitz des Karzinoms auf Narben und Schrumpfungen zwischen 2 Gallensteinen kann in gleichem Sinne gedeutet werden. Auch die Tatsache, daß das Karzinom der Gallenblase 4 mal soviel Frauen als Männer betrifft, daß Cholelithiasis 3 mal häufiger beim weiblichen Geschlechte vorkommt (LENTZE), spricht in obigem Sinne. Dazu kommt, daß es einwandfreie Fälle gibt, bei denen ein Gallenblasenkarzinom wenige Monate nach einer Gallensteinoperation zur Entwicklung kam, wobei also die Gallensteine durch den operativen Eingriff unzweifelhaft als primär festgestellt werden konnten.

Auf der anderen Seite läßt sich kaum leugnen, daß ein zerfallendes Karzinom, die dadurch bedingte Infektionsdisposition der Gallenblase und die etwa vorhandene Gallenstauung ihrerseits Steinbildung veranlassen können. Darf auch die erstgenannte Anschauung als die am meisten anerkannte gelten, so finden wir doch auch gegenteilige bzw. vermittelnde Auffassungen. Die durch ASCHOFF und BACMEISTER festgelegte Gallensteinentwicklung nach zwei Typen:

1. Solitärer Cholesterinstein als Folge einer Ausfällung des Cholesterins in der nicht infizierten gestauten Galle auf der Grundlage meist konstitutioneller Veränderung der Galle neben Bakterienwirkung.

2. Pigmentkalksteine als Folge einer Infektion gestattet folgende Rückschlüsse: unter 9 Fällen primären Gallenblasenkarzinoms fanden sich 5 mal multiple Pigmentkalksteine, 1 mal ein geschichteter Cholesterinkalkstein, 2 mal radiäre Cholesterinsteine, 1 mal kein Stein. Bei den Fällen mit radiären Cholesterinsteinen muß angenommen werden, „daß der Cholesterinstein in einer langen Zeitperiode herangebildet worden ist, also wahrscheinlich vor dem Karzinom bestanden hat". „Für die anderen Fälle ist die Entscheidung unmöglich; für die Pigmentkalksteine ist, da für ihre Entstehung bakterielle Infektionen Vorbedingungen sind, die sekundäre Entstehung das Wahrscheinlichere. Für die reinen Cholesterinsteine, von denen wir annehmen, daß sie bereits vor Entwicklung des Krebses in der Gallenblase vorhanden waren, läßt sich aber eine ätiologische Beziehung zur Krebsbildung deswegen schwer annehmen, weil wir wissen, daß der radiäre Cholesterinstein gar keine Reizerscheinungen an der Gallenblasenwand auszulösen pflegt. Nur bei der Einkeilung und sekundären Entzündung wäre das möglich, und dann müßten die Krebse gerade im Halsteil entstehen, während sie gewöhnlich vom Fundus ihren Ausgang nehmen." Ein zufälliges Zusammentreffen oder aber eine sekundäre Steinbildung in der leicht infizierten krebsigen Gallenblase ist demnach in dem noch ungelösten Problem nach ASCHOFF und BACMEISTER das Wahrscheinlichere.

Den gleichen Standpunkt vertritt LOTZIN, ein Schüler ASCHOFFs. Das Freiburger Sektionsmaterial der Jahre 1919—1925 wies bei 2943 Sektionen 27 Fälle von einwandfreiem primärem Krebs der Gallenwege auf, und zwar handelte es sich um 18 Karzinome der Gallenblase, je 2 des Ductus cysticus und des linken Ductus hepaticus und je ein Karzinom an der Mündungsstelle des Ductus cysticus, der VATERschen Papille, des Ductus hepaticus communis und des rechten Ductus hepaticus. 4 Fälle (15%) erwiesen sich histologisch als Plattenepithelkrebse. Die vorhandenen Steine waren Cholesterinpigmentkalksteine. Nur in einem Drittel der Fälle ($^{1}/_{4}$ der Gallenblasenkrebse) waren keine Steine nachweisbar. Es fanden sich mithin in 18 Karzinomfällen Steine bei insgesamt 252 Steinbildungen in der Zahl karzinomfreier Sektionen (7%). Bei der gegebenen Fragestellung ist für die Krebsbildung noch lokale Disposition, Konstitution, Vererbung und Altersdisposition zu berücksichtigen. LOTZIN kommt auf Grund seiner Feststellungen zu dem Ergebnis, „daß die alte immer wiederholte Behauptung, die Gallensteine riefen durch mechanische Reizung der Wand die Krebsbildung hervor, ebensowenig haltbar ist, wie die, daß sie rein mechanisch Geschwüre verursachen. Vielmehr zeigt sich aus unserem Material sehr klar, daß Krebs- und Steinbildung voneinander unabhängig sind. Ihr häufiges Zusammenkommen ist vielmehr auf eine gemeinsame Ursache, nämlich die Veränderung in der Galle — sei sie metabolisch oder infektiös bedingt — und entsprechende Reizung der Schleimhäute zurückzuführen."

Die weitere Verbreitung dieser Karzinome geschieht einmal durch unmittelbares Weiterwachsen nach der benachbarten Leber, sei es infolge fortgesetzter Ulzeration, durch Gewebe- und Saftspalten oder Lymphgefäße, durch geschwürig eröffnete Lebergefäße oder durch abirrende Gallenkapillaren, wie sie Eppinger in der Gallenblasenwand nachgewiesen hat; zum anderen durch infiltratives Wuchern in der Wandung mit Umwachsen und schließlicher Verödung des Ductus cysticus. Der Ductus choledochus wird umwachsen und komprimiert. Ferner kommt es nach der Verlötung der Gallenblase zu Metastasen im Netz, Mesenterium, Serosa, Duodenum usw. Zur diffusen Bauchfellkarzinose (Griffon und Leven, Betz Kohn) bedarf es der Ausbreitung auf dem Lymph- oder Blutweg, oder aber einer direkten Einimpfung (Pagenstecher).

Unter den Lymphknotenmetastasen stehen im Vordergrund die am Gallenblasenhalse und hier insbesondere ein vor dem Ductus cysticus liegender (nicht ganz konstanter). Ebenso wie bei Magenkarzinom kommt auch hier isolierte Metastasenbildung in den supraklavikulären Lymphknoten vor.

Fistelbildungen nach Magen, Duodenum (Paulicki), Kolon (Kohn) kommen hin und wieder, ebenso wie Perforation der Gallenblase mit sekundärer Peritonitis zur Beobachtung. Lubarsch beschreibt ein Carcinoma haemorrhagicum mit tödlicher Blutung in die freie Bauchhöhle.

Auch in den extrahepatischen Gallenwegen finden wir primäre und sekundäre Krebsentwicklung. Jene entwickelt sich insbesondere an der Ausmündungsstelle der Gallenwege in das Duodenum. Es handelt sich dabei meist um Zylinderzellkarzinome, seltener um bösartige Adenome oder Adenokarzinome (Schüller, Oestreich, Wylegschanin u. a.).

Eine besondere Beachtung schenkt Konjetzny bei Besprechung des primären Gallenblasenkarzinoms den sekundären Geschwulsteruptionen in der Gallenblasenwand selbst (Kaufmann, Ziegler) oder in der Wand der größeren Gallengänge (Kaufmann, Holländer, M. B. Schmidt), weil durch diese der Anschein einer primären Multiplizität des Krebses oder einer Einimpfung erweckt werden kann. Kaufmann macht darauf aufmerksam, daß neben dem Hauptgewächs oft sekundäre Knoten in der Schleimhaut oder in den tieferen Schichten der Gallenblasenwand und der großen Gallengänge auftreten können. Nach dem genannten Autor kommt hierfür eine Verbreitung auf dem Lymphwege in Betracht, die gelegentlich dadurch offensichtlich ist, daß in der Wand reihenförmige Anordnung von Knötchen besteht. Schwieriger ist jedoch die Beziehung zu erklären, wenn neben dem Gallenblasenkrebs eine isolierte Karzinomeruption in der Wand der großen Gallengänge zu finden ist, die von der Gallenblase selbst ziemlich entfernt liegt. So beschreibt z. B. Kleinertz bei einer 78jährigen Frau ein Karzinom der Gallenblase mit Übergreifen auf die Leber und ein gleichzeitig vorhandenes stenosierendes Karzinom an der Teilungsstelle des Ductus choledochus. Kleinertz ist geneigt, beide Karzinome als primäre, voneinander unabhängige zu erklären.

Immerhin muß daran erinnert werden, daß Krebse der Vaterschen Papille nicht unbedingt den Gallenwegen angehören müssen. So unterscheiden die Franzosen ein interstitielles Karzinom duodenalen Ursprunges (Rendu), ein pankreatisches (Barth) und ein biliäres (Durand-Fardel) (angef. nach Terrier und Auvray). Mit Recht wird darauf hingewiesen (Konjetzny), daß die Unmöglichkeit anatomisch-topischer Differentialdiagnose und vor allem die meist gleichen klinischen Folgen die Einreihung in die Karzinome des unteren Choledochusabschnittes rechtfertigen. Diese Papillenkarzinome stellen teils flache, gegebenenfalls geschwürige, teils papillär in das Duodenallumen ragende Tumoren dar. Ihre Wirkung auf lebenswichtige Organe wie Pankreas oder Leber hat zur Folge, daß sie nur geringe Größe erreichen und meist nur regionäre Metastasierung aufweisen.

Die Karzinome des Ductus choledochus stellen weitaus die Mehrzahl der primären Krebse der Hauptgallengänge dar. Als Lieblingstelle gilt die

Eintrittsstelle des Ductus cysticus (BORELIUS). Ductus hepaticus (WYLEG-SCHANIN) und cysticus stehen in dieser Hinsicht zurück. Für die letztgenannte Topographie (s. oben) ist allerdings daran zu erinnern, daß in vorgeschrittenen Fällen eine Abgrenzung gegen primäre Entstehung im Bereiche des Gallenblasenhalses nicht immer möglich ist. Auch sichere Zystikuskrebse können neben typischem Zylinderepithel Plattenepithel in Form direkter Übergänge beider Epithelarten aufweisen (LICINI).

Im Gegensatz zu dem primären Karzinom der Gallenblase findet sich bei den extrahepatischen Krebsen der Gallengänge eine beträchtliche Bevorzugung des männlichen Geschlechtes. Zur Beobachtung kommen Übergänge von einfacher Wandinduration, die einfache Schwielenbildung vortäuschen, zum Teil ringförmig (BEZANÇON) sein können, bis zu größeren zottigen evtl. auch ulzerierenden bzw. gallertigen Knoten (GRIFFON und LEVEN). Erweiterungen der proximalen Abschnitte der Gallenwege, Hydrops der Gallenblase u. dgl. sind verständliche Folgen dieser Karzinome. Die Beobachtung einer Gallenblasenzerreißung mit tödlicher Blutung infolge eines „Carcinoma papilliferum annulare haematodes" an der Vereinigungsstelle der drei Hauptgänge (HUGUENIN) bedeutet ein seltenes Ereignis. Lehrreich ist schließlich der Hinweis, daß Gallensteine im Gegensatz zu Gallenblasenkrebs ohne wesentliche ursächliche Bedeutung sind.

Sekundäre Karzinome sind häufiger die Folge ununterbrochenen Übergreifens benachbarter Geschwülste; besonders häufig wird die Außenfläche bei allgemeiner Bauchfellkarzinose ergriffen, seltener sind echte Metastasen.

Im Bereiche der Gallenblase sind sie überhaupt außerordentlich selten. Dabei ist der schon oben erörterten Tatsache zu gedenken, daß im Falle der metastatischen Erkrankung der Gallenblase das Vorhandensein von Steinen sich auf etwa 15% der Fälle beschränkt, während ein primäres Gallenblasenkarzinom in 95% der Fälle mit Cholelithiasis vergesellschaftet ist.

Karzinome der feineren Gallenwege lassen sich nur schwer von primären Lebergewächsen trennen. Nach B. FISCHER gehen mindestens alle Karzinome mit Schlauch- und Drüsengangsformen aus Gallengängen hervor. Doch besteht die Möglichkeit, daß karzinomatöse Gallengangsepitheliome durch „Anaplasie" leberzellartige Gestalt annehmen können.

Zu erwähnen ist an dieser Stelle das anscheinend nur höchst seltene Vorkommen von sog. Karzinoiden der Gallenblase.

Es handelt sich dabei um epitheliale Bildungen, die sich im Mikroskop als Schläuche und Nester dartun. Sie galten lange als Karzinome. OBERNDORFER wies als erster auf Grund eingehender Untersuchungen darauf hin, daß diese Gebilde nicht ohne weiteres als beginnende Krebse gelten können. SALTYKOW betonte die Verwandtschaft mit LANGERHANSschen Inseln und MATHIAS bezeichnete derartige Wucherungen als Progonoblastome. Er versteht darunter organähnliche Gewebeteile, die nicht durch fetale Versprengung, sondern gesetzmäßig durch Rückschlag im phylogenetischen Ausbreitungsbezirk eines Organes, an bestimmten Körperstellen auftreten können. Im Gegensatze hierzu vertritt GERLACH die Anschauung, daß sog. Choristome vorliegen, d. h. versprengte epitheliale Keime. Bisher sind solche Karzinoide nur im Verlaufe des Magens, und Darmschlauches beschrieben worden. Über einen Ausnahmefall verfügt JOËL, der in neuester Zeit (1929) das Auftreten eines Karzinoids in der Gallenblasenwand beobachten konnte.

Es handelt sich um einen Sektionsbefund bei einer 64jährigen Frau. Die Gallenblase zeigte eine Geschwulst. Sie entleerte dunkelbraune Galle. Steine waren nicht vorhanden. Die Schleimhaut bot die gewöhnliche netzförmige Zeichnung. An der Kuppe fand sich eine kleine taschenförmige Einstülpung, in der eine Vorbuckelung von länglicher Gestalt zu bemerken war. Die überkleidende Schleimhaut war erhalten. Die Geschwulst, 7 : 5 : 3 mm groß, war ungestielt, oberflächlich feinhöckerig. Die Schnittfläche war weißlich, nach der Mitte hin schmutzig rötlich. Am Rande waren kleine nadelstichgroße Höhlungen zu erkennen. An der Peripherie bestand feine Streifung. Mikroskopisch fanden sich dicht unter der Schleimhaut Zellnester von verschiedener Form und Größe, bald solide, bald mit größerem oder kleinerem Lumen versehen. Die Nester bestanden aus kubischen bis zylindrischen Epithelien mit ziemlich kleinen runden, chromatinreichen Kernen und schmalem Protoplasmasaum. Stellenweise waren die Zellnester netzartig miteinander verbunden. Das Stroma bestand aus lockerem Bindegewebe und Gefäßen. Dazwischen fanden sich Reste von Schleimhautdrüsen mit einschichtigem höherem Zylinderepithel.

JOËL sprach seine Geschwulst als unzweifelhaftes Karzinoid an, „Struktur und Lage der Zellnester erhärten die Diagnose, jede Erscheinung progressiver Entwicklung fehlt".

Nun konnte, wie JOËL ausführt, HUEBSCHMANN bei einem operativ gewonnenen Appendixkarzinoid einen gelben Farbton der Geschwulstzellen feststellen und erwog daher die Möglichkeit einer Abstammung dieser Zellen von chromaffinen Zellen des Verdauungsapparates. Dieser Auffassung pflichtete auch MASSON bei, der zeigen konnte, daß diese chromierbaren Zellen bei geeigneter Behandlung sich argentaffin verhalten. Im Falle JOËLs fiel diese Silberreaktion negativ aus, was aber vielleicht auf bereits vorhandene Leichenveränderungen zurückgeführt werden mußte. Nun hat MASSON etwa 100 Gallenblasen auf ihren Gehalt an argentaffinen Zellen geprüft, aber stets mit negativem Erfolge. Hierdurch fand die Auffassung HUEBSCHMANNs bzw. MASSONs eine weitere Stütze. JOËL will für seine Beobachtung eine embryonale Gewebsanomalie, Heterotopie oder Heteroplasie nicht ausschließen; die vorgefundene Lokalisation spräche auch nicht gegen eine Ableitung vom Gewebe der Bauchspeicheldrüse, konnte doch z. B. HEDRY in der Gallenblasenwand ein Nebenpankreas nachweisen. Das negative Ergebnis argentaffiner Zellen der Gallenblasenschleimhaut sowie der Mangel silberreduzierender Zellbestandteile spräche ganz allgemein nicht gegen die MASSONsche Hypothese. „Für einen großen Teil ist die Annahme MASSONs, Herleitung der Karzinoide aus argentaffinen Zellen, so gut wie erwiesen. Da in der Gallenblase solche Zellen bisher nicht aufgefunden sind, zeigt unser Fall, daß auch andere Entodermzellen Karzinoide erzeugen können. Es ist aber das hier beschriebene Karzinoid besonders durch seine Bildung in der Gallenblase interessant, in der zugleich eine kleine divertikelartige Tasche bestand. Das gleichzeitige Bestehen eines Endothelioms der Dura kann man als konstitutionelle Veranlagung der Person zur Blastom- oder Blastoidbildung deuten". Es ist sehr zweifelhaft, ob die Auffassung JOËLs richtig ist. Nach dem grobanatomischen und auch einem Teil des makroskopischen Befunds wäre zu erwägen, ob es sich nicht um ein etwas atypisches Adenom oder Adenomyom gehandelt hat.

Das   Sarkom der Gallenblase

ist weit seltener als das Karzinom. Die im Schrifttum mitgeteilten Fälle erreichen nach JAFFÉ einschließlich einer eigenen Beobachtung die Zahl 13. Manche einschlägigen Mitteilungen haben scharfer Kritik nicht standgehalten (LANDSTEINER). Starke Verdickung der Gallenblasenwände und weite Höhle sprechen makroskopisch für das Vorliegen eines Sarkoms. Klinisch machen solche Fälle den Eindruck von Empyemen der Gallenblase. Doch kann das leicht blutende evtl. zystische Gewächs auch mehr umschrieben sein. Das histologische Bild wechselt. LANDSTEINER spricht von Myosarkom und glaubt, daß in der Gallenblase ebenso wie im Magendarmkanal unter den bösartigen Geschwülsten der Bindesubstanzreihe eine besondere Neigung zu Myosarkom besteht. Sonst finden sich reine Spindelzellsarkome (DIALTI, HOTES, PARLAVECCHIO), gemischtzellige mit vorwiegend Spindelzellcharakter (BAYER, SCHÖNLANK), großzellige mit Riesenzellen (JAFFÉ, IWASAKI) und schließlich ein Myxochondroosteosarkom mit adenomatöser Wucherung der LUSCHKASCHEN Gänge (BAYER). Bei diesem letztgenannten einzigartigen Falle handelt es sich entweder um einen Mischtumor im Sinne von WILMS oder aber um eine Entwicklung der verschiedenen Gewebskomponenten aus der ursprünglich einheitlichen bindegewebigen Grundlage auf dem Wege der Metaplasie (BAYER).

Metastasen in den portalen und mesenterialen Lymphbnoten, im großen Netz, Duodenum und Pankreaskopf sah JAFFÉ, Bauchfellmetastasen BAYER. Das Sarkom der Gallenblase ist bei Frauen häufiger als bei Männern. Chronische Reizzustände wirken disponierend. Gallensteine sind fast stets vorhanden. Ihr Fehlen ist selten (BOUTWELL and FORD, PARLAVECCHIO).

Ein primäres (?) Melanoblastom der Gallenblase (alveolär melanotischen Tumor) sahen WIETING und HAMDI. Doch scheint diese Beobachtung nicht derart sichergestellt, daß in ihr ein Beweis der Pigmentbildung entodermaler Zellen gegeben scheint (KONJETZNY). Die Annahme einer primären Gewächsbildung muß deshalb ernstlich in Zweifel gezogen werden, da die 40jährige Patientin ein Jahr vor dem Tode wegen Hämorrhoidalknoten operiert worden war. Es kann sich mithin um eine metastatische Gewächsbildung gehandelt haben. Primäre Sarkome der extrahepatischen Gallenwege sind, wenn sie überhaupt vorkommen, größte Seltenheit. Über ein primäres Endotheliom der Gallenblase berichtet BECKER.

Parasiten der Gallenblase und Gallenwege.

Tierische Parasiten in den Gallenwegen des Menschen kommen nur selten zur Beobachtung.

Die Kokzidiose, die in der Kaninchenleber einen recht häufigen Befund darstellt, konnte auch bei Menschen in vereinzelten Fällen festgestellt werden. Die Übertragung wird auf den Genuß von Wasser und Nahrungsmitteln zurückgeführt, die durch die Exkremente von Kaninchen verunreinigt sind (LEUCKART). Doch sind die Mitteilungen mit Vorsicht aufzunehmen, da Verwechslungen der eingekapselten Parasiten mit Eiern von Pentastomen, Bandwürmern und Oxyuren vorgekommen sind.

Die an tuberkulöse Herde erinnernden sog. „Wurmknoten" können eigenartig kavernös, schwammig sein. Ihre Zahl kann beträchtlich schwanken, ihre Größe kann in Übergängen von miliaren Gebilden diejenige einer Kastanie erreichen. Der bräunliche, eiterartige Inhalt besteht aus desquamierten Epithelien, Blutkörperchen und eben jenen eiförmigen Gebilden, die als Kokzidien angesprochen werden.

Mikroskopisch wird das Bild durch einen auffallenden Wucherungsprozeß der Gallenwege beherrscht, die oft vielverzweigte papilläre Exkreszenzen aufweisen. Auch zystische Erweiterungen kommen vor. Zum Teil sind diese auf Konfluenz benachbarter Zysten nach Schwund der Zwischenwände zurückzuführen. Die Kokzidien liegen teils zwischen den Papillen, teils in der Epithelzelle selbst. Diese werden durch das Kokzidium zerstört. Nur eine Rand- und Hüllenzone bleibt länger bestehen. Man erkennt daraus, daß die Vermehrung der Parasiten im Leibe der Epithelzellen stattfindet.

Mehr oder minder schwere zirrhotische Prozesse können das Leberbild komplizieren. Das Epithel kann im Laufe der Zeit in Verlust geraten. An seine Stelle tritt entzündliches Gewebe, das schließlich die Hohlräume völlig ausfüllen und durch ein oftmals konzentrisch geschichtetes Narbengewebe ersetzen kann. In Übergangsstadien sind die Kokzidien von riesenzellhaltigem Granulationsgewebe umgeben. Der zirrhotische Prozeß kann immer weiter fortschreiten;

„unter Umständen kann die Leber ähnlich aussehen wie eine gelappte syphilitische Leber" (Askanazy). Nach Lubarsch handelt es sich bei den Gallengangswucherungen nicht um echte Neubildung (Schweizer), sondern um Gallengangserweiterung mit sekundärer Papillenbildung (Konjetzny).

Braun-Seifert berichtet über 5 Fälle von Kokzidiose beim Menschen. In den nach Leuckart zitierten Beobachtungen ist für einen Fall von Sattler besonders hervorgehoben, daß die Kokzidien in einem erweiterten Gallenwege der menschlichen Leber festgestellt werden konnten.

Bei einem von Silcock mitgeteilten Falle handelt es sich um eine 50jährige Patientin, die unter schweren Erscheinungen fieberhaft erkrankt war und Schwellungen von Leber und Milz zeigte. Bei der Sektion fanden sich in der Leber, meist unmittelbar unter der Oberfläche, zahlreiche käsige Herde, in deren Umgebung die Leber entzündet war. Die mikroskopische Untersuchung zeigte zahlreiche Kokzidien sowohl in den Epithelien der Gallengänge wie in denen der Leberzellen. Auch in der Milz (Blutweg) fand sich ein Kokzidienherd.

Etwas häufiger werden in den Gallengängen Distomumarten gefunden. Die Leberegelseuche kommt als Krankheit am häufigsten beim Schaf, seltener bei Rind, Ziege, Pferd, Esel, Kaninchen, Hase, Meerschweinchen u. a. zur Beobachtung. In Betracht kommen für den Menschen vor allem 2 Arten, die bald allein, bald zusammen in den Lebergallengängen und in der Gallenblase vorkommen. Es sind dies das

1. Distomum hepaticum (Fasciola hepatica), $1^1/_2$—4 cm lang, bis 1 cm breit, von blattförmiger Gestalt, mit seinen schon makroskopisch erkennbaren Saugnäpfen, dem Mund- und Bauchsaugnapf, und

2. Distomum lanceolatum (Fasciola lanceolata), viel kleiner $^1/_2$—1 cm lang, 1—3 mm breit, von lanzett- oder zungenförmiger Gestalt, mit ebenfalls 2 Saugnäpfen.

Diese Parasiten sind blutsaugende Plattwürmer aus der Gruppe der Saugwürmer (Trematoden). Zu ihrer völligen Entwicklung bedarf es eines mit komplizierter Metamorphosenbildung verbundenen Generationswechsels. Der Entwicklungsgang von Distomum hepaticum ist folgender: Die mit einem Deckelapparat versehenen Eier der Leberegel gelangen mit dem Kot aus dem Körper der Schafe nach außen und entwickeln sich bei genügender Feuchtigkeit und Wärme (im Winter sistiert die Entwicklung) in 4—6 Wochen zu dem mit einem Wimperkleid und einem Stachel am vorderen Pol ausgerüsteten Embryo. Diese Flimmerlarven siedeln sich in gewissen Schnecken, kleinen schalentragenden Limnäen, und zwar in Limnaeus minutus an. In diesem über die ganze Welt verbreiteten Vorwirt verwandelt sich der Embryo im Sommer nach 14 Tagen, im Winter nach 3—4 Wochen zu einer Sporozyste mit Keimzellen, welche unter Längenwachstum in ihrem Innern aus den Keimzellen sog. Redien (Zerkarienschläuche) bildet, aus denen sich die eigentliche Distomenbrut, die sog. geschwänzten Zerkarien, d. h. kaulquappenähnliche, mikroskopisch kleine Tierchen entwickeln, die frei im Wasser liegen und von denen etwa 1000 aus einem Distomenei abstammen. Diese Zerkarien enzystieren sich sehr bald, indem sie sich an Gräsern ansetzen (Friedberger und Fröhner). Auch der Mensch infiziert sich durch Gräser und Wiesenpflanzen.

Den Weg in die Leber finden sie durch die Gallengänge, eine Annahme, die am meisten Wahrscheinlichkeit für sich hat (Leuckart), auf dem Wege der Pfortaderäste oder aber sie perforieren, infolge der Verdauung ihrer umhüllenden Zyste ledig, Magen und Dünndarm und gelangen durch den Bauchfellüberzug der Leber ins Parenchym derselben bzw. in die Gallengänge.

Eine derartige Leber ist vergrößert. Die Zahl der in menschlichen Lebern gefundenen Parasiten ist in der Regel gering. Die Schwere des Leidens hängt von der Distomumart und der Zahl der vorhandenen Parasiten ab. Das Leiden ist beim Menschen keineswegs häufig. Am meisten kommen Erkrankungsfälle mit Distomum hepaticum vor. KONJETZNY berechnet an der Hand seiner Literaturzusammenstellung unter kritischer Prüfung etwa fraglicher Fälle die Zahlen der beim Menschen gemachten Beobachtungen auf knapp 30 Fälle, in denen Distomum lanceolatum angetroffen wird, sollen beim Menschen noch nicht 10 beobachtet worden sein. Als weitere Distomumformen, die hin und wieder oft auf gewisse Gegenden beschränkt gesehen wurden, nennt KONJETZNY Distomum crassum Buski, Distomum Rathouisi Poirier, Distomum sinense, S. Spathulatum, cunjunctun und felineum, s. Opisthorchis felineus. Die beiden erstgenannten Arten sind wahrscheinlich identisch und bei Personen beobachtet, die längere Zeit in China waren. Auch die übrigen Formen beschränken sich für den Menschen bisher auf vereinzelte Beobachtungen. Ein als Distomum sibiricum beschriebener Parasit erwies sich als das bereits bekannte Distomum felineum.

Der meist einzeln oder in wenigen Exemplaren vorhandene Leberegel kann als harmlos bezeichnet werden. Doch kann es auch je nach Umständen infolge sekundärer akuter Ansiedlung von Bakterien zu chronischer Cholangitis, zirrhotischen Prozessen, ja selbst zum Tode kommen.

Histologisch finden sich glanduläre Wucherungen der Gallengänge (SCHAPER), die geschwulstartigen Charakter annehmen können.

ASKANAZY sah in 2 Fällen ausgesprochenes Karzinom und kommt zum mindesten für eine dieser Beobachtungen zu dem Schlusse, ,,daß das Distomum felineum in der Menschenleber nicht nur direkt Gallengangswucherungen, sondern indirekt auch Gallengangskrebse hervorzurufen vermag, indirekt deshalb, weil wir die letzte Ursache der schrankenlosen Epithelproliferation auch hier als unaufgeklärt bezeichnen müssen. Die Parasiten finden sich in den Gallengängen wie in der Gallenblase. Nach Einbruch in die Blutbahn können sie auch an andere Stellen des Körpers gelangen. Als disponierendes Moment für Gallensteinbildung scheinen sie nicht in Frage zu kommen.

Auch wird bezweifelt, daß die Distomen imstande sind, einen direkten Verschluß der Gallenwege zu veranlassen, während indirekt eine Stenosierung durch die sekundär bedingte Cholangitis als möglich erachtet wird (BIERMER). Dagegen hatte in einem von BOSTRÖM mitgeteilten Falle ein einziges Distomum hepaticum einen völligen Verschluß des Ductus choledochus mit enormer Erweiterung von Gallenblase und Gallengängen veranlaßt, dadurch, daß es an einer an und für sich durch cholangitische und pericholangitische Prozesse veränderten und verengten Stelle des genannten Ganges lag.

Von Wichtigkeit ist noch der Hinweis von BRAUN, daß, vorerst allerdings nur für Tiere festgestellt, die durch Distomum hepaticum und lanceolatum bedingten Erkrankungen, sobald die Parasiten die Leber verlassen haben, spontan ausheilen können.

Das Vorkommen von Ascaris lumbricoides in den Gallenwegen muß in Berücksichtigung der sonstigen Häufigkeit der Askariden als relativ selten gelten.

Es handelt sich um ausgesprochene ,,über die ganze Erde verbreitete und alltägliche Darmparasiten (ASKANAZY)''. Ihres anatomischen Baues wie ihrer noch nicht völlig klargelegten Entwicklungsgeschichte ist daher im Kapitel der Darmerkrankungen zu gedenken.

An dieser Stelle beschränke ich mich auf die Frage des Vorkommens dieser Parasiten in den Gallenwegen (MARCHIAFAVA, CLEMM, VIERORDT, FRANKE, MERTENS, NEUGEBAUER, SICK u. a.) bzw. der Gallenblase (LANDGRAF, VIOLA u. a.).

Die Tatsache, daß der bei Kindern ungemein häufigere Parasit seltener in den Gallenwegen von Kindern als in denen Erwachsener vorkommt, hängt zweifellos mit der Weite der in Frage kommenden Kanäle zusammen, die je nachdem ein Eindringen der Würmer gestatten oder aber verhindern. Die relativ geschützte Lage der Papille wird das Ihre dazu beitragen, daß trotz des ungeheuren Wandertriebes der Askariden die Zahl der hier in Frage kommenden Erkrankungsfälle in keinem Verhältnis steht zu der absoluten Zahl des Vorkommens des Parasiten im Darm. Erweiterungen der Gallenwege (z. B. nach Passage von Steinen oder auf angeborener Basis, VIOLA) dürften das Eindringen erleichtern. Kleinere Parasiten werden eine etwaige Enge leichter überwinden als größere. Da die Askariden außerordentlich rasch wachsen, dürfte die Zeit, in der eine Einwanderung in Betracht kommt, relativ beschränkt sein.

Bei Feststellung an der Leiche bedarf es jeweils einer kritischen Prüfung, ob ein belangloses postmortales oder aber ein mehr oder weniger folgenschweres Eindringen zu Lebzeiten des jeweiligen Trägers vorliegt. Beides kommt vor. Eine Entscheidung ist dann ohne Schwierigkeit zu treffen, wenn als Folge dieser Invasion Ikterus (GERNSHEIMER), Leberschwellung und Aszites besteht. Auch der etwaige Befund ausgedehnt in den intrahepatischen Gallengängen liegender Spulwürmer dürfte für vitales Eindringen sprechen.

Welche Momente den Parasiten veranlasen, den Darm zu verlassen und die Gallenwege aufzusuchen, ist bis heute nicht bekannt. Die Annahme einer gewissen Erregung zur Zeit der geschlechtlichen Reife, muß als Vermutung gelten; ebenso erscheint der Gedanke, daß der Spulwurm dem Bereiche sauren Mageninhaltes zu entrinnen sucht, mehr als hypothetisch. Der Eintritt in die Gallengänge auf dem Wege fistelartiger abnormer Verbindung, über die bereits oben berichtet wurde, ist begreiflicherweise möglich. Einschlägige Beobachtungen liegen vor (z. B. MERTENS: Gallenblasenduodenalfistel).

Das Eintreten dieser Parasiten in die Gallenwege während des Lebens ihres Wirtes ist als ernste Erkrankung anzusprechen. Rein mechanisch kann das Lumen der Gänge mehr oder weniger verschlossen werden. Die aktiv bohrende Tätigkeit des Parasiten gestattet darüber hinaus ein Eindringen in das Leberparenchym oder gar Austritt in die freie Bauchhöhle. Auch die chemischen Einwirkungen des Parasitenleibes sind von Bedeutung. Schwere Gallengangsentzündungen und Abszedierung (DUNKEL, HÖHLER, LEICK) im Lebergewebe sind die keineswegs seltenen Folgeerscheinungen. Letztere dürften durch gleichzeitig aus dem Darm eingeschleppte Bakterien bedingt sein. Oftmals ist der Parasit lebend oder tot, in letzterem Falle mehr oder weniger vorgeschritten mazeriert, anzutreffen. Trotz bestehender Askaridiasis ist nicht jeder Leberabszeß auf den Parasiten zurückzuführen. Immerhin muß die Möglichkeit berücksichtigt werden, daß der Askaris die Abszeßhöhle wieder verlassen haben kann. Die Tatsache, daß der Wurm stets in den Gallengängen so angetroffen wird, daß das Kopfende vorausgeht, legt allerdings die Vermutung nahe, daß den Parasiten wohl ein Vorwärts- also Hineinkriechen, nicht aber ein Herauskriechen möglich ist. Die Annahme, daß der Askaris die ursprüngliche Stätte wieder verlassen hat, dürfte aber in allen den Fällen als bewiesen gelten, wo er zwar selbst (z. B. in Abszessen) fehlt, aber die dort abgelegten Eier als Beweis seiner früheren Anwesenheit gelten können. Auch ist ja in der Gallenblase und in größeren Abszessen dem Wurme durchaus die Möglichkeit der Umkehr geboten. Eine Beobachtung NEUGEBAUERs spricht zudem dafür, daß selbst in relativ engem Gange ein Umkehren möglich ist; fand er doch im Ductus choledochus den Parasiten mit leberwärts gerichteter Schlinge gedoppelt, also gleichsam im Begriffe wiederum darmwärts zurückzukehren.

Ductus cysticus (Pribram) und Gallenblase (Viola, Landgraf, Butt, Miyake) sind seltener der Ort der Ansiedlung als die übrigen Abschnitte des Gallengangssystems, unter denen der Ductus choledochus bevorzugt ist.

Die Zahl der eingewanderten Askariden wechselt. Kartulis fand in einer von Abszessen durchsetzten Leber 80 Exemplare.

Auch für die Askariden ist eine etwaige Auslösung von Gallensteinen nicht erwiesen (Pribram, Beston), wenn auch Lobstein in einem Choledochusstein als Kern einen inkrustierten Askaris finden und v. Genersich Askariseier in den Gallensteinen nachweisen konnte. Tsujimura fand in Japan, wo dieser Parasit fast bei keinem Menschen fehlt, unter 93 Fällen 9 mal Steine mit Wurmeinschlüssen. Der Befund von Askariden in den Gallenwegen anläßlich eines operativen Eingriffes ist selbstredend oft ein zufälliger (Fertig, Hinterstoiser, Miyake, Rosenthal, Scharfer u. a.), da ja klinisch die Symptome kaum andere sein dürften als bei einer teilweise oder völligen Obstruktion der Gallenwege auf anderer Basis.

Der Nachweis einer an sich bestehenden Askaridiasis dürfte einen diesbezüglichen Rückschluß vielleicht nahelegen; eine bindende Diagnose erscheint jedoch ausgeschlossen.

In diesem Zusammenhange sei allerdings auf eine interessante Beobachtung hingewiesen, die klinisch eine vorübergehend festgestellte Gelbsucht als Folge einer Behinderung des Gallenabflusses durch Askariden annehmen läßt. Bei einer 36jährigen Patientin gingen nach Ikterus und Fieber 2 Spulwürmer ab. Es erfolgte Genesung. An einem Spulwurm zeigte sich 5 cm hinter dem Kopfende eine 3 mm lange, mit 3 zirkulären Querstreifen versehene, 1,5 mm tiefe Strangulationsnarbe. Ebstein erblickt in diesem Befund einen Beweis dafür, „daß der Spulwurm mit einer an Gewißheit grenzenden Wahrscheinlichkeit in einem engen Kanal gesteckt haben muß, der nach Lage der Dinge nur der Ductus choledochus sein kann". Der Hinweis auf diese klinische interessante Beobachtung ist auch an dieser Stelle berechtigt, da dem Obduzenten derartige Merkmale für die kritische Verwertung der eigenen Beobachtung wertvoll sein können.

Die sonstige einschlägige Kasuistik ist nicht sehr umfangreich. Sick konnte im Jahre 1901 61 Fälle zusammenstellen, denen er zwei eigene Beobachtungen hinzufügte. Miyake fand bei einem 20jährigen Patienten einen Askaris teils im Ductus choledochus, teils in der Gallenblase. Fertig bei einer unter dem Bilde der Cholangitis erkrankten Patientin 6 Spulwürmer im Ductus choledochus und zwei im Ductus hepaticus. Kaiser sogar 33 im Ductus choledochus. Ferner sind, soweit noch nicht erwähnt, zu nennen: Hofmeister, Fährhammer, Neugebauer, Masao Yamauchi, Motta, Molnar, Eberle u. a.

Konjetzny teilte die durch die Anwesenheit von Spulwürmern in den Gallenwegen verursachten Veränderungen folgendermaßen ein:

1. In rein mechanisch bedingte, allein durch die Anwesenheit der als Fremdkörper wirkenden, das Lumen der Gänge mehr weniger obstruierenden Askariden verursachte.

2. In arrosive, auf das aktive Vorgehen der Würmer zurückzuführende.

3. In entzündliche, veranlaßt:
a) durch die chemischen Eigenschaften des Wurmleibes selbst;
b) durch die aus dem Darmkanal eingeschleppten Bakterien.

Häufig ist eine weitere Komplikation durch Leberabszesse gegeben, die wohl im allgemeinen auf eine Infektion durch die von den Askariden vom Darm her verschleppten Bakterien zurückzuführen sind.

Eine Einwanderung in die Gallenwege der im menschlichen Darme vorkommenden Bandwürmer scheint nicht oder doch nur ganz vereinzelt vorzukommen. Eine einzige diesbezügliche Mitteilung von Langerhans ist mit

Vorsicht aufzunehmen. Es handelt sich offenbar um Taenia saginata, die durch die Papille und den Ductus choledochus in das Gallengangssystem des einen Leberlappens vorgedrungen war. Symptome einer Gallengangsverlegung bestanden nicht. Es konnte infolgedessen eine postmortale Einwanderung nicht mit Sicherheit abgelehnt werden.

Die einzige Beobachtung, die zweifelsfrei sein dürfte, teilte BENEDICT mit. Bei einem 74jährigen Manne, der klinisch die Erscheinungen einer Cholezystitis bot, ergab eine Punktion der Gallenblase neben blutiger Flüssigkeit ein 310 cm langes Exemplar von Taenia saginata. Außerdem fanden sich drei kleine facettierte Steine. Der Patient hatte seit 2 Jahren Abgang von Bandwurmgliedern feststellen können. 12 Jahre vorher bestanden bereits Erscheinungen einer Gallenblasenerkrankung, die jedoch mit dem Bandwurm nicht in Zusammenhang gebracht wurden.

In jüngerer Zeit berichtet EISENKLAM über eine einschlägige Beobachtung. Eine 65jährige Patientin war wegen Gallenblasenentzündung laparotomiert worden. Steine fanden sich nicht. Dagegen konnten in der Gallenblase neben Eiter Taenieneier und ein eingerollter Bandwurm festgestellt werden.

Im Gegensatz hierzu spielt in der Pathologie der Gallenwege die Entwicklung von Echinokokken eine beträchtliche Rolle. Bei der außerordentlichen Häufigkeit von Echinokokken der Leber, die in etwa $65^0/_0$ aller Fälle (FRANGENHEIM) zur Beobachtung kommen, kann es nicht überraschen, daß auch die Gallenwege an dem Krankheitsbilde beteiligt sind. Eine Miterkrankung wäre theoretisch denkbar als sekundäre Folge einer primären Lebererkrankung, oder aber es handelt sich um eine primäre Entwicklung in den Gallenwegen selbst. Die Frage, ob die letztgenannte Form tatsächlich vorkommt, ist bis heute noch unentschieden, da ja im Einzelfalle nicht zu entscheiden ist, ob der etwa nachweisbare Durchbruch von der Leber her in den Gallengang oder umgekehrt erfolgt ist. Aus diesem Grunde sehe ich davon ab, an vorliegender Stelle Anatomie und Entwicklung des fraglichen Parasiten zu behandeln und beschränke mich darauf, auf einschlägige Literatur hinzuweisen. Auch hierbei bedarf es kritischer Sichtung, soll doch von Fällen, die offensichtlich erst eine sekundäre Beziehung zu den Gallenwegen gefunden haben, abgesehen werden. Solche Beobachtungen liegen begreiflicherweise in großer Zahl vor (ALTHAUS, VON TABORA, MEDWEDJEWA, OLEJNIKOW u. a.); von besonderem Interesse sind Mitteilungen spontaner Heilung von Leberechinokokken infolge des Abganges der Blasen durch Gallengänge und Darm (BAHRDT, BRJUCHANOW).

Eine primäre Ansiedlung des Echinokokkus in den Gallenwegen wäre auf dem Wege der Einwanderung von Embryonen in die Gallengänge durchaus möglich. Eine Beobachtung, die diese Voraussetzung erfüllt, könnte in einem Falle CHIARIs gegeben sein. Der rechte Leberlappen zeigte bei der Obduktion einen etwa mannskopfgroßen schwieligen Sack, der in seinen Ausbuchtungen Hydatiden enthielt. In diesem Sack mündeten zahlreiche Gallengänge, darunter als größter Ast der rechte Ductus hepaticus. Der objektive Eindruck ging jedenfalls dahin, daß kein Einbruch in diesen Raum, sondern eine primäre Entwicklung des Echinokokkus in dem fraglichen Gang vorlag. Absolut beweisend ist jedoch, wie CHIARI selbst einräumt, auch dieser Befund nicht.

Eine primäre Entwicklung von Echinokokken in den Gallengängen wurde, wie KONJETZNY ausführt, von FRERICHS, CRUVEILHIER, ROKITANSKY, BUDD u. a. abgelehnt, da der Zutritt von Galle eine Wachstumsbehinderung bzw. Abtötung der Echinokokken zur Folge habe, da der Galle nach dieser Richtung giftige Eigenschaften zugesprochen wurden. FRERICHS konnte in den meisten Fällen von Leberechinokokken, deren Zysten in einem Rückbildungs- bzw. Schrumpfungsprozeß begriffen waren, innerhalb des Sackes Galle nachweisen, eine Beobachtung, die obigen Gedankengang unterstützte. Gegen eine solche Auffassung sprachen aber Befunde, die eine vorzugsweise Ausbreitung des Echinokokkus innerhalb der großen Gallenwege ergeben haben. Aber auch für solche Fälle (v. TABORA, CHIARI, TSCHMARKE u. a.) bleibt nach wie vor die Möglichkeit eines sekundären Einbruches in die Gallenwege von der Leber her. Eine diesbezügliche Entscheidung ist häufig unmöglich. So konnte v. HANSEMANN neben einem faustgroßen Leberechinokokkus eine Anfüllung aller Gallengänge mit Hydatiden beobachten. Man wird die Möglichkeit einer Einwanderung von Echinokokkenembryonen in die Gallengänge nicht ablehnen können; aber ein überzeugender Beweis — auch CHIARIs Fall einbegriffen — ist bisher nicht erbracht.

Daß der Sitz von Echinokokkenblasen in den großen Gallenwegen auch einmal verhängnisvoll werden kann, zeigt eine Beobachtung HESSEs. Bei einem 41jährigen Patienten, der vor $1\frac{1}{2}$ Monaten eine Grippe mit Ikterus überstanden hatte, stellten sich plötzlich Leibschmerzen und später Gelbsucht ein. Nach dem am 6. Tage erfolgten Tode fand sich in der Leber ein faustgroßer Sack mit unzähligen freiliegenden Echinokokkenblasen. Eine große Blase hatte den Ductus choledochus verschlossen und ragte aus der Papilla Vateri hervor. Frische Nekroseherde in der Leber und deren Folgen hatten schließlich den Tod bedingt.

Beachtenswert sind ferner Verwicklungen, über die LJUBARSKY berichtet. Bei dem einen Patienten bestand seit 1901 Husten; im Auswurf konnte neben elastischen Fasern ein Echinokokkushäkchen nachgewiesen werden. Im Jahre 1902 erfolgten am rechten Rippenbogen zwei Abszeßdurchbrüche. Bei einer im gleichen Jahre ausgeführten Operation fand sich oberhalb des Zwerchfelles eine große Höhle mit teilweise gelb, teilweise grau bis schwarz gefärbten Massen, die Höhle kommunizierte mit einem Bronchus. In dem Sekret konnten Leberparenchymreste und Echinokokkenblasen nachgewiesen werden.

Ein zweiter Patient klagte seit über Jahresfrist über Schmerzen in der rechten Seite. Atemnot, Husten und reichlich gelbgrünes Sputum. Nach einer Rippenresektion, die ein operatives Angehen des festgestellten Echinokokkus vorbereiten sollte, trat der Tod infolge von Lungenödem ein. Die Sektion ergab bei völliger Obliteration der rechten Pleurahöhle im unteren Teil der rechten Lunge eine kindskopfgroße, mit einem Bronchus kommunizierende Höhle, welche Bilirubinsteine und Häkchen enthielt. Weiter nach unten bestand eine zweite mit dem Brustfellraum kommunizierende Höhle, in der sich einige festere gelbe Gewebsstückchen fanden. Im rechten Leberlappen, der kleiner als der linke war, fand sich eine große Narbe, die teilweise ein Überbleibsel des Zwerchfelles darstellte und stellenweise Gallensteine, Knochengewebe und in ihren oberen Schichten Kalkablagerungen und Chitinhäutchen von Echinokokken enthielt. Auch in der Lunge fand sich in der Nähe der Höhle eine eingekapselte Echinokokkusblase.

In beiden Fällen handelte es sich demnach um Hepatobronchialfisteln, die durch Echinokokken bedingt waren.

Mit gleicher Vorsicht sind Fälle von Echinokokken der Gallenblase zu beurteilen (FLESCH, HAFFTEN, LANGENBUCH, PAGE, MC. GAVIN u. a.).

MUSCHOLD sah z. B. bei einem Manne in der vergrößerten Gallenblase 6 kirsch- bis apfelgroße und mehrere kleine Hydatiden, von denen eine im Ductus choledochus festsaß. Außerdem fand sich im vorderen Abschnitt des rechten Leberlappens eine Echinokokkenzyste. Gerade der letztgenannte Befund veranlaßte KONJETZNY, die Annahme MUSCHOLDs, daß eine primäre Entwicklung in der Gallenblase vorlag, als recht unwahrscheinlich zu bezeichnen.

Andererseits wird man auch für eine Beobachtung MC. GAVINs den Beweis primärer Entwicklung in der Gallenblase nicht für erbracht halten. Handelte es sich doch um einen Operationsbefund, bei dem trotz Besichtigung der Leber ein etwaiges Vorliegen eines Echinokokkus dieses Organes nicht mit Sicherheit ausgeschlossen werden kann.

Eine Beobachtung Hubers zeigte außer mehreren Hydatiden Gallensteine als Inhalt der Blase, ohne daß irgendein Kausalitätsverhältnis in Frage kommen dürfte. Auch bei den Fällen isolierter Echinokokken der Gallenblasen bedarf die Frage primärer Ansiedlung kritischster Prüfung.

Kehr nennt in diesem Zusammenhang noch die Namen Berger, Scheuer, von Mosetig-Moorhof und Körte (zit. nach Berger 1904).

Weiterhin ist an dieser Stelle des Vorkommens der Lamblia intestinalis zu gedenken, die erstmals im Jahre 1859 durch Lambl bei mikroskopischer Untersuchung von Darmexkreten festgestellt werden konnte. Der gewöhnliche Sitz dieser Flagellatenart ist Duodenum und oberster Teil des Dünndarms. Doch kann sie auch in der Schleimhaut der Gallenwege und Gallenblase vorkommen. Angaben über etwaige Pathogenität sind vorerst sehr spärlich. Braun-Seifert nennen Knighton, der die Ansicht vertritt, daß diese Parasiten auch in die Gallenblase und in die Gallengänge eindringen und eine Cholezystitis hervorrufen können und hierbei zum mindesten als komplizierender Faktor mitwirken. Nach Felsenreich und Satko spricht für die pathogenetische Bedeutung der Lamblien vor allem ihr Sitz in den Epithelien, aus denen sie ihre Nahrung beziehen, die vermehrte Schleimbildung sowie auch die noch reichlich vorhandenen Gallezylinder. Die beobachteten 8 Fälle der genannten Verfasser zeigten im Bereiche der Gallenwege klinisch mehr oder weniger ausgesprochene Störungen. Gewöhnlich beschränkten sich diese auf den Darm (Guastalla, Detre, Luger, Prowacek und Werner); viele Untersucher halten diese Parasiten für völlig belanglos (Jaksch). Winkler, der bei einem 26jährigen Manne, der an chronisch-rezidivierender Enteritis und den Zeichen einer chronischen Cholezystitis erkrankt war, im Duodenalsaft und in der Gallenblase Lamblien in großen Massen nachweisen konnte, hält es für naheliegend, daß diese sowohl bei der Erkrankung des Darmes wie auch der Gallenblase eine Rolle gespielt haben. Raue lehnt einen ätiologischen Zusammenhang des Befundes zahlreicher Exemplare von Lamblien bei einem mit Ikterus verbundenen Falle von Cholezystitis mit der klinischen Erkrankung ab.

Martens und Koers halten ein Wachstum dieser auch Giardia genannten Flagellate auf der Gallenblasenschleimhaut für durchaus zweifelhaft.

Bei dieser Sachlage erübrigt es sich, an dieser Stelle auf Morphologie und Biologie der Lamblia intestinalis näher einzugehen.

Schließlich sei noch der Vollständigkeit wegen der seltene Befund der Larve eines Ohrwurmes (Forficula auricularia) in der Gallenblase erwähnt (Neu-gebauer), wobei es sich höchst wahrscheinlich um das Eindringen eines toten Körpers aus dem Duodenum handelte. Dieses Beispiel möge beweisen, daß in extrem seltenen Fällen Teilchen des Darminhaltes in die Gallenwege eindringen können.

Schrifttum.

Abrami: S. Lemierre. — Ach, A.: Selten großer Gallenstein. Münch. med. Wschr. 1917, Nr 34, 1105. — Aczél, Karl: Gallertkrebs der Leber nach primärer Geschwulst der Gallenblase. Virchows Arch. 144, 86 (1896). — Adam: Cholecysto-pulmonary fistula. Brit. med. J. 1889. — Adler: Zur Pathologie der Gallenblase. Dtsch. med. Wschr. 1892, 57. — Albers: Atlas der pathologischen Anatomie. IV. Tafel 38 und Erläuterungen dazu IV. Erste Abteilung, 490. Bonn 1862 (zit. nach Konjetzny). — Albrecht und Ghon: Denkschrift der math.-naturwiss. Kl. Akad. Wiss. Wien 66, nach J. Kister. Ätiologie der Pest. Erg. Path. 6, 84 (1899). — Albu: Über Folgezustände der enterogenen Cholangitis. Med. Klin. 1920, Nr 11, 282. — Altmeyer, F.: Über die Tuberkulose der Gallenblase mit gleichzeitiger Uterustuberkulose. Inaug.-Diss. Köln 1920. — Althaus: Ein Fall von Leberechinokokkus mit Durchbruch in die Gallenwege. Münch. med. Wschr. **1900**, Nr 3. — AMANTE, M.: Le lesioni traumatiche del fegato e delle vie biliarie. Tipogr. naz. Roma 1912, zit. nach KEHR. — AOYAMA, T.: (a) Experimenteller Beitrag zur Frage der Cholelithiasis. Dtsch. Z. Chir. **132**, H. 3/4, 234. (b) Zur Frage der Cholelithiasis. Beitr. path. Anat. **57**, 168 (1914). — ARNOLDS: Mannkopfsgroße Retentionszyste des Choledochus. Dtsch. med. Wschr. **1906**, Nr 44. — v. ARX: Über Gallenblasenruptur in die freie Bauchhöhle. Korresp.bl. Schweiz. Ärzte **1902**, Nr 19. — ASCHOFF-BACMEISTER: Die Cholelithiasis. Jena: Gustav Fischer 1909. — ASCHOFF, L.: (a) Welche Bedeutung besitzen die Kombinationssteine für die Auffassung des Gallensteinleidens? Med. Klin. **1912**, Nr 1. (b) Gallensteine. Ber. Sitzg Abt. Path. Tagg Ges. dtsch. Naturforsch. Düsseldorf Sept. **1926**. Zbl. Path. **39**, 5 (1927). (c) Über Orthologie und Pathologie der extrahepatischen Gallenwege in ihren Beziehungen zum Gallensteinleiden. Vorträge über Pathologie 182. Jena: Gustav Fischer 1925. — ASKANAZY: (a) Äußere Krankheitsursachen. Parasiten als Krankheitsursache. Aschoffs Lehrbuch der pathologischen Anatomie 190. Jena: Gustav Fischer 1909. (b) Distomum felineum beim Menschen in Ostpreußen. Verh. dtsch. path. Ges. Aachen 17. bis 20. Sept. **1900**, 72. — ASKANAZY, M.: (a) Zur Pathogenese der galligen Peritonitis ohne Perforation der Gallenwege und die Pigmentophilie der Nekrosen. Berl. klin. Wschr. **50** Nr 36, 1645 (1913). (b) Über Infektion des Menschen mit Distomum felineum (sibiricum) in Ostpreußen und ihren Zusammenhang mit Leberkrebs. Zbl. Bakter. **28**, 491 (1900). — AUFRECHT: Der Ursprung der Gallensteine. Dtsch. Arch. klin. Med. **128**, 242 (1919). — AUVRAY: S. TERRIER. — AWOKI, T.: Über einen Hornkrebs der Gallenblase. Virchows Arch. **258**, 276 (1925).

BACMEISTER: (a) S. ASCHOFF. (b) Über Entstehung und Aufbau der Gallensteine. Beitr. path. Anat. **44**. H. 3, 528 (1908). (c) Über Aufbau und Entstehung der Gallensteine. 80. Verslg dtsch. Naturforsch. Köln **1908**. (d) Die Bedeutung des radiären Cholesterinsteines für die entzündliche Gallensteinkrankheit. Zugleich ein Beitrag zur Entstehung der Pankreasapoplexie. Münch. med. Wschr. **1909**, Nr 19, 964. (e) Bakteriologische Untersuchungen bei Cholelithiasis. Münch. med. Wschr. **1907**, Nr 38, 1866. (f) Der Ausfall des Cholesterins in der Galle und seine Bedeutung für die Genese der Gallensteine. Münch. med. Wschr. **1908**, Nr 5, 211; Nr 6, 283; Nr 7, 339. — BAGINSKY, A und P. SOMMERFELD: Bakteriologische Untersuchungen bei Scarlatina. Arch. Kinderheilk **33**, 81 (1902). — BAHRDT, R.: Spontane Heilung eines Echinokokkus der Leber mit Abgang der Blasen durch die Gallengänge und den Darm. Arch. Heilk. **13**, 867 (1872) (KONJETZNY). — BAKES: Kolossal dilatierter Ductus choledochus, idiopathische Retentionszyste. Wien. med. Wschr. **1907**, Nr 10. — BALÓ, JOSEF: Periarteriitis nodosa beim Hunde und vergleichende Untersuchungen über diese Erkrankung beim Menschen und Hunde. Virchows Arch. **248**, 336 (1924). — BÁRON, A.: Beiträge zur Pathologie der Cholelithiasis. Beitr. klin. Chir. **77**, H. 2, 447 (1911). — BARTEL, J.: (a) Über eine Formanomalie der Gallenblase und ihre biologischen Beziehungen. Wien. klin. Wschr. **1918**, Nr 22, 605. (b) Cholelithiasis und Körperkonstitution. Frankf. Z. Path. **19**, 206 (1916). — BATTLER, W. H.: A case of traumat. rupture of the common bile duct. Trans. Soc. Lond. **1894**. — BAYER, H.: Zwei Fälle von primärem Sarkom der Gallenblase. Beitr. path. Anat. **46**, 429 (1909). — BECK, C.: Über Multiplizität primärer maligner Tumoren, zugleich ein Beitrag zur Metaplasiefrage. Virchows Arch. **196**, 335 (1909). — BECKER: Primary endothelioma of the gall-bladder. J. amer. med. Assoc. **1903**, 40. — BEITZKE, H.: Über einen Fall von tuberkulöser Cholezystitis. Zbl. Path. **16**, 106. — BENEDICT, E. B.: Taenia saginata in the gallbladder. J. amer. med. Assoc. **87**, Nr 23 (1926). Zbl. Path. **40**, 437 (1907). — BENEKE, R.: Die Entstehung der kongenitalen Atresie der großen Gallengänge nebst Bemerkungen über den Begriff der Abschnürung. Marburg: Elwerts Verlag (Zit. nach KONJETZNY). — BERG, J.: (a) Beiträge zur Kenntnis gutartiger Stenosen der Gallenwege durch andere Ursache als Gallensteine. Arch. klin. Chir. **103**, H. 2, 536. (b) Beitrag zur Frage des Hydrops des gesamten Gallensystems. Mitt. Grenzgeb. Med. u. Chir. **24**, 270 (1912). — BERSCH, ERICH: Zur Pathologie und Therapie der Typhusbazillenträger. Med. Klin. **1926**, Nr 11, 409. — BERTOG, J.: Beitrag zur Frage der sogenannten weißen Galle bei absolutem Choledochusverschluß. Mitt. Grenzgeb. Med. u. Chir. **26**, 49. — BERTONE, C.: (a) Askaridenerkrankung der Leber und Gallenwege. Ref. z. org. Chir. **26**, 247. (b) Schlummernde Infektion der Gallenblase (Il contenuto batterico della cistifellea infiamata, messo in rapporto con alcune questioni di chirurgia delle vie billiarie). Rev. di Chir. **2**, H. 4, 100 (1923). Zbl. Path. **34**, 481 (1924). — BETZ, K.: Zwei Fälle von primärem Karzinom der Gallenblase bei Cholelithiasis. Inaug.-Diss. München 1897. — BEZANCON, F.: Karzinom des Ductus hepaticus. Sitzgsber. Ges. Paris 17. Nov. 1893. Zbl. Path. **5**, 355 (1894). — BIERMER: Distomum hepaticum beim Menschen. Schweiz. Z. Heilk. **2** (1863 (KONJETZNY). — BIGNAMI, M.: Über die Ätiologie der Angiocholitis suppueatica. Bollet della R. Accademia medica di Roma 1891. E IV u. V. Zbl. Path. **3**, 82 (1892). — BINDSEIL: Bakteriologischer Sektionsbefund bei einem chronischem Typhusbazillenträger. Z. Hyg. **74**, 369 (1913). — BISHOP, E. ST.: An undescribed innocent growth of the gall-bladder. Lancet **1901**, 13. Juli 72. — BITTORF, A.: Über akute, und chronische (rezidivierende) Cholangitis. Mitt. Grenzgeb. Med. u. Chir. **30**, H. 4/5. 662 (1918). — Blad, A.: Studien über Gallenperitonitis ohne Perforation der Gallenwege. Arch. klin. Chir. **109**, 101 (1917). — Blakeway: Congenital absenco of the gall-bladder the Lancet **1912** II, 6. — Blank: Zur Kenntnis der Cholezystitis. Münch. med. Wschr. **1910**, Nr 9, 466. — Blasius: Observat. anat. pract. etc. Lugdun 1677 (zit. nach Konjetzny). Blumenthal und Hamm: Bakteriologisches und Klinisches über Koli und Parakoli-Infektion. Mitt. Grenzgeb. Med. u. Chir. **17**, 642 (1908). — Blumenthal, E.: Über das Auftreten von Typhusbazillen in den Gallenwegen nach intravenöser Injektion. Zbl. Bakter. I Orig. **55**, H. 5, 341 (1910). — Blumenthal, Fr.: Über das Vorkommen von Typhus- und Paratyphusbazillen bei Erkrankung der Gallenwege. Münch. med. Wschr. **1904**, Nr 37, 1641. — Bock: S. Lichtwitz. — Bodnar, L.: Cholezystitis cystica. Virchows Arch. **238**, 359 (1922).— Böhm, F.: Ein Fall von kongenitaler Gallengangsatresie mit Gallengangszyste. Z. angew. Anat. **1**, H. 2, 105. — Böhm, F. und Ritter: Bacterium enterititis Gärtner als bacteriologischer Befund bei Gallenblasenentzündung. Dtsch. med. Wschr. **1919**, Nr 27. — Bokastowa, O.: Zur Ätiologie der Cholezystitis ohne Steine. Russk. Klin. **1924**, Nr 2. Erg. Path. **21**, 2, 460 (1925). — Bolle, H.: (a) Ein Fall von idiopathischer Choledochuszyste. Dtsch. med. Wschr. **48**, Nr 41, 1381 (1922). (b) Ein Fall von Choledochusverschluß beim Kinde. Berl. Ges. Chir. 13. März 1922. Dtsch. med. Wschr. **48**, Nr 34, 1151 (1922). — Bollinger, O.: Über Gallensteinkrankheiten. Münch. med. Abh. Erste Reihe A 4. Zbl. Path. **8**, 80 (1892). — Borchard: Karzinom der Gallenblase. Bruns' Beitr. **95**, H. 3, 513 (1915). — Borelius, J.: Über das primäre Karzinom in den Hauptgallengängen (14 schwedische Fälle). Beitr. klin. Chir. **61**, 239 (1908). — Bostroem: Über Distoma hepaticum beim Menschen. Dtsch. Arch. klin. Med. **33**, 557 (1883). — Bougle und Pilliet: Zirrhöses Karzinom der Gallenblase. Sitzgsber. anat. Ges. Paris 9. Nov. 1894. Zbl. Path. **6**, 620 (1895). — Boutwell and Ford: Zit. nach Landsteiner. — Boye: S. Fuss. — Braithwaite: Spont. rupt. of the gall bladder. Brit. med. J. 12. Dez. **1908**. — Braithwaite, L. R.: Acute perforation of the gallbladder with an account of six cases. Brit. med. J. Nr 2734, 1096. — Braun, M.: Über einen für den Menschen neues Distomum aus der Leber. Zbl. Bakter. **15**, 602 (1894) (Konjetzny). — Braun-Seifert: Die tierischen Parasiten des Menschen, 6. Aufl. Leipzig: Curt Kabitzsch 1925. — Brewer: Preliminary report on the surgical anatomy of the gallbladder and ducts from an analysis of 100 dissections. Ann. Surg. Juni **1899** (nach Grunert). — Bricka: Spontane Gallenblasenruptur. Thèse de Lyon **1899** (nach Kretz). — Brion und Kayser: Künstliche Infektion der Gallenblase mit Pneumokokken nach Choledochusresektion. Mitt. Grenzgeb. Med. u. Chir. **12**, H. 5 (1903). — Brjudanow, N.: Ein Fall von durch die intakten Gallenwege entleerten Leberechinokokkus. Petersburg. med. Wschr. Russ. med. **1895**, 4 (Konjetzny). — Broca: Dilatation énorme du canal cholédoque. Bull. Sci. Chir. Paris. **23**, 209. — Brückner: Dysenteriebazillen vom Typus Y im Darm und in der Leber einer früheren Typhusbazillenträgerin. Dtsch. med. Wschr. **1910**, Nr 44, 2047. — Bruening: Cholecystitis acutissima haemorrhagica. Dtsch. Z. Chir. **103**, 407 (1910). — Brugnatelli, A.: Un caso di peritonite biliosa con versamento di bile nel peritoneo senza perforazione dell' apparato biliare. Policlinico med. **20**, Nr 12, 544. — Brühl: Beitrag zur Frage der Entstehung und Entwicklung der Gallensteine. Beitr. path. Anat. **74**, 294 (1925). — Brunner, F.: Der Hydrops und das Empyem der Gallenwege beim chronischen Choledochusverschluß. Dtsch. Z. Chir. **111**, 344 (1911). — Bubenhofer, A.: Über einen Fall von kongenitalem Defekt (Agenesie) der Gallenblase. Inaug.-Diss. Tübingen 1906. — Buchmann: Zur Lehre der Doppelkarzinome der Gallenblase. Inaug.-Diss. Basel 1910 und Korresp.bl. Schweiz. Ärzte **4**, 135 (1911). — Budde, Max: (a) Über Hemmungsbildungen an den Gallenwegen. Münch. med. Wschr. **1925**, Nr 32, 1331. (b) Ein Choledochusdivertikel und seine Deutung. Virchows Arch. **252**, 442 (1924). — Büngner, O. v.: Zur Anatomie und Pathologie der Gallenwege und des Pankreas. Beitr. klin. Chir. **39**, 131 (1903). — Busch, I. P.: Die Stieltorsion der Gallenblase. Münch. med. Wschr. **1927**, Nr 26, 1099. — Butt, A. P.: Askariden in der Gallenblase. Zbl. Chir. **19**, 344. — Buzik, J.: Zur Lehre des angeborenen Verschlusses der großen Gallenwege. Arch. Verdgskrkh. **22**, 370 (1916).

Carley: Trans. path. Soc. Lond. **17** (1886). (Jdo u. Yasuda). — Carter: Biliary fistula trough diaphragma and lung. Brit. med. J. **1889**. — Casper, M.: Verdauungsapparat bei Tieren. Erg. Path. **1**, 356 (1896). — Chauffard, A.: Valour clinique de l'infection comme cause de lithiase biliaire. Rev. Méd. **17**, 81 (1897). — Chiari: Zur Frage der Entwicklung des Leberechinokokkus innerhalb der Gallenwege. Verh. dtsch. path. Ges. 13. Tagg Leipzig **1909**, 306. — Chiari, H.: (a) Über das Vorkommen von Typhusbazillen in der Gallenblase bei Typhus abdominalis. Z. Heilk. **15**, 199. (b) Über Cholecystitis typhosa. Prag. med. Wschr. **1893**, Nr 22. (c) Zur Frage der Entwicklung des Leberechinokokkus innerhalb der Gallenwege. Verh. dtsch. path. Ges. 13. Tagg Leipzig 306. — Chiarolanza: Experimentelle Untersuchungen über die Beziehungen der Typhusbazillen zu der Gallenblase und den Gallenwegen. Z. Hyg. **62**, H. 1, 11 (1908). — Clairmont, P. und H. v. Haberer: Gallige Peritonitis ohne Perforation der Gallenwege. Mitt. Grenzgeb. Med. u. Chir. **22**,

H. 1, 154 (1910). — CLEMM: Ein Spulwurm im Gallenausführungsgange unter dem Bilde der Leberkolik. Arch. f. Verdgskrkh. 3, H. 6. — COHN, SIEGFRIED: Der primäre Krebs der Gallenblase. Diss. Breslau 1879. — COURVOISIER: Kasuistische statistische Beiträge zur Pathologie und Chirurgie der Gallenwege. Leipzig 1890 (nach KONJETZNY). — COURVOISIER, L. G.: Eine Basler Gallensteinstatistik. Korresp.bl. Schweiz. Ärzte 43, Nr 6, 161. DAVOLIO, MARANI, R.: Rottura traumatica della cistifellea e coleperitoneo imponente. Riv. Chir. 2, H. 3, 81 (1923). Zbl. Path. 34, 638 (1924). — DEETZ, E.: Vier weitere Fälle von Plattenepithelkrebs der Gallenblase. Ein Beitrag zur Frage der Epithelmetaplasie. Virchows Arch. 164, 381 (1901). — DEMEL, RUDOLF und R. BRUMMELKAMP: Ein Beitrag zur Funktion der Gallenblase. Mitt. Grenzgeb. Med. u. Chir. 37, 515 (1924). — DERWISSIEU, A. A.: Über einen Fall von zystenartiger Erweiterung des Ductus hepaticus dexter infolge der valvulaartigen Verengerung des Ductus choledochus beim Kind. Zbl. Chir. 1927, Nr 14, 852. — DETRE: Ein Fall von Lamblieninfektion des Darmes. Wien. klin. Wschr. 1916, Nr 32. — DEYCKE: Sitzgsber. biliogischen Sektion 14. Jan. 1908. Ref. Münch. med. Wschr. DIALTI, G.: Contributo alla omologia delle vie biliarie extra-epatiche (Sarcoma della Cistifellea). Atti Accad. Fisiocritici Siena 1908. Zbl. Path. 21, 428 (1910). — DIENSTFERTIG, A.: Über die verkalkte Gallenblase und über ihre Sichtbarkeit im Röntgenbilde. Inaug.-Diss. Breslau 1919. — v. DITTMANN: Über den Einfluß der Unterbindung des Gallenganges auf die Gallenabsonderung beim Meerschweinchen. Diss. Petersburg, Arch. biol. Nauk. (russ.) 6, H. 5. Zbl. Path. 10, 419 (1899). — DMOCHOWSKI und JANOWSKI: Zwei Fälle von eitriger Entzündung der Gallengänge (Angio-cholitis supurativa) hervorgerufen durch das Bacterium coli commune. Zbl. Path. 5, Nr 4, 153. — DOBERAUER, R.: (a) Über gallige Peritonitis ohne Perforation der Gallenwege. Mitt. Grenzgeb. Med. u. Chir. 24, H. 2, 305 (1912). (b) Wiss. Ges. dtsch. Ärzte Böhmen. 5. Juli 1911. Wien. klin. Wschr. 1911, Nr 30, 1112. — DOERR, R.: (a) Über Cholecystitis typhosa. Wien. klin. Wschr. 1905, 884. (b) Experimentelle Untersuchungen über das Fortwuchern von Typhusbazillen in der Gallenblase. Zbl. Bakter. 39, 5, 624 (1905). — DOMINICI: Über einen seltenen Tumor der Gallenblase. Arch. klin. Chir. 96, H. 2, 486 (1911). — DOUGLAS: Case of Dilatation of the common biladuct. Monthly J. med. Soc. Febr. 1852 (KONJETZNY). — DREESMANN: (a) Beitrag zur Kenntnis der kongenitalen Anomalien der Gallenwege. Dtsch. Z. Chir. 92, 401 (1908). (b) Angeborene Choledochuserweiterung. Dtsch. med. Wschr. 1906, Nr 37, 1518. — DUNKEL, L.: Ein Fall von Leberabszeß durch ascaris lumbricoides. Inaug.-Diss. Greifswald 1897. — DURAND-FARDEL: Anatomisch- pathologische Untersuchungen über die Gallenblase und die Gallengänge. Arch. Méd. Paris, Juni 1840 u. April 1841 (KONJETZNY).
EBERLE: Zur Askariseinwanderung in die Leber und Bauchspeicheldrüse. Schweiz. med. Wschr. 1920, Nr 49. — EBNER: Idiopathische Choledochuszyste und Purpura hämorrhagica fulminans. Beitr. klin. Chir. 64, 2, 472 (1909). — EBSTEIN, W.: Die Strangulationsnarbe beim Spulwurm in ihrer diagnostischen Bedeutung. Dtsch. Arch. klin. Med. 81, 543 (1904). — EHRHARDT, O.: Beiträge zur pathologischen Anatomie und Klinik des Gallensteinleidens. Arch. klin. Chir. 83, 4, 1118 (1907). — EICHLER, F.: (a) Zur Kasuistik der Bronchus-Gallengangsfisteln. (b) Zur Kasuistik der Leberbronchialfisteln. Mitt. Grenzgeb. Med. u. Chir. 45 (1906). — EICKHOFF: Über chronische Cholangitis. Mitt. Grenzgeb. Med. u. Chir. 35, H. 4, 439 (1922). — A. EISENKLAM, Vorkommen einer Tänie in einer eitrig entzündeten Gallenblase. Ges. Ärzte Wien, 5. Juli 1929. Münch. med. Wschr. 1929, Nr 33, 1401. — ELICHER, E.: Operativ geheilte mannskopfgroße Hepatikuszyste bei doppelten Hepatikusgängen. Zbl. Chir. 1923, Nr 9, 341; Münch. med. Wschr. 1923, Nr 12, 373. — ELPERIN: Ein Fall von angeborenem Defekt des Ductus choledochus aus mechanischer Ursache. Frankf. Z. Path. 12, H. 1, 25 (1913). — EMMERICH und G. WAGNER: Über experimentelle typhöse Cholezystitis und Cholelithiasis. Zbl. Path. 27, Nr 19, 433. — EMORY, ALEXANDER, G.: Akute Perforation or rupture of the gall bladder. Ann. Surg., Nov. 1927, Nr 5, 765. — ERBSEN, H. und E. DAMM: Untersuchungen zur Funktion der extrahepatischen Gallenwege. Z. exper. Med. 55, 748 (1927). — ERMER: Zur Kenntnis der durch Gallengangsrupturen bedingten Peritonitis. Wien. klin. Wschr. 1915, Nr 50, 1378. — ESCHENHAGEN: Über einen Fall von Fistelbildung zwischen den Gallenwegen und einem Bronchus. Dtsch. med. Wschr. 1902. — EVE: Large cyst of the common bile duct. Brit. med. J. 1, 802 (1906). — EWERS: Fall von kongenitalem Defekt der Gallenblase. Inaug.-Diss. Gießen 1914. — EXNER: S. REITNER. — EXNER, A. und H. HEYROVSKI: Zur Pathogenese der Cholelithiasis. Arch. klin. Chir. 86, 3, 609 (1908).
FAVREUL: La péritonite biliaire sans perforation des voies biliaires. Rev. franc. Méd. et Chir. 10, No 14, 217. — FEDOROFF, S.: Der Mechanismus der Gallensteinbildung im Lichte ihrer Physiographie. Arch. exper. u. klin. Med. 1922, Nr 2. — FEER: Verh. Ges. Kinderheilk. 20 (1903) (nach KONJETZNY). — FEILCHENFELD: Beiträge zur Statistik und Kasuistik des Karzinoms. Leipzig 1907 (nach KONJETZNY). — FELDMANN: Beiträge zur Bakteriologie der Gallenblasenentzündung. Wien. klin. Wschr. 1915, H. 48, 1309. — FELDNER: Krebsstatistik. Diss. Göttingen 1908. — FELSENREICH, G. und SATKE, O.: Über Cholangitis durch Lamblia intestinalis. Virchows Arch. 245, 364 (1923). — FERTIG: Chole-

dochotomie wegen Spulwürmern. Dtsch. Z. Chir. **114**, 410 (1912). — Feyrter, Friedrich: Über Fehlbildungen der extrahepatalen Gallenwege mit Störung der normalen Hohlraumbildung. (Verödung, Enge und zystische Erweiterung) und des normalen Gangverlaufes. Virchows Arch. **271**, 20 (1929). — Fibich: Über Gallenperitonitis ohne Perforation der Gallenblase. Wien. med. Wschr. **1920**, Nr 7, 321. — Fiedler: Über Gallensteine und Gallensteinkrankheit. Münch. med. Wschr. **1901**, Nr 43. — Firket, M. Ch.: Sur un carcinome épidermoide de la vésicule biliaire. Bull. Acad. Méd. Belg. **73**, 154 (1904) (Konjetzny). — Fibich, R.: Über Gallenperitonitis ohne Peritonitis der Gallenblase. Wien. med. Wschr. **1920**, Nr 7, 321. — Fischer: Askaridiasis der Gallenwege. Zbl. Chir. **1921**, 680. — Fischer, A.: Ein weiterer Fall von Stieltorsion der Gallenblase. Berl. klin. Wschr. **1910**, Nr 39, 1784. — Fischer, B.: Über Gallengangskarzinome sowie über Adenome und primäre Krebse der Leberzellen. Virchows Arch. **174**, H. 3 (1903). — Fischer, W., Einige Beobachtungen an entzündeten Steingallenblasen (noch unveröffentlicht). — Flebbe: Über angeborene Obliteration der großen Gallenwege. Inaug.-Diss. München 1907. — Flesch: Echinococcus hydatidosus mit freien Tochterzysten in der Gallenblase und im Herzen. Z. prakt. Ärzte 1898, Nr 1. — Floercken: Gallenblasenregeneration und Steinrezidiv nach Cholezystektomie. Z. Chir. **113**, 604 (1912). — Foà, Pio, Trattato di Anatomia Patologica. Vol. 5, Aldo Fabris, Fegato, vie biliari e pancreas. — Ford: S. Boutwell. — Formiggini, M.: Sopra un caso di stenoso del coledoco in un neonato. Bull. Soc. med.-chir. Modena **1910**, No 15, 232. Zbl. Path. **21**, 649 (1910). — Forster und Kayser: Über die Beziehungen des Typhus und Paratyphus in den Gallenwegen. Münch. med. Wschr. **1905**, Nr 31, 1473. — Forster, J.: Über die Beziehungen des Typhus und Paratyphus zu den Gallenwegen. Münch. med. Wschr. **1908**, Nr 1, 1. — Fränkel, E.: (a) Cholecystitis typhosa. Mitt. Grenzgeb. Med. u. Chir. **36**, 201 (1923). (b) Über Cholecystitis typhosa. Mitt. Grenzgeb. Med. u. Chir. **36**, 201 (1923). (c) Über Paratyphuserkrankungen, besonders des Gallenapparates. Münch. med. Wschr. **1918**, Nr 20, 523. Berl. klin. Wschr. **1918**, 702. Dtsch. med. Wschr. **1918**, 840. (d) Über Typhus abdominalis und seine Beziehungen zu den Gallenwegen. Mitt. Grenzgeb. Med. u. Chir. **20**, 898 (1909). — Fraenkel, E. und Krause: Bakteriologisches und Experimentelles über die Galle. Z. Hyg. **32**, 97. — Fraenkel, E. und C. Sick: S. bei Sick. — Frangenheim: Die chirurgischen wichtigen Lokalisationen der Echinokokkus. Volkmanns Slg klin. Vortr. N. F. 419/420. — Franke, C.: Über die Beziehungen der Gallenblasenlymphgefäße zum Pankreas. Dtsch. Z. Chir. **111**, 539 (1911). — Franke, F.: (a) Der Spulwurm in den Gallenwegen Med. Klin. **1922**, H. 4, 1271. (b) Der Spulwurm in den Gallenwegen. Med. Klin. **1922**, Nr 40. — Frensdorf, W.: Ein Beitrag zur Kasuistik und Pathogenese der kongenitalen Gallengangsatresien. Frankf. Z. Path. **9**, H. 3, 381 (1912). — Frerichs: Krankheiten der Leber (Konjetzny). — Freund, H.: Über den klinischen Verlauf der Infektion mit Bacillus paratyphus B. Dtsch. Arch. klin. Med. **107**, H. 4, 325 (1912). — Friedberger und Fröhner: Spezielle Pathologie und Therapie der Haustiere. Stuttgart: Ferdinand Enke 1908. — Friedheim, E.: Über primären Krebs der Leber, Gallengänge und Gallenblase. Beitr. klin. Chir. **44**, 188 (1904). — Friedjung: S. bei Wolf. — Friedrich, H.: Die konzentrationsschwache Gallenblase. Dtsch. Z. Chir. **198**, 1 (1926). — Friedrich, P. L.: Akute Gallenblasengangrän mit und ohne Steinbefund in der Gallenblase. Dtsch. med. Wschr. **1911**, Nr 19, 865. — Fries: Die in den Jahren 1876 bis 1900 in Breslau vorgekommenen Todesfälle in Krebs. Breslau 1904 (nach Konjetzny). — Fromme, K.: Ätiologie des Typhus und Paratyphus. Erg. Path. **13**, 61 (1909). — Fuld, I.: Ein Beitrag zur Bakteriologie der Gallenblase. Arch. klin. Chir. **144**, 369 (1927). — Funke, J.: Etiology of cholelithiasis, bacteriological study of 102 calculs. Proc. path. Soc. Philad. **11** I, 17. — Fuss und Boye: Über kongenitale Unwegsamkeit der Leberausführungsgänge. Virchows Arch. **186**, H. 2, 288 (1906). — Fütterer: Über die Ätiologie des Karzinoms, mit besonderer Berücksichtigung der Karzinome des Skrotums, der Gallenblase und des Magens. Wiesbaden: J. F. Bergmann 1901.

Gavin, Mc. L. H.: Hydatid of the gallbladder. Lancet **1901**, 1044 (Konjetzny). — Genersich, A. v.: Ein Fall von Leberabszeß, Askariseier im Gallenstein. Pester med. chir. Presse **28**, 1910 (1892) (zit. nach Konjetzny). — Genkin, I.: Pathologisch-anatomische Veränderungen in Leber und Gallenblase bei chronischer Cholezystitis ohne Steine. Arch. klin. Chir. **144**, 752. — Gerhardt, D.: Über Leberveränderungen nach Gallengangsunterbindung. Arch. f. exper. Path. **30**, 1. — Gernsheimer, Th.: Ikterus und Askaridiasis. Inaug.-Diss. Heidelberg 1904. — Gessner: Über kongenitalen Verschluß der großen Gallenwege. Inaug.-Diss. Halle 1886. — Giese, O.: Über Defekt und kongenitale Obliteration der Gallenausführungsgänge und der Gallenblase. Jb. Kinderheilk. **17**, 2, 252 (1896). — Gilbert et Dominici, A.: La lithiase biliaire. Soc. Biol. **1894**, 485. — Giordano, A. und Mann, Fr.: The Sphincter of the choledochus. Arch. Path. Labor. Med. **4**, Nr 6 (1927). Ref. Zbl. Path. **42**, 392 (1928). — Girode: (a) Cholecystitis, purulenta typhosa. Soc. biol. Paris 2. Dez. 1893. Progrès méd. **1893**, No 49, 439. Zbl. Path. **5**, 896 (1894). (b) Cholélithiase à accidents spéciaux, infection biliaire pancréatique et péritonéale par le B. coli commune Semaine méd. **1892**, No 13, 98. — Glaissner: Über die Resorption der Gallensteine. Wien. klin. Wschr. **1918**, Nr 20, 549. — GLAISTER: The Lancet 1879 I. p. 293 (nach KONJETZNY). — GLINSKI: Zur Kenntnis des Nebenpankreas und verwandte Zustände. Virchows Arch. **164**, 132 (1901). — GOHN und ROMAN: Über Befunde von Bacterium dys. Y. im Blut und ihre Bedeutung. Wien. klin. Wschr. **1915**, Nr 22, 579. — GOHRBANDT, E.: Gibt es eine Neubildung der Gallenblase? Arch. klin. Chir. **145**, 286 (1927). — GOLDMANN: Zur Frage der „rückläufigen" Bewegung in röhrenförmigen Gangsystemen. Münch. med. Wschr. **1912**, Nr 12, 629. — GOLDREICH, A.: Demonstration eines 3monatigen Mädchens mit angeborener Atresie und Hypoplasie der Gallenausführungsgänge. Ges. inn. Med. Wien 27. Okt. 1921. Wien. klin. Wschr. **1922**, 400. — GOLDSCHMIDT, V.: Über tetraedrische und würfelförmige Gallensteine. Arch. f. exper. Path. **99**, 33 (1923). — GOLDZIEHER, M. und MAKAI, L.: Regeneration, Transplantation und Parabiose. Erg. Path. **16 II**, 572. — GRAHAM: Observations on bronchobiliary fistula. Brit. med. J. **1897**. (JDO u. YASUDA). — GREKOFF, I.: Über die Cholezystitis bei Kindern. Russk. Klin. **1925**, Nr 18. Erg. Path. **21**, 2, 461 (1925). — GRIEP: Zur Kasuistik und Klinik des akzessorischen Pankreas in der Magenwand. Med. Klin. **1920**, 877. — GRIFFON, V.: Abnorme Lage der Gallenblase. Sitzgsber. anat. Ges. Paris 9. Nov. 1894. Zbl. Path. **6**, 333. — GRIFFON, V. und LEVEN: Kolloidkarzinom des Ductus hepaticus. Anat. Ges. Paris 24. Febr. 1899. Zbl. Path. **11**, 747 (1900). — GRÖNINGER, JOSEF: Zur Bakteriologie der Leichengallenblase unter Berücksichtigung der GUNDERMANNschen Befunde. Mitt. Grenzgeb. Med. u. Chir. **40**, H. 3 (1927). — GROSS: Untersuchungen über die Bazillenruhr. Münch. med. Wschr. **1919**, Nr 24, 644. — GRUBER: Ein gabelförmig gespaltener Gallenblasengang. Ductus cysticus bifurcatus. Virchows Arch. **63**, 97 (1875). — GRUBER, GEORG B.: (a) Zur Frage der Periarteriitis nodosa, mit besonderer Berücksichtigung der Gallenblasen- und Nierenbeteiligung. Virchows Arch. **258**, 441 (1925). (b) Zur pathologischen Anatomie der Periarteriitis nodosa. Virchows Arch. **245**, 123 (1923). (c) Periarteriitis nodosa. Klin. Wschr. **4**, 1972 (1925). — GRUNERT, A.: Über Stieldrehung der Gallenblase. Arch. klin. Chir. **143**, 527 (1926). — GUASTALLA: Flagellaten im menschlichen Darm. Wien. klin. Wschr. **1909**, Nr 45, 1560. — GUÉPEN, A.: Gallenstein durch Bauchdeckenabszeß ausgestoßen. Sitzgsber. anat. Ges. Paris 21. Juli 1894. Zbl. Path. **6**, 330 (1895). — GUNDERMANN, WILHELM: (a) Beitrag zur Bakteriologie und Pathologie der chirurgischen Erkrankung der Gallenwege. Mitt. Grenzgeb. Med. u. Chir. **37**, 243 (1924). (b) Zur Durchlässigkeit der Gallenblasenwand. Bruns' Beitr. **140**, 26 (1927). (c) Experimentelle Gallenstudien. Mitt. Grenzgeb. Med. u. Chir. **39**, 353 (1924). (d) Beitrag zur Klinik der Cholezystitis und Cholangitis. Mitt. Grenzgeb. Med. u. Chir. **37**, 581 u. 601 (1924).

v. HABERER: (a) S. CLAIRMONT. (b) Demonstrationen: Gallenblasenverdoppelung. Wiss. Ärzte-Ges., Innsbruck 25. Dez. 1922. Klin. Wschr. **1923**, 569. — HABERER, H.: Gallenblasenverdoppelung. Klin. Wschr. **2**, Nr 12, 569. — HABERFELD, W.: Zur Statistik und Ätiologie des Karzinoms des Magens, der Gallenwege und der Bronchien. Z. Krebsforschg **7**, 196 (1908). — HABERLAND, H. F. O.: Studien an Gallenwegen. Arch. klin. Chir. **139**, 318 (1925). — HAFFLER: Ein Fall von Echinokokkus multilocularis der Gallenblase. Arch. Heilk. **16**, 362 (1875). — HAGE: Paratyphus B. und Gallenblasenentzündung. Dtsch. med. Wschr. **1919**, Nr 35, 971. — HAMDI: S. WIETING. — v. HANSEMANN: Diskussion zum Vortrage CHIARIS. Verh. dtsch. path. Ges. 13. Tagg Leipzig 311, **1909**. — HARTMANN: Beitrag zur normalen Anatomie der Gallenblase. Sitzgsber. anat. Ges. Paris 31. Juli 1891. Zbl. Path. **3**, 143 (1892). — HARTMANN, O.: Bakteriologische Studien an der Hand von 46 Gallensteinoperationen nebst einem Beitrag über ätiologische Fragen des lithogenen Katarrhs der Gallenblase. Dtsch. Z. Chir. **68**, 207 (1903). — HAUSSON: Ein Fall von Papillom der Gallenblase. Nord. med. Ark. (schwed.) **38** (1905), 3. F. I 5. Chir. 4 (zit. MÖLLE). — HAVILLAND-HALL: Hepaticobronchialfistula. Brit. med. J. **1886**. (JDO u. YASUDA). — HAYNE: S. ROLLESTON. — HEDDÄUS: Beitrag zur Pathologie und Chirurgie der Gallenblasengeschwülste. Beitr. Chir. **12**, 440. — HEDDÄUS, ALBERT: Beiträge zur Pathologie und Chirurgie der Gallenblasengeschwülste. Diss. Heidelberg 1894. Bruns' Beitr. **12**, 440 (1894). — HEDINGER: (a) Doppelkarzinom der Gallenblase. Arch. Verdgskrkh. **30**, 629 (1910). (b) Über spontane Auflösung von Gallensteinen. Schweiz. med. Wschr. **1921**, H. 45. (c) Kongenitale Gallengangsatresie. Klin. Wschr. **1922**, 652. — HEDINGER, ERNST: Cholangitis lenta. Schweiz. med. Wschr. **1924**, Nr 19. — HEDRY: Beiträge zur Bakteriologie der Gallenblase. Bruns' Beitr. **135**, 665 (1927). — HEDRY, N. v.: Nebenpankreas in der Gallenblasenwand. Bruns' Beitr. **132**, 570 (1924). — HEGLER, C.: Tumorartige Cholezystitis und Cholangitis tuberculosa. Virchows Arch. **254**, 272 (1925). — HEID, LUDW.: Ein Fall von hochgradiger zystischer Erweiterung des Ductus choledochus. Inaug.-Diss. Gießen 1893. — HEIDENHAIN, L.: Exstirpation einer krebsigen Gallenblase. Dtsch. med. Wschr. **1897**, Nr 4, 52. — HEILIGER: Kongenitale zystenartige Erweiterung des Ductus choledochus. Inaug.-Diss. Gießen 1910. — HENSCHEN: Sogenannte Gallenperitonitis ohne Perforation. Korresp.bl. Schweiz. Ärzte **1915**, Nr 16, 503. — HERXHEIMER, G.: (a) Über heterologe Kankroide. Beitr. path. Anat. **41**, 348 (1907). (b) Über einige Befunde bei chronischen Gallenblasenentzündungen (atypische Muskelwucherung, Pseudoxanthombildungen und Ablagerung von Gallenbestandteilen in die tieferen Gewebsschichten durch Luschkasche Gänge). Beitr. path. Anat. 69, 143 (1921). — Herzenberg, H.: Über Agenesie der Gallenblase. Med. J. Nr 1 bis 2 1923. Erg. Path. 21, 2, 459 (1925). — Hespe, H.: Über Atresie der Gallenwege im Säuglingsalter. Beobachtung von pathologisch-anatomischen Untersuchungen zweier zu verschiedener Zeit der Entwicklung entstandenen Fälle. Arch. Kinderheilk. 81, 137 (1917). — Heyrovsky, J.: (a) Der Influenzabazillus als Erreger der Cholezystitis. Wien. klin. Wschr. 1904, Nr 23, 644. (b) S. Exner. — Heschl: Vollständiger Defekt der Gallenwege, beobachtet an einem 7 Monate alten verstorbenen weiblichen Kinde. Wien. med. Wschr. 15, 29 (1865). — Heschl, R.: Ein Fall von Zottenkrebs der Gallenblase. Z. k. k. Ges. Ärzte Wien 2, 251 (1852) (Konjetzny). — Hesse: Choledochusverschluß durch Echinokokkusblase. Ber. Sitzgen russ. path. Ges. (Leningrader Abt.) 1927. Zbl. Path. 42, 556 (928). — Hieronymi, E.: Fibroepitheliome der Gallenblase des Hundes. Virchows Arch. 247, 202 (1923). — Hildebrandt: Über die traumatische Ruptur des Ductus hepaticus. Arch. klin. Chir. 81, 647 (1906). — Hilgermann, R.: Zur Cholecystitis typhosa. Klin. Jb. 61, H. 2 (1909). — Hinterstoisser, H.: Ein Askaris im Ductus hepaticus (Operationsbefund). Wien. klin. Wschr. 1913, Nr 12, 456. — v. Hippel: Ein Fall von multiplen Zystadenomen der Gallengänge mit Durchbruch ins Gefäßsystem. Virchows Arch. 123, 473. — Hirokawa, W.: Über den Keimgehalt der menschlichen Galle und ihre Wirkung auf Bakterien. Zbl. Bakter. 53, H. 1, 12 (1909). — Hochenegg: Spontane Gallenblasenruptur. Sitzgsber. k. k. Ges. Ärzte Wien. 13. Mai 1899. Zbl. Path. 11, 41 (1900). — Hochstetter, F.: Anomalien der Pfortader und der Nabelvene in Verbindung mit Defekt oder Linkslage der Gallenblase. Anomalien der Vena coronaria ventriculi. Arch. f. Anat. 1886 (zit. nach Konjetzny). — Hoehler, Max: Ein Fall von Leberabszessen mit tödlichem Ausgang, verursacht durch einen Spulwurm. Inaug.-Diss. Greifswald 1895. — Hofbauer, I.: Zur Pathogenese der Cholelithiasis. Mitt. Grenzgeb. Med. u. Chir. 24, H. 3, 583. — Hoffmann, V.: (a) Über Erkrankungen der Gallenwege nach Abort. Münch. med. Wschr. 1927, Nr 9, 384. (b) Über larvierte (rezidivierende) Cholecystitis sine concremento. Bruns' Beitr. klin. Chir. 139, 507 (1927). — Holden, W. B.: Volvulus of the gall-bladder. J. amer. med. Assoc. 88, 14, 1077 (1927). — Holländer: Karzinom der Gallenblase. Berl. klin. Wschr. 1898, Nr 20. — Holzinger, J.: Über ein Fibrom des Ductus hepaticus. Inaug.-Diss. München 1901. — Homén, E. A.: Experimentelle Untersuchungen über den Einfluß der Ligatur der Gallenwege auf die biliäre Infektion. Zbl. Path. 5, Nr 19, 825 (1894). — Hotes: Ein Fall von primärem Sarkom der Gallenblase. Inaug.-Diss. Leipzig 1910. — Huber, J. Ch.: Ein Fall von Echinococcus multilocularis der Gallenblase. Dtsch. Arch. klin. Med. 48, H. 3, 432. — Hueck, H.: Zur Frage der Kolirezidive und Cholezystektomie. Arch. klin. Chir. 146, 255 (1927). — Hugel: Mikroskopische Perforation der Gallenblase. Beitr. klin. Chir. 83, 623 (1913). — Huguenin, V.: Über einen Fall von Gallenblasenruptur mit tödlicher Blutung infolge eines Carcinoma hematodes an der Vereinigungsstelle der 3 Hauptgallengänge nebst Bemerkungen über einige gleichzeitige Leber- und Pankreasveränderungen. Virchows Arch. 173, H. 3 (1903). — Huntemüller, Otto: (a) Über das Vorkommen von Mikroorganismen in den Körperorganen und ihre „Ausscheidung" durch Leber und Niere. Münch. med. Wschr. 1923, Nr 39. (b) Ein Anreicherungsverfahren zum Nachweis von wenigen oder in ihrer Wachstumsenergie gehemmten Keimen im menschlichen Harn. Münch. med. Wschr. 1922, Nr 10. — Hutyra: Primärer Gallertkrebs der Gallenblase. Orv. Hetil. (ung.) 1886 (zit. bei Aczél).

Ido und Yasuda: Beitrag zur Kenntnis der Biliopulmonalfistel. Beitr. path. Anat. 52, H. 3, 577 (1912) (Literatur). — Imhofer, R.: Ein Fall von Cholecystitis typhosa, Laparotomie, Heilung. Prag. med. Wschr. 1898, Nr 15/16. — Iselin, H.: Gemeinsame Zyste der Gallen- und Pankreaswege. Arch. klin. Chir. 145, 304 (1927). — Ishiyama: Ein Fall von kongenitaler Agenesie der Gallenblase mit Choledochussteinen. Arch. klin. Chir. 149, 183 (1927). — Iwanaga, H.: Zur Frage der experimentellen Erzeugung der aseptischen Gallensteine. Mitt. med. Fak. Fukuoka 6, H. 1, (1921). Zbl. Path. 33, 191 (1922). — Iwasaki: Über das primäre Sarkom der Gallenblase. Arch. klin. Chir. 104, 84 (1914).

Jaffé, R. H.: Das primäre Sarkom der Gallenblase. Zbl. Path. 29, Nr 21, 571. — Jaksch: Über das Vorkommen von tierischen Parasiten in den Faezes der Kinder. Wien. klin. Wschr. 1, 511 (1888). — Janowski: S. Dmochowski). — Janowski, W.: Über die Veränderungen in der Gallenblase bei Vorhandensein von Gallensteinen. Beitr. path. Anat. 10, 449. — Jenckel: Volvulus der Gallenblase mit Gangrän. Dtsch. Z. Chir. 197, 171 (1926). — Jochmann, Georg: Septische Erkrankungen. Kolisepsis nach Infektion der Gallenwege. Handbuch für innere Medizin von Mohr und Staehelin. Bd. 1, S. 702. 1912. — Joest und Harzer: Periarteriitis nodosa beim Schwein. Beitr. path. Anat. 69, 85 (1921). — Johansson, S.: Contribution à l'étude de la périhépatite bilieuse avec épanchement biliaire dans le péritonite sans perforation de l'appareil biliaire. Rev. de Chir. 32, Nr 12. Zbl. Chir. 1913, 582. — Just: Über einen Fall von subkutaner totaler Choledochusruptur. Arch. klin. Chir. 140, 518 (1926). — Jourdan: Glanduläres Papillom des

Ductus cysticus. Sitzgsber. anat. Ges. Paris **5**, 22. Mai 1891. Zbl. Path. **3**, 36 (1892). — JÜRGENS: Typhus und Paratyphus. Kraus u. Brugsch spezielle Pathologie. Bd. 2, 1. Hälfte, S. 5—8. 1913. — JURISCH, A.: Beitrag zur mikroskopischen Anatomie und Histologie der Gallenblase. Anat. H. Heft 118. **39**, H. 2, 395.

KAISER: Askariden in den Gallengängen. Berl. klin. Wschr. **1921**, 1032. — KARILLON, HANS: Zur Statistik und Kasuistik der Gallensteinkrankheit. Inaug.-Diss. Leipzig 1909. — KARLMARK, E.: Über die chirurgische Anatomie der Klappen in der Gallenblase und den Ductus cysticus beim Menschen. Anat. Anz. **63**, 97 (1927). — KARTULIS: Über einen Fall von Auswanderung einer großen Zahl von Askariden (Ascaris lumbricoides) in die Gallengänge und die Leber. Zbl. Bakter. **1**, 65 (1887). — KAUFMANN, E.: Lehrbuch der speziellen pathologischen Anatomie, 6. Aufl. 1911; 7. u. 8. Aufl. 1922. — KAUSCH, W.: (a) Der Hydrops des gesamten Gallensystems bei chronischem Choledochusverschluß und seine Bedeutung für den Chirurgen. Mitt. Grenzgeb. Med. u. Chir. **23**, H. 1 (1911). (b) Unheilbare Gallensteine (Lebersteine). Med. Klin. **1927**, Nr 23, 867. — KEHR: (a) Chirurgie der Gallenwege. Neue dtsch. Chir. **8**. Stuttgart 1913. (b) Beiträge zur Bauchchirurgie. Berlin 1901. — KEHR, H.: Chirurgie der Gallenwege. Neue dtsch. Chir. **8**. Stuttgart: Ferd. Enke 1913. — KELEMEN, A.: Ein aus den Gallengängen hervorgehendes kystadenoma papilliferum hepatis. Frankf. Z. Path. **33**, H. 3, 423. — KHAUTZ: Über Cholangitis typhosa. Wien. klin. Wschr. **1906**, Nr 44, 1312. — KIRMISSON und HÉBEN: Absence congénitale des voes biliaires extrahepatiques. Bull. Soc. Anat. Paris. **77**, 317 (1903). (LEWIS). — KISCH, J.: Über einen Fall von Cholecystitis tuberculosa chronica. Prag. med. Wschr. **1902**, 61. — KISSKALT: Kasuistische Mitteilungen. Typhusbazillen in der Galle. Zbl. Bakter. **41**, 7, 701 (1906). — KITT, TH.: Lehrbuch der pathologischen anatomischen Diagnostik für Tierärzte und Studierende der Tiermedizin. Bd. 1. Stuttgart 1901. — KLAUBER: Gallenbronchusfistel, Laparotomie, Heilung. Arch. klin. Chir. **82**, 2, 486 (1907). — KLEINERTZ, RICH.: Zwei primäre Krebse der Gallenwege. Inaug.-Diss. Kiel 1901. — KLEINSCHMIDT, K.: Über Entstehung und Bau der Gallensteine. Beitr. path. Anat. **72**, 128 (1924). — KLEMPERER, L.: Ein Fall „echter" Gallensteinrezidive, einige Monate nach der Operation (Cholezystektomie). Prag. med. Wschr. **1903**, Nr. 28, 351. — KLIENEBERGER, C.: Über hämophile Bazillen. Dtsch. med. Wschr. **15**, 575 (1905). — KLOB, J.: Über Zottenkrebs der Gallenblase. Wbl. der Z. k. k. Ges. Ärzte Wien **1856**, Nr 46, 749 (KONJETZNY). — KNINA, OTTO: Der Influenzabazillus als Erreger der Cholezystitis. Wien. klin. Wschr. **1909**, 1234. — KNORR, M.: Experimentelle Studien über die Wirkung von Rindergalle auf Ruhrbazillen. Zbl. Bakter. I Orig. **87**, 339. — KNOTHE: Über einen Fall von schwerer Allgemeintuberkulose. Inaug.-Diss. Leipzig 1907. — KOCH, JOSEPH: Typhusbazillen und Gallenblase. Z. Hyg. **62**, 1, H. 1 (1908). — KOHN, S.: Der primäre Krebs der Gallenblase. Inaug.-Diss. Breslau 1879. — KÖNIG: Zur Frage der galligen Peritonitis bei scheinbarer Unversehrtheit des Gallensystems. Dtsch. klin. Wschr. **1919**, 121. — KONITZKY, G.: Ein Fall von hochgradiger zystischer Erweiterung des Ductus choledochus. Inaug.-Diss. Marburg 1888. — KONJETZNY, G.: (a) Pathologische Anatomie und Physiologie der Gallenblase- und Gallengangserkrankungen. Erg. Path. **14** II (1911). (b) Über anormale ligamentäre Verbindungen der Gallenblase und ihre klinische und pathologische Bedeutung. Med. Klin. **9**, 39, 1586. — KOPP, I. G.: Die Erdbeergallenblase. Arch. klin. Chir. **151**, H. 2, 411 (1928). — KOTLAR, E.: Über die Pathogenese der sog. Gallengangstuberkulose in der Leber des Menschen. Z. Heilk. **15**, 121 (1894). — KRABBEL, M.: Die Stieltorsion der Gallenblase. Dtsch. Z. Chir. **154**, H. 1/2, 76. — KRAUS, L.: Über einen Fall von Cholecystitis typhosa necroticans mit zirkumskripter Peritonitis suppurativa. Prag. med. Wschr. **1896**, 469. — KRAUSE: S. FRAENKEL. — KRETZ, R.: Bau der Gallensteine. 81. Verslg dtsch. Naturforsch. Salzburg **1909**. Zbl. Path. **20**, 1036 (1909). — KRUKENBERG: Über Gallenblasenkoliken ohne Gallensteine. Berl. klin. Wschr. **1903**, 667. — KUBIG, G.: Über Voloulus der Gallenblase. Münch. med. Wschr. **1912**, Nr 37, 1998. — KÜHNAU: Ein Fall von Septikaemia typhosa. Berl. klin. Wschr. **1896**, Nr 30, 666. — KULESCHA: (a) Zur pathologischen Anatomie der Cholera asiatica. Russk. Wratsch. **1909**, Nr 44. (b) Ein Fall von Cholera asiatica mit vorherrschender Affektion der Leber- und Gallengänge. Zbl Bakter. I Orig. **50**, H. 4 (1909). — KUNIKA, S.: Die Entstehung der Gallensteine in ihrer klinischen Beziehung. Bruns' Beitr. **80**, H. 2 (1912). — KUNZE, H.: Beiträge zur Anatomie und Chirurgie der Gallenausführungsgänge. Beitr. klin. Chir. **72** (1911). — KURU, H.: Über die Bedeutung des Fibrins im Gallenstein. Virchows Arch. **210**, 433 (1912). — KUSNETZOWSKY, N.: Über die Fettresorption und Ausscheidung durch das Epithel der Gallengänge. Mitt. Grenzgeb. Med. u. Chir. **37**, 145 (1924). — v. KUTSCHA: Gallendurchtritt ohne Durchbruch (gallige Peritonitis) bei Bacterium coli. Wien. klin. Wschr. **1912**, Nr. 12, 471. — KÜTTNER: Über Hepatargie, chronischen Cholascus und andere problematische Krankheitsbilder der Gallenwegschirurgie. Dtsch. med. Wschr. **49**, 905 (1923). — KWASNIEWSKY: Über die Ansiedlung des Typhusbazillus in der Gallenblase und Leber. Z. Hyg. **93**, 258.

LAEGEL: Über Cholecystitis typhosa. Inaug.-Diss. Leipzig 1903. — LANDGRAF, H.: Noch ein Beitrag zur Askaridenerkrankung der Gallenwege. Münch. med. Wschr. **1919**,

Nr 32, 907. — LANDSTEINER: Über das Sarkom der Gallenblase. Wien. klin. Wschr. 6, 163 (1904). — LANDSTEINER, K.: Plattenepithelkarzinom und Sarkom der Gallenwege in einem Falle von Cholelithiasis. Z. klin. Med. 62, 427 (1907). — LANG, C. A.: Rara calcolosi intra-hepatica. Policlinico 34 (1927). Zbl. Path. 41, 532 (1927). — LANGENBUCH: Echinokokkus der Gallenblase. Zbl. Chir. 1899, Nr 51, 1357. — LANGERHANS: Diskussionsbemerkung zum Vortrage NAUWERCK. Verh. dtsch. path. Ges. Aachen 1900, 81. — LAUBENHEIMER: Zur Ätiologie der Cholezystitis. Z. Hyg. 58, H. 1. — LAVENSON, R. S.: (a) Congenital obliteration of the bile ducts with cirrhosis of the liver. J. med. Res. 18. Jan. 1908. (b) Cyste of the common bile duct. Amer. J. med. Sci. 138, 463 (1909, April). — LEIK, BRUNO: Leberabszeß durch Ascaris lumbricoides. Dtsch. med. Wschr. 20, 313 (1898). — LEMIERRE, A. und ABRAMI, P.: Cholecystitis et Pericholecystitis hématogène. C. r. Soc. Biol. 63, 253 (1907). — LEMON, FERGUSON: Anatomical peculiarities of a gallbladder and an Appendix. Lancet 1905 I, 265. — LENHARTZ: Die septischen Erkrankungen. Nothnagels spezielle Pathologie. Bd. 3, Abt. IV. 1903. — LENTZE, F. A.: Gallensteine und Gallenblasenkarzinome. Bruns' Beitr. klin. Chir. 137, 38 (1927). — LEOPOLD, O.: Choledochussteine bei kongenitalem Defekt der Gallenblase. Dtsch. Z. Chir. 110, 625 (1911). — LEPPINGTON, H.: Fehlerhafte Lage des Herzens mit Obliteration der Gallenblase. Schmidts Jb. 8, 5, 299 (1835). — LESSING: Isolierte Zerreißung des Ductus cysticus. Dtsch. med. Wschr. 1907, Nr 1. — LETT, M. B. H.: Two unusual conditions of the gall bladder. Lancet, April 1909, 4468, 1099. — LEUCKART: Die Parasiten des Menschen. 2. Bd. Abtl. 2. Leipzig 1886 bis 1901 (zit. nach KONJETZNY). — LEVEN: S. GRIFFON. — LEWERENZ: Über die subkutanen Rupturen der Gallenwege traumatischen Ursprunges nebst einem kasuistischen Beitrag. Arch. klin. Chir. 71, 111 (1903). — LEWIS, FR. T.: Die Entwicklung der Leber in F. Keibel und F. P. Mall, Handbuch der Entwicklungsgeschichte des Menschen 391. Leipzig: Hirzel 1911. — LICHTWITZ: Experimentelle Untersuchungen über die Bildung von Niederschlägen in der Galle. Dtsch. Arch. klin. Med. 1907, Nr 92, H. 1/2. — LICHTWITZ und BOCK: Der Kalkgehalt der Galle und seine Bedeutung für die Bildung der Gallensteine. Dtsch. med. Wschr. 1915, Nr 41, 1215. — LICINI, C.: Zystische Entartung der Gallenblase und primäres Adenokarzinom des Ductus cysticus. Bruns' Beitr. 76, H. 3, 770. — LINDQUIST, E.: Zur Frage des Hydrops der gesamten Gallenwege. Uppsala Läk.för. Förh. N.F. 18, H. 4/5, 271 (1911/12). Zbl. Path. 23, 604 (1912). — LJUBARSKY, B.: Zwei Fälle von Hepatobronchialfisteln infolge von Echinokokkus. Arch. klin. Chir. 143, 718 (1926). — LOBMAYER Ungewöhnlich große Gallenblase und Gallenstein. Dtsch. Z. Chir. 142, Nr 1/2, 139 (1918). — LOBSTEIN: Catalogue du musée anatomique de Strassbourg 1843. Nr 1986 (zit. KONJETZNY). — LOMER: Über einen Fall von kongenitaler partieller Obliteration der Gallengänge. Virchows Arch. 90, 130 (1885). — LOREY, A.: Über einen Fall von Cholecystitis parathyphosa. Münch. med. Wschr. 55, H. 1, 15 (1908). — LOTZIN, R.: Über die Beziehungen der Gallensteine zum Krebs der extrahepatischen Gallenwege; zugleich ein Beitrag zur Lehre von den Gallensteinwanderungen und dem Hydrops der Gallenwege. Arch. klin. Chir. 139, 525 (1926). — LOUGHRAN, G.: Anatomical peculiarities of a gall-bladder. Lancet 12. Aug. 1905, 483. — LOUROS, NICOLAS C.: Über gallige Peritonitis ohne makroskopische Perforation der Gallenwege. Inaug.-Diss. Bern 1919. Zbl. Path. 31, Nr 5, 121 (1920). — LÖWENTHAL: Zur Cholecystitis parathyphosa. Dtsch. med. Wschr. 51, 1234 (1925). — LUBARSCH: (a) Über heterotope Epithelwucherungen und Krebs. Verh. dtsch. path. Ges. 10. Tagg Stuttgart 1906. (b) Pathologie der Geschwülste. Erg. Path. 7, 884 (1900/1901). (c) Die Metaplasiefrage und ihre Bedeutung für die Geschwulstlehre. Arb. hyg. Inst. Posen. Wiesbaden 1901 (nach KONJETZNY). (d) Hyperplasie und Geschwülste. Erg. Path. 1, 289 (1894). — LUBARSCH, OTTO: Pathologie der Geschwülste. Erg. Path. 7, 884 (1902). — LUELSDORF, FR.: Die Beziehungen zwischen Steinkrankheit und Krebs der Gallenblase. Z. Krebsforschg 24, H. 5, 395 (1927). — LUGER: Über Spirochäten und fusiforme Bazillen im Darmkanal, mit einem Beitrag zur Frage der Lamblienenteritis. Wien. klin. Wschr. 1917, Nr 52. — LUKSCH: Ein Beitrag zur pathologischen Anatomie des Paratyphus. Zbl. Bakter. 34, I Orig. 113 (1903). — LÜTKENS, U.: Aufbau und Funktionen der extrahepatischen Gallenwege. Leipzig: F. C. W. Vogel 1926. — LÜBKE: S. NAUWERCK.
MACCARTY: The pathology of the gall-bladder and some associated lesions. Ann. Surg. 51, 651 (1910). — MACDONAL: Pulmo-biliary fistula probably due to syphilis recovery. Lancet 2 (1890). — MACHARD, A.: Des dilatations et ruptures spontanées de la vésicule biliaire dans la péritonite adhésive susombilicale. Arch. gén. Méd., Aug. 1900, 154. — MACHEFER: Les péritonites biliaires sans perforation des voies biliaires. Thèse de Paris 1913, Nr 247. — MADLENER: Über gallige Peritonitis ohne Perforation der Gallenwege. Bruns' Beitr. klin. Chir. 83, H. 3, 620. — MARCHIAFAVA, L.: Sulla penetrazione degli ascaridi nelle vie biliarie. R. Accad. med. di Borna, Seduto del 24. Feb. 1895. Erg. Path. 2, 783 (SACERDOTTI). — MARTENS, A. H. A. und KOERS, CORHELIA, H.: Über Lamblia intestinalis. Nederl. Tijdschr. Geneesk. 1928, H. 31. Münch. med. Wschr. 1928, Nr 45, 1937. — MATSUNO, Y.: Über die Muskulatur des Ductus choledochus. Virchows Arch. 247, 208 (1923). — MAYESIMA, J.: Zur Kasuistik der primären zystischen Erweiterung des Ductus choledochus.

Dtsch. Z. Chir. **119**, 338 (1912). — MECKEL, J. F.: Handbuch der pathologischen Anatomie 1812. — MEDWEDJEWA, W.: Ein in die Gallenwege perforierter Echinokokkus. Petersburg. med. Wschr. Russ. med. Lit. 4 (KONJETZNY). — MELICHOFF, I.: Über die idiopathische Erweiterung des Gallenganges. Russk. Klin. **1925**, Nr 9. Erg. Path. **21**, 2, 459 (1925). — MERTENS: Zwei Fälle von Einwanderung von Spulwürmern in das Gallengangssystem. Dtsch. med. Wschr. **1898**, 358. — MEISSNER: Die Zerreißungen der Gallenausführungsgänge durch stumpfe Gewalt. Beitr. klin. Chir. **54**, 204 (1907). — MERTENS und STAHR: Verschluß des Ductus choledochus durch ein Adenomyom. Dtsch. Z. Chir. **135**, H. 6, 565. — MESSERSCHMIDT, TH.: Bakteriologischer und histologischer Sektionsbefund bei einer chronischen Typhusbazillenträgerin. Z. Hyg. **75**, 411 (1913). — MEYENBURG, v.: Über die Atresie der großen Gallenwege. Virchows Arch. **221**, H. 3, 352 (1916). — MEYER, A.: Angeborener Mangel oder Atresie der Gallenwege. Bibl. Laeg. (dän.), Okt. **1907**. Zbl. Path. **19**, 565 (1908). — MEYER, KURT und LÖWENBERG, WALTER: Über experimentelle Enterokokkeninfektion der Gallenblase. Z. exper. Med. **51**, 81 (1926). — MIYAKE: Über die Askaridenerkrankung in der Chirurgie. Arch. klin. Chir. **85**, 325 (1908). — MIYAKE: Zur experimentellen Erzeugung der Gallensteine mit besonderer Berücksichtigung des bakteriellen Verhaltens der Gallenwege. Mitt. Grenzgeb. Med. u. Chir. **6** (1900). — MIYAKE, H.: Über Askaridenerkrankung in der Chirurgie. Arch. klin. Chir. **85**, 325. — MIZOKACHI: Japanische Gallensteine. Zbl. Path. **23**, 337 (1912). — MÖLLE: Über Papillome der Gallenblase, nebst Mitteilung eines selbst beobachteten Falles. Bruns' Beitr. **99**, H. 1, 173 (1916). — MÖNCKEBERG, I. G.: Über einen Fall von Doppelkarzinom der Gallenblase, zugleich ein Beitrag zur Metaplasiefrage. Virchows Arch. **169**, 391 (1902). — MONTENBRUCK: Über einen Fall von akutem Hydrops der Gallenblase bei Scharlach. Dtsch. med. Wschr. **1909**, Nr 24, 1065. — MORACHOWSKY, N.: Zur Frage der Gallengangsbronchusfisteln. Russk. klin. **1925**. Erg. Path. **21**, 2, 459 (1925). — MORRIS: Typhoid infektion with primary focus in the gall bladder. N. Y. med. J. **69** (1899). — MOSCHKOVITZ, E.: Bile duct adenomata of the liver. Proc. N. Y. path. Soc., Nov. **1904**. Zbl. Path. **16**, 660. — MOSLER: Über die Gallensteinkrankheiten. Wien. klin. Wschr. **1891**, Nr 17. — MOTTA, L. C.: Ascariasis of intrahepatic bile ducts. J. amer. med. Assoc. **82**, Nr 2 (1924). Zbl. Path. **34**, 639 (1924). — MOYNIHAN, A.: Disease of the gallbladder reqiring cholecystectomy. Ann. Surg. **50**, 1265 (1909) (zit. nach KOPP). — MÜLLER, (Mainz): Demonstrationen. Zbl. Path. **38**, Nr 11/12, 591 (1916). Duodenaldivertikel mit Kompression des Ductus choledochus. — MÜLLER, OLGA: Ein Fall von symptomloser Cholelithiasis im Säuglingsalter. Münch. med. Wschr. **1927**, H. 25, 1055. — MUSCHOLD: Ein Fall von Echinococcus multilocularis der Gallenblase und Leber. Diss. Berlin 1876.

NASSE: Über Experimente an der Leber und den Gallenwegen. Arch. klin. Chir. **48**, 885. — NAUNYN: Zur Lehre vom Aufbau und Umbau der Gallensteine. Mitt. Grenzgeb. Med. u. Chir. **37**, 545 (1924). — NAUNYN, B.: Über reine Cholangitis. Mitt. Grenzgeb. Med. u. Chir. **29**, H. 4/5, 621 (1917). (b) Über Gallensteine. Verh. 10. Kongr. inn. Med. Wiesbaden 1891. Zbl. Path. **2**, 366 (1891). (c) Vorkommen von Spaltpilzen in der Gallenblase. Dtsch. med. Wschr. **1891**, Nr 5, 193. (d) Weitere Beiträge zur Entstehung und zum Bau der Gallensteine. Mitt. Grenzgeb. Med. u. Chir. **36**, H. 1 (1923). (e) Der Verschlußstein und seine Bedeutung für die Cholelithiasis. Mitt. Grenzgeb. Med. u. Chir. **37**, 464 (1924). (f) Weiteres über den Umbau der Gallensteine. Arch. f. exper. Path. **93**, 115 (1922). — NAUWERCK und LÜBKE: Gibt es eine gallige Peritonitis ohne Perforation der Gallenwege? Berl. klin. Wschr. **1913**, Nr 14, 624. — NEHRKORN: Gangrän der Gallenblase durch Stieldrehung. Dtsch. Z. Chir. **96**, 319. (b) Gallenstein von seltener Größe. Dtsch. Z. Chir. **96**, 317. — NEHRKORN, A.: Plattenepithelkrebs der Gallenblase mit verhornenden Lymphdrüsenmetastasen. Virchows Arch. **154**, 559, H. 3 (1898). — NEUFELD: Über eine spezifische bakteriolytische Wirkung der Galle. Z. Hyg. **34** (1900). — NEUGEBAUER: Askaridiasis der Gallenwege. Zbl. Chir. **1927**, Nr 22, 1382. — NEUGEBAUER, F.: (a) Ein seltener Fremdkörper der Gallenblase. Zbl. Chir. **1916**, Nr 24, 491. (b) Askaris im Ductus choledochus. Choledochotomie. Arch. klin. Chir. **70**, 584 (1903). (c) Über Askaridiasis der Gallenwege. Bruns' Beitr. **140**, 332 (1927). — NEUWERK: Ein akzessorisches Pankreas. Beitr. path. Anat. **12** (1893). — NICOD, I. L.: L'adénomyome du fond de la vésicule biliaire. Ann. d'Anat. path. **4**, H. 2 (1927). Zbl. Path. **41**, 542 (1927). — NIEBERLE: Zur Kenntnis der Periarteriitis nodosa bei Tieren. Virchows Arch. **256**, 131 (1925). — NIEWERTH: Gallensteinmonstrum mit monströser Geschichte. Münch. med. Wschr. **1916**, Nr 11, 385. — NOGUCHI, Y.: Über einen Fall von solitärem durch Operation entferntem intrahepatischem Gallenstein. Arch. klin. Chir. **96**, H. 3, 633 (1911).

ODDI: Effetti dell estipazione della cista fellea. Bull. Soc. Med. Bologna 1888, Nr 354 (GOLDZIEHER u. MAKAI). — OEHLER, J.: Beitrag zu den Abnormitäten der Gallenwege. Bruns' Beitr. **92**, 389 (1914). — OESTREICH: Karzinom der Papilla duodenalis. Dtsch. med. Wschr. **1891**, Nr 25. — OETTINGER: Bakteriengehalt der Gallenblase bei Cholelithiasis und Cholezystitis. Inaug.-Diss. Halle 1910. — OHLOFF: Über Epithelmetaplasie und Krebsbildung in der Schleimhaut von Gallenblase und Trachea. Inaug.-Diss. Greifswald 1891. — Olejnikow, G.: Ein in den Gallengang perforierter Leberechinokokkus. Petersburg. med. Wschr. Russ. med. Lit. 2. (Konjetzny). — Otten, C.: Histologische Untersuchungen an exstirpierten Gallenblasen. Beitr. klin. Chir. 48, 141 (1906). — Ottiker: Über Gallenfisteln. Inaug.-Diss. Zürich 1886.

Page: Note on a case of hydatid of the gall bladder. Lancet 1898, 9. April. — Pagenstecher, E.: Über den Krebs der Gallenblase. Volkmanns Slg klin. Vortr. 686/7 (Chirurgie Nr 189/190). — Parlavecchio: Über einen Fall von primärem Sarkom einer empyematösen Gallenblase. Arch. klin. Chir. 87, 365 (1908). — Paulicki, A.: Karzinom der Gallenblase. Berl. klin. Wschr. 1867, 248 (Konjetzny). — Payr: Weitere experimentelle und klinische Beiträge zur Frage der Stieldrehung intraperitonealer Organe und Geschwülste. Dtsch. Z. Chir. 85, 392. — Pels-Leusden: (a) Über papilläre Wucherungen der Gallenblase und über ihre Beziehungen zur Cholelithiasis und zum Karzinom. Arch. Chir. 80, 126 (1906). (b) Papilläre Geschwülste der Gallenwege. Verh. dtsch. Ges. Chir. 33. Kongr. 1904. — Pertik: Primärer Gallertkrebs der Gallenblase. Orv .Hetil. 1884 (ung.) (Zit. bei Aczél). — Pfuhl: Beitrag zur physiologischen Anatomie der Gallenblase. Arch. Chir. 147, 490 (1927). — Pick, E.: Zur Kenntnis der Leberveränderungen nach Unterbindung des Ductus choledochus. Z. Heilk. 11, 117. — Pollack, K.: Beiträge zur Metaplasiefrage. Arb. K. Aug.-Inst. Posen 157. Wiesbaden 1901 (Konjetzny). — Posselt, Adolf: (a) Beziehungen zwischen Leber, Gallenwegen und Infektionskrankheiten. Erg. Path. 22, 1, 590. (b) Toxinaemia und Bacteriaemia dysenterica. Erg. Path. 22 II, 360 (1928). — Pribram, E.: Ein Beitrag zur Erkrankung der Gallenwege durch Askariden. Dtsch. med. Wschr. 1919, 655. — Priesel, A.: (a) Verdoppelung der Gallenblase beim Menschen. Virchows Arch. 265, 76 (1927). (b) Über Pigmentablagerung in der Gallenblasenwand des Menschen. Zbl. Path. 40, 181, H. 5 (1927). — Prowazek und Werner: Zur Kenntnis der Flagellaten. Arch. Schiffs- u. Tropenhyg. 18, 311 (1914).

Quante, Friedrich: Über ein Plattenepithelkarzinom der Gallenblase. Diss. Gießen 1909. — Quineke: Nothnagels spezielle Pathologie und Therapie. Bd. 18.

Ranzokoff: Gangrene of the gall-bladder. J. amer. med. Assoc. 10. Feb. 1906. Zbl. Chir. 1906, Nr 17, 495. — Raue, Fritz: Bakterien und Parasiten des Duodenums. Dtsch. Arch. klin. Med. 143, H. 3 (1923). — Reittner und Exner: Posttyphöse Cholezystitis. Mitt. Ges. inn. Med. Wien. med. Wschr. 1907, Nr 7, 345. — Reuss, v.: Ikterus infolge kongenitaler Obliteration der Gallengänge. Dtsch. med. Wschr. 1908, Nr 39, 1703; u. 1909, Nr 1, 48. — Rhein: Diss. Greifswald 1898. — Ribbert, H.: Über Bau und Bildung der Gallensteine. Virchwos Arch. 220, F. 1, 20. — Riedel: (a) Neue Erfahrungen über Cholezystitis und Cholangitis sine concremento. Grenzgeb. Med. u. Chir. 19/20, 195 (1909). (b) Die Pathogenese, Diagnose und Behandlung des Gallensteinleidens. Jena 1903. — Rietz, J.: Über die normale und abnormale Entwicklung der extrahepatischen Gallenwege. Nord. med. Ark. (schwed.) 50, Nr 20 (1917); Schmidts Jb. 328, 19 (1918). — Rigby, H. M.: Akute hämorrhagische Pankreatitis. Spulwurm im Ductus pancreaticus. Ref. Zorg. Chir. 21, 476. — Ringel: Über Gallenblasenpapillome. Verh. dtsch. Ges. Chir. 1899. — Risack, E.: Über polypöse Tumoren der Gallenblase. Bruns' Beitr. klin. Chir. 138, 382 (1927). — Risel: Zur Frage der sog. galligen Peritonitis ohne Perforation der Gallenwege. Dtsch. med. Wschr. 1914, Nr 31, 1599. — Ritter, C.: Die gallige Peritonitis ohne Perforation. Arch. klin. Chir. 118. — Rohde: Zur Pathologie und Chirurgie der Steinkrankheit und deren entzündlichen Prozesse der Gallenwege. Arch. klin. Chir. 122, 707 (1919). — Rohde, C.: Zur Pathologie und Chirurgie der Steinkrankheit und der entzündlichen Prozesse der Gallenwege. Arch. klin. Chir. 112, 707 (1919). — Rokitansky, C.: Lehrbuch der pathologischen Anatomie. Bd. 3. Wien 1861. — Rolleston, H. D.: Congenital syphilitic obstruction of the common bile duct. Brit. med. J. 12. Okt. 1907, 947. — Rolleston und Hayne: A case of congenital hepatic cirrhose with obliterative cholangitis (congenital obliteration of the bile ducts). Brit. med. J. 1, 758 (1901). — Rosenbach: Gallenstauung im Ductus Wirsungianus durch Stein in der Papilla Vateri, als Ursache einer akuten Pankreasnekrose mit galliger Peritonitis. Münch. med. Wschr. 1918, Nr 7, 185. — Rosenthal, R.: Über Askaradiasis der Gallenwege mit Berücksichtigung eines selbst beobachteten Falles. Dtsch. Z. Chir. 121, 544 (1913). — Rostowzew: Fall von hochgradiger zystischer Erweiterung des Ductus choledochus. Dtsch. med. Wschr. 28 (1902). — Roth: Über Cholelithiasis. Festschrift Virchows. Berlin Reimer 893. Zbl. Path. 4, 86/893. — Rothfuchs, R.: Ein Fall von traumatischer Ruptur der Gallenwege. Münch. med. Wschr. 1905, Nr 41, 1980. — Ruge: Beiträge zur chirurgischen Anatomie der großen Gallenwege (Ductus hepaticus, cysticus, choledochus und pancreaticus). Arch. klin. Chir. 87 (1908).

Salkowski, E.: Zur Kenntnis der menschlichen Galle im Hinblick auf die Gallensteinbildung. Berl. klin. Wschr. 1917, Nr 3, 63. — Sand, R. und Mayer, L.: Transformation de la vésicule biliaire tout entière en un kyste papillphère. Arch. Med. expér. et Anat. path. 1911, Nr 5, 523. Zbl. Path. 23, 323 (1912). — Schaber, A.: Die Leberegelkrankheit der Haussäugetiere. Dtsch. Z. Tiermed. Path. 16 (1889) (Konjetzny). — Schade, A.: Zur Genese der Gallensteine. Z. exper. Path. u. Ther. 8, 1, 92 (1910). — Schäfer: Über das Vorkommen von Askaris lumbricoides im menschlichen Körper außerhalb des Darmes, bes. in der Leber und in den Gallengängen. Inaug.-Diss. Rostock 1901. — SCHIEVELBEIN: Über gallige Peritonitis ohne Perforation der Gallenwege. Bruns' Beitr. 71, 570. — SCHLESINGER, H.: Zur Kenntnis der Gallenblasenbronchusfisteln infolge von Cholelithiasis. Mitt. Grenzgeb. Med. u. Chir. 16, 2, 240 (1906). — SCHLIER, J.: Ein Fall von phlegmon. Cholezystitis nach Typhus. Dtsch. Arch. klin. Med. 48, H. 3/4, 441. — SCHLOSSMANN: Zur Kenntnis der Choledochuszysten. Dtsch. Z. Chir. 109, 160. — SCHLOTH: Über Gallensteine. Inaug.-Diss. Würzburg 1887. — SCHMIDT, G.: Festschrift für BENNO SCHMIDT. Jena 1896 (nach SIMMONDS). — SCHMIDT, LUDWIG: Zur Aplasie der Gallenblase. Dtsch. Z. Chir. 210, 409 (1928). — SCHMIDT, M. B.: Die Verbreiterungswege der Karzinome und die Beziehung generalisierter Sarkome zu den leukämischen Neubildungen. Jena 1903 (nach KEHR). — SCHMIEDEN, V.: Über die „Stauungsgallenblase". Zbl. Chir. 1920, Nr 41, 1257. — SCHMINCKE A.: Zur Kasuistik primärer Multiplizität maligner Tumoren. Virchows Arch. 183, 160 (1906). SCHNYDER, K.: Tödliche Gallenblasenblutung in die freie Bauchhöhle. Zbl. Path. 26, Nr 14, 361. — SCHOEMAKER: Über gallige Peritonitis und die Permeabilität der Gallenblase. Arch. klin. Chir. 113, H. 1, 126. — SCHOENLANK, A.: Ein Beitrag zur Kasuistik der primären Sarkome der Gallenblase. Frankf. Z. Path. 15, H. 2, 307 (1914). — SCHOSSERER, W.: Zur Biologie der Gallensteine. Wien. med. Wschr. 1926, 290. — SCHOTTMÜLLER: Über peripankreatische Fettgewebsnekrose infolge Gallensteineinklemmung am Diverticulum Vateri. Dtsch. med. Wschr. 49, H. 4, 112 (1923). — SCHOTTMÜLLER, H. und E. FRAENKEL: Cholecystitis typhosa in klinischer, pathologisch-anatomischer und epidemiologischer Beziehung. Münch. med. Wschr. 1925, 2150. — SCHÜLLER, H.: Zur Kasuistik und Chirurgie der primären Karzinome der Papilla Vateri. Beitr. klin. Chir. 31, H. 3. — SCHÜRHOLZ: Ein Fall von sog. idiopathischer Choledochuszyste. Arch. klin. Chir. 118, 91 (1921). — SCHUSTER, HELENE: Über angeborene Gallengangsatresie. Frankf. Z. Path. 33, 513 (1926). — SCHWARZ, W.: Ein Fall von Cholecystitis gangränosa sine concremento. Münch. med. Wschr. 1908, Nr 52, 2706. — SCHWEIZER: Über ein Cystadenoma papilliferum in einer Kaninchenleber. Virchows Arch. 113, 209 (1888) — SEELIGER, S.: Beitrag zur Kenntnis der echten Choledochuszysten. Bruns' Beitr. 99, H. 1, 158 (1916). — SEIDEL, H.: Permanente Gallenfistel und Osteoporose beim Menschen. Münch. med. Wschr. 1910, Nr 39, 2034. — SEYFFERT, R.: Zur Pathologie der Gallengänge, Zyste des Ductus choledochus, operativ behandelt. Inaug.-Diss. Greifswald 1888. — SERGENT, M.: La bile et la bacille de Koch, la tuberkulose des voies biliaires. C. r. Soc. Biol. Paris, Semaine méd. 1895, 212 (SIMMONDS). - SICK, C.: Über Spulwürmer in den Gallenwegen. Inaug.-Diss. Tübingen 1901. — SICK, C. und E. FRAENKEL: Ein Beitrag zur sog. galligen Peritonitis. Bruns' Beitr. 85, H. 3, 687. — SIEGEL, E.: Ein Fall von traumatischer Gangrän der Gallenblase. Münch. med. Wschr. 1909, Nr 7, 341. — SIEGERT: Zur Ätiologie des primären Karzinoms der Gallenblasen. Virchows Arch. 132, 353 (1893). — SIEGMUND: Intrahepatische Cholangitis. Zbl. Path. 36, 563 (1925). — SILCOCK, A.: Case of paralysis. by psorospermia. Trans. path. Soc. Lond. 21, 320 (1890) (BRAUN-SEIFERT). — SIMMEL, A.: Über die Atresie der großen Gallenwege als echte Mißbildung. Zbl. Path. 32, 593 (1922). — SIMMONDS: (a) Zwei neue Fälle von Atresie der Gallenwege. Münch. med. Wschr. 1908, Nr 49, 2565. (b) Über Ausscheidungstuberkulose der Gallenblase. Verh. path. Ges. 1910, 332. Zbl. Path. 19, H. 6, 225 (1908). (c) Beiträge zur Statistik und Anatomie der Tuberkulose. Dtsch. Arch. klin. Med. 27, 448. (d) Über Mischkrebs der Gallenblase. Zbl. Path. 22, H. 13, 577. — SJÖQUIST, J.: Über die Zusammensetzung der sog. „weißen Galle". Sv. Läk.sällsk. Hdl. 42 (1916). Zbl. Path. 29, 120 (1918). — SMIRNOWA-ZANKOWA, A.: Untersuchungen der Gallenblase bei Scharlach. Virchows Arch. 261, 832 (1926). — SMITH and BIZBY: Cases of hepato-broncho-biliary Fistula due to implacted gallstones; choledochotomy, relief of symptomes. Brit. med. J. 1903. — SOKOLEW: Zur Lehre von den Adenomen der Leber und multiplen Adenomen der Gallengänge. Russ. Arch. Path. 3—4 (1897). Zbl. Path. 9, 403 (1898). — SOMMER, R.: Über papilläre Neubildung in der Gallenblase und den Gallenwegen. Bruns' Beitr. klin. Chir. 138, 357 (1927). — SPEESE, J.: Primary squamous carcinoma of the gallbladder. Univ. penslyv. med. Bull. 19, 309 (1907) (KONJETZNY). — SPRINGER: Ein Fall von Bacillus paratyphi Typus A. in der Gallenblase nebst Einwirkung der Bakterien der Typhus-Koligruppe auf verschiedene Zuckerarten. Zbl. Bakter. 60, H. 1/2 (1911). — STAHR, H. und J. SYNWOLDT,: Über Lymphogranulomatose, insbesondere in den großen Gallengängen. Med. Klin. 1922, Nr 13, 404. — STAMMLER: Akute, operativ geheilte Cholezystitis bei einem 5jährigen Knaben. Mschr. Kinderheilk. 35, 481 (1927). — STEINBERG: Berl. klin. Wschr. 1908, med. Sekt. schles. Ges. vaterl. Kultur Breslau. — STEINHAUS, J.: Über die Folgen des dauernden Verschlusses des Ductus choledochus. Arch. exper. Path. 28, 432 (1891). — STILL, G.: Gallensteine bei Kindern. Pathol. soc. of London 1899 (nach KRETZ). — STUBENRAUCH, V.: Die Regeneration der Gallenblasen nach partieller Cholezystektomie. Arch. klin. Chir. 82, 607 (1907). — STUCKEY, L.: Über einen Choledochusstein von seltener Größe. Dtsch. Z. Chir. 117, 399 (1912). — SUGI, K.: Ein Beitrag zur Frage der Gallengangstenose beim Neugeborenen. Mschr. Kinderheilk. 11, 294 (1912). — SUTHERLAND: Small adeno-myoma of gallbladder.

Glasgow med. J. 4, 216 (1898). Zit. nach KEHR. — SUZUKI, SENJIRO: Pathologische Anatomie und bakteriologische Ergebnisse in 69 Obduktionen paratyphöser Infektion. Virchows Arch. 250, 685 (1924).

TABORA, V.: Zur Kasuistik der Leberechinokokken mit Durchbruch in die Gallenwege. Inaug.-Diss. Gießen 1903. (b) Zur Kenntnis der Leberechinokokken mit Durchbruch in die Gallenwege. Diss. Gießen 1903. — TANAKA, T.: Über einen Fall von Fistel zwischen Gallenblase und Wurmfortsatz. Berl. klin. Wschr. 1911, Nr 13, 568. — TERRIER et AUVRAY: Tumeurs des voies biliaires, vésicule et canaux biliaires. Rev. de Chir. 1900, Nr 4. Zbl. Path. 12, 191 (1901). — THEODOR, F.: Angeborene Aplasie der Gallenwege verbunden mit Leberzirrhose, durch Operation behandelt. Arch. Kinderheilk. 49, H. 55. — THÖLE, F.: Verletzungen der Leber und der Gallenwege. Neue dtsch. Chir. 4 (1912). — TÖBBEN, A.: Zur Kenntnis der „Einwachsung" von Gallensteinen in die Gallenblasenwand und die „Verwachsung" derselben mit der Gallenblasenwand. Prag. med. Wschr. 1901, Nr 49, 589, Nr 50, 603. — TOIDA, R.: (a) Über einen Fall von großer kongenitaler sanduhrförmiger Gallenblase. Arch. Chir. 100, 1188 (1913). (b) Zur Frage von der Sterilität der Galle unter normalen Verhältnissen und über ihre bakterizide Wirkung auf pathogene Bakterien. Arch. klin. Chir. 103, 407 (1914). — TORINOUMI, R.: (a) Über den Bau und die formale Genese der Gallensteine? Mitt. Grenzgeb. Med. u. Chir. 37, 385. (b) Woher stammt das Cholesterin der Gallensteine. Beitr. path. Anat. 72, 456 (1924). — TREUTLEIN: Über einen Fall von primärem Gallertkrebs der Gallenblase. Zbl. Path. 12, 825 (1901). — TSCHERNING: Cholecystitis dysenterica chronica. Münch. med. Wschr. 1922, Nr 29, 1085. — TSCHMARKE: Beitrag zur Histologie des Echinococcus multilocularis. Diss. Freiburg 1891. — TSUJIMURA: Über die Askaridiasis der Gallenwege. Dtsch. Z. Chir. 171, 398. — TYRMAN, J.: Gallengang-bronchusfistel. Arch. klin. Chir. 89, H. 2, 434.

UHLENHUT und HÜBENER: Infektiöse Darmerkrankungen der Paratyphus- und Gärtner-gruppe. Kolle und Wassermann Handbuch der pathol. Mikroorganismen. Bd. 3. S. 1005. 1913. — UMBER, F. und KURT HEINE: Experimentelle Studien zur Cholangiefrage. Arch. exper. Path. 103, 329 (1924).

VIERORDT, O.: Die Askaridenerkrankung der Leber und der Bauchspeicheldrüse. Slg klin. Vortr. 1904, Nr 375. — VILLARD: Nach KONJETZNY. — VIOLA, G.: Un caso di migra-zione degli ascaridi lumbricoidei nelle vie biliarie maggiore e nel fegato. ascesso epatico secondario. Riforma med. 1, Nr 51 (1896) (KONJETZNY). Zbl. Path. 8, 344. — VISSERING: Ein Fall von Thoraxgallenfistel mit Entleerung eines Gallensteines per vias naturales und nicht tödlichem Ausgang. Münch. med. Wschr. 1896. — VIX, W.: Beitrag zur Kenntnis der Leberzirrhose im Kindesalter. Virchows Arch. 192 II, 278 (1908). — VOGEL, R.: Über gallige Peritonitis. Wien. klin. Wschr. 1913, Nr 28, 1153. — VOGT, DE: De Gevolgen van de Weyening der Galblaas (een experimenteel onderzoek). Nederl. Tijdschr. Geneesk. 1898. 43 II. 236. (GOLDZIEHER und MAKAI). — VOLMER, A.: Ein Adenomyofibrom in der Wand des Ductus choledochus. Arch. klin. Chir. 86, 160 (1908).

WAGNER: S. EMMERICH. — WAGNER, F.: Über den Stand der Frage der galligen Peri-tonitis. Dtsch. Z. Chir. 168, 116 (1922). — WAHLBERG, K.: Die Gasbazilleninfektion der Gallenblase. Münch. med. Wschr. 1927, Nr 49, 2095. — WALTON, A. J.: Congenital mal-position of the gall-bladder. Lancet 6. April 1912, 925. — WALZEL: Zur Frage der sog. Gallenblasenregeneration nach Cholezystektomie. Arch. klin. Chir. 115, 1000 (1922). — WALZEL, P. und O. WELTMANN: Studien zur Gallensekretion bei einer Lebergallenfistel nach vorausgegangener Totalexstirpation einer sog. idiopathischen Choledochuszyste. (Zugleich ein Beitrag zur Choledochusplastik und Cholangiostomie). Mitt. Grenzgeb. Med. u. Chir. 37, H. 4, 437 (1924). — WEBER: Über ein Plattenepitheliom der Gallenblase und Epithelmetaplasie. Inaug.-Diss. Würzburg 1891. — WEEKS, E. A. und C. R. STEINKE: Congenital atresia of the bile ducts, biliary cirrhosis and accessory pancreas. Arch. of Pediatr. 44, 6, 391 (1927). — WEIDLINGER, E.: Fibromyoadenom des Gallenblasenfundes. Arch. klin. Chir. 153, 180 (1928). — WEISS, S.: Ein seltener Fall von zystischer Erweiterung des Ductus choledochus. Berl. klin. Wschr. 1909, Nr 41, 1843. — WESTPHAL, K. und W. SCHÖNDUBE: Einige Bemerkungen zur Physiologie der extrahepatischen Gallenwege. Klin. Wschr. 1927, Nr 51, 2417. — VAN DER WETH, GERHARD: Über kongenitalen Verschluß der Gallenausführungsgänge. Jb. Kinderheilk. 97, 295 (1921). — WETTNER: Ein Fall von kongenitaler Choledochuszyste. Inaug.-Diss. Göttingen 1907. Münch. med. Wschr. 1907, Nr 25. — WIEDEMANN: Wahnsinn mit Leberfehlern verbunden. J. prakt. Arzneikde u. Wundarzneikde. 3, 384 (1797). (Nach KONJETZNY). — WIEDER, H. S.: Intrahepatic gall-bladder. Univ. Pennsylo. med. Bull. 1905, Nr 8. Zbl. Path. 17, 376 (1906). — WIETING und HAMDI: Über die physiologische und pathologische Melaninpigmentierung und den epithelialen Ursprung der Melanoblastome. Ein primäres Melanoblastom der Gallenblase. Beitr. path. Anat. 42, 23 (1907). — WILLICH: Über Frühformen von Gallensteinen. Mitt. Grenzgeb. Med. u. Chir. 35, 324 (1922). — WINKLER, L.: Lamblia intestinalis und chole-cystitis. Med. klin. 35, 1340 (1926). — WISCHNEWSKY, A. W.: Doppelgallenblase, während der Operation aufgedeckt. (Ektomie der erkrankten suplementären Blase.) Arch. klin.

Chir. **135**, 779 (1925). — WITZEL: Hemizephalus mit großen Leberzysten, Zystennieren und einer Reihe anderer Mißbildungen. Zbl. Gynäk. **1880**. — WOLF und FRIEDJUNG: Wien. med. Wschr. **1901**, 1822. (Nach KONJETZNY). — WOLFF: Beiträge zur Peritonitis ohne Perforation der Gallenwege. Berl. klin. Wschr. **1912**, Nr 50, 2354. — WOLFF, F.: Beitrag zur galligen Peritonitis ohne Perforation der Gallenwege. Berl. klin. Wschr. **1912**, Nr 50, 2354. — WÖRNER: Beginnendes Karzinom der Gallenblasenwand. Verh. dtsch. Ges. Chir. **31**. Kongr. **1902**. — WÜNSCHE, R.: Ein Fall von angeborenem Verschluß des Pylorus, Verschluß des Duodenums an seiner Übergangsstelle in das Jejunum, Fehlen der Gallenblase und Atresie der Flexura sigmoidea. Jb. Kinderheilk. 8, 367 (1875) (nach KONJETZNY). — WYLEG-SCHANIN, N. I.: Über primäre bösartige Neubildungen der Ductus hepatici. Frankf. Z. Path. **35**, H. 3 (1927).

YAMAUCHI, MASAO: Über Gewebsveränderungen, insbesondere Granulationsgeschwülste durch Askariden. Mitt. Grenzgeb. Med. u. Chir. **37**, 469 (1924). — YASUDA: S. IDO.

ZARZYCKI, ST.: Typhöse Infektion der Gallenwege bei Aplasie der Gallenblase. Wien. klin. Wschr. **1913**, Nr 20, 798. — ZENKER: Primärer Krebs der Gallenblase. Dtsch. Arch. klin. Med. **44**, 159 (1889). — ZIEGLER: Carcinoma vesicae felleae et hepatis. Münch. med. Wschr. **1899**, Nr 14, 445. — ZINSSER, P.: Beitrag zur Ätiologie des Krebses mit besonderer Berücksichtigung des primären Gallenblasenkrebses. Inaug.-Diss. Kiel 1895.

Nachtrag.

ASKANAZY, M.: Mikrolith und Pigment-Kalksteine. Verh. dtsch. path. Ges. 24. Tagg, **1929**, 87.

CHIARI: Tödliche Blutung eines Aneurysma der Art. cystica in die Blase. Prag. med. Wschr. **1883**, Nr 4.

GARIEPY: Ruptur der Gallenblase durch die Bauchwand. J. amer. med. Assoc. **92**, Nr 12 (1929). Zbl. Path. **46**, Nr 1, 7 (1929). — GERLACH: Über die Abgrenzung der echten Karzinome des Wurmfortsatzes von den sog. Karzinoiden oder kleinen Appendixkarzinomen. Frankf. Z. Path. **24**, 515 (1920).

JOËL, W.: Karzinoid der Gallenblase. Zbl. Path. **46**, Nr 1, 1 (1929).

KINO, F.: Über Argyria universalis. Frankf. Z. Path. 3, H. 2, 403 (1909). — KLEBS, E.: Handbuch der pathologischen Anatomie. 2. Lief. Berlin: August Hirschwald 1869.

LÖFFLER, E.: Ein Beitrag zur Morphologie der Gallensteine mit Hilfe der Röntgenstrahlen. Beitr. path. Anat. 78, 44. — LUBARSCH: Über Leberzirrhosen usw. Dtsch. med. Wschr. **1929**.

MATHIAS, E.: Zur Lehre von den Progonoblastomen. Virchows Arch. **263**, 424 (1922).

NICOD: Quatre cas d'adénomyomes de la vésicule biliaire. Thèse de Lausanne **1922**.

OBERNDORFER: Über die „kleinen Dünndarmkarzinome". Verh. dtsch. path. Ges. Nov. **1908**, 113. — ORTH, JOHANNES: Lehrbuch der speziellen pathologischen Anatomie Berlin: August Hirschwald 1887.

SALTYKOW: Über die Genese der „karzinoiden Tumoren" sowie der „Adenomyome" des Darmes. Beitr. path. Anat. **54**, 559 (1912). — SCHÖNHEIMER, R. und F. OSHIMA: Der Kupfergehalt normaler und pathologischer Organe. 1. Methodik. 2. Über den Kupfergehalt der normalen Leber und der Leber bei Hämochromatose sowie von Gallensteinen und Gesamtblut. Z. physik. Chem. **180**, 249 (1929). Zbl. Path. **45**, 301 (1929).

VECCHI, A.: Großer adenomatöser Polyp der Gallenblase. Arch. Sci. med. **53**, H. 3 (1929). Zbl. Path. **46**, Nr 1, 7 (1929).

Namenverzeichnis.

Die *kursiv* gedruckten Ziffern weisen auf die Schrifttumverzeichnisse hin.

Sachverzeichnis.